# Imunologia Veterinária

CB042086

Grupo Editorial Nacional

O GEN | Grupo Editorial Nacional – maior plataforma editorial brasileira no segmento científico, técnico e profissional – publica conteúdos nas áreas de ciências da saúde, exatas, humanas, jurídicas e sociais aplicadas, além de prover serviços direcionados à educação continuada e à preparação para concursos.

As editoras que integram o GEN, das mais respeitadas no mercado editorial, construíram catálogos inigualáveis, com obras decisivas para a formação acadêmica e o aperfeiçoamento de várias gerações de profissionais e estudantes, tendo se tornado sinônimo de qualidade e seriedade.

A missão do GEN e dos núcleos de conteúdo que o compõem é prover a melhor informação científica e distribuí-la de maneira flexível e conveniente, a preços justos, gerando benefícios e servindo a autores, docentes, livreiros, funcionários, colaboradores e acionistas.

Nosso comportamento ético incondicional e nossa responsabilidade social e ambiental são reforçados pela natureza educacional de nossa atividade e dão sustentabilidade ao crescimento contínuo e à rentabilidade do grupo.

# Imunologia Veterinária

10ª edição

IAN TIZARD
**BVMS, PhD, ACVM (Hons), DSc (Hons)**
University Distinguished Professor of Immunology
Richard M. Schubot Professor of Exotic Bird Health
Department of Veterinary Pathobiology
Texas A&M University
College Station, Texas, Estados Unidos

GEN | GUANABARA KOOGAN

- Os autores deste livro e a editora empenharam seus melhores esforços para assegurar que as informações e os procedimentos apresentados no texto estejam em acordo com os padrões aceitos à época da publicação. Entretanto, tendo em conta a evolução das ciências, as atualizações legislativas, as mudanças regulamentares governamentais e o constante fluxo de novas informações sobre os temas que constam do livro, recomendamos enfaticamente que os leitores consultem sempre outras fontes fidedignas, de modo a se certificarem de que as informações contidas no texto estão corretas e de que não houve alterações nas recomendações ou na legislação regulamentadora.
- Os autores e a editora se empenharam para citar adequadamente e dar o devido crédito a todos os detentores de direitos autorais de qualquer material utilizado neste livro, dispondo-se a possíveis acertos posteriores caso, inadvertida e involuntariamente, a identificação de algum deles tenha sido omitida.
- **Atendimento ao cliente: (11) 5080-0751 | faleconosco@grupogen.com.br**
- Traduzido de
  Veterinary Immunology, Tenth Edition
  Copyright © 2018, Elsevier, Inc. All rights reserved.
  Previous editions copyrighted 2013, 2009, 2004, 2000, 1996, 1992, 1987, 1982, 1977.
  This edition of *Veterinary Immunology, 10th Edition*, by Ian Tizard, is published by arrangement with Elsevier Inc.
  ISBN: 978-0-323-52349-3
  Esta edição de *Veterinary Immunology, 10ª edição,* de Ian Tizard, é publicada por acordo com a Elsevier, Inc.
- Direitos exclusivos para a língua portuguesa
  Copyright © 2019 (Elsevier Editora Ltda), © 2023 (2ª impressão) by
  **GEN | GRUPO EDITORIAL NACIONAL S.A.**
  **Publicado pelo selo Editora Guanabara Koogan Ltda.**
  Travessa do Ouvidor, 11
  Rio de Janeiro – RJ – 20040-040
  www.grupogen.com.br
- Reservados todos os direitos. É proibida a duplicação ou reprodução deste volume, no todo ou em parte, em quaisquer formas ou por quaisquer meios (eletrônico, mecânico, gravação, fotocópia, distribuição pela Internet ou outros), sem permissão, por escrito, do GEN | Grupo Editorial Nacional Participações S/A.
- Capa: Bruno Gomes
- Editoração eletrônica: Thompson Digital

**Nota**

Esta obra foi produzida por GEN - Grupo Editorial Nacional sob sua exclusiva responsabilidade. Médicos e pesquisadores devem sempre fundamentar-se em sua experiência e no próprio conhecimento para avaliar e empregar quaisquer informações, métodos, substâncias ou experimentos descritos nesta publicação. Devido ao rápido avanço nas ciências médicas, particularmente, os diagnósticos e a posologia de medicamentos precisam ser verificados de maneira independente. Para todos os efeitos legais, a Elsevier, os autores, os editores ou colaboradores relacionados a esta obra não assumem responsabilidade por qualquer dano/ou prejuízo causado a pessoas ou propriedades envolvendo responsabilidade pelo produto, negligência ou outros, ou advindos de qualquer uso ou aplicação de quaisquer métodos, produtos, instruções ou ideias contidos no conteúdo aqui publicado.

- Ficha catalográfica

**CIP-BRASIL. CATALOGAÇÃO NA PUBLICAÇÃO**
**SINDICATO NACIONAL DOS EDITORES DE LIVROS, RJ**

T545i
10. ed.

Tizard, Ian
Imunologia veterinária / Ian Tizard ; revisão científica e tradução Maristela Martins de Camargo, Renata Scavone. - 10. ed. - [Reimpr.]. - Rio de Janeiro: GEN | Grupo Editorial Nacional. Publicado pelo selo Editora Guanabara Koogan Ltda., 2023.
il.

Tradução de: Veterinary immunology
Apêndice
Inclui índice
glossário
ISBN 978-85-352-9204-6

1. Imunologia veterinária. I. Camargo, Maristela Martins de. II. Scavone, Renata. III. Título.

19-56538 CDD: 636.0896079
CDU: 636.09

Leandra Felix da Cruz - Bibliotecária - CRB-7/6135

Respeite o direito autoral

# REVISÃO CIENTÍFICA E TRADUÇÃO

**Maristela Martins de Camargo**
Professora Associada do Departamento de Imunologia do Instituto de Ciências Biomédicas da Universidade de São Paulo (USP)
Livre-docente em Imunologia pela USP
Pós-doutorado em Imunologia pela Yale University (EUA) e em Bioquímica pela Würzburg Universität (Alemanha)
Doutorado em Imunologia pela Universidade Federal de Minas Gerais (UFMG)
Médica Veterinária pela USP

**Renata Scavone**
Doutorado em Imunologia pelo Instituto de Ciências Biomédicas da Universidade de São Paulo (USP)
Médica Veterinária pela Faculdade de Medicina Veterinária e Zootecnia da USP

*Para Devon e Trevor*

# PREFÁCIO

Este livro foi publicado pela primeira vez em 1977, quando a imunologia veterinária era relativamente nova e pouco compreendida. Ainda assim, sabia-se, mesmo naquela época, que a imunologia era essencial em muitos problemas importantes da medicina veterinária. A importância da imunologia não diminuiu desde então, exceto entre aqueles que elaboram os currículos universitários. O declínio da instrução de ciência básica nas faculdades de medicina veterinária em favor de maior treinamento clínico levou à graduação de uma geração de veterinários com conhecimento mínimo de imunologia. No entanto, a imunologia continua a ser uma ciência fundamental. É essencial em nosso entendimento das principais questões veterinárias, como a vacinação, o câncer, as doenças infecciosas e as alergias.

É tentador diluir o conteúdo deste texto e de seu *website* para seguir as tendências curriculares atuais. Resisti. Com a redução progressiva da quantidade exigida de conhecimento em imunologia para a formação de um médico veterinário, a necessidade de documentar a ciência de maneira profunda aumentou. Este livro, portanto, continua a crescer devido à abertura de áreas novas e excitantes. Os veterinários precisam saber tudo isso para que pratiquem a ciência inovadora do século XXI. Leia, estude e aproveite sua maravilhosa complexidade.

Nos muitos anos de publicação desta obra, vimos muitas mudanças na ciência da imunologia. Na maioria dos casos, estas mudanças foram graduais, conforme os pesquisadores adicionavam detalhes ao conhecimento existente. Às vezes, porém, grandes saltos realmente revolucionaram a disciplina – as chamadas quebras de paradigma. No final da década de 1990, por exemplo, o conceito de imunidade inata foi aceito. A inflamação e outros processos foram finalmente reconhecidos como componentes essenciais do sistema imune e demonstrou-se que os sistemas inato e adaptativo são complementares. É interessante notar que esta não foi uma nova descoberta, mas sim uma nova forma de ver processos bem conhecidos.

Esta nova edição também reflete as mudanças revolucionárias em nossa forma de pensar a imunologia. Como o conceito de imunidade inata, estas mudanças não são decorrentes de um processo antes desconhecido, mas um reconhecimento tardio de algo sabido desde os primórdios da microbiologia, a microbiota normal do corpo. Novas metodologias e estudos intensos revelaram que muitos processos orgânicos, em especial a imunidade, são regulados pela microbiota diversa que coloniza todas as superfícies corpóreas. Uma grande parte da imunologia precisou ser reavaliada à luz deste novo conhecimento. A imunidade inata e a imunidade adaptativa são reguladas por estes microrganismos, principalmente bactérias, que vivem no intestino, no trato respiratório e na pele. Hoje sabemos que muitos fenômenos anteriormente não explicados são dependentes da microbiota normal. Por causa destas novas informações, o leitor encontrará a microbiota em todo este livro, além de um capítulo completamente novo sobre o assunto.

O segundo novo capítulo discute as doenças alérgicas. Por muitos anos, estas doenças eram facilmente explicadas pela produção de IgE contra os alérgenos. As informações mais recentes, porém, mostram que as alergias são muito mais complexas do que isso. A dermatite atópica, uma das doenças mais comumente observadas por médicos veterinários de pequenos animais, por exemplo, provavelmente é uma síndrome com fatores causais múltiplos e complexos. Assim, as doenças alérgicas e inflamatórias merecem um novo capítulo.

Estas adições não podem, porém, ocultar o fato de que o restante da imunologia também continua a evoluir. Assim, os mecanismos usados pelo corpo na rejeição de helmintos gastrointestinais foram esclarecidos pela descoberta da importância das células com borda em escova e da interleucina 33. Além disso, a natureza complexa das células linfoides inatas e suas subpopulações foi reconhecida.

Alguns destes avanços podem ser considerados rotina, como a identificação de novas moléculas de superfície celular e muitas novas citocinas. Novas síndromes, como a imunodeficiência grave combinada (SCID) suína, a pancitopenia neonatal bovina e a ceratoconjuntivite imunemediada, são agora descritas e a patogênese de outras, como a dermatite atópica, o diabetes mellitus de tipo I, a laminite equina e o lúpus sistêmico, demonstrou ser mais complexa do que se acreditava antes.

Novos avanços terapêuticos são discutidos, inclusive a introdução da terapia de ponto de controle imune no câncer e o uso de anticorpos monoclonais e imunoglobulinas intravenosas em doenças imunemediadas. Os incríveis avanços no uso de nanopartículas em vacinas e como adjuvantes são agora descritos. Os papeis significativos das vitaminas A e D e do receptor de aril hidrocarbono na imunidade também são reconhecidos.

Os avanços em ciência básica agora discutidos incluem novos achados na estrutura e genética dos anticorpos bovinos, epigenética, interferência por RNA, microRNA, polarização de macrófagos e respostas imunes de tipo 1 e 2.

Não me desculpo pelo tamanho e pela complexidade desta obra. A imunologia é uma disciplina complexa com influência direta sobre muitas das áreas mais importantes da medicina veterinária. Alunos e veterinários formados a ignoram por sua conta e risco.

**Ian Tizard**

# AGRADECIMENTOS

Como sempre, um livro como este não poderia ser escrito sem o apoio de colegas e familiares. Escrever um livro, é claro, toma o tempo destinado a outras tarefas. Sou muito grato à minha assistente Debra Turner, que mantém meu programa de pesquisa e meu laboratório funcionando enquanto estou imerso na escrita.

Também gostaria de agradecer o profissionalismo e o auxílio da equipe da Elsevier, principalmente minha editora, Alexandra York, e minha gerente de projeto, Tracey Schriefer.

Por fim, é claro, devo agradecer minha esposa Claire por seu contínuo encorajamento e apoio, sem os quais nada disso seria possível.

Ian Tizard

# SUMÁRIO

1

# Sobrevivendo em um Mundo Microbiano

## OBJETIVOS DIDÁTICOS

*Depois de ler este capítulo, você deve ser capaz de:*

- Reconhecer que nosso ambiente é ocupado por populações densas e complexas de micróbios, em especial bactérias.
- Entender que essas bactérias geralmente não causam doença porque o sistema imune exclui aquelas que podem causar danos.
- Entender a importância das barreiras físicas na exclusão dos invasores, da imunidade inata na proteção inicial rápida e da imunidade adaptativa na resistência prolongada e eficaz à infecção e à doença.
- Explicar as diferenças entre as respostas imunes inatas e adaptativas.
- Explicar por que há duas formas principais de imunidade adaptativa: humoral e celular.
- Entender que a imunidade adaptativa dirigida a invasores bacterianos é mediada por anticorpos produzidos por células chamadas linfócitos B.
- Entender que a imunidade adaptativa mediada por células chamadas linfócitos T é designada imunidade mediada por células.
- Explicar como o sistema imune adaptativo também gera células de memória e a importância da memória imunológica.
- Definir imunidade inata, imunidade adaptativa, imunidade mediada por anticorpos e imunidade mediada por células.

## SUMÁRIO DO CAPÍTULO



O corpo dos animais apresenta todos os componentes necessários para manter a vida. É quente, úmido e rico em nutrientes. Por isso, os tecidos animais são extremamente atraentes para os microrganismos, que tentam invadi-los para explorarem esses recursos. A magnitude desse ataque microbiano é logo observada quando o animal morre. Em algumas horas, sobretudo no calor, o corpo é decomposto pelas bactérias que invadem seus tecidos. Por outro lado, os tecidos de animais vivos e saudáveis são muito resistentes a micróbios, já que a sobrevivência do indivíduo depende da prevenção da invasão. A defesa do corpo é abordada pela disciplina de imunologia e é o tema deste livro.

Como a resistência eficaz à infecção é essencial para a vida, o corpo não pode depender apenas de um único mecanismo de defesa. A confiabilidade dessa resistência depende de vários mecanismos de defesa. Alguns podem ser eficazes contra muitos invasores diferentes. Outros podem destruir microrganismos específicos. Alguns mecanismos atuam na superfície corpórea para excluir os invasores. Outros agem mais internamente, eliminando os micróbios que ultrapassaram as defesas externas. Alguns nos defendem de bactérias, outros eliminam vírus que vivem no interior das células, e alguns agem contra invasores maiores, como fungos, vermes e insetos. A proteção do corpo, portanto, depende de um sistema complexo de redes defensivas sobrepostas e interligadas que, coletivamente, utilizam células ou moléculas para destruição ou controle de quase todos os invasores. Uma falha nessas defesas que permita a sobrevida ou evasão dos microrganismos invasores provoca doença e até mesmo morte. Assim, um sistema imune eficaz não é apenas importante. É essencial à própria vida.

O sistema imune pode ser considerado um conjunto de redes celulares e moleculares interativas onde a presença de agentes estranhos altera as atividades das células e gera um grupo de respostas celulares e moleculares que acabam eliminando os invasores e aumentando a resistência à infecção. A maior parte da complexidade do sistema imune se deve ao fato de que nenhuma das vias é realmente independente. As vias interagem e se cruzam. As células conversam entre si por meio de centenas de diferentes moléculas de sinalização. A invasão microbiana gera não apenas uma, mas várias respostas, com participação de muitos tipos celulares, que produzem diversas moléculas. Coletivamente, são as respostas dessas células e moléculas que nos mantêm vivos no mundo microbiano.

## O MUNDO MICROBIANO

Historicamente, nossas preocupações com as doenças infecciosas fizeram com que considerássemos todos os micróbios como possíveis inimigos. Entre os invasores microbianos perigosos, estão não apenas bactérias e vírus, mas também fungos, protozoários, artrópodes e helmintos (vermes). Mesmo assim, a situação real é muito mais complexa. Para as bactérias, os hospedeiros animais são uma rica fonte de nutrientes e um ótimo local para se alojarem. Por isso, números enormes de bactérias colonizam nossas superfícies corpóreas, em especial no intestino, nas vias aéreas e na nossa pele. A maioria dessas bactérias – nossa microbiota normal – nem tenta invadir o corpo e, de modo geral, não causa dano. Essas bactérias compartilham recursos conosco e, assim, são consideradas microrganismos comensais.

A presença dessa microbiota e a diversidade de moléculas geradas devem ser toleradas ou ignoradas para que o animal continue saudável. Um animal não pode agir de maneira agressiva contra sua própria microbiota. Qualquer resposta deve ser cuidadosamente regulada e não deve acontecer a não ser que necessária para a defesa do corpo. O sistema imune está ciente da microbiota intestinal. Numerosas moléculas bacterianas atravessam o epitélio intestinal e influenciam as respostas imunes. Essas moléculas, porém, não desencadeiam fortes respostas defensivas de maneira automática, a não ser que haja lesão tecidual. A resposta é mensurada, proporcional e cuidadosamente controlada. O sistema imune precisa vigiar bem essas bactérias, mas elas raramente causam problemas. Na verdade, são necessárias para a boa digestão dos alimentos e estimulam a manutenção das nossas defesas em excelentes condições operacionais.

Um pequeno número de outras bactérias, mais agressivas, tenta invadir os tecidos animais e de fato causa danos. Normalmente, essa invasão é impedida, ou pelo menos controlada, por nossas defesas imunológicas. Se conseguirem invadir o corpo e sobrepujar as defesas imunológicas, esses microrganismos podem causar lesões suficientes para que haja doença ou morte. Por outro lado, microrganismos como os vírus são parasitas intracelulares que sobrevivem por um tempo limitado fora do corpo do animal. Esses invasores apenas sobrevivem se evitarem as defesas do hospedeiro por um período suficiente para replicação e transmissão de sua progênie a um novo hospedeiro animal. Embora seja essencial que o animal controle os microrganismos invasores (ou, pelo menos, minimize os danos), os vírus estão sob uma pressão seletiva ainda mais potente. Os vírus devem encontrar um hospedeiro; caso contrário, morrem. Os vírus que não podem escapar ou sobrepujar as defesas imunológicas não sobrevivem e são eliminados. Os fungos, assim como as bactérias, são invasores oportunistas que aproveitam as circunstâncias locais para invasão do hospedeiro. Esses microrganismos comumente exploram situações em que o sistema imune do hospedeiro apresenta defeitos ou algum tipo de supressão. Os vermes e protozoários, assim como os vírus, precisam sobreviver no hospedeiro ou serão eliminados. Eles desenvolveram numerosas estratégias com-plexas para escapar da destruição imune.

Um microrganismo capaz de causar lesões suficientes para provocar doenças é chamado de patógeno. Lembre-se, porém, que apenas uma pequena parte dos microrganismos do mundo está associada aos animais e que pouquíssimos conseguem suplantar as defesas imunológicas, tornando-se patógenos. A capacidade apresentada por microrganismos patogênicos de invadir o corpo e causar doenças é bastante variável. Essa capacidade é denominada virulência. Assim, um microrganismo altamente virulento possui maior capacidade de causar doença em comparação a microrganismos de menor virulência. Se uma bactéria pode causar dano significativo quase todas as vezes que infectar um indivíduo saudável, mesmo em pequenas quantidades, é considerada um patógeno primário. Exemplos de patógenos primários são o vírus da cinomose canina, o vírus da panleucopenia felina e a *Brucella abortus*, que causa o aborto contagioso dos bovinos. Outros patógenos podem apresentar virulência tão baixa que só provocam doença se administrados em altíssimas doses ou em caso de comprometimento prévio das defesas imunes do corpo. Esses são os patógenos oportunistas. Alguns exemplos deles são bactérias, como *Mannheimia hemolytica*, e fungos, como *Pneumocystis jiroveci*. Esses microrganismos raramente provocam doenças em animais saudáveis.

Por muitos anos, acreditou-se que o papel do sistema imune era apenas assegurar a exclusão completa de todos os micróbios invasores por meio da diferenciação entre próprio e não próprio e a eliminação de antígenos estranhos. Porém agora sabemos que isso é insuficiente para garantir a saúde. O sistema imune também deve determinar o nível de ameaça imposto pelos micróbios que encontra e ajustar sua resposta da maneira adequada. O sistema imunológico deve manter a tolerância à microbiota normal ou aos antígenos alimentares ao mesmo tempo que é altamente responsivo a patógenos invasores.

## OS DEFENSORES

As defesas do corpo, coletivamente chamadas sistema imune, são compostas por redes interativas de células e moléculas. Com fins descritivos, convém dividir essas redes em vias distintas (Fig. 1.1). Ainda assim, o leitor deve saber que essas vias bioquímicas e celulares estão muito interconectadas. Nenhuma resposta imunológica é restrita a um único mecanismo ou via bioquímica. A invasão do corpo de um animal por micróbios altera o comportamento de diversos tipos celulares e a produção de muitas moléculas diferentes. A compreensão da imunidade requer o entendimento dessas redes imunológicas dinâmicas. Elas apresentam redundâncias, mecanismos reguladores e várias respostas simultâneas que, juntos, asseguram a destruição microbiana. Além disso, as respostas imunes são adaptáveis e ajustam seus mecanismos conforme a natureza e a gravidade da ameaça. Isso obviamente maximiza sua eficácia e minimiza as chances de que qualquer micróbio consiga escapar dessas defesas.

### Barreiras Físicas

Como a eliminação bem-sucedida dos microrganismos invasores é essencial para a sobrevivência, não é surpresa que o corpo

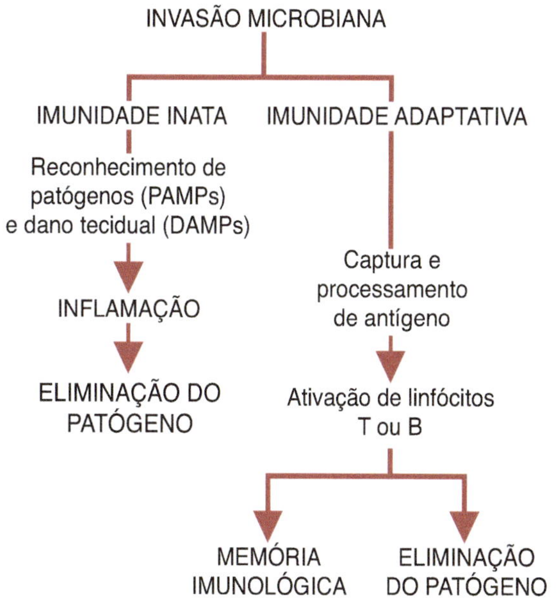


**FIG. 1.1** O plano básico dos sistemas imunes inato e adaptativo. A imunidade inata é a primeira linha de defesa; a imunidade adaptativa dá suporte a ela.

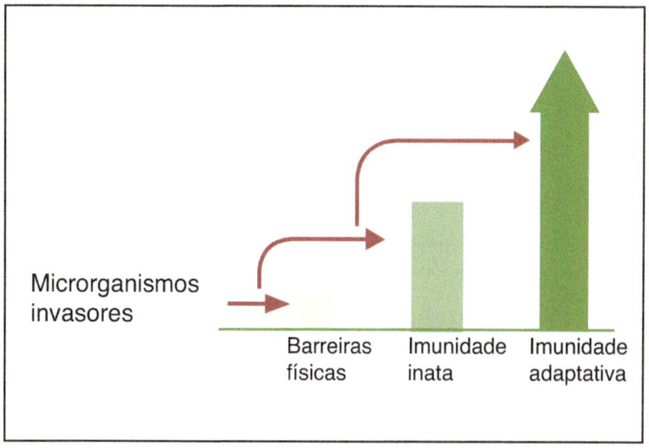


**FIG. 1.2** As três principais barreiras que protegem o corpo de um animal contra a invasão microbiana. Cada barreira é uma defesa mais eficaz do que a anterior. O sistema imune adaptativo também melhora com a experiência e, assim, é uma barreira progressivamente maior à invasão.

animal use diversas camadas sobrepostas de defesa (Fig. 1.2). Um microrganismo que consiga ultrapassar a primeira camada de defesa, por exemplo, é confrontado pela necessidade de superar uma segunda barreira ainda maior e assim por diante. As primeiras e mais óbvias dessas defesas são as barreiras físicas à invasão. A pele intacta é uma barreira eficiente contra a invasão microbiana. Os micróbios podem invadir o corpo através de uma lesão cutânea, mas a cicatrização garante o rápido reparo dessa barreira. Em outras superfícies corpóreas, como no trato respiratório e no trato gastrointestinal, as defesas físicas simples são os processos de "autolimpeza": tosse, espirro e fluxo de muco no trato respiratório, vômito e diarreia no trato gastrointestinal; e fluxo de urina no sistema urinário. A presença de imensas populações de bactérias comensais na pele, no trato respiratório e no intestino também elimina muitos possíveis invasores. Os microrganismos comensais bem adaptados à

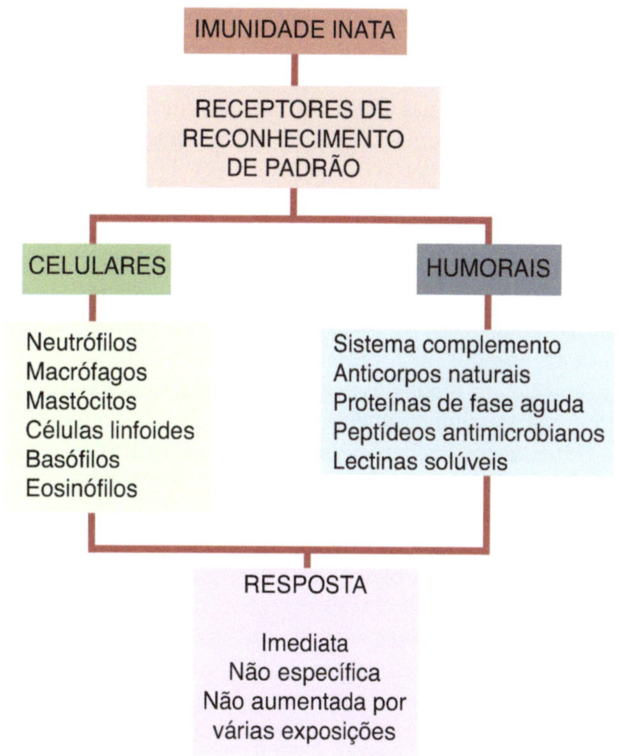


**FIG. 1.3** O sistema imune inato é formado por uma coletânea de subsistemas. Esses subsistemas podem ser divididos em mecanismos celulares, em que populações de células especializadas detectam, ingerem e matam invasores, e mecanismos humorais, em que diversas moléculas solúveis se ligam e matam os invasores.

vida nas superfícies corporais podem facilmente desbancar os patógenos pouco adaptados. A microbiota, assim, desempenha um papel essencial na resistência à invasão.

## Imunidade Inata

As barreiras físicas, apesar de essenciais na exclusão dos invasores, não conseguem ser completamente eficientes sozinhas. Com tempo e persistência, um microrganismo invasor acaba superando obstáculos apenas físicos. Ainda assim, a maioria das tentativas microbianas de invasão é logo bloqueada antes que possa causar doença. Todos os animais e as plantas, até mesmo os menos desenvolvidos, precisam detectar e eliminar os invasores microbianos o quanto antes e com a maior eficiência possível. Essa resposta imediata é a tarefa do sistema imune inato. Muitos mecanismos diferentes de defesa inata se desenvolveram com o passar do tempo, e o sistema imune inato dos mamíferos é, portanto, uma coletânea de diversos subsistemas que empregam estratégias diferentes. Coletivamente, esses mecanismos respondem rápido para bloquear a invasão microbiana e minimizar o dano tecidual (Fig. 1.3). As respostas imunes inatas são imediatamente ativadas caso um patógeno penetre as barreiras epiteliais. Essas respostas são genéricas, ou seja, detectam micróbios como bactérias e vírus por serem estrutural e quimicamente diferentes dos tecidos animais normais. Depois do reconhecimento dos invasores, várias respostas inatas podem destruí-los. Os animais sintetizam, por exemplo, diversas proteínas antimicrobianas para matar os invasores de forma direta ou promover sua destruição por células de defesa. Algumas dessas moléculas são sempre encontradas nos tecidos normais, enquanto outras são produzidas em resposta à presença de bactérias, vírus ou lesões celulares e teciduais.

Outros subsistemas inatos são baseados em respostas celulares rápidas à invasão. Assim, o corpo utiliza células sentinelas que podem detectar bactérias e vírus invasores. As células sentinelas recrutam outras células, chamadas leucócitos, que convergem até os invasores e os destroem no processo que chamamos inflamação. A inflamação é essencial para as defesas inatas do corpo do animal. Algumas das células que participam da inflamação podem também ajudar a reparar os tecidos danificados depois da destruição dos micróbios invasores. A combinação entre os danos teciduais induzidos pelos micróbios e a inflamação gera o conjunto de comportamentos animais que chamamos doença.

O sistema imune inato é uma mistura de subsistemas "predeterminados" que não apresentam qualquer forma de memória e, por isso, cada episódio de infecção é tratado de maneira idêntica. A intensidade e a duração das respostas inatas, como a inflamação, portanto, não se alteram, a despeito de quantas vezes um determinado invasor é encontrado. Essas respostas também têm um preço: a dor da inflamação e o desenvolvimento da doença dependem muito da ativação de vias imunes inatas. Por outro lado, os vários subsistemas do sistema imune inato estão "de plantão" e prontos para responder imediatamente quando os invasores são detectados (Fig. 1.4).

## Imunidade Adaptativa

A inflamação e as outras defesas inatas são essenciais à defesa do corpo. Os animais que não ampliarem suas respostas inatas morrerão devido a graves processos infecciosos. Ainda assim, essas respostas não são a melhor solução para a defesa do organismo. O que é mesmo necessário é um sistema de defesa capaz de reconhecer e destruir invasores específicos e, então, aprender com o processo para que, em uma segunda invasão, a destruição seja ainda mais eficaz. Nesse sistema, quanto mais um indivíduo é exposto a uma bactéria ou vírus invasor, mais eficientes serão suas defesas contra esse microrganismo. Esse tipo de resposta "inteligente" é a função do sistema imune adaptativo, assim chamado por se adaptar às ameaças contínuas ao animal.

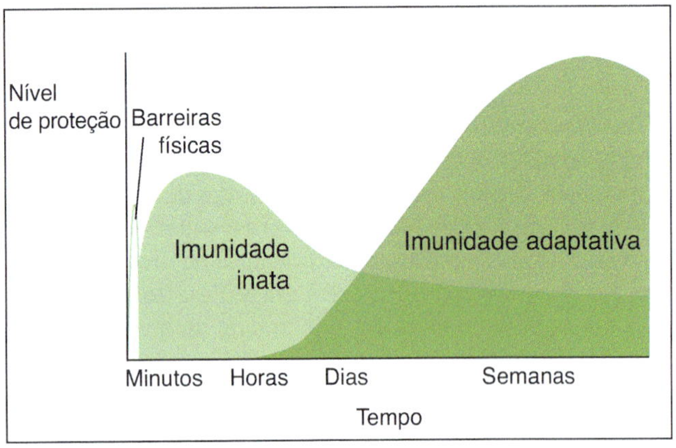


FIG. 1.4 A progressão das imunidades inata e adaptativa. As barreiras físicas dão proteção imediata. Os mecanismos inatos conferem proteção rápida, o que mantém os invasores microbianos sob controle até o desenvolvimento da imunidade adaptativa. A imunidade adaptativa pode levar diversos dias, até semanas, para ser eficaz.

Apesar de ter desenvolvimento lento, a imunidade adaptativa diminui drasticamente as chances de sucesso da invasão por aquele microrganismo e o animal é considerado imune. O sistema imune adaptativo é responsável pela principal defesa do corpo. Sua natureza essencial é logo notada, já que sua perda inevitavelmente leva a infecções descontroladas e morte.

Uma diferença fundamental entre os sistemas imune inato e o adaptativo está no uso de receptores de superfície celular para o reconhecimento de microrganismos invasores (Tabela 1.1). As células do sistema inato utilizam um número limitado de receptores pré-formados que se ligam a moléculas expressas por diversos micróbios e, assim, a resposta tem natureza genérica. Por outro lado, as células do sistema imune adaptativo produzem números enormes de receptores novos, de estrutura única, que se ligam especificamente a essas moléculas estranhas que induzem sua formação. Como o repertório de ligação desses receptores é gerado de maneira aleatória, é certo que reconhecerão pelo menos algumas das moléculas presentes em um microrganismo invasor.

O sistema imune adaptativo não apenas reconhece micróbios invasores, mas também causa sua destruição e guarda a memória desse encontro. Caso o animal encontre o mesmo microrganismo uma segunda vez, o sistema imune adaptativo responde de maneira mais rápida e muito mais eficaz. Um sistema tão sofisticado é, necessariamente, complexo.

Outro motivo para essa complexidade é a grande diversidade de possíveis invasores, como bactérias, vírus, fungos, protozoários e helmintos (vermes). Esses invasores podem ser classificados em duas categorias amplas. A primeira categoria é composta pelos microrganismos que normalmente residem fora das células – os invasores extracelulares. Entre eles, estão a maioria das bactérias e dos fungos, assim como muitos

**TABELA 1.1 Comparação entre a Imunidade Inata e a Imunidade Adaptativa**

| | Imunidade Inata Sempre "Ligada" | Imunidade Adaptativa Ligada pelos Antígenos |
|---|---|---|
| Células participantes | Macrófagos, células dendríticas Neutrófilos e células *natural killer** | Linfócitos T e B |
| Receptores celulares | Pré-formados e direcionados a moléculas microbianas comuns | Gerados em resposta a moléculas estranhas |
| História evolutiva | Antiga | Recente |
| Início | Rápido (minutos a horas) | Lento (dias a semanas) |
| Especificidade | Estruturas microbianas comuns | Antígenos únicos |
| Potência | Pode ser superada | Raramente é superada |
| Memória | Ausente | Significativa |
| Eficácia | Não aumenta | Aumenta com a exposição |

*Observação: As células *natural killer* (NK) são a família de células inatas que podem matar tumores e células infectadas por vírus. Essas células são descritas no Capítulo 19.

protozoários e helmintos. A segunda categoria é formada por microrganismos que se originam ou residem no interior das células do corpo – os invasores intracelulares. Entre eles, estão os vírus e as bactérias ou protozoários intracelulares. Cada categoria requer uma estratégia defensiva diferente.

Assim, o sistema imune adaptativo é composto por dois ramos principais (Fig. 1.5). Um ramo é direcionado aos invasores extracelulares. O outro é direcionado aos invasores intracelulares. Os dois ramos dependem do uso de leucócitos especializados chamados linfócitos. Há duas populações principais de linfócitos, os linfócitos B e T. A imunidade aos invasores extracelulares é uma função principalmente dos linfócitos B. Eles produzem proteínas, chamadas anticorpos, que promovem a destruição microbiana. Essa resposta imune mediada por linfócitos B é às vezes chamada de "resposta imune humoral", já que os anticorpos são encontrados nos fluidos corpóreos (ou "humores").

Uma vez que os anticorpos não agem no interior das células, a imunidade aos invasores intracelulares é função dos linfócitos T. Os linfócitos T podem destruir células infectadas ou anormais. Esse tipo de resposta, portanto, é chamada de "resposta imune mediada por células". Há três tipos principais de linfócito T. Um é responsável pela morte de células anormais e, assim, é composto por linfócitos T citotóxicos. Outro tipo é responsável pelos sinais que ativam as respostas imunes adaptativas e é formado pelos linfócitos T auxiliares. O terceiro tipo celular regula as respostas imunes e são chamados de linfócitos T reguladores. É importante notar que as respostas imunes adaptativas geram populações de vida longa de linfócitos T e B de memória que asseguram a persistência dessa imunidade por muito tempo, talvez por toda a vida do animal.

## Imunidade Mediada por Anticorpos

Logo depois de se descobrir que os animais podiam ficar imunes aos agentes infecciosos por meio da vacinação (Capítulo 24),

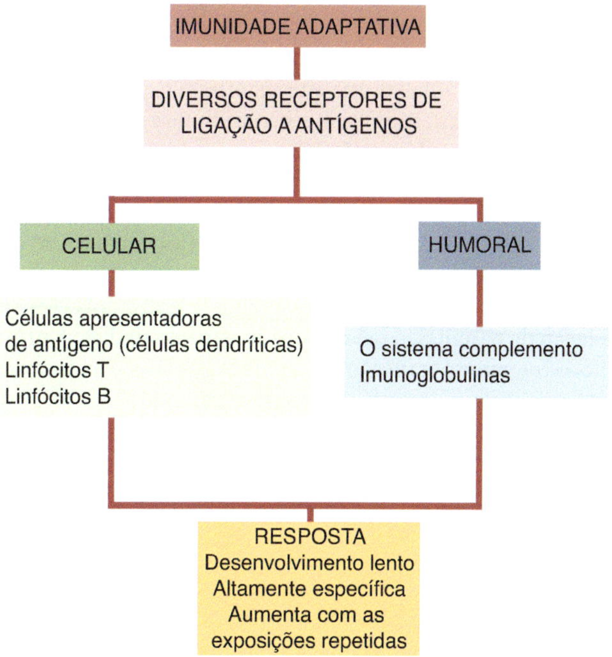


FIG. 1.5 Um fluxograma simples que mostra as características essenciais das respostas imunes adaptativas humorais e celulares.

percebeu-se que as substâncias responsáveis por essa imunidade poderiam ser encontradas no soro sanguíneo. Caso o sangue coletado de um cavalo imune, previamente vacinado contra o tétano (ou que tenha sobrevivido à doença), tenha seu soro separado e inoculado em um cavalo normal, por exemplo, o receptor se tornará temporariamente resistente ao tétano (Fig. 1.6).

As moléculas protetoras encontradas no soro de animais imunes são proteínas denominadas anticorpos. Os anticorpos contra a toxina tetânica não são encontrados em cavalos normais, mas são produzidos após a exposição a essa molécula em decorrência de uma infecção ou da vacinação. A toxina tetânica é um exemplo de substância estranha capaz de estimular uma resposta imune adaptativa. O termo geral utilizado para definir tais substâncias é antígeno. Quando um antígeno entra em um animal, os linfócitos B são estimulados a produzir anticorpos que se ligam a ele e asseguram sua destruição. Os anticorpos são altamente específicos e se ligam apenas aos antígenos que estimulam sua produção. Os anticorpos produzidos em resposta à toxina tetânica, por exemplo, se ligam somente a essa toxina. Ao se ligarem à toxina, os anticorpos a "neutralizam" para que a molécula deixe de ser tóxica. Dessa maneira, os anticorpos protegem os animais contra tétano letal.

A progressão cronológica da resposta humoral à toxina tetânica pode ser examinada por meio da obtenção de amostras de sangue de um cavalo em diferentes intervalos após a inoculação de uma dose baixa da molécula. Depois da coleta, o sangue coagula e o soro é removido. A quantidade de anticorpos no soro pode ser estimada por meio da medida de sua capacidade de neutralização de uma amostra padrão de toxina. Após a primeira inoculação da toxina em um cavalo não exposto, não há detecção de anticorpos por vários dias (Fig. 1.7). Esse período de latência dura cerca de uma semana; enquanto isso, as populações de linfócitos B crescem e começam a produzir anticorpos. Depois do surgimento dos anticorpos, seus níveis aumentam até atingirem um pico por cerca de 10 a 20 dias; em seguida, diminuem e desaparecem em poucas semanas. A quantidade de anticorpos formados e, portanto, a proteção conferida durante essa resposta primária são relativamente pequenas, já que há poucos linfócitos B produtores de anticorpos. No entanto, linfócitos B de memória são produzidos em grandes números.

Um tempo depois, uma segunda dose de toxina inoculada no mesmo cavalo é reconhecida por essa população muito maior de linfócitos B de memória. Por causa disso, o período de latência não dura mais do que 2 ou 3 dias. Os níveis de anticorpos no soro sobem rapidamente antes de diminuírem de forma lenta. Os anticorpos podem ser detectados por muitos meses ou anos depois dessa injeção. Uma terceira dose do antígeno dada ao mesmo animal gera uma resposta imune caracterizada por um período de latência ainda menor e uma resposta humoral ainda maior e mais prolongada. Como descrito mais tarde neste livro, os anticorpos produzidos depois de repetidas inoculações apresentam melhor capacidade de se ligar e neutralizar a toxina do que aqueles produzidos no início da resposta imune. Esse aumento progressivo das respostas imunes a agentes infecciosos depois de injeções repetidas do antígeno gera células de memória e é a base da vacinação.

A resposta de um animal à segunda dose de antígeno é muito diferente da primeira, já que é muito mais rápida, os anticorpos atingem níveis bem mais elevados e a persistência é muito maior. Essa resposta secundária dos linfócitos B é específica, uma vez

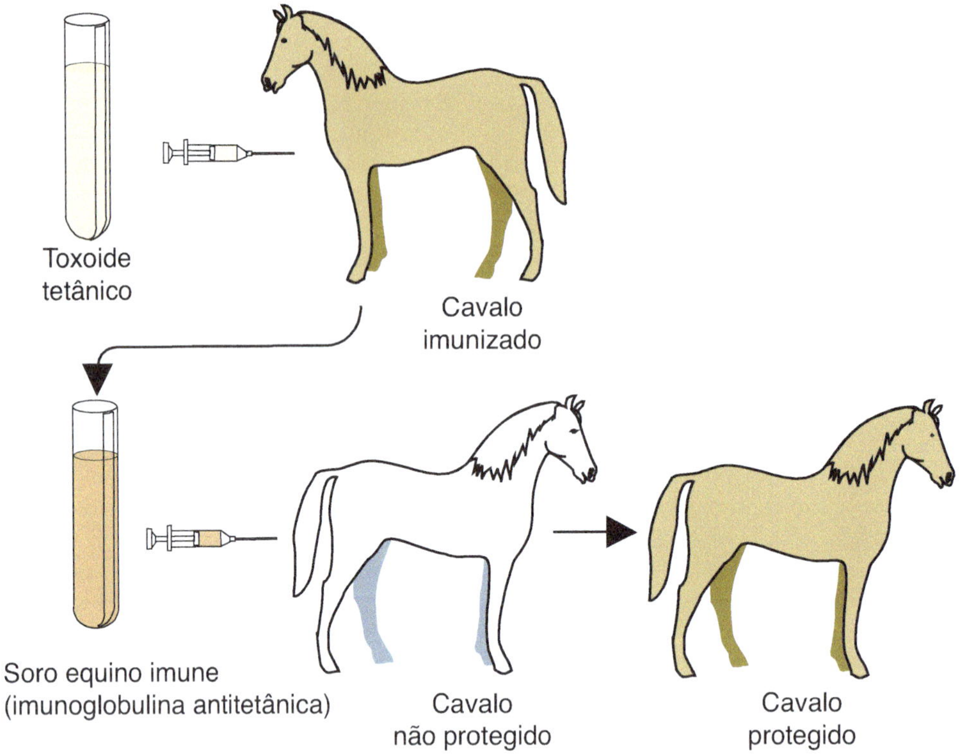


FIG. 1.6 A imunidade ao tétano pode ser transferida a um cavalo normal por meio do soro proveniente de um cavalo imunizado. Isso demonstra claramente que os anticorpos presentes no soro são suficientes para conferir imunidade contra o tétano em equinos.

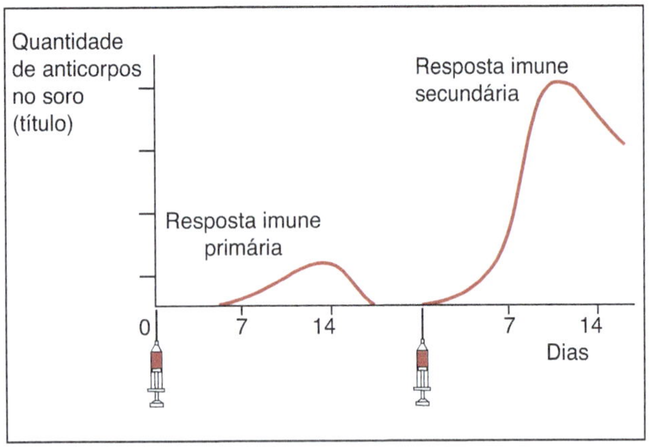


FIG. 1.7 Progressão característica da resposta imune adaptativa a um antígeno conforme os níveis séricos de anticorpos. Observe a diferença entre as respostas imunes primária e secundária. É por isso que as respostas imunes adaptativas são tão eficazes.

que somente pode ser provocada por uma segunda dose do mesmo antígeno. Uma resposta secundária pode ser estimulada muitos meses ou anos após a primeira injeção do antígeno, mas sua magnitude tende a diminuir com o passar do tempo. Uma resposta secundária também pode ser induzida mesmo quando a resposta do animal à primeira injeção do antígeno foi muito fraca ou até mesmo indetectável. Essas características da resposta secundária indicam que os linfócitos B de memória conseguem se "lembrar" da exposição prévia a um antígeno. Por isso, a resposta imune secundária pode ser chamada de resposta anamnésica (de *anamnesko*, "memória" em grego).

## Imunidade Mediada por Células

Um pedaço de tecido vivo, como rim ou fragmento de pele, cirurgicamente removido de um animal e colocado em outro indivíduo da mesma espécie normalmente sobrevive por alguns dias antes de ser rejeitado e destruído pelo receptor. Esse processo de rejeição de um enxerto é muito importante, pois demonstra a existência de um mecanismo pelo qual células estranhas, embora não muito diferentes das células normais do próprio animal, são rapidamente reconhecidas e eliminadas. Até mesmo células com anomalias estruturais mínimas podem ser reconhecidas como estranhas pelo sistema imune e destruídas, ainda que pareçam saudáveis. Entre essas células anormais, estão aquelas envelhecidas, infectadas por vírus e algumas células cancerosas. A resposta imune a células estranhas, como mostra a rejeição a enxertos, é mediada pelos linfócitos T citotóxicos que identificam e destroem as células "anormais".

Um fragmento de pele transplantado entre dois cães sem relação de parentesco sobrevive por cerca de 10 dias. A princípio, o fragmento transplantado parece saudável e há formação de vasos sanguíneos entre o enxerto e o animal receptor. Entretanto, em uma semana, esses novos vasos sanguíneos começam a se degenerar, o que interrompe o suprimento sanguíneo para o enxerto, que morre e cai (Fig. 1.8). Caso o experimento seja repetido, um segundo enxerto retirado do mesmo animal doador e colocado no mesmo receptor não sobrevive por mais de 1 ou 2 dias antes de ser rejeitado. Assim, a rejeição ao primeiro enxerto é relativamente fraca e lenta, análoga à resposta humoral primária, enquanto o segundo enxerto estimula a rejeição muito mais rápida e intensa, bem semelhante à resposta humoral secundária. A rejeição de um enxerto, como a produção de anticorpos, é uma resposta imune adaptativa específica em que a segunda reação mais rápida ocorre somente se o doador do segundo enxerto for o mesmo do primeiro. Como na formação de anticorpos, o processo de rejeição do enxerto também envolve a geração de células de memória de vida longa, já que o segundo enxerto pode ser rapidamente rejeitado meses e até anos depois da perda do primeiro.

Contudo, o processo de rejeição a enxertos é diferente da imunidade mediada por anticorpos, já que não pode ser transferido de um animal sensibilizado para outro normal através do soro. A capacidade de desenvolvimento de uma segunda reação a um enxerto pode ser transferida entre os animais somente através de linfócitos T vivos. Esses linfócitos T são encontrados no baço, nos linfonodos ou no sangue e são responsáveis pela rejeição de órgãos transplantados. É um bom exemplo de resposta imune mediada por células.

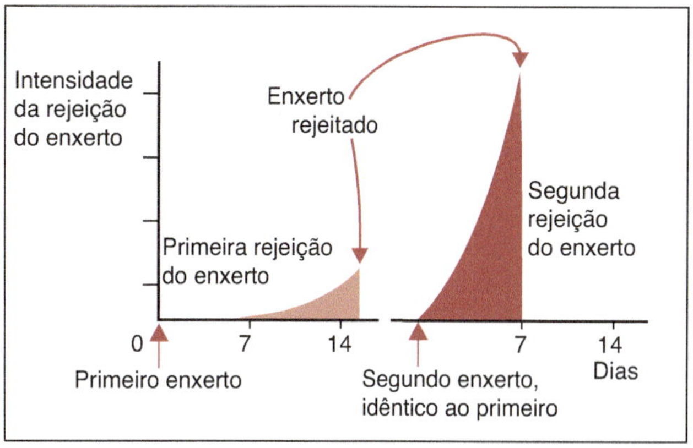


**FIG. 1.8** A progressão característica da rejeição a um enxerto de pele não autóloga. A rejeição ao primeiro enxerto é lenta e relativamente branda. A rejeição ao segundo enxerto é rápida e acompanhada por inflamação grave. Essa rejeição acelerada se deve à presença de células de memória. Note a semelhança dessa resposta àquela mostrada na Figura 1.7.

### Mecanismos da Imunidade Adaptativa

De certa forma, o sistema imune adaptativo pode ser comparado aos sistemas de um estado totalitário onde estrangeiros são expulsos e os cidadãos comportados são tolerados, mas aqueles que não se comportam são eliminados. Embora essa analogia não deva ser levada muito longe, fica claro que esses regimes apresentam características comuns. Entre essas características, estão a proteção da fronteira e a existência de uma força policial que mantém a população sob vigilância e elimina prontamente os dissidentes. No caso do sistema imune adaptativo, as respostas mediadas por anticorpos seriam responsáveis por manter os estrangeiros afastados, enquanto as respostas mediadas por células evitariam os dissidentes internos. As organizações desse tipo também tendem a desenvolver um sistema para que os estrangeiros ou dissidentes que não apresentam certas características de identificação sejam rapidamente detectados e apreendidos.

Da mesma maneira, quando antígenos estranhos entram no corpo, são primeiro capturados e processados para que possam ser reconhecidos como estranhos. Em caso de reconhecimento, essa informação deve ser passada para os linfócitos B produtores de anticorpos ou para os linfócitos T do sistema imune celular. Essas células, então, devem responder produzindo anticorpos específicos e/ou linfócitos T citotóxicos capazes de eliminar o antígeno. O sistema imune adaptativo também deve gerar linfócitos T ou B de memória e vida longa para se lembrar desse evento de modo que, na próxima vez em que o animal for exposto ao mesmo antígeno, a resposta seja mais rápida e eficiente. O sistema imune também aprende a formar anticorpos ou células capazes de se ligar de forma mais eficiente ao antígeno. Em nossa analogia ao estado totalitário, a força policial seria treinada para reconhecer estrangeiros e dissidentes, fichá-los e responder mais depressa caso reapareçam.

Deve-se enfatizar, porém, que o sistema imune é tão complexo e formado por milhares de interações quanto as sociedades e respostas humanas. Para simplificar, consideramos células, processos e vias de maneira distinta, mas o sistema deve ser pensado como uma rede interativa. Milhares de diferentes células interagem de muitas formas e estão sujeitas a múltiplas influências. Essas células interagem entre si, às vezes de um modo muito complexo. Da mesma maneira, o micróbio invasor, sua virulência, sua capacidade de escapar das defesas e suas interações com outros micróbios provocam variações na resposta imune de um hospedeiro.

Para fins introdutórios, podemos considerar que o processo da imunidade adaptativa é formado por uma série de etapas (Fig. 1.9). Assim, é desencadeado por células capazes de reconhecer, capturar e processar os antígenos. As mais importantes são as células dendríticas e os macrófagos. Essas células apresentam o antígeno aos linfócitos T e B do sistema imune. Os linfócitos T e B podem reconhecer e responder ao antígeno processado, já que possuem receptores específicos de antígenos em sua superfície. Os linfócitos B, depois de ativados, produzem anticorpos específicos, enquanto os linfócitos T participam as respostas imunes celulares. Os linfócitos T e B de memória e vida longa são gerados ao mesmo tempo. Essas células retêm a memória de tais eventos e respondem muito rapidamente a cada antígeno específico em um novo encontro. São, assim, responsáveis pelo aumento da imunidade que se desenvolve nas respostas imunes secundárias. Por fim, os linfócitos T auxiliares e reguladores controlam essas respostas e asseguram seu funcionamento adequado.

Nos capítulos a seguir, primeiro revisaremos os mecanismos que participam da imunidade inata. Depois, veremos detalhadamente a imunidade adaptativa e analisaremos cada um de seus componentes básicos. Em seguida, examinaremos o papel do sistema imune na proteção dos animais contra a invasão microbiana. Por fim, veremos as doenças que ocorrem quando o sistema imune funciona de maneira excessiva ou inadequada.

## ONDE ENCONTRAR MAIS INFORMAÇÕES

Muitas revistas veterinárias contêm artigos interessantes para os imunologistas. Algumas das mais importantes usadas neste livro são: *Animal Genetics, Australian Veterinary Journal, BMC Veterinary Research, Developmental and Comparative Immunology, Journal of Comparative Pathology, Journal of Veterinary Internal Medicine, Research in Veterinary Science, Trends in Parasitology, Vaccine, Veterinary Dermatology, Veterinary Immunology and Immunopathology, The Veterinary Journal* e *Veterinary Pathology*.

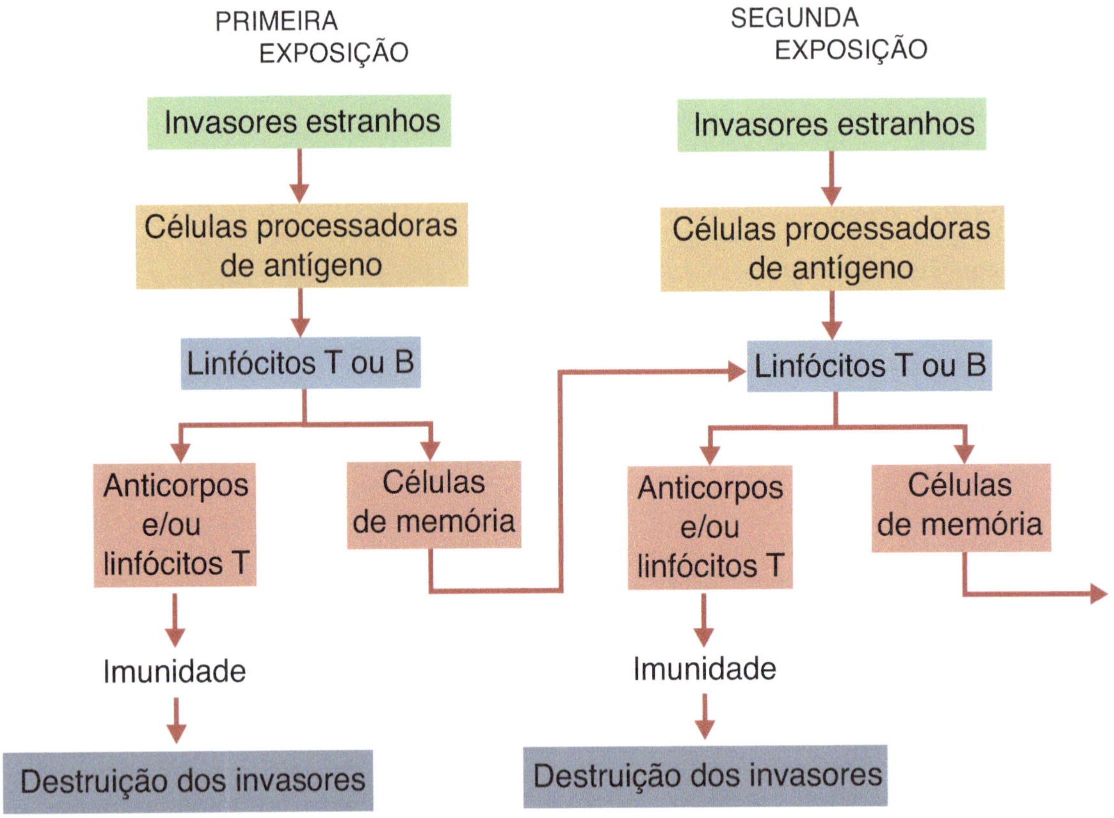


**FIG. 1.9** Na imunidade adaptativa, à primeira exposição a um agente estranho, o corpo destrói o invasor, mas, além disso, gera células de memória. Em uma segunda exposição àquele invasor, essas células de memória medeiam uma resposta imune muito mais forte, que leva à destruição bem mais rápida do invasor.

Os avanços em imunologia básica (e alguns artigos de interesse veterinário) são encontrados em revistas como *Cell*, *Cell Host and Microbe*, *Clinical and Vaccine Immunology*, *Infection and Immunity*, *Immunity*, *Immunogenetics*, *Immunology*, *Journal of Immunology*, *Journal of Leukocyte Biology*, *Molecular Immunology*, *Nature*, *Nature Immunology*, *Nature Reviews Immunology*, *Proceedings of the National Academy of Sciences*, *Science*, *Trends in Immunology*, *Trends in Microbiology*, *Trends in Molecular Medicine* e *Vaccine*.

2

# Imunidade Inata: Como Detectar Invasores

## OBJETIVOS DIDÁTICOS

*Depois de ler este capítulo, você deve ser capaz de:*

- Entender como o corpo detecta micróbios invasores e danos teciduais por meio de receptores específicos que se ligam a moléculas microbianas conservadas (PAMPs) e a moléculas liberadas por células destruídas (DAMPs).
- Entender como PAMPs e DAMPs se ligam aos receptores de reconhecimento de padrão (PRRs) encontrados nas superfícies celulares ou no interior das células.
- Entender como os ácidos nucleicos microbianos podem ser detectados por receptores inatos.
- Descrever como outros sinais desencadeantes são enviados por tecidos danificados ou células destruídas.
- Entender que a família mais importante de PRRs é composta pelos receptores do tipo *toll* (TLRs).
- Reconhecer o significado dos lipopolissacarídeos e de outras moléculas microbianas conservadas no desencadeamento de respostas imunes inatas.
- Listar as quatro principais populações de células sentinelas.
- Listar algumas moléculas microbianas que desencadeiam respostas por meio de receptores do tipo *toll.*
- Definir os receptores de reconhecimento de padrão, os padrões moleculares associados à lesão, os padrões moleculares associados a patógenos, as caspases, as lectinas e as selectinas.

## SUMÁRIO DO CAPÍTULO



As bactérias e os vírus se multiplicam com muita rapidez. Uma única bactéria com tempo de dobramento de 50 minutos pode produzir cerca de 500 milhões de indivíduos em 24 horas. Caso invadam o corpo, esses micróbios devem ser destruídos antes que possam suplantar as defesas. O tempo é essencial e atrasos podem ser fatais. O corpo deve, portanto, empregar mecanismos de resposta rápida como sua primeira linha de defesa contra os invasores. Esses mecanismos precisam estar sempre prontos e responder aos primeiros sinais de invasão microbiana. Tais mecanismos constituem o sistema imune inato.

Uma vez que todos os organismos multicelulares estão sujeitos ao ataque microbiano, a imunidade inata evoluiu em animais e plantas, vertebrados e invertebrados. Os mecanismos imunes inatos evoluíram de diferentes formas e em diferentes momentos em resposta a diferentes ameaças. Assim, o sistema imune inato é composto por diversos subsistemas ou módulos. O mais importante desses subsistemas é o processo conhecido como inflamação.

A inflamação é um processo que concentra as células de defesa e as moléculas antimicrobianas nos sítios de invasão microbiana e lesão tissular. Essas células de defesa são os glóbulos brancos (leucócitos) do sangue, que circulam constantemente na corrente sanguínea. A inflamação desencadeia a migração dos leucócitos da corrente sanguínea para os sítios de invasão, onde atacam e destroem os invasores. Da mesma maneira, muitas proteínas protetoras, como os anticorpos e os componentes do sistema complemento, normalmente são encontradas apenas no sangue e só entram nos tecidos durante a inflamação. Juntas, essas células de defesa e proteínas antimicrobianas destroem os invasores e reparam qualquer lesão tecidual subsequente (Fig. 2.1).

## COMO OS INVASORES SÃO RECONHECIDOS

O sistema imune inato é ativado quando o corpo percebe estar sob ataque. O sistema usa sinais de alarme gerados pela presença dos microrganismos invasores ou de células mortas, danificadas e perto da morte. Os invasores microbianos expressam uma mistura diversa de moléculas que podem ser reconhecidas pelo corpo como estranhas. Coletivamente, essas moléculas são denominadas padrões moleculares associados a patógenos (PAMPs).

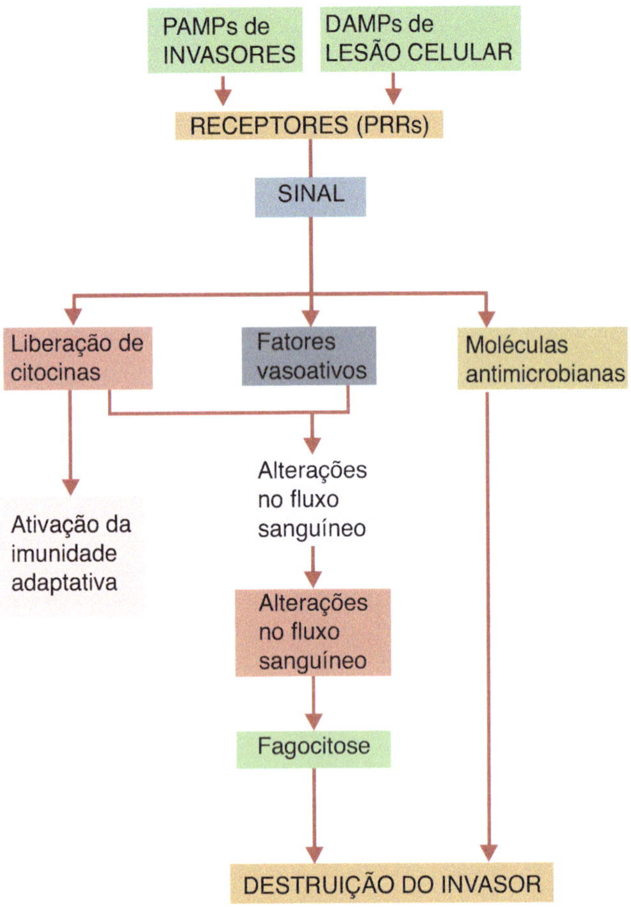


FIG. 2.1 Resumo das principais características da inflamação aguda, um mecanismo inato que concentra células e outras moléculas de defesa em locais de invasão microbiana. A inflamação é desencadeada pela invasão microbiana e pela lesão tecidual.

Da mesma forma, as moléculas liberadas por células danificadas, coletivamente denominadas padrões moleculares associados à lesão (DAMPs), também geram sinais de alarme. Juntos, PAMPs e DAMPs se ligam a receptores de reconhecimento de padrão (PRRs) encontrados nas células sentinelas de todo o corpo. O desencadeamento da inflamação requer a interação entre PAMPs ou DAMPs e PRRs.

## Receptores de Reconhecimento de Padrão

Os micróbios não apenas crescem muito depressa como também são altamente diversificados e podem sofrer mutações e alterar suas moléculas de superfície com rapidez. Por isso, os PRRs do sistema imune inato não conseguem reconhecer todas as possíveis moléculas microbianas. Em vez disso, eles reconhecem as moléculas essenciais e abundantes. Por serem essenciais, essas moléculas tendem a ser estruturalmente conservadas e podem ser compartilhadas por classes inteiras de patógenos. Tais substâncias são, na verdade, padrões moleculares conservados. As paredes de bactérias Gram-positivas, por exemplo, são compostas sobretudo por peptidoglicanas (cadeias alternadas de *N*-acetilglicosamina e ácido *N*-acetilmurâmico unidas por cadeias peptídicas laterais curtas) e ácidos lipoteicoicos (Fig. 2.2). Da mesma forma, as paredes de bactérias Gram-negativas são formadas por peptidoglicanas recobertas por uma camada de lipopolissacarídeo (LPS). As bactérias ácido-álcool resistentes são revestidas por glicolipídios. As

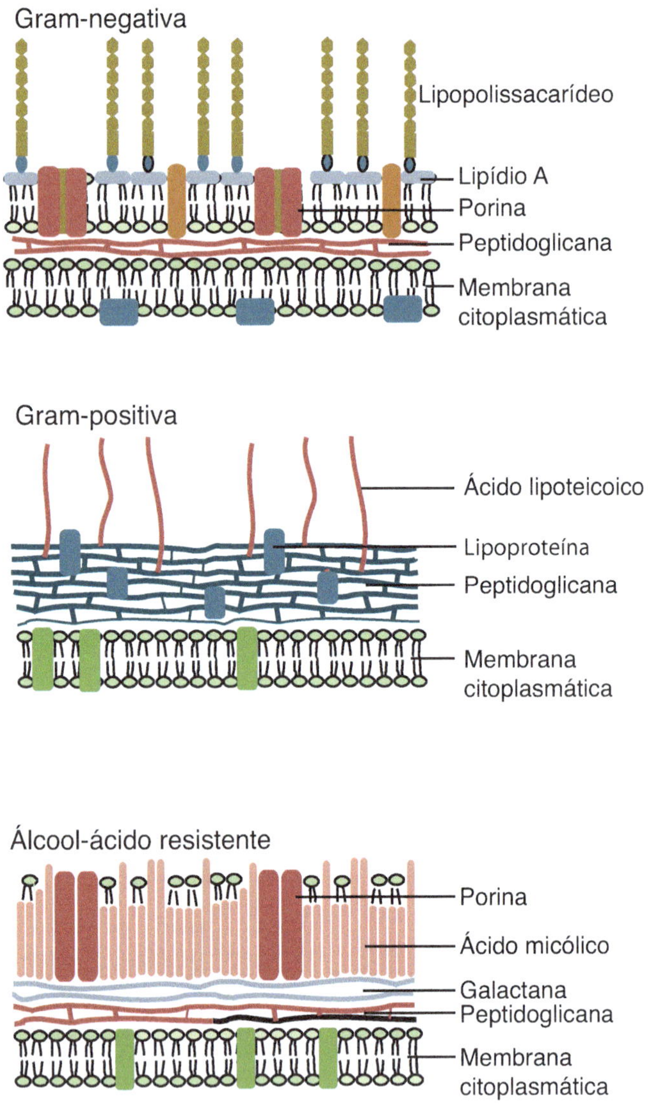


FIG. 2.2 As principais características estruturais das paredes celulares de bactérias Gram-negativas, Gram-positivas e ácido-álcool resistentes. Essas moléculas estruturais conservadas atuam como padrões moleculares associados a patógenos e são reconhecidas por receptores de reconhecimento de padrão, como os receptores do tipo *toll*.

leveduras apresentam paredes celulares ricas em manana ou β-glucana. Os vírus têm ácidos nucleicos únicos. Os PRRs reconhecem todas essas moléculas.

Os animais utilizam diversos PRRs para assegurar a detecção do maior número possível de PAMPs. A maioria dos PRRs é associada a células. Esses receptores são encontrados em membranas celulares, no interior do citosol e em vesículas citoplasmáticas, enquanto outros PRRs solúveis circulam na corrente sanguínea (Fig. 2.3).

## Receptores do Tipo *Toll*

A família mais importante de PRRs é composta pelos receptores do tipo *toll* (TLRs) (Quadro 2.1). Alguns TLRs estão localizados em superfícies celulares, onde se ligam a PAMPs de invasores extracelulares, como bactérias e fungos. Outros TLRs estão no interior das células, onde se ligam a PAMPs de invasores intracelulares, como vírus.

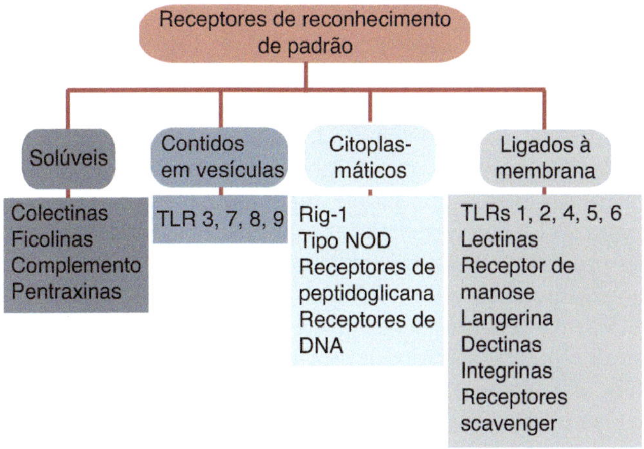


**FIG. 2.3** O corpo dos animais utiliza diversos receptores de reconhecimento de padrão. Muitos são encontrados no interior ou na superfície das células. Outros são moléculas solúveis que circulam na corrente sanguínea.

## QUADRO 2.1 Receptores do Tipo *Toll*

O nome desses receptores alude à primeira descoberta da proteína chamada "*toll*" em moscas-da-fruta (*Drosophila*). Essa proteína é necessária ao desenvolvimento embrionário adequado. Na sua ausência, o desenvolvimento é anormal, e os pesquisadores alemães que viram esses insetos anormais pela primeira vez exclamaram "*Toll!*" (legal ou estranho). Mais tarde, descobriu-se que essa proteína era necessária à imunidade antifúngica em *Drosophila*. Quando o primeiro receptor de reconhecimento de padrão em mamíferos foi identificado, descobriu-se que sua sequência e estrutura eram semelhantes às da proteína *toll* de *Drosophila*, daí o nome "receptores do tipo *toll*".

Os TLRs são expressos por células sentinelas do sistema imune inato, como macrófagos, neutrófilos, mastócitos e células dendríticas. Também são observados em linfócitos T e B do sistema imune adaptativo, assim como em células não imunes, como as células epiteliais que revestem o trato respiratório e o trato intestinal. Quando ativados, os TLRs ligam os genes envolvidos na produção de fatores pró-inflamatórios. Assim, desencadeiam a inflamação ao perceberem a presença de invasores ou dano tecidual.

Os mamíferos apresentam 10 ou 12 TLRs funcionais diferentes (TLR1 a TLR10 em seres humanos, ovinos e bovinos e TLR1 a TLR9 e TLR11 a TLR13 em camundongos) (Tabela 2.1). Os TLRs de superfície celular (TLR1, 2, 4, 5, 6 e 11) reconhecem principalmente proteínas, lipoproteínas e lipopolissacarídeos bacterianos e fúngicos. Os TLRs intracelulares (TLR3, 7, 8, 9 e 10) interagem com ácidos nucleicos virais e bacterianos. O TLR4 na superfície celular, por exemplo, se liga a lipopolissacarídeos de bactérias Gram-negativas. O TLR2 reconhece peptidoglicanas e lipoproteínas de bactérias Gram-positivas e um glicolipídio denominado lipoarabinomanana de *Mycobacterium tuberculosis*. O TLR5 se liga à flagelina, a principal proteína dos flagelos bacterianos. O TLR9, por outro lado, é um sensor intracelular de DNA bacteriano e é ativado por bactérias intracelulares. Outros receptores intracelulares, como TLR3, reconhecem o ácido ribonucleico (RNA) viral de dupla fita (ds), enquanto TLR7 e TLR8 se ligam ao RNA viral de fita simples (ss) (Fig. 2.4).

## TABELA 2.1 Padrões Moleculares Associados a Patógenos e as Funções dos Receptores do Tipo *Toll* em Mamíferos

| TLR | Localização Celular | Ligante | Patógenos Reconhecidos |
|---|---|---|---|
| TLR1 | Superfície celular | Lipoproteína triacilada | Bactérias |
| TLR2 | Superfície celular | Lipoproteínas | Bactérias, vírus, parasitas |
| TLR3 | Intracelular | dsRNA | Vírus |
| TLR4 | Superfície celular | LPS | Bactérias, vírus |
| TLR5 | Superfície celular | Flagelina | Bactérias |
| TLR6 | Superfície celular | Lipoproteína diacilada | Bactérias, vírus |
| TLR7 | Intracelular | ssRNA, guanosina | Vírus, bactérias |
| TLR8 | Intracelular | ssRNA | Vírus, bactérias |
| TLR9 | Intracelular | DNA CpG, dsDNA | Vírus, bactérias, protozoários |
| TLR10 | Intracelular | Regula as respostas de TLR2 | Suprime a inflamação |
| TLR11 | Superfície celular | Profilina e flagelina | Protozoários, bactérias |
| TLR12 | Superfície celular | Profilina | Protozoários |
| TLR13 | Intracelular | RNA não metilado | Bactérias |

*CpG*, citosina-guanosina; *LPS*, lipopolissacarídeo; *TLR*, receptor do tipo *toll*.

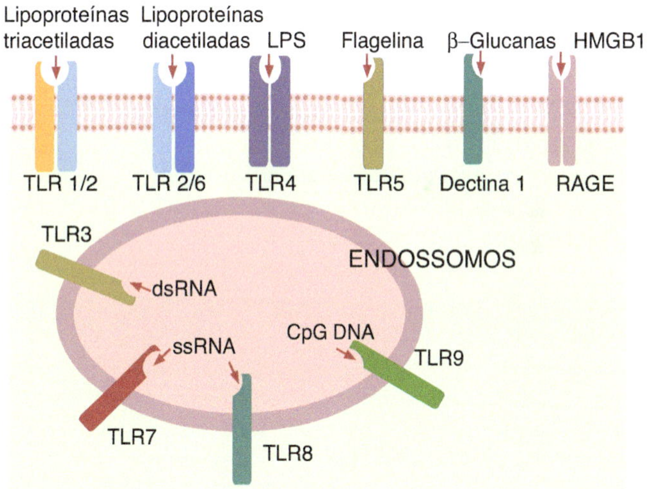


**FIG. 2.4** Os receptores do tipo *toll* (TLRs). Esses receptores, sozinhos ou aos pares, podem se ligar a uma ampla gama de moléculas microbianas (PAMPs). Os TLRs expressos na membrana celular externa geralmente são otimizados para se ligarem a moléculas bacterianas. Os TLRs expressos no interior das células, em endossomos, são otimizados para se ligarem a ácidos nucleicos virais e bacterianos.

Todos os TLRs são glicoproteínas transmembrânicas. Em sua maioria, os TLRs são homodímeros formados por duas cadeias peptídicas idênticas pareadas. Eles podem também formar heterodímeros com duas cadeias diferentes. O TLR2 pode se associar ao TLR6, por exemplo, e esse dímero se liga a lipopeptídeos diacilados bacterianos. O TLR2 também pode se associar ao TLR1 para reconhecer lipopeptídeos triacilados micobacterianos. Devido ao número de possíveis pares de cadeias de TLR, acredita-se que os TLRs hoje identificados podem, coletivamente, reconhecer quase todos os PAMPs. O TLR11 é diferente dos demais por ser encontrado apenas em células dendríticas, macrófagos e células epiteliais do trato urinário de camundongos, onde se liga a PAMPs de bactérias e protozoários.

A ligação de um PAMP a seu TLR correspondente transmite sinais para a célula. Isso leva à formação de complexos multiproteicos de sinalização, o que inicia as cascatas de transdução de sinal e, assim, a célula produz moléculas pró-inflamatórias. Cada etapa no processo envolve várias reações bioquímicas, com participação de diversas proteínas. Além disso, os TLRs de superfície celular utilizam vias de sinalização diferentes daquelas empregadas por TLRs intracelulares. Todos os TLRs extracelulares (à exceção de TLR3) usam uma proteína adaptadora denominada MyD88 para ativar os fatores de transcrição, o fator nuclear kappa B (NF-κB) e o IRF3 (Fig. 2.5). O NF-κB ativa os genes de três proteínas, a interleucina 1 (IL-1), a interleucina 6 (IL-6) e o fator de necrose tumoral alfa (TNF-α). O IRF3 ativa o gene de interferon β (IFN-β). (Veja mais detalhes sobre essas vias de transdução de sinal no Capítulo 8).

As proteínas produzidas em resposta à ligação do TLR nas células sentinelas são conhecidas como citocinas e regulam as atividades das células que participam da defesa do corpo. Essas citocinas são produzidas como precursores inativos e são ativadas por uma enzima chamada caspase 1. A produção de caspase 1 é desencadeada por um complexo proteico chamado inflamassomo (Quadro 2.2). As caspases são proteases (proteinases cisteinil aspartato-específicas). Muitas, como as caspases 1, 4, 5 e 12, são ativadas por sinais gerados pelos TLRs. A caspase 1 é mais importante porque atua sobre os precursores inativos para gerar as citocinas ativas.

Diferentes TLRs desencadeiam a produção de diferentes misturas de citocinas e diferentes PAMPs desencadeiam respostas bastante distintas, mesmo em um único tipo celular.

### QUADRO 2.2 **Inflamassomos**

A ligação de PAMPs e DAMPs a receptores do tipo NOD inicia a montagem de grandes complexos multiproteicos intracelulares chamados inflamassomos. Esses inflamassomos, então, ativam duas enzimas proteolíticas, a caspase 1 e a caspase 11. A caspase 11 desencadeia a morte celular por um processo chamado piroptose. A caspase 1 age sobre a pró-IL-1 e pró-IL-18 e gera as formas ativas dessas duas citocinas que, então, são liberadas após a morte das células (Fig. 2.9). Quatro diferentes tipos de inflamassomo foram caracterizados; cada inflamassomo é gerado por diferentes PAMPs e DAMPs e apresenta componentes ligeiramente distintos e, assim, talvez induza diferentes citocinas e moléculas pró-inflamatórias. Em seres humanos, defeitos congênitos em alguns componentes do inflamassomo são associados à inflamação descontrolada. As respostas mediadas por inflamassomos são importantes no controle das infecções microbianas e na regulação de alguns processos metabólicos e respostas imunes, em especial na mucosa intestinal. Os camundongos com deficiência de caspase 1 são mais suscetíveis a venenos de abelhas e peçonhas de serpentes, sugerindo que os inflamassomos também atuam na defesa contra essas substâncias.

Os TLRs que se ligam a PAMPs bacterianos, por exemplo, tendem a desencadear a produção das citocinas ideais ao combate de bactérias, enquanto aqueles que se ligam a PAMPs virais produzem citocinas antivirais e assim por diante. Os TLRs não apenas desencadeiam respostas inatas como a inflamação, mas também começam o processo de "ativação" do sistema imune adaptativo. Os DAMPs que se ligam a TLR4, por exemplo, ativam macrófagos e seus parentes próximos, as células dendríticas, para produzir citocinas que são potentes estimuladores de linfócitos (Capítulo 8). Os TLRs intracelulares detectam a presença de ácidos nucleicos virais. Quando ativados, levam à síntese de citocinas antivirais, coletivamente denominadas interferons (IFNs) do tipo I. Os interferons ativam as vias antivirais e "interferem" no crescimento dos vírus.

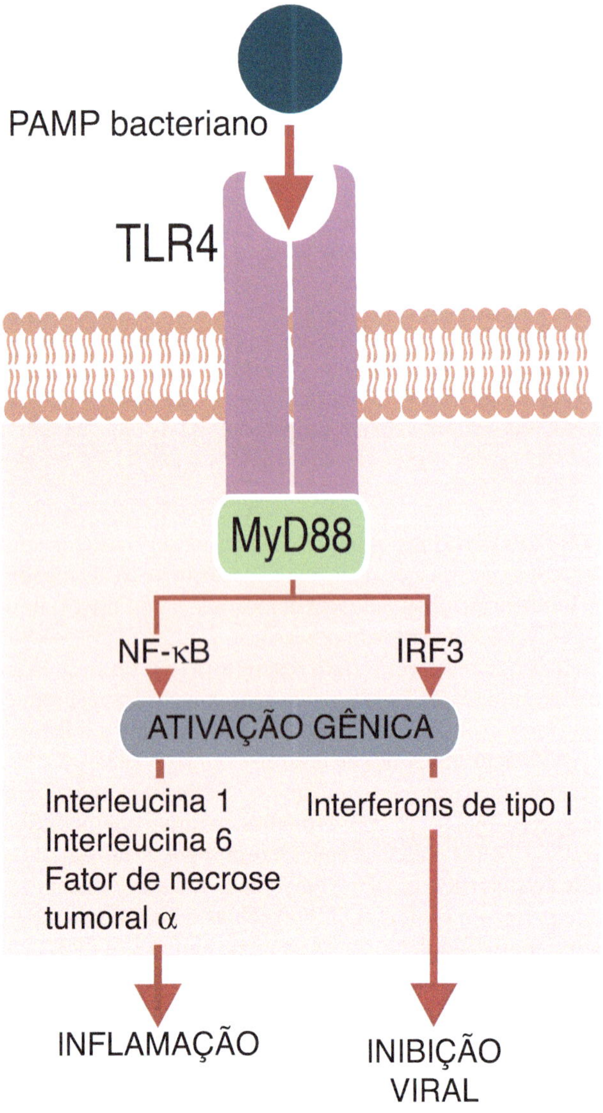


**FIG. 2.5** A ligação de um padrão molecular associado a patógenos, como o lipopolissacarídeo, a um receptor do tipo *toll* gera uma cascata de sinalização que acaba por ativar dois fatores de transcrição, NF-κB e IRF3. Esses fatores de transcrição ativam os genes das três principais citocinas, IL-1, IL-6 e TNF-α. O complexo TRIF ativa outro fator de transcrição, o IRF3, que ativa o gene de IFN-β.

Os TLRs são expressos principalmente pelas células com maior probabilidade de encontrar os invasores. Essas células são os neutrófilos, os macrófagos, as células dendríticas e as células epiteliais, como os enterócitos que revestem o intestino. No entanto, há muitos tipos diferentes de células dendríticas e macrófagos. A expressão de TLR pode ser diferente entre essas subpopulações e depende do grau de ativação celular.

Os TLRs também são expressos por células-tronco da medula óssea, que são fontes de leucócitos. A ligação de lipopolissacarídeos bacterianos ao TLR4 dessas células-tronco estimula a produção de leucócitos. O aumento nos números de leucócitos no sangue (a leucocitose) é, portanto, uma característica importante das doenças bacterianas.

Os TLRs das principais espécies domésticas foram examinados de maneira detalhada. Essas moléculas parecem semelhantes aos TLRs de humanos e roedores. Além disso, sua estrutura é variável (são "polimórficas") e essas variações influenciam a resistência de um animal às infecções. Assim, alguns polimorfismos do TLR bovino são associados à resistência à mastite e à doença de Johne (Quadro 2.3).

## Receptores do Tipo RIG-1

Os receptores do tipo do gene induzido por ácido retinoico (RIG; RLRs) são outra família de PRRs expressos no interior das células. Esses receptores reconhecem o RNA viral de dupla fita (ds). Uma vez que as moléculas de dsRNA não são encontradas em células não infectadas, sua detecção pelos RLRs ativa as caspases e desencadeia a produção de interferons de tipo I.

## Receptores do Tipo NOD

Os receptores similares ao domínio de oligomerização ligante de nucleotídeo (NOD; NLRs) são uma família de PRRs que detectam PAMPs intracelulares (Tabela 2.2). Embora TLRs e NLRs apresentem localização e função distintas, reagem a PAMPs microbianos e desencadeiam respostas inatas contra os invasores. O NOD1 se liga às peptidoglicanas bacterianas, enquanto NOD2 reconhece muramil dipeptídeo e é um sensor geral de bactérias intracelulares. A ligação a NLR ativa a via do NF-κB e desencadeia a produção de citocinas pró-inflamatórias (Fig. 2.6). A ligação ao NOD2 também desencadeia a produção das proteínas antimicrobianas chamadas defensinas (Capítulo 3). O NOD3 interage com diversos ligantes, inclusive muitos ácidos nucleicos virais e matérias inorgânicas, como sílica, amianto e alúmen.

Os macrófagos, os mastócitos e as células dendríticas possuem muitos outros receptores que podem reconhecer as

**QUADRO 2.3 TLRs e Diarreia em Cães Pastores-Alemães**

Os TLRs desencadeiam as primeiras etapas da resistência a invasores microbianos. Se essas etapas forem ineficazes, o animal pode apresentar maior suscetibilidade a infecções. A doença entérica crônica, por exemplo, é muito comum em cães Pastores-Alemães. A análise genética de um grande número de cães acometidos mostrou que diversos polimorfismos de um único nucleotídeo (SNPs) nos genes de TLR4 e TLR5 eram associados à ocorrência dessa doença. É provável que, nos Pastores-Alemães, as mutações nos genes de TLR4 e TLR5 tenham diminuído sua capacidade de defesa contra a invasão bacteriana no intestino. Isso gera uma predisposição a infecções entéricas, demonstrada por diarreia e vômitos.

Kathrani A, House A, Catchpole B, et al: Polymorphisms in the TLR4 and TLR5 gene are significantly associated with inflammatory bowel disease in German Shepherd dogs, *PloS One* 5:e15740, 2010.

**TABELA 2.2 Outros Receptores de Reconhecimento de Padrão em Mamíferos**

| Receptor | Localização | Ligante | Fonte do Ligante |
|---|---|---|---|
| **RLRs** | | | |
| RIG-1 | Intracelular | dsRNA curto | RNA vírus |
| **NLRs** | | | |
| NOD1 | Citoplasma | Peptidoglicanas | Bactérias |
| NOD2 | Citoplasma | Muramil dipeptídeo | Bactérias |
| **CLRs** | | | |
| Dectinas | Superfície celular | Glucanas | Fungos |
| Receptor de manose (CD206) | Superfície celular | Glicoproteínas | Bactérias |
| **Outros** | | | |
| CD14 | Superfície celular | LPS | Bactérias |
| Proteínas de reconhecimento de peptidoglicanas | Superfície celular | Peptidoglicanas | Bactérias |
| CD1 | Superfície celular | Glicolipídios | Bactérias |
| CD36 | Superfície celular | Lipoproteínas | Bactérias |
| CD48 | Superfície celular | Fímbrias | Bactérias |

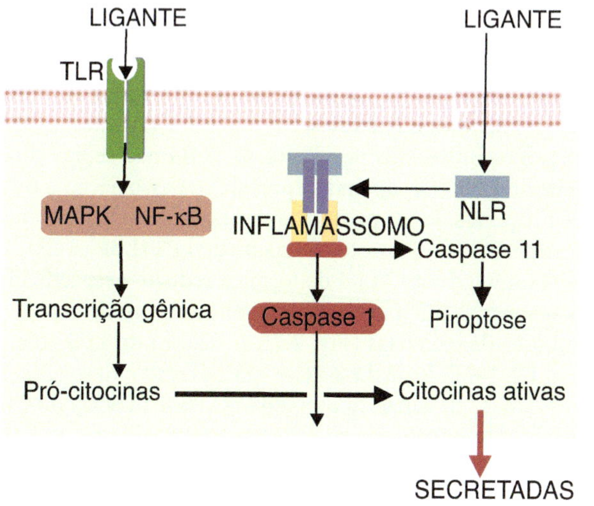


**FIG. 2.6** A sinalização de PAMPs através de receptores do tipo NOD (NLR) gera grandes complexos multiproteicos chamados inflamassomos. Os inflamassomos geram caspase 1, que ativa citocinas como a IL-1 e a IL-18. Esses inflamassomos também geram caspase 11, uma enzima que causa morte celular por piroptose.

**QUADRO 2.4 O Sistema de Nomenclatura CD**

Quando os avanços da imunologia possibilitaram a produção de anticorpos altamente específicos contra proteínas da superfície celular (Capítulo 9), descobrimos que as células mamíferas possuem centenas de diferentes proteínas em sua superfície. A princípio, cada proteína recebeu um nome específico e, com frequência, um acrônimo. Logo ficou claro, porém, que tal sistema não era nada prático. Em uma tentativa de classificar essas proteínas, criou-se um sistema que dá a cada proteína um grupamento de diferenciação (CD, do inglês *cluster of differentiation*) numerado. Em muitos casos, um CD indica uma proteína de função específica (ou proteínas relacionadas). A proteína CD14, por exemplo, se liga ao lipopolissacarídeo bacteriano e controla as respostas de TLR4. Até março de 2016, números até CD371 haviam sido atribuídos. Infelizmente, os números de CD não dão nenhuma indicação sobre a função da molécula. Na prática, portanto, os imunologistas tendem a usar um sistema misto, empregando um número CD e uma abreviação que indica a função da molécula. O CD32, por exemplo, é também denominado FcγR1. O Apêndice 1 traz uma lista de algumas moléculas CD.

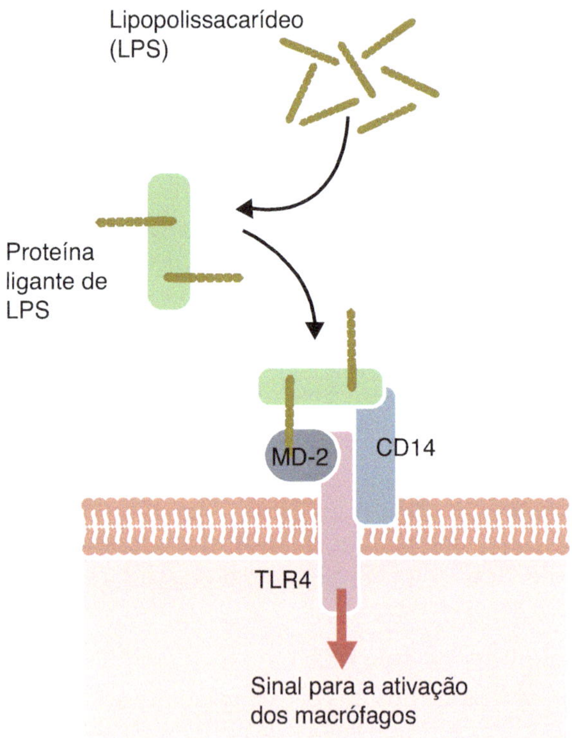


**FIG. 2.7** O lipopolissacarídeo bacteriano não pode se ligar diretamente ao TLR4. Primeiro, o LPS deve se ligar à proteína ligante de lipopolissacarídeo e, então, a duas outras proteínas, MD-2 e CD14, antes que possa se ligar e ativar células como os macrófagos.

moléculas microbianas e desencadear respostas inatas. Entre eles, estão os receptores de lectina do tipo C (CLRs) que se ligam a carboidratos, uma molécula chamada CD36 que interage com lipoproteínas e o CD1 que se liga a glicolipídios (Quadro 2.4).

## PADRÕES MOLECULARES ASSOCIADOS A PATÓGENOS

Como já descrito, os PAMPs são estruturas moleculares conservadas (ou padrões) comuns e essenciais produzidas por uma ampla gama de possíveis invasores microbianos. Entre os PAMPs, estão os lipopolissacarídeos, as peptidoglicanas e os ácidos nucleicos.

### Lipopolissacarídeos Bacterianos

Os lipopolissacarídeos são componentes estruturais das paredes celulares de muitas bactérias, em especial Gram-negativas. Os LPS são reconhecidos por TLR4. O TLR4 não se liga diretamente ao LPS, mas apenas depois de sua associação a outras três proteínas. Essas proteínas são o fator de diferenciação mieloide 2 (MD-2), proteína ligante de LPS (LBP) e CD14. O CD14 interage com TLR4 de forma a reduzir a especificidade das reações, o que permite o reconhecimento de cepas lisas e rugosas de bactérias (Fig. 2.7). A ligação do LPS ao complexo CD14/TLR4/MD-2 ativa macrófagos e desencadeia a produção de citocinas. Em seguida, o LPS se dissocia do CD14 e se liga às lipoproteínas, onde perde suas atividades tóxicas. O CD14 também se liga a muitas outras moléculas microbianas, inclusive lipoarabinomananas de micobactérias, polímeros de ácido manurônico de *Pseudomonas* e peptidoglicanas de *Staphylococcus aureus*.

### Peptidoglicanas Bacterianas

As peptidoglicanas são polímeros de cadeias alternadas de *N*-acetilglicosamina e ácido *N*-acetilmuramínico e as principais componentes das paredes celulares de bactérias Gram-positivas e Gram-negativas. Entre os PRRs que podem se ligar a essas peptidoglicanas, estão alguns TLRs, os NODs e o CD14. As proteínas de reconhecimento de peptidoglicana (PGRPs) são PRRs que induzem a produção de peptídeos pró-inflamatórios e antimicrobianos. Essas moléculas são encontradas em seres humanos, camundongos, bovinos e suínos. Em suínos, as PGPRs são expressas de forma constitutiva na pele, na medula óssea, no intestino, no fígado, no rim e no baço. A PGRP-S bovina pode matar microrganismos com peptidoglicana interna (bactérias Gram-negativas) ou ausente (*Cryptococcus*), o que gera dúvidas sobre seu ligante exato. A PGRP-S também se liga a lipopolissacarídeos bacterianos e ácidos lipoteicoicos. É encontrada nos grânulos de neutrófilos, que liberam PGRP-S quando expostos a bactérias. Assim, a PGRP-S provavelmente desempenha um papel significativo na resistência de bovinos a infecções bacterianas.

### DNA Bacteriano

O ácido desoxirribonucleico (DNA) bacteriano pode estimular a imunidade inata por ser estruturalmente diferente do DNA eucariótico. A maior parte do DNA bacteriano é composta por dinucleotídeos de citosina e guanosina (CpG) não metilados (a citosina do DNA eucariótico em geral é metilada, mas não em procariotos, como as bactérias). Os dinucleotídeos de CpG não metilada podem se ligar ao TLR9 e ativá-lo. O DNA bacteriano também contém nucleotídeos de desoxiguanosina (dG). Esses nucleotídeos dG formam estruturas moleculares diferentes da dupla hélice usual de DNA. Eles também se ligam ao TLR9 e desencadeiam a produção de citocinas como TNF-α, IL-6 e IL-12.

### Ácidos Nucleicos Virais

Os vírus são estruturas simples, em geral compostas por ácido nucleico cercado por uma camada de proteínas, o capsídeo e, às vezes, um envelope lipídico (Fig. 9.2). Os vírus apresentam algumas assinaturas moleculares características. No entanto, seus ácidos nucleicos são estruturalmente diferentes daqueles encontrados em animais, o que possibilita seu reconhecimento por PRRs intracelulares. O TLR9 detecta DNA de vírus e bactérias intracelulares, enquanto TLR7 e TLR8 se ligam ao ssRNA viral. O TLR3, por outro lado, se liga principalmente ao dsRNA viral, mas também reconhece alguns ssRNA e alguns dsDNA virais. Os RLRs intracelulares também detectam e respondem ao dsRNA viral. O TLR7 e o TLR9 ativam as vias de sinalização mediadas por MyD88 e desencadeiam a produção de citocinas inflamatórias e IFNs de tipo I. O TLR3 utiliza outra molécula de sinalização, proteína adaptadora indutora de IFN-β com domínio TIR (TRIF). A via TRIF ativa o fator de transcrição IRF3, que, então, ativa os genes das citocinas inflamatórias e do IFN-β.

## PADRÕES MOLECULARES ASSOCIADOS À LESÃO

A inflamação pode ser desencadeada não apenas pela infecção microbiana, mas também por traumas físicos e lesões tissulares. Assim, os TLRs reconhecem não apenas PAMPs de microrganismos invasores, mas também moléculas que escapam de tecidos mortos, perto de morrer e danificados. Essas moléculas, coletivamente denominadas DAMPs ou "alarminas", podem ser liberadas quando as células morrem (DAMPs intracelulares) ou geradas durante a lesão do tecido conjuntivo (DAMPs extracelulares) (Fig. 2.7). Outros DAMPs podem ser produzidos por células sentinelas estimuladas. Alguns desses DAMPs apresentam potentes propriedades antimicrobianas. Outros podem recrutar e ativar as células do sistema imune inato e promover respostas imunes adaptativas (Quadro 2.5).

As mitocôndrias são um elo entre PAMPs e DAMPs. As mitocôndrias são organelas citoplasmáticas que geram energia para as células. Essas organelas evoluíram a partir de bactérias intracelulares e retêm muitas de suas características bacterianas originais. Na verdade, em muitos aspectos, as mitocôndrias agem como bactérias intracelulares. As mitocôndrias, por exemplo, possuem seu próprio DNA, rico em CpG não metilada. Quando as células morrem, as mitocôndrias danificadas podem liberar grandes quantidades de seu DNA, que se liga a TLR9 e desencadeia a inflamação. As mitocôndrias, como as bactérias, também contêm proteínas com um grupo formil em sua porção aminoterminal. Essas proteínas formiladas escapam e se ligam a receptores de neutrófilos, ativando-os. Esses neutrófilos saem dos vasos sanguíneos e vão para tecidos como o pulmão, onde liberam suas proteases e causam lesão. Assim, em animais com trauma grave, o DNA mitocondrial e os peptídeos formilados são liberados dos tecidos lesionados e invadem a corrente sanguínea. A cascata pró-inflamatória resultante é um fator desencadeante da síndrome da resposta inflamatória sistêmica (Capítulo 7).

Um dos mais importantes DAMPs intracelulares é denominado proteína de alta mobilidade, *box 1* (HMGB1) (Fig. 2.8). Normalmente, a HMGB1 se liga a moléculas de DNA e assegura seu dobramento correto. No entanto, a HMGB1 também é um potente desencadeador da inflamação. É secretada por macrófagos que foram ativados por lipopolissacarídeos ou citocinas, como IFN-γ. A HMGB1 também escapa de células destruídas. A molécula se liga a TLR2 e TLR4 para manter e prolongar a inflamação. A HMGB1 estimula a secreção de citocinas inflamatórias de macrófagos, monócitos, neutrófilos e células endoteliais. A administração de HMGB1 a animais provoca febre, perda de peso, anorexia, lesão pulmonar aguda, artrite e até mesmo morte. A HMGB1 estimula o crescimento de novos vasos sanguíneos e o reparo tecidual. Também apresenta potente atividade antimicrobiana. A citocina IL-33 também é armazenada no núcleo e liberada pela morte da célula (Capítulo 29). Além disso, é um potente DAMP.

### QUADRO 2.5 Como as Células Morrem

A morte celular é uma característica de muitas respostas imunes inatas e adaptativas. O corpo precisa se livrar de 200 bilhões de células por dia. As células podem morrer de diversas formas. O dano irreparável a uma via essencial mata a célula de maneira descontrolada. Porém, há formas em que a célula pode participar de sua própria morte. Essas formas de morte celular programada podem ajudar o corpo ao conter infecções microbianas, poupando as células adjacentes não infectadas e gerando alarminas e mediadores inflamatórios; são, essencialmente, "suicídios".

**_Apoptose_**

Essa é a forma "normal" de eliminação das células saudáveis indesejadas. Há duas vias de apoptose. Uma é a via extrínseca, onde a célula recebe sinais de moléculas extracelulares que se ligam aos receptores de superfície celular. Isso gera uma cascata de caspases ativadas que provocam permeabilização mitocondrial. A via intrínseca é ativada por eventos celulares internos, como dano ao DNA ou infecção microbiana, e também causa permeabilização mitocondrial, liberação de citocromo *c* no citoplasma, formação de um apoptossomo e ativação da letal caspase 9. As células apoptóticas são caracterizadas por alterações morfológicas distintas. Tais células formam corpos apoptóticos. Esses fragmentos celulares são destruídos por outros fagócitos antes da ruptura de suas membranas plasmáticas e, por isso, a apoptose não desencadeia a inflamação.

**_Piroptose_**

A piroptose começa em resposta a infecções e outros irritantes que geram inflamassomos. Esses inflamassomos ativam as caspases inflamatórias, a caspase 1 e a caspase 11. (Essas moléculas são diferentes das caspases que medeiam a apoptose) (Fig. 2.9). Não há perda da integridade mitocondrial, nem clivagem do DNA e formação de corpos apoptóticos. Em vez disso, a membrana plasmática se rompe e libera o conteúdo celular, inclusive IL-1 e IL-18 nos tecidos e, assim, causa inflamação.

**_Necroptose_**

A necroptose é desencadeada por receptores de morte, como TNFR, sensores de ácido nucleico ou sinalização mediada por TLR. Essas moléculas estimulam as quinases de ativação de receptores e formam complexos moleculares chamados necrossomos. Junto com as proteases e as quinases, os necrossomos geram uma proteína formadora de poros que se insere na parede celular e permite o escape do conteúdo da célula. As mitocôndrias não participam da necroptose. Como a piroptose, a necroptose causa inflamação devido ao escape de DAMPs intracelulares, como HMGB1 e interleucina 33 (IL-33).

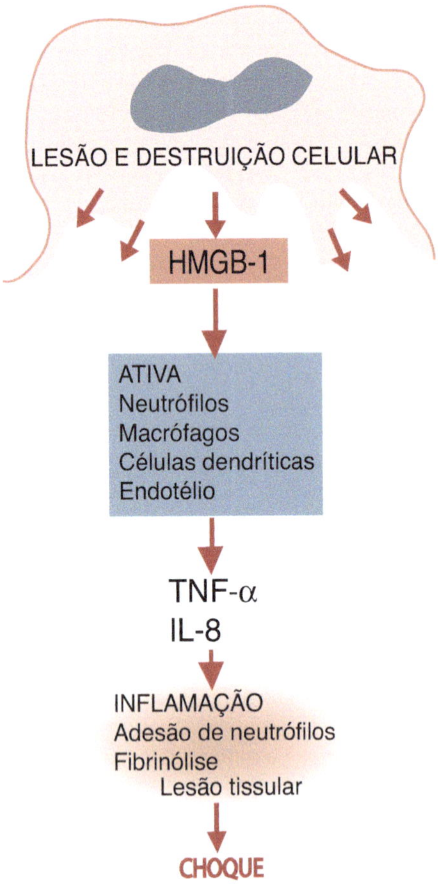


FIG. 2.8 As propriedades da HMGB1. Liberada de células destruídas, a HMGB1 ativa muitas das células associadas à inflamação e desencadeia as respostas sistêmicas que causam choque séptico.

Muitas moléculas liberadas por células destruídas atuam como DAMPs intracelulares. Entre elas, estão a adenosina e o trifosfato de adenosina, o ácido úrico, as proteínas S100 (uma família de proteínas ligantes de cálcio que participam do crescimento celular e da lesão tissular) e as proteínas de choque térmico (Capítulo 26). Um importante DAMP extracelular é o heparan sulfato. Essa molécula é normalmente encontrada em membranas celulares e na matriz extracelular, mas é liberada nos fluidos tissulares após a lesão. O heparan sulfato se liga a TLR4 e o ativa. Outros exemplos de DAMPs extracelulares são o ácido hialurônico, a fibronectina e os peptídeos de colágeno e elastina (Fig. 2.9).

## RECEPTORES SOLÚVEIS DE RECONHECIMENTO DE PADRÃO

Embora os TLRs, NLRs e RLRs sejam expressos nas superfícies celulares, muitos PRRs solúveis podem também se ligar a PAMPs. Uma vez que essas moléculas agem no fluido extracelular, em geral promovem a destruição (fagocitose) de quaisquer microrganismos encontrados. Normalmente, não induzem a expressão de citocinas inflamatórias. Essa tarefa é feita pelos PRRs da superfície celular.

Como muitos PAMPs bacterianos são glicoproteínas e polissacarídeos, as proteínas circulantes ligantes de carboidratos, chamadas lectinas, podem desempenhar importantes papéis na imunidade inata. Três famílias de lectinas extracelulares, as lectinas do tipo P, S e C, atuam na imunidade inata.

As lectinas do tipo P são também denominadas pentraxinas. As pentraxinas são formadas por cinco subunidades proteicas dispostas em um anel. Duas pentraxinas, a proteína reativa C (CRP) e o amiloide sérico P (SAP), são importantes proteínas de fase aguda (Capítulo 7). (Essas moléculas são denominadas

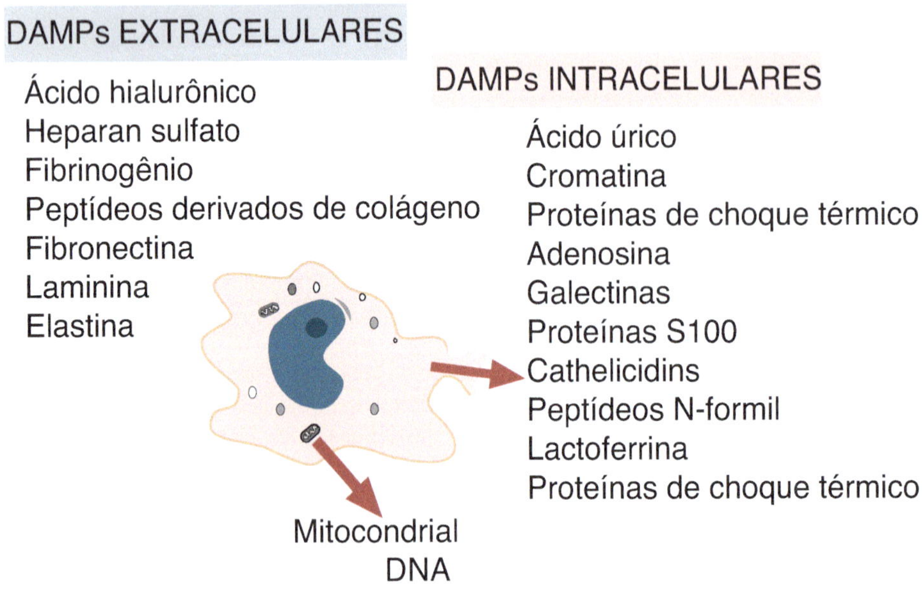


FIG. 2.9 Os padrões moleculares associados à lesão que desencadeiam as respostas imunes inatas. Esses padrões são derivados de fontes intracelulares e extracelulares.

proteínas de fase aguda porque seus níveis sanguíneos sobem muito durante infecções agudas ou traumas.) As pentraxinas apresentam múltiplas funções biológicas, inclusive a ativação do sistema complemento e a estimulação de leucócitos. Essas moléculas se ligam ao LPS bacteriano de maneira dependente de cálcio e ativam a via clássica do sistema complemento ao interagir com C1q (Capítulo 4). As pentraxinas também interagem com neutrófilos, monócitos-macrófagos e células NK, aumentando suas atividades.

As galectinas são lectinas extracelulares do tipo S. Seu nome deriva de sua especificidade por galactosídeos. Essas moléculas participam da inflamação ao ligar os leucócitos à matriz extracelular.

As lectinas do tipo C (CLRs) são uma enorme família de proteínas ligantes de carboidratos com diversos papéis. (Pelo menos 1.000 foram identificadas.) Todas as CLRs precisam de cálcio para se ligarem aos carboidratos. Cada extremidade de uma CLR tem uma função distinta; o domínio C-terminal se liga a carboidratos, enquanto o domínio N-terminal interage com células ou componentes do sistema complemento, exercendo, assim, seu efeito biológico. Existem CLRs solúveis e ligadas à membrana. A CLR solúvel mais importante é a lectina ligante de manose (MBL). A MBL é encontrada em altos níveis no soro. Essa molécula possui diversos sítios de ligação a oligossacarídeos, como *N*-acetilglicosamina, manose, glicose, galactose e *N*-acetilgalactosamina. Assim, a MBL se liga muito fortemente a bactérias como *Salmonella enterica* e *Listeria monocytogenes*. A ligação à *Escherichia coli* tem afinidade moderada. A MBL se liga fortemente a leveduras como *Candida albicans* e *Cryptococcus neoformans*. Também pode se ligar a vírus, como influenza A, e parasitas, como *Leishmania*. As bactérias revestidas por MBL são facilmente ingeridas pelas células fagocíticas. A MBL desempenha um importante papel na ativação do sistema complemento (Capítulo 4). Os suínos apresentam duas formas de MBL: MBL-A e MBL-C. Essas MBL podem se ligar a *Actinobacillus suis* e *Haemophilus parasuis*. Algumas raças europeias de suínos podem expressar níveis baixíssimos de MBL-C e, por isso, são mais suscetíveis à doença.

Várias CLRs, como as proteínas surfactantes SP-A e SP-D, são produzidas nos pulmões. Seis diferentes CLRs solúveis (conglutinina, MBL, proteínas surfactantes pulmonares [SP-A, SP-D] e colectina 46 [CL-46] e CL-43) foram identificadas em mamíferos. No entanto, a conglutinina, a CL-46 e a CL-43 foram encontradas apenas em Bovidae.

Algumas CLRs são PRRs de superfície celular que podem se ligar a bactérias, fungos e alguns vírus. As principais são as dectinas e DEC-205. As dectinas se ligam às β-glucanas das paredes celulares dos fungos e desempenham um importante papel na defesa antifúngica por promover sua destruição intracelular. A dectina 1 (também chamada CD369) é expressa por macrófagos, monócitos e células dendríticas de bovinos. A dectina 2 bovina é expressa por células de Langerhans da pele (Capítulo 10). A DEC-205 é expressa por células dendríticas bovinas. Outra lectina associada a células é o receptor de manose CD206 de macrófagos. O CD206 reconhece carboidratos de diversos patógenos, como os fungos *Candida albicans* e *Pneumocystis*, o protozoário *Leishmania* e vírus, como o vírus da diarreia bovina.

As selectinas são CLRs expressas pelas células endoteliais vasculares que desempenham um papel essencial na migração dos leucócitos da corrente sanguínea para os tecidos durante a inflamação (Capítulo 5).

Outras colectinas solúveis são as ficolinas (ficolinas H, L e M), uma família de lectinas produzidas pelo fígado e por algumas células pulmonares. Essas moléculas também podem se ligar a carboidratos bacterianos e são capazes de ativar o sistema complemento (Capítulo 4). Há também muitas lectinas associadas a células. O DC-SIGN, por exemplo, é uma lectina expressa por macrófagos e células dendríticas (Capítulo 10). O DC-SIGN não apenas reconhece carboidratos bacterianos, mas também identifica carboidratos expressos por linfócitos T. Essa molécula é usada pelas células dendríticas para interagir com linfócitos T. As colectinas são extremamente importantes na defesa de animais jovens, cujo sistema imune adaptativo imaturo não é capaz de preparar uma resposta eficiente.

## CÉLULAS SENTINELAS

As células cuja função primária é o reconhecimento e a resposta a micróbios invasores são denominadas células sentinelas. Os principais tipos de células sentinelas, ou seja, os macrófagos, as células dendríticas e os mastócitos, são encontrados por todo o corpo, mas em números maiores logo abaixo das superfícies corpóreas, onde há mais probabilidade de encontro com os microrganismos invasores. Todas essas células são equipadas com diversos PRRs, de modo que podem detectar e, então, responder rapidamente a PAMPs e DAMPs. Outros tipos celulares disseminados por todo o corpo, como as células epiteliais, as células endoteliais e os fibroblastos, podem atuar como sentinelas quando necessário.

### Macrófagos

As células sentinelas mais importantes são os macrófagos. Os macrófagos distribuídos por todo o corpo podem capturar, matar e destruir invasores microbianos. Os macrófagos são descritos em detalhes no Capítulo 6.

### Células Dendríticas

A segunda população principal de células sentinelas é composta pelas células dendríticas, que recebem esse nome por apresentarem processos citoplasmáticos delgados e longos, chamados dendritos, que podem aprisionar os invasores. Existem diversos tipos de células dendríticas, e muitos são bastante semelhantes a macrófagos ou derivados dessas células. As células dendríticas são discutidas em detalhes no Capítulo 10.

### Mastócitos

A terceira população de células sentinelas profissionais é formada pelos mastócitos. Essas células, estrategicamente localizadas perto de superfícies epiteliais e endoteliais, estão entre as primeiras a detectar patógenos e sinais de perigo. Os mastócitos expressam vários PRRs e apresentam grânulos que armazenam uma mistura complexa de mediadores inflamatórios. Ao serem liberados em resposta aos estímulos adequados, esses mediadores promovem a eliminação dos patógenos. Há muito se conhece seu importante papel nas alergias, mas hoje sabemos que os mastócitos também desencadeiam a inflamação em situações convencionais. Essas células são descritas em detalhes no Capítulo 29.

3

# Imunidade Inata Humoral: Mediadores Inflamatórios

## OBJETIVOS DIDÁTICOS

*Depois de ler este capítulo, você deve ser capaz de:*

- Entender como a estimulação de receptores do tipo *toll* (TLRs) e outros receptores de reconhecimento de padrão (PRRs) ativa as células sentinelas e desencadeia a secreção de citocinas.
- Reconhecer que as células sentinelas e as células danificadas produzem muitas outras moléculas que desencadeiam e mantêm a inflamação.
- Saber que alguns mediadores inflamatórios são produzidos por neurônios.
- Explicar como essas moléculas desencadeiam os aumentos locais no fluxo sanguíneo, responsáveis pela vermelhidão e pelo aumento de volume associados à inflamação.
- Discutir como essas moléculas também atraem células de defesa, como os neutrófilos, que podem matar os microrganismos invasores.
- Identificar as diferenças entre a inflamação aguda e a inflamação crônica.
- Listar as etapas básicas do processo de inflamação aguda.
- Descrever as propriedades básicas e as fontes de interleucina 1, fator de necrose tumoral α e interferons de tipo I.
- Explicar as propriedades antimicrobianas das defensinas.
- Definir citocina, quimiocina, defensina, prostanoides, prostaglandina e cininas.
- Listar duas importantes aminas vasoativas.
- Listar os principais peptídeos antimicrobianos.

## SUMÁRIO DO CAPÍTULO



A inflamação aguda se desenvolve minutos depois da lesão tecidual. O tecido danificado gera três tipos de sinal. Primeiro, as células rompidas liberam moléculas (ou padrões moleculares associados à lesão [DAMPs]) que desencadeiam a secreção de citocinas, quimiocinas e enzimas pelas células sentinelas. Depois, os micróbios invasores liberam moléculas (padrões moleculares associados a patógenos [PAMPs]) que desencadeiam outras respostas de células sentinelas. Então, a dor causada pela lesão tissular faz com que os nervos sensoriais liberem peptídeos bioativos. Coletivamente, essa mistura complexa de moléculas atrai leucócitos de defesa e, ao mesmo tempo, age sobre os vasos sanguíneos, aumentando o fluxo local de sangue e causando vermelhidão e aumento de volume.

## PRODUTOS DE CÉLULAS SENTINELAS

Os macrófagos, as células dendríticas e os mastócitos são ativados quando PAMPs ou DAMPs se ligam a seus receptores de reconhecimento de padrão (PRRs). Na sequência, sintetizam e secretam moléculas que desencadeiam a inflamação, inibem o crescimento microbiano e iniciam as primeiras etapas da imunidade adaptativa. Os mediadores liberados pelas células sentinelas se difundem até as células próximas, onde se ligam a receptores e desencadeiam suas respostas. As células do sistema imune podem sintetizar e secretar centenas de proteínas diferentes que controlam as respostas imunes dessa maneira. Essas proteínas são denominadas citocinas. As citocinas afetam diversos tipos celulares, e as células raramente secretam uma única citocina por vez. Isso gera uma rede de citocinas; uma teia de diferentes sinais transmitidos entre as células do sistema imune e mediados por misturas complexas de citocinas.

## Citocinas

Quando expostas a agentes infecciosos ou seus PAMPs por meio de PRRs, as vias de sinalização das células sentinelas ativam os genes que levam à síntese e secreção das três principais citocinas. Essas citocinas são o fator de necrose tumoral α (TNF-α), a interleucina 1 (IL-1) e a IL-6. O TNF-α é produzido bem no início da inflamação; em seguida, vêm ondas de IL-1 e, então, a IL-6. As células sentinelas ativadas também secretam uma mistura de pequenas proteínas quimiotáticas chamadas quimiocinas. Essas quimiocinas atraem células de defesa para os sítios de invasão microbiana. Ao mesmo tempo, as células sentinelas estimuladas sintetizam enzimas como a óxido nítrico sintase 2 (NOS2), que, por sua vez, gera óxido nítrico (NO), um oxidante potente e letal. Elas também produzem a enzima cicloxigenase 2 (COX-2), que gera lipídios inflamatórios, como as prostaglandinas e leucotrienos. Ao atingirem o cérebro e o fígado, essas moléculas provocam febre e comportamento de doente, além de promoverem uma resposta de fase aguda (Capítulo 7). Caso as células sentinelas detectem a presença de DNA ou RNA danificado ou estranho, como de vírus, também secretam os interferons antivirais do tipo I, IFN-α e IFN-β (Capítulo 27).

### Fator de Necrose Tumoral α

O TNF-α é uma proteína de 17 Da produzida por células sentinelas em resposta à estimulação de TLRs. O TNF-α pode também ser sintetizado por células endoteliais, linfócitos T, linfócitos B e fibroblastos. A princípio, o TNF-α é gerado em uma forma ligada à membrana, mas depois clivada da superfície celular por uma protease denominada TNF-α convertase. O TNF-α solúvel desencadeia a liberação de quimiocinas e citocinas das células próximas e promove a adesão, a migração, a atração e a ativação dos leucócitos (Fig. 3.1). Mais tarde, o TNF-α facilita a transição da imunidade inata à adaptativa. A produção de TNF-α é estimulada não apenas pelos TLRs, mas também por moléculas secretadas por neurônios, como o neurotransmissor neurocinina 1.

O TNF- α é um mediador essencial da inflamação, já que, em combinação com a IL-1, desencadeia alterações nos pequenos vasos sanguíneos. Um aumento local na concentração de TNF-α provoca os sinais clássicos de inflamação, como calor, aumento de volume (tumor), dor e vermelhidão (rubor). O TNF-α circulante pode diminuir o débito cardíaco, induzir trombose microvascular e causar extravasamento capilar. O TNF-α atua sobre neutrófilos (células de defesa importantíssimas na inflamação; Capítulo 5) e aumenta sua capacidade de matar micróbios. Ele atrai neutrófilos para os sítios de lesão tissular e aumenta sua adesão ao endotélio vascular. Estimula a fagocitose por macrófagos e a produção de oxidantes. Amplifica e prolonga a inflamação ao promover a síntese macrofágica de enzimas importantes, como óxido nítrico sintase e cicloxigenase, além de ativar mastócitos. O TNF-α induz os macrófagos a aumentar sua própria síntese, junto com a de IL-1. Como seu nome indica, o TNF-α pode matar algumas células tumorais, além de células infectadas por vírus. Em altas doses, o TNF-α pode causar choque séptico (Capítulo 7). Todas essas ações são mediadas por dois receptores: o TNFR1, que é encontrado em muitas células diferentes, onde pode se ligar ao TNF-α solúvel ou associado à membrana; e o TNFR2, que é restrito às células do sistema imune e responde apenas à molécula ligada à membrana.

O TNF-α é um membro de uma família de moléculas similares. Entre os membros importantes dessa família, estão o TNF-β (ou linfotoxina) (Capítulo 19), o CD40L (Capítulo 20) e o FasL (CD95L) (Capítulo 18).

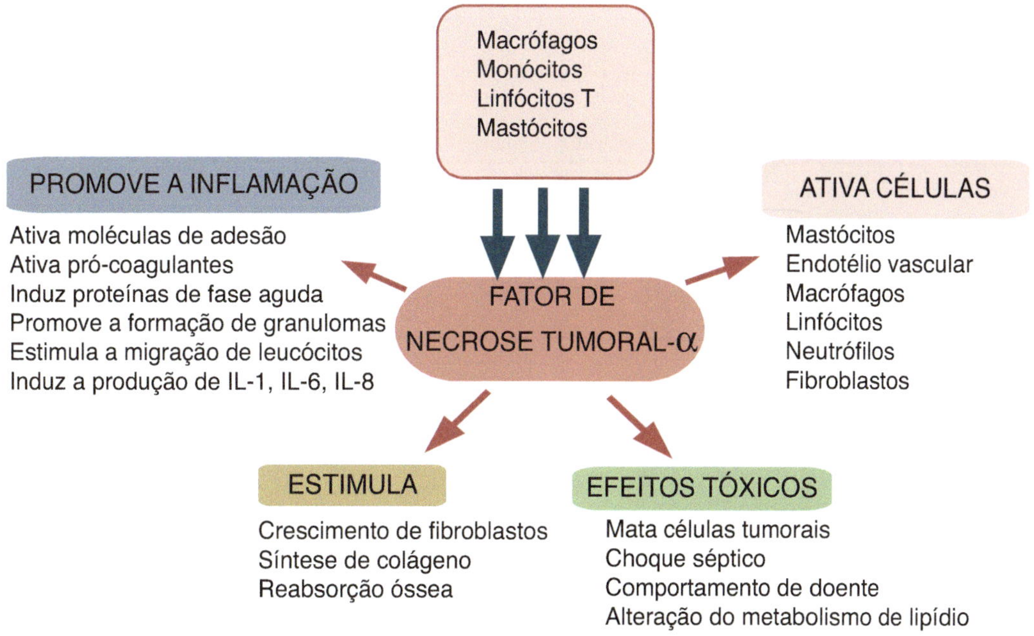


FIG. 3.1 As origens e algumas das atividades biológicas do fator de necrose tumoral α.

## Interleucina 1

Quando estimuladas por CD14 e TLR4, as células sentinelas, como os macrófagos, também sintetizam citocinas pertencentes à família da IL-1. Destas, as mais importantes são IL-1α e IL-1β. A IL-1β é produzida como um grande precursor proteico, clivado por caspase 1 para formar uma molécula ativa de 17,5 kDa. A produção de IL-1β é 10 a 50 vezes maior do que a de IL-1α e, enquanto a IL-1β é secretada, a IL-1α permanece ligada à superfície da célula. A IL-1α, portanto, atua apenas sobre células em contato direto com os macrófagos (Fig. 3.2). A transcrição do RNA mensageiro (mRNA) da IL-1β ocorre 15 minutos após a interação com o ligante. Seu pico se dá 3 a 4 horas mais tarde, e seus níveis são mantidos por várias horas antes de caírem. Como o TNF-α, a IL-1β atua sobre as células próximas para iniciar e amplificar a inflamação. A IL-1β, por exemplo, age sobre as células endoteliais vasculares, tornando-as aderentes para neutrófilos. A IL-1 também atua sobre os macrófagos para estimular sua síntese de NOS2 e COX-2.

Durante infecções graves, a IL-1β circula na corrente sanguínea, onde, em associação ao TNF-α, é responsável pelo comportamento de doente. Assim, atua no cérebro, provocando febre, letargia e mal-estar. Age sobre as células musculares para mobilizar aminoácidos, o que causa dor e fadiga. Além disso, a IL-1β atua sobre os hepatócitos, induzindo a produção de novas proteínas, denominadas proteínas de fase aguda, que auxiliam a defesa do corpo (Capítulo 7).

Os receptores mais importantes de IL-1 são o CD121a e o CD121b. O CD121a é um receptor de sinalização, mas o CD121b, não. O CD121b se liga à IL-1, mas nada acontece. O CD121b solúvel pode se ligar à IL-1 e atuar como seu antagonista. A atividade da IL-1 é também regulada pelo antagonista de seu receptor (IL-1RA), uma proteína que se liga ao CD121a e o bloqueia. O IL-1RA é, portanto, um importante regulador da atividade da IL-1 e da inflamação. Essa molécula reduz a mortalidade no choque séptico e na doença do enxerto versus o hospedeiro e apresenta efeitos anti-inflamatórios (Capítulo 8).

A IL-1 é membro de uma grande família de citocinas que regulam as respostas imunes inatas. Outros membros importantes da família são IL-1RA, IL-18, IL-33, IL-36, IL-37 e IL-38 (Capítulo 8 e Apêndice 3). A sinalização de todas essas citocinas é feita por receptores muito semelhantes. Algumas, como a IL-36, têm efeito pró-inflamatório, enquanto outras, como a IL-37, exercem efeitos anti-inflamatórios.

## Interleucina 6

A interleucina 6 (IL-6) é uma glicoproteína sintetizada por macrófagos, linfócitos T e mastócitos. Sua produção é desencadeada por endotoxinas bacterianas, além de IL-1 e TNF-α. A IL-6 influencia a inflamação e a imunidade adaptativa (Fig. 3.3). Promove alguns aspectos da inflamação, principalmente em resposta à lesão tissular e infecções graves, e é o principal mediador da reação de fase aguda e do choque séptico (Capítulo 7). Sugeriu-se que a IL-6 regula a transição entre um processo dominado por neutrófilos no início da inflamação para um processo posterior dominado por macrófagos. A IL-6 também é produzida pelos músculos durante o exercício. A IL-6 tem papel anti-inflamatório, já que inibe algumas atividades de TNF-α e IL-1 e promove a produção de IL-1RA, assim como de uma citocina supressora denominada IL-10 (Capítulo 8). O receptor de IL-6 é um heterodímero composto por duas proteínas, gp130 e IL-6R, e é encontrado em linfócitos T, neutrófilos, macrófagos, hepatócitos e neurônios.

## Quimiocinas

As quimiocinas formam uma família de pelo menos 50 citocinas quimiotáticas pequenas (8 a 10 kDa). Essas moléculas coordenam a migração de leucócitos e, assim, determinam a progressão de muitas respostas inflamatórias e imunes (Tabela 3.1). As quimiocinas são produzidas por células sentinelas, inclusive macrófagos e mastócitos. São classificadas em quatro subfamílias com base em suas sequências de aminoácidos (Fig. 3.4). As quimiocinas alfa (ou CXC), por exemplo, têm dois resíduos de cisteína (C) separados por outro aminoácido (X), enquanto as quimiocinas

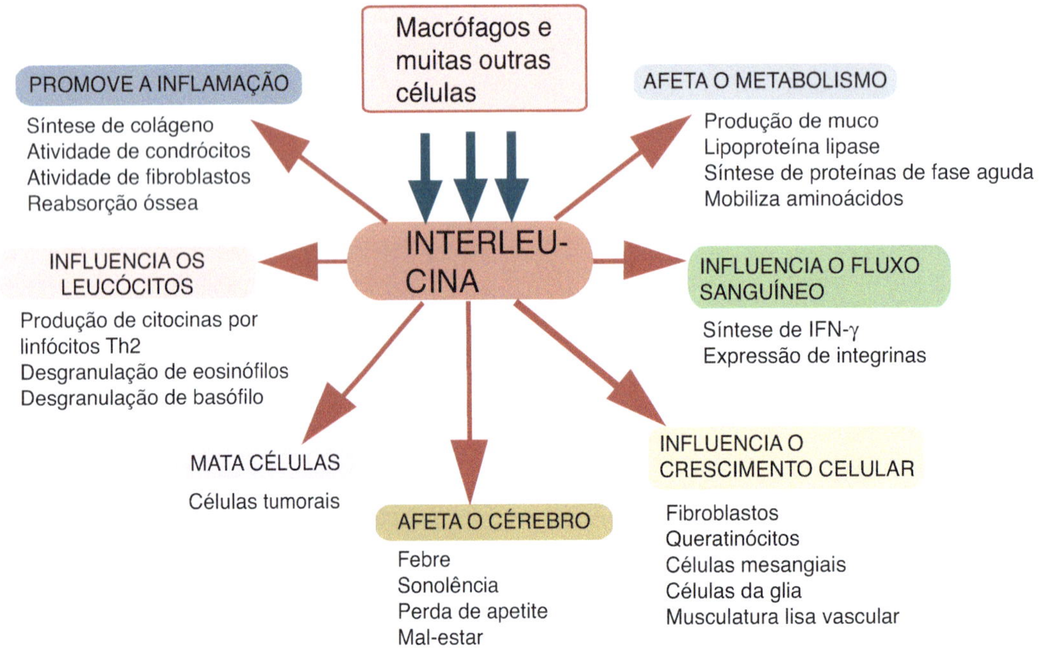


FIG. 3.2 As origens e algumas das atividades biológicas da interleucina 1.

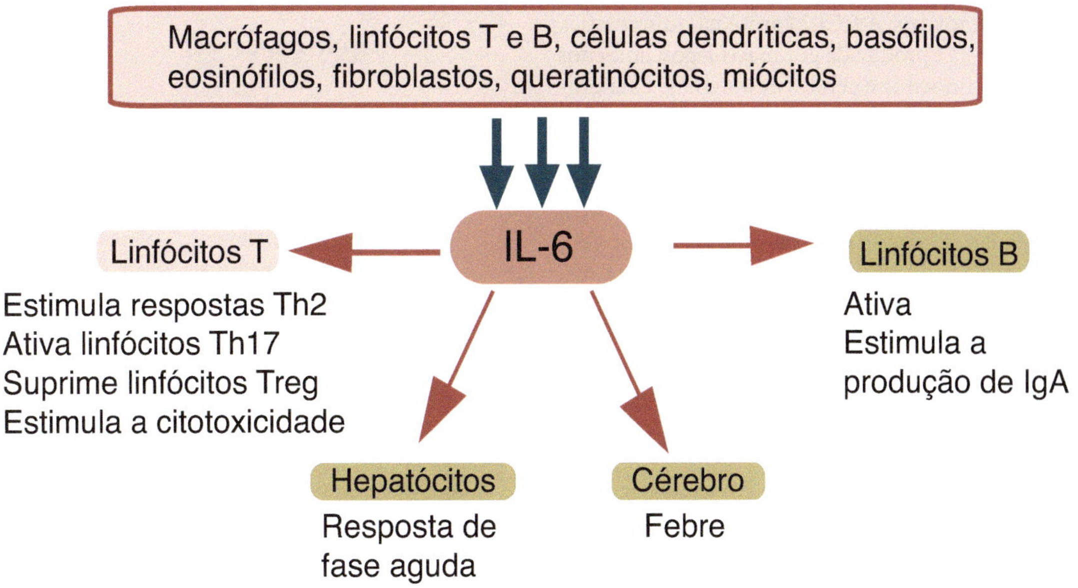


**FIG. 3.3** As origens e algumas das atividades biológicas da interleucina 6.

**TABELA 3.1 Nomenclatura de Algumas Quimiocinas e Seus Receptores**

| Nome Atual | Nome Alternativo | Receptor |
|---|---|---|
| **Família α** | | |
| CCL2 | MCP-1 | CCR2 |
| CCL3 | MIP-1α | CCR1, CCR5 |
| CCL4 | MIP-1β | CCR5 |
| CCL5 | RANTES | CCR1, CCR3, CCR5 |
| CCL7 | MCP-3 | CCR3 |
| CCL8 | MCP-2 | CCR3 |
| CCL11 | Eotaxina | CCR3 |
| CCL13 | MCP-4 | CCR3 |
| CCL20 | MIP-3α | CCR6 |
| CCL22 | MDC | CCR4 |
| CCL26 | Eotaxina 3 | CCR3 |
| CCL28 | MEC | CCR3 |
| **Família β** | | |
| CXCL1 | GRO1 | CXCR2 |
| CXCL7 | MDGF | CXCR2 |
| CXCL8 | IL-8 | CXCR1, CXCR2 |
| CXCL12 | SDF | CXCR4 |
| CXCL13 | BCA-1 | CXCR5 |
| **Família γ** | | |
| XCL1 | Linfotactina | XCR1 |
| **Família δ** | | |
| CX3CL1 | Fractalcina | CX3CR1 |

beta (ou CC) possuem dois resíduos contíguos de cisteína. (A nomenclatura das quimiocinas é baseada nessa classificação, onde cada molécula ou receptor recebe uma designação numérica. Além disso, os ligantes apresentam o sufixo "L" [p. ex., CXCL8], enquanto os receptores têm o sufixo "R" [p. ex., CXCR1].)

Além de critérios estruturais, as quimiocinas podem ser classificadas com base em sua função. Assim, as quimiocinas

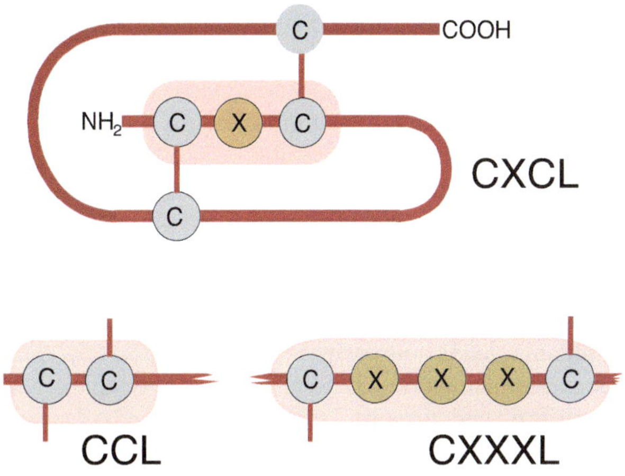


**FIG. 3.4** A classificação das quimiocinas é baseada na localização e no espaçamento de seus resíduos de cisteína (C) e sua separação por outros aminoácidos (X).

inflamatórias são reguladas de maneira positiva durante a inflamação e participam principalmente do recrutamento de leucócitos. Outras promovem o crescimento de novos vasos sanguíneos. Algumas são homeostáticas e encontradas em tecidos normais, onde regulam a migração celular e o *homing*,[1] e muitas têm funções sobrepostas.

Uma das quimiocinas mais importantes é a CXCL8 (também chamada interleucina 8). A CXCL8 atrai e ativa neutrófilos, liberando o conteúdo de seus grânulos e estimulando a explosão (*burst*) respiratória (Capítulo 5). Outra quimiocina CXC importante é a CXCL2 (proteína inflamatória de macrófagos 2, MIP-2), que é secretada por macrófagos e também atrai neutrófilos.

As quimiocinas CC atuam predominantemente sobre macrófagos e células dendríticas. Assim, CCL3 e CCL4 (MIP-1α e 1β) são produzidas por macrófagos e mastócitos. A CCL4 atrai linfócitos T CD4 +, enquanto a CCL3 atrai linfócitos B, eosinó-

[1]Nota da Revisão Científica: *Homing* é o processo de migração direta de linfócitos circulantes para um determinado tecido.

filos e linfócitos T citotóxicos. A CCL2 (proteína quimiotática de monócitos 1, MCP-1) é produzida por macrófagos, linfócitos T, fibroblastos, queratinócitos e células endoteliais. Essa quimiocina atrai e ativa monócitos, estimulando sua explosão respiratória e a liberação de enzima lisossomais. A CCL5 (também chamada RANTES) é produzida por linfócitos T e macrófagos. Ela atrai monócitos, eosinófilos e alguns linfócitos T. Altiva eosinófilos e estimula a liberação de histamina pelos basófilos.

Duas quimiocinas não se encaixam nas famílias CC e CXC. A linfotactina (XCL1) é uma quimiocina C (com apenas um resíduo de cisteína) ou γ, que é quimiotática para linfócitos. Seu receptor é o XCR1. A fractalcina (CX3CL1) é uma quimiocina CXXXC (com duas cisteínas separadas por três aminoácidos) ou δ que desencadeia a adesão em linfócitos T e monócitos. Seu receptor é o CX3CR1.

A maioria das quimiocinas é produzida em tecidos infectados ou lesionados e atrai outras células para os sítios de inflamação ou invasão microbiana. É provável que a mistura de quimiocina produzida por tecidos danificados ou infectados regule a composição precisa das populações de células inflamatórias que se encaminham para esses sítios. Dessa forma, o corpo pode ajustar a resposta inflamatória para otimizar a destruição de diferentes invasores microbianos. Muitas quimiocinas, como CXCL4, CCL20 e CCL5, são estruturalmente semelhantes às proteínas antimicrobianas denominadas defensinas e, como elas, apresentam atividade antibacteriana.

As quimiocinas desempenham um papel importante nas infecções e na inflamação de animais domésticos. Os bovinos possuem menos citocinas do que os seres humanos, mas também têm outras moléculas não observadas em nossa espécie. A regacina 1, por exemplo, é uma quimiocina CC encontrada no soro bovino que, com CXCL8 e C5a, atrai neutrófilos e aumenta a inflamação. As quimiocinas podem ser detectadas em muitas doenças inflamatórias, como a pneumonia bacteriana, a mastite, a artrite e a endotoxemia. Problemas na migração de neutrófilos são associados a determinados genótipos específicos de CXCR2 e podem aumentar a suscetibilidade dos bovinos à mastite.

## MEDIADORES INFLAMATÓRIOS

Em sua forma clássica, a inflamação aguda causa cinco sintomas principais (ou sinais cardeais): calor, rubor, tumor (aumento de volume), dor e perda de função. Esses sintomas são resultantes de alterações nos pequenos vasos sanguíneos, provocadas por moléculas "vasoativas" (Fig. 3.5). Imediatamente após a lesão, o fluxo sanguíneo pelos pequenos capilares no sítio de injeção é reduzido. Isso permite que os leucócitos se liguem às paredes dos vasos sanguíneos. Logo depois, os pequenos vasos sanguíneos da área danificada se dilatam e o fluxo sanguíneo para o tecido lesionado aumenta muito.

Durante essas alterações no fluxo sanguíneo, há também respostas celulares. Modificações nas células endoteliais que revestem as paredes dos vasos sanguíneos permitem a adesão de neutrófilos e monócitos. Em caso de lesão nos vasos sanguíneos, as plaquetas podem se ligar aos locais de dano e liberar moléculas vasoativas e coagulantes. Os tecidos inflamados sofrem um aumento de volume devido ao extravasamento de fluidos dos vasos sanguíneos. Esse extravasamento ocorre em dois estágios. Primeiro, há um aumento imediato causado pelas moléculas vasoativas produzidas por células sentinelas, tecidos lesionados e nervos (Tabela 3.2). A segunda fase de extravasamento

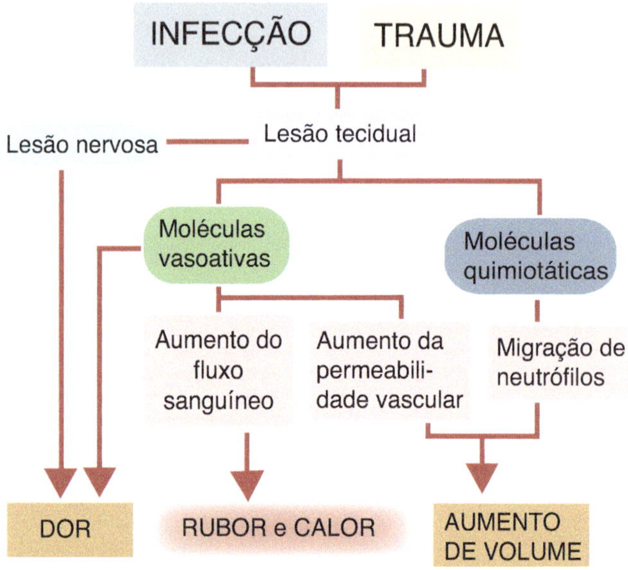


**FIG. 3.5** Os principais sinais da inflamação aguda e sua geração.

**TABELA 3.2 Algumas Moléculas Vasoativas Produzidas durante a Inflamação Aguda**

| Mediador | Fonte Principal | Função |
|---|---|---|
| Histamina | Mastócitos e basófilos, plaquetas | Aumento da permeabilidade vascular, dor |
| Serotonina | Plaquetas, mastócitos, basófilos | Aumento da permeabilidade vascular |
| Cininas | Cininogênios plasmáticos e tecidos | Vasodilatação<br>Aumento da permeabilidade vascular, dor |
| Prostaglandinas | Ácido araquidônico | Vasodilatação<br>Aumento da permeabilidade vascular |
| Tromboxanos | Ácido araquidônico | Aumento da agregação de plaquetas |
| Leucotrieno $B_4$ | Ácido araquidônico | Quimiotaxia de neutrófilos<br>Aumento da permeabilidade vascular |
| Leucotrienos C, D, E | Ácido araquidônico | Contração da musculatura lisa<br>Aumento da permeabilidade vascular |
| Fator ativador de plaquetas | Células fagocíticas | Secreção de plaquetas<br>Secreção de neutrófilos<br>Aumento da permeabilidade vascular |
| Produtos da degradação do fibrinogênio | Sangue coagulado | Contração da musculatura lisa<br>Quimiotaxia de neutrófilos<br>Aumento da permeabilidade vascular |
| C3a e C5a | Sistema complemento sérico | Desgranulação de mastócitos<br>Contração da musculatura lisa<br>Quimiotaxia de neutrófilos (C5a) |

ocorre várias horas depois do início da inflamação, quando os leucócitos começam a migrar. As células endoteliais e perivasculares se contraem para se separarem, o que permite o escape de fluido pelos espaços intercelulares. Após a eliminação do agente invasor, o processo inflamatório é interrompido e o fluxo sanguíneo volta ao normal.

As moléculas vasoativas são originárias de diversas fontes. Algumas são derivadas de precursores inativos no plasma. Outras são derivadas de células sentinelas, como macrófagos e mastócitos; de leucócitos, como neutrófilos, basófilos e plaquetas; ou das células do tecido lesionado. Os nervos sensoriais estimulados podem também produzir neurotransmissores que provocam vasodilatação e aumento da permeabilidade.

## Aminas Vasoativas

Uma das mais importantes moléculas vasoativas liberadas pelos mastócitos é a histamina (Fig. 3.6). Os receptores de histamina são expressos por neurônios, células musculares lisas, células endoteliais, neutrófilos, eosinófilos, monócitos, células dendríticas e linfócitos T e B. A ligação da histamina a esses receptores estimula a produção de óxido nítrico, um potente vasodilatador, pelas células endoteliais. Ao mesmo tempo, a histamina provoca extravasamento vascular, o que causa escape de fluido para os tecidos e edema tecidual. A histamina também regula positivamente a expressão de TLR nas células sentinelas.

A serotonina (5-hidroxitriptamina, 5-HT), um derivado do aminoácido triptofano, é outra amina encontrada em mastócitos de roedores e grandes herbívoros domésticos. A serotonina normalmente provoca vasoconstrição, o que aumenta a pressão arterial (exceto em bovinos, onde é vasodilatador). Ela exerce pouco efeito sobre a permeabilidade vascular, exceto em roedores, nos quais induz inflamação aguda.

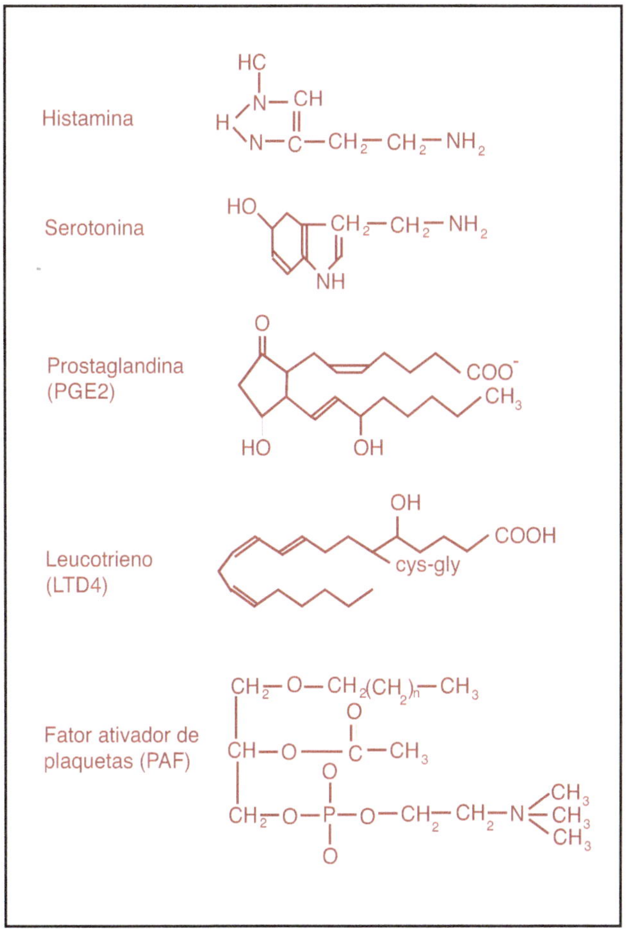


FIG. 3.6 Estrutura de algumas das principais moléculas vasoativas geradas durante a inflamação aguda.

## Peptídeos Vasoativos

Os peptídeos vasoativos são gerados por proteólise de precursores inativos. As proteases de mastócitos, por exemplo, atuam sobre o componente C5 do sistema complemento e gera um pequeno peptídeo (de 15 kDa) denominado C5a (Capítulo 4). Essa molécula promove a liberação de histamina dos mastócitos. O C5a também é um quimiotático potente de neutrófilos e monócitos. Os grânulos dos mastócitos contêm proteases denominadas calicreínas. Essas proteases atuam sobre proteínas chamadas cininogênios a fim de gerar pequenos peptídeos vasoativos, as cininas. A cinina mais importante é a bradicinina. As cininas não apenas aumentam a permeabilidade vascular como também estimulam neutrófilos e receptores de dor; além disso, podem exercer atividades antimicrobianas semelhantes às da defensina. Os neuropeptídeos, como a substância P e a neurocinina produzidas por nervos sensoriais, também causam dor e desencadeiam vasodilatação e aumento da permeabilidade. Uma molécula denominada peptídeo relacionado ao gene da calcitonina (CGRP) é a mais abundante desses neurotransmissores. É um potente vasodilatador e indutor de dor.

## Lipídios Vasoativos

Em caso de lesão tecidual ou estimulação das células sentinelas, os inflamassomos ativam as fosfolipases que atuam sobre os fosfolipídios da parede celular para produção de ácido araquidônico. A enzima 5-lipoxigenase, então, converte esse ácido

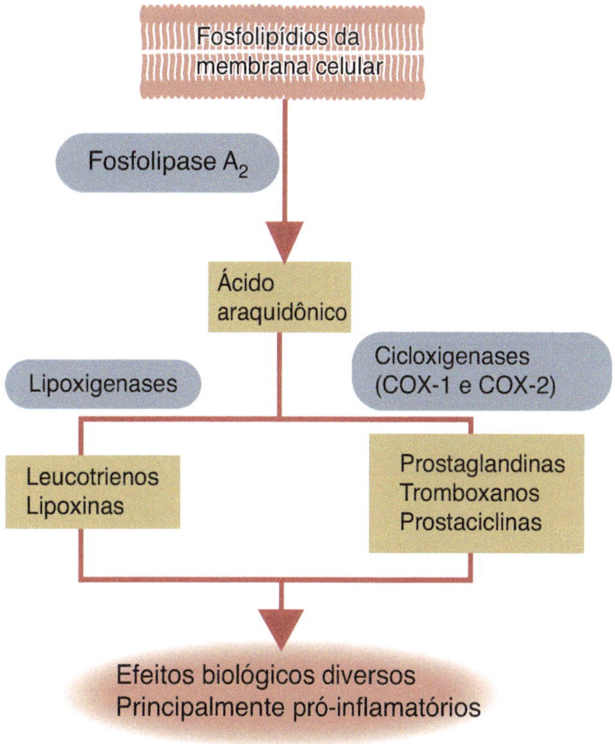


FIG. 3.7 A produção de leucotrienos e prostaglandinas por meio das ações da lipoxigenase e da cicloxigenase sobre o ácido araquidônico. Tanto as prostaglandinas quanto os leucotrienos podem ter atividade pró-inflamatória ou anti-inflamatória, dependendo de sua estrutura química.

araquidônico a lipídios biologicamente ativos denominados leucotrienos (Fig. 3.7). Outra enzima, a cicloxigenase, converte o ácido araquidônico em uma segunda família de lipídios vasoativos chamados prostaglandinas. Coletivamente, esses lipídios complexos são denominados eicosanoides. Essas moléculas atuam como hormônios inflamatórios locais.

Quatro leucotrienos promovem o recrutamento, a sobrevida e a ativação dos leucócitos. Destes, o mais importante é o leucotrieno $B_4$ ($LTB_4$), que atrai e ativa neutrófilos e é produzido por neutrófilos, macrófagos e mastócitos. O $LTB_4$ também estimula a quimiotaxia e motilidade aleatória de eosinófilos. Os leucotrienos $C_4$, $D_4$ e $E_4$, por outro lado, aumentam a permeabilidade vascular e provocam a contração lenta da musculatura lisa. Essas três moléculas apresentam o aminoácido cisteína conjugado a uma estrutura lipídica e, assim, são denominadas cisteinil leucotrienos. Esses leucotrienos são produzidos por mastócitos, eosinófilos e basófilos. A citocina interleucina 13 regula positivamente a produção de $LTD_4$ e de seu receptor, enquanto o $LTD_4$ regula positivamente a síntese de IL-13. Essa alça de *feedback* é importantíssima no estabelecimento da inflamação grave.

Há quatro grupos de prostaglandinas pró-inflamatórias: $PGE_2$, $PGF_2$, tromboxanos ($TxA_2$, $PGA_2$) e prostaciclinas ($PGI_2$). Embora as prostaglandinas possam ser geradas pela maioria das células nucleadas, as prostaciclinas são produzidas por células endoteliais vasculares e os tromboxanos são sintetizados por plaquetas. As atividades biológicas das prostaglandinas são muito variáveis e, uma vez que diversas prostaglandinas são liberadas nos tecidos inflamados, seu efeito total na inflamação pode ser complexo.

Conforme os neutrófilos entram nos tecidos inflamados, sua enzima 15-lipoxigenase produz lipoxinas a partir do ácido araquidônico. Esses eicosanoides oxidados inibem a migração neutrofílica. Assim, durante a inflamação, há uma mudança gradual da produção de leucotrienos pró-inflamatórios a lipoxinas anti-inflamatórias. O aumento da concentração de $PGE_2$ nos tecidos também inibe a atividade da 5-lipoxigenase e, por fim, suprime a inflamação.

Neutrófilos, mastócitos, plaquetas e eosinófilos ativados também produzem um fosfolipídio denominado fator ativador de plaquetas (PAF). O PAF torna as células endoteliais ainda mais adesivas e, assim, aumenta a adesão e a migração de neutrófilos. O PAF agrega plaquetas e as estimula a liberar suas moléculas vasoativas e sintetizar tromboxanos. Sua atuação sobre os neutrófilos é semelhante. Assim, promove agregação, desgranulação, quimiotaxia e liberação de oxidantes dos neutrófilos.

## O SISTEMA DA COAGULAÇÃO

A dilatação dos vasos sanguíneos e o extravasamento de fluido da corrente sanguínea para os tecidos ativam o sistema da coagulação. A agregação de plaquetas acelera esse processo. A ativação do sistema da coagulação gera grandes quantidades de trombina, a principal enzima coagulante. A trombina atua sobre o fibrinogênio no fluido tecidual e no plasma, produzindo fibrina insolúvel. A fibrina se deposita nos tecidos inflamados, onde forma uma barreira à disseminação da infecção. A ativação da cascata da coagulação também inicia o sistema fibrinolítico. Isso leva à ativação do plasminogênio, que, por sua vez, gera plasmina, uma enzima fibrinolítica potente. Ao destruir a fibrina, a plasmina libera fragmentos peptídicos que atraem neutrófilos.

## MOLÉCULAS ANTIMICROBIANAS

Os produtos das células sentinelas fazem duas coisas: aumentam a permeabilidade vascular e o fluxo sanguíneo e, ao mesmo tempo, atraem leucócitos do sangue para os sítios de invasão microbiana e/ou lesão tissular. A princípio, esses leucócitos são compostos principalmente por neutrófilos, mas, em seguida, há uma onda de macrófagos (Capítulo 6). Sua função é matar os invasores microbianos da forma mais rápida e completa possível. Para tanto, essas células produzem uma enorme quantidade de moléculas antimicrobianas.

### Peptídeos

Os peptídeos antimicrobianos são amplamente distribuídos por todo o reino vegetal e animal; até hoje, mais de 800 foram identificados. Entre os peptídeos antimicrobianos, estão as defensinas, as catelicidinas, as lectinas do tipo C e as proteínas S100. Diferentes espécies empregam seus próprios conjuntos específicos de peptídeos, que evoluíram em resposta à invasão microbiana (Quadro 3.1). Embora apresentem estruturas diferentes, em geral esses peptídeos contêm vários resíduos de arginina e lisina, que os tornam catiônicos e possibilitam a formação de estruturas anfipáticas, ou seja, eles têm regiões tanto hidrofóbicas quanto hidrofílicas. As regiões hidrofóbicas podem se ligar e se inserir nas membranas ricas em lipídios das bactérias, enquanto as outras regiões podem formar poros como canais ou simplesmente recobrir a membrana. Isso provoca a ruptura e a morte da bactéria. Esses peptídeos antimicrobianos catiônicos podem matar bactérias Gram-positivas e Gram-negativas, assim como alguns fungos, protozoários, vírus envelopados e células tumorais. No entanto, as defensinas podem ter especificidades antimicrobianas diferentes.

**QUADRO 3.1 O Quadro Geral**

O genoma bovino completo foi sequenciado e, inesperadamente, descobriu-se que apresenta um número enorme de genes associados à imunidade inata. Os bovinos, por exemplo, apresentam 10 genes de catelicidina, enquanto seres humanos e camundongos possuem apenas 1. Os bovinos têm 106 genes de defensina, mas seres humanos e camundongos, apenas 30 a 50. Os bovinos ainda apresentam muito mais genes de interferon do que qualquer outra espécie, incluindo uma família ainda não descrita, chamada IFN-X (Capítulo 27). Sugeriu-se que essa duplicação e divergência dos genes envolvidos na imunidade inata podem ser consequência da enorme carga de microrganismos no rúmen e, por consequência, da maior necessidade de impedir a invasão microbiana. Alternativamente, esses novos genes podem ser necessários já que a vida em rebanhos densos pode promover a transmissão de doenças infecciosas entre indivíduos e, assim, requer que o sistema imune seja mais eficaz. Além disso, os bovinos apresentam diferenças significativas de outros mamíferos nos genes relacionados à lactação. Muitos desses genes associados à lactação, como os do amiloide sérico A, da β2-microglobulina e das catelicidinas, também são relacionados à imunidade inata. Por fim, o genoma bovino contém 10 genes de lisozima, expressos principalmente no abomaso e no trato gastrointestinal. Especula-se que esses genes participem da morte de bactérias que chegam ao intestino a partir do rúmen.

Dados de Elsik CG, Tellam RL, Worley KC, et al: The genome sequence of taurine cattle: a window to ruminant biology and evolution, *Science* 324:522-527, 2009.

A produção de peptídeos antimicrobianos é concentrada nos locais com maior chance de encontro de micróbios, o que inclui as organelas de neutrófilos e macrófagos (Capítulo 5) e sítios dos órgãos linfoides secundários (Capítulo 12). As células epiteliais da pele (queratinócitos) e dos tratos respiratório, alimentar e geniturinário também sintetizam muitos peptídeos antimicrobianos.

As defensinas são peptídeos antimicrobianos típicos e apresentam 28 a 42 aminoácidos dispostos em uma lâmina β que contém três ou quatro pontes dissulfídicas. Mais de 50 diferentes defensinas mamíferas foram identificadas. As defensinas dos vertebrados são classificadas como α, β ou θ-defensinas, com base em sua origem e no número e posição dessas pontes dissulfídicas. As α-defensinas são responsáveis por cerca de 15% da proteína total nos grânulos neutrofílicos. Em bovinos, pelo menos 13 α-defensinas diferentes são produzidas apenas por neutrófilos. Essas moléculas são também encontradas nos grânulos das células de Paneth no intestino delgado (Fig. 22.7). As β-defensinas são expressas pelas células epiteliais que revestem as vias aéreas, a pele, a glândula salivar e o sistema urinário. A defensina teta é um peptídeo circular encontrado apenas em neutrófilos de primatas. As defensinas podem ser produzidas em uma taxa constante (de forma constitutiva) ou em resposta à infecção microbiana. Algumas defensinas atraem monócitos, células dendríticas imaturas e linfócitos T. Todas as defensinas identificadas até agora podem matar ou inativar algumas bactérias, fungos ou vírus envelopados. Essas moléculas rompem a membrana ou envelope da célula microbiana. Algumas defensinas podem também neutralizar toxinas microbianas, como as de *Bacillus anthracis*, *Corynebacterium diphtheriae* e a estafiloquinase de *Staphylococcus aureus*. Embora presentes em tecidos normais, as concentrações das defensinas aumentam em resposta às infecções. Bezerros infectados por *Cryptosporidium parvum* ou *Mycobacterium paratuberculosis*, por exemplo, apresentam um aumento significativo na produção de criptidina. A infecção por *Mannheimia haemolytica* em pulmões bovinos induz a maior expressão de defensina no epitélio das vias aéreas. Em equinos, a DEFA1 é uma defensina entérica produzida exclusivamente pelas células de Paneth. Ela apresenta atividade potente contra os principais patógenos equinos, em especial *Rhodococcus equi* e *Streptococcus equi*.

A segunda classe principal de peptídeos antibacterianos dos grânulos neutrofílicos é formada pelas catelicidinas. Essas moléculas são peptídeos de 12 a 80 aminoácidos. As catelicidinas são armazenadas no interior das células em uma forma inativa ligada um precursor, que é clivado antes da liberação das moléculas. As catelicidinas são denominadas por acrônimos ou símbolos de aminoácidos seguidos pelo número de aminoácidos que contêm. Seres humanos e camundongos apresentam apenas um gene de catelicidina, enquanto suínos, bovinos e equinos possuem diversos genes de catelicidina. A catelicidina suína PR-39 promove o reparo de feridas, a angiogênese e a quimiotaxia de neutrófilos. (Por causa de sua alta carga catiônica, as catelicidinas suínas se ligam de forma eficiente aos ácidos nucleicos bacterianos. Em seguida, as catelicidinas podem levar esses ácidos nucleicos para as células dendríticas [Capítulo 10] e, assim, desencadeiam uma forte resposta de IFN-α). A catelicidina bovina BMAP-28 induz apoptose em algumas células e pode atuar na eliminação de células indesejadas. A catelicidina canina K9CATH possui amplo espectro de atividade contra bactérias Gram-positivas e Gram-negativas. Muitas catelicidinas receberam nomes específicos, como as protegrinas, a novispirina e a ovispirina.

As serprocidinas são serina-proteases antimicrobianas encontradas nos grânulos de neutrófilos. As granulisinas são peptídeos produzidos por linfócitos T citotóxicos e células *natural killer* (NK) (Capítulos 18 e 19). Além de suas funções antibacterianas, as granulisinas atraem e ativam macrófagos. Duas outras proteínas antibacterianas importantes são a proteína bactericida de aumento de permeabilidade (BPI) e a calprotectina. A BPI é um constituinte importante dos grânulos primários de neutrófilos de humanos e coelhos. Ela mata bactérias Gram-negativas ao se ligar a lipopolissacarídeos e danificar sua membrana interna. A calprotectina é encontrada em neutrófilos, monócitos, macrófagos e células da epiderme. Essa molécula forma cerca de 60% das proteínas do citosol de neutrófilos e é liberada em grandes quantidades no sangue e fluido tissular durante a inflamação. A calprotectina pertence à família das proteínas antimicrobianas S100. Ela sequestra zinco e manganês durante as infecções bacterianas e, assim, faz com que fiquem indisponíveis para o crescimento bacteriano.

A produção de algumas proteínas antimicrobianas por células epiteliais é regulada por citocinas. Em especial, as duas citocinas produzidas pelos linfócitos Th17, a IL-17 e a IL-22, são importantes reguladoras da produção de peptídeos antimicrobianos no intestino e nos pulmões (Capítulo 22). Da mesma maneira, a IL-1 estimula a produção de proteínas antimicrobianas pelas células epiteliais. Os peptídeos antimicrobianos também regulam a produção de citocinas e podem atuar como imunomoduladores. A lactoferrina, por exemplo, estimula a produção de IL-18 por macrófagos, enquanto algumas catelicidinas estimulam a produção de IL-6, IL-8 e IL-10.

## Lisozima

A enzima lisozima cliva a ligação entre o ácido *N*-acetil murâmínico e a *N*-acetil glicosamina e destrói as peptidoglicanas da parede celular de bactérias Gram-positivas. A lisozima é encontrada em todos os fluidos corpóreos à exceção do líquor e da urina. Ela está presente em grandes quantidades no fluido de tecidos inflamados. Não é encontrada nos neutrófilos e na secreção lacrimal de bovinos, mas suas concentrações na secreção lacrimal de outros mamíferos são elevadas. Embora muitas das bactérias mortas pela lisozima não sejam patogênicas, é possível supor que essa suscetibilidade talvez seja responsável pela ausência de patogenicidade. A lisozima é encontrada em altas concentrações nos grânulos de neutrófilos e se acumula em áreas de inflamação aguda, inclusive sítios de invasão bacteriana. A lisozima é também uma potente opsonina, ligando-se a superfícies bacterianas e facilitando a fagocitose na ausência de anticorpos específicos e em condições nas quais sua atividade enzimática é ineficaz (Capítulo 5).

## Sistema Complemento

O sistema complemento é um subsistema essencial de defesa inata, composto por uma mistura complexa de enzimas, proteínas reguladoras e receptores que desempenham um papel importante na imunidade antimicrobiana inata. Esse sistema, descrito em detalhes no próximo capítulo, pode ser ativado simplesmente pela exposição das paredes celulares microbianas a proteínas séricas, uma vez que os componentes do sistema complemento também reconhecem PAMPs. O sistema complemento também pode ser ativado por meio da ligação de anticorpos às paredes celulares microbianas. Uma vez ativados, os componentes do sistema complemento, principalmente C3, o terceiro componente, se ligam de forma irreversível às bactérias e iniciam a morte ou fagocitose desses microrganismos.

4

# Imunidade Inata Humoral: O Sistema Complemento

## OBJETIVOS DIDÁTICOS

*Depois de ler este capítulo, você deve ser capaz de:*

- Explicar por que o sistema complemento é um dos mais importantes sistemas inatos de defesa.
- Descrever as três diferentes vias de ativação do sistema complemento: duas vias inatas, a via alternativa e a via das lectinas; e uma via adaptativa, a via clássica.
- Explicar como as vias inatas do sistema complemento são ativadas por PAMPs, enquanto a via clássica é ativada pela ligação de anticorpos a antígenos estranhos.
- Explicar o significado da ligação covalente (e, portanto, irreversível) dos componentes do sistema complemento, em especial C3b, aos micróbios invasores e sua opsonização.
- Explicar como os complexos terminais do sistema complemento são construídos e seu significado biológico.
- Entender como o sistema complemento desencadeia inflamação ao gerar um potente quimiotático chamado C5a.
- Explicar por que as deficiências de alguns componentes do sistema complemento aumentam a suscetibilidade às infecções.
- Definir sistema complemento, properdina e anafilatoxinas.

## SUMÁRIO DO CAPÍTULO



O sistema complemento é um sistema essencial de defesa inata. Embora seu papel principal seja matar os patógenos assim que entram no corpo, o sistema complemento também alerta os sistemas imunes sobre a presença de invasores, regula a inflamação, remove células danificadas ou alteradas e modula as respostas imunes adaptativas. O sistema complemento participa da remoção de complexos antígeno-anticorpo, da formação de vasos sanguíneos, da mobilização de células-tronco, da regeneração de tecidos e do metabolismo de lipídios.

Para se proteger da infecção, o corpo precisa responder aos invasores o mais rápido possível. Um componente essencial dessa primeira resposta é o sistema complemento. Ele pode detectar e matar os invasores antes que as outras defesas tenham chance de responder. O sistema complemento é uma rede interativa de proteínas de reconhecimento de padrão, proteases, proteínas séricas, receptores e reguladores que rapidamente matam os invasores (Fig. 4.1). As principais proteínas do sistema complemento se ligam de maneira covalente (e, portanto, irreversível) à superfície dos micróbios invasores e, então, os destroem. O sistema complemento é ativado pela presença de padrões moleculares associados a patógenos (PAMPs) ou anticorpos ligados a antígenos. Ele é tão potente que deve ser cuidadosamente regulado e controlado. Distúrbios nesse sistema podem causar inflamação ou autoimunidade.

O sistema complemento é composto por várias proteínas que são ativadas em sequência. Depois da ativação, o sistema gera diversas moléculas efetoras. A primeira etapa, a ativação do sistema complemento, se dá por três diferentes vias, chamadas via alternativa, via das lectinas e via clássica (Fig. 4.2). A via alternativa e a via das lectinas são ativadas por carboidratos microbianos e, assim, são vias típicas de reconhecimento de padrão que desencadeiam respostas inatas. A via clássica, por

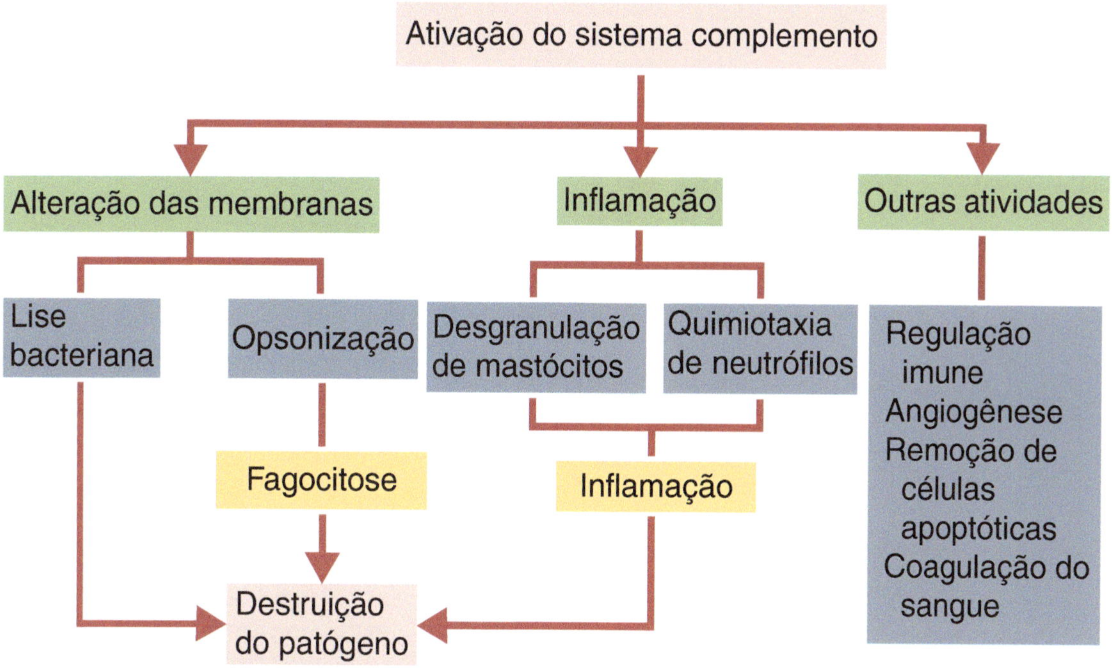


**FIG. 4.1** As funções do sistema complemento. O sistema complemento pode alterar membranas microbianas ou desencadear a inflamação. De qualquer forma, acelera a eliminação dos invasores microbianos e, assim, é um componente essencial do sistema imune inato. O sistema complemento tem várias outras funções além daquelas aqui discutidas.

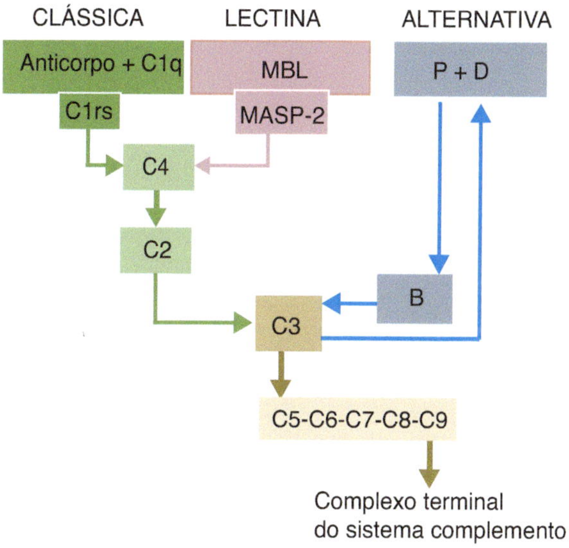


**FIG. 4.2** As três vias de ativação do sistema complemento. A via alternativa e a via da lectina são inatas, mas a via clássica é adaptativa, já que é desencadeada por anticorpos. Todas as três vias ativam C3, que, por sua vez, inicia a via de amplificação e gera o complexo terminal do sistema complemento.

outro lado, é ativada por anticorpos e, portanto, é associada às respostas imunes adaptativas.

## PROTEÍNAS DO SISTEMA COMPLEMENTO

As proteínas do sistema complemento são numeradas com o prefixo C (por exemplo, C1, C2, C3) ou designadas como "fatores" por letras do alfabeto (FB, FD, FP e assim por diante). Algumas são encontradas livres no soro, enquanto outras são receptores de superfície celular. Coletivamente, os componentes do sistema complemento formam 5% a 10% das proteínas no soro sanguíneo, o que reflete a extrema importância desse sistema. O tamanho dessas moléculas varia de 24 kDa no fator D (FD) a 460 kDa em C1q. Suas concentrações séricas em humanos variam entre 20 μg/mL de C2 e 1.300 μg/mL de C3 (Tabela 4.1). As proteínas do sistema complemento são sintetizadas em diversos locais. C3, C6, C8 e FB são sintetizados no fígado, enquanto C2, C3, C4, C5, FB, FD, FP e FI são produzidos por macrófagos. O C1q é produzido por mastócitos. Os grânulos dos neutrófilos podem armazenar grandes quantidades de C6 e C7. Por isso, essas proteínas estão sempre à disposição para a defesa nos locais de acúmulo de neutrófilos.

## VIAS DE ATIVAÇÃO

### A Via Alternativa

A via alternativa é uma via inata evolutivamente antiga. Essa via é desencadeada pela interação entre as paredes celulares microbianas e as proteínas do sistema complemento no sangue.

A proteína mais importante do sistema complemento é chamada C3. O C3 é um heterodímero com pontes dissulfetos e cadeias α e β. É sintetizado por hepatócitos e macrófagos e é o componente do sistema complemento mais abundante no soro. C3 apresenta uma cadeia lateral tioéster reativa que, ao ser ativada, se liga aos micróbios e os marca para destruição pelas células imunes. A ativação dessa cadeia lateral tioéster deve ser cuidadosamente regulada para que C3 não se ligue a células normais. Para prevenir esses acidentes, o grupo tioéster no C3 inativo é escondido na molécula dobrada como um canivete.

Em animais normais e saudáveis, C3 se degrada de maneira espontânea em dois fragmentos, C3a e C3b (Fig. 4.3). Essa degradação expõe o grupo tioéster reativo de C3b. O tioéster, então, gera um grupo carbonil que liga, de maneira covalente, C3b aos carboidratos e proteínas das superfícies celulares próximas (Fig. 4.4). A degradação de C3 também expõe os sítios de ligação de uma proteína chamada fator H (FH). A ligação de FH a esses sítios permite que uma protease chamada fator I (FI) clive C3b, o que previne a maior ativação e gera dois fragmentos, iC3b e C3c. iC3b se liga a receptores nos leucócitos circulantes (Fig. 4.5). A molécula estimula essas células a engolfar os patógenos e ativa as células inflamatórias. O produto final da degradação de C3, C3dg, marca os patógenos para os receptores de superfície dos linfócitos B e, assim, promove a produção de anticorpos (Capítulo 15).

**TABELA 4.1 Componentes do Sistema Complemento**

| Nome | MW (kDa) | Concentração Sérica (mg/mL) |
|---|---|---|
| **Via Clássica** | | |
| C1q | 460 | 80 |
| C1r | 83 | 50 |
| C1s | 83 | 50 |
| C4 | 200 | 600 |
| C2 | 102 | 20 |
| C3 | 185 | 1.300 |
| **Via Alternativa** | | |
| FD | 24 | 1 |
| FB | 90 | 210 |
| **Componentes Terminais** | | |
| C5 | 195 | 70 |
| C6 | 120 | 65 |
| C7 | 120 | 55 |
| C8 | 160 | 55 |
| C9 | 70 | 60 |
| **Proteínas de Controle** | | |
| C1-INH | 105 | 200 |
| C4BP | 550 | 250 |
| FH | 150 | 480 |
| FI | 88 | 35 |
| Ana INH | 310 | 35 |
| FP | 4 × 56 | 20 |
| S | 83 | 500 |

As consequências da degradação de C3b ligado à célula dependem da interação com FH. Essa interação, por sua vez, depende da natureza da superfície do alvo. Quando FH interage com as células normais, as glicoproteínas ricas em ácido siálico (ácido *N*-acetilneuramínico) e outros polissacarídeos neutros ou aniônicos aumentam a ligação de FH a C3b. Por isso, FI é ativado e C3b é destruído. Em um animal saudável, portanto, há uma ativação baixa contínua de C3, mas FH e FI destroem o C3b assim que gerado.

Por outro lado, as paredes celulares bacterianas não possuem ácido siálico. A ligação de C3b às bactérias impede a interação com FH e inativa FI; assim, o C3b continua ligado à superfície microbiana. Esse C3b ligado expõe o sítio de ligação para outra proteína do sistema complemento, chamada fator B (FB), e há formação do complexo C3bB. O FB ligado é, então, clivado por uma protease, o fator D (FD), o que libera um fragmento solúvel chamado Ba e deixa C3bBb unido às bactérias. Esse complexo C3bBb é uma protease cujo substrato preferido é C3. (É, portanto, denominado C3 convertase alternativa.) O FD só pode agir sobre FB depois de sua ligação a C3b, mas não antes. Essa restrição é chamada de modulação por substrato e regula diversas reações nas vias do sistema complemento. A modulação por substrato assegura que as atividades de enzimas, como FD, sejam confinadas às moléculas certas.

A C3 convertase alternativa, C3bBb, cliva o C3 ligado para gerar mais C3b. C3bBb, porém, é muito instável, com meia-vida de apenas 5 minutos. A ligação de uma proteína chamada fator P (FP ou properdina) forma um complexo C3bBbP estável com meia-vida de 30 minutos. Como C3b gera mais C3bBbP, o efeito

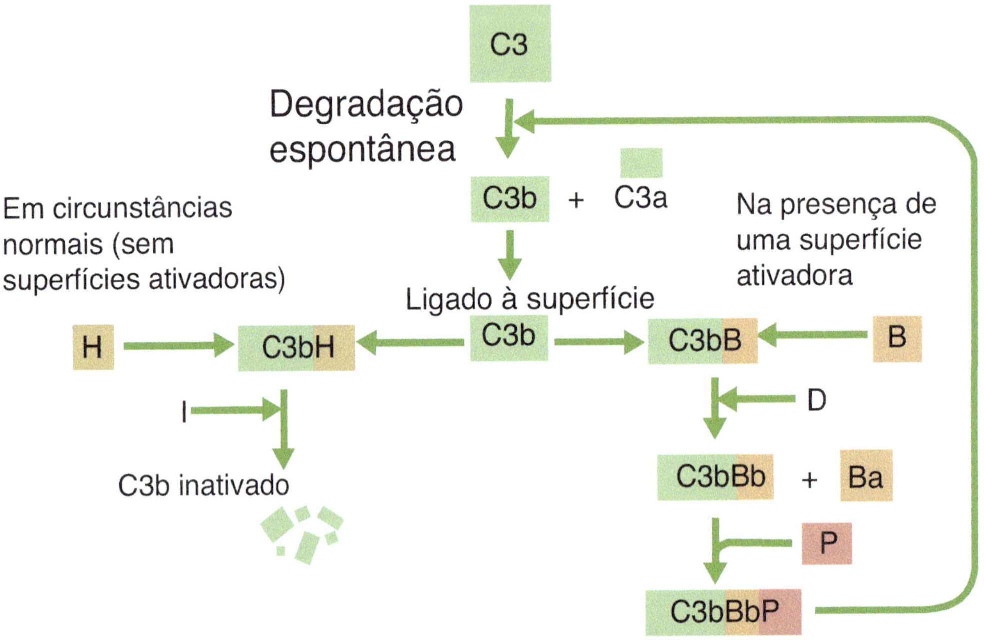


FIG. 4.3 A via alternativa do sistema complemento. O C3b ligado à superfície pode ser destruído, como normalmente acontece, ou ativado pela presença de uma superfície ativadora.

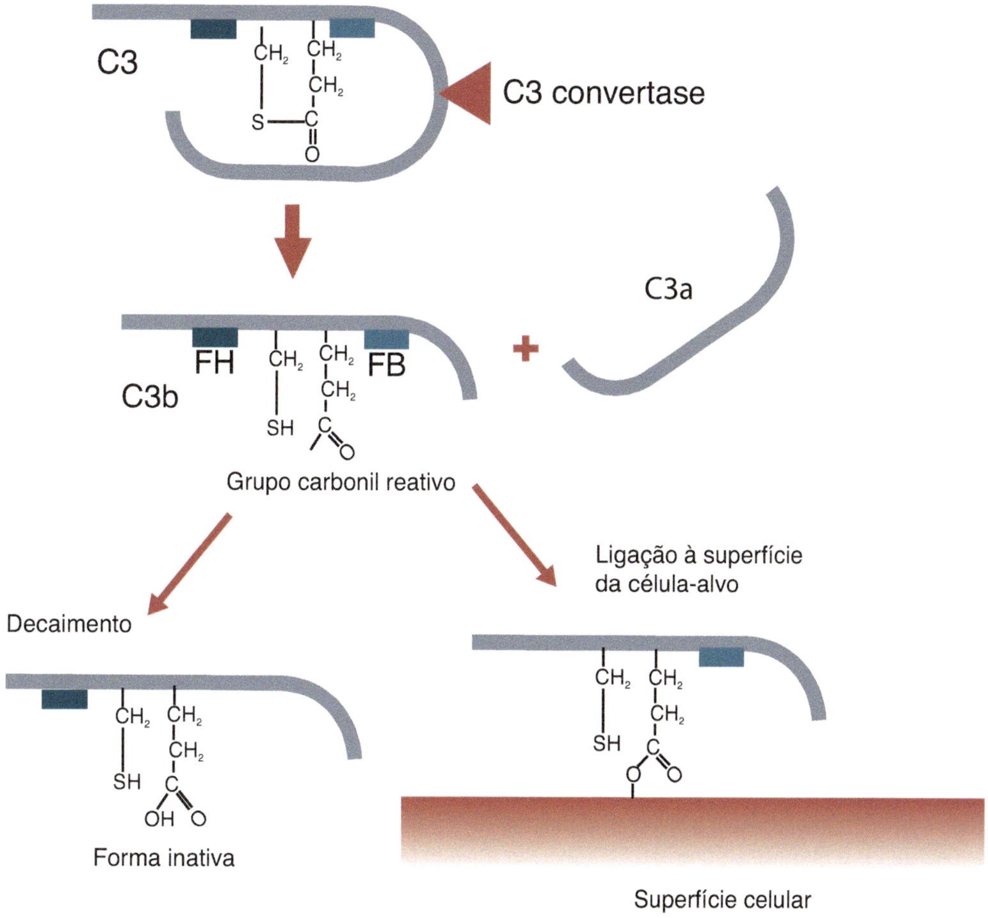


**FIG. 4.4** A ativação de C3 requer sua clivagem por C3 convertase. Isso expõe uma ligação tioéster entre uma cisteína e uma glutamina. Essa ligação se desfaz e forma um grupo carbonil reativo que permite a ligação covalente (e, assim, irreversível) da molécula às superfícies celulares. A remoção de C3a também revela os sítios de ligação de FH e FB.

total é o estabelecimento de uma alça de *feedback* positivo, onde quantidades cada vez maiores de C3b são produzidas e ligadas de maneira irreversível à superfície dos invasores. Apesar de seu nome, a via alternativa é responsável por 80% a 90% de toda a ativação do sistema complemento.

## A Via das Lectinas

Um segundo método de ativação do sistema complemento é desencadeado pela interação entre moléculas solúveis de reconhecimento de padrão (lectinas) e carboidratos microbianos. A ligação dessas lectinas a micróbios ativa proteases que, por sua vez, ativam o sistema complemento. Como a via alternativa, essa é uma via inata desencadeada simplesmente pela presença de PAMPs bacterianos (Fig. 4.6).

Entre as lectinas ativadoras do sistema complemento, estão a lectina ligante de manose (MBL) e uma família de proteínas chamadas ficolinas. A MBL se liga à manose ou à *N*-acetilglicosamina das paredes de bactérias, fungos e protozoários. Não se liga às glicoproteínas mamíferas. Depois da ligação, a MBL ativa uma protease sérica chamada MASP-2. (MASP é a sigla para serina-protease associada à MBL.) A MASP-2 ativada, por sua vez, atua sobre o componente C4 do sistema complemento, dividindo-o em C4a e C4b. Isso expõe um grupo tioéster em C4b que gera um grupo carbonil reativo que liga C4b à superfície microbiana (Fig. 4.7). Em seguida, outro componente do sistema complemento, C2, se liga ao C4b para formar um complexo, C4b2. O C2 ligado é, então, clivado por MASP-2 para gerar o C4b2b (Quadro 4.1).

O C4b2b ligado à célula é uma protease que atua sobre C3 para gerar C3a e C3b e expõe o grupo tioéster de C3b. A ativação de C3b por C4b2b é uma etapa importantíssima, já que cada complexo C4b2b pode gerar até 200 moléculas de C3b. Uma vez que essas reações são confinadas ao microambiente próximo

**QUADRO 4.1 Os Colágenos de Defesa**

O C1q e a lectina ligante de manose (MBL) são membros de uma família proteica especial chamada de colágenos de defesa. Outros membros dessa família são a proteína surfactante A, a adiponectina, a conglutinina e a ficolina. Essas moléculas são lectinas solúveis caracterizadas por uma região colagenosa conservada e por um domínio de reconhecimento de carboidrato. Como o C1q, tais moléculas tendem a sofrer polimerização. Essas proteínas são receptores solúveis de reconhecimento de padrão. Podem se ligar a patógenos estranhos e, subsequentemente, interagir com células fagocíticas ou o sistema complemento. Assim, a MBL reconhece carboidratos que contêm manose. Ao interagirem com seus ligantes, desencadeiam uma resposta protetora imediata, como a ativação do sistema complemento ou a promoção da fagocitose.

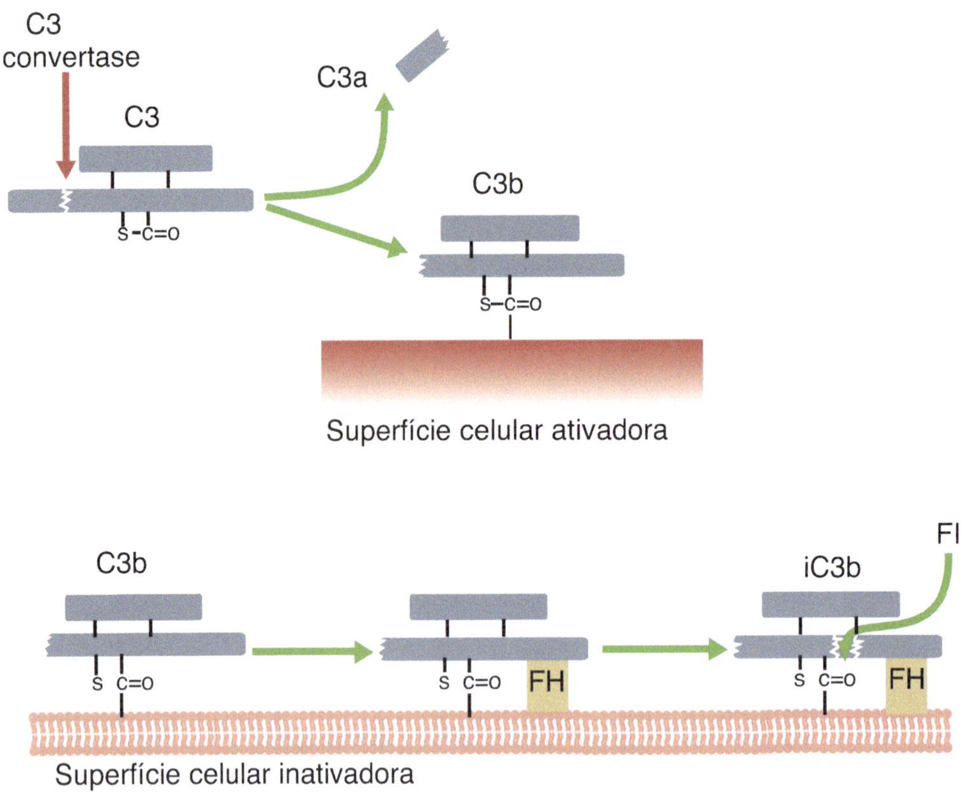


FIG. 4.5 O C3 ativado se liga às superfícies celulares. Esse C3b é normalmente inativado pelas ações de FH e FI. Antes, porém, o FH deve ser ativado pela ligação à superfície. Na ausência de FH, FI não age. Nesse caso, C3b persiste e ativa a via terminal do sistema complemento.

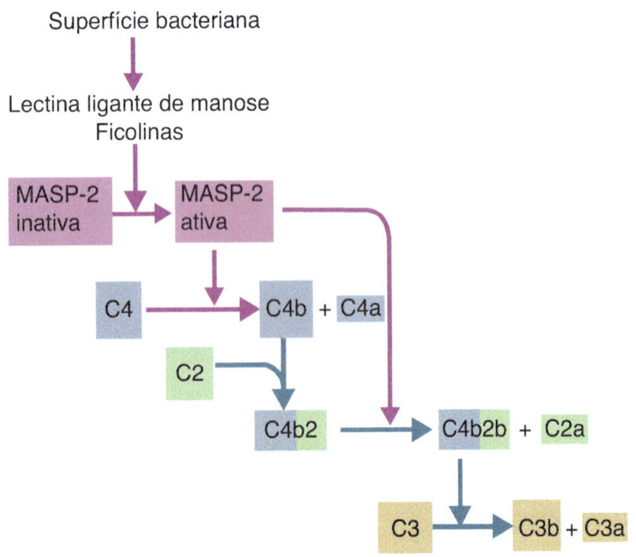


FIG. 4.6 Ativação do sistema complemento pela via da lectina.

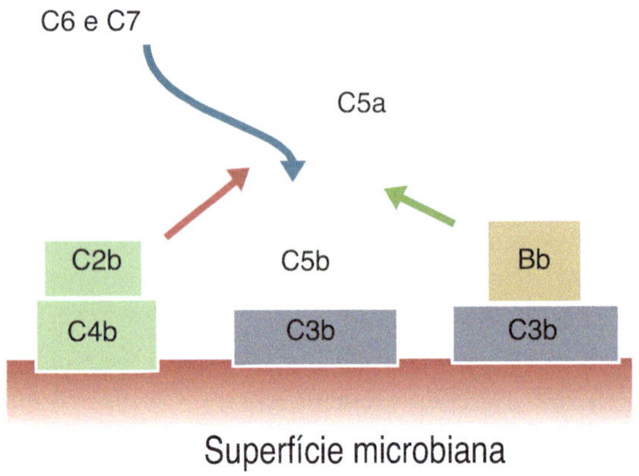


FIG. 4.7 As duas C3 convertases, C4b2b e C3bBb, agem sobre C5 ligado a C3b e clivam um pequeno peptídeo chamado C5a. Dessa maneira, revelam o sítio que se liga a C6 e C7.

às superfícies microbianas, o C3b recém-formado se liga aos micróbios adjacentes. O C3b ligado também pode se ligar a C5 e clivá-lo para gerar C5a e C5b. A via do sistema complemento, então, pode seguir até o final e matar os microrganismos através dos complexos terminais do sistema complemento.

A via das lectinas é antiga e existe há pelo menos 300 milhões de anos (é encontrada em muitos invertebrados [Capítulo 43]). Embora duplique a via alternativa de várias formas, é um exemplo de como o corpo usa mecanismos redundantes para se proteger.

## A Via Clássica

A via clássica do sistema complemento (Fig. 4.8) é desencadeada pelo encontro do componente C1q do sistema complemento com moléculas de anticorpo ligadas a um microrganismo invasor.

Ao contrário da via alternativa e da via das lectinas, a via clássica não pode ser ativada até a síntese de anticorpos e a formação de imunecomplexos, o que pode levar 7 a 10 dias depois do início da infecção. A ligação das moléculas de anticorpo a um invasor expõe os sítios ativos das regiões Fc. A interação entre várias moléculas de anticorpo e um microrganismo faz com que esses sítios ativos coletivamente desencadeiem a via clássica do sistema complemento.

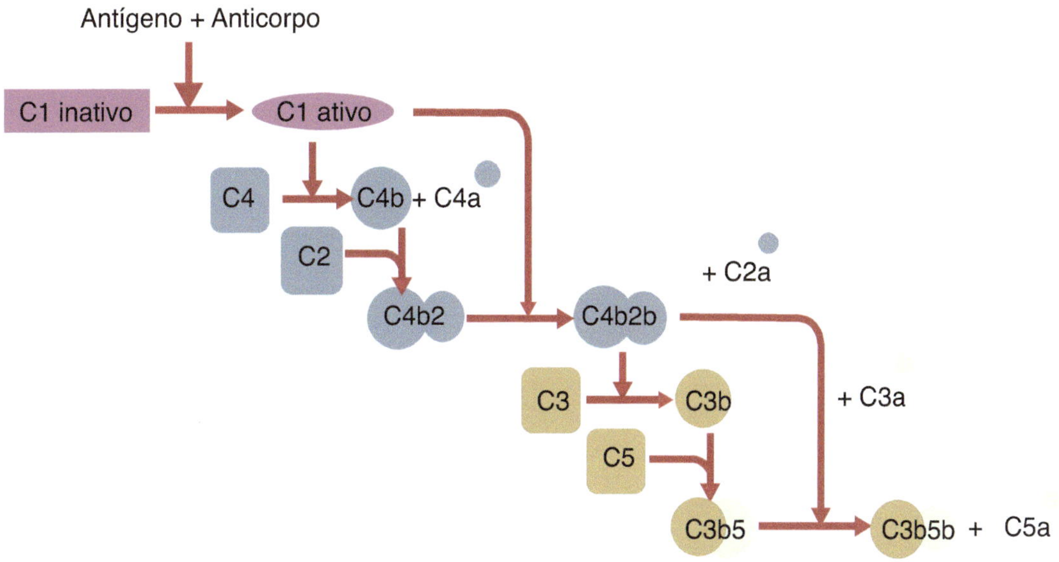


**FIG. 4.8** As características básicas da via clássica do sistema complemento.

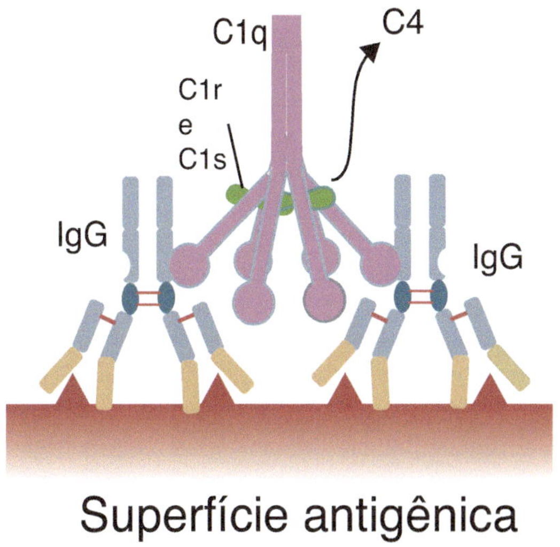


**FIG. 4.9** A estrutura de C1 e seu papel na interação com os anticorpos para iniciar a via clássica do sistema complemento.

O primeiro componente da via clássica é um complexo proteico chamado C1. C1 é composto por três subunidades (C1q, C1r, C1s) unidas por cálcio. À microscopia eletrônica, o C1q completo parece um chicote de seis tiras (Fig. 4.9). Duas moléculas de C1r e C1s formam um complexo localizado entre as tiras de C1q. C1q é ativado pela ligação de suas tiras a sítios nas moléculas de anticorpo. Essa interação desencadeia uma alteração conformacional em C1q que permite a interação de C1r com C1s e a conversão de C1s em uma protease ativa.

A ativação de C1 requer moléculas de imunoglobulina (Ig) M sozinhas ligadas ao antígeno ou pares de moléculas de IgG ligadas ao antígeno (Capítulo 16). A estrutura polimérica da IgM tem diversos sítios próximos de ativação do sistema complemento. Por outro lado, as duas IgG moléculas devem estar bem perto uma da outra para terem o mesmo efeito. Assim, a IgG é muito menos eficiente do que a IgM na ativação da via clássica.

O C1s ativo cliva C4 em C4a e C4b. C2, então, se liga ao C4b e forma o complexo C4b2. O C1s ativado divide o C2 ligado, gerando um pequeno fragmento peptídico, C2a, e o complexo C4b2b. C1s não pode agir sobre o C2 solúvel; o C2 deve se ligar a C4b antes de poder ser dividido (outro exemplo de modulação por substrato). O complexo C4b2b é uma protease potente cujo alvo é C3 e, por isso, é chamado C3 convertase clássica. O C3b recém-gerado se liga ao C5 e o ativa. As reações subsequentes levam à formação do complexo terminal do sistema complemento e à morte microbiana.

Além da ligação a imunecomplexos, o C1 também pode ser ativado de maneira direta por alguns vírus ou bactérias, como *Escherichia coli* e *Klebsiella pneumoniae*. C1q também pode se ligar a células apoptóticas e necróticas, proteínas da matriz extracelular, pentraxinas, como a proteína C reativa, proteínas amiloides e de príon e DNA. Porém, todas essas substâncias (à exceção dos imunecomplexos) também podem se ligar aos inibidores C1-BP e FH para que a ativação do sistema complemento não seja completa. O bloqueio desses processos inibidores leva à ativação descontrolada do sistema complemento e, consequentemente, à inflamação indesejada.

## A Via de Amplificação

Todas as C3 convertases ligadas à superfície, a despeito de sua origem, podem induzir as próximas etapas de ativação do sistema complemento, a via de amplificação (Fig. 4.10). A ligação de C5 a C3b leva à modulação por substrato, e C5 é clivado por C3bBb (Fig. 4.11). As convertases degradam C5 (195 kDa) em um pequeno fragmento chamado C5a, deixando um fragmento grande, C5b, ligado a C3b. Essa clivagem também expõe um sítio em C5b que pode se ligar a duas novas proteínas, C6 e C7, e formar um complexo multimolecular chamado C5b67 (Fig. 4.12). O complexo C5b67 pode, então, se inserir na parede celular microbiana. Ao se inserir na superfície de um microrganismo, o complexo primeiro se liga à molécula de C8, formando C5b678. Em seguida, 12 a 18 moléculas de C9 se polimerizam com o complexo C5b678 e formam uma estrutura tubular chamada complexo terminal do sistema complemento (TCC) (também denominado complexo de ataque à membrana [MAC] ou C5b6789). O TCC se insere nas membranas celulares microbianas e faz um buraco no invasor. A formação

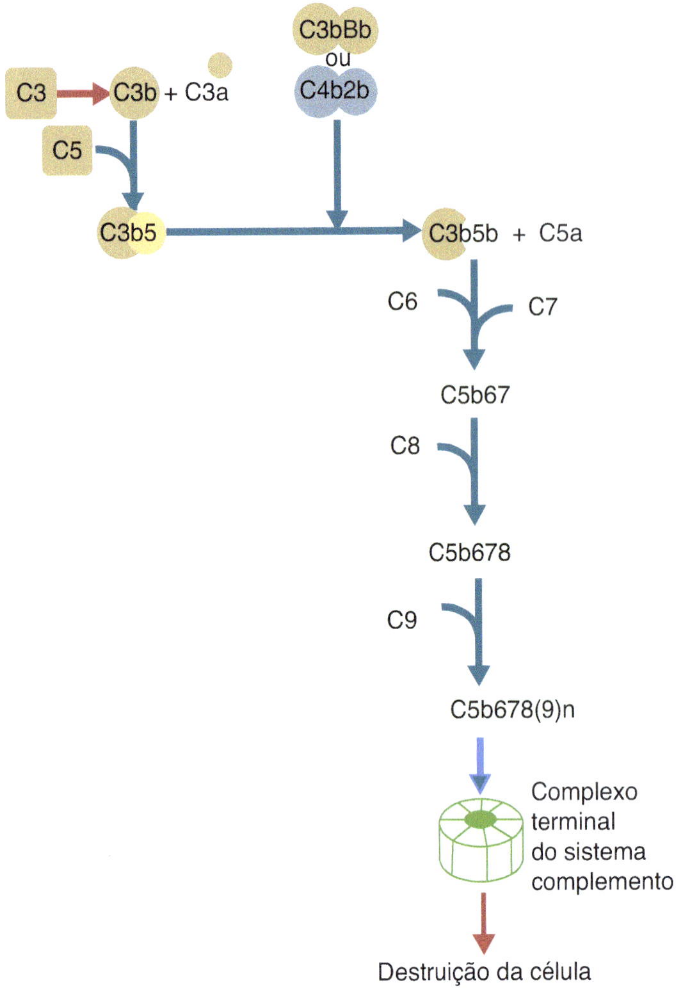


FIG. 4.10 A via de amplificação. A agregação progressiva dos componentes terminais do sistema complemento acaba provocando a polimerização de C9 e a montagem de um complexo de ataque à membrana.

de um número suficiente de TCCs em um microrganismo pode matá-lo por lise osmótica. Esses TCCs podem ser vistos à microscopia eletrônica como estruturas anelares na superfície microbiana, com uma área central eletrodensa cercada por um anel mais claro de poli C9 (Fig. 4.12).

Os potentes efeitos inflamatórios do pequeno peptídeo C5a liberado são ainda mais importantes do que a lise direta mediada por TCC. O C5a pode desgranular mastócitos e estimular a liberação de histamina e serotonina pelas plaquetas. Além disso, ele desencadeia a inflamação por meio de seu receptor de superfície celular. O C5a é um potente fator de atração de neutrófilos e macrófagos. Aumenta a permeabilidade vascular, provoca a liberação de enzimas lisossomais por neutrófilos e a secreção de tromboxanos pelos macrófagos e regula algumas respostas de linfócitos T (Fig. 4.13). O outro pequeno peptídeo do sistema complemento, o C3a, pode matar bactérias como *E. coli*, *Pseudomonas aeruginosa*, *Enterococcus faecalis* e *Streptococcus pyogenes*. O C3a atua como outros peptídeos antimicrobianos e rompe as membranas das bactérias. (C3a e C5a são também chamados anafilatoxinas porque, ao serem injetados em quantidades suficientes, podem matar um animal de maneira semelhante à anafilaxia [Capítulo 30].)

## REGULAÇÃO DA ATIVAÇÃO DO SISTEMA COMPLEMENTO

As consequências da ativação do sistema complemento são tão significativas e podem ser tão perigosas que cada via de ativação deve ser cuidadosamente modulada por proteínas reguladoras solúveis e ligadas à célula (Fig. 4.14).

A molécula reguladora mais importante da via clássica é o inibidor de C1 (C1-INH). O C1-INH bloqueia C1r e C1s ativos. Outras proteínas reguladoras controlam as atividades de C3 e C5 convertases. Algumas competem com as MASPs pelos sítios de ligação na MBL e nas ficolinas. O CD55, ou fator acelerador do decaimento, é uma glicoproteína expressa em hemácias, neutrófilos, linfócitos, monócitos, plaquetas e células endoteliais. O CD55 se liga às convertases e acelera seu decaimento. Sua função é proteger as células normais do ataque do sistema complemento. Outras proteínas que aceleram a degradação das convertases são o FH e a proteína ligante de C4 (C4BP) encontrados no plasma e CD35 (CR1) e CD46 encontrados nas membranas celulares. A via de amplificação é controlada por três glicoproteínas: vitronectina, clusterina e, mais importante, protectina (CD59). Todas inibem a montagem do TCC por bloqueio da inserção de C5b678 e polimerização de C9.

### Receptores do Sistema Complemento (CR)

As células expressam cinco receptores de C3 ou seus fragmentos. Esses receptores são chamados CR1 (CD35), CR2 (CD21), CR3 (CD11a/CD18), CR4 (CD11c/CD18) e CRIg.

O CR1 é encontrado em hemácias, neutrófilos, eosinófilos, monócitos, macrófagos, linfócitos B e alguns linfócitos T de primatas. É um receptor de C3b e C4b, além do produto de degradação de C3b, iC3b. O CR1 das hemácias é responsável por 90% de todo o CR1 no sangue. Em primatas, CR1 remove imunecomplexos (complexos formados por antígeno-anticorpo-sistema complemento) da circulação. Esses imunecomplexos se ligam ao CR1 das hemácias, que, revestidas, são removidas no fígado e no baço (Capítulo 32). As deficiências de componentes do sistema complemento ou seus receptores podem permitir o acúmulo de imunecomplexos circulantes no rim, o que provoca lesão. Alguns pacientes com a doença autoimune lúpus eritematoso sistêmico, por exemplo, apresentam deficiência de CR1 e, por isso, esses imunecomplexos não são removidos de maneira eficiente. Os cães com deficiência de C3 desenvolvem lesões renais mediadas por imunecomplexos pelo mesmo motivo (Capítulo 32).

O CR2 (CD21) é encontrado em linfócitos B. É o receptor de C3d. O CR2 se associa a outra proteína da superfície dos linfócitos B, o CD19. Esse complexo CD21/CD19 regula as respostas de linfócitos B (Fig. 15.11). Para responder aos antígenos estranhos da forma ideal, os linfócitos B devem ser estimulados pela ação de C3d em CR2. A ligação de C3d ao CR2 dos linfócitos B reduz seu limiar de ativação em 1.000 vezes. Como sempre, os camundongos não indicam bem o que acontece em outros mamíferos. O CR2 bovino é composto por quatro receptores distintos que são gerados por processamento (*splicing*) alternativo. Desses receptores, duas variantes são homólogas de CR1 e CR2 de camundongos e cada um é expresso em forma curta e longa.

O CR3 (CD11a/CD18) é uma integrina que se liga iC3b. É encontrado em macrófagos, neutrófilos e células *natural killer*. Uma deficiência congênita de CR3 (deficiência de adesão leucocitária, LAD) ocorre em humanos, bovinos e cães.

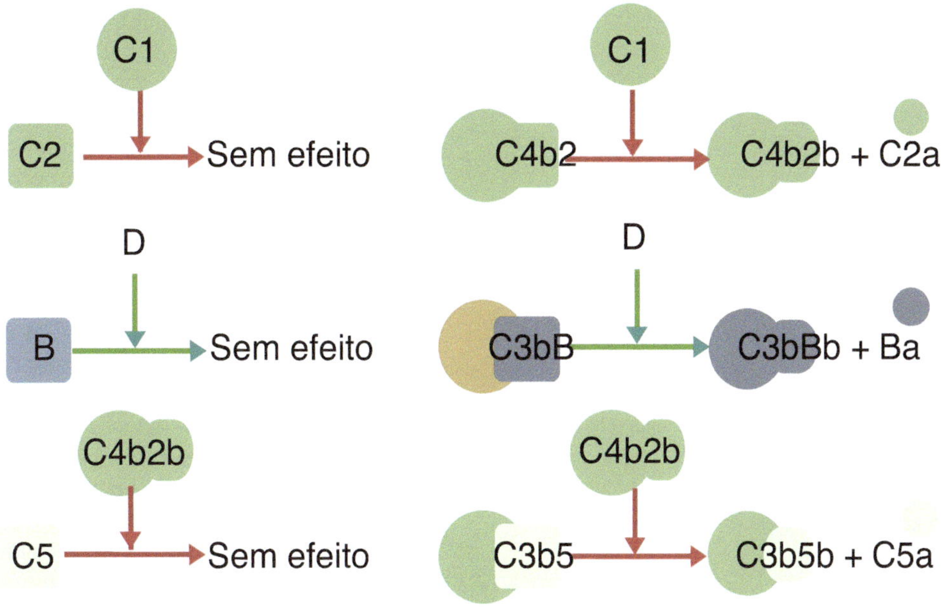


FIG. 4.11 A modulação por substrato é uma forma de regulação do sistema complemento. O alvo de uma protease não pode ser clivado a não ser que esteja ligado a outra proteína. Entre os exemplos de modulação por substrato, estão a clivagem dos fatores C2, B e C5 apenas depois de sua ligação a C4, C3 e C3, respectivamente.

Os indivíduos acometidos vão a óbito por causa de infecções gravíssimas (Capítulo 39).

O CR4 (CD11c/CD18) é uma integrina encontrada em neutrófilos, linfócitos T, células *natural killer*, algumas plaquetas e macrófagos. Também é um receptor dos fragmentos de degradação de C3.

O CRIg (receptor de sistema complemento da família Ig) é expresso nos macrófagos teciduais. É um receptor para a opsonização dependente de C3 dos patógenos no sangue.

## OUTRAS CONSEQUÊNCIAS DA ATIVAÇÃO DO SISTEMA COMPLEMENTO

Embora a destruição microbiana mediada por complexos terminais do sistema complemento seja a atividade benéfica mais óbvia do sistema complemento, seus efeitos protetores vão muito além.

### Opsonização

As bactérias normalmente não apresentam reguladores do sistema e, assim, o sistema complemento se ativa de maneira descontrolada em sua superfície. Isso provoca sinalização pró-inflamatória, opsonização, fagocitose e, em alguns microrganismos, em especial bactérias Gram-negativas e determinados parasitas, montagem do TCC e lise bacteriana. C3b e C4b são opsoninas muito eficazes (Capítulo 5). As células fagocíticas expressam CR1 e os macrófagos teciduais também expressam CRIg. Os microrganismos revestidos por C3b se ligam a essas células e sofrem fagocitose de tipo II (Capítulo 5). Se, por algum motivo, esses microrganismos não puderem ser ingeridos, os neutrófilos podem secretam suas enzimas lisossomais e oxidantes no fluido tissular adjacente. Isso pode causar inflamação e danos teciduais, uma reação classificada como hipersensibilidade de tipo III (Capítulo 32). Devido à longa história evolutiva do sistema complemento, não é surpresa que muitas bactérias tenham desenvolvido mecanismos para neutralizar seus efeitos (Capítulo 26).

### Remoção de Células Apoptóticas

O sistema complemento participa da recuperação da inflamação ao promover a remoção de células apoptóticas e imunecomplexos. As células apoptóticas perdem seus inibidores do sistema complemento CD46 e CD59. Por isso, são opsonizadas por C3b e C4b e removidas por fagocitose. As células apoptóticas também se ligam à CRP, que pode, então, se ligar a C1q, ativando a via clássica. A properdina (FP) se liga aos linfócitos T apoptóticos, o que leva à opsonização e destruição mediada por C3b.

### Inflamação

A ativação do sistema complemento provoca inflamação e, às vezes, lesões teciduais. A anafilatoxina C5a estimula a produção de TNF-$\alpha$, IL-1$\beta$ e IL-6 induzida por receptores do tipo *toll* (TLR). Depois da ligação a seu receptor, também interage com TLR2, TLR4 e TLR9. Essa estimulação por TLR aumenta a expressão celular de C3aR e C5aR.

### Coagulação do Sangue

O sistema complemento aumenta a coagulação do sangue e inibe a fibrinólise. Assim, C5a induz a expressão de fator tecidual e inibidor do ativador de plasminogênio I. Da mesma maneira, os componentes do sistema de coagulação amplificam o sistema complemento. O fator de coagulação XII ativado pode clivar C1 e ativar a via clássica. A trombina atua sobre C5 para gerar C5a.

### Quimiotaxia

A ativação do sistema complemento gera peptídeos quimiotáticos, inclusive C5a e C5b67 (Tabela 4.2). C5b67 atrai neutrófilos e eosinófilos, enquanto C5a atrai não apenas neutrófilos e eosinófilos, mas também macrófagos e basófilos. O C5a

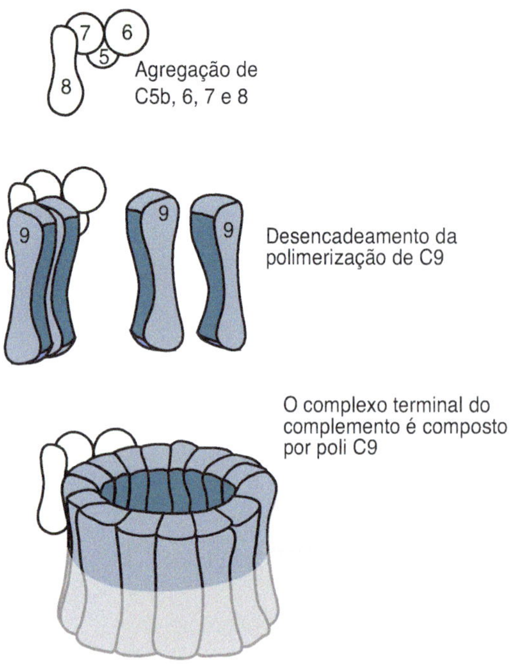


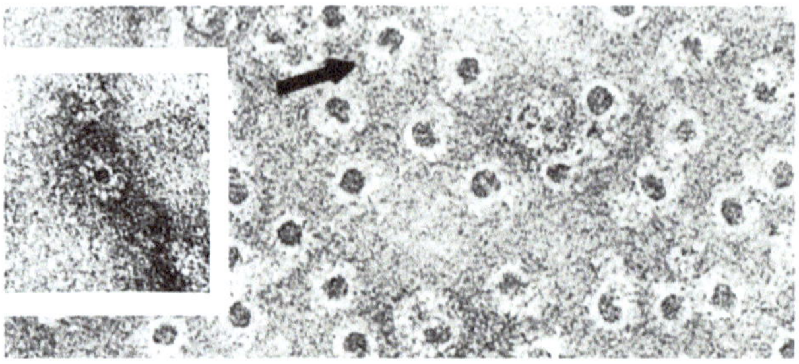

**FIG. 4.12** A formação de poli C9 pela via de amplificação e uma micrografia eletrônica das lesões causadas por poli C9 do sistema complemento na membrana de uma hemácia. A área destacada mostra uma lesão causada pelo sistema complemento em camundongo. A *seta* indica um possível complexo C5b678. Compare essas lesões às poliperforinas do linfócito T da Figura 18.9. (De Podack ER, Dennert G: Assembly of two types of tubules with putative cytolytic function by cloned natural killer cells, *Nature* 307:442, 1983.)

também estimula a explosão respiratória de neutrófilos e regula positivamente a expressão de CR1 e integrina.

## Regulação Imunológica

O sistema complemento regula a imunidade adaptativa humoral e celular. Assim, C3d se liga ao antígeno. A ligação de uma molécula de antígeno a um receptor de antígeno do linfócito B faz com que qualquer C3d ligado também interaja com os complexos CR2/CD19 da célula. (Lembre-se que centenas de moléculas de C3 podem se ligar a uma molécula de antígeno devido à atividade de C3 convertase.) A interação com CR2/CD19 aumenta a sinalização do receptor de antígeno do linfócito B (Capítulo 15). Por outro lado, a depleção de C3 é associada à redução das respostas de linfócitos B. O revestimento de antígenos com C3d também permite sua ligação ao CR2 das células dendríticas e, assim, permite que os linfócitos B de memória monitore os antígenos por longos períodos. Na ausência de C3, os imunecomplexos não se ligam às células dendríticas foliculares nos centros germinativos (Capítulo 12).

Muitas proteínas do sistema complemento, como C1q, C3b e C5a, também influenciam a ativação dos linfócitos T. Assim, há C3 nos linfócitos T $CD4^+$ (Capítulo 14). Esse C3 é clivado quando os linfócitos T são ativados e o C3a passa para a superfície celular. Aqui, ele se liga a seu receptor e determina a produção de citocinas pelo linfócito T.

# GENES DO SISTEMA COMPLEMENTO

Os genes que codificam as proteínas do sistema complemento estão espalhados pelo genoma. No entanto, dois grupamentos gênicos principais foram identificados. Os genes de C4, C2

**TABELA 4.2 Fatores Quimiotáticos Derivados do Sistema Complemento**

| Fator | Alvo |
|---|---|
| C3a | Eosinófilos |
| C5a | Neutrófilos, eosinófilos, macrófagos |
| C567 | Neutrófilos, eosinófilos |
| FBb | Neutrófilos |
| C3e | Promove leucocitose |

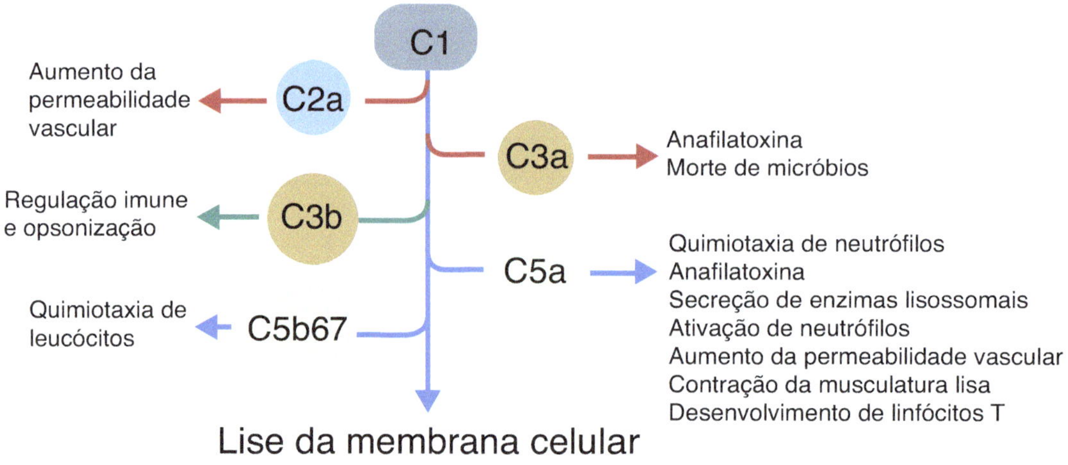


**FIG. 4.13** Algumas das consequências biológicas da ativação do sistema complemento.

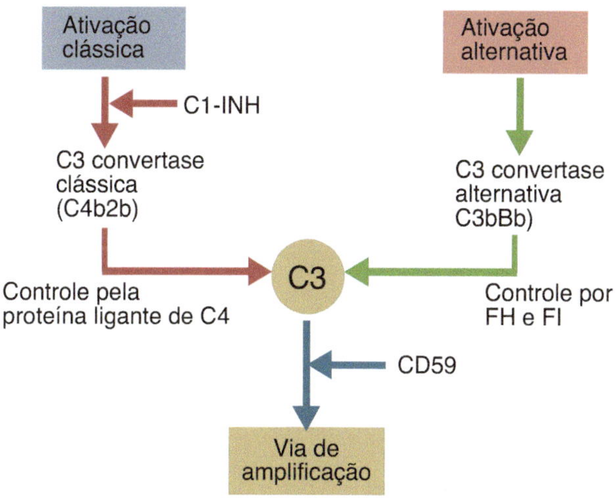


**FIG. 4.14** Mecanismos básicos de controle do sistema complemento.

e FB estão localizados na região do complexo de histocompatibilidade principal de classe III (Capítulo 11). Da mesma maneira, os genes de C4BP, CD55, CD35, CD21, CD46 e FH estão associados ao grupamento de regulação da ativação do sistema complemento (RCA).

Os componentes do sistema complemento, como outras proteínas, apresentam muitas variações genéticas e, coletivamente, essas variantes formam o "complótipo" de um animal. Essas variações genéticas podem influenciar a suscetibilidade de um animal a doenças infecciosas e inflamatórias. O número preciso de variantes depende do componente e da espécie. O FH bovino, por exemplo, tem três alelos, o C3 equino tem seis e o C3 de cão, dois. O C6 canino possui sete alelos e o C6 suíno, 14. Em cães, onze alelos de C7 foram identificados, enquanto C4 tem pelo menos cinco. Há uma associação entre a expressão do alelo C4-4, os baixos níveis séricos de C4 e o desenvolvimento de poliartrite autoimune em cães. O C4 de gatos e cavalos apresenta pelo menos quatro alelos.

## DEFICIÊNCIAS DO SISTEMA COMPLEMENTO

### Deficiência de C3 em Cães

Como o sistema complemento é um mecanismo essencial de defesa inata, qualquer deficiência de sistema complemento aumenta a suscetibilidade a infecções. As mais graves dessas doenças ocorrem em animais com deficiência de C3. Alguns Spaniels Bretões, por exemplo, podem ter uma deficiência autossômica recessiva de C3 (Fig. 4.15). Os cães homozigotos para esse traço não apresentam C3 detectável, enquanto os animais heterozigotos possuem cerca de metade do nível normal de C3. Os animais heterozigotos são clinicamente normais. Os animais homozigotos apresentam níveis menores de IgG do que o normal, e sua capacidade de produção de anticorpos contra

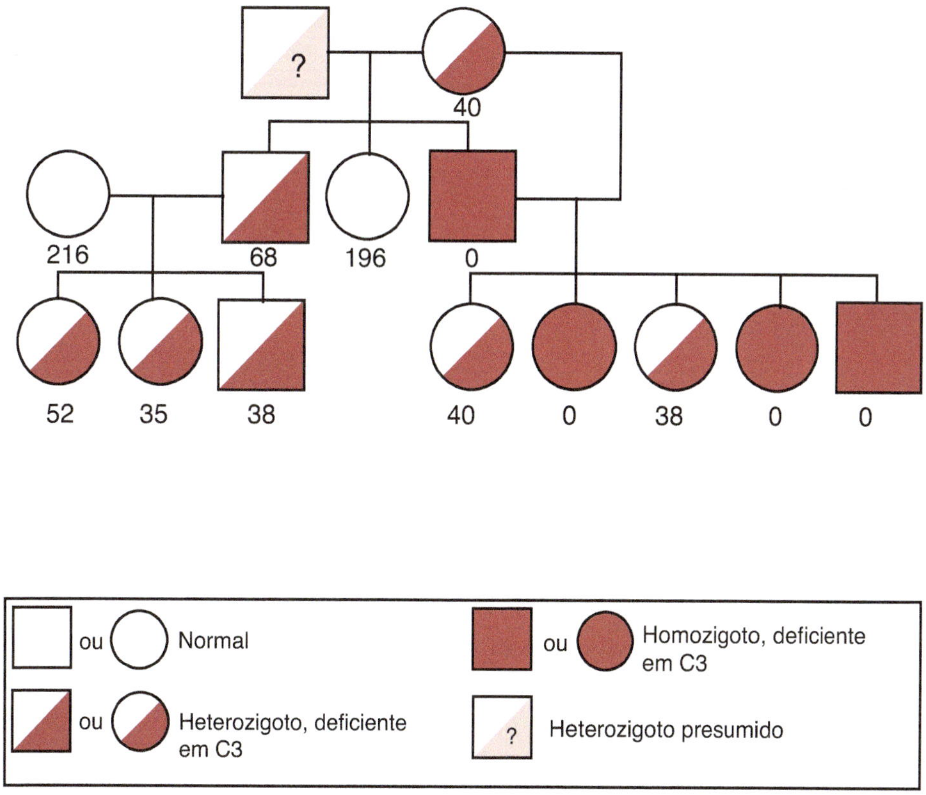


**FIG. 4.15** Herança de uma deficiência de C3 em uma colônia de Spaniels Bretões. O número abaixo de cada círculo ou quadrado representa o nível de C3 de um animal como porcentagem de um soro padrão de referência. O nível médio em indivíduos saudáveis era de 126. (Os *quadrados* indicam machos e os *círculos*, fêmeas.) (De Winkelstein JA, Cork LC, Griffin DE, et al: Genetically determined deficiency of the third component of complement in the dog, *Science* 212:1169-1170, 1981.)

antígenos definidos é menor. Esses cães tendem a fazer mais IgM e menos IgG. Os animais têm sepse recorrente, pneumonia, piometra e infecções em feridas. Entre os microrganismos envolvidos, estão *E. coli* e espécies de *Clostridium*, *Pseudomonas* e *Klebsiella*. Alguns cães acometidos desenvolvem amiloidose, e muitos apresentam doença renal mediada por imunecomplexo (Capítulo 32). A mutação responsável por essa deficiência (a deleção de uma única citosina) encurta a cadeia C3 por causa de uma alteração de fase de leitura (*frameshift*) e geração de um códon prematuro de parada (Fig. 4.16).

## Deficiência de Fator H em Suínos

O FH é um componente essencial da via alternativa do sistema complemento. O FH inativa C3b assim que é gerado, impedindo a ativação excessiva do sistema complemento. Na ausência de FH, a geração de C3b é descontrolada. A deficiência de FH foi identificada como traço autossômico recessivo em suínos Yorkshire. Os leitões acometidos são saudáveis ao nascimento e se desenvolvem normalmente por algumas semanas. No entanto, por fim param de crescer, ficam anêmicos e morrem por falência renal.

À necropsia, há muitas hemorragias petequiais na superfície dos rins, acompanhadas por atrofia das papilas renais. Nos glomérulos, há proliferação de células mesangiais e espessamento da membrana basal capilar (Fig. 4.17). À microscopia eletrônica, depósitos eletrodensos intramembranosos extensos são observados nas membranas basais glomerulares (Fig. 4.18). Esse achado é característico da glomerulonefrite membranoproliferativa de tipo II (Capítulo 32). A imunofluorescência indireta mostra grandes depósitos de C3, mas não há imunoglobulinas nas membranas basais. Os glomérulos podem apresentar C3 antes do nascimento, mas a proliferação mesangial e os depósitos densos intramembranosos se desenvolvem depois dos 5 dias de idade.

Nos leitões nefríticos, a deficiência de FH é quase total (2% dos níveis normais), enquanto os heterozigotos apresentam metade da concentração usual. A reposição de FH por transfusões de plasma diminui a velocidade de progressão da doença e aumenta a sobrevida dos leitões. Os suínos acometidos não possuem C3 no plasma. Como os heterozigotos são facilmente

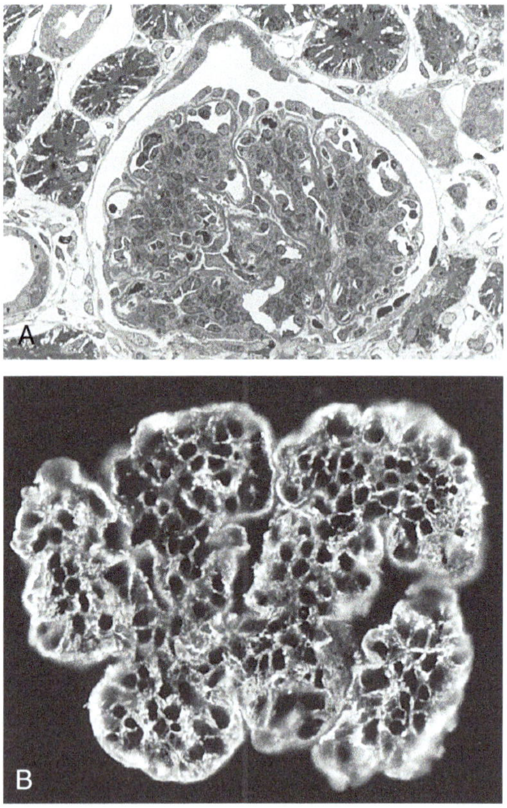


**FIG. 4.17** **A,** Corte fino do glomérulo de um leitão com deficiência de fator H. Note o espessamento da membrana basal e o aumento dos números de células mesangiais, por isso o nome glomerulonefrite membranoproliferativa. **B,** Fotomicrografia de imunofluorescência de outro glomérulo de leitão com deficiência de fator H. Coloração com anti-C3 fluorescente. A fluorescência brilhante indica a presença de depósito de C3 nesse glomérulo. Compare esta figura com a Figura 32.11. (**A,** Cortesia de J.H. Jansen; **B,** de Jansen JH, Hogasen K, Mollnes TE: Extensive complement activation in hereditary porcine membranoproliferative glomerulonephritis type II [porcine dense deposit disease], *Am J Pathol* 143:1356-1365, 1993.)

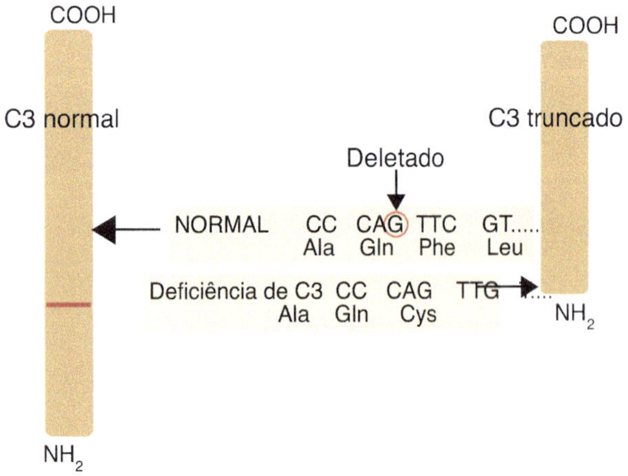


**FIG. 4.16** A mutação responsável pela deficiência de C3 em cães. A deleção de uma citosina provoca alteração da fase de leitura e término prematuro da transcrição do gene C3.

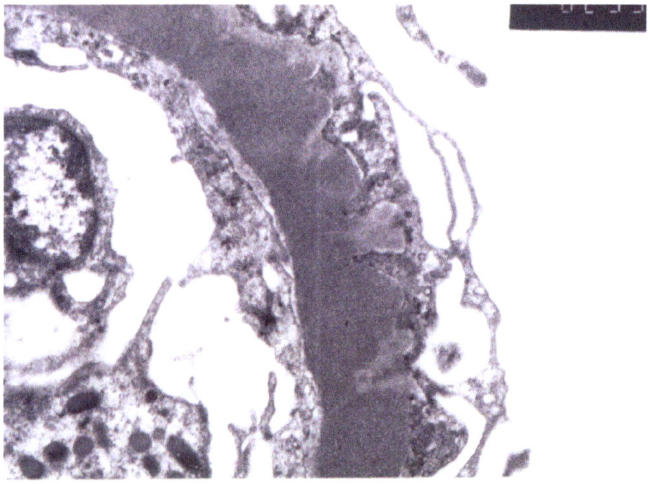

**FIG. 4.18** Micrografia eletrônica que mostra os densos depósitos intramembranosos no glomérulo de um leitão com deficiência de fator H. (De Jansen JH: Porcine membranoproliferative glomerulonephritis with intramembranous dense deposits [porcine dense deposit disease], *APMIS* 101:281-289, 1993.)

detectados medindo-se a concentração plasmática de C3, essa doença pode ser erradicada dos rebanhos afetados.

## Outras Deficiências do Sistema Complemento

A deficiência de lectina ligante de manose foi descrita em crianças, onde aumenta a suscetibilidade a infecções. Essa deficiência ainda não foi descrita em animais domésticos. Ao contrário dos efeitos graves da deficiência de C3, as deficiências congênitas de outros componentes do sistema complemento em animais de laboratório ou humanos nem sempre são letais. Assim, há relatos de indivíduos com deficiências de C6 ou C7 que são bem saudáveis. Suínos aparentemente saudáveis com deficiência de C6 foram descritos. A ausência de um efeito discernível dessas deficiências sugere que a parte final da via do sistema complemento que leva à formação do complexo terminal pode não ser biologicamente essencial.

5

# Imunidade Inata Celular: Neutrófilos e Fagocitose

## OBJETIVOS DIDÁTICOS

*Depois de ler este capítulo, você deve ser capaz de:*

- Entender que muitos tipos celulares participam da imunidade inata. Essas células são neutrófilos, macrófagos, células dendríticas, eosinófilos, mastócitos e células linfoides inatas.
- Identificar visualmente um neutrófilo.
- Descrever a história natural e o destino dos neutrófilos.
- Descrever como os neutrófilos são as primeiras células atraídas para os locais de lesão tecidual ou invasão microbiana.
- Explicar como os neutrófilos podem sair dos vasos sanguíneos e descrever os mecanismos que participam dessa migração.
- Explicar como os neutrófilos se ligam, ingerem e matam os microrganismos invasores — o processo da fagocitose.
- Listar os mecanismos usados pelos neutrófilos para matar os invasores.
- Descrever a importância da opsonização e o papel dos anticorpos e do sistema complemento no processo fagocítico.
- Explicar os mecanismos da explosão respiratória e sua importância como mecanismo de morte de bactérias e causa de lesões teciduais.
- Explicar como os neutrófilos, sozinhos, não podem ser uma solução em longo prazo para as necessidades de defesa do corpo.
- Definir opsonina, quimiotaxias, explosão respiratória e NETose.

## SUMÁRIO DO CAPÍTULO



As barreiras físicas, como a pele, repelem muitos microrganismos, porém, não são totalmente impenetráveis e os micróbios podem acessar os tecidos corpóreos por meio de feridas, inalação ou alimento. Depois de seu reconhecimento por células sentinelas, são gerados sinais que ativam e atraem as células de defesa para os locais de invasão. Dependendo da natureza do invasor, essas células podem ser células dendríticas, mastócitos, eosinófilos, neutrófilos, macrófagos e células linfoides inatas. Dessas células, as mais importantes, pelo menos nos primeiros estágios da inflamação, são os neutrófilos; grandes números de neutrófilos são atraídos para os locais de invasão, onde matam e ingerem os invasores. Esse processo é chamado fagocitose (do grego, "comido por células"). O objetivo principal do processo inflamatório é assegurar que as células fagocíticas interceptem e destruam os micróbios invasores da forma mais rápida e eficiente possível.

As células de defesa circulam pela corrente sanguínea, onde são coletivamente chamadas de leucócitos (Fig. 5.1). Todos os leucócitos são originários de células-tronco (mieloides) e auxiliam a defesa do corpo. Dois tipos de leucócitos são especializados na morte e ingestão dos microrganismos invasores. Essas células, denominadas neutrófilos e macrófagos, são originárias de uma célula-tronco comum, mas têm morfologias muito diferentes e funções distintas, mas complementares. Os neutrófilos respondem aos microrganismos invasores e os ingerem muito rápido, mas não conseguem manter o esforço fagocítico por muito tempo. Os macrófagos, por outro lado, movimentam-se de forma mais lenta, mas são fagócitos altamente eficazes e capazes de fagocitar repetidas vezes. Neste capítulo, revisamos as propriedades dos neutrófilos e seu papel na inflamação e na imunidade inata. Veremos os macrófagos no próximo capítulo.

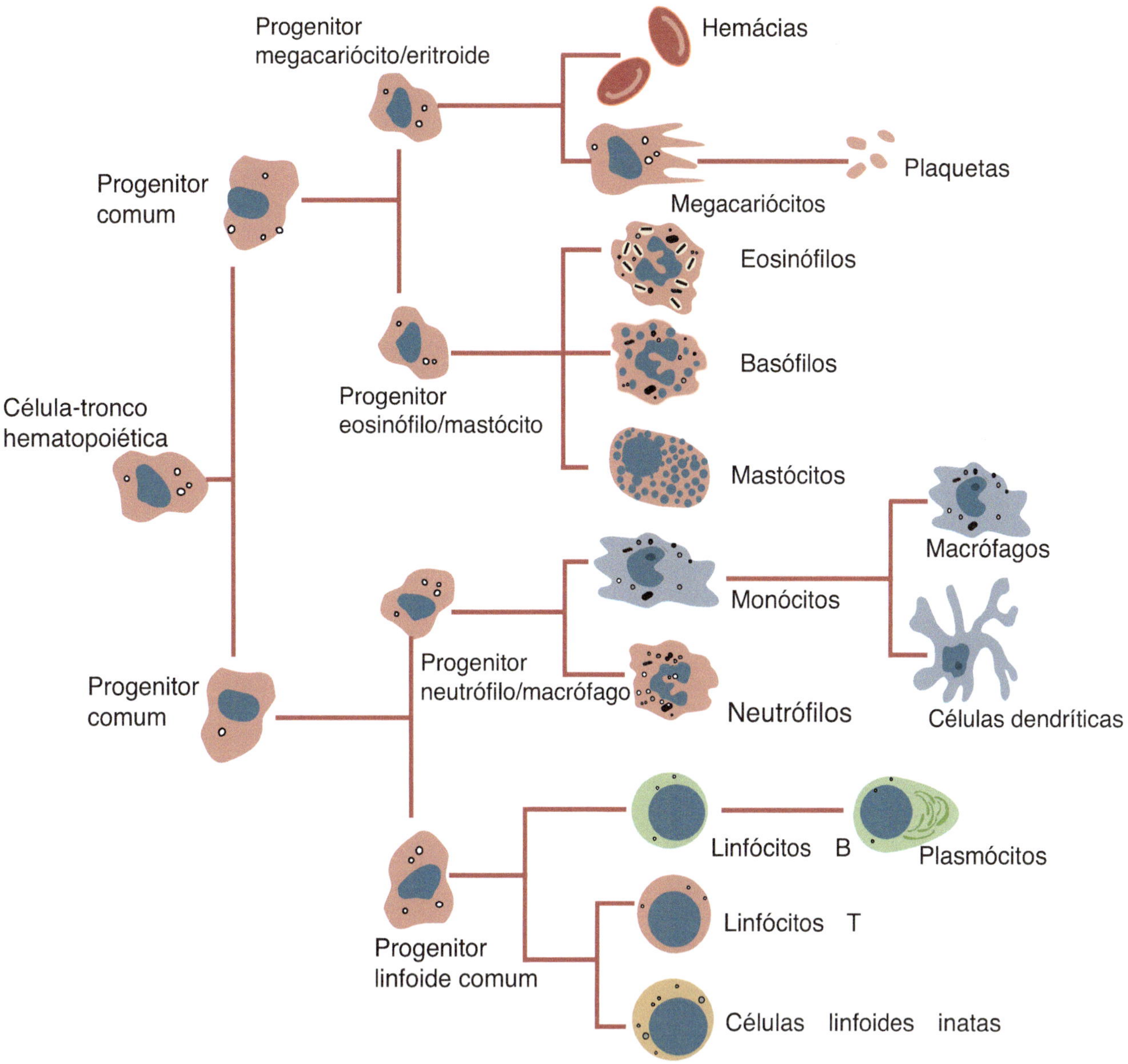


FIG. 5.1 A origem dos leucócitos da medula óssea. Note que as células linfoides são originárias de células-tronco diferentes das células do sistema mieloide. Observe também que células como os eosinófilos e os basófilos provavelmente são bastante próximas, apesar de suas diferenças morfológicas significativas.

## CLASSIFICAÇÃO DOS LEUCÓCITOS

O exame de um esfregaço de sangue periférico revela muitos tipos de leucócitos. Aqueles que apresentam citoplasma repleto de grânulos são chamados granulócitos (Fig. 5.2). Os granulócitos apresentam núcleos característicos, irregulares e lobulados e, assim, são descritos como "polimorfonucleares" (ao contrário dos núcleos únicos e arredondados apresentados por células "mononucleares", como os macrófagos). Os granulócitos são classificados com base nas propriedades corantes de seus grânulos. As células cujos núcleos incorporam corantes básicos, como a hematoxilina, são denominadas basófilos; aquelas cujos núcleos incorporam corantes ácidos, como a eosina, são chamadas eosinófilos; e aquelas cujos núcleos não incorporam corantes são chamadas neutrófilos. Essas três populações desempenham importantes papéis defensivos.

## NEUTRÓFILOS

Os granulócitos polimorfonucleares neutrófilos, também chamados neutrófilos, são predominantes no sangue de muitos mamíferos (Fig. 5.3). Dessa maneira, cerca de dois terços da atividade hematopoiética da medula óssea são devotados à produção de neutrófilos. Os neutrófilos são formados por células-tronco em taxa de cerca de 8 milhões por minuto em humanos; migram para a corrente sanguínea e, em cerca de 12 horas, para os tecidos. Essas células vivem apenas por alguns dias a não ser que ativadas pela inflamação e, assim, devem ser continuamente repostas. Os neutrófilos formam cerca de 60% a 75% dos leucócitos do sangue na maioria dos carnívoros, de 50% nos equinos e entre 20% e 30% em bovinos, ovinos e roedores de laboratório. No entanto, os neutrófilos no sangue são responsáveis por somente 1% a 2% de sua população total.

A vasta maioria dessas células está sequestrada nos capilares do fígado, do baço, dos pulmões e da medula óssea. Durante as infecções bacterianas, o número de neutrófilos circulantes pode aumentar em 10 vezes devido à liberação das células armazenadas nesses órgãos. Esses neutrófilos migram para a corrente sanguínea e chegam nos tecidos, onde morrem por apoptose.

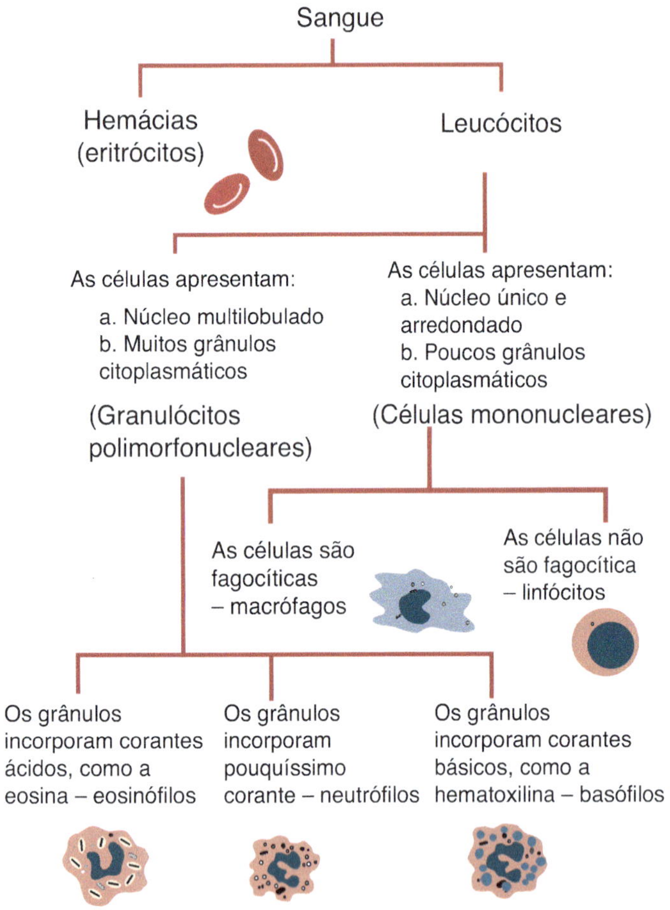


**FIG. 5.2** Diferenciação e nomenclatura das células encontradas no sangue. A princípio, os leucócitos são diferenciados de acordo com o formato de seus núcleos. As células polimorfonucleares são, então, diferenciadas conforme a coloração de seus grânulos. Os linfócitos e os macrófagos são classificados com base no formato de seus núcleos e na extensão de seus citoplasmas. Note que não é possível distinguir as diferentes subpopulações de linfócitos conforme sua morfologia.

A produção de neutrófilos pelas células-tronco é regulada por uma citocina chamada fator estimulador de colônias de granulócitos (G-CSF). A produção de G-CSF é coordenada com a taxa de apoptose de neutrófilos. Assim, os neutrófilos apoptóticos são removidos por macrófagos. Esses macrófagos, então, produzem interleucina 23 (IL-23) de modo que, conforme os neutrófilos morrem, a síntese de IL-23 aumenta. A IL-23, por sua vez, promove a produção de IL-17 por linfócitos, e essa citocina estimula a produção de G-CSF e a atividade das células-tronco. Dessa maneira, a taxa de produção de neutrófilos é compatível com a taxa de sua remoção. Os receptores do tipo *toll* (TLRs) também são expressos por células-tronco mieloides. Durante infecções microbianas, os padrões moleculares associados a patógenos (PAMPs), como o lipopolissacarídeo, se ligam a esses TLRs e desencadeiam a produção de mais neutrófilos. Os TLRs, portanto, proporcionam um mecanismo de aumento rápido da disponibilidade de neutrófilos em resposta à infecção. A administração de G-CSF estimula a síntese de neutrófilos. O G-CSF administrado a vacas no período periparto aumenta os números de neutrófilos e, assim, reduz a prevalência de mastite. Para tanto, há uma forma modificada de G-CSF para gado leiteiro (Capítulo 41).

## Estrutura

Os neutrófilos têm cerca de 10 a 20 μm de diâmetro. Seu citosol é finamente granular e, em seu centro, há um núcleo de formato irregular, alongado ou segmentado (Fig. 5.4). A cromatina nuclear é condensada e, por isso, os neutrófilos não podem se dividir. A microscopia eletrônica mostra três tipos principais

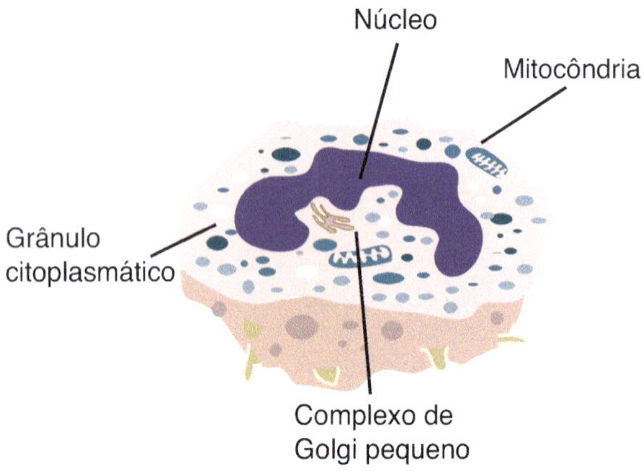


**FIG. 5.3** As principais características estruturais de um neutrófilo. Note o núcleo típico e os muitos grânulos citoplasmáticos.

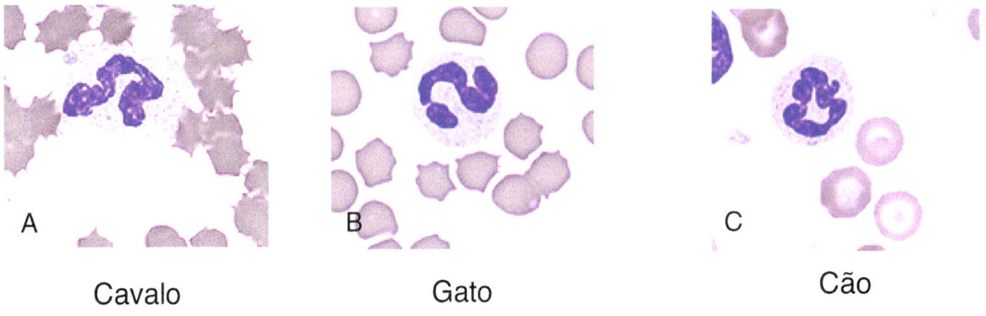


**FIG. 5.4** Neutrófilos em esfregaços de sangue periférico. **A,** Cavalo. **B,** Gato. **C,** Cão. Essas células têm cerca de 10 μm de diâmetro. Coloração de Giemsa. (Cortesia do Dr. M. C. Johnson.)

de grânulos ricos em enzimas em seu citosol (Fig. 5.5). Os grânulos primários (azurofílicos) contêm enzimas como a mieloperoxidase, a lisozima, a elastase, a β-glucoronidase e a catepsina B. Os grânulos secundários (específicos) não possuem mieloperoxidase, mas apresentam lisozima e colagenase e a proteína ligante de ferro lactoferrina. Os grânulos terciários têm gelatinase. Os neutrófilos maduros apresentam um pequeno complexo de Golgi, algumas mitocôndrias, poucos ribossomos e alguns retículos endoplasmáticos rugosos. Embora o DNA dos neutrófilos seja bem condensado e sua vida seja muito curta, essas células produzem muitas proteínas. Os neutrófilos expressam um repertório amplo de PRRs e podem responder drasticamente a PAMPs por meio da síntese de citocinas pró-inflamatórias. Por isso, são os principais mediadores da imunidade inata.

## MIGRAÇÃO DA CORRENTE SANGUÍNEA

Na corrente sanguínea, os neutrófilos são simplesmente carreados pelo fluxo. Nos tecidos inflamados, porém, essas células de movimentação rápida perdem velocidade, param, se ligam às paredes dos vasos sanguíneos e migram para os tecidos. Essa migração é desencadeada por alterações nas células endoteliais que revestem as paredes dos vasos sanguíneos.

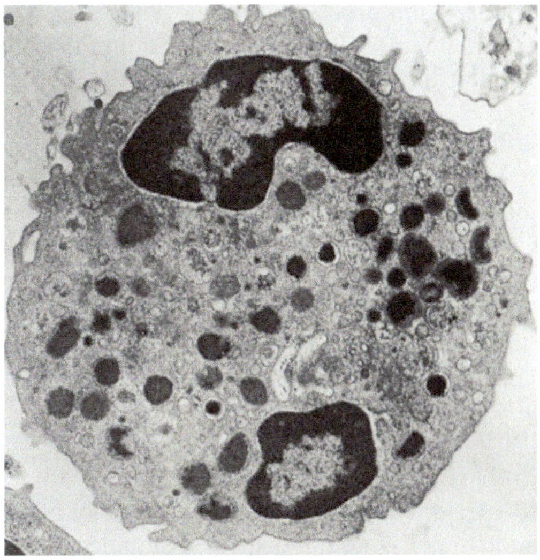

FIG. 5.5 Micrografia de transmissão eletrônica de um neutrófilo de coelho. Note o núcleo bilobulado e o citoplasma repleto de grânulos. (Cortesia do Dr. S. Linthicum.)

### Alterações nas Células Endoteliais

Agregadas, as células endoteliais que revestem os vasos sanguíneos apresentam área superficial enorme (estimada em 4.000 metros quadrados em seres humanos) e, assim, são amplos sensores da invasão microbiana. Quando os PAMPs e DAMPs, como o LPS, a histamina e o fator ativador de plaquetas (PAF), liberados pelos tecidos danificados atingem o endotélio capilar, estimulam a expressão de uma glicoproteína adesiva chamada P-selectina (CD62P). A P-selectina é armazenada em grânulos citoplasmáticos, mas chega à superfície celular minutos após a estimulação. A P-selectina pode se ligar à proteína chamada L-selectina (CD62L) dos neutrófilos circulantes. A princípio, essa ligação é fraca e transitória, já que os neutrófilos eliminam sua L-selectina, mas a expressão de selectinas por essas células aumenta de modo que eles perdem velocidade gradualmente, rolam pelas superfícies das células endoteliais e param (Fig. 5.6). Isso ocorre sobretudo nas vênulas, onde a parede vascular é delgada e o diâmetro é pequeno o suficiente para permitir que os neutrófilos estabeleçam contato firme com o endotélio.

### Alterações nos Neutrófilos

Enquanto os neutrófilos rolam sobre as superfícies das células endoteliais, há um segundo conjunto de mudanças. O PAF, as quimiocinas e os leucotrienos das células endoteliais desencadeiam a expressão de uma proteína adesiva, chamada antígeno associado à função leucocitária 1 (LFA-1), nos neutrófilos em rolamento. O LFA-1 é uma integrina que se liga à molécula de adesão intercelular 1 (ICAM-1 ou CD54) nas células endoteliais (Fig. 5.7). Essa forte ligação faz o neutrófilo parar por completo e ficar firmemente preso à parede do vaso, apesar da força de arraste do fluxo sanguíneo. Horas depois, as células endoteliais ativadas pelas citocinas, como o fator de necrose tumoral α (TNF-α), expressam E-selectina (CD62E), uma molécula bastante adesiva. A IL-1 e a IL-23 também induzem a produção de quimiocinas, que atraem ainda mais neutrófilos.

### Integrinas

Muitas proteínas da superfície celular unem as células, mas, entre elas, as mais importantes são as integrinas. As integrinas

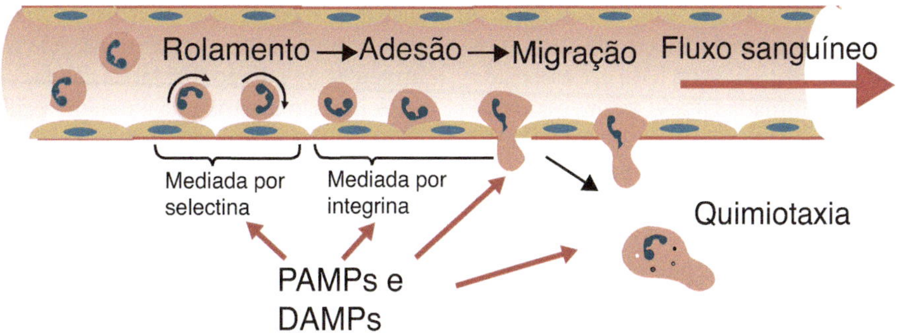


FIG. 5.6 Estágios da adesão e da migração dos neutrófilos dos vasos sanguíneos. As alterações nas células endoteliais vasculares são desencadeadas pela lesão tecidual e pela invasão microbiana. As selectinas nas células endoteliais seguram os neutrófilos e estimulam seu rolamento. Quando os neutrófilos param de rolar, as integrinas os ligam firmemente às células endoteliais vasculares e os estimulam a migrar para os tecidos atravessando as paredes dos vasos sanguíneos.

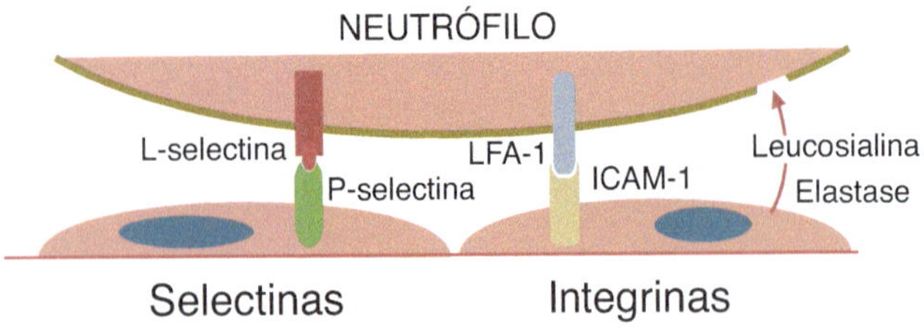


**FIG. 5.7** Modelo simplificado das proteínas e de seus ligantes que participam da interação entre os neutrófilos e as células endoteliais. As selectinas são proteínas ligantes de carboidratos que interagem com outras glicoproteínas. Essa ligação mediada pela selectina é fraca e temporária. A seguir, as integrinas dos leucócitos, sobretudo LFA-1, interagem fortemente com seu ligante ICAM-1 nas células endoteliais vasculares. A elastase secretada pelas células endoteliais remove a leucosialina, o que permite a forte ligação do neutrófilo à célula endotelial.

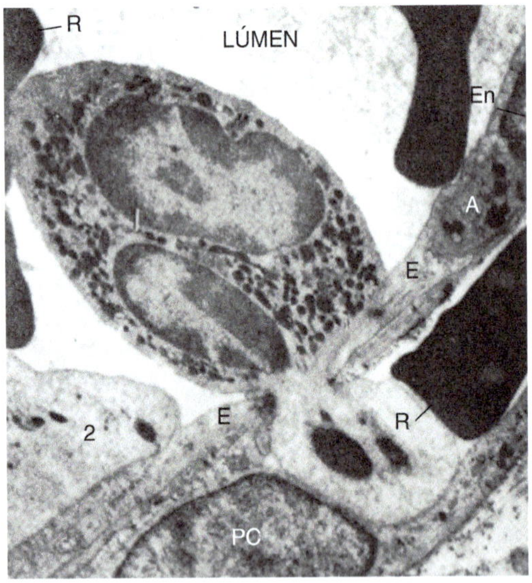


**FIG. 5.8** Vênula inflamada de um rato. A célula 1 é um neutrófilo que está atravessando a parede capilar para chegar aos tecidos adjacentes. R, hemácias; E, endotélio; PC, célula periendotelial; a célula 2 também é um neutrófilo. (De Marchesi VT, Florey HW: Electron micrographic observations on the emigration of leucocytes. *Q J Exp Physiol* 45:343, 1960.)

são constituídas por pares de cadeias proteicas (heterodímeros), que utilizam uma cadeia $\alpha$ única ligada a uma cadeia $\beta$ comum. Três $\beta_2$-integrinas, por exemplo, são encontradas nos neutrófilos. Sua cadeia $\alpha$, chamada CD11a, b ou c, é associada a uma cadeia $\beta_2$ comum denominada CD18. Assim, essas três integrinas são chamadas de CD11a/CD18 (LFA-1), CD11b/CD18 e CD11c/CD18. Como já descrito, o LFA-1 de neutrófilos ativados se liga à ICAM-1 nas células endoteliais capilares. O CD11b/CD18 também liga os leucócitos às células endoteliais e atua como receptor de complemento (receptor de complemento 3, CR3) (Capítulo 4).

## Migração e Aglomeração

Depois da ligação às paredes dos vasos sanguíneos, os neutrófilos se aglomeram nos tecidos adjacentes sob a influência de quimiocinas, lipídios e outros quimiotáticos (Fig. 5.8). A maioria dos neutrófilos migrantes se espreme entre as células endoteliais, mas cerca de 20% deles realmente as atravessam e produzem proteases que atravessam a membrana basal. Os neutrófilos, então, se arrastam em direção a qualquer micróbio invasor e são ativados durante o processo. Uma vez que os neutrófilos são as células mais móveis entre todos os leucócitos do sangue (podem trafegar até 12 μm/minuto), são os primeiros a chegar aos tecidos danificados. As primeiras células a chegar percebem os fatores quimiotáticos de ação curta. Alguns desses neutrófilos morrem e liberam mais quimiotáticos. As células recém-chegadas, por sua vez, sintetizam leucotrieno $B_4$, que é ainda mais atrativo. Em questão de horas, há acúmulo de números enormes de neutrófilo. Sob algumas condições, os números de neutrófilos nessas aglomerações podem ser suficientes para gerar pus. Esse líquido amarelo-esbranquiçado é composto pelo acúmulo de neutrófilos mortos e *debris* teciduais. O pus é produzido em quantidades bastante elevadas na presença de bactérias que produzem leucotoxinas — as toxinas que matam leucócitos. Essas bactérias são chamadas de piogênicas (Capítulo 26).

# FAGOCITOSE

Ao chegarem aos sítios de invasão microbiana, os neutrófilos ingerem e destroem bactérias invasoras por meio da fagocitose. Embora seja um processo contínuo, a fagocitose pode ser dividida em estágios distintos: ativação, quimiotaxia, adesão, ingestão e destruição (Fig. 5.9).

## Ativação

Os neutrófilos devem ser ativados antes que ataquem e destruam os invasores. Assim, quando os neutrófilos se ligam às células endoteliais e são estimulados por CXCL8 ou C5a, secretam elastase, defensinas e oxidantes. A elastase promove sua adesão. Os oxidantes ativam as proteases teciduais, que, por sua vez, liberam TNF-$\alpha$ dos macrófagos. O TNF-$\alpha$, então, atrai mais neutrófilos, em um *feedback* de amplificação.

## Quimiotaxia

Os neutrófilos se dirigem diretamente até os microrganismos invasores e tecidos danificados por serem atraídos por moléculas quimiotáticas. Esses quimiotáticos se difundem dos locais de invasão microbiana e formam um gradiente. Os neutrófilos se arrastam em direção à área de maior concentração — a fonte do material. As células em movimento geram projeções (lamelipódios) em sua porção frontal. Os receptores dos quimiotáticos se distribuem por toda a superfície do neutrófilo, mas a formação dos lamelipódios é estimulada pela maior concentração de atraentes na porção frontal da célula.

A invasão microbiana e o dano tecidual geram muitos quimiotáticos. Entre estes, estão o peptídeo C5a do sistema complemento (Capítulo 4), um peptídeo denominado fibrinopeptídeo B, derivado do fibrinogênio, e o peróxido de hidrogênio. Um gradiente de $H_2O_2$ desencadeado pela lesão se estabelece em 5 minutos, imediatamente antes da movimentação dos primeiros neutrófilos para a ferida. Outros quimiotáticos são as quimiocinas, as catelicidinas e lipídios, como o leucotrieno $B_4$ (Capítulo 3). As bactérias invasoras liberam peptídeos com grupos metionina formilados que são muito atrativos para os neutrófilos de alguns mamíferos. Assim, os neutrófilos migrantes recebem inúmeros sinais, que provocam sua aglomeração em grandes números nos sítios de invasão e lesão tecidual.

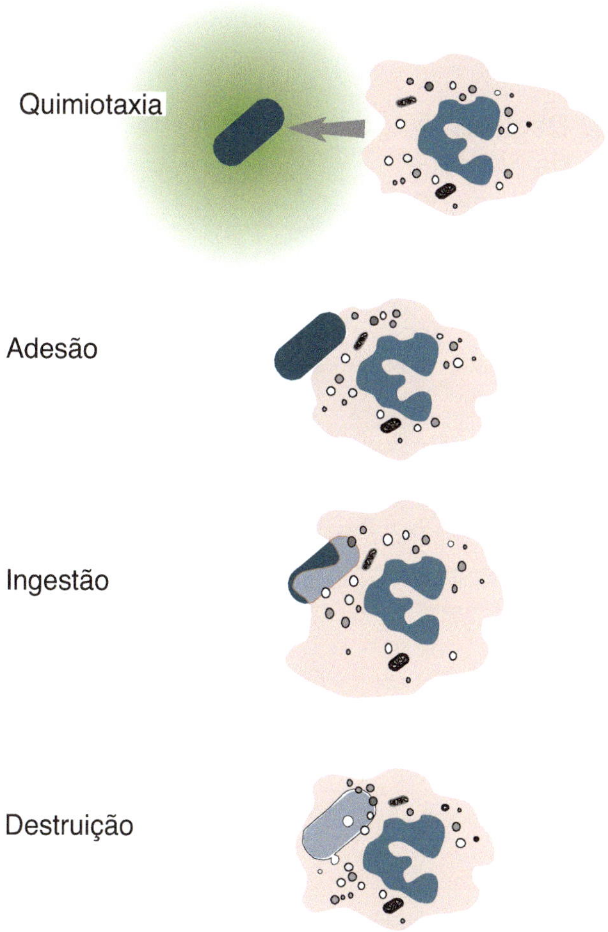


FIG. 5.9 Os estágios do processo de fagocitose. Embora o processo seja contínuo, essa divisão em estágios facilita sua análise.

Em alguns bovinos com genótipo específico do receptor de quimiocina CXCR2, a migração dos neutrófilos é menor do que em animais normais. Os bovinos com esse genótipo também apresentam menor expressão das cadeias de integrina CD18 e CD11b e, assim, sua resistência à mastite bacteriana é menor.

## Adesão e Opsonização

O neutrófilo que encontra uma bactéria deve "capturá-la". Isso não ocorre espontaneamente, já que tanto as células quanto as bactérias em suspensão nos fluidos corpóreos costumam apresentar uma carga negativa (potencial zeta) e, por isso, se repelem. A carga eletrostática das bactérias deve ser neutralizada por meio de seu recobrimento por moléculas de carga positiva. As moléculas que recobrem as bactérias dessa forma e promovem a fagocitose são chamadas de opsoninas. Esse termo é derivado da palavra grega para "molho", implicando que as opsoninas tornam as bactérias mais atraentes para os neutrófilos. São exemplos de opsoninas a lectina ligante de manose, a fibronectina, alguns componentes do sistema complemento e, de maior importância, os anticorpos (Capítulo 26).

Os anticorpos, as principais proteínas do sistema imune adaptativo, são, de longe, as opsoninas mais eficazes. Essas moléculas revestem bactérias, as ligam a receptores nas células fagocíticas e desencadeiam sua ingestão. A fagocitose mediada pelo receptor de anticorpos (ou fagocitose do tipo 1) é desencadeada pela ligação de bactérias recobertas por anticorpos a

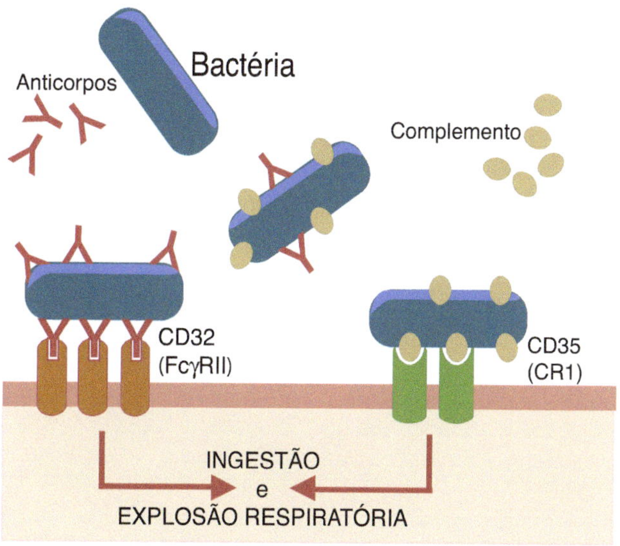


FIG. 5.10 A opsonização de uma bactéria por anticorpos e componentes do sistema complemento. A interação entre esses ligantes e seus receptores desencadeia a ingestão e a explosão (*burst*) respiratória. O receptor do anticorpo é chamado de CD32, e o receptor de complemento é denominado CD35. A fagocitose do tipo 1 é mediada por anticorpos através do CD32. A fagocitose do tipo 2 é mediada por componentes do sistema complemento através do CD35.

receptores no neutrófilo (Fig. 5.10). O CD32 é um exemplo de receptor de anticorpos. Essa molécula se liga à região Fc das moléculas de anticorpo (Capítulo 15). O CD32 é, portanto, um exemplo de receptor Fc (FcR). (Existem vários receptores Fc; o CD32 é classificado como FcγRII.) No entanto, como já observado, os anticorpos só começam a ser produzidos dias após o início de uma infecção, e o corpo deve contar com as opsoninas inatas para sua proteção imediata. O CD35 (ou receptor do sistema complemento 1, CR1) se liga ao componente C3b do sistema complemento. As bactérias revestidas por C3b se ligam ao CD35 do neutrófilo, mas isso não necessariamente desencadeia a ingestão. A superfície das células fagocíticas também é recoberta por muitos receptores de reconhecimento de padrão (PRRs) que podem interagir com seus ligantes nas bactérias.

## Armadilhas Extracelulares

Os neutrófilos aprisionam e matam bactérias extracelulares. Alguns neutrófilos sofrem uma forma de morte celular chamada *NETose* em vez de apoptose ou necrose. Depois da ativação por CXCL8 ou lipopolissacarídeos, os neutrófilos liberam o conteúdo de seus grânulos azurofílicos. Essas enzimas provocam a condensação da cromatina e liberam fitas de DNA nuclear e suas proteínas associadas no fluido extracelular. As fitas formam redes de fibras extracelulares chamadas armadilhas neutrofílicas extracelulares (NETs, do inglês *neutrophil extracellular traps*) (Fig. 5.11), que são revestidas por proteínas antimicrobianas, entre elas histonas e componentes granulares, como elastase, mieloperoxidase, lactoferrina e gelatinase. Dessa maneira, as NETs não apenas capturam fisicamente as bactérias, mas também podem matá-las. As NETs são abundantes em sítios de inflamação aguda, inclusive no leite mastítico. Acredita-se que os neutrófilos podem perceber o tamanho de seus alvos microbianos e recorrem à NETose caso estes sejam "grandes demais para a ingestão". Os neutrófilos também usam

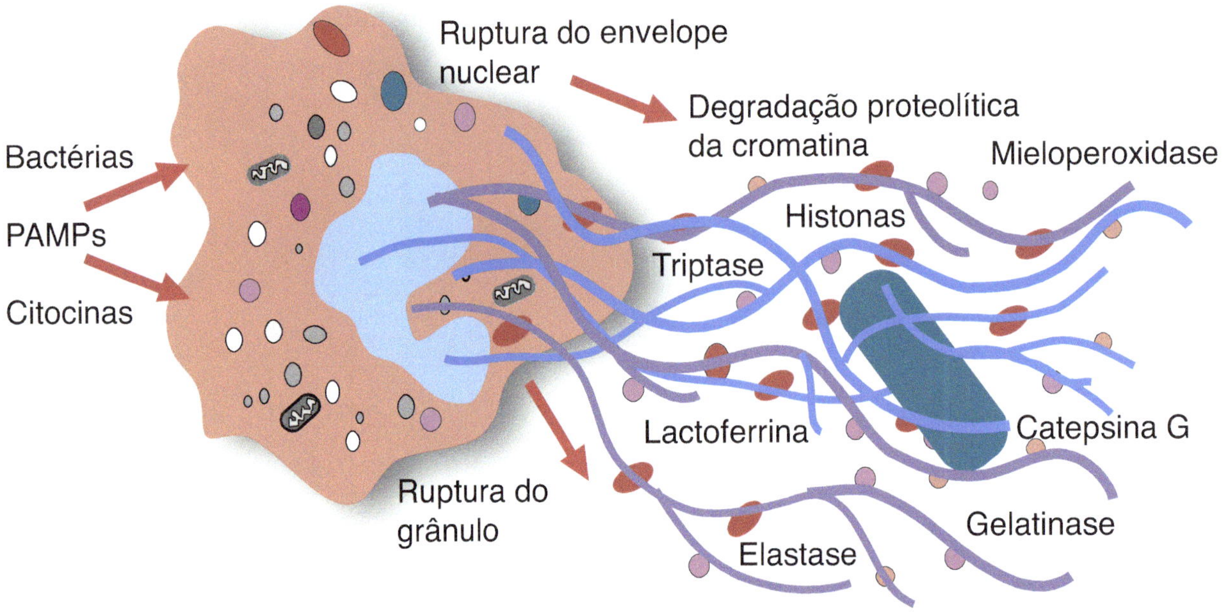


**FIG. 5.11** A estrutura das redes neutrofílicas extracelulares (NETs). As NETs são compostas por uma rede de fitas de DNA ligadas a enzimas lisossomais dos neutrófilos, como a mieloperoxidase, as catepsinas e as elastases.

a NETose para aprisionar e matar fungos, como *Candida albicans*, e protozoários, como *Leishmania amazonensis* e *Eimeria bovis* (Fig. 5.12). As NETs podem ser muito importantes na contenção de invasores microbianos ao agirem como barreiras físicas, impedindo sua disseminação.

## Ingestão

Conforme os neutrófilos avançam em direção à fonte quimiotática, o lamelipódio avança primeiro e é seguido pela porção principal da célula. O citosol do lamelipódio contém uma rede filamentosa de actina e miosina, cujo estado determina a fluidez do citoplasma. Quando o neutrófilo encontra uma bactéria, o lamelipódio flui por cima e ao redor do micróbio e há a ligação entre as opsoninas bacterianas e os receptores da superfície neutrofílica (Fig. 5.13). A ligação dos micróbios revestidos por anticorpos ao CD32 nos neutrófilos desencadeia a polimerização da actina. Dessa maneira, os lamelipódios ricos em actina se estendem a partir da célula para engolfar a partícula (fagocitose do tipo 1).

Na fagocitose mediada pelo sistema complemento, as partículas entram nos neutrófilos sem formação de lamelipódios, sugerindo que o processo de ingestão é fundamentalmente diferente daquele mediado por anticorpos (fagocitose do tipo 2). A bactéria é atraída para a célula e, ao ser engolfada, entra em um vacúolo denominado fagossomo. A facilidade da ingestão depende das propriedades da superfície bacteriana. Os neutrófilos fluem rapidamente sobre superfícies lipídicas e, assim, bactérias hidrofóbicas, como *Mycobacterium tuberculosis*, são logo ingeridas. Por outro lado, o *Streptococcus pneumoniae* possui uma cápsula hidrofílica. Essa bactéria é pouco fagocitada, a não ser que se torne hidrofóbica por meio da opsonização. Um terceiro tipo de ingestão ocorre em bactérias como *Legionella pneumophila* e *Borrelia burgdorferi*, onde um único lamelipódio pode se enrolar várias vezes ao redor do micróbio. Esse processo é chamado de fagocitose em mola.

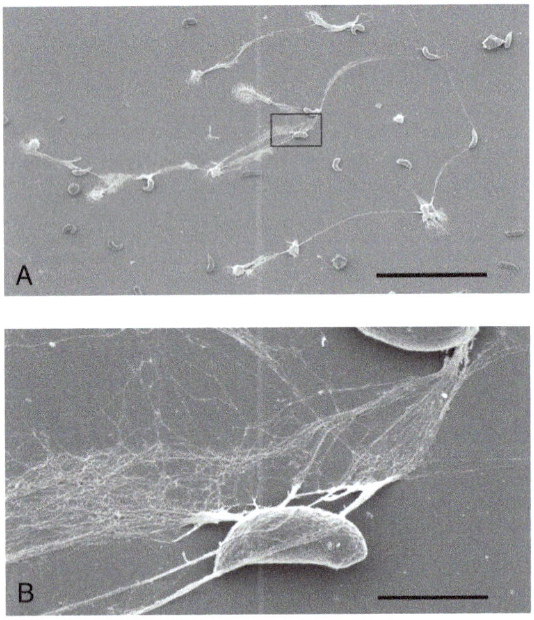


**FIG. 5.12** NETs formadas por neutrófilos bovinos cocultivados com esporozoítos do protozoário *Eimeria bovis*. **A,** Diversos esporozoítos aderem a uma rede de fibras originárias de neutrófilos mortos e destruídos (barra de escala, 50 μm). **B,** Em aumento maior, é possível observar que as NETs são compostas por uma rede de filamentos, muitos dos quais estão ligados a um esporozoíto (barra de escala, 5 μm). (De Behrendt JH, Ruiz A, Zahner H, et al: Neutrophil extracellular trap formation as innate immune reactions against the apicomplexan parasite *Eimeria bovis*, *Vet Immunol Immunopathol* 133:1-8, 2010.)

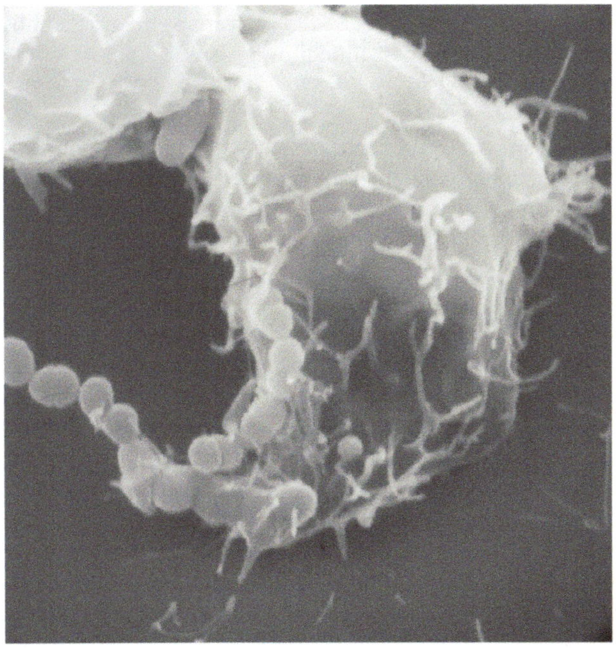

**FIG. 5.13** Micrografia eletrônica de um neutrófilo do leite bovino ingerindo *Streptococcus agalactiae*. Note como um filme de citoplasma do neutrófilo parece fluir sobre a superfície da bactéria. Aumento original × 5.000.

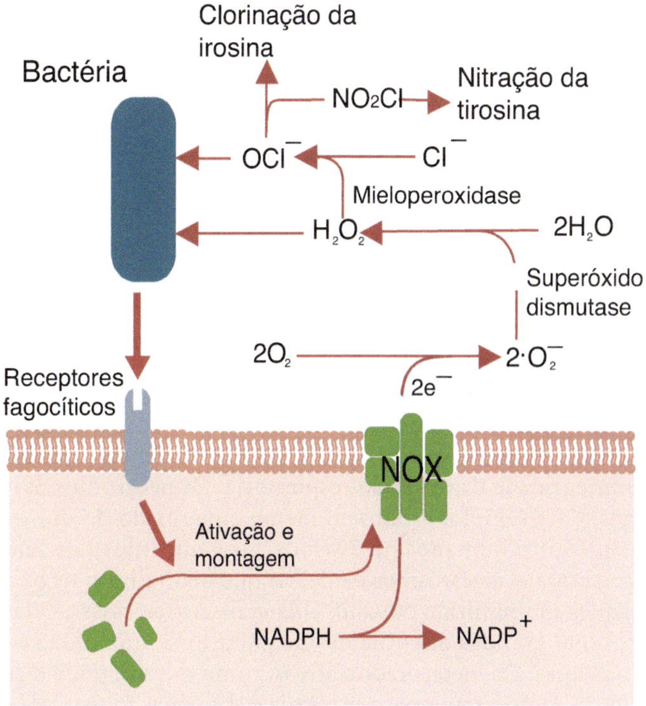


**FIG. 5.14** As principais características da via da explosão (*burst*) respiratória em neutrófilos. O processo é desencadeado pela ligação de uma bactéria opsonizada a receptores fagocíticos, como CD32. Isso leva à formação de uma enzima NADPH oxidase (NOX) com diversos componentes na membrana do fagossomo. Uma vez formada, a NOX catalisa a geração de oxigênio *singlet*. Em associação a outras enzimas, como a superóxido dismutase e a mieloperoxidase, são gerados produtos bactericidas como o peróxido de hidrogênio ($H_2O_2$) e os íons hipocloreto ($OCl^-$).

## QUADRO 5-1 **Autofagia**

A fagocitose, descrita neste capítulo, implica ingestão, morte e digestão de partículas extracelulares, como bactérias invasoras. As células também podem destruir partículas no citosol por meio da autofagia (Fig. 5.16). A autofagia é uma forma de remoção de detritos celulares. A estrutura a ser digerida, como um micróbio intracelular ou uma organela citoplasmática danificada, é primeiramente circundada em uma membrana dupla, formando uma vesícula citosólica denominada autofagossomo. O autofagossomo, então, se funde a lisossomos, cujas enzimas digerem seu conteúdo. Suas macromoléculas são, em seguida, liberadas no citosol, onde podem ser recicladas. A autofagia pode ser desencadeada pelo jejum, para dar mais aminoácidos para a síntese proteica, mas também pode ser usada na remoção seletiva de organelas, como mitocôndrias, proteínas mal dobradas e agregadas e agentes infecciosos intracelulares. Assim, a sinalização por TLR7 ou FcγR nos fagossomos pode ser desencadeada pelo sistema de autofagia, possivelmente por ação sobre o sistema NOX. A autofagia desempenha papéis importantes na eliminação de patógenos intracelulares, na ativação de receptores intracelulares de reconhecimento de padrão, na regulação da ativação do inflamassomo e no processamento intracelular do antígeno. Os transtornos da autofagia são associados a câncer, neurodegeneração, infecções microbianas e envelhecimento.

## Destruição

Os neutrófilos matam as bactérias ingeridas por meio de dois processos distintos. Um envolve a geração de potentes oxidantes pela explosão (*burst*) respiratória. O outro envolve a liberação de enzimas líticas e peptídeos antimicrobianos dos grânulos intracelulares (Quadro 5.1).

## A Explosão Respiratória

Segundos após sua ligação às bactérias, os neutrófilos aumentam seu consumo de oxigênio em 100 vezes por meio da ativação de um complexo enzimático da superfície celular chamado NADPH oxidase (NOX). Os componentes de NOX estão separados nas células em repouso, mas, quando um neutrófilo é estimulado por TNF-α ou exposto a outros estímulos inflamatórios, se unem para formar o complexo completo (Fig. 5.14). O NOX ativado converte NADPH (a forma reduzida da NADP, nicotinamida adenina dinucleotídeo fosfato) a $NADP^+$, liberando elétrons. Uma molécula de oxigênio aceita um elétron doado, gerando um ânion superóxido (o ponto em $^{\bullet}O_2^-$ indica a presença de um elétron não pareado):

$$NADPH + 2O_2 \xrightarrow{NOX} NADP^+ + H^+ + 2^{\bullet}O_2^-$$

Os dois ânions superóxido interagem espontaneamente (dismutação) para gerar uma molécula de $H_2O_2$ sob a influência da enzima superóxido dismutase:

$$2^{\bullet}O_2^- + 2H^+ \xrightarrow{\text{superóxido dismutase}} H_2O_2 + O_2$$

A mieloperoxidase, então, catalisa a reação entre o peróxido de hidrogênio e os íons cloreto produzindo hipocloreto:

$$H_2O_2 + Cl^- \xrightarrow{\text{mieloperoxidase}} H_2O + OCl^-$$

O $Cl^-$ plasmático é usado na maioria dos sítios inflamatórios, exceto no leite e na saliva, onde o $SCN^-$ também é empregado. O ácido hipocloroso (HOCl) é o principal produto do metabolismo oxidativo dos neutrófilos. Por causa de sua reatividade, o HOCl é rapidamente consumido em várias reações. Enquanto houver um suprimento de $H_2O_2$ (os neutrófilos podem gerá-lo por mais de 3 horas depois da estimulação), a mieloperoxidase gerará HOCl. O HOCl destrói bactérias ao desdobrar e agregar suas proteínas, oxidar seus lipídios e aumentar as atividades bactericidas das enzimas lisossomais. (Lembre que o HOCl é o ingrediente ativo dos alvejantes domésticos e costuma ser usado para impedir o crescimento de bactérias em piscinas).

Há pequenas diferenças quantitativas na atividade neutrofílica entre as espécies domésticas, principalmente quanto à intensidade da explosão respiratória. Os neutrófilos ovinos, por exemplo, produzem menos superóxido do que os neutrófilos humanos ou bovinos. Os neutrófilos também apresentam mecanismos de defesa que neutralizam os oxidantes e minimizam os danos colaterais. Assim, essas células contêm grandes quantidades de glutationa, que reduz os oxidantes. Os metais redox-ativos, como o ferro, podem se ligar à lactoferrina para minimizar a formação de OH, e os antioxidantes, como o ácido ascórbico ou a vitamina E, interrompem essas reações.

O superóxido, o peróxido de hidrogênio, o oxigênio *singlet*, os hipoaletos e os peróxidos orgânicos são coletivamente conhecidos pelo termo *espécies reativas de oxigênio (ROS)*. Essas moléculas agem em nível atômico, ligando átomos de enxofre nas cadeias laterais de cisteína e metionina. As ROS inibem as serina/treonina quinases e as fosfatases, muitos fatores de transcrição, proteínas reguladoras de sinal e canais iônicos. Essas moléculas também oxidam as bases do DNA e, assim, influenciam a transcrição. As ROS ativam os inflamassomos e promovem a ativação de linfócitos B e T.

## Enzimas Líticas

Depois que a bactéria é ingerida pelo neutrófilo, os grânulos (ou lisossomos) da célula migram pelo citoplasma, se fundem aos fagossomos em maturação e liberam suas enzimas conforme o pH cai. (O vacúolo completo é, então, chamado fagolisossomo). O aumento da força iônica dentro dos fagossomos libera elastase e catepsina G de suas matrizes proteoglicanas sulfatadas (Fig. 5.15). Existem outras enzimas lisossomais, como a lisozima, as proteases, as hidrolases ácidas e a mieloperoxidase. Os lisossomos também apresentam altas concentrações de defensinas e catelicidinas antimicrobianas. As enzimas que se acumulam nos fagossomos podem digerir as paredes bacterianas e matar a maioria dos microrganismos, mas, como esperado, há variações de suscetibilidade. As bactérias Gram-positivas suscetíveis à lisozima são rapidamente destruídas. As bactérias Gram-negativas, como *Escherichia coli*, sobrevivem um pouco mais porque suas paredes externas são resistentes à digestão. A lactoferrina, por se ligar ao ferro, pode privar a bactéria desse nutriente essencial e limitar o crescimento bacteriano (Capítulo 7). Alguns microrganismos, como *Brucella abortus* e *Listeria monocytogenes*, podem interferir na maturação do fagossomo de tal forma que não entram em contato com as enzimas lisossomais e, assim, podem crescer dentro das células fagocíticas. As enzimas neutrofílicas liberadas nos tecidos clivam o TNF-α preso à membrana dos macrófagos. O TNF-α atrai e ativa ainda mais neutrófilos.

## Citocinas

Sob a influência de produtos bacterianos como os lipopolissacarídeos, os neutrófilos secretam muitas citocinas diferentes, como IL-1, TNF-α, IL-6, CXCL8, IL-10 e o fator transformador

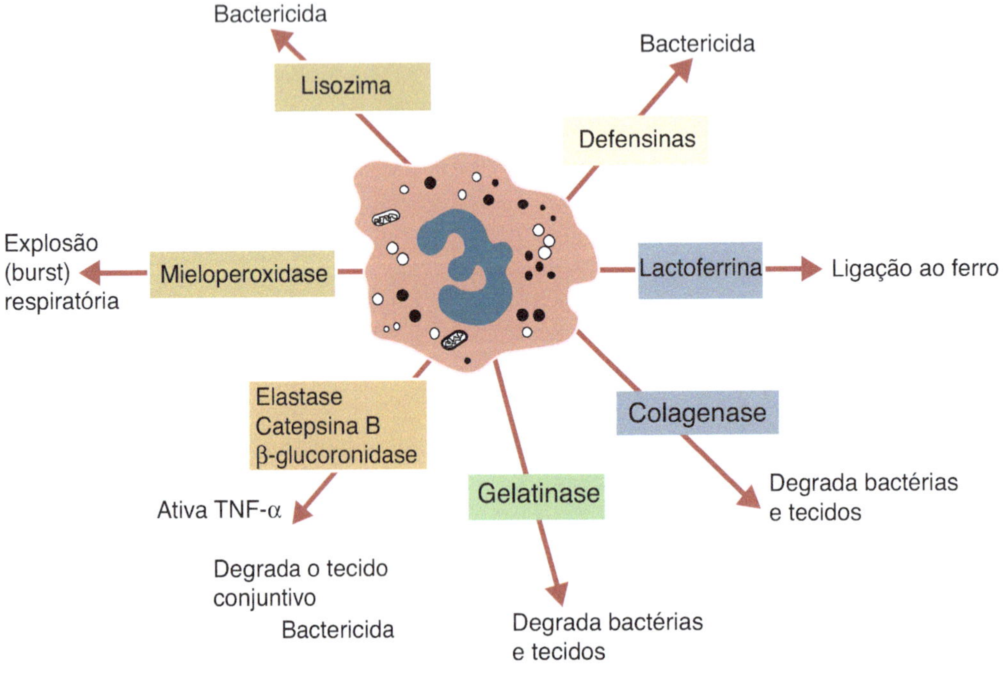


**FIG. 5.15** Algumas das enzimas e outras moléculas antibacterianas encontradas nos grânulos citoplasmáticos dos neutrófilos.

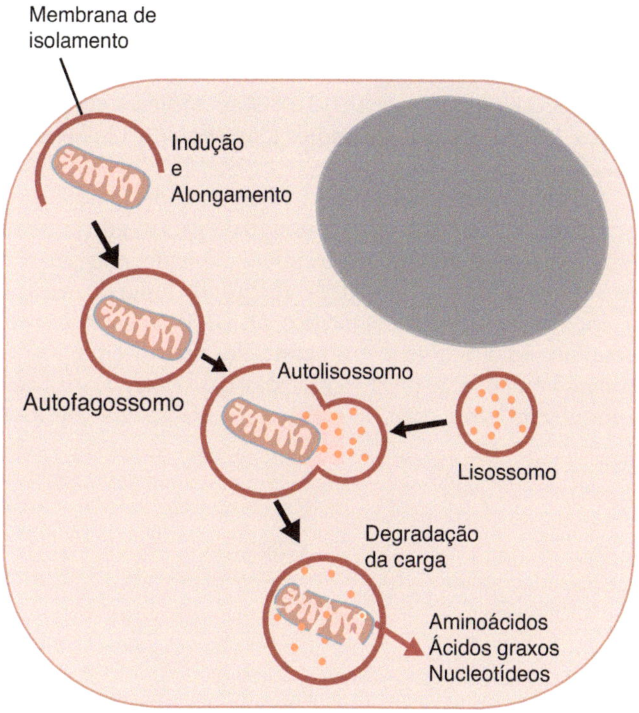


**FIG. 5.16** O processo de autofagia, um método de remoção de detritos celulares. O autofagossomo se forma no citoplasma e circunda a organela ou o micróbio a ser destruído. Os lisossomos se fundem ao autofagossomo, formando um autolisossomo. Os conteúdos são degradados e reciclados. Essa é uma forma de se livrar de organelas velhas e danificadas, bem como de bactérias intracelulares.

do crescimento β (TGF-β). Embora cada neutrófilo somente produza pequenas quantidades dessas citocinas, invadem os sítios inflamatórios em grandes números e, assim, sua contribuição total pode ser significativa.

## RECEPTORES DE SUPERFÍCIE

As células devem interagir com muitas moléculas de seu ambiente. Por isso, expressam muitos receptores de superfície celular. Como mencionado no Quadro 2.4, as glicoproteínas da superfície celular podem ser classificadas pelo sistema CD (do inglês, *cluster of differentiation*). Os neutrófilos carreiam muitas moléculas CD diferentes em sua superfície (Fig. 5.17). Destas, as mais relevantes são os receptores de opsoninas e aqueles que ligam os neutrófilos às paredes dos vasos sanguíneos. Entre as outras moléculas de superfície dos neutrófilos, estão os receptores de mediadores inflamatórios, como os leucotrienos, componentes do sistema complemento, como o C5a, as quimiocinas e as citocinas.

## DESTINO

Os neutrófilos são células completamente diferenciadas de vida curta e reserva limitada de energia, que não pode ser reposta. Essas células são, portanto, mais ativas logo após serem liberadas da medula óssea, mas logo são exauridas e realizam apenas um número limitado de eventos fagocíticos. A maioria dos neutrófilos sobrevive por poucos dias. Essas células morrem por apoptose, e os fagócitos mononucleares removem seus corpos. Na maior parte dos casos, essa morte celular é fisiológica, sim-

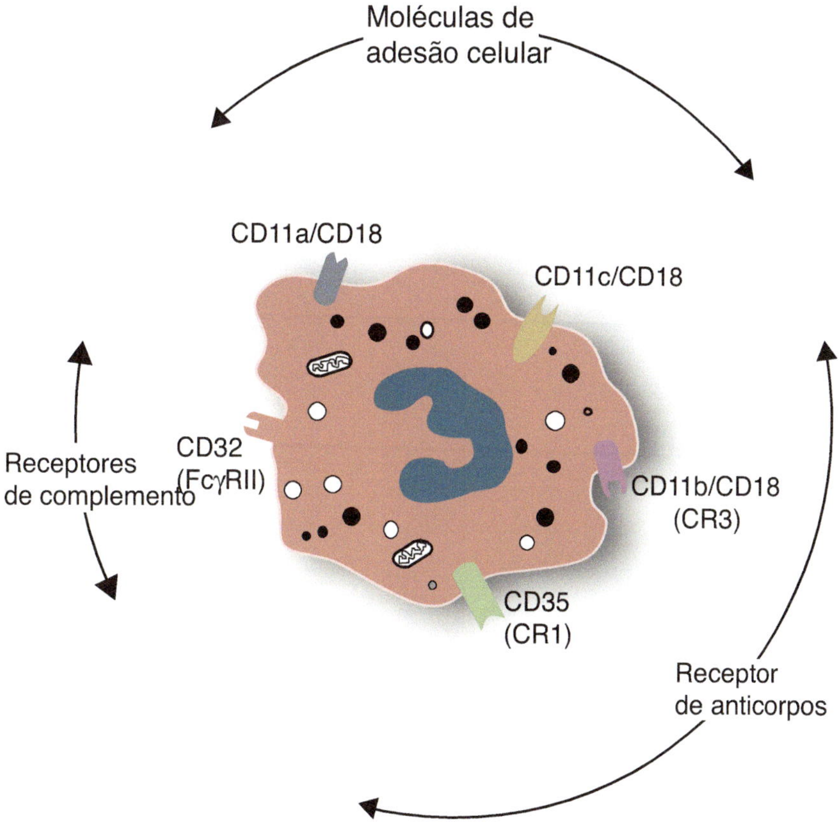


**FIG. 5.17** Alguns dos principais receptores de superfície dos neutrófilos e suas funções.

plesmente removendo células indesejadas e não utilizadas. Conforme os neutrófilos envelhecem, expressam alterações em sua superfície que enviam uma mensagem de "coma-me" para os monócitos. O fosfolipídio fosfatidilserina, por exemplo, é normalmente encontrado apenas no lado interno da membrana plasmática. Ao envelhecer, a membrana do neutrófilo se inverte e a fosfatidilserina é exposta e reconhecida pelos macrófagos, que na mesma hora ingerem a célula, em uma forma de morte celular chamada eferocitose.

A apoptose dos neutrófilos também ocorre na presença de estímulos inflamatórios, principalmente de ROS. Isso também pode envolver a formação de NETs de DNA exocitado. Quando as células dendríticas ingerem neutrófilos apoptóticos infectados com bactérias, secretam TGF-β, IL-6 e IL-23. Como já descrito, essa IL-23 estimula a diferenciação de linfócitos Th17, que atraem ainda mais neutrófilos (Capítulo 20). Por outro lado, a ingestão de neutrófilos apoptóticos não infectados desencadeia a secreção de IL-10 e TGF-β, promovendo a produção de linfócitos T reguladores e suprimindo a inflamação (Capítulo 20).

Dessa forma, os neutrófilos podem ser considerados uma primeira linha de defesa, logo convergindo para os microrganismos invasores e destruindo-os imediatamente, mas não são capazes de manter tal atividade. A segunda linha de defesa é o sistema mononuclear fagocítico. Os DAMPs liberados pela desgranulação ou morte dos neutrófilos promovem o recrutamento e a ativação dos macrófagos e das células dendríticas, estimulando as respostas imunes inatas e adaptativas (Fig. 2.8).

# Imunidade Inata Celular: Macrófagos e Recuperação da Inflamação

## OBJETIVOS DIDÁTICOS

*Depois de ler este capítulo, você deve ser capaz de:*

- Explicar as origens, as relações e a história natural de monócitos e macrófagos.
- Identificar um macrófago com base em sua morfologia.
- Explicar a importância dos macrófagos na inflamação.
- Descrever a importância dos macrófagos na reparação dos tecidos danificados e no início do processo de cicatrização.
- Explicar como os macrófagos geram o potente agente oxidante chamado óxido nítrico.
- Entender o importante papel desempenhado pelos macrófagos como células apresentadoras de antígeno para o sistema imune adaptativo.
- Descrever as duas principais subclasses funcionais de macrófagos e o significado dessa polarização no combate à infecção e no restauro da integridade do tecido.
- Explicar o papel dos macrófagos na formação do granuloma.
- Definir monócito, macrófago, espécies reativas de nitrogênio, ativação do macrófago, granuloma e macrófago intravascular pulmonar.
- Explicar como as partículas estranhas são eliminadas do trato respiratório.
- Explicar o papel dos macrófagos na remoção do material estranho da corrente sanguínea.

## SUMÁRIO DO CAPÍTULO



Embora os neutrófilos atuem como a primeira linha de defesa, sendo rapidamente mobilizados, convergindo ao local infectado e ingerindo e destruindo os microrganismos invasores com entusiasmo, não podem, sozinhos, garantir a destruição de todos esses micróbios. O corpo, portanto, usa um sistema de "segurança", composto por células fagocíticas de múltiplas funções coletivamente denominadas macrófagos. Os macrófagos diferem dos neutrófilos em sua velocidade de resposta, que é menor; em suas habilidades antimicrobianas, que são maiores; e em sua capacidade de desencadear a imunidade adaptativa por meio do processamento de antígenos. Também atuam como células sentinelas e iniciam o reparo tissular. Ao contrário dos neutrófilos, que são especializados em uma única tarefa – a morte dos microrganismos invasores –, os macrófagos são muito mais flexíveis. Dependendo de sua localização e dos sinais do ambiente, os macrófagos podem responder de várias maneiras diferentes. O uso de dois sistemas de células fagocíticas também permite a cooperação entre neutrófilos e macrófagos para estimular muitos aspectos da imunidade inata. Os neutrófilos, por exemplo, tendem a ser mais importantes na morte de patógenos extracelulares, enquanto os macrófagos dominam o combate a patógenos intracelulares.

## MACRÓFAGOS

Os macrófagos não apenas detectam e matam os micróbios invasores, mas também secretam uma mistura de citocinas que promove respostas imunes inatas e adaptativas; além disso, controlam a inflamação e contribuem diretamente no reparo de tecidos lesionados ao remover células mortas, perto da morte e danificadas e auxiliar no processo de cicatrização. Seu nome se deve ao fato de serem células "grandes e comedoras" (do grego *macro* e *phage*).

Os macrófagos são uma família diversificada de células que residem em diferentes tecidos e, por isso, apresentam perfis de transcrição e funções bem distintas. Eles podem alterar seu estado de ativação e fenótipo em resposta a sinais, em especial citocinas, de outras células e de seu ambiente local. Essa adaptabilidade e consequente diversidade fenotípica deu origem a uma nomenclatura confusa.

Uma população de macrófagos derivados da medula óssea circula na corrente sanguínea, onde essas células são chamadas monócitos. Acreditava-se que todos os macrófagos dos tecidos eram derivados desses monócitos do sangue. Estudos recentes, porém, mostraram que alguns macrófagos teciduais, como aqueles no cérebro, se desenvolvem diretamente a partir de precursores embrionários. Suas células-tronco entram nos tecidos durante a vida embrionária e persistem em indivíduos adultos devido à autorrenovação. Os macrófagos são encontrados no tecido conjuntivo de todo o corpo, onde são denominados histiócitos; aqueles que revestem os sinusoides do fígado são as células de Kupffer; os do cérebro formam a micróglia. Os macrófagos nos alvéolos dos pulmões são chamados macrófagos alveolares, enquanto aqueles nos capilares do pulmão são os macrófagos intravasculares pulmonares. Alguns macrófagos podem se transformar em células dendríticas. Grandes números são encontrados nos sinusoides do baço, da medula óssea e dos linfonodos. A despeito de seus nomes, origem ou localização, são todos considerados macrófagos e, coletivamente, formam o sistema mononuclear fagocítico (Fig. 6.1).

## Estrutura

Em suspensão, os monócitos são células redondas de cerca de 15 a 20 μm de diâmetro. Essas células apresentam citoplasma abundante, em cujo centro está um único núcleo grande e arredondado (Fig. 6.2). Seu citoplasma central contém mitocôndrias, grande quantidade de lisossomos, alguns retículos endoplasmáticos rugosos e um aparelho de Golgi, indicando que essas células podem sintetizar e secretar proteínas (Figs. 6.3 e 6.4). Em células vivas, o citoplasma periférico está em movimento contínuo, formando ondulações. Muitos macrófagos apresentam variações dessa estrutura básica. Os monócitos do sangue, por exemplo, possuem núcleos redondos que se alongam durante a maturação. Os macrófagos alveolares possuem pouquíssimos retículos endoplasmáticos rugosos, mas seu citoplasma é repleto de grânulos. A micróglia do sistema nervoso central apresenta núcleos em forma de haste e processos citoplasmáticos (dendritos) muito longos que se perdem quando a célula responde à lesão tissular.

## História Natural

Os macrófagos são originários de muitas fontes. Assim, os monócitos e os macrófagos intestinais se desenvolvem a partir de células-tronco mieloides da medula óssea (Fig. 6.5). Por outro lado, os macrófagos teciduais, como as células de Kupffer e a micróglia, são originários de células-tronco do saco vitelino ou do fígado fetal. Durante o desenvolvimento, as células-tronco mieloides dão origem a monoblastos, promonócitos e, por fim, monócitos, nessa ordem; todo o processo é influenciado por citocinas chamadas fatores estimuladores de colônias. Os monócitos entram na corrente sanguínea e circulam por cerca de três dias antes de passarem para os tecidos e se transformarem em macrófagos. Essas células são responsáveis por cerca de 5% da população total de leucócitos do sangue mamífero. Os macrófagos teciduais se originam dos

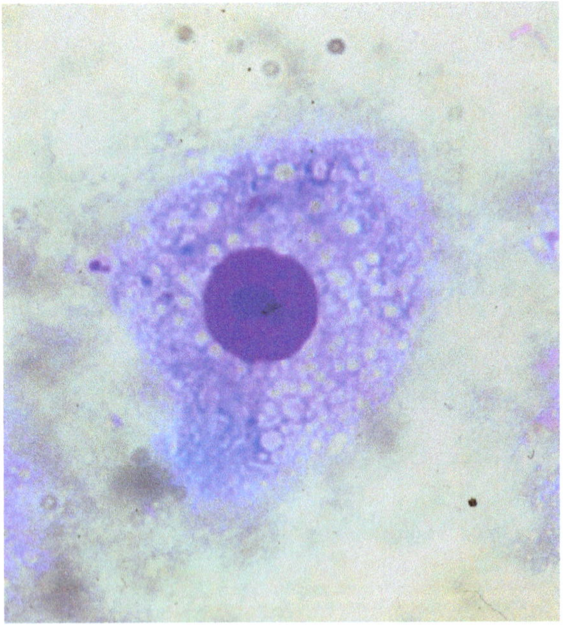

FIG. 6.2 Um macrófago bovino normal. Aumento original ×500.

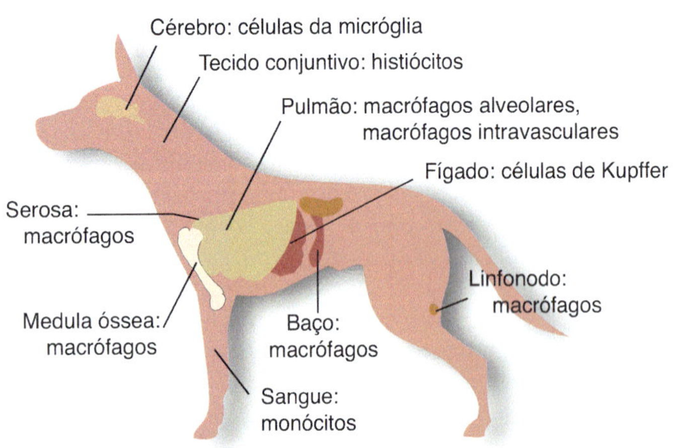


FIG. 6.1 A localização das principais populações de células do sistema mononuclear fagocítico.

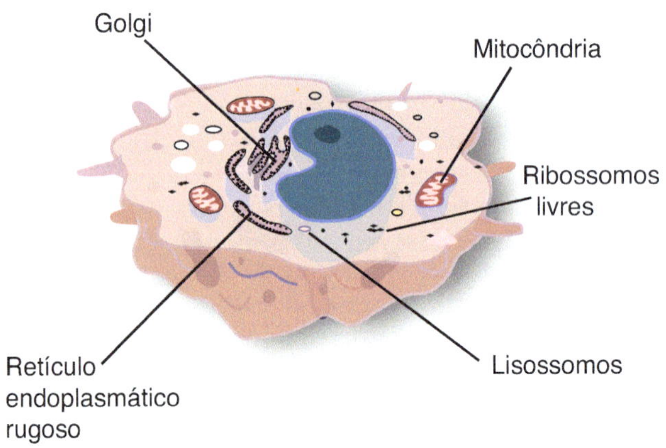


FIG. 6.3 As principais características estruturais de um macrófago. A presença de um retículo endoplasmático rugoso demonstra que essas células podem sintetizar quantidades significativas de proteínas.

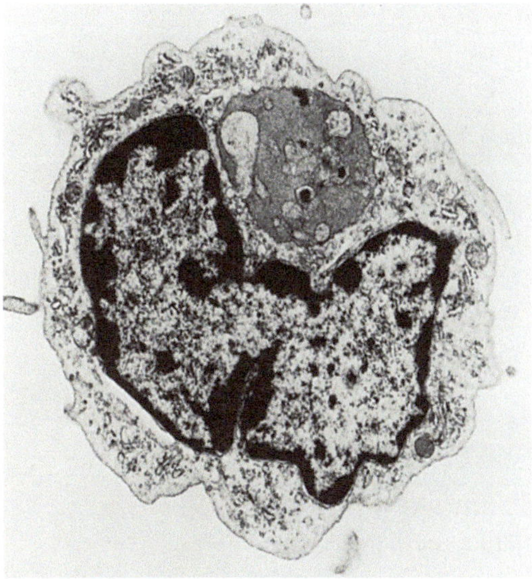

**FIG. 6.4** Micrografia de transmissão eletrônica de um macrófago normal de coelho. A natureza da inclusão extensa é desconhecida. (Cortesia do Dr. S. Linthicum.)

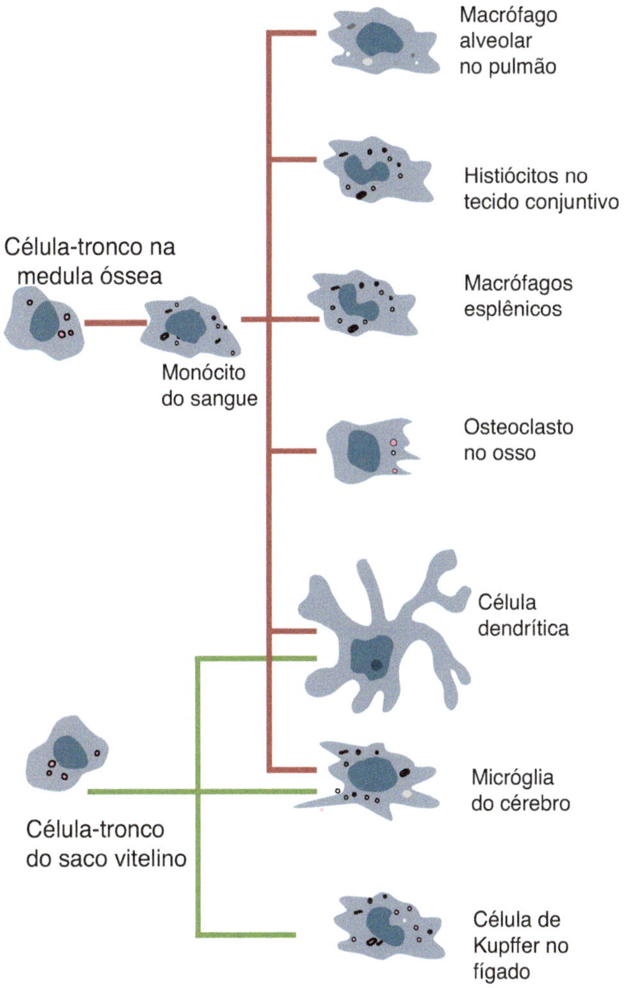


**FIG. 6.5** A origem e o desenvolvimento dos macrófagos. Os monócitos do sangue podem se diferenciar em diversos tipos de macrófagos. Essas células também podem se diferenciar em células dendríticas. Algumas populações de macrófagos, como a micróglia e as células de Kupffer, podem ser originárias de células-tronco do saco vitelino fetal.

monócitos ou por divisão de células-tronco precursoras nos tecidos. De modo geral, são células de vida longa, com taxa de reposição de cerca de 1% ao dia a não ser que ativadas por inflamação ou lesão tissular. Os macrófagos podem viver por muito tempo após a ingestão de partículas inertes, como o carbono em tintas de tatuagem, embora possam se fundir e formar células gigantes multinucleadas em resposta a danos no DNA e defeitos mitóticos. Pelo menos algumas populações de células dendríticas parecem ser macrófagos especializados, otimizados para o processamento e a apresentação de antígenos (Capítulo 10).

## FUNÇÕES

### Células Sentinelas

Como descrito no Capítulo 2, os macrófagos atuam como células sentinelas. Os macrófagos são amplamente distribuídos pelo corpo e expressam diversos receptores de reconhecimento de padrão (PRRs). Eles detectam e respondem a bactérias invasoras e vírus, bem como à lesão tecidual. Além do desencadeamento da fagocitose eficaz, produzem muitas citocinas. As mais importantes dessas citocinas são a interleucina 1 (IL-1), a IL-6, a IL-12, a IL-18 e o fator de necrose tumoral $\alpha$ (TNF-$\alpha$), além da proteína de alta mobilidade *box* 1 (HMGB1) (Fig. 6.6). Os macrófagos também sintetizam quimiocinas, como CXCL8 (IL-8), que recruta e atrai neutrófilos.

### Inflamação

Os macrófagos reconhecem a lesão tissular, promovem o recrutamento de neutrófilos e regulam os processos de recrutamento de monócitos pelos neutrófilos. Como células sentinelas, os macrófagos desencadeiam a migração de neutrófilos dos vasos sanguíneos. A liberação de HMGB1 e outros padrões moleculares associados à lesão (DAMPs) pelos tecidos danificados estimula a produção de TNF-$\alpha$ e IL-6 pelos macrófagos, assim como de quimiocinas quimiotáticas de neutrófilos e espécies reativas de oxigênio (ROS).

Os exossomos são pequenas vesículas citoplasmáticas, com cerca de 50 a 100 nm de diâmetro, que podem transmitir sinais entre as células. São liberados por macrófagos, células dendríticas e linfócitos B estimulados. Esses exossomos carreiam consigo uma mistura de moléculas imunoestimuladoras e pró-inflamatórias. Essas estruturas podem se disseminar pelo fluido extracelular e interagir com as células próximas. Assim, os exossomos macrofágicos com bactérias ingeridas podem expressar componentes da parede celular bacteriana, como glicopeptidolipídios e outros padrões moleculares associados a patógenos (PAMPs) em suas superfícies. Esses exossomos podem se ligar a PRRs nos neutrófilos e macrófagos adjacentes, desencadeando a liberação de TNF-$\alpha$ e iNOS, o que aumenta a inflamação.

### Fagocitose

Em caso de invasão microbiana e desenvolvimento de inflamação, os monócitos do sangue respondem a PAMPs e DAMPs por meio da ligação a células endoteliais vasculares de uma maneira semelhante à realizada por seus parceiros, os neutrófilos. Assim, a adesão e o rolamento são desencadeados pela ligação da selectina, e as células gradualmente param, devido à interação das integrinas com os ligantes nas células endoteliais vasculares. Os monócitos se ligam à molécula de adesão intercelular 1 (ICAM-1) das células endoteliais usando suas $\beta_2$-integrinas e, então,

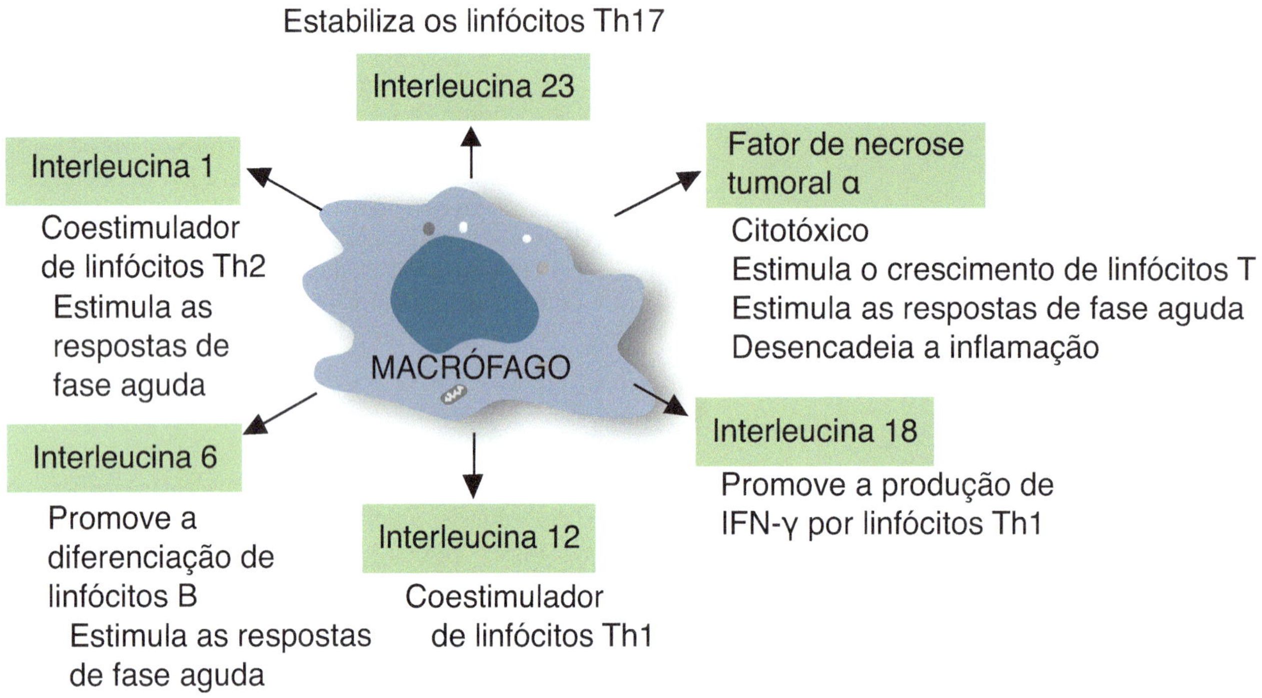


**FIG. 6.6** Algumas das citocinas mais importantes produzidas por macrófagos e suas funções.

migram para os tecidos (onde são chamados de macrófagos). Várias horas depois da entrada dos neutrófilos no sítio inflamatório, chegam os macrófagos. Os neutrófilos podem chegar a seus alvos nos tecidos lesionados em 3 a 4 horas. Os macrófagos precisam de pelo menos 12 horas. Esses macrófagos são atraídos não apenas pelos produtos bacterianos e componentes do sistema complemento, como o C5a, mas também por DAMPs das células e tecidos lesionados. Depois de migrarem para os tecidos, os neutrófilos também atraem macrófagos. Assim, os grânulos dos neutrófilos contêm quimiotáticos para macrófagos, como azurocidina e catelicidinas. Os neutrófilos e as células endoteliais ativadas também produzem a proteína quimiotática de monócitos 1 (CCL2) sob a influência da IL-6. Os neutrófilos são os mártires do sistema imune: são os primeiros a alcançar e atacar o material estranho e, ao sofrerem apoptose, atraem macrófagos para os sítios de invasão. Além disso, liberam defensinas que aumentam as atividades antimicrobianas dos macrófagos.

A fagocitose por macrófagos é diferente do processo dos neutrófilos porque os macrófagos têm poucos grânulos citoplasmáticos. Em vez disso, geram oxidantes por meio da explosão respiratória ou indução da síntese de óxido nítrico. Os macrófagos também sintetizam muitas proteínas novas, entre elas citocinas pró-inflamatórias e anti-inflamatórias, peptídeos antimicrobianos, proteínas e enzimas. Eles destroem as bactérias utilizando mecanismos oxidativos e não oxidativos. Diferentemente dos neutrófilos, porém, os macrófagos são capazes de manter a atividade fagocítica e repeti-la. Além disso, produzem proteases, como colagenases e elastases, que destroem o tecido conjuntivo adjacente. Essas células sintetizam o ativador de plasminogênio, que gera plasmina, outra protease potente. Assim, os macrófagos conseguem "amolecer" a matriz local de tecido conjuntivo, o que permite sua penetração mais eficaz no tecido lesionado. Eles fagocitam os neutrófilos apoptóticos e seus exossomos. O conteúdo dos grânulos neutrofílicos nem sempre é destruído, podendo ser carreado pelos endossomos dos macrófagos, onde podem continuar a inibir o crescimento de bactérias. Dessa forma, os neutrófilos podem aumentar a eficácia dos macrófagos na defesa do hospedeiro. Os macrófagos também podem liberar DNA nuclear e histonas para formar armadilhas extracelulares de macrófagos (METs) em resposta a patógenos bacterianos e suas exotoxinas. Os macrófagos derivados de monócitos e alveolares bovinos expostos à *Mannheimia haemolytica* também produzem METs. Essas METs, com as bactérias capturadas, podem, então, ser endocitosadas e destruídas por outros macrófagos.

### Geração das Espécies Reativas de Nitrogênio

Há grandes diferenças específicas entre os macrófagos em relação à produção de espécies reativas de nitrogênio, principalmente óxido nítrico. Assim, em alguns mamíferos, sobretudo em roedores de laboratório, bovinos, ovinos e equinos (mas não em humanos, suínos, caprinos ou coelhos), os PAMPs microbianos estimulam os macrófagos a sintetizar a óxido nítrico sintase de tipo 2 (NOS2). (O perfil geral de expressão gênica dos macrófagos suínos é muito mais parecido com humanos do que camundongos.) A NOS2 converte l-arginina e oxigênio em citrulina e óxido nítrico (NO) (Fig. 6.7). Sozinho, o óxido nítrico não é altamente tóxico, mas pode reagir com o ânion superóxido para produzir RNS potentes, como o peroxinitrito e o radical dióxido de nitrogênio.

$$NO + O_2^- \rightarrow OONO^- \rightarrow HOONO \rightarrow OH + NO_2^-$$

As RNS inativam as enzimas que contêm ferro e enxofre, como as enzimas respiratórias com heme. Essas moléculas nitrosilam proteínas, oxidam lipídios e danificam o DNA.

## Polarização dos Macrófagos

Os macrófagos são divididos em dois subgrupos com base em seus estados de ativação e funções. As células M1 promovem a defesa do hospedeiro por meio da inflamação. As células M2

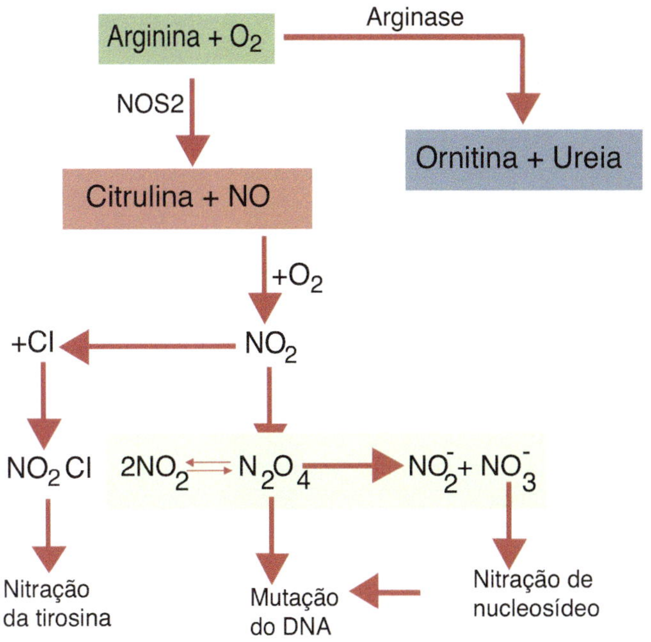


**FIG. 6.7** As duas vias do metabolismo da arginina nos macrófagos. A produção de óxido nítrico através do uso de óxido nítrico sintase 2 é a principal via antimicrobiana e a maior característica dos macrófagos M1. O uso de arginase para a síntese de ornitina, porém, reduz as atividades antimicrobianas das células M2.

suprimem a inflamação e promovem o reparo tecidual. Essa polarização não é necessariamente permanente. Os macrófagos podem mudar seu fenótipo sob a influência de outras citocinas e produtos microbianos. As células M1 e M2 talvez devam ser consideradas um espectro de fenótipos e não subpopulações distintas.

As células M1 geram grandes quantidades de RNS, e sua função é estimulada pela exposição a fator estimulador de colônias de granulócitos-macrófagos (GM-CSF), interferons de tipo I e IFN-γ, além dos patógenos microbianos e seus produtos. A produção contínua de RNS permite que os macrófagos M1 matem bactérias, fungos, protozoários e alguns helmintos, mas às custas de certo dano tecidual.

A segunda população de macrófagos, as chamadas células M2, é gerada pela exposição ao fator estimulador de colônias de macrófagos (M-CSF) e IL-4. As células M2 não produzem NO, mas, em vez disso, convertem a arginina em ornitina usando a enzima arginase. Essas duas populações macrofágicas desempenham papéis diferentes na defesa do corpo. As células M1 atuam na defesa contra invasores microbianos e produzem citocinas pró-inflamatórias. As células M2 têm efeitos opostos: reduzem a inflamação e produzem citocinas que suprimem as respostas imunes. As células M2, assim, promovem a formação de vasos sanguíneos, o remodelamento dos tecidos e o reparo tecidual. As células M1 são produzidas no início do processo inflamatório, quando a inflamação é necessária. As células M2, por outro lado, tendem a aparecer mais tarde, quando a cicatrização é necessária. As células M1 e M2 são atraídas por diferentes misturas de citocinas.

Um terceiro subgrupo de macrófagos, os macrófagos reguladores, são gerados pela exposição a uma citocina, a interleucina 10 (IL-10). Essas células apresentam potente atividade anti-inflamatória e são discutidas no Capítulo 20.

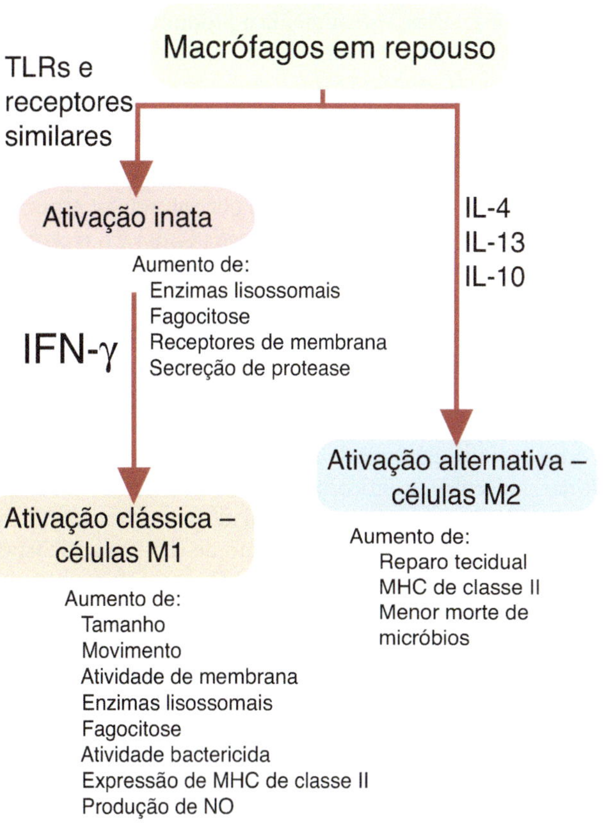


**FIG. 6.8** A ativação progressiva dos macrófagos pode envolver três vias. A ativação inata ocorre em resposta à ligação de TLR. Além disso, os macrófagos podem se transformar nas células M1 de ativação clássica pela exposição a produtos microbianos e à subsequente exposição a citocinas Th1, como IFN-γ. Essas células também podem sofrer uma "ativação alternativa" quando expostas a citocinas Th2 e se transformarem em células M2.

## Ativação

Embora os macrófagos sejam fagócitos potentes, suas atividades podem ser bastante aumentadas por diversas vias de ativação. As proteínas dos grânulos dos neutrófilos aumentam a adesão dos monócitos ao endotélio vascular, estimulam a secreção de citocinas pelos macrófagos e ativam as células dendríticas, promovendo, assim, a apresentação de antígenos. Entre as moléculas que promovem a polarização de macrófagos M1, estão PAMPs, como os lipopolissacarídeos, os dinucleotídeos CpG de DNA, os carboidratos microbianos e as proteínas de choque térmico, assim como muitos DAMPs. Há diferentes níveis de ativação M1, dependendo do agente desencadeante, e algumas bactérias, como *Mycobacterium tuberculosis*, ativam mais os macrófagos do que outras. Dessa maneira, quando os monócitos começam a chegar aos tecidos inflamados, produzem quantidades maiores de enzimas lisossomais, aumentam sua capacidade fagocítica e a expressão de receptores para anticorpos e componentes do sistema complemento e secretam mais proteases (Fig. 6.8). As citocinas produzidas por esses macrófagos, principalmente o TNF-α e a IL-12, ativam uma determinada população de linfócitos, as células *natural killer* (NK) (Capítulo 19). As células NK, por sua vez, secretam interferon γ (IFN-γ), que ativa ainda mais os macrófagos. O IFN-γ regula positivamente muitos genes, sobretudo o gene de NOS2. A expressão desse gene pode aumentar 400 vezes graças ao estímulo combinado do IFN-γ e das micobactérias. Isso aumenta a produção de NO e, assim, os macrófagos M1 ativados ficam ainda mais bactericidas! (Quadro 6.1) (Capítulo 18).

## Receptores

Os macrófagos expressam milhares de diferentes receptores em sua superfície (Fig. 6.9). Todos são glicoproteínas. Alguns são PRRs, como os receptores do tipo *toll* (TLRs) e o receptor do ligante de manose (CD206). O CD206 pode se ligar às cadeias de carboidrato que terminam em manose, fucose ou glicose nas bactérias e permite que os macrófagos ingiram bactérias não opsonizadas.

O CD64 é um receptor de anticorpos de alta afinidade expresso por macrófagos e, em menor extensão, neutrófilos. Como outros receptores de anticorpos, o CD64 se liga à região Fc das moléculas de anticorpo e, assim, é denominado receptor Fc (FcγRI). Sua expressão é estimulada pela ativação induzida por IFN-γ, e, por isso, a combinação de IFN-γ e anticorpos é um potente ativador de macrófagos. Os macrófagos humanos também expressam dois receptores de anticorpos de baixa afinidade, CD32 (FcγRII) e CD16 (FcγRIII). Os macrófagos de bovinos e ovinos apresentam um receptor especial de Fc,

### QUADRO 6.1 O Ritmo Circadiano e os Monócitos

Há uma oscilação diária nos números de monócitos presentes nos tecidos de camundongos. Os números tendem a aumentar quando o animal está em repouso e diminuir durante a atividade. Os monócitos também expressam um relógio circadiano intrínseco, com variação de seu padrão de expressão gênica ao longo de 24 horas. Os monócitos que apresentam ritmo diurno nos tecidos são os monócitos "inflamatórios". No início do período de descanso do animal (para o camundongo, o dia), os números circulantes de monócitos inflamatórios são baixos, assim como sua infiltração tecidual. À noite, quando o animal está ativo, o número de monócitos circulantes e sua infiltração tecidual aumentam. Ritmos semelhantes foram observados em neutrófilos indo para a medula óssea e na expressão de TLR9 por linfócitos B e macrófagos esplênicos. Uma consequência prática desse fenômeno é que a resposta de um animal à vacinação também pode depender do horário em que ocorreu a administração.

Druzd D, Scheiermann C: Some monocytes got rhythm, *Science* 341:1462-1464, 2013.

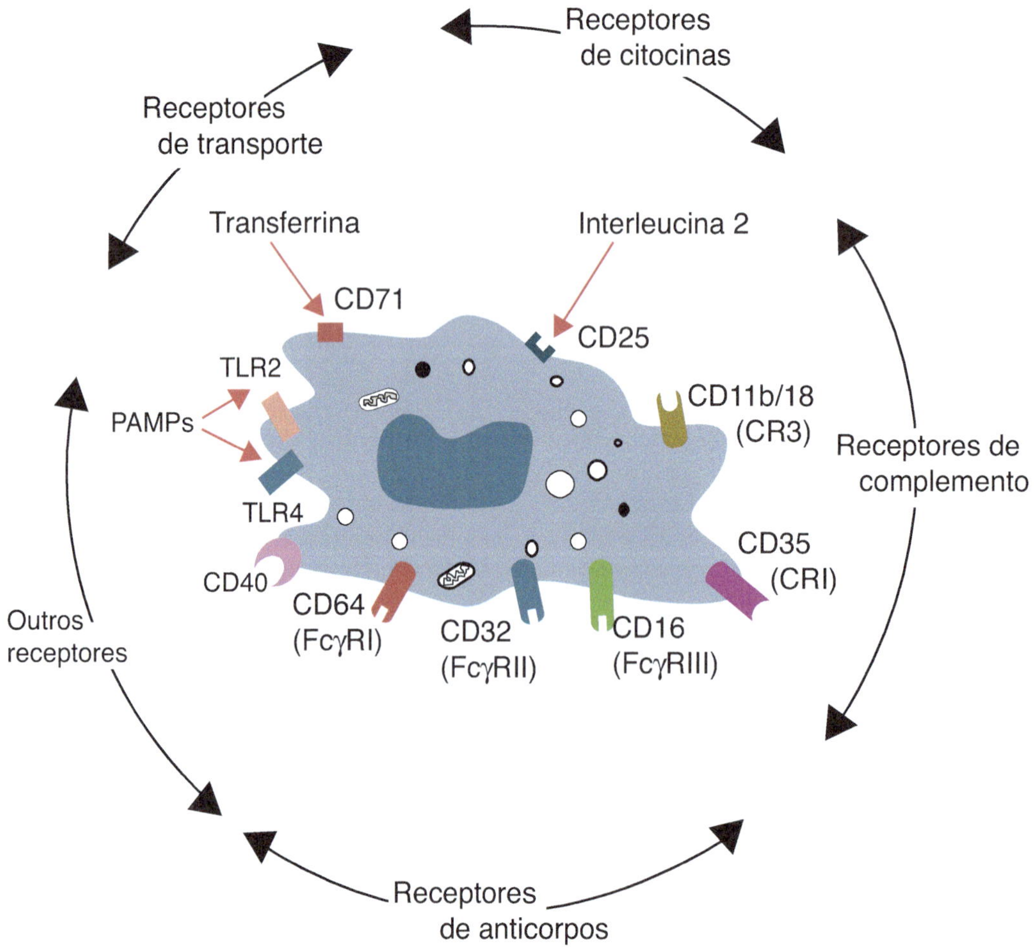


**FIG. 6.9** Alguns dos principais receptores de superfície expressos pelos macrófagos e suas funções.

chamado Fcγ2R, que pode se ligar a partículas recobertas por um tipo específico de anticorpo, denominado imunoglobulina G2 (IgG2) (Capítulo 16). Os macrófagos também possuem receptores para componentes do sistema complemento, como CD35 (CR1) e CD11b/CD18, que são receptores de C3b.

As integrinas de superfície celular ligam os macrófagos a outras células, a moléculas do tecido conjuntivo, como colágeno e fibronectina, e a alguns componentes do sistema complemento. O CD40 é usado pelos macrófagos na comunicação com os linfócitos. Seu ligante (CD154) é expresso pelos linfócitos T. Assim, os linfócitos T podem ativar macrófagos por meio de CD40.

## DESTINO DO MATERIAL ESTRANHO

Os macrófagos estão localizados por todo o corpo e podem detectar e capturar bactérias ou fungos que o invadiram por diferentes vias. As bactérias injetadas por via intravenosa, por exemplo, são rapidamente removidas do sangue. Seu destino preciso depende da espécie animal. Em cães, roedores e humanos, 80% a 90% dessas bactérias são capturadas e removidas pelo fígado. As bactérias são removidas pelos macrófagos (células de Kupffer) que revestem os sinusoides hepáticos. Esse processo ocorre em dois estágios. Primeiro, as bactérias são fagocitadas pelos neutrófilos do sangue. Esses neutrófilos, então, são ingeridos e destruídos pelas células de Kupffer. Esses processos, portanto, lembram a inflamação aguda, onde os neutrófilos são os principais responsáveis pela destruição dos invasores, enquanto os macrófagos são responsáveis pela prevenção dos danos causados pelos neutrófilos apoptóticos (Tabela 6.1). Nos ruminantes, suínos, equinos e felinos, as partículas são primariamente removidas da corrente sanguínea pelos macrófagos que revestem o endotélio dos capilares dos pulmões (macrófagos intravasculares pulmonares) (Figs. 6.10 e 6.11).

Nas espécies em que a eliminação hepática é importante, grandes vírus ou bactérias podem ser completamente removidos por uma única passagem pelo fígado (Fig. 6.12). O baço também filtra o sangue. Esse órgão é mais eficiente do que o fígado, mas, por ser muito menor, captura uma quantidade

**TABELA 6.1 Locais de Eliminação de Partículas do Sangue de Mamíferos Domésticos**

| | LOCALIZAÇÃO (%) | |
|---|---|---|
| **Espécie** | **Pulmão** | **Fígado/Baço** |
| Bovinos | 93 | 6 |
| Ovinos | 94 | 6 |
| Cães | 6,5 | 80 |
| Gatos | 86 | 14 |
| Coelhos | 0,6 | 83 |
| Cobaias | 1,5 | 82 |
| Ratos | 0,5 | 97 |
| Camundongos | 1,0 | 94 |

Dados selecionados de Winkler GC: Pulmonary intravascular macrophages in domestic animal species: review of structural and functional properties. *Am J Anat* 181:223, 1988; e Chitko-McKown CG, Blecha F: Pulmonary intravascular macrophages, a review of immune properties and functions, *Ann Rech Vet* 23:201-214, 1992.

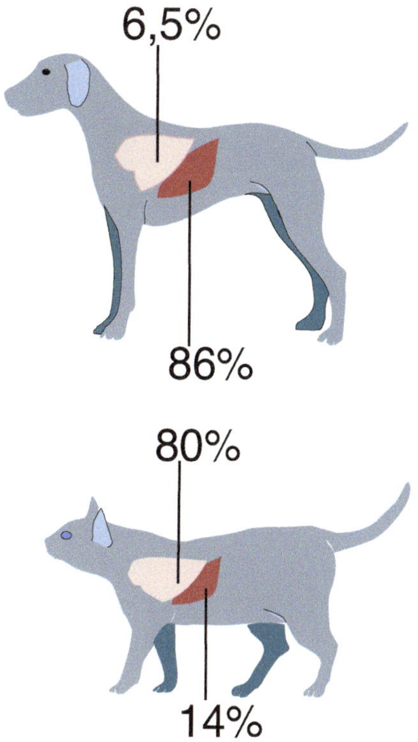


**FIG. 6.10** As diferentes vias de remoção de bactérias da corrente sanguínea de cães e gatos, expressas como porcentagens de uma dose administrada. Os cães utilizam principalmente as células de Kupffer do fígado. Os gatos empregam mais os macrófagos pulmonares intravasculares.

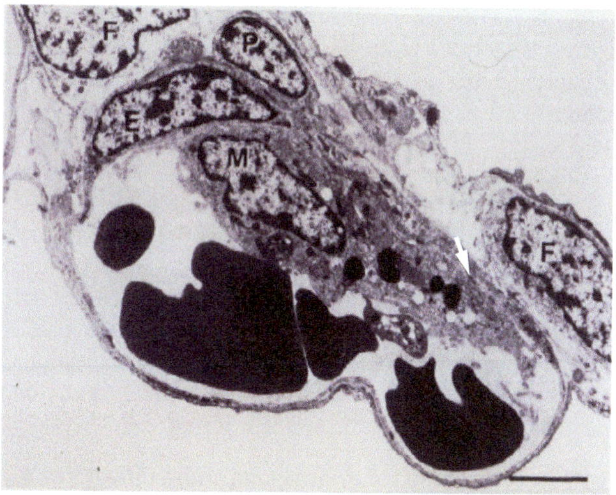


**FIG. 6.11** Um macrófago intravascular (*M*) de um pulmão de um leitão de 7 dias de idade. A célula apresenta numerosos pseudópodes, siderossomos eletrondensos, fagossomos e gotículas lipídicas. Essa célula está fortemente aderida à porção espessa da barreira tecidual ar-sangue, que contém fibroblastos (*F*) e um pericito (*P*) entre a lâmina basal do endotélio capilar (*E*) e o epitélio alveolar. Nos locais onde a adesão é firme, há junções intercelulares, com densidades subplasmalêmicas (*seta*). Barra = 2 µm. Aumento original ×8.000. (De Winkler GC, Cheville NF: Postnatal colonization of porcine lung capillaries by intravascular macrophages: an ultrastructural morphometric analysis, *Microvasc Res* 33:224-232, 1987.)

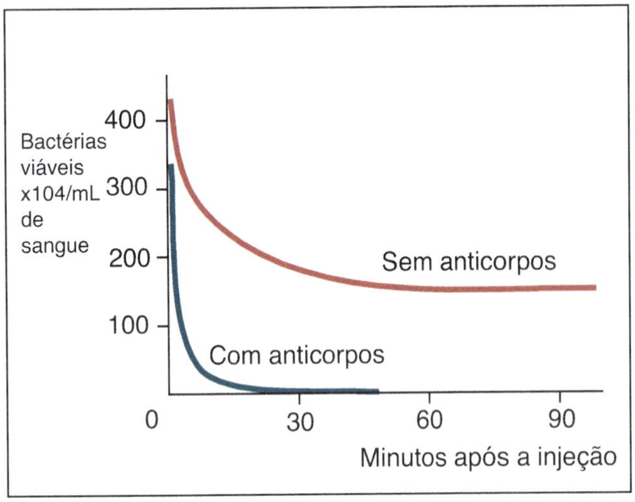


**FIG. 6.12** A eliminação de bactérias do sangue (neste caso, *Escherichia coli* em leitões). Na ausência de anticorpos, as bactérias são removidas de forma lenta e incompleta.

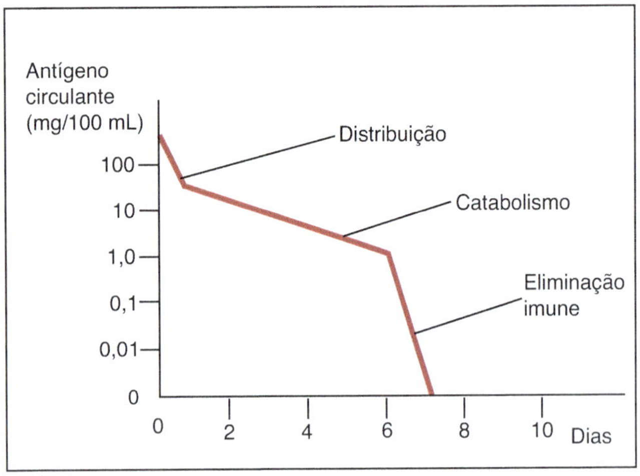


**FIG. 6.13** A eliminação de um antígeno solúvel da corrente sanguínea. Note as três fases desse processo.

bastante inferior de material. Há também diferenças em relação ao tipo de partículas removidas pelo fígado e pelo baço. Os macrófagos esplênicos apresentam receptores para anticorpos (CD64) e, assim, as partículas opsonizadas por anticorpos são preferencialmente removidas nesse órgão. As células fagocíticas do fígado, por outro lado, expressam CD35, um receptor de C3 do sistema complemento, e, por isso, as partículas opsonizadas por C3 são preferencialmente removidas por esse órgão. A eliminação das partículas do sangue é regulada por opsoninas solúveis, como a fibronectina ou a lectina ligante de manose. Experimentalmente, a injeção intravenosa de uma grande quantidade de partículas, como carbono coloidal, em um animal provoca a depleção temporária dessas opsoninas e as demais partículas (como as bactérias) não são removidas da corrente sanguínea. Nessa situação, o sistema mononuclear fagocítico é considerado "bloqueado".

A remoção de bactérias da corrente sanguínea aumenta bastante com a opsonização por anticorpos específicos. Na ausência de anticorpos ou quando as bactérias apresentam cápsulas polissacarídicas antifagocíticas, a taxa de eliminação é menor. Algumas moléculas, como as endotoxinas bacterianas, os estrógenos e os lipídios simples, estimulam a atividade macrofágica e, portanto, aumentam a taxa de eliminação bacteriana. Os corticosteroides e outros fármacos que diminuem a atividade macrofágica reduzem a taxa de eliminação.

## Proteínas Solúveis Administradas por Via Intravenosa

A não ser que sejam tratadas com cuidado, as moléculas proteicas em solução tendem a se agregar de forma espontânea. Em caso de injeção intravenosa dessa solução, esses agregados proteicos são rapidamente removidos por neutrófilos, monócitos e macrófagos. As moléculas proteicas não agregadas continuam em solução e se distribuem de maneira uniforme pelo sangue do animal. As proteínas pequenas (com menos de 60 kDa) também se difundem pelos fluidos teciduais extravasculares. Uma vez distribuídas, essas proteínas são catabolizadas, o que leva a um declínio lento, porém progressivo, de sua concentração. Em poucos dias, porém, o animal monta uma resposta imune contra a proteína estranha. Os anticorpos se combinam ao antígeno; as células fagocíticas removem esses complexos antígenos-anticorpos do sangue; e a proteína é logo eliminada (Fig. 6.13).

Esse padrão de eliminação trifásica, ou seja, redistribuição, catabolismo e eliminação imune, pode mudar de acordo com as circunstâncias. Na ausência de exposição prévia ao antígeno proteico, por exemplo, a eliminação imunológica ocorre em 5 a 10 dias. Se, por outro lado, o animal tiver sido sensibilizado por uma exposição prévia à proteína, a resposta imune secundária ocorre em 2 a 3 dias e o estágio catabólico é menor. Na presença de anticorpos no momento da administração do antígeno, a eliminação imune é imediata e não há fase catabólica. Se o material injetado não for antigênico ou se não houver resposta imune, o catabolismo continua até a eliminação completa do material.

## Destino dos Materiais Administrados por Outras Vias

A injeção de material estranho em um tecido causa certo dano local, inflamação e liberação de DAMPs. Em decorrência disso, os neutrófilos e os macrófagos migram até o sítio de injeção e fagocitam o material inoculado. Um pouco desse material também é capturado por células dendríticas. O material capturado pelos macrófagos e pelas células dendríticas pode ser processado e usado para iniciar respostas imunes adaptativas. Os anticorpos e os componentes do sistema complemento (Capítulo 4) interagem com o material antigênico, gerando fatores quimiotáticos que atraem ainda mais células fagocíticas, apressando sua eliminação final. Na pele, uma rede de células dendríticas que capturam antígenos, as células de Langerhans, podem aprisionar as moléculas estranhas e apresentá-las diretamente aos linfócitos. Por isso, a injeção intradérmica de antígenos pode ser a maneira mais eficaz de estimular uma resposta imunológica.

As macromoléculas solúveis injetadas em um tecido são redistribuídas pelo fluxo do fluido tecidual, através do sistema linfático. Por fim, atingem a corrente sanguínea e, assim, seu destino final é o mesmo do material inoculado por via intravenosa. Os materiais agregados presentes são fagocitados pelos neutrófilos, ou macrófagos teciduais, ou pelos macrófagos e as células dendríticas dos linfonodos que recebem o fluxo de fluido tecidual.

### Trato Respiratório

O destino das partículas inaladas, como poeiras ou gotículas de aerossol, depende de seu tamanho. As partículas grandes (com mais de 5 μm de diâmetro) aderem à camada mucosa que recobre o epitélio respiratório da traqueia até os bronquíolos terminais (Fig. 22.2). Essas partículas são, então, removidas pelo fluxo de muco em direção à faringe ou pela tosse. As partículas muito pequenas que chegam aos alvéolos pulmonares são ingeridas pelos macrófagos alveolares, que as transportam de volta para a junção broncoalveolar; daí, também são removidas pelo fluxo de muco. Ainda assim, um pouco do material pode ser absorvido dos alvéolos. As pequenas partículas absorvidas dessa forma são eliminadas pelos linfonodos drenantes, enquanto as moléculas solúveis entram na corrente sanguínea e se distribuem por todo o corpo. A inalação de grandes quantidades de poeira, como ocorre nos trabalhadores expostos às poeiras industriais ou nos fumantes, o sistema macrofágico alveolar pode ser "bloqueado" e os pulmões se tornam mais suscetíveis à invasão microbiana.

## RESOLUÇÃO DA INFLAMAÇÃO

Acreditava-se que a inflamação simplesmente terminasse quando sua causa, como a infecção, fosse removida. Mas não é assim. A resolução da inflamação é um processo ativo. Depois da destruição dos organismos invasores, os tecidos afetados devem passar de um processo de morte a um processo de reparo. Moléculas que favorecem a resolução são produzidas para compensar os processos pró-inflamatórios. Com o prosseguimento da inflamação, por exemplo, os macrófagos mudam sua polarização (Fig. 6.14). Os primeiros macrófagos que entram no local são ativados da maneira clássica por TNF-α e GM-CSF para destruir as bactérias invasoras. Esses macrófagos M1, porém, gradualmente se convertem em macrófagos M2 e desenvolvem propriedades anti-inflamatórias ao receberem diferentes sinais dos tecidos. Dessa forma, a mesma célula pode atuar de maneira pró-inflamatória no início da infecção, mas ter atividades anti-inflamatórias depois do término do processo infeccioso e do recebimento de sinais diferentes.

A inflamação também é resolvida por um processo coordenado ativo mediado por uma mistura complexa de lipídios similares aos leucotrienos. Entre esses lipídios, estão as resolvinas, as protectinas, as maresinas e as lipoxinas. Produzidas pelas células endoteliais, as resolvinas e protectinas promovem a remoção dos fagócitos por meio da redução da migração dos neutrófilos da corrente sanguínea e aumento da ingestão de neutrófilos apoptóticos pelos macrófagos. As maresinas são produzidas pelos macrófagos e estimulam o reparo tecidual enquanto atuam sobre os nervos para reduzir a dor. As lipoxinas aumentam a atividade macrofágica e reduzem a migração de neutrófilos. As quimiocinas são destruídas pelas metaloproteases tissulares. Os neutrófilos apoptóticos exercem *feedback* negativo por meio da liberação de lactoferrina, que suprime o recrutamento dessa população celular. Os neutrófilos mortos atraem fagócitos. Assim, a fagocitose de neutrófilos apoptóticos por macrófagos promove a produção de fator de crescimento endotelial vascular (VEGF), uma citocina crucial para a revascularização e o reparo de feridas. Depois de geradas, as células M2 secretam SLP1, um inibidor de serina protease. Essa molécula inibe a liberação de elastase e oxidantes pelos neutrófilos estimulados por TNF-α e inibe a atividade da elastase. A SLP1 também impede a degradação do fator transformador de crescimento β (TGF-β), que, por sua vez, inibe a liberação de TNF-α.

Mesmo em animais normais e saudáveis, muitas células morrem todos os dias e devem ser imediatamente removidas. Essa é a função dos macrófagos. Os neutrófilos mortos, por exemplo, liberam os nucleotídeos trifosfato de adenosina e trifosfato de uridina. Essas moléculas atraem os macrófagos, que logo se encaminham para as células apoptóticas. Os macrófagos "palpam" todos os neutrófilos que encontram. Se o neutrófilo

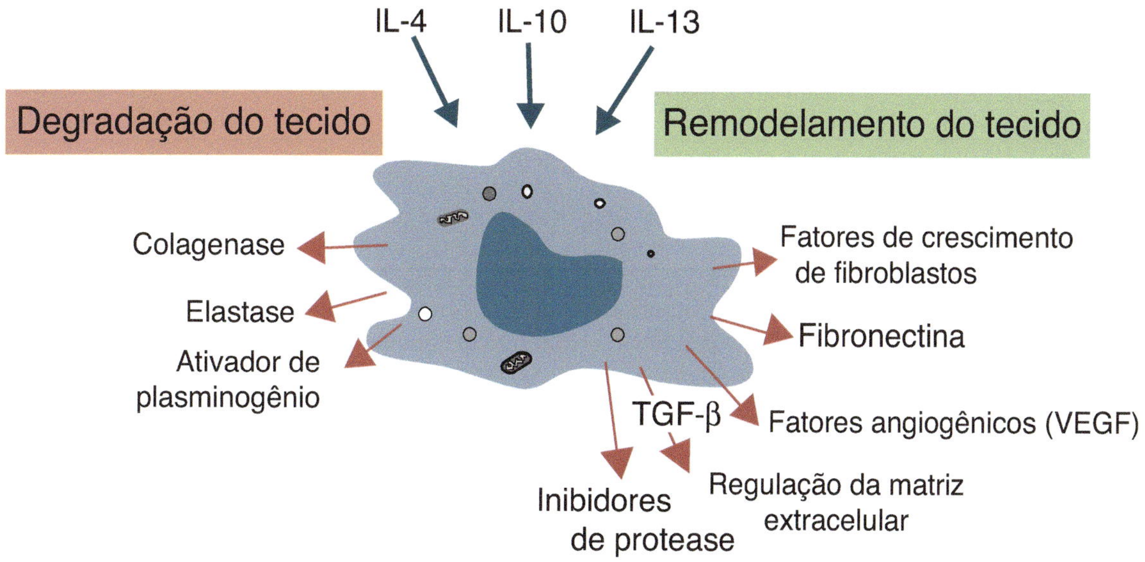


FIG. 6.14 O papel dos macrófagos M2 na destruição e no reparo de tecidos no processo de cicatrização. Na verdade, os tecidos lesionados devem ser removidos antes do início do reparo e do remodelamento.

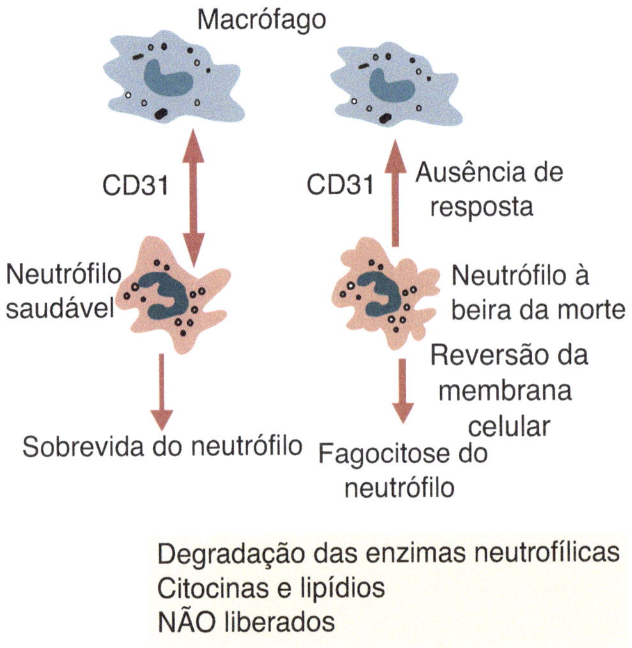


**FIG. 6.15** A remoção de neutrófilos apoptóticos. A reação começa com as interações entre o CD31 de macrófagos e neutrófilos. Caso o neutrófilo não responda ao ser interrogado por um macrófago, será ingerido e destruído.

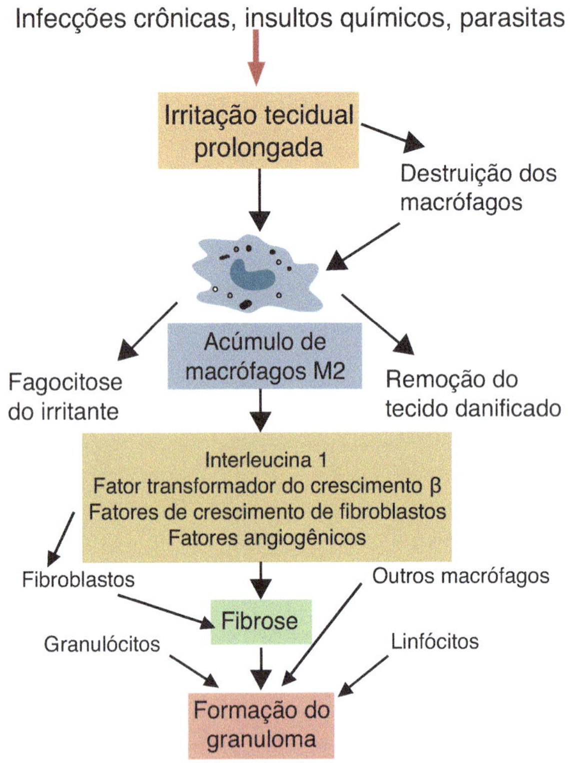


**FIG. 6.16** A patogênese da inflamação crônica. Os macrófagos submetidos à estimulação prolongada podem passar do fenótipo M1 para o M2. As células M2 secretam misturas de citocinas que não apenas promovem a cicatrização de feridas, como também o "aprisionamento" dos irritantes persistentes pelos fibroblastos e pela matriz extracelular. Outros tipos celulares são atraídos pelo antígeno persistente. Sua composição precisa varia conforme os antígenos envolvidos.

for saudável, as células se separam. No entanto, se o neutrófilo estiver morto ou à beira da morte, o macrófago continua em contato e o ingere. Essa interação (eferocitose) se dá através da proteína de adesão CD31 (Fig. 6.15). Dessa maneira, o CD31 do neutrófilo se liga ao CD31 do macrófago. Se o neutrófilo estiver saudável, envia um sinal ao macrófago, fazendo-o se soltar. Por outro lado, se o neutrófilo não enviar nenhum sinal, é fagocitado. É interessante notar que essa falha na sinalização do CD31 ocorre bem antes de o neutrófilo começar a perder seu conteúdo enzimático e causar danos. Da mesma forma, os macrófagos que consomem esses neutrófilos não liberam citocinas ou lipídios vasoativos. A ingestão de neutrófilos apoptóticos, porém, faz com que os macrófagos secretem ainda mais TGF-β, o que, por sua vez, promove o reparo do tecido. Logo, a esferocitose é uma maneira eficiente de remover os neutrófilos apoptóticos sem causar ainda mais lesão tecidual ou inflamação.

Ao secretarem IL-1β, os macrófagos atraem e ativam fibroblastos. Esses fibroblastos entram na área lesionada e secretam colágeno. A síntese de fibras de colágeno é interrompida depois de sua deposição suficiente. Esse colágeno é, então, remodelado por várias semanas ou meses até que o tecido volte ao normal. A menor tensão de oxigênio nos tecidos mortos estimula os macrófagos a secretar citocinas, como VEGF, que promovem o crescimento de novos vasos sanguíneos. Com a normalização da tensão de oxigênio, a formação de novos vasos sanguíneos é interrompida.

O resultado final desse processo de cicatrização depende da eficácia da resposta inflamatória. Se sua causa for removida rápido e por completo, a cicatrização continuará normalmente. Se a saúde do tecido não for restaurada, seja pela não eliminação completa do invasor ou pela inadequação do reparo tecidual, a inflamação pode persistir e se tornar uma doença crônica e danosa. Entre os exemplos de invasores persistentes, estão bactérias, como *M. tuberculosis*, fungos, como espécies de *Cryptococcus*, parasitas, como os trematódeos hepáticos, ou materiais inorgânicos, como os cristais de amianto. Os macrófagos, os fibroblastos e os linfócitos podem se acumular em grande número ao redor do material persistente por meses ou anos. Por serem semelhantes ao epitélio em cortes histológicos, essas células são chamadas de células epitelioides. A inflamação persistente e, em especial, a estimulação prolongada de TLR também fazem com que os macrófagos formem células gigantes multinucleadas. Essas células se desenvolvem devido à resposta ativa ao dano no DNA, repetidas tentativas de divisão celular e defeitos na mitose. Em todos esses casos, a persistência do material estranho leva ao influxo contínuo de novos macrófagos M2, que continuam a atrair fibroblastos e estimular a deposição de colágeno. O agregado compacto de células inflamatórias formado ao redor desse material estranho é chamado granuloma (Fig. 6.16). Os granulomas são compostos por tecido de granulação – um acúmulo de macrófagos, linfócitos, fibroblastos, tecido conjuntivo frouxo e novos vasos sanguíneos. O termo *tecido de granulação* deriva da aparência granular desse tecido ao corte. Os "grânulos" são, na verdade, novos vasos sanguíneos. Se o irritante for antigênico (por exemplo, alguma bactéria, fungo ou parasita persistente), o granuloma pode conter muitos linfócitos, assim como macrófagos, fibroblastos e, provavelmente, alguns neutrófilos, eosinófilos e basófilos (Fig. 6.17). As células M2 cronicamente ativadas dentro desses granulomas secretam IL-1, que estimula a deposição de colágeno pelos fibroblastos; a deposição de colágeno acaba por "separar" a lesão do resto do corpo. Se o material estra-

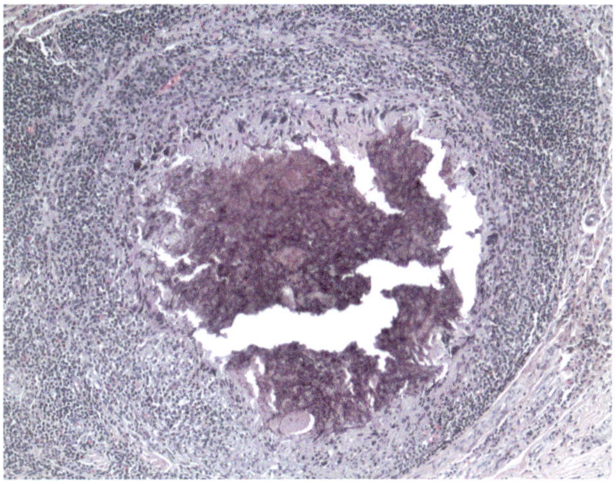

FIG. 6.17 Uma reação inflamatória granulomatosa ao redor de um cisto degenerado de cestódeo no coração de um bovino. A massa de células ao redor do microrganismo central é uma mistura de macrófagos e fibroblastos que separa o material do restante do corpo. Essa lesão é classificada como um granuloma de tipo II. Aumento original ×250. (Cortesia do Dr. John Edwards.)

nho persistente não for antigênico (por exemplo, sílica, talco ou óleo mineral), poucos neutrófilos ou linfócitos são atraídos para a lesão. No entanto, as células gigantes multinucleadas e as células epitelioides podem continuar tentando destruir o material ofensor. Se o material for tóxico para os macrófagos (como o amianto), o extravasamento de enzimas e citocinas, como a IL-6, pode provocar necrose central, lesão tissular crônica, fibrose local e formação de cicatrizes.

Os granulomas crônicos, sejam causados por reações imunológicas ou a corpos estranhos, podem crescer e destruir tecidos normais. As infestações hepáticas por trematódeos, por exemplo, podem causar morte devido à reposição gradual das células normais do fígado pelo tecido fibroso formado em resposta à persistência dos parasitas. Os granulomas podem ser classificados em tipo I, exemplificado pelos tubérculos. Essas lesões apresentam macrófagos e células dendríticas e são associadas a um aumento significativo da produção de IFN-γ e IL-17 por linfócitos Th1 e Th17. Os granulomas de tipo II, exemplificados pelas lesões que se formam ao redor de vermes nos tecidos, contêm macrófagos e células dendríticas e podem apresentar eosinófilos, maior produção de IL-4, IL-5 e IL-13 e grandes números de fibroblastos.

7

# Doença: As Respostas Inatas do Corpo

## OBJETIVOS DIDÁTICOS

*Depois de ler este capítulo, você deve ser capaz de:*

- Explicar como a inflamação desencadeia reações em todo o corpo.
- Listar as citocinas que causam febre e descrever seu mecanismo de ação.
- Descrever as propriedades e a importância da HMGB1.
- Listar os benefícios do aumento da temperatura corpórea.
- Definir a resposta de fase aguda e seus benefícios fisiológicos.
- Listar as principais proteínas de fase aguda em animais domésticos.
- Explicar como o metabolismo do ferro é alterado durante uma infecção e as vantagens e desvantagens desses processos.
- Definir ferroportina, sideróforo, proteína de fase aguda, pentraxinas, amiloide, síndrome de resposta inflamatória sistêmica, choque séptico, coagulação intravascular disseminada e síndrome de falência múltipla de órgãos.
- Entender por que a produção excessiva de citocinas (a tempestade de citocinas) pode levar ao desenvolvimento de uma síndrome letal de choque.
- Explicar a patogênese do choque séptico.
- Explicar os mecanismos da coagulação intravascular disseminada.
- Explicar como a liberação excessiva e crônica de citocinas inflamatórias pode levar à deposição tecidual de proteínas insolúveis com dobramento errôneo chamadas amiloides.

## SUMÁRIO DO CAPÍTULO



Embora a inflamação pareça ser uma resposta muito localizada, restrita aos locais de lesão tecidual ou invasão microbiana, também pode ter efeitos significativos em partes distantes do corpo. Se a inflamação local for menor, esses efeitos sistêmicos podem não ser notados. No entanto, se a inflamação afetar vários sistemas orgânicos ou se o invasor microbiano conseguir se disseminar por todo o corpo, esses efeitos sistêmicos são clinicamente significativos. Coletivamente, são chamados de doença. É claro que, em medicina veterinária, são esses sinais de doença que chamam a atenção do proprietário do animal.

## COMPORTAMENTO NA DOENÇA

A resposta de um animal invadido por patógenos ocorre em todo o corpo e recebe o nome de doença. As sensações subjetivas de doença (por exemplo, mal-estar, fraqueza, fadiga, perda de apetite e dores musculares e articulares, além de febre) são sinais de uma resposta imune inata sistêmica. Esses sinais refletem uma mudança nas prioridades do corpo durante o combate aos invasores. Os padrões moleculares associados a patógenos (PAMPs) dos micróbios que interagem com os receptores de reconhecimento de padrão (PRRs) estimulam a produção de interleucina 1β (IL-1β), IL-6 e fator de necrose tumoral α (TNF-α). Essas três citocinas enviam sinais para o cérebro por meio de duas vias (Fig. 7.1). Uma via age pelos neurônios sensoriais que atendem o tecido lesionado. A estimulação sensorial por IL-1β no nervo vago pode desencadear a sinalização até o cérebro. (A IL-1 não desencadeia a febre se o nervo vago for seccionado.) A interação do lipopolissacarídeo (LPS) com o receptor do tipo *toll* 4 (TLR4) também pode desencadear esses sinais vagais. Essa interação causa febre, náusea e outras respostas de doença no cérebro.

Uma segunda via usa citocinas que se difundem diretamente da corrente sanguínea para o cérebro ou são produzidas nesse órgão. Essas citocinas podem atuar sobre os neurônios ou a micróglia para modificar o comportamento e alterar a percepção de dor. Os interferons de tipo I também podem entrar no

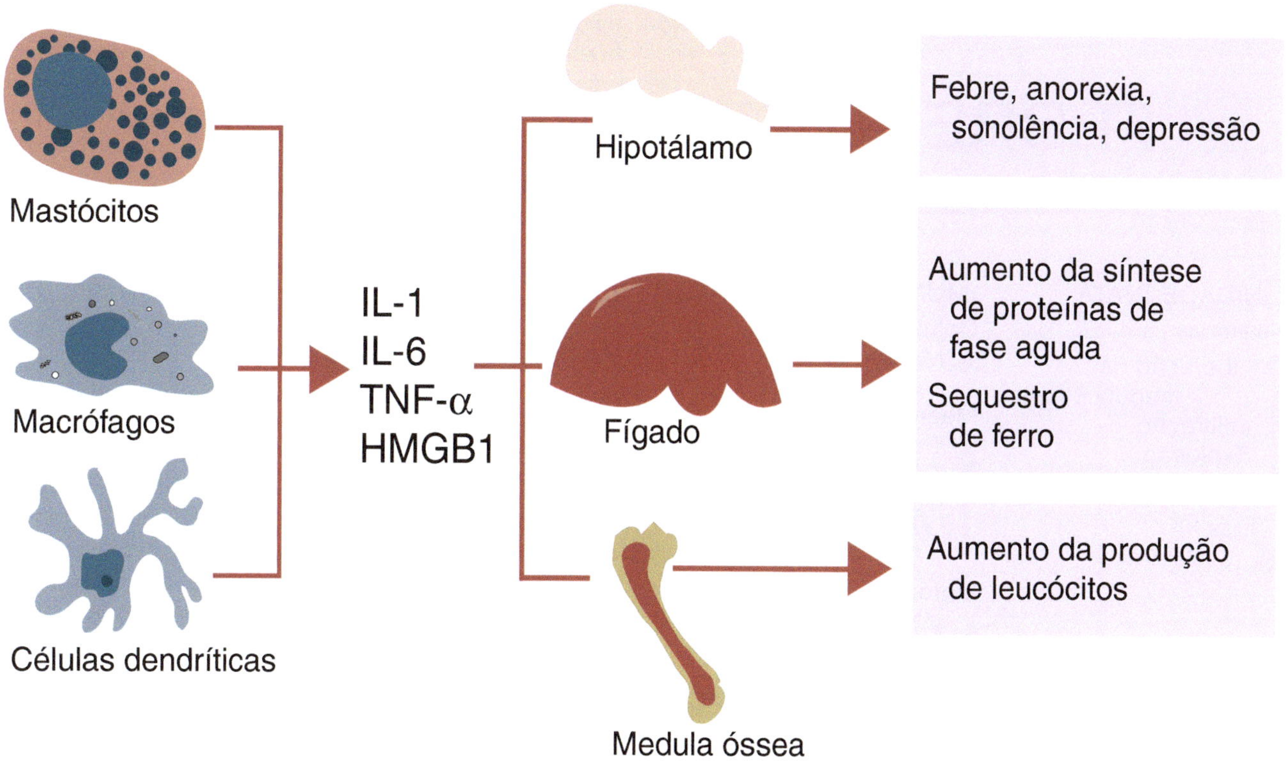


**FIG. 7.1** O comportamento na doença é parte da resposta do corpo aos estímulos inflamatórios. Os diversos efeitos sistêmicos são causados pelas quatro principais citocinas secretadas por células sentinelas, mastócitos, macrófagos e células dendríticas. As principais citocinas indutoras de doença são IL-1, IL-6, TNF-α e HMGB1.

**QUADRO 7.1 Diferenças Sexuais no Comportamento na Doença?**

Quando bovinos de corte foram desafiados com lipopolissacarídeo bacteriano, as fêmeas e os machos responderam de maneira muito diferente! Todos os animais apresentaram comportamento de doente, mas as novilhas foram menos acometidas do que os bois. Ainda assim, as novilhas apresentaram febre mais alta em comparação aos machos. As concentrações séricas médias de TNF-α foram maiores nas fêmeas, enquanto as concentrações de IFN-γ foram maiores em machos. Nos bois, as contagens de leucócitos totais foram maiores, mas nas novilhas os números de neutrófilos foram maiores. De modo geral, em muitos mamíferos, os machos são mais suscetíveis à mortalidade e à morbidade causadas por infecções bacterianas do que as fêmeas. As mulheres são mesmo mais resistentes do que os homens!

Carroll JA et al. Sexually dimorphic innate immunological responses of prepubertal Brahman cattle following an intravenous lipopolysaccharide challenge. *Vet Immunol Immunopathol,* 166:108-115, 2015.

cérebro e desencadear mal-estar, depressão e comportamento de doença (Quadro 7.1).

A resposta sistêmica à infecção mais óbvia é o desenvolvimento de febre. A IL-1, a IL-6 e o TNF-α aumentam a temperatura corpórea. Essas citocinas induzem cicloxigenase 2 (COX-2) no hipotálamo, o que leva à produção de prostaglandina $E_2$. Essa molécula age nos neurônios termossensíveis e altera o ponto de regulação termostática do corpo. Por isso, os animais conservam calor por vasoconstrição e aumentam sua produção de calor pelos tremores, elevando a temperatura corpórea até chegar ao novo ponto.

As febres são protetoras, já que aumentam as respostas imunes inatas e adaptativas (Fig. 7.2). A alta temperatura corpórea, por exemplo, estimula muitas funções neutrofílicas. Promove a liberação de neutrófilos da medula óssea e a migração transendotelial e quimiotaxia dessas células, o que leva a seu acúmulo nos tecidos. A febre estimula a explosão (*burst*) respiratória e acelera a apoptose de neutrófilos dependente de caspase. Também aumenta as atividades citotóxicas de células NK. Em relação à imunidade adaptativa, o aumento das temperaturas corpóreas provoca a maturação das células dendríticas e estimula diversas funções macrofágicas, como fagocitose, liberação de óxido nítrico (NO) e citocinas e a expressão de TLR2, TLR4 e moléculas do complexo de histocompatibilidade principal (MHC). As febres estimulam a passagem de linfócitos T pelas vênulas de endotélio alto (Capítulo 12), promovem a formação de sinapses imunológicas (Capítulo 14) e inibem a apoptose de linfócitos T.

A proteína de alta mobilidade *box* 1 (HMGB1) (Capítulo 3) é uma potente citocina induzida por doença. Embora a IL-1, a IL-6 e o TNF-α sejam conhecidos por causar choque séptico e comportamento de doença, hoje se sabe que essas três moléculas induzem a liberação lenta de HMGB1 por macrófagos. A HMGB1 foi implicada na aversão alimentar e na perda de peso por suas ações sobre o eixo hipotalâmico-hipofisário. Além disso, medeia a letalidade por endotoxina, a artrite e a ativação dos

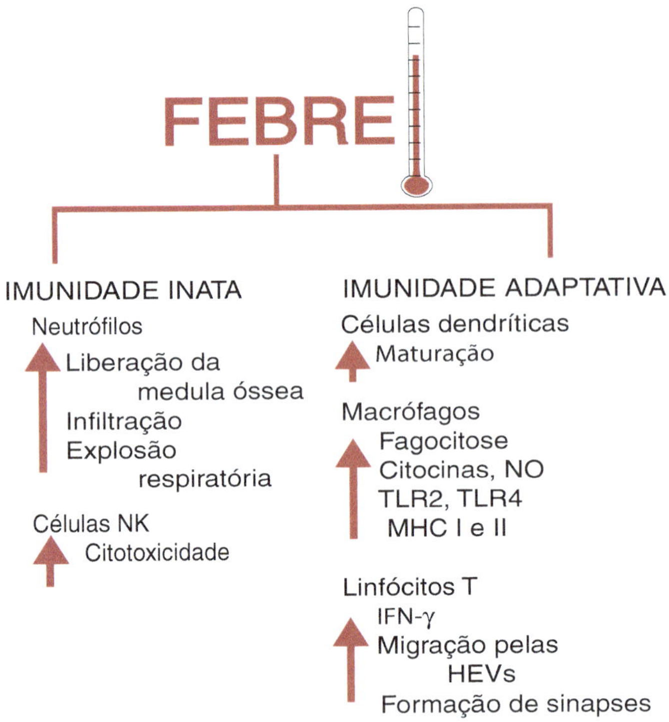


FIG. 7.2 A regulação positiva das respostas imunes inatas e adaptativas devido à febre.

macrófagos. A inflamação induzida por células necróticas é, em parte, provocada pelo escape de HMGB1 de núcleos rompidos e mitocôndrias danificadas.

## RESPOSTAS INATAS SISTÊMICAS

As células-tronco hematopoiéticas (HSCs) respondem às infecções sistêmicas como necessário para que o corpo reponha seu suprimento de neutrófilos e macrófagos. Essa resposta é mediada por muitas citocinas, inclusive o fator estimulador de colônias de granulócitos descrito no Capítulo 5. As citocinas associadas à inflamação, como os interferons e o TNF-α, também exercem um efeito direto sobre as HSCs e estimulam sua proliferação. Uma vez que as HSCs expressam TLR2 e TLR4, PAMPs bacterianos, como lipopolissacarídeos, também promovem a proliferação dessas células e a leucocitose (elevação do número de leucócitos no sangue periférico).

### Alterações Metabólicas

Além de causar febre, as citocinas inflamatórias, em especial a IL-1, promovem a liberação de moléculas indutoras de sono. Assim, a letargia é comumente associada à febre. Essa resposta pode reduzir outras demandas de energia de um animal e aumentar as forças para defesa e reparo.

A IL-1, a IL-18 e a leptina também suprimem os centros de fome do hipotálamo e, assim, são responsáveis pela perda de apetite associada às infecções. Os benefícios dessa ação não foram esclarecidos, mas podem permitir que o animal seja mais seletivo sobre sua alimentação.

A IL-1, a IL-6 e o TNF-α também atuam sobre a musculatura esquelética para aumentar o catabolismo proteico e a liberação de aminoácidos. Embora isso acabe causando mialgia e perda de massa muscular, os aminoácidos recém-formados são utilizados na síntese de anticorpos e citocinas. Na presença de inflamação branda e prolongada, os animais são expostos a doses baixas e crônicas de TNF-α. Por isso, perdem peso e apresentam anemia e depleção proteica. O TNF-α inibe a incorporação de lipídios por pré-adipócitos e provoca a perda dos lipídios armazenados pelos adipócitos maduros. O TNF-α é, assim, responsável pela perda de peso observada em animais com câncer ou doença bacterianas e parasitárias crônicas. A perda de peso é uma resposta comum à infecção (e, às vezes, à vacinação) e é muito importante para os pecuaristas.

### Proteínas de Fase Aguda

Sob a influência de IL-1β, TNF-α e, principalmente, IL-6, os hepatócitos sintetizam novas proteínas. Como esse aumento é associado às infecções e inflamações agudas, essas proteínas recém-produzidas são chamadas de proteínas de fase aguda (APPs, do inglês *acute-phase proteins*). As APPs de tipo I são induzidas por IL-1 e TNF-α, enquanto as APPs de tipo II são induzidas por IL-6. Essas proteínas são também sintetizadas nos linfonodos, nas tonsilas, no baço e nos leucócitos do sangue. A concentração de APPs começa a aumentar cerca de 90 minutos depois da lesão ou inflamação sistêmica e cai em 48 horas. Esse aumento também pode ocorrer após o estresse prolongado, como o transporte rodoviário ou o confinamento. Há cerca de 30 proteínas de fase aguda e muitas são componentes importantes do sistema imune inato. Essas moléculas induzem PRRs solúveis, componentes do sistema complemento, moléculas da coagulação, inibidores de proteases e proteínas ligantes de ferro. As diferentes espécies produzem diferentes proteínas de fase aguda (Fig. 7.3).

#### Receptores Solúveis de Reconhecimento de Padrão

As pentraxinas são lectinas do tipo P que agem como PRRs solúveis. Duas das pentraxinas mais importantes são a proteína C reativa e o amiloide sérico P. A proteína C reativa (CRP) é a principal proteína de fase aguda em primatas, coelhos, hamsters e cães e é importante em suínos. A CRP apresenta estrutura pentamérica (cinco unidades de 20 kDa dispostas em círculo) com duas faces. Uma face se liga à fosfocolina, uma cadeia lateral comum encontrada em todas as membranas celulares e em muitas bactérias e protozoários. A outra face se liga aos receptores de anticorpo FcγRI e FcγRIIa em neutrófilos. Dessa maneira, a CRP age como opsonina e promove a fagocitose e remoção de células danificadas, à beira da morte ou mortas e de microrganismos. A CRP pode se ligar a polissacarídeos e glicolipídios bacterianos e a células necróticas, onde ativa o componente C1q do sistema complemento. (Seu nome deriva de sua capacidade de ligação e precipitação do polissacarídeo C de *Streptococcus pneumoniae*.) A CRP também tem ação anti-inflamatória, já que inibe a produção de superóxido pelos neutrófilos e a desgranulação dessas células e bloqueia a agregação de plaquetas. A CRP estimula a fibrose e pode promover a cicatrização por redução da lesão e estimulação do reparo do tecido danificado. Em vacas lactantes, a concentração sérica de CRP é duas a cinco vezes maior. Os motivos desse aumento não são conhecidos.

O amiloide sérico P (SAP) é uma pentraxina e a principal proteína de fase aguda em roedores. Como a CRP, é um PRR, onde uma face da molécula pode se ligar a constituintes nucleares, como DNA, cromatina e histonas, além de fosfolipídios

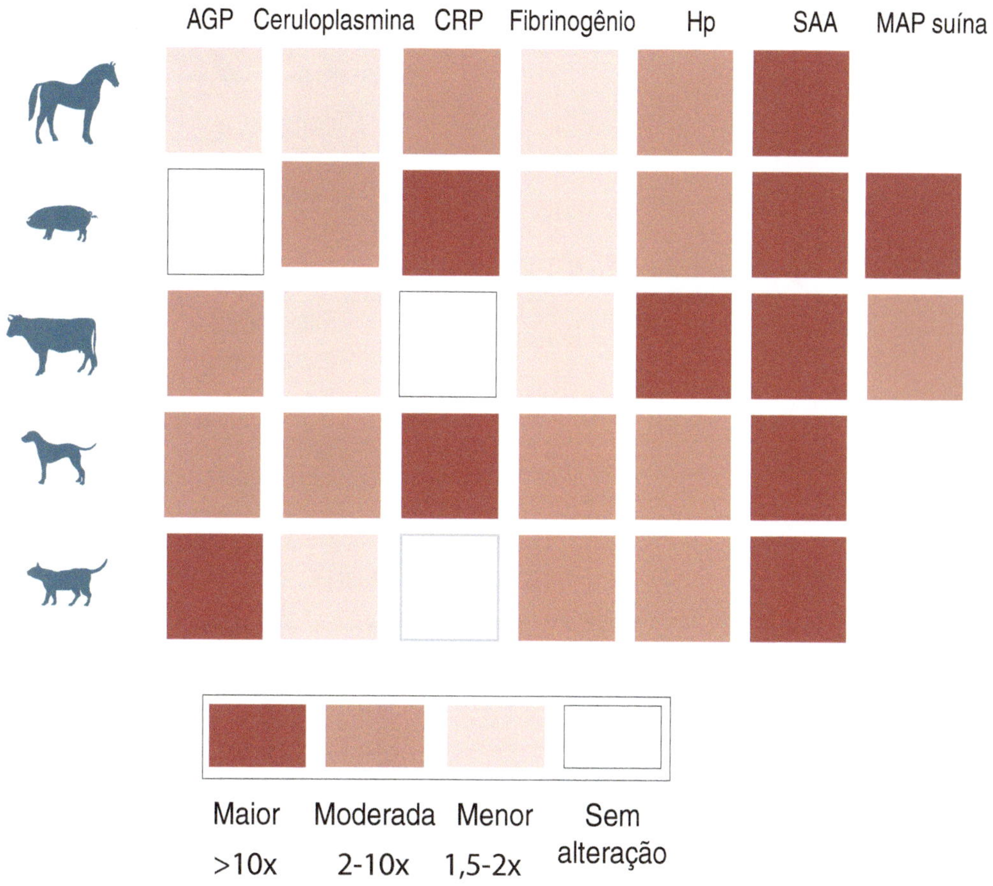


FIG. 7.3 Diferenças específicas nas principais proteínas de fase aguda produzidas pelos mamíferos domésticos.

da membrana celular. A outra face se liga e ativa C1q e, assim, desencadeia a via clássica do sistema complemento. Uma das principais funções do SAP é a regulação das respostas imunes inatas. Ele interage com os receptores de Fc dos macrófagos, reduz a interação dos neutrófilos com a matriz extracelular, diminui a diferenciação de macrófagos em fibroblastos (o que inibe a fibrose) e promove a fagocitose de *debris* celulares. Outros PRRs solúveis que atuam como proteínas de fase aguda são a proteína ligante de LPS em bovinos, humanos e coelhos, o CD14 em humanos, equinos e camundongos e as lectinas do tipo C, como a lectina ligante de manose e a conglutinina em outras espécies. A proteína ligante de LPS é uma APP de tipo II que apresenta o LPS ao CD14 e ao TLR4 nas células fagocíticas e aumenta suas atividades pró-inflamatórias em até 1.000 vezes. Também pode se ligar aos ácidos lipoteicoicos na parede celular de bactérias Gram-positivas e desencadear a inflamação por meio da ativação de TLR2.

## Moléculas Ligantes de Ferro

Um dos fatores mais importantes que determinam o sucesso ou fracasso da invasão bacteriana é a disponibilidade de ferro (Fig. 7.4).

A maioria das bactérias patogênicas, como *Staphylococcus aureus*, *Escherichia coli*, *Bacillus anthracis*, *Pasteurella multocida* e *Mycobacterium tuberculosis*, precisa de ferro para crescer, já que esse elemento forma um sítio catalítico importantíssimo em muitas de suas enzimas. Os animais, porém, também precisam de ferro para suas funções vitais, como transporte de oxigênio e produção de energia. Por isso, as bactérias e seus hospedeiros competem pelo mesmo metal. O resultado dessa competição pode determinar o desfecho de uma infecção.

As concentrações de ferro livre nos tecidos animais normalmente são muito baixas. O sangue mamífero possui apenas $10^{-26}$ M de ferro livre, já que quase todo o ferro disponível está ligado a proteínas. Entre essas proteínas ligantes de ferro, estão a transferrina, a lactoferrina, a hepcidina, a siderocalina, a haptoglobina e a ferritina.

O ferro geralmente é absorvido do alimento por enterócitos duodenais. O ferro se liga a um carreador da superfície celular chamado ferroportina e é transportado para a corrente sanguínea, onde se liga à transferrina. A maior parte desse ferro é incorporada na hemoglobina das hemácias. No entanto, menos de 10% de nossas necessidades diárias são atendidas pela importação do ferro dietético. A maior parte deriva da reciclagem de hemácias velhas ou danificadas. As hemácias velhas cedem seu ferro ao serem ingeridas pelos macrófagos esplênicos. Os macrófagos fagocitam as hemácias e catabolizam a hemoglobina usando hemoxigenase. Em seguida, liberam o ferro obtido da hemoglobina na circulação através da ferroportina. O ferro exportado se liga à transferrina e é transportado até os eritroblastos para ser utilizado na produção de novas hemácias.

Apesar da baixa disponibilidade de ferro, bactérias como *M. tuberculosis*, *B. anthracis* e *E. coli* podem invadir um animal

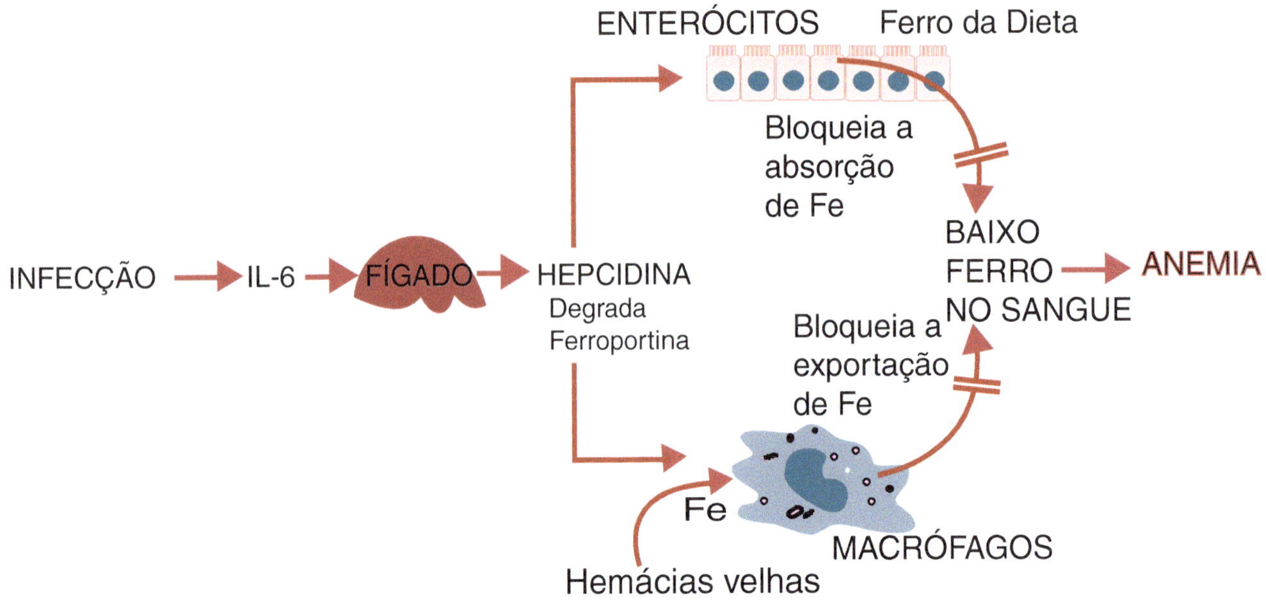


**FIG. 7.4** O papel da hepcidina na regulação da disponibilidade de ferro. Essa proteína impede o efluxo de ferro dos enterócitos e macrófagos por meio da ligação à ferroportina e do desencadeamento de sua degradação. O efeito final é a retenção de ferro nessas células, o que o torna indisponível para a síntese de hemoglobina e leva ao desenvolvimento de anemia.

porque produzem suas próprias proteínas ligante de ferro, os sideróforos. As micobactérias usam seu sideróforo (chamado carboximicobactina) para retirar o ferro da ferritina mamífera. O *S. aureus* usa as estafiloferrinas para lisar as hemácias e acessar o ferro da hemoglobina. A enteroquelina é um quelante de ferro muito potente que é produzido e secretado por muitas bactérias entéricas. A elevação dos níveis séricos de ferro observada após a destruição de hemácias é associada ao aumento da suscetibilidade a infecções bacterianas.

A invasão bacteriana leva à produção de duas proteínas de fase aguda, a hepcidina e a haptoglobina. A hepcidina é sintetizada por hepatócitos sob a influência de IL-1 e IL-6. A hepcidina se liga à ferroportina e desencadeia sua internalização e degradação. A hepcidina também suprime a absorção intestinal de ferro por meio da regulação negativa da expressão de ferroportina pelos enterócitos. Em indivíduos saudáveis, a produção de hepcidina é regulada pela disponibilidade sistêmica de ferro ou por sinais eritropoiéticos e pela hipóxia. Na inflamação, porém, a IL-6 e a IL-1 estimulam o promotor de hepcidina. Por isso, há aumento de hepcidina, diminuição de ferroportina, bloqueio da absorção de ferro pelos enterócitos e os macrófagos não conseguem mais exportar seu ferro. A disponibilidade de ferro para produção de hemácias cai e há o desenvolvimento de hipoferremia. Os animais com infecções crônicas ficam anêmicos — a anemia da infecção. Essa anemia costuma ser normocítica, normocrômica, não regenerativa e branda.

A haptoglobina é outra importante proteína de fase aguda em ruminantes, equinos e gatos. Sua concentração pode aumentar de praticamente indetectável em bezerros normais a até 1 mg/mL nos animais com doença respiratória aguda. A haptoglobina também se liga ao ferro e o torna indisponível para as bactérias invasoras.

Os mamíferos também podem capturar o ferro ao roubar os sideróforos bacterianos. Assim, durante as infecções bacterianas, o fígado, o baço e os macrófagos mamíferos sintetizam uma proteína chamada lipocalina 2. A lipocalina 2 (também chamada siderocalina) se liga ao sideróforo bacteriano enteroquelina com altíssima afinidade. A lipocalina 2 é essencial para a limitação do crescimento de bactérias produtoras de enteroquelinas, como *E. coli*, mas não afeta as bactérias que empregam outros métodos para aquisição de ferro.

Outras proteínas ligantes de ferro de fase aguda são a transferrina (importante em aves) e a hemopexina. A ativação de macrófagos pelo interferon $\gamma$ (IFN-$\gamma$) provoca a regulação negativa da aquisição de ferro por essas células através de receptores de transferrina e priva as bactérias intracelulares do ferro necessário. Uma situação parecida ocorre na glândula mamária quando, em resposta à invasão bacteriana, os neutrófilos do leite liberam a lactoferrina armazenada. A lactoferrina se liga ao ferro e impossibilita sua utilização pelas bactérias.

### Outras Proteínas de Fase Aguda

A glicoproteína $\alpha$1-ácida é uma proteína de fase aguda de menor importância em bovinos. Os neutrófilos expostos a agentes ativadores, como forbol-miristato-acetato, liberam rapidamente seus estoques de glicoproteína $\alpha$1-ácida. Essa proteína inibe a explosão respiratória e pode reduzir o dano causado pela inflamação excessiva.

Alguns inibidores de proteases séricas, como $\alpha_1$-antitripsina, $\alpha_1$-antiquimotripsina e $\alpha_2$-macroglobulina, são proteínas de fase aguda. Essas moléculas inibem as proteases dos neutrófilos nos locais de inflamação aguda e, assim, reduzem os danos teciduais. A proteína principal de fase aguda (MAP) é um inibidor de protease significativo em suínos e de importância moderada em bovinos. A MAP compartilha uma homologia com a cadeia pesada 4 do inibidor de inter-$\alpha$-tripsina, uma proteína de fase aguda de importância moderada em cães.

O amiloide sérico A (SAA), uma proteína de 15 kDa, é a principal proteína de fase aguda em bovinos, gatos, suínos e equinos e também é importante em humanos e cães. As concentrações de SAA em equinos aumentam mais de 100 vezes na artrite não infecciosa, enquanto os níveis da molécula em cães aumentam até 20 vezes em doenças bacterianas. O lipopolissacarídeo bacteriano induz um aumento de 1.000 vezes na concentração de SAA em camundongos. As funções do SAA não foram esclarecidas, mas a molécula se liga a TLR2 e pode ser um agonista endógeno de TLR4. Essa interação provoca a ativação de NF-κB e a produção de diversas citocinas inflamatórias. Recruta linfócitos para os sítios inflamatórios e induz a síntese de enzimas que degradam a matriz extracelular. O SAA é quimiotático para neutrófilos, monócitos e linfócitos T. Sua concentração é significativamente maior no leite mastítico. Outras proteínas de fase aguda são a ceruloplasmina, a haptoglobina e o fibrinogênio em ovinos e a CRP, a haptoglobina, o ácido siálico e a ceruloplasmina em suínos.

Os níveis de algumas proteínas caem durante a inflamação aguda. Essas moléculas são chamadas de proteínas "negativas" de fase aguda. Duas das mais importantes são a albumina e a transferrina. A albumina é uma fonte de aminoácidos que podem ser usados quando necessário, como durante infecções e inflamações.

### Proteínas de Fase Aguda como "Biomarcadores" de Doença

É possível identificar animais com infecções ou inflamações graves por meio da medida dos níveis de proteínas de fase aguda no sangue. Esse exame pode auxiliar, por exemplo, nas inspeções sanitárias *antemortem* ao identificar os animais que apresentam inflamação ou infecção não aparente e, por isso, não são adequados ao consumo. Diversos estudos examinaram a especificidade e a sensibilidade desses ensaios ao determinar suas curvas de característica de operação do receptor (ROC, do inglês *receiver operating characteristic*[1]) (Capítulo 42). Diferentes APPs aumentam em diferentes estados inflamatórios e diferentes APPS podem predominar em diferentes estágios de uma doença. Em bovinos, a concentração de haptoglobina aumenta em infecções crônicas, como mastite, enterite, doença respiratória, pericardite traumática e endometrite. O SAA e a proteína ligante de lipopolissacarídeo são marcadores sensíveis de infecções respiratórias em bezerros. Em bezerros com abscessos umbilicais, o nível de fibrinogênio é elevado e, em seguida, há aumento de haptoglobina e SAA. A concentração da isoforma de SAA associada ao tecido mamário (M-SAA3) é elevada nos casos de mastite. A resposta de fase aguda em ovinos é semelhante à observada em bovinos.

Em equinos, é provável que os níveis muito altos de SAA acompanhados por concentrações baixas de ferro reflitam a presença de infecção sistêmica disseminada. Nessa espécie, o fibrinogênio é um indicador menos sensível.

Suínos com lesões na cauda e abscessos na carcaça decorrentes de mordeduras apresentam níveis elevados de CRP, SAA e haptoglobina em comparação a animais controles. Essas lesões na cauda foram associadas à maior taxa de condenação das carcaças. Nas infecções experimentais por *Actinobacillus pleuropneumoniae*, os níveis de CRP e SAA são significativamente maiores.

Em gatos com peritonite infecciosa felina (PIF), os níveis sanguíneos de SAA aumentam 10 a 50 vezes. Essas concentrações também são maiores em pacientes com diabetes mellitus, outras doenças infecciosas, lesões e câncer. O nível de glicoproteína α1-ácida também aumenta na PIF, mas, de modo geral, menos de 10 vezes. Também aumenta nas infecções por calicivírus, nas clamidioses, na leucemia felina e nas imunodeficiências virais felinas. A concentração de haptoglobina tende a aumentar 2 a 10 vezes e é bastante alta na PIF.

Em cães, a CRP é a principal proteína de fase aguda. Sua concentração aumenta 100 vezes em doenças infecciosas, como a sepse associada à piometra, a babesiose, a leishmaniose, a parvovirose e a colibacilose. Os níveis de APP aumentam de forma moderada na doença intestinal inflamatória. As concentrações de CRP, haptoglobina e SAA são significativamente elevadas no líquor e no soro de cães com arterite-meningite responsiva a corticosteroides (Capítulo 37). Em cadelas prenhes, os níveis de haptoglobina, ceruloplasmina e fibrinogênio aumentam no meio da gestação. A concentração de SAA também aumenta na piometra.

## SÍNDROME DE RESPOSTA INFLAMATÓRIA SISTÊMICA

A morte por doenças infecciosas nem sempre pode ser atribuída a um efeito direto do patógeno ou de suas toxinas, mas sim a uma síndrome de resposta inflamatória sistêmica (SIRS) (Fig. 7.5).

Depois de lesões teciduais extensas, grandes quantidades de DAMPs, entre eles HMGB1, componentes mitocondriais e oxidantes, podem escapar para a corrente sanguínea e desencadear uma forma letal de choque, conhecida como SIRS. Esses DAMPs ativam grandes números de células sentinelas e, por isso, geram grandes quantidades de mediadores inflamatórios, como TNF-α, IFN-γ, CXCL8 e IL-6. Além disso, geram grandes quantidades do fragmento C5a do sistema complemento. As citocinas e o C5a desencadeiam a ativação de mais linfócitos T e a liberação de mais citocinas, aumentando ainda mais a destruição celular. Essa "tempestade de citocinas" pode causar doença grave ou morte. A mais importante dessas tempestades de citocinas é causada por traumas ou queimaduras tissulares extensas. Porém, muitos vírus, como influenza e dengue, também podem desencadear destruição celular, com liberação excessiva de citocinas e morte do indivíduo acometido (Quadro 7.2).

### Choque Séptico Bacteriano

Choque séptico é o nome dado à SIRS causada por infecções bacterianas graves e complicadas pela redução da pressão arterial e ausência de resposta à fluidoterapia. É responsável por cerca de 9% dos óbitos em humanos nos Estados Unidos e é uma importantíssima causa de morte em animais. Pessoas ou animais com infecções brandas desenvolvem os sinais característicos de doença, como febre, mialgia, depressão e fadiga, devido à liberação de citocinas. As infecções graves, porém, podem causar desencadeamento excessivo de TLRs, com liberação intensa e descontrolada de HMGB1. Outras

[1]Nota da Revisão Científica: Na teoria de detecção de sinal, a curva ROC é uma representação gráfica que ilustra o desempenho de um sistema classificador binário e a variação de seu limiar de discriminação.

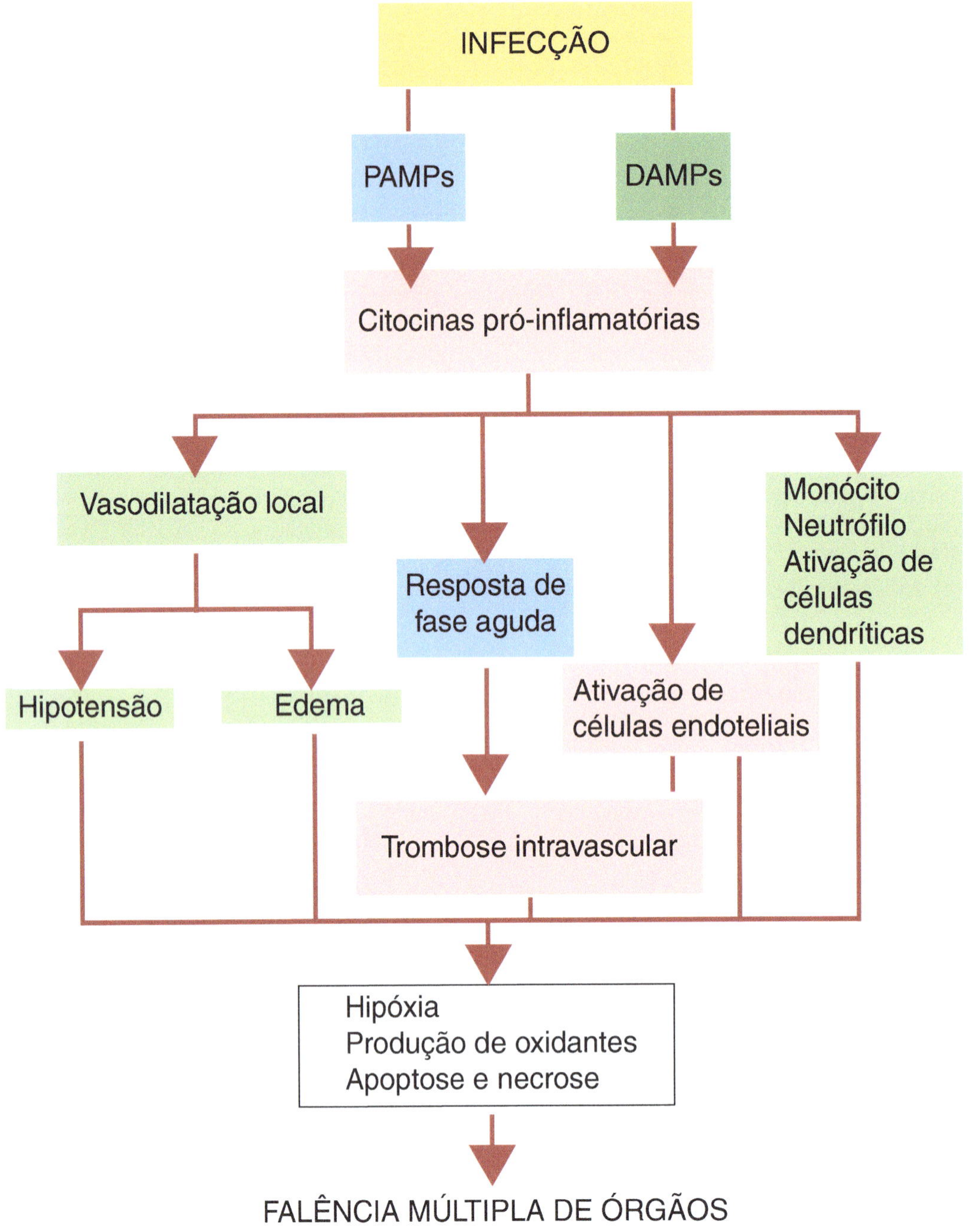


**FIG. 7.5** A patogênese da síndrome de resposta inflamatória sistêmica. Na verdade, a síndrome é causada pela superexpressão de inúmeras citocinas. Essas citocinas desencadeiam uma série de eventos que provocam morte celular disseminada e falência múltipla de órgãos.

citocinas participantes são TNF-α e IL-1β, além de IFN-γ, IL-6, IL-3 e CXCL8 em papéis menores. Essas citocinas, por sua vez, estimulam a enzima óxido nítrico sintase 2 (NOS2), o que aumenta a concentração sérica de óxido nítrico e COX-2 e gera grandes quantidades de prostaglandinas e leucotrienos. Essa liberação excessiva de citocinas e mediadores provoca acidose grave, febre, secreção de lactato nos tecidos, queda descontrolada da pressão arterial, elevação da concentração plasmática de catecolaminas e, por fim, lesão renal, hepática e pulmonar e morte. As lesões teciduais, a inflamação sistêmica grave e a liberação de fragmentos celulares danificados aumentam os níveis sanguíneos de fator tecidual, um importante iniciador da coagulação. A apoptose de células endoteliais vasculares pode causar seu descolamento da membrana basal. As citocinas ativam as células endoteliais vasculares, o que aumenta a atividade pró-coagulante e causa coagulação do sangue. O óxido nítrico provoca vasodilatação e queda da pressão arterial. As prostaglandinas e os leucotrienos aumentam a permeabilidade vascular. Essa combinação pode causar coagulação intravascular disseminada.

### Coagulação Intravascular Disseminada

A coagulação intravascular disseminada (DIC) é uma síndrome clínica grave caracterizada por perda da regulação da cascata da coagulação e da cascata fibrinolítica (Fig. 7.6). A cascata da coagulação pode ser desencadeada pela lesão de células endoteliais vasculares causada por isquemia, mediadores químicos ou mesmo adesão leucocitária. Também é desencadeada pela produção excessiva de uma glicoproteína transmembrânica chamada "fator tecidual" (TF). O TF é normalmente escondido e não desencadeia a coagulação do sangue em tecidos saudáveis. Porém o TF é liberado em caso de exposição a citocinas, em especial IL-1 e TNF-α. Além disso, é liberado por danos teciduais extensos ou pela exposição a bactérias e endotoxinas bacterianas na sepse Gram-negativa. Quase todas as espécies de bactérias podem desencadear a liberação de TF. O TF transforma protrombina em trombina, formando trombos de fibrina. A regulação negativa simultânea dos sistemas anticoagulantes é causada pela redução da síntese de antitrombina (uma proteína "negativa" de fase aguda). A ativação da cascata da coagulação provoca a formação de microtrombos de fibrina e plaquetas em pequenos vasos sanguíneos por todo o corpo. Esses coágulos podem causar trombose intravascular e, consequentemente, isquemia, diminuição da perfusão dos órgãos e lesões disseminadas.

Ao mesmo tempo, o excesso de trombina ativa o plasminogênio e gera plasmina, o que causa fibrinólise. A ruptura dos microtrombos provoca a liberação de produtos da degradação de fibrina, que são anticoagulantes e, portanto, promove hemorragias. Além disso, os trombos recém-formados consomem fatores de coagulação e plaquetas. Por isso, a coagulação normal não ocorre e pode haver sangramento descontrolado. A plasmina também ativa o sistema complemento e os sistemas de cininas, que também promovem inflamação, hipotensão e aumento da permeabilidade vascular. O desenvolvimento de DIC faz com que o prognóstico do paciente seja ruim.

**QUADRO 7.2 Síndrome Inflamatória de Reconstituição Imune!**

Durante a hibernação, a temperatura corpórea dos morcegos cai e esses animais podem ficar imunossuprimidos. Isso permite que o agente etiológico da síndrome do focinho branco, um fungo filamentoso chamado *Pseudogymnoascus destructans*, colonize e cause erosão da pele de suas asas, orelhas e focinho. Cerca de uma semana depois que os morcegos infectados saem da hibernação, eles desenvolvem uma resposta inflamatória intensa que causa sua morte. Foi sugerido que a reversão súbita da imunossupressão decorrente do aumento da temperatura corpórea leva ao desenvolvimento da síndrome inflamatória de reconstituição imune (IRIS). Essa síndrome foi relatada pela primeira vez em seres humanos após a reversão abrupta da imunossupressão (por exemplo, em pacientes com AIDS depois do início da terapia antirretroviral eficaz.) Acredita-se que a recuperação da função dos linfócitos T gera uma resposta imune exagerada contra a infecção subjacente que provoca danos teciduais significativos. Assim, na síndrome do focinho branco, há *P. destructans* nos tecidos infectados. Esse fungo adora o frio. Quando a temperatura corpórea volta ao normal, a função dos linfócitos T é logo restaurada, o que causa um enorme influxo de neutrófilos e destruição tecidual.

Meteyer CU, Barber D e Mandl JN. Pathology in euthermic bats with white nose syndrome suggests a natural manifestation of immune reconstitution inflammatory syndrome. *Virulence* 3:10-16, 2016.

## Síndrome de Falência Múltipla de Órgãos (MODS)

A MODS é definida pela alteração da função orgânica em um animal com doença aguda sem que haja possibilidade de manutenção da homeostasia sem intervenção. De modo geral, é uma sequela da sepse grave ou do choque séptico, mas também pode

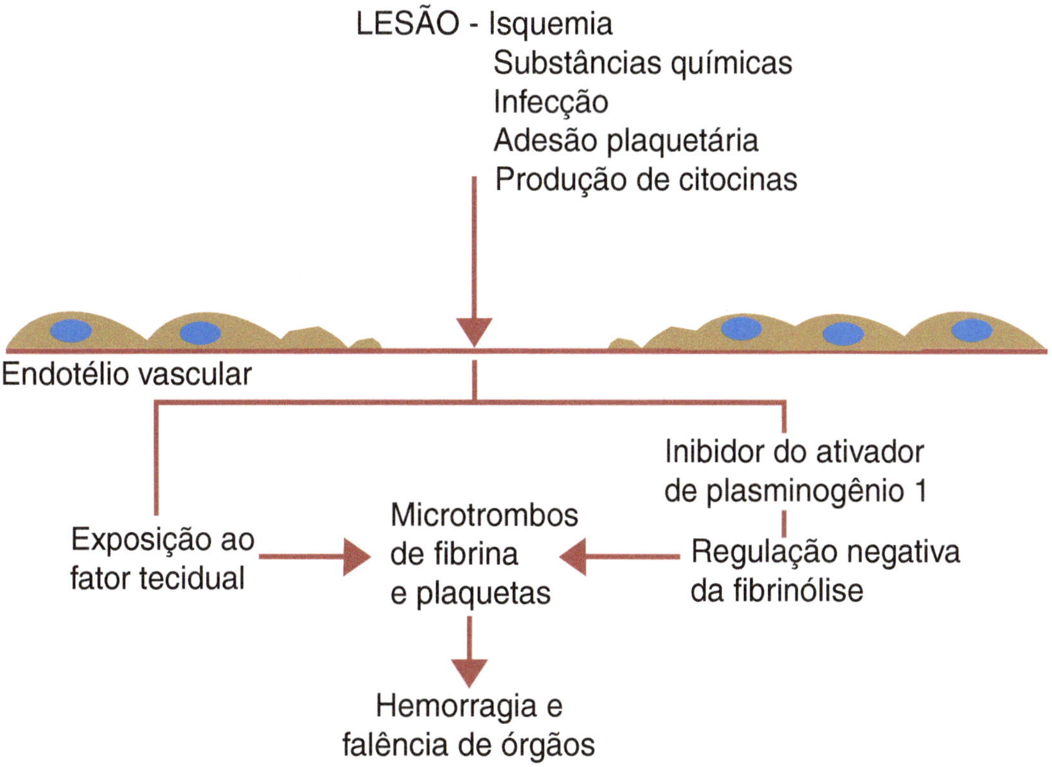


**FIG. 7.6** O mecanismo de coagulação intravascular disseminada. A lesão ampla do endotélio vascular produz microtrombos.

se desenvolver após traumas extensos ou qualquer coisa que induza síndrome de resposta inflamatória sistêmica (Fig. 7.7). A MODS é caracterizada por hipotensão, perfusão tecidual insuficiente, sangramento incontrolável e falência de órgãos, causada por hipóxia, acidose tissular, disfunção mitocondrial e hipóxia citopática, necrose tecidual e distúrbios metabólicos locais graves. A incidência relatada de MODS em cães é de cerca de 4% nos casos de trauma e 50% nos casos de sepse. A patogênese da MODS não foi estabelecida, mas parece ser associada à desregulação do sistema imune e à disfunção mitocondrial subsequente. A alteração do sistema imune pode ser causada pela regulação excessiva da resposta inflamatória e pela resposta anti-inflamatória compensadora, assim como pela enorme liberação de espécies reativas de oxigênio (ROS) por neutrófilos, que provocam danos teciduais letais. A MODS pode acometer o fígado, o sistema respiratório, o cérebro, a adrenal, o coração e os rins. Essa síndrome permite a translocação bacteriana no trato gastrointestinal e o desenvolvimento de coagulação intravascular disseminada. Seu desenvolvimento é associado a um desfecho ruim.

A sensibilidade dos mamíferos ao choque séptico é muito variável. Espécies com macrófagos intravasculares pulmonares (gatos, equinos, ovinos e suínos) tendem a ser mais suscetíveis do que cães e roedores, que não possuem essas células e são relativamente resistentes a lesão pulmonar.

## Choque Tóxico Bacteriano

Algumas cepas de *S. aureus* produzem enterotoxinas que estimulam as funções dos linfócitos T (Fig. 7.8). Essas toxinas podem estimular até 20% dos linfócitos T de um animal, fazendo-os secretar quantidades enormes de IL-2 e IFN-γ. Tais citocinas, por sua vez, estimulam a síntese excessiva de TNF-α e IL-1β, o que leva ao desenvolvimento de febre, hipotensão, colapso, lesões cutâneas e danos hepáticos, renais e intestinais com disfunção múltipla de órgãos. Esse quadro é chamado síndrome do choque tóxico. Uma síndrome semelhante também foi observada em algumas infecções estreptocóccicas. Nesses casos, a proteína M estreptocóccica se liga ao fibrinogênio. Os complexos proteína M-fibrinogênio se ligam às integrinas das células endoteliais e desencadeiam a explosão respiratória. Isso aumenta a permeabilidade vascular e causa hipercoagulabilidade, levando ao choque tóxico caracterizado por hipotensão e DIC.

## Laminite Associada à SIRS

A laminite aguda é uma doença debilitante comum em cavalos e pôneis. Tradicionalmente considerada uma entidade única, sabe-se hoje que a laminite é causada por diferentes mecanismos, como a doença endócrina decorrente da hiperinsulinemia prolongada, a laminite do membro de apoio por sustentação prolongada do peso em um casco e a laminite relacionada a inflamação. Experimentalmente, a inflamação suficiente ao desencadeamento da laminite pode ser causada por sobrecarga de carboidratos (amido e oligofrutose), envenenamento por *Juglans nigra* ou sepse. Todas essas formas de laminite podem ter uma via comum final.

Na maioria dos mamíferos com sepse, como descrito anteriormente, os órgãos internos, como o fígado ou o pulmão, são danificados pela tempestade de citocinas, o que provoca falência de órgãos. Em equinos, por outro lado, sugere-se que as lâminas epidérmicas do casco sejam os órgãos vulneráveis. (O tecido laminar é formado pelas interdigitações entre a derme e a epiderme, formadas pela membrana basal.) As infec-

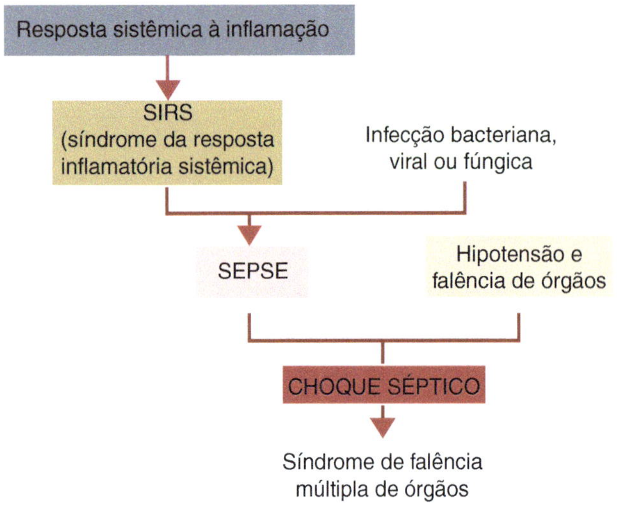


**FIG. 7.7** As relações entre SIRS, sepse, choque séptico e síndrome de falência múltipla de órgãos.

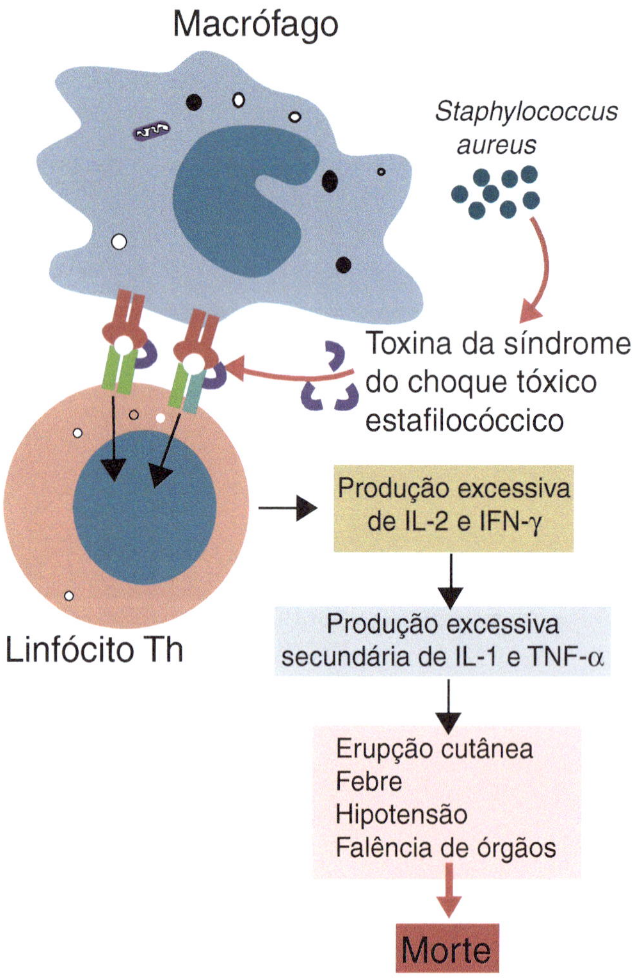


**FIG. 7.8** A patogênese da síndrome do choque tóxico estafilocóccico. A toxina da síndrome do choque tóxico é um superantígeno potente que estimula a produção de IL-1 e TNF-α.

ções que desencadeiam a laminite podem, portanto, incluir pleuropneumonia, endometrite e lesão gastrointestinal. Esse último caso pode ser causado por enterocolite e cólica grave, principalmente quando associado à disbiose da microbiota do cólon decorrente da sobrecarga de carboidratos. A morte de grandes números de bactérias Gram-negativas libera enormes quantidades de lipopolissacarídeo, o que provoca destruição da barreira epitelial, sepse Gram-negativa e endotoxemia. Embora a endotoxina sozinha não possa induzir laminite, é provável que outras moléculas que escapam do intestino lesionado participem desse processo. A mistura complexa de PAMPs e DAMPs que escapam do cólon, talvez pela ação em PRRs, desencadeia a inflamação laminar aguda. As células endoteliais, as células epidérmicas e os macrófagos liberam COX-2 e ROS, bem como IL-1β e IL-6 e diversas quimiocinas. Também desencadeiam a infiltração e a ativação de leucócitos. A inflamação aguda resultante na lâmina regula positivamente as metaloproteases de matriz e secretadas no casco. Essas moléculas degradam as proteoglicanas na membrana basal das lamelas e o colágeno na matriz intercelular, o que provoca ruptura da membrana basal e separação do tecido laminar epidérmico e dérmico. A separação também pode ser decorrente da regulação negativa de proteínas de adesão das células epiteliais, como as integrinas, e da perda de hemidesmossomos, da lesão oxidativa e da apoptose excessiva.

O tratamento inclui o resfriamento prolongado dos membros para redução do fluxo sanguíneo e da exsudação, controle da dor e suporte mecânico do casco lesionado. Se o dano lamelar não for controlado, a doença pode se tornar crônica, o que leva a rotação da terceira falange, remodelamento do osso pedal, queda da sola e desenvolvimento de falência lamelar.

### Doença do Enxerto *versus* Hospedeiro

Outra síndrome caracterizada pela produção excessiva de citocinas, em especial TNF-α, é a doença do enxerto *versus* hospedeiro. Nessa doença, descrita em mais detalhes no Capítulo 34, os linfócitos do doador atacam os tecidos do receptor do enxerto. O TNF-α dessas células causa destruição da mucosa e, consequentemente, úlcera, diarreia e lesão hepática gravíssima.

## DOENÇAS DO DOBRAMENTO ERRÔNEO DE PROTEÍNAS

Amiloidose é o nome dado à deposição de proteínas insolúveis nos órgãos do corpo. Esses depósitos são observados como proteínas hialinas eosinofílicas amorfas em células e tecidos (Fig. 7.9). As proteínas amiloides são produzidas devido a erros no dobramento das cadeias proteicas recém-formadas. Essas cadeias mal dobradas se agregam e formam fibrilas insolúveis. As proteínas amiloides são fibrilas de cadeias peptídicas em ligações cruzadas, formando lâminas β-pregueadas (Fig. 7.10). Essa conformação molecular faz com que as proteínas amiloides sejam extremamente insolúveis e quase totalmente resistentes a proteases. Por isso, depois de seu acúmulo em células ou tecidos, a remoção dos depósitos de amiloide é quase impossível. A infiltração amiloide acaba provocando perda gradual de células, destruição dos tecidos e morte. A amiloidose pode ser sistêmica em caso de acometimento de múltiplos órgãos ou ser localizada, em apenas um órgão.

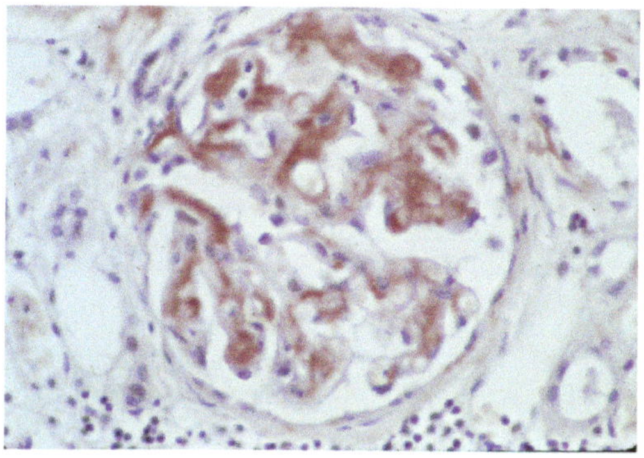

**FIG. 7.9** Deposição de amiloide secundário em um glomérulo. O corante vermelho (vermelho Congo) se liga especificamente às fibrilas de amiloide. Aumento original ×400.

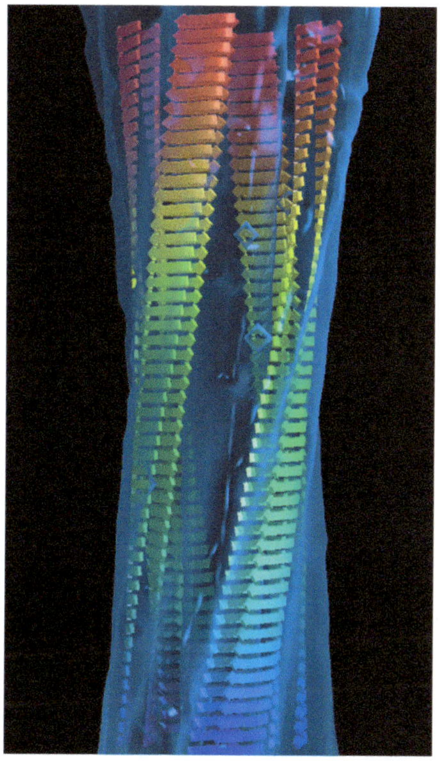

**FIG. 7.10** Modelo molecular de uma fibrila de amiloide derivado da análise de fibrilas crescidas em cultura. O modelo representa uma forma de montagem das lâminas peptídicas β-pregueadas nas fibrilas. (De Dobson C: *Trends Biochem Sci* 24, 331, 1999. Com permissão.)

Pelo menos 30 proteínas diferentes se dobram de maneira errônea e formam amiloide (Fig. 7.11). A mais importante dessas proteínas é a proteína de fase aguda, SAA. Por isso, há o desenvolvimento de amiloidose em resposta à inflamação prolongada e persistente. Os fragmentos de SAA podem se acumular, dobrar de forma errada, agregar e, então, depositar no tecido extracelular dos órgãos. Esse material, uma das formas mais comuns em animais domésticos, é chamado amiloide reativo ou amiloide A. A amiloidose reativa é associada à inflamação crônica em doenças como mastite, osteomielite, abs-

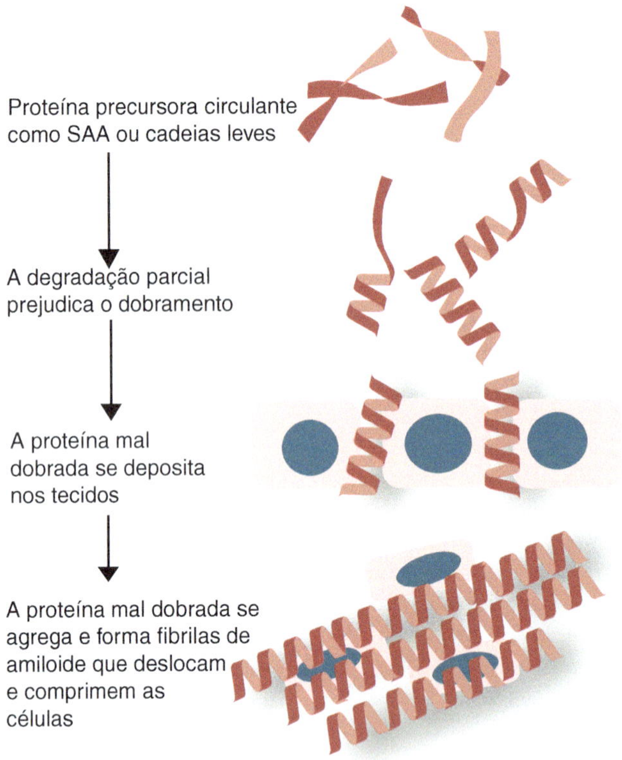


**FIG. 7.11** A patogênese da deposição reativa de fibrilas amiloides. As proteínas mal dobradas se agregam e formam fibrilas insolúveis.

cessos, pericardite traumática, metrite, pneumonia gangrenosa, uveíte recorrente equina e tuberculose. A amiloidose reativa é a principal causa de morte em equinos submetidos a imunizações repetidas para produção comercial de antissoro. Na amiloidose familiar dos cães Shar-pei, o amiloide reativo é depositado após a artrite imunomediada crônica.

Os mielomas múltiplos são tumores de plasmócitos que secretam anticorpos, em especial cadeias leves de imunoglobulinas (Capítulo 15). Grandes quantidades de cadeias leves de anticorpos e seus fragmentos são produzidas e seu dobramento errôneo provoca deposição de amiloide imunogênico nos órgãos. O amiloide imunogênico é a forma mais comum em humanos, mas é muito raro em animais domésticos.

Diversas outras formas de amiloidose localizada são observadas em animais domésticos; cães idosos, por exemplo, podem apresentar amiloidose vascular, com deposição de amiloide na camada média das artérias leptomeníngeas e corticais. Uma forma congênita de amiloide foi descrita em gatos Abissínios. Nódulos amiloides semelhantes a tumores e amiloides subcutâneos foram relatados em equinos, mas, de modo geral, os depósitos de amiloide são encontrados no fígado, no baço e nos rins, principalmente nos glomérulos. Em humanos, as fibrilas de amiloide se depositam em neurônios de pacientes com doença de Alzheimer.

As proteínas mal dobradas podem ser transmissíveis (Quadro 7.3). Essas são as proteínas do príon que causam as encefalopatias espongiformes, como a encefalopatia espongiforme

## QUADRO 7.3 Amiloidose Transmissível?

A amiloidose AA é muitíssimo comum em guepardos (*Acinonyx jubatus*) de cativeiro e constitui uma ameaça significativa à sobrevivência da espécie. No entanto, pesquisas mostraram que os guepardos com amiloidose excretam fibrilas de amiloide AA em suas fezes. Essas fibras fecais de amiloide foram purificadas e injetadas em camundongos, onde foram muito mais eficazes do que o amiloide tecidual na indução da amiloidose. Assim, os guepardos parecem transmitir o amiloide AA em suas fezes. Esse material pode causar doença em camundongos que ingiram as fezes dos guepardos. Também é possível que os guepardos que se alimentam desses camundongos desenvolvam amiloidose! É igualmente possível que outros guepardos possam adquirir a amiloidose por contaminação fecal de cortes ou arranhões. Como os guepardos são geneticamente homogêneos e tendem a apresentar muitas doenças inflamatórias crônicas, podem ser mais suscetíveis à amiloidose do que outras espécies. O amiloide transferido pode, simplesmente, estimular uma doença preexistente. Assim, a amiloidose AA em guepardos pode ser uma doença de príon.

Dados de Zhang B, Une Y, Fu X, Yan J et al: Fecal transmission of AA amyloidosis in the cheetah contributes to high incidence of disease, *Proc Natl Acad Sci U S A* 105:7263-7268, 2008.

bovina (BSE) e a paraplexia enzoótica dos ovinos (*scrapie*). Os príons são formas resistentes à protease das proteínas celulares. No caso da BSE, o príon é uma forma mal dobrada e agregada da proteína celular $PrP^c$ que é importante para as funções macrofágicas normais. Essas proteínas participam da resistência a bactérias intracelulares, como a *Brucella*. Também é interessante notar que até mesmo a amiloidose reativa é um tanto "transmissível", já que a inoculação de proteínas AA em um animal acelera o desenvolvimento da amiloidose. Nesses casos, é provável que as proteínas amiloides forneçam o substrato para a deposição de outras proteínas mal dobradas. Há evidências de que o *foie gras* preparado com fígado de patos ou gansos possa transmitir amiloidose AA ao ser dado a camundongos. Da mesma maneira, as fibras de seda formadas por uma proteína composta por lâminas β podem causar amiloidose caso inseridas em camundongos!

# 8

# Como Células Imunes se Comunicam: Citocinas e Seus Receptores

## OBJETIVOS DIDÁTICOS

*Depois de ler este capítulo, você deve ser capaz de:*

- Entender que a resposta imune resulta de muitas interações complexas entre várias populações celulares.
- Explicar as diferenças entre citocinas e hormônios.
- Descrever como essas moléculas sinalizadoras se ligam a receptores específicos nas células-alvo.
- Explicar os mecanismos básicos envolvidos na transdução de sinal e na geração de fatores de transcrição.
- Listar alguns fatores de transcrição importantes.
- Explicar a importância da fosforilação de proteínas na sinalização celular.
- Explicar a importância da tirosina quinase na sinalização celular.
- Explicar o papel central do NF-κB na imunidade.
- Explicar como a atividade de uma citocina é controlada.
- Explicar em termos gerais como citocinas podem causar mudanças na transcrição gênica, como novas proteínas são produzidas e secretadas, e como as células afetadas alteram seu comportamento.
- Definir interleucina, interferon, NF-κB, JAK-STAT, fator de necrose tumoral, tirosina quinase, fosforilação de proteína e transcrição gênica.

## SUMÁRIO DO CAPÍTULO



O sistema imunológico é uma rede complexa que envolve muitas populações celulares diferentes, cada uma enviando e recebendo inúmeras mensagens. Os sinais intercelulares são transmitidos de duas maneiras. Na primeira, a molécula mediadora é liberada pela célula sinalizadora e simplesmente se difunde através do fluido extracelular até a célula receptora, onde se liga aos receptores de superfície. A segunda maneira, chamada transmissão em rede, ocorre quando duas células estão em contato direto utilizando receptores complementares. Os sinais são, então, transmitidos diretamente através desses dois receptores.

A despeito de como o sinal foi transmitido, as células-alvo podem ser influenciadas a se comportarem de uma maneira específica através da sinalização por receptores apropriados. Elas podem ser induzidas a dividir ou a parar de dividir; podem ser estimuladas a sintetizar e secretar outras moléculas sinalizadoras ou a expressar novos receptores; podem ser induzidas a cometer suicídio. Cada célula pode ser submetida a centenas de sinais simultaneamente. A célula-alvo precisa integrar esses sinais e responder da forma apropriada. Neste capitulo, revisaremos as moléculas de sinalização produzidas pelas células do sistema imunológico, os receptores que recebem esses sinais e a maneira como esses sinais são interpretados pela célula receptora.

As células do sistema imunológico produzem centenas de proteínas que controlam as respostas imunológicas. Essas proteínas são chamadas de citocinas (Quadro 8.1). As citocinas diferem dos hormônios convencionais em vários aspectos importantes. Em primeiro lugar, ao contrário dos hormônios, que tendem a afetar apenas um tipo específico de célula, elas podem afetar vários tipos celulares. Em segundo lugar, as células imunes raramente produzem uma única citocina de cada vez. Por exemplo, os macrófagos secretam no mínimo quatro interleucinas (IL-1, IL-6, IL-12 e IL-18), assim como o fator de necrose tumoral α (TNF-α). Em terceiro lugar, as citocinas são "redundantes" em suas atividades biológicas de modo que muitas citocinas produzem efeitos semelhantes. Por exemplo, IL-1, TNF-α, TNF-β, IL-6 e HMGB1 (proteína de alta mobilidade *box* 1, do inglês *high mobility group box protein-1*) agem no cérebro causando a febre. Por fim, os sinais mediados por citocina são transientes, e as mensagens recebidas pela célula podem variar com o tempo conforme as citocinas do meio ambiente forem sendo alteradas.

## NOMENCLATURA DAS CITOCINAS

A nomenclatura e a classificação das citocinas não são baseadas em nenhuma relação sistemática entre essas proteínas. Muitas foram originalmente nomeadas de acordo com suas células de origem ou com o ensaio utilizado para identificá-las. As interleucinas, por exemplo, são citocinas que sinalizam entre linfócitos e outros

**QUADRO 8.1 Propriedades das Citocinas**

- Proteínas de vida curta
- Estruturas e receptores altamente diversos
- Podem agir de forma local e/ou sistemática
- Pleiotrópicas: afetam muitas células diferentes
- Redundantes: exibem sobreposição de funções biológicas
- Cuidadosamente reguladas
- Tóxicas em altas doses

leucócitos. Elas são numeradas sequencialmente, na ordem de sua descoberta. Como suas definições são muito amplas, as interleucinas representam um grupo heterogêneo de proteínas com pouco em comum além do nome. Até 2016, 39 interleucinas eram conhecidas. Como poderia ser esperado, sabemos muito sobre algumas dessas moléculas e bem pouco sobre outras. Da mesma maneira, algumas são claramente indispensáveis para uma resposta imune bem-sucedida, enquanto outras parecem ser menos essenciais.

Os interferons são uma família de citocinas produzidas em resposta a uma infecção viral ou estímulo imunológico. Esse nome deriva do fato de que eles interferem no RNA viral e na síntese proteica e, assim, apresentam atividade antiviral (Capítulo 27). Existem três tipos principais de interferon. Interferons do tipo I são uma mistura diversa, sendo os mais importantes o interferon-α (IFN-α) e IFN-β. Existe um único interferon do tipo II, chamado IFN-γ. Três interferons do tipo III (IFN − λ) foram identificados. Interferons do tipo I são primariamente antivirais com um papel imunorregulatório secundário. Para interferons do tipo II e tipo III, tais como IFN-γ e IFN − λ, o inverso é verdadeiro. Muitos interferons do tipo I também desempenham um papel importante na manutenção da gravidez (Capítulo 34).

Os fatores de necrose tumoral (TNFs) são citocinas produzidas por macrófagos e células T. Como o nome sugere, elas podem matar células tumorais, apesar de não ser essa sua função principal. O TNF-α é um mediador importante da inflamação aguda. Os TNFs pertencem a uma família de citocinas relacionadas, a superfamília TNF, a qual está envolvida na coordenação da defesa do hospedeiro, sobrevivência celular, regulação imune e inflamação. Ela é composta por pelo menos 50 citocinas e seus receptores. Membros importantes da superfamília TNF incluem: CD178 (também chamado CD95L ou Fas ligante) (Capítulo 18) e CD154 (CD40 ligante) (Capítulo 15).

Muitas citocinas atuam como fator de crescimento (ou fator estimulador de colônia) e, assim, controlam a produção de células ao regular as atividades das células-tronco. Desse modo, elas garantem que o corpo esteja suprido com células suficientes para defendê-lo.

Quimiocinas são uma família de pelo menos 50 pequenas proteínas que têm uma função na quimiotaxia, circulação, migração e ativação de leucócitos, especialmente na inflamação. Um exemplo típico de quimiocina é a CXCL8 (também conhecida como IL-8). Quimiocinas estão descritas em detalhes no Capítulo 3.

## FUNÇÕES DAS CITOCINAS

Citocinas são produzidas em resposta a vários estímulos. Exemplos desses estímulos incluem: antígenos interagindo com os receptores de célula T ou B; complexos antígeno-anticorpo interagindo com receptores de anticorpo (FcR); padrões moleculares associados a patógeno (PAMPs), tais como lipopolissacarídeos, interagindo com receptores de reconhecimento de padrão (PRRs); e outras citocinas atuando através de receptores específicos para elas (Fig. 8.1).

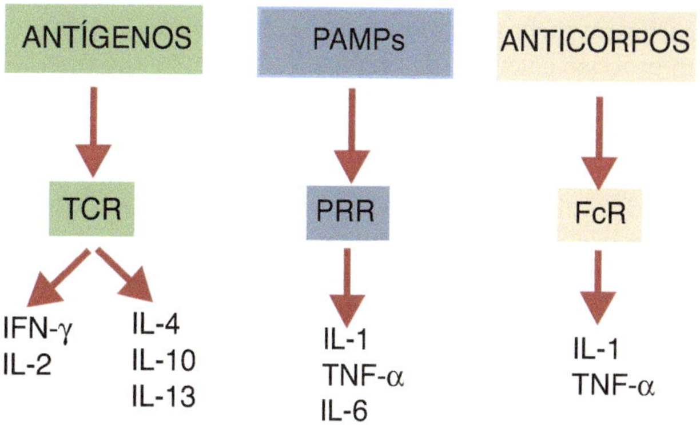


**FIG. 8.1** Três das vias mais importantes para a indução de citocinas são: a ligação de antígenos aos receptores das células T e B, a ligação de PAMPs a receptores de reconhecimento de padrão nas células sentinelas e a ligação de anticorpos a receptores de Fc nas células fagociticas.

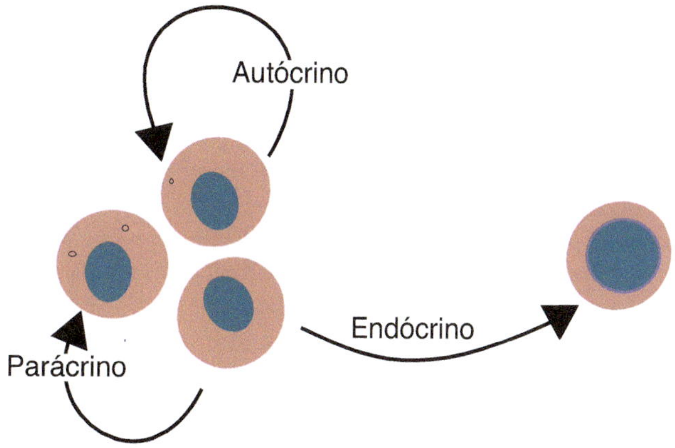


**FIG. 8.2** Distinção entre efeito autócrino, parácrino e endócrino. As citocinas diferem dos hormônios pelo fato de que a maioria de seus efeitos são autócrinos ou parácrinos, enquanto os hormônios normalmente atuam em células distantes de maneira endócrina.

As citocinas atuam em muitos alvos. Elas podem, por exemplo, se ligar a receptores na célula que as produziu, tendo assim um efeito autócrino. Alternativamente, elas podem se ligar apenas aos receptores das células vizinhas; isso é chamado de efeito parácrino. Algumas citocinas podem se espalhar através do corpo, afetando células-alvo em localizações distantes, e por isso ter um efeito endócrino (Fig. 8.2).

Quando as citocinas se ligam aos receptores das células-alvo, elas afetam o comportamento da célula. Elas podem induzir a célula-alvo a dividir ou diferenciar, ou podem estimular a produção de novas proteínas. Alternativamente, podem inibir esses efeitos – prevenindo a divisão, diferenciação ou síntese de novas proteínas. A maioria das citocinas atua em vários tipos celulares-alvo, talvez induzindo respostas diferentes em cada uma delas, uma característica que é chamada de pleiotropia. Em contraste, muitas citocinas podem atuar sobre um único alvo, uma característica chamada de redundância. Por exemplo, IL-3, IL-4, IL-5 e IL-6 afetam a função da célula B. Algumas citocinas funcionam melhor quando pareadas com outras citocinas em um processo chamado de sinergia. Por exemplo a combinação de IL-4 e IL-5 estimula células B a fazerem imunoglobulina E (IgE) e assim desencadeia a resposta alérgica. A sinergia também pode ocorrer em sequência quando, por exemplo, uma citocina induz a célula-alvo a expressar o receptor para outra citocina. Por fim, algumas citocinas apresentam efeitos opostos e podem antagonizar o efeito de outras. O melhor exemplo disso é o antagonismo mútuo entre IL-4 e IFN-γ.

## ESTRUTURA DAS CITOCINAS

Citocinas são proteínas muito diversas. Elas podem ser classificadas baseadas em suas estruturas ou em suas funções (Tabela 8.1). Estruturalmente, muitas citocinas caem em quatro grupos principais. As citocinas do grupo I (ou hematopoietinas) consistem em quatro hélices α agrupadas juntas. Esse grupo pode ser subdividido em três famílias: a família interferon, a família da IL-2 e a família da IL-10. Todas elas facilitam a comunicação entre linfócitos e células epiteliais. As citocinas do grupo II consistem em estruturas com longas cadeias β-pregueadas. Esse grupo inclui a família do TNF e a família da IL-1. A família da IL-1 inclui sete citocinas agonistas, três receptores antagonistas e uma citocina anti-inflamatória. Os membros dessa família requerem processamento proteolítico por enzimas como as caspases para atingir seu pleno potencial biológico. As citocinas do grupo III incluem as quimiocinas e moléculas relacionadas, pequenas proteínas com hélices α e β pregueadas. As citocinas do grupo IV são heterodímeros que usam uma mistura de domínios e motivos estruturais e incluem: a família da IL-12 e a família da IL-17. Várias citocinas, tais como IL-14, IL-16 e IL-32, são estruturalmente únicas e não pertencem a nenhuma dessas famílias principais.

Alguns padrões também podem ser reconhecidos em suas atividades biológicas. Assim sendo, as citocinas do grupo I tendem a estar mais envolvidas na regulação imune e na regulação de células-tronco. As citocinas do grupo II estão majoritariamente envolvidas no crescimento e regulação das células, na morte celular e na inflamação. As citocinas do grupo III estão envolvidas na inflamação. As atividades das citocinas do grupo IV dependem de seus subcomponentes. Por exemplo, a IL-12 é formada pela combinação de uma estrutura do grupo I com um receptor de célula-tronco, mas atua como uma citocina do grupo I.

Uma classificação mais prática das citocinas se baseia em seus papéis na imunidade adaptativa. Em poucas palavras, citocinas do tipo I medeiam as respostas mediada por células ou respostas imunes do tipo 1, enquanto citocinas do tipo II medeiam principalmente as respostas por anticorpos ou do tipo 2. As citocinas mais importantes do tipo I são a IL-1 e IFN-γ. As citocinas mais importantes do tipo II são a IL-4 e a IL-13.

**TABELA 8.1 Classificação Molecular de Citocinas Selecionadas**

| Família Estrutural | Estrutura | Exemplos |
|---|---|---|
| Grupo 1 | Agrupamento de quatro α hélices | IL-2, -3, -4, -5, -6, -7, -9, -11, -13, -15, -21; GM-CSF, eritropoietina, G-CSF, prolactina, leptina, TSLP |
| | Subfamília IFN | IFN-α/β, IFN-γ, IFN-λ |
| | Subfamília IL-10 | IL-10, -19, -20, -22, -24, -26, -28, -29 |
| Grupo 2 | β pregueadas | TGF-β |
| | Família IL-1 | IL-1α, -1β, -18, -33, -36, -37, -38 |
| | Família TNF | TNFs, BAFF |
| Grupo 3 | α hélices e β pregueadas | Quimiocinas |
| Grupo 4 | Motivos mistos | |
| | Família IL-12 | IL-12, -23, -27, -30, -35, -39 |
| | Família IL-17 | IL-17A-F. IL-17F também é chamada de IL-25 |
| Sem grupo | Estruturas únicas | IL-14, -16, -32 |

## RECEPTORES DE CITOCINAS

As citocinas atuam através de receptores na superfície da célula. Esses receptores são formados por pelo menos duas unidades funcionais, uma para a ligação com o ligante e outra para a transdução do sinal (Fig. 8.3). Essas unidades podem ou não fazer parte da mesma proteína. Os receptores de citocinas podem também ser divididos em classes baseadas em suas estruturas.

Uma classe de receptor inclui os receptores ligados a canais, que atuam como canais iônicos controlados por transmissor. Assim, o receptor é por si só um canal, e a ligação com seu ligante abre o canal, permitindo a passagem de íons através dele. Receptores ligados a canais são encontrados em células

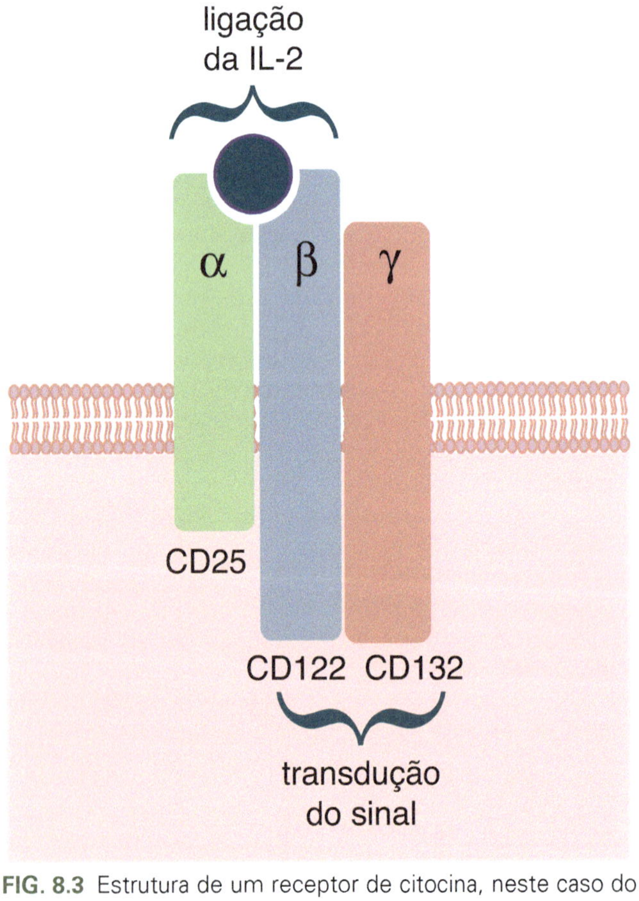


**FIG. 8.3** Estrutura de um receptor de citocina, neste caso do complexo do receptor da IL-2. O trímero completo serve como um receptor de alta afinidade, enquanto o dímero β-γ funciona como um receptor de baixa afinidade. Note que cada componente do receptor desempenha funções diferentes.

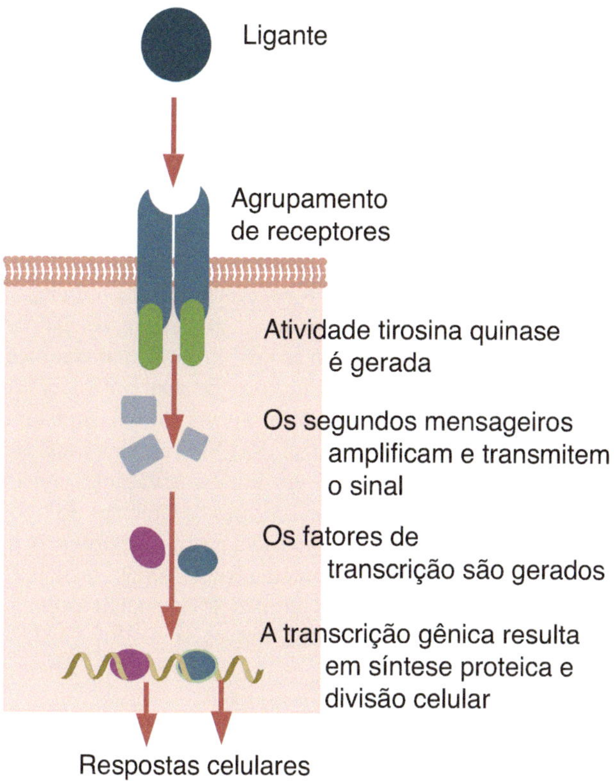


**FIG. 8.4** Visão genérica da transdução de sinal envolvendo a ativação de tirosinas quinases. Apesar de a sinalização de cada receptor variar nos detalhes e complexidade, em termos gerais o processo da transdução de sinal possui alguns componentes constantes conforme mostrado aqui.

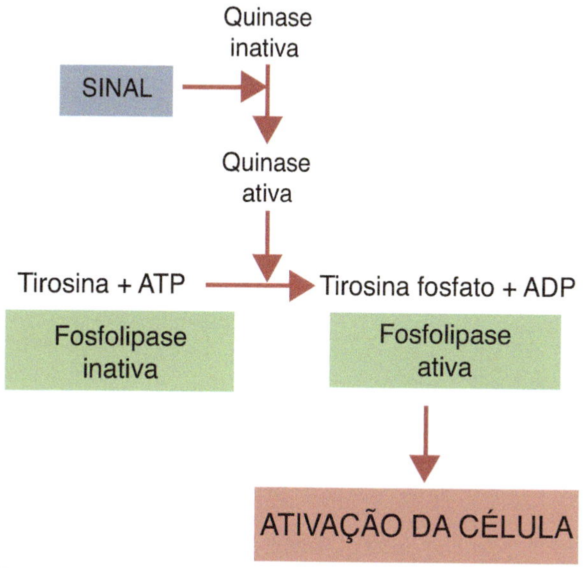


**FIG. 8.5** A chave para a transdução de sinal e ativação celular é a fosforilação do aminoácido tirosina através da ação das tirosina quinases. Por exemplo, a fosforilação da tirosina por uma proteína quinase pode resultar na ativação de uma fosfolipase, o que acaba levando à ativação celular. A fosforilação pode ter muitos outros efeitos nas funções e destinos de uma célula.

imunes e inflamatórias, mas seu papel não está esclarecido. Eles não atuam como receptores de citocinas.

Uma segunda classe de receptores é composta por proteínas que também atuam como tirosina quinases (Fig. 8.4). Esses receptores são típicos receptores para citocinas e fatores de crescimento. Neles, a ligação com o ligante a dois receptores próximos forma um dímero ativo. O sitio de ligação ao ligante, a região transmembrana e o domínio tirosina quinase são domínios independentes de uma única proteína. Assim, quando o ligante se liga aos domínios extracelulares, as duas cadeias de receptor se aproximam, de modo que as duas tirosina quinases ativam uma à outra. Essas quinases fosforilam os resíduos de tirosina em outras proteínas ou mesmo no próprio receptor (autofosforilação). Uma vez que muitas dessas outras proteínas também são tirosina quinases, sua fosforilação também as ativa. Dessa maneira, uma cascata de fosforilação é formada dentro da célula (Fig. 8.5). A fosforilação causa mudanças nas atividades celulares. Muitas citocinas operam através desse tipo de receptor, especialmente através de tirosina quinases da família src.

Uma outra classe de receptores relacionados consiste em proteínas que não são tirosina quinases mas que podem ativar tirosina quinases a ela associadas. Esse tipo de receptor é largamente utilizado pelas células do sistema imune. Exemplos de receptores ligados a tirosina quinases incluem o receptor de antígeno da célula T (TCR) e o receptor de antígeno da célula B (BCR). Algumas dessas tirosina quinases podem transferir seus grupos fosfato para fatores de transcrição dentro do núcleo, ativando-os. Outras atuam de maneira indireta através da produção de moléculas de segundo mensageiro.

Uma ampla classe de receptores são os acoplados a proteínas G, proteínas ligantes de GTP (guanosina trifosfato) acopladas à membrana. As proteínas G atuam como interruptores[1] químicos e controlam muitos processos celulares. Quando o receptor está inativo, elas se ligam a guanosina difosfato (GDP). Quando ligadas ao ligante, elas adicionam um terceiro grupo fosfato para formar GTP (Fig. 8.6). A proteína G ativada então ativa outros substratos, resultando em uma resposta biológica. O GTP é rapidamente hidrolisado em GDP de modo que a proteína G é desligada. Os alvos das proteínas G incluem canais iônicos, enzimas como a adenilato ciclase, a fosfolipase C e algumas proteínas quinases.

Quando ativada pela proteína G, a fosfolipase C quebra o lipídio ligado à membrana, o fosfotidilinositol-4,5-bifosfato ($PIP_2$), em duas moléculas mensageiras, o inositol trifosfato e o diacilglicerol (Fig. 8.7). O inositol trifosfato se liga a receptores intracelulares liberando $Ca^{2+}$ dos reservatórios internos e aumenta a concentração de $Ca^{2+}$ intracelular. Esses íons de cálcio podem ativar muitas proteínas. O diacilglicerol permanece na membrana plasmática e, junto com o cálcio, ativa uma enzima chamada proteína quinase C. Receptores imunológicos que utilizam proteína G incluem os receptores para C5a, receptores de quimiocinas, receptores de leucotrienos, e o receptor de fator ativador de plaquetas. Em neutrófilos, as proteínas G controlam a resposta a quimioatratores.

Uma quarta classe de receptores atua de maneira totalmente diferente. Ela ativa a esfingomielinase, que hidrolisa a esfingomielina, um fosfolípide de membrana, formando a ceramida. A ceramida então ativa uma proteína serina-treonina quinase que fosforila proteínas celulares. Esse mecanismo de transdução de sinal é usado pelos receptores de IL-1 e IFN-α.

[1]Nota da Revisão Científica: Interruptor do tipo "liga/desliga" (*switch*, em inglês).

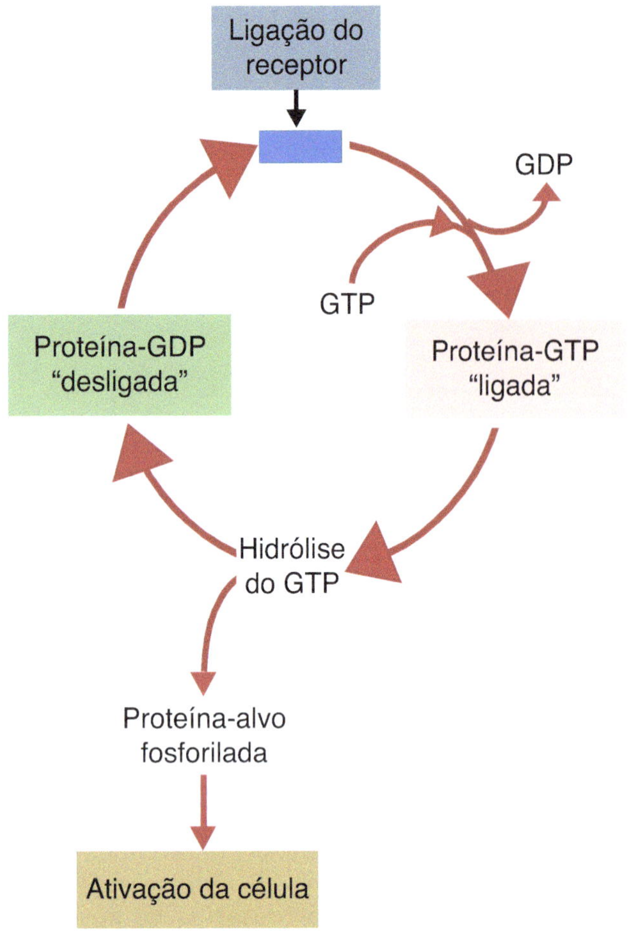


**FIG. 8.6** Proteínas ligantes de GTP (proteínas G) podem atuar como interruptores (*switches*) de sinalização, ligando e desligando as funções celulares. Elas são frequentemente ativadas nos estágios iniciais da transdução de sinal.

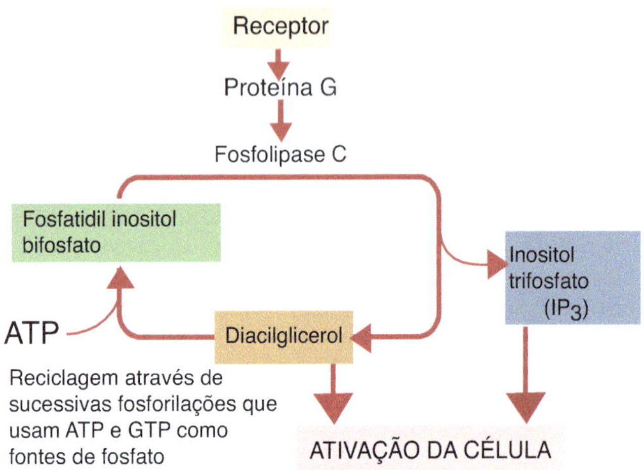


**FIG. 8.7** Ativação da fosfolipase C da membrana celular gera inositol trifosfato e diacilglicerol. Essas duas moléculas são mensageiros que iniciam a ativação celular. As moléculas de sinalização podem então ser recicladas através da fosforilação.

## Famílias de Receptores

Em geral, a maioria das citocinas usa receptores que atuam através de tirosinas quinases. Entretanto, dentro dessa classe, podemos identificar famílias de receptores relacionados. Por exemplo, a família IL-1/TLR (receptor do tipo *toll*) participa das respostas do hospedeiro a lesão e infecção. A família pode ser dividida entre moléculas que são parecidas com IL-1R (IL-1R1, IL-18R) e moléculas que são semelhantes ao *toll* (TLR). A ligação desses receptores causa a ativação do fator de transcrição NF-κB (Fig. 8.4).

Outra vasta família de receptores é a família de receptores de citocinas do grupo I, que inclui entre seus membros os receptores para IL-2 (cadeia β), IL-4, IL-5, IL-6, IL-12, o fator estimulador de colônia de granulócito (G-CSF) e o fator estimulador de colônia de granulócito-macrófago (GM-CSF) (Fig. 8.8). Ela também inclui a cadeia comum γ para os receptores de IL-2, IL-4, IL-7, IL-9, e IL-15. Essas cadeias de receptores dimerizam na presença do ligante e formam complexos com um grupo de quinases chamado Janus quinases (JAKs). JAKs, por sua vez, fosforilam uma proteína citosólica chamada STAT (transdutores de sinal e ativadores da transcrição). As STAT então dimerizam para formar um fator de transcrição ativo. Dependendo das JAKs e STATs ativadas, esse fator de transcrição vai aumentar ou suprimir a sinalização da citocina.

Os membros da família de receptores de citocinas do tipo II possuem estrutura muito diferente. Eles ligam interferons (α, β, γ e λ) e membros da família da citocina IL-10 (IL-19, IL-20, IL-22, IL-24 e IL-26). Esses receptores também formam heterodímeros na presença do ligante e sinalizam através da via JAK-STAT.

## REGULAÇÃO DAS CITOCINAS

A sinalização das citocinas é regulada de três maneiras: através de mudanças na expressão de seu receptor, pela presença de proteínas ligantes específicas e por citocinas que possuem efeitos opostos. Por exemplo, a expressão do receptor de IL-2 determina a resposta das células T à IL-2. Células T em repouso expressam poucos receptores para a IL-2, mas quando ativadas sua expressão desses receptores aumenta enormemente. Por outro lado, a IL-1 é regulada por um antagonista de seu receptor, chamado IL-1RA. A IL-1RA é uma forma de IL-1 que se liga ao receptor de IL-1, mas não estimula a transdução de sinal. Ela bloqueia a IL-1 ativa (Fig. 8.9). Outras citocinas podem se ligar a receptores solúveis presentes nos fluidos corporais. Exemplos incluem os receptores solúveis para IL-1, IL-2, IL-4, IL-5, IL-6, IL-7, IL-9, TNF-α e o fator estimulador de colônia de granulócito-macrófago (M-CSF). Na maioria dos casos, esses receptores solúveis competem com os receptores presentes na superfície das células pela ligação com a citocina e, assim, inibem a atividade da citocina. Citocinas como a IL-1, IL-12 e TGF-β podem se ligar a glicosaminoglicanas de tecido conectivo, como a heparina ou CD44, que então serve como um reservatório de moléculas prontamente disponível.

Alguns receptores de citocinas são *decoy*.[2] Eles se ligam a citocinas, mas não transmitem o sinal. O receptor de IL-1 do tipo II é um exemplo. Outros receptores *decoy* foram identificados na família IL-1/IL-18, assim como nas famílias de receptores para TNF, IL-10 e IL-13.

O mecanismo mais importante de regulação de citocinas é através dos efeitos opostos de outras citocinas. Por exemplo, a citocina do tipo II IL-4 estimula a produção de IgE, enquanto a citocina do tipo I IFN-γ suprime a produção de IgE (Capítulo 29). Da mesma maneira, IL-10 e IL-37 inibem a atividade de várias outras citocinas (Fig. 20.12). As proteínas SOCS (supressoras de sinalização por citocinas, do inglês *suppressors of cytokine signaling*) desempenham um papel importante no controle da resposta inflamatória. Elas atuam sobre as vias NF

[2]Nota da Revisão Científica: Tradução literal, "falso", que se liga ao receptor, mas não desencadeia a sinalização.

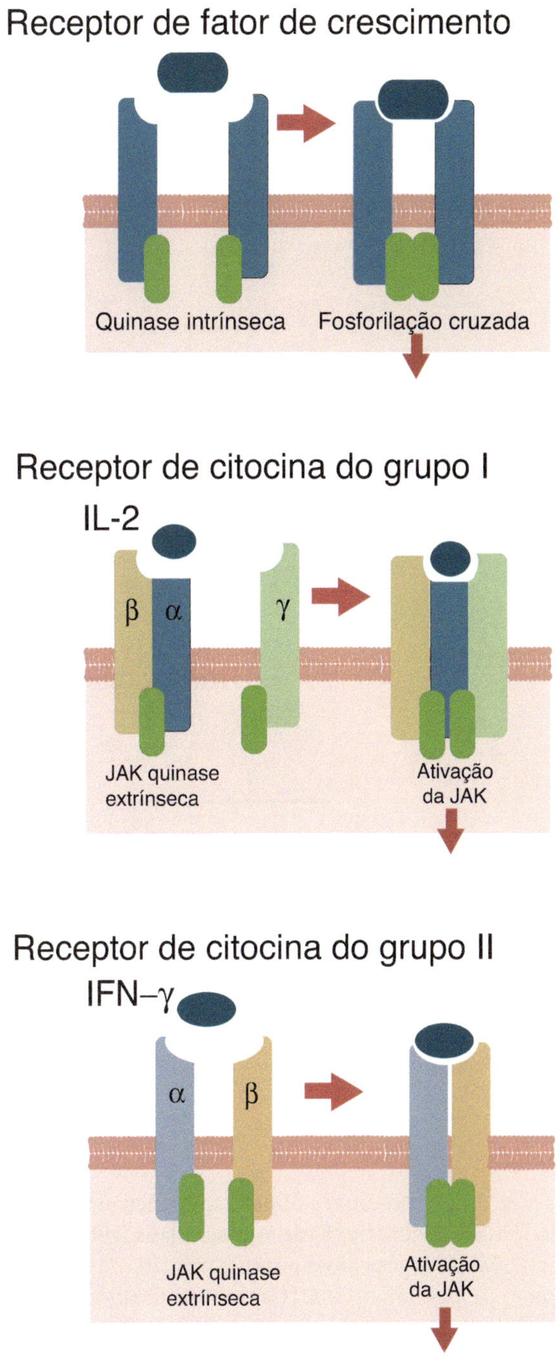


**FIG. 8.8** Principais tipos de receptores de citocinas. De modo geral, as proteínas quinases são ativadas pela ligação do ligante. Por exemplo, os receptores de fator de crescimento se agrupam na presença de seus ligantes e formam dímeros. Esses dímeros aproximam duas tirosina quinases presentes em seus domínios citoplasmáticos. As enzimas então ativam uma à outra através de fosforilação cruzada. Os receptores de citocinas do grupo I, assim chamados porque ligam citocinas do tipo I, se agrupam na presença de ligantes, formando oligômeros e complexos com JAK quinases. Quando aproximadas, as JAK quinases são ativadas e ativam as proteínas STAT. As proteínas STAT ativadas então se dissociam e ativam fatores de transcrição. Citocinas do grupo II tais como interferons e IL-10 se ligam a receptores que possuem modo de ação semelhantes aos receptores do tipo I.

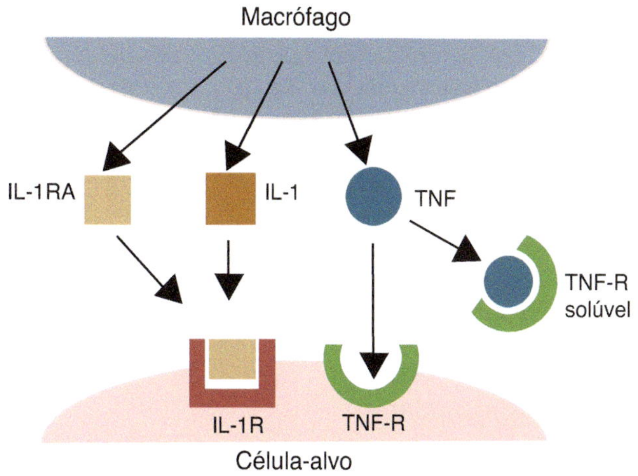


**FIG. 8.9** Controle das atividades de citocinas exemplificadas pela IL-1 e TNF-α. A atividade da IL-1 é regulada pela presença de IL-1RA, uma forma inerte de IL-1 que se liga ao receptor de IL-1, bloqueando-o e prevenindo a transdução de sinal. O TNF-αR solúvel, por outro lado, compete pelo TNF-α com os receptores da membrana celular, também inibindo a sinalização da citocina.

-κB e JAK-STAT e, assim, regulam a inflamação. É importante também manter em mente que, em algum momento, uma única célula pode receber sinais através de vários receptores de citocinas diferentes. Essa célula precisa integrar esses inúmeros sinais para produzir uma resposta coerente.

## TRANSDUÇÃO DE SINAL

Quando uma citocina se liga a seu receptor, o receptor transmite um sinal para a célula a fim de modificar seu comportamento. Essa conversão de um sinal extracelular para uma série de eventos intracelulares é chamada de transdução de sinal. As etapas principais da transdução de sinal incluem a ligação de um agonista, como a citocina, a seu receptor, possivelmente causando o agrupamento das cadeias do receptor, a ativação das quinases desse receptor, a ativação subsequente dos segundos mensageiros, a geração de novos fatores de transcrição e a ativação gênica que resultará em alteração da síntese proteica e do comportamento da célula (Fig. 8.4). A sinalização celular deve ser rápida e precisa, e isso é obtido pelas cascatas enzimáticas. Uma vez que as enzimas conseguem produzir ou modificar um grande número de moléculas em um curto período de tempo, uma via que envolve o uso de várias enzimas em sequência consegue amplificar as respostas muito rapidamente.

### Fosforilação de Proteínas

No cerne da maior parte da sinalização celular está a modificação reversível de proteínas através da adição de um grupo fosfato a aminoácidos selecionados. Os sistemas de transdução de sinal utilizam compostos de alta energia ricos em fosfato, como a adenosina trifosfato (ATP), para modificar proteínas e, assim, enviar o sinal para a célula. O crescimento celular, a divisão celular e outros processos essenciais são todos regulados pela fosforilação de proteínas. As enzimas que fazem isso, chamadas de proteína quinases, fosforilam enzimaticamente os aminoácidos serina, treonina ou tirosina.

$$\text{Proteína} + \text{ATP} \xrightarrow{\text{Proteína quinase}} \text{proteína-P} + \text{ADP}$$

Em algumas proteínas, apenas um aminoácido é fosforilado. Em outras, diversos aminoácidos são fosforilados. Proteinas fosforiladas e não fosforiladas possuem propriedades funcionais diferentes. Por exemplo, a fosforilação da serina ou treonina ativa algumas enzimas, enquanto a desfosforilação tem o efeito oposto. Na maioria das células, cerca de 90% dos grupos fosfatos estão ligados à serina e por volta de 10% à treonina. Somente cerca de 1/2.000 do fosfato está ligado à tirosina. Assim, a fosforilação de tirosina é um evento raro. Apesar disso, é um mecanismo crucial para quase todas as vias de transdução de sinal descritas neste livro.

## Vias de Transdução

Apesar de existirem muitas vias de transdução de sinais, três desempenham papéis essenciais no sistema imune. Elas envolvem a geração dos fatores de transcrição: NF-κB, NF-AT e STAT.

### Via do NF-κB

A via do NF-κB é a via de transdução de sinal mais importante no sistema imune. Trata-se da via que é ativada quando antígenos se ligam aos receptores de antígeno das células T e B (TCR e BCR); quando PAMPs se ligam aos receptores de reconhecimento de padrão (PPRs), como os TLRs e NODs; e quando o TNF-α se liga a seu receptor. Assim, o NF-κB desempenha um papel essencial nas imunidades inata e adaptativa. O termo NF-κB se refere a uma família de cinco fatores de transcrição. Esses fatores podem formar heterodímeros que ativam diferentes genes. Mais de 150 estímulos diferentes são capazes de ativar o NF-κB, e mais de 150 genes diferentes são expressos após a ativação do NF-κB. Em uma célula em repouso, o NF-κB é encontrado no citosol em sua forma inativa ligada a uma proteína chamada IκB. A IκB inibe a atividade do NF-κB mascarando seu sítio de ligação nuclear. Assim, em células em repouso, o NF-κB não consegue se mover para o núcleo ou ativar genes.

A principal via de ativação do NF-κB é ativada pelas citocinas inflamatórias IL-1 e TNF-α, pelos TLRs e pelos receptores de antígenos, e é essencial para a imunidade inata. Os sinais induzidos por esses estímulos convergem em um regulador central do NF-κB, o complexo IKK (IκB quinase). Esse complexo consiste em múltiplas subunidades com atividade quinase. Quando ativada, a IKK fosforila a IκB. Como resultado, a IκB dissocia-se do NF-κB e é destruída. O NF-κB é liberado para que possa entrar no núcleo e ativar genes selecionados, incluindo aqueles que codificam para IL-1β, IL-6, IL-18, IL-33, TNF-α, GM-CSF e IL-4. O NF-κB também ativa genes que codificam para quimiocinas, fatores pró-angiogênicos, moléculas de adesão, proteínas antiapoptóticas, enzimas indutíveis tais como a iNOS e ciclooxigenase-2 (COX-2), assim como a IκB. Essa IκB recém-sintetizada vai, eventualmente, ligar-se ao NF-κB, suprimindo sua ativação. Moléculas ou organismos que bloqueiem a destruição da IκB apresentam efeitos anti-inflamatórios e imunossupressivos. Por exemplo, corticosteroides estimulam a produção excessiva de IκB, enquanto algumas bactérias conseguem bloquear sua degradação. De qualquer modo, a ativação de células e o desenvolvimento da inflamação e da resposta imune podem ser bloqueados.

Um exemplo da importância da via NF-κB pode ser observada quando macrófagos respondem a um PAMP que se ligue a seus TLRs (Fig. 8.10). Isso causa a dimerização imediata do receptor. Como resultado, ele se liga a várias moléculas adaptadoras, entre as quais o MyD88 (gene 88 da resposta primária de diferenciação mieloide) é a mais importante (Capítulo 2). Quando o MyD88 se liga ao TLR, ele também se liga a duas quinases chamadas IRAK-1 e IRAK-4. A IRAK-4 ativa a IRAK-1, e esta por sua vez recruta a TRAF6. A TRAF6 e outras proteínas ativam o complexo IKK. A ativação do IKK causa a fosforilação do IκB, provocando sua destruição e liberando o NF-κB ativo. O NF-κB então entra no núcleo e ativa os genes que codificam os precursores de TNF-α, IL-1β e caspase-1. A caspase-1 ativa essas citocinas recém-produzidas, que em seguida induzem a inflamação.

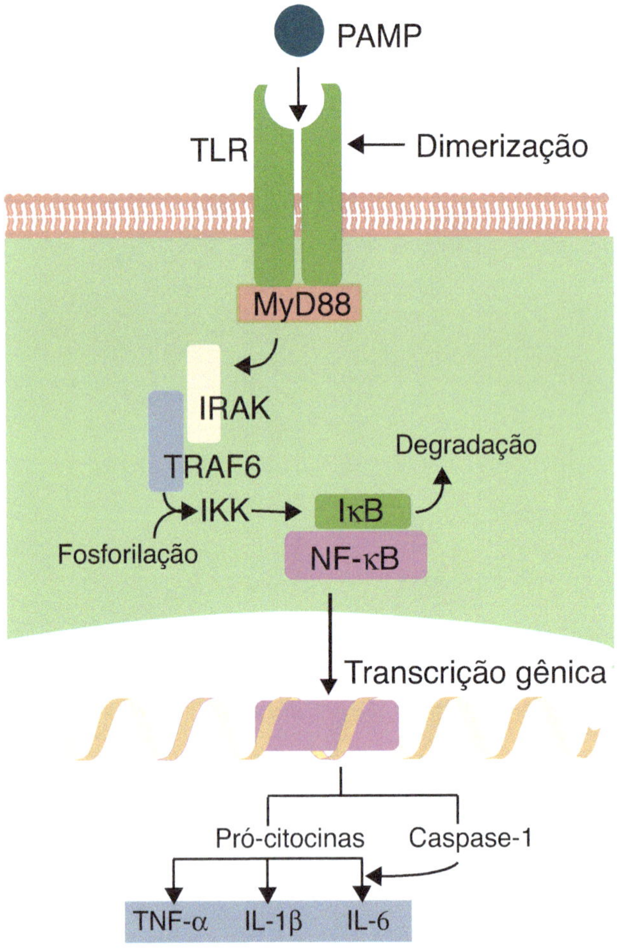


**FIG. 8.10** Uma das principais vias de transdução de sinal é mediada pelo fator de transcrição NF-κB. Esse fator é amplamente utilizado na sinalização imunológica, como, por exemplo, por células sentinelas em resposta à ligação de PAMPs em seus TLRs.

A ligação de um antígeno ao TCR também ativa o NF-κB. Portanto, a ligação ao TCR ativa a proteína C que forma um complexo proteico que degrada a IKK. Outra via envolve a estabilização da quinase indutora de NF-κB (NIK). Essa quinase ativa a IKKα, que então promove a destruição da IκB pelos proteassomas. Todos os membros da família NF-κB afetam a proliferação de células T induzida pelos TCRs. A dose de antígeno e a oscilação nas concentrações de cálcio também são importantes porque modulam a movimentação dos fatores de transcrição entre o núcleo e o citoplasma.

### Via do NF-AT

Quando um antígeno se liga a seu receptor em uma célula T, o sinal é inicialmente transmitido do receptor de ligação ao antígeno, o TCR, para um complexo transdutor de sinal chamado CD3, fazendo com que as cadeias de CD3 se agrupem em domínios ricos em lipídeos (*lipid rafts*) (Fig. 8.11). Cada proteína CD3 possui uma sequência de aminoácidos em sua cauda citoplasmática chamada ITAM (imunorreceptor ativador à base de tirosina). Quando as cadeias de CD3 se agrupam, seus domínios ITAMs ativam coletivamente várias outras tirosinas quinases. Essas tirosinas quinases (TKs) são membros da família de quinases src, que inclui a lck e a fyn em células T e NK, e lyn e fyn em células B e mastócitos. Em células T, a primeira TK ativada, chamada lck, fosforila as ITAMs. Como resultado, esses domínios então se ligam a uma segunda TK, chamada ZAP-70 (proteína 70 associada a zeta). A ZAP-70 ligada é fosforilada e, após ligação com várias outras proteínas, forma um complexo multimolecular de sinalização proximal, ou PSC. Os sinais gerados pelo PSC ativam pelo menos outras três famílias de fatores de transcrição. Uma via gera os segundos mensageiros, diacilglicerol e inositol trifosfato. O inositol trifosfato libera íons de cálcio das organelas intracelulares e abre canais transmembrana, permitindo a entrada de $Ca^{2+}$ e aumentando o cálcio intracelular. Isso, por sua vez, ativa uma fosfatase chamada calcineurina. A calcineurina remove um fosfato do NF-AT. O NF-AT desfosforilado entra no núcleo e, com o auxílio de outro fator de transcrição chamado AP-1 (proteína ativadora 1), se liga aos promotores de pelo menos 100 genes. As potentes drogas imunossupressoras tacrolimus e ciclosporina se ligam à calcineurina, bloqueando as respostas mediadas por célula T (Figs. 41.4 e 41.5). Se a célula T recebe sinais supressores, tais como os dados pela IL-10 ou TGF-β, o NF-AT se associa com um fator de transcrição chamado Foxp3. O Foxp3 ativa um conjunto de genes muito diferente, transformando as células T em células T regulatórias (Treg), as quais suprimem as respostas imunes (Capítulo 20).

No receptor de antígeno da célula B, as moléculas adaptadoras Ig-α e Ig-β também possuem ITAMs. Quando agregadas pela ligação com o antígeno e coestimuladas pelo CD19, elas ativam as quinases src, lyn e fyn. Estas, por sua vez, ativam a fosfolipase C e eventualmente levam à geração de NF-κB e NF-AT (Fig. 8.12).

O AP-1 pertence a uma família de fatores de transcrição formados por um heterodímero contendo fos e jun. A produção

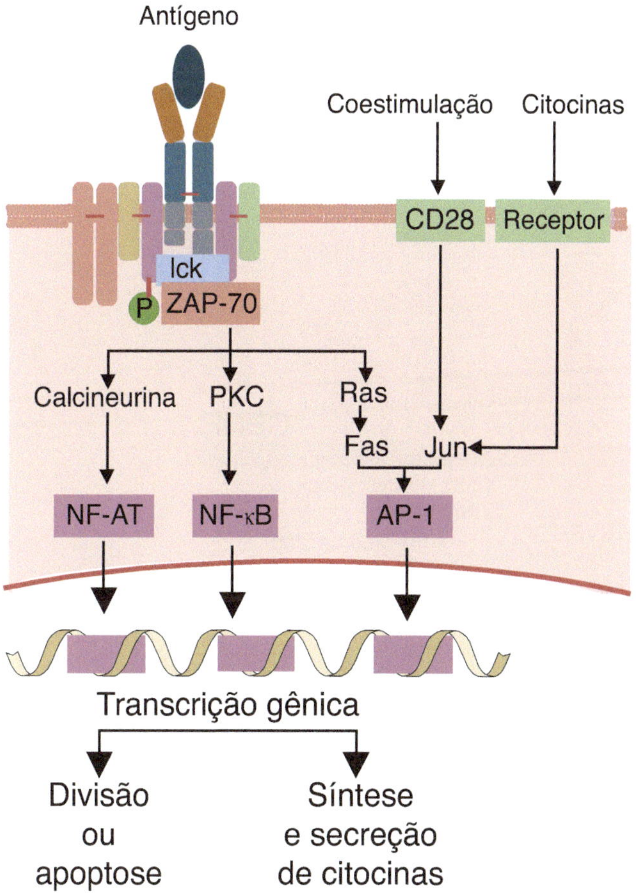


FIG. 8.11 A transdução de sinal mediada por receptores de antígenos em células T gera três fatores de transcrição: NF-AT, NF-κB e AP-1. Quando os TCRs se agrupam, eles ativam várias proteínas quinases. A mais importante delas é a ZAP-70. Esta, por sua vez, inicia três vias de sinalização que, com a coestimulação apropriada, geram múltiplos fatores de sinalização. O heterodímero jun-fos (AP-1) é necessário para estimular genes para citocinas e seus receptores. Os resultados finais dessa estimulação incluem a divisão celular ou apoptose, assim como a produção de citocinas.

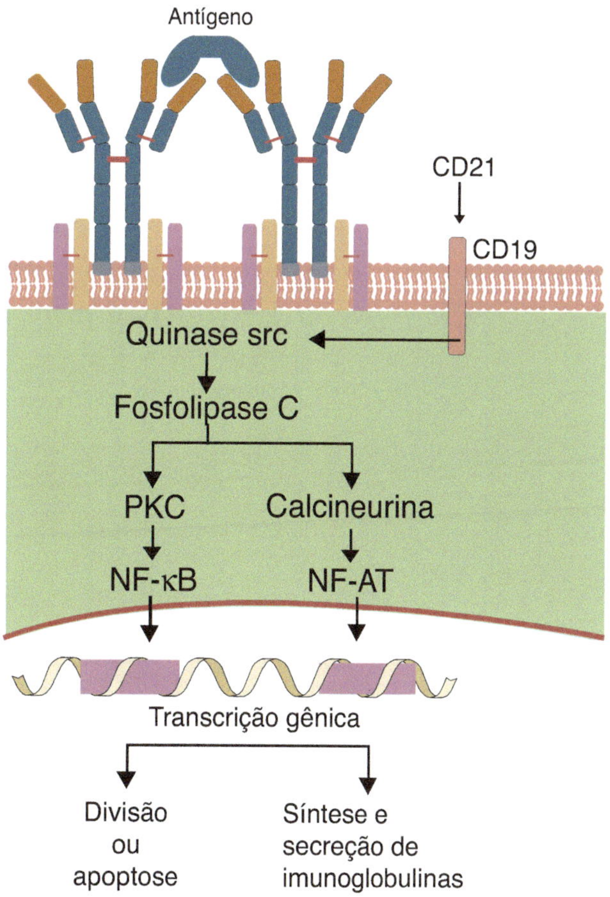


FIG. 8.12 A transdução de sinal resultante da ligação cruzada de dois BCRs ativa as células B, iniciando a divisão celular, diferenciação e síntese de imunoglobulinas. Tanto o NF-κB quanto o NF-AT estão envolvidos na transdução de sinal da célula B.

de AP-1 também é iniciada pelo PSC (complexo de sinalização proximal). O PSC ativa uma proteína quinase C, o que leva à ativação da MAPK (proteína quinase ativada por mitógeno) e produção aumentada de c-fos. O c-fos move para o núcleo, onde se combina com proteínas jun preexistentes para formar o AP-1. O AP-1 se liga a proteínas NF-AT, integrando a sinalização do cálcio com a via ras-MAPK. Coletivamente, elas ativam genes que codificam para IL-2, IFN-γ, GM-CSF, TNF-α, IL-3, IL-4, IL-13, IL-5, FasL e CD25.

### Via da JAK-STAT

Aproximadamente 40 citocinas usam a via JAK-STAT, entre elas a IL-4, IL-7, IL-11, IL-12, IL-13, e IL-31, leptina, GM-CSF e IFN-γ. Esses ligantes usam os receptores de citocinas do grupo I, os quais são compostos por 2 proteínas transmembrana idênticas. Quando uma citocina se liga a seu receptor, essas duas proteínas se aproximam. Essa dimerização resulta na fosforilação de duas proteínas JAK associadas. As moléculas JAK ativadas então fosforilam as proteínas STAT. As proteínas STAT fosforiladas se dissociam da JAK e se movem para o núcleo, onde atuam como fatores de trasncrição e induzem a expressão de genes-alvo. Atualmente quatro JAK e sete STAT são conhecidos. Uma combinação específica de JAK-STAT é pareada com cada receptor de citocina. Por exemplo, em geral os receptores de fator de crescimento hematopoiético usam JAK2. Receptores que possuem a cadeia comum γ usam preferencialmente JAK1 e JAK3. O receptor de IFN-γ usa JAK1 e JAK2. O IL-4R usa JAK1 e JAK3. Presume-se que os genes ativados por essa via de sinalização dependem de tais combinações específicas de JAK e STAT, assim como do tipo celular envolvido (Quadro 8.2).

Apesar de as vias descritas cima serem da maior importância em células do sistema imune, muitos outros fatores de transcrição conseguem desencadear a diferenciação celular. Isso é importante sobretudo em células T, que são células plásticas e que podem se transformar rapidamente de um

#### QUADRO 8.2 Inibição da Sinalização JAK-STAT

A inibição da sinalização JAK-STAT pode ter efeitos imunossupressivos e anti-inflamatórios. Isso pode ser útil na supressão de respostas imunes ou inflamatórias indesejadas. As drogas dirigidas contra proteínas JAK específicas podem causar respostas anti-inflamatórias profundas. Por exemplo, o oclacitinib (Apoquel®) é um inibidor sintético seletivo de JAK1 e JAK3. Como resultado, ele bloqueia a transdução de sinal e assim inibe a coceira causada pela IL-31 (Capítulo 30). Ele é usado especificamente para o tratamento da coceira intensa (prurido) em cães com dermatite alérgica inclusive causada por pulgas e alergias alimentares, dermatite atópica e dermatite por contato (Capítulos 30 e 33).

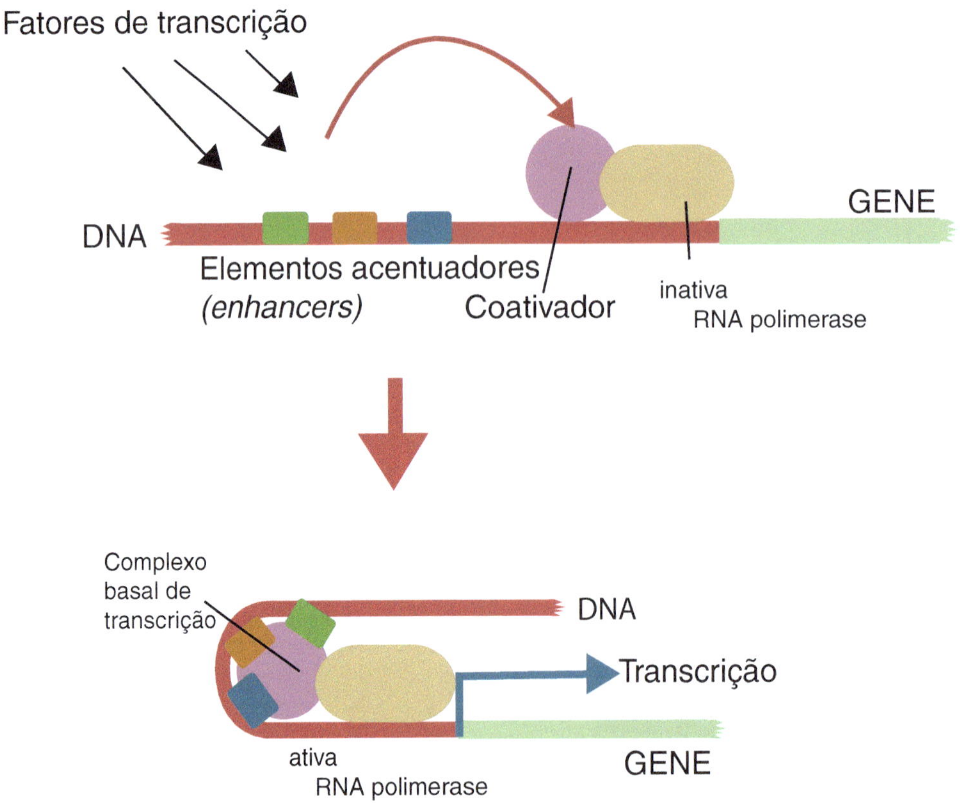


FIG. 8.13 Fatores de transcrição se ligam a elementos acentuadores (*enhancers*) localizados no DNA, na região acima (*upstream*) aos genes que eles ativam. A transcrição gênica é realizada por uma RNA polimerase cuidadosamente regulada. Entretanto, a polimerase só é ligada quando os fatores de transcrição formam o complexo basal de transcrição e ativam a maquinaria basal de transcrição.

subtipo para outro. Esses fatores de transcrição incluem o T-bet, que controla a transcrição de IFN-γ em células Th1; o GATA3, que controla a transcrição de citocinas em células Th2; o RORγT, que atua em células Th17; e o FoxP3, que atua em células Treg.

## TRANSCRIÇÃO GÊNICA

A atividade de cada gene numa célula é cuidadosamente regulada. No centro do controle gênico, no entanto, estão os fatores de transcrição. A ativação de genes depende da presença de uma mistura apropriada de fatores de transcrição. Como descrito antes, esses fatores de transcrição só são gerados quando uma célula recebe o sinal apropriado. Os fatores de transcrição então ativam coletivamente a RNA polimerase apropriada e a transcrição gênica começa.

Os fatores de transcrição possuem dois sítios de ligação. Um se liga ao DNA, e o outro se liga a proteínas regulatórias. Quando um fator de transcrição é gerado, ele entra no núcleo e liga-se a elementos controladores específicos no DNA, localizados entre 50 e 200 bases acima (*upstream*) do ponto inicial do gene (Fig. 8.13). Os fatores de transcrição também podem se ligar a elementos acentuadores (*enhancers*) localizados centenas de bases acima. Os fatores de transcrição então usam o segundo sítio de ligação para se ligarem ao complexo de transcrição basal ou a moléculas coativadoras. Em seguida o complexo de transcrição basal, juntamente com as moléculas coativadoras ligadas, se liga à RNA polimerase, ativando-a. Acredita-se que a conformação da polimerase mude após sua ativação. A polimerase então começa o processo de transcrição dos genes selecionados, resultando, eventualmente, na produção das proteínas necessárias (Quadro 8.3).

### QUADRO 8.3 **Ausência de Interleucina-26 em Cavalos**

A interleucina-26 (IL-26) é um membro da família IL-10. Seu gene está localizado em um agrupamento (*cluster*) com o gene do IFN-γ de um lado e o gene da IL-22 do outro lado. Como resultado da mutação de um par de bases que modificou a fase de leitura, o gene da IL-26 é inativo em cavalos e outros equídeos, tais como zebras e burros. Uma vez que a IL-26 é um estimulador de células T e pode promover inflamação e autoimunidade, essa inativação poderia explicar, em parte, por que alguns aspectos da inflamação aguda diferem entre cavalos e outros mamíferos.

Dados de Shakhsi-Niaei M, Drogemuller M, Jagannathan V, Gerber V, Leeb T: IL-26 gene inactivation in Equidae, *Anim Genet* 44:770-772, 2013.

9

# Antígenos: Iniciadores da Imunidade Adaptativa

## OBJETIVOS DIDÁTICOS

*Depois de ler este capítulo, você deve ser capaz de:*

- Explicar como o sistema adaptativo está otimizado para reconhecer macromoléculas microbianas, em especial, mas não exclusivamente, proteínas.
- Compreender por que os melhores antígenos são proteínas estranhas, estáveis, grandes e complexas.
- Explicar por que moléculas pequenas, com menos de 5 kDa, em geral são antígenos ruins.
- Listar antígenos bacterianos e virais importantes.
- Descrever como moléculas pequenas podem se tornar antigênicas ligando-se a proteínas grandes que agem como haptenos.
- Compreender que as células do sistema imune adaptativo usam receptores que reconhecem sítios específicos na superfície das moléculas estranhas.
- Definir determinante antigênico, epítopo, hapteno, antigenicidade, autoantígeno e reação cruzada.
- Listar os fatores principais que influenciam a antigenicidade.

## SUMÁRIO DO CAPÍTULO



Até aqui nós consideramos apenas as reações inatas do corpo à invasão microbiana. As respostas inatas são iniciadas pelo reconhecimento de um número limitado de padrões moleculares associados a patógenos (PAMPs) bastante conservados, tais como ácidos nucleicos microbianos ou lipopolissacarídeos. O desencadeamento da inflamação e a mobilização de células fagocíticas, tais como neutrófilos e macrófagos, por essas moléculas contribuem para a rápida destruição de invasores microbianos. Apesar de eficiente a curto prazo, a imunidade inata não consegue garantir uma resistência completa à infecção. Nem o corpo consegue aprender com essa experiência. Assim sendo, idealmente uma resposta imune mais potente deve reconhecer moléculas estranhas em um micróbio invasor. Além disso, tal resposta deve ser capaz de aprender com a experiência e evoluir, ao longo do tempo, para procedimentos mais eficientes para combater as invasões subsequentes. Essa resposta nova e melhorada é função do sistema imune adaptativo.

Durante uma resposta imune adaptativa, as moléculas dos organismos invasores são capturadas, processadas e apresentadas às células do sistema imune. Essas células possuem receptores na superfície que conseguem se ligar de maneira apropriada às moléculas apresentadas. Essas moléculas, ou antígenos, agora ligadas a esses receptores, iniciam então uma resposta imune poderosa que garante a sobrevivência do animal. Além disso, o sistema imune "se lembra" desses antígenos, realiza algumas melhorias e, após essa adaptação, responde de maneira ainda mais eficiente quando encontra esses organismos outra vez.

Uma vez que a função do sistema imune adaptativo é defender o corpo contra microrganismos invasores, é essencial que esses organismos sejam reconhecidos assim que invadirem o corpo. O corpo precisa ser capaz de reconhecer que eles são estranhos (e perigosos) antes de iniciar uma resposta imune. O sistema imune inato reconhece apenas um número limitado de PAMPs – aqueles que são característicos dos grupos principais de patógenos. O sistema imune adaptativo, por outro lado, usa receptores que podem se ligar e responder a quase todas as macromoléculas estranhas presentes em um microrganismo invasor. Essas macromoléculas estranhas são chamadas de antígenos.

## ANTÍGENOS MICROBIANOS

### Antígenos Bacterianos

Bactérias são organismos unicelulares procarióticos que consistem de um citoplasma contendo os elementos essenciais da estrutura celular, circundados por uma membrana citoplasmática rica em lipídeos (Fig. 9.1). Do lado de fora da mem-

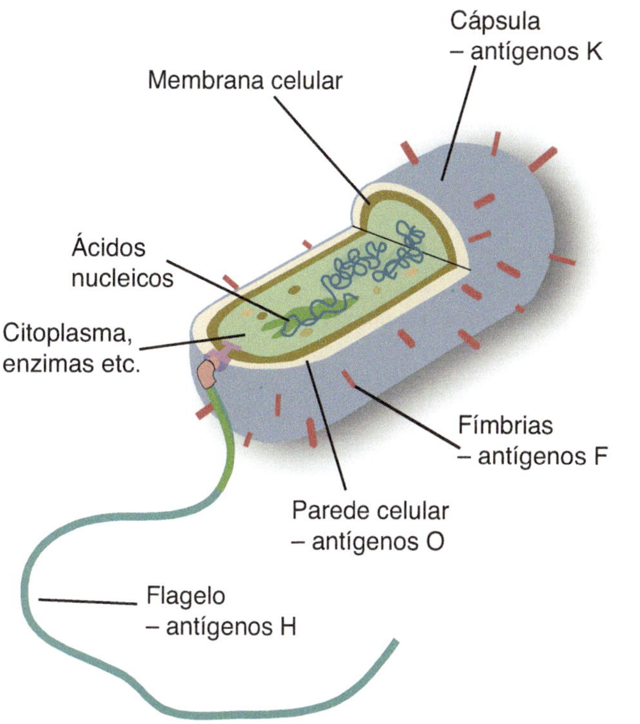


**FIG. 9.1** Estrutura de uma bactéria típica e localização dos antígenos mais importantes.

brana citoplasmática, existe uma parede celular grossa e rica em carboidratos. Os principais componentes da superfície bacteriana incluem, portanto, a parede celular e estruturas proteicas associadas, a cápsula, as fímbrias e o flagelo. A parede celular de organismos Gram-positivos é predominantemente composta de peptidioglicanas (cadeias que alternam N-acetilglucosamina e ácido N-acetilmurâmico com cadeias laterais de peptídeos curtos) (Fig. 2.2). As paredes celulares Gram-positivas também contêm ácidos lipoteicoicos que estão envolvidos no transporte de íons através da parede celular. A parede celular de organismos Gram-negativos, em contraste, consiste em uma camada fina de peptidioglicanos coberta por uma camada externa de lipopolissacarídios. A maior parte da antigenicidade das bactérias Gram-negativas está associada ao lipopolissacarídio. Este consiste em um oligossacarídio preso a um lipídio (lipídio A) e a uma série de trissacarídios repetitivos. A estrutura desses trissacarídios determina a antigenicidade do organismo. Muitas bactérias estão classificadas de acordo com essas estruturas antigênicas. Por exemplo, o gênero *Salmonella* contém uma espécie importante, a *Salmonella enterica*, que é classificada em mais de 2.500 serovars baseados na antigenicidade. Esses antígenos polissacarídicos são chamados de antígenos O. Os lipossacarídios da parede celular externa das bactérias Gram-negativas se ligam aos receptores do tipo *toll* (TLRs) e outros receptores de reconhecimento de padrão e induzem a produção de citocinas inflamatórias quando um animal é infectado. Essas citocinas causam febre e prostração, de modo que os lipopolissacarídios bacterianos são também chamados de endotoxinas.

As cápsulas bacterianas consistem sobretudo em polissacarídios que normalmente são bons antígenos. As cápsulas protegem as bactérias contra a fagocitose e destruição intracelular, enquanto anticorpos anticápsula conseguem reverter esses efeitos da cápsula e proteger o animal infectado. Antígenos capsulares são coletivamente chamados de antígenos K.

As fímbrias são projeções curtas que recobrem a superfície de algumas bactérias Gram-negativas; elas são classificadas como antígenos F ou K. As fímbrias aglutinam as bactérias e desempenham um papel crucial na conjugação e no movimento bacterianos. As fímbrias também ligam as bactérias às superfícies celulares. Anticorpos contra proteínas de fímbria podem ser protetores uma vez que impedem as bactérias de grudarem nas superfícies do corpo. O flagelo bacteriano é um filamento longo utilizado para movimentação da bactéria. Ele consiste em uma única proteína chamada flagelina. Antígenos flagelares são coletivamente chamados de antígenos H.

Outros antígenos bacterianos de relevância incluem as porinas, as proteínas de choque térmico e as exotoxinas. As porinas são proteínas que formam poros na superfície de organismos Gram-negativos. Proteínas de choque térmico são geradas em grande quantidade por bactérias sob estresse. As exotoxinas são proteínas tóxicas secretadas por bactérias ou liberadas no ambiente quando elas morrem. Exotoxinas são proteínas altamente imunogênicas que estimulam a produção de anticorpos chamados de antitoxinas. Muitas exotoxinas, quando tratadas com um agente desnaturante fraco de proteínas, como o formaldeído, perdem sua toxicidade mas retêm sua antigenicidade. As toxinas modificadas dessa maneira são chamadas de toxoides. Os toxoides podem ser usados em vacinas na prevenção de doenças causadas por bactérias toxigênicas como o *Clostridium tetani*. Ácidos nucleicos bacterianos ricos em dinucleotídeos CpG não metilados servem como antígenos eficientes para a resposta imune adaptativa e como potentes estimuladores da imunidade inata através dos TLRs. A presença de microbiota intestinal imensa e diversificada atua como uma fonte de muitos antígenos microbianos diferentes. Estes também podem estimular as respostas imunes adaptativas.

## Antígenos Virais

Os vírus são estruturas muito pequenas que crescem somente dentro de células vivas. Por isso são parasitas intracelulares "obrigatórios". Em geral os vírus possuem uma estrutura relativamente simples, que consiste em um miolo de ácido nucleico coberto por uma camada de proteína (Fig. 9.2). Essa camada proteica é chamada de capsídeo e é formada por várias subunidades chamadas capsômeros. Proteínas de capsídeo são bons antígenos, capazes de estimular uma boa resposta por anticorpos. Alguns vírus também podem estar envoltos por um envelope contendo lipoproteínas e glicoproteínas. Uma partícula viral completa é chamada de vírion. Quando um vírus infecta um animal, suas proteínas são processadas, reconhecidas e iniciam respostas imunes adaptativas. Os vírus, no entanto, nem sempre se encontram livres na circulação mas vivem dentro das células, onde estão protegidos das atenções indesejadas dos anticorpos. Na verdade, ácidos nucleicos virais podem ser integrados ao genoma da célula infectada. Nessa situação, os genes virais integrados codificam para novas proteínas, algumas das quais são expressas na superfície celular. Essas proteínas, apesar de terem sido sintetizadas dentro de uma célula animal, ainda podem ligar aos receptores de antígeno e provocar imunidade adaptativa. Essas proteínas estranhas recém-sintetizadas são chamadas de antígenos endógenos e devem ser distinguidas

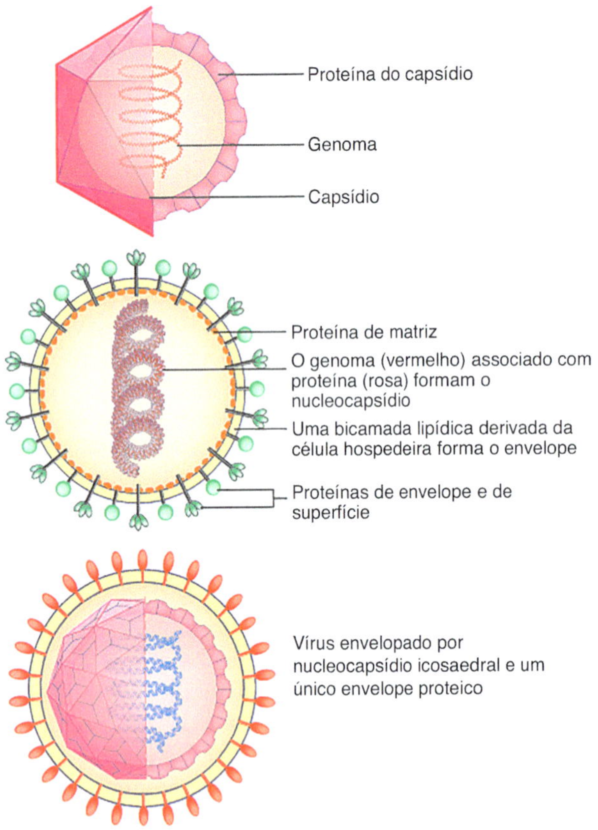


**FIG. 9.2** Estrutura de alguns vírus. As proteínas antigênicas incluem os capsídios e as proteínas do envelope. (Cortesia de Dr. S. Payne.)

dos antígenos estranhos que chegam pelo lado de fora da célula e são chamados de antígenos exógenos.

### Outros Antígenos Microbianos

Além das bactérias e dos vírus, os animais podem ser invadidos por fungos, protozoários, artrópodes e vermes. Cada um desses organismos é constituído por muitas estruturas diferentes, compostas por proteínas, carboidratos, lipídios e ácidos nucleicos. Muitas dessas moléculas podem servir de antígenos e iniciar a imunidade adaptativa. No entanto, suas antigenicidades variam e as respostas adaptativas iniciadas por esses organismos nem sempre são bem-sucedidas em proteger o animal ou eliminar o invasor.

## ANTÍGENOS NÃO MICROBIANOS

Microorganismos invasores não são a única fonte de material estranho que entra no corpo. A comida contém muitas moléculas estranhas que sob circunstâncias específicas podem desencadear respostas imunes e causar reações alérgicas. Da mesma forma, a poeira inalada pode conter partículas antigênicas, tais como grãos de pólen, e estes entram no corpo pelo sistema respiratório. Moléculas estranhas podem ser injetadas diretamente dentro do corpo por mordidas de cobras ou mosquito, ou por um veterinário. Além disso, proteínas estranhas podem ser injetadas nos animais para fins terapêuticos ou experimentais. O transplante de órgãos é uma maneira eficiente de administrar grandes quantidades de material estranho a um animal.

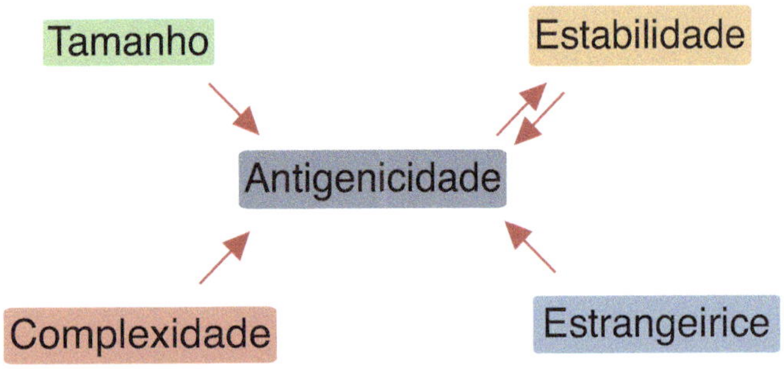


**FIG. 9.3** Fatores que influenciam significativamente a antigenicidade de uma molécula. A estabilidade excessiva ou insuficiente reduzirá a antigenicidade. Os melhores antígenos são grandes, complexos e não próprios (estranhos). No entanto, sua habilidade em estimular uma resposta imune também é determinada pela via de administração, pela quantidade de antígeno administrada e pela constituição genética do animal imunizado.

### Antígenos de Superfície Celular

A superfície das células mamíferas é constituída por uma mistura complexa de moléculas proteicas embebidas em uma bicamada lipídica fluida. A maioria dessas proteínas pode atuar como antígenos se forem injetadas em outras espécies ou mesmo em um indivíduo diferente da mesma espécie. Por exemplo, glicoproteínas conhecidas como antígenos de grupo sanguíneo são encontradas na superfície das hemácias. As primeiras tentativas de transfusão de sangue entre indivíduos não relacionados geralmente resultavam em desastre porque as células transfundidas eram logo destruídas. A investigação posterior revelou que o problema acontecia devido à presença de anticorpos de ocorrência natural contra glicoproteínas de hemácias não próprias (estranhas).

As células nucleadas, como os leucócitos, possuem centenas de moléculas proteicas diferentes em sua superfície. Essas proteínas são bons antígenos e provocam uma resposta imune rápida quando injetadas experimentalmente em uma espécie diferente. Essas moléculas de superfície são classificadas por um sistema chamado CD (Quadro 2.4). Outras proteínas de superfície celular podem provocar uma resposta imune (tal como a rejeição a um transplante) se transferidas para um indivíduo da mesma espécie mas geneticamente diferente. As proteínas de superfície que provocam a rejeição do transplante são chamadas de antígenos de histocompatibilidade. Os antígenos de histocompatibilidade têm tamanha importância para a imunologia que possuem um capítulo inteiro dedicado só a eles (Capítulo 11).

### Autoantígenos

Em algumas situações (nem sempre anormais), um animal pode montar respostas imunes contra componentes normais do corpo. Essas respostas são chamadas de respostas autoimunes. Antígenos que induzem autoimunidade são chamados de autoantígenos e podem incluir: hormônios, como a tireoglobulina; componentes estruturais, como membranas basais; lipídios complexos, como a mielina; componentes intracelulares, como as proteínas mitocondriais, ácidos nucleicos ou nucleoproteínas; e proteínas de superfície celular, como os receptores de hormônios. A produção de autoanticorpos e suas consequências são discutidas em detalhes no Capítulo 36.

## COMO SE FAZ UM BOM ANTÍGENO?

As moléculas variam em sua habilidade de agir como antígenos (antigenicidade) (Fig. 9.3). Em geral, as proteínas estranhas são os melhores antígenos, especialmente se forem grandes (as acima de 1000 Da são as melhores). Muitos dos principais antígenos de microorganismos são proteínas grandes, tais como toxinas clostridiais, flagelos bacterianos, capsídios virais e membranas células de protozoários. Outras proteínas antigênicas importantes incluem componentes do veneno das cobras, proteínas séricas, proteínas de superfície celular, proteínas de leite e alimentos, hormônios e até mesmo as próprias moléculas de anticorpo.

Polissacarídios simples, como amido ou glicogênio, não são bons antígenos pois frequentemente são degradados antes que o sistema imune tenha tempo de responder a eles. Carboidratos mais complexos podem ser antígenos eficientes, sobretudo se ligados a proteínas. Entre elas estão os principais antígenos da parede celular de bactérias Gram-negativas e as glicoproteínas do tipo sanguíneo das hemácias. Muitos dos chamados anticorpos naturais encontrados no soro de animais não imunizados são dirigidos contra polissacarídios e provavelmente se desenvolvem como resultado da exposição a glicoproteínas ou carboidratos provenientes da microbiota intestinal ou dos alimentos. Até certo ponto, eles podem ser considerados parte do sistema imune inato.

Lipídios tendem a ser antígenos ruins por causa de sua distribuição abundante, relativa simplicidade, instabilidade estrutural e metabolismo rápido. Ainda assim, quando ligados a proteínas ou polissacarídios, lipoproteínas, glicolipídios e lipopolissacarídios podem induzir respostas imunes. Alguns linfócitos possuem receptores específicos, chamados moléculas CD1, que podem se ligar a antígenos lipídicos, lipoproteicos e glicolipídicos e apresentá-los a células sensíveis a tais antígenos (Capítulo 19).

Ácidos nucleicos de mamíferos são antígenos fracos por causa de sua relativa simplicidade e flexibilidade, e porque são rapidamente degradados. Em contraste, ácidos nucleicos microbianos possuem estrutura muito diferente daquelas encontradas em eucariotos, apresentando muitas sequências CpG não metiladas. Como resultado, conseguem estimular respostas imunes intensas. É por essa razão, talvez, que autoanticorpos contra ácidos nucleicos são produzidos em algumas doenças autoimunes importantes (Capítulo 38).

As proteínas são os antígenos mais eficientes porque possuem propriedades ideais para iniciar uma resposta imune. (Mais corretamente, o sistema imune adaptativo evoluiu para capturar, processar e reconhecer proteínas não próprias.) Assim sendo, moléculas grandes são antígenos melhores do que moléculas pequenas, e as proteínas podem ser moléculas bastante grandes (Fig. 9.4). Por exemplo, a hemocianina, uma proteína muito grande presente no sangue de invertebrados (670 kDa) é um antígeno potente. A albumina sérica de outros mamíferos (69 kDa) é um antígeno relativamente bom, mas que também pode provocar tolerância. O pequeno hormônio peptídico angiotensina (1031 Da) é um antígeno fraco.

Da mesma maneira, quanto mais complexo for um antígeno, melhor. Por exemplo, o amido e outros polímeros de unidades simples são antígenos fracos, mas lipopolissacarídios complexos de bactérias são fortes. Proteínas complexas contendo muitos aminoácidos diferentes, especialmente os aromáticos, são antígenos melhores do que polímeros grandes e repetitivos, tais como os lipídios, carboidratos e ácidos nucleicos.

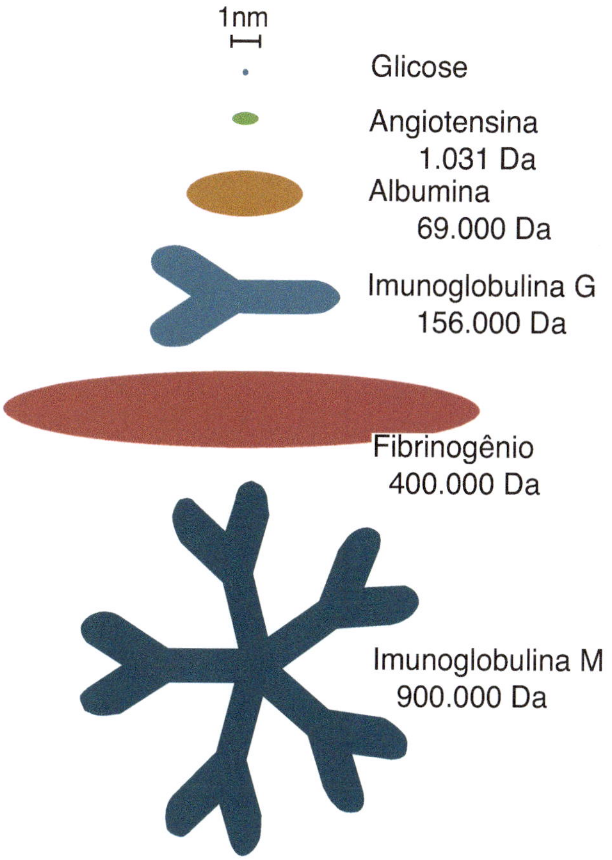


**FIG. 9.4** Tamanhos relativos de vários antígenos importantes. O tamanho importa! Moléculas grandes são geralmente muito mais antigênicas do que moléculas pequenas. Moléculas pequenas como a angiotensina são antígenos ruins.

A estabilidade estrutural é uma característica importante de bons antígenos, sobretudo daqueles que induzem respostas por anticorpos. Para se ligarem a moléculas estranhas específicas, os receptores na superfície das células do sistema imune adaptativo precisam reconhecer seus formatos. Por isso, moléculas altamente flexíveis que não possuem um formato fixo são antígenos ruins. Por exemplo, a gelatina, uma proteína bem conhecida por sua instabilidade estrutural (que lhe dá a característica "molenga"), é um antígeno fraco a menos que estabilizada pela incorporação de moléculas de tirosina ou triptofano, que fazem ligação cruzada entre as cadeias peptídicas laterais. Da mesma maneira, a flagelina, a proteína mais importante do flagelo bacteriano, é um antígeno fraco e flexível. Sua rigidez e, portanto, sua antigenicidade são extremamente aumentadas pela polimerização. Lembre também que a via de administração do antígeno, sua dose e a genética do animal recipiente também influenciam na antigenicidade.

Nem todas as moléculas não próprias conseguem estimular uma resposta imune. Pinos de aço inoxidável para ossos e válvulas cardíacas de plástico são rotineiramente implantadas em animais sem desencadearem uma resposta imune. A falta de antigenicidade de metais e de polímeros orgânicos grandes se deve não apenas à sua uniformidade molecular, mas também à sua inércia. Esses materiais não podem ser degradados e processados pelas células de maneira eficiente para serem capazes de iniciar uma resposta imune. Pela mesma lógica, uma vez que respostas imunes são iniciadas por antígenos, moléculas estranhas instáveis, que são destruídas muito rápido, podem não persistir por tempo suficiente para estimular uma resposta imune.

### Estrangeirice

As células que respondem aos antígenos (células sensíveis ao antígeno) são linfócitos que foram selecionados de modo que seus receptores normalmente não se liguem às moléculas originárias do próprio animal (autoantígeno ou antígeno próprio). As células que se ligam a antígenos próprios são eliminadas, mas ainda resta uma enorme variedade de linfócitos com receptores que se ligam a moléculas não próprias (ou estranhas). Esses linfócitos são suficientes para proteger o animal de quase todos os potenciais patógenos. Eles se ligarão e responderão a uma enorme variedade de moléculas não próprias que diferem ainda que em mínimos detalhes daquelas normalmente encontradas no corpo.

A imunogenicidade de uma molécula também depende de seu grau de estrangeirice. Quanto maior for a diferença na estrutura molecular entre um antígeno não próprio e antígenos próprios de um animal, maior será a intensidade da resposta imune. Por exemplo, o transplante de um rim proveniente de um gêmeo idêntico será prontamente aceito porque suas proteínas são idênticas àquelas dos rins do recipiente. O transplante de um rim proveniente de um animal da mesma espécie mas não relacionado será rejeitado em cerca de 10 dias, a menos que a rejeição seja prevenida por medicamentos. O transplante de um rim entre espécies diferentes, como, por exemplo, de um porco para um cão, será rejeitado em poucas horas mesmo com o uso de drogas imunossupressivas.

## EPÍTOPOS

Partículas não próprias, tais como bactérias invasoras, células nucleadas transplantadas e hemácias transfundidas, representam misturas complexas de proteínas, glicoproteínas, polissacarídios, lipopolissacarídios, lipídios e nucleoproteínas. A resposta imune adaptativa a tais invasores ou células não próprias é, portanto, uma combinação de respostas imunes simultâneas dirigidas contra cada uma das moléculas não próprias na mistura.

Uma molécula complexa e grande como uma proteína pode ser reconhecida por muitos linfócitos diferentes e, assim, estimular inúmeras respostas imunes. Moléculas grandes possuem regiões em sua superfície que se ligam aos receptores de antígeno dos linfócitos e contra as quais as respostas imunes são, portanto, dirigidas. Essas regiões, normalmente na superfície das moléculas, são chamadas de epítopos, ou determinantes antigênicos (Fig. 9.5). Em uma molécula proteica grande e complexa, vários epítopos diferentes podem ser reconhecidos pelos linfócitos, mas alguns são muito mais imunogênicos do que outros. Assim, os animais podem responder a alguns epítopos preferidos, e o restante da molécula talvez seja ignorado. Tais epítopos preferidos são chamados de imunodominantes. Em geral, o número de epitopos em uma molécula está diretamente relacionado a seu tamanho, e existe por volta de um epítopo a cada 5 kDa de proteína. Quando descrevemos uma molécula como "não própria" (ou estranha), estamos, portanto, dizendo que ela contém epítopos que não são encontrados nos antígenos próprios. As células do sistema imune se ligam e respondem a esses epítopos não próprios. Um bom exemplo de epítopo bem-definido é o peptídio prolina-ácido glutâmico-proline-lisina, o qual se liga a anticorpos contra a bactéria *Streptococcus equi*. Presume-se que o formato desse peptídio seja idêntico ao determinante antigênico mais importante no *S. equi*.

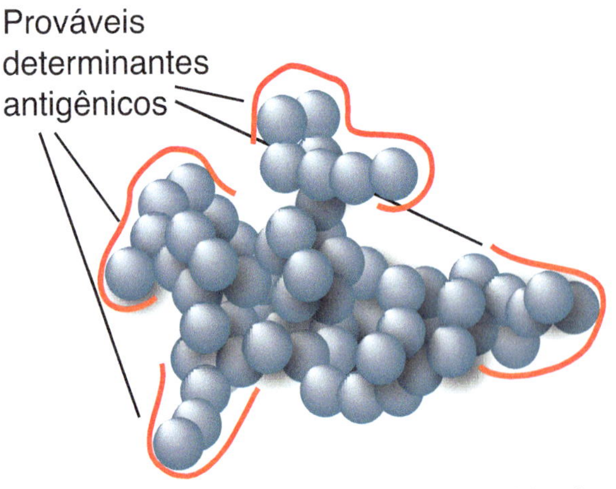


FIG. 9.5 Um antígeno hipotético. Note que as células do sistema imune reconhecem preferencialmente estruturas proeminentes na superfície da molécula como resultado de seus formatos característicos.

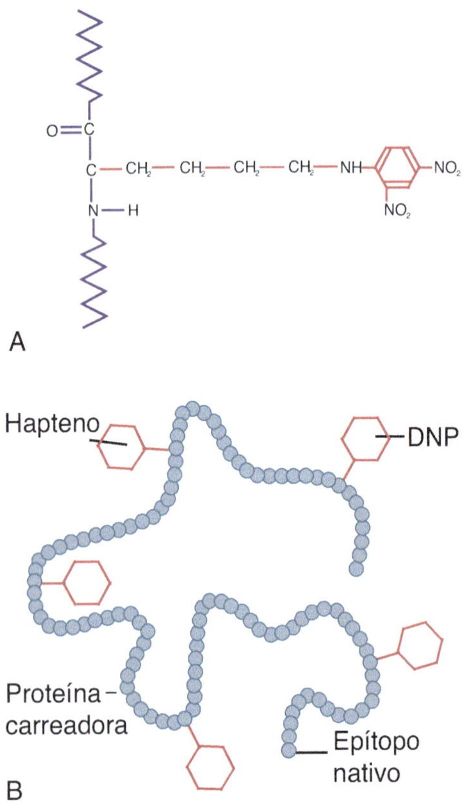


FIG. 9.6 **A**, Um hapteno típico; nesse caso, o dinitrofenol ligado a uma cadeia lateral de lisina. **B**, Quando vários haptenos estão ligados a uma cadeia peptídica, eles servem como novos epítopos e estimularão as respostas imunes.

### Haptenos

Moléculas pequenas, tais como muitas drogas e hormônios com menos de 1.000 Da, são pequenas demais para serem processadas e apresentadas de maneira apropriada para o sistema imune. Como resultado, não são imunogênicas. No entanto, se essas pequenas moléculas estiverem quimicamente ligadas a moléculas proteicas grandes, elas formarão novos epítopos na superfície da molécula maior (Fig. 9.6). Se essa molécula mais complexa for injetada em um animal, as respostas imunes desencadeadas serão dirigidas a todos os epítopos. Alguns dos anticorpos feitos em resposta a esse complexo serão dirigidos contra os novos epítopos formados pela molécula menor. Moléculas pequenas podem funcionar como epítopos apenas quando ligadas a outras moléculas maiores chamadas haptenos (do grego *haptein*, que significa "segurar ou prender"). A molécula antigênica à qual os haptenos estão ligados é chamada de carreadora. Muitas alergias a drogas ocorrem porque as moléculas das drogas, apesar de pequenas, podem se ligar de maneira covalente a proteínas normais do corpo e agir como haptenos.

Utilizando-se haptenos de estrutura química conhecida, é possível estudar a interação entre anticorpos e epítopos em detalhes. Por exemplo, um anticorpo dirigido contra um hapteno pode ser testado por sua habilidade em ligar-se a outras moléculas relacionadas estruturalmente. Testes simples mostraram que qualquer alteração na forma, tamanho ou carga de um hapteno altera sua capacidade de se ligar aos anticorpos. Mesmo modificações muito pequenas na forma de um hapteno podem influenciar sua capacidade de se ligar a um receptor de antígeno ou um anticorpo. Uma vez que existe um número enorme de haptenos em potencial e uma vez que cada hapteno provoca uma resposta de anticorpos específicos, deduz-se que os animais devem ser capazes de gerar uma ampla variedade de receptores de antígenos e moléculas de anticorpos específicos. É essa enorme diversidade que permite que os animais lutem com sucesso contra uma infinidade de micróbios patogênicos encontrados ao longo da vida.

### Alguns Exemplos de Haptenos

Apesar de os conceitos de haptenos e moléculas carreadoras nos darem a base para compreender a especificidade da resposta por anticorpos, os haptenos também possuem importância clínica. Por exemplo, o antibiótico penicilina é uma molécula pequena e não antigênica. Uma vez degradada dentro do corpo, ela forma um grupo "peniciloil" muito reativo, o qual pode ligar-se a proteínas séricas como a albumina e formar complexos albumina-peniciloil (Fig. 9.7). O hapteno peniciloil pode ser reconhecido como um epítopo não próprio em alguns indivíduos e provocar respostas imunes, resultando na alergia a penicilina.

Um segundo exemplo de substância reativa de ocorrência natural que se liga a proteínas normais e age como hapteno é o componente tóxico da planta hera venenosa (*Rhus radicans*). A resina dessa planta, chamada urushiol, reage com qualquer proteína com que entrar em contato, incluindo proteínas da pele de uma pessoa que entrar em contato com a planta. As proteínas da pele modificadas são reconhecidas como não próprias e atacadas pelos linfócitos de maneira semelhante à rejeição de um enxerto de pele. O resultado é uma irritação desconfortável na pele chamada de dermatite alérgica por contato (Capítulo 33).

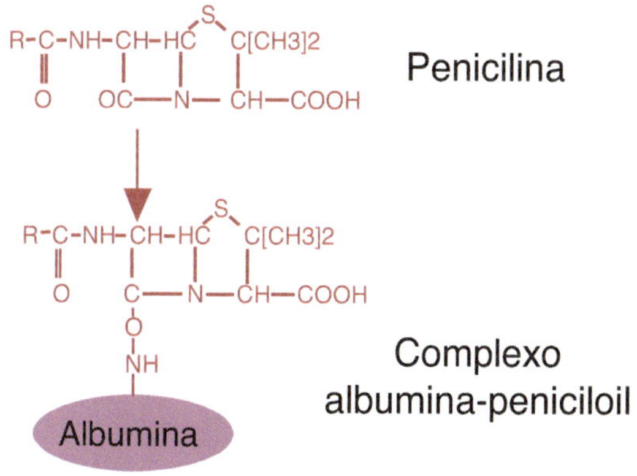


**FIG. 9.7** Penicilina como hapteno. A penicilina pode ser quebrada *in vivo* por diferentes vias. O derivado mais importante é o ácido penicilânico que se combina com grupos amino das proteínas, como a albumina sérica, formando um complexo albumina-peniciloil. Esse complexo pode provocar uma resposta imune e resultar na alergia à penicilina.

## REAÇÕES CRUZADAS

Epítopos idênticos ou parecidos às vezes podem ser encontrados em moléculas aparentemente não relacionadas. Como resultado, os anticorpos direcionados contra um antígeno podem reagir de maneira inesperada contra um antígeno não relacionado. Em outra situação, os epítopos em uma proteína podem diferir em aspectos mínimos daqueles em uma proteína obtida de um animal de uma espécie próxima. Consequentemente, os anticorpos dirigidos contra uma proteína de uma espécie podem também reagir de maneira detectável contra uma proteína semelhante ou homóloga da outra espécie. Os dois fenômenos se chamam reação cruzada.

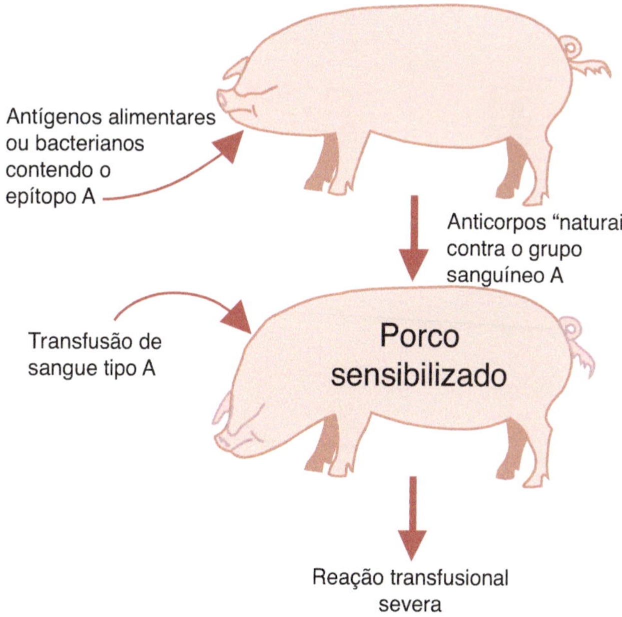


**FIG. 9.8** Antígenos alimentares ou bacterianos encontrados na dieta carregam epítopos que fazem reação cruzada com a glicoproteína do tipo sanguíneo A. Como resultado, porcos com sangue tipo O fazem anticorpos contra o epítopo A apesar de nunca terem recebido hemácias do tipo A. Se esses animais receberem uma transfusão de sangue do tipo A, sofrerão reação transfusional imediata e severa.

Um exemplo de reação cruzada do primeiro tipo é visto na tipagem sanguínea. Muitas bactérias possuem glicoproteínas na parede celular que apresentam cadeias laterais de carboidratos idênticas àquelas encontradas nas glicoproteínas de hemácias mamíferas. Por exemplo, alguns membros da microbiota intestinal possuem glicoproteínas com cadeias laterais A ou B em suas paredes celulares (Capítulo 31). Essas glicoproteínas são absorvidas através da parede intestinal e iniciam uma resposta por anticorpos. As glicoproteínas do tipo sanguínea A são não próprias para um porco de tipo sanguíneo O (Fig. 9.8). Porcos de tipo sanguíneo O desenvolvem, portanto, anticorpos que reagem com hemácias de porcos de sangue tipo A. Esses anticorpos não se desenvolvem como uma resposta a uma imunização prévia com hemácias do tipo A, mas sim após exposição às glicoproteínas da microbiota intestinal. Outro exemplo de reação cruzada ocorre entre a *Brucella abortus* e algumas cepas de *Yersinia enterocolitica*. A *Y. enterocolitica*, um organismo relativamente pouco importante, pode provocar a produção de anticorpos pelos bois que fazem reação cruzada com a *B. abortus*. Uma vez que os animais infectados com *Brucella* são detectados testando-se a presença de anticorpos no soro, os animais infectados com *Yersinia* podem ser erroneamente diagnosticados e sacrificados como se fossem carreadores de *B. abortus*. Em outro exemplo, a reatividade cruzada ocorre entre o coronavírus da peritonite infecciosa felina (PIF) e o vírus da gastroenterite porcina transmissível (TGE). É difícil cultivar o vírus PIF no laboratório. O vírus TGE, por outro lado, é facilmente propagado. Detectando-se anticorpos contra TGE nos gatos, é possível se diagnosticar a PIF sem a necessidade de se cultivar o vírus PIF.

O segundo tipo de reatividade cruzada, a que ocorre entre proteínas relacionadas, pode ser demonstrada em vários sistemas biológicos diferentes. Um exemplo é o método utilizado para se determinar a relação entre espécies mamíferas. Um antissoro contra a albumina sérica bovina fará forte reação cruzada contra a albumina sérica de ovelhas e cabras, mas reagirá pouco contra outros mamíferos (Tabela 9.1). Presumivelmente, isso reflete o grau de similaridade estrutural entre os epítopos das proteínas séricas e é, portanto, uma ferramenta útil para a determinação das relações evolutivas.

**TABELA 9.1 Grau de Reação Cruzada entre um Anticorpo Específico (Anticorpo Anti-Cadeia Leve Bovina) e Proteínas Relacionadas (Cadeias Leves) de Outros Mamíferos**

| | | |
|---|---|---|
| Vaca | Bos taurus | 100 |
| Bisão | Bos bison | 100 |
| Ovelha | Ovis aires | 100 |
| Iaque | Pocphagus grunniens | 68 |
| Cabra | Capra hircus | 68 |
| Cervo | Cervus canadensis | 64 |
| Búfalo | Bubalus | 54 |
| Rena | Rangifer tarandus | 37 |
| Homem | Homo sapiens | 17 |
| Cavalo | Equus caballus | 10 |
| Rato | Rattus | 10 |
| Camundongo | Mus musculus | 10 |
| Porco | Sus scrofa | 8 |
| Camelo | Camelus dromedaries | 7 |

Dados de Henning D, Nielsen K: Cross-reactivity of monoclonal antibodies to bovine immunoglobulins with immunoglobulins of other species, *Vet Immunol Immunopathol* 34:235-243, 1992.

10

# Células Dendríticas e Processamento do Antígeno

## OBJETIVOS DIDÁTICOS

*Depois de ler este capítulo, você deve ser capaz de:*

- Explicar a importância do processamento do antígeno no desenvolvimento da imunidade adaptativa.
- Comparar o processamento de antígenos exógenos e endógenos.
- Descrever as propriedades características das células dendríticas (DCs), suas subpopulações e suas origens.
- Reconhecer que DCs, macrófagos e células B são os tipos celulares mais importantes para captura e processamento de antígenos estranhos.
- Descrever por que DCs são as células mais eficientes no processamento de antígenos.
- Explicar por que DCs imaturas são especialmente bem-equipadas para capturar e processar antígenos.
- Explicar por que DCs maduras são altamente eficientes na apresentação de antígenos processados para as células T.
- Descrever como macrófagos também agem como células apresentadoras de antígenos e por que são muito menos eficientes do que as DCs.
- Explicar como as células B também agem como células apresentadoras de antígenos e por que são especialmente eficientes durante as respostas imunes secundárias.
- Definir célula dendrítica, processamento de antígeno, apresentação de antígeno, células de Langerhans, antígeno exógeno, antígeno endógeno e proteassoma.
- Comparar células dendríticas e macrófagos.
- Descrever a via de apresentação de antígeno endógeno via complexo de histocompatibilidade principal (MHC) classe I.
- Descrever a via de apresentação de antígeno exógeno via complexo de histocompatibilidade principal (MHC) classe II.

## SUMÁRIO DO CAPÍTULO



As defesas imunes inatas evoluíram para destruir micróbios assim que eles entram no corpo. A maioria dos invasores, especialmente se forem de baixa virulência, são logo eliminados. Entretanto, além de ser desconfortável e danosa, a inflamação não é um processo infalível. Se o corpo tiver que ser defendido efetivamente, um animal deve ter defesas que detectam e eliminam os invasores microbianos sem os danos e desconfortos associados com a inflamação. Essa é a tarefa do sistema imune adaptativo.

Para iniciar a resposta adaptativa, uma amostra do material estranho precisa antes ser capturada, processada e apresentada da maneira correta para que as células possam reconhecê-lo. Essa é a responsabilidade das células apresentadoras de antígenos.

As células apresentadoras de antígenos são atraídas por produtos microbianos e pelo dano tecidual e são ativadas pelos mesmos estímulos que iniciam a inflamação. De fato, as células dendríticas e os macrófagos servem tanto como células sentinelas e como células apresentadoras de antígenos. Como resultado, o processamento do antígeno pode ser iniciado ao mesmo tempo que o invasor está sendo eliminado pelas defesas inatas. Uma vez que o invasor tenha sido eliminado, um animal pode desenvolver imunidade adaptativa contra um segundo ataque pelo mesmo organismo.

O processamento do antígeno envolve a quebra de moléculas proteicas grandes em peptídios menores dentro das células. Esses peptídios, então, são conjugados a receptores especializados para a apresentação de antígenos chamados moléculas do complexo de histocompatibilidade principal (MHC). Uma vez ligados às moléculas do MHC, os peptídios são carregados para a superfície celular. A imunidade adaptativa é iniciada quando esses peptídios ligados ao MHC são reconhecidos pelos linfócitos que possuem receptores específicos para esse antígeno. Esses linfócitos (chamados células T) ligam e respondem apenas a peptídios não próprios que foram corretamente processados e apresentados. Isso garante que as respostas imunes adaptativas não aconteçam de forma indiscriminada.

Os organismos que desencadeiam respostas imunes adaptativas pertencem a dois grupos. Um grupo é representado por uma bactéria que invade o corpo e cresce nos tecidos e no fluido extracelular. Estes são chamados de antígenos exógenos e são processados pelas células apresentadoras de antígenos profissionais. Um segundo grupo de organismo invasor é representado pelos vírus que invadem uma célula e a forçam a produzir proteínas virais. Essas novas proteínas são chamadas de antígenos endógenos. Antígenos endógenos são processados pelas células nas quais são produzidos. Existem, portanto, duas classes de moléculas de MHC: classe I e classe II. As moléculas de MHC classe I são produzidas por todas as células nucleadas e apresentam antígenos endógenos. As moléculas de MHC classe II, por outro lado, são restritas às células apresentadoras de antígenos profissionais e apresentam antígenos exógenos. O corpo emprega principalmente três tipos celulares especializados para processar antígenos exógenos: células dendríticas, macrófagos e células B. As mais importantes são as células dendríticas (DCs) (Fig. 10.1).

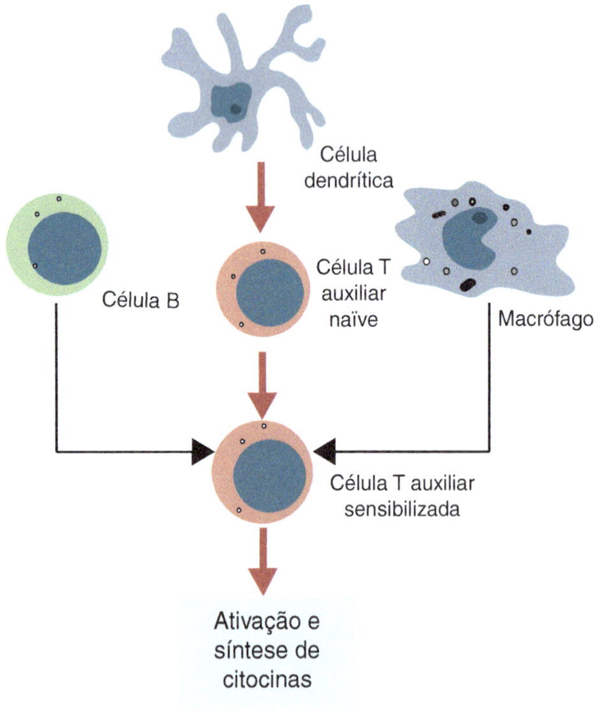


FIG. 10.1 As três populações mais importantes de células apresentadoras de antígenos: células B, DCs e macrófagos. Destas, apenas as DCs conseguem ativar células T *naïve* e iniciar uma resposta imune primária.

## CÉLULAS DENDRÍTICAS

Células dendríticas são células apresentadoras de antígenos profissionais que iniciam respostas imunes adaptativas. Elas estão localizadas em pontos onde é mais provável que encontrem antígenos estranhos, ou seja, nos órgãos linfoides e sob as superfícies epiteliais. As DCs realizam três funções principais. Primeiro, elas servem como células sentinelas e ativam as defesas inatas em um primeiro momento quando encontram os invasores. Segundo, processam antígenos exógenos e, assim, ativam respostas imunes adaptativas. Terceiro, regulam a imunidade adaptativa ao determinarem se um antígeno vai iniciar uma resposta mediada por anticorpos ou por células, ou até mesmo previnem uma resposta imune (uma condição chamada tolerância). As DCs são pelo menos 100 vezes mais eficientes do que macrófagos ou células B na apresentação de antígenos. As DCs conseguem capturar vários antígenos diferentes, entre eles microorganismos mortos, antígenos estranhos solúveis nos fluidos tissulares e antígenos liberados por células que estão morrendo, e apresentá-los às células T. As DCs são as únicas células apresentadoras de antígenos capazes de ativar células T que nunca encontraram um antígeno antes (células *naïve*) e, por isso, são essenciais para iniciar uma resposta imune primária.

### Origem

Todas as DCs são derivadas de células-tronco hematopoiéticas da medula óssea. DCs imaturas migram através do corpo e formam redes em quase todos os tecidos. Os monócitos também podem se diferenciar em DCs clássicas quando expostos às citocinas apropriadas. As DCs podem ser encontradas em todos os órgãos, exceto cérebro, partes do olho e testículos. Elas são especialmente proeminentes nos linfonodos, pele e mucosas – locais onde é mais provável encontrarem micróbios invasores.

### Estrutura

A forma da DC depende de seu estado de ativação. Tipicamente, no entanto, elas são caracterizadas como tendo um corpo celular pequeno, de 13-15 μm em diâmetro, com muitos processos citoplasmáticos longos chamados de dendritos (Fig. 10.2). Os dendritos aumentam a superfície celular e, portanto, aumentam a eficiência da captura do antígeno e maximizam o contato entre a DC e outras células.

### Subpopulações

Assim como outras populações celulares imunes, as DCs pertencem a uma família heterogênea com múltiplas subpopulações. As duas mais proeminentes são a DC convencional/clássica (cDC) e a DC plasmacitoide (pDC) (Fig. 10.3). Essas células diferem em morfologia, em antígenos de superfície e em suas funções, apesar de compartilharem moléculas de adesão, moléculas coestimulatórias e marcadores de ativação. Outras subpopulações importantes de células dendríticas são encontradas na pele (células de Langerhans) e nos órgãos linfoides (DCs foliculares). Cada subpopulação expressa diferentes receptores na superfície celular, receptores de sinalização como TLRs e FcRs, e cada uma produz uma mistura diversa e complexa de citocinas e quimiocinas. Como é o caso com muitas outras células descritas neste texto, muitos dos detalhes sobre as funções das DCs foram descobertos em humanos e camundongos.

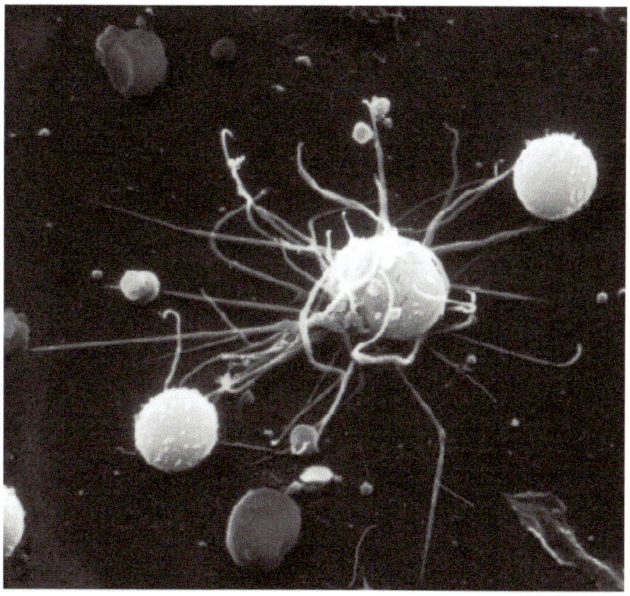

FIG. 10.2 Micrografia eletrônica por escaneamento de célula dendrítica de linfonodo de cobaia. Note o corpo celular relativamente pequeno e numerosos dendritos longos. Magnificação original ×4000.

Não devemos assumir que a estrutura e funções das DCs sejam idênticas em todos os mamíferos domésticos.

Como observado anteriormente, o sistema imune adaptativo monta dois tipos de resposta: uma mediada por anticorpos e outra mediada por células. O tipo de resposta montado é determinado pelo tipo de célula T auxiliar (Th) ativado quando o antígeno é encontrado. Assim, existem diversos tipos de células auxiliares (Fig. 14.12). Um tipo importante, as células auxiliares tipo 1 (células Th1), estimula respostas imunes mediadas por células e protege os animais contra organimos intracelulares. O segundo tipo importante, as células auxiliares tipo 2 (células Th2), estimula as respostas imunes mediadas por anticorpos e protege os animais contra invasores extracelulares. O tipo de célula T auxiliar ativado depende das DCs.

## DCs Clássicas

As relações entre os macrófagos e as células dendríticas é nebulosa e pode diferir entre espécies. Monócitos do sangue são precursores imediatos de alguns macrófagos tissulares e de algumas cDCs. Qual tipo celular é produzido depende da mistura de citocinas e células encontradas pelo monócito conforme ele diferencia. Cada tipo pode ser convertido em outro até estágios tardios do processo de diferenciação. As cDCs podem, portanto,

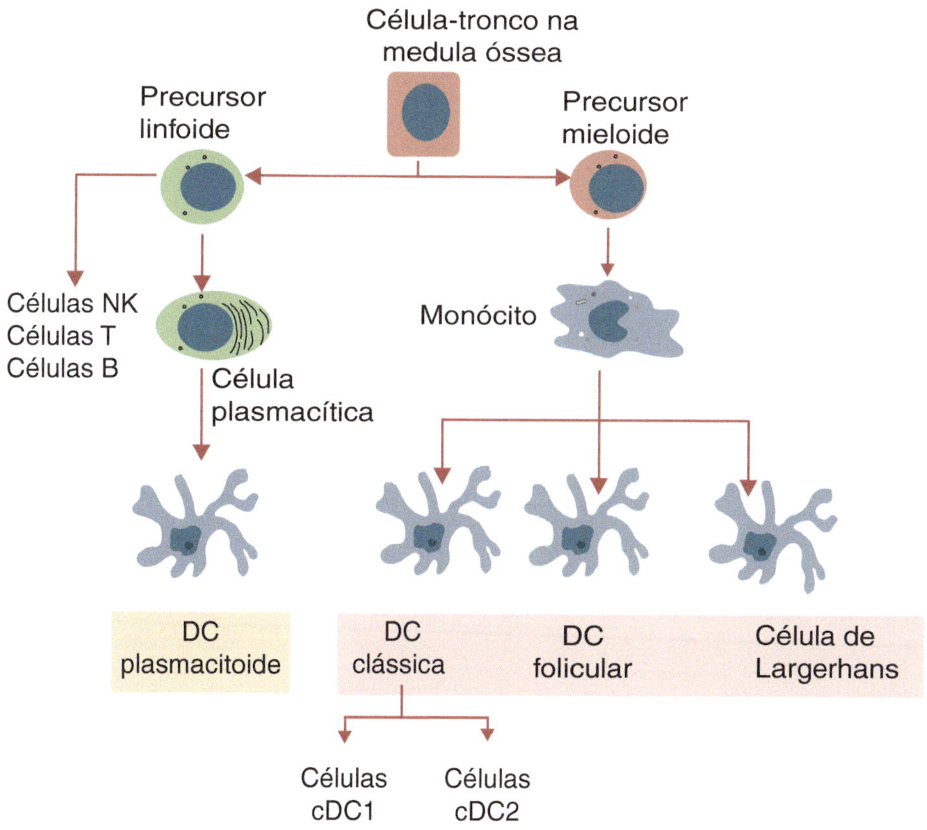


FIG. 10.3 Origem e diversidade das DCs. Uma subpopulação, as DCs plasmacitoides, se origina de precursores linfoides. A segunda subpopulação importante tem origem em precursores mieloides e provavelmente deriva dos monócitos. Essas células derivadas de monócitos se diferenciam em DCs clássicas, DCs foliculares e células de Langerhans.

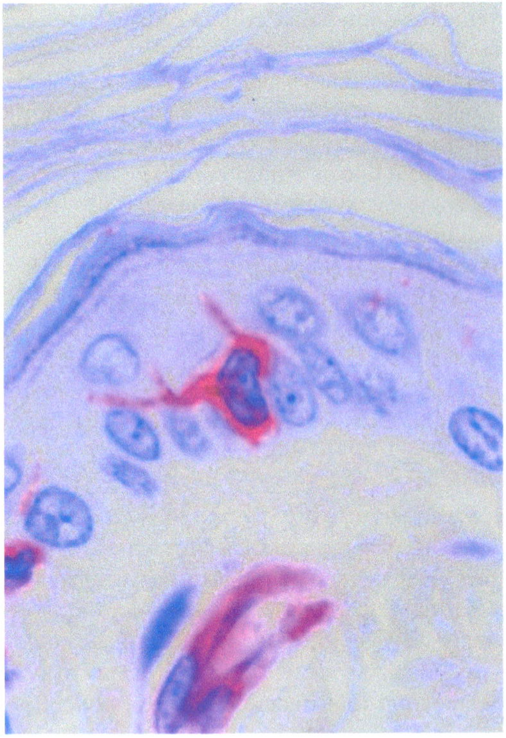

FIG. 10.4 Essa célula vermelho-escuro na epiderme de um cão é uma célula de Langerhans corada para a proteína vimentina. Note que os dendritos se estendem entre as células epidermais, de modo que consigam capturar antígenos eficientemente. (Cortesia Dr. K.M. Credille.)

ser consideradas parte do sistema fagocítico-mononuclear derivado de uma célula-tronco comum. Elas respondem aos mesmos fatores de crescimento, expressam os mesmos marcadores de superfície e, de fato, não diferem em nenhuma característica específica dos macrófagos. Suas principais funções são apresentação de antígeno e indução de respostas por células T.

### DCs Plasmacitoides

As DCs plasmacitoides (pDCs) são células de vida longa encontradas no sangue, medula óssea e órgãos linfoides. Elas não possuem antígenos mieloides, mas retêm algumas características linfoides. As pDCs servem como um sistema de aviso precoce nas infecções virais, uma vez que são rapidamente ativadas por ácidos nucleicos virais. Elas respondem aos vírus sintetizando grande quantidade de interferons do tipo I (IFN-$\alpha$ e IFN-$\beta$). (Dez a 100 vezes mais que outros tipos celulares.) Elas também são produtoras importantes de interferons do tipo III (IFN-$\lambda$) (Capítulo 27). Seu número aumenta durante a infecção. As pDCs possuem a habilidade única de conectar as imunidades inata e adaptativa. Após produzirem uma grande quantidade de interferons do tipo I, ainda conseguem se diferenciar em DCs maduras que estimulam células T *naïve*. Como as pDCs secretam grandes quantidades de IFN-$\alpha$, elas também ativam as células *natural killer* (NK) (Capítulo 19).

### Células de Langerhans

As células de Langerhans são células apresentadoras de antígenos profissionais encontradas na pele. Elas contêm grânulos citoplasmáticos típicos, em forma de bastão ou raquete, chamados grânulos de Birbeck, cuja função é desconhecida. Seus longos dendritos formam uma rede extensa, de localização ideal para a captura de antígenos estranhos (Fig. 10.4). Esses antígenos incluem não apenas micróbios invasores, mas antígenos aplicados topicamente, como resinas de hera venenosa, ou antígenos injetados intradermicamente, como os presentes na saliva de mosquito. As células de Langerhans influenciam o desenvolvimento das respostas imunes da pele, tais como a hipersensibilidade tardia e a dermatite alérgica por contato (Capítulo 33). Elas expressam vários receptores de reconhecimento de padrão (PRRs), incluindo as lectinas de tipo C langerina e DC-SIGN (ver adiante) que conseguem ligar bactérias, fungos e alguns vírus. Uma vez que os antígenos são capturados, as células de Langerhans migram para os linfonodos drenantes, onde apresentam o antígeno para as células T. Alguns imunologistas consideram as células de Langerhans macrófagos especializados.

### DCs Foliculares

As DCs especializadas chamadas DCs foliculares (fDCs) são encontradas nos centros germinativos do baço, linfonodos e placas de Peyer (Capítulo 12). Elas também são encontradas nos sítios de infecção e nas reações inflamatórias crônicas. As DCs foliculares são essenciais para a produção de anticorpos e para o desenvolvimento de células B de memória. Em um animal que não tenha sido previamente exposto a um antígeno, a apresentação de antígeno é um processo passivo. As fDCs apenas fornecem uma superfície onde o antígeno pode ser apresentado às células B. Em contraste, nos animais previamente expostos ao antígeno e que possuem anticorpos, o antígeno e o anticorpo se combinam para formar o complexo antígeno-anticorpo (também chamado de imunocomplexo). As DCs foliculares adsorvem esses imunocomplexos em sua superfície e os soltam em vesículas de membrana chamadas exossomas. As células B capturam esses exossomas e, após processamento do antígeno, apresentam-o às células T sensíveis ao antígeno. As DCs foliculares conseguem reter antígenos em suas superfícies por mais que 3 meses. Elas também integram os sinais dos receptores do tipo *toll* (TLRs) e outras fontes para a manutenção das respostas dos centros germinais (Capítulo 12).

## Maturação da Célula Dendrítica

Apesar de várias subpopulações de DCs terem sido caracterizadas, suas propriedades mais importantes são baseadas em seu estado de maturação (Fig. 10.5). As DCs imaturas são especializadas na captura eficiente dos antígenos. Conforme amadurecem, as DCs sofrem reorganização celular e se tornam células apresentadoras de antígenos profissionais.

### DCs Imaturas

DCs recém-geradas migram da medula óssea para os linfonodos ou outros tecidos. Lá atuam como sentinelas, cujo papel é capturar micróbios invasores. Devido à sua meia-vida curta, podem ser consideradas células captoras de antígenos descartáveis. Se não encontrarem os antígenos, elas morrem em alguns dias. Se, no entanto, encontrarem os antígenos e forem estimuladas pelo dano tecidual ou inflamação, elas ficam ativadas e amadurecem rapidamente. DCs imaturas possuem receptores que as ajudam a executar suas funções. Estes incluem os receptores para interleucina-1 (IL-1R) e fator de necrose tumoral (TNFR), receptores para quimiocinas, lectinas tipo C, receptores de Fc (Fc$\gamma$R e Fc$\varepsilon$R), receptores de manose (CD206), receptores de proteínas de choque térmico, assim como TLRs.

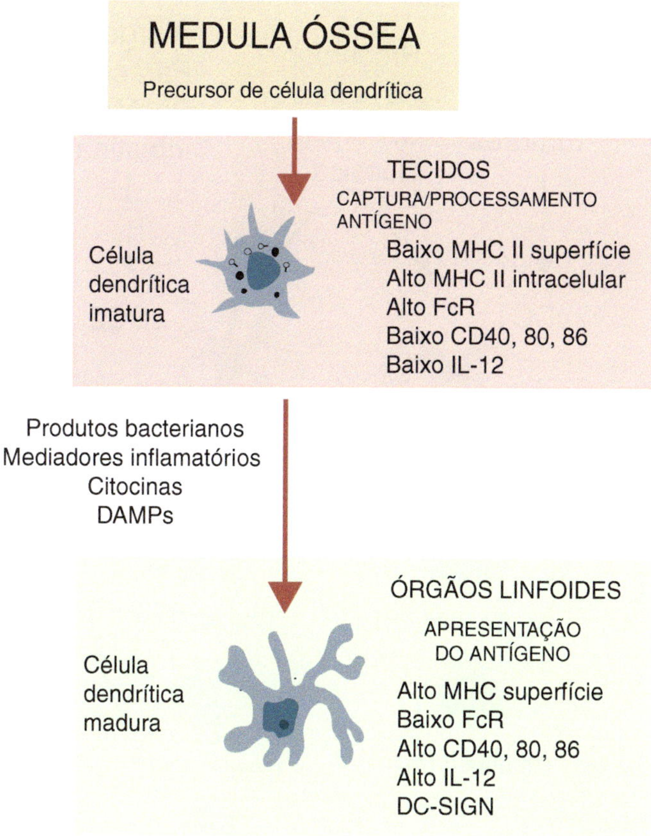


**FIG. 10.5** Conforme as DCs amadurecem, elas mudam de função. DCs imaturas são células especializadas na captura de antígenos. DCs maduras, por outro lado, são células apresentadoras de antígenos profissionais.

Apesar de as funções mais importantes das DCs serem capturar, processar e apresentar antígenos para as células do sistema imune, elas também precisam ser capazes de matar os patógenos que encontrarem. Assim, as DCs podem matar os invasores fazendo uma explosão respiratória (*burst* respiratório). A ativação de seus TLRs por padrões moléculares associados a patógenos (PAMPs) aumenta sua produção de superóxido.

As DCs amadurecem em resposta à interleucina-1 (IL-1) e ao fator de necrose tumoral α (TNF-α), assim como aos PAMPs e aos padrões moléculares associados ao dano (DAMPs). Tecidos lesionados e inflamados liberam grandes quantidades de heparan sulfato solúvel, que se liga ao TLR4 e ativa as DCs. A quebra de ácidos nucleicos gera ácido úrico, outro potente ativador de célula dendrítica. Um dos principais ativadores de DCs imaturas é o HMGB1 (*high mobility group box protein-1*) (Capítulo 7). As DCs imaturas são atraídas para as áreas de inflamação por quimiocinas, defensinas e HMGB1.

As DCs imaturas capturam antígenos e fragmentos celulares por fagocitose, por pinocitose (captura de gotículas de fluidos, a célula "bebe" as gotículas) e através da ligação de receptores de superfície celular. Elas também capturam células apoptóticas. Se ingerirem bactérias, normalmente conseguem destruí-las. Elas conseguem distinguir entre debris tissulares normais e organismos estranhos por amostragem seletiva de seu meio ambiente. Essa diferenciação depende da habilidade do material estranho em ligar-se aos TLRs. A ativação dos TLRs por PAMPs garante que o material ingerido seja processado de modo a estimular a imunidade adaptativa. O material que não ativa os TLRs não é processado e não iniciará uma resposta adaptativa.

O pH nos fagossomos de células fagocíticas convencionais, como neutrófilos e macrófagos, é muito ácido, e por isso otimizado para a destruição proteolítica do material estranho. O pH das células dendríticas e células B, por outro lado, é relativamente alcalino uma vez que seus fagossomos não se fundem com os lisossomos. As cisteínas e aspartil-proteases são inibidas em pH mais altos, e, como resultado, os antígenos ingeridos não são degradados por completo, mas parcialmente preservados para apresentação em moléculas de MHC classe I.

### DCs Maduras

Uma vez que elas tenham capturado e processado os antígenos, as DCs imaturas carregam esses antígenos para os locais onde eles poderão ser reconhecidos pelas células T. As DCs ativadas são atraídas para os órgãos linfoides pelas quimiocinas. A infecção ou o dano tecidual também promove a migração de DCs portando antígenos para os linfonodos ou para o baço. Uma vez que entrem em um órgão linfoide, as células amadurecem rapidamente.

As DCs maduras secretam quimiocinas que atraem as células T, as quais se acumulam em grupamentos ao redor da célula dendrítica. As DCs envolvem as células T em uma rede de dendritos conforme elas interagem. Enquanto isso, as células T examinam as DCs maduras em busca da presença de fragmentos de antígeno. Se seus receptores de antígeno conseguirem se ligar aos fragmentos apresentados, as células T serão ativadas.

Conforme as DCs amadurecem, suas moléculas MHC migram dos endossomos e lisossomos intracelulares para a superfície celular. A expressão de moléculas coestimulatórias na superfície celular também aumenta. Como resultado, as moléculas MHC e os complexos MHC-peptídios são encontrados em níveis 100 vezes mais altos nas DCs maduras do que em células B ou macrófagos. A expressão de moléculas coestimulatórios como o CD86 (Capítulo 14) também pode aumentar 100 vezes nessas células.

DCs maduras são as únicas células que conseguem iniciar uma resposta primária por célula T. Uma razão para isso é que as DCs maduras conseguem montar complexos de ativação de célula T completos (MHC com antígeno mais moléculas coestimulatórias) dentro da célula antes que eles sejam transportados para a superfície celular. DCs maduras também expressam DC-SIGN (CD209), uma lectina tipo C que se liga a um ligante chamado molécula 3 de adesão intercelular (ICAM-3 ou CD50) nas células T *naïve*. A DC-SIGN permite a ligação transiente entre as DCs e as células T. Ela permite que uma única célula dendrítica avalie rapidamente centenas de células T para encontrar umas poucas que expressem um receptor de antígeno compatível. Por causa de sua potência, apenas algumas DCs são necessárias para iniciar uma resposta potente por células T. Uma célula dendrítica pode ativar cerca de 3.000 células T.

## Indução de Tolerância

Em condições de equilíbrio, na ausência de inflamação ou infecção, algumas DCs imaturas amadurecem espontaneamente e migram para os tecidos linfoides carregando antígenos tissulares normais em suas moléculas MHC. Se uma célula T reconhecer esse antígeno "normal", a célula T entrará em apoptose e morrerá. Alternativamente, essas DCs podem ativar a produção de IL-10, uma citocina supressora que gera células T regulatórias. Como resultado, o processamento de antígenos de tecidos normais ou mesmo antígenos ambientais inofensivos pelas DCs pode levar à eliminação de células T e tolerância imunológica (Capítulo 20). Em humanos, uma subpopulação de DCs secreta a molécula imunossupressora indoleamina 2,3-dioxigenase (IDO). Essa subpopulação possui função regulatória e pode ser capaz de promover tolerância. A decisão de induzir uma resposta tolerogênica ou uma resposta imune defensiva depende, em grande parte, da presença de PAMPs microbianos ou DAMPs tissulares. Um bom exemplo disso é a tolerância expressa nos intestinos a antígenos alimentares e bactérias comensais. As DCs que fazem amostras desses antígenos são potentes indutoras de ácido retinoico e TGF-β (Capítulo 21). O ácido retinoico promove a diferenciação de células T regulatórias e, portanto, previne o desenvolvimento de respostas imunes inapropriadas contra comensais e alimentos.

## Células cDC1 e cDC2

Quando as cDCs estimulam as células T auxiliares, elas geram três sinais. O primeiro sinal é dado quando os receptores de antígeno das células T se ligam aos fragmentos de antígeno ligados às moléculas MHC. O segundo sinal fornece coestimulação crítica através das moléculas de superfície, tais como CD40 e CD80/86. O terceiro sinal determina a direção em que a célula T auxiliar *naïve* vai se desenvolver e é dado pelas citocinas secretadas. Por exemplo, alguns antígenos microbianos estimulam as cDCs a secretar IL-12 (Fig. 10.6). Estas são chamadas células cDC1 uma vez que a IL-12 ativa células Th1 e inicia respostas do tipo 1. Outros antígenos microbianos induzem as cDCs a secretar IL-1 e IL-6. Essas citocinas estimulam a diferenciação em Th2 e são produzidas pelas células cDC2. Elas estimulam respostas do tipo 2. Outros antígenos podem induzir cDC2s a secretar IL-23 e, assim, provocar o desenvolvimento de células Th17.

Diferentes PAMPs e DAMPs agindo através de diferentes TLRs influenciam o desenvolvimento dessas subpopulações de células dendríticas e, portanto, os tipos de respostas induzidos. Os estimulos que promovem a produção de cDC1 incluem: RNA de fita-dupla agindo através do TLR3, lipopolissacarídio agindo através do TLR4, flagelina agindo através do TLR5 e ácidos nucleicos agindo através do TLR7 e TLR9. Por outro lado, mediadores inflamatórios, tais como a IL-10, o fator transformador do crescimento α (TGF-α), a prostaglandina $E_2$ ($PGE_2$), a histamina, os extratos de vermes parasitas ou a toxina de *Vibrio cholerae*, promovem a produção de cDC2. As respostas cDC2 também podem ser iniciadas por lipopolissacarídios bacterianos e proteoglicanas atuando através do TLR2, TLR6 ou TLR1. Os ligantes de TLR2 promovem a produção de IL-23 e, com isso, promovem as respostas por células Th17. Como comentado anteriormente, uma subdivisão funcional semelhante ocorre com os macrófagos. Portanto, as células M1 e M2, quando atuam como células apresentadoras de antígenos, também promovem respostas auxiliares diferentes.

Também é possível que a mesma célula dendrítica possa promover resposta tipo 1, tipo 2 ou Th17, dependendo da dose e do tipo de antígeno encontrado. A resposta pode também

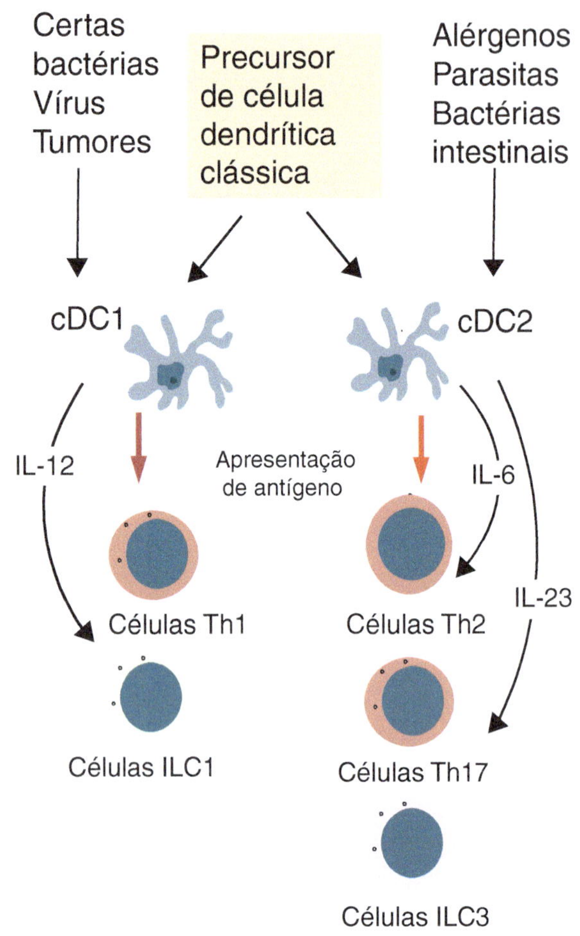


**FIG. 10.6** Duas populações de cDCs ativam as subpopulações de células T auxiliares. Células cDC1 promovem respostas tipo I produzindo IL-12 e ativando células Th1, enquanto as células cDC2 promovem respostas tipo II produzindo IL-6 e IL-23 e ativando células Th2 e Th17. A população de células auxiliares que é ativada depende da mistura de citocinas produzida por essas subpopulações de células dendríticas. As subpopulações específicas de células dendríticas ativadas dependem da natureza dos antígenos indutores. As células dendríticas também ativam células linfoides inatas (ILCs). cDC1s ativam ILC1s e cDC2s ativam ILC3s (Capítulo 19).

depender de sua localização. Por exemplo, DCs do intestino ou vias aéreas parecem secretar preferencialmente IL-10 e IL-4 e assim promovem respostas tipo 2. Nesses casos, a microbiota intestinal pode fornecer os sinais polarizadores para cDC2.

As pDCs sofrem um aumento drástico durante a inflamação ou infecção. Elas são relativamente ineficientes na promoção da proliferação de células T auxiliares, mas produzem grandes quantidades de IFN-γ e IL-17. Portanto, promovem a polarização Th1.

## Interleucina-12

A IL-12 é uma citocina crucial produzida pelos macrófagos, DCs, células B e neutrófilos. Seus alvos são as células T e células NK. A IL-12 determina a polarização Th1/Th2. Células Th1 se desenvolvem na sua presença. Células Th2 se desenvolvem na sua ausência. A IL-12 é um membro de uma família de proteínas relacionadas que também inclui a IL-23, IL-27, IL-35 e IL-39. Essas proteínas são todas heterodiméricas. Por exemplo, a IL-12 é formada por duas cadeias, p35 e p40. Algumas dessas cadeias são compartilhadas com outros membros da família. Todos os membros da família regulam a função da célula T. Assim, a IL-12 e IL-27 geram células Th1, enquanto a IL-23 gera células Th17.

## CÉLULAS DENDRÍTICAS NOS ANIMAIS DOMÉSTICOS

As DCs são encontradas em todos os principais mamíferos domésticos estudados até agora e não parecem diferir em nenhum aspecto significativo das DCs de humanos e camundongos. Nos animais domésticos, as cDCs foram caracterizadas em cavalos, ruminantes, porcos, cães e galinhas. Já as células de Langerhans foram caracterizadas em cavalos, ruminantes, porcos, cães e gatos. As pDCs foram caracterizadas em porcos e cavalos.

*Cavalos:* As DCs equinas expressam MHC classe II, CD11, EqWC1 e EqWC2. Diferentes *subsets* foram identificados baseados na expressão de MHC classe II e outros marcadores. As pDCs equinas foram caracterizadas e produzem grandes quantidades de IFN-α após estímulo com agonistas de TLR9.

*Ruminantes:* AS DCs bovinas expressam MHC II, CD80, CD86 e CD40 (Fig. 10.7). Suas células dendríticas apresentam duas subpopulações que diferem na habilidade de estimular células T CD4 e CD8. Uma população sintetiza mais IL-12, enquanto a outra população produz mais IL-1 e IL-10. Talvez elas representem as subpopulações cDC1 e cDC2. Os bois também possuem algumas DCs que produzem grande quantidade de interferons tipo I e, portanto, provavelmente equivalem às pDCs.

DCs derivadas de monócitos do sangue periférico de ovelhas expressam MHC classe II, CD11c e são CD14-negativas. Células pDC, cDC1 e cDC2 foram identificadas nessa espécie.

*Porcos:* Porcos possuem cDCs e pDCs. As cDCs suínas são $CD172a^+$, $CD11R1^+$, $CD1^{+/-}$ e $CD80/86^{+/-}$, enquanto as pDCs são $CD172a^+$, $CD4^+$, $CD1^{+/-}$ e $CD80/86^{+/-}$. Ambos tipos secretam IL-10 e IL-12. As DCs porcinas também expressam FcγRII e FcγRIII. Portanto, podem ser ativadas por imunocomplexos. Elas expressam TLRs e são responsivas a estimulação por lipopolissacarídio bacteriano e dinucleotídios CpG. As funções das DCs de porco foram caracterizadas com base em seu transcriptoma. No porco, as pDCs do sangue são a principal fonte de TNF-α, IL-12p40, IFN-α e componentes do complemento. As cDCs porcinas são muito eficientes na apresentação de antígeno e estimulação das células T.

É interessante notar que as pDCs do porco produzem IFN-α em resposta a vários vírus comuns, incluindo os da gastroenterite transmissível, doença de Aujeszky e gripe suína, mas não em resposta ao vírus da síndrome reprodutiva e respiratória dos suínos (PRRSV). Esse vírus interfere na apresentação de antígeno pelas cDCs e aumenta a produção de IL-10. Não é supreendente que o PRRSV cause infecção persistente e estimule fraca imunidade.

*Cães:* As DCs caninas podem ser estimuladas a diferenciarem com diferentes misturas de citocinas, mas a mais utilizada é GM-CSF mais interleucina-4. Elas se parecem com DCs de outras espécies. Existem duas populações principais de DCs no cão. Uma é MHC classe $II^+$, $CD11c^+$, $CD34^+$ e $CD14^-$; a outra é MHC classe $II^+$, $CD34^+$ e $CD14^+$. O CD40 é expresso nas DCs caninas, mas não nos monócitos. Elas produzem uma seleção diversa de citocinas. A mistura precisa produzida depende do estímulo utilizado, mas em geral lembra aquelas produzidas por humanos e camundongos. Uma característica diferente, no entanto, é a produção de grande quantidade de IL-10, IL-12, IL-13 e IFN-α por DCs caninas estimuladas com LPS. As DCs do cão também expressam moléculas funcionais de CD1 que conseguem ligar e apresentar antígenos lipídicos aos linfócitos.

*Gatos:* Como nas demais espécies, essas são rapidamente induzidas após exposição ao GM-CSF e IL-4. As células de Langerhans felinas são $CD18^+$, MHC classe $II^+$, $CD1a^+$ e $CD4^+$. DCs derivadas de células mononucleares sanguíneas do gato são $CD1^+$, $CD14^+$ e MHC classe I e $II^+$ (Fig. 10.8).

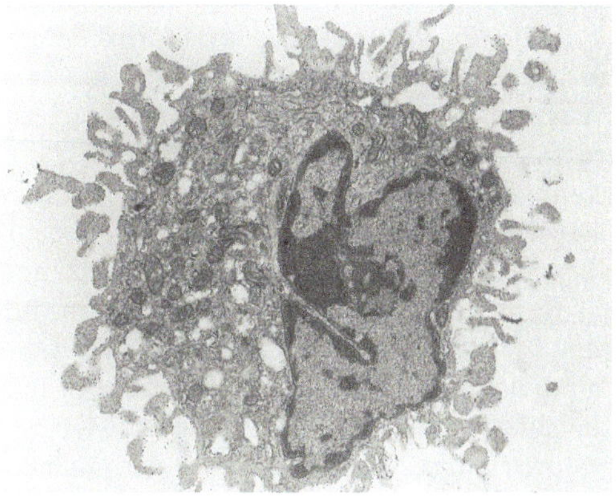

**FIG. 10.7** Micrografia eletrônica por transmissão de uma célula dendrítica de linfa aferente em bovino. Ela foi marcada com anticorpo monoclonal específico para CD1b bovino. (O anticorpo está conjugado a partículas de ouro coloidal, as quais são visíveis como pontos pequenos e densos, do lado de fora da célula). (Cortesia Dr. C.J. Howard e Dr. P. Bland, Institute for Animal Health, Compton, UK.)

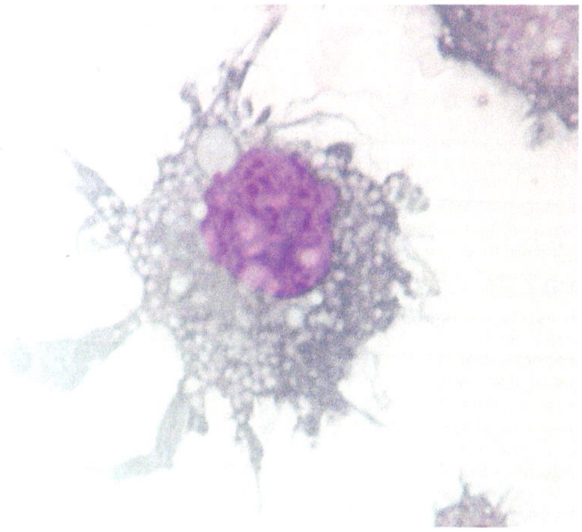

**FIG. 10.8** Célula dendrítica felina cultivada na presença de IL-4 e GM-CSF recombinantes humanos. Note os dendritos longos, tão característicos dessas células. Iluminação em campo claro ×100. (De Sprague WS, Pope M, Hoover EA: Culture and comparison of feline myeloid DCs vs macrophages, *J Comp Pathol* 133:139, 2005.)

## OUTRAS CÉLULAS APRESENTADORAS DE ANTÍGENOS

Células T *naïve* exigem interação próxima e prolongada com as DCs antes que consigam responder aos antígenos. Uma vez sensibilizadas, no entanto, essas células T podem ser ativadas por interações fugazes com dois outros tipos celulares importantes: células B e macrófagos apresentadores de antígenos.

### Macrófagos

Os macrófagos são as células apresentadoras de antígenos mais acessíveis e bem conhecidas. Suas propriedades estão descritas no Capítulo 6. Uma vez que os antígenos são capturados pelos macrófagos, uma porção é processada e apresentada a células T sensibilizadas. No entanto, os macrófagos não são capazes de interagir por longos períodos com as células T. Como resultado, não conseguem ativar células T *naïve*. Além disso, o processamento de antígenos pelos macrófagos é ineficiente, uma vez que muito do antígeno ingerido é destruído pelas proteases e oxidantes lisossomais. Na verdade, macrófagos e células B podem ser consideradas células com outras prioridades (alguns as chamam de células apresentadoras de antígenos "semiprofessionais").

### Células B

As células B, como os macrófagos, não conseguem manter interações prolongadas com as células T. Porém possuem receptores de antígeno que permitem que liguem e processem grande quantidade de antígeno específico. Elas ingerem e processam os antígenos antes de apresentá-los, associados a moléculas de MHC classe II, às células T sensibilizadas (Fig. 15.7). As células B provavelmente desempenham um papel menos importante no processamento de antígenos em uma resposta imune primária, mas muito mais significativo durante a resposta secundária, quando seu número se encontra aumentado e as células T são mais facilmente estimuladas.

### Outras Células

As células T também podem ser ativadas por muitos tipos celulares "não profissionais" diferentes: neutrófilos, eosinófilos, basófilos, células T, células endoteliais, fibroblastos, células NK, células de músculo liso, astrócitos, células de microglia, plaquetas e algumas células epiteliais, tais como células epiteliais do timo e células da córnea. A eficiência dessas células depende do ambiente local. Assim, fibroblastos podem ser células muito eficientes no processamento de antígenos quando localizados nos granulomas. Presume-se que a coestimulação possa vir das células vizinhas nesse ambiente rico em citocinas. Células de endotélio vascular podem capturar antígenos, sintetizar IL-1 e, sob influência do IFN-γ, expressar moléculas de MHC classe II. Mesmo queratinócitos da pele podem secretar citocinas similares à IL-1, expressar moléculas de MHC classe II e apresentar antígenos às células T. Em porcos, uma subpopulação de células T γ/δ circulantes pode atuar como células apresentadoras de antígenos profissionais.

## PROCESSAMENTO DO ANTÍGENO

### Via MHC Classe II

A apresentação de antígenos exógenos é regulada por moléculas de MHC classe II. Estas são receptores de superfície celular que se ligam aos fragmentos de antígenos processados. Apesar de muitas células serem capazes de fagocitar antígenos estranhos, somente aquelas capazes de expressar fragmentos dos antígenos ligados às moléculas de MHC classe II é que vão desencadear uma resposta imune. Conforme descrito anteriormente, as células apresentadoras de antígenos mais eficientes são as cDCs maduras MHC classe II + . Ao contrário dos macrófagos, os lisossomos das células dendríticas apresentam atividade proteolítica limitada e degradam os antígenos internalizados vagarosamente. Como resultado, os antígenos podem persistir dentro dessas células por um longo período. As moléculas de MHC classe II se ligam aos framentos desses antígenos ingeridos e os apresentam às células T auxiliares (Fig. 10.9). As células T auxiliares só reconhecem e respondem aos fragmentos antigênicos quando os fragmentos estão ligados às moléculas de MHC classe II. Se um antígeno for apresentado a uma célula T na ausência do MHC classe II, a célula T será desligada ou morrerá, podendo resultar em tolerância (Capítulo 20).

O processamento de antígeno exógeno envolve vários passos. Primeiro, o antígeno precisa ser endocitado para dentro de fagossomos. Esses fagossomos então se fundem aos lisossomos. As proteínas ingeridas são quebradas pelas proteases lisossomais em fragmentos peptídicos de diversos tamanhos. Em seguida, os endossomos contendo esses fragmentos peptídicos se fundem a outros endossomos contendo moléculas recém-sintetizadas de MHC classe II, gerando o compartimento lisossomo-MHC classe II (MIIC). Antígenos endógenos também conseguem chegar até o MIIC por autofagia (Capítulo 5).

Cadeias recém-sintetizadas de MHC classe II são translocadas para os endossomos, onde, juntamente com um peptídio chamado "cadeia invariante" (Ii), formam um complexo proteico. A cadeia Ii ocupa o sítio de ligação ao antígeno do MHC. Esse complexo viaja até o MIIC, onde a Ii é digerida, deixando um pequeno peptídio chamado de CLIP (peptídio Ii associado a classe II) preenchendo a fenda de ligação ao antígeno do MHC. Quando os fagossomos contendo antígenos se fundem com os endossomos contendo MHC, os fragmentos de peptídios estranhos são trocados pela cadeia CLIP. Uma fenda ligante de antígeno de MHC classe II consegue acomodar um peptídio de 12 a 24 aminoácidos na forma de uma cadeia reta e esticada, com as duas pontas se projetando para fora da fenda. As cadeias laterais do peptídio se ligam às reentrâncias nas paredes da fenda.

A presença das cadeias CLIP evita que endossomos contendo moléculas MHC classe II sejam transportados prematuramente para a superfície celular. Assim, ao contrário da maioria das proteínas transmembrana que são expressas minutos após montagem, as moléculas MHC classe II ficam retidas dentro da célula por várias horas até serem necessárias. Uma vez que o peptídio antigênico se liga a uma molécula MHC, a vesícula MIIC se move em direção à superfície celular. Quando alcança a superfície, a vesícula se funde com a membrana celular, e o complexo MHC-peptídio fica exposto e disponível para inspeção por qualquer célula T que estiver passando.

Foi calculado que uma DC processando antígenos contém cerca de $2 \times 10^5$ moléculas de MHC classe II que podem apresentar fragmentos peptídicos para as células T. Se o coestímulo for fornecido, uma única célula T pode ser ativada pela exposição a 200-300 desses complexos peptídio-MHC. Portanto, é possível que uma única célula apresentadora de

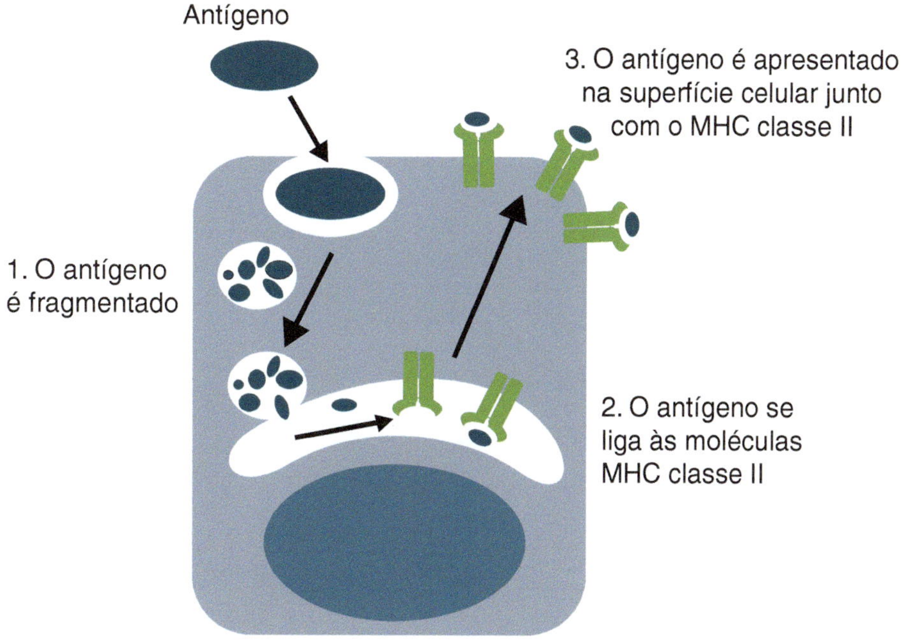


**FIG. 10.9** Processamento de antígeno exógeno por uma célula apresentadora de antígenos. Antígenos ingeridos ficam dentro de fagossomas, onde são fragmentados pelas proteases. Os peptídios antigênicos são, então, carregados para os compartimentos endossomais, onde são encaixados nas fendas de ligação ao antígeno das moléculas de MHC classe II. Os complexos antígeno-MHC são em seguida carregados até a superfície celular, onde são apresentados às células T auxiliares.

antígenos apresente diferentes antígenos para diferentes células T, simultaneamente.

Uma vez que células T auxiliares precisam reconhecer os complexos MHC-antígeno para responderem a um antígeno, as moléculas MHC classe II determinam efetivamente se um animal vai montar uma resposta adaptativa a um dado antígeno. As moléculas de classe II podem ligar alguns, mas não todos, peptídios gerados durante o processamento do antígeno. De fato, elas selecionam quais frangmentos antigênicos serão apresentados às células T. (Maiores detalhes sobre as moléculas MHC serão fornecidos no Capítulo 11.)

## Via MHC Classe I

Uma função da resposta imune mediada por células é a identificação e destruição das células produtoras de proteínas anormais ou estranhas. O melhor exemplo são as células infectadas por vírus. Os vírus tomam posse da maquinaria de síntese proteica da célula infectada e a usam para fazer novas proteínas virais (Fig. 10.10). Para controlar as infecções virais, as células T citotóxicas precisam ser capazes de reconhecer qualquer proteína viral expressa na superfície das células infectadas. As células T de fato reconhecem e respondem a esses antígenos endógenos, mas somente se eles tiverem sido processados e ligados às moléculas MHC classe I (Capítulo 11).

A molécula de MHC classe I é um receptor de superfície celular dobrado de forma que uma grande fenda ligante de antígeno é formada (Fig. 11.5). Esse sítio de ligação, no entanto, é fechado nas duas pontas, ao contrário do sítio de ligação da molécula MHC classe II. Como resultado, peptídios longos não conseguem se projetar para além da fenda. Por causa disso, as moléculas MHC classe I ligam apenas peptídios contendo cerca de nove aminoácidos. Para conseguirem se acomodar na fenda, esses peptídios precisam ficar levemente dobrados no meio da molécula. No entanto, de maneira geral, as fendas ligantes de antígenos nas moléculas de classe II e classe I funcionam de modo semelhante.

O processamento de peptídios endógenos difere do processamento de peptídios exógenos. Células vivas continuamente quebram e reciclam as proteínas que produzem. Como resultado, proteínas anormais são removidas, peptídios reguladores não se acumulam e aminoácidos são reciclados. Como primeiro passo, a proteína precisa ser marcada. Para isso, a ubiquitina, uma pequena proteína encontrada em todas as células eucarióticas, é ligada aos resíduos de lisina nas proteínas-alvo. Ubiquitinas adicionais são ligadas à proteína ubiquitinilada, de modo que as moléculas de ubiquitina ficam ligadas como pérolas em um colar. Uma cadeia de quatro ubiquitinas parece ser a quantidade ótima para processamento. Essas proteínas poliubiquitiniladas estão marcadas para destruição, uma vez que agora são reconhecidas pelos complexos enzimáticos conhecidos como proteassomas.

Os proteassomas são complexos enzimáticos tubulares cuja função é degradar proteínas ubiquitiniladas. Eles consistem em um canal interno que contém atividade protease e dois anéis externos que regulam quais proteínas poderão entrar e ser destruídas. As proteínas ubiquitiniladas se ligam a esses anéis externos, a proteína-alvo é desdobrada e a ubiquitina é liberada e reutilizada. A proteínas desdobrada é inserida no canal interno, onde é quebrada em peptídios de 8 a 15 aminoácidos de comprimento (como se fosse um moedor de carne). A maioria desses fragmentos peptídicos será reciclada em novas proteínas. No entanto, para cerca de 1 a cada 1

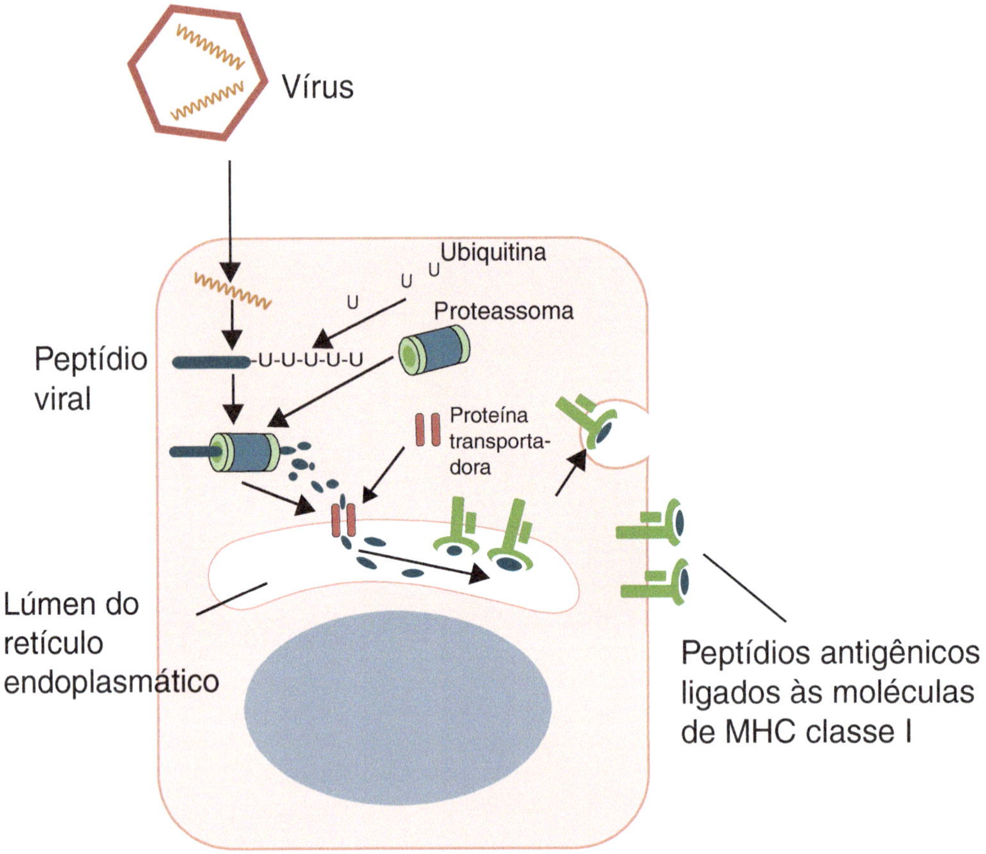


**FIG. 10.10** Processamento de antígeno endógeno. Amostras de proteínas recém-sintetizadas são ubiquitinadas antes de serem quebradas em peptídios pelo proteassoma. Os peptídios se ligam a uma proteína transportadora localizada na membrana do retículo endoplasmático. Eles são carregados para o lúmen do retículo endoplasmático, onde são colocados na fenda de ligação ao antígeno das moléculas de MHC classe I. Os complexos MHC classe I-peptídio são carregados até a superfície celular, onde são apresentados às células T citotóxicas.

milhão de moléculas, os peptídios são salvos de maior destruição ao ligarem-se a proteínas transportadoras. Duas proteínas transportadoras são conhecidas: TAP-1 e TAP-2 (TAP significa transportador de antígeno para processamento). TAP-1 e TAP-2 formam um heterodímero que liga fragmentos de peptídios e os transporta para dentro dos endossomos. Peptídios de 8 a 10 aminoácidos possuem precisamente o tamanho ideal para se ligarem a esse heterodímero. Nesse caso, o peptídio é carregado para dentro do dímero TAP, transportado até um MHC recém-sintetizado e, se encaixar na fenda de ligação ao antígeno do MHC, ele é transferido. Uma vez encaixado no MHC, o complexo MHC-peptídio é transportado até a superfície celular pela via secretória normal, onde ficará exposto por muitas horas.

Uma célula pode expressar cerca de $10^6$ complexos MHC-peptídio em um dado momento. Um mínimo de aproximadamente 200 moléculas MHC classe I portando o mesmo peptídio viral são necessárias para a ativação de uma célula T citotóxica. Assim, os complexos MHC-peptídio conseguem transmitir às células T vizinhas informações bastante completas sobre quase todas as proteínas sendo feitas por uma célula. A análise dos peptídios ligados indica que uma fenda de ligação de classe I consegue ligar mais de um milhão de peptídios diferentes com afinidade significativa. Porém, o número não é ilimitado, porque normalmente cada tipo de MHC apresenta preferências por peptídios contendo certas estruturas. Na verdade, a partir de um grande número de peptídios gerados do proteoma de um patógeno, apenas alguns peptídios "imunodominantes" são reconhecidos pela maioria das células T do hospedeiro. Assim, as células T citotóxicas interagem com os peptídios para determinar se algum é "estranho" e se liga a seus TCRs.

## Apresentação Cruzada

Não devemos pressupor que as duas vias de processamento de antígeno funcionem isoladas. Na verdade, as duas vias interagem bastante. Por exemplo, sob algumas circunstâncias, antígenos exógenos podem atingir o citoplasma, entrar na via de antígeno endógeno e ser apresentados por moléculas MHC classe I. Assim, em células apresentadoras de antígenos, como macrófagos e DCs, o antígeno viral endocitado pode não ser degradado no lisossoma mas pelo proteassoma, e por isso ser processado como antígeno endógeno. Esse antígeno se ligará a moléculas MHC classe I e será reconhecido por células T citotóxicas. Isso pode ser importante na imunidade a vírus, uma vez que garante que antígenos de vírions mortos ainda assim consigam ativar uma resposta T citotóxica (Capítulo 18).

## HISTIOCITOSE E HISTIOCITOMAS

Os animais domésticos sofrem de várias doenças nas quais macrófagos ou DCs proliferam excessivamente. São os histiocitomas e histiocitoses. A mais comum dessas doenças, o histiocitoma cutâneo canino, é uma neoplasia benigna na epiderme, de origem nas células de Langerhans, que costuma regredir espontaneamente. Entretanto, em alguns cães ela pode sofrer metástases. A histiocitose de células de Langerhans é uma lesão reativa não neoplásica cujo desencadeador é desconhecido mas pode ser um agente infeccioso. Essa condição não é pré-maligna e ocorre nas formas cutânea ou sistêmica. Ambas as formas de histiocitose de células de Langerhans se apresentam como uma lesão única ou múltiplas lesões na pele ou subcutâneas, mas na histiocitose sistêmica outros tecidos também estão afetados. A histiocitose cutânea não apresenta predileção por raça, ocorre em cães adultos entre 3 e 9 anos de idade e é caracterizada pelo desenvolvimento de nódulos únicos ou múltiplos, que não doem, na pele ou subcutâneos. Essas lesões tendem a ocorrer na cabeça, pescoço, extremidades, períneo e escroto. Por outro lado, a histiocitose sistêmica tem maior incidência em raças grandes como Berneses, Rottweilers, Golden Retrievers e Labradores. A idade média é entre 4 e 7 anos. As lesões se desenvolvem na pele, mucosas, olhos, cavidade nasal, baço, pulmão, fígado, medula óssea e medula espinhal. Histologicamente, essas lesões contêm uma mistura de células. As células expressam CD1, CD11c, MHC classe II, CD4 e CD90, um fenótipo típico de células de Langerhans. As lesões também contêm células T e neutrófilos e podem ser tratadas com sucesso com corticosteroides, ciclosporina ou leflunomida (Capítulo 41). Cerca de 30% dos casos cutâneos e 10% dos casos sistêmicos regridem espontaneamente após infiltração por células T $CD4^+$ e produção de citocinas Th1, tais como IL-2, TNF-$\alpha$ e IFN-$\gamma$, assim como NOS2 e subsequente recrutamento de células efetoras antitumorais. A histiocitose progressiva felina é uma doença de pele que se apresenta como nódulos únicos ou múltiplos, sem causar prurido, nas patas, membros e face. Esses histiócitos expressam CD1a, CD1c, CD18 e moléculas MHC classe II. Cerca de 10% dos casos expressam E-cadherina, uma característica das células de Langerhans. Essa é uma doença de progressão lenta que pode atingir órgãos internos nos casos terminais.

11

# O Complexo de Histocompatibilidade Principal

## OBJETIVOS DIDÁTICOS

*Depois de ler este capítulo, você deve ser capaz de:*

- Descrever as diferenças entre a estrutura e funções das moléculas de classe I e classe II do complexo de histocompatibilidade principal (MHC).
- Explicar o polimorfismo do MHC e sua importância na ligação com antígenos endógenos e exógenos.
- Explicar as diferentes funções das moléculas polimórficas e não polimórficas de MHC.
- Compreender os mecanismos e os motivos envolvidos na manutenção do polimorfismo do MHC.
- Descrever como as moléculas de MHC classe I apresentam antígenos endógenos para as células T CD8 +.
- Descrever como as moléculas de MHC classe II apresentam antígenos exógenos para as células T CD4 +.
- Descrever os constituintes da região do MHC de classe III.
- Descrever a base estrutural para a ligação MHC-antígeno.
- Definir complexo de histocompatibilidade principal, antígenos exógenos e endógenos, polimorfismo do MHC e haplótipo.
- Descrever o papel do MHC no reconhecimento de odores.
- Explicar a relação entre haplótipo do MHC e susceptibilidade a doenças.
- Compreender as duas estratégias que mamíferos utilizam para gerar polimorfismo no MHC: polimorfismo alélico e variação no gene.

## SUMÁRIO DO CAPÍTULO



A resistência a doenças infecciosas é uma das características herdadas com maior vigor. Afinal de contas, uma infecção letal elimina com eficiência o *pool* gênico dos indivíduos suscetíveis de uma população. A "sobrevivência do mais adaptado" se aplica com rigor aos indivíduos que têm que se defender contra agentes infecciosos. Como resultado, muitos genes influenciam a resistência a infecção. Os mais importantes desses genes são aqueles que codificam as glicoproteínas de superfície celular que formam o complexo de histocompatibilidade principal (MHC, *major histocompatibility complex*).

Para iniciar a imunidade adaptativa, as moléculas de antígeno devem primeiro ser processadas. Elas são quebradas dentro das células, e os fragmentos gerados se ligam aos receptores apresentadores de antígeno apropriados (Fig. 11.1). Esses receptores apresentadores de antígeno são glicoproteínas de superfície celular codificadas por um agrupamento de genes que formam o complexo de histocompatibilidade principal (MHC). Os receptores são chamados, portanto, de moléculas de MHC. Os antígenos só conseguem iniciar uma resposta imune após se ligarem às moléculas de MHC. Esses complexos antígeno-MHC são então apresentados aos receptores de antígeno das células T e desencadeiam uma resposta. Uma vez que cada molécula de MHC atua como um receptor de antígeno, os genes que as codificam determinam quais antígenos poderão ou não desencadear a imunidade adaptativa. Dessa forma, o MHC pode ser considerado um agrupamento de genes que controlam a apresentação de antígenos e, portanto, determinam a resistência a doenças infecciosas. A capacidade dos patógenos de evadir, escapar ou subverter as defesas imunológicas coloca forte pressão seletiva nos genes MHC e resulta em sua rápida evolução.

## O COMPLEXO DE HISTOCOMPATIBILIDADE PRINCIPAL

Todos os vertebrados possuem um MHC. Cada MHC mamífero contém cerca de 200 genes expressos divididos em três regiões (I, II e III) (Fig. 11.2). A região do MHC de classe I contém genes que codificam as moléculas de MHC expressas

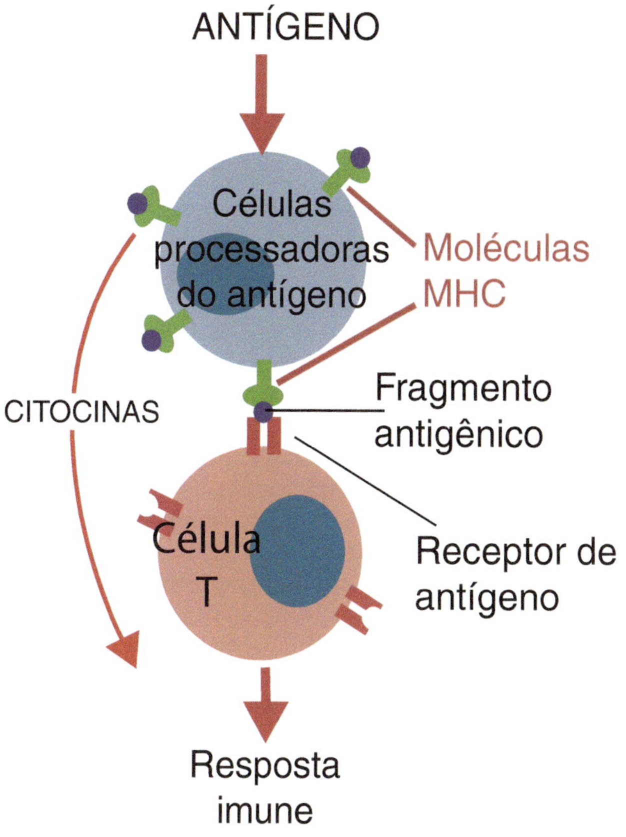


**FIG. 11.1** Um passo inicial importante em qualquer resposta imune é a apresentação de antígenos por células apresentadoras de antígenos às células sensíveis aos antígenos. Esse passo é mediado por moléculas MHC localizadas na superfície das células que processaram os antígenos.

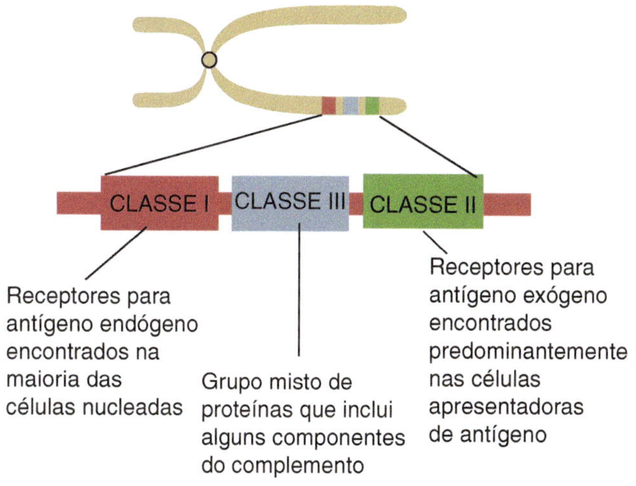


**FIG. 11.2** As três principais classes de genes localizados dentro do complexo de histocompatibilidade principal estão agrupadas juntas em regiões. Os produtos de cada classe têm distribuição e funções únicos.

na maioria das células nucleadas. Os genes da classe I podem ser subdivididos entre aqueles que são altamente polimórficos (genes da classe Ia) e aqueles que apresentam muito pouco polimorfismo (genes das classes Ib, Ic e Id). (Polimorfismo se refere a variações estruturais entre as proteínas). Os genes da classe Id estão localizados fora do MHC em um cromossomo diferente. Os genes das regiões da classe II codificam moléculas polimórficas de MHC normalmente restritas às células apresentadoras de antígenos profissionais (células dendríticas, macrófagos e células B) (Tabela 11.1). Os genes da região MHC classe III codificam uma mistura de proteínas, muitas das quais são importantes na imunidade inata, tal como o complemento. Apesar de cada MHC conter as três regiões gênicas, sua composição e organização variam entre as espécies.

**TABELA 11.1 Comparação das Estruturas do MHC Classe I e Classe I**

| | Classe I | Classe II |
|---|---|---|
| *Loci* incluem | Tipicamente A, B e C | DP, DQ e DR |
| Distribuição | Maioria das células nucleadas | Células B, macrófagos e células dendríticas |
| Função | Apresenta antígeno às células T citotóxicas | Apresenta antígeno às células T auxiliares |
| Resultado | Toxicidade mediada por célula T | Auxílio mediado por célula T |

O nome coletivo dado às proteínas codificadas pelos genes MHC depende da espécie. Em humanos essas moléculas são chamadas de HLA (*human leukocyte antigens*, antígenos de leucócitos humanos); em cães, são chamadas de DLA; em coelhos, RLA; em bovinos, BoLA; em equinos, ELA; em suínos, SLA; e assim por diante. Em algumas espécies, as moléculas de MHC foram identificadas como antígenos relacionados a transplantes antes que sua verdadeira função fosse conhecida, e por isso sua nomenclatura é anômala. Por isso, no camundongo o MHC é chamado de H-2, e em galinhas é chamado de B. O set completo de alelos encontrado em um indivíduo é chamado de haplótipo MHC.

Enquanto os genes de MHC classe I de humanos e camundongos exibem polimorfismo alélico extremo, esse não é o caso em outros mamíferos. Nestes, a diversidade do MHC é gerada pela variação no número de genes de MHC de classe I expressos. Se alguns genes de MHC são expressos em alguns haplótipos MHC mas não em outros, o efeito será a geração de maior diversidade do que combinações alternativas de alelos de um gene fixo. A variação no número de cópias e o polimorfismo alélico podem, portanto, ser considerados duas estratégias alternativas para a diversificação dos haplótipos MHC. Primatas não humanos, roedores, cavalos, porcos e ruminantes, todos dependem da variação no número de cópias de genes MHC. Por outro lado, humanos, camundongos, cães e gatos possuem relativamente poucos genes funcionais de MHC classe I e dependem do polimorfismo alélico.

## MOLÉCULAS DE MHC CLASSE IA

Moléculas de classe Ia são expressas na maioria das células nucleadas. Em porcos, por exemplo, as moléculas de classe I foram detectadas em linfócitos, plaquetas, granulócitos, hepatócitos, células renais e esperma. Em mamíferos, elas normalmente não são encontradas em hemácias, gametas, neurônios e células de trofoblasto. Algumas células, como o miocárdio e músculo esquelético, podem expressar poucas moléculas de classe Ia.

### Estrutura

As moléculas de classe Ia consistem em duas cadeias de glicoproteínas. A cadeia $\alpha$ (45 kDa) está associada com uma cadeia bem menor chamada $\beta_2$-microglobulina ($\beta_2$M) (12 kDa)

(Fig. 11.3). A cadeia α está inserida na membrana da célula e é composta por cinco domínios: três domínios extracelulares chamados $\alpha_1$, $\alpha_2$ e $\alpha_3$, com 100 aminoácidos cada; um domínio transmembrana e um domínio citoplasmático. O sítio de ligação ao antígeno é formado pelos domínios $\alpha_1$ e $\alpha_2$. A cadeia $\beta_2$M é composto por um único domínio e estabiliza a estrutura.

## Organização Gênica

O tamanho da região do MHC classe I é variável. Humanos e roedores possuem as maiores, enquanto suínos possuem as menores. Cada região de MHC classe I apresentam uma coleção comum de genes não MHC genes, e as diferenças de tamanho se devem principalmente por variações nos genes nessa coleção.

O número de genes de classe Ia também varia entre os mamíferos; ratos possuem mais de 60, e porcos, 11. Nem todos esses genes são funcionais. No camundongo, apenas dois ou três genes de classe I são expressos. Os restantes são pseudogenes (genes defeituosos que não podem ser expressos). Em humanos, os genes polimórficos funcionais são chamados de *A*, *B* e *C*. No camundongo são chamados de *K* e *D* (e, em algumas linhagens, *L*). Em outros mamíferos, geralmente eles são numerados (Fig. 11.4).

## Polimorfismo

Em camundongos e humanos, os genes da classe Ia apresentam polimorfismo extremo. Isso é o resultado de variações nas sequências de aminoácidos nos domínios $\alpha_1$ e $\alpha_2$. O polimorfismo mais extremo está restrito a três ou quatro regiões dentro dos domínios $\alpha_1$ e $\alpha_2$. Nessas regiões variáveis, dois ou três aminoácidos alternativos podem ocorrer em cada posição. Os outros domínios das moléculas MHC classe Ia apresentam pouca variação.

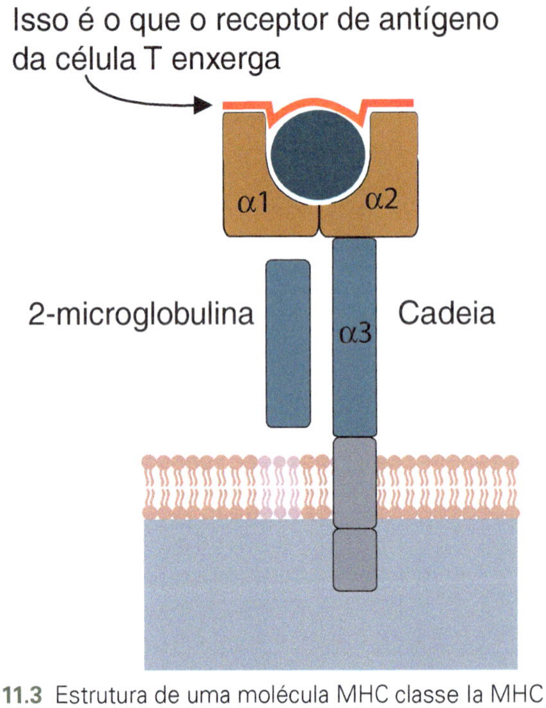


FIG. 11.3 Estrutura de uma molécula MHC classe Ia MHC em uma membrana celular. O sítio de ligação ao antígeno é formado pelas dobras dos domínios $\alpha_1$ e $\alpha_2$.

Os domínios $\alpha_1$ e $\alpha_2$ das moléculas MHC classe I se dobram juntas para formar uma fenda aberta nas pontas. Uma estrutura β-pregueada forma o assoalho dessa fenda, enquanto as paredes são formadas por duas α-hélices (Fig. 11.5). Essa fenda consegue acomodar peptídios antigênicos de 8 a 10 aminoácidos de comprimento. As regiões variáveis localizadas ao longo das paredes da fenda determinam seu formato. O formato da fenda, por sua vez, determina quais peptídios podem se ligar e, assim, desencadear respostas imunes.

Os polimorfismos nos domínios $\alpha_1$ e $\alpha_2$ resultam das variações nas sequências de nucleotídeos nos alelos do MHC. Essas variações de sequência são resultado de mutações pontuais, recombinação recíproca e conversão gênica. Mutações pontuais são simplesmente mudanças em nucleotídeos individuais. A recombinação reciproca envolve o cruzamento entre dois cromossomos. Na conversão gênica, pequenos blocos de DNA são trocados entre diferentes genes de classe I de maneira não recíproca. Os blocos de DNA doados podem vir de genes não polimórficos de classe I da vizinhança, de pseudogenes não funcionais ou de outros genes polimórficos de classe I. Os genes MHC de classe I possuem a maior taxa de mutação já determinada em genes de linhagem germinativa ($10^{-3}$ mutações por gene por geração em camundongos). Essa alta taxa de mutação pressupõe que existem vantagens significativas em se ter genes MHC muito polimórficos.

Os mamíferos usam duas estratégias distintas para a manutenção de altos níveis de diversidade do MHC classe I. Camundongos e humanos simplesmente usam um pequeno número de genes altamente polimórficos. No entanto, em outros primatas, herbívoros e ratos a diversidade do MHC é gerada variando-se o número e as combinações de genes nos *loci* de classe I.

## Moléculas MHC Classe I não Polimórficas

Células mamíferas também expressam moléculas de classe I não polimórficas. Algumas são codificadas pelos genes da região do MHC classe I; outras por genes em outros cromossomos. Elas são classificadas de acordo com sua origem evolutiva.

Moléculas da classe Ib apresentam expressão e distribuição tecidual reduzida quando comparadas com as moléculas de classe Ia, mas fazem parte do complexo MHC. Elas possuem polimorfismo limitado e seus genes provavelmente se originaram da duplicação de precursores da classe Ia. Por exemplo, os genes da classe Ib em camundongos são encontrados em três *loci* chamados *Q*, *T* e *M*. Eles codificam proteínas da superfície de linfócitos regulatórios e imaturos e das células hematopoiéticas. Estas também consistem em uma cadeia α ligada à membrana e

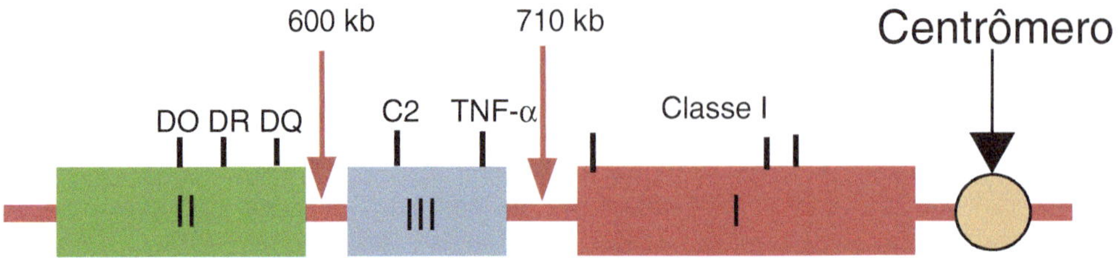


FIG. 11.4 Organização dos *loci* principais do MHC do cavalo – um típico MHC mamífero.

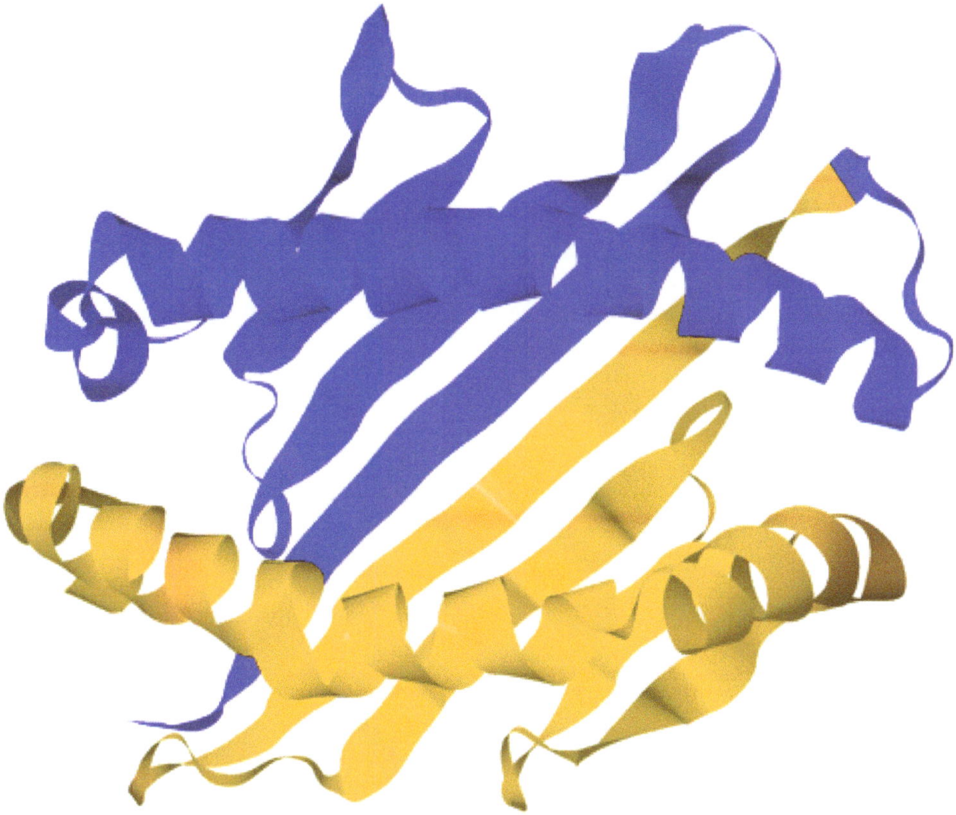

**FIG. 11.5** Um diagrama em fita mostrando a vista (de cima) da fenda ligante de antígeno da molécula de MHC classe I. O assoalho da fenda é formado por uma extensa região β-pregueada. As paredes da fenda são formadas por duas α hélices paralelas. Essa estrutura é formada pelo dobramento dos domínios $\alpha_1$ (azul) e $\alpha_2$ (amarelo) da cadeia α. (Cortesia Dr. B. Breaux.)

associada a uma $\beta_2$-microglobulina, de modo que seu formato e fenda ligante de antígeno são semelhantes aos das moléculas MHC classe Ia. No entanto, uma vez que não são polimórficas, as moléculas de MHC classe Ib ligam uma variedade limitada de antígenos. Elas atuam como receptores de reconhecimento de padrão para PAMPs microbianos comumente encontrados.

Os genes da classe Ic têm polimorfismo limitado e são encontrados dentro do MHC. Seus produtos incluem MIC-A e MIC-B, proteínas especializadas envolvidas na sinalização para células *natural killer* (NK), mas que não ligam peptídios antigênicos (Capítulo 19).

Os genes da classe Id são genes não polimórficos, relacionados à classe I, mas não estão localizados no cromossomo do MHC. Muitos de seus produtos contribuem para a imunidade inata uma vez que se ligam aos PAMPs. Por exemplo, as moléculas CD1 são receptores apresentadores de antígeno que ligam antígenos lipídicos (Capítulo 19). O FcRn é uma molécula MHC de classe Id que atua como receptor de anticorpo (Fc) em células epiteliais. Ela é expressa no epitélio da glândula mamária e nos enterócitos dos recém-nascidos (Capítulo 23).

## MOLÉCULAS MHC CLASSE II

Os mamíferos também diferem na expressão de moléculas de MHC classe II. Em roedores, elas estão restritas às células apresentadoras de antígeno profissionais (células dendríticas, macrófagos e células B) mas podem ser induzidas em células T, queratinócitos e células endoteliais vasculares. Em porcos, cães, gatos, martas e cavalos, as moléculas de MHC classe II são constitutivamente expressas em quase todas as células T adultas em repouso. Em bovinos, as moléculas de MHC classe II são expressas apenas nas células B e nas células T ativadas. Em porcos, as células T em repouso expressam moléculas MHC classe II em níveis próximos aos dos macrófagos. Em humanos e porcos, as moléculas MHC classe II são expressas no endotélio vascular renal e nos glomérulos – um fato relevante na rejeição ao transplante renal. A expressão de moléculas de classe II é aumentada rapidamente em células em divisão e em células tratadas com interferon-γ (IFN-γ) (Capítulo 34).

### Estrutura

As moléculas de MHC classe II consistem em duas cadeias chamadas α e β. Cada cadeia possui dois domínios extracelulares (um constante e um variável), um peptídio conector, um domínio transmembrana e um domínio citoplasmático (Fig. 11.6). Uma terceira cadeia invariante, chamada Ii ou cadeia γ, está associada à montagem das moléculas de classe II dentro das células e foi discutida no Capítulo 10.

### Organização Gênica

Uma região "completa" de MHC classe II contém três *loci* pareados. Em primatas, eles são DPA e DPB, DQA e DQB, e DRA e DRB. (Os genes para a cadeia α são designados A, e os genes para a cadeia β são chamados de B). Alguns desses genes são polimórficos. Podem existir também *loci* adicionais não polimórficos, como DM e DO em humanos. Os produtos dos genes DM e DO regulam o carregamento dos fragmentos antigênicos para dentro da fenda do MHC. Nem todos os mamíferos possuem um set completo de genes de classe II uma vez que não primatas não possuem DPA e DPB. Nem todos os *loci* possuem genes para as duas cadeias, e alguns contêm muitos pseudogenes. Esses pseudogenes servem como doadores de DNA que podem ser usados para gerar polimorfismo por conversão gênica.

### Polimorfismo

As proteínas MHC classe II possuem uma fenda para ligação ao antígeno formada pelos seus domínios $\alpha_1$ e $\beta_1$. Suas paredes são formadas por duas α-hélices paralelas e seu assoalho consiste em uma β-pregueada. O polimorfismo resulta em variações nos aminoácidos que formam as laterais da fenda. Essas variações são geradas do mesmo modo que nas moléculas de classe Ia. Outros genes da região de classe II codificam para moléculas envolvidas no processamento antigênico. Estas incluem as proteínas transportadoras TAP1 e TAP2 e alguns componentes de proteassoma.

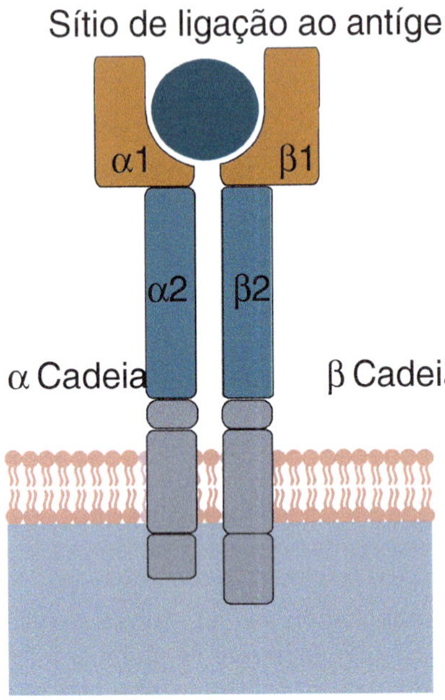


FIG. 11.6 Diagrama mostrando a estrutura de um MHC classe II localizado na superfície da célula. Note que o sítio de ligação ao antígeno é formado por domínios variáveis em ambas as cadeias peptídicas.

## MOLÉCULAS MHC CLASSE III

Os genes restantes estão localizados na região de classe III (Fig. 11.7). Eles codificam para proteínas com as mais diversas funções. Alguns são importantes na defesa do corpo, tais como os genes dos componentes do complemento C4, FB e C2 (Capítulo 4). Aqui também estão localizados os genes que codificam para o fator de necrose tumoral α (TNF-α), várias linfotoxinas e alguns receptores de célula NK.

## MHC DE ANIMAIS DOMÉSTICOS

Todo MHC mamífero contém regiões de classe I, classe II e classe III. Quando os MHCs de diferentes mamíferos são comparados, algumas regiões, como a classe III, são conservadas, enquanto outras são muito diversas. Da mesma maneira, a organização precisa e o número de *loci* variam entre as espécies (Fig. 11.8). Em geral, os genes das regiões da classe II e classe III possuem ortólogos claros em todas as espécies. Isto é, são claramente derivados de um ancestral único e não foram submetidos a rearranjos importantes durante a evolução (genes de classe II em ruminantes são uma exceção). Os genes de classe I, por outro lado, foram reorganizados tantas vezes através de deleção e duplicação que suas sequências de aminoácidos diferem bastante, o que torna difícil comparar os genes de classe I entre diferentes espécies. Eles são considerados parálogos.

## MOLÉCULAS MHC E DOENÇAS

Uma vez que a função das moléculas de MHC é apresentar antígenos para as células do sistema imune, os genes MHC regulam as respostas imunológicas. Uma molécula estranha que não puder ser ligada a uma molécula de MHC não iniciará uma resposta imune adaptativa (Fig. 11.9). Dessa forma, a expressão de alelos específicos de MHC determinam a resistência a doenças infecciosas e autoimunes. Como as moléculas de MHC classe Ia e classe II são estruturalmente diferentes, cada alelo pode ligar e apresentar um conjunto diferente de peptídios antigênicos. Quanto maior a diversidade do MHC de um animal, a mais antígenos ele pode responder. Portanto, um animal heterozigoto para MHC expressa muitos mais alelos e responde a uma diversidade maior de antígenos do que um animal homozigoto (Fig. 11.10).

O polimorfismo do MHC é mantido na população por um processo chamado seleção dominante ou vantagem heterozigótica. De maneira resumida, o MHC heterozigoto possui

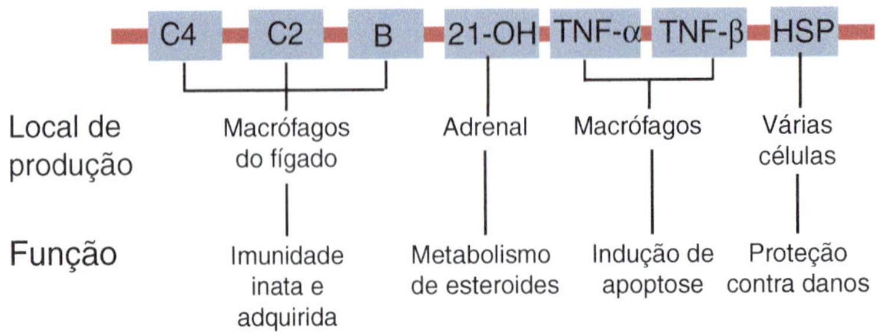


FIG. 11.7 Organização de alguns genes selecionados na região do MHC classe III. Todos esses genes desempenham função na imunidade inata e adaptativa. Existem outros genes nessa região que não possuem importância aparente na imunidade.

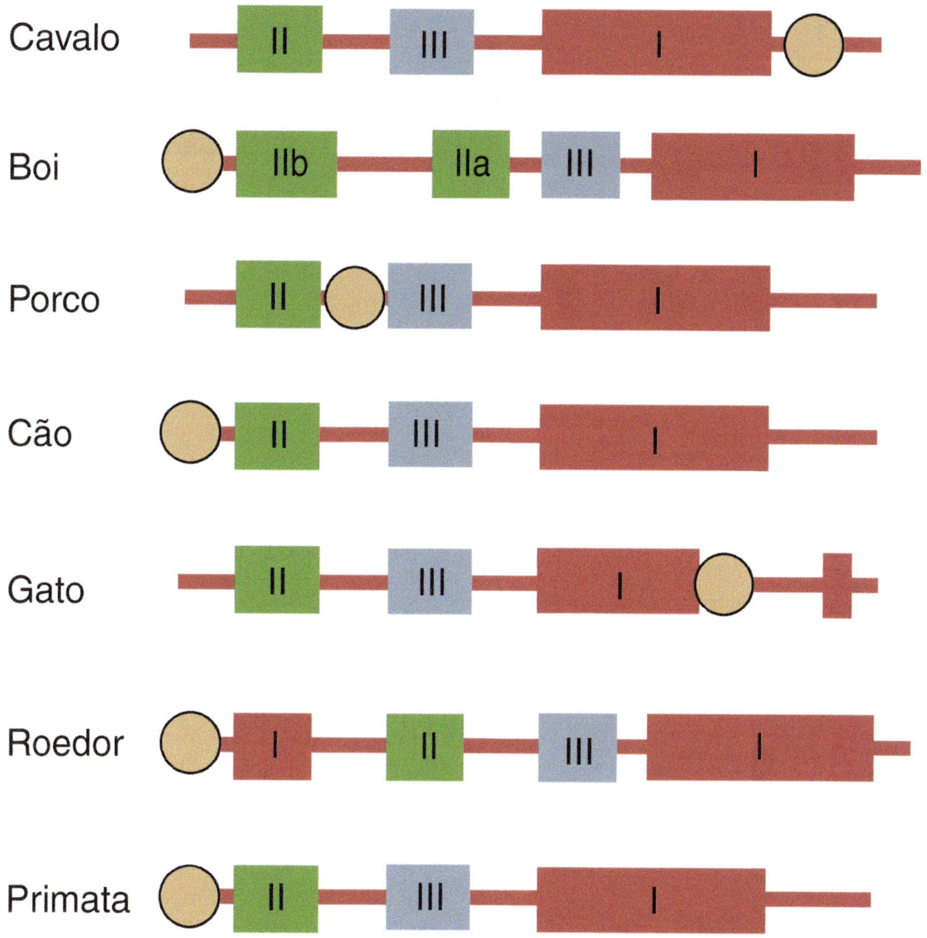


**FIG. 11.8** Organização das regiões gênicas dentro do MHC em diferentes espécies de mamíferos. O *círculo* representa a localização do centrômero.

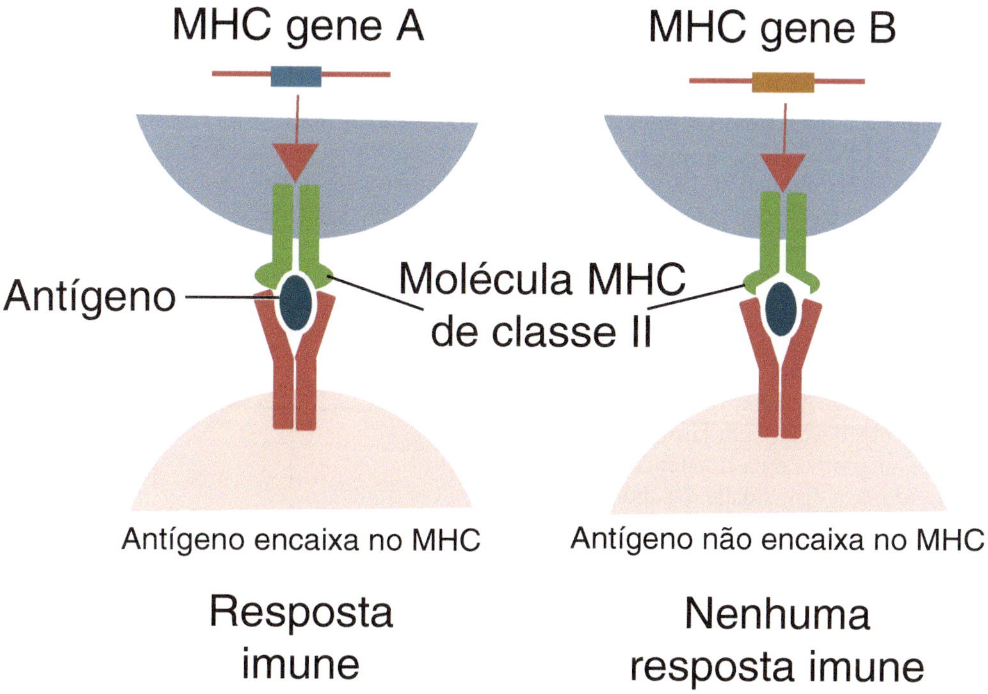


**FIG. 11.9** As moléculas de MHC regulam a resposta imune. Apenas fragmentos antigênicos que conseguem se ligar à fenda da molécula de MHC iniciam uma resposta imune. Isso se chama restrição pelo MHC. Dessa forma, os genes que codificam essas moléculas de MHC também regulam a responsividade imunológica.

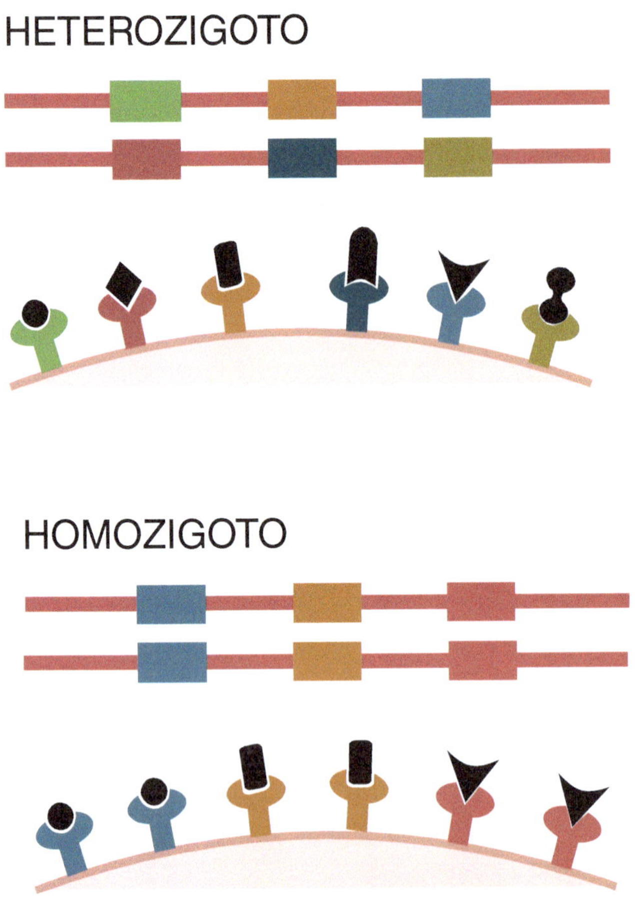


FIG. 11.10 Animais heterozigotos com dois alelos de MHC em cada *locus* expressam seis moléculas diferentes na superfície celular. Assim, geram uma resposta imune mais diversificada e eficiente do que animais homozigotos que possuem apenas um único alelo em cada *locus*. Isso é um exemplo de vantagem heterozigótica.

vantagem pois consegue responder a uma variedade muito maior de antígenos microbianos e, assim, está mais bem preparado para sobreviver a doenças infecciosas. Os sítios de ligação aos antígenos nas moléculas MHC classe Ia ou II também são muito não específicos, e se estima que, em média, uma molécula de MHC consiga se ligar a cerca de 2.500 peptídios diferentes. Isso se deve ao fato de que a fenda do MHC se liga ao esqueleto peptídico, e não às cadeias de aminoácidos laterais. Ainda assim, restrições estruturais limitam a eficiência de ligação de cada alelo. Como resultado, é provável que apenas um ou dois aminoácidos de uma proteína antigênica média consigam se ligar a uma molécula de MHC. A capacidade das moléculas de MHC de ligar antígenos deve ser um fator limitante na geração da imunidade adaptativa e na resistência a agentes infecciosos. Aumentando-se a diversidade das moléculas de MHC se aumenta a diversidade de antígenos que podem ser ligados e, assim, aumenta-se a resistência a doenças infecciosas. Como a maioria dos indivíduos são heterozigotos para MHC, cada indivíduo normalmente expressa, no máximo, seis moléculas diferentes de classe Ia (em humanos, por exemplo, são codificados dois pelos *loci* HLA-A, -B e -C). O número de moléculas MHC expressas não é maior porque isso aumentaria o risco de as moléculas de MHC se ligarem e apresentarem mais autoantígenos. Isso exigiria a eliminação de ainda mais células T autorreativas durante o desenvolvimento (Capítulo 20). Portanto, a presença de seis moléculas diferentes de MHC classe Ia parece ser um meio-termo adequado entre maximizar o reconhecimento de antígenos não próprios e, ao mesmo tempo, minimizar as chances de reconhecimento de autoantígenos, pelo menos em humanos (Fig. 11.11).

Os *loci* MHC classe Ia contêm muitos genes polimórficos. Por exemplo, o *locus* H-2K no camundongo codifica mais que 100 alelos. Uma vez que não é possível haver mais que dois alelos por *locus* em um animal, parece que esse número de alelos evoluiu de modo a maximizar o polimorfismo. Talvez isso proteja a população como um todo contra a destruição completa. Devido ao polimorfismo do MHC, a maioria dos indivíduos em uma população carrega um conjunto único de alelos de classe Ia, de modo que cada indivíduo responde a uma mistura única de antígenos. Quando uma nova doença infecciosa afeta uma população, é provável que alguns indivíduos possuam as moléculas de MHC que conseguirão ligar os novos antígenos e ativar a imunidade. Aqueles que conseguem responder, montarão uma resposta imune e viverão. Aqueles que não possuem essas moléculas não irão responder e morrerão.

Quando grandes populações de camundongos ou humanos são analisadas, não se encontra predominância de nenhum haplótipo de MHC. Em outras palavras, nenhum haplótipo de MHC confere vantagens especiais na sobrevivência. Isso reflete o esforço inútil que é um hospedeiro tentar ligar todos os antígenos de uma população de microrganismos invasores. Os micróbios sempre serão capazes de mutar e evadir a resposta imune mais rápido do que os mamíferos conseguem desenvolver resistência. Qualquer mudança em um alelo MHC pode aumentar a resistência a um dado organismo, mas ao mesmo tempo pode diminuir sua resistência a um segundo organismo. É mais vantajoso, portanto, que os membros de uma população possuam muitos e diversos alelos de MHC, de modo que qualquer patógeno novo que atinja essa população tenha que se adaptar particularmente a cada indivíduo.

Animais muito adaptáveis socialmente, como humanos e camundongos, com grandes populações onde as doenças podem se espalhar rápido, em geral apresentam extenso polimorfismo de MHC (Fig. 11.12). Em contraste, espécies solitárias que vivem em baixas densidades populacionais, como os mamíferos marinhos (baleias e elefantes-marinhos), alces ou diabos-da-Tasmânia, apresentam muito menos polimorfismo.

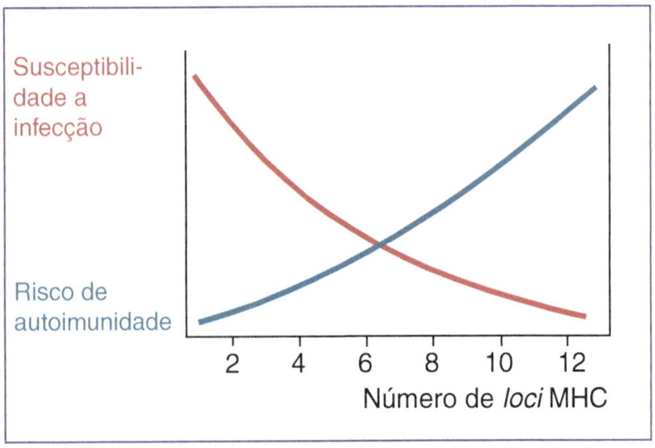


FIG. 11.11 O número ideal de *loci* MHC é um balanço entre a necessidade de responder ao maior número possível de antígenos microbianos e a necessidade de se evitar uma resposta autoimune. A modelagem computacional sugere que o número ideal de *loci* MHC em humanos é seis.

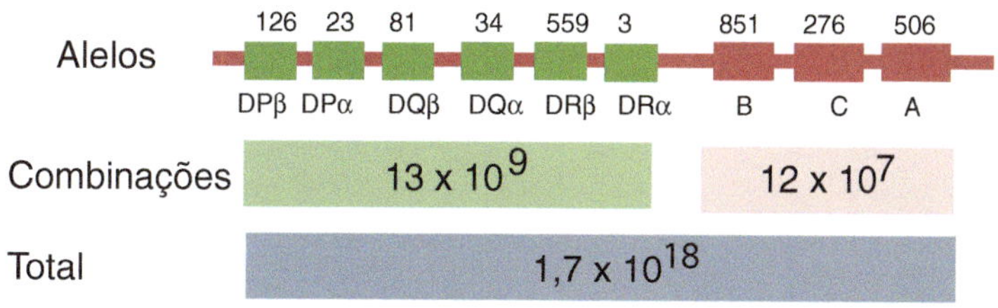


**FIG. 11.12** Exemplo de como o polimorfismo do MHC consegue gerar um número enorme de haplótipos diferentes. Os números acima de cada *locus* são os números de alelos identificados no MHC humano. O número de diferentes combinações pode ser determinado multiplicando-se todos eles juntos. Portanto, existem $13 \times 10^9$ combinações de classe II, $12 \times 10^7$ combinações de classe I e $1,7 \times 10^{18}$ combinações possíveis totais; mais do que o suficiente para dar a cada humano um haplótipo único.

Também é interessante notar o caso do guepardo, cujas populações selvagens possuem polimorfismo reduzido do MHC classe II como resultado de gargalos populacionais recentes. Por causa dessa diversidade baixa do MHC, alguns guepardos aceitam aloenxertos de outros guepardos não aparentados. Da mesma maneira, uma doença infecciosa como a peritonite infecciosa felina causa 60% de mortalidade em guepardos em cativeiro, comparado com 1% a 2% de mortalidade em gatos domésticos. No entanto, existe pouca evidência a sugerir que as populações selvagens de guepardos possuem competência imunológica reduzida.

Existem muitos exemplos de ligação entre haplótipo de MHC e resistência a doenças infecciosas. Por exemplo, em bovinos, existe uma associação entre a presença de certos alelos BoLA e resistência a leucose bovina, carcinoma ocular de células escamosas e tripanossomíase; responsividade ao vírus da febre aftosa e susceptibilidade ao carrapato *Boophilus microplus.* Na ovelha, existe associação entre o alelo SY1 classe I com a resistência ao *Trichostrongylus colubriformis.* A resistência ao *scrapie*[1] Em cabras, o alelo Be7 de classe I está associado a resistência, e os alelos Be1 e Be14 estão associados a susceptibilidade à artrite-encefalite caprina. Em cavalos, a resposta alérgica às picadas dos mosquitos *Culicoides* está ligada ao ELA-Aw7. Em porcos, o complexo SLA influencia parâmetros importantes para a reprodução, tais como a taxa de ovulação, o tamanho da ninhada e a viabilidade do recém-nascido.

A seleção de haplótipos de MHC específicos possui potencial para uso no desenvolvimento de linhagens de animais domésticos resistentes a certas doenças. No entanto, deve ser enfatizado, que, ao se selecionar um *locus* de genes específico, pode-se estar inadvertidamente selecionando suscetibilidade em *loci* muito próximos. Esse risco pode superar os benefícios do alelo de resistência do *locus* original. Um animal não pode ser resistente a todas as doenças infecciosas possíveis.

## MHC E ODORES CORPORAIS

Os mamíferos usam os odores para detectar informações sobre o gênero, o status e a individualidade de outro indivíduo. As moléculas que carregam essas informações são pequenos peptídios voláteis encontrados na urina. Esses peptídios podem se ligar às fendas ligantes de antígenos das moléculas MHC classe I. Assim, peptídios que sabidamente se ligam às moléculas de MHC classe I de dois camundongos de haplótipos diferentes induzem respostas (potenciais de campo) nos órgãos vomeronasais. As respostas não foram específicas para cada haplótipo, mas diferentes peptídios induziram diferentes padrões de ativação. Esse achado pode explicar como mamíferos como os camundongos reconhecem o MHC de outros camundongos pelo olfato.

A região de classe I de camundongos, bovinos e suínos contém numerosos genes que codificam para receptores olfatórios para ferormônios. Como resultado, o haplótipo MHC afeta o reconhecimento dos peptídios ligantes, causando odores individuais de maneira alelo-específica e, assim, influenciando as preferências reprodutivas dos mamíferos. Sob condições controladas, camundongos preferem cruzar com parceiros portadores de MHC incompatível. Tais cruzamentos geram preferencialmente vantagem heterozigótica, resultando em otimização da resistência a doença (Quadro 11.1). No entanto, esse tipo de cruzamento também previne o endocruzamento genômico. Evitar o endocruzamento deve ser a função mais importante da seleção dos parceiros sexuais pelo MHC, e por isso é uma força seletiva fundamental na diversificação dos genes MHC em espécies com tais padrões de seleção de parceiros. Apesar de não possuírem órgão vomeronasal, humanos também possuem a habilidade de perceber peptídios voláteis no odor corporal, e isso pode influenciar a seleção de parceiros sexuais.

### QUADRO 11.1 MHC e Contagem de Espermatozóides em Cavalos

O haplótipo MHC está intimamente ligado aos odores corporais. A seleção de parceiros sexuais parece ser determinada, em algumas espécies, pelo odor. Por exemplo, 12 garanhões foram expostos a uma égua de MHC semelhante e, em seguida, a uma égua de MHC diferente, ou vice-versa, durante quatro semanas. Os níveis sanguíneos de testosterona foram determinados semanalmente. Os ejaculados foram coletados ao final do experimento. Os níveis de testosterona estavam mais altos nos garanhões expostos à égua de MHC não semelhante, quando comparados aos garanhões expostos às éguas de MHC semelhante. Os números de espermatozoides se correlacionaram com o nível médio de testosterona e estavam mais altos nos animais que foram apresentados às fêmeas com MHC não semelhante por último, quando comparados com os machos que foram apresentados à fêmeas com MHC semelhante por último. Portanto, sinais olfatórios ligados ao MHC influenciam os níveis de testosterona e a contagem de espermatozoides.

Burger D, Dolivo G, Marti E, Sieme H, Wedekind C: Female major histocompatibility complex type affects male testosterone levels and sperm number in the horse (*Equus caballus*), *Proc Biol Sci* 282: 20150407, 2015.

[1]Nota da Revisão Científica: Encefalopatia Espongiforme Transmissível e a linfadenite caseosa também está associada a certos alelos de MHC classe I.

12

# Órgãos do Sistema Imune

## OBJETIVOS DIDÁTICOS

*Depois de ler este capítulo, você deve ser capaz de:*

- Entender que a imunidade adaptativa é mediada por células chamadas linfócitos, encontradas principalmente nos órgãos linfoides.
- Saber que os linfócitos são originários de células-tronco linfoides na medula óssea.
- Entender os diferentes papéis dos órgãos linfoides primários e secundários.
- Entender e explicar as funções dos órgãos linfoides primários.
- Descrever a estrutura e o desenvolvimento do timo e entender que os linfócitos T amadurecem nesse órgão.
- Descrever a estrutura e a função da bursa de Fabricius.
- Explicar os diferentes efeitos da timectomia neonatal e adulta.
- Descrever como os linfócitos B amadurecem nos tecidos linfoides gastrointestinais, na medula óssea ou na bursa de Fabricius.
- Entender por que os linfócitos recém-desenvolvidos com receptores que podem se ligar a antígenos próprios são mortos antes de saírem dos órgãos linfoides primários.
- Entender as funções dos órgãos linfoides secundários, os linfonodos e o baço.
- Descrever a estrutura dos linfonodos e do baço.
- Descrever a circulação dos linfócitos.
- Entender as diferentes funções das placas de Peyer ileocecais e jejunais.
- Definir polpa vermelha, polpa branca, centro germinativo, vênula de endotélio alto, placa de Peyer, corpúsculos de Hassall e órgão linfoide terciário.

## SUMÁRIO DO CAPÍTULO



Embora os antígenos sejam capturados e processados por células dendríticas, macrófagos e linfócitos B, as respostas imunes adaptativas são, na verdade, montadas por células denominadas linfócitos. Os linfócitos são pequenas células arredondadas que predominam em órgãos como o baço, os linfonodos e o timo (Fig. 12.1), que são chamados de órgãos linfoides. Os linfócitos possuem receptores de antígenos em suas superfícies e podem reconhecer e responder aos antígenos estranhos. Os linfócitos são os responsáveis finais pela produção de anticorpos e pelas respostas imunes celulares. Os órgãos linfoides devem, portanto, ter um ambiente que permita a interação eficiente entre os linfócitos, as células apresentadoras de antígenos e os antígenos estranhos, bem como locais onde os linfócitos possam responder aos antígenos processados da forma ideal.

As respostas imunes devem ser cuidadosamente reguladas. Os linfócitos devem ser selecionados para que seus receptores se liguem apenas aos antígenos estranhos, e a resposta de cada célula deve ser regulada para que seja suficiente, mas não exceda as necessidades do corpo. Os órgãos linfoides podem,

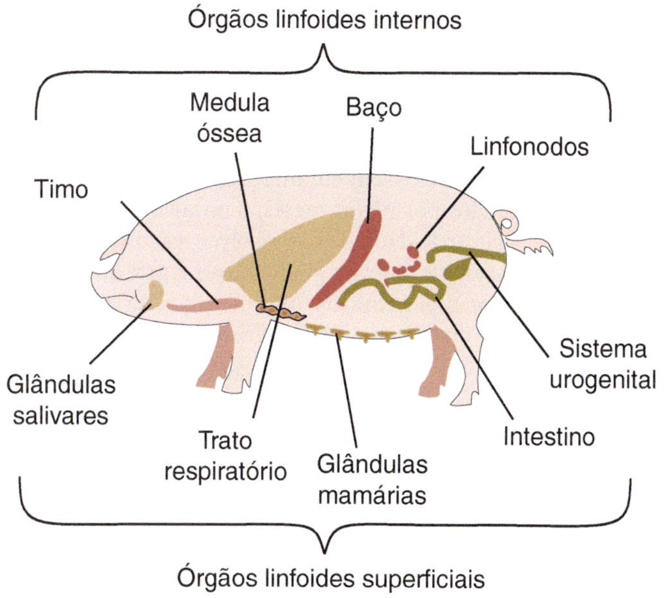


**FIG. 12.1** Os principais tecidos linfoides do suíno, um mamífero típico.

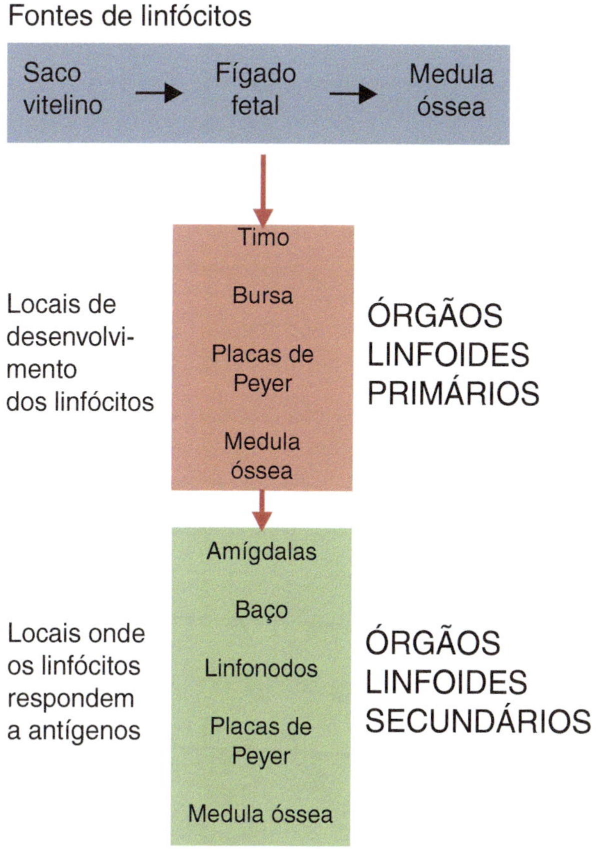


**FIG. 12.2** Os órgãos linfoides podem ser divididos em três grupos com base em seus papéis no desenvolvimento e função das populações de linfócitos.

portanto, ser classificados de acordo com suas funções na geração de linfócitos, na regulação da produção de linfócitos e na formação de um ambiente para a captura de antígenos estranhos, seu processamento e maximização da chance de os linfócitos encontrarem e interagirem com tais substâncias (Fig. 12.2).

## FONTES DE LINFÓCITOS

As células-tronco linfoides são primeiramente encontradas no omento e no fígado fetal e no saco vitelino. Em fetos mais velhos e adultos, essas células-tronco estão sobretudo na medula óssea. A medula óssea tem diversas funções em mamíferos adultos. É um órgão hematopoiético que contém os precursores de todas as células do sangue, inclusive os linfócitos. Em alguns mamíferos, como os primatas, a medula óssea também é um órgão linfoide primário (um local para o amadurecimento dos linfócitos recém-produzidos). Assim como o baço, o fígado e os linfonodos, a medula óssea também é um órgão linfoide secundário. A medula óssea apresenta muitas células dendríticas e macrófagos e, assim, remove o material estranho do sangue. Além disso, a medula óssea tem grandes números de células produtoras de anticorpos, sendo, portanto, a principal fonte dessas moléculas. Por causa dessas múltiplas funções, a medula óssea é dividida em um compartimento hematopoiético e um compartimento vascular. Esses compartimentos se alternam, como fatias de um bolo, em áreas cuneiformes no interior dos ossos longos. O compartimento hematopoiético contém as células-tronco de todas as células do sangue, além de macrófagos, células dendríticas e linfócitos, e é circundado por uma camada de células adventícias. Nos animais mais velhos, essas células adventícias podem acumular tanta gordura que a medula óssea adquire uma aparência amarelada. O compartimento vascular, principal local de captura dos antígenos, é formado por seios sanguíneos revestidos por células endoteliais e atravessados por uma rede de células reticulares e macrófagos.

## ÓRGÃOS LINFOIDES PRIMÁRIOS

Os órgãos que regulam o desenvolvimento dos linfócitos são chamados de órgãos linfoides primários. Os linfócitos são classificados em duas populações principais, os linfócitos T e os linfócitos B, dependendo do órgão primário de sua maturação. Assim, todos os linfócitos T amadurecem no timo. Os linfócitos B, por outro lado, sofrem maturação em diferentes órgãos, dependendo da espécie animal. A maturação dessas células ocorre na bursa de Fabricius em aves, na medula óssea em primatas e roedores e nos tecidos linfoides intestinais em coelhos e ruminantes. Todos esses órgãos linfoides primários se desenvolvem no início da fase fetal. À medida que o animal cresce, os linfócitos imaturos recém-formados migram da medula óssea para os órgãos linfoides primários, onde amadurecem (Tabela 12.1). Os órgãos linfoides primários não são locais em que os linfócitos encontram antígenos estranhos, e eles não se multiplicam em resposta à estimulação antigênica.

### Timo

O timo está localizado na cavidade torácica, à frente e abaixo do coração. Em equinos, bovinos, ovinos, suínos e galinhas, também se estende pelo pescoço até a tireoide. O tamanho do timo é variável; seu tamanho relativo é maior em neonatos, e seu tamanho absoluto é maior antes da puberdade. Em animais adultos, o timo pode ser muito pequeno e difícil de encontrar.

#### Estrutura

O timo é composto por lóbulos de células epiteliais em grupos frouxos, cada um recoberto por uma cápsula de tecido conjuntivo.

A parte mais externa de cada lóbulo, o córtex, é densamente infiltrada por linfócitos (ou timócitos), mas a medula, mais interna, contém poucos linfócitos, e suas células epiteliais são bem visíveis (Fig. 12.3). A medula também apresenta corpos arredondados, organizados em camadas, chamados de corpúsculos tímicos ou de Hassall. Esses corpúsculos contêm queratina e vestígios de um pequeno vaso sanguíneo em seu centro. Em bovinos, esses corpúsculos podem apresentar imunoglobulina A (Capítulo 16). Uma membrana basal anormalmente espessa e uma camada contínua de células epiteliais circundam os capilares que suprem o córtex tímico. Essa barreira impede a penetração de antígenos estranhos circulantes no córtex. Não há vasos linfáticos que saiam do timo. À medida que o animal envelhece, o timo diminui de tamanho e é aos poucos substituído por tecido adiposo. Entretanto, o timo idoso ainda apresenta pequenas quantidades de tecido linfoide e continua funcionalmente ativo.

## Função

As funções do timo são mais bem demonstradas estudando-se os efeitos de sua remoção em roedores de diferentes idades. Camundongos timectomizados um dia após o nascimento, por exemplo, se tornam suscetíveis a infecções e podem não se desenvolver da maneira adequada. Esses animais possuem pouquíssimos linfócitos circulantes e não conseguem rejeitar transplantes de órgãos estranhos por terem perdido a capacidade de desenvolver respostas imunes mediadas por células (Tabela 12.2). Por outro lado, a timectomia adulta não tem efeitos imediatos óbvios. No entanto, se esses camundongos forem monitorados por vários meses, o número de linfócitos no sangue e sua capacidade de desenvolver respostas imunes celulares diminuem de maneira gradual. Isso sugere que o timo continua funcional em adultos, mas há um reservatório de células derivadas do timo de vida longa que deve ser exaurido antes que os efeitos da timectomia adulta sejam aparentes.

Os resultados da timectomia indicam que o timo neonatal é a fonte da maioria dos linfócitos do sangue e que esses linfócitos são os principais responsáveis pelas respostas imunes celulares. Essas células são denominadas linfócitos derivados do timo ou linfócitos T. As células precursoras dos linfócitos T são originárias da medula óssea, mas depois entram no timo. Dentro dele, essas células (chamadas de timócitos) se dividem rapidamente. Das novas células produzidas, a maioria morre por apoptose, enquanto as sobreviventes (cerca de 5% do total em roedores e 25% em bezerros) permanecem no timo por 4 a 5 dias antes de saírem e colonizarem os órgãos linfoides secundários.

**TABELA 12.1 Comparação entre os Órgãos Linfoides Primários e Secundários**

| | Primários | Secundários |
|---|---|---|
| Origem | Junção ectoendodérmica ou endoderma | Mesoderma |
| Tempo de desenvolvimento | Início da vida embrionária | Final da vida fetal |
| Persistência | Involução após a puberdade | Persistência na vida adulta |
| Efeito da remoção | Perda dos linfócitos | Nulo ou mínimo |
| Resposta a antígenos | Não responsivos | Completamente reativos |
| Exemplos | Timo, bursa, algumas placas de Peyer | Baço, linfonodos |

**TABELA 12.2 Efeitos da Timectomia e Bursectomia Neonatais**

| Função | Timectomia | Bursectomia |
|---|---|---|
| Números de linfócitos circulantes | Desaparecem | Sem efeito |
| Presença de linfócitos em locais T-dependentes | Desaparecem | Sem efeito |
| Rejeição de enxertos | Suprimida | Sem efeito |
| Presença de linfócitos em locais T- independentes | Depleção mínima | Desaparece |
| Plasmócitos em tecidos linfoides | Pequena queda | Desaparecem |
| Imunoglobulinas séricas | Pequena queda | Grande queda |
| Formação de anticorpos | Pequenos efeitos | Grande queda |

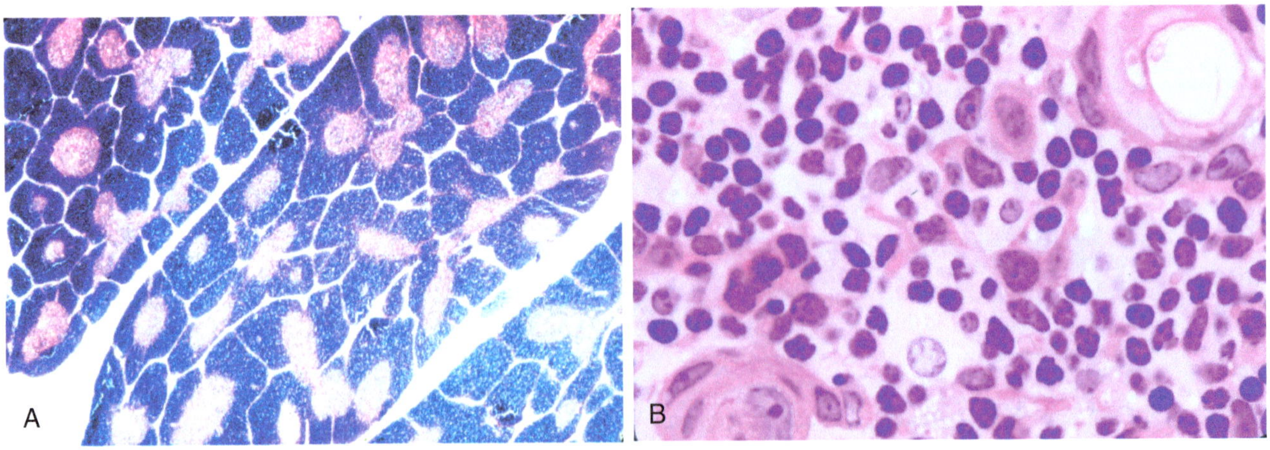


FIG. 12.3 **A,** Corte histológico de um timo de macaco. Cada lóbulo é dividido em um córtex rico em linfócitos, de coloração escura, e uma medula mais clara, composta principalmente por células epiteliais. Aumento original ×10. **B,** Maior aumento da região medular do timo de macaco, mostrando diversas células epiteliais de coloração clara e processos citoplasmáticos e diversos linfócitos redondos e de coloração escura. Aumento original ×1.000.

Os linfócitos T que entram no timo possuem duas funções conflitantes. Devem reconhecer antígenos estranhos, mas, ao mesmo tempo, não podem responder de forma exagerada aos constituintes normais do corpo (autoantígenos). Um processo de seleção em dois estágios na medula tímica consegue essa proeza. Assim, os timócitos com receptores que se ligam fortemente aos autoantígenos e, portanto, podem causar autoimunidade são mortos por apoptose. Os timócitos com receptores que não se ligam às moléculas do complexo de histocompatibilidade principal (MHC) de classe II e, por isso, não reagem a nenhum antígeno processado também são mortos.

Por outro lado, os timócitos que sobrevivem a esse processo de "seleção negativa", mas ainda conseguem reconhecer complexos específicos formados por antígenos de MHC de classe II com afinidade moderada são estimulados a crescer – um processo denominado seleção positiva. Essas células sobreviventes por fim saem do timo como linfócitos T maduros, circulam pela corrente sanguínea e colonizam os órgãos linfoides secundários.

As células epiteliais do timo são consideradas incomuns, já que expressam mais de 400 antígenos normalmente encontrados em outros tecidos. Além disso, essas células apresentam altíssimos níveis de autofagia. Assim, seus antígenos intracelulares são ligados a moléculas de MHC de classe II e expressos em grandes quantidades na superfície das células epiteliais. Essa apresentação antigênica "promíscua" assegura que os timócitos em desenvolvimento sejam expostos a uma variedade incomumente imensa de antígenos teciduais normais. Como os linfócitos T com receptores que se ligam e respondem a esses antígenos são mortos, o sistema garante que as células que deixam o timo não apresentam receptores para a maioria dos autoantígenos e, assim, não podem responder a componentes normais do corpo.

### Hormônios Tímicos

No timo, as células são reguladas por uma mistura complexa de citocinas e pequenos peptídeos coletivamente conhecidos como hormônios tímicos. Entre esses peptídeos, estão as timosinas, as timopoietinas, o fator humoral tímico, a timulina e as timoestimulinas. A timulina é muito interessante, pois é um peptídeo contendo zinco que é secretado pelas células epiteliais do timo e pode restaurar parcialmente as funções dos linfócitos T em animais timectomizados. O zinco é um mineral essencial para o desenvolvimento dos linfócitos T. Por consequência, os animais com deficiência de zinco apresentam deficiências nas respostas imunes mediadas por células (Capítulo 40). Os corpúsculos de Hassall participam da regulação da atividade tímica por expressarem um fator de crescimento denominado linfopoietina do estroma tímico (TSLP, Capítulo 21). A TSLP ativa as células dendríticas do timo que conseguem estimular os linfócitos T reguladores e, dessa forma, controla o processo de seleção positiva.

## Bursa de Fabricius

A bursa de Fabricius é encontrada somente nas aves. É uma bolsa arredondada localizada logo acima da cloaca (Fig. 12.4). Como o timo, a bursa atinge seu maior tamanho em galinhas cerca de 1 a 2 semanas após a eclosão e então diminui à medida que a ave envelhece. Sua identificação em aves mais velhas é muito difícil.

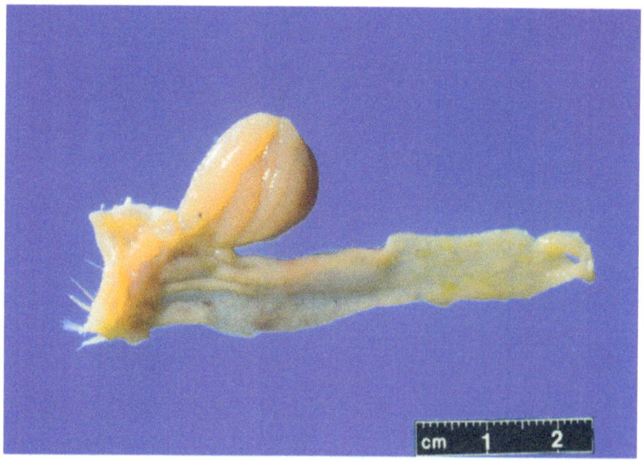


**FIG. 12.4** A bursa de Fabricius de um pinto com 1 semana de vida. O órgão foi aberto para mostrar as dobras internas.

### Estrutura

Como o timo, a bursa é composta por linfócitos embebidos em tecido epitelial. Esse tecido epitelial reveste um saco oco conectado à cloaca por um ducto. Dentro desse saco, pregas de epitélio se estendem até o lúmen e, espalhadas por essas dobras, estão massas arredondadas de linfócitos, os folículos linfoides (Fig. 12.5). Cada folículo é dividido em córtex e medula. O córtex apresenta linfócitos, plasmócitos e macrófagos. Na junção corticomedular, há uma membrana basal e uma rede de capilares com células epiteliais em seu interior. Essas células epiteliais medulares são substituídas por linfoblastos e linfócitos no centro do folículo. Células dendríticas neuroendócrinas especializadas com funções ainda desconhecidas cercam cada folículo.

### Função

A bursa pode ser removida cirurgicamente ou pela infecção de frangos recém-nascidos com um vírus que a destrói (o vírus da doença infecciosa da bursa). Como a bursa diminui de tamanho quando a ave se torna sexualmente madura, a atrofia do órgão também pode ser provocada pela administração de testosterona. As aves bursectomizadas apresentam baixíssimos níveis de anticorpos no sangue, e as células produtoras de anticorpos desaparecem dos órgãos linfoides. No entanto, esses animais ainda possuem linfócitos T circulantes e podem rejeitar enxertos de pele estranha. Dessa forma, a bursectomia tem pouco efeito na resposta imune mediada por células. As aves bursectomizadas são mais suscetíveis à leptospirose e à salmonelose, mas não a bactérias intracelulares, como *Mycobacterium avium*.

Assim, a bursa é um órgão linfoide primário que atua como local para a maturação e diferenciação das células que compõem o sistema produtor de anticorpos. Os linfócitos originários da bursa são, portanto, chamados de linfócitos B. De certa maneira, a bursa atua como o timo, já que as células imaturas produzidas na medula óssea migram até esse órgão. Em seguida, essas células se multiplicam rapidamente, mas 90% a 95% delas acabam sendo mortas por apoptose, no processo de seleção negativa dos linfócitos B autorreativos. Com o término do processo de maturação, os linfócitos B sobreviventes migram para os órgãos linfoides secundários.

A avaliação mais detalhada mostra que a bursa não é simplesmente um órgão linfoide primário, já que também captura

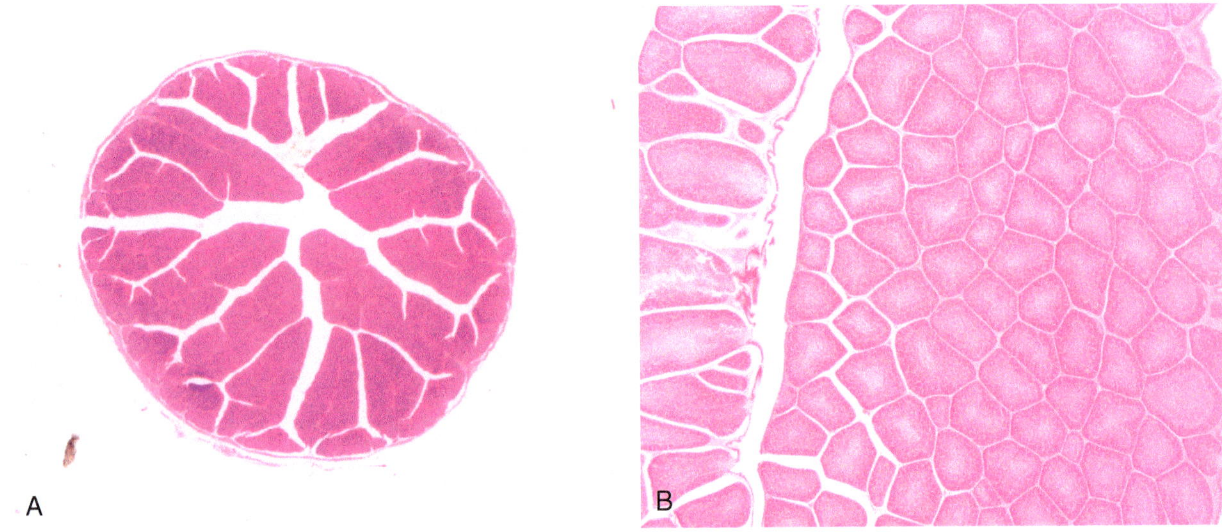


FIG. 12.5 As fotomicrografias mostram a estrutura da bursa de Fabricius. **A**, A fotomicrografia em menor aumento mostra a bursa de um pinto de 13 dias de vida. Aumento original ×5. **B**, Maior aumento. Aumento original ×360. (De uma amostra fornecida pelos Drs. N.H. McArthur e L.C. Abbott.)

antígenos e sintetiza certa quantidade de anticorpos. Além disso, ela também apresenta um pequeno foco de linfócitos T logo acima da abertura de seu ducto. Diversos hormônios foram extraídos da bursa. O mais importante é um tripeptídeo (lisina-histidina-glicilamida) denominado bursina que ativa linfócitos B, mas não linfócitos T.

## Placas de Peyer

### Estrutura

As placas de Peyer (PPs) são órgãos linfoides localizados na parede do intestino delgado. Sua estrutura e função variam entre as espécies. Em ruminantes, suínos, equinos, cães e humanos (grupo I), 80% a 90% das PPs estão no íleo, onde formam uma estrutura única e contínua que se estende a partir da junção ileocecal. Em ruminantes e suínos jovens, as PPs do íleo podem ter até 2 metros de comprimento. Essas PPs apresentam folículos linfoides densos, separados por uma bainha de tecido conjuntivo, e contêm apenas linfócitos B (Fig. 12.6).

As PPs do íleo atingem maturidade e tamanho máximos antes do nascimento, quando estão protegidas de antígenos estranhos, e coletivamente, formam o maior tecido linfoide em cordeiros de 6 semanas de idade. (Como o timo, as PPs do íleo somam cerca de 1% do peso corporal total.) Essas estruturas desaparecem aos 15 meses de idade e não são detectadas em ovinos adultos.

As espécies do grupo I também apresentam um segundo tipo de PP, composto por inúmeros acúmulos discretos de folículos no jejuno. Essas PPs do jejuno persistem por toda a vida do animal. Elas são compostas por folículos em formato de pera separados por um extenso tecido interfolicular e contêm principalmente linfócitos B e até 30% de linfócitos T.

Os suínos também são uma espécie do grupo I. Eles possuem cerca de 30 PPs jejunais de estrutura convencional e uma única PP ileal, bem extensa. Essa PP ileal não apresenta linfócitos T, e sua estrutura é semelhante àquela observada em ovinos. A PP ileal dos suínos regride no primeiro ano de vida, mas não parece ser um órgão linfoide primário, já que não é necessária para o desenvolvimento dos linfócitos B. Ela parece ser um

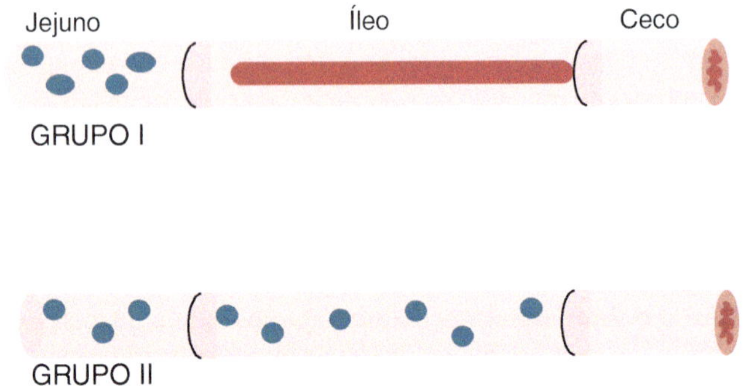


FIG. 12.6 Diagrama esquemático mostrando as diferenças entre o arranjo das placas de Peyer em mamíferos do grupo I e do grupo II. A grande placa de Peyer no íleo (*em vermelho*) dos mamíferos do grupo I é um órgão linfoide primário que regride com cerca de 1 ano de idade. As placas de Peyer menores, do jejuno (*em azul*), são órgãos linfoides secundários que participam da defesa do trato intestinal e do controle da microbiota.

órgão linfoide secundário, já que participa da resposta imune à microbiota intestinal. Os cães também pertencem ao grupo I e possuem dois tipos de PPs, inclusive uma única PP no íleo que involui de forma precoce e apresenta predominantemente linfócitos B imaturos.

Em outros mamíferos, como primatas, coelhos e roedores (grupo II), as PPs estão localizadas em intervalos aleatórios no íleo e no jejuno. Nesses mamíferos, as PPs não se desenvolvem até 2 a 4 semanas após o nascimento e persistem até idades mais avançadas. O desenvolvimento das PPs em alguns animais do grupo II parece depender inteiramente da estimulação da microbiota intestinal normal, já que elas continuam pequenas e pouco desenvolvidas em animais livres de germes.

### Função

As PPs do íleo de algumas espécies do grupo I, como os ovinos, funcionam de maneira semelhante à bursa das aves. Assim, as PPs do íleo são locais de proliferação rápida de linfócitos B; no entanto, a maioria dessas células sofre apoptose e as restantes são liberadas na circulação. Em caso de remoção cirúrgica dessas PPs, os ovinos apresentam deficiência de linfócitos B e não produzem anticorpos. A medula óssea dos ovinos apresenta bem menos linfócitos do que a dos roedores de laboratório e, dessa por isso, as PPs do íleo são sua fonte mais importante de linfócitos B.

### Complexos Linfoglandulares

Os complexos linfoglandulares são encontrados na parede do intestino grosso e do ceco de equinos, ruminantes, cães e suínos. Esses complexos são massas submucosas de tecido linfoide infiltradas por extensões radiais das glândulas mucosas. Essas glândulas penetram tanto na submucosa quanto no nódulo linfoide. São revestidas pelo epitélio colunar do intestino, que possui células caliciformes, linfócitos intraepiteliais e células M (Capítulo 22). Sua função ainda não é conhecida, mas esses complexos apresentam muitos plasmócitos, sugerindo que são locais de produção de anticorpos.

### Medula Óssea

As PPs ileais especializadas são órgãos linfoides primários dos linfócitos B apenas nos mamíferos do grupo I, como os ruminantes. Nos mamíferos do grupo II, é provável que a medula óssea desempenhe essa função. Não há um local exclusivo para o desenvolvimento dos linfócitos B; sugere-se, porém, que os precursores dessas células se desenvolvam na parte mais externa da medula e migrem para o centro durante sua maturação e multiplicação. A seleção negativa ocorre na medula óssea e, dessa forma, como nos demais órgãos linfoides primários, a maioria dos linfócitos pré-B gerados é destruída.

## ÓRGÃOS LINFOIDES SECUNDÁRIOS

As células do sistema imune devem ser capazes de responder a uma enorme diversidade de patógenos que um animal pode encontrar. É muito importante que os linfócitos antígeno-específicos encontrem seus alvos antigênicos. Para maximizar a probabilidade de tais encontros, o corpo utiliza os órgãos linfoides secundários. Ao contrário dos órgãos linfoides primários, os órgãos linfoides secundários surgem no final da vida fetal e persistem em adultos. Diferentemente dos órgãos linfoides primários, os órgãos secundários aumentam de tamanho em resposta a um estímulo antigênico. A remoção cirúrgica de um dos órgãos linfoides secundários não reduz a capacidade imune de maneira significativa. Exemplos de órgãos linfoides secundários são o baço, os linfonodos, as amígdalas e outros tecidos linfoides nos tratos intestinal, respiratório e urogenital. Esses órgãos apresentam células dendríticas que capturam e processam os antígenos e linfócitos que medeiam as respostas imunes. Assim, a estrutura anatômica geral desses órgãos facilita a captura dos antígenos e é o ambiente ideal para o início das respostas imunes. Os órgãos linfoides secundários estão conectados tanto à circulação sanguínea quanto ao sistema linfoide, permitindo o monitoramento e a concentração contínua dos antígenos circulantes.

### Linfonodos

#### Estrutura

Os linfonodos são filtros redondos ou em formato de feijão estrategicamente posicionados nos vasos linfáticos para monitoramento dos antígenos transportados pela linfa (Fig. 12.7). Os linfonodos são compostos por uma cápsula, abaixo da qual há uma rede reticular repleta de linfócitos, macrófagos e células dendríticas e por onde penetram os seios linfáticos (Fig. 12.8). Assim, o linfonodo atua como um filtro do fluido linfático. O seio subcapsular está imediatamente abaixo da cápsula de tecido conjuntivo. Outros seios passam pelo corpo do linfonodo, mas são mais proeminentes na medula. Os vasos linfáticos aferentes entram no órgão por toda a sua circunferência, enquanto os vasos eferentes saem por uma depressão ou hilo em um lado. Os vasos sanguíneos que suprem o linfonodo também entram e saem pelo hilo.

O interior dos linfonodos se divide em três regiões: um córtex periférico, uma medula central e uma região intermediária pouco definida, chamada paracórtex (Fig. 12.9). Os linfócitos B predominam no córtex, onde se dispõem em agregados chamados folículos. Nos linfonodos estimulados por antígenos, alguns desses folículos formam estruturas especializadas, denominadas centros germinativos (Fig. 12.10).

Os centros germinativos são locais de crescimento, mutação e maturação dos linfócitos B. Essas estruturas são aglomerações ovoides ou arredondadas de células divididas em zonas claras e escuras. Os centros germinativos surgem quando alguns linfócitos B antígeno-específicos entram no folículo e se dividem rapidamente, transformando-se nos centroblastos que formam a zona escura. Esse é o local em que os linfócitos B se multiplicam e sofrem um processo denominado mutação somática (Capítulo 15). Por fim, os centroblastos produzem centrócitos que não se dividem e migram para a zona clara. A zona clara é o local em que as imunoglobulinas trocam de isótipo e há formação dos linfócitos B de memória (Capítulo 15). As zonas claras são ricas em células dendríticas foliculares (fDCs) que capturam os antígenos e linfócitos T $CD4^+$ (Fig. 12.11).

Os linfócitos T e as células dendríticas são predominantes no paracórtex. As células são dispostas em cordões entre os seios linfáticos. No centro de cada cordão paracortical, há uma vênula de endotélio alto (HEV). Esses vasos são revestidos por células endoteliais altas e arredondadas, muito diferentes do endotélio achatado de outros vasos sanguíneos (Fig. 12.12). As HEVs são rodeadas por camadas concêntricas de células fibroblásticas reticulares e um espaço estreito chamado canal perivenular.

A medula dos linfonodos contém seios de drenagem linfática separados por cordões medulares com muitos plasmócitos, macrófagos e linfócitos T de memória.

Os linfonodos são locais muito movimentados, com células indo e vindo em resposta a inúmeros sinais químicos. Esses sinais chegam por fibras reticulares que formam a estrutura dos linfonodos. Essas fibras são ocas e servem como canais para a transmissão rápida de moléculas de sinalização (Fig. 12.13). Os canais são formados por feixes de fibras de colágeno revestidos por células fibroreticulares. A parede de células fibroreticulares não é contínua e, assim, os linfócitos B foliculares e as células dendríticas podem inserir seus processos através das pequenas fendas e monitorar os antígenos no fluido linfático (Fig. 12.14). Há uma rede semelhante de canais nas zonas de linfócitos T onde os antígenos são monitorados por células dendríticas. Os canais permitem a rápida passagem dos antígenos solúveis dos vasos linfáticos aferentes até o lúmen das HEVs e sua penetração em regiões profundas do linfonodo.

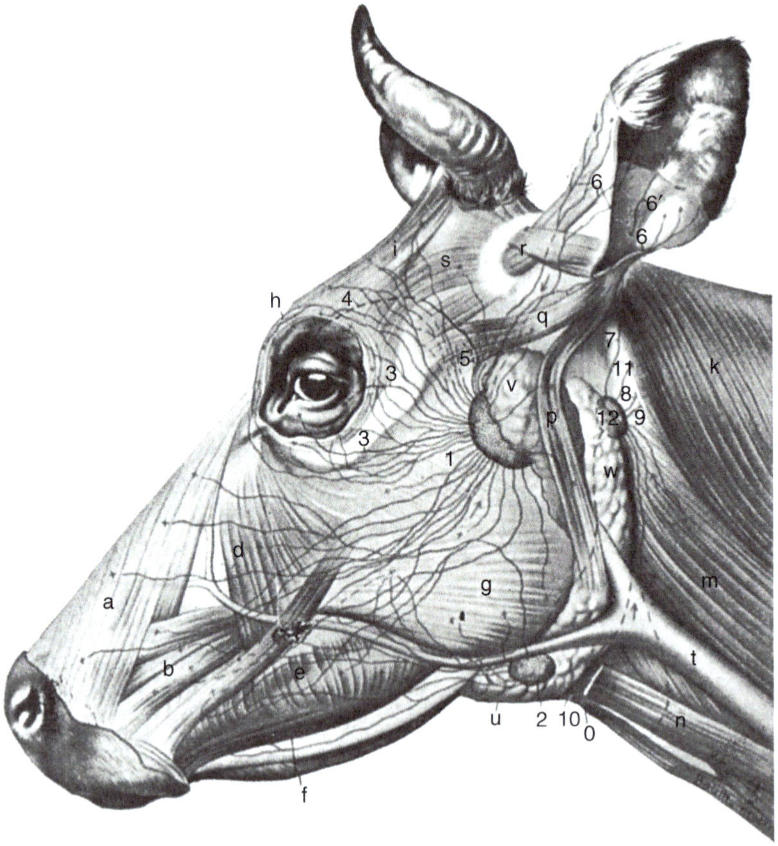


**FIG. 12.7** . Vista lateral da cabeça de um bovino, demonstrando o percurso da drenagem linfática para os linfonodos parotídeos. (De Sisson S [revisto por Grossman JD]: *Anatomy of the domestic animals*, ed 4, Filadélfia, 1953, Saunders.)

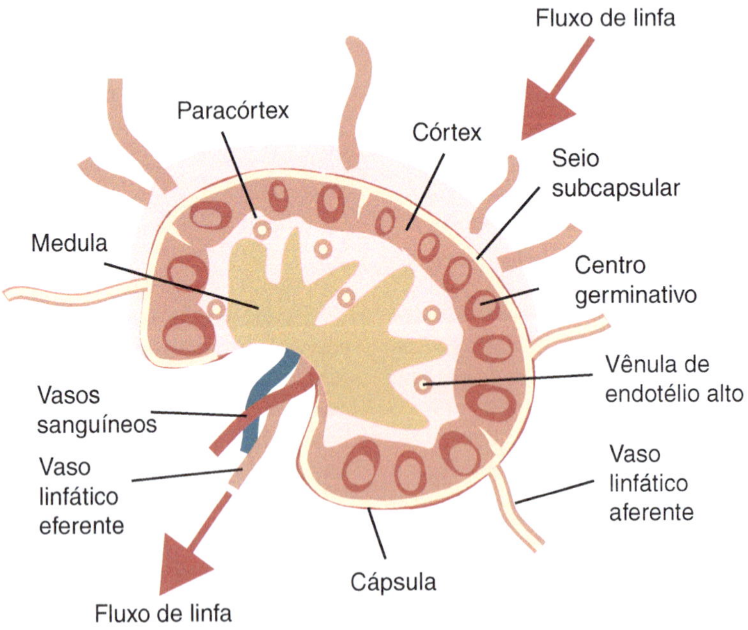


**FIG. 12.8** As principais estruturas de um linfonodo típico de mamífero.

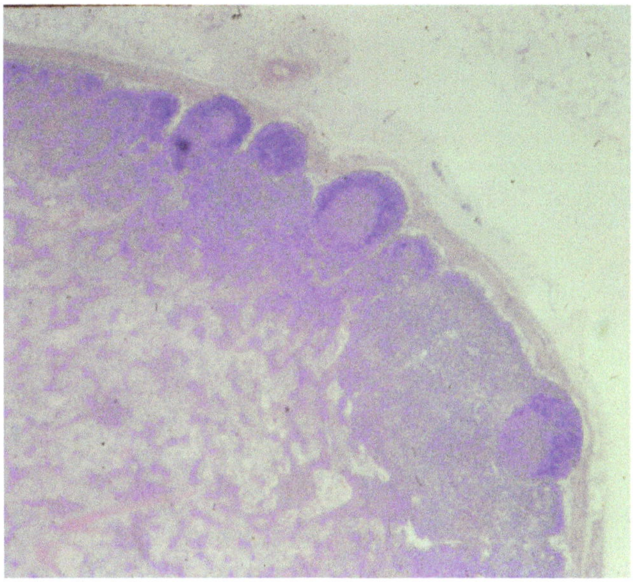

FIG. 12.9 Corte histológico de um linfonodo bovino. Observe a presença de diversos centros germinativos no córtex. Aumento original ×12. (De uma amostra cedida pelo Dr. W.E. Haensly.)

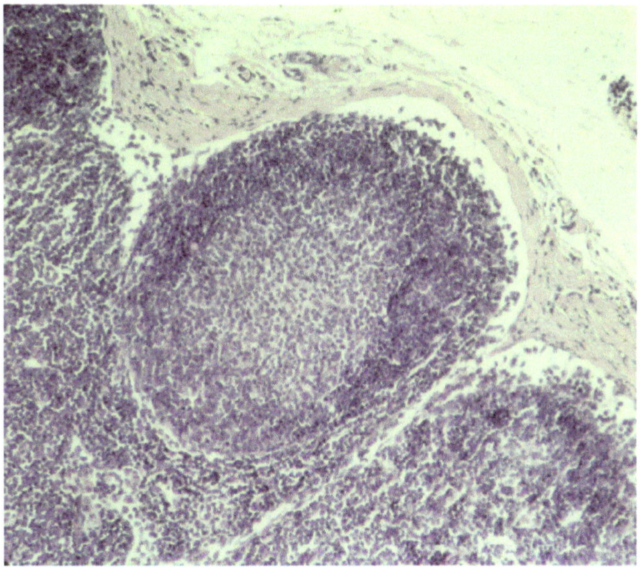

FIG. 12.10 Um centro germinativo no córtex de um linfonodo de gato. Observe as óbvias zonas claras e escuras. Os linfócitos B sofrem mutação na zona escura, enquanto as células de memória se desenvolvem na zona clara central. Aumento original ×120. (De uma amostra cedida pelo Dr. W.E. Haensly.)

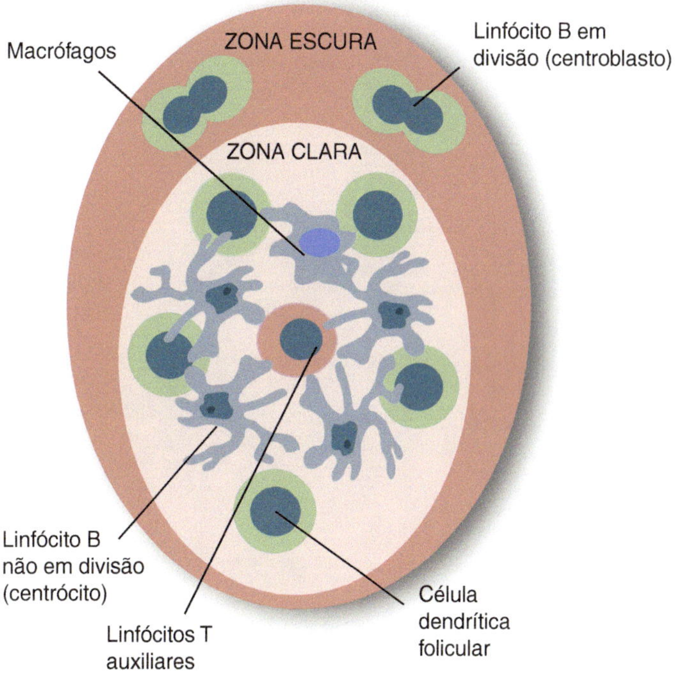


FIG. 12.11 Diagrama esquemático mostrando a estrutura do centro germinativo. A zona escura externa contém linfócitos B em divisão e mutação. A zona pálida central é o local de interação entre células dendríticas apresentadoras de antígenos, linfócitos T auxiliares e linfócitos B e também de desenvolvimento das células de memória.

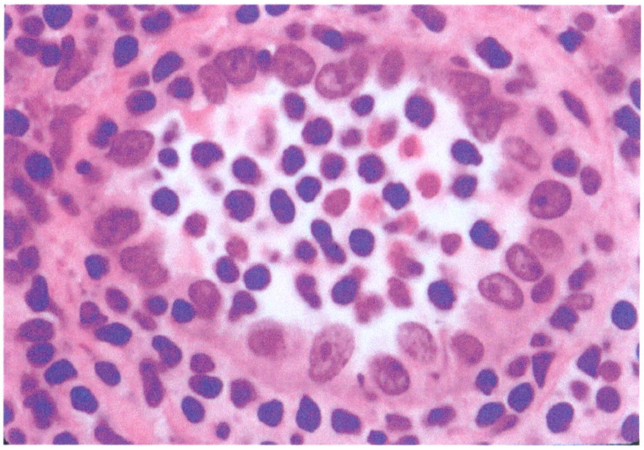

FIG. 12.12 Corte histológico de uma amígdala humana mostrando uma vênula de endotélio alto com suas características células endoteliais altas e arredondadas. Note os linfócitos migrando entre as células endoteliais.

## Função

A função principal de órgãos linfoides secundários, como os linfonodos, é facilitar as interações entre as células apresentadoras de antígenos e os linfócitos T e B sensíveis. Cada célula deve ser guiada até seus contatos adequados com grande precisão. Uma mistura complexa de quimiocinas orienta essas células. Assim, essas quimiocinas determinam a migração dos linfócitos através das HEVs para o interior do linfonodo. Em seguida, já no linfonodo, os linfócitos T e B são conduzidos para suas respectivas regiões pelas quimiocinas secretadas por células do estroma e células dendríticas foliculares. Depois do contato com o antígeno, as células dendríticas imaturas também são conduzidas para os linfonodos pelas quimiocinas. As células dendríticas, por exemplo, são atraídas para o paracórtex, onde apresentam seu antígeno para os linfócitos T. A seguir, as células dendríticas mudam seus receptores de quimiocinas e saem do linfonodo.

Os linfonodos também possuem células linfoides inatas próximas aos macrófagos sentinelas que revestem os seios linfáticos. Assim, são expostas a citocinas, como a IL-18, que são

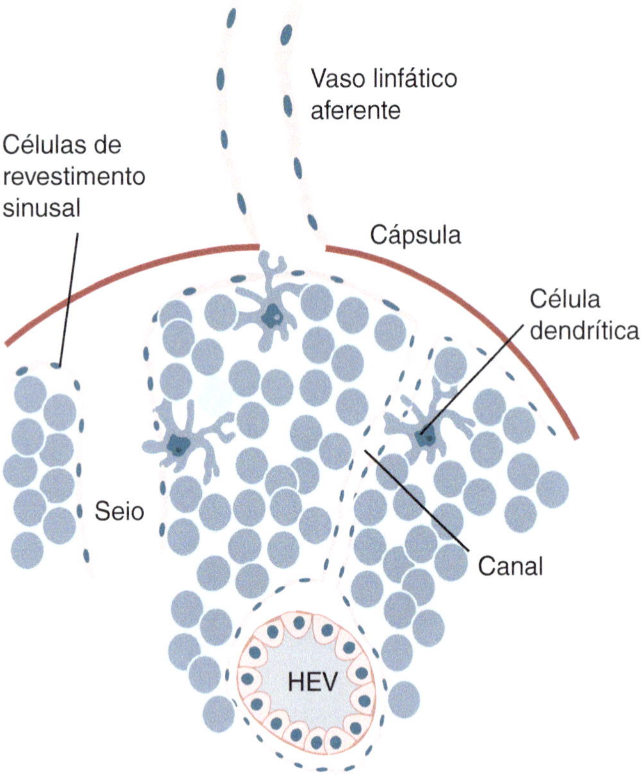


**FIG. 12.13** Canais conectam o seio subcapsular diretamente ao espaço perivenular ao redor das vênulas de endotélio alto. Os antígenos solúveis que passam através desses canais podem ser examinados pelas células dendríticas.

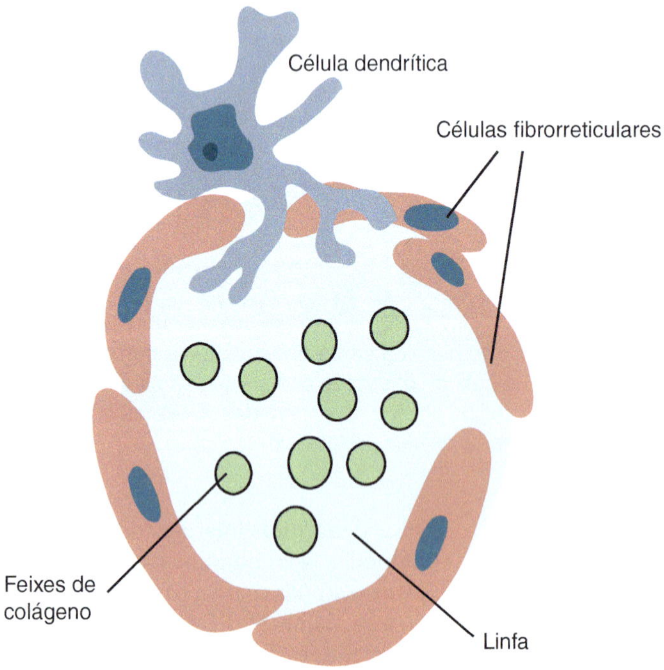


**FIG. 12.14** Os canais são compostos por células fibrorreticulares frouxamente agrupadas ao redor de feixes colágeno. As células dendríticas podem chegar aos canais para examinar seus antígenos.

liberadas quando os macrófagos encontram os invasores. Os linfócitos inatos, por sua vez, aumentam rapidamente a secreção de IFN-γ, que ativa os macrófagos ainda mais e estimula suas atividades antimicrobianas.

Uma característica interessante dos órgãos linfoides secundários é o fato de linfócitos T e B serem extremamente ativos e móveis. Os linfócitos T no paracórtex e os linfócitos B no córtex são orientados por células dendríticas foliculares. As quimiocinas controlam o deslocamento e a recirculação dos linfócitos e asseguram que acabem no local certo. Os linfócitos T, por exemplo, são atraídos para a área perifolicular do córtex. Os linfócitos B, por outro lado, são atraídos para o interior dos centros germinativos. Os linfócitos T ativados também entram nos centros germinativos, onde "auxiliam" os linfócitos B na resposta aos antígenos. Outros órgãos linfoides secundários utilizam diferentes receptores de *homing*. O receptor MAdCAM-1, por exemplo, é um receptor de *homing* expresso nos vasos sanguíneos das PPs. Os linfócitos que recirculam para o intestino expressam altos níveis do ligante do MAdCAM-1.

Os antígenos solúveis que entram nos linfonodos através de seus vasos linfáticos aferentes passam antes pelo seio subcapsular. A partir daí, entram na rede de canais e são transportados até o córtex. Antígenos maiores, como vírus, são capturados por macrófagos no seio subcapsular. Esses macrófagos transportam as partículas virais através do assoalho do seio e as apresentam diretamente para os linfócitos B nos folículos subjacentes. Os linfócitos B, então, migram para região limítrofe entre os linfócitos T e B, onde recebem auxílio de linfócitos T específicos. Os linfócitos B também podem entrar no paracórtex diretamente, através das HEVs. Há uma população especializada de células dendríticas foliculares agrupadas ao redor desses vasos sanguíneos para que os linfócitos B migrantes possam examinar os antígenos que estejam transportando. Esse também é um local perfeito para receber o auxílio de linfócitos T.

Quando bactérias invadem um tecido, as células dendríticas residentes são ativadas e migram para o linfonodo drenante, onde se acumulam no paracórtex e no córtex. Essas células dendríticas formam uma rede que deve ser atravessada pelos antígenos. Os antígenos capturados são apresentados pelas células dendríticas para os linfócitos T. A princípio, os linfócitos T são ativados no paracórtex, enquanto os linfócitos B permanecem aleatoriamente dispersos nos folículos primários. As duas populações celulares migram para as bordas dos folículos, onde interagem. Com a estimulação da produção de anticorpos, a progênie desses linfócitos B vai para a medula e começa a secretar imunoglobulinas. Algumas dessas células produtoras de anticorpos podem escapar pela linfa eferente e colonizar os linfonodos subsequentes. Vários dias depois do início da produção de anticorpos na medula, os centros germinativos aparecem no córtex.

Algumas interações entre linfócitos T e células dendríticas são duradouras e, na presença do antígeno, essas duas populações formam complexos estáveis por muitas horas. No entanto, antes de escolher seu parceiro, uma célula dendrítica pode examinar mais de 500 linfócitos T diferentes por hora e interagir com até 10 de maneira simultânea (Fig. 10.6).

A adesão às células dendríticas foliculares é a principal forma de captura de antígenos depois da sensibilização do animal pela exposição à molécula. Em uma resposta secundária, os centros germinativos ficam menos evidentes, já que as células de memória migram pelo vaso linfático eferente. Depois do término desse estágio, os centros germinativos voltam a se desenvolver.

Os linfonodos estimulados por antígenos também aprisionam linfócitos. As interações entre os agentes infecciosos e os mastócitos levam à produção de fator de necrose tumoral α (TNF-α). O TNF-α bloqueia a passagem dos linfócitos por esses órgãos, o que causa acúmulo dessas células e o aumento de volume dos linfonodos. Isso concentra os linfócitos perto dos locais de acúmulo de antígenos. Após cerca de 24 horas, os linfonodos liberam as células aprisionadas e sua produção celular é elevada por vários dias.

## Circulação dos Linfócitos

Em animais adultos, a maioria dos tipos celulares reside em tecidos estáveis e não se movimenta muito. As diferentes células do sistema imune, por outro lado, são bastante móveis. As células passam da medula óssea para o timo e os órgãos linfoides secundários; as células migram pelo corpo à procura de invasores e também se deslocam dos órgãos linfoides para os sítios de invasão microbiana. Os linfócitos T, por exemplo, circulam constantemente pelo corpo através do sangue e dos fluidos teciduais e são os linfócitos predominantes na corrente sanguínea (Fig. 12.15). Durante seu percurso, procuram antígenos estranhos e, preferencialmente, migram para locais de invasão microbiana e inflamação.

Os linfócitos T saem da corrente sanguínea de duas formas. Aqueles que nunca foram expostos a um antígeno (linfócitos T não experimentados ou *naïve*) se ligam às HEVs nos linfonodos. As células de endotélio alto desses vasos não estão unidas por junções ocludentes (*tight junctions*), mas por "junções em pontos", descontínuas. Isso significa que os linfócitos podem passar facilmente entre as células endoteliais altas. Os linfócitos circulantes podem aderir a essas células endoteliais altas e, então, migrar para o paracórtex. A migração dos linfócitos pelas HEVs lembra a saída dos neutrófilos dos vasos sanguíneos inflamados. Assim, os linfócitos rolam pela superfície endotelial ligando-se às selectinas. Ao rolarem, são ativados e expressam integrinas. Isso provoca sua parada completa e migração. O número e a extensão das HEVs são variáveis e controlados pela atividade local. Dessa maneira, a estimulação de um linfonodo pela presença de antígenos causa o rápido aumento da extensão de suas HEVs. No entanto, se o linfonodo for protegido dos antígenos, suas HEVs encurtam. As HEVs reconhecíveis normalmente não são encontradas nos linfonodos dos ruminantes, mas as vênulas paracorticais têm a mesma função.

Ao contrário dos linfócitos T não experimentados, os linfócitos T de memória saem da circulação sanguínea por meio de vasos sanguíneos comuns dos tecidos e, então, são levados até os linfonodos por meio dos vasos linfáticos aferentes. Eles saem dos linfonodos através dos vasos linfáticos eferentes. Normalmente, a linfa aferente dos ovinos apresenta 85% de linfócitos T, 5% de linfócitos B e 10% de células dendríticas. A linfa eferente apresenta mais de 98% de linfócitos, dos quais 75% são T e 25%, B. Os vasos linfáticos eferentes se unem e formam os vasos linfáticos maiores. O maior vaso linfático é o ducto torácico, que drena a linfa da região inferior do corpo e dos intestinos e desemboca na veia cava anterior.

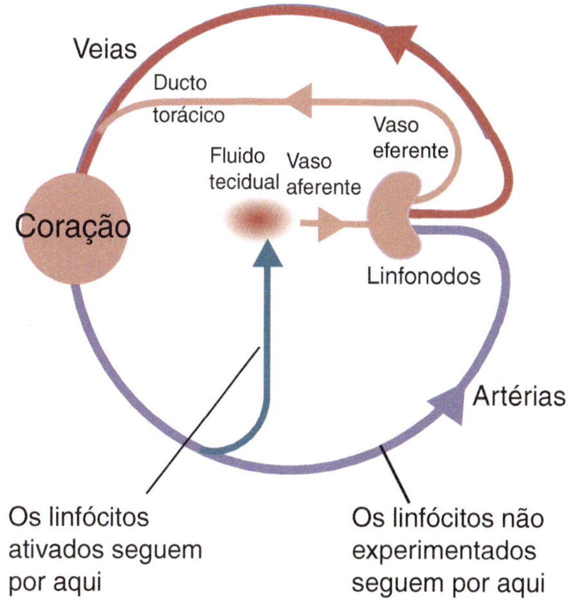


**FIG. 12.15** A circulação dos linfócitos. Os linfócitos T circulam tanto na corrente sanguínea quanto na linfa. Seu trajeto preciso através de um linfonodo depende de seu estado de ativação. Assim, os linfócitos não experimentados (*naïve*) entram no linfonodo pela corrente sanguínea e pelas vênulas de endotélio alto. Os linfócitos ativados, por outro lado, migram pelos tecidos e entram pelos vasos linfáticos aferentes. Todos os linfócitos saem do linfonodo pelos vasos linfáticos eferentes.

## Diferenças entre Espécies

Suínos domésticos e silvestres, hipopótamos, rinocerontes e alguns golfinhos são diferentes. Seus linfonodos são compostos por diversos "nódulos" linfoides, orientados de forma que o córtex de cada nódulo está virado para o centro, enquanto a medula está na periferia (Fig. 12.16). Cada nódulo apresenta apenas um único vaso linfático aferente que entra no córtex central como um seio linfático. Dessa forma, a linfa aferente

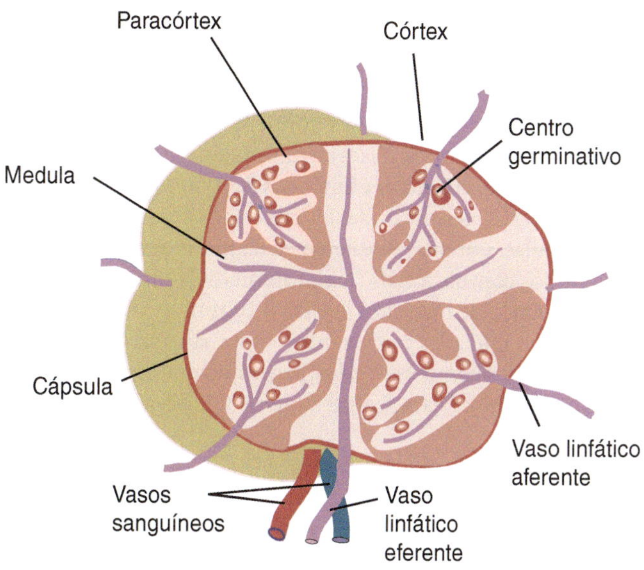


**FIG. 12.16** Estrutura de um linfonodo suíno. Compare com a Figura 12.8.

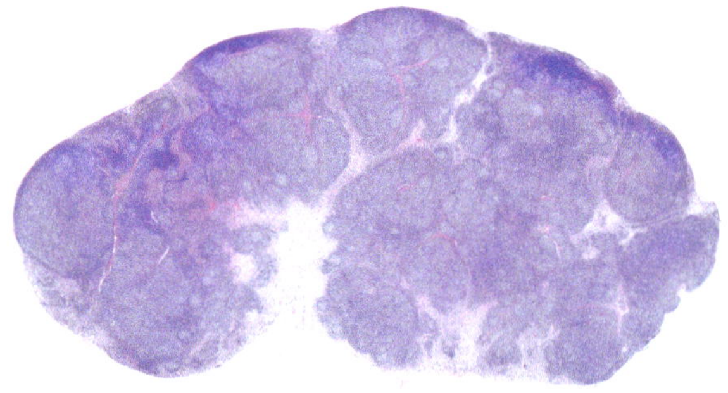

FIG. 12.17 Corte histológico de um linfonodo suíno. Observe a localização dos centros germinativos no interior do órgão. Aumento original ×12. (De uma amostra cedida pelo Dr. Brian Porter.)

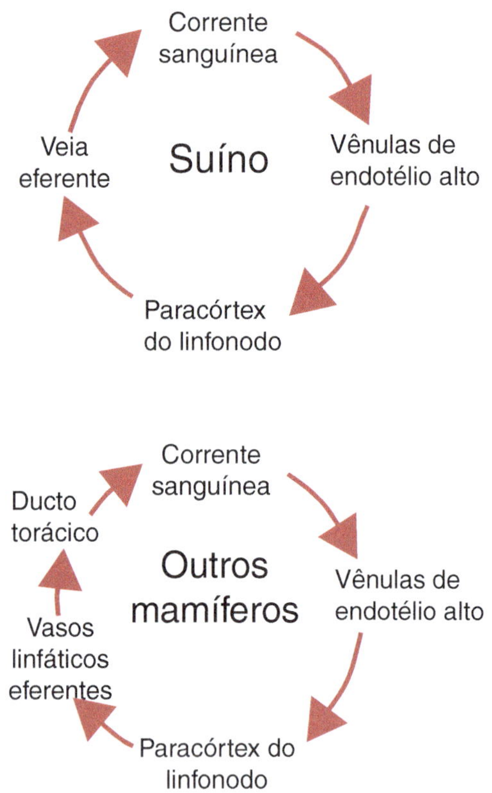


FIG. 12.18 Comparação entre a principal rota de circulação de linfócitos T em suínos e outros mamíferos. Note que os linfócitos dos suínos estão amplamente confinados à corrente sanguínea.

é conduzida para o interior do linfonodo. Um córtex cerca o seio linfático. Fora dessa região, estão o paracórtex e a medula. Essa medula pode ser compartilhada por nódulos adjacentes (Fig. 12.17). A linfa passa do córtex, no centro do linfonodo, para a medula, na periferia, antes de sair pelos vasos eferentes que drenam a região entre os nódulos. O córtex e o paracórtex têm estruturas semelhantes às observadas em outros mamíferos. A medula apresenta pouquíssimos seios, mas possui uma densa massa de células que é relativamente impermeável às células da linfa. Dessa forma, poucas células conseguem migrar até a medula. Nessas espécies, os linfócitos T entram nos linfonodos de modo convencional, pelas HEVs. No entanto, não saem dos linfonodos pelos vasos linfáticos, mas migrando diretamente para a circulação sanguínea por meio das HEVs do paracórtex (Fig. 12.18). Há pouquíssimos linfócitos na linfa dos suínos.

Nos mamíferos marinhos, a estrutura dos linfonodos é bastante variável. Por isso, todos os linfonodos dos golfinhos-roaz (*Tursiops truncatus*) têm estrutura convencional. Nos golfinhos-riscados (*Stenella coeruleoalba*), por outro lado, alguns linfonodos (os mesentéricos, por exemplo) possuem estrutura convencional, enquanto outros (os mediastinais) têm estrutura invertida, como anteriormente descrita. Assim, as duas formas de linfonodos podem ser encontradas em um mesmo indivíduo.

## Hemolinfonodos

Os hemolinfonodos são estruturas similares aos linfonodos encontradas em alguns vasos sanguíneos de ruminantes e outros mamíferos. Sua função é incerta. Eles se diferem dos linfonodos convencionais por apresentarem muitas hemácias em seus seios linfáticos. Essas estruturas apresentam um córtex com centros germinativos e linfócitos B. Os linfócitos T são predominantes no centro, onde são associados aos seios linfáticos. Essas células, porém, são diferentes daquelas encontradas nos linfonodos convencionais (maior número de linfócitos T $\gamma/\delta^+$, $WC1^+$, menor de linfócitos T $CD8^+$) (Capítulo 14). Partículas de carbono injetadas por via intravenosa são aprisionadas nos sinusoides dos hemolinfonodos, sugerindo que essas estruturas possam combinar características do baço e dos linfonodos.

## Baço

Assim como os linfonodos filtram os antígenos da linfa, o baço filtra patógenos e antígenos do sangue. Na verdade, o baço pode ser considerado um linfonodo especializado para antígenos de origem sanguínea. O processo de filtração remove partículas antigênicas, como microrganismos no sangue, *debris* celulares e hemácias envelhecidas. Essa função de filtração, associada ao tecido linfoide altamente organizado, faz com que o baço seja um importante componente do sistema imune. Além de sua função imunológica, o baço também armazena hemácias e plaquetas, recicla o ferro e é responsável pela produção de hemácias no feto. Por isso, o baço é composto por duas formas de tecido. Um desses tecidos, usado predominantemente na filtração do sangue e no armazenamento de hemácias, é chamado polpa vermelha. Ele contém grandes números de células apresentadoras de antígeno, linfócitos e plasmócitos. Os macrófagos da polpa vermelha são especializados na remoção de hemácias envelhecidas e, assim, regulam a reciclagem de ferro. O outro tecido é rico em linfócitos B e T onde ocorrem as respostas imunes e é chamado de polpa branca. A polpa branca é separada da polpa vermelha por uma região denominada zona marginal. Essa zona apresenta muitos macrófagos e células dendríticas, além de uma grande população de linfócitos B. O baço não recebe fluido linfático, embora possua vasos linfáticos eferentes.

### Estrutura da Polpa Branca

As artérias que entram no baço passam por trabéculas musculares antes de atingirem a polpa branca e se ramificarem em arteríolas. Imediatamente depois de sair das trabéculas, cada arteríola é circundada por uma camada de tecido linfoide, a bainha linfoide periarteriolar (Fig. 12.19). Por fim, a arteríola deixa essa bainha e se ramifica em arteríolas peniciladas. Em alguns mamíferos, essas arteríolas peniciladas são circundadas por elipsoides (bainhas periarteriolares de macrófagos). Elas, então, desembocam, direta ou indiretamente, nos seios venosos que drenam nas vênulas esplênicas. As células elipsoides são relativamente grandes e proeminentes em suínos, visons, cães e gatos, são pequenas e indistintas em equinos e bovinos e não são observadas em animais de laboratório, como camundongos, ratos, cobaias e coelhos. Nas espécies sem elipsoides, as partículas são capturadas sobretudo na zona marginal da polpa branca.

A polpa branca apresenta linfócitos B e T, que se acumulam em zonas específicas sob a influência das quimiocinas. As bainhas linfoides periarteriolares são compostas principalmente por linfócitos T. Nesses locais, os linfócitos T interagem com as células dendríticas e os linfócitos B circulantes. As áreas de linfócitos B, por outro lado, são compostas por folículos primários arredondados, espalhados pelas bainhas. Esses folículos são os locais de formação de centros germinativos, expansão clonal, troca de isótipo e hipermutação somática.

A polpa branca é separada da polpa vermelha por um seio marginal, uma bainha reticular e uma zona marginal de células. Essa zona marginal é uma importante área de trânsito de leucócitos que se deslocam entre o sangue e a polpa branca. Também é rica em macrófagos, células dendríticas e linfócitos B. A maior parte do sangue que entra no baço flui para o seio marginal e segue pela zona marginal antes de voltar para a circulação através dos seios venosos. Esse padrão de fluxo garante que essas células apresentadoras de antígenos possam capturar quaisquer antígenos presentes no sangue e os levem até os linfócitos B na zona marginal. A polpa branca participa da resposta imune adaptativa, enquanto as células da zona marginal atuam nas respostas imunes inatas e adaptativas. A polpa branca não possui HEVs. Em vez disso, os linfócitos entram na polpa branca pela zona marginal, mas ainda não se sabe por onde a deixam.

## Função

Os antígenos inoculados por via intravenosa são aprisionados no baço. Dependendo da espécie, os antígenos são capturados pelas células dendríticas localizadas na zona marginal ou nas bainhas periarteriolares de macrófagos. Essas células dendríticas e macrófagos transportam o antígeno até os folículos primários da polpa branca, de onde, em poucos dias, migram as células produtoras de anticorpos. Essas células produtoras de anticorpos (plasmócitos e plasmoblastos) colonizam a zona marginal e passam para a polpa vermelha. Os anticorpos produzidos por essas células se difundem rapidamente pela corrente sanguínea. A formação dos centros germinativos também ocorre nos folículos primários. Em animais com anticorpos circulantes, a captura pelas células dendríticas nos folículos passa a ser significativa. Como em uma resposta imune primária, as células produtoras de anticorpos migram desses folículos para

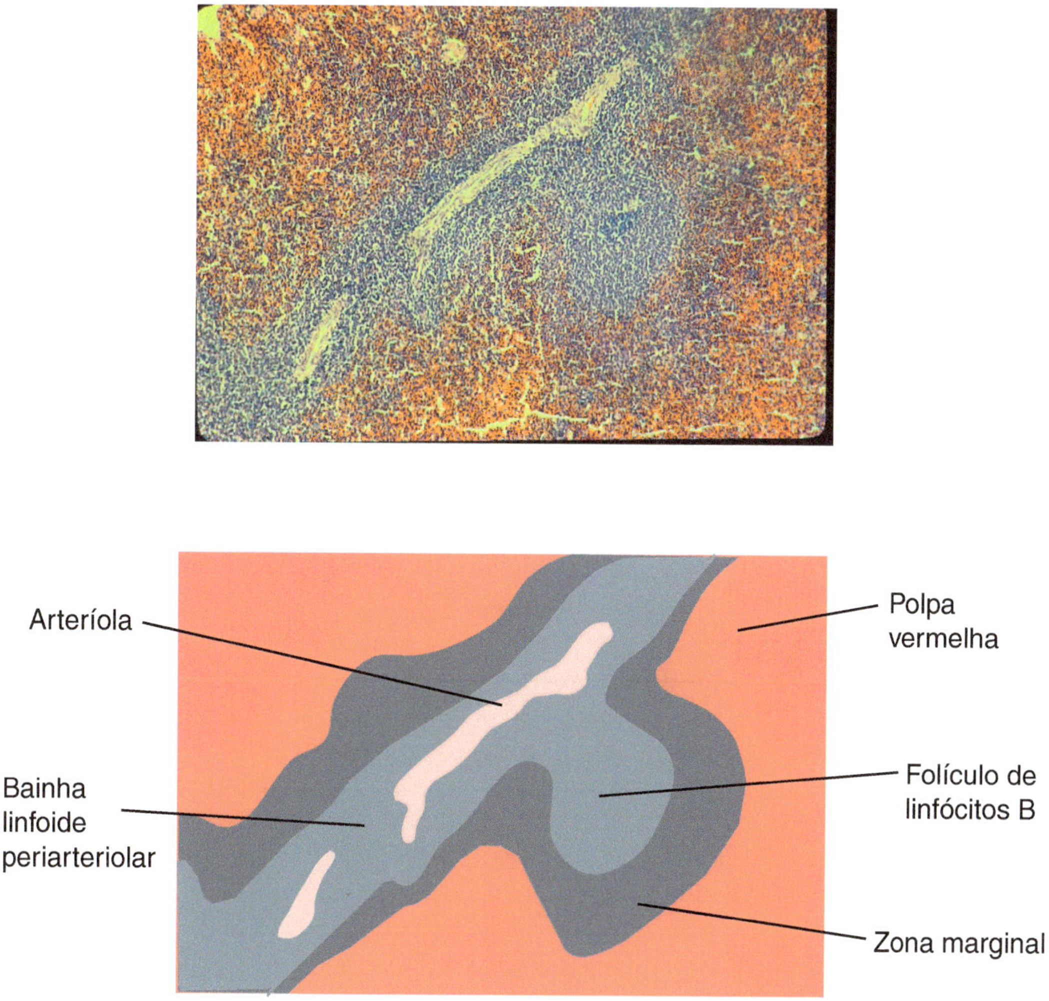


FIG. 12.19 Corte histológico e diagrama mostrando a estrutura do baço bovino. Aumento original ×50. (De uma amostra cedida pelo Dr. J.R. Duncan.)

a polpa vermelha e a zona marginal, onde ocorre a produção dos anticorpos.

## Outros Órgãos Linfoides Secundários

Entre os órgãos linfoides secundários, estão não apenas os linfonodos e o baço, mas também a medula óssea, as amígdalas e os tecidos linfoides espalhados pelo corpo, principalmente nos tratos digestório, respiratório e urogenital. Os tecidos linfoides do trato intestinal formam o maior acúmulo de linfócitos do corpo, mas a medula óssea também contém grandes números dessas células. Caso um antígeno seja inoculado por via intravenosa, uma boa parte será capturada não só pelo fígado e pelo baço, mas também pela medula óssea. Durante a resposta imune primária, os anticorpos são produzidos sobretudo no baço e nos linfonodos (Fig. 12.20). Perto do final da resposta, as células de memória saem do baço e colonizam a medula óssea. Após a adminis-

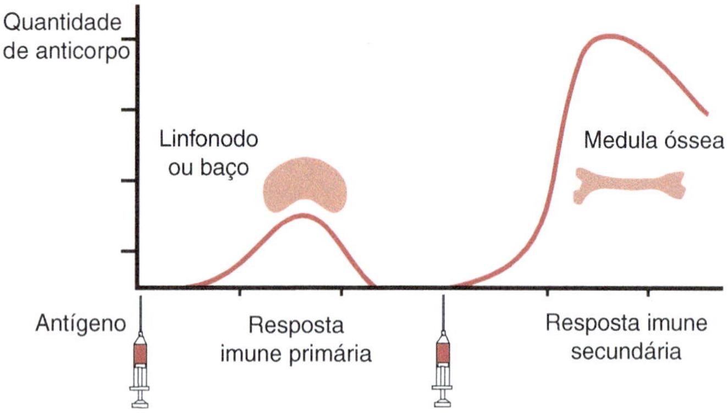


**FIG. 12.20** Embora a resposta imune primária a antígenos injetados por via intravenosa aconteça nos linfonodos ou no baço, os anticorpos de uma resposta secundária são sintetizados principalmente na medula óssea.

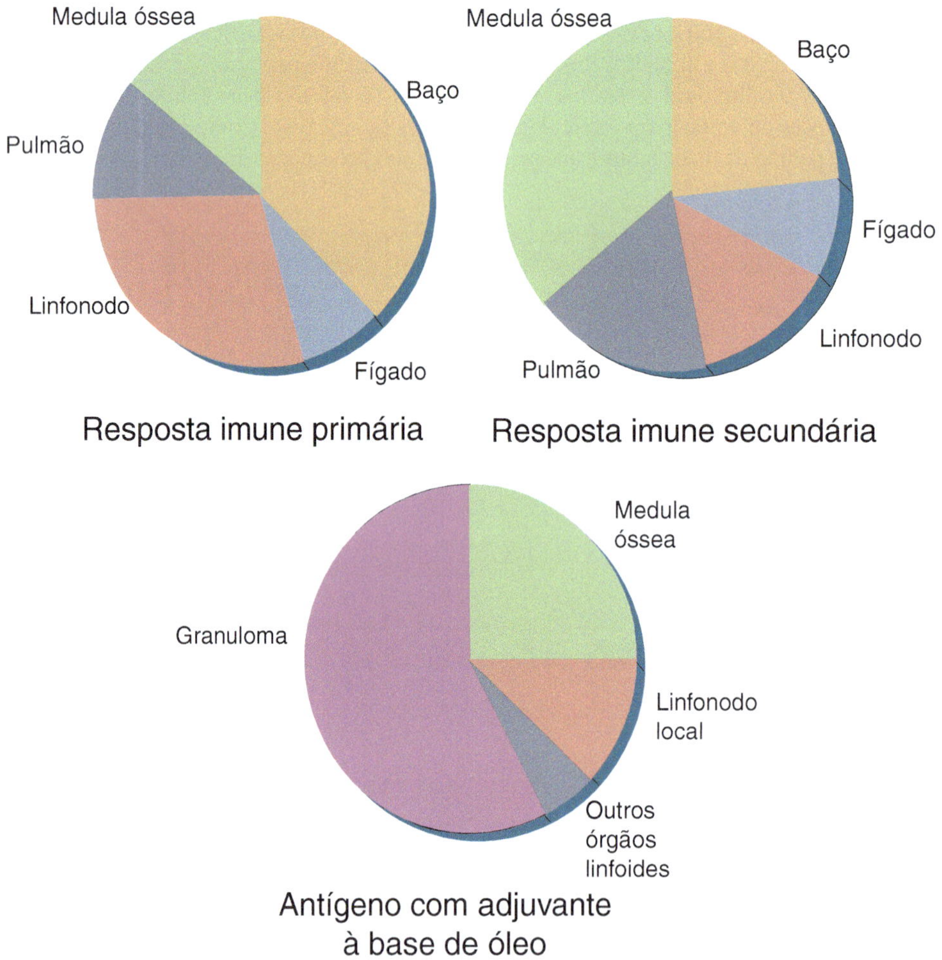


**FIG. 12.21** A contribuição relativa dos diferentes órgãos ou tecidos na síntese de anticorpos após a administração do antígeno por via intravenosa ou intramuscular com adjuvante completo de Freund. O óleo no adjuvante (Capítulo 24) provoca o acúmulo de linfócitos e células processadoras de antígenos. Isso leva à formação de um granuloma no sítio de injeção, onde os anticorpos são sintetizados.

tração de uma segunda dose do antígeno, a medula óssea produz grandes quantidades de anticorpos e é a principal fonte dessas moléculas em roedores adultos. Até 70% dos anticorpos contra alguns antígenos podem ser sintetizados pelas células da medula óssea (Fig. 12.21). Os agregados linfoides associados à gordura são pequenos nódulos linfoides secundários nos tecidos adiposos abaixo de membranas serosas, como o mesentério.

## ÓRGÃOS LINFOIDES TERCIÁRIOS

O corpo possui estruturas linfoides estruturalmente semelhantes aos órgãos linfoides secundários, mas que se desenvolvem em resposta à colonização microbiana e à estimulação imune crônica. Essas estruturas são massas organizadas de linfócitos com regiões bem distintas de linfócitos T e B, centros germinativos e outros componentes de tecido linfoide. Elas podem ser chamadas de órgãos linfoides terciários. Bons exemplos desses órgãos se desenvolvem na parede do intestino em resposta à microbiota intestinal. Outros exemplos são os nódulos linfoides que surgem em articulações com artrite reumatoide e placas ateroscleróticas. Seu desenvolvimento é provavelmente desencadeado por fibroblastos estimulados que produzem quimiocinas que atraem linfócitos T, linfócitos B e células dendríticas. Fatores angiogênicos desencadeiam a síntese de vasos linfáticos e vênulas de endotélio alto.

# 13

# Linfócitos

## OBJETIVOS DIDÁTICOS

*Depois de ler este capítulo, você deve ser capaz de:*

- Identificar um linfócito com base em sua morfologia.
- Compreender as diferenças entre células T, células B e células NK.
- Compreender como as populações de linfócitos podem ser caracterizadas com base nas moléculas de superfície celular.
- Reconhecer que as moléculas de superfície celular são classificadas pelo sistema grupamento de diferenciação (CD, *cluster of differentiation*).
- Compreender que linfócitos expressam complexos receptores de antígeno que incluem componentes de ligação ao antígeno e de transdução de sinal
- Descrever as características típicas de células T e B.
- Explicar que linfócitos também possuem receptores para citocinas, imunoglobulinas e complemento.
- Definir os fenótipos celulares e explicar como são determinados.
- Listar os principais receptores ligantes de anticorpos expressos nos linfócitos.
- Listar algumas moléculas de adesão celular expressas nos linfócitos e compreender suas funções.
- Compreender como mitógenos podem ser usados para se determinar a funcionalidade de um linfócito.
- Definir mitógeno, linfócito, célula T, célula B, células linfoides inatas, fitoemaglutinina, concanavalina A, TCR e BCR.

## SUMÁRIO DO CAPÍTULO



Linfócitos são as células responsáveis pelas respostas imunes adaptativas e pela defesa do corpo. Existem três tipos principais de linfócitos: células linfoides inatas, que desempenham papel na imunidade inata; células T (ou linfócitos T), que regulam a imunidade adaptativa e são responsáveis pelas respostas mediadas por células; e células B (ou linfócitos B), que são responsáveis pela produção de anticorpos. Dentro desses três tipos existem muitas subpopulações, cada uma com características e funções diferentes. Este capítulo revisa a estrutura e propriedades desses linfócitos e algumas subpopulações principais.

## ESTRUTURA DO LINFÓCITO

Linfócitos são células pequenas, redondas, com 7 a 15 μm de diâmetro. Cada um contém um núcleo grande e arredondado que se cora intensa e uniformemente pela hematoxilina (Fig. 13.1). Esse núcleo está circundado por uma fina camada de citoplasma contendo algumas mitocôndrias, ribossomos livres e um pequeno aparato de Golgi (Fig. 13.2). A microscopia eletrônica revelou que alguns linfócitos possuem superfície lisa, enquanto outros estão cobertos por pequenas projeções (Fig. 13.3). As células linfoides inatas são geralmente maiores do

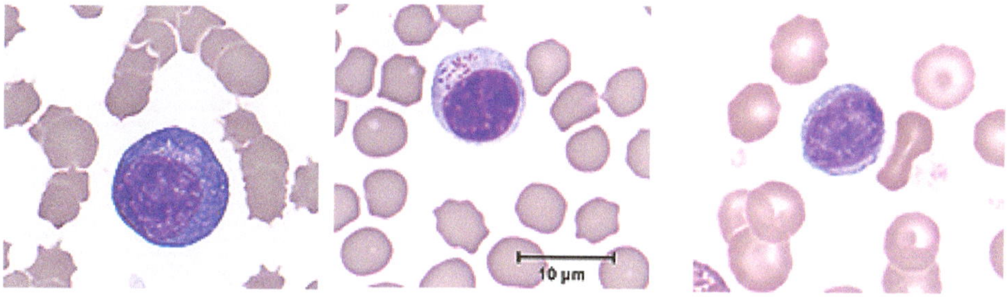


FIG. 13.1 Fotomicrografias mostrando linfócitos em esfregaços sanguíneos de cavalo, gato e cão. Coloração Giemsa. (Cortesia Dr. M.C. Johnson.)

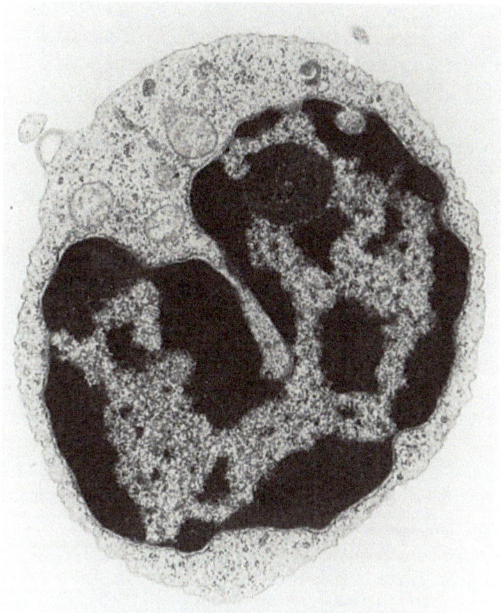

FIG. 13.2 Micrografia por transmissão eletrônica de linfócito sanguíneo de coelho. (Cortesia Dr. S. Linthicum.)

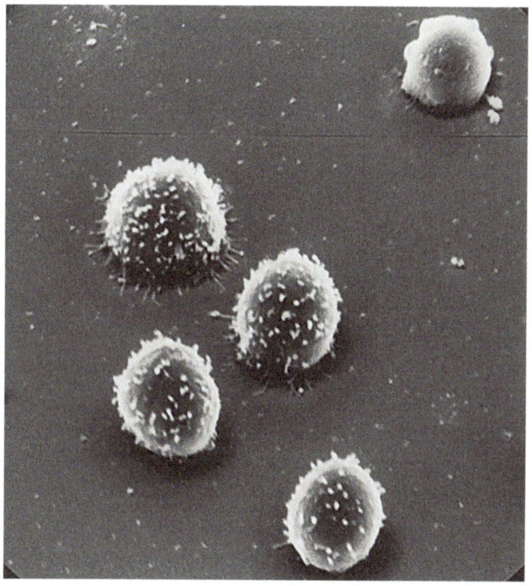

FIG. 13.3 Micrografia eletrônica por escaneamento de linfócitos de linfonodo de camundongo. Estudos recentes indicaram que os receptores de ligação ao antígeno estão concentrados nas pontas das pequenas projeções (chamadas de microvilosidades). Magnificação original ×1.500.

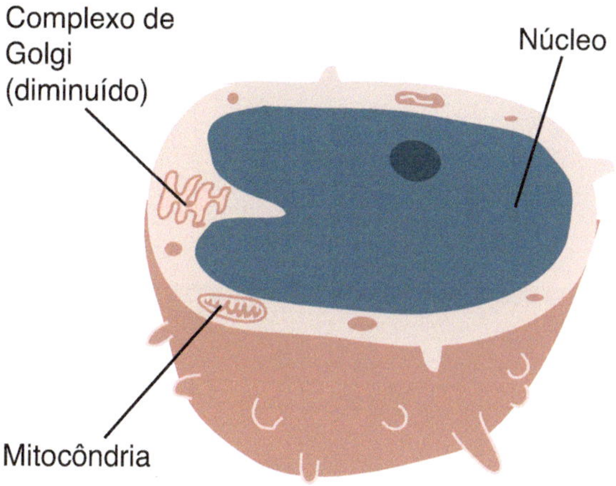


FIG. 13.4 Estruturas essenciais de um linfócito. Existem poucas características típicas.

que as células T e B e podem conter grânulos citoplasmáticos de fácil visualização. Com essa exceção, a estrutura dos linfócitos não dá pistas sobre sua função ou complexidade (Fig. 13.4).

## POPULAÇÕES LINFOCITÁRIAS

Linfócitos são encontrados em todo o corpo nos órgãos linfoides, no sangue e espalhados sob as superfícies corpóreas (Fig. 13.5). Apesar de sua aparência uniforme, são uma mistura diversificada de populações distintas. Embora essas populações não sejam distinguíveis através das diferenças estruturais, elas podem ser identificadas pelas moléculas de superfície celular e pelo comportamento (Tabela 13.1). O padrão de moléculas de superfície celular expresso por uma célula é chamado de fenótipo. Analisando-se os fenótipos celulares, é possível identificar e classificar muitas populações linfocitárias.

A perda da imunidade mediada por células como resultado da timectomia neonatal demonstrou pela primeira vez a existência das células T (Fig. 13.6). Após deixarem o timo, as células T se acumulam no paracórtex dos linfonodos, nas bainhas linfoides periarteriolares do baço e nas áreas interfoliculares das placas de Peyer. As células T representam de 60% a 80% dos linfócitos no sangue (Tabela 13.2).

Experimentos semelhantes envolvendo a bursectomia de galinhas apontaram para a existência das células B. Em mamíferos, as células B se originam na medula óssea, mas amadurecem nas placas de Peyer ou na própria medula óssea antes de migrarem para os órgãos linfoides secundários. As células

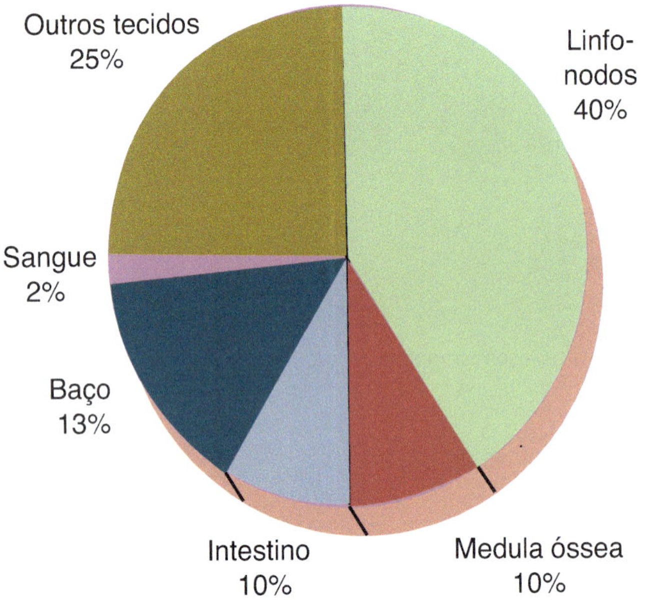


**FIG. 13.5** Localização dos linfócitos no corpo.

**TABELA 13.1 Identificação das Características das Células T e B**

| Propriedade | Células B | Células T |
|---|---|---|
| Local de desenvolvimento | Medula óssea, bursa, placas de Peyer | Timo |
| Distribuição | Córtex dos linfonodos, folículos esplênicos | Paracórtex dos linfonodos, bainha periarteriolar esplênica |
| Circulação | Não | Sim |
| Receptor de antígeno | BCR – imunoglobulina | TCR – proteína heterodimérica associada com CD3 e CD4 ou CD8 |
| Antígenos de superfície importantes | Imunoglobulinas | CD2, CD3 e CD4 ou CD8 |
| Mitógenos | *Pokeweed*, lipopolissacarídio | Fitoemaglutinina, concanavalina A, vacina BCG, *pokeweed* |
| Antígenos reconhecidos | Proteínas não próprias livres | Proteínas não próprias processadas nas moléculas de MHC |
| Indução de tolerância | Difícil | Fácil |
| Progenia | Plasmócitos, células B de memória | Células T efetoras, células T de memória |
| Produtos secretados | Imunoglobulinas | Citocinas |

B predominam no córtex dos linfonodos, nos folículos dentro das placas de Peyer e baço, e na zona marginal da polpa branca do baço. As células B representam de 10% a 40% dos linfócitos do sangue (Tabela 13.2).

**TABELA 13.2 Principais Populações de Linfócitos no Sangue Periférico de Mamíferos como Percentagens da População Total**

| | Células T | Células B | CD4+ | CD8+ | CD4/CD8 |
|---|---|---|---|---|---|
| Cavalos | 38-66 | 17-38[g] | 56[h] | 20-37[g] | 4,75[h] |
| Bois | 45-53[a] | 16-21[a] | 8-31 | 10-30 | 1,53[a] |
| Ovelhas | 56-64[b] | 11-50[c] | 8-22[c] | 4-22[c] | 1,55[b] |
| Porcos | 45-57[d] | 13-38[e] | 23-43 | 17-39 | 1,4[f] |
| Cães | 46-72 | 7-30 | 27-33[i] | 17-18[i] | 1,7[i] |
| Gatos | 31-89[j] | 6-50[j] | 19-49[j] | 6-39[j] | 1,9[j] |
| Humanos | 70-75 | 10-15 | 43-38[k] | 22-24[k] | 1,9-2,4[k] |

[a]Park YH, Fox LK, Hamilton MJ, Davis WC: Bovine mononuclear leukocyte subpopulations in peripheral blood and mammary gland secretions during lactation, *J Dairy Sci* 75:998-1006, 1992.
[b]Thorp BH, Seneque S, Staute K, Kimpton WG: Characterization and distribution of lymphocyte subsets in sheep hemal nodes, *Dev Comp Immunol* 15:393-400, 1991.
[c]Smith HE, Jacobs RM, Smith C: Flow cytometric analysis of ovine peripheral blood lymphocytes, *Can J Vet Res* 58:152-155, 1994.
[d]Pescovitz MD, Sakopoulos AB, Gaddy JA, et al: Porcine peripheral blood CD4+/CD8+ dual expressing T-cells, *Vet Immunol Immunopathol* 43:53-62, 1994.
[e]Saalmüller A, Bryant J: Characteristics of porcine T lymphocytes and T-cell lines, *Vet Immunol Immunopathol* 43:45-52, 1994.
[f]Joling P, Bianchi AT, Kappe AL, Zwart RJ: Distribution of lymphocyte subpopulations in thymus, spleen, and peripheral blood of specific pathogen free pigs from 1 to 40 weeks of age, *Vet Immunol Immunopathol* 40:105-118, 1994.
[g]McGorum BC, Dixon PM, Halliwell RE: Phenotypic analysis of peripheral blood and bronchoalveolar lavage fluid lymphocytes in control and chronic obstructive pulmonary disease affected horses, before and after "natural (hay and straw) challenges", *Vet Immunol Immunopathol* 36:207-222, 1993.
[h]Grunig G, Barbis DP, Zhang CH, et al: Correlation between monoclonal antibody reactivity and expression of CD4 and CD8 alpha genes in the horse, *Vet Immunol Immunopathol* 42:61-69, 1994.
[i]Rivas AL, Kimball ES, Quimby FW, Gebhard D: Functional and phenotypic analysis of in vitro stimulated canine peripheral blood mononuclear cells, *Vet Immunol Immunopathol* 45:55-71, 1995.
[j]Walker R, Malik R, Canfield PJ: Analysis of leucocytes and lymphocyte subsets in cats with naturally-occurring cryptococcosis but differing feline immunodeficiency virus status, *Aust Vet J* 72:93-97, 1995.
[k]Bleavins MR, Brott DA, Alvey JD, de la Iglesia FA: Flow cytometric characterization of lymphocyte subpopulations in the cynomolgus monkey (*Macaca fascicularis*), *Vet Immunol Immunopathol* 37:1-13, 1993.

As células NK (*natural killer*), uma população de células linfoides inatas, foram identificadas como resultado da detecção de linfócitos citotóxicos em animais não sensibilizados. As células NK provavelmente se originam das mesmas células-tronco que as células T, mas não passam pelo processamento tímico. Elas estão amplamente distribuídas nos órgãos linfoides e correspondem a 5% a 10% dos linfócitos do sangue. Outras populações de células linfoides inatas também são encontradas nos tecidos, sobretudo no intestino, trato respiratório e pele (Capítulo 19).

## MOLÉCULAS DE SUPERFÍCIE DO LINFÓCITO

Todas as células expressam milhares de moléculas proteicas diferentes em sua superfície. Centenas dessas moléculas foram caracterizadas, especialmente em linfócitos humanos e murinos (Quadro 13.1). Conforme cada molécula é caracterizada, em

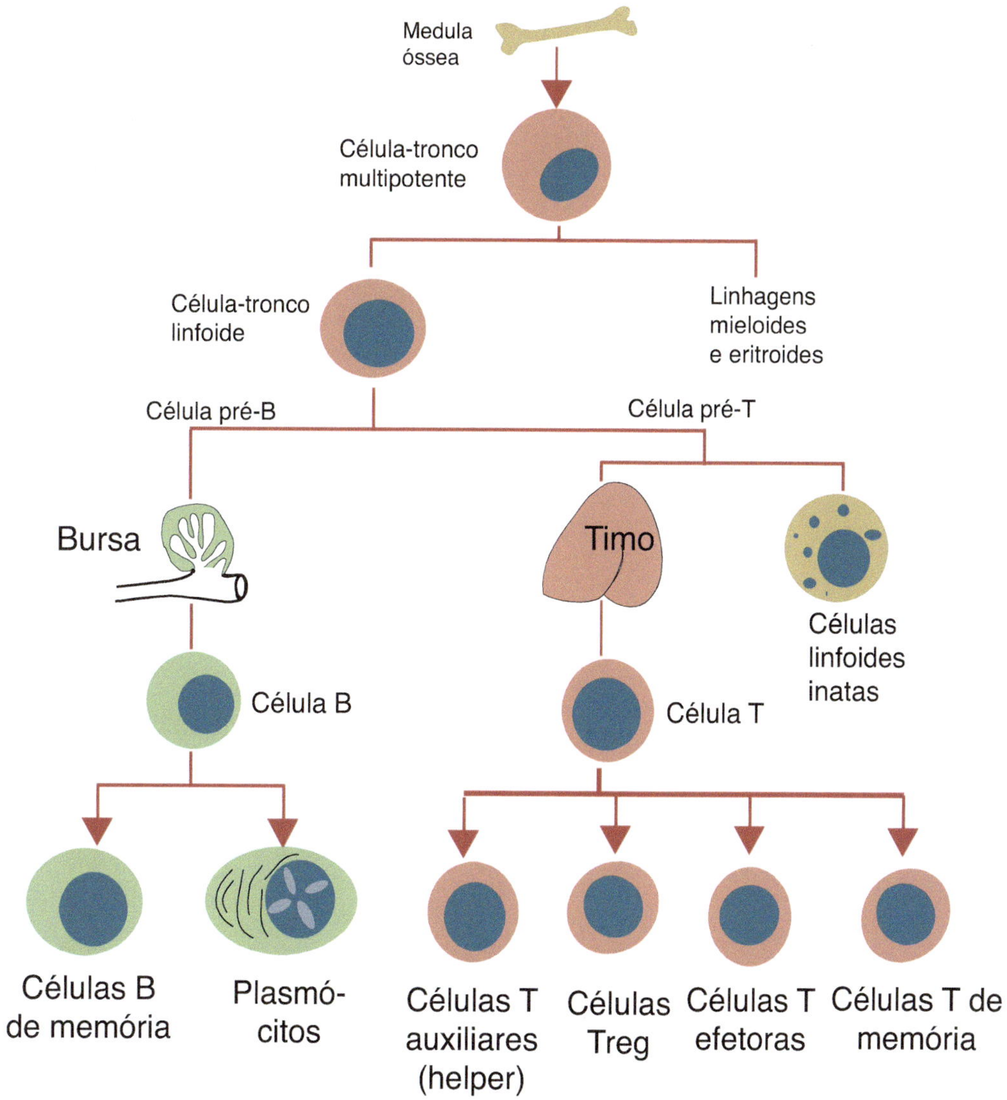


**FIG. 13.6** Desenvolvimento dos linfócitos T e B. Ambos são gerados a partir de precursores na medula óssea. As células B se desenvolvem na bursa, placas de Peyer ou medula óssea. As células T se desenvolvem no timo. As células linfoides inatas são uma terceira população de linfócitos que são distintas das células T e B.

geral ela ganha um nome funcional ou químico. Também recebe uma designação pelo sistema CD (de *cluster of differentiation* ou grupamento de diferenciação) (Figs. 13.7 e 13.8). Atualmente, o sistema CD distribui números sequenciais para cada molécula: CD1, CD2, CD3, e assim por diante, até CD371. Uma vez que números arbitrários são difíceis de memorizar, o princípio básico utilizado neste texto é que, se o nome comum da molécula é bem aceito ou descreve sua função, esse será o nome utilizado. Alguns exemplos são o receptor de IgA, FcαR (CD89), o receptor de interleucina-6 (CD126) e a L-selectina (CD62L). A nomenclatura CD também é utilizada para as moléculas cuja designação é bem aceita, como o CD8 e o CD4. Uma lista das moléculas CD mais relevantes e suas funções pode ser encontrada no Apêndice 1.

As moléculas CD nas células dos mamíferos domésticos caem em duas categorias. A maioria é expressa também em células humanas e murinas (homólogos) e, portanto, recebe o mesmo número CD. Existem, entretanto, várias moléculas de superfície celular em mamíferos domésticos que não possuem homólogos reconhecidos em humanos ou camundongos. Essas moléculas sem atribuição recebem uma abreviação da espécie e o prefixo WC (*workshop cluster*); por exemplo, BoWC1 e BoWC2 são encontrados em bovinos. Muitas dessas moléculas WC são identificadas subsequentemente como homólogas a moléculas CD previamente reconhecidas. A identificação dos fenótipos das células de acordo com as moléculas em sua superfície é feita utilizando-se um instrumento chamado citômetro de fluxo. Isso está descrito no Capítulo 42.

## Complexo Receptor de Antígeno

Ainda que linfócitos expressem centenas de proteínas na sua superfície, do ponto de vista imunológico as estruturas mais importantes são os receptores que eles usam para reconhecer antígenos. Estes são abreviados como TCR (receptor de célula T) ou BCR (receptor de célula B). Tanto o TCR como o BCR são estruturas complexas formadas por muitas cadeias diferentes de proteínas. Algumas dessas cadeias proteicas ligam moléculas

## QUADRO 13.1 Uma Nota sobre Fenótipos Celulares

Todas as células do corpo derivam de uma única célula precursora, o óvulo fertilizado. Conforme o embrião se desenvolve e cresce, as células se diferenciam estrutural e bioquimicamente. Elas fazem isso ativando os genes necessários enquanto desativam os dispensáveis. Um resultado óbvio é que as células adquirem morfologia característica. A histologia mostra essas diferenças estruturais e tem sido um guia útil na descoberta das funções celulares. As diferenças estruturais são limitadas, apesar de tudo, no que elas podem nos informar. Por exemplo, células T e B têm aparência idêntica, mas são muito diferentes em função e bioquímica. Como resultado, as diferenças bioquímicas precisam ser determinadas de modo a se identificar os tipos celulares. Uma das melhores maneiras de se fazer isso é examinando as proteínas de superfície celular. As células expressam centenas de proteínas diferentes em sua superfície, e sua identificação fornece uma ferramenta importante para caracterização dessas células. O sistema CD de identificação de proteínas de superfície celular é uma tentativa de se organizar sistematicamente essas proteínas de superfície celular.

Duas populações celulares aparentemente idênticas podem ser diferenciadas pelo conjunto de moléculas de superfície celular que elas expressam. Ao se identificar células dessa maneira, pode-se não apenas identificar subpopulações celulares, mas também acompanhar seu desenvolvimento e diferenciação conforme diferentes genes vão sendo ligados ou desligados, dependendo das mudanças nas funções celulares.

Em muitos casos foi possível identificar subpopulações ou mudanças no fenótipo de uma célula sem que se determinasse sua importância funcional. Diferentes fenótipos ocorrem em diferentes espécies animais domésticos. Os estudantes tendem a achar confusa a literatura nessa área, especialmente se um grande número de moléculas CD foi utilizado para caracterizar um fenótipo celular específico.

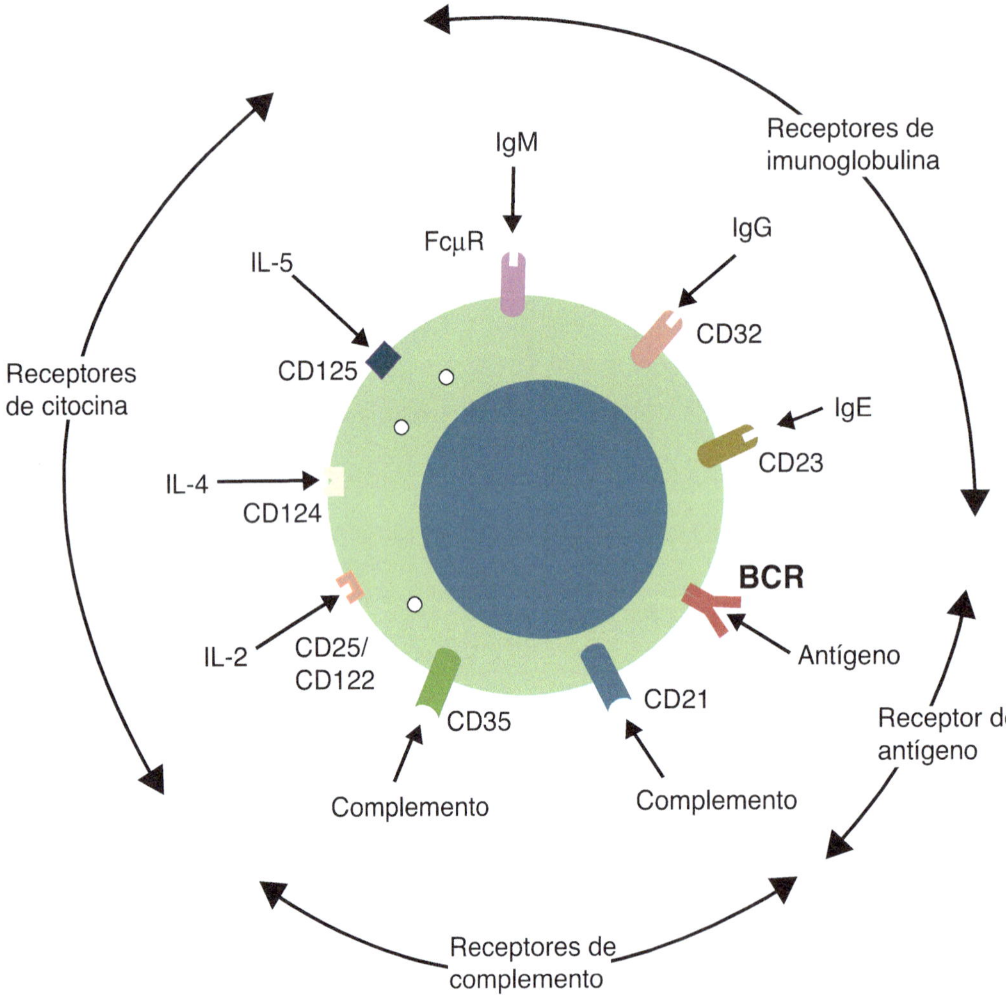


FIG. 13.7 Principais receptores de superfície de células B, seus ligantes e suas funções.

de antígeno, enquanto outras são usadas para transdução do sinal. Ocorre uma complexidade maior nas subpopulações linfocitárias. Por exemplo, existem duas populações de células T diferenciadas entre si por suas cadeias ligantes de antígenos do TCR. Uma usa cadeias peptídicas pareadas α e β (TCR α/β) e a outra pareia as cadeias γ e δ (TCR γ/δ) (Capítulo 14). Subpopulações de células B utilizam uma de cinco cadeias pesadas diferentes (γ, μ, α, ε e δ) em seus BCRs. Os BCRs também se diferenciam dos TCRs porque são secretados pelas células B em grandes quantidades no fluido tissular e no sangue, onde recebem o nome de anticorpos. Portanto, anticorpos são simplesmente BCRs solúveis (Capítulo 15).

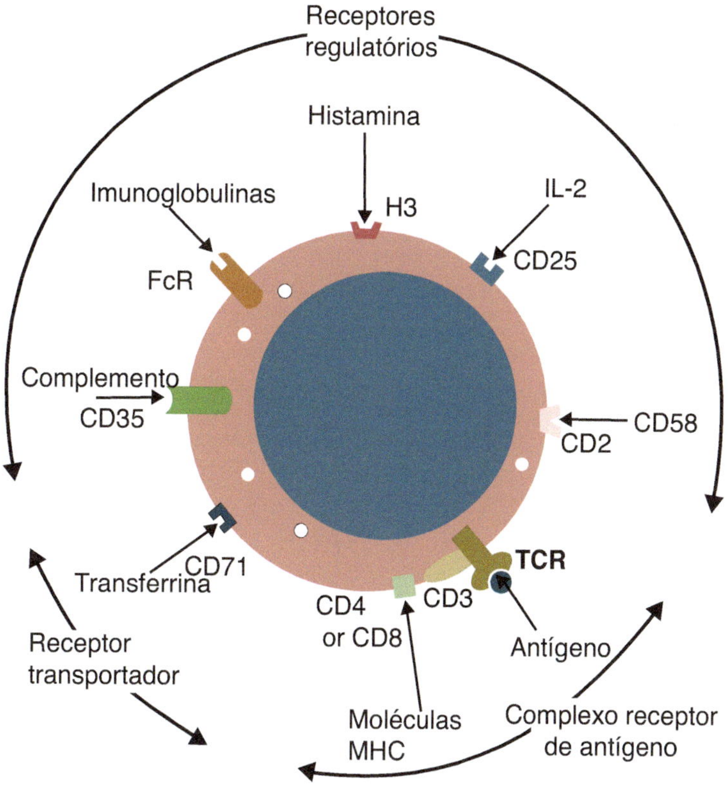


**FIG. 13.8** Principais receptores de superfície de células T, seus ligantes e suas funções.

Células linfoides inatas não têm receptores variáveis de antígenos, como as células T e B. Elas expressam receptores codificados na linhagem germinativa que conseguem se ligar a moléculas expressas em uma célula normal, mas não em uma célula doente ou anormal. As células linfoides inatas são desligadas quando se ligam a essas moléculas-alvo nas células normais. Por outro lado, elas matam as células-alvo que não expressarem as moléculas de histocompatibilidade principal (MHC) (Capítulo 19).

CD3 é a designação coletiva dada a um conjunto de proteínas transdutoras de sinal do TCR. O CD3 é, portanto, encontrado em todas as células T. Uma outra proteína, o CD4, é encontrada apenas nas células T auxiliares (*helper*). Moléculas CD4 são receptores para o MHC classe II nas células apresentadoras de antígeno. Uma terceira proteína, o CD8, por outro lado, é expressa apenas nas células T que atacam e matam células anormais, as células T citotóxicas. As moléculas CD8 são receptores para moléculas MHC classe I. A maioria das células T humanas e murinas expressam CD4 ou CD8, mas raramente expressam ambos. Por exemplo, cerca de 65% das células T humanas são $CD4^+$, $CD8^-$ e 30% são $CD4^-$, $CD8^+$. O restante das células T não expressa nenhuma dessas duas moléculas ($CD4^-$, $CD8^-$) e por isso são chamadas de duplo-negativas. A proporção de células $CD4^+$ para $CD8^+$ no sangue pode ser usada para se estimar a função dos linfócitos. Uma contagem elevada de CD4 sugere reatividade aumentada dos linfócitos por causa do predomínio das células auxiliares. Por outro lado, uma contagem aumentada de CD8 sugere reatividade diminuída dos linfócitos. A proporção relativa de células CD4 e CD8 difere entre humanos e outros mamíferos (Tabela 13.3). Nem CD4 nem CD8 são expressos por células B ou NK.

O CD45 representa uma grande família de tirosina fosfatases ligadas ao TCR que são necessárias para a sinalização da célula T. Elas são expressas em grande quantidade nas três populações de linfócitos. Por exemplo, cerca de 10% da superfície da célula T é coberta por moléculas de CD45. Diferentes formas de CD45 foram identificadas. Por exemplo, células T *naïve*[1] expressam uma forma do CD45, enquanto células T estimuladas ou de memória expressam outra.

**TABELA 13.3 Moléculas de Superfície em Células T de Sangue Periférico**

| Marcador | PERCENTAGEM DE CÉLULAS | | | |
|---|---|---|---|---|
| | Camundongo | Boi | Porco | Ovelha |
| TCRα/β | 85-95 | 5-30 | 14-34 | 5-30 |
| TCRγ/δ | 5-15 | 45-50 | 31-66 | 22-68 |
| CD2 | 95 | 41-60 | 58-72 | 10-36 |
| CD4 | 24 | 8-28 | 23-43 | 8-22 |
| CD8 | 11 | 10-30 | 17-39 | 4-22 |
| WC1 | – | 5-44 | 40 | 15-70 |

Os componentes de transdução de sinal do complexo receptor de antígeno das células B são heterodímeros proteicos formados pelo pareamento do CD79a (Ig-α) com o CD79b (Ig-β). Eles estão discutidos em detalhes no Capítulo 15.

## Moléculas que Regulam a Função Linfocitária

As proteínas nas superfícies celulares possuem funções fisiológicas. Algumas são enzimas, algumas são proteínas transportadoras e muitas são receptores. Todas as células usam receptores para receber sinais do meio ambiente, incluindo células vizinhas. Elas também precisam dos receptores para se ligar a

[1]Nota da Revisão Científica: Naïve = ingênuo, sem experiência.

outras células e para receber sinais de citocinas, anticorpos e complemento.

### Receptores de Citocina

Os linfócitos expressam muitos receptores diferentes de citocina. Alguns exemplos são: CD25, parte do receptor de interleucina-2 (IL-2); CD118, um receptor de interferon (IFN); CD120, o receptor do fator de necrose tumoral (TNF); e CD210, o receptor da IL-10. (Eles são discutidos em detalhes no Capítulo 8.)

### Receptores de Anticorpos

Os linfócitos recebem sinais dos anticorpos e, assim sendo, precisam de receptores para eles. Uma vez que tais receptores ligam a porção Fc das moléculas de anticorpo, eles são chamados de receptores Fc (FcR). (O significado de Fc pode ser encontrado no Capítulo 15.) Os receptores Fc para imunoglobulina G (IgG) são designados FcγR uma vez que ligam a cadeia γ da IgG. Da mesma maneira, os receptores para IgA são chamados de FcαR, e os para IgE, de FcεR. Os receptores para IgM foram identificados em células B e T, mas ainda não estão bem caracterizados.

Quatro receptores diferentes para IgG foram descritos em leucócitos murinos (Tabela 13.4). Eles são chamados de: FcγRI (CD64), FcγRII (CD32), FcγRIII (CD16) e FcγRIV. Todos são glicoproteínas com várias cadeias. Uma cadeia geralmente se liga ao anticorpo, enquanto as outras cadeias são usadas para a transdução do sinal. O CD64 (FcγRI) é encontrado em células dendríticas, monócitos e macrófagos, e em menor proporção nos neutrófilos. (Ele não é encontrado nos linfócitos.) O CD64 liga IgG com alta afinidade.

O CD32 (FcγRII) é encontrado em células B, células dendríticas e células mieloides. Ele possui afinidade moderada pela IgG e, por isso, liga-se apenas a imunocomplexos (moléculas de anticorpo ligadas aos antígenos). Existem três subtipos de CD32 chamados de a, b e c. O CD32a é expresso em macrófagos e neutrófilos, onde atua como um receptor de ativação. Ele promove fagocitose e estimula a liberação de citocinas. O CD32b é encontrado em células B, onde é um receptor inibitório e regula a produção de anticorpos. A função do CD32c é menos clara. Todos os três subtipos são expressos nas células dendríticas e estimulam a maturação e a apresentação de antígeno por essas células.

O CD16 (FcγRIII) liga IgG com baixa afinidade e, por isso, liga-se apenas a imunocomplexos. É encontrado em granulócitos, células NK e macrófagos, mas não em células B. A sinalização através do CD16 pode desencadear a ativação das células NK.

Os camundongos possuem um receptor adicional para IgG chamado FcγRIV. Proteínas relacionadas são encontradas em humanos, chimpanzés, ratos, cães, gatos, porcos e bois. Esse receptor liga anticorpos IgG2 com afinidade moderada, mas não liga IgG1 ou IgG3. É expresso exclusivamente em neutrófilos, macrófagos e células dendríticas.

Os bois e as ovelhas também possuem um FcR único chamado Fcγ2R. Ele não está relacionado com os outros FcγRs mamíferos e pertence a uma família gênica recém-descoberta que inclui o FcαRI (CD89) e os KIRs (Capítulo 19). Ele é expresso em células mieloides e liga somente IgG2. É importante na promoção da fagocitose de bactérias opsonizadas por anticorpos nessas espécies.

O FcαRI (CD89) é expresso em neutrófilos, eosinófilos, monócitos, macrófagos e células dendríticas. Ele liga IgA e medeia sua endocitose e reciclagem. O FcεRI é um receptor de alta afinidade pela IgE encontrado nos mastócitos e discutido no Capítulo 29. Ele desempenha um papel importante nas alergias. O CD23, ou FcεRII, por outro lado, é um receptor de baixa afinidade pela IgE expresso em células ativadas: células B, plaquetas, eosinófilos, macrófagos, células NK, células dendríticas e possivelmente até mesmo células T. As células B ativadas secretam CD23 solúvel, o qual regula as respostas alérgicas.

PIgR e FcRn são receptores Fc envolvidos no transporte da imunoglobulina através das superfícies epiteliais. Eles estão descritos nos Capítulos 22 e 23.

### Receptores de Complemento

Existem quatro receptores para complemento nos linfócitos (CR1 a CR4). Células B e células T ativadas expressam CR1 (CD35), o qual liga C3b e C4b, e CR2 (CD21), o qual liga C3d e C3bi. O CR2 está intimamente associado com o BCR e regula as respostas da célula B aos antígenos. As células NK expressam CR3 e CR4.

## Moléculas de Adesão

Como discutido no Capítulo 2, algumas moléculas de superfície aderem uma célula na outra. Elas regulam a rede de transmissão entre as células do sistema imune e controlam o movimento dos leucócitos nos tecidos. As moléculas de adesão celular encontradas nos linfócitos incluem: integrinas, selectinas e membros da superfamília imunoglobulina.

### Integrinas

Integrinas são proteínas heterodiméricas formadas por cadeias α e β. As integrinas $\beta_1$ são formadas por uma cadeia $\beta_1$ (CD29) pareada com diferentes cadeias α (CD49). Elas ligam as células às proteínas da matriz extracelular como fibronectina, laminina e colágeno. As integrinas $\beta_2$ são formadas por uma cadeia $\beta_2$ (CD18) pareada com uma de várias cadeias α (CD11). Elas controlam a adesão dos leucócitos ao endotélio vascular e a aderência das células T às células apresentadoras de antígeno.

**TABELA 13.4 Receptores de Imunoglobulina G (FcγR)**

| Propriedade | FcγRI | FcγRII | FcγRIII | FcγRIV |
|---|---|---|---|---|
| Designação CD | CD64 | CD32 | CD16 | |
| Peso molecular | 75 kDa | 39-48 kDa | 50-65 kDa | |
| Células | Monócitos, macrófagos | Células B, macrófagos, granulócitos, eosinófilos | Células NK, granulócitos, macrófagos | Neutrófilos, macrófagos, células dendríticas |
| Afinidade | Alta | Moderada | Baixa | Intermediária/alta |
| Função | Fagocitose | Células B: inibição<br>Macrófagos: fagocitose | Células NK: citotoxicidade<br>Granulócitos: fagocitose | Pró-inflamatória |

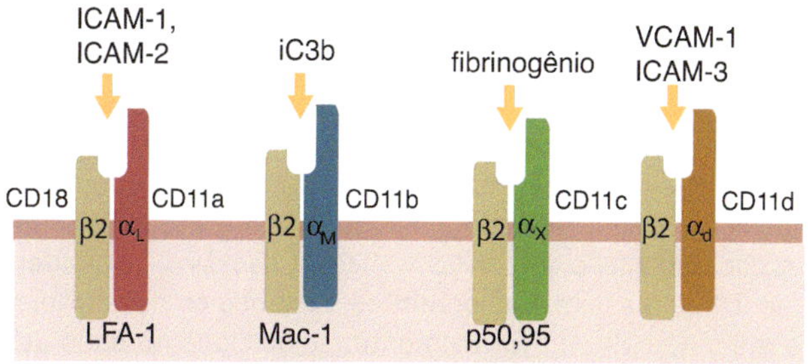


FIG. 13.9 As integrinas $\beta_2$ atuam como moléculas de adesão na superfície das células ligando as células umas às outras de modo que consigam se comunicar com privacidade. As integrinas são formadas por cadeias peptídicas pareadas (heterodímeros). Essas famílias se baseiam no pareamento de várias cadeias α diferentes com um número limitado de cadeias β.

Por exemplo, o LFA-1 (CD11a/CD18) na célula T liga-se ao seu ligante, a molécula de adesão intercelular 1 (ICAM-1), presente nas células apresentadoras de antígeno. Ao prolongar e estabilizar as interações entre essas duas células, essa ligação permite o reconhecimento bem-sucedido do antígeno (Fig. 13.9).

### Selectinas

A migração dos linfócitos da corrente sanguínea para os tecidos é regulada pela P-selectina (CD62P), L-selectina (CD62L) e E-selectina (CD62E). P- e E-selectinas são encontradas nas células do endotélio vascular. Quando essas células são ativadas pela inflamação, elas expressam selectinas que ligam neutrófilos, células T ativadas e monócitos. A L-selectina adere os linfócitos às vênulas de endotélio alto nos órgãos linfoides (Capítulo 12).

### Superfamília da Imunoglobulina

Alguns membros da superfamília da imunoglobulina (IgSF) são moléculas de adesão para linfócitos. Por exemplo, a ICAM-1 (CD54) liga-se à integrina CD11a/CD18 (Fig. 13.9). A ICAM-1 é normalmente expressa em células dendríticas e células B. A inflamação induz a expressão de ICAM-1 pelo endotélio vascular, permitindo a aderência das células fagocíticas e sua migração para os tecidos inflamados. A ICAM-1 também é responsável pela migração das células T para as áreas de inflamação (as chamadas reações de hipersensibilidade tardia, Capítulo 33). Outra molécula IgSF de adesão é a molécula 1 de adesão de célula vascular (VCAM-1) ou CD106. A VCAM-1 é expressa por células endoteliais vasculares quando inflamadas. Ela se liga à integrina $\beta_1$, CD49d/CD29, presente em linfócitos e monócitos. (Os indispensáveis receptores de ligação ao antígeno nos linfócitos também são membros da IgSF [Fig. 14.1].)

### CD58 e CD2

O CD58 é o ligante do CD2. O CD2 só é encontrado em células T, enquanto o CD58 é amplamente distribuído em vários tipos celulares. Quando células T citotóxicas encontram suas células-alvo, a célula T se liga a elas através do CD2 e CD58. É provável que o CD58 facilite a ligação da célula T a qualquer célula que esteja sob vigilância (Capítulo 18). O CD58 é encontrado nas células apresentadoras de antígeno, tais como as células dendríticas e macrófagos. Quando o CD58 se liga ao CD2, ele potencializa o reconhecimento do antígeno pela célula T e, ao mesmo tempo, estimula a célula apresentadora de antígeno a secretar citocinas.

### Outras Moléculas de Superfície Importantes

As células B podem funcionar como células apresentadoras de antígeno e expressar moléculas MHC classe II em sua superfície. Por outro lado, a expressão de MHC classe II por células T varia entre as espécies. Os dois tipos de linfócitos expressam MHC classe Ia e classe Ib.

### WC1

Os linfócitos da maioria dos mamíferos domésticos expressam várias proteínas de superfície celular que não são encontradas em humanos e camundongos. As mais bem definidas pertencem à família WC1. A WC1 é uma glicoproteína do tipo I de cadeia única de 220 kDa que pertence à superfamília das proteínas "receptores *scavenger*[2] ricos em cisteína" (SRCR). Elas são expressas exclusivamente em células T γ/δ. Essas células T $WC1^+$ são encontradas em grandes quantidades na pele, membranas mucosas, timo e nódulos hemolinfoides. Treze membros da família gênica WC1 ocorrem nos bois, enquanto 50 a 100 são encontrados nas ovelhas. Três subtipos foram definidos por sorologia. Homólogos da WC1 foram identificados em porcos, camelos, lhamas, veados, uapitis, ornitorrincos e galinhas. Apesar de seus ligantes naturais serem desconhecidos, as proteínas WC1 provavelmente ligam-se a macrófagos e células dendríticas e agem como moléculas coestimulatórias. Alguns membros da família podem se ligar diretamente a bactérias, como *Leptospira* e *Anaplasma*.

### Mudanças no Fenótipo

Linfócitos não expressam o mesmo fenótipo em todos os estágios de seu ciclo de vida. O fenótipo de uma célula depende de sua maturidade e grau de ativação. Por exemplo, células T humanas imaturas carregam tanto o CD9 quanto o CD10. Conforme as células amadurecem no timo, o CD9 é perdido e as células ganham o CD4 e o CD8. Os timócitos maduros podem então ser divididos em duas subpopulações: uma população se torna $CD4^+$ e a outra se torna $CD8^+$. O fenótipo dos linfócitos também muda após a exposição ao antígeno. Por exemplo, células T *naïve* expressam altos níveis de CD45R e L-selectina e baixos níveis de CD44. Células T de memória apresentam o inverso: baixos níveis de CD45R e L-selectina e altos níveis de CD44.

## DIFERENÇAS ENTRE ESPÉCIES

### Cavalos

Os linfócitos de cavalos expressam duas proteínas espécie-específicas. EqWC1 é encontrado em 70% das células T equinas, 30% das células B e 50% dos granulócitos e pode ser um homólogo do CD90. EqWC2 é encontrado em granulócitos e na maioria das células T.

### Bois

Os linfócitos dos bois expressam as moléculas de superfície espécie-específicas BoWC1 até BoWC15. (Sabemos agora que a BoWC3 é o CD21; a BoWC6 é o CD205, uma lectina do tipo C expressa em células dendríticas; e que a BoWC10 é o CD26).

[2]Nota da Revisão Científica: *Scavenger* se refere ao animal que se alimenta de restos de carcaças e lixo.

Em bois adultos, cerca de 10% a 15% das células T circulantes possuem TCR γ/δ, enquanto o restante possui TCRs α/β.Em bezerros jovens, a proporção de células T γ/δ pode chegar a 40%. No entanto, essa proporção flutua em resposta ao manejo e estresse. A maioria das células T γ/δ bovinas também expressa WC1. Na verdade, essas células podem ser ativadas tanto através de seu TCR quanto pelo WC1. Em resposta, elas produzem TNF-α, IL-1, IL-12 e IFN-γ. Essa mistura de citocinas sugere uma contribuição dessas células para a inflamação e para o perfil Th1 nas respostas imunes bovinas, representando, portanto, uma ligação entre os sistemas imunes inato e adaptativo.

O CD4 é expresso em 20% a 30% dos linfócitos do sangue em ruminantes adultos. As células T duplo-negativas representam 15% a 30% das células T do sangue de ruminantes jovens, mas podem atingir 80% em bezerros recém-nascidos. A maioria dessas células duplo-negativas são $\gamma/\delta^+$ e $WC1^+$. Logo, a maior parte das células T circulantes em ruminantes ($\gamma/\delta^+$, $WC1^+$, $CD4^-$, $CD8^-$) é diferente das células T predominantes em humanos e camundongos ($\alpha/\beta^+$, $WC1^-$, $CD4^+$, $CD8^-$).

## Ovelhas

As células T das ovelhas expressam OvWC1 (também chamada de T19). A isoforma dessa molécula expressa em células T α/β difere daquela de células T γ/δ. Nas ovelhas recém-nascidas, as células T γ/δ correspondem a 60% das células T do sangue, mas caem para 30% por volta de 1 ano de idade e 5% aos 5 anos. Os genes que codificam os γ/δ apresentam muito menos diversidade do que os que codificam os α/β.

## Porcos

Os leucócitos dos porcos expressam nove proteínas de superfície únicas (SWC1 a SWC9). SWC1 é expressa nas células T em repouso, monócitos e granulócitos, mas não nas células B. É homóloga ao CD52. SWC2 é homóloga ao CD27 e é encontrada nas células T e NK. SWC3 é encontrada nos monócitos e macrófagos. SWC9 é expressa somente em macrófagos maduros. Porcos são uma espécie com alto número de γ/δ. Em leitões, até 66% das células T do sangue são γ/δ-positivas, mas esse número cai para 25% a 50% nos adultos. Porcos possuem duas subpopulações de células T γ/δ. Uma é $CD2^+$ e a outra é $CD2^-$, não identificada em outras espécies. Algumas células T γ/δ porcinas podem funcionar como células apresentadoras de antígeno usando moléculas MHC classe II. Até 60% das células T do sangue do porco são duplo-positivas ($CD4^+$, $CD8^+$). O restante é predominantemente duplo-negativa ($CD4^-$, $CD8^-$). Algumas células T $CD4^+$ também expressam homodímeros CD8α/α e são citotóxicas.

## Cães e Gatos

Em cães o CD4 é expresso em neutrófilos e macrófagos, mas não em monócitos, enquanto nos gatos o CD4 é encontrado apenas em um subgrupo das células T e seus precursores.

### QUADRO 13.2 Como Medir Mitogenicidade

Para se medir o efeito dos mitógenos, os linfócitos são cultivados em cultura celular. Os linfócitos podem ser obtidos diretamente do sangue. Os linfócitos são cultivados por pelo menos 24 horas antes que o mitógeno seja adicionado. Uma vez que isso é feito, as células começam a se dividir, sintetizar novo DNA, e assim consomem os necleotídios disponíveis no meio de cultura. Normalmente, se adiciona no meio de cultura uma pequena quantidade de timidina marcada com o isótopo radioativo do hidrogênio, o trício ($^3H$). A timidina só é incorporada no DNA das células que estão se dividindo. Após cerca de 24 horas, as células são separadas do meio de cultura, por centrifugação ou filtração, e a radioatividade é quantificada. A quantidade de radioatividade nas células tratadas com mitógenos pode ser comparada com aquela nas células não tratadas. Essa proporção é chamada de índice de estimulação (Fig. 33.8). Como alternativa ao uso da timidina triciada, pode-se utilizar um aminoácido marcado com leucina-$^{14}C$. A captura desse composto indica aumento na síntese de proteínas pelas células.

## MITÓGENOS DE LINFÓCITO

Além das proteínas de superfície, os linfócitos podem ser caracterizados pelos estimulantes que os fazem dividir. Os mais importantes são as lectinas que ligam a glicoproteínas da superfície celular e iniciam a divisão celular (Quadro 13.2). Essas lectinas são geralmente obtidas de plantas. Alguns exemplos são a fitoemaglutinina (PHA) obtida do feijão-vermelho (*Phaseolus vulgaris*), a concanavalina A (Con A) obtida do feijão-de-porco (*Canavalia ensiformis*) e o mitógeno *pokeweed* (PWM) obtido do caruru-de-cacho (*Phytolacca americana*). As lectinas ligam resíduos de açúcar das cadeias laterais de glicoproteínas. Por exemplo, a PHA liga N-acetilgalactosamina, e a Con A liga α-manose e α-glucose. Nem todos os linfócitos respondem igualmente bem a todas as lectinas. Assim, a PHA estimula primariamente células T, apesar de exercer um leve efeito nas células B. A Con A também é um mitógeno de célula T, enquanto o PWM atua tanto em células T quanto em células B.

Embora as lectinas vegetais sejam os mitógenos mais eficientes de células T, outros mitógenos podem ser encontrados em fontes inesperadas. Por exemplo, o extrato de escargot *Helix pomatia* estimula as células T, enquanto o lipopolissacarídio de bactérias Gram-negativas estimula as células B. Outros mitógenos importantes de células B incluem as proteases, como a tripsina, e fragmentos Fc de imunoglobulinas. O bacilo Calmette-Guérin (vacina BCG), uma cepa avirulenta de *Mycobacterium bovis* utilizada como vacina contra tuberculose, é um mitógeno de célula T. Esses mitógenos podem auxiliar na diferenciação entre células T e B e, medindo-se a resposta provocada, fornecer uma estimativa da responsividade dos linfócitos.

14

# Células T Auxiliares e sua Resposta aos Antígenos

## OBJETIVOS DIDÁTICOS

*Depois de ler este capítulo, você deve ser capaz de:*

- Definir superfamília da imunoglobulina.
- Descrever a estrutura do receptor ligante de antígeno da célula T (TCR).
- Descrever como o TCR reconhece os ligantes apresentados pelas moléculas MHC das células apresentadoras de antígeno.
- Entender que as cadeias de ligação ao antígeno do TCR se conectam a um complexo transdutor de sinal chamado CD3.
- Explicar por que cada TCR também está associado a um CD4 ou um CD8.
- Comparar as propriedades e importância do CD4 e CD8 e descrever as diferentes funções das células T $CD4^+$ e $CD8^+$.
- Descrever como as células T devem receber coestimulação adicional das citocinas e de outras moléculas.
- Explicar como os muitos sinais enviados por uma célula apresentadora de antígeno são comunicados à célula T através da sinapse imunológica.
- Explicar quais citocinas induzem células Th1 e quais citocinas são produzidas em resposta.
- Explicar como as células Th2 são induzidas, o que elas secretam e como promovem a resposta por anticorpo.
- Explicar como as células Th17 são geradas e sua função.
- Reconhecer que as células Treg produzem citocinas supressoras e regulam as atividades das outras células T auxiliares.
- Compreender que células T auxiliares α/β são as células T predominantes na maioria dos mamíferos e que as células T auxiliares γ/δ são células T predominantes em ruminantes jovens e porcos.
- Identificar as principais proteínas de superfície características das células T.
- Definir e descrever a seleção positiva e negativa das células T.
- Compreender e explicar as diferentes funções das células Th1, Th2, Th17 e Treg.
- Discutir o papel das células T γ/δ em mamíferos domésticos.
- Ter uma compreensão básica sobre como a célula T de memória se desenvolve.
- Compreender os papéis da IL-4, IL-17, IL-2 e IL-10.
- Definir superfamília da imunoglobulina, sinapse imunológica, células Th17 e células Treg.

## SUMÁRIO DO CAPÍTULO

Ao contrário das respostas imunes inatas que são iniciadas por um número limitado de padrões moleculares presentes nos micróbios patogênicos, os linfócitos do sistema imune adaptativo são capazes de reconhecer e responder a "tudo", ou pelo menos a um grande número de antígenos não próprios muito diversos. Eles podem fazer isso porque possuem receptores que se ligam a esses antígenos e, sob as condições certas, respondem montando respostas imunes mediadas por células ou por anticorpos.

Existem quatro populações principais de linfócitos com receptores de ligação a antígenos, entre elas: as células T auxiliares e regulatórias que regulam as respostas imunes; as células T efetoras (ou citotóxicas) que destroem células anormais; e as células B que produzem anticorpos. Cada um desses tipos celulares responde aos antígenos que se ligam a seus receptores. Este capítulo descreve a primeira dessas populações principais de linfócitos, as células T auxiliares.

Antígenos não próprios são capturados e processados por células apresentadoras de antígeno e, em seguida, são apresentados às células T auxiliares. Cada célula T é recoberta por cerca de 30.000 receptores de antígeno idênticos. Se esses receptores ligarem antígenos suficientes da maneira correta, a célula T auxiliar responderá, iniciando uma resposta imune. Ela faz isso secretando várias citocinas, dividindo e diferenciando. Como você aprenderá mais tarde, as outras populações responsivas a antígenos, células B e células T citotóxicas, não conseguem responder aos antígenos a não ser que sejam também estimuladas pelas células T auxiliares. Por causa do papel central das células T auxiliares, elas precisam ser cuidadosamente reguladas por sinais das outras células e pelas atividades de muitas citocinas diferentes.

É importante enfatizar que os receptores das células T são gerados aleatoriamente. Não são produzidos em resposta a antígenos estranhos específicos. Como resultado, os receptores de antígeno da célula T formam um repertório vasto e diverso. Qualquer antígeno estranho que entrar no corpo provavelmente encontrará e se ligará aos receptores de pelo menos uma célula T. Como cada célula T possui uma única especificidade em seu receptor, o repertório de receptores é, em essência, o repertório de células T. Os receptores de antígeno das células T só reconhecem os antígenos associados com as moléculas de MHC. Eles não conhecem nem respondem a moléculas de antígeno livres.

Dado o modo aleatório como esses receptores são gerados, a força de ligação entre um antígeno e seu receptor (sua afinidade) também vai variar. Portanto, um antígeno pode se ligar fortemente a alguns receptores e fracamente a outros. Se a força de ligação for fraca demais, pode ser insuficiente para ativar a célula T.

Em um animal recém-nascido que nunca encontrou antígenos microbianos, o número de células T que conseguem ligar qualquer antígeno específico pode ser muito baixo. Para aumentar a probabilidade de um antígeno encontrar uma célula T com o receptor correto, as células T se concentram nos órgãos linfoides secundários, tais como os linfonodos, onde as chances de um encontro bem-sucedido com células dendríticas carregando antígenos são maximizadas. Em animais mais velhos, com muitas células T maduras, elas migram para outros tecidos, onde encontram as células apresentadoras de antígeno, tais como os macrófagos e células B.

## SUPERFAMÍLIA DA IMUNOGLOBULINA

Proteínas são construídas ligando-se vários domínios peptídicos. Cada domínio normalmente possui uma função especializada. Por exemplo, em proteínas localizadas na superfície das células, o domínio que ancora na membrana contém aminoácidos hidrofóbicos que penetram a bicamada lipídica da célula. Outros domínios podem ser responsáveis pela estabilidade estrutural de uma proteína ou por suas atividades biológicas. Nas moléculas de anticorpo (imunoglobulina), um domínio é usado para ligar o antígeno e os outros domínios são responsáveis pela ligação com a célula. A presença de domínios semelhantes em diversas proteínas sugere que elas possuem uma origem comum. Proteínas podem ser classificadas como famílias ou superfamílias com base na estrutura de seus domínios.

As proteínas pertencentes à superfamília da imunoglobulina desempenham funções importantes na imunidade. Os membros dessa superfamília contêm pelo menos um domínio imunoglobulina. Em um domínio imunoglobulina típico, as cadeias peptídicas ondulam para a frente e para trás, formando uma superfície pregueada que se dobra em uma estrutura parecida com um sanduíche. Os domínios da imunoglobulina foram inicialmente identificados nas moléculas de anticorpo (imunoglobulinas). Desde então, foram encontrados em várias proteínas. Proteínas importantes com vários domínios de imunoglobulina incluem os receptores de antígeno da célula B (BCRs), receptores de antígeno da célula T (TCRs) e as moléculas MHC classe I e II (Fig. 14.1). Todos os membros dessa superfamília são receptores, a maioria é encontrada nas superfícies das células e nenhum possui atividade enzimática. Muitas respostas celulares são iniciadas pela interação entre dois membros diferentes da superfamília, como, por exemplo, entre o TCR e as moléculas MHC.

## RECEPTORES DE ANTÍGENO DA CÉLULA T

### As Cadeias Ligantes de Antígeno

Cada célula T possui cerca de 30.000 receptores de antígeno (TCRs) idênticos em sua superfície. Cada TCR é construído a partir de várias cadeias glicoproteicas. Duas dessas cadeias são pareadas para formar o sítio de ligação ao antígeno; as outras cadeias transmitem o sinal gerado pela ligação do antígeno à célula. Dois tipos principais de TCR foram identificados, com base nas cadeias ligantes de antígeno (Fig. 14.2). Um tipo utiliza cadeias chamadas $\gamma$ e $\delta$ ($\gamma/\delta$). O outro usa cadeias $\alpha$ e $\beta$ ($\alpha/\beta$). Em humanos, camundongos e provavelmente na maioria dos não ruminantes, 90% a 99% das células T usam cadeias $\alpha/\beta$. Em bezerros, cordeiros e leitões, até 66% das células T usam cadeias $\gamma/\delta$.

As quatro cadeias ligantes de antígeno ($\alpha$, $\beta$, $\gamma$, $\delta$) são semelhantes quanto à estrutura, apesar de diferirem em tamanho como resultado de variações na glicosilação. Assim sendo, a cadeia $\alpha$ tem 43 a 49 kDa, a cadeia $\beta$ tem 38 a 44 kDa, a cadeia $\gamma$ tem 36 a 46 kDa e a cadeia $\delta$ tem 40 kDa. Cada cadeia é construída a partir de quatro domínios (Fig. 14.3). O domínio N-terminal contém cerca de 100 aminoácidos, e sua sequência varia muito entre as células T. Por isso ele é chamado de domínio variável (V). O segundo domínio contém cerca de 150 aminoácidos. Sua sequência de aminoácidos não varia, então ele é chamado de domínio constante (C). Um terceiro domínio muito pequeno é constituído

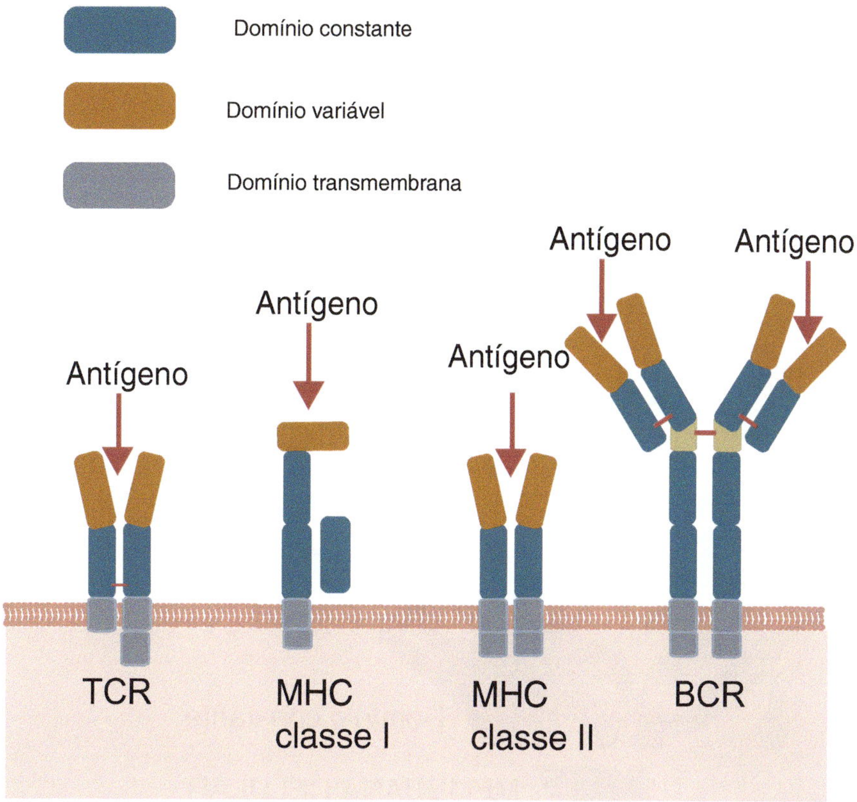


**FIG. 14.1** Os quatro principais receptores de antígeno do sistema imune – TCR, MHC classe I, MHC classe II e BCR – são construídos utilizando-se os domínios imunoglobulina como "tijolos". Cada receptor liga o antígeno através do uso de domínios variáveis. Todos são membros da superfamília da imunoglobulina.

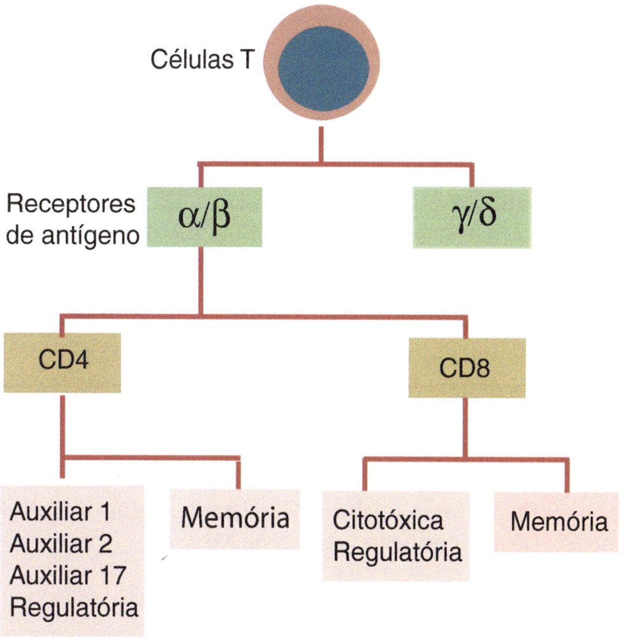


**FIG. 14.2** As células T podem ser divididas em diferentes subpopulações com base nos receptores de antígeno utilizados, nas moléculas acessórias que apoiam sua atividade e, por fim, em suas funções.

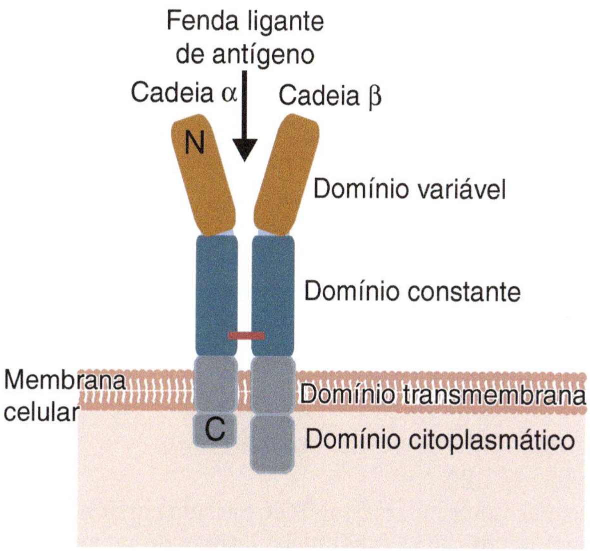


**FIG. 14.3** Diagrama esquemático mostrando a estrutura dos domínios de duas cadeias peptídicas que compõem a porção ligante de antígeno de um TCR α/β.1- Fenda ligante de antígeno

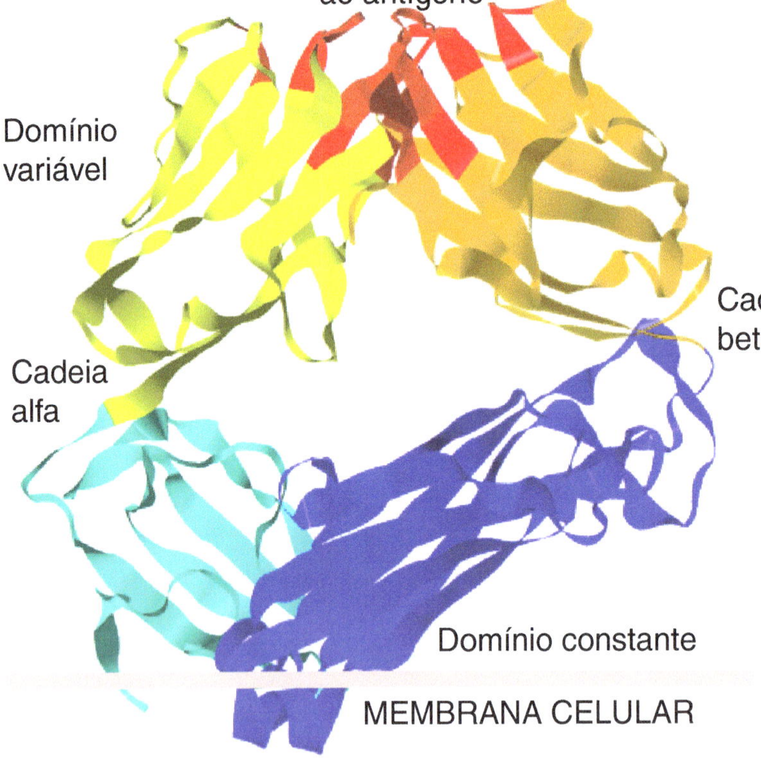


**FIG. 14.4** Diagrama mostrando estrutura tridimensional do dímero do TCR α/β. O sítio de ligação ao antígeno, em cor vermelha, é formado pelas cadeias alfa e beta. (Cortesia Dr. B. Breaux.)

por 20 aminoácidos hidrofóbicos que atravessam a membrana da célula T. O domínio C-terminal no citoplasma da célula T tem apenas 5 a 15 aminoácidos de comprimento. As cadeias pareadas são ligadas por pontes dissulfeto entre os domínios constantes, formando um heterodímero estável (Fig. 14.4). Como resultado, ocorre a formação de uma fenda entre os dois domínios V que atua como sítio de ligação ao antígeno. O formato preciso dessa fenda de ligação ao antígeno varia entre os diferentes TCRs por causa das variações nos aminoácidos que compõem o domínio V. A especificidade da ligação entre um TCR e um antígeno é determinada pelo formato dessa fenda.

Dentro de cada domínio V existe uma região onde a sequência de aminoácidos é altamente variável. Essa é a região que de fato entra em contato com o antígeno. Por isso, ela é chamada de hipervariável ou região determinante de complementariedade (CDR). O sítio de ligação ao antígeno do TCR é formado pelas CDRs de cada cadeia que recobrem a fenda. O restante do domínio V além das CDRs possui sequência constante e é chamado de *framework*.[1]

## Componente de Transdução de Sinal

### Complexo CD3

Quando o antígeno se liga ao TCR, é gerado um sinal que inicia a resposta da célula T. As cadeias ligantes de antígeno pareadas em cada TCR estão associadas com um agrupamento de proteínas transdutoras de sinal chamadas de complexo CD3 (Fig. 14.5). O complexo CD3 é formado por cinco cadeias (γ, δ, ε, ζ e η) combinadas como três dímeros γ-ε, δ-ε e ζ-ζ ou ζ-η. A cadeia β do TCR fica ligada ao dímero γ-ε, e a cadeia α do TCR fica ligada ao dímero δ-ε.

### CD4 e CD8

Duas proteínas adicionais associadas com o TCR são chamadas de CD4 e CD8. O CD4 é uma cadeia única de 55 kDa, e o CD8 é um dímero de 68 kDa. (Uma cadeia do CD8 é chamada α, a outra é β. Em humanos, porcos, camundongos e gatos, o CD8 é um heterodímero α-β ou, menos comum, um homodímero α-α.) O CD4 e o CD8 determinam a classe de molécula MHC que será reconhecida pela célula T (Fig. 14.6). Por exemplo, o CD4, encontrado somente nas células auxiliares, liga moléculas MHC classe II nas células apresentadoras de antígeno. O CD8, por outro lado, é encontrado apenas nas células T citotóxicas e liga moléculas MHC classe Ia em células infectadas por vírus ou outra anormalidade. Tanto o CD4 quanto o CD8 aumentam a transdução de sinal do TCR ligando a célula T à célula apresentadora de antígeno através do MHC.

# COESTIMULADORES

A ligação do receptor de antígeno da célula T a um complexo antígeno-MHC não é suficiente para, sozinha, iniciar a resposta da célula T auxiliar. Sinais adicionais são necessários para que a célula T responda totalmente. Por exemplo, moléculas de

[1]Nota da Revisão Científica. *Framework*: do inglês, estrutura.

adesão precisam aderir as células T e as células apresentadoras de antígeno juntas, permitindo uma sinalização forte e prolongada entre as duas células. O TCR ligado ao antígeno então inicia os passos de sinalização. Moléculas receptoras como o CD40 nas células apresentadoras de antígeno se ligam a seus ligantes nas células T e amplificam esses sinais. Células T

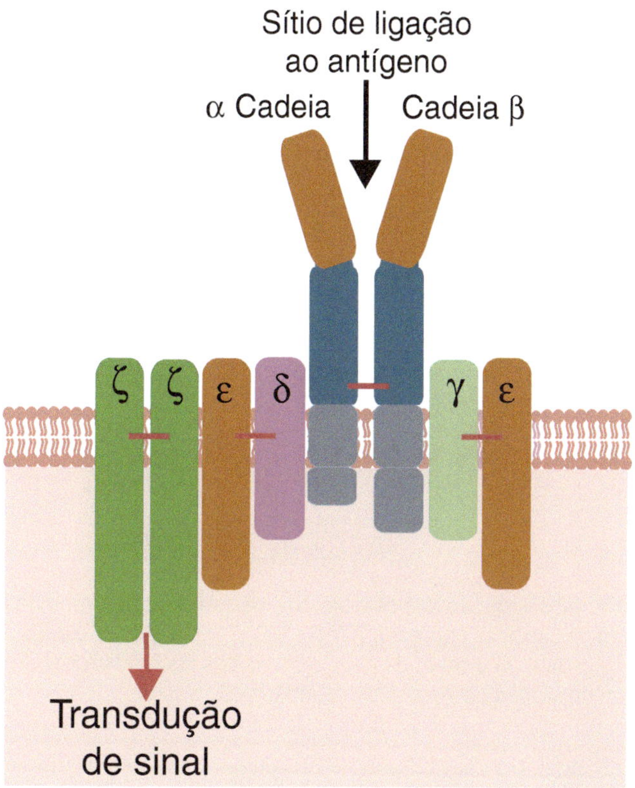


FIG. 14.5 Estrutura geral do complexo TCR/CD3. As proteínas de transdução de sinal são coletivamente chamadas de CD3. Cerca de 80% dos TCRs α/β usam dímeros ζζ. Os 20% restantes usam heterodímeros ηζ. A maioria dos TCRs γ/δ provavelmente usa um complexo diferente para a transdução de sinal.

também precisam ser estimuladas por citocinas secretadas pelas células apresentadoras de antígeno. As citocinas determinam a maneira como a célula T responde aos antígenos, ligando algumas vias e desligando outras.

## Receptores Coestimulatórios

Vários receptores celulares adicionais devem ser estimulados para se ativar totalmente as células T e determinar como elas responderão. Isso é chamado de coestimulação.

### Sinalização CD40-CD154

O CD40 é um receptor expresso nas células apresentadoras de antígeno. Seu ligante é o CD154, expresso nas células T auxiliares (Fig. 14.7). Quando o CD154 e o CD40 ligam, são enviados sinais em ambas direções. O sinal da célula apresentadora de antígeno para a célula T provoca a expressão de um receptor chamado CD28. O sinal da célula T para a célula apresentadora de antígeno estimula a expressão de CD80 ou CD86. A sinalização CD40-CD154 também estimula a célula apresentadora de antígeno a secretar várias citocinas, incluindo interleucina-1 (IL-1), IL-6, IL-8, IL-12, CCL3 e fator de necrose tumoral-α (TNF-α).

### Sinalização CD28-CD80/CD86

O CD28, um receptor induzido pela sinalização CD40-CD154 nas células T, possui dois ligantes alternativos: ou o CD80 nas células dendríticas, macrófagos e células B ativadas, ou o CD86 nas células B. Quando o CD80 ou o CD86 se liga ao CD28, são gerados sinais que fazem com que a célula T, por sua vez, expresse um outro receptor, o CTLA-4 (também chamado de CD152). O CTLA-4 pode ligar tanto o CD80 ou o CD86. A ligação do CD28 ao seu ligante amplifica o estímulo da célula T em oito vezes. O estímulo do CD28 aumenta a produção de IL-2 e outras citocinas, aumenta a expressão dos genes de sobrevivência celular, promove o metabolismo energético e facilita a divisão da célula T. Por outro lado, quando o CTLA-4 se liga ao CD80 ou CD86, a ativação da célula T é suprimida. O equilíbrio entre esses sinais opositores que chegam até a

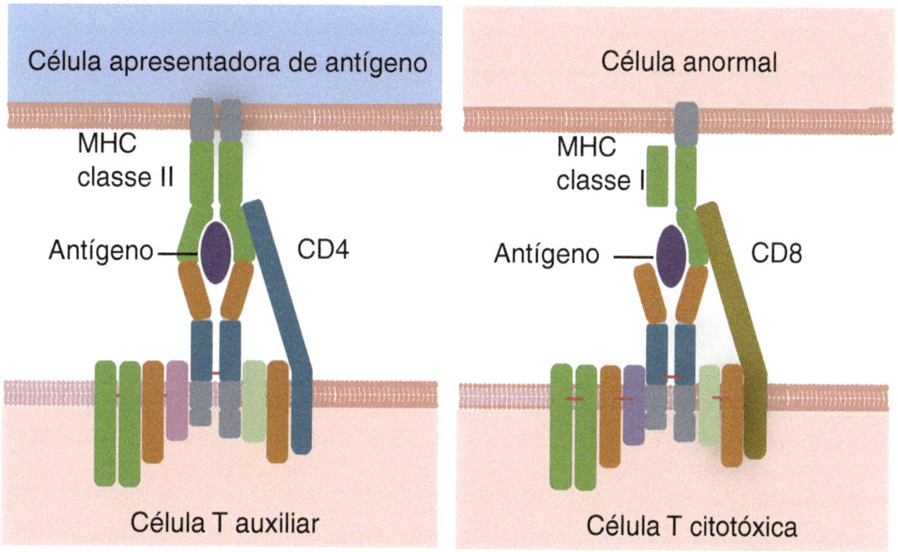


FIG. 14.6 . Papel do CD4 e CD8 na promoção das respostas das células T. Essas moléculas ligam a célula T à célula apresentadora de antígeno, aproximando as duas células e garantindo que um sinal seja eficientemente transmitido entre elas. Essa interação é vista na Figura 10.6, *A*.

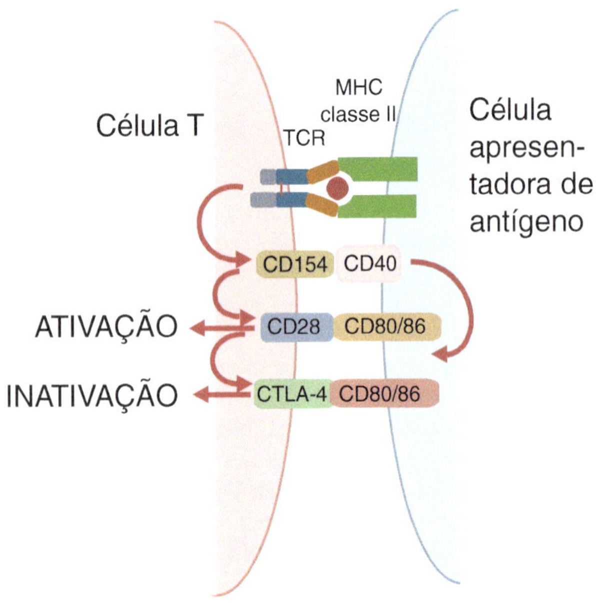


FIG. 14.7 As células apresentadoras de antígeno e as células T auxiliares participam de um diálogo. A ligação do antígeno ao TCR faz com que a célula T expresse CD40-ligante (CD154), que se liga ao CD40 na célula apresentadora de antígeno. Como resultado, o CD28 e o CTLA-4 são expressos na célula T, e o CD80 ou o CD86 é expresso na célula apresentadora de antígeno. Dependendo de quais receptores foram envolvidos, a célula T será estimulada ou inibida.

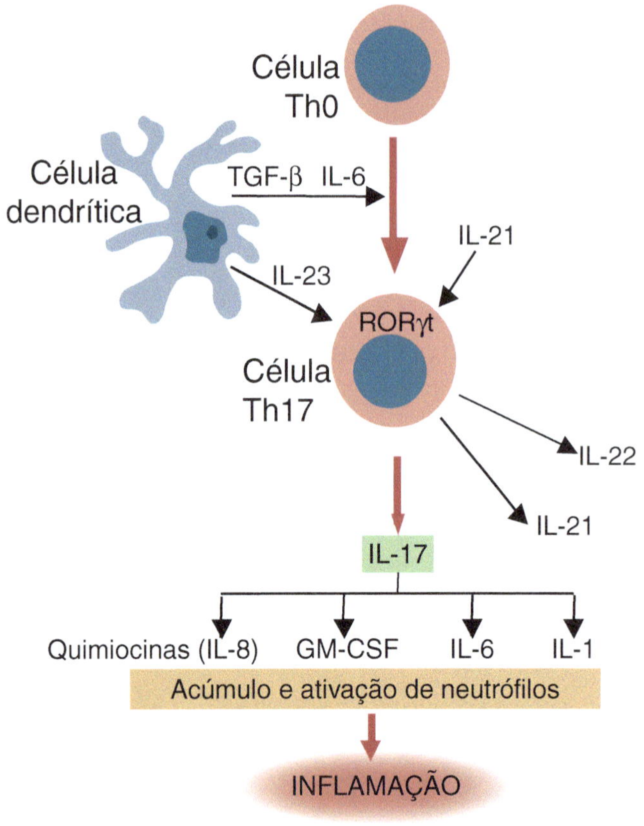


FIG. 14.8 Indução das células Th17 pela exposição a uma mistura de citocinas contendo TGF-β e IL-6. A diferenciação é promovida pela IL-21 e mantida pela IL-23. As células Th17 promovem a acumulação de neutrófilos e inflamação aguda.

célula T através desses dois receptores, CD28 e CTLA-4, regula a intensidade das respostas das células T. (Inibidores de CTLA-4 aumentam a citotoxicidade da célula T e são drogas eficazes contra o câncer [Capítulo 35].)

Células apresentadoras de antígeno em repouso não expressam CD80 nem CD86. Depois que o CD154 da célula T se liga ao CD40, demora de 48 a 72 horas antes que as células apresentadoras de antígeno comecem a expressar CD80/86 e as células T expressem CTLA-4. O CD80 e o CD86 podem se ligar tanto ao CD28 quanto ao CTLA-4. No entanto, como o CTLA-4 se liga a essas moléculas com maior afinidade do que o CD28, o efeito inibitório do CTLA-4 gradualmente predomina. Quando o CTLA-4 se liga ao CD80 nas células apresentadoras de antígeno, ele induz a produção da indoleamina dioxigenase (IDO), uma enzima que destrói o triptofano. Na ausência desse aminoácido, as células T não conseguem responder ao antígeno, e assim a resposta da célula T é finalizada (Capítulo 20).

### Citocinas Coestimulatórias

Citocinas, conforme descrito no Capítulo 8, são proteínas que regulam as funções da célula imune. As células apresentadoras de antígeno são as principais fontes dessas citocinas. As células apresentadoras de antígeno podem ser estimuladas a produzir citocinas por vários estímulos diferentes. Entre eles estão PAMPs microbianos que se ligam aos TLRs, assim como células T sinalizando através do CD40 e CD154. Conforme descrito no Capítulo 10, diferentes populações de célula dendríticas secretam misturas diferentes de citocinas. Essas misturas, por sua vez, determinam a natureza da resposta da célula T auxiliar. Por exemplo, a IL-12 das células cDC1 promove a diferenciação de células Th1. O IFN-γ e a IL-18 promovem diferenciação adicional. Na ausência de IL-12, células T se diferenciam em células Th2, e sua diferenciação adicional é promovida pela IL-33, -25, -4, -13 e TSLP. Células dendríticas clássicas tipo 2 (cDC2) e macrófagos estimulados através do TLR2 secretam IL-23. Essa citocina, junto com a IL-6 e o fator transformador do crescimento-β (TGF-β), resulta no desenvolvimento de células Th17 (Fig. 14.8).

### Moléculas de Adesão

Além do diálogo mediado pelas moléculas coestimulatórias, as células T e as células apresentadoras de antígeno estimulam uma à outra com maior eficiência se estiverem unidas pelas moléculas de adesão, tais como as integrinas. Por exemplo, o CD2 e CD11a/CD18 nas células T ligam seus ligantes CD58 e CD54 nas células apresentadoras de antígeno, unindo as duas células. Uma vez unidas, uma sinapse imunológica se forma no ponto de contato entre as duas células.

## FORMAÇÃO DA SINAPSE IMUNOLÓGICA

A membrana da célula é formada por uma bicamada lipídica que contém áreas separadas chamadas de microdomínios lipídicos (*lipid rafts*), onde trechos da membrana estão enriquecidos com esfingolipídios, colesterol e proteínas. Os microdomínios lipídicos estão distribuídos homogeneamente por toda a superfície da célula T em repouso. Quando a célula T e a célula apresentadora de antígeno entram em contato, os microdomínios lipídicos se agregam, de modo que

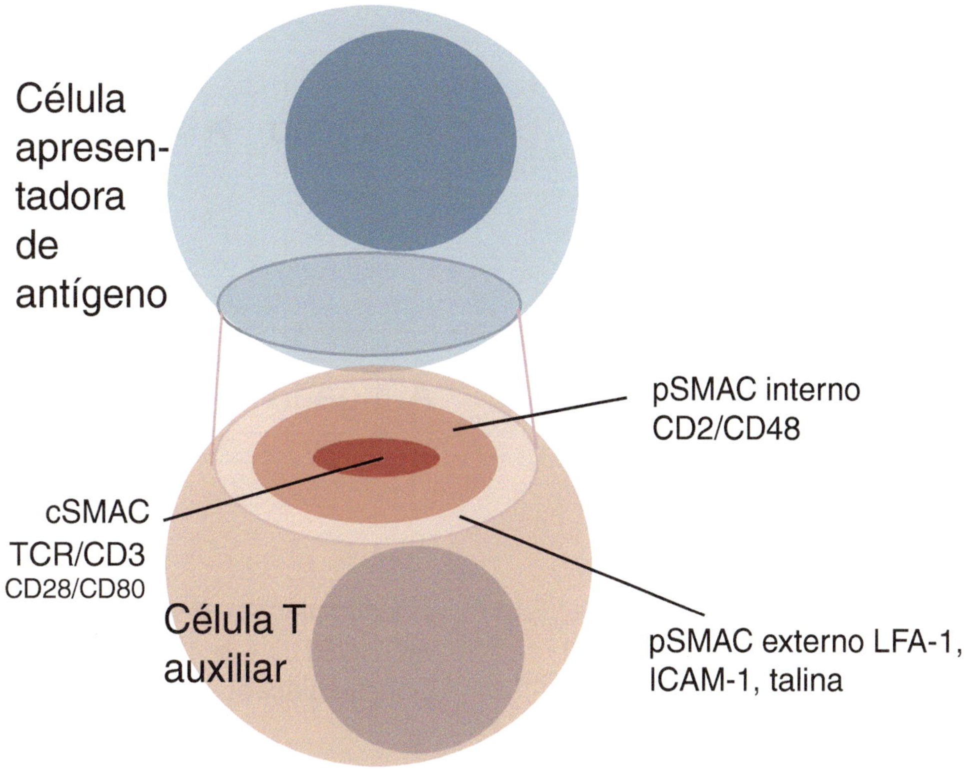


FIG. 14.9 A interação entre uma célula T e uma célula apresentadora de antígeno cria uma estrutura supremolecular chamada sinapse imunológica. Uma série de anéis concêntricos se formam ao redor do complexo TCR-MHC envolvido. O centro contém o TCR ligado ao antígeno. O anel do meio contém diferentes moléculas coestimulatórias. O anel externo contém proteínas ligantes de células.

os complexos TCR-peptídeopeptídeo-MHC e os receptores coestimulatórios se agrupam na área de contato, formando uma sinapse imunológica (Fig. 14.9). Essa sinapse é constituída por anéis concêntricos de complexos moleculares chamados de grupamentos de ativação supramolecular (SMACs). Eles formam uma característica típica em forma de "alvo" e que consiste em uma SMAC central (c) circundada por um SMAC periférico (p) e um anel externo. O cSMAC das células Th1 contém o MHC e as moléculas TCR, além do CD4, CD3, CD2, CD28, CD80/86 e CD40/154. O pSMAC contém o CD45, as moléculas de adesão ICAM-1 e antígeno-1 associado à função leucocitária (LFA-1). O terceiro anel, mais externo, contém proteínas excluídas da sinapse central, como o CD43. (O CD43 é uma grande molécula antiadesiva que poderia interferir no funcionamento da sinapse.)

As células Th2, por outro lado, não formam a sinapse em forma de "alvo" com as APCs. Elas formam sinapses imunológicas multifocais quando em altas concentrações de antígeno. Enquanto a sinapse imunológica ocorre na superfície da célula, as mitocôndrias no citosol migram para a região sob a sinapse e reduzem a concentração local de íons de cálcio. Isso inativa os canais de cálcio na membrana plasmática, resultando em um influxo prolongado de cálcio e ativação de fatores de transcrição como o NF-AT.

É importante enfatizar que as células T podem inicialmente formar sinapses com várias células apresentadoras de antígeno, mas em seguida polarizam em direção à célula que fornecer o estímulo mais forte. Portanto, na prática, a célula T procura o antígeno que se ligar mais fortemente ao seu TCR. Uma vez que a sinalização estiver completa, a sinapse é endocitada e degradada, finalizando as interações entre as células.

## TRANSDUÇÃO DE SINAL

Uma vez que o TCR se ligar ao antígeno na célula apresentadora de antígeno e uma sinapse se formar, o receptor sinaliza para a célula T. Vários TCRs se agrupam, de modo que os imunorreceptores ativadores à base de tirosina (ITAMs) nas cadeias CD3 consigam ativar suas tirosinas quinases (Capítulo 8). Estas formam um complexo sinalizador que atua através da calcineurina para ativar o NF-AT. Isso também ativa a via da proteína quinase ativada por mitógeno (MAPK), que inicia a produção de AP-1, e a via dependente de proteína quinase C, que ativa o NF-κB. Esses três fatores de transcrição ativam diversos genes de citocinas (Fig. 8.11). Como resultado, as células T entram no ciclo celular e sintetizam e secretam uma mistura de citocinas (Fig. 14.10). As citocinas recém-produzidas iniciam os próximos passos das respostas imunes.

## CONSIDERAÇÕES GERAIS

As células T são células altamente móveis. Conforme descrito no Capítulo 12, elas migram rápido através dos linfonodos enquanto inspecionam de forma contínua as superfícies das células dendríticas à procura de antígenos. Quando reconhece um antígeno estranho, a célula T muda de comportamento. Ela desacelera, para e acaba se ligando fortemente à célula apresentadora de antígeno e forma uma sinapse. Se uma célula T vai

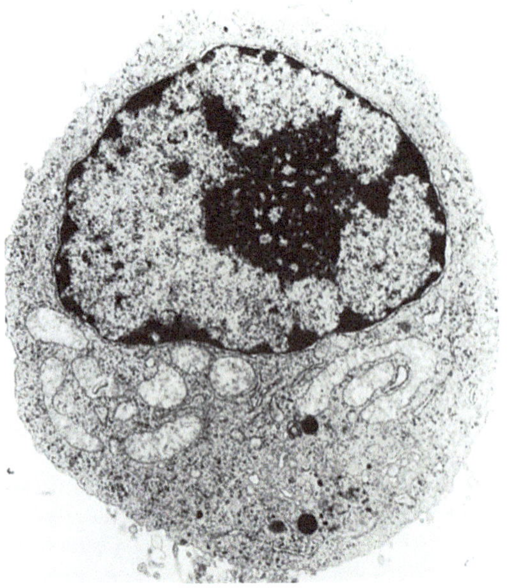

FIG. 14.10 Micrografia por transmissão eletrônica de um linfoblasto. Compare com um linfócito não estimulado da Figura 13.2. Note o citoplasma aumentado, ribossomos e mitocôndrias grandes. (Cortesia Dr. S. Linthicum.)

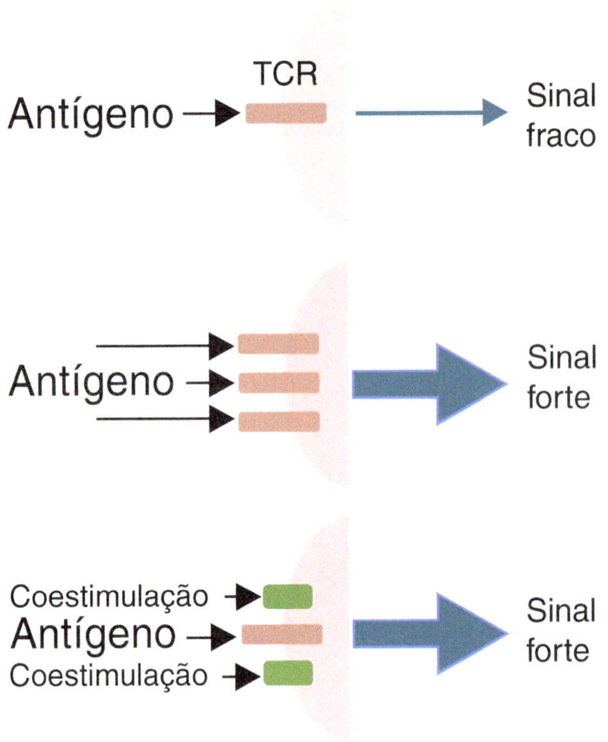


FIG. 14.11 A estimulação bem-sucedida de uma célula T requer efeitos aditivos de vários sinais. Dependendo do antígeno, a célula T pode ser ativada por sinais de diversos TCRs ou pela coestimulação apropriada.

parar ou não depende do quão fortemente ela se ligar ao antígeno alvo. Ela não para por antígenos que se ligam fracamente.

Uma vez que a sinapse se forma, os TCRs e as moléculas coestimulatórias sinalizam para a célula T. No entanto, o TCR não funciona como um simples botão liga/desliga. Ao contrário, diferenças na força de ligação, na quantidade de coestímulo e na duração da interação celular afetam as respostas da célula T.

Como as moléculas MHC conseguem ligar diferentes peptídeopeptídeos antigênicos, qualquer peptídeo será apresentado somente em pequenas quantidades. As células T precisam ser capazes de reconhecer esses poucos complexos peptídeo-MHC entre um excesso de moléculas MHC carregando peptídeos irrelevantes. O número de complexos MHC-peptídeo sinalizando para uma célula T também é importante, uma vez que o estímulo necessário para iniciar uma resposta célula T também é variável. Por exemplo, apenas um complexo MHC-peptídeo é necessário para iniciar uma resposta por célula T $CD8^+$. Pelo menos 8.000 TCRs precisam se ligar ao antígeno para que uma célula T $CD4^+$ fique ativada na ausência do CD28, mas, se o CD28 estiver presente, cerca de 1.000 TCRs já serão suficientes (Fig. 14.11). A duração do sinal também determina a resposta da célula T. Na presença dos antígenos apropriados, as células T precisam se unir às DCs por menos de 15 segundos antes de se separarem. As células T conseguem fazer 30 a 40 contatos com APCs por minuto. No entanto, uma sinalização prolongada é necessária para a ativação máxima da célula T e é obtida pela ativação seriada de seus TCRs. Durante o processo de interação prolongado, cada complexo MHC-peptídeo pode ativar até 200 TCRs. Essa ativação seriada depende da cinética da interação TCR-ligante. O CD28, por exemplo, reduz o tempo necessário para a ativação da célula T e diminui o limiar de ativação do TCR. As moléculas de adesão estabilizam a ligação das células T com as células apresentadoras de antígeno e permitem que o sinal seja prolongado por horas.

As propriedades da célula T auxiliar são determinadas pelo tipo da célula apresentadora de antígeno e pela natureza dos sinais recebidos. Assim, as células T *naïve* apresentam requisitos muito específicos para serem ativadas. Elas precisam receber um sinal prolongado por pelo menos 10 horas na presença de coestimulação ou por até 30 horas na ausência dela. Esse nível de coestimulação só pode ser oferecido pelas células dendríticas, que apresentam altos níveis de coestimulação e moléculas de adesão. Por outro lado, outras células apresentadoras de antígeno atuam apenas transitoriamente. Apesar de macrófagos e células B serem capazes de ativar o TCR, não são capazes de completar o processo e, assim, falham em ativar as células T *naïve*. Uma vez primadas, no entanto, as células T levam cerca de uma hora para se comprometerem. Depois disso, podem ser ativadas por macrófagos e células B. Na ausência de coestimulação efetiva, as células T abortam o processo de ativação. Elas não dividem nem produzem citocinas, e se tornam irresponsivas ao antígeno (anérgicas) ou sofrem apoptose.

## SUPERANTÍGENOS

Menos de 1 em cada 10.000 células T consegue se ligar e responder a um antígeno estranho específico. Entretanto, algumas moléculas microbianas chamadas superantígenos são únicas, no sentido de que conseguem estimular até 1 em cada 5 células T. Essas moléculas não são meros mitógenos inespecíficos. Superantígenos ativam apenas as células T que possuem domínios TCR Vβ específicos. Ao contrário dos antígenos convencionais, que precisam se ligar às fendas de uma molécula MHC e de um TCR, os superantígenos fazem uma ligação direta entre o domínio TCR Vβ e uma molécula MHC classe II na célula apresentadora de antígeno. Todos os superantígenos têm origem microbiana, como streptococcos, staphylococcos e mycoplasmas, ou viral, como a raiva. As respostas aos superantígenos não são restritas pelo MHC (i.e., não dependem de haplótipos específicos de MHC), mas a presença de moléculas MHC é necessária para uma resposta eficiente, uma vez que os superantígenos não se ligam à fenda ligante de antígeno na molécula MHC classe II, mas se aderem em outros locais de sua superfície (Fig. 14.12). Como resultado, eles aproximam a célula T e a célula apresentadora de antígeno. Por causa da força dessa ligação, os superantígenos iniciam uma forte resposta às células T. Alguns superantígenos estimulam a secreção de tantas citocinas que desencadeiam uma síndrome do choque tóxico (Capítulo 7).

## SUBPOPULAÇÕES DE CÉLULAS T AUXILIARES

As células T CD4+ são muito diversas. Conforme as células T *naïve* se desenvolvem e diferenciam, quatro subpopulações principais aparecem. Elas são chamadas de células T auxiliares 1 (Th1), T auxiliares 2 (Th2), T auxiliares 17 (Th17) e T regulatórias (Treg), e cada uma secreta uma mistura distinta de citocinas (Fig. 14.13). Como sempre, muitos dos detalhes sobre suas funções foram descobertas em humanos e camundongos, e não devemos supor que sejam completamente idênticas em outros mamíferos.

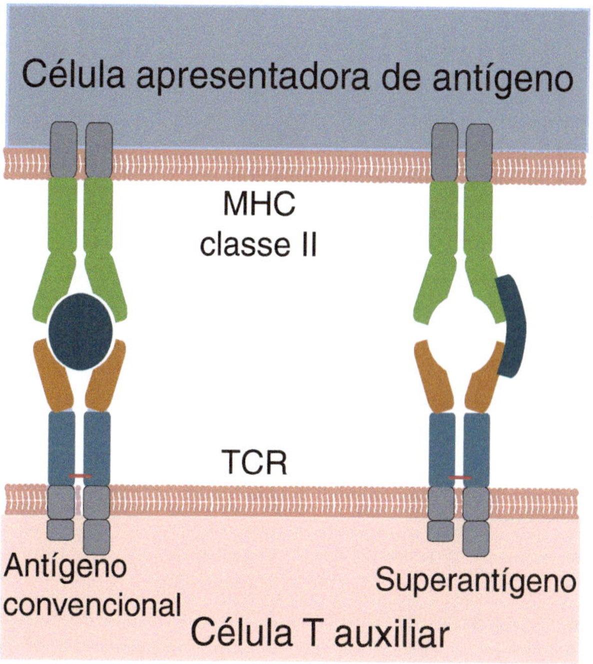


**FIG. 14.12** Diferenças na ligação ao TCR entre um peptídeo antigênico convencional que preenche a fenda entre as cadeias α e β comparado com um superantígeno que liga apenas a cadeia β.

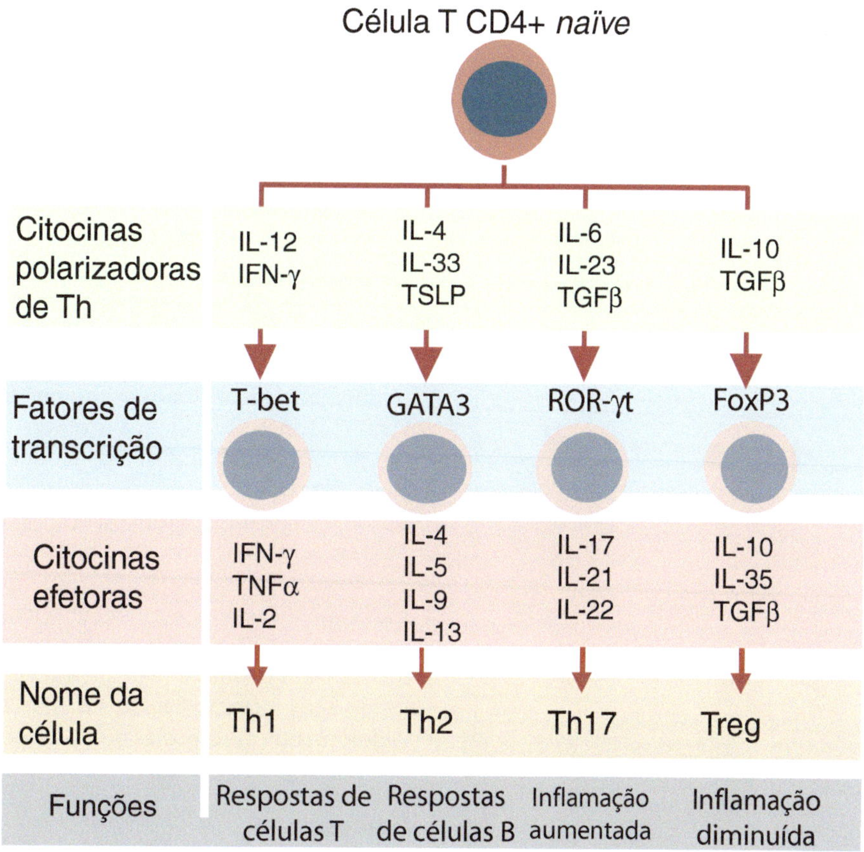


**FIG. 14.13** Populações principais das células T auxiliares. Note que sua diferenciação é induzida por diferentes misturas de citocinas. Estas induzem fatores de transcrição específicos em cada população. Uma vez polarizada, a célula T sintetiza e secreta diferentes misturas de citocinas efetoras.

## Células Th1

A produção de células Th1 é impulsionada pela IL-12 das células apresentadoras de antígeno: células dendríticas (cDC1), macrófagos (M1) e células B, mais a coestimulação pelo CD80. A estimulação adicional pelo IFN-γ induz a ativação, proliferação e produção de IFN-γ pelas células Th1. O IFN-γ ativa o fator de transcrição T-bet. O T-bet é o regulador principal da diferenciação da célula Th1. Uma vez ativadas, as células Th1 produzem IL-2, IFN-γ e TNF-α (Fig. 14.14). As células Th1 promovem as respostas imunes mediadas por células, tais como a reação de hipersensibilidade tardia e ativação dos macrófagos. Logo, geram a imunidade aos organismos intracelulares como as micobactérias e vírus (Fig. 14.15). As citocinas típicas do "tipo 1" também inibem as respostas imunes do tipo 2.

### Interferon-γ

O interferon-γ tem alguma atividade antiviral, mas sua principal função é a regulação das respostas da célula Th1 (Fig. 14.16). O IFN-γ é produzido principalmente pelas células Th1, células T CD8$^+$ citotóxicas e células *natural killer* (NK), e em menores quantidades pelas apresentadoras de antígeno, células B e células T *natural killer* (NKT) (Capítulo 19). Ele ativa as células através da via JAK-STAT e promove a ativação do macrófago, inibe as células Th2 e aumenta a atividade da célula NK (Quadro 14.1).

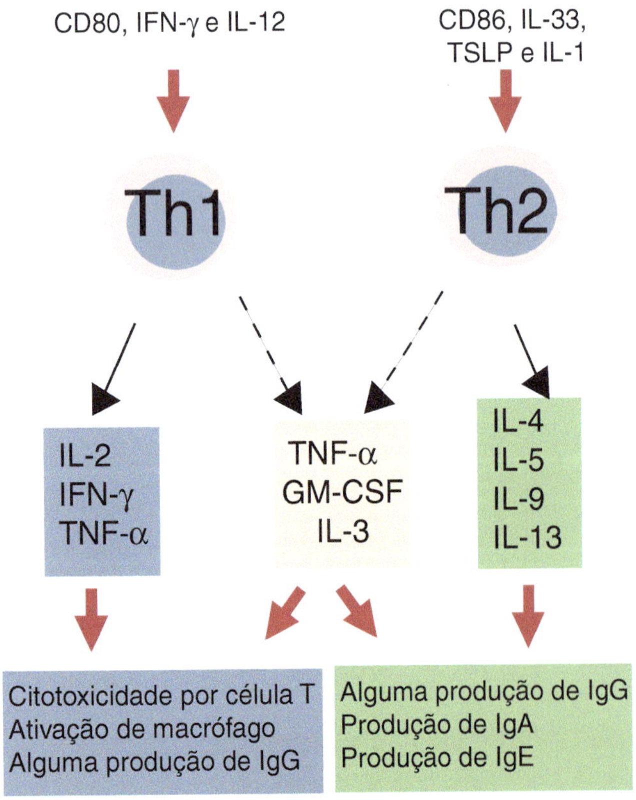


FIG. 14.14 Principais diferenças entre as populações Th1 e Th2. Note que as citocinas polarizadoras que iniciam o processo são diferentes, assim como as citocinas que cada população secreta. 1- CD80, IFN-γ e IL-12.

**QUADRO 14.1 Imunidade Tipo 1 e Tipo 2**

Existe uma tendência crescente entre imunologistas de classificar as respostas imunes protetoras em dois tipos. A imunidade do tipo 1 envolve as células Th1. Contudo, envolve também as células Th17, células T citotóxicas, células linfoides inatas do grupo 1 e 3 e macrófagos M1, assim como imunoglobulinas G, M e A. As respostas do tipo 1 são responsáveis pela imunidade contra bactérias, vírus, protozoários e fungos. Elas utilizam as citocinas IFN-γ, IL-12, -17 e -18. Já a imunidade tipo 2 envolve as células Th2. Além disso, envolve as células linfoides inatas do grupo 2, basófilos, mastócitos, eosinófilos, macrófagos M2 e imunoglobulina E. Também utiliza as citocinas IL-4, -5, -9, -13, -25, -33 e TSLP. As respostas do tipo 2 são responsáveis pela imunidade contra helmintos parasitas e artrópodes, assim como pelas respostas alérgicas (Fig. 14.17).

### Interleucina-2

A IL-2 é produzida pelas células CD4$^+$ Th1. Um pouco também é produzido pelas células CD8$^+$ e células NKT (Capítulo 19), células dendríticas e mastócitos. Seus alvos são as células T, B e NK e os macrófagos. A IL-2 é um potente estimulador da proliferação da célula T, produção de IFN-γ e produção de anticorpos pelas células B. Ela aumenta a citotoxicidade das células CD8$^+$ e NK (Fig. 14.18). Promove a diferenciação da célula T em Th1 e Th2, enquanto inibe a diferenciação em Th17. A IL-2 é essencial para a sobrevivência das células T regulatórias, assim como para indução da morte celular induzida por ativação. A IL-2 apresenta um largo repertório de funções essenciais.

## Células Th2

As células cDC2 promovem preferencialmente a diferenciação da célula Th2. Os principais estimuladores de Th2 são IL-4, IL-33 e TSLP. Essas células Th2 respondem de maneira otimizada ao antígeno apresentado por cDC2 e macrófagos, e com menor eficiência ao antígeno apresentado por células B. As células cDC2 fornecem coestímulo adicional através do CD86. As células Th2 podem requerer coestímulo pela IL-1 produzida por macrófagos ou células dendríticas.

As células Th2 ativadas secretam IL-4, IL-5, IL-9 e IL-13 e, assim, medeiam as respostas imunes do "tipo 2" (Fig. 14.19). Essas citocinas estimulam a proliferação da célula B e secreção de imunoglobulinas, mas tendem a inibir as respostas mediadas por células. As citocinas das células Th2 aumentam a produção de imunoglobulina G (IgG) e IgA em até 20 vezes e a produção de IgE em até 1.000 vezes. As respostas do tipo 2 estão associadas com imunidade aumentada a vermes parasitas e menor resistência a micobactéria e outros organismos intracelulares. Elas inibem algumas doenças autoimunes, neutralizam toxinas e regulam a recuperação da ferida e do tecido após infecção e lesão. Quando não são reguladas cuidadosamente, as respostas do tipo 2 podem desencadear respostas alérgicas danosas.

### Interleucina-4

A IL-4 é uma glicoproteína produzida pelas células Th2 e mastócitos. Ela age sobre células T, células B e macrófagos. Sinalizando através do STAT6, a IL-4 ativa o fator de transcrição GATA3, específico da célula Th2. O GATA3 é o regulador central

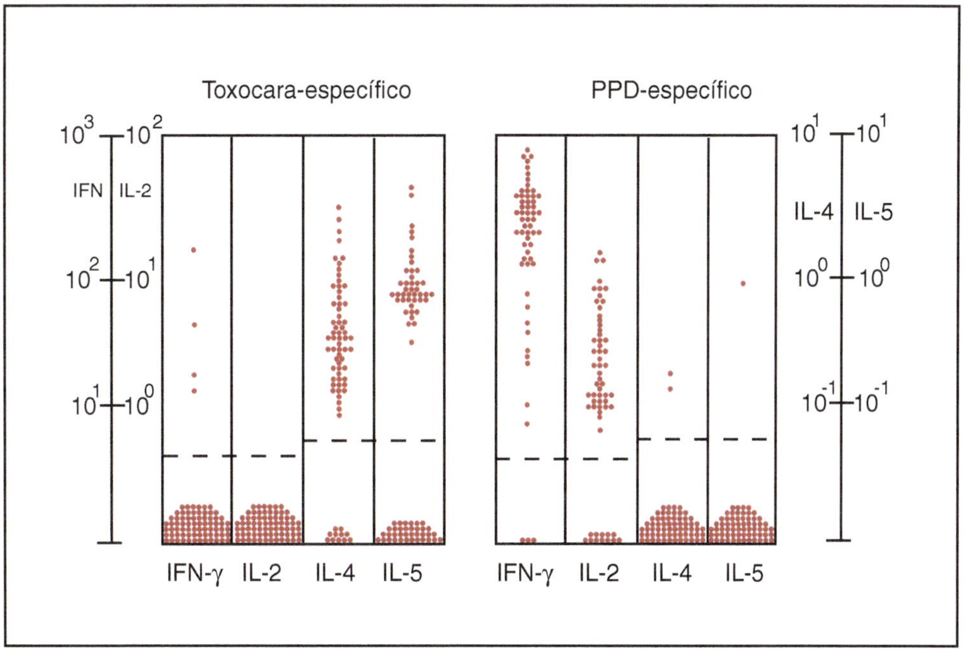


**FIG. 14.15** Antígenos diferentes podem induzir subpopulações de células T diferentes. Por exemplo, células T expostas a antígeno do verme parasita *Toxocara canis* montam uma resposta do tipo 2 e secretam IL-4 e IL-5. Por outro lado, células T expostas a PPD, um antígeno de *Mycobacterium tuberculosis*, montam uma resposta do tipo 1, caracterizada pela secreção de IFN-γ e IL-2. (De Del Prete G, De Carli M, Mastromauro C, et al: Purified protein derivative of *Mycobacterium tuberculosis* and excretory-secretory antigen(s) of *Toxocara canis* expand in vitro human T cells with stable and opposite (type 1 T helper or type 2 T helper) profile of cytokine production, *J Clin Invest* 88:346-350, 1991.)

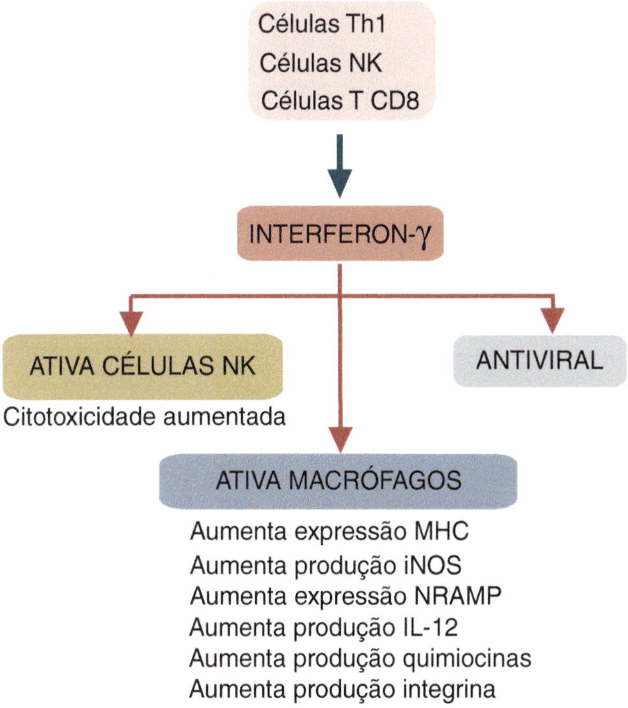


**FIG. 14.16** Origem e algumas propriedades do IFN-γ.

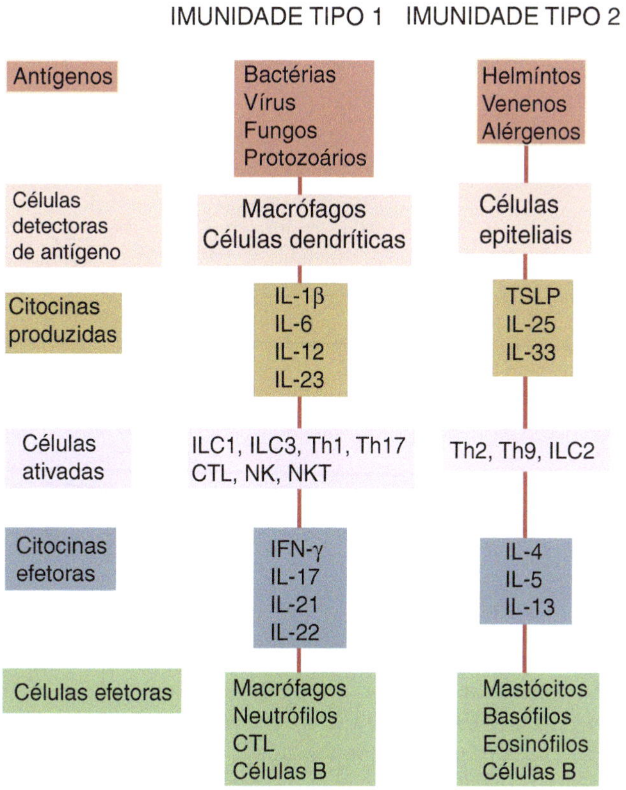


**FIG. 14.17** Comparação das características principais das respostas imunes do tipo 1 e do tipo 2.

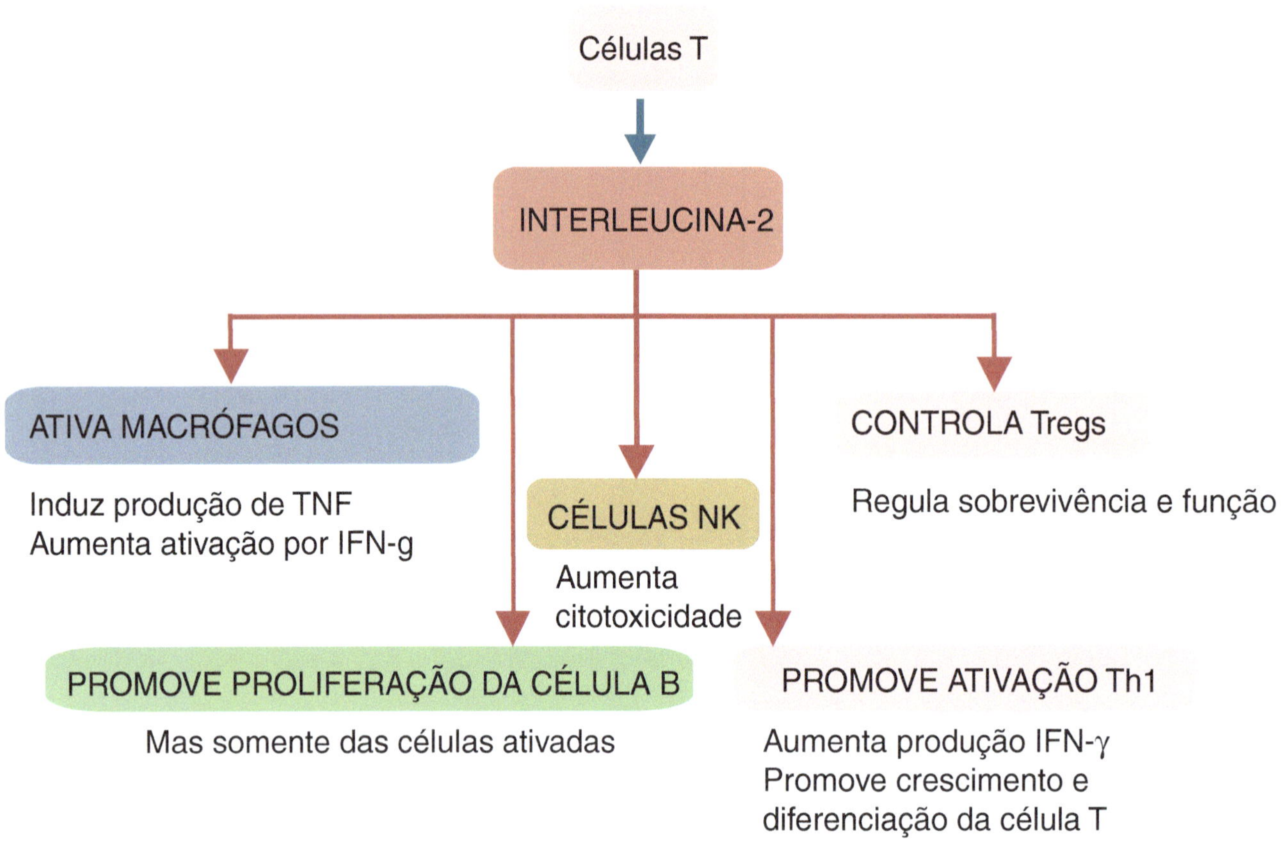


**FIG. 14.18** Origem e algumas propriedades da interleucina-2.

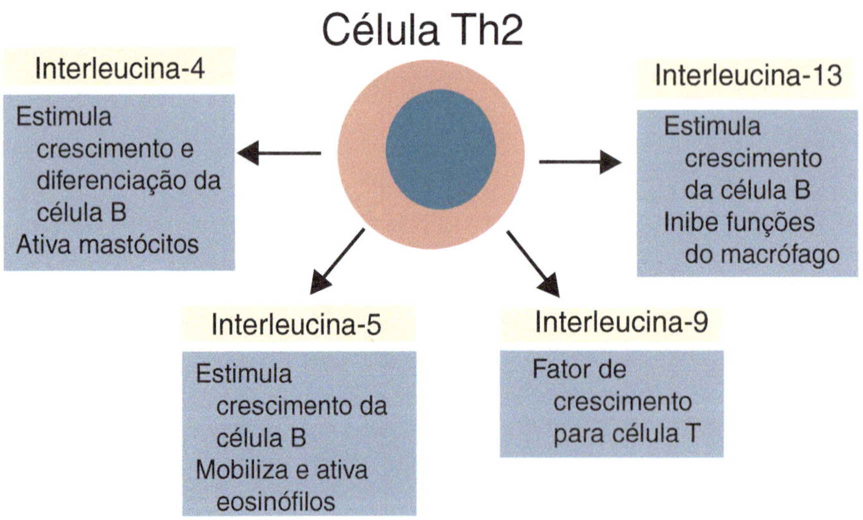


**FIG. 14.19** Citocinas produzidas pelas células Th2 e suas propriedades principais.

da diferenciação em Th2. A IL-4 promove a produção de IgG e IgE e inibe a expressão de IFN-γ e a produção de células Th17. Em humanos e roedores, a IL-4 é essencial para a produção de anticorpos porque estimula a atividade da célula B (Fig. 14.20). No entanto, em porcos a IL-4 bloqueia a produção de anticorpos e IL-6 e inibe a proliferação das células B induzida por antígeno. Assim, a IL-4 pode desempenhar nos porcos um papel muito diferente do que desempenha em camundongos ou humanos. A IL-4 e a IL-13 apresentam alguma redundância nas vias de sinalização intracelular e nas funções biológicas.

Algumas células T auxiliares secretam uma mistura de citocinas Th1 e Th2. Essas células talvez sejam precursoras das Th1 e Th2, ou células que estejam em transição entre as duas populações. Algumas células T secretoras de IL-2 podem se

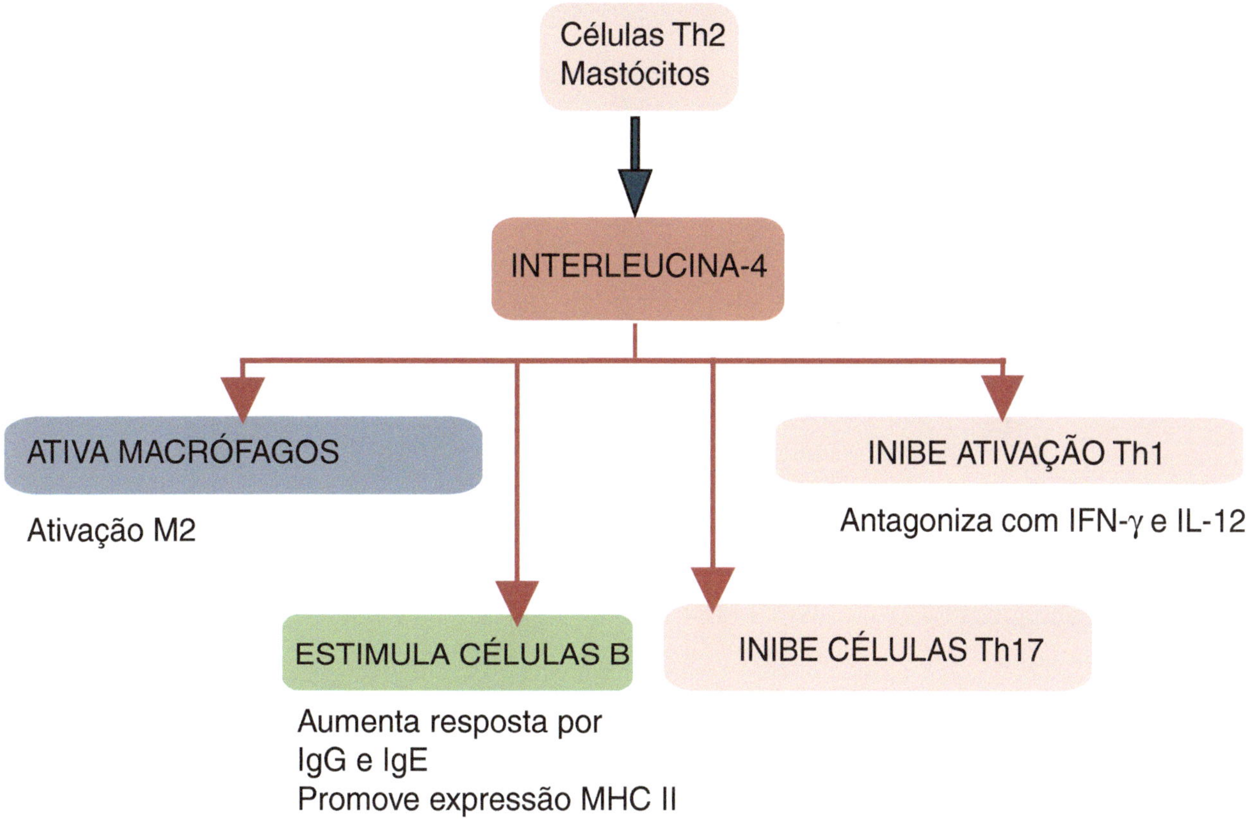


**FIG. 14.20** Origem e propriedades da interleucina-4.

tornar células secretoras de IL-4 após a exposição ao antígeno, sugerindo uma troca de fenótipo de Th1 para Th2. As principais moléculas que controlam essa mudança são IL-4 e IL-12. Quando cultivadas na presença de IL-4, células auxiliares indiferenciadas se tornam células Th2. Quando cultivadas na presença de IL-12, elas se tornam células Th1. Populações celulares mistas são mais evidentes logo no início da resposta imune, enquanto as subpopulações Th1 e Th2 se tornam mais evidentes em doenças crônicas nas quais os antígenos são persistentes e não podem ser facilmente removidos.

## Células Th17

A segunda população mais importante de células T $CD4^+$ produz IL-17 e, por isso, elas são chamadas de células Th17 (Fig. 14.13) (Quadro 14.2). O desenvolvimento de células Th17 é iniciado pela IL-23. A IL-23 desencadeia a produção de um fator de transcrição único chamado ROR-γt. O crescimento da Th17 é promovido por TGF-β, IL-6 e IL-21. Essas moléculas induzem as células Th17 a produzirem uma mistura de citocinas: IL-17A, IL-17F, IL-21 e IL-22. As células Th17 têm duas funções principais: medeiam a inflamação e são potentes auxiliares das células B (Fig. 20.14). As citocinas da família da IL-17 desempenham um papel importante nas respostas protetoras do tipo 1 contra bactérias extracelulares e auxiliam na eliminação de fungos. Em algumas situações, as células Th17 podem se converter em células Th1 produtoras de IFN-γ. Elas podem também se diferenciar em células T regulatórias (Tregs) quando a inflamação for resolvida. O equilíbrio entre as células Th17 e Treg é fundamental para a manutenção da homeostasia durante as respostas imunes e a inflamação. A atividade excessiva das Th17 pode levar ao desenvolvimento de doenças inflamatórias crônicas.

> **QUADRO 14.2 Interleucina-17**
>
> A família da interleucina-17 contém vários membros (IL-17A até F). A IL-17F também é chamada de IL-25. Elas não têm semelhança de sequência com outras citocinas. A mais importante é a IL-17A, uma vez que ela induz inflamação. A IL-17 é produzida por células Th17 sob a influência da IL-23. A IL-17 se liga aos receptores de superfície celular (IL-17RA até RE) que sinalizam através do NF-κB.
>
> A IL-17 desempenha um papel-chave na imunidade contra bactérias extracelulares e fungos, pois recruta granulócitos através de suas ações sobre as células-tronco. Ela estimula a produção de GM-CSF levando à neutrofilia (Capítulo 5). Promove o recrutamento e a sobrevivência dos macrófagos, e estimula a produção de citocinas pró-inflamatórias e peptídeos antibacterianos por vários tipos celulares. Ela atrai neutrófilos e macrófagos (mas não eosinófilos) aos locais inflamados. Desencadeia a produção de muitas citocinas, tais como IL-1, IL-6, GM-CSF e TNF-α, e também de quimiocinas e prostaglandinas. A IL-17 contribui de maneira significativa para doenças imunológicas como a asma, lúpus e artrite reumatoide.

## Células T Regulatórias (Tregs)

Células T regulatórias são linfócitos típicos que expressam CD4 e CD25 (a cadeia α do receptor de IL-2, que é discutida

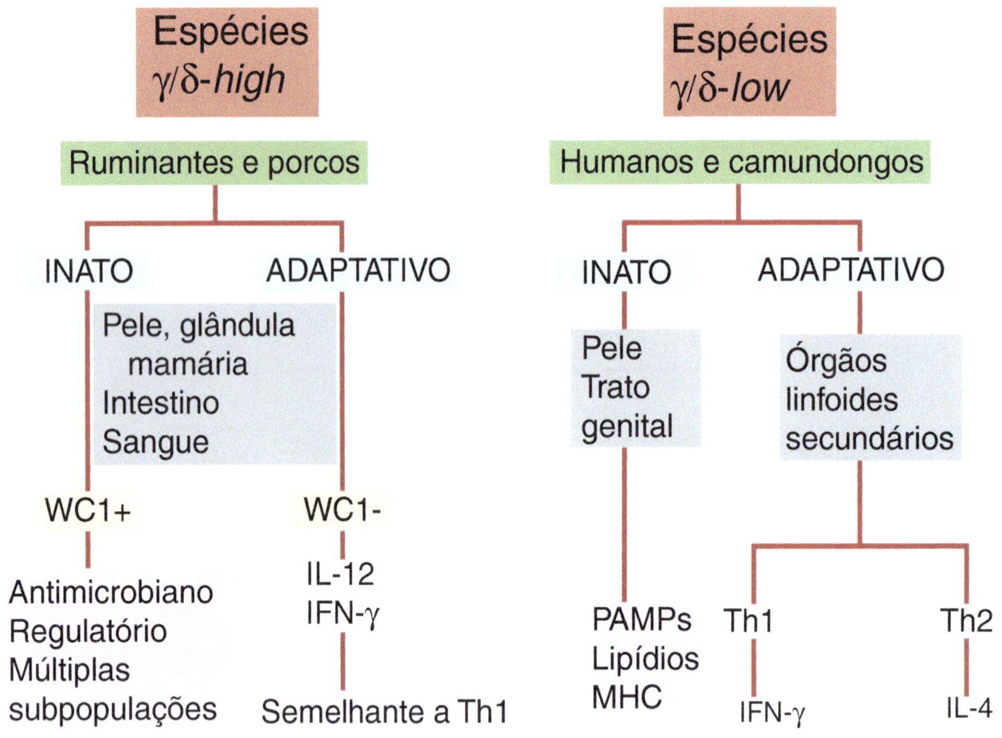


**FIG. 14.21** Células T γ/δ podem, dependendo da espécie, atuar como células do sistema inato com receptor de antígeno invariante. Outras podem atuar como células T auxiliares clássicas com diversos TCRs de origem policlonal.

em detalhes no Capítulo 20). Sua característica mais relevante, contudo, é seu uso do fator de transcrição FoxP3. As células Treg atuam através de diversas vias. Elas entram em contato com outras células para produzir moléculas inibitórias como o TGF-β, ou citotóxicas como as granzimas e perforinas. Elas também produzem citocinas inibitórias como IL-10 e IL-35. Como resultado, as células Treg inibem as respostas das células Th1 e Th2 e evitam a ativação inapropriada das células T na ausência de antígenos. O equilíbrio entre células Treg e células Th2 regula muitas doenças inflamatórias e alérgicas.

## DIFERENÇAS ENTRE ESPÉCIES

Os detalhes sobre as subpopulações de células T auxiliares descritos acima foram, na maior parte, obtidos de estudos com camundongos de laboratório e humanos. Os bois sem dúvida possuem células Th1 e Th2 e podem montar respostas imunes polarizadas. A expressão da IgG1 bovina é positivamente regulada pela IL-4 e a expressão da IgG2 pelo IFN-γ. Muitas células $CD4^+$ bovinas produzem IL-2, IL-4, IL-10 e IFN-γ.

### Células T γ/δ

A proporção de células com TCRs γ/δ varia enormemente entre os mamíferos. Em algumas espécies, como humanos e camundongos, menos de 5% possuem TCRs γ/δ (γ/δ-*low*).[2] Em outras, como porcos e ruminantes, até 66% das células T em bezerros jovens e 85% nos leitões expressam TCRs γ/δ (γ/δ-*high*).[2] Essa proporção diminui com a idade, mas permanece relativamente alta nos adultos (8%-18% nos bois adultos). Tais células possuem funções diferentes nesses dois grupos de mamíferos (Fig. 14.21).

Nas espécies γ/δ-*low*, existem duas subpopulações de células γ/δ. Uma subpopulação está envolvida na imunidade inata, possui diversidade limitada dos receptores γ/δ e é encontrada principalmente na pele e no trato genital. A outra subpopulação está envolvida na imunidade adaptativa, possui extensa diversidade de receptores e está localizada sobretudo nos órgãos linfoides secundários e no trato digestório. As células γ/δ inatas ligam preferencialmente PAMPs microbianos, em especial proteínas de choque térmico e fosfoligantes (carboidratos ou nucleotídeops com um grupo fosfato). Elas também respondem a moléculas de MHC classe Ib, MIC-A e MIC-B, produzidas por células estressadas, células cancerosas e células infectadas por vírus (Capítulo 19). As células γ/δ inatas também respondem a antígenos lipídicos apresentados por moléculas CD1 (Capítulo 19). Quando estimuladas, secretam IL-17 e IFN-γ. Assim como as células Th17, as células γ/δ inatas são ativadas por IL-23.

Por outro lado, a subpopulação de células T γ/δ adaptativas pode ser subdivida em células auxiliares e efetoras. Essas células efetoras conseguem destruir as células infectadas com micobactéria e algumas células leucêmicas. Nas espécies γ/δ-*high*[2], essas células T colonizam a pele, glândula mamária, órgãos reprodutivos, tonsilas e parede instestinal, onde elas representam uma população majoritária. Elas são policlonais ao nascimento, mas sua diversidade diminui com a idade. Entre 50% e 99% das células T γ/δ no sangue de ruminantes expressam WC1

[2]Nota da Revisão Científica. Em imunologia usa-se a denominação *low* (baixo) e *high* (alto) para se expressar a quantidade de uma dada molécula na célula.

e estão envolvidas na imunidade inata, enquanto as células $WC1^-$ negativas são células regulatórias. As células $WC1^+$ and $WC1^-$ têm distribuições teciduais diferentes. A $WC1^-$ predomina no baço e no útero. As células T $WC1^+$ γ/δ são encontradas nos granulomas ao redor de esquistossomas e micobactérias. Nesses casos a infiltração inicial de células T é dominada pelas células T γ/δ, seguida pelas células T α/β. Uma segunda onda de células T γ/δ pode interromper a resposta. Essas células $WC1^+$ secretam IL-12 e IFN-γ e podem promover um viés para Th1 na resposta imune. As células T γ/δ $WC1^+$ produtoras de IFN-γ nos bovinos são as principais células envolvidas na resposta secundária contra *Leptospira*.

As células T γ/δ bovinas respondem aos PAMPs microbianos aumentando a expressão de linfotactina (XCL1), MIP-1β, TNF-α e do fator estimulador de colônia granulócito-macrófago (GM-CSF). Elas expressam TLR3, TLR9, lectina ligante de manose e CD36. Essas células T γ/δ podem bem ser as maiores contribuintes para a imunidade inata, especialmente considerando-se que muitas possuem TCRs não polimórficos. Elas reconhecem glicolipídios microbianos apresentados pelas células apresentadoras de antígeno CD1-positivas e liberam citocinas e lisam células-alvo com as células NKT α/β convencionais (Capítulo 19). O papel das células T γ/δ nas superfícies mucosas é discutido em maiores detalhes no Capítulo 22. Algumas células T γ/δ bovinas têm função regulatória. Elas secretam IL-10 espontaneamente e conseguem inibir a proliferação antígeno-específica e inespecífica de células T $CD4^+$ e $CD8^+$ *in vitro*.

Porcos também possuem subpopulações fenotipicamente distintas de células T γ/δ. Algumas produzem apenas IFN-γ, apenas TNF-α ou ambos. Outras populações produzem IFN-γ e TNF-α. Outras subpopulações podem produzir IL-17. Algumas diferem no nível de expressão do TCR γ/δ.

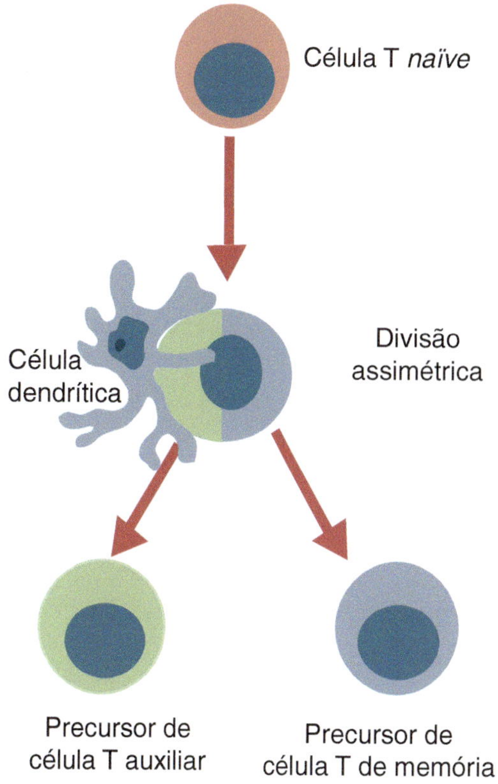


**FIG. 14.22** Após as interações entre as células T-DC, a célula T se divide assimetricamente. A célula no polo de contato da sinapse com a célula dendrítica se torna uma célula T auxiliar. A célula no polo oposto recebe sinais diferentes e, assim, se torna uma célula T de memória.

## CÉLULAS T DE MEMÓRIA

Quando células T *naïve* encontram antígenos sob a coestimulação apropriada, elas se diferenciam em múltiplas populações de células T efetoras. Essas células T efetoras normalmente têm vida curta porque são eliminadas por apoptose. No entanto, algumas resistem à apoptose e se desenvolvem em células de memória de vida longa. Essas células possuem "experiência com o antígeno". As células T de memória podem ser a população de célula T mais abundante no corpo, sobretudo em animais mais velhos, uma vez que elas se acumulam ao longo da vida. Comparadas às células *naïve*, as células de memória são mais facilmente ativadas, vivem por mais tempo e apresentam atividade efetora mais acentuada. Como resultado, elas montarão uma resposta por citocinas mais rápido na próxima vez em que encontrarem um antígeno e poderão oferecer proteção contra patógenos de longa duração. As diferenças de comportamento das células T *naïve* e de memória provavelmente resultam de modificações epigenéticas que alteram a transcrição gênica (principalmente metilação de histonas [Capítulo 20]) e, por consequência, as funções celulares.

O desenvolvimento dessas populações de células T efetoras e de memória resulta da divisão assimétrica da célula T (Fig. 14.22). As células T *naïve* interagem com as células apresentadoras de antígeno por várias horas através da sinapse imunológica. Quando recebe estímulo suficiente, a célula T começa a se dividir mesmo antes de se separar da célula apresentadora de antígeno. A célula T fica polarizada, uma vez que um polo da célula contém a sinapse imunológica e estruturas associadas. O outro polo contém as moléculas excluídas da sinapse. Assim, quando a célula divide, duas células-filhas distintas são formadas. A célula-filha adjacente à sinapse é a precursora da célula T efetora. A célula-filha formada no polo oposto é a precursora da célula T de memória.

Três tipos de células T de memória foram caracterizados. São eles: células de memória central, células de memória residentes nos tecidos e células de memória efetora. As células T de memória central circulam pelos tecidos linfoides secundários, como linfonodos, aguardando o encontro com invasores. Elas não têm função efetora imediata, mas, quando ativadas, respondem muito rápido. As células de memória efetora, por outro lado, possuem receptores que permitem sua migração para tecidos inflamados, onde elas atacam os invasores imediatamente, sem necessidade de diferenciação extra. As células T de memória residentes nos tecidos ocupam esses tecidos, proporcionando uma resposta imediata a patógenos que invadam pelas superfícies do corpo. Elas produzem citocinas rapidamente após a infecção e não circulam no sangue periférico. Todas as populações de células T de memória expressam CD4 ou CD8 e sobrevivem na ausência do antígeno. As células $CD8^+$ de memória tendem a se acumular sob as superfícies epiteliais, enquanto as células $CD4^+$ de memória estão espalhadas pelos tecidos em grupamentos de linfócitos de memória. Essas células se dividem lentamente, mantendo sua população. Na verdade, podemos pensar nelas como "células-tronco adultas". A IL-7 e a IL-15 são necessárias para a sobrevivência das células $CD8^+$ de memória, ao passo que somente a IL-7 é necessária para a sobrevivência das células $CD4^+$ de memória. Em humanos, as células $CD4^+$ de memória têm meia-vida de 8 a 12 anos, enquanto as células $CD8^+$ de memória têm meia-vida de 8 a 15 anos. O tamanho do sistema imune é algo fixo, mas o conjunto das células $CD8^+$ de memória efetora pode dobrar sem provocar perda das células de memória preexistentes.

Células de memória humanas expressam TLR2. Se expostas a seu ligante, o lipopeptídeo, na presença de IL-2 ou IL-15, elas proliferarão. Assim, é possível que PAMPs bacterianos, como os lipopeptídeos, promovam a sobrevivência de longo prazo das células T de memória mesmo na ausência de antígeno persistente.

15

# Células B e suas Respostas aos Antígenos

## OBJETIVOS DIDÁTICOS

*Depois de ler este capítulo, você deve ser capaz de:*

- Descrever brevemente as origens e história de vida das células B.
- Descrever a estrutura de um receptor de antígeno da célula B (BCR).
- Explicar como os BCRs são secretados nos fluidos corporais na forma de imunoglobulinas ou anticorpos.
- Compreender como a resposta ótima de uma célula B normalmente requer estimulação adicional pelas células T auxiliares.
- Descrever como as células T auxiliares estimulam as células B através de uma sinapse imunológica.
- Explicar como as células B também requerem coestimulação pelas citocinas.
- Compreender como células B respondedoras podem se tornar células de memória ou plasmócitos secretadores de anticorpos.
- Identificar plasmócitos por suas características morfológicas.
- Explicar como a mutação somática dentro dos centros germinativos resulta no aumento progressivo da afinidade do anticorpo.
- Explicar como células B também podem atuar como células apresentadoras de antígeno.
- Descrever como plasmócitos cancerosos (células de mieloma) produzem grande quantidade de imunoglobulina muito pura.
- Listar os sinais necessários para a ativação da célula B.
- Definir cadeia leve, cadeia pesada, região hipervariável, centro germinativo, mieloma, mutação somática, seleção por afinidade, hibridomas e anticorpo monoclonal.
- Descrever como hibridomas e anticorpos monoclonais são produzidos.

## SUMÁRIO DO CAPÍTULO



A divisão do sistema imune adaptativo em dois componentes principais deriva da necessidade de reconhecimento de dois grupos diferentes de invasores. Alguns invasores entram no corpo e crescem nos fluidos extracelulares. Esses invasores "exógenos" são destruídos pelos anticorpos. Outros invasores crescem dentro das células, onde os anticorpos não alcançam. Eles são destruídos pelas respostas mediadas por células T. Anticorpos são produzidos pelos linfócitos chamados de células B. Este capítulo descreve as células B e suas respostas aos antígenos.

As células B são encontradas no córtex dos linfonodos, na zona marginal do baço, na medula óssea, ao longo do intestino e nas placas de Peyer. Poucas células B circulam no sangue. Assim como as células T, as células B possuem uma grande quantidade de receptores ligantes de antígeno diferentes na sua superfície. Cada célula B só liga e responde a um único antígeno. Receptores de antígeno são gerados aleatoriamente durante o desenvolvimento da célula B no processo descrito no Capítulo 17. Se uma célula B encontra um antígeno que se liga a seus receptores, ela vai, com a coestimulação apropriada, responder secretando seus receptores nos fluidos corporais, onde eles são chamados de anticorpos.

## RECEPTORES DE ANTÍGENO DA CÉLULA B

Cada célula B é recoberta por cerca de 200.000 a 500.000 receptores idênticos de antígeno (BCRs), muito mais do que os 30.000 receptores de antígeno (TCRs) expressos em cada célula T. Cada BCR é construído a partir de diversas cadeias peptídicas e, assim como o TCR, pode ser dividido em componentes ligantes de antígeno e sinalizadores. Ao contrário do TCR, no entanto, o BCR também pode ligar antígenos em solução. Anticorpos são simplesmente BCRs solúveis liberados nos fluidos corporais; todos eles pertencem a uma família de proteínas chamadas imunoglobulinas (Capítulo 14).

### Componente Ligante de Antígeno

O componente ligante de antígeno do BCR (ou imunoglobulina) é uma glicoproteína de 160 a 180 kDa constituída por quatro cadeias peptídicas ligadas. Essas cadeias são formadas por dois pares idênticos: duas cadeias pesadas, cada uma de 60 kDa de tamanho; e duas cadeias leves, de cerca de 25 kDa cada (Fig. 15.1). As cadeias leves estão ligadas por pontes dissulfeto às cadeias pesadas, completando uma molécula na forma da letra Y. A cauda do Y (chamada de região Fc) é formada por cadeias pesadas e fica ligada à superfície da célula B. Os braços do Y (chamados de regiões Fab) são formados pelo pareamento das cadeias leve e pesada, e são eles que ligam os antígenos (Fig. 15.2). Os sítios ligantes de antígeno são formados pela fenda entre as cadeias leve e pesada. Assim, cada BCR possui dois sítios idênticos de ligação ao antígeno.

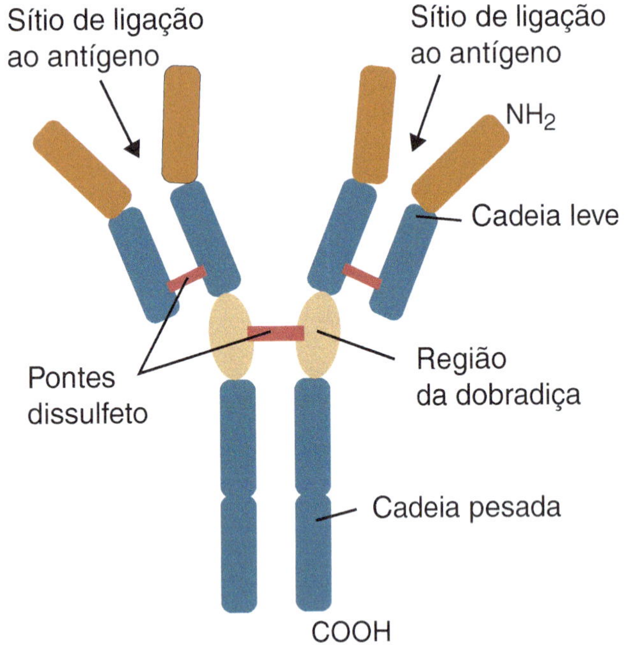


FIG. 15.1 Estrutura genérica de uma molécula de imunoglobulina. Quando expressa na superfície da célula B, essa molécula atua como receptor de antígeno (BCR). Quando liberada pela célula B e livre na circulação, atua como um anticorpo. Note que, ao contrário do TCR, ela possui dois sítios de ligação ao antígeno.

### Cadeias Leves

Cadeias leves são construídas a partir de dois domínios contendo cerca de 110 aminoácidos cada um. A sequência de aminoácidos no domínio C-terminal nos BCRs de diferentes células B são idênticos e se chamam domínios constantes ($C_L$). Por outro lado, as sequências no domínio N-terminal são diferentes entre cada célula B e, assim, formam os domínios variáveis ($V_L$). Os mamíferos também podem fazer dois tipos de cadeia leve, chamadas de κ (kappa) e λ (lambda). Apesar de suas sequências de aminoácidos serem diferentes, elas são funcionalmente idênticas. A razão entre as cadeias κ e λ nos BCRs varia entre os mamíferos, indo dos camundongos e ratos, que possuem mais de 95% de cadeias κ, até os bois e cavalos, que possuem mais de 95% de cadeias λ. Primatas como o macaco rhesus e o babuíno possuem 50% de cada, enquanto humanos possuem 70% de cadeias κ. Carnívoros como os gatos e os cães possuem 90% das cadeias λ.

### Cadeias Pesadas

As cadeias pesadas de imunoglobulina são construídas a partir de quatro ou cinco domínios de cerca de 110 aminoácidos cada um. O domínio N-terminal é o domínio variável ($V_H$). Os demais três ou quatro domínios apresentam pouca diferença na sequência e, por isso, são os domínios constantes ($C_H$).

Células B mamíferas produzem cinco classes diferentes de cadeia pesada que diferem em sequência e estrutura dos domínios. Como resultado, cada classe tem uma atividade biológica diferente. As cinco cadeias pesadas de imunoglobulina diferentes são chamadas de α, γ, δ, ε e μ. Essas cadeias pesadas determinam a classe (ou isotipo) da imunoglobulina. Assim, moléculas de imunoglobulina que usam a cadeia pesada α são chamadas de imunoglobulina A (IgA); aquelas que usam a cadeia γ são chamadas de IgG; cadeias μ são usadas na IgM, cadeias δ na IgD e cadeias ε na IgE.

### Regiões Variáveis

Quando as sequências dos domínios V das cadeias leves e pesadas são examinadas em detalhes, duas caraterísticas se tornam aparentes. Primeiro, a variação da sequência está confinada sobretudo em três regiões, contendo 6 a 10 aminoácidos cada uma, dentro do domínio variável (Fig. 15.3). Essas regiões se chamam hipervariáveis. Entre essas três regiões hipervariáveis existem sequências relativamente constantes chamadas de regiões de *framework*. As regiões hipervariáveis nas cadeias leves e pesadas pareadas determinam o formato do sítio de

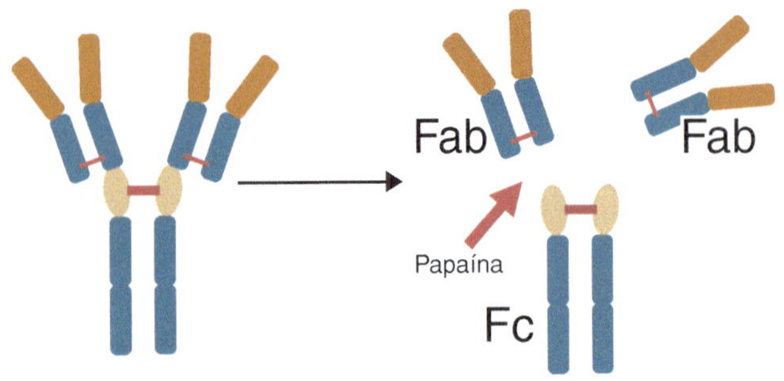


FIG. 15.2 Efeitos do tratamento de uma molécula de imunoglobulina com a enzima proteolítica papaína. Os nomes desses fragmentos denotam a nomenclatura das diferentes regiões de uma molécula de imunoglobulina. Fab, Fragmento ligante do anticorpo (*antibody binding*); Fc, fragmento cristalizável.

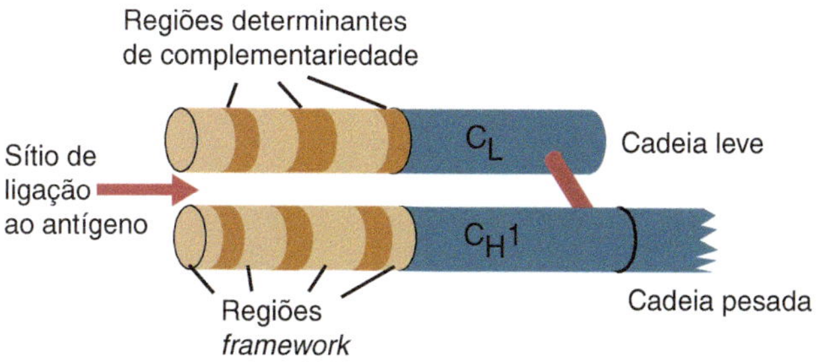


**FIG. 15.3** As regiões variáveis das cadeias leve e pesada de uma molécula de imunoglobulina são divididas em três regiões determinantes de complementariedade altamente variáveis separadas por regiões *framework* relativamente constantes.

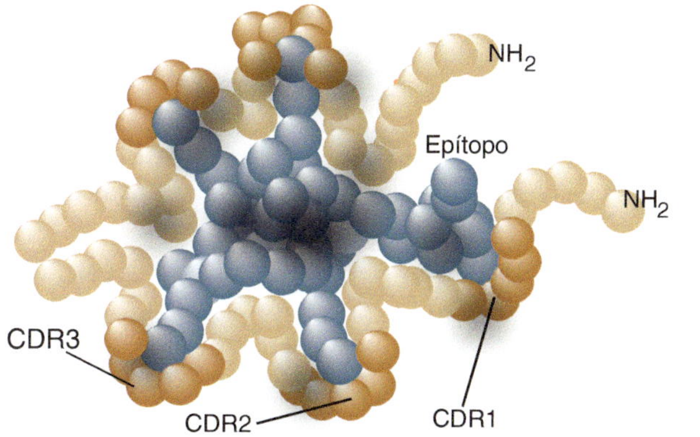


**FIG. 15.4** Modo como as regiões determinantes de complementariedade se dobram para formar o sítio de ligação ao antígeno na molécula de imunoglobulina. Um dobramento semelhante ocorre nas cadeias peptídicas do TCR.

ligação ao antígeno e, assim, a especificidade da ligação ao antígeno. Uma vez que o formato do sítio de ligação ao antígeno é complementar à conformação do determinante antigênico, sequências hipervariáveis também são chamadas de regiões determinantes de complementaridade (CDRs). Cada domínio V está dobrado de maneira que as três CDRs fazem contato próximo com o antígeno (Fig. 15.4).

## Regiões Constantes

O número de domínios constantes difere entre as classes de cadeia pesada da imunoglobulina. Existem três domínios constantes na cadeia pesada γ; elas se chamam, a partir do N-terminal: $C_H1$, $C_H2$ e $C_H3$. Três domínios constantes também são encontrados nas cadeias α e na maioria das cadeias δ, enquanto cadeias μ e ε possuem um domínio constante adicional chamado $C_H4$.

Uma vez que as cadeias pesadas são pareadas, os domínios em cada cadeia se juntam para formar estruturas que dão funções biológicas às moléculas de anticorpo. Assim, as regiões $V_H$ e $V_L$ juntas formam o sítio de ligação ao antígeno, enquanto $C_H1$ e $C_L$ juntas estabilizam o sítio de ligação ao antígeno. Os domínios $C_H2$ pareados na IgG contêm um sítio que ativa a via clássica do complemento (Capítulo 4) e um sítio que se liga aos receptores Fc nas células fagocíticas (Fig. 15.5). A cadeia pesada também regula a transferência da IgG para o colostro (Capítulo 23) e a citotoxicidade celular mediada por anticorpo (Capítulo 18). Quando moléculas de imunoglobulina atuam como BCRs, sua região Fc está mergulhada na superfície da

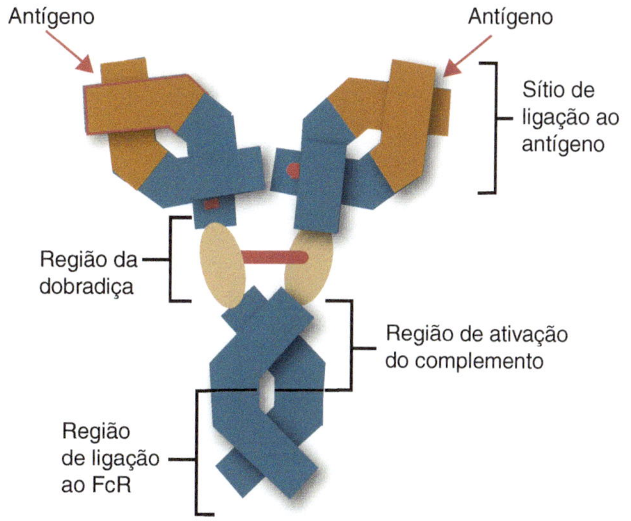


**FIG. 15.5** Estrutura de uma molécula de IgG, mostrando como as cadeias leves e pesadas se dobram para formar regiões bem definidas na molécula. Cada região possui funções biológicas definidas.

membrana da célula B. Essas imunoglobulinas ligadas à célula diferem da forma secretada porque possuem um pequeno domínio transmembrana localizado na região C-terminal. Esse domínio contém aminoácidos hidrofóbicos que se associam com os lipídios da membrana celular.

## Região da Dobradiça

Uma característica importante das imunoglobulinas é que suas regiões Fab que contêm o sítio de ligação ao antígeno podem se movimentar livremente ao redor do centro da molécula, como se estivessem ligadas a uma "dobradiça". Essa dobradiça é constituída por um domínio curto de cerca de 12 aminoácidos localizado entre os domínios $C_H1$ e $C_H2$. A região da dobradiça contém muitos resíduos hidrofílicos e resíduos de prolina, que fazem com que a cadeia peptídica desdobre e tornam a região suscetível à ação das proteases (Fig. 16.10). Essa região também contém as pontes dissulfídicas entre as cadeias que mantêm as quatro cadeias peptídicas juntas. A prolina, por causa de sua configuração, produz uma dobra de 90 graus quando inserida em uma cadeia polipeptídica. Como os aminoácidos podem rotacionar sobre o eixo das ligações peptídicas, o efeito de resíduos de prolina muito próximos é produzir uma junta universal ao redor da qual as cadeias de imunoglobulina podem girar livremente. As cadeias μ da IgM não possuem uma região da dobradiça.

## Componente de Transdução de Sinal

As imunoglobulinas do BCR não conseguem sinalizar diretamente às suas células B porque seus domínios citoplasmáticos contêm apenas três aminoácidos. No entanto, seus domínios $C_H4$ e transmembrana se associam com dois heterodímeros de glicoproteínas formados pelo pareamento de CD79a (Ig-α) com CD79b (Ig-β). Esses heterodímeros de CD79 são os transdutores de sinal do BCR (Fig. 15.6). As cadeias CD79b são idênticas em todos os BCRs. As cadeias CD79a diferem dependendo das cadeias pesadas associadas e utilizam vias de sinalização diferentes.

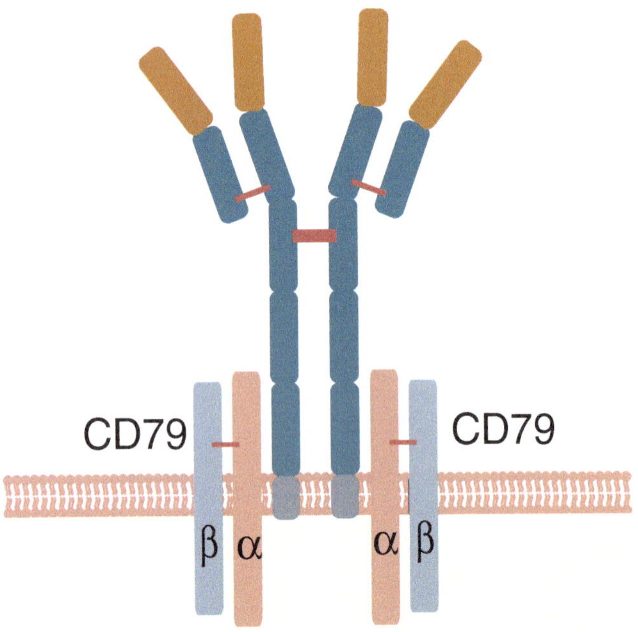


FIG. 15.6 Estrutura de um BCR completo, mostrando o componente de ligação ao antígeno (imunoglobulina) e os componentes de transdução de sinal (CD79). Note o pequeno domínio transmembrana ao final de cada cadeia pesada.

A ligação antígeno-BCR e a ligação cruzada de dois receptores expõem ITAMs no CD79a e CD79b. A fosforilação desses ITAMs pelas src quinases leva à fosforilação da fosfolipase C e de uma proteína G (Fig. 8.12). A subsequente hidrólise do fosfatidilinositol e a mobilização do cálcio ativam a proteína quinase C e calcineurina, que ativam os fatores de transcrição NF-κB e NF-AT. Por fim, isso resulta na divisão celular e produção de imunoglobulina – desde que a célula B também receba sinais coestimulatórios apropriados de outras fontes.

## APRESENTAÇÃO DE ANTÍGENO PELAS CÉLULAS B

Células B são células apresentadoras de antígeno eficientes. Após a ligação do antígeno, o BCR é internalizado e degradado ou transportado para o um compartimento intracelular, onde as moléculas de histocompatibilidade principal (MHC) classe II e os fragmentos do antígeno se combinam. Esses complexos antígeno-MHC classe II são, então, carregados até a superfície da célula B e apresentados às células T auxiliares (Fig. 15.7). Se o antígeno apresentado por uma APC se liga ao BCR, o antígeno pode ser extraído da célula apresentadora e endocitado pela célula B. Esse antígeno vai para os endossomos, onde é complexado às moléculas MHC classe II. Uma vez que todos os receptores de antígeno em uma única célula B são idênticos, cada célula B pode ligar apenas um antígeno. Isso faz com que sejam células apresentadoras de antígeno muito mais eficientes do que os macrófagos, que precisam apresentar qualquer material estranho que encontrarem. Isso é especialmente verdadeiro nos animais primados, nos quais um grande número de células B consegue ligar e apresentar antígenos específicos.

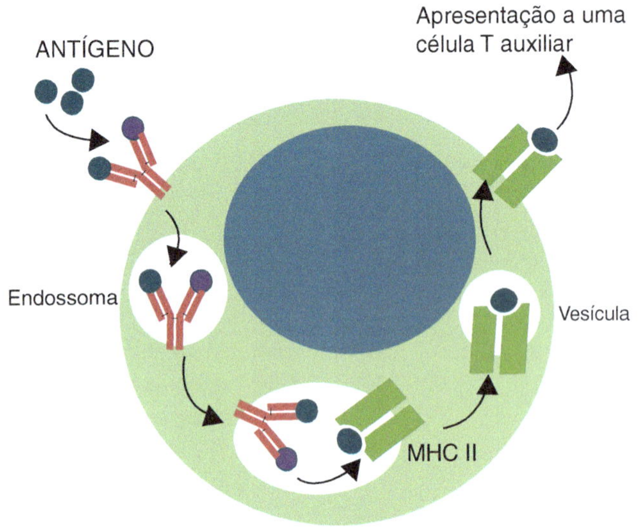


FIG. 15.7 Processamento de antígenos pelas células B. Esse processo é muito eficiente uma vez que os BCRs capturam grande quantidade de moléculas idênticas de antígeno.

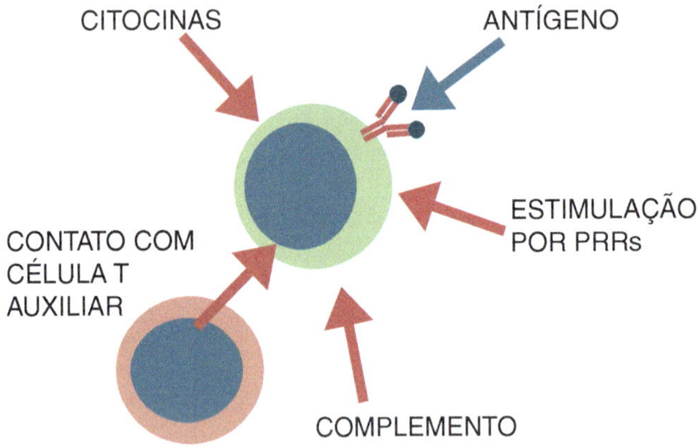


FIG. 15.8 Para que respondam de maneira otimizada, as células B precisam ser estimuladas pelo antígeno, mas também devem receber coestimulação das células T auxiliares e suas citocinas, assim como do complemento e PRRs.

Como resultado, as células B conseguem ativar as células Th com 1/1.000 do antígeno necessários para ativar os macrófagos.

## COESTIMULAÇÃO DAS CÉLULAS B

Apesar de a ligação do antígeno ao BCR ser um primeiro passo essencial, normalmente sozinho ele não é suficiente para ativar as células B. A completa ativação da célula B requer diversos sinais de outras fontes. Ela exige coestimulação por células T auxiliares e citocinas, pelo complemento e pelos padrões moleculares associados aos patógenos (PAMPs; Fig. 15.8).

### Ajuda da Célula T

Quando células T auxiliares "ajudam" as células B, elas promovem várias atividades diferentes pelas células B. Esses sinais resultam na expressão aumentada de IgM BCR e MHC classe II, assim como de receptores para IL-4, IL-5, IL-6, fator de necrose tumoral α (TNF-α) e fator transformador do crescimento β (TGF-β). Isso também inicia um processo que leva a célula B a se dividir e diferenciar em células secretoras de anticorpos.

As células T auxiliares estimulam as células B a proliferarem e sobreviverem através da produção de CD40L, IL-21 e IL-4. A "ajuda" também desencadeia a mutação somática nos centros germinativos e, consequentemente, muda a afinidade de ligação do anticorpo. As células T auxiliares também desencadeiam a troca de classe da imunoglobulina.

Para conseguirem tudo isso, no entanto, as células T auxiliares precisam, elas próprias, encontrar o antígeno. Esse antígeno pode ser apresentado por uma das células apresentadoras de antígeno profissionais, como as células dendríticas, macrófagos ou mesmo as células B. Assim, a célula B pode capturar e processar o antígeno, apresentá-lo à célula T e, então, receber coestimulação da mesma célula T. As células B, portanto, desempenham dois papéis. Elas respondem ao antígeno fazendo anticorpos ao mesmo tempo que atuam como células apresentadoras de antígeno. As células T auxiliares fornecem as células B com sinais coestimulatórios das citocinas, assim como através da interação dos ligantes e receptores.

### Secreção de Citocinas

As células Th2 produzem várias citocinas que ativam as células B. As mais importantes são interleucina-4 (IL-4), IL-5, IL-6, IL-13 e IL-21.

A IL-4 estimula o crescimento e a diferenciação das células B e aumenta sua expressão de MHC classe II e receptores Fc. Ela também induz a troca de classe de imunoglobulina e, assim, estimula a produção de IgA e IgE (Tabela 15.1). As ações da IL-4 são neutralizadas pelo IFN-γ, o qual inibe a síntese de IgA e IgE e a proliferação da célula B.

A IL-5 promove a diferenciação das células B ativadas em plasmócitos. Ela estimula a produção de IgG e IgM e aumenta a produção de IgE induzida pela IL-4. A IL-5 estimula a produção de IgA pelas células B de mucosa.

A IL-6 é necessária para a diferenciação final das células B em plasmócitos. Ela atua junto com a IL-5 para promover a produção de IgA e junto com a IL-1 para promover a produção de IgM.

A IL-13 possui atividades biológicas semelhantes àquelas da IL-4 porque age através do receptor IL-13R, que compartilha a cadeia comum α com o IL-4R. Isso estimula a proliferação da célula B e aumenta a secreção de imunoglobulina. A IL-13 é necessária para a indução ótima de IgE, especialmente se a IL-4 estiver baixa ou ausente.

A IL-21 é produzida por várias populações de Th, incluindo as células Tfh e as células Th17. Ela induz a diferenciação das células B em plasmócitos e células B de memória, e estimula a produção de IgG em conjunto com a IL-4. A IL-21 promove a troca de classe da IgM para IgG, enquanto a IL-4 induz a troca para IgE.

**TABELA 15.1 Imunoglobulinas Produzidas por Células B na Presença de Clones de Célula T Antígeno-Específicos Th1 e Th2 em Camundongos**

| Classe | Células Th1 (ng/mL) | Células Th2 (ng/mL) |
|---|---|---|
| IgG1 | <8 | 21.600 |
| IgG2a | 14 | 39 |
| IgG2b | <8 | 189 |
| IgG3 | <8 | 354 |
| IgM | 248 | 98.000 |
| IgA | <1 | 484 |
| IgE | <1 | 187 |

Adaptado de Coffmann RL, Seymour BW, Lebman DA, et al: The role of helper T cell products in mouse B cell differentiation and isotype regulation, *Immunol Rev* 102:5, 1988.

### Sinalização Célula-Célula

As citocinas sozinhas não conseguem ativar plenamente as células B. A ativação completa também requer a sinalização entre as células Th e as células B através dos pares de receptores, como CD40 e CD154. O CD154 é expresso nas células T auxiliares ativadas, enquanto seu receptor, o CD40, é expresso nas células B em repouso. O CD40 precisa receber o sinal do CD154 para que a célula B inicie o ciclo celular e aumente sua expressão dos receptores de IL-4 e IL-5 (Figs. 15.9 e 15.10). Os sinais do CD154 cooperam com aqueles dos receptores de IL-4 e IL-5 para ativar a célula B, o desenvolvimento das células de memória e a troca de classe da imunoglobulina. O CD28, também encontrado nas células T auxiliares, também deve fornecer coestimulação ao ligar o CD86 nas células B ativadas.

## Ajuda do Complemento

A coestimulação eficiente das células B também requer sinais do complemento, transmitidos através do CD21/CD19 na superfície da célula B. O CD21 é um receptor (CR2) cujo ligante é o C3d. O CD19 é o componente de sinalização associado. Se um antígeno ligado ao C3d se liga também ao CD21, um sinal é transmitido através do CD19 para a célula B (Fig. 15.11). A estimulação de um BCR mais o CD19/CD21 diminui o limiar de ativação da célula B em 100 vezes. A importância do complemento na estimulação das células B é evidenciada pela observação de que camundongos deficientes nos componentes de complemento C3, C4 ou CR2 não conseguem montar uma resposta eficiente por anticorpo.

O receptor Fc da célula B, o FcγRIIb, é um regulador negativo da função da célula B. Quando uma molécula IgG se liga a esse receptor e a um BCR através de um antígeno, ela inibe a formação de anticorpos. Isso tem consequências práticas quando se vacinam animais jovens (Capítulo 25).

## Ajuda dos Receptores do Tipo *Toll* e PAMPs

Apesar da ligação BCR-antígeno mais coestimulação da célula T provocarem a divisão inicial da célula B, eles não conseguem induzir uma resposta prolongada e autossustentável da célula B. A ativação completa das células B também requer sinais coordenados de seus receptores do tipo *toll* (TLRs). Os ligantes estimuladores da célula B incluem flagelinas, lipopolissacarídios e DNA CpG. A sinalização pelo TLR4 aumenta a apresentação de antígeno pela célula B, promove a formação do centro germinativo e é necessária para a produção ótima de anticorpos contra antígenos T-dependentes. A sinalização via TLR nas células B de memória aumenta a produção de anticorpos, mas não parece ser necessária para a produção de IgA e IgE. Assim, a sinalização via TLR pode substituir parcialmente a ajuda da célula T e explica por que a produção de anticorpos continua a acontecer em pacientes com AIDS, apesar da falta de células T.

# RESPOSTAS DA CÉLULA B

Uma vez que receba ajuda das várias fontes descritas acima, a célula B está pronta para responder.

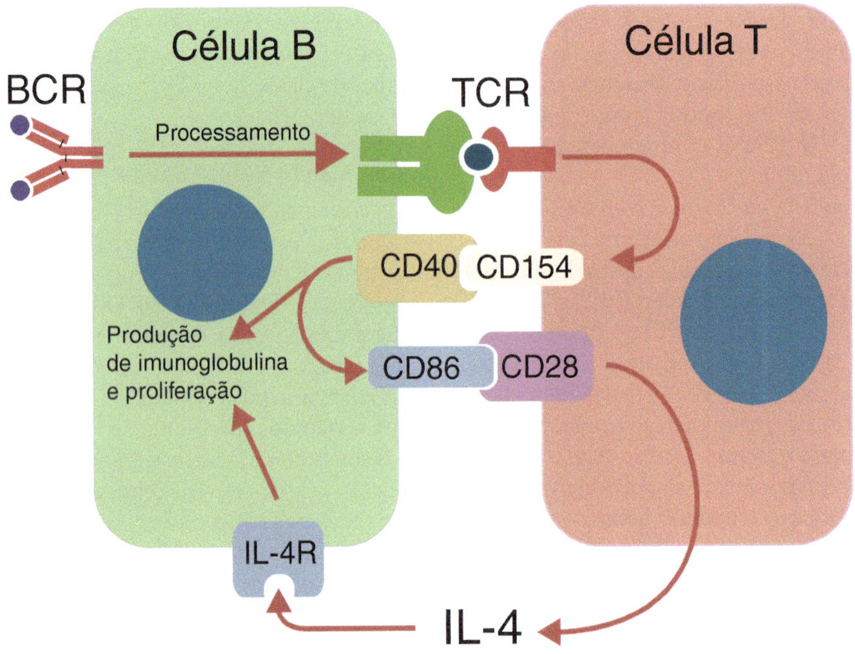


FIG. 15.9 Sequência dos eventos que ocorrem quando uma célula B processando antígeno interage com uma célula T auxiliar. Durante a resposta imune primária, o antígeno é processado por uma célula dendrítica e apresentado a uma célula T auxiliar. Durante a resposta imune secundária, a própria célula B pode atuar como célula apresentadora de antígeno. Coestimuladores, como CD154 e CD28, são ativados em série, estimulando a secreção de IL-4 pela célula T e a produção de IL-4R pela célula B.

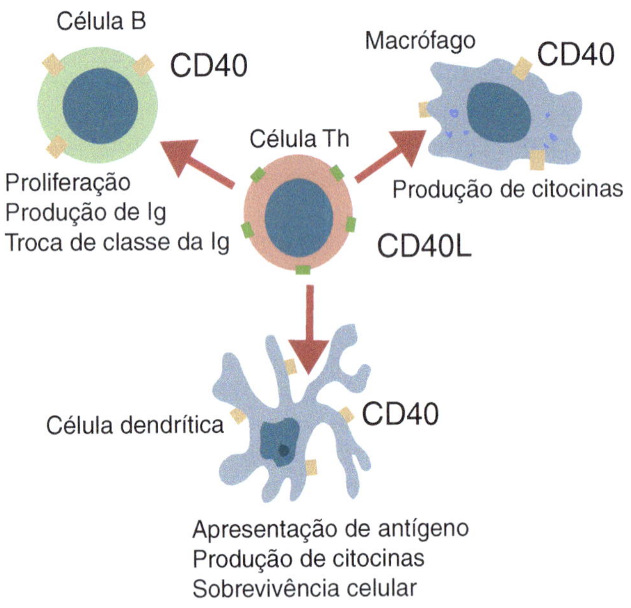


FIG. 15.10 O CD40 e o CD154 participam de um diálogo entre as células T e as três populações de células apresentadoras de antígeno. Em cada caso, as duas células são estimuladas. No caso das células B, a estimulação pela célula T permite a proliferação da célula B e produção de imunoglobulina.

## Sinalização Diferencial

Como o TCR, o BCR provavelmente produz um sinal ajustável. Isto é, ele gera um sinal que depende das propriedades do antígeno e da quantidade de coestimulação recebida. A afinidade do BCR por seu antígeno influencia a proliferação da célula B, assim como sua secreção de anticorpos. Por outro lado, a ocupação do receptor influencia a expressão de MHC classe II e a transdução de sinal. A direção da troca de classe da imunoglobulina também depende dos sinais recebidos das citocinas Th1 ou Th2.

Certos antígenos conseguem provocar a produção de anticorpos na ausência das células T auxiliares. Estes são chamados de antígenos T-independentes e em geral são polímeros simples (e PAMPs), tais como o lipopolissacarídio de *Escherichia coli*, a flagelina polimerizada de salmonella e o polissacarídio pneumocócico. Antígenos T-independentes ligam-se diretamente aos TLRs da célula B e fazem ligação cruzada com vários BCRs, fornecendo sinalização suficiente para a proliferação da célula B. Caracteristicamente, antígenos T-independentes induzem apenas respostas por IgM e não induzem a geração de células de memória (Fig. 15.12).

Deve ser enfatizado que o BCR possui a mesma habilidade em ligar antígenos do que as moléculas de anticorpo. Assim, os anticorpos conseguem ligar antígenos livres intactos em solução. Isso é muito diferente do observado com o TCR $\alpha/\beta$, que só consegue se ligar a fragmentos de antígeno processado ligados a uma molécula de MHC (Fig. 15.13). Essa diferença na capacidade de ligação ao antígeno entre células B e T é importante pois consequentemente as células B respondem a uma maior variedade de antígenos do que as células T. Os anticorpos são dirigidos contra moléculas intactas de antígeno, e não contra produtos de sua quebra. Como resultado, a interação antígeno-anticorpo normalmente depende da manutenção da conformação do antígeno. Um bom exemplo disso é visto com o toxoide tetânico. Anticorpos gerados contra a molécula intacta se ligam apenas à molécula intacta e podem ser incapazes de ligar fragmentos produzidos após o processamento pelo macrófago.

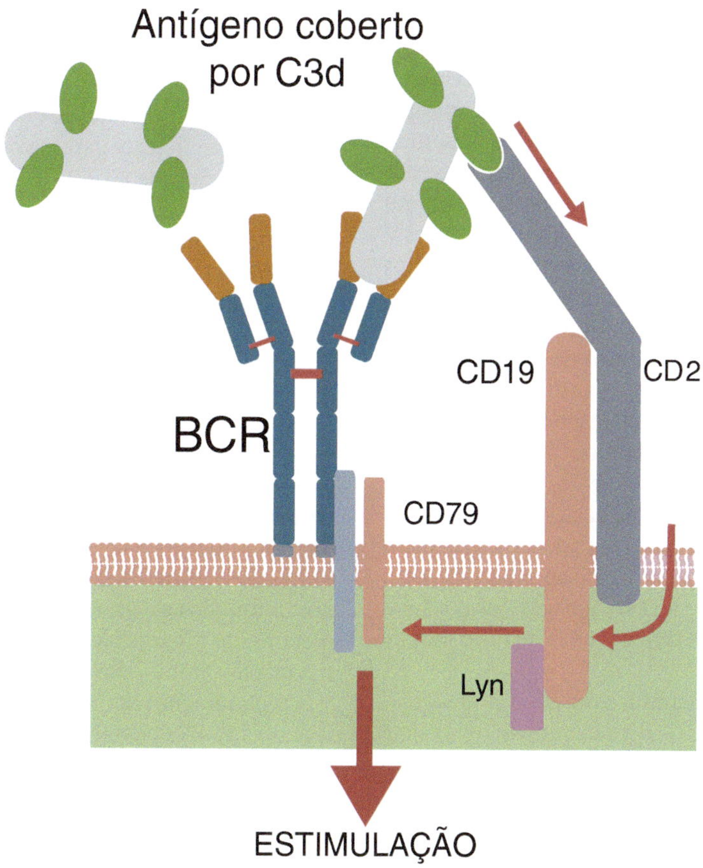


**FIG. 15.11** A estimulação das células B através do complexo CD21/CD19. O CD21 se liga ao C3d no antígeno. A sinalização através do CD19 gera um potente sinal coestimulatório que potencializa as respostas da célula B.

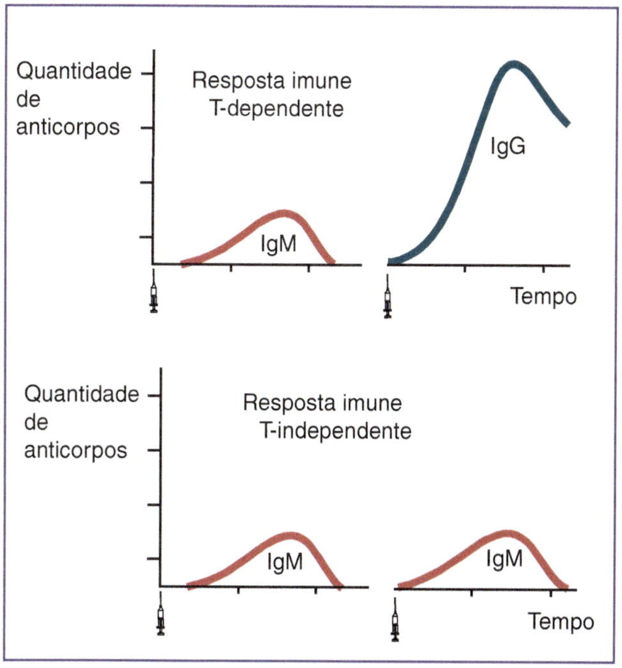


**FIG. 15.12** Diferenças ao longo do tempo entre uma resposta por anticorpo T-dependente e outra T-independente. Antígenos T-independentes não induzem a troca de classe da imunoglobulina nem memória imunológica, obtidas em uma resposta secundária por anticorpo.

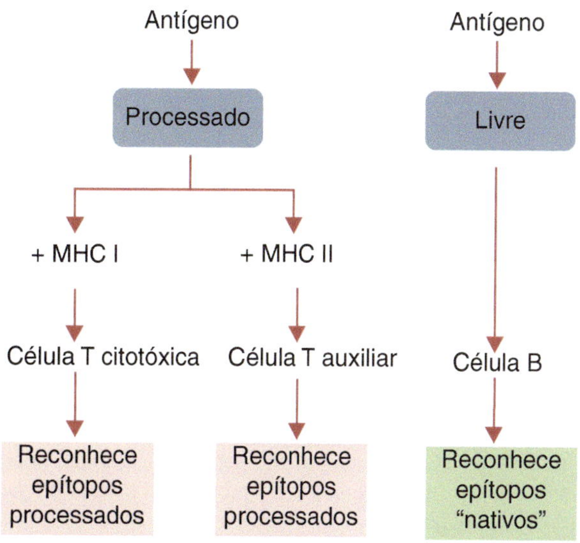


**FIG. 15.13** TCRs e BCRs reconhecem o antígeno de maneiras muito diferentes. O BCR consegue se ligar ao antígeno livre solúvel. O TCR, por outro lado, reconhece somente o antígeno processado e apresentado por uma molécula de MHC.

## RESPOSTAS CELULARES

O termo *clonotipo* é usado para descrever um clone de células B expressando um BCR capaz de responder a um único epítopo. Um animal recém-nascido com poucas células B possui uma variedade limitada de clonotipos disponível, mas sua diversidade aumenta com a idade como resultado do aumento no uso de genes V alternativos e mutação somática nesses genes V (Capítulo 17). Essa diversidade também aumenta pelos efeitos da microbiota intestinal (Capítulo 21). Em um animal adulto, o número de células B de um dado clonotipo depende da sua exposição a diferentes antígenos ao longo da vida do animal. Assim, os clonotipos mais usados vão aumentar muito de número, podendo haver até $10^4$ células B responsivas por clonotipo (Quadro 15.1). Por outro lado, o número de clonotipos não utilizados permanecerá muito pequeno e um indivíduo pode ter apenas 10 células responsivas em seu baço ou medula óssea.

Na maioria dos mamíferos recém-nascidos, cada célula B inicialmente expressa BCRs IgM e IgD em sua superfície, com cerca de 10 vezes mais moléculas IgD do que IgM. Essas células B não estimuladas podem secretar pequenas quantidades de IgM monomérica.

Quando apropriadamente estimuladas e coestimuladas, as células B sofrem repetidos ciclos de divisão. A divisão da célula B que resulta dessa estimulação é assimétrica, de modo que uma célula-filha recebe muito antígeno enquanto a outra célula-filha recebe muito pouco ou nada. A célula que recebe muito antígeno se diferencia em plasmócito. A célula que não recebe nada continua o ciclo de se dividir e sofrer mutação, e eventualmente se torna uma célula de memória. As células destinadas a se tornarem plasmócitos desenvolvem um extenso retículo endoplasmático rugoso, aumentam sua taxa de síntese e secretam grande quantidade de imunoglobulinas. Dentro de poucos dias, essas células respondedoras trocam a classe de imunoglobulina IgM e passam a produzir outra classe. Essa troca ocorre dentro do centro germinativo e resulta na produção de IgG, IgA ou IgE. A troca de classe é resultado da deleção dos genes indesejados de cadeia pesada e junção dos genes da região variável com os próximos genes de cadeia pesada disponíveis (Capítulo 16). A especificidade do anticorpo produzido permanece a mesma.

A troca de classe é controlada pela IL-4, IFN-γ e TGF-β. Assim, a IL-4 das células Th2 direcionaas células B murinas para a produção de IgG1 e IgE, enquanto direciona as células B humanas para a produção de IgG4 e IgE (Tabela 15.1). A IL-4 sozinha é insuficiente para a troca de classe, e sinais adicionais são necessários via CD40 e CD154. O IFN-γ das células Th1 estimula a troca para IgG2a e IgG3 nas células B murinas e suprime com eficiência os efeitos da IL-4. O IFN-γ age promovendo a produção de citocinas estimuladoras de células B, como BAFF e APRIL (Quadro 15.2). O TGF-β promove a troca para a produção de IgA nas superfícies do corpo. Como descrito previamente, os sinais da IL-5, IL-6, IL-13 e IL-21 também contribuem para a troca de classe.

## PLASMÓCITOS

Os plasmócitos se desenvolvem a partir de células B estimuladas por antígeno (Fig. 15.14). Os plasmócitos imaturos (plasmablastos) podem ser identificados no córtex e paracórtex dos linfonodos e na zona marginal no baço. Plasmócitos completamente diferenciados emigram dessas áreas para o baço, medula dos linfonodos e medula óssea.

Os plasmócitos são células ovoides, de 8 a 9 μm de diâmetro (Fig. 15.15). Eles possuem um núcleo arredondado e deslocado do centro, com cromatina distribuída de maneira heterogênea. Como resultado, o núcleo pode lembrar o mostrador de um relógio ou uma roda. Os plasmócitos possuem extenso citoplasma, rico em retículo endoplasmático rugoso e que se cora intensamente com corantes básicos e pironina. Eles têm um aparato de Golgi extenso que se cora fracamente (Figs. 15.16 e 15.17). Os plasmócitos conseguem secretar até 10.000 moléculas de imunoglobulinas por segundo. A imunoglobulina produzida por um plasmócito apresenta especificidade idêntica aos BCRs da célula-mãe.

## CÉLULAS B DE MEMÓRIA

Uma razão por que a resposta imune primaria acaba é que as células B e os plasmócitos respondedores são simplesmente removidos por apoptose. Se todas essas células morrerem, no

### QUADRO 15.1 Trocas de Membrana Celular

Presumia-se que células individuais conservavam a maioria de seus componentes estruturais e não os compartilhavam com outras células. Nos úlimos anos, porém, se tornou evidente que células diferentes podem trocar membranas da superfície celular e os receptores associados. Assim, macrófagos podem aceitar fragmentos de membranas de neutrófilos. Células B ativadas também podem doar seus receptores de antígeno para células vizinhas. Esse processo é mediado pela transferência de membrana entre células B adjacentes e é amplificado pela interação do BCR com o antígeno específico. O efeito final é permitir a dramática expansão do número de células B ligantes desse antígeno *in vivo*. As células B com seus receptores recém-adquiridos podem atuar como células apresentadoras de antígeno para células T CD4⁺. Esse é mais um exemplo da notável eficiência adaptativa do sistema imune ao responder a um antígeno específico uma vez que o animal foi sensibilizado.

### QUADRO 15.2 Sistema BAFF/APRIL

O "fator ativador de célula B" (BAFF; CD257) e o "ligante indutor de proliferação" (APRIL; CD256) são duas citocinas relacionadas. O BAFF é produzido por monócitos, células dendríticas, células T e neutrófilos. O APRIL é produzido por monócitos, células dendríticas, células T e células epiteliais intestinais. Elas se ligam aos mesmos receptores nas células B. O BAFF é expresso nas membranas das células produtoras de anticorpos, mas pode ser clivado como uma citocina solúvel. Ele é funcional em ambas situações. O APRIL funciona apenas como citocina solúvel. Ambas promovem a divisão da célula B e inibem sua apoptose. Tanto o BAFF quanto o APRIL são fatores de sobrevivência cruciais para as células B, essenciais para sua produção e diferenciação. A superexpressão de BAFF resulta em doença autoimune severa.

Ng LG, Mackay CR, Mackay F: The BAFF/APRIL system: life beyond B lymphocytes, *Mol Immunol* 42:763-772, 2005.

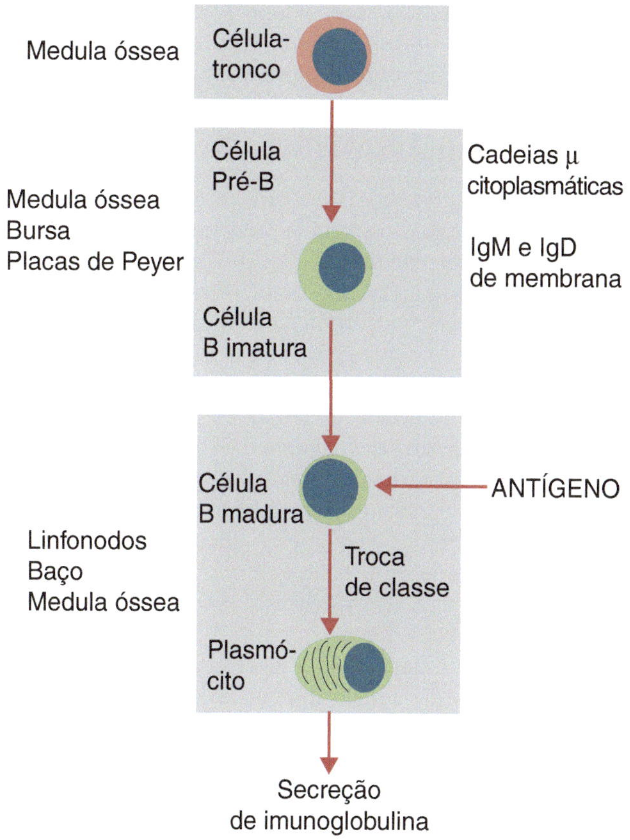


**FIG. 15.14** As células B se originam na medula óssea e avançam através de uma série de estágios de diferenciação antes de serem capazes de responder a um antígeno. Quando as células B respondem ao antígeno, elas respondem se dividindo e diferenciando suas células-filhas em plasmócitos.

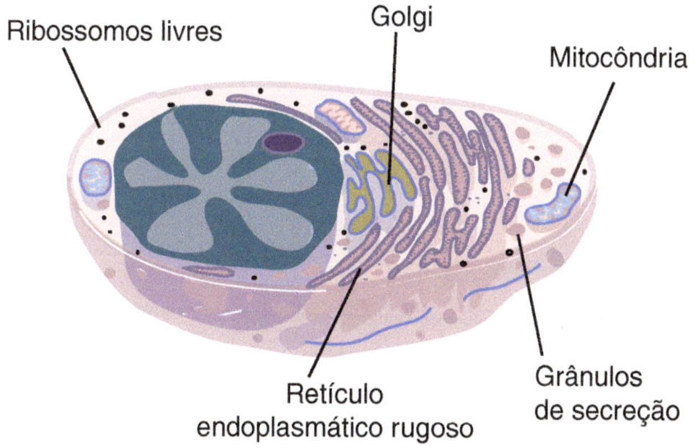


**FIG. 15.15** Estrutura de um plasmócito típico. A existência de um retículo endoplasmático rugoso extenso é típica de uma célula dedicada à produção rápida de grandes quantidades de imunoglobulina.

entanto, a memória imunológica não poderá se desenvolver. Com certeza algumas células B precisam sobreviver como células de memória. As células B são ativadas pelo antígeno e pelas células T auxiliares no paracórtex dos linfonodos. Algumas dessas células B se diferenciam em plasmócitos e migram para a medula óssea, baço e outros órgãos, mas alguns precursores de memória permanecem no córtex, proliferam e formam os centros germinativos. (A divisão assimétrica, descrita acima,

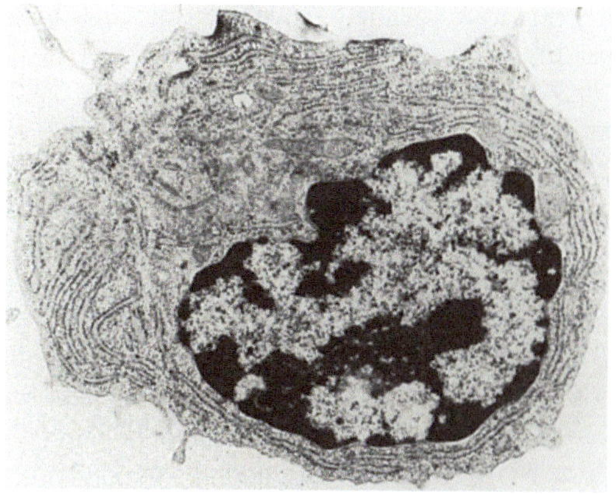

**FIG. 15.16** Micrografia de transmissão eletrônica de um plasmócito de coelho. Note como o citoplasma está densamente ocupado por retículo endoplasmático rugoso, um sinal de síntese intensa de proteínas. (Cortesia Dr. S. Linthicum.)

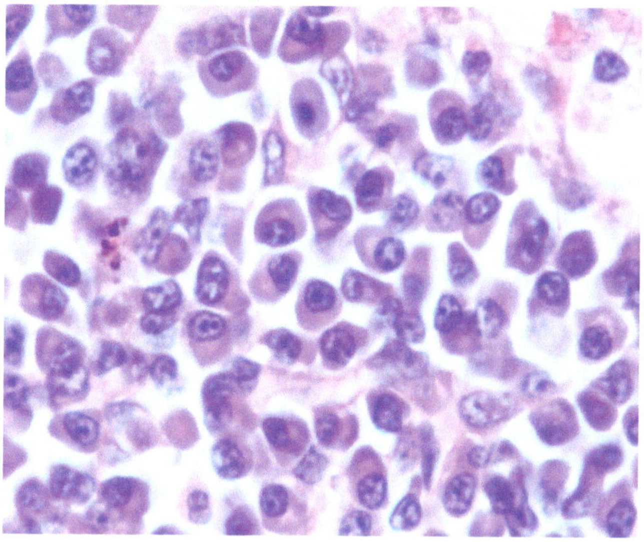

**FIG. 15.17** Plasmócitos na medula do linfonodo de um cão. Seus citoplasmas são ricos em ribossomos e, assim, coram intensamente com pironina, dando uma aparência avermelhada. Magnificação original ×450. (De um espécime doado pelos Drs. N. McArthur e L.C. Abbott.)

provavelmente é responsável por esses dois destinos diferentes). Essas células permanecem sob influência de sinais diferenciadores e de sobrevivência. Assim, as células de memória são inicialmente avaliadas quanto à sua capacidade de ligar um antígeno. Isso induz o CD154 nas células T próximas, o que por sua vez promove a expressão do bcl-2. O bcl-2 as protege contra a apoptose e permite que se diferenciem em células de memória.

As células de memória formam uma reserva de células de vida longa e sensíveis a antígenos que serão recrutadas posteriormente após a exposição a um antígeno. Existem várias classes de células B de memória, distinguíveis entre si pela sua classe de imunoglobulina, sua localização e sua passagem através dos centros germinativos. Por exemplo, uma população é constituída por células em repouso pequenas e de vida longa com IgG como BCR. Essas células, ao contrário dos plasmócitos, possuem a aparência genérica de um linfócito. Sua sobrevivência não depende de contato com antígeno. Após a exposição a um antígeno, elas proliferam e se diferenciam em plasmócitos sem sofrer mutação adicional. Calcula-se que, em uma resposta imune secundária, a expansão clonal das células B de memória resulte em 8 a 10 vezes mais plasmócitos do que uma resposta imune primária.

Uma segunda população de células B de memória é formada por células grandes, em divisão, com IgM como BCR. Essas células permanecem nos centros germinativos, onde sua sobrevivência depende da exposição aos antígenos nas células dendríticas foliculares. Existem duas populações distintas de plasmócitos: uma população de vida curta que vive por 1 a 2 semanas e produz grandes quantidades de anticorpos logo após a exposição a um antígeno, e uma população de vida longa, que pode sobreviver por meses ou anos. (Em humanos esses plasmócitos possuem uma meia-vida de 8 a 15 anos.) Esses anticorpos proporcionam imunidade imediata contra patógenos microbianos. As células de vida curta são encontradas no baço e linfonodos logo após a imunização. Já os plasmócitos de vida longa se acumulam na medula óssea. Esses plasmócitos de vida longa provavelmente se desenvolvem a partir de uma população de células B de memória que se autorrenovam, dividindo-se lentamente. Essas células B de memória necessitam de um BCR funcional para sobreviverem, sugerindo que uma ligação constante e de baixa afinidade com o antígeno as mantém vivas. Assim, gatos imunizados com vírus mortos de panleucopenia continuarão a produzir anticorpos em pequenas quantidades por muitos anos. Acredita-se que a fonte desses anticorpos sejam plasmócitos de vida longa, estimulados a secretar anticorpos pela exposição aos PAMPs e ao auxílio da célula T.

Se uma segunda dose do antígeno é dada a um animal imunizado, um grande número de células B de memória vai responder da mesma maneira descrita anteriormente para células B sensíveis a antígenos (Fig. 15.18). Como resultado, uma resposta imune secundária é muito maior que uma resposta primária. O período de espera é muito mais curto, uma vez que mais anticorpos são produzidos e, por isso, são detectados mais cedo. A IgG também é produzida preferencialmente, em vez da IgM característica da resposta primária.

## CENTROS GERMINATIVOS

Como mencionado acima, uma característica crucial da resposta imune humoral é o aumento progressivo da afinidade dos anticorpos ao longo do tempo. Esse processo ocorre nos centros germinativos (Fig. 15.19). Assim, os centros germinativos são locais onde ocorrem proliferação induzida por antígeno, mutação somática e seleção positiva e negativa das populações de célula B. Os centros germinativos são divididos em duas zonas, com base no padrão de coloração: uma zona leve contendo as células dendríticas, algumas células B e as células Tfh, e uma zona escura formada principalmente por células B em divisão (Fig. 12.10). Nos estágios iniciais da reação, as células B estimuladas por antígeno e pelas células Tfh migram para a zona escura, onde proliferam e mutam os genes V de seus anticorpos. Células B se dividem a cada 6 a 8 horas, de modo que em apenas alguns dias uma única célula B se transforma em um clone de várias centenas de células. Durante essa fase de divisão rápida das células B, os genes da região V do BCR mutam aleatoriamente, uma vez por divisão, em média. Essa mutação repetitiva gera um grande número de células B cujos BCRs diferem da célula-mãe. Uma vez que essas células tenham se expandido clonalmente, um processo que leva de 10 a 20 dias, elas migram para a zona clara onde são apresentadas ao antígeno pelas células dendríticas. Por causa das mutações em seus genes V, algumas dessas células B se ligarão ao antígeno com maior afinidade, enquanto outras se ligarão com menor força. Dessa forma, ocorre um processo de seleção. Se uma mutação resultar em maior afinidade para o antígeno, isso estimulará uma maior proliferação da célula B. Assim, ciclos de mutação

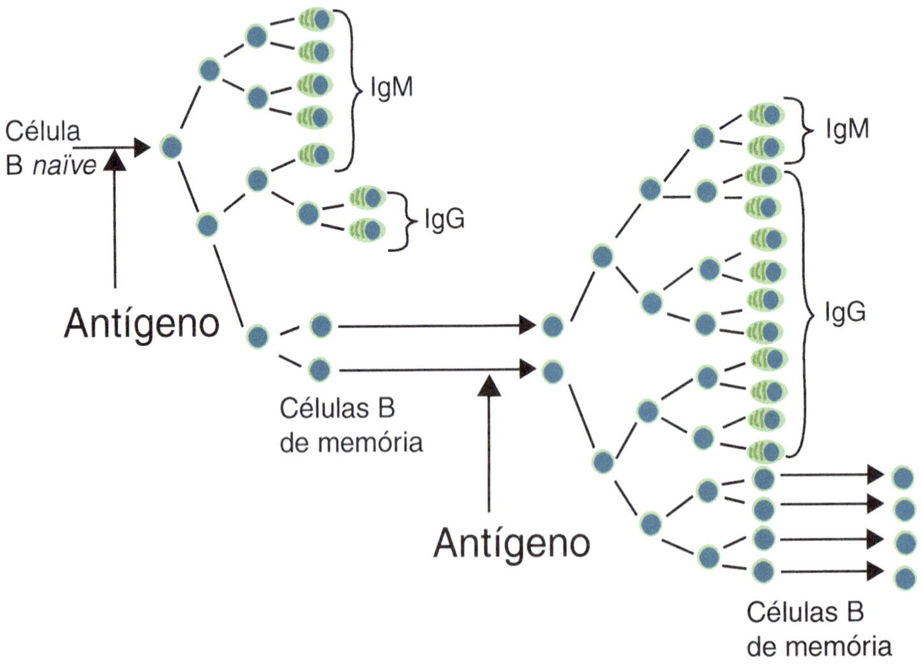


**FIG. 15.18** Curso da resposta da célula B e eventos celulares acompanhantes. Note que alguma IgG é feita na resposta imune primária, enquanto uma pequena quantidade de IgM também é feita na resposta imune secundária.

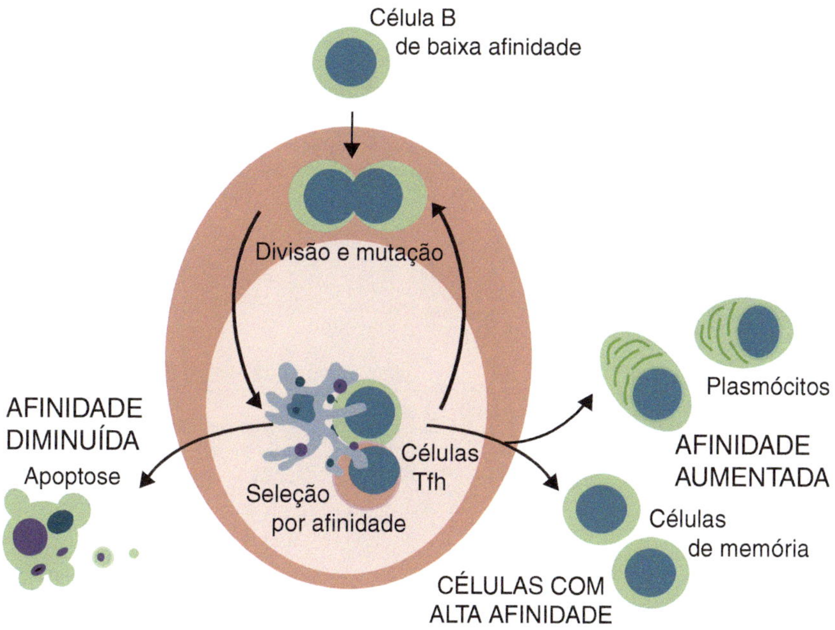


**FIG. 15.19** As células B no centro germinativo sofrem mutação somática conforme respondem ao antígeno apresentado pelas células dendríticas. Se a mutação permite que elas se liguem ao antígeno com maior afinidade, elas serão estimuladas a continuarem se dividindo. Se, por outro lado, a mutação reduzir a afinidade da ligação ao antígeno, elas sofrerão apoptose.

somática e seleção resultam em uma melhora rápida na ligação ao antígeno — um processo chamado maturação de afinidade. Essas células B selecionadas pelo antígeno acabam deixando o centro germinativo para se transformarem em plasmócitos ou células B de memória. Já aquelas células B que tiverem redução na afinidade pelo antígeno sofrerão apoptose e serão removidas pelos macrófagos. Assim, a população de células B que emerge do centro germinativo é muito diferente da população de células que chegou até ele. Além de mutação somática dos genes V do BCR, os BCRs também sofrem troca de classe nos centros germinativos. Um centro germinativo acaba se dissipando após o ápice da resposta da célula B (Capítulo 12).

## Subpopulações de Célula B

Em camundongos de laboratório, existem duas subpopulações de células B que se desenvolvem a partir de células-tronco precursoras diferentes. Elas são chamadas de células B1 e B2. As células B2 são células B convencionais que são centrais nas respostas adaptativas por anticorpo e são discutidas neste capítulo e em outras partes deste livro. As células B2 aparecem tardiamente na vida neonatal, são a população predominante na medula óssea de adultos e produzem a maior parte da IgG do corpo.

As células B1 murinas originam-se de células-tronco no fígado fetal ou no omentum, e não da medula óssea. Trata-se de células do tipo inato que compartilham algumas características com os macrófagos. Elas são, por exemplo, fagocíticas e microbicidas (produzem espécies reativas de oxigênio) e podem apresentar antígeno para as células T $CD4^+$. Existem duas subpopulações de células B1, denominadas B1a e B1b. As células B1a se desenvolvem exclusivamente no neonato, são autorrenováveis e responsáveis pela maior parte da IgM "natural" no soro. Assim, participam da imunidade inata. As células B1a expressam CD5, uma molécula de adesão e receptor. (CD5 é o receptor para CD72.) Elas reconhecem moléculas comuns nas bactérias, como fosfocolina, e moléculas como as imunoglobulinas e DNA. Produzem anticorpos de maneira T -independente. As células B1a também diferem das células B2 convencionais porque são encontradas nas cavidades peritoneal e pleural e podem se autorrenovar. As células B1b se distinguem das células B1a pela falta do CD5. Elas são, contudo, necessárias para a proteção contra vários parasitas e bactérias. As células B1b são produzidas por toda a vida adulta. Muitas das células produtoras de IgA no intestino se originam das células B1. As células B1 foram identificadas nos humanos, camundongos, coelhos, cobaias, porcos, ovelhas e bois. No entanto, não está claro se a classificação B1-B2 se aplica a todas essas espécies.

# MIELOMAS

Se uma célula B se torna cancerosa, ela pode gerar um clone de células tumorais produtoras de imunoglobulina. Essas células são parecidas com os plasmócitos (Fig. 15.20). Plasmócito tumorais são chamados de mielomas ou plasmocitomas. Como os mielomas se originam de uma única célula precursora ou clone, eles secretam uma imunoglobulina homogênea chamada proteína do mieloma. Na eletroforese do soro, essa proteína homogênea do mieloma aparecerá como um pico bem definido. Isso é chamado de gamopatia monoclonal (Fig. 15.21).

As proteínas de mieloma podem pertencer a qualquer classe de imunoglobulina. Por exemplo, mielomas de IgG, IgA e IgM foram descritos em cães. Em humanos, além dos mielomas das classes principais de imunoglobulina, foram descritos casos raros de mielomas de IgD e IgE. A prevalência de mielomas expressando as várias classes de imunoglobulina na forma de proteínas de mieloma se correlaciona com as frequências de cada classe no soro normal. A doença da cadeia leve é causada por um mieloma que produz apenas as cadeias leves ou cuja produção

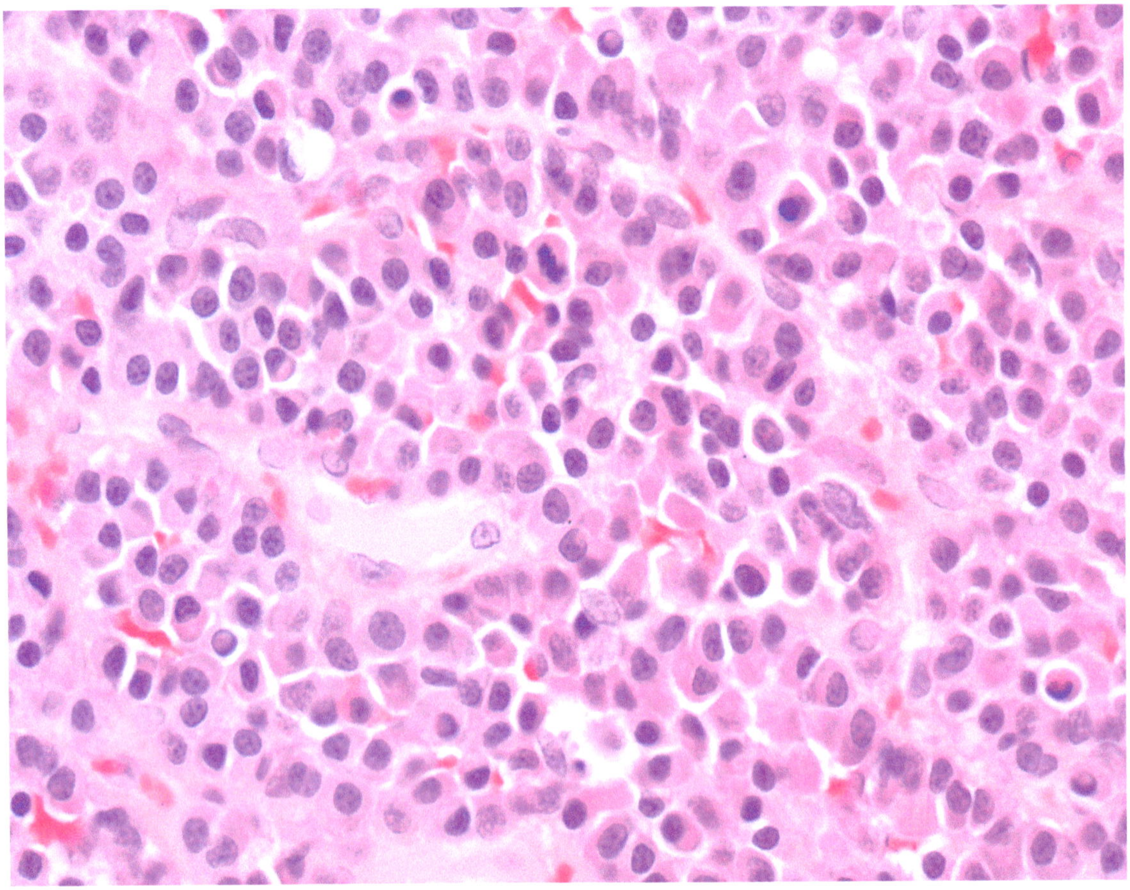

**FIG. 15.20** Secção de massa tumoral de mieloma em cão. Magnificação original ×600. Essas células claramente são plasmócitos. (Cortesia de Dr. B. Porter.)

de cadeias leves em muito supera a produção de cadeias pesadas. Da mesma maneira, existe uma forma muito rara de mieloma em que apenas fragmentos Fc são produzidos. Essa condição é erroneamente chamada de doença da cadeia pesada.

Mielomas foram descritos em humanos, camundongos, cães, gatos, cavalos, vacas, porcos, ferrets e coelhos. Eles somam menos de 1% de todos os tumores caninos e são consideravelmente mais raros nas outras espécies domésticas. A apresentação clínica dos mielomas inclui distúrbios de coagulação, hiperviscosidade, falência renal e hipercalcemia. Outros sinais são letargia, infecções recorrentes, anemia, claudicação, fraturas ósseas e sinais neurológicos, entre eles demência e neuropatia periférica. A manifestação clínica mais comum em cães é o sangramento excessivo como resultado da trombocitopenia e sequestro de componentes da coagulação, que ficam ligados às proteínas de mieloma. A presença de quantidades anormalmente altas de imunoglobulinas no soro resulta na síndrome de hiperviscosidade, a qual é especialmente severa nos animais com mielomas de IgM (macroglobulinemia). Como resultado do aumento da viscosidade do sangue, o coração precisa trabalhar mais, resultando em falência cardíaca congestiva, retinopatia e sinais neurológicos. Como as células de mieloma estimulam a atividade de osteoclastos, a presença dos tumores na medula óssea pode levar à destruição severa do osso. Lesões osteolíticas múltiplas e osteoporose difusa se desenvolvem e podem ser facilmente observadas por radiografia (Fig. 15.22). Essas lesões resultam em fraturas patológicas. As cadeias leves, sendo relativamente pequenas, são excretadas na urina. Infelizmente, elas são tóxicas para as células tubulares renais e, como resultado, podem causar falência renal. As cadeias leves podem ser detectadas pela eletroforese da urina concentrada, ou em alguns casos pelo aquecimento da urina. As cadeias leves precipitam quando aquecidas a 60 °C mas redissolvem conforme a temperatura é elevada até 80 °C. Proteínas que apresentam essa curiosa propriedade são chamadas de proteínas de Bence-Jones, e sua presença na urina sugere um mieloma. Elas ocorrem em cerca de 40% dos casos caninos. Mielomas não secretores são ocasionalmente diagnosticados em cães (Fig. 15.23).

Devido ao comprometimento excessivo dos recursos imunológicos do corpo com a produção dos plasmócitos neoplásicos, assim como a substituição de tecido normal da medula por células tumorais e o feedback negativo induzido pela elevada concentração de imunoglobulinas séricas, animais com mielomas são frequentemente imunossuprimidos e anêmicos. Em humanos, a falência renal e infecções exacerbadas são as causa mortis mais comuns em pacientes com mieloma.

Os animais afetados devem receber terapia de suporte. Antibióticos podem ser usados para controle das infecções secundárias, e fluidoterapia deve ser administrada para compensar a desidratação resultante da falência renal. Esteroides e diuréticos podem auxiliar a promoção da excreção de cálcio. A hiperviscosidade sérica pode ser reduzida por plasmaferese para remoção da proteína de mieloma. O tumor pode ser tratado com quimioterapia específica. A droga de escolha é o melfalano, um agente alquilante. A prednisona pode ser usada em associação com o melfalano. Nos casos irresponsivos, pode ser

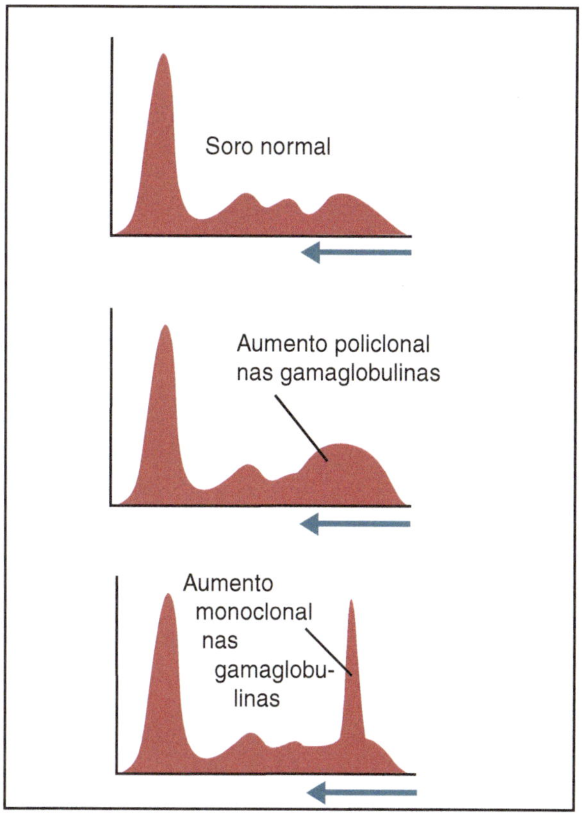


FIG. 15.21 Padrões encontrados na eletroforese de soro – padrão normal e elementos característicos encontrados na gamopatia monoclonal e policlonal. O pico de anticorpo monoclonal reflete a produção de grandes quantidades de imunoglobulinas homogêneas. Gamopatias monoclonais comumente resultam da presença de um mieloma. A seta indica a direção da migração.

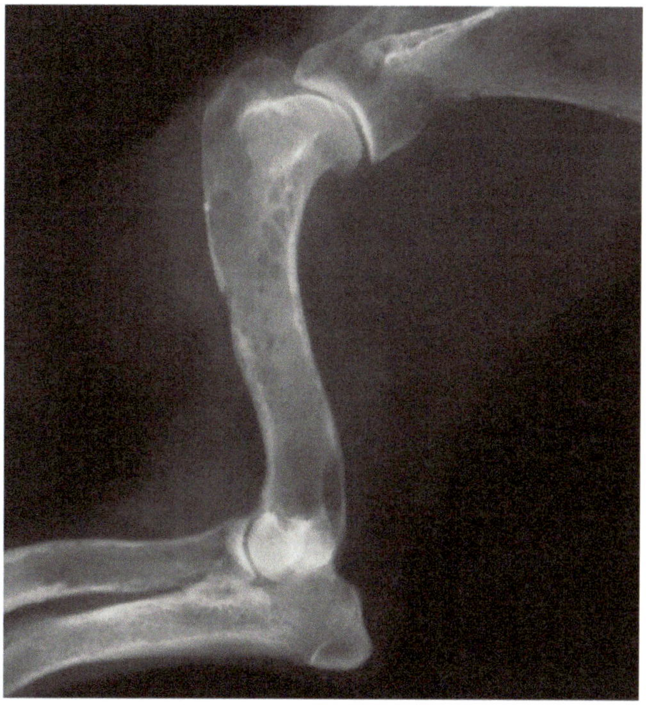

FIG. 15.22 Radiografia de um cão mostrando as áreas radiolucentes arredondadas onde o osso foi erodido pela presença de um mieloma. (Cortesia Dr. Claudia Barton.)

utilizada ciclofosfamida ou talidomida. Em humanos, grandes progressos foram obtidos na sobrevivência dos pacientes através do uso de anticorpos monoclonais contra antígenos de célula B.

Às vezes, em humanos, cães e cavalos clinicamente normais, pode se desenvolver uma gamopatia monoclonal que não ocorre devido a um mieloma. Em geral esses anticorpos monoclonais são um achado acidental na eletroforese de soro, e sua origem é incerta. Eles podem desaparecer espontaneamente dentro de um breve período de tempo ou podem persistir por muitos anos. Os animais afetados podem apresentar número anormalmente elevado de plasmócitos em seus órgãos internos durante necropsia.

### Gamopatias Policlonais

Ao contrário das gamopatias monoclonais, normalmente produzidas por um mieloma, as gamopatias policlonais são observadas em várias doenças diferentes. As gamopatias policlonais são caracterizadas pelo aumento de todas as imunoglobulinas como resultado da atividade excessiva de muitos clones de plasmócitos. A condição que mais se parece com um mieloma é a doença aleutiana da marta (Capítulo 27). Os animais infectados com o parvovírus da doença aleutiana apresentam marcada plasmocitose e infiltração por linfócitos em vários órgãos e tecidos, assim como gamopatia policlonal (ocasionalmente monoclonal). Como resultado dos níveis elevados de imunoglobulina, a marta afetada apresenta síndrome de hiperviscosidade e fica severamente imunossuprimida.

Outras causas de gamopatia policlonal incluem: doenças autoimunes como lúpus eritematoso sistêmico, artrite reumatoide e miastenia grave (Capítulo 38), além de infecções como a pancitopenia tropical dos cães secundária a *Ehrlichia canis*, tripanossomíase africana e infecções bacterianas crônicas como piometra e pioderma. Em cavalos pesadamente parasitados por *Strongylus vulgaris*, os níveis policlonais de IgG3 aumentam de modo significativo. A gamopatia policlonal também ocorre nas doenças virais como a peritonite infecciosa felina e peste suína africana, e nas doenças em que ocorre dano hepático extenso.

## HIBRIDOMAS

Os plasmócitos nos mielomas se tornam neoplásicos de maneira completamente aleatória, de modo que as imunoglobulinas que eles secretam não costumam ser dirigidas contra nenhum antígeno de importância prática. No entanto, as células de mieloma podem ser expandidas em culturas celulares, onde sobrevivem indefinidamente. É desejável obter grandes quantidades de imunoglobulinas absolutamente puras e específicas contra um antígeno de interesse. Isso pode ser feito fundindo-se plasmócitos normais que produzam o anticorpos de interesse com células de mieloma que crescem em cultura. A célula mista resultante é chamada de hibridoma.

O primeiro estágio na produção de um hibridoma é a geração de plasmócitos produtores de anticorpos (Fig. 15.24). Isso é feito imunizando um camundongo com o antígeno de interesse e repetindo-se o processo várias vezes para garantir que uma boa resposta de anticorpo se forme. Dois a quatro dias após administração do antígeno, o baço é removido e transformado em uma suspensão de células. Essas células de baço são suspendidas em meio de cultura, junto com as células de mieloma murinho previamente cultivadas. Em geral se utilizam células de mieloma que não secretam imunoglobulinas uma

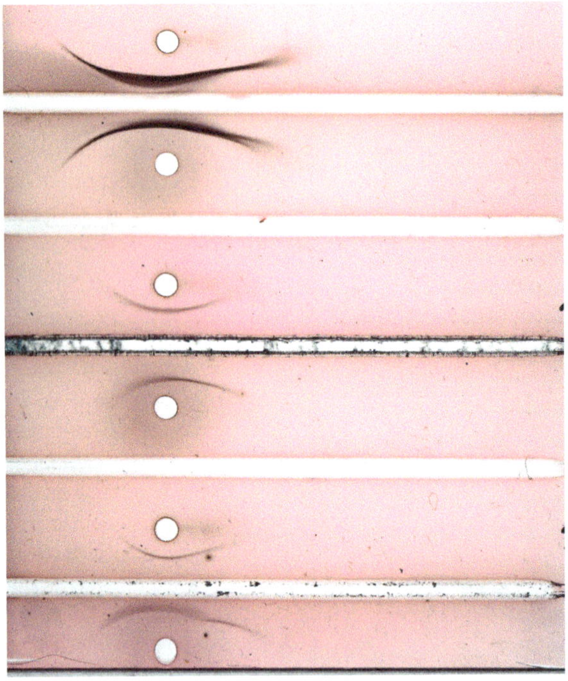

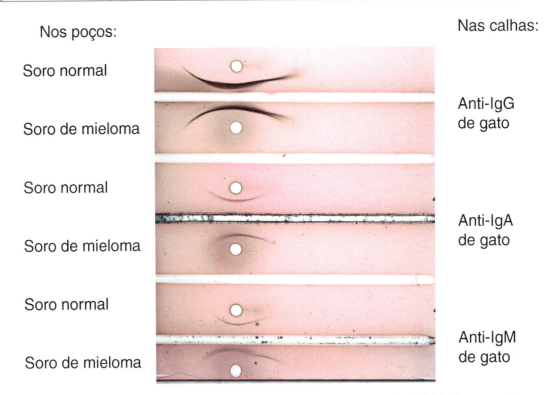

**FIG. 15.23** Imunoeletroforese do soro de um gato com mieloma secretador de IgM. Note que a linha de precipitado formada pela reação entre anti-IgM de gato e o soro de mieloma é distorcida (poço inferior). A linha é muito mais grossa do que a do controle e é formada pela junção de dois arcos distintos, como resultado da presença de grandes quantidades de proteína de mieloma IgM monoclonal. (Detalhes dessa técnica podem ser encontrados no Capítulo 42.) (Cortesia Dr. G. Elissalde.)

vez que isso simplifica a purificação posterior. Adiciona-se polietilenoglicol à mistura. Esse composto induz muitas células a se fundirem (apesar de serem necessárias 200.000 células de baço, em média, para a formação de um híbrido viável contendo uma célula de mieloma). Se a mistura de células fundidas for cultivada por vários dias, qualquer célula de baço não fundida morrerá. As células de mieloma normalmente sobrevivem, mas são eliminadas bloqueando-se sua síntese de ácidos nucleicos.

Existem três vias pelas quais as células podem sintetizar nucleotídeos e, assim, produzir ácidos nucleicos. As células de mieloma são selecionadas para a ausência de duas enzimas: hipoxantina fosforribosil transferase e a timidina quinase. Como resultado, elas não conseguem usar timidina nem hipoxantina e são obrigadas a usar uma via biossintética alternativa para converter uridina em nucleotídeos. A mistura de células fusionadas cresce em uma cultura contendo três compostos: hipoxantina, aminopterina e timidina (conhecido como meio de cultura HAT). A aminopterina é uma droga que impede as células de produzirem seus próprios nucleotídeos a partir da uridina. Uma vez que as células de mieloma não conseguem usar timidina nem hipoxantina, e a aminopterina as impede de usar a via sintética alternativa, elas não conseguem produzir ácidos nucleicos e morrem rapidamente. As células híbridas feitas com uma célula de mieloma e uma normal são capazes de sobreviver e crescer, já que possuem as enzimas críticas. Os hibridomas se dividem rápido no meio HAT, dobrando em número a cada 24 a 48 horas. Em média, cerca de 300 a 500 hibridomas diferentes podem ser isolados a partir de um baço de camundongo, embora nem todos façam anticorpos de interesse.

Se uma mistura de células de um experimento de fusão for cultivada nos poços de uma placa com cerca de 50.000 células de mieloma por poço, o rendimento usual será de um hibridoma a cada três poços. Após 2 a 4 semanas de cultivo, as células em crescimento podem ser visualizadas e o sobrenadante pode ser avaliado para a presença de anticorpos. É essencial se utilizar um ensaio sensível nesse momento. Radioimunoensaios ou ensaios imunosorventes ligados a enzima são os preferidos (Capítulo 42). Os clones que produzem o anticorpo desejado são expandidos em culturas em larga escala e reclonados para eliminar hibridomas não produtores de anticorpos.

Infelizmente, os clones produtores de anticorpos tendem a perder essa habilidade após serem cultivados por vários meses. Assim, é usual se produzir grandes estoques de células de hibridoma e armazená-las congeladas em pequenas alíquotas. Estas podem ser descongeladas conforme necessário e expandidas em larga escala. Ou as células de hibridoma podem ser injetadas intraperitonealmente em camundongos. Uma vez que são células tumorais, os hibridomas crescem rápido e provocam a efusão de um grande volume de fluido para a cavidade peritoneal do camundongo. Esse fluido é rico em anticorpos monoclonais e pode ser obtido facilmente.[1]

[1]Nota da Revisão Científica. O método de cultivo de hibridomas em cavidade peritoneal de camundongos foi banido em 1997 na Alemanha, Países Baixos, Áustria, Reino Unido e Suíça, entre outros membros da Comunidade Europeia, e pelos Institutos Nacionais de Saúde, dos Estados Unidos, por causar estresse e sofrimento aos animais.

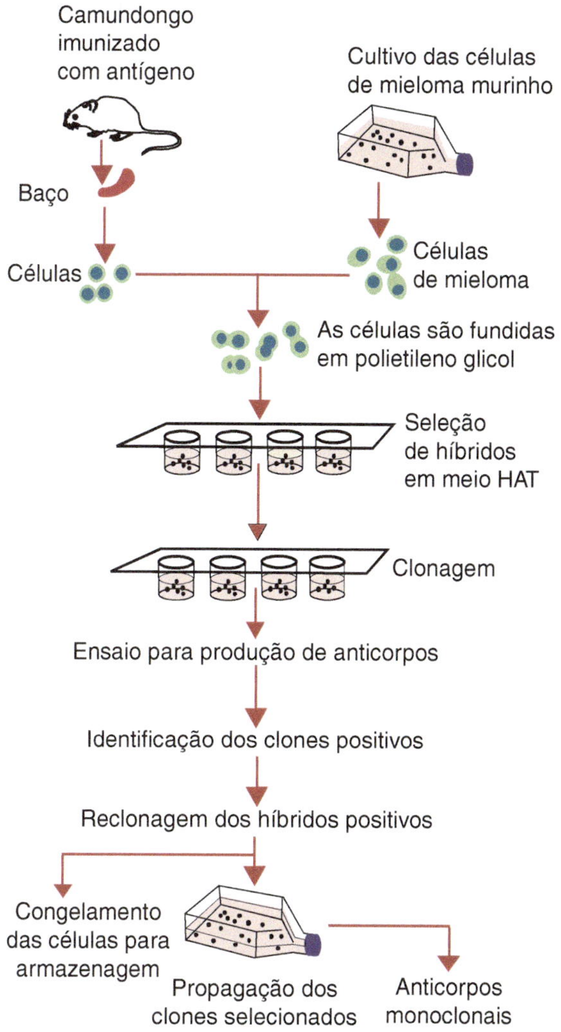


**FIG. 15.24** Diagrama esquemático mostrando o método de produção de anticorpos monoclonais. Plasmócitos produtores de anticorpos são fundidos com células de mieloma. As células hibridomas resultantes são cultivadas, clonadas e selecionadas para a produção de anticorpos contra o antígeno de interesse.

Os métodos clássicos para se fazerem hibridomas produzem apenas imunoglobulinas de camundongo, de utilidade limitada em mamíferos de outras espécies. Os anticorpos de camundongo são reconhecidos como estranhos nessas espécies e removidos pela resposta por anticorpo do receptor. Duas estratégias têm sido utilizadas para prevenir ou minimizar isso. Uma envolve a manipulação genética dos hibridomas para que produzam anticorpos com antigenicidade reduzida. Assim, podemos usar os fragmentos Fab'2 purificados, o que elimina a região Fc, que é antigênica, mas reduz suas atividades biológicas. No entanto, é possível unir esse fragmento à região Fc da espécie-alvo e produzir uma molécula quimérica. Por exemplo, regiões variáveis de mieloma murinho podem ser unidas às regiões constantes de cão, produzindo um anticorpo monoclonal canino para uso nessa espécie. Através de modificações subsequentes na sequência das regiões V do *framework*, o anticorpo monoclonal pode ser totalmente "caninizado". Por exemplo, o anticorpo monoclonal "caninizado" específico contra a interleucina-31 é usado para prevenir a coceira em cães com dermatite atópica (Capítulo 30). Também é possível produzir anticorpos monoclonais da espécie desejada utilizando-se tecnologias como a "*phage display*". Nesses casos, vastas bibliotecas de fragmentos de anticorpo da espécie de interesse são gerados e então selecionados pela capacidade de ligação ao antígeno.

Anticorpos monoclonais são a fonte preferencial de anticorpos para grande parte da pesquisa em imunologia. Eles são específicos para um único epítopo e estão disponíveis em grandes quantidades. Por causa de sua pureza, são usados em testes de diagnóstico clínico nos quais grandes quantidades de anticorpos de qualidade consistente são necessárias. Apesar de as células murinas serem a fonte preferida por tradição, estudos mostraram que bois e cabras podem ser modificados geneticamente para produzirem anticorpos monoclonais em seu leite. Já se provou possível incorporar genes de anticorpos em plantas como soja, milho e tabaco. Esses "planticorpos" são produzidos em quantidades muito grandes e parecem ser funcionais. Anticorpos monoclonais "humanizados" estão sendo utilizados pata tratamento de cânceres e para supressão de doenças inflamatórias e autoimunes. Anticorpos monoclonais modificados para similaridade a outras espécies estão sendo mais e mais utilizados na medicina veterinária (Capítulo 41).

# 16

# Anticorpos: Receptores Solúveis de Antígenos

## OBJETIVOS DIDÁTICOS

*Depois de ler este capítulo, você deve ser capaz de:*

- Explicar a relação entre BCRs e anticorpos circulantes.
- Reconhecer que mamíferos produzem cinco classes de imunoglobulinas: imunoglobulina G (IgG), IgM, IgA, IgE e IgD.
- Descrever como a IgG é a imunoglobulina predominante no soro e é a principal responsável pela defesa sistêmica.
- Explicar por que a IgM é produzida principalmente durante a resposta imune primária.
- Descrever brevemente o papel da IgA nas superfícies corpóreas. Qual é sua função?
- Explicar que a IgE atua na imunidade contra vermes parasitas e como causadora de alergias.
- Reconhecer que a IgD é encontrada na superfície de linfócitos imaturos e que sua função não está bem definida.
- Descrever a estrutura básica de cada uma das cinco classes de imunoglobulina.
- Explicar a importância das subclasses de imunoglobulina (ou isotipos).
- Explicar como os genes da cadeia pesada da imunoglobulina fazem troca de classe.
- Explicar como as imunoglobulinas podem existir nas formas solúvel e ligada à célula.
- Compreender a estrutura única das imunoglobulinas do boi e do camelo.

## SUMÁRIO DO CAPÍTULO



As propriedades dos receptores de antígeno de células B (BCRs) foram discutidas no capítulo anterior. No entanto, esses receptores não são restritos à superfície da célula B. Uma vez que a resposta da célula B é iniciada, ela se torna um plasmócito, e seus receptores de antígeno são produzidos em quantidades enormes e despejados no fluido circundante, onde agem como anticorpos. Esses anticorpos ligam antígenos estranhos e os marcam para destruição ou eliminação. Anticorpos são encontrados em vários fluidos corporais, mas estão presentes em maior concentração no soro sanguíneo. Anticorpos precisam defender um animal contra muitos tipos diferentes de micróbios, incluindo bactérias, vírus, helmintos e protozoários. Eles também precisam atuar em vários ambientes diferentes, como, por exemplo, no sangue ou leite, ou nas superfícies corporais. Não é surpresa, portanto, que existam diversas classes de imunoglobulina. Cada classe é otimizada para atuar em um ambiente específico. Por exemplo, a IgA protege as superfícies corporais. As imunoglobulinas também podem ser otimizadas para atividade contra um grupo específico de patógenos. Por exemplo, a IgE é importante na defesa contra vermes parasitas.

## IMUNOGLOBULINAS

As moléculas de anticorpo são glicoproteínas chamadas imunoglobulinas (abreviadas como Ig). Existem cinco classes estruturais (ou isotipos) de imunoglobulinas. A classe encontrada em

**TABELA 16.1 Principais Classes de Imunoglobulinas nos Mamíferos Domésticos**

| | CLASSE DA IMUNOGLOBULINA | | | | |
|---|---|---|---|---|---|
| **Propriedade** | **IgM** | **IgG** | **IgA** | **IgE** | **IgD** |
| Peso molecular | 900.000 | 180.000 | 360.000 | 200.000 | 180.000 |
| Subunidades | 5 | 1 | 2 | 1 | 1 |
| Cadeia pesada | μ | γ | α | ε | δ |
| Principalmente sintetizada em: | Baço e linfonodos | Baço e linfonodos | Tratos respiratório e intestinal | Tratos respiratório e intestinal | Baço e linfonodos |

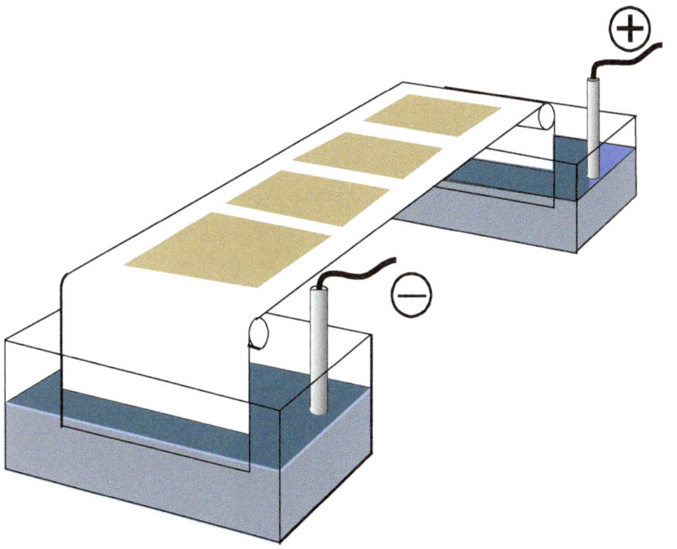

**FIG. 16.1** Eletroforese de uma mistura de proteínas em uma tira de papel ou outro suporte. O suporte faz uma ponte entre os dois reservatórios de tampão e um potencial elétrico é aplicado através dele. É uma maneira conveniente de se analisar proteínas séricas.

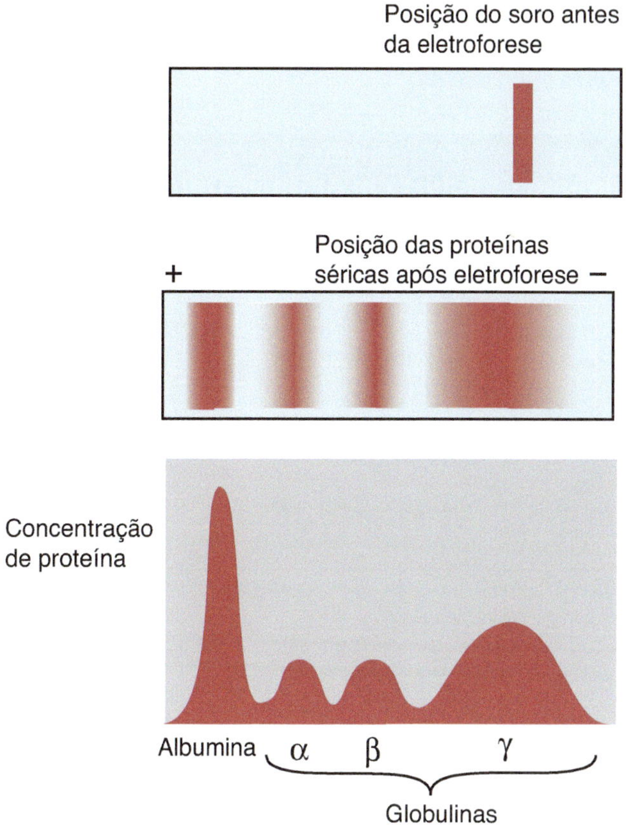


**FIG. 16.2** Diagrama esquemático mostrando o resultado da eletroforese de soro total. Quatro picos principais aparecem consistentemente: a albumina e três picos de globulinas. As globulinas são classificadas como α-, β- e γ-globulinas.

concentrações mais altas no soro é chamada de imunoglobulina G (abreviada IgG). A classe com a segunda concentração mais alta no soro (na maioria dos mamíferos) é a imunoglobulina M (IgM). A terceira maior concentração na maior parte dos mamíferos é a imunoglobulina A (IgA). No entanto, a IgA é a imunoglobulina predominante em secreções: saliva, leite e fluido intestinal. A imunoglobulina D (IgD) é primariamente um BCR, raramente encontrada em fluidos corporais. A imunoglobulina E (IgE) é encontrada em concentrações muito baixas no soro e medeia as reações alérgicas. As características de cada uma dessas classes estão listadas na Tabela 16.1.

Quando o soro passa por eletroforese, suas proteínas se separam em quatro frações principais (Fig. 16.1). A fração de carga mais negativa é composta por uma única proteína homogênea chamada albumina sérica. As outras três frações contêm proteínas classificadas em α, β e γ globulinas, de acordo com sua mobilidade eletroforética (Fig. 16.2). A maior parte das imunoglobulinas são encontradas na fração γ globulinas. As moléculas de imunoglobulina são formadas por quatro cadeias peptídicas ligadas. Juntas elas formam uma molécula simétrica bilateralmente, com formato de Y, com duas regiões idênticas Fab ligadas ao tronco chamado de região Fc (Capítulo 15). As regiões Fab ligam antígenos, e a região Fc liga células e ativa o complemento.

## CLASSES DE IMUNOGLOBULINA

### Imunoglobulina G

A IgG é produzida por plasmócitos no baço, linfonodos e medula óssea. É a imunoglobulina encontrada em maior concentração no sangue (Tabela 16.2) e desempenha papel majoritário nas defesas mediadas por anticorpos. Ela tem peso molecular de aproximadamente 180 kDa e estrutura típica de BCR com duas cadeias leves idênticas e duas cadeias pesadas γ idênticas (Fig. 16.3). Suas cadeias leves podem ser do tipo κ ou λ. Por ser a menor das moléculas de imunoglobulina, a IgG consegue escapar dos vasos sanguíneos com mais facilidade do que as demais. Isso é especialmente importante na inflamação, quando a permeabilidade vascular aumentada permite que a IgG participe da defesa dos tecidos e das superfícies corporais. A IgG se liga a antígenos específicos, tais como os encontrados nas bactérias. A ligação das moléculas de anticorpo às bactérias pode causar grumos (aglutinação) e opsonização. Anticorpos IgG ativam a via clássica do complemento somente quando um número suficiente de moléculas tiver se agregado na superfície antigênica (Capítulo 4).

## Imunoglobulina M

A IgM é produzida por plasmócitos nos órgãos linfoides secundários. Ela apresenta a segunda maior concentração, após a IgG, no soro da maioria dos mamíferos. Quando ligada à superfície de uma célula B e atuando como um BCR, a IgM é um monômero de 180-kDa. No entanto, a forma secretada da IgM é constituída por cinco (ocasionalmente seis) unidades de 180-kDa unidas por pontes dissulfeto formando uma estrutura circular. O peso molecular total é de 900 kDa (Fig. 16.4). Um pequeno polipeptídeo chamado cadeia J (15 kDa) une duas unidades até completar o círculo. Cada monômero de IgM é uma estrutura convencional de imunoglobulina e é formado duas cadeias leves κ ou λ e duas cadeias pesadas μ; as cadeias μ diferem das cadeias γ porque têm um quarto domínio constante ($C_H4$) e um segmento adicional de 20 aminoácidos na região C-terminal, mas não possuem a região da dobradiça. O sítio de ativação do complemento na IgM está localizado no domínio $C_H4$.

A IgM é a principal imunoglobulina produzida durante a resposta imune primária (Fig. 16.5). Quantidades menores

**TABELA 16.2 Níveis Séricos de Imunoglobulina em Animais Domésticos e Humanos**

| | NÍVEIS DE IMUNOGLOBULINA (mg/dL) | | | |
|---|---|---|---|---|
| **Espécies** | **IgG** | **IgM** | **IgA** | **IgE** |
| Cavalos | 1.000-1.500 | 100-200 | 60-350 | 4-106 |
| Bois* | 1.700-2.700 | 250-400 | 10-50 | |
| Ovelhas | 1.700-2.000 | 150-250 | 10-50 | |
| Porcos | 1.700-2.900 | 100-500 | 50-500 | |
| Cães | 1.000-2.000 | 70-270 | 20-150 | 2,3-4,2 |
| Gatos† | 400-2.000 | 30-150 | 30-150 | |
| Galinhas | 300-700 | 120-250 | 30-60 | |
| Humanos | 800-1600 | 50-200 | 150-400 | 0,002-0,05 |

*Os bois apresentam diferenças sazonais significativas nos níveis séricos de imunoglobulinas.

†Os níveis de imunoglobulinas em gatos "livres de patógenos" (SPF) é cerca da metade daqueles encontrados em gatos de estimação.

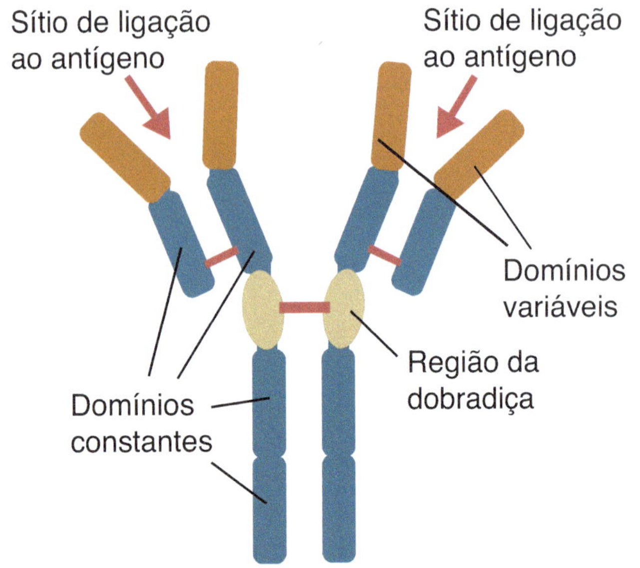


**FIG. 16.3** Estrutura da IgG, a típica molécula de imunoglobulina. Compare esta com a Fig. 15.1, um BCR típico.

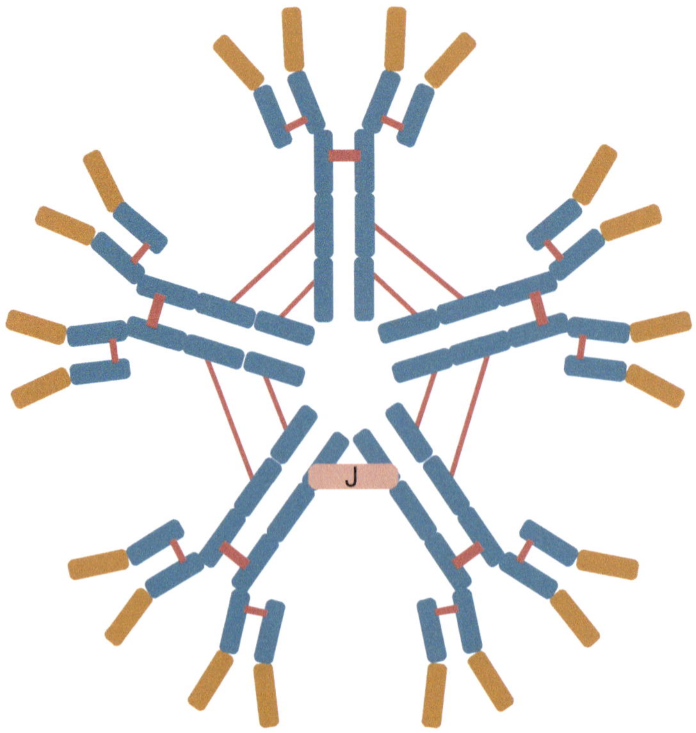


**FIG. 16.4** Estrutura da IgM.

também são produzidas nas respostas secundárias. Apesar de produzida em pequenas quantidades, a IgM é mais eficiente (em base molar) do que a IgG na ativação do complemento, opsonização, neutralização de vírus e aglutinação. Por causa do seu grande tamanho, as moléculas de IgM raramente chegam nos fluidos tissulares, mesmo durante a inflamação aguda.

## Imunoglobulina A

A IgA é produzida por plasmócitos localizados sob as superfícies do corpo: paredes intestinais, trato respiratório, sistema urinário, pele e glândula mamária. Apesar de produzida em grandes quantidades, a maior parte vai para o intestino, brônquios ou leite. Como resultado, sua concentração sérica na maioria dos mamíferos costuma ser mais baixa do que a da IgM. Os monômeros de IgA possuem peso molecular de 150 kDa, mas ela é normalmente secretada como dímero. Cada monômero de IgA é composto por duas cadeias leves e duas cadeias pesadas α contendo três domínios constantes. Na IgA dimérica, os dois monômeros estão unidos por uma cadeia J (Fig. 16.6). Polímeros maiores de IgA são ocasionalmente encontrados no soro.

A IgA produzida nas superfícies do corpo é transportada através das células epiteliais até as secreções externas ligada ao receptor de imunoglobulina polimérica (pIgR) ou componente secretório (Fig. 22.13). O componente secretório é um peptídeo que se liga aos dímeros de IgA, formando a IgA secretória (SIgA). Ele protege a IgA da digestão pelas proteases intestinais.

A SIgA é a principal imunoglobulina nas secreções externas de não ruminantes. Assim, possui importância crucial na proteção dos tratos intestinal, respiratório e urogenital, da glândula mamária e dos olhos durante a invasão microbiana. A IgA não ativa a via clássica do complemento, nem atua como opsonina. No entanto, ela pode aglutinar antígenos particulados e neutralizar vírus. A IgA previne a aderência de micróbios invasores às superfícies do corpo. Por causa de sua importância, a IgA é examinada em detalhes no Capítulo 22.

## Imunoglobulina E

A IgE, como a IgA, é feita principalmente por plasmócitos localizados sob as superfícies corpóreas. É uma imunoglobulina típica, em formato Y, formada por quatro cadeias com quatro domínios constantes nas cadeias pesadas ε e peso molecular de 190 kDa (Fig. 16.7). A maior parte da IgE fica ligada aos mastócitos tissulares e é encontrada em concentrações extremamente baixas no soro. Como resultado, a IgE não atua ligando-se aos antígenos, como as outras imunoglobulinas. Ela inicia a inflamação aguda atuando como molécula de transdução de sinal. As moléculas de IgE se ligam fortemente aos receptores FcεRI em mastócitos e basófilos. Quando o antígeno se liga a essa IgE, ele desencadeia a liberação de moléculas inflamatórias pelos mastócitos. A inflamação aguda local aumenta as defesas regionais e ajuda a eliminar invasores como os vermes parasitas. A IgE possui a meia-vida mais curta entre todas as imunoglobulinas (2-3 dias) e é rapidamente destruída por tratamento térmico moderado. A IgE é descrita em maiores detalhes no Capítulo 29.

## Imunoglobulina D

A IgD está presente nos cavalos, bois, ovelhas, porcos, cães, roedores e primatas, mas não foi ainda detectada em coelhos e gatos. Está presente em vários peixes ósseos e em muitos

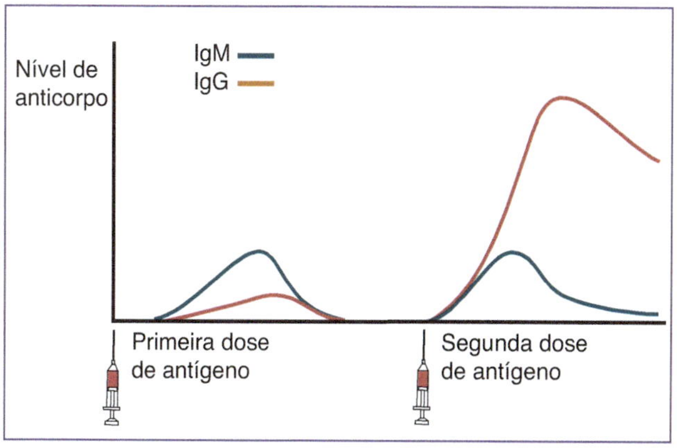


FIG. 16.5 Quantidades relativas de cada classe de imunoglobulina produzidas durante as respostas imunes primária e secundária. Note que a IgM predomina na resposta imune primária, enquanto a IgG predomina nas respostas mais tardias.

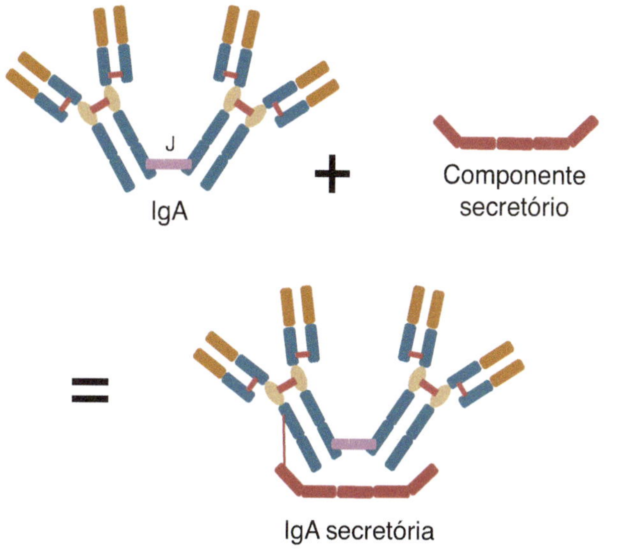


FIG. 16.6 Estrutura da IgA e da IgA secretória. O componente secretório é encontrado na superfície de certas células epiteliais, onde ele age como receptor para imunoglobulinas poliméricas (pIgR). Ele pode ligar também a IgM.

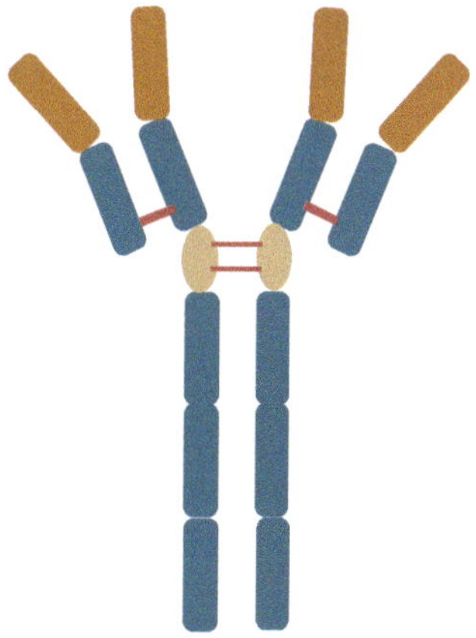

FIG. 16.7 Estrutura da IgE. Note a presença de quatro domínios constantes, além de uma dobradiça na cadeia pesada.

pássaros, mas não nas galinhas. Ela permanece presa às células B, e muito poucas são liberadas no sangue. As moléculas de IgD são constituídas por duas cadeias pesadas δ e duas cadeias leves. Ao contrário das demais classes de imunoglobulinas, a IgD apresenta muitas variações estruturais ao longo da evolução. Por exemplo, a IgD do camundongo não possui o domínio Cδ2, portanto apresenta apenas dois domínios constantes em suas cadeias pesadas. Ela tem peso molecular de cerca de 170 kDa (Fig. 16.8). Por outro lado, a IgD dos cavalos, bois, ovelhas, cães, macacos e humanos apresenta três domínios constantes na cadeia pesada e um longo domínio na dobradiça codificado por dois éxons (Fig. 16.9). A IgD do porco possui uma dobradiça curta, codificada por apenas um éxon. Em bois, ovelhas e porcos, mas não em cavalos ou cães, o domínio Cδ1 é quase idêntico ao domínio Cμ1 da IgM, enquanto os demais domínios constantes são marcadamente diferentes. Em camundongos, os dois domínios da região constante (Cδ1 e Cδ3) são separados por uma longa região da dobradiça. Essa região da dobradiça não apresenta pontes dissulfeto entre as cadeias, fazendo com que a IgD murina seja muito suscetível à destruição por proteases e indetectável no soro, apesar de ser detectável no plasma (Quadro 16.1). Assim como a IgE, a IgD é destruída por tratamento térmico moderado.

O papel exato da IgD tem desafiado as tentativas de explicação, mas acredita-se que ela regule as respostas de células B. A troca de classe de IgM para IgD foi descrita na mucosa do trato res-

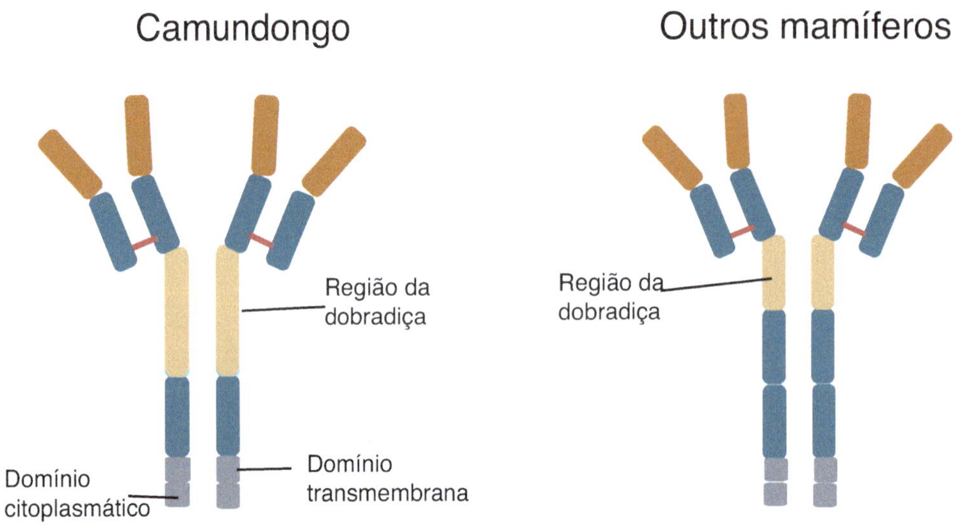


FIG. 16.8 Estrutura da IgD em camundongos e outros mamíferos. Note a região da dobradiça longa e exposta na IgD murina, o que torna essa molécula muito instável.

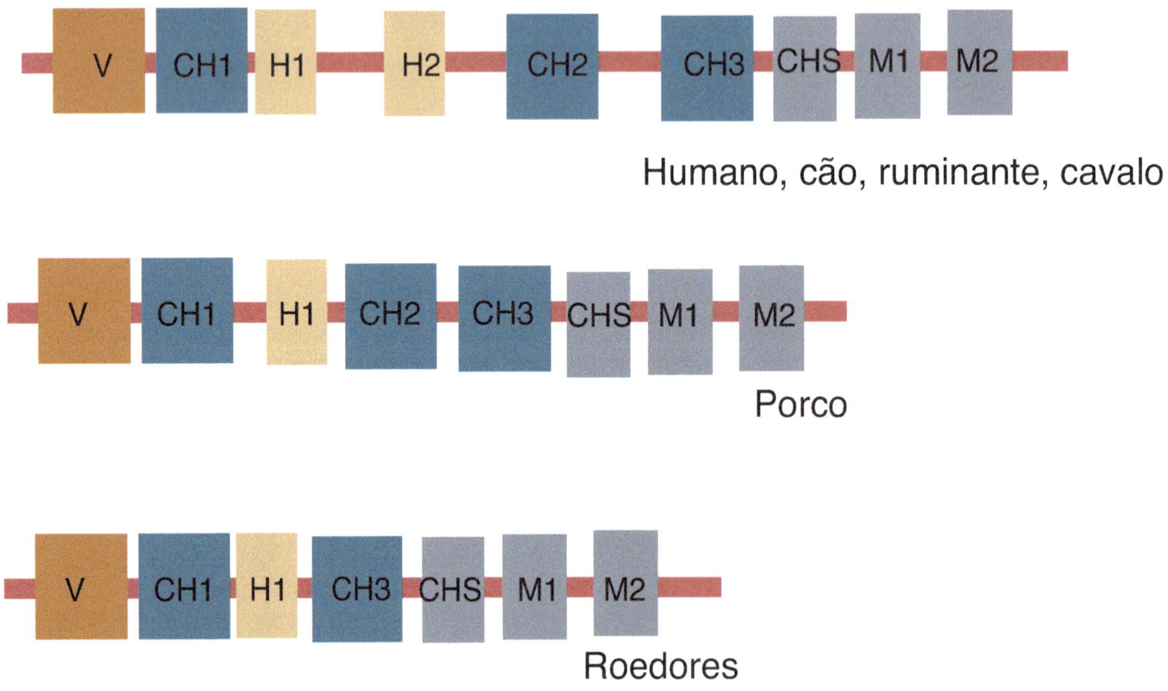


FIG. 16.9 A estrutura do gene da IgD difere muito entre os mamíferos. Este diagrama mostra a estrutura dos éxons da cadeia pesada da IgD em diferentes espécies. Nenhuma outra classe de imunoglobulina apresenta tamanha variação, cujo significado é desconhecido.

piratório superior em humanos. Isso gera plasmócitos produtores de IgD cujos produtos ligam bactérias do trato respiratório. A IgD circulante também se liga a basófilos, induzindo a produção de catelicidinas IL-1, IL-4 e de fator ativador de célula B (BAFF; veja Quadro 15.2). Portanto, em humanos, a IgD orquestra o sistema de defesa na interface entre a imunidade inata e a adaptativa.

## ESTRUTURA TRIDIMENSIONAL DAS IMUNOGLOBULINAS

As cadeias peptídicas da imunoglobulina se dobram de tal forma que uma molécula de IgG é formada por três regiões globulares (duas regiões Fab e uma região Fc) ligadas por dobradiças flexíveis (Fig. 16.10). Cada região globular é feita de domínios pareados. As regiões Fab são compostas, cada uma, por dois pares de domínios que interagem entre si ($V_H$-$V_L$ e $C_H1$-$C_L$), enquanto a região Fc é constituída por dois ou três domínios pareados, dependendo da classe de imunoglobulina (i.e., $C_H2$-$C_H2$, $C_H3$-$C_H3$ e, na IgE ou IgM, $C_H4$-$C_H4$). As cadeias peptídicas de cada domínio são intimamente entrelaçadas. Nas regiões Fab, uma fenda se forma entre os dois domínios variáveis, $V_H$ e $V_L$. Os aminoácidos das regiões determinantes de complementaridade (CDRs) recobrem essa fenda, e, como resultado, a superfície da fenda apresenta formato altamente variável. Essa fenda forma o sítio de ligação do antígeno. As CDRs tanto das cadeias leves quanto das pesadas contribuem para a ligação com o antígeno, mas as das cadeias pesadas são as maiores contribuintes. Como as imunoglobulinas são bilateralmente idênticas, as CDRs em cada uma das regiões Fab também são idênticas. Portanto, uma molécula possui dois sítios idênticos de ligação ao antígeno, os quais ligarão dois epítopos idênticos. A presença de uma região da dobradiça no meio da cadeia pesada faz com que imunoglobulinas tais como a IgG sejam muito flexíveis. Uma vez que os sítios de ligação aos antígenos são idênticos nas duas regiões Fab, as imunoglobulinas são capazes de ligar dois antígenos simultaneamente.

Em geral se considerava que, quando uma molécula de anticorpo estivesse formada, sua estrutura permaneceria imutável até que fosse destruída por processos catalíticos. Essa suposição é incorreta. A subclasse IgG4 em humanos pode trocar regiões com outras moléculas de anticorpo, gerando um anticorpo híbrido com dois braços Fab diferentes. Como resultado, esse anticorpo híbrido consegue ligar dois antígenos diferentes. Essa troca de braços Fab entre moléculas IgG4 é dinâmica. Assim, um anticorpo IgG4 homogêneo, quando administrado a um humano, pode rapidamente começar a trocar os braços Fab. Não se sabe se isso ocorre em mamíferos domésticos.

**QUADRO 16.1 IgD e a Microbiota**

Estudos recentes sobre o papel da IgD determinaram que a troca de classe de IgM para IgD nos camundongos é iniciada pela microbiota intestinal! Nos camundongos, muita IgD é produzida pelas células B dos tecidos linfoides associados à mucosa intestinal. Por outro lado, ela não é produzida em camundongos livre de germes, nem em camundongos deficientes de MyD88, sugerindo que sua produção é desencadeada por receptores do tipo *toll*. A IgD produzida no intestino é ativa contra as bactérias intestinais. A troca de classe da IgD associada à microbiota também foi detectada na mucosa nasal. Assim, a IgD talvez desempenhe um papel regulador sobre a microbiota normal.

Choi JH, Wang KW, Zhang D, et al: IgD class switching is initiated by microbiota and limited to mucosa-associated lymphoid tissue in mice, *Proc Natl Acad Sci USA* 114: E1196-E1204, 2002.

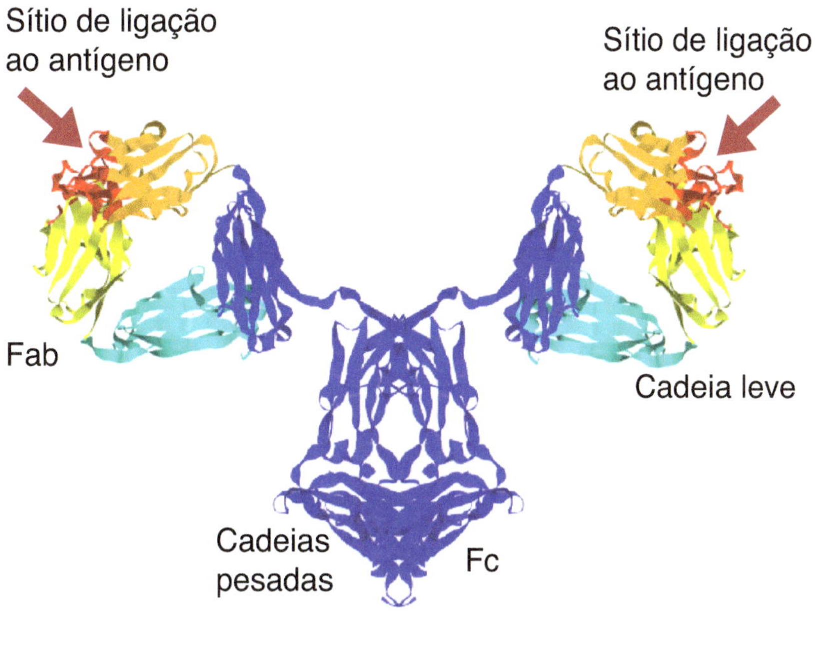


**FIG. 16.10** Diagrama mostrando o dobramento das cadeias peptídicas da IgG bovina. Compare este com os diagramas esquemáticos da IgG mostrados neste texto. A estrutura em domínios globulares é bastante óbvia. Também fica claro que as cadeias peptídicas da região da dobradiça ficam muito expostas a quebra por proteases. Azul indica domínios constantes, laranja/amarelo indica domínios variáveis e vermelho indica o sítio de ligação ao antígeno. (Cortesia Dr. B. Breaux.)

## VARIANTES DE IMUNOGLOBULINA

### Subclasses

Todas as moléculas de imunoglobulina são feitas de duas cadeias pesadas e duas cadeias leves. Diferentes cadeias pesadas são usadas na confecção dessas moléculas. Quando cadeias γ são usadas, a imunoglobulina resultante é uma IgG. A IgM contém cadeias μ; a IgA contém cadeias α, e assim por diante. No entanto, uma inspeção mais cuidadosa mostra que mesmo essas classes de imunoglobulinas são constituídas por uma mistura de moléculas que utilizam cadeias pesadas estruturalmente diferentes chamadas de subclasses.

As subclasses de imunoglobulina apareceram como resultado da duplicação gênica. Ao longo da evolução, os genes da cadeia pesada (*IGH*) foram duplicados, e cada novo gene foi sendo gradualmente modificado por mutações. As sequências de aminoácidos codificadas por esses novos genes podem diferir do original por aspectos mínimos. Por exemplo, a IgG bovina é uma mistura de três subclasses, IgG1, IgG2 e IgG3, codificadas pelos genes de cadeia pesada *IGHG1*, *IGHG2* e *IGHG3*, respectivamente. Elas diferem na sequência de aminoácidos e nas propriedades físicas, como mobilidade eletroforética. Essas subclasses de imunoglobulina podem ter atividades biológicas diferentes. Por exemplo, a IgG2 bovina aglutina partículas antigênicas, enquanto a IgG1 não. As subclasses de IgG canina diferem em sua habilidade de ligar receptores Fc e, assim, têm habilidades funcionais diferentes. Todos os animais de uma espécie possuem cada uma dessas subclasses.

O número e as propriedades das subclasses de imunoglobulinas variam entre as espécies. Por exemplo, a maioria dos mamíferos possui apenas uma ou duas subclasses de IgA, mas os coelhos possuem 13. Essas diferenças entre as espécies provavelmente não têm relevância biológica – elas apenas refletem o número de duplicações que os genes das cadeias pesadas sofreram em cada espécie.

### Alótipos

Além das diferenças de subclasse, cada animal herdou variações nas sequências de aminoácidos da imunoglobulina. Assim, as imunoglobulinas de um indivíduo podem diferir daquelas de outro indivíduo da mesma espécie (Fig. 16.11). Essas variações nas sequências alélicas das cadeias pesadas são refletidas em diferenças estruturais chamadas alótipos.

### Idiotipos

Um terceiro grupo de variantes estruturais encontrado nas imunoglobulinas resulta de variações nas sequências de aminoácidos nos domínios variáveis das cadeias pesadas e leves. Essas variantes são chamadas de *idiotopes*. A coleção de *idiotopes* em uma imunoglobulina é chamada de idiotipo. A maioria dos *idiotopes* se localiza no sítio de ligação ao antígeno.

## PRODUÇÃO DAS CADEIAS PESADAS DE IMUNOGLOBULINA

Dois genes codificam cada cadeia pesada de imunoglobulina. Um gene codifica para o domínio variável (e, logo, para o sítio de ligação ao antígeno), enquanto um gene separado codifica para o domínio constante. Os genes que codificam para os domínios variáveis são discutidos no Capítulo 17. Os genes que codificam as regiões constantes da cadeia pesada da imunoglobulina (genes *IGH*) são compostos por inúmeras sequências expressas ou éxons. Um éxon codifica para cada domínio constante, e um éxon codifica a região da dobradiça (Fig. 16.12). Assim, um gene completo para a região constante da IgM (IGHM) é formado por cinco éxons, enquanto o gene completo para a região constante da IgA (*IGHA*) contém quatro éxons. Os genes das regiões constantes da cadeia pesada estão agrupados em um cromossomo. Normalmente, eles estão organizados na ordem 5′-*IGHM-IGHD-IGHG-IGHE-*

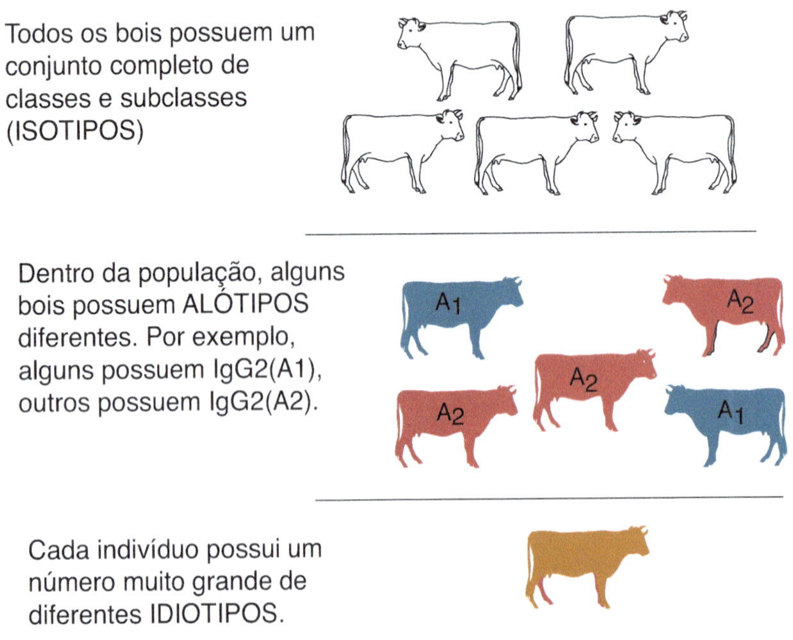

Todos os bois possuem um conjunto completo de classes e subclasses (ISOTIPOS)
Dentro da população, alguns bois possuem ALÓTIPOS diferentes. Por exemplo, alguns possuem IgG2(A1), outros possuem IgG2(A2).
A1
A2
A2
A2
A1
Cada indivíduo possui um número muito grande de diferentes IDIOTIPOS.


**FIG. 16.11** Diagrama esquemático mostrando as diferenças na herdabilidade das variantes de imunoglobulina mais importantes.

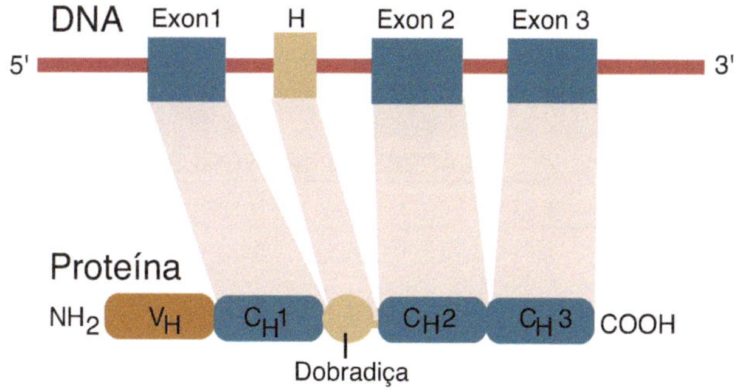


**FIG. 16.12** Uma cadeia peptídica como a cadeia pesada da imunoglobulina é codificada por uma série de sequências expressas (éxons) separadas por sequências intercalantes (íntrons). Normalmente cada éxon codifica para um único domínio. Quando a transcrição ocorre, os íntrons são eliminados e as sequências dos éxons são unidas no RNA.

*IGHA*-3′. Portanto, o gene para a cadeia μ precede o gene da cadeia δ, e ambos precedem os genes da cadeia γ e assim por diante.

Conforme maturam, as células B sofrem dois eventos de recombinação de DNA. O primeiro, chamado de recombinação V(D)J, cria o sítio de ligação ao antígeno do BCR enquanto as células B estão se desenvolvendo na medula óssea. Uma vez que os antígenos ativam as células B, ocorre um segundo evento de recombinação do DNA. Esse segundo evento resulta na troca de classe do BCR e, assim, os anticorpos são produzidos pela célula B. A recombinação para troca de classe não afeta o sítio de ligação ao antígeno do BCR.

## Recombinação para Troca de Classe

Ao longo da resposta da célula B, a classe de imunoglobulina produzida por uma célula muda. Essa "troca de classe" pode ser explicada pela maneira como os genes da cadeia estão organizados.

Durante uma resposta por anticorpo, as imunoglobulinas são sintetizadas em uma sequência padrão. Assim, primeiro a célula B respondedora usa o gene *IGHM* para fazer IgM para os BCRs. Os demais genes localizados 3′ ao *IGHM* são ignorados. Em espécies que fazem IgD, a célula B também transcreve o gene IGHD e, dessa forma, expressa IgM e IgD. Conforme a resposta imune progride, as células B respondedoras trocam para o uso dos genes *IGHG*, *IGHA* ou *IGHE* e ficam comprometidas com a síntese de IgG, IgA ou IgE. Os genes *IGH* não utilizados são excisados como DNA circular e eliminados da célula, de modo que o gene *IGH* selecionado para uso pode ser emendado diretamente ao gene *IGHV*.

Por exemplo, se a IgM for sintetizada, um gene *IGHV* é emendado diretamente ao gene *IGHM* (Fig. 16.13). Por outro lado, se a IgA for sintetizada, os genes codificadores de Cμ até Cε são eliminados, e o gene *IGHV* gene é emendado diretamente ao gene *IGHA*. Existem várias maneiras de se excisar esses genes intercalados. A mais simples é chamada de deleção em alça. Nesse caso, os genes das regiões V e C se aproximam, formando uma alça, e o DNA entre esses dois pontos é cortado por uma enzima chamada recombinase. Dois sinais são necessários para iniciar a troca de classe em uma célula B. Primeiro, a célula B deve receber um sinal de ativação gerado quando o CD40 na célula B liga-se ao CD154 na célula T auxiliar. Segundo

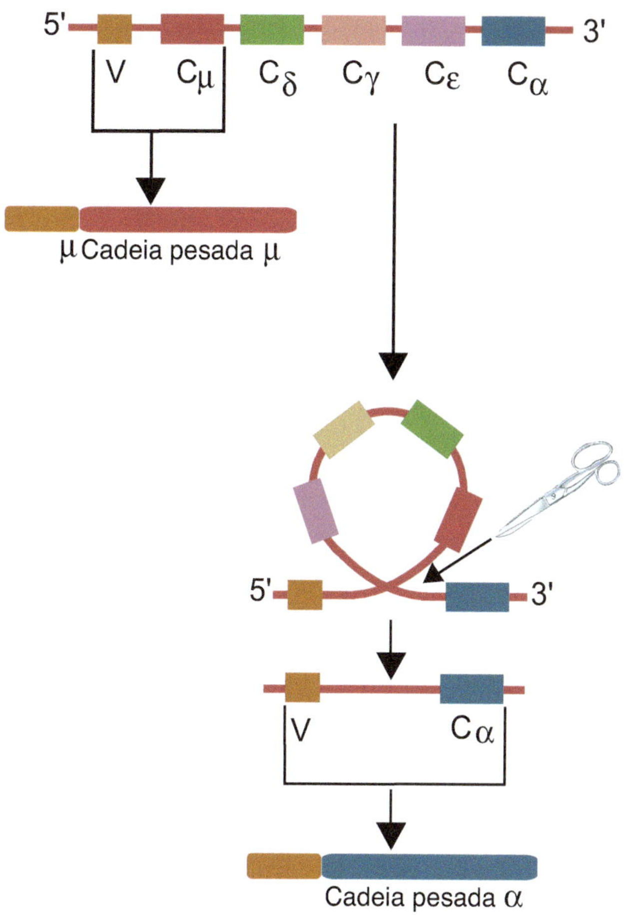


**FIG. 16.13** O mecanismo da troca de classe. Neste exemplo, a troca é feita da produção de IgM para a de IgA através da eliminação dos genes da cadeia pesada intercalantes e unindo os genes V ao gene da cadeia pesada apropriado.

a especificidade da troca de classe é determinada por sinais das citocinas, especialmente por IL-4, fator transformador do crescimento β (TGF-β) e interferon-γ (IFN-γ). Sinais do CD40 e do antígeno ativam a recombinase na célula B, enquanto sinais dos receptores de citocinas, ao ativarem regiões promotoras específicas, direcionam a recombinase até o gene específico da cadeia pesada.

## Receptores de Antígeno da Célula B e Imunoglobulinas Solúveis

Imunoglobulinas são inicialmente produzidas como BCRs ligados às células e em seguida são secretadas como anticorpos. As cadeias pesadas dos BCRs possuem um domínio C-terminal transmembrana hidrofóbico que as ancora à superfície da célula B. Esse domínio está ausente no anticorpo secretado. A troca entre as duas formas ocorre como resultado do processamento (*splicing*) diferencial dos éxons. Por exemplo, o gene *IGHM* possui dois éxons curtos chamados CμS e CμM, localizados a 3′ ao Cμ4 (Fig. 16.14). O CμS codifica o domínio C-terminal da forma secretada, enquanto o CμM codifica o domínio hidrofóbico da forma ligada à membrana. Quando a IgM é feita, todos os éxons Cμ são transcritos em RNA mensageiro (mRNA). Para produzir a IgM ligada à membrana, o mRNA do éxon CμS é eliminado e o éxon Cμ4 é ligado diretamente ao éxon CμM. Para produzir a IgM secretada, o éxon que codifica

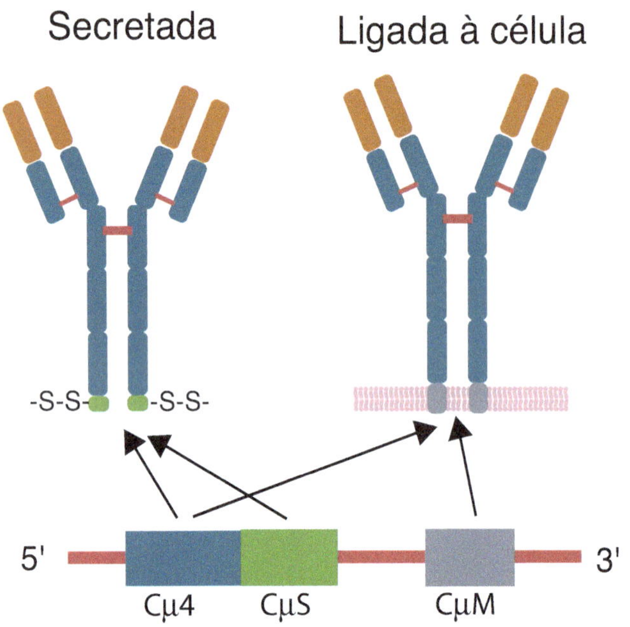


FIG. 16.14 Imunoglobulinas IgM servindo como BCRs têm uma opção quanto a qual domínio C-terminal elas utilizarão. A forma ligada à membrana usa um domínio hidrofóbico transmembrana (CμM). Já a forma secretada elimina essa sequência e usa o gene CμS. A diferença entre as duas formas é determinada pelo processamento do RNA (*splicing*) após a transcrição.

o domínio CμM é eliminado e a tradução é interrompida após a leitura do Cμ4 e CμS.

## IMUNOGLOBULINAS DOS MAMÍFEROS DOMÉSTICOS

Todos os mamíferos possuem e expressam os genes das quatro ou cinco classes mais importantes de imunoglobulina (IgG, IgM, IgA, IgE, IgD), embora nem todas as classes tenham sido formalmente identificadas em todas as espécies (Tabela 16.3). As características básicas de cada uma dessas classes foram descritas previamente. No entanto, durante o curso da evolução, conforme comentado antes, os genes *IGH* foram duplicados; em alguns casos, várias vezes (Fig. 16.15). Com o passar do tempo, os genes duplicados sofrem mutações de modo que os animais começam a produzir diferentes subclasses de uma imunoglobulina específica. Se um gene duplicado sofre uma mutação que o torna não funcional, ele se torna um pseudogene. O número de duplicações, e por consequência, o número de subclasses de imunoglobulina e de pseudogenes variam entre as espécies. Ao observar as diferenças entre as espécies, o leitor pode obter conhecimento adicional sobre a filogenia das espécies animais (Capítulo 43).

### Cavalos

O *locus* gênico das cadeias pesadas do cavalo está localizado no cromossomo 24qtr. Esse *locus* contém sete genes *IGHG* e todos são expressos. Existem, portanto, sete subclasses: IgG1 até IgG7. (A nomenclatura anterior para a IgG1 até IgG4 era IgGa, IgGc, IgG[T] e IgGb. A IgG6 era chamada de IgG[B]). A ordem dos genes de cadeia pesada no cavalo é:

*5'-M-D-G1-G2-G3-G7-G4-G6-G5-E-A-3'.*

**TABELA 16.3 Classes e Subclasses de Imunoglobulina em Mamíferos Selecionados**

| | CLASSES DE IMUNOGLOBULINA | | | | |
|---|---|---|---|---|---|
| **Espécies** | **IgG** | **IgA** | **IgM** | **IgE** | **IgD** |
| Cavalos | G1, G2, G3, G4, G5, G6, G7 | A | M | E | D |
| Bois | G1, G2, G3 | A | M1, M2 | E | D |
| Ovelhas | G1, G2, G3 | A1, A2 | M | E | D |
| Porcos | G1, G2a, G2b, G3, G4 | A | M | E | D |
| Cães | G1, G2, G3, G4 | A | M | E1, E2 | D |
| Gatos | G1, (G2?) | A | M | (E1, E2?) | ? |
| Camundongos | G1, G2a, G2b, G3 | A1, A2 | M | E | D |
| Chimpanzés | G1, G2, G3 | A | M | E | D |
| Humanos | G1, G2, G3, G4 | A1, A2 | M1, M2 | E | D |

A IgG7 possui alta similaridade com a IgG4 e provavelmente é resultado de uma duplicação recente do gene *IGHG4*. IgG1, IgG4 e IgG7 são produzidas em resposta a infecções intracelulares, enquanto IgG3 e IgG5 são produzidas principalmente em resposta a invasores extracelulares. Os cavalos também expressam IgM, IgD, IgA e IgE. O gene *IGHD* do cavalo está localizado abaixo (*downstream*) do *IGHM*. Ele parece ser expresso pelo menos ao nível de mRNA. Os cavalos possuem dois alelos de IgG4 ($IgG4^a$ e $IgG4^b$) e quatro alelos de IgE ($IgE^{1-4}$).

### Bois

Os bois são os únicos mamíferos conhecidos que possuem dois *loci* funcionais para a cadeia pesada. A maioria dos genes está localizada no cromossomo 21, mas um éxon truncado de μCH2 está localizado no cromossomo 11. Os genes no cromossomo 21 estão organizados da seguinte maneira: (*n* significa um número variável desses genes, *p* indica um pseudogene).

*5'-Vn-Dn-Jn-M1-* $(D1p\text{-}V3\text{-}D1n)_3$*-Jn-M2-D-G3-G1-G2-E-A -3'.*

Existem, portanto, duplicações dos genes das regiões DH, JH e C. Ambos os genes da IgM podem ser expressos independentemente ou sequencialmente pela troca de classe. Os bois possuem três genes *IGHG* que correspondem às três subclasses: IgG1, IgG2 e IgG3. A IgG1 corresponde a 50% da IgG do soro e é a imunoglobulina predominante no leite bovino (em vez da IgA). Os níveis de IgG2 são altamente herdáveis e sua concentração varia enormemente entre os bois. Os bois apresentam um único receptor Fc em seus macrófagos e neutrófilos que ligam apenas a IgG2. Uma vez que a IgG2 bovina possui uma região da dobradiça muito pequena, esse receptor pode representar uma adaptação especial à estrutura dessa imunoglobulina.

Algumas moléculas de imunoglobulina bovina são surpreendentemente grandes porque usam uma terceira alça longa de polipeptídeos hipervariáveis (CDR3) que pode conter até 69 aminoácidos. Esse comprimento aumentado se deve ao longo segmento gênico presente na linhagem germinativa, o gene Dh2, que codifica quatro cisteínas que formam pontes intercadeias umas com as outras, junto com resíduos repetitivos de glicinas, serinas e tirosinas. Como resultado, essas cadeias pesadas CDR3s se dobram no formato de um longo "cabo" com

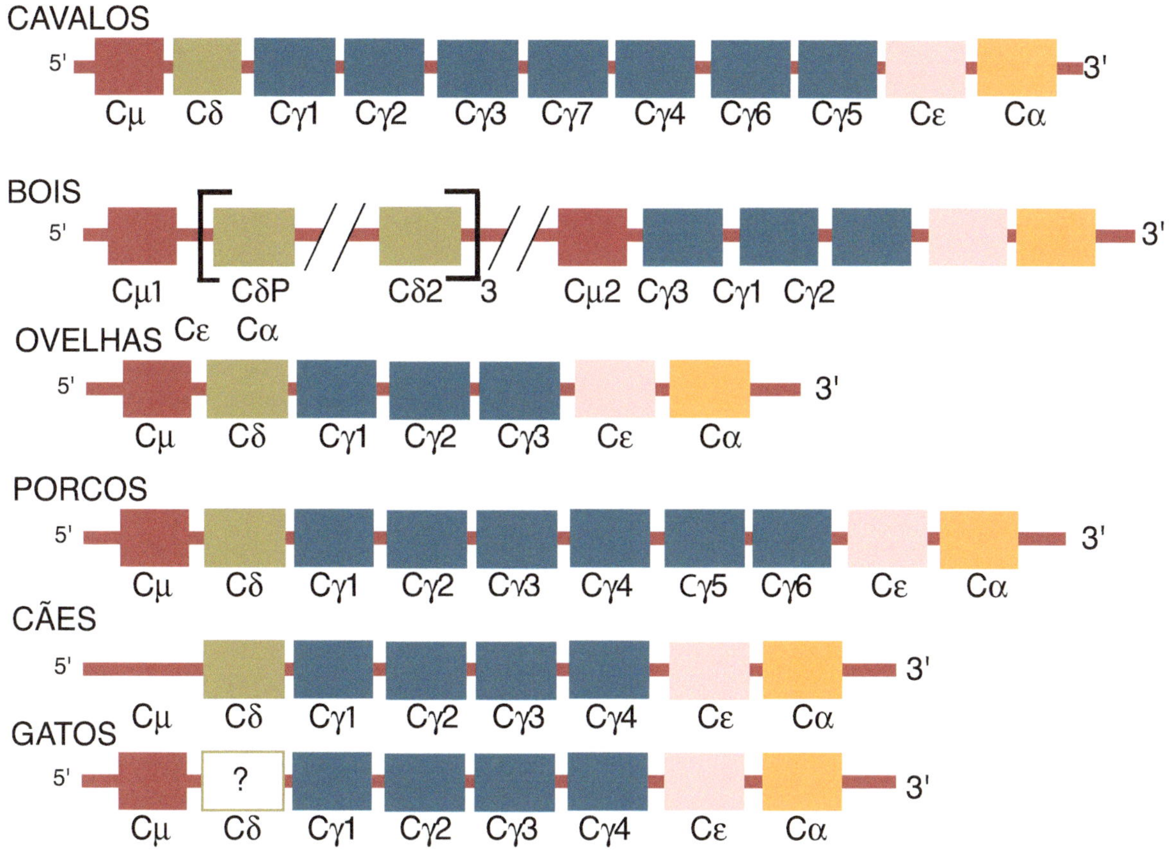


**FIG. 16.15** Organização dos genes da cadeia pesada da imunoglobulina nas principais espécies domésticas.

um domínio globular mantido por pontes dissulfeto relativamente distantes do restante do anticorpo (Figs. 16.16 e 16.17). O domínio globular se dobra em minidomínios gerados por inúmeras mutações envolvendo os resíduos de cisteína. São esses cabo e glóbulo proeminentes que reconhecem os antígenos. Os benefícios dessa estrutura não estão esclarecidos.

Dois alótipos (a e b) da cadeia pesada foram identificados em todas as três classes de IgG. O alótipo B1 é encontrado nas cadeias leves de alguns bois, mas é relativamente incomum. IgA, IgM e IgE também ocorrem nos bois. A IgD pode ser expressa nas células B. Cerca de 95% das imunoglobulinas bovinas possuem cadeias leves λ.

## Ovelhas

As subclasses de imunoglobulina nas ovelhas são parecidas com as dos bois, em que os genes *IGHG* codificam para IgG1, IgG2 e IgG3. Algumas ovelhas possuem o alótipo IgG1a. Um gene *IGHD* foi identificado nas ovelhas. Três alótipos de cadeia pesada de IgA foram identificados, além de três alótipos de IgE.

## Porcos

Os porcos possuem 10 genes de imunoglobulina: *IGHM*, *IGHD*, seis *IGHG*, *IGHE* e *IGHA*. Onze sequências do gene Cγ foram descritas no porco. Elas codificam para seis subclasses de IgG chamadas IgG1 até IgG6. Existem duas formas alélicas de todas essas subclasses, exceto para IgG3. As diferenças entre os alelos podem ser mínimas. Por exemplo, $IgG2^a$ e $IgG2^b$ diferem em apenas três aminoácidos. A IgG3 tem uma dobradiça maior, é estruturalmente única e parece ser a IgG suína evolutivamente mais conservada. O alelo mais diferente é o da $IgG5^b$, e seu domínio $C_H1$ compartilha sequências homólogas com o $C_H1$ da IgG3. Alguns porcos podem ter dois genes *IGHG5* e dois *IGHG6*, mas não *IGHG2* ou *IGHG4*. Outros porcos não têm

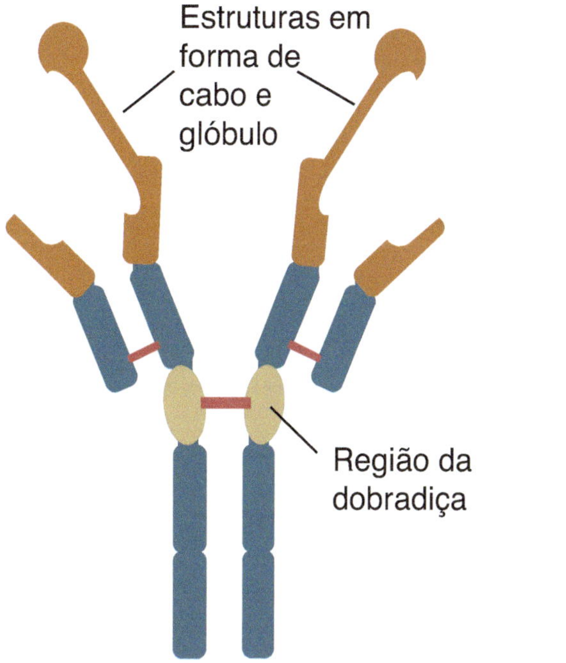


**FIG. 16.16** Regiões variáveis pouco usuais encontradas na IgM bovina: um cabo e uma bola.

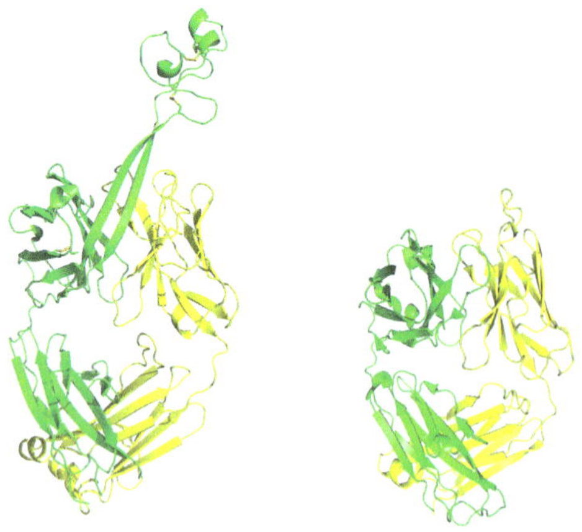


**FIG. 16.17** Diagrama mostrando a estrutura do Fab bovino (*esquerda*) em comparação com o Fab "normal", mostrando o cabo superlongo e saliente de fitas β-pregueadas no domínio VH da imunoglobulina. (De Wang F, Ekiert DC, Ahmed I, et al: Reshaping antibody diversity, *Cell*, 153: 1379-1393, 2013, Cortesia Elsevier Inc.)

**QUADRO 16.2 O Caso Curioso do Camelo**

Os membros da família do camelo tanto do Velho quanto do Novo Mundo (camelos e lhamas) possuem três subclasses de IgG: IgG1, IgG2 e IgG3. A IgG1 tem uma estrutura convencional com quatro cadeias e peso molecular de 170 kDa. Já a IgG2 e a IgG3, que juntas somam 75% das imunoglobulinas do camelo, são dímeros de cadeias pesadas de 100-kDa que não apresentam as cadeias leves! Além disso, as cadeias pesadas IgG2 do camelo não possuem o domínio CH1, mas compensam com uma região de dobradiça muito longa. Apesar da falta das cadeias leves, essas moléculas ainda conseguem se ligar a muitos antígenos. Observou-se que esses anticorpos se ligam com eficiência aos sítios de ligação ao substrato das enzimas. Outros estudos mostraram que o sitio de ligação aos antígenos dessas cadeias pesadas é muito convexo. Isso permite uma ligação bem ajustada com o sítio ativo (côncavo) da enzima. Assim, esses anticorpos de cadeia única podem apresentar alguma vantagem estrutural em comparação às imunoglobulinas convencionais na neutralização da atividade enzimática.

IgG4 ou IgG6. A IgG é a imunoglobulina sérica predominante, contribuindo com cerca de 85% do total. A IgM contribui com cerca de 12% e a IgA com 3% das imunoglobulinas séricas. Porcos possuem um único gene *IGHA* com dois alelos. A $IgA^b$ difere da $IgA^a$ por uma deleção de 12 nucleotídeos na região da dobradiça devido a uma mutação no sítio receptor de *splicing*. As consequências disso são desconhecidas. Um gene *IGHD* foi identificado nos porcos. Seu primeiro domínio constante pode ter sido codificado por um gene $C_H1\delta$ ou por um gene $C_H1$ μ! Assim, os transcritos de cadeia pesada para IgD do porco podem conter VDJ-CH1 μ-CH2δ-CH3δ ou VDJ-CH1δ-CH 2δ-CH3δ. Esse padrão não foi encontrado em nenhum outro mamífero. Esses dois genes, no entanto, apresentam quase 99% de similaridade. As consequências biológicas, portanto, não são enormes, especialmente considerando-se que a IgD pode nem ser expressa em porcos. A IgE foi identificada no porco. Um alótipo de IgM também foi descrito (Quadro 16.2).

## Cães e Gatos

Cães possuem quatro genes *IGHG* e, portanto, quatro subclasses de IgG, denominadas IgG1, IgG2, IgG3 e IgG4, em ordem de abundância. Além disso, os cães possuem IgA, IgM, IgD e IgE. Quatro alelos foram identificados no gene *IGHA* canino, todos restritos à região da dobradiça. Um alótipo de IgM foi descrito no cão.

Gatos possuem dois genes *IGHG*, uma subclasse de IgM e possivelmente duas subclasses de IgA (IgA1 e IgA2), assim como duas possíveis subclasses de IgE. Os dois genes de IgG parecem ser alótipos de uma subclasse e foram designados IgG1a e IgG1b. Eles contribuem com cerca de 98% da IgG sérica. Cerca de 2% das imunoglobulinas do soro do gato pertencem a uma segunda subclasse de IgG não caracterizada.

## Primatas

Humanos possuem quatro genes *IGHG* que codificam da IgG1 até a IgG4. Chimpanzés e macacos rhesus possuem três genes *IGHG* que codificam para IgG1, IgG2 e IgG3. A molécula IgG2 do chimpanzé contém epítopos também encontrados na IgG2 e IgG4 humanas, sugerindo que a duplicação dos genes *IGHG2* e *IGHG4* aconteceu depois que humanos se separaram dos chimpanzés. Os babuínos (*Papio cynocephalus*) possuem quatro genes *IGHG*, que são significativamente diferentes da IgG humana na região da dobradiça. Os macacos rhesus têm duas subclasses de IgM. Todos os macacos do velho mundo, com exceção do orangotango, possuem duas subclasses de IgA.

## Outros Mamíferos

Ratos e camundongos possuem quatro ou cinco genes *IGHG* funcionais. Já os coelhos têm apenas um gene *IGHG*, apesar de possuírem 13 genes *IGHA*, sendo no mínimo 12 deles funcionais! Eles parecem não apresentar IgD. A expressão dessas subclasses de IgA varia entre tecidos.

# 17

# Como os Receptores Ligantes de Antígeno São Feitos

## OBJETIVOS DIDÁTICOS

Depois de ler este capítulo, você deve ser capaz de:

- Listar as principais ligações não covalentes que ligam anticorpos aos antígenos.
- Explicar por que o formato da fenda ligante de antígeno depende da sequência de aminoácidos que recobre a fenda.
- Descrever como os genes V, D e J atuam juntos para gerar o sítio hipervariável de ligação ao antígeno.
- Explicar como um número enorme de BCRs diferentes é gerado através do uso de um número limitado de genes.
- Explicar a geração das regiões variáveis pela recombinação gênica.
- Explicar o processo da conversão gênica.
- Explicar por que os genes que codificam os sítios de ligação ao antígeno nos BCRs, mas não nos TCRs, também sofrem mutação somática aleatória.
- Definir conversão gênica, mutação somática, recombinação gênica, deleção de base, edição do receptor e diversidade juncional.
- Explicar o papel da microbiota na geração da diversidade das imunoglobulinas.
- Explicar como a diversidade do TCR é gerada.
- Explicar como uma célula T em desenvolvimento produz receptores de antígeno $\gamma/\delta$ ou $\alpha/\beta$.

## SUMÁRIO DO CAPÍTULO



Por possuírem um tempo de geração curto, as bactérias e os vírus têm a habilidade de sofrer mutação e mudar rápido. Como resultado, o sistema imune precisa ser capaz de responder não apenas a organismos existentes, mas também a organismos que tenham evoluído recentemente. A habilidade das respostas imunes adaptativas de responder especificamente a um número enorme de antígenos estranhos implica a existência de um número enorme de linfócitos, cada um com seus próprios receptores específicos para um antígeno. Isso leva à seguinte questão: como os linfócitos conseguem gerar tamanha diversidade desses receptores?

A capacidade de um receptor ligar um antígeno é determinada pelo formato de seu sítio de ligação. Esse formato depende do dobramento das cadeias peptídicas, o qual, por sua vez, é determinado pela sequência de aminoácidos que as compõem. Cada aminoácido em uma cadeia peptídica exerce influência sobre os aminoácidos vizinhos, o que determina sua configuração relativa. O formato da cadeia peptídica representa as contribuições de todos os aminoácidos da cadeia, conforme o peptídeo assume a conformação mais favorável energeticamente. O dobramento de uma proteína é determinado por sua sequência de aminoácidos, a qual é determinada pela sequência de bases no DNA que codifica essa proteína. A diversidade dos receptores de antígeno implica uma diversidade correspondente nos genes que codificam esses receptores ou em um mecanismo que gere diversidade a partir de um número limitado de genes. Esse segundo mecanismo é agora conhecido como sendo o método utilizado pelo sistema imune adaptativo.

## LIGAÇÃO RECEPTOR-ANTÍGENO

Quando um antígeno e seu receptor se ligam, eles interagem através de grupos químicos no antígeno e nas regiões determinantes de complementariedade (CDRs) no receptor. Nas reações químicas clássicas, as moléculas são montadas através do estabelecimento de ligações fortes, covalentes. Essas ligações podem ser quebradas pela entrada de uma grande quantidade de energia; energia esta que não está facilmente disponível. Por outro lado, a formação de ligações não covalentes fornece uma maneira rápida e reversível de formar complexos e permite o reuso das moléculas de um modo que as ligações covalentes não permitiriam. No entanto, ligações não covalentes atuam sobre distâncias intermoleculares curtas e, como resultado, se formam apenas quando duas moléculas se aproximam muito uma da outra. A ligação de um antígeno ao BCR ou TCR é exclusivamente não covalente, logo a ligação mais forte ocorre quando o formato do antígeno e o formato do receptor se encaixam perfeitamente. Essa necessidade de um ajuste conformacional bem próximo é comparada à especificidade de uma chave para sua fechadura.

A maioria das ligações formadas entre um antígeno e seu receptor são hidrofóbicas (Fig. 17.1). Quando um antígeno e moléculas de anticorpo entram em contato, elas excluem as moléculas de água da área de contato. Isso libera algumas moléculas de água das limitações impostas pelas proteínas e é, portanto, energeticamente estável. (Essa ligação pode ser comparada a quando duas lâminas de vidro para microscopia estão úmidas e grudadas uma na outra. Qualquer pessoa que já tenha tentado separá-las pode confirmar a eficiência desse tipo de ligação.)

Um segundo tipo de ligação que ocorre entre um antígeno e seu receptor é a ponte de hidrogênio. Quando um átomo de hidrogênio ligado covalentemente a um átomo eletronegativo, por exemplo, um grupo -OH, se aproxima de outro átomo eletronegativo como um grupo O = C-, o hidrogênio é compartilhado entre os dois átomos eletronegativos. Essa situação é energeticamente favorável e é chamada de ponte de hidrogênio. As principais pontes de hidrogênio formadas nas interações antígeno-receptor são O–H–O, N–H–N e O–H–N. As pontes de hidrogênio já estão presentes nas moléculas proteínas e água em solução aquosa, de modo que a ligação de um antígeno a seu receptor por pontes de hidrogênio requer mudanças relativamente pequenas na carga energética total.

Ligações eletrostáticas formadas entre aminoácidos de cargas opostas podem contribuir para a ligação antígeno-receptor,

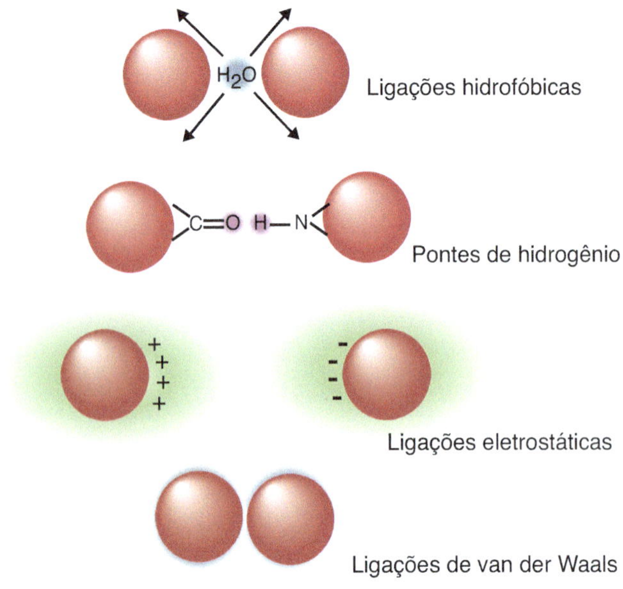


FIG. 17.1 Ligações não covalentes que ligam um antígeno a seu receptor, organizadas em ordem de importância relativa. Todas essas ligações são eficientes apenas a curta distância. Por isso, é essencial que o formato do antígeno e seu sítio de ligação no receptor encaixem bem para que a ligação entre eles seja forte.

mas a carga de muitos grupos costuma ser neutralizada pelos eletrólitos em solução. Como resultado, a importância das ligações eletrostáticas não está clara.

Quando dois átomos se aproximam, uma força inespecífica de atração, chamada força de van der Waals, entra em ação. Ela ocorre como resultado de uma assimetria mínima na carga de um átomo por causa da posição de seus elétrons. Essa força, apesar de muito fraca, pode se tornar coletivamente importante quando duas moléculas grandes entram em contato. Ela pode, portanto, contribuir para a ligação antígeno-receptor.

A ligação de um receptor a seu antígeno é mediada por várias ligações não covalentes. Cada ligação é relativamente fraca, mas juntas elas podem somar uma força de ligação significativa. Todas essas ligações atuam apenas por distâncias curtas e enfraquecem rápido conforme a distância aumenta. A força das ligações eletrostáticas e das pontes de hidrogênio é inversamente proporcional ao quadrado da distância entre as moléculas em interação; a força de van der Waals e as ligações hidrofóbicas são inversamente proporcionais à sétima potência dessa distância. Assim, a ligação mais forte entre um antígeno e seus receptores ocorre quando seus formatos se encaixam perfeitamente e inúmeras ligações não covalentes se formam. Antígenos podem se ligar a seus receptores mesmo quando o encaixe não é perfeito, mas a afinidade da ligação será reduzida.

## GENES DO RECEPTOR DE ANTÍGENO

A informação necessária para se fazer todas as proteínas, incluindo os receptores de antígeno, está armazenada no genoma de um animal. Tudo de que se precisa para a produção dessas moléculas é que os genes necessários sejam ligados. Uma vez que os genes apropriados sejam ativados, eles podem ser transcritos em RNA e traduzidos para a proteína necessária para se fazer o receptor nas células B ou T. Estima-se que os mamíferos possam produzir até $10^{15}$ receptores de antígeno diferentes para as células B e T. Para produzir essa enorme diversidade, eles usam menos de 500 genes!

Múltiplos genes codificam as cadeias peptídicas de cada receptor. Vários genes codificam cada região variável, enquanto apenas um gene codifica cada região constante. Como resultado, um único gene de região constante pode ser combinado com qualquer um dos genes de região variável para fazer uma cadeia completa de receptor (Fig. 17.2). Em vez de ter genes para cada uma das possíveis cadeias do receptor, só é necessário ter vários genes para as regiões variáveis e uni-los ao gene apropriado da região constante. Além disso, as cadeias do receptor de antígeno podem ser pareadas em diferentes combinações gerando diversidade ainda maior, um processo chamado associação combinatória.

## DIVERSIDADE DAS IMUNOGLOBULINAS

Para se fazer o máximo possível de anticorpos diferentes, é necessário diversificar as sequências de aminoácidos dos domínios variáveis das cadeias leve e pesada. Uma vez que as sequências de aminoácidos são determinadas pelas sequências de nucleotídeos, deve existir algum mecanismo para a geração de diversidade dessas sequências de nucleotídeos. Na prática, a diversidade gênica é gerada através de três mecanismos distintos: recombinação gênica, mutação somática e conversão gênica. A importância relativa de cada um desses mecanismos difere entre as espécies, e os mecanismos de geração de diversidade que operam em humanos e camundongos não são os mesmos que operam nos mamíferos domésticos.

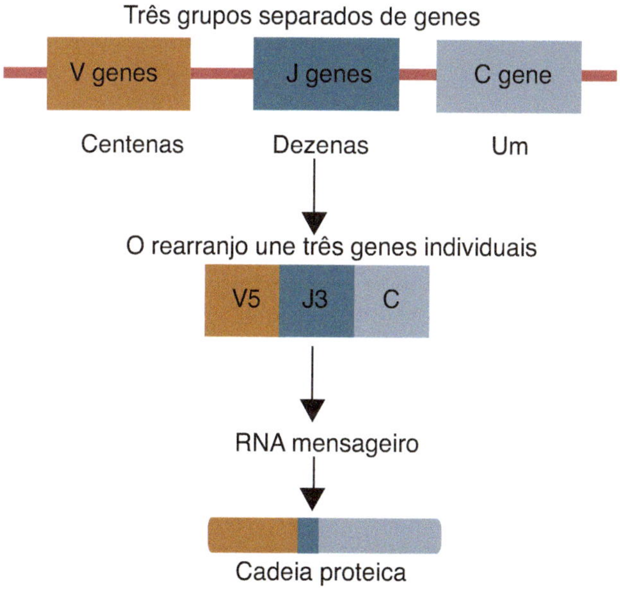


**FIG. 17.2** As cadeias do receptor de antígeno são codificadas por três genes que se originam em grupos separados. Os genes necessários para uma cadeia completa de receptor são montados emendando-se um gene selecionado de cada grupo.

## RECOMBINAÇÃO GÊNICA

A recombinação gênica resulta da seleção aleatória de um gene de cada um dos vários grupos de genes disponíveis, seguida da recombinação dos genes selecionados para gerar uma sequência diversificada. Isso é observado claramente nos genes que codificam as imunoglobulinas (Tabela 17.1).

Três *loci* gênicos codificam as cadeias peptídicas das imunoglobulinas, onde cada *locus* é encontrado em um cromossomo diferente (Fig. 17.3). Um *locus*, chamado *IGL*, usa três genes para codificar as cadeias leves λ; um outro, chamado *IGK*, usa três genes para codificar as cadeias leves κ; e outro, chamado *IGH*, usa quatro genes para codificar as cadeias pesadas.

### *Locus IGL*

Cada cadeia leve lambda é codificada por três genes. São chamados de *IGLV*, *IGLJ* e *IGLC*. O gene *IGLV* codifica a região variável do N-terminal até a posição 95. O gene *IGLC* codifica a região constante começando na posição 110. Os aminoácidos entre 95 e 110 são codificados por *IGLJ*. O número de todos esses três genes varia entre as espécies domésticas.

### *Locus IGK*

As cadeias leves capa também são codificadas por: *IGKV*, *IGKJ* e *IGKC*.

### *Locus IGH*

Quatro genes, *IGHV*, *IGHD*, *IGHJ* e *IGHC*, codificam as cadeias pesadas de imunoglobulina. O *locus IGH* contém quase 100 genes *IGHV*. Ele também contém múltiplos genes *IGHJ* situados a 3′ dos genes *IGHV*. Vários genes curtos, chamados genes *IGHD* (D de diversidade), estão localizados entre os genes *IGHV* e *IGHJ* (veja Fig. 17.3). Os genes *IGHC* constituem uma série de genes de região constante, um para cada classe e subclasse de cadeia pesada, arranjados na ordem 5′-Cμ-Cδ-Cγ-Cε-Cα-3′ ao longo do cromossomo.

**TABELA 17.1 Exemplos do Uso dos Genes em Mamíferos**

| Espécies | *IGKV* | *IGKJ* | *IGLV* | *IGLJ* | *IGHV* | *IGHJ* | *IGHD* |
|---|---|---|---|---|---|---|---|
| Cavalos | 60 | 5 | 144 | 7 | 52 | 8 | 40 |
| Bois | 22 | 3 | 25 | 4 | 36 | 6 | 14 |
| Ovelhas | 10 | 3 | >100 | 1 | 7 | 6 | >1 |
| Porcos | 14 | 5 | 23 | 4 | 20 | 1 | 2 |
| Camundongos | 169 | 9 | 14 | 3 | 161 | 7 | 18 |
| Humanos | 48 | 9 | 69 | 8 | 215 | 27 | 30 |
| Ratos | 163 | 7 | 3 | 2 | 174 | 5 | 21 |

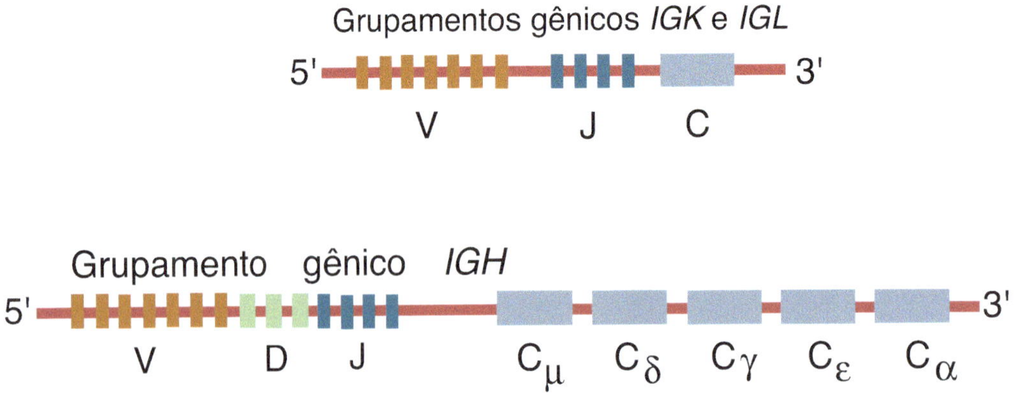


**FIG. 17.3** Genes codificantes para a cadeia leve e pesada da imunoglobulina. Note que existem dois *loci* distintos para a cadeia leve, um codifica a cadeia capa e um codifica a cadeia lambda. Eles estão localizados em cromossomos distintos. O número exato de genes V, D e J varia entre as espécies.

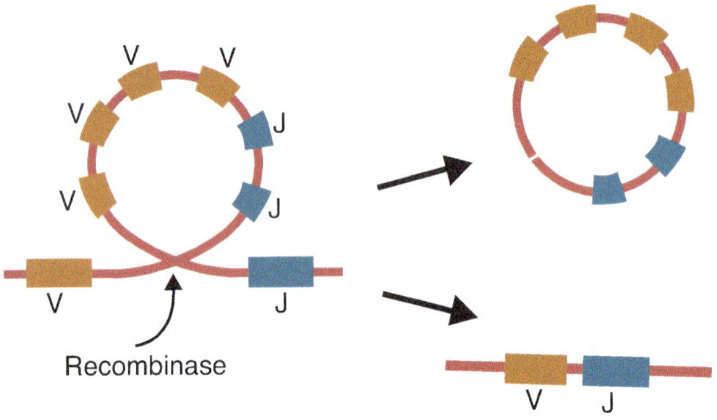


**FIG. 17.4** Um dos mecanismos mais importantes para a deleção de genes indesejados é a deleção em alça. Nesse caso, os genes V indesejados formam uma alça que é cortada fora pela enzima recombinase e as pontas são emendadas. Como resultado, o gene V desejado está unido diretamente ao gene J. A alça excisada é destruída.

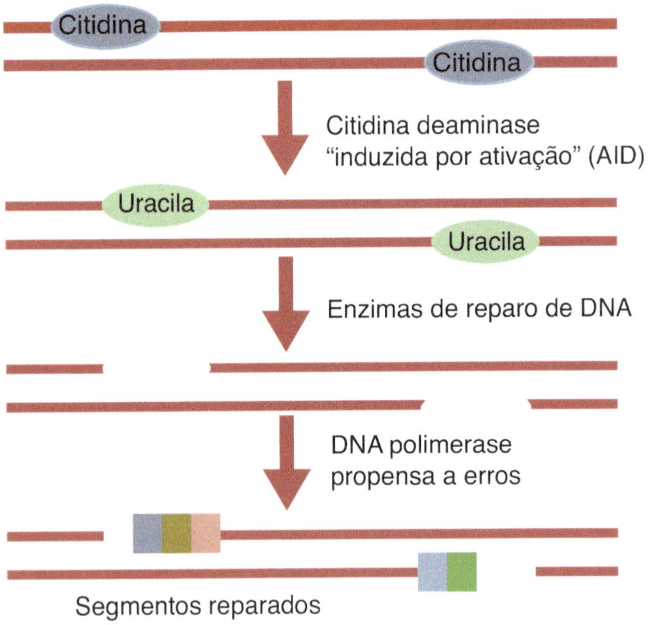


**FIG. 17.5** O mecanismo da mutação somática. Uma citidina deaminase "induzida por ativação" (AID) converte as citidinas em uracilas. As duas fitas de DNA são cortadas por uma endonuclease nesses locais. As pontas livres de DNA são emendadas, mas os espaços são preenchidos com nucleotídeos selecionados aleatoriamente.

## GERAÇÃO DE DIVERSIDADE JUNCIONAL

### Rearranjo Gênico

A maneira mais simples de se gerar diversidade na região V é selecionar um gene V aleatoriamente e uni-lo com um gene J também selecionado aleatoriamente; um processo chamado recombinação. Uma vez que muitos genes V e J estão disponíveis, o número de combinações possíveis pode ser muito grande. Por exemplo, se existem 100 genes V e 10 genes J, então $100 \times 10 = 1.000$ regiões V diferentes podem ser construídas.

A montagem da cadeia leve requer uma combinação de um gene V, um J e um C. Durante o desenvolvimento da célula B, os genes intercalantes precisam ser removidos e descartados. O primeiro passo para esse processo é a identificação dos sítios onde o DNA tem que ser cortado. Os genes V e J possuem sítios chamados "regiões de troca (*switch*)" em cada flanco que guiam esse processo (Fig. 17.4). O corte é feito pela citidina deaminase induzida por ativação (*"activation-induced" cytidine deaminase*, AID). Quando uma célula B recebe os sinais apropriados, a AID deamina as citidinas nas regiões *switch* específicas (Fig. 17.5). Como resultado, essas citidinas são convertidas em uracilas. Essa conversão resulta em "dano" ao DNA, e ambas as fitas são cortadas por uma endonuclease nesses locais. Os genes presentes na alça são cortados fora, e as pontas livres de DNA são emendadas por uma DNA ligase, de modo que os genes V e J formam uma sequência contínua. Dois conjuntos de enzimas são utilizados nesse processo. As endonucleases cortam o DNA em dois pontos, excisando os genes não desejados. Em seguida, as DNA ligases unem as pontas livres formando uma sequência contínua.

A recombinação gênica da cadeia leve ocorre em dois passos. Genes V e J selecionados aleatoriamente são unidos, formando uma região V completa. Os genes V-J unidos permanecem separados do gene C até que o RNA mensageiro (mRNA) seja gerado. Nesse momento, os genes J indesejados são excisados

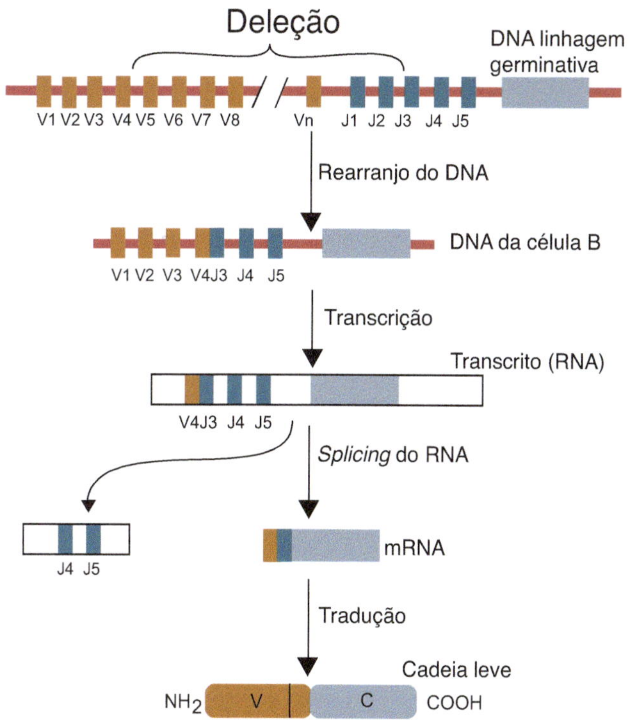


**FIG. 17.6** Construção de uma cadeia leve de imunoglobulina. Os genes V e J são selecionados e emendados, enquanto os genes intercalantes são deletados. Os genes VJ e C permanecem separados até que ocorra o *splicing* do RNA. Nesse momento, os segmentos de RNA intercalante são eliminados, restando os genes V, J e C juntos no mRNA. O rearranjo do DNA ocorre durante as fases iniciais do desenvolvimento da célula B, de modo que cada célula B fica comprometida a fazer apenas uma forma da cadeia leve do receptor de antígeno.

e o mRNA completo V-J-C é, então, traduzido para formar a cadeia leve (Fig. 17.6).

Quando a região V da cadeia pesada é montada, sua construção requer o uso dos genes *IGHV, IGHD* e *IGHJ* (Fig. 17.7). O uso de três genes aleatoriamente selecionados aumenta muita a quantidade de variabilidade. Por exemplo, se 100 genes V, 10 J e 10 D são recombinados, então 100 x 10 x 10 = 10.000 regiões V diferentes podem ser construídas. A recombinação desses genes ocorre em uma ordem específica. O *IGHD* é unido primeiro ao *IGHJ*, e então o *IGHV* é adicionado, compondo uma região gênica V completa. Após a transcrição, quaisquer genes J indesejados são deletados, o mRNA do gene *IGHC* é emendado, e o mRNA completo contendo V-D-J-C é traduzido para formar a cadeia pesada.

## Deleção de Bases

Apesar da recombinação aleatória de dois ou três genes gerar muita diversidade na região V, mecanismos adicionais podem aumentar ainda mais a diversidade. Por exemplo, endonucleases podem remover nucleotídeos aleatoriamente das pontas cortadas dos genes. Como resultado, o nucleotídeo preciso onde os genes V e J serão unidos varia, levando a mudanças na sequência de nucleotídeos na região onde o corte ocorreu e variações na sequência de aminoácidos na região V.

## Inserção de Bases

No processamento dos genes da cadeia pesada de imunoglobulina, nucleotídeos adicionais também podem ser inseridos nos sítios de emenda entre V-D e D-J. Alguns desses nucleotídeos (N-nucleotídeos) são adicionados aleatoriamente por uma enzima chamada terminal deoxinucleotidil-transferase (TdT). Até 10 N-nucleotídeos podem ser inseridos entre V e D e entre D e J.

Apesar da seleção aleatória de genes de dois ou três conjuntos gerarem um enorme número de combinações, nem todas as combinações produzem anticorpos utilizáveis. Algumas combinações podem gerar sequências que não podem ser traduzidas em uma proteína. São os chamados rearranjos improdutivos. Por exemplo, nucleotídeos são lidos em triplets chamados códons, onde cada um codifica um aminoácido específico. A sequência deve estar no quadro de leitura correto para que os códons sejam lidos corretamente. Se nucleotídeos são inseridos ou deletados, então ocorre uma mudança no quadro de leitura e o gene resultante pode codificar uma sequência de aminoácidos totalmente diferente. Se essa "mudança de quadro" resultar em *splicing* inapropriado, a tradução é interrompida prematuramente.

É provável que rearranjos improdutivos ocorram em duas de cada três tentativas durante o desenvolvimento da célula B. Quando isso acontece, a célula B tem outras oportunidades de produzir um anticorpo funcional. Por exemplo, células B imaturas rearranjam um dos genes *IGK* (Fig. 17.8). Se esse rearranjo falhar em produzir uma cadeia leve funcional, elas trocam para o outro alelo *IGK* para uma segunda tentativa. Se isso não funcionar, a célula B usará um dos alelos *IGL* e, se isso falhar, o uso do segundo alelo *IGL* representará sua última chance. Se todos esses esforços falharem em produzir uma cadeia leve funcional, a célula B não conseguirá fazer uma imunoglobulina. Ela entrará em apoptose sem participar da resposta imune.

A sequência de eventos descrita acima foi elucidada em camundongos e humanos; seus detalhes diferem nos mamíferos domésticos. Uma diferença óbvia é o uso das cadeias leves κ e λ. Em camundongos, coelhos, porcos e humanos, as cadeias κ são preferencialmente usadas. Nas demais espécies domésticas, predomina o uso das cadeias leves λ. As razões para essa diferença são desconhecidas.

Também deve ser enfatizado que o rearranjo gênico da imunoglobulina não é totalmente aleatório. Por exemplo, em coelhos, camundongos e humanos os genes IGHV localizados mais a 3′ tendem a ser usados com maior frequência. O uso preferencial de certos genes resulta de uma combinação de fatores, incluindo as sequências sinalizadoras de recombinação, a acessibilidade dos genes à enzima recombinase, as sequências nos sítios de *splicing* e a maneira como o DNA está dobrado.

## Edição do Receptor

Apesar de cada nova célula B expressar um receptor de antígeno específico, células B em desenvolvimento podem continuar a rearranjar seus genes V, D e J mesmo após exposição ao antígeno. Uma célula B expressando uma cadeia κ específica pode reiniciar o rearranjo do gene V trocando para outros genes *IGKV* ou mesmo trocando para genes *IGLV*. A

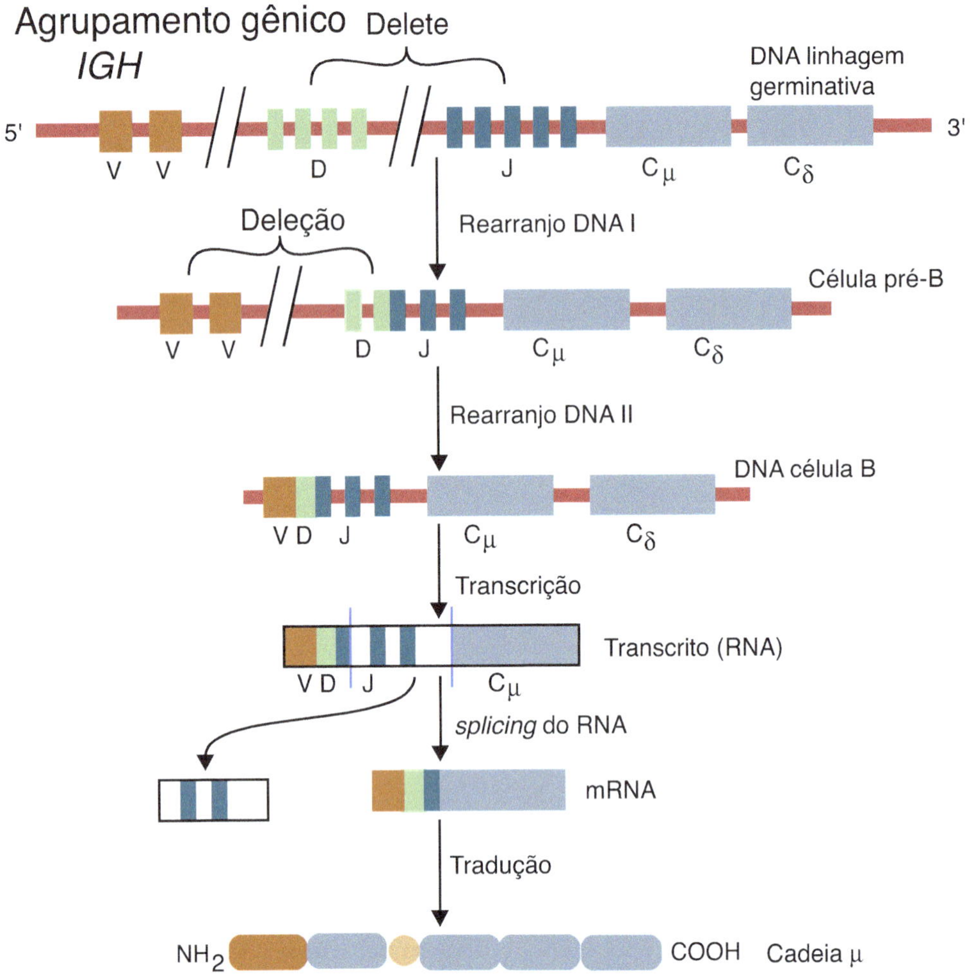


**FIG. 17.7** Construção de uma cadeia pesada de imunoglobulina completa. Dois eventos de rearranjo de DNA são necessários para juntar os genes V, D e J. O primeiro evento une genes D e J selecionados; o segundo evento adiciona um gene V. Por fim, os genes J indesejados são excisados e o VDJ é emendado ao C no mRNA.

célula pode continuar rearranjando genes V intactos *upstream* ou genes J intactos *downstream*. Essa edição do receptor, a qual ocorre nos centros germinativos, pode ser uma maneira de eliminar os receptores que se ligam a autoantígenos (Capítulo 36).

## MUTAÇÃO SOMÁTICA

A recombinação não é suficiente para explicar toda a variabilidade de sequência observada nas regiões V da imunoglobulina. Por exemplo, existem três áreas hipervariáveis (CDRs) na região V (Fig. 17.9). Uma delas, a CDR3, está localizada próxima à posição 96 e é gerada pela recombinação entre os genes V e J. No entanto, CDR1 e CDR2 estão localizadas longe das regiões de emenda dos genes V-J ou V-D-J. Assim, deve existir outro mecanismo de geração de variabilidade do anticorpo (Quadro 17.1). Na verdade, a recombinação gênica é apenas o primeiro passo na geração de diversidade no anticorpo. Ele é seguido pela mutação somática, que gera anticorpos que se ligam com muito mais força e especificamente aos antígenos.

### QUADRO 17.1 **Métodos de Geração de Diversidade nos Anticorpos**

Recombinação gênica *VJ* e *VDJ*
Deleção de bases
Inserção de bases
Mutação somática
Associação combinatorial
Conversão gênica
Edição do receptor

Após a exposição inicial ao antígeno, as células B proliferam e sofrem uma seleção baseada no antígeno nas zonas escuras dos centros germinativos (Capítulo 12). As mutações nos genes V das imunoglobulinas são geradas pelas mesmas enzimas usadas na recombinação para troca de classe. Elas são ativadas pela ligação cruzada de um antígeno e dois BCRs, pela ligação do CD40 ao CD154 e pela ligação do CD80 ao CD28. Esses sinais ativam a citidina deaminase (AID), que deamina as citidinas do DNA na região V, convertendo-as em uracilas. Essas uracilas são reconhecidas como erro (afinal, a uracila não é normalmente encontrada no DNA), e seu aparecimento desencadeia processos de reparo do DNA. Outras enzimas deletam as uracilas, deixando um espaço que é reparado pelas DNA polimerases que usam nucleotídeos aleatórios. Os espaços são "remendados" por sequências curtas de nucleotídeos. Como resultado desse "reparo", as sequências do gene V mudam gradualmente conforme as células B respondem aos antígenos. Em média, um aminoácido é trocado cada vez que a célula B se divide (Fig. 17.5).

A intensidade com que uma célula B responde ao antígeno está diretamente relacionada à força (afinidade) com que seus receptores se ligam ao antígeno. Quanto melhor o encaixe entre antígeno e receptor, maior será o estímulo recebido pela célula B. Se o BCR não consegue ligar um antígeno, a célula B não será estimulada e morrerá. Por outro lado, aquelas células B cujos receptores ligarem o antígeno com alta afinidade sobreviverão e proliferarão (Fig. 17.10). Conforme as células B respondem ao antígeno, sucessivos ciclos de mutação e seleção dos receptores com afinidade mais alta acabam levando à geração de populações de células B produtoras de anticorpos com afinidade muito alta.

A mutação somática não começa até que a célula B tenha trocado a produção da imunoglobulina M (IgM) pela IgG ou IgA. Isso sugere que o mecanismo de mutação somática não é ativado até que a célula B respondedora tenha se comprometido com um gene V específico da cadeia pesada. Como resultado, a afinidade dos anticorpos IgM não aumenta durante a resposta imune, enquanto a afinidade dos anticorpos IgG aumenta.

## CONVERSÃO GÊNICA

Mamíferos que não sejam humanos e camundongos podem possuir apenas alguns poucos genes V, e a recombinação gênica sozinha não explica a diversidade de suas imunoglobulinas. Nessas espécies, a diversidade da região V é gerada pela con-

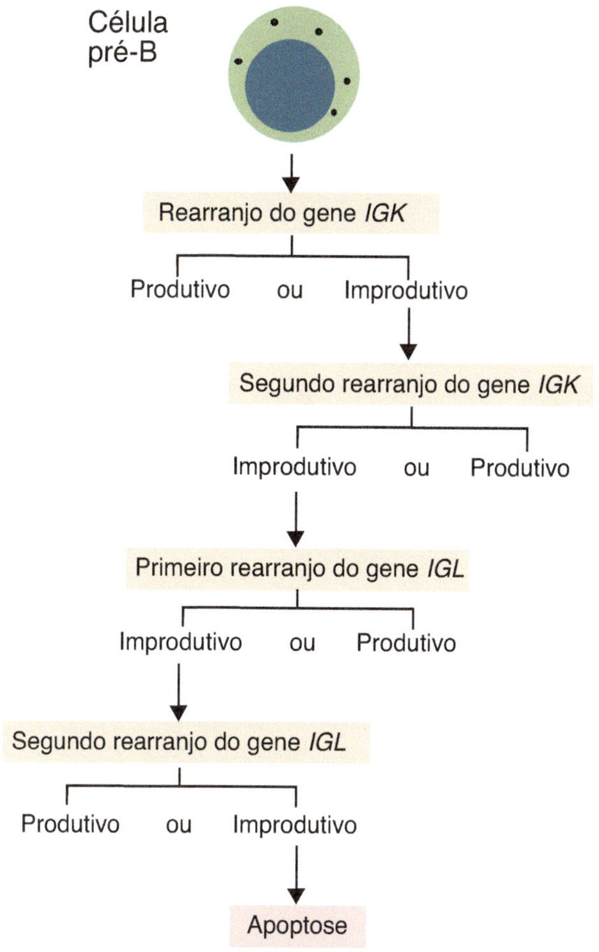


**FIG. 17.8** Durante o desenvolvimento, cada célula B possui quatro chances para fazer um rearranjo gênico produtivo que codifique uma imunoglobulina funcional. Se falhar nas quatro tentativas, a célula entra em apoptose.

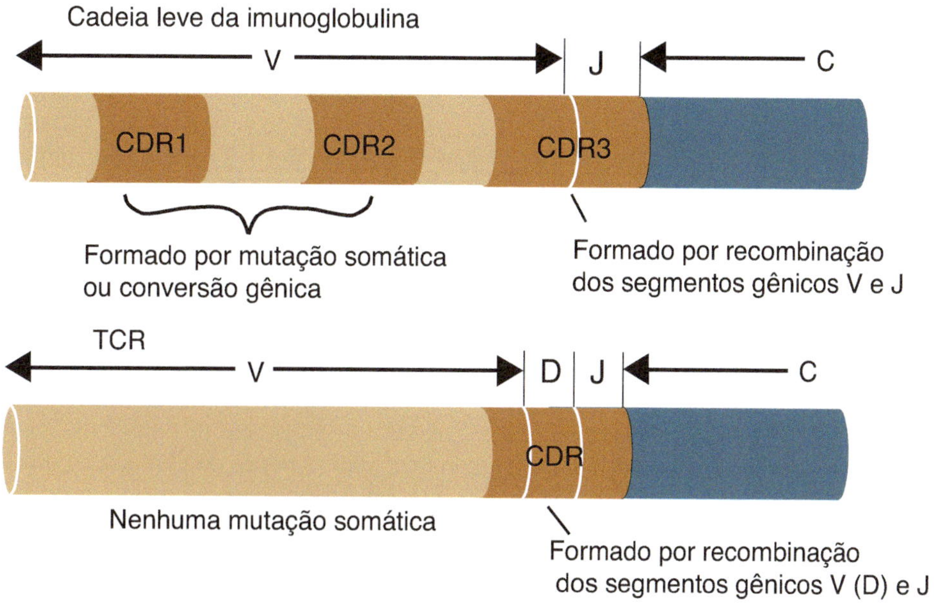


**FIG. 17.9** A principal diferença entre as regiões variáveis do TCR e da imunoglobulina está na formação dos CDRs. As imunoglobulinas possuem três CDRs. O CDR1 e o CDR2 são gerados por mutação somática. O CDR3 é gerado por conversão gênica. Essa opçção não está disponível para o TCR, no qual a mutação somática é estritamente "proibida" para prevenir autorreatividade.

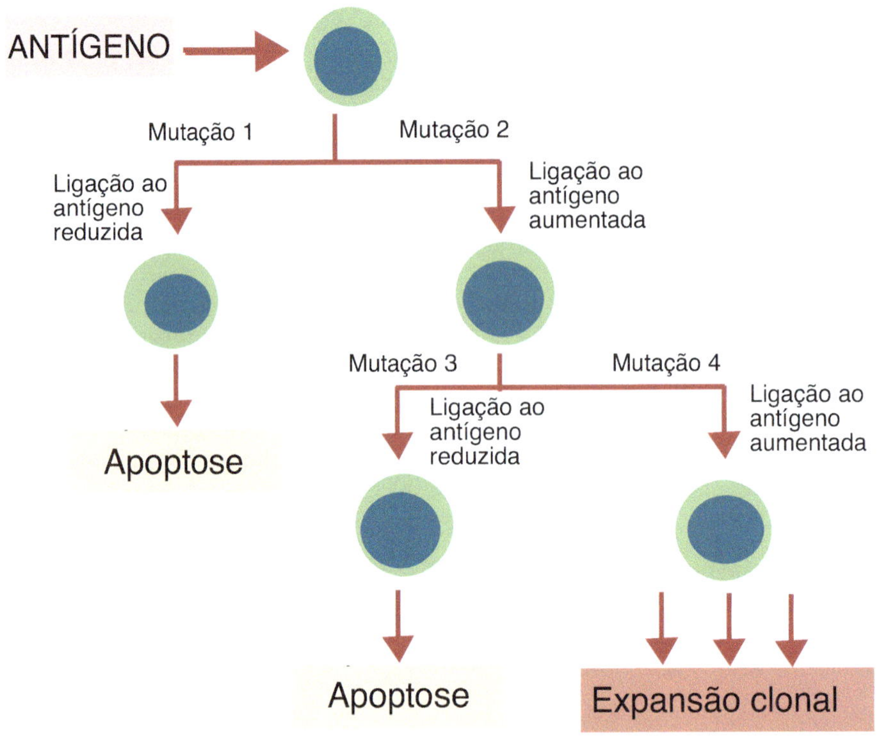


**FIG. 17.10** Seleção dos mutantes somáticos. Mutações espontâneas durante a expansão de um clone de célula B podem resultar no desenvolvimento de células com receptores de antígeno com diferentes afinidades pelo antígeno. As células que se ligarem fortemente ao antígeno serão estimuladas com maior intensidade que as células que se ligarem fracamente. Como resultado dessa pressão seletiva, a população de células B aos poucos aumenta sua afinidade de ligação ao longo da resposta por anticorpos.

versão gênica (Fig. 17.11). As espécies que utilizam a conversão gênica possuem um estoque de múltiplos genes ou pseudogenes V. (Pseudogenes são segmentos defeituosos de DNA que não são transcritos.) Durante a conversão gênica, a citidina deaminase da célula B insere uma uracila, que então é removida, deixando um espaço no gene V. Esse espaço é preenchido com segmentos curtos de DNA obtidos aleatoriamente de genes ou pseudogenes *upstream* à região V. O gene V "reparado" ficará, assim, com uma sequência diferente da de seu precursor. Alguns desses eventos de conversão gênica podem gerar regiões V não funcionais. Nesses casos, essas células B são eliminadas.

## Montagem do Receptor

Quando os receptores de antígeno da célula B são gerados, a primeira cadeia a ser montada é a cadeia pesada. Ela é capaz de gerar muito mais diversidade juncional e combinatorial do que a cadeia leve e é a principal contribuinte para a ligação com o antígeno. A cadeia pesada está ligada a moléculas de transdução de sinal, e uma cadeia parceira provisória a acompanha, de modo que a célula pré-B consiga responder de maneira limitada aos antígenos. Como resultado, um pequeno clone de células B expressando apenas a cadeia pesada é formado. A sinalização através desse pré-receptor desencadeia proliferação limitada. A isso se segue a montagem da cadeia parceira, a cadeia leve nas células B. A cadeia parceira usa apenas os genes V e J e, portanto, contribui com muito menos diversidade ao receptor de antígeno, embora ela tenda a fazer o "ajuste fino" das habilidade ligantes de antígeno do receptor. Uma vez que uma cadeia pesada completa foi formada usando os genes V, D e J, a recombinação e o rearranjo desses genes são interrompidos, prevendindo-se assim a montagem da cadeia pesada do segundo alelo.

## Diversidade Potencial das Imunoglobulinas

O rearranjo gênico gera enorme diversidade e especificidade antigênica da região V de várias maneiras. Em humanos, por exemplo, apenas um de 80 genes *IGKV* possíveis é selecionado para a transcrição, assim como apenas um dos cinco genes *IGKJ*. A junção aleatória desses genes gerará 400 (80 × 5) regiões V diferentes nas cadeias leves. Com 300 genes *IGHV*, 5 *IGHD* e 2 *IGHJ* disponíveis, podem-se gerar 3.000 (300 × 5 × 2) regiões V diferentes nas cadeias pesadas. Como uma cadeia pesada e uma leve são pareadas para formar o sítio ligante de antígeno, o número total de combinações possíveis é de 1,2 milhões (400 × 3.000). Além disso, a presença de dois sítios de *splicing* multiplica o potencial para diversidade gerada como resultado da deleção e inserção de bases. No entanto, como apontado antes, muitas dessas combinações gênicas podem ter pouca funcionalidade.

Levando-se em consideração todos os mecanismos, o número de sítios de ligação de antígeno e, consequentemente as especificidades de ligação geradas em humanos é de cerca de $1,8 \times 10^{16}$, sem considerarmos a mutação somática. (Esse valor pode ser comparado com o número estimado de determinantes antigênicos que o sistema imune pode reconhecer: $1 \times 10^{7}$.)

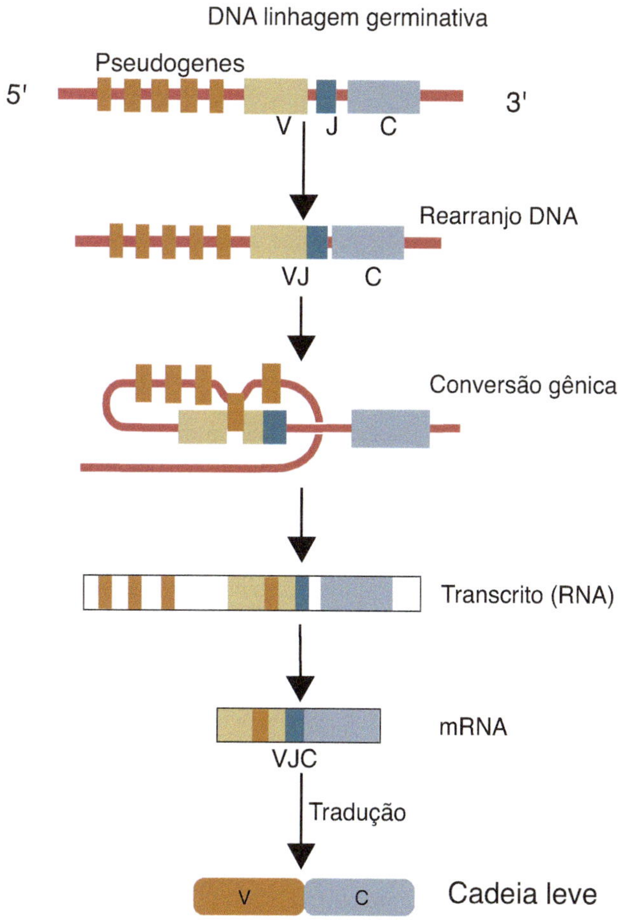


FIG. 17.11 O processo de conversão gênica. Nesse processo, segmentos de genes *upstream* ou pseudogenes são inseridos em uma única região V para gerar diversidade de sequência.

## DIFERENÇAS ENTRE ESPÉCIES

A diversidade do receptor de antígeno é gerada de diferentes maneiras dependendo da espécie. Alguns mamíferos dependem da recombinação gênica seguida da mutação somática. Nessas espécies, a diversidade da imunoglobulina é continuamente gerada por precursores de células B durante toda a vida do animal. Já outros mamíferos usam a conversão gênica por um curto período no início da vida. Após a geração inicial da diversidade das células B, esse grupo de células se expande através de mecanismos de autorrenovação com pouca mutação somática.

### Cavalos

O *locus IGH* equino contém 40 genes D, 8 J e 52 V, assim como 11 genes C. O *locus IGK* contém um único gene C, 5 J e 60 V. O *locus IGL* contém 7 genes C, cada um precedido por um único gene J e 144 genes V localizados *downstream* ao agrupamento J-C. Cavalos usam predominantemente a recombinação gênica. Cadeias leves lambda correspondem a 92% do repertório de anticorpos nos cavalos.

### Bois

Os bois provavelmente usam recombinação para suas cadeias leves e uma combinação de recombinação e conversão para suas cadeias pesadas. A diversificação inicial ocorre nos órgãos linfoides seguida da mutação somática nas placas de Peyer do íleo.

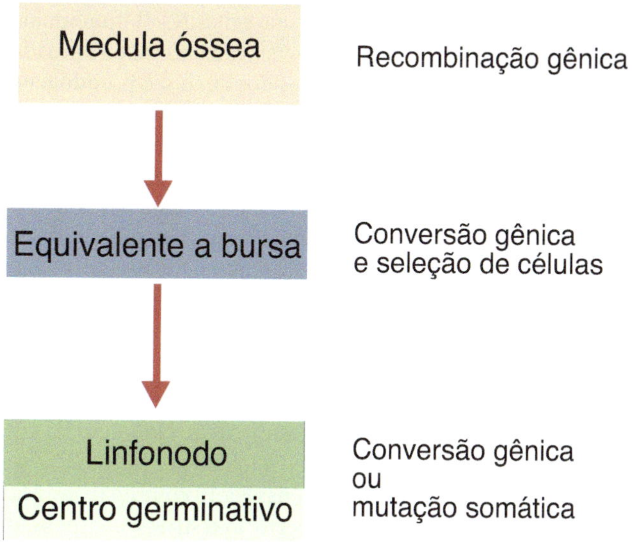


FIG. 17.12 Órgãos linfoides onde ocorrem recombinação gênica, conversão gênica e mutação somática.

Eles possuem no mínimo 36 genes *IGHV* divididos em três subgroupos. O subgrupo *IGHV1* contém no mínimo 11 e talvez até 20 genes funcionais. Os subgrupos *IGHV2* e *IGHV3* são compostos inteiramente por pseudogenes (Tabela 17.1). A diversidade da cadeia pesada nos bois mais velhos é gerada primariamente por mutação somática. O *IGHJ* contém seis genes dos quais dois são funcionais. O *IGHD* contém 14 genes longos e curtos. Como resultado, as regiões CDR3 de suas cadeias pesadas variam de 31 a 154 nucleotídeos. Além disso, sequências curtas conservadas de 13 a 18 nucleotídeos podem ser inseridas nas junções V-D codificadoras de IgM, resultando em alças expecionalmente longas no CDR3 que podem conter até 61 aminoácidos. Conforme discutido no capítulo anterior, isso leva à geração de uma estrutura em haste e bola, onde a bola apresenta significativa heterogeneidade estrutural como resultado de mutação somática. Essa bola pode se dobrar em múltiplos minidomínios e ligar diversos antígenos (Fig. 16.17).

O *locus IGL* bovino contém 25 genes V, dos quais 17 são funcionais, organizados em três subgrupos 5′ aos quatro genes J-C. Os genes *IGLV1* predominantemente expressos são encontrados em dois subgrupos 5′, enquanto os genes raramente expressos *IGLV2* e *IGLV3* são proximais ao genes J-C. Os bois têm mais de um gene *IGLJ*, mas apenas um é expresso. Muitos pseudogenes estão fundidos ao *IGLJ* na linhagem germinativa. Bois também possuem quatro genes *IGLC*. Dois deles (*IGLC2* e *IGLC3*) são funcionais, enquanto outros dois (*IGLC1* e *IGLC4*) são pseudogenes. O *IGLC3* é preferencialmente expresso. Mais que 90% dos anticorpos bovinos usam cadeias leves lambda.

### Ovelhas

As ovelhas também usam recombinação e conversão. As células B imaturas primeiro diversificam seus genes V (D) e J nos tecidos linfoides como baço ou medula óssea. As células imaturas então migram para os folículos nas placas de Peyer do íleo, onde ocorre mutação somática (Fig. 17.12). Os genes das cadeias leves das ovelhas possuem mais de 90 genes *IGLV* e um único gene *IGLJ*, que são diversificados pela recombinação. Por outro lado, as ovelhas possuem apenas sete genes *IGHV* funcionais e usam a conversão gênica para diversificar suas cadeias pesadas. Elas possuem seis genes *IGHJ*, dois dos quais são pseudogenes. Um dos genes ativos, o *IGHJ1*, é usado em 90% das cadeias pesadas, sugerindo que a recombinação seja mínima. Mais de 98% de todos os eventos de rearranjo ocorrem em quadro de leitura, e existem poucos N- ou P-nucleotídeos. Ao contrário do coelho, do ser humano ou do camundongo, a estimulação pela microbiota intestinal não é absolutamente necessária para a diversificação do gene V nas ovelhas.

### Porcos

Os porcos possuem cerca de 20 genes *IGHV*, dois *IGHD* e um único gene *IGHJ* na linhagem germinativa. No início da vida fetal, o porco usa apenas quatro ou cinco genes *IGHV*, e seu repertório inicial consiste em apenas 8 a 10 combinações. Mais para o final da vida fetal, esse repertório restrito é compensado por uma atividade precoce da TdT e extensa, no quadro de leitura, adição de N-nucleotídeos que resulta em significativa diversidade juncional. O uso de $V_H$ é independente da posição do gene, mas três genes *IGHV* correspondem a cerca de 40% do repertório pré-imune e seis genes a 70%. O leitão neonatal possui muito pouca diversidade ao nascer.

Os porcos produzem cadeias leves capa e lambda em quantidades aproximadamente iguais. Eles possuem 23 genes *IGLV*, dos quais 10 são funcionais. Os *loci* constantes são formados por três cassetes *IGLJ-IGLC* mais um quarto gene *IGLJ downstream*. O *locus* capa contém pelo menos 14 genes *IGKV* dos quais nove são funcionais, cinco são genes *IGKJ* e um gene *IGKC*.

Ao contrário da grande diversidade combinatorial observada em humanos, o repertório inicial de anticorpos pré-imunes nos porcos é relativamente limitado com apenas 224 variantes que somam quase 100% da variação das imunoglobulinas. A maior parte dessa diversidade vem de rearranjos da cadeia pesada.

A presença de microbiota intestinal ajuda significativamente o desenvolvimento das células B do porco, cujos números aumentam muito durante as primeiras 2 semanas de vida, embora a diversidade dos receptores possa não aumentar até 4 a 6 semanas de idade. Porcos livres de germes (*germ-free*) apresentam níveis séricos de imunoglobulina 20 a 100 vezes menores do que porcos convencionais. Porcos convencionais exibem diversidade muito maior nos genes V de IgM e IgA de mucosas do que porcos livres de germes.

### Cães e Gatos

Cães possuem 43 genes funcionais e 37 pseudogenes na região *IGHV*. Gatos possuem 42 e 22, respectivamente.

### Humanos e Camundongos

Humanos e camundongos usam recombinação para gerar a maior parte da diversidade de seus anticorpos (Tabela 17.2). Diversidade adicional é gerada por deleção e inserção de bases e por mutação somática. Nessas espécies, células B com diversos receptores de antígeno são produzidas ao longo de toda a vida.

## Bactérias Intestinais e Expansão do Repertório de Células B

Como mencionado anteriormente, alguns mamíferos, incluindo herbívoros domésticos de grande porte, desenvolvem seu repertório de anticorpos em dois estágios. A primeira diversificação envolve rearranjo de um pequeno número de genes V, D e J. Essas células B iniciais então migram para o tecido linfoide intestinal, onde aumentam enormemente em número e diversidade de repertório. Essa segunda fase da diversificação da célula B ocorre nos órgãos linfoides intestinais em contato direto com a microbiota intestinal. A importância da microbiota é demonstrada pela incapacidade de porcos livres de germe em desenvolver diversidade significativa de suas células B. As bactérias intestinais desempenham um papel crucial nesse processo. Por exemplo, nos coelhos, o desenvolvimento de tecido linfoide intestinal normal acontece na presença das bactérias *Bacteroides fragilis* e *Bacillus subtilis*, mas não quando apenas uma delas está presente. Outras combinações bacterianas também são efetivas, sugerindo que algum tipo de interação entre as bactérias é necessário para efeito ótimo.

A análise da expansão das células B intestinais pelas bactérias comensais também mostra a tendência a afetar as células B com certos $V_H$. Essa expansão não é simplesmente uma resposta específica aos antígenos microbianos, mas uma resposta policlonal inespecífica. Ela pode ser direcionada pelos receptores do tipo *toll* ou ser o resultado da ligação de superantígenos microbianos ao BCR, ou uma combinação dos dois.

# DIVERSIDADE DO RECEPTOR DE CÉLULA T

Rearranjos gênicos de TCR e imunoglobulina são específicos no sentido que os genes de imunoglobulina não são rearranjados nas células T, e os genes de TCR não são rearranjados nas células B.

**TABELA 17.2 Diversidade das Imunoglobulinas entre Mamíferos**

| | PRODUTOS GENES CH | | | | | GENES CL | | | FAMÍLIAS VH E VL | |
|---|---|---|---|---|---|---|---|---|---|---|
| **Espécies** | **IgM** | **IgD** | **IgG** | **IgE** | **IgA** | **λ** | **κ** | **H** | **λ** | **κ** |
| Cavalos | 1 | 1 | 7 | 1 | 1 | 7 | 1 | 7 | 1 | ? |
| Bois | 2 | 1 | 3 | 1 | 1 | 4 | 1 | 1 | 2 | ? |
| Ovelhas | 1 | 1 | 3 | 1 | 2 | >1 | 1 | 1 | 6 | 3 |
| Porcos | 1 | 1 | 8-12 | 1 | 1 | 1? | 1 | 1 | ? | ? |
| Cães | 1 | 1 | 4 | 2? | 1 | | | | | |
| Coelhos | 1 | 0 | 1 | 1 | 13 | 8 | 2 | 1 | ? | ? |
| Camundongos | 1 | 1 | 4 | 1 | 1 | 3 | 1 | 14 | 3 | 4 |
| Humanos | 1 | 1 | 4 | 1 | 2 | 7 | 1 | 7 | 7 | 7 |

De Butler JE: Immunoglobulin gene organization and the mechanism of repertoire development, *Sce J Immunol* 45:455-462, 1997, e outras fontes.

Assim como as imunoglobulinas, as quatro cadeias peptídicas, α, β, γ e δ, que compõem os dois tipos de TCR também podem ligar vários antígenos específicos. Elas são capazes de fazer isso porque cada uma delas constitui uma região variável ligada a uma região constante. A diversidade das regiões V do TCR é gerada exclusivamente por recombinação gênica, ao contrário da diversidade de mecanismos utilizados pelas células B.

## Estrutura dos Genes do Receptor de Célula T

As quatro cadeias peptídicas do TCR são codificadas por três *loci* gênicos. O *locus* TRA/D codifica as cadeias α e δ já que os genes *TRD* estão localizados dentro do *locus* TRA. O *locus* TRB codifica apenas as cadeias β, e o *locus* TRG codifica apenas as cadeias γ. Todos os três *loci* para TCR contêm os genes V, J e C, e os *loci* TRB e TRD também contêm os genes D (Fig. 17.13).

Cada um dos três *loci* TCR contém dois ou mais genes C. No *locus* TRA/D, um gene C codifica *TRAC* e outro *TRDC*. Os *loci* TRB e TRG, por outro lado, podem conter vários genes C. Por exemplo, existem oito genes *TRGC* nos cães.

As células com TCRs α/β rearranjam e expressam os genes V *TRA* e *TRB*, enquanto as células T γ/δ expressam os genes *TRG* e *TRD*. As células T α/β e γ/δ derivam de um precursor comum, e a troca de classe do TCR é mediada por sinais dentro do timo. As células T em desenvolvimento comprometidas com a linhagem TCR α/β deletam seus genes *TRD* fazendo uma alça e trocam para o uso dos genes *TRA*. Alguns dos genes V do *locus* TRA/D podem ser utilizados por cadeias TCR tanto α quanto δ.

### Cadeia α

O número de genes *TRAV* varia de quatro a cinco no cavalo e ovelha, 34 no cão, e 33 no porco para mais de 300 no boi. Da mesma maneira, o número de genes *TRAJ* varia de cinco no cavalo até 61 no porco, camundongo e humano. Somente um gene *TRAC* foi identificado nos mamíferos estudados até o momento.

### Cadeia β

O *locus* TRB contém um grupamento de genes V localizados *upstream* aos dois cassetes D-J-C, cada um contendo vários genes J funcionais. Os genes D são todos parecidos em sequência e comprimento e seu uso é opcional. Qualquer um dos genes *TRBV* pode ser emendado a qualquer um dos dois cassetes D-J-C, e um gene V pode ser emendado a um gene D ou um gene J. Cães possuem cerca de 21 genes *TRBV*, mas cerca de um terço desses genes compõe cerca de 90% repertório das células T. O uso dos genes *TRBV* pode estar restrito a uma única família gênica V no cão. No porco, 10 genes *TRBV* e três cassetes Dβ-Jβ-Cβ foram identificados. Outros mamíferos podem ter genes *TRBV* muito diversificados, variando de 16 no cavalo até 134 no boi.

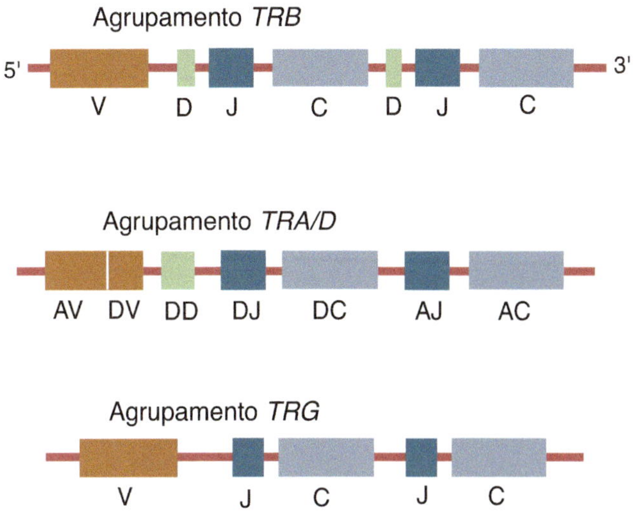


**FIG. 17.13** Estrutura básica dos três *loci* de genes que codificam as quatro cadeias do TCR. Os genes para as cadeias δ ficam intercalados com os genes das cadeias α, formando um único *locus*.

### Cadeia δ

O locus TRD contém entre 8 e 100 genes V dependendo da espécie, 2 a 10 genes J, dois a seis genes D, e apenas um gene C em todas as espécies estudadas. Como mencionado anteriormente, o uso do gene D é opcional. Porcos possuem pelo menos seis genes *TRDD* comparado com três e dois no humano e camundongo, respectivamente. Os genes do porco podem formar transcritos com até quatro domínios *TRDD* unidos.

### Cadeia γ

O *locus* TRG tem 4 a 17 genes V, de 4 a 16 genes J e de dois a oito genes C, dependendo da espécie. No cão, o locus TRG está organizado em oito cassetes, cada um contendo uma unidade básica V-J-J-C, exceto por um cassete J-J-C na ponta 3′. O locus contém um total de 40 genes (16 V, 16 J e 8 C). No cão, oito dos 16 genes *TRGV*, 7 dos 16 genes *TRGJ* e seis dos oito genes *TRGC* são funcionais. A existência desses vários genes *TRGC* sugere que os TCRs que eles geram podem ter propriedades biológicas diversas.

## Geração do Receptor da Célula T Diversidade da Região V

Existem três regiões hipervariáveis (CDRs) em cada região V do TCR. As duas primeiras, localizadas nos genes V, provavelmente foram formadas através da seleção. A terceira, e de longe a mais variável, está localizada na região onde os genes V, D e J recombinam (Tabela 17.3). Nem mutação somática nem conversão gênica ocorre nos genes do TCR. Os genes que estão separados na linhagem germinativa são aproximados durante o rearranjo do DNA e em seguida são modificados por inserção ou deleção de bases, conforme as células T se diferenciam (Fig. 17.14).

### Rearranjo Gênico

As cadeias α e γ do TCR são construídas usando-se somente os genes V, J e C. As cadeias β e δ usam os genes V, D, J e C e podem usar vários genes D. Como resultado, V-D-D-J ou combinações mais longas podem ser geradas. Essa quantidade de recombinação também significa que o quadro de leitura dos genes D pode ser modificado, gerando rearranjos produtivos. A deleção em alça corresponde a mais de 75% dos rearranjos de TCR. O restante dos rearranjos são resultado de troca ou inversão assimétrica das cromátides irmãs, ou seja, movimentar um segmento gênico invertido para uma posição próxima na orientação oposta.

### Inserção e Deleção de Bases

Apesar dos TCRs serem construídos, em geral, a partir de uma biblioteca de genes V-, D- e J- menor do que a das

**TABELA 17.3 Diversidade TCR nas Linhagens Germinativas Mamíferas***

| | TCRA | | | TCRD | | | | TCRB | | | | TCRG | | |
|---|---|---|---|---|---|---|---|---|---|---|---|---|---|---|
| **Espécies** | V | J | C | V | J | D | C | V | D | J | C | V | J | C |
| Cavalos | 5 | 5 | 1 | 8 | 3 | | 1 | 16 | 1 | 14 | 2 | | | 2 |
| Bois | >300 | 52 | 1 | >100 | 3 | 5 | 1 | 134 | 3 | 21 | 3 | 17 | 8 | 6 |
| Ovelhas | 4 | | | 28 | | | | 120 | 3 | 18 | 3 | 13 | 13 | 5 |
| Porcos | 33 | 61 | 1 | 31 | 10 | 6 | 1 | 10 | 3 | 21 | 3 | | | 6 |
| Cães | 34 | | | | | | | 37 | 1 | 6 | 1 | 16 | 16 | 8 |
| Gatos | | | | | | | | | | | | 4 | 8 | 6 |
| Camundongos | 100 | 61 | 1 | 10 | 2 | 2 | 1 | 52 | 2 | 13 | 2 | 7 | 4 | 4 |
| Humanos | 54 | 61 | 1 | 8 | 4 | 3 | 1 | 88 | 2 | 14 | 2 | 15 | 5 | 2 |

*Os números nesta tabela foram obtidos de várias referências. Eles representam o número de genes na linhagem germinativa descritos para cada *locus*. Nem todos esses genes serão expressos, e muitos são pseudogenes. Quando as fontes foram conflitantes, o autor escolheu o maior número de genes descritos uma vez que, conforme as analises genéticas avançam, mais e mais genes vão sendo identificados e espera-se que esses números aumentem ainda mais.

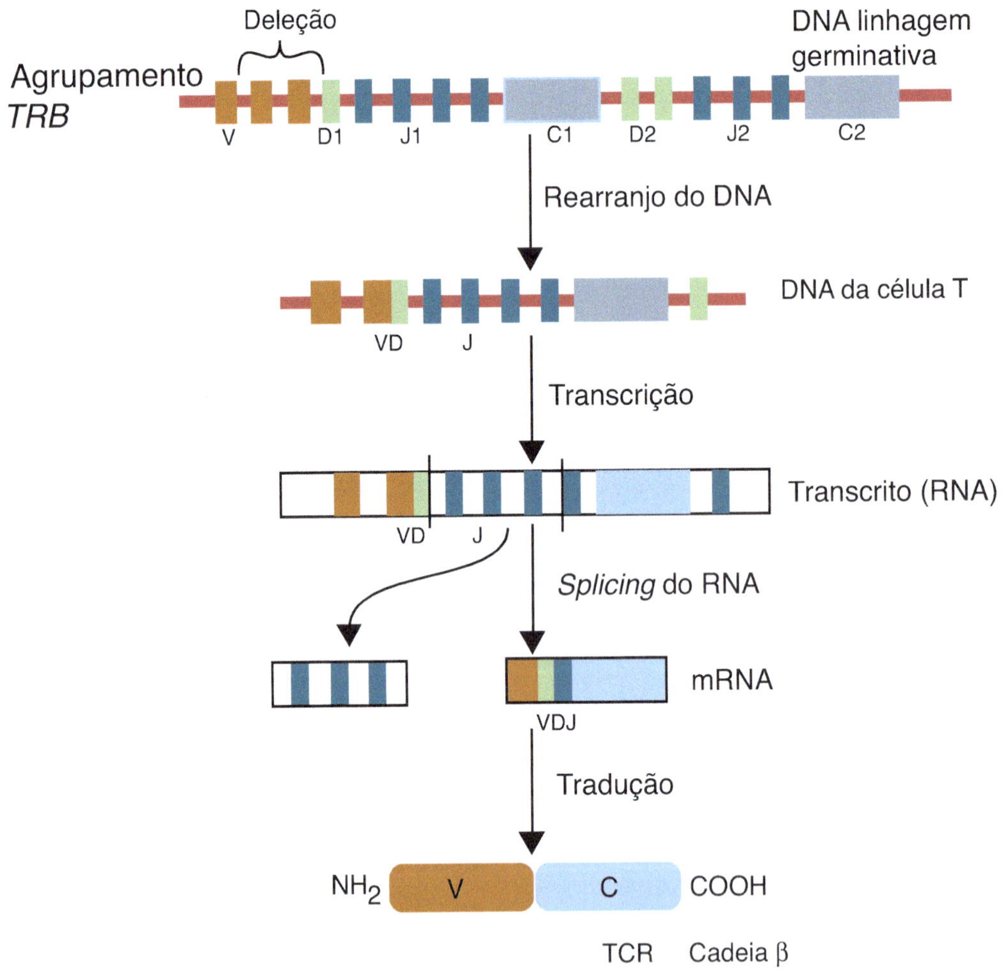


**FIG. 17.14** Produção de uma cadeia peptídica completa de TCR. Note as similaridades entre esta e a Figura 17.7.

imunoglobulinas, sua diversidade é maior como resultado de diversidade juncional (Quadro 17.2). N-nucleotídeos podem ser inseridos aleatoriamente nas junções V, D e J usando a TdT. Até cinco nucleotídeos podem ser adicionados entre os genes V e D, e quatro entre D e J. Nucleotídeos também podem ser removidos aleatoriamente pela nucleases. É provável que essa deleção e inserção de N-nucleotídeos seja a componente mais importante da diversidade juncional do TCR.

## Mutação Somática

A mutação somática não ocorre nos genes V do TCR. Apesar de as células T reconhecerem antígeno estranhos quando associados com a molécula MHC, é essencial que eles não

**QUADRO 17.2 Métodos de Geração de Diversidade nos TCR**

Recombinação gênica *VJ, VJJ, VDJ* e *VDDJ*
Deleção de bases
Inserção de bases
Associação combinatorial

respondam aos autoantígenos. Se ocorresse mutação somática nos TCRs, isso aumentaria de maneira inaceitável o risco de alteração da restrição pelo MHC e poderia tornar o antígeno estranho irreconhecível. Isso também poderia levar à produção de TCRs capazes de ligar autoantígenos e desencadear autoimunidade.

### Onde Isso Acontece?

Os genes do TCR são rearranjados e expressos no timo. Apesar de os dois tipos de célula T se diferenciarem a partir de uma célula-tronco precursora comum, a troca de classe do TCR depende de sinais recebidos pela célula T em desenvolvimento dentro do timo. Timócitos imaturos começam a rearranjar *TRB*, *TRG* e *TRD*. Se o *TRB* for rearranjado produtivamente, o *TRG* é silenciado e o *TRD* é deletado, de modo que a célula fica comprometida com o uso do *TRA* e a expressão do TCR α/β. Por causa da organização do *locus* TRA/D, a junção de um gene *TRAV* ao *TRAJ* inevitavelmente deleta os genes *TRD* naquele alelo. Assim, rearranjos da cadeia α eliminam a possibilidade de expressão da cadeia δ. Alternativamente, a célula pode rearranjar *TRG* e *TRD* com sucesso e, portanto, expressar um TCR γ/δ.

### Diversidade do Receptor da Célula T

No *locus* TRA humano existem pelo menos 61 genes *TRAJ* e 54 genes *TRAV*, gerando mais de 3.000 combinações possíveis. Adição e deleção de bases também ocorrem, resultando em diversidade juncional. Corrigindo-se a redundância de códons e quadro de leitura corretos, o número de cadeias α potencialmente diferentes é de cerca de $10^6$. No *locus* TRB humano, existem pelo menos 88 genes *TRBV*, 2 genes *TRBD* e 14 genes *TRBJ*, resultando em $88 \times 2 \times 14 = 2.464$ combinações possíveis. Além disso, existem a diversidade juncional e o uso de muitas combinações de *TRBD*. Feitas as correções, cerca de $5 \times 10^9$ sequências *VDJ* β são possíveis. Assim sendo, o número de combinações TCR α/β é de cerca de $5 \times 10^{15}$.

## DIVERSIDADE DA CÉLULA T γ/δ

A função das células T γ/δ difere entre os mamíferos. Por exemplo, nas espécies "γ/δ-*low*", como humanos e camundongos, existem relativamente poucos genes V nos *loci* TRD e TRG, e o repertório de combinações é, portanto, pequeno. Além disso, as células portadoras desses receptores usam apenas algumas poucas combinações de genes V. Por outro lado, as células T α/β humanas apresentam variação muito maior de especificidades de ligação. Portanto, existe uma diferença marcante no tamanho dos repertórios dos TCR α/β e γ/δ. As células T α/β humanas provavelmente possuem papel limitado nas respostas adaptativas, mas reconhecem PAMPs conservados.

A situação nos ruminantes "γ/δ-*high*" é muito diferente. Nesses animais, as células T γ/δ correspondem a uma grande proporção das células T totais. Nos bezerros e carneiros jovens, elas chegam até 60% das células T. Além disso, as células T γ/δ dos ruminantes apresentam diversidade consideravelmente maior em seus receptores. Nas ovelhas, a diversidade da região V do γ/δ resulta do uso de 28 genes *TRDV* e 13 genes *TRGV* que contêm dois segmentos hipervariáveis distintos, semelhantes aos CDRs nos genes V da imunoglobulina. Além disso, existem múltiplas isoformas de TCR γ/δ geradas pela associação de uma única cadeia Cδ com até seis ou oito cadeias Cγ. Tudo isso sugere que as células T γ/δ nos mamíferos domésticos reconhecem uma ampla diversidade de antígenos e montam respostas adaptativas, em vez de respostas inatas.

## REGULAÇÃO EPIGENÉTICA

Apesar de toda célula no corpo animal possuir uma cópia completa do genoma, cada uma delas utiliza apenas os genes necessários para desempenhar sua função específica. Um hepatócito, por exemplo, usa apenas os genes necessários para funções de célula do fígado. Como elas fazem isso? Processos que controlam coletivamente a expressão gênica determinam quais genes são transcritos em cada célula. Isso se chama regulação epigenética e é comparado a um programa de computador. Assim como o programa, a célula seleciona os componentes (genes) mais apropriados para executar uma dada tarefa. A importância da regulação epigenética é exemplificada na regulação da produção de imunoglobulina. Considere, por exemplo, como a hipermutação somática e a recombinação para troca de classe são reguladas.

Existem três mecanismos principais para regulação epigenética: a metilação do DNA é um deles. Adicionando-se um grupo metil na posição 5 de certas citosinas de um gene, esse gene é desligado. A demetilação resulta na ativação do gene. Um segundo mecanismo epigenético envolve a modificação de histonas. O DNA no núcleo está associado a proteínas nucleares chamadas histonas. As histonas podem sofrer várias modificações químicas, como: metilação, fosforilação ou acetilação. Essas modificações das histonas são feitas ou desfeitas por enzimas modificadoras de histonas. As modificações influenciam as interações entre as histonas e o DNA, e como resultado podem ativar ou inibir a transcrição gênica. O terceiro mecanismo epigenético envolve a produção de microRNAs (miRNAs), que são RNAs pequenos e não codificantes que regulam a expressão gênica ligando-se aos mRNAs e influenciando suas funções. Coletivamente, esses três mecanimos epigenéticos determinam quais genes estão ativos e quais estão inativos em um dado tipo celular.

Assim, a ativação e diferenciação da célula B estão associadas com hipometilação em todo o genoma, aumento na acetilação de histonas e aparecimento de um conjunto específico de miRNAs. No caso da síntese de imunoglobulina, a recombinação para troca de classe e a hipermutação somática são reguladas pelos três mecanismos epigenéticos. A produção das recombinases, polimerases, AID, TdT e enzimas de reparo apropriadas é "ligada" por modificações de histona que sejam ativadoras e pela hipometilação do DNA, ambas desencadeadas pela exposição ao antígeno e presença de citocinas específicas. Essas vias epigenéticas regulam a hipermutação somática da imunoglobulina, a recombinação do DNA para troca de classe, assim como a diferenciação das células B em plasmócitos e células B de memória de vida longa. As modificações de histonas afetam a troca de classe e possivelmente a hipermutação somática. A metilação do DNA e os miRNAs influenciam as atividades da citidina deaminase e a diferenciação dos plasmócitos. Essas vias epigenéticas influenciam a resposta imune normal e, se desreguladas, também influenciam o desenvolvimento de respostas anormais e autoimunidade.

18

# Células T e a Destruição de Invasores Associados às Células

## OBJETIVOS DIDÁTICOS

*Depois de ler este capítulo, você deve ser capaz de:*

- Definir apoptose, receptor de morte, caspase, perforina, granzima, CD95.
- Descrever o processamento de antígenos endógenos.
- Descrever e comparar as duas principais vias de apoptose.
- Explicar como as respostas imunes mediadas pelas células T eliminam células e organismos intracelulares anormais.
- Descrever como a eliminação de células anormais envolve a apoptose forçada das células-alvo pelas células T citotóxicas.
- Descrever como as células T citotóxicas matam seus alvos.
- Descrever as características típicas das células T citotóxicas.
- Listar os sinais necessários para ativar uma célula T citotóxica.
- Discutir como algumas bactérias e parasitas conseguem evitar sua destruição vivendo dentro dos endossomas ou no citosol das células fagocíticas.
- Explicar como a eliminação dos organismos intracelulares é mediada pela ativação dos macrófagos.
- Discutir o papel dos macrófagos M2 na cicatrização de feridas e recuperação das infecções.
- Listar outros métodos pelos quais o sistema imune consegue eliminar células indesejadas.
- Descrever como as células T de memória efetora são geradas.

## SUMÁRIO DO CAPÍTULO



Anticorpos se ligam aos organismos invasores no sangue ou fluidos tissulares, apressando sua destruição. No entanto, nem todos os organismos estranhos são encontrados fora das células. Todos os vírus e algumas bactérias crescem dentro das células em locais inacessíveis aos anticorpos. Anticorpos são, portanto, de uso limitado na defesa do corpo contra tais invasores. Vírus e outros organismos intracelulares devem ser eliminados por outros mecanismos. Para isso, o corpo usa dois processos diferentes mediados por células. Ou as células infectadas são logo mortas por células T de modo que o invasor não tenha tempo para crescer ou os macrófagos infectados desenvolvem a habilidade de destruir esses organismos intracelulares. Em geral, organismos como os vírus que entram no citosol ou núcleo celular são mortos por destruição da célula (citotoxicidade), enquanto organismos como as bactérias ou parasitas que residem dentro de endossomas são destruídos pela ativação do macrófago. As células T medeiam ambos processos. Os antígenos que iniciam essas respostas imunes têm origem em localizações intracelulares e são, portanto, chamados de antígenos endógenos.

## ANTÍGENOS ENDÓGENOS

Como descrito no Capítulo 10, toda vez que uma célula faz uma proteína, uma amostra é processada e seus peptídeos são carregados até a superfície da célula ligados às moléculas do complexo de histocompatibilidade principal (MHC) classe I (Fig. 18.1). Se esses peptídeos endógenos não são reconhecidos pelas células T, nenhuma resposta é elicitada. Se, no entanto, o complexo peptídeo-MHC conseguir ativar um receptor de antígeno de uma célula T (TCR), então essa célula T responderá. Por exemplo, quando um vírus infecta uma célula, as células T podem reconhecer os peptídeos virais expressos na superfície da célula. As células T que respondem a esses antígenos endógenos são $CD8^+$. Elas usam seu CD8 para se ligar às moléculas MHC classe I das células infectadas,

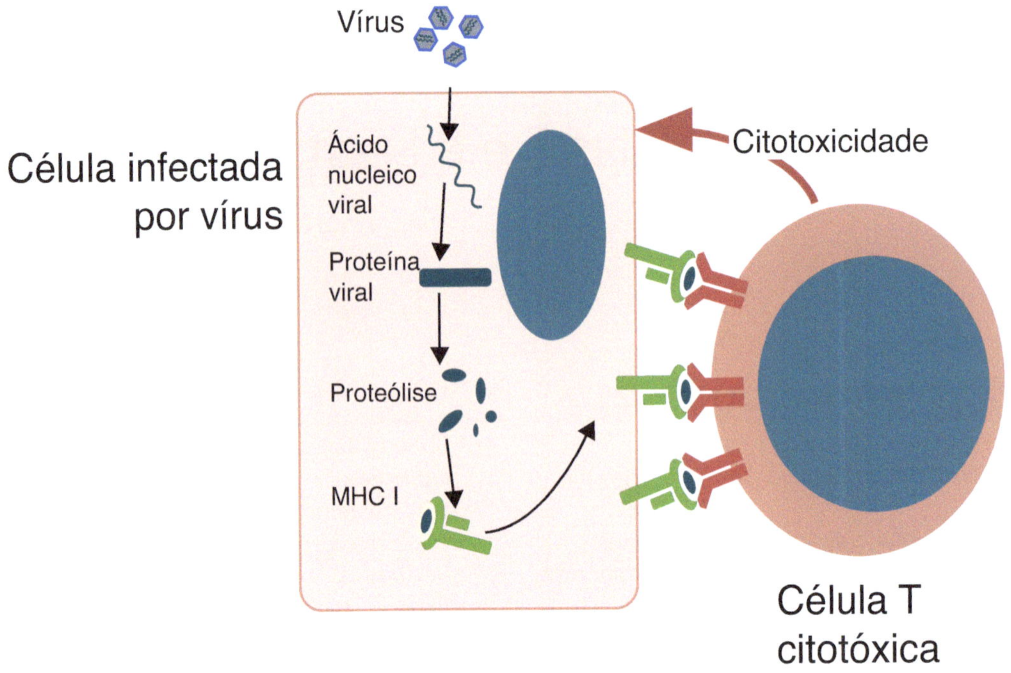


**FIG. 18.1** Visão simplificada do processamento de um antígeno endógeno. O antígeno endógeno é quebrado em pequenos peptídeos, que são encaixados nas fendas ligantes de antígeno das moléculas MHC classe I. Quando apresentado na superfície da célula, o antígeno ligado às moléculas MHC classe I desencadeia a resposta da célula T citotóxica.

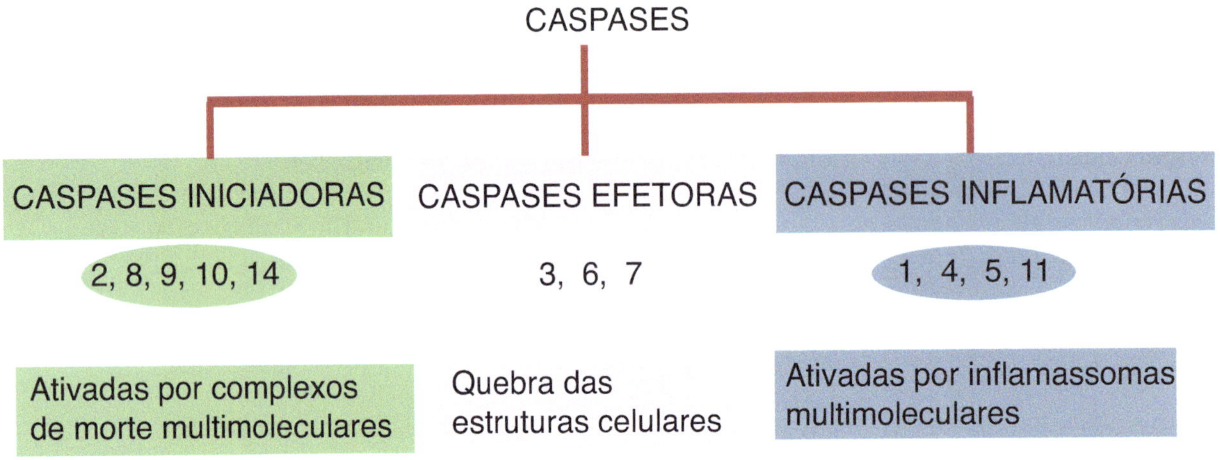


**FIG. 18.2** Papel dos três tipos diferentes de caspases na inflamação e apoptose. As caspases inflamatórias estão descritas no Capítulo 3.

promovendo sinalização intercelular e por fim matando as células infectadas.

## APOPTOSE

As células podem se matar. Células velhas, em excesso, danificadas ou anormais, que poderiam interferir nas funções normais de um tecido, podem ser persuadidas a morrer, se necessário. Esse suicídio celular é chamado de apoptose. A apoptose é regulada com cuidado e deve ser iniciada apenas quando uma célula precisa morrer. Estruturalmente, a apoptose é caracterizada pela formação de bolhas na membrana, fragmentação nuclear e morte celular sem lise. Em geral essas células que estão morrendo são fagocitadas pelos macrófagos.

Existem duas vias principais de apoptose: a via extrínseca ou pelo receptor de morte e a via intrínseca ou mitocondrial. A via extrínseca é iniciada por citocinas como o fator de necrose tumoral α (TNF-α) agindo nos receptores de morte, tais como CD95 (Fas). Os receptores de morte são uma família de receptores de superfície que, quando ativados, iniciam a apoptose. Todos eles possuem uma sequência citoplasmática de 80 aminoácidos chamada "domínio de morte". Os receptores de morte mais importantes são o CD95 e os receptores de fator de necrose tumoral (TNFRs). Os receptores de morte são ativados por ligantes expressos nas células citotóxicas. Os ligantes se ligam aos receptores e induzem as células-alvo a montar um complexo sinalizador contendo múltiplas proteínas adaptadoras. Esse complexo então ativa as caspases iniciadoras-8 e -10 (Fig. 18.2).

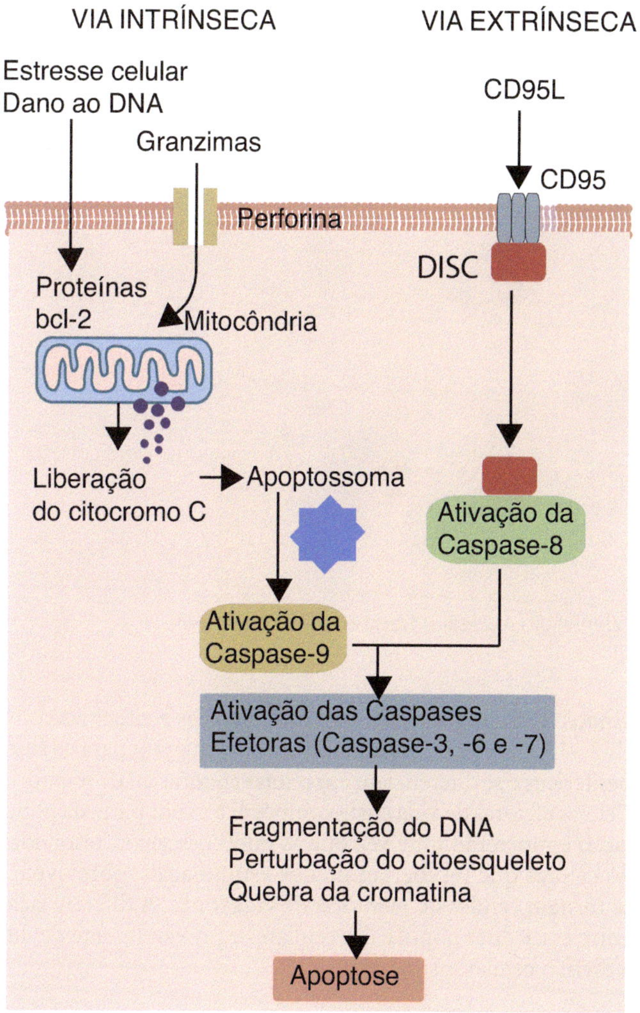


**FIG. 18.3** As duas vias, intrínseca e extrínseca, pelas quais a apoptose pode ser desencadeada. Ambas levam à ativação das caspases, fragmentação do DNA e morte da célula. A via extrínseca é ativada pela ligação de receptores de morte, tal como o CD95, e formação do complexo de sinalização indutora de morte (DISC). A via intrínseca é iniciada por vários sinais de dano, incluindo liberação de granzimas, e leva à liberação de citocromo C da mitocôndria, formação do apoptossoma e ativação da caspase-9.

A via mitocondrial, por outro lado, é iniciada por estímulos nocivos que causem dano mitocondrial. O estímulo danoso (por exemplo, oxidantes, radiação) ativa proteínas pró-apoptóticas, as quais liberam citocromo C da mitocôndria (Fig. 18.3). O citocromo C provoca a formação de um grande complexo multiproteínas chamado apoptossoma. O apoptossoma, então, ativa a caspase iniciadora-9.

As caspases iniciadoras ativadas por qualquer uma das duas vias ativam uma cascata de "caspases efetoras" (caspase-3, -6 e -7) que degradam as proteínas celulares, ativam as endonucleases e quebram as organelas, resultando na morte e desmontagem da célula. O DNA das células apoptóticas é quebrado em fragmentos de baixo peso molecular. Essa fragmentação pode ser responsável pela maneira característica com que a cromatina nuclear se condensa contra a membrana nuclear (Fig. 18.4). As células afetadas encolhem e desgrudam das células vizinhas. Por fim a quebra do núcleo e granulação citoplasmática formam fragmentos de células chamados de "corpos apoptóticos" (Fig. 18.5).

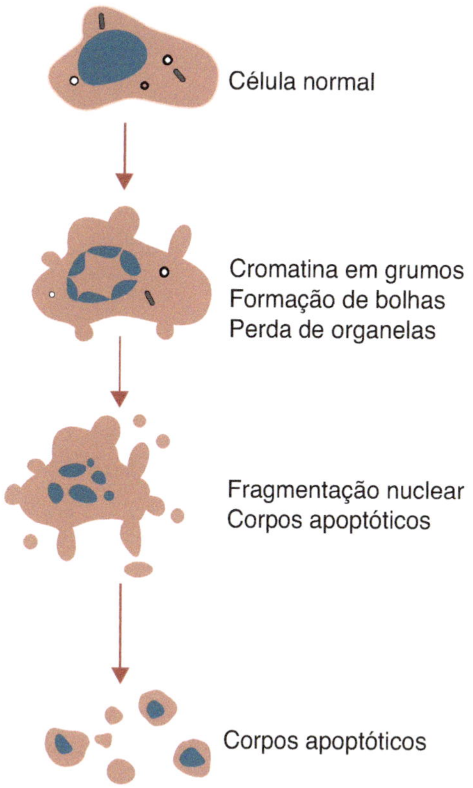


**FIG. 18.4** Principais características morfológicas da morte celular por apoptose.

Conforme as células sofrem apoptose, sua membrana celular sofre inversão e moléculas de fosfatidilserinas são expostas na sua superfície externa. Esse lipídio se liga aos receptores nos macrófagos e células dendríticas e iniciam a fagocitose da célula que está morrendo. Isso também inicia a liberação de citocinas anti-inflamatórias, como o TGF-β, enquanto minimiza a liberação de citocinas pró-inflamatórias, como o TNF-α.

Se as células estiverem severamente danificadas por causa de trauma, toxicidade ou invasão microbiana, elas podem morrer por necrose. Acredita-se que esse seja um processo muito desregulado, apesar de uma rede de sinalização molecular que regula o processo (necroptose) ter sido parcialmente definida. Células que morrem por necrose desencadeiam inflamação. Assim, o HMGB-1 que escapa dos núcleos das células necróticas é um potente mediador inflamatório. Quando células dendríticas fagocitam células necróticas, elas não apenas processam suas proteínas para os complexos MHC-antígeno, mas também expressam moléculas coestimulatórias. As células T que reconhecerem esses antígenos serão, portanto, ativadas. Dessa forma, a célula morta por um vírus através da necrose desencadeia uma inflamação e uma resposta da célula T aos antígenos virais.

## COOPERAÇÃO CELULAR

Durante uma resposta imune primária, as células T citotóxicas $CD8^+$ não conseguem responder às células infectadas sozinhas. Existem cerca de $10^{13}$ células nucleadas em um corpo do tamanho de um humano e possivelmente centenas de células

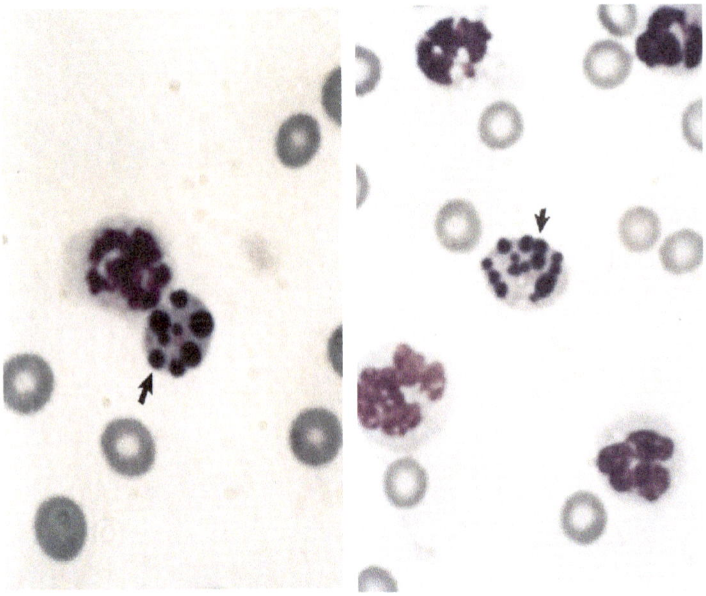

FIG. 18.5 Dois neutrófilos de rato apresentando condensação nuclear e fragmentação característicos de apoptose (*setas*). (Cortesia Ms. K. Kennon.)

T *naïve* com receptores para cada antígeno viral individual. Seria quase impossível para essas células T encontrar e matar as células expressando os antígenos virais que elas reconhecem sem ajuda. Na prática, as células dendríticas ligam os antígenos processados às moléculas MHC classe I e as carregam para os órgãos linfoides, onde elas as apresentam às células T $CD8^+$. Para responder totalmente, as células T $CD8^+$ devem ser também coestimuladas pelas células T auxiliares $CD4^+$. A coestimulação só é eficiente quando as células T $CD8^+$ e $CD4^+$ reconhecem o antígeno na mesma célula apresentadora de antígeno. Assim, uma célula T auxiliar primeiro interage com uma célula dendrítica apresentadora de antígeno através do CD40 e CD154. A célula T auxiliar ativa a célula dendrítica, aumentando sua expressão de MHC classe I e estimulando sua produção de interleucina-12 (IL-12). Uma vez ativada, os peptídeos ligados ao MHC classe I da célula dendrítica se ligam ao TCR das células T $CD8^+$. Para completa ativação, as células T citotóxicas precisam de três sinais. O primeiro é a IL-12 das células dendríticas ativadas. O segundo é o sinal antígeno-específico do complexo antígeno-MHC classe I. O terceiro sinal vem da IL-2 e IFN-γ produzidos pelas células Th1. Somente depois que esses três sinais são recebidos, as células T $CD8^+$ vão responder.

Diferentes níveis de estimulação desencadeiam diferentes respostas de ativação nas células T $CD8^+$. Assim como com as células auxiliares, a duração do estímulo é importante. Apesar de as células T citotóxicas ativadas poderem ser ativadas por uma exposição breve ao antígeno, células T *naïve* precisam ser estimuladas por várias horas antes de responderem. O tempo de estimulação necessário pode ser encurtado aumentando-se a ocupação dos receptores TCR ou fornecendo-se coestimulação adicional. Uma vez ativadas, as células T *naïve* começam a se dividir. Elas passam por várias rodadas de divisão para gerar um grande número de células citotóxicas efetoras. Alguns cálculos sugerem que elas sofrem até 19 divisões nos dias seguintes à exposição ao antígeno e provavelmente se dividem uma vez a cada 4-6 horas. Tudo isso é regulado por sinais extracelulares vindos do TCR, moléculas coestimulatórias e citocinas como IL-2, -12, -21 e -27. Essas células ativadas migram para os sítios periféricos e se diferenciam em células efetoras ou de memória. Células efetoras de vida curta compõem a maior parte da população e morrerão uma vez que as infecções sejam resolvidas. As células que receberem menos estimulação sobrevivem e se tornam células de memória de vida longa. A diferenciação entre essas duas populações celulares é provavelmente devido à divisão celular assimétrica.

## RESPOSTAS DAS CÉLULAS T CITOTÓXICAS

Uma vez completamente ativadas, as células T $CD8^+$ saem dos órgãos linfoides e procuram as células infectadas. Quando reconhecem um antígeno expresso em outra célula, as células T $CD8^+$ induzem apoptose e matam seu alvo (Fig. 18.6).

A densidade de complexos peptídeo-MHC na célula-alvo necessários para estimular a citotoxicidade da célula T é muito menor do que a necessária para estimular a produção de citocina. Assim, a ligação de uma célula T com um único complexo peptídeo-MHC pode ser suficiente para desencadear a citotoxicidade, enquanto a ligação com 100 a 1.000 complexos é necessária para estimular a expansão clonal e produção de citocinas. Presume-se que as células T citotóxicas precisam ser altamente sensíveis aos peptídeos virais de modo que consigam matar as células infectadas o quanto antes. Essas diferenças no limiar do sinal provavelmente se devem à estrutura da sinapse imunológica formada quando a célula T citotóxica T encontra seu alvo.

Quando células T citotóxicas encontram a célula-alvo, uma sinapse se forma no ponto de contato (Fig. 18.7). Essa sinapse possui dois "centros". Uma parte da zona central contém um agrupamento de complexos TCR-CD8. O outro atrai lisossomos secretórios que liberam seus conteúdos dentro do espaço sináptico e, assim, destroem a célula-alvo. Ambos estão circundados por um pSMAC rico em moléculas de adesão que forma um "selo", prevenindo o vazamento acidental das moléculas

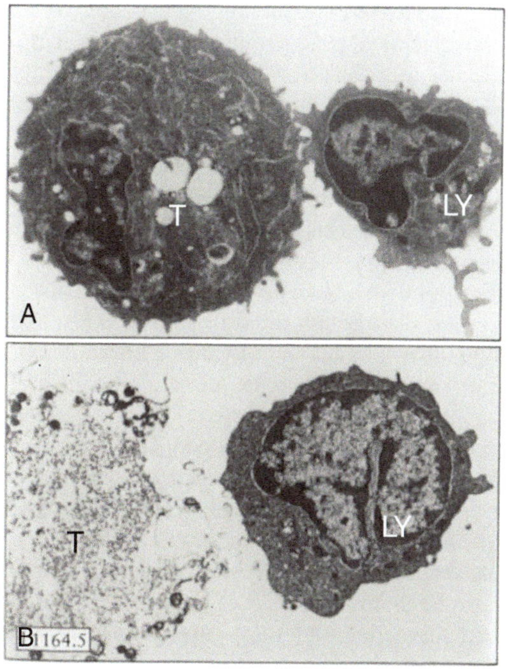


**FIG. 18.6** Destruição de células-alvo pelas células T citotóxicas. **A**, Interação entre um linfócito de exsudato peritoneal (pequena célula à direita) e a célula- alvo. Note os lisossomas (*LY*) e a fragmentação nuclear da célula-alvo (*T*). **B**, Um linfócito com os restos de uma célula-alvo lisada. (De Zagury D, Bernard J, Thierness N, Feldman M and G Berke: Isolation and characterization of individual functionally reactive cytotoxic T lymphocytes, conjugation, killing and recycling at the single cell level, *Eur J Immunol* 5:881-822, 1975.)

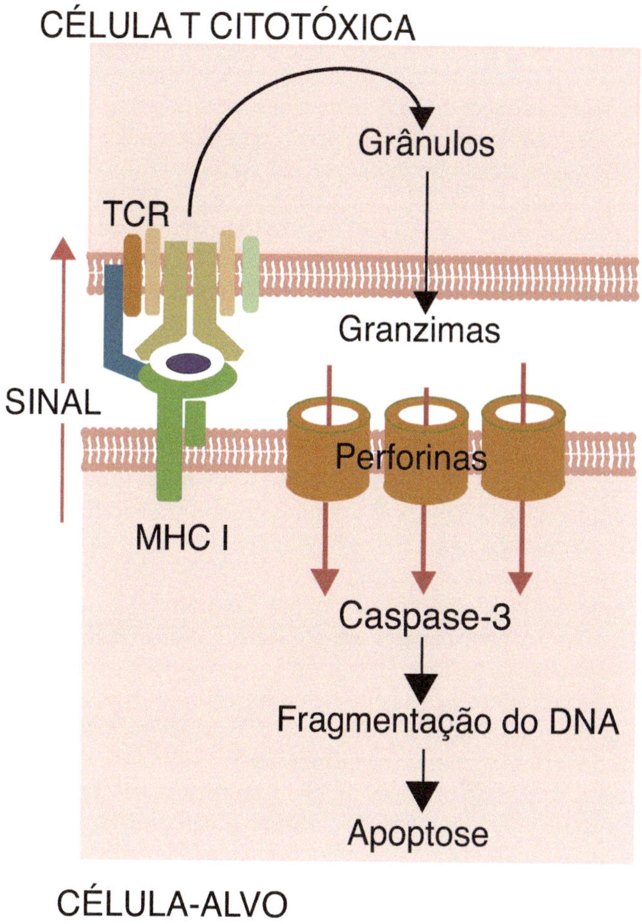


**FIG. 18.8** A via da perforina pela qual as células T matam seus alvos.

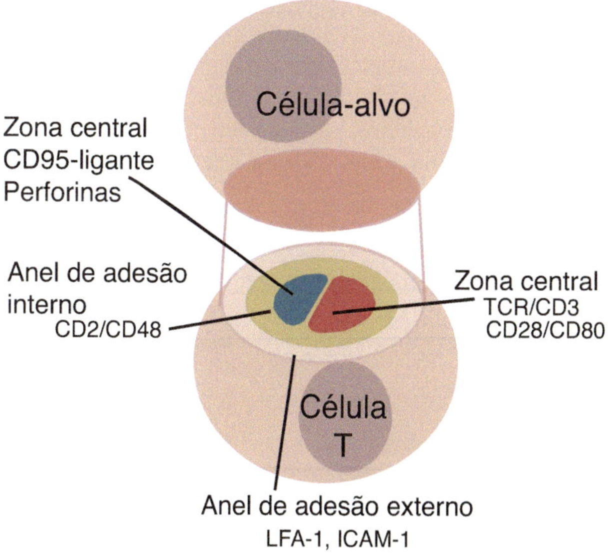


**FIG. 18.7** Estrutura da sinapse imunológica que se forma entre uma célula T citotóxica T e seu alvo. O anel externo de proteínas adesivas forma um "selo" eficiente que previne o vazamento de moléculas citotóxicas para o fluido extracelular. Existem dois SMACs centrais. Um é dedicado à sinalização e contém o TCR junto com as moléculas acessórias e coestimuladoras. O outro é dedicado aos mecanismos citotóxicos. É através desse cSMAC que os sinais das perforinas, granzimas e CD95-CD95L são transmitidos.

citotóxicas. Uma vez que a sinapse se forma, a "matança" feita pela célula T citotóxica é eficiente. Dentro de segundos após contato com a célula T, as organelas e o núcleo do alvo já mostram mudanças apoptóticas. O alvo estará morto em menos de 10 minutos. A célula T citotóxica consegue "desengatar" e sair à procura de outros alvos para matar dentro de 5 a 6 minutos. Além disso, várias células citotóxicas podem se unir para matar um único alvo.

Células T citotóxicas matam seus alvos por duas vias. A via da perforina envolve a secreção de perforinas e granzimas de lisossomos secretórios (Fig. 18.8). Estas matam as células através de mecanismos apoptóticos intrínsecos. A segunda via mata as células pela sinalização através do receptor de morte CD95. A via da perforina é usada para destruir células infectada por vírus, enquanto a via CD95 é utilizada principalmente para matar o excedente de células T.

## Via da Perforina

O processo de indução de morte pode ser dividido em três fases: adesão, "tiro letal" e morte da célula (Fig. 18.8).

### Fase da Adesão

Quando os TCRs das células T citotóxicas se ligam aos complexos antígeno-MHC na célula-alvo, uma sinapse imunológica rapidamente se forma ao redor da área de contato. Os TCRs e outras moléculas de sinalização se agrupam em um dos centros do complexo. As moléculas CD8 se ligam ao MHC classe I da célula-alvo e aumentam a força da ligação entre as duas células. Se o TCR tiver afinidade muito alta pelo antígeno-alvo, a coestimulação através do CD8 pode não se necessária.

Além dos sinais recebidos pelos complexos antígeno-MHC -CD8, as células T citotóxicas precisam de coestimulação. Assim como com as células T CD4 auxiliares, as células T CD8 citotóxicas requerem sinais do CD28 ligado ao CD86 na célula-alvo. Uma adesão adicional entre as células T citotóxicas e seus alvos é mediada pela ligação do CD2 da célula T ao CD58 da célula-alvo (em não roedores) ou CD48 (em roedores) e pela ligação do CD11a/CD18 (LFA-1) da célula T ao CD54 da célula-alvo (ICAM-1).

### Tiro Letal

Dentro de alguns minutos após a ligação ao alvo, as células T direcionam seu centro de organização de microtúbulos, seu complexo de Golgi e seus grânulos em direção à célula-alvo. Os grânulos citoplasmáticos migram para o centro da sinapse, onde se fundem com a membrana da célula T, liberando seu conteúdo para o espaço da sinapse. Os grânulos da célula T citotóxica contêm várias moléculas letais, e entre as mais importantes estão as perforinas, granzimas e granulisinas.

As perforinas são glicoproteínas formadoras de poros, produzidas pelas células T citotóxicas e células *natural killer* (NK). As perforinas se inserem na membrana da célula-alvo e oligomerizam, formando um canal tubular transmembrana (Fig. 18.9). Entre 19 e 24 monômeros de perforina se agregam para formar o complexo de ataque à membrana circular que forma grandes poros (130-200 A) nas membranas das células-alvo. Essas perforinas são relacionadas e atuam de maneira semelhante ao C9, uma molécula que forma o complexo terminal do complemento (Capítulo 4). Apesar do tamanho do poro de uma poliperforina permitir que monômeros e dímeros de granzima entrem nas células-alvo, a morte do alvo também ocorre em baixas concentrações de perforina. Acredita-se que as perforinas também liberem granzimas dos endossomas das células-alvo.

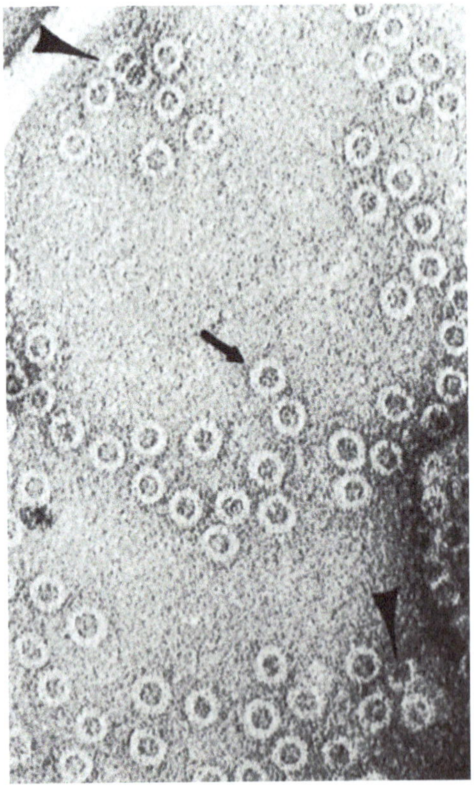

FIG. 18.9 Perforinas de células *natural killer* humanas na superfície de um eritrócito-alvo de coelho. As setas apontam anéis incompletos e duplos. (De Podack ER, Dennert G: Assembly of two types of tubules with putative cytolytic function by cloned natural killer cells, *Nature* 301:442-445, 1983.)

As granzimas são serina-proteases encontradas nas células T, onde correspondem a cerca de 90% do conteúdo dos grânulos. A granzima A é a mais abundante e desencadeia a apoptose nas células-alvo. Ela destrói histonas e libera deoxiribonucleases nucleares. É essa enzima que causa o dano ao DNA. A granzima B entra na célula-alvo por injeção através do canal do complexo de perforinas ou por endocitose. Ela ativa a proteína pró-apoptótica bcl-2, causando a liberação do citocromo C mitocondrial. Como descrito previamente, o citocromo C gera um apoptossoma, que por sua vez ativa a caspase-9 e a cascata de caspases efetoras. As caspases efetoras ativam endonucleases que causam fragmentação do DNA e morte da célula. Células T citotóxicas possuem um inibidor de granzima que garante que elas não sejam mortas durante esse processo.

A granulisina é um peptídeo antibacteriano perturbador de lipídios encontrado nos grânulos das células T citotóxicas e células NK de primatas e ruminantes. Uma molécula relacionada (Bo-lisina) é expressa por células T bovinas. A granulisina consegue matar células-alvo, assim como uma grande variedade de bactérias extracelulares, fungos e parasitas. Ela tem homologia com outras proteínas que atacam membranas lipídicas chamadas saposinas. As saposinas não formam poros, mas ativam enzimas degradadoras de lipídios, como as esfingomielinases. Um aumento nas saposinas aumenta o conteúdo de ceramida, a qual pode induzir apoptose. Por exemplo, as células T citotóxicas conseguem controlar as infecções por *Listeria monocytogenes* e *Mycobacterium tuberculosis* simplesmente matando as células infectadas. É possível que bactérias vivas liberadas pelas células mortas possam infectar células saudáveis. Para evitar isso, a granulisina produzida pela célula T mata não somente os macrófagos infectados, mas também quaisquer bactérias que estejam dentro deles.

O TNF-β (também chamado de linfotoxina-α [LT-α]) é secretado por algumas células T citotóxicas e possui modo de ação semelhante ao CD95L. Mudanças estruturais são observadas após 2 a 3 horas, e após 16 horas mais de 90% das células-alvo expostas ao TNF-β estão mortas.

## Via do CD95

O segundo mecanismo de citotoxicidade mediado pela célula T envolve a ligação de uma proteína da superfície da célula T chamada CD95L (Fas-ligante ou CD178) ao receptor de morte da célula-alvo chamado de CD95 (Fas) (Fig. 18.10). O CD95L é expresso pelas células T $CD8^+$ T e células NK ativadas. Ele se liga ao CD95 nas células-alvo. Quando as células se tocam, o CD95L se liga ao CD95, e o CD95 trimeriza. Isso leva à formação de um complexo sinalizador indutor de morte (DISC), que ativa as caspases iniciadoras-8 e -10. Estas, por sua vez, ativam a caspase-3 e desencadeiam a cascata de apoptose. O sistema CD95L-CD95 controla a sobrevivência da célula T. Um excedente de células ou células autorreativas são eliminadas de maneira conveniente após cumprirem suas funções.

Por exemplo, quando células T ativadas completam suas funções de matar seus alvos, eles entram por si mesmas em apoptose mediada por CD95.

Nos camundongos, *lpr* (linfoproliferação) e *gld* (doença linfoproliferativa generalizada) são mutações com perda de função nos genes codificadores de CD95 e CD95L, respectivamente. Ambas as mutações permitem o acúmulo de células T ativadas e aceleram as doenças autoimunes. Por exemplo, camundongos *lpr* não expressam CD95 em seus timócitos. Como resultado, seus timócitos não entram em apoptose (seleção negativa) e escapam para os órgãos linfoides secundários. Ali eles proliferam, resultando em aumento macroscópico no tamanho dos órgãos linfoides (linfadenopatia). Muitas dessas células respondem a autoantígenos, e os camundongos *lpr* desenvolvem uma doença autoimune semelhante ao lúpus eritematoso sistêmico (Capítulo 38).

## SUBPOPULAÇÕES DE CÉLULAS T CITOTÓXICAS

Subpopulações de células T $CD8^+$ foram identificadas em roedores, onde são chamadas de Tc1 e Tc2. As células Tc1 secretam IL-2 e IFN-γ, enquanto as células Tc2 secretam IL-4 e IL-5. Uma terceira subpopulação, Tc0, possui um perfil irrestrito de citocinas. Ao contrário das células auxiliares, que podem se diferenciar rapidamente em Th1 ou Th2, as células T $CD8^+$ apresentam forte preferência pelo fenótipo Tc1. A diferenciação em Tc2 exige exposição a grandes quantidades de IL-4. As três subpopulações são citotóxicas.

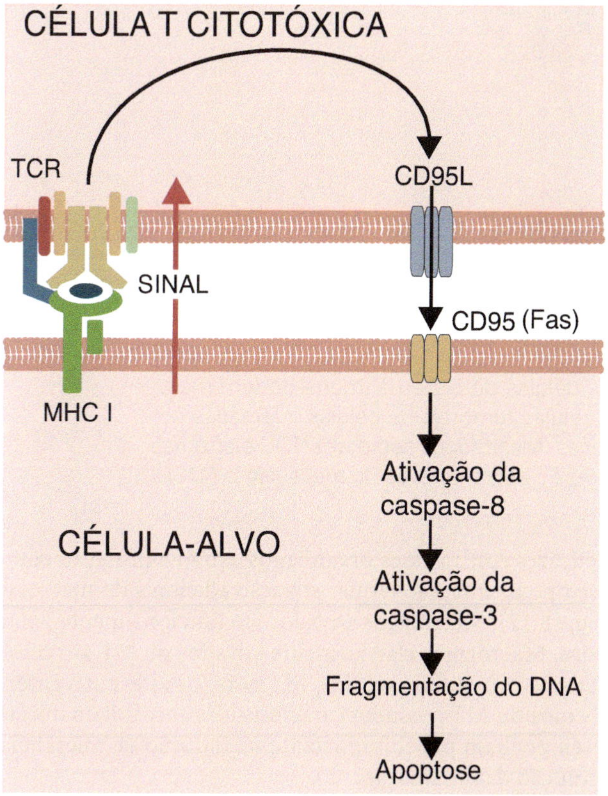


**FIG. 18.10** A via do CD95 de citotoxicidade mediada pela célula T.

Como descrito no Capítulo 14, as interações entre as células T e seus alvos são reguladas por estimulação positiva do CD28 e sinais negativos do CTLA-4. Em alguns cânceres, onde a citotoxicidade da célula T é insuficiente para matar as células cancerosas, o bloqueio do CTLA-4 por anticorpos monoclonais aumenta a citotoxicidade da célula T e induz remissão por longo prazo do tumor.

Outra molécula que limita a citotoxicidade da célula T é chamada de "morte celular programada" ou PD-1 (CD279). Esta é um receptor de célula T que se liga aos ligantes (PD-L1 e PD-L2) nas células-alvo e inibe a sinalização do TCR. O aumento do PD-1 é uma consequência normal da ativação da célula T e é necessário para a finalização da resposta imune. Infecções virais persistentes e alguns cânceres induzem a expressão alta e estável de PD-1 nas células T ativadas. Isso leva a uma exaustão da célula T, falha na ativação e perda de função. Quando o PD-L1 é expresso em células tumorais, ele as protege do ataque pelas células T citotóxicas. Em contrapartida, a inibição da sinalização do PD-1 aumenta a destruição de certos cânceres pelas células T citotóxicas. Tanto CTLA-4 quanto PD-1 são considerados moléculas de *checkpoint*[1] e sua inibição por anticorpos monoclonais pode resultar no tratamento bem-sucedido do câncer. Você pode ler mais sobre esses inibidores de *checkpoint* no Capítulo 35.

## OUTROS MECANISMOS DE CITOTOXICIDADE CELULAR

A citotoxicidade mediada pela célula T não é a única maneira que o sistema imune tem para destruir células anormais (Tabela 18.1; Fig. 18.11). Por exemplo, células que possuem os receptores de anticorpo FcγRI ou FcγRII podem se ligar a células-alvo ou bactérias através de anticorpos específicos e matá-las. Essas células citotóxicas podem incluir monócitos, eosinófilos, neutrófilos, células B e células NK (Capítulo 19). O mecanismo dessa "citotoxicidade celular dependente de anticorpo" (ADCC) não está desvendado. No entanto, neutrófilos e eosinófilos provavelmente liberam oxidantes letais e conteúdo de grânulos. A ADCC é mais lenta e menos eficiente do que a citotoxicidade mediada por célula T, levando de 6 a 18 horas para acontecer.

A participação do macrófago na ADCC depende de seus receptores Fc e de seu estado de ativação. As citocinas ativadoras

[1]Nota da Revisão Científica: Do inglês, "ponto de checagem".

**TABELA 18.1 Comparação dos Três Mecanismos de Citotoxicidade Mediada por Células**

| Células citotóxicas | Tempo | Mecanismo | Restrição ao MHC | Antígeno-específica |
|---|---|---|---|---|
| Células NK | 24 h | Citotoxicidade mediada por NK | Não | Não |
| Linfócitos normais ou macrófagos com FcγRIII com anticorpo específico | 6 h | Atividade ADCC | Não | Sim |
| Células T primadas | 10 min | Citotoxicidade mediada por célula T | Sim | Sim |

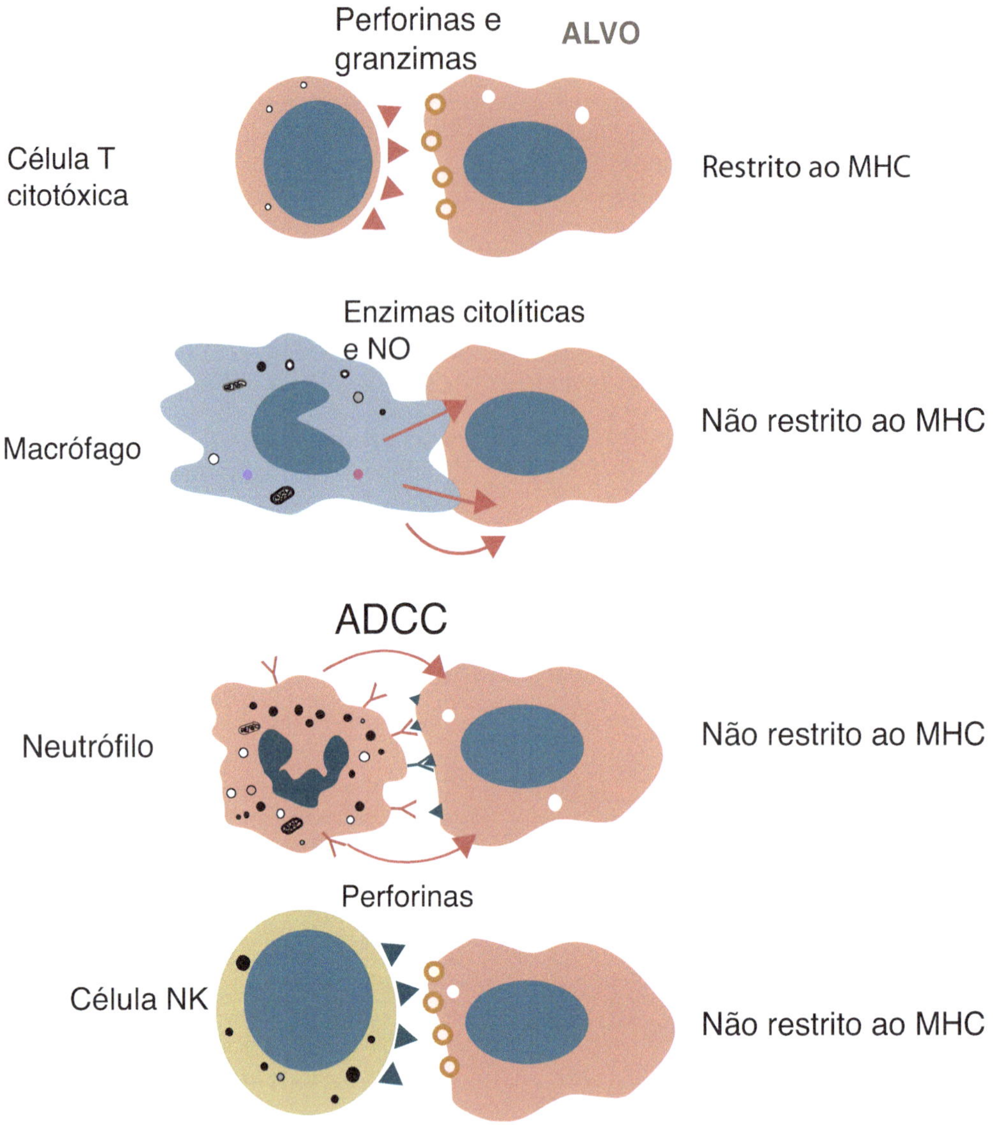


**FIG. 18.11** As quatro vias principais pelas quais as células do sistema imune podem matar células-alvo nucleadas. Esses alvos costumam ser células tumorais ou células infectadas por vírus. Células T e células NK são diretamente citotóxicas. Macrófagos secretam NOS e enzimas que matam as células vizinhas. Células com receptores Fc atuam através do mecanismo ADCC.

de macrófago, como IFN-γ ou o fator estimulador de colônia granulócito-macrófago (GM-CSF), promovem a ADCC. Os macrófagos também conseguem destruir células-alvo em um processo independente de anticorpo. Por exemplo, quando ingerem bactérias ou parasitas, os macrófagos liberam óxido nítrico, proteases e TNF-α. O óxido nítrico matará bactérias e células próximas, enquanto o TNF-α é citotóxico para algumas células tumorais.

## ATIVAÇÃO DO MACRÓFAGO

Quando atacam e ingerem bactérias invasoras, os macrófagos produzem enzimas e oxidantes que ajudam no processo de morte. Essa resposta, no entanto, pode ser insuficiente para matar certos invasores. Por exemplo, bactérias como *L. monocytogenes*, *M. tuberculosis* e *Brucella abortus* e protozoários como *Toxoplasma gondii* conseguem sobreviver e se multiplicar dentro de macrófagos normais. Os anticorpos são ineficazes contra esses organismos, então a proteção contra esse tipo de infecção requer ativação adicional do macrófago (Fig. 18.12). Macrófagos ativados são funcionalmente polarizados. Macrófagos classicamente ativados ou M1 são células efetoras pró-inflamatórias. Macrófagos alternativamente ativados ou M2 possuem características anti-inflamatórias e desempenham papel importante na indução de tolerância e resolução da inflamação.

### Ativação Clássica do Macrófago

Macrófagos ficam totalmente ativados em duas etapas. A ativação inicial é desencadeada pela exposição aos PAMPs e DAMPs das bactérias invasoras e tecidos danificados, como descrito previamente. As células dendríticas produzem IL-12 e induzem a produção de IFN-γ pelas células NK e Th1. A ativação completa para o fenótipo M1 requer exposição a esse IFN-γ (Fig. 18.13). É provável que a via mediada pelas NK funcione nas etapas iniciais da infecção, enquanto a via

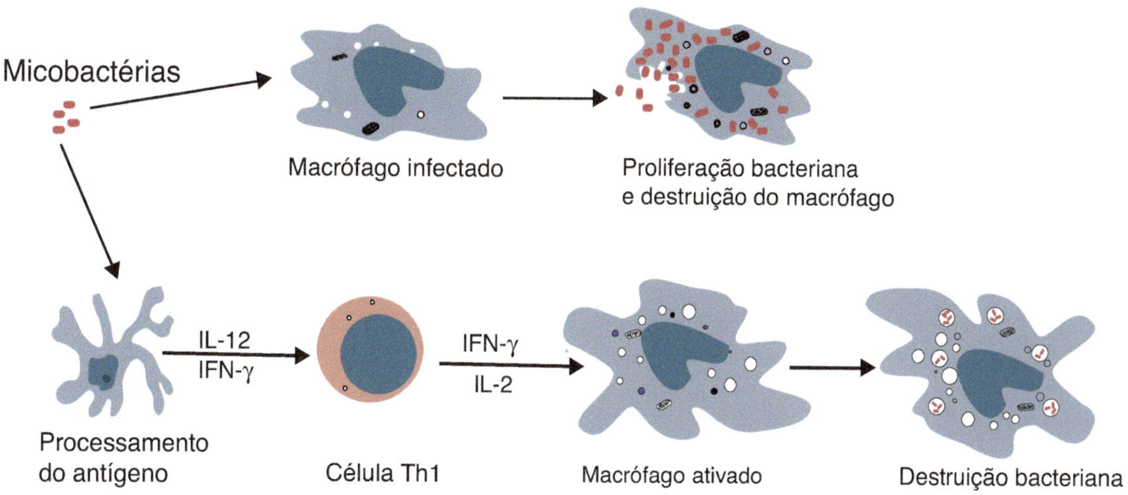


**FIG. 18.12** Macrófagos normais são mortos pelo crescimento de bactérias intracelulares. IFN-γ e IL-2 liberados pelas células Th1 podem ativar macrófagos e fazer com que matem bactérias intracelulares resistentes.

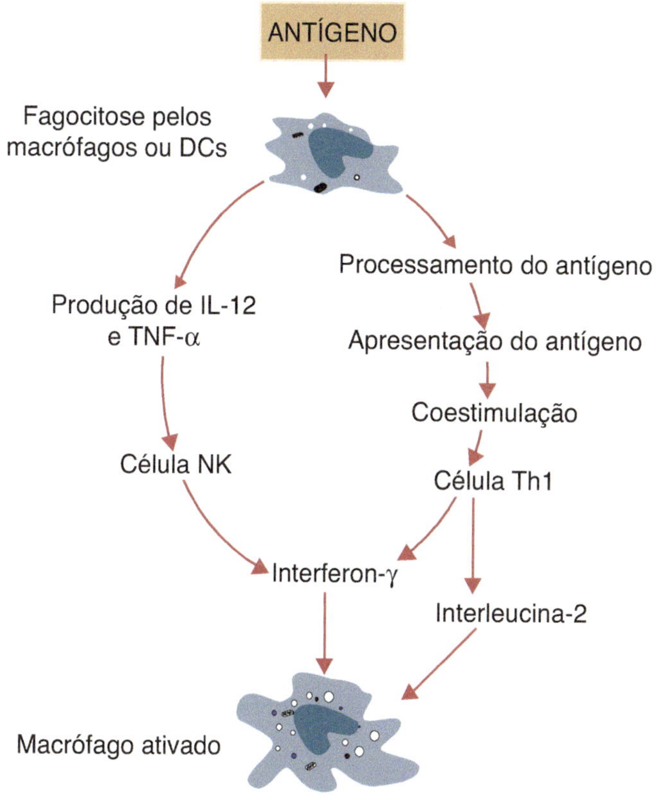


**FIG. 18.13** As duas vias pelas quais os macrófagos podem ser ativados. Uma envolve a produção de IFN-γ pelas células NK e é, portanto, a via inata. A outra é mediada pelo IFN-γ das células Th1 e é uma resposta adaptativa.

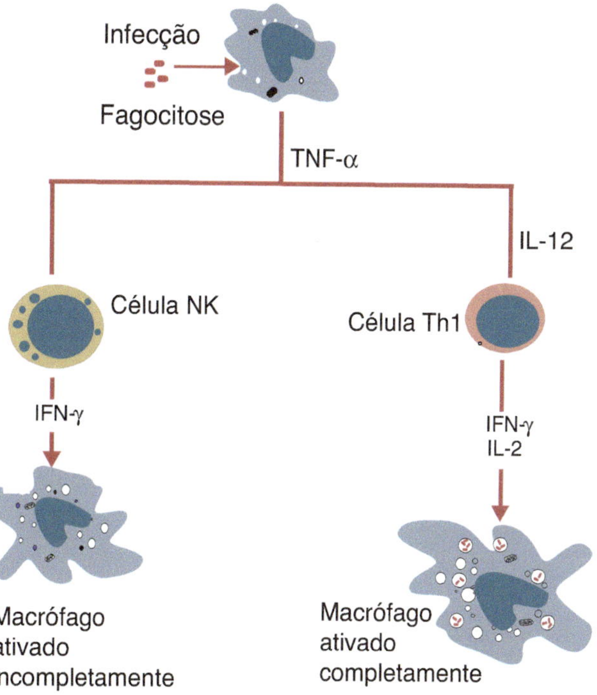


**FIG. 18.14** A ativação do macrófago M1 provavelmente ocorre em estágios. Portanto, o IFN-γ produzido pelas células NK provavelmente ativa os macrófagos nos estágios iniciais da resposta imune. Se isso for insuficiente, então as células Th1 são ativadas e a combinação de IFN-γ e IL-2 que elas produzem causa ativação máxima e polarização das M1.

mediada pelas células Th1 entre em operação mais tarde (Fig. 18.14).

Quando os macrófagos encontram bactérias ou vírus que ativam seus TLRs, eles produzem citocinas. Duas delas, TNF-α e IL-12, atuam sobre as células NK, induzindo a produção de grande quantidade de IFN-γ. Alguns ligantes de TLR também podem ativar vias que resultam na produção de IFN-β. Esse IFN-β endógeno também promove a polarização da célula M1. A estimulação das células Th1 pela IL-12 também induz a produção de IFN-γ. Essas células Th1 também produzem IL-2, que promove a polarização M1 e completa ativação celular.

Macrófagos são ativados pelo IFN-γ através da via JAK-STAT. A exposição ao IFN-γ altera a expressão de mais de 1.000 genes no macrófago. Macrófagos ativados secretam proteases que ativam o complemento. Eles secretam interferons, tromboplastinas, prostaglandinas, fibronectinas, ativadores de plasminogênio e os componentes C2 e FB do complemento. Eles aumentam a expressão de MHC classe II, atrasam a produção de proteases fagossomais e promovem o carregamento do antígeno para dentro das moléculas MHC, aumentando assim a apresentação de antígeno. Macrófagos M1 são grandes e apresentam aumento da atividade da membrana (especialmente dobras e cristas), formação aumentada de pseudópodes e aumento da pinocitose (captação de gotículas líquidas) (Fig. 18.15). Eles se movem mais rápido em resposta a estímulos quimiotáticos e são atraídos por diferentes quimiocinas. Eles contêm quantidades aumentadas de enzimas lisossomais e metabólitos da explosão respiratória, e são mais ávidos para fagocitose do que células normais. As células M1 produzem quantidades muito aumentadas de óxido nítrico sintase 2 (NOS2). Como resultado, elas matam organismos intracelulares ou células tumorais gerando altos níveis de óxido nítrico. O óxido nítrico consegue destruir células tumorais próximas e bactérias intracelulares como a *L. monocytogenes* (Fig. 18.16). Macrófagos ativados por IFN-γ também conseguem inibir o crescimento de bactérias intracelulares ao diminuir a expressão dos receptores de transferrina (CD71), degradando a ferroportina e reduzindo a concentração de ferritina intracelular, a principal proteína armazenadora de ferro (Capítulo 7).

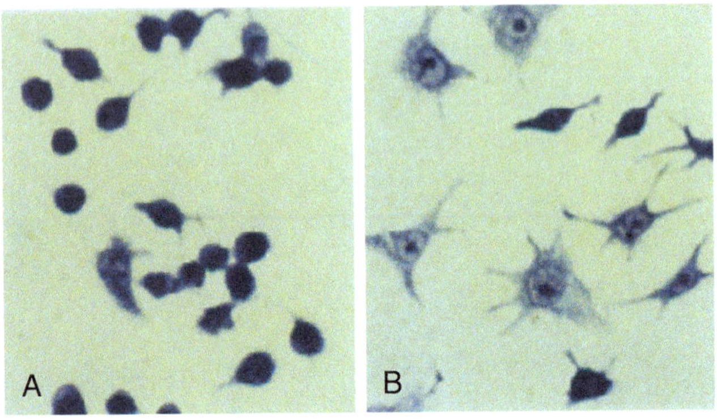


**FIG. 18.15** Culturas de macrófagos murinos cultivadas em condições idênticas: *Esquerda*, macrófagos normais não estimulados. *Direita*, macrófagos ativados pela exposição ao IFN-γ e acemanana.[2] Note o espalhamento do citoplasma das células ativadas. Essas células secretam grande quantidade de citocinas e óxido nítrico. Magnificação original ×400. (Cortesia Dr. L. Zhang.)

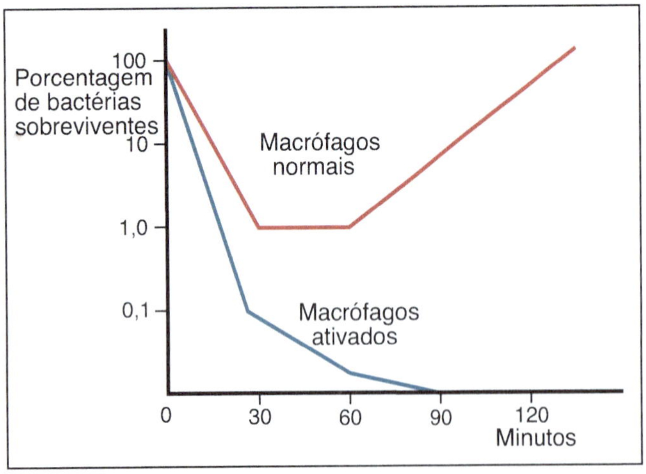


**FIG. 18.16** Destruição de *Listeria monocytogenes* quando misturadas *in vitro* com culturas de macrófagos normais ou macrófagos ativados de camundongos infectados com *Listeria*.

[2]Nota da Revisão Científica: Glicosaminoglicano de *Aloe vera*.

## Ativação Alternativa do Macrófago

Macrófagos ativados sob influência das citocinas Th2, como IL-4, IL-10 e IL-13, se tornam células M2. As células M2 diferem na expressão de receptores, função citotóxica e produção de citocinas das células M1 (Fig. 18.17). As células M2 são regulatórias e anti-inflamatórias e promovem a resolução da inflamação e reparo da ferida. São protetoras em algumas doenças parasitárias, isolando parasitas como os esquitossomas. Em vez de produzir óxido nítrico, as células M2 usam arginase para produzir ornitina. Elas secretam grande quantidade de IL-10 e IL-1RA.

O TGF-β das células M2 estimula a produção de matriz extracelular (ECM) pelos fibroblastos. As células M2 também secretam fibronectina, componente da matriz. Elas secretam transglutaminase, que promove a ligação cruzada da ECM, e osteopontina, que promove a ligação das células à ECM. A arginase está envolvida na síntese de prolina e poliamina. A prolina é necessária para a construção da ECM, enquanto as poliaminas são necessárias para a proliferação celular. As células M2 secretam fator de crescimento derivado de plaquetas (PDGF), fator de crescimento semelhante à insulina (IGF) e TGF-β, todos indutores de proliferação celular. Secretam fator β de crescimento semelhante ao fibroblasto (FGF-β), TGF-α e fator de crescimento de endotélio vascular (VEGF), que promove angiogênese. Assim, as citocinas secretadas pelas células M2 promovem a resolução da inflamação, o reparo da

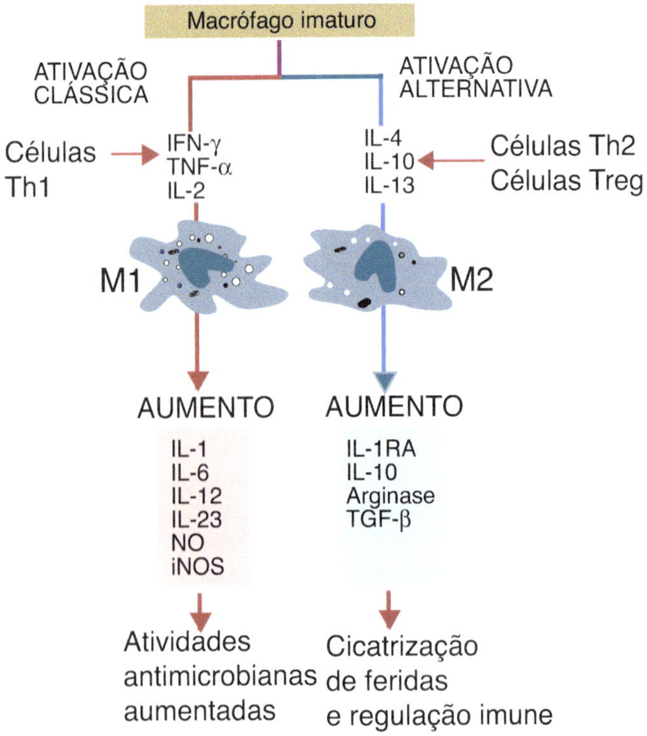


**FIG. 18.17** Dependendo das citocinas às quais são expostos, os macrófagos podem ser ativados pela via clássica (células M1) ou pela via alternativa (células M2). As células M2 desempenham papel regulatório importante e são cruciais para a formação do granuloma e cicatrização de feridas. Elas produzem misturas muito diferentes de citocinas.

**TABELA 18.2 Efeitos das Citocinas na Função do Macrófago**

| Citocina | Principal fonte | Efeito |
|---|---|---|
| IL-2 | Célula Th1 | Ativa |
| IFN-γ | Célula Th1, célula NK | Ativa |
| IFN-α/β | Macrófago, célula T | Ativa |
| TNF-α | Macrófago, célula Th1 | Ativa |
| TNF-β | Célula Th1 | Ativa |
| GM-CSF | Muitos tipos celulares | Ativa |
| IL-4 | Célula Th2 | Inibe |
| IL-10 | Célula Th2, macrófago | Inibe |
| IL-13 | Célula Th2 | Inibe |
| TGF-β | Célula T | Inibe |

ferida e possuem propriedades anti-inflamatórias, fibróticas, proliferativas e angiogênicas.

A importância da ativação do macrófago pode ser observada na tuberculose. As micobactérias que entram nos pulmões são rapidamente fagocitadas pelos macrófagos alveolares, que então montam explosão respiratória e secretam citocinas pró-inflamatórias. Essas citocinas atuam nas células NK, desencadeando a produção de IFN-γ e ativação limitada do macrófago. Sua resposta rápida consegue desacelerar significativamente o crescimento das micobactérias. No entanto, esses macrófagos não conseguem destruir as bactérias apenas por esses mecanismos. Após vários dias, portanto, ocorre o recrutamento de células T. As células T são estimuladas pelas células dendríticas infectadas com micobactérias a secretar IL-12, TNF-α e IFN-α. Em resposta, as células Th1 secretam mais IFN-γ e ativam completamente os macrófagos (Tabela 18.2). Na maior parte dos indivíduos, essa ativação das células M1 é suficiente para controlar a infecção.

Células T citotóxicas geradas em bois infectados com *M. bovis* matarão macrófagos infectados. Essa citotoxicidade é mediada por células WC1$^+$ γ/δ e T CD8$^+$. Presume-se que micobactérias liberadas sejam mortas pela granulisina.

## Reações de Hipersensibilidade Tardia

Quando certos antígenos são injetados na pele de um animal sensibilizado, uma resposta inflamatória que leva horas para se desenvolver pode ocorrer no local da injeção. Essa é uma resposta mediada por célula T chamada hipersensibilidade tardia. As reações de hipersensibilidade tardia são classificadas como reações de hipersensibilidade do tipo IV (Capítulo 33). Um exemplo importante de reação de hipersensibilidade tardia é a resposta à tuberculina, uma reação cutânea após a injeção intradérmica de tuberculina.

# CÉLULA T DE MEMÓRIA EFETORA

Ao contrário da prolongada resposta por anticorpos, a fase efetora das respostas das células T é relativamente breve. A citotoxicidade é observada apenas na presença do antígeno. Isso faz sentido. Atividades citotóxicas prolongadas ou superprodução de citocinas poderiam causar tano tecidual severo.

Células T CD8$^+$ *naïve* são células em repouso de vida longa que continuamente recirculam entre a corrente sanguínea e os órgãos linfoides. Uma vez que encontrem o antígeno, elas se multiplicam rápido em um esforço para acompanhar o crescimento dos patógenos invasores. Elas atingem um pico entre 5 e 7 dias após a infecção quando são patógeno-específicas e correspondem a 50% a 70% do total de células T CD8$^+$. Assim como com outros linfócitos, a divisão assimétrica resulta em duas células-filhas com destinos diferentes. No caso das células CD8$^+$, ela resulta na geração de células T efetoras ou de memória efetora. As células efetoras são derivadas da célula-filha mais próxima da célula apresentadora de antígeno. As células de memória derivam da célula-filha distal à APC. A célula proximal possui atividade glicolítica aumentada e expressão aumentada de moléculas efetoras. A célula distal possui metabolismo de lipídios aumentado, expressão aumentada de moléculas anti-apoptóticas e vive por muito mais tempo.

Uma vez que a infecção seja resolvida, a maioria das células efetoras se torna supérflua. Assim, mais de 95% delas entram em apoptose 1-2 semanas após infecção. A eliminação desse excedente de células T é um processo muito controlado envolvendo a via do CD95.

O número de células de memória sobreviventes está diretamente relacionado à intensidade da resposta primária. Em geral apenas 5% a 10% do número máximo de células T citotóxicas sobrevivem como células T de memória. A sobrevivência pode ser uma função da duração da exposição ao antígeno. Células expostas ao antígeno por períodos prolongados podem morrer, enquanto células expostas apenas brevemente podem viver. A observação de que infecções virais crônicas podem exaurir as células T e interferir tanto na sua citotoxicidade quanto na sua memória é consistente com essa ideia.

As células T de memória podem ser diferenciadas das células T *naïve* por seu fenótipo, pela combinação de citocinas secretadas e pelo comportamento. Por exemplo, as células T de memória são CD44$^+$ e expressam altos níveis de IL-2Rβ, um receptor que liga IL-2 e IL-15. Elas expressam quantidades aumentadas de moléculas de adesão, então conseguem se ligar com maior eficiência às células apresentadoras de antígeno. Produzem mais IL-4 e IFN-γ e respondem mais fortemente à estimulação de seus TCRs. Elas continuam a se dividir muito devagar na ausência do antígeno. Essa divisão requer IL-15 ligada à célula e é inibida por IL-2 solúvel. A IL-15 é a única citocina que persiste por longos períodos aderida a seu receptor nas células T. Ela age como um estímulo persistente para o microambiente da célula de memória e estimula células vizinhas por contato célula-célula. O equilíbrio entre IL-15 e IL-2 regula a persistência das células T de memória. Na ausência da IL-15, as células T de memória entram em apoptose. Em humanos as células T CD8$^+$ de memória possuem meia-vida de 8 a 15 anos.

As memórias imunológicas se acumulam ao longo da vida de um animal. Animais mais velhos possuem mais células de memória do que animais mais jovens e, portanto, estão mais bem preparados para responder aos antígenos do que os mais jovens. A vacinação repetida gera novas células de memória. No entanto, o tamanho do compartimento das células de memória se expande para acomodá-las. Células de memória já existentes não são eliminadas para abrir espaço para as recém-chegadas.

19

# Células Linfoides Inatas

## OBJETIVOS DIDÁTICOS

*Depois de ler este capítulo, você deve ser capaz de:*

- Compreender que as subpopulações de células T possuem correspondentes inatos.
- Descrever como as células linfoides inatas (ILCs) usam os receptores de antígeno codificados na linhagem germinativa.
- Explicar que as ILCs podem ser divididas em dois grupos principais com base em suas funções: células auxiliares inatas e células citotóxicas inatas.
- Listar e descrever as funções de três tipos de células inatas do tipo auxiliar.
- Explicar as principais propriedades das células NK.
- Explicar como as células NK conseguem matar células-alvo infectadas por vírus, células tumorais, células estressadas e algumas bactérias sem necessitarem de ativação prévia.
- Compreender por que as células NK atuam como primeira linha de defesa com patógenos como os vírus.
- Explicar como as células NK utilizam uma estratégia de reconhecimento de "ausência do próprio".
- Descrever como as células NK reconhecem a atacam células-alvo que expressam moléculas associadas ao estresse.
- Reconhecer que a destruição de alguns tumores provavelmente envolve morte por células NK.
- Definir a importância das moléculas CD1 no processamento de antígenos lipídicos.
- Definir ILC, célula NK, célula NKT, KIR, Ly49 e NKG2.
- Explicar como os receptores KIR regulam a função da célula NK e a imunidade contra agentes infecciosos.
- Explicar as funções e propriedades das células NKT.

## SUMÁRIO DO CAPÍTULO



A estrutura dos linfócitos revela pouco sobre suas funções. Os tipos celulares principais envolvidos na imunidade adaptativa, as células T e B, conforme descrito em capítulos anteriores, utilizam milhões de receptores de antígeno altamente diversificados, gerados de modo aleatório. No entanto, as células T e B necessitam de tempo para se desenvolverem em números suficientes para afetar o resultado de uma infecção. Elas também precisam passar pela seleção clonal para que as células com receptores autorreativos sejam eliminadas ou inibidas.

Alguns linfócitos, contudo, são capazes de responder aos antígenos estranhos ou destruir as células anormais imediatamente após serem produzidos. Estas são as células linfoides inatas (ILCs), críticas para as defesas do corpo. As células linfoides inatas são divididas em dois grupos funcionais (Fig. 19.1). Um grupo serve como células auxiliares. Elas regulam as respostas da microbiota intestinal e desempenham papel importante nas doenças alérgicas, autoimunes e obesidade. O segundo grupo constitui as células citotóxicas chamadas células de "*natural killer*"[1] (NK). Servem como primeira linha de defesa contra vírus, algumas bactérias intracelulares, fungos e vermes parasitas. Elas eliminam células estressadas ou danificadas. Algumas desempenham papel crucial na imunidade a tumores.

[1]Nota da Revisão Científica: Do inglês, "assassina natural".

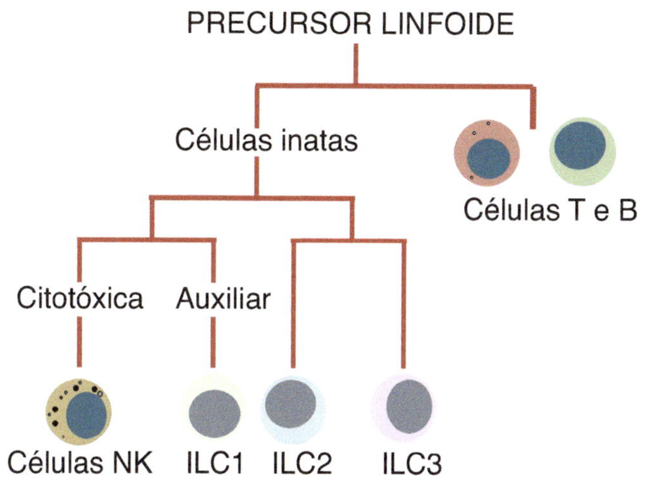


**FIG. 19.1** Classificação das células linfoides inatas.

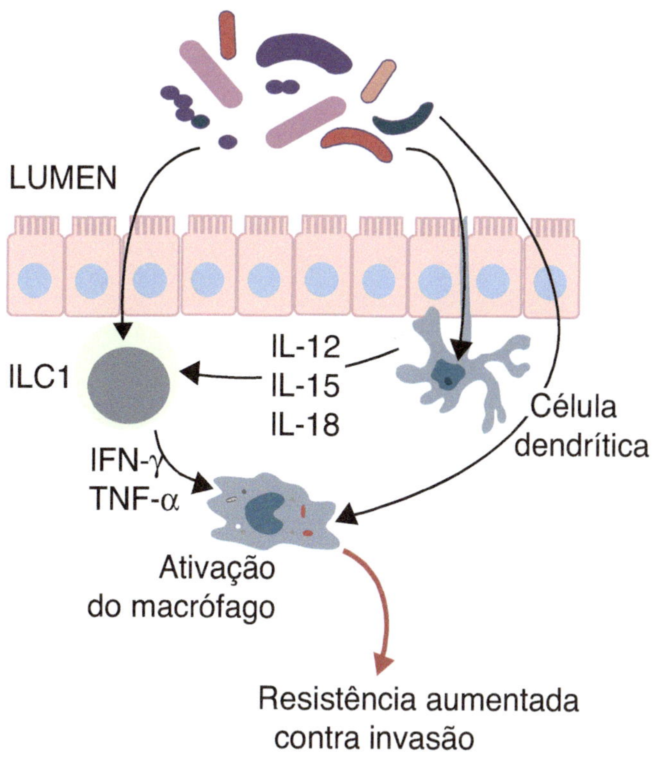


**FIG. 19.2** Papel das células linfoides inatas do grupo 1. Localizadas no intestino, elas são ativadas pela IL-12 produzida pelas células dendríticas. Elas respondem produzindo citocinas tipo 1 e ativando macrófagos. Podem ser consideradas parceiras funcionais das células Th1.

## CÉLULAS AUXILIARES INATAS

As células auxiliares inatas desempenham funções que anteriormente se pensava serem desempenhadas apenas pelas células T auxiliares. Ela são, portanto, as correspondentes inatas das células Th1, Th2 e Th17. Cada população é caracterizada por seus antígenos de superfície, os sinais que iniciam sua produção, seus fatores de transcrição, assim como seus produtos e efeitos causados por estes. As células linfoides inatas desempenham um papel importante nos estágios iniciais das respostas imunes antimicrobianas. Também contribuem para a reparação tecidual e defesa e manutenção da integridade epitelial nas superfícies do corpo. Elas são classificadas em três grupos. O grupo 1 defende contra vírus, bactérias intracelulares e parasitas. O grupo 2 defende contra helmintos e o grupo 3 promove a imunidade contra bactérias intracelulares.

### Células Linfoides Inatas do Grupo 1

As ILCs do grupo 1 são encontradas sob as superfícies corpóreas, tais como a mucosa intestinal, onde se encontram espalhadas por toda a lâmina própria. Elas se originam das células-tronco linfoides através da expressão do fator de transcrição T-bet. As ILCs do grupo 1 produzem grande quantidade de citocinas associadas ao Th1, como o interferon-γ e TNF-α, em resposta à ativação por IL-12, -15 e -18 produzidas pelas células dendríticas (células cDC1) (Fig. 19.2). Como resultado, ativam os macrófagos. Elas se diferem das células *natural killer* (NK) porque não produzem perforinas e, portanto, não são citotóxicas. As células ILC1 são essenciais na defesa contra vírus, bactérias intracelulares e protozoários, e contra alguns cânceres através da sua produção de IFN-γ e TNF-α. Como resultado, também antagonizam as respostas do tipo 2.

As células ILC1 podem se transformar em células ILC3 após exposição a IL-23, IL-1β e ácido retinoico. Em contrapartida, as células ILC3 podem se transformar em células ILC1 sob influência de IL-12, IL-15 e IL-18. As células NK são intimamente relacionadas com as ILCs do grupo 1 ILCs uma vez que elas também produzem IFN-γ e dependem do fator de transcrição T-bet.

### ILCs do Grupo 2

As ILCs do grupo 2 são encontradas no pulmão, pele, medula óssea, fígado, gordura mesentérica e intestino delgado. Elas se originam das células-tronco linfoides e usam dois fatores de transcrição, proteína 3 ligante de GATA (GATA3) e receptor orfão α relacionado ao receptor de ácido retinoico (RORα). As ILC2s produzem grande quantidade de citocinas associadas ao Th2, IL-5 e IL-13 e pequenas quantidades de IL-4 e IL-9 em resposta à linfopoietina estromal tímica (TSLP), IL-25 e IL-33 produzidas pelas células epiteliais (Fig. 19.3). As células ILC2 são necessárias para o desenvolvimento da imunidade inata imediata contra helmintos parasitas, assim como para a regulação de algumas respostas inflamatórias do tipo 2, como a asma e as doenças alérgicas (Capítulo 30). Elas desempenham papel crucial na regulação da imunidade do tipo 2 agindo sobre macrófagos, mastócitos e eosinófilos. Controlam a produção de eosinófilos e induzem eosinofilia. Elas também induzem a produção de muco pelas células caliciformes do intestino, a ativação alternativa dos macrófagos e a reparação tecidual. As ILC2s podem ser facilmente convertidas em ILC1s pela IL-12, e isso pode ser revertido pela IL-4.

### ILCs do Grupo 3

As ILCs do grupo 3 são encontradas no trato gastrointestinal (lâmina própria, tonsilas, placas de Peyer e apêndice) e no pulmão. Elas usam o RORγt como fator de transcrição, e sua manutenção e permanência dependem dos sinais enviados pelo receptor aril hidrocarboneto (AhR) (Quadro 21.1).

As ILC3s produzem IL-17 e IL-22 em resposta ao estímulo por TSLP e IL-23 e, por isso, lembram as células Th17 em seu perfil de citocinas (Fig. 19.4). Elas desempenham papel crucial na imunidade das superfícies mucosas e na resistência contra bactérias extracelulares e fungos. Fazem isso produzindo IL-22.

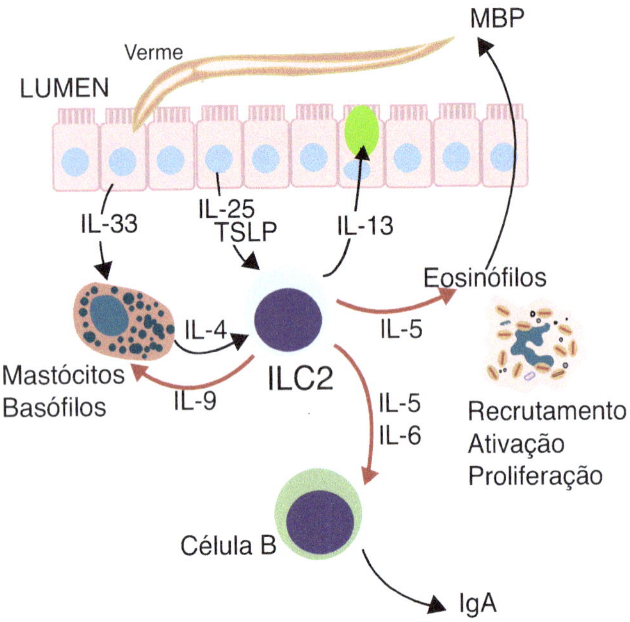


**FIG. 19.3** Papel das células linfoides inatas do grupo 2. Ativadas pela presença de helmintos intestinais e produtos dos mastócitos, elas geram citocinas tipo 2 e estimulam os eosinófilos e a produção de IgA. Podem ser consideradas parceiras funcionais das células Th2.

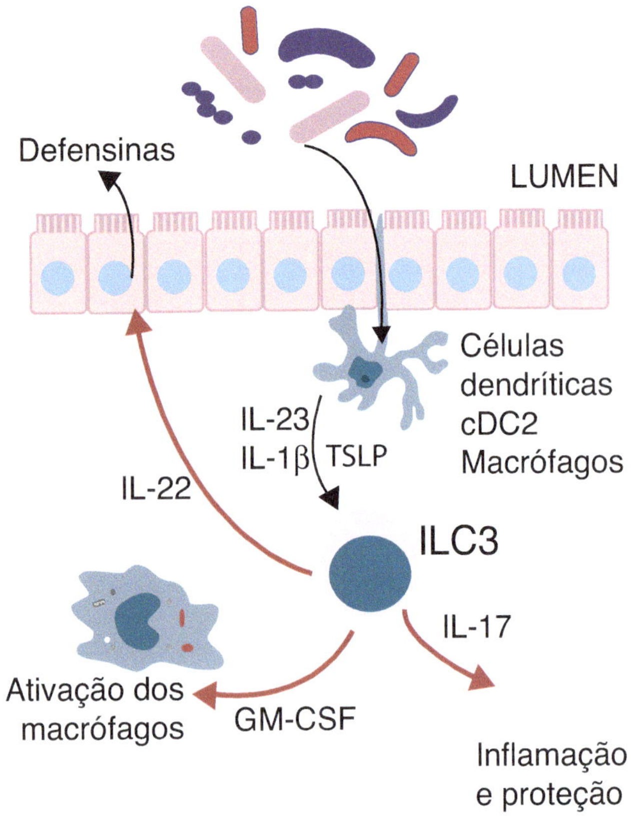


**FIG. 19.4** Papel das células linfoides inatas do grupo 3. Produtos microbianos estimulam células cDC2 a produzir IL-23 e IL-1β. Ativadas por essas citocinas, elas liberam IL-22, IL-17 e GM-CSF, causando inflamação, ativação do macrófago e produção de defensinas.

Após exposição à IL-22, os enterócitos produzem proteínas antimicrobianas que protegem o epitélio intestinal. A IL-22 produzida pelas ILC3-tambem inibe a inflamação intestinal mediada pela célula T, inativando aquelas que respondem aos antígenos das bactérias comensais. Essa IL-22 das ILC3s também inibe o crescimento das bactérias filamentosas segmentadas (Capítulo 21).

Como são necessárias para o desenvolvimento dos linfonodos, placas de Peyer e folículos linfoides isolados, as ILC3s também são chamadas de células indutoras de tecido linfoide (LTi). Elas regulam a diferenciação das células B. Ativam as células dendríticas (células cDC2) e, assim, influenciam a troca de isotipo para IgA nas superfícies. No baço, as ILC3s expressam os fatores de crescimento para células B, BAFF, APRIL e CD40L, e estimulam a produção de IgM (Quadro 15.2).

## CÉLULAS CITOTÓXICAS INATAS

### Células *Natural Killer*

As primeiras ILCs identificadas foram chamadas de células *natural killer* (NK) porque eram capazes de matar células tumorais ou infectadas por vírus sem exigirem ativação prévia. As células NK podem ser consideradas ILC1s citotóxicas. Na maioria dos mamíferos, as células NK são linfócitos grandes e granulosos. Nos bois, as células NK são células grandes, mas que não contêm grandes grânulos citoplasmáticos (Fig. 19.5). Existe um debate sobre a morfologia das células NK no porco. Alguns pesquisadores afirmam que elas são linfócitos grandes e granulosos, enquanto outros acreditam que são linfócitos pequenos sem granulação citoplasmática.

### Origem e Localização

As células NK são produzidas pelas células-tronco da medula óssea e são encontradas no sangue periférico, linfonodos, baço e medula óssea, mas não no timo. Elas variam de 2% dos linfócitos no baço do camundongo até 15% dos linfócitos no sangue humano. Seu fenótipo característico quanto a marcadores de superfície é $CD3^-$, $CD56^+$ e $NKp46^+$.

### Reconhecimento da Célula-alvo

As células NK não produzem a mesma diversidade de receptores de antígenos que as células T e B. Em vez disso, elas usam dois tipos de receptores para distinguir células normais das anormais. Um tipo monitora a expressão de MHC classe I pelas células; o outro detecta moléculas de estresse nas células doentes, como as tumorais ou infectadas.

As células NK reconhecem as células anormais usando duas estratégias. Uma é a estratégia da "ausência do próprio", onde os receptores da NK se ligam às moléculas MHC classe I expressas nas células saudáveis e, com isso, previnem que a célula NK mate as células normais MHC classe $I^+$ (Fig. 19.6). Se, entretanto, a célula falhar em expressar MHC classe I, então os sinais inibitórios não são gerados e a célula será morta. Isso ocorre, por exemplo, quando um vírus inibe a expressão do MHC classe I na tentativa de evitar a destruição pelas células T citotóxicas. Da mesma maneira, as células tumorais que falham em expressar MHC classe I também são mortas pelas células NK.

A segunda estratégia usa receptores NK que reconhecem proteínas induzidas por estresse celular. Quando as células NK detectam essas proteínas de estresse, um sinal ativador é gerado e as células NK matam as células estressadas (Fig. 19.7). Células infectadas por vírus e bactérias intracelulares, assim como células cancerosas, expressam proteínas de estresse.

## Receptores

Os receptores mais importantes da célula NK pertencem a três famílias multigênicas. Uma é a família do "receptor semelhante à imunoglobulina da célula NK" (KIR ou CD158) expressa em humanos e bois. As outras duas famílias constituem lectinas do tipo C; uma, chamada Ly49, é expressa em roedores e cavalos, e a outra, chamada NKG2D, é expressa em roedores e primatas. Todas as três famílias de receptores incluem receptores inibitórios e ativadores (Fig. 19.8). Outros receptores importantes de célula NK incluem CD2, CD16 (FcγRIII), CD178, CD95L, CD40L (CD154), receptores do tipo *toll* (TLR3 e TLR9) e antígeno 1 associado à função leucocitária (LFA-1) (Fig. 19.9). As células NK não expressam receptores de antígeno convencionais como o receptor da célula B (BCRs) ou o receptor da célula T (TCRs), nem expressam o complexo CD3 (Capítulo 14).

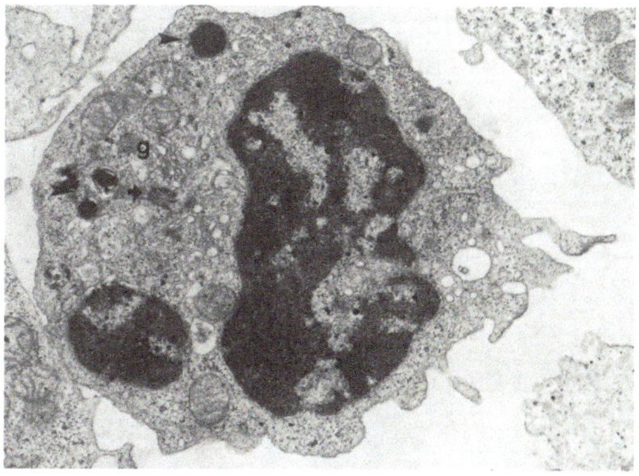

**FIG. 19.5** Micrografia de transmissão eletrônica de uma célula NK humana. O núcleo é irregular e rico em cromatina. O citoplasma é abundante e contém muitos grânulos. Numerosas mitocôndrias, centríolos e um Golgi estão visíveis. Magnificação original ×17.000. (De Carpen O, Virtanen I, Saksela E: Ultrastructure of human natural killer cells: nature of the cytolytic contacts in relation to cellular secretion, *J Immunol* 128:2691, 1982.)

### Receptores KIR

Nas células NK de humanos, outros primatas e bois, os receptores para MHC classe I pertencem a uma família de proteínas chamada receptores inibitórios de (célula) *killer* (KIRs ou CD158). Os KIRs podem ser inibitórios ou estimulatórios, mas os receptores inibitórios predominam. Quando esses KIRs inibitórios se ligam às moléculas MHC classe I na célula-alvo, a citotoxicidade é inibida e as células saudáveis não são destruídas. Outros membros da família KIR podem estimular a citotoxicidade da célula NK, mas esses receptores tendem a ter baixa afinidade se comparados aos receptores inibitórios, o que contribui para a dominância da inibição.

O *locus* do gene KIR humano é extremamente polimórfico. O polimorfismo alélico é tão extenso nesse locus que é difícil encontrar indivíduos não relacionados com haplótipos idênticos para KIR. O polimorfismo do gene KIR afeta as sequências

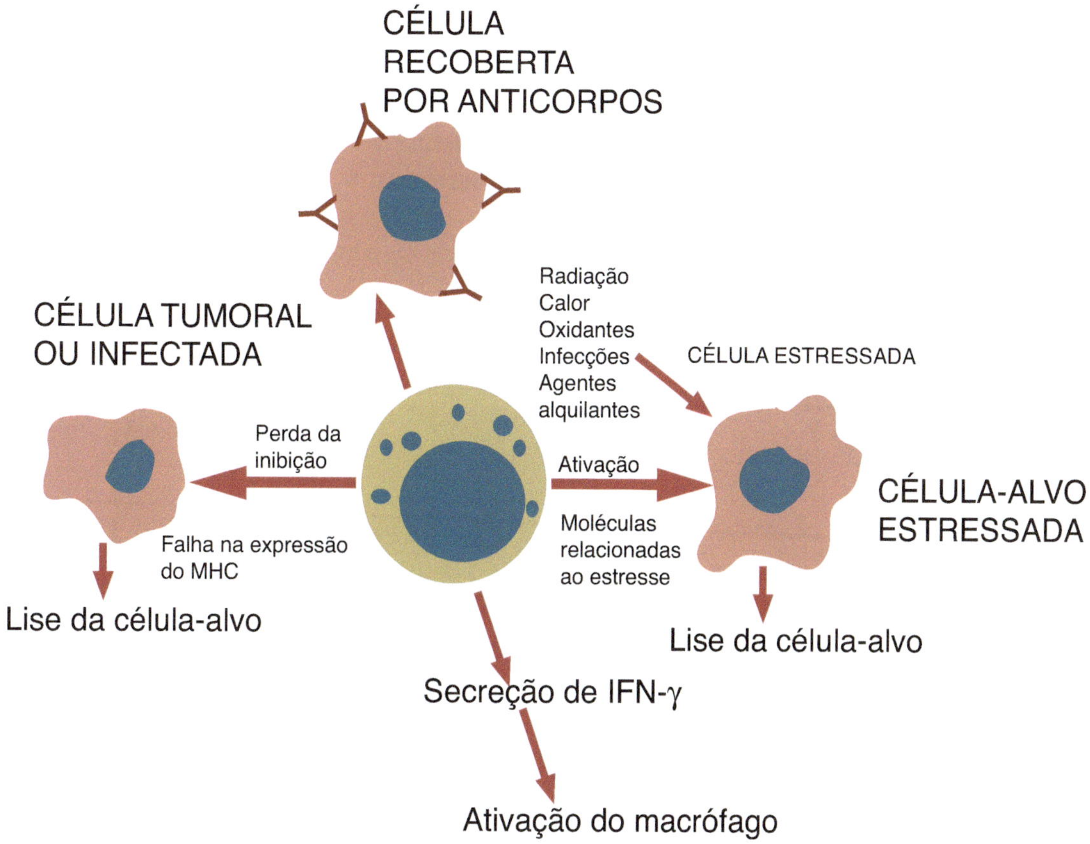


**FIG. 19.6** Atividades das células NK. Elas matam células estressadas, células que não expressam MHC classe I e alvos recobertos por anticorpos. Ao liberar IFN-γ, também ativam os macrófagos.

das regiões ligantes de MHC classe I desses receptores e, como resultado, determina a especificidade de sua ligação. A expressão do gene KIR varia clonalmente, de modo que uma única célula pode expressar combinações aleatórias de receptores KIR. Essa diversidade extrema no *locus* KIR de primatas é resultado de pressão seletiva análoga à observada nos *loci* MHC. Em outras palavras, a resistência a infecções específicas determinada pelo *locus* KIR dependerá do haplótipo do animal. Além dos KIRs, as células NK dos bois também possuem um repertório diverso de receptores com base em lectinas do tipo C, mas não está bem definido como eles influenciam a expressão dos KIRs.

Apesar dos genes primatas para o KIR variarem em número e diversidade, quatro estão presentes em praticamente todos os haplótipos e são chamados de *loci "framework"*. O número total de genes KIR expressos por um único indivíduo varia entre 7 e 12, dependendo da presença ou ausência dos *loci* KIR ativadores. Outros membros da família KIR incluem os receptores de leucócitos do tipo imunoglobulina (LILRs) e

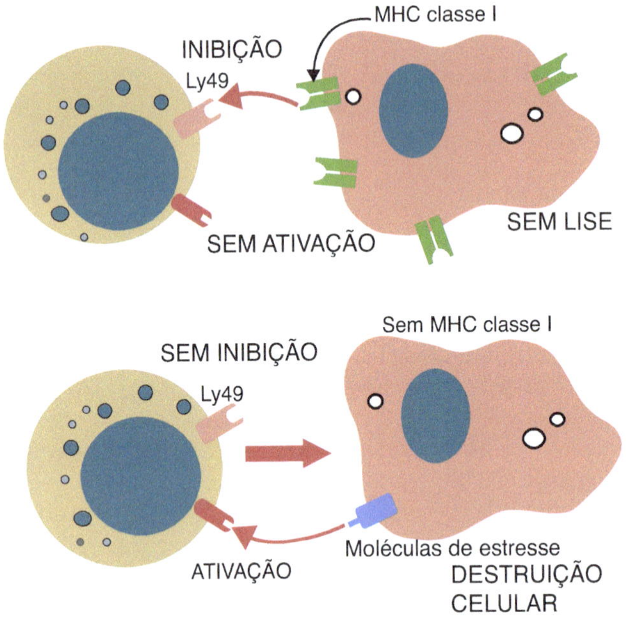


**FIG. 19.7** A ativação das células NK é desencadeada em duas situações. Células-alvo falham na expressão de moléculas MHC classe I. Como resultado, as células NK perdem a inibição que as impedia de atacar essas células. Alternativamente, células NK podem ser ativadas pela expressão de proteínas relacionadas ao estresse pelas células-alvo.

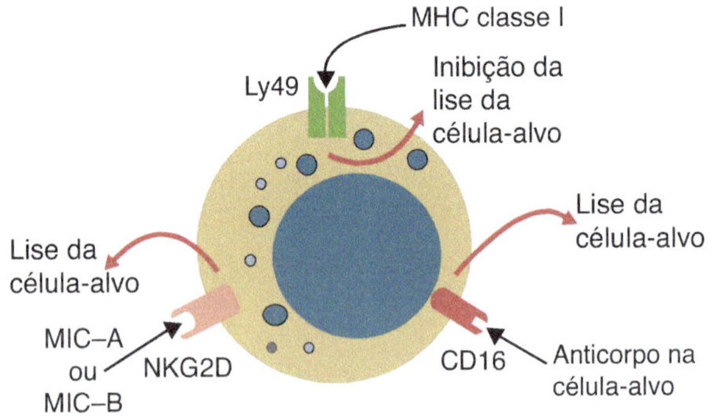


**FIG. 19.8** Três tipos principais de receptores encontrados nas células NK murinas. O Ly49 reconhece as moléculas MHC classe I e inibe a citotoxicidade das NK. O NKG2D é um receptor para as moléculas MIC-A e MIC-B. Essas moléculas são comumente expressas por células estressadas, infectadas por vírus ou tumorais. O CD16 liga imunoglobulinas e inicia a morte da célula-alvo pela citotoxicidade celular dependente de anticorpo. Lembre-se de que em outros mamíferos o Ly49 pode ser substituído pelos receptores KIR.

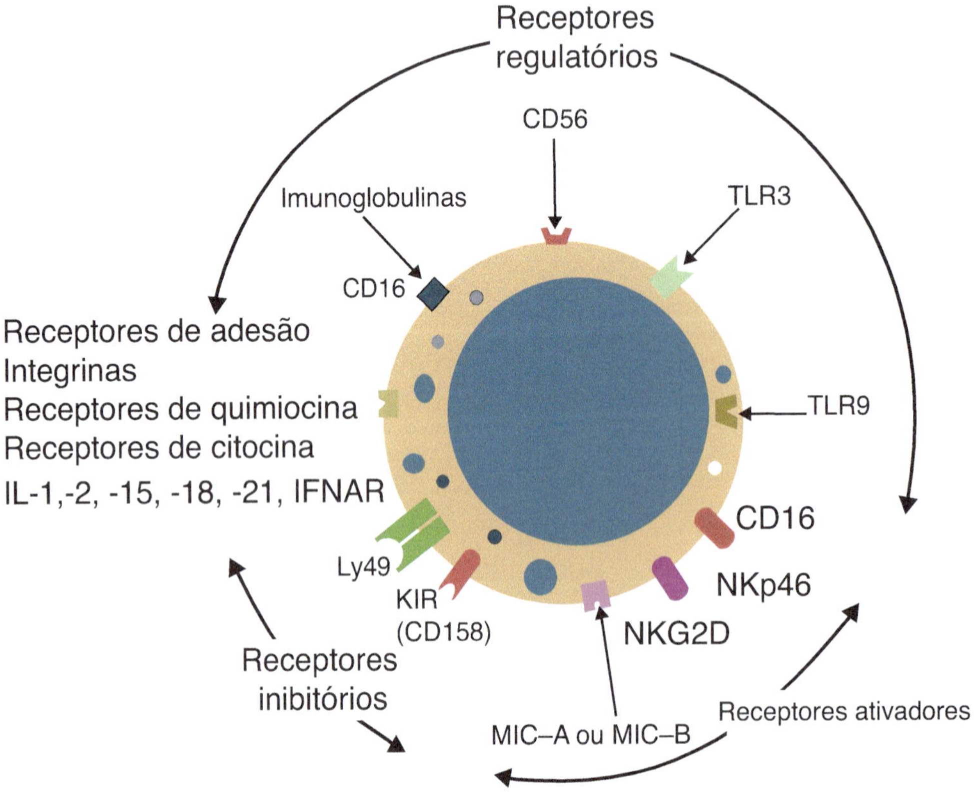


**FIG. 19.9** Alguns dos receptores expressos nas células NK.

NCR1 (NKp46, CD335). O NCR1 (receptor 1 ativador da citotoxicidade natural) só é expresso em células NK, enquanto os LILRs são expressos em outros leucócitos.

### Receptores Ly49

Em roedores e cavalos, ao contrário de humanos e bois, os receptores ligantes de MHC predominantes nas células pertencem à família de glicoproteínas Ly49. Eles possuem a mesma função que os receptores KIR: se ligam a moléculas MHC classe I e são excepcionalmente polimórficos. Existem ao menos 23 membros nessa família no camundongo (Ly49A até Ly49W). Todos são lectinas do tipo C transmembrana homodiméricas. Os haplótipos Ly49 também contêm um número variável de genes inibitórios e ativadores, alguns dos quais reconhecem moléculas MHC classe I. Cavalos e burros possuem no mínimo cinco genes Ly49 altamente conservados. Ao contrário dos camundongos e cavalos, os humanos, porcos, cães, gatos e bois têm apenas um gene semelhante ao Ly49. Em humanos é um pseudogene, mas pode ser funcional nos bois. O NK1.1 é um membro da família Ly49 que atua como receptor ativador nas células NK murinas.

### Receptores NKG2

A terceira família de receptores ligantes de MHC nas células NK são moléculas ativadoras que pertencem ao sistema receptor NKG2. Os receptores NKG2D se ligam a proteínas MHC classe I não convencionais produzidas pelas estressadas. Dois desses ligantes são as moléculas polimórficas semelhantes a MHC classe I chamadas MIC-A (*major histocompatibility complex, class I chain-related A*) e MIC-B codificadas pelos genes MHC classe Ic (Capítulo 11). Ao contrário das moléculas classe I convencionais, elas não ligam peptídeos antigênicos. Embora sejam minimamente expressas em células saudáveis, são expressas em grande quantidade nas células estressadas. Exemplos de estresse incluem: dano ao DNA causado por radiação ionizante ou agentes alquilantes, choque térmico e estresse oxidativo. MIC-A e MIC-B são superexpressos em células tumorais e células infectadas por vírus. Quando esses ligantes se ligam ao NKG2D, sua sinalização se sobrepõe ao efeito inibitório das moléculas MHC classe I convencionais e desencadeia a citotoxicidade da NK. O NKG2D também é expresso por células T γ/δ e α/β ativadas, sugerindo que estas também possuem um papel na imunidade inata. Pode ser que a combinação das células T γ/δ e células NK mate tumores nas superfícies e a combinação das células T α/β e células NK células seja mais eficiente dentro do corpo.

### Receptores Fc

As células NK também reconhecem e matam as células-alvo usando uma via dependente de anticorpo através do receptor de região Fc, CD16 (FcγRIII). O CD16 é uma proteína transmembrana de 38-kDa ligada à cadeia γ do FcγRI (em macrófagos) ou à cadeia zeta do CD3 (nas células NK). Quando anticorpos se ligam às células-alvo, o anticorpo se liga também ao CD16 da célula NK, desencadeia citotoxicidade e as células-alvo são mortas. As células NK podem liberar o CD16 espontaneamente, de modo que a célula NK consegue se desprender do alvo coberto por anticorpos após ter dado seu "tiro letal".

## Mecanismos Efetores

As atividades da célula NK são reguladas por citocinas e por padrões moleculares associados a patógenos (PAMPs). Por exemplo, a IL-2 e IL-4 aumentam sua citotoxicidade, enquanto a IL-3 aumenta a sobrevivência da NK. Apesar de as células NK serem ativas em um animal não imune, infecções virais ou indutores de interferon aumentam sua atividade (Fig. 19.10). Essas células NK são chamadas de células assassinas (*killer*) ativadas por linfocina (LAK). Quando macrófagos fagocitam organismos invasores e produzem fator de necrose tumoral α (TNF-α) e IL-12, essas citocinas induzem a produção de interferon-γ (IFN-γ) pelas células NK. O IFN-γ aumenta a atividade da NK ao acelerar a diferenciação das células pré-NK.

Uma vez ativadas, as células NK matam as células-alvo através da via perforina/granulisina/NK-lisina ou através da via envolvendo o domínio de morte CD95L. Os grânulos da célula NK são armazenados pré-formados nas células NK em repouso (ao contrário das células T citotóxicas, que produzem seus grânulos sob demanda). Uma vez que a célula NK encontra sua célula-alvo, uma sinapse se forma no ponto de contato. KIRs ativadores induzem as moléculas MHC a formarem um anel ao redor de um grupo de moléculas de adesão. No centro da sinapse, existe um cSMAC através do qual o conteúdo dos grânulos da célula NK consegue passar. Receptores e moléculas de sinalização também se segregam no cSMAC, enquanto integrinas e talinas se acumulam no pSMAC. KIRs inibitórios, por outro lado, previnem a migração dos grupamentos lipídicos para a sinapse imunológica.

Perforinas, granulisinas e NK-lisinas são encontradas nos grânulos da célula NK e sua expressão é aumentada após a exposição a IL-2 e IL-12. A perforina da célula NK é uma proteína de 70 a 72 kDa (levemente maior do que a produzida pelas células T). Ela produz pequenos canais (5 a 7 nm de diâmetro) na superfície da célula-alvo. Presume-se que as granzimas sejam injetadas dentro da célula-alvo através dos canais de perforina.

## Funções

Ao contrário das células T e B, que circulam como células em repouso e requerem alguns dias para se tornarem ativadas por completo, as células NK estão sempre "de plantão" e podem ser

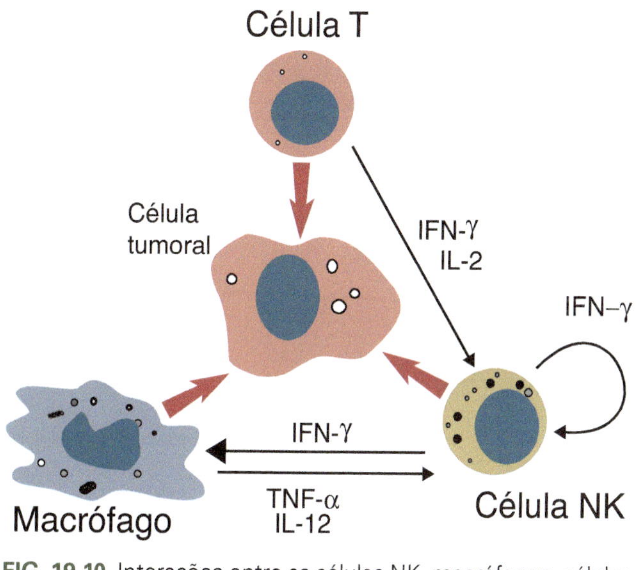


**FIG. 19.10** Interações entre as células NK, macrófagos, células T e células anormais. O IFN-γ é um potente estimulador das células NK e macrófagos. Macrófagos estimulam as atividades da célula NK com TNF-α e IL-12.

rapidamente ativadas por IFNs liberados pelas células infectadas por vírus ou pela IL-12 de macrófagos estimulados. Como resultado, as células NK prontamente atacam os tumores e células infectadas por vírus. Elas participam da defesa inata muito antes que uma resposta primária antígeno-específica possa ser gerada.

As células NK matam algumas células tumorais, xenotransplantes e células infectadas por vírus (Fig. 19.11). Elas são ativas contra herpes-vírus, influenza e poxvírus. Algumas moléculas Ly49 nas células NK murinas também conseguem reconhecer vírus diretamente. Por exemplo, conseguem matar células infectadas por citomegalovírus. As células NK também conseguem matar bactérias como *Staphylococcus aureus*, *Mycobacteria* e *Salmonella typhimurium*; protozoários como *Neospora caninum*; e alguns fungos.

As células NK conseguem destruir algumas células tumorais cultivadas, e existe uma correlação positiva entre essa atividade *in vitro* e a resistência ao tumor *in vivo*. Experimentalmente, é possível aumentar a resistência ao crescimento tumoral *in vivo* através da transferência passiva de células NK doadas por um animal resistente. As células NK são capazes de destruir *in vitro* células humanas de leucemia, mieloma e alguns sarcomas e carcinomas. Essa atividade é aumentada pelo IFN-γ. As células NK também invadem pequenos tumores primários de camundongo. Alguns agentes carcinogênicos e baixas doses de radiação inibem a atividade das células NK. Estressores, como uma cirurgia, também podem deprimir a atividade das NK e promover o crescimento tumoral. As células NK também desempenham um papel importante na manutenção da gravidez (Capítulo 34).

## Células NK de Memória

As células NK aumentam em número em resposta a um estímulo e são removidas uma vez que os invasores tenham sido eliminados. Entretanto, algumas podem desenvolver uma "memória" e montar uma resposta secundária contra alguns antígenos. Por exemplo, as células NK portadoras de um KIR específico para citomegalovírus podem expandir em número em resposta ao antígeno viral. Posteriormente, as NK de "memória" persistirão nos tecidos linfoides e não linfoides por vários meses. Essas células de memória se autorrenovam quando são reexpostas ao antígeno viral. A transferência adotiva dessas NK reativadas leva à rápida expansão de seu número e imunidade protetora ao citomegalovírus. Como as células NK utilizam múltiplos receptores ativadores, uma célula NK ativada através de um receptor pode ser reativada através de um receptor diferente. Por exemplo, células NK inicialmente ativadas pelo Ly49 podem ser reativadas através do NKG2D. Essa resposta de "memória" da NK poderia ser descrita com mais precisão como sendo "previamente treinada" em vez de memória.

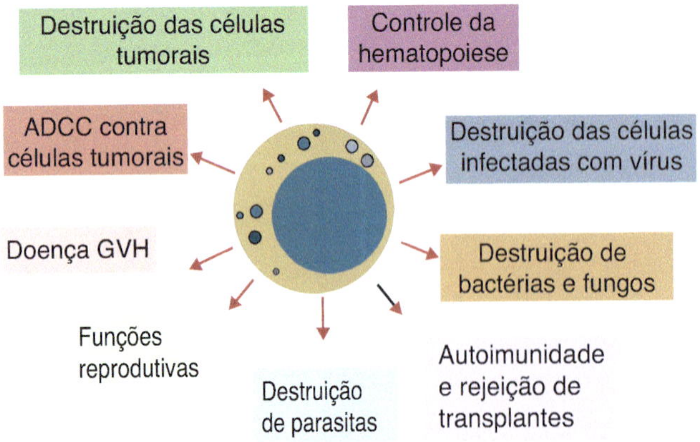


**FIG. 19.11** Diagrama esquemático mostrando as diferentes funções das células NK. *ADCC*, citotoxicidade celular dependente de anticorpo; *GVH*, doença do enxerto *versus* hospedeiro (*graft-versus-host*).

## Subpopulações de Células NK

Subpopulações de células NK foram identificadas em várias espécies. Algumas dessas subpopulações talvez representem apenas células em diferentes estágios de desenvolvimento. Alguma diversidade provavelmente reflete subpopulações sítio-específicas, como as encontradas no fígado ou no timo. Os fenótipos da NK também podem se modificar com a idade. Nos camundongos, algumas células NK expressam Ly49, enquanto outras não. Nos humanos, algumas subpopulações expressam CD56 e CD16 de modo diferente. Células que expressam ambos são primariamente citotóxicas, enquanto as que expressam CD56 na ausência de CD16 são principalmente produtoras de citocinas. Essa segunda população predomina nos órgãos linfoides secundários. Em humanos, também existem evidências de duas subpopulações de NK com base na secreção de citocinas. Células NK1 produzem IFN-γ, mas quase nenhuma IL-4, IL-10 ou IL-13. Células NK2 não secretam IFN-γ, mas produzem IL-13. Uma outra subpopulação de NK possui função regulatória, secretando IL-10 e inibindo as respostas imunes. Foi sugerido que células NK expostas a níveis moderados de IL-12 secretam IFN-γ, mas se expostas a níveis muito altos de IL-12 elas produzem IL-10, que pode suprimir as atividades das células T. De fato, a superestimulação ativa uma função supressiva. Essas células NK regulatórias podem reduzir a severidade da imunopatologia induzida por vírus.

## Diferenças entre Espécies

A expressão dos receptores KIR e Ly49 pela célula NK mamífera é espécie-específica e mutuamente exclusiva. Uma espécie pode apresentar uma família de genes bastante diversificados de Ly49 ou de KIR, mas não de ambos. Por exemplo, humanos possuem muitos genes polimórficos KIR mas apenas um único gene Ly49 não funcional. Bois, cães, gatos e porcos também possuem vários genes KIR e um único gene funcional Ly49. Isso sugere que o uso de múltiplos genes Ly49 feito pelos roedores e cavalos não é típico dos mamíferos em geral (Fig. 19.12).

## Cavalos

As células NK equinas são ativadas pela IL-2 humana recombinante, tornando-se ativas contra células-alvo tumorais humanas. Os cavalos possuem seis genes Ly49 transcritos, mas nenhum gene KIR transcrito. Logo, os receptores das células NK do cavalo se parecem mais com os dos roedores do que com os de outros mamíferos domésticos.

## Bois

As células NK correspondem a cerca de 3,5% dos linfócitos do sangue de bezerros jovens e cerca de 2% nos bois mais velhos. Elas são encontradas em maior concentração no baço, linfonodos e sangue periférico. As células NK bovinas conseguem matar células-alvo tumorais humanas, assim como células bovinas infectadas com parainfluenza-3, vírus da leucemia bovina (BLV) ou herpes-vírus bovino tipo 1 (BHV-1).

Elas geram resistência à micobactéria prevenindo sua replicação dentro dos macrófagos. Desempenham um papel na resis-

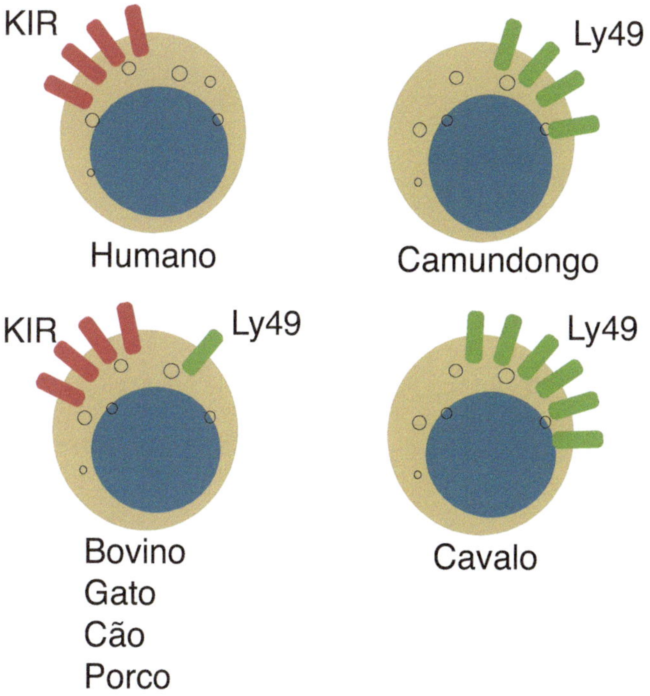


FIG. 19.12 Diferenças entre espécies nos receptores de MHC classe I nas células NK. Humanos possuem um único gene não funcional Ly49 e, por isso, são totalmente dependentes das moléculas KIR. Camundongos dependem completamente das moléculas Ly49. A maioria das espécies domésticas se parece com os humanos, com exceção do cavalo, que é mais parecido com o camundongo em relação ao uso desses receptores.

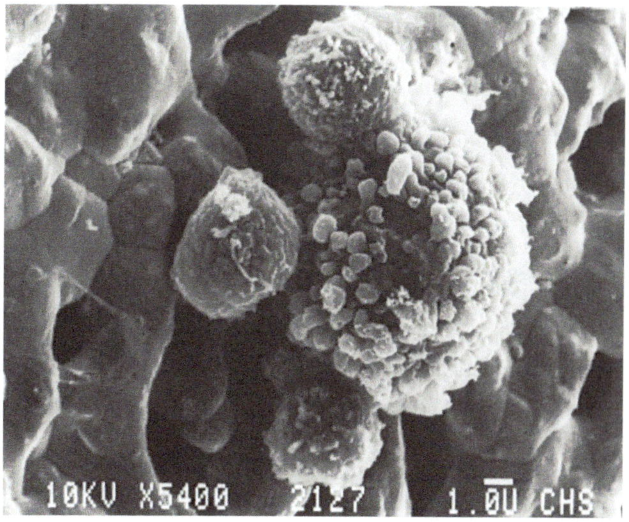


FIG. 19.13 Micrografia por tunelamento eletrônico mostrando células NK de porco (células pequenas arredondadas) aderidas à célula-alvo (célula tumoral humana). Magnificação original magnification ×5.400. (De Yang WC, Schultz RD, Spano JS: Isolation and characterization of porcine natural killer [NK] cells, *Vet Immunol Immunopathol* 14:345- 356, 1987.)

tência ao parasita protozoário *Neospora caninum* produzindo IFN-γ que mata as células infectadas. Três subpopulações foram descritas. A maior parte das células NK bovinas expressa CD2 e NCR1, mas algumas subpopulações podem ser CD2 ou NCR negativas. Outras moléculas de superfície incluem CD16, perforinas, CD5, CD94, WC1, MHC classe II e asialo-$GM^1$. ($GM^1$ é um gangliosídio – um glicolípide composto por um resíduo de ceramida mergulhado na bicamada lipídica da célula com pelo menos três grupos de açúcar projetados para o fluido extracelular. Um desses grupos é normalmente um ácido siálico. Esse grupo está ausente na asialo-$GM^1$.) Bois também possuem algumas células T NCR1-positiva em circulação.

As NK bovinas usam proteínas KIR como receptores de MHC classe I. Os bois possuem pelo menos seis genes KIR, alguns cujo produto é inibitório, ao passo que o de outros é ativador. Essas NK também apresentam haplótipo variável. As NK dos bois expressam NKG2D. Os bois provavelmente possuem quatro genes MIC. Um gene está consistentemente presente, enquanto a presença dos outros três é variável. Elas possuem um gene Ly49 com três alelos, logo os bois são a única espécie conhecida que possui genes polimórficos tanto para Ly49 quanto para KIR. Os bois também possuem no mínimo 16 LILRs, dos quais sete são provavelmente inibitórios, quatro são ativadores e cinco são solúveis. Assim, de modo geral, as células NK dos bois são altamente heterogêneas e expressam diferencialmente os vários receptores para MHC classe I.

As NK bovinas são ativadas por IL-2, IL-12, IL-15, IFN-α e IFN-γ. A ativação pela IL-2 permite que elas expressem CD25 e CD8 e lisem linhagens de células tumorais. Se ativadas por IL-12 e IL-15, elas expressam quantidades aumentadas de granulisina, IFN-γ e perforina, e conseguem matar células tumorais humanas e macrófagos infectados com bacilo Calmette-Guérin (BCG). Os bois também produzem NK-lisina e possuem quatro genes funcionais para NK-lisina (ao contrário do gene único encontrado nos demais mamíferos). Três (NK1, NK2A e NK2B) são predominantemente expressos nas placas de Peyer, enquanto um (NK2C) é encontrado exclusivamente nos pulmões.

## Ovelhas

As ovelhas têm células NK $CD16^+$, $CD14^-$ no sangue. Mais de 80% dessas células também expressam perforina e NCR1 e são citotóxicas para células-alvo de camundongo e de ovelha. Elas produzem IFN-γ em resposta ao estímulo por IL-12.

## Porcos

As células NK dos porcos são NCR1, CD25, CD8a, CD16 positivas, mas existem subpopulações. Os porcos possuem um único gene KIR e um único gene Ly49, mas este pode ser um pseudogene. Assim, é incerto de que forma exatamente as células NK do porco reconhecem seus alvos. Células NK suínas são encontradas no baço e sangue periférico, mas muito poucas são encontradas nos linfonodos ou timo (Fig. 19.13). Elas conseguem lisar células cancerosas humanas, assim como células infectadas com vírus da gastroenterite transmissível ou vírus da doença de Aujeszky. Porcos possuem dois genes MIC, sendo um deles um pseudogene.

## Cães

As células NK dos cães podem ser isoladas cultivando-se as células mononucleares do sangue periférico e removendo-se as células T usando anticorpos anticélula T ligados a esferas magnéticas. As células residuais são cultivadas na presença de IL-2 e IL-15. As células grandes e granulares não T, não B que sobreviverem são as células NK (IL-2 é necessária para sobrevivência e IL-15 é necessária para expansão). Essas células NK são $CD3^-$, granzima $B^+$, $CD45^+$ e MHC classe $I^+$. Tanto a IL-15 quanto a IL-21 estimulam sua proliferação, expressão de receptores e funções citotóxicas.

Elas conseguem lisar células infectadas com vírus da cinomose, assim células tumorais de adenocarcinomas tireoideanos, melanomas, osteossarcomas e carcinomas mamários.

### Gatos

As células NK felinas são linfócitos grandes e granulares encontrados no sangue e baço. Em geral, os números e propriedades das células NK felinas são semelhantes àqueles dos outros mamíferos domésticos. No entanto, diferentemente das demais espécies, de 10% a 30% das células NK felinas são CD11b$^+$ e selectina CD62L$^+$. Elas são ativas contra células-alvo infectadas com vírus da leucemia felina, herpes-vírus ou vaccinia vírus.

## CÉLULAS NKT

Células T *natural killer* (células NKT) são células T do tipo inata que expressam tanto marcadores de célula NK quanto TCRs de limitada diversidade. Existem duas subpopulações de célula NKT funcionalmente distintas. As células NKT do tipo I são células que expressam um TCR semi-invariante que constitui uma cadeia α invariante associada com diversas cadeias β. Esse TCR reconhece antígenos lipídicos, lipopeptídicos e glicolipídicos apresentados pela molécula CD1, uma molécula semelhante ao MHC classe I. As proteínas CD1 são moléculas não polimórficas encontradas em células apresentadoras de antígeno (Fig. 19.14). O sistema de apresentação CD1-lipídio permite ao sistema imune perceber antígenos lipídicos. Assim, ele complementa o sistema de apresentação MHC-peptídeo. Algumas proteínas CD1 apresentam antígenos lipídicos às células T convencionais, enquanto outras apresentam lipídios às células NKT. As células NKT do tipo I promovem a imunidade em resposta aos antígenos lipídicos de agentes infecciosos e células tumorais. Elas são encontradas no fígado, baço, sangue e tecido adiposo. A maioria dessas células é encontrada nos sinusoides do fígado. Elas representam cerca de 1% das células mononucleares no sangue humano.

Na ausência de estímulo antigênico prévio, as células NKT respondem mais rapidamente que as células T convencionais. Elas produzem citocinas pró-inflamatórias como IFN-γ e TNF-α, assim como citocinas anti-inflamatórias como IL-4 e IL-10. Como resultado, conseguem modular a imunidade em um amplo espectro de doenças. As células NKT desencadeiam a liberação de quimiocina e citocina, estimulam a função das NK e promovem a maturação das células dendríticas e a resposta das células B. As células NKT inibem o desenvolvimento das células Th17 e regulam a produção de IL-17. As células NKT secretam IL-12, que age sobre os neutrófilos diminuindo sua produção de IL-10. Elas desempenham papel importante nas alergias, imunidade a tumores, autoimunidade e imunidade antimicrobiana, especialmente a micobactérias. Logo, conectam o sistema das células T com o sistema inato das células NK. As células NKT tipo I também expressam receptores para citocinas inflamatórias produzidas pelas células apresentadoras de antígeno. Elas podem ser ativadas em combinação com sinais mediados pelo TCR, ou mesmo na ausência de tais sinais.

As células NKT tipo II, por outro lado, usam um TCR oligoclonal TCR onde as cadeias α e β contribuem igualmente para o reconhecimento do lipídio. Suas funções são predominantemente anti-inflamatórias e elas conseguem reconhecer diversos antígenos hidrofóbicos. As células do tipo II também inibem as células do tipo I, sugerindo que possuem papel imunorregulatório.

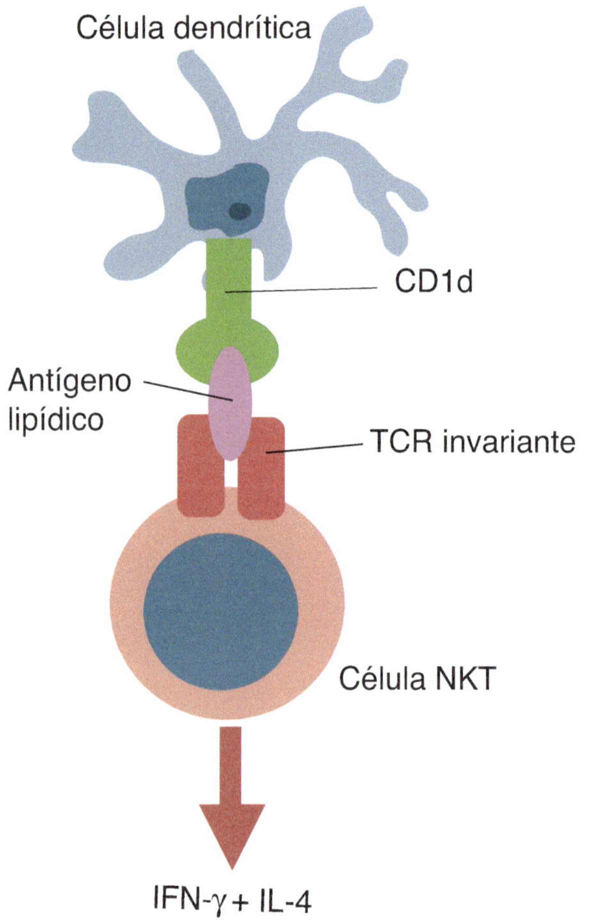


FIG. 19.14 Células NKT do tipo I reconhecem e respondem a antígenos lipídicos usando o CD1d como molécula apresentadora de antígeno.

### Diferenças entre Espécies

As células NKT equinas reconhecem os lipídios da parede celular do *Rhodococcus equi* quando ligados ao CD1. O genoma equino contém 13 genes expressos para CD1, o que a torna a maior família CD1 até hoje descrita em mamíferos. Todas essas moléculas, com uma exceção, são expressas nas células apresentadoras de antígeno equinas. As diferenças estruturais entre essas proteínas estão localizadas nos sítios de ligação ao antígeno, sugerindo que as células NKT dos cavalos conseguem reconhecer diferentes antígenos lipídicos. É possível que esse número incomumente alto de moléculas CD1 reflita seu papel na proteção contra o *R. equi*. Outras células que expressam CD1 incluem células dendríticas, células de Kupffer, células endoteliais e hepatócitos. Porcos e cavalos possuem genes CD1 funcionais, que formam receptores semelhantes aos encontrados em humanos. Nos porcos, as células NKT tipo I reconhecem a α-galactosilceramida. Sua produção é aumentada pela IL-2, -15 e -33. Os genes CD1 dos bois e outros ruminantes são pseudogenes, portanto células NKT funcionais podem estar ausentes nessas espécies. No entanto, os bois possuem uma subpopulação de células T com características mistas de células T e NK. Essas células expressam tanto NCR1 quanto CD3. Elas podem ser ativadas via NKR ou TCR e conseguem matar células infectadas com *Theileria parva*. Presume-se que sejam equivalentes funcionais às células NKT das outras espécies.

20

# Regulação da Imunidade Adaptativa

## OBJETIVOS DIDÁTICOS

*Depois de ler este capítulo, você deve ser capaz de:*

- Explicar como e por que os linfócitos T não respondem aos componentes corpóreos normais.
- Definir seleção negativa, seleção positiva, anergia clonal e tolerância imunológica e diferenciar a tolerância central e periférica.
- Entender por que o estabelecimento da tolerância dos linfócitos B é muito mais difícil do que dos linfócitos T.
- Discutir como os antígenos regulam as respostas imunes, embora doses muito baixas ou muito altas do antígeno possam causar tolerância.
- Explicar como os anticorpos regulam sua produção por meio de mecanismos de *feedback* negativo.
- Descrever as origens e as propriedades dos linfócitos T reguladores (linfócitos Treg).
- Discutir as propriedades e a importância da interleucina 10.
- Explicar como os linfócitos Th17 exacerbam as respostas inflamatórias por meio da secreção de interleucina 17 (IL-17).
- Descrever propriedades e a importância da IL-17.
- Discutir o papel da indoleamina 2,3-dioxigenase na indução de tolerância.
- Discutir brevemente como o sistema imune e o sistema nervoso central são bastante interconectados e se influenciam mutuamente.

## SUMÁRIO DO CAPÍTULO



O sistema imune adaptativo pode reconhecer invasores estranhos, responder a eles e aprender com essa experiência para que a resposta do corpo seja mais rápida e eficaz em um segundo encontro com os mesmos micróbios. Isso, entretanto, é associado a um risco – o risco de danos colaterais. Um dos motivos da grande complexidade do sistema imune adaptativo é a dificuldade para garantir que os linfócitos ataquem somente invasores ou células anormais e ignorem os tecidos saudáveis e normais. Como esperado, muitos circuitos reguladores diferentes equilibram as atividades linfocitárias e minimizam as chances de respostas inadequadas ou danosas. Além disso, as respostas imunes são reguladas para assegurar que sejam quantitativa e qualitativamente adequadas.

Uma vez que a geração de receptores de ligação ao antígeno de linfócitos T e B é aleatória, é óbvio que a produção inicial de células autorreativas não pode ser evitada. Um animal não pode controlar as sequências de aminoácidos e, consequentemente, a especificidade de ligação desses receptores. Por isso, quando gerados pela primeira vez, até 50% dos receptores de antígenos de linfócitos T (TCRs) e de linfócitos B (BCRs) podem se ligar a autoantígenos. Para evitar o desenvolvimento de autoimunidade, os linfócitos com esses receptores inadequados devem ser destruídos ou pelo menos desativados.

## TOLERÂNCIA

Tolerância é o nome dado à situação em que o sistema imune não responde a um antígeno específico. A tolerância é dirigida principalmente a autoantígenos de tecidos normais. Em 1948, dois imunologistas australianos, Burnet e Fenner, reconheceram essa necessidade de autotolerância e sugeriram que os linfócitos imaturos deveriam se tornar tolerantes a um antígeno caso o encontrassem pela primeira vez no início da vida fetal.

Essa afirmação é apoiada por observações em bovinos quiméricos. Em 1945, Owen notou que, em vacas prenhes de filhotes gêmeos, os vasos sanguíneos das duas placentas se fundiam. Por isso, o sangue dos gêmeos se mistura livremente e as células-tronco da medula óssea de um animal colonizam o outro. Cada bezerro nasce com uma mistura de células sanguíneas, algumas próprias e outras originárias de seu irmão gêmeo. Em gêmeos dizigóticos (não idênticos), isso é chamado de quimera. Essas células sanguíneas "estranhas" persistem por tempo indefinido, já que cada indivíduo quimérico é totalmente tolerante às células de seu gêmeo (Fig. 20.1). Burnet e Fenner sugeriram que isso podia acontecer apenas porque cada filhote era exposto às células estranhas no início da vida fetal, quando os linfócitos se tornavam tolerantes ao encontrarem antígenos. As células de um bezerro não aparentado são normalmente rejeitadas se administradas após o nascimento. Assim, a tolerância imune não é inata. É estabelecida durante o desenvolvimento fetal e pós-natal e baseada em mecanismos que controlam a formação dos linfócitos.

Estudos subsequentes mostraram que há dois tipos de autotolerância, a central e a periférica. Na tolerância central, os linfócitos autorreativos imaturos do timo, da bursa ou da medula óssea morrem ou alteram a especificidade de seus receptores. Na tolerância periférica, os linfócitos maduros que encontram antígenos próprios morrem, são desativados ou suprimidos por linfócitos T reguladores (linfócitos Treg). Por meio da reconstituição de camundongos submetidos à irradiação letal com linfócitos T ou B derivados de doadores normais ou tolerantes, foi demonstrado que a tolerância pode ocorrer nas duas populações celulares. Entretanto, sua suscetibilidade à tolerância periférica difere. Os linfócitos T podem se tornar tolerantes de forma mais rápida e fácil em 24 horas e permanecerem nesse estado por mais de 100 dias (Fig. 20.2). Por outro lado, os linfócitos B desenvolvem tolerância em aproximadamente 10 dias e voltam ao normal em 50 dias.

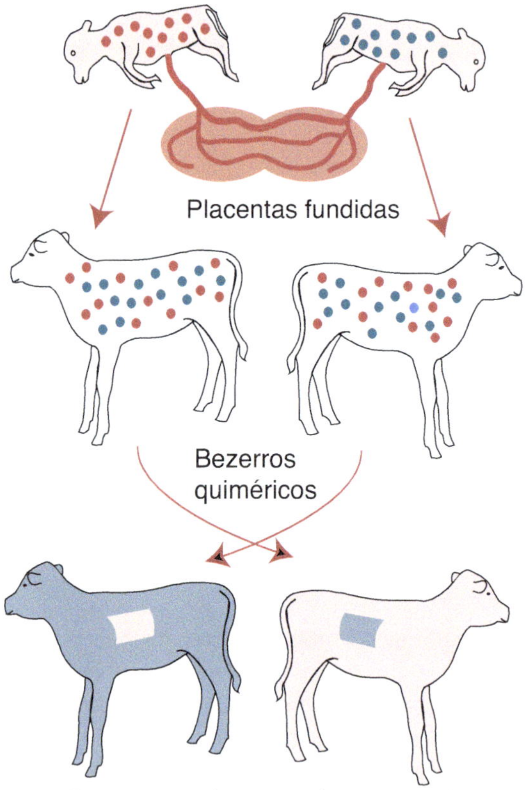


**FIG. 20.1** A fusão de placentas de bezerros gêmeos dizigóticos leva ao desenvolvimento de quimeras. As células-tronco hemapoiéticas de um animal colonizam a medula óssea do outro. Cada quimera é tolerante às células do seu irmão gêmeo e aceita um enxerto de pele daquele indivíduo apesar das diferenças genéticas.

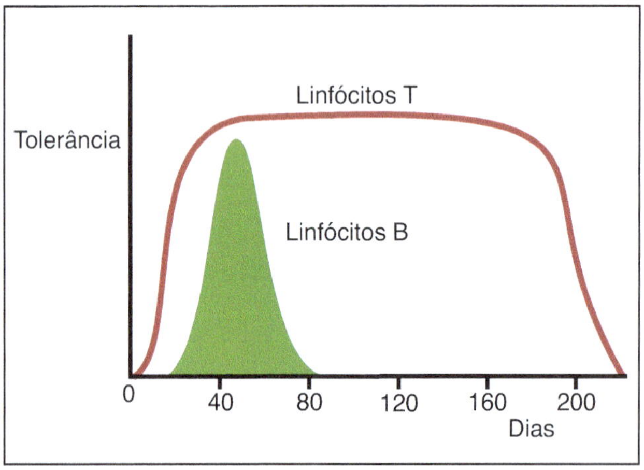


**FIG. 20.2** A duração da tolerância de linfócitos T e B. Os linfócitos T se tornam tolerantes com muito mais facilidade do que os linfócitos B. Uma vez tolerantes, assim permanecem por muito mais tempo.

## TOLERÂNCIA DOS LINFÓCITOS T

### Tolerância Central dos Linfócitos T

#### Seleção Negativa

Os linfócitos T em desenvolvimento devem ser educados no timo, onde aprendem a diferenciar antígenos próprios e não próprios. A tolerância a antígenos próprios se estabelece na ausência de linfócitos T funcionais que podem se ligar a essas moléculas (Fig. 20.3). (É preciso ressaltar que as moléculas do complexo de histocompatibilidade principal [MHC] são uma exceção. Os linfócitos T devem ser capazes de reconhecê-las para responder a peptídeos estranhos.) Embora os linfócitos gerem uma enorme diversidade de TCRs, um número muito menor do que o esperado desses receptores é de fato usado pelas células maduras. Vários processos limitam a diversidade do receptor. Primeiro, os mecanismos utilizados para a geração

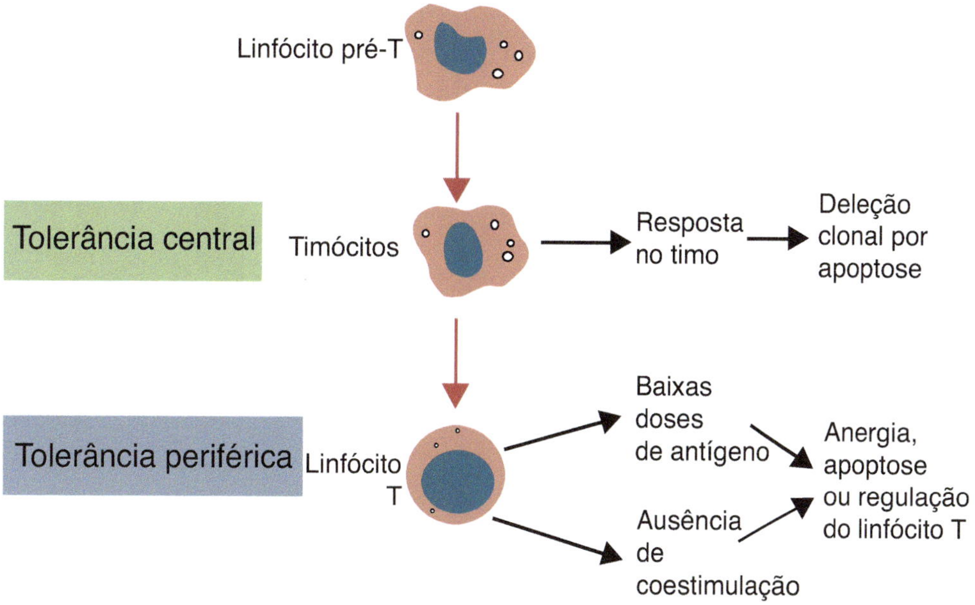


**FIG. 20.3** As principais maneiras de estabelecimento da tolerância em linfócitos T.

dos TCRs inevitavelmente produzem receptores não funcionais. Dois terços dos possíveis arranjos gênicos, por exemplo, são improdutivos. As células com esses TCRs não funcionais morrem. Durante o amadurecimento dos linfócitos T no timo, a seleção positiva assegura a sobrevida das células que reconhecem autoantígenos. Nesse momento, porém, as células com receptores que se ligam muito fortemente aos autoantígenos também morrem (Fig. 20.4). O momento e a extensão dessa apoptose dependem da afinidade do TCR com o autoantígeno. Os linfócitos T que se ligam fortemente aos autoantígenos morrem de forma mais rápida e completa que aqueles de ligação mais fraca. Assim, entre os linfócitos T que deixam o timo, não há células perigosas e autorreativas.

O processo de seleção negativa é auxiliado pela presença de diversos autoantígenos no timo. Normalmente, cada tecido possui seus próprios antígenos teciduais específicos. Assim, os "antígenos cutâneos" são em geral restritos à pele, enquanto os "antígenos hepáticos" são restritos ao fígado e assim por diante. Entretanto, as células epiteliais na medula tímica apresentam expressão gênica particularmente "promíscua". As células epiteliais tímicas usam um fator de transcrição chamado regulador autoimune (AIRE) que promove a expressão de milhares de antígenos proteicos não tímicos no epitélio da medula do timo. Exemplos são a insulina, a tireoglobulina e a proteína mielínica básica. Dessa forma, as células epiteliais tímicas garantem que os linfócitos T autorreativos encontrem muitos antígenos teciduais normais e sejam eliminados caso respondam de maneira muito intensa. Além disso, alguns antígenos teciduais normais podem ser fagocitados por macrófagos e transportados até o timo. Os linfócitos T autorreativos que respondem a esses antígenos também são eliminados. Porém isso levanta outra questão: e aqueles antígenos próprios que não são expressos ou não entram no timo? Os antígenos dos olhos, dos testículos ou do cérebro, por exemplo, não são processados dessa maneira e, assim, não há desenvolvimento de tolerância central a esses antígenos.

Juntos, esses processos de seleção garantem que as células que podem se ligar a autoantígenos sejam positivamente selecionadas e aquelas que se ligam a esses antígenos com afinidade muito baixa ou muito alta sejam eliminadas em seguida. Assim, os clones

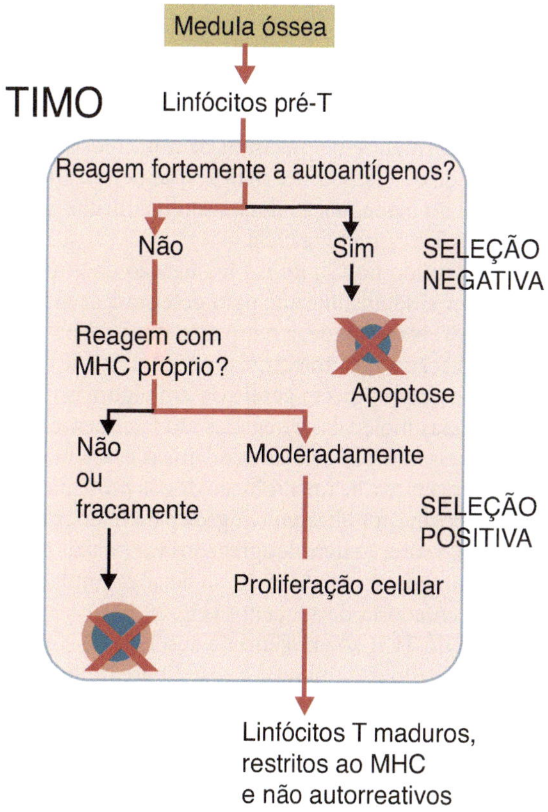


**FIG. 20.4** Indução da tolerância central de linfócitos T no timo através da seleção negativa. Os linfócitos T sobreviventes não reagem contra antígenos próprios, mas ainda podem responder a peptídeos antigênicos estranhos associados a moléculas de MHC devido à seleção positiva.

com afinidade moderada sobrevivem e podem reconhecer os antígenos estranhos. Outro fator que provavelmente determina a sobrevivência dos timócitos é a dose do antígeno apresentado para as células. Se a quantidade de antígeno específico for alta (como se espera no caso de um autoantígeno), diversos TCRs são ocupados em cada timócito, o que desencadeia a apoptose. Por outro lado, se a quantidade for baixa, poucos TCRs são ocupados e o sinal fraco pode causar a seleção positiva e a proliferação do timócito.

### Edição do Receptor

Em caso de ligação dos receptores de antígenos de um linfócito T em desenvolvimento a autoantígenos, outra estratégia que previne a autoimunidade é a edição do receptor (Capítulo 36). Embora a maturação celular pare quando os linfócitos saem do timo, seus genes *RAG* permanecem ativos e, assim, a recombinação V(D)J continua. Consequentemente, os genes *TCR* continuam a se diversificar e receptores alterados são expressos na superfície celular. Esse processo é chamado de edição do receptor. A célula que consegue editar seu receptor pode continuar a amadurecer. Caso contrário, a célula morre. Esse processo pode ser perigoso, pois permite o desenvolvimento de linfócitos T autorreativos que não foram submetidos à seleção no timo.

## Tolerância Periférica dos Linfócitos T

### Anergia Clonal

Os linfócitos T autorreativos de baixa afinidade podem sobreviver ao processo de seleção e deixar o timo. Em seguida, devem ser regulados por mecanismos de tolerância periférica. Uma forma de tolerância periférica é a anergia clonal, a supressão antígeno-específica prolongada da função dos linfócitos T. A anergia clonal é desencadeada quando os linfócitos T são expostos a antígenos na ausência de coestimulação efetiva. Os linfócitos T normalmente precisam de múltiplos sinais coestimuladores de diversas fontes para responder ao antígeno. A insuficiência ou inadequação desses sinais suprime a resposta dos linfócitos T e causa tolerância.

Como discutido no Capítulo 14, a ligação de um antígeno ao TCR é, por si só, insuficiente para desencadear as respostas do linfócito T. Na verdade, a ocupação do TCR na ausência de coestimulação causa tolerância. As soluções de proteínas estranhas, por exemplo, em geral contêm algumas moléculas agregadas. Essas moléculas agregadas são facilmente incorporadas e processadas por células dendríticas e, assim, são altamente imunogênicas. Se uma solução dessas proteínas, como a γ-globulina bovina, for ultracentrifugada para remoção de todos os agregados, a solução livre de agregados vai induzir tolerância em camundongos devido à ausência de coestimulação pelas células apresentadoras de antígenos (Fig. 20.5).

A ligação do TCR ao antígeno na ausência de coestimulação ativa as tirosinas quinases e a fosfolipase do linfócito T e aumenta a concentração intracelular de $Ca^{2+}$. Isso aumenta a produção de IκB, que inibe o fator nuclear *capa* B (NF-κB). A inibição desse fator impede a produção de citocinas, principalmente IL-2, pela célula. Os linfócitos Th1 tolerantes produzem menos de 3% dos níveis normais de IL-2 e ainda menos interferon γ (IFN-γ) e fator de necrose tumoral α (TNF-α). Uma vez induzida, essa "anergia" pode durar diversas semanas.

O desencadeamento das respostas de linfócitos T normalmente requer interações prolongadas com as células apresentadoras de antígeno (APCs). A indução de tolerância, por outro lado, é caracterizada por episódios interativos relativamente curtos. Assim, a principal diferença entre a ativação de linfócito T e a anergia pode ser apenas a duração do seu encontro com as APCs.

Doses muito altas de um antígeno podem induzir uma forma de anergia clonal chamada paralisia imunológica (Fig. 20.6). As altas doses de antígeno provavelmente não estimulam as APCs, alcançando diretamente receptores de linfócitos Th e, na ausência de coestimulação, desencadeiam a anergia.

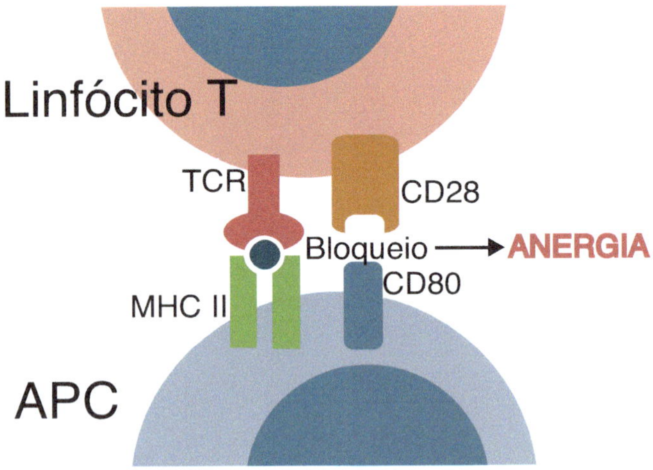


**FIG. 20.5** A tolerância periférica por anergia clonal se desenvolve caso o TCR seja estimulado pelo antígeno na ausência de coestimulação simultânea pelas vias do CD28/CD80 ou CD28/CD86.

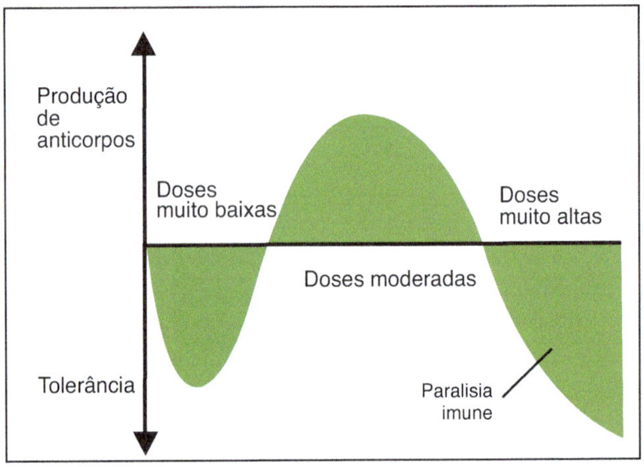


**FIG. 20.6** A capacidade de indução de tolerância periférica por diferentes doses de antígeno. Doses muito baixas e muito altas podem induzir tolerância. Doses moderadas, por outro lado, induzem respostas imunes.

## TOLERÂNCIA DOS LINFÓCITOS B

Diferentemente do repertório de TCR, a diversidade dos anticorpos nos linfócitos B é gerada em duas fases. Na primeira fase, há rearranjo VDJ ou a conversão gênica nos órgãos linfoides primários; na segunda fase, há mutação somática aleatória nos órgãos linfoides secundários. Os linfócitos B, portanto, têm diversas oportunidades para geração de receptores que podem se ligar a autoantígenos. Estima-se que 55% a 75% dos primeiros linfócitos B imaturos apresentem receptores autorreativos; assim, a supressão desses linfócitos B deve começar no início do desenvolvimento do animal.

Os linfócitos B imaturos da medula óssea podem se tornar tolerantes após o rearranjo de seus genes da região V e comprometimento com a expressão de moléculas completas de imunoglobulina M (IgM). Quando essas células imaturas encontram e se ligam ao antígeno, o BCR transmite um sinal que atrasa o desenvolvimento celular, bloqueia a formação de sinapse e

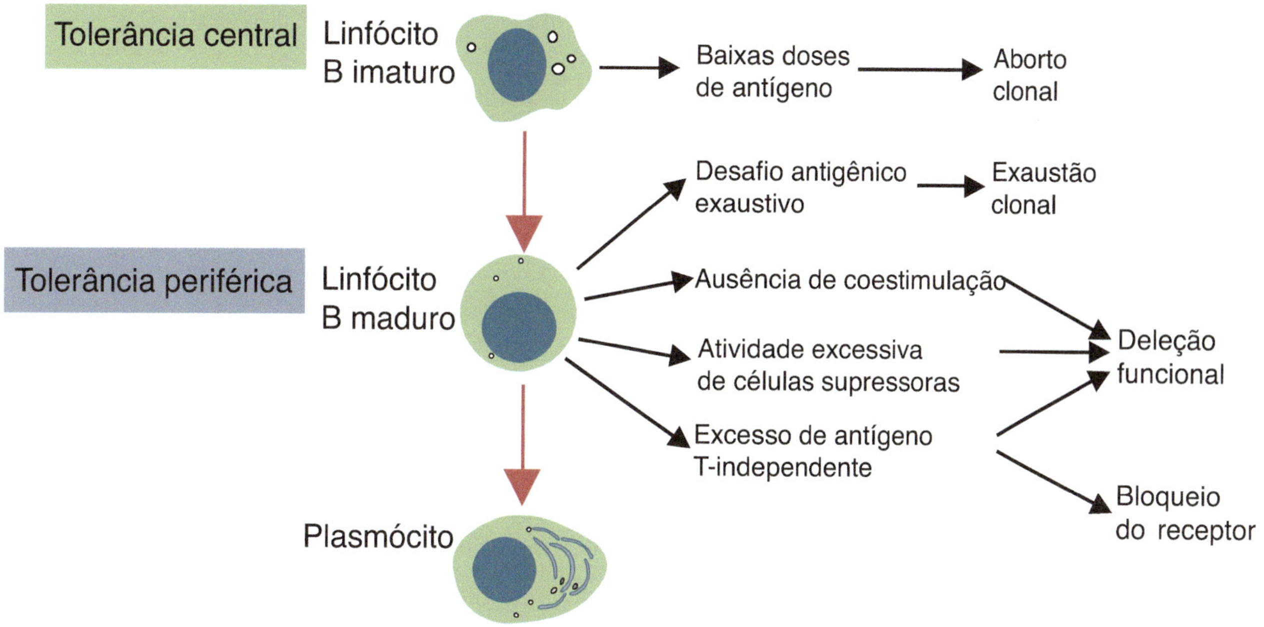


**FIG. 20.7** Mecanismos de tolerância central e periférica nos linfócitos B.

desencadeia a apoptose. Uma população de linfócitos B imaturos pode se tornar tolerante com um milionésimo da dose de antígeno necessária para causar o mesmo efeito em células B maduras. Os linfócitos B imaturos também podem passar pela edição do receptor, já descrita. Se a edição do receptor não conseguir gerar um linfócito B não autorreativo, a célula morre.

### Tolerância Periférica dos Linfócitos B

A tolerância periférica dos linfócitos B é induzida por inúmeros mecanismos, entre eles apoptose, anergia clonal, exaustão clonal e bloqueio dos BCRs.

Uma vez que os BCRs sofrem mutações somáticas aleatórias nos centros germinativos, os linfócitos B autorreativos se desenvolvem em órgãos linfoides secundários. Essas células, entretanto, não sintetizam autoanticorpos na ausência de APCs e linfócitos T auxiliares ou se os linfócitos T reguladores estiverem ativados (Fig. 20.7). Isso não é, entretanto, um método infalível de prevenção de autorreatividade. Na ausência do auxílio dos linfócitos T, os linfócitos B podem ser ativados por padrões moleculares associados a patógenos (PAMPs), como lipopolissacarídeos (LPS), flagelinas ou CpG de DNA não metilado, por meio de receptores do tipo *toll* (TLRs). Os linfócitos B também podem ser ativados pela ligação cruzada de epítopos ou por moléculas carreadoras estranhas que estimulam os linfócitos T auxiliares não tolerantes (Fig. 36.2).

Como nos linfócitos T, a anergia de linfócitos B ocorre quando essas células encontram antígenos na ausência de coestimulação. A manutenção da tolerância dos linfócitos B, porém, é difícil, e essas células se reativam rapidamente a não ser que algumas medidas sejam tomadas. Os linfócitos B autorreativos também devem se ligar a um limiar crítico de autoantígenos para se tornarem tolerantes. Isso provoca o silenciamento seletivo dos linfócitos B de alta afinidade. Acredita-se que a ausência de tolerância dos linfócitos B autorreativos de baixa afinidade representa um baixo risco de desenvolvimento de doença autoimune, já que os anticorpos de baixa afinidade não causam destruição tecidual.

Os linfócitos B submetidos a estimulações antigênicas repetidas e exaustivas podem se diferenciar em plasmócitos de vida curta. Se todos os linfócitos B se transformassem em plasmócitos, não haveria linfócitos B de memória que respondessem ao antígeno, levando ao estabelecimento da tolerância.

## DURAÇÃO DA TOLERÂNCIA

A duração da tolerância depende da persistência do antígeno e da capacidade de geração de novos linfócitos T ou B pela medula óssea. A eliminação completa do antígeno leva ao desaparecimento da tolerância. Se, entretanto, o antígeno for persistente, como ocorre com os antígenos próprios de um animal, a tolerância também persiste. Na presença contínua do antígeno, as células recém-formadas sensíveis sofrem apoptose assim que seus receptores se ligam ao autoantígeno. Tratamentos que induzem a atividade da medula óssea, como radiação X em baixas doses, aceleram o desaparecimento da tolerância, enquanto tratamentos imunossupressores têm efeito oposto.

## CONTROLE DAS RESPOSTAS IMUNES

A tolerância não é o único mecanismo de regulação imune empregado pelo corpo. A magnitude das respostas imunes também deve ser regulada. Uma resposta imune inadequada pode levar à imunodeficiência e aumentar a suscetibilidade às infecções. Uma resposta imune exacerbada pode levar ao desenvolvimento de alergias ou autoimunidade (Capítulos 29 e 36). Problemas no controle da proliferação linfocitária durante as respostas imunes podem permitir o desenvolvimento de tumores de células linfoides. Problemas no controle das respostas imunes ao feto podem causar aborto (Capítulo 34). As respostas imunes devem, portanto, ser cuidadosamente reguladas para garantir que sejam apropriadas tanto em quantidade quanto qualidade. Como esperado, há diversos mecanismos de controle.

## REGULAÇÃO DAS RESPOSTAS IMUNES PELOS ANTÍGENOS

As respostas imunes adaptativas são dirigidas por antígenos. Essas respostas começam somente após a exposição a um antígeno e, quando este vai embora, são interrompidas. A persistência do antígeno faz com que o estímulo continue e prolonga a resposta imune. As respostas prolongadas ocorrem após a imunização com antígenos de degradação lenta, como polissacarídeos bacterianos, ou antígenos incorporados em óleo ou adjuvantes insolúveis. Os antígenos que não chegam aos tecidos linfoides organizados, a despeito de sua origem, podem não induzir imunidade ou tolerância. Assim, os autoantígenos restritos a sítios como o cérebro ou agentes infecciosos como os papilomavírus, que nunca entram nos órgãos linfoides, geralmente são ignorados pelo sistema imune.

As respostas humorais também são reguladas pelos antígenos. Os antígenos poliméricos rígidos, como aqueles presentes na superfície de bactérias ou ligados a ativadores do TCR, como o LPS, podem estimular as respostas de linfócitos B sem o auxílio dos linfócitos T. Por outro lado, os antígenos não poliméricos e flexíveis, como as proteínas solúveis, induzem respostas de linfócitos B apenas na presença de linfócitos T $CD4^+$.

### Processamento do Antígeno e Regulação Imune

A natureza da resposta imune pode variar em diferentes partes do corpo dependendo das populações de células dendríticas. As células de Langerhans da pele parecem ser especialmente projetadas para a promoção das respostas de linfócitos T, enquanto as células dendríticas foliculares ativam os linfócitos B. As células cDC1 são eficazes na apresentação de antígenos para os linfócitos Th1, ao passo que as células cDC2 apresentam antígenos para os linfócitos Th2. Os adjuvantes também influenciam o tipo de resposta imune por seus efeitos sobre as APCs (Capítulo 24).

## REGULAÇÃO DAS RESPOSTAS IMUNES PELOS ANTICORPOS

Devido ao *feedback* negativo, os anticorpos geralmente suprimem as respostas de linfócitos B. Os anticorpos IgG tendem a suprimir a produção de IgM e IgG, enquanto anticorpos IgM tendem a suprimir apenas a síntese de IgM. Os anticorpos específicos tendem a suprimir melhor as respostas imunes específicas do que as imunoglobulinas não específicas.

Esse efeito negativo dos anticorpos na função dos linfócitos B é mediado pelo receptor inibidor do linfócito B, CD32b (FcγRIIb). Em doenças com níveis séricos de imunoglobulinas anormalmente altos, como em pacientes com mielomas (Capítulo 15), esse *feedback* deprime a síntese normal de anticorpos e os pacientes se tornam suscetíveis a infecções. Um fenômeno semelhante ocorre em animais neonatos que adquirem anticorpos de suas mães. A presença de anticorpos maternos, ao mesmo tempo que confere proteção, inibe a síntese de imunoglobulinas e impede, assim, o sucesso da vacinação de recém-nascidos (Fig. 20.8).

Os níveis séricos de IgG também são regulados pelo receptor de imunoglobulina neonatal (FcRn) (Fig. 23.6). Apesar de seu nome, esse receptor está presente em toda a vida e é amplamente distribuído em células endoteliais, músculos, vasculatura e sinusoides hepáticos. Por se ligar à IgG e à albumina com alta afinidade, regula as meias-vidas séricas dessas proteínas.

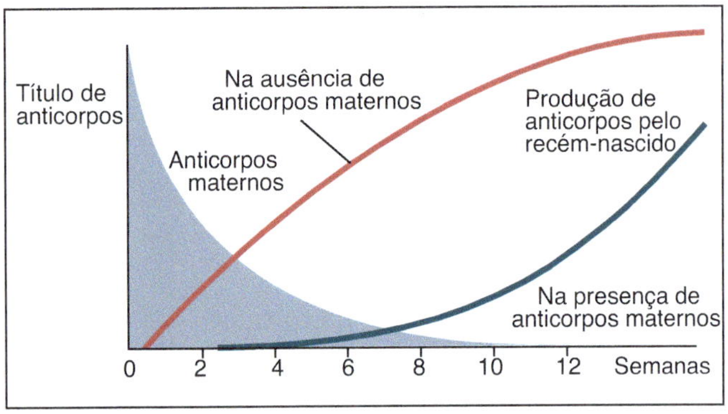


FIG. 20.8 A presença de anticorpos maternos em um animal recém-nascido retarda o início da síntese de imunoglobulinas através de um processo de *feedback* negativo.

A IgG ligada ao FcRn é protegida da degradação e, assim, sua meia-vida é maior. Se a expressão desse receptor permanecer constante, os níveis de IgG continuam estáveis. Em caso de aumento dos níveis de IgG, os anticorpos em excesso não conseguem se ligar ao FcRn e são degradados. Por outro lado, em caso de queda das concentrações de IgG, uma grande parte dos anticorpos se liga ao FcRn e é protegida. Esse receptor também é essencial na transferência das imunoglobulinas maternas a mamíferos neonatos (Capítulo 23).

## RECEPTORES INIBIDORES

Uma característica importante do sistema imune adaptativo é a manutenção do controle da liberação do potente conjunto de mecanismos destrutivos contra invasores. É extremamente importante limitar e, por fim, encerrar a resposta por meio da inativação ou eliminação de vias que não são mais necessárias. Essa regulação utiliza muitos receptores inibidores. Esses receptores suprimem a atividade dos linfócitos após o término de suas tarefas e, assim, oferecem uma proteção crucial contra as respostas imunes inadequadas. Portanto, a ativação e a inibição devem ser pareadas para iniciar e interromper as respostas imunes. Em alguns casos, os receptores ativadores e inibidores reconhecem ligantes semelhantes e, assim, o resultado é um produto da força relativa desses sinais. A perda de sinais inibidores está frequentemente associada à autoimunidade ou hipersensibilidade.

Um excelente exemplo de receptor inibidor é o CD32b (FCγRIIb) expresso pelos linfócitos B. Os anticorpos presentes ocupam esses receptores. A ligação cruzada entre esses receptores acoplados a anticorpos e o BCR por meio de um antígeno aproxima o BCR e o CD32 (Fig. 20.9). Assim, suas vias de transdução de sinal interagem e a sinalização do BCR é bloqueada. Isso impede a ativação do linfócito B e desencadeia sua apoptose. A via do CD32 funciona como um mecanismo de *feedback*, onde a ativação do linfócito B é suprimida por anticorpo, o que evita as respostas descontroladas dessas células. Uma vez que outro receptor, o FcγRIII, estimula os linfócitos B, as respostas dessas células podem ser reguladas pela alteração da relação entre FcγRIIb e FcγRIII. A ativação dos macrófagos é regulada de maneira semelhante e essas células, quando ativadas, apresentam alta relação entre FcγRIII e FcγRII.

O CD28 e o CTLA4 dos linfócitos T interagem com o mesmo ligante (CD80), mas transmitem sinais antagônicos. O CD28 é ativador, enquanto o CTLA4 é inibidor. A deficiência de

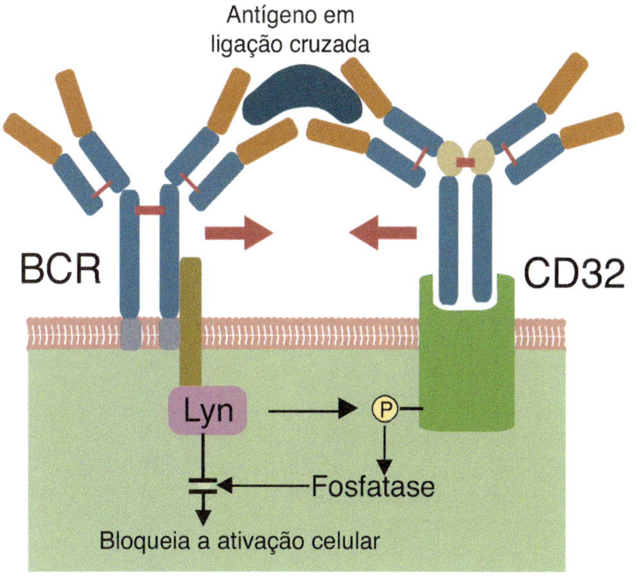


**FIG. 20.9** A ligação cruzada entre um BCR e o CD32 (um receptor de Fc) por antígeno e anticorpo pode desativar a célula B por ativar uma fosfatase que, por sua vez, bloqueia a sinalização por tirosina quinase.

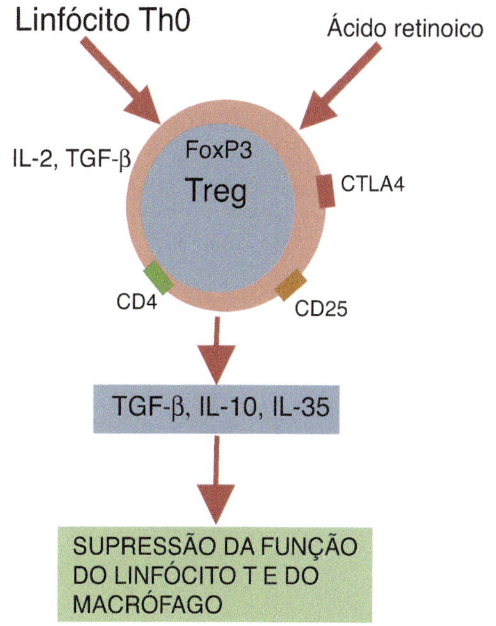


**FIG. 20.10** A produção e as funções dos linfócitos T reguladores. Essas células são geradas pela ação combinada de IL-2 e TGF-β e pela presença de ácido retinoico. Os linfócitos T reguladores caracteristicamente produzem as citocinas supressivas, TGF-β, IL-10 e IL-35.

CTLA4 leva à proliferação descontrolada de linfócitos T e ao desenvolvimento de autoimunidade.

## CÉLULAS REGULADORAS

Embora grande parte da regulação imunológica seja "passiva", já que os linfócitos autorreativos são eliminados pela tolerância central, as células no tecido periférico também regulam o sistema imune de forma "ativa". Entre as células com funções reguladoras, estão os linfócitos T, os macrófagos, as células dendríticas e as células supressoras naturais.

### Linfócitos T Reguladores

Os linfócitos T reguladores (chamados Treg) desempenham um papel fundamental na regulação do sistema imune e na manutenção do equilíbrio entre tolerância periférica e a imunidade (Fig. 20.10). Sua ausência leva ao desenvolvimento de doenças autoimunes ou inflamação em múltiplos órgãos. Alguns desses linfócitos Treg se desenvolvem naturalmente, enquanto outros são induzidos pela exposição a citocinas.

Os linfócitos Treg são linfócitos comuns que expressam caracteristicamente CD4 e CD25 (a cadeia α do receptor de IL-2). Todos os linfócitos T ativados expressam CD25, mas os linfócitos Treg são os únicos a expressarem essa molécula antes de sua ativação. Sua principal característica, porém, é a utilização de um fator de transcrição especializado, chamado FoxP3. Esse é outro exemplo de uma situação em que os bovinos são diferentes de camundongos e humanos. Os linfócitos $Foxp3^+$, $CD4^+$ e $CD25^+$ são observados em bovinos, mas não parecem funcionar como Tregs. Os linfócitos Treg dos bovinos são linfócitos T γ/δ $WC1.1^+$ e $WC1.2^+$.

Os linfócitos Treg naturais (tTreg) são originários do timo, enquanto os linfócitos Treg periféricos (pTreg) são produzidos em órgãos linfoides secundários, especialmente no intestino. O intestino é o principal sítio de desenvolvimento de pTreg, e as células dendríticas intestinais especializadas o promovem por meio das vias que utilizam uma combinação de fator transformador do crescimento β (TGF-β), IL-2 e ácido retinoico, um metabólito da vitamina A. O ácido retinoico é gerado por bactérias da microbiota intestinal e é necessário para a função normal dos linfócitos T. Os linfócitos pTreg intestinais se desenvolvem a partir de linfócitos T não ativados em resposta ao antígeno e à coestimulação. Esses sinais induzem a transcrição de FoxP3. O FoxP3, por sua vez, induz a transcrição dos genes de CTLA4, TGF-β e IL-10. Os linfócitos pTreg estão espalhados pelo corpo todo. Essas células são responsáveis por cerca de 5% dos linfócitos T circulantes e 10% dos linfócitos T dos linfonodos de cães.

Os linfócitos Treg suprimem as respostas imunes por diversas vias (Fig. 20.11). Assim, os linfócitos tTreg inibem as respostas imunes por meio de contato celular direto. Essa inibição pode ser mediada pela liberação de moléculas supressoras pelas junções comunicantes, interação com citocinas supressoras ligadas à membrana, como TGF-β, produção de granzimas e perforinas citotóxicas ou sinalização reversa de CTLA4 por meio de CD80. O CD25 nos linfócitos Treg pode se ligar e, assim, reduzir a disponibilidade de IL-2. A galectina dos linfócitos Treg pode interagir com receptores em linfócitos Y efetores, o que interrompe o ciclo celular. As células com CTLA4 podem induzir a apoptose de linfócitos T efetores por meio da liberação de granzimas ou ligante indutor de apoptose relacionado ao fator de necrose tumoral (TRAIL).

Um segundo grupo de vias, a inibição por citocinas supressoras, é utilizada predominantemente por linfócitos pTreg. Entre essas citocinas, estão TGF-β, IL-10 e IL-35, assim como competidores solúveis de receptores dessas moléculas. A IL-10 é a citocina supressora mais importante (Fig. 20.12). Por causa de todos esses mecanismos, os linfócitos Treg suprimem a resposta dos linfócitos T auxiliares aos antígenos e previnem a ativação

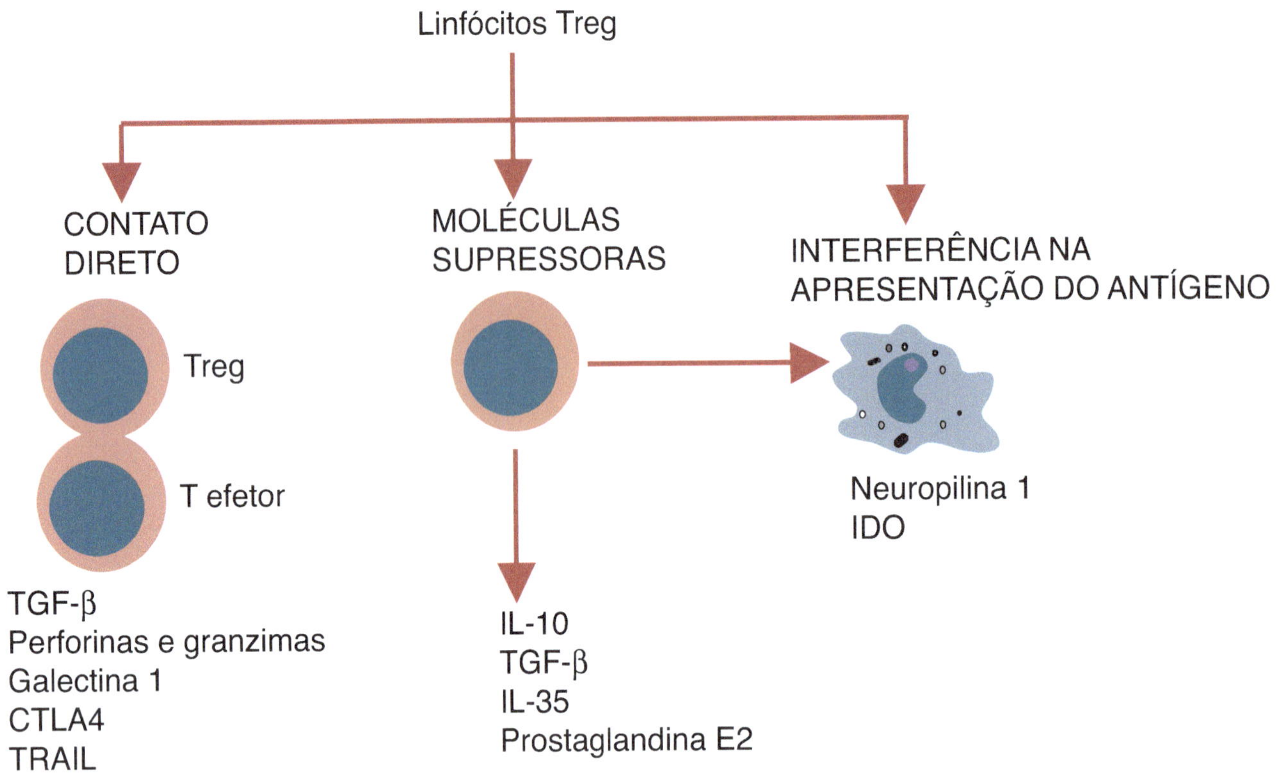


**FIG. 20.11** Os mecanismos de supressão de outras respostas imunes por linfócitos Treg.

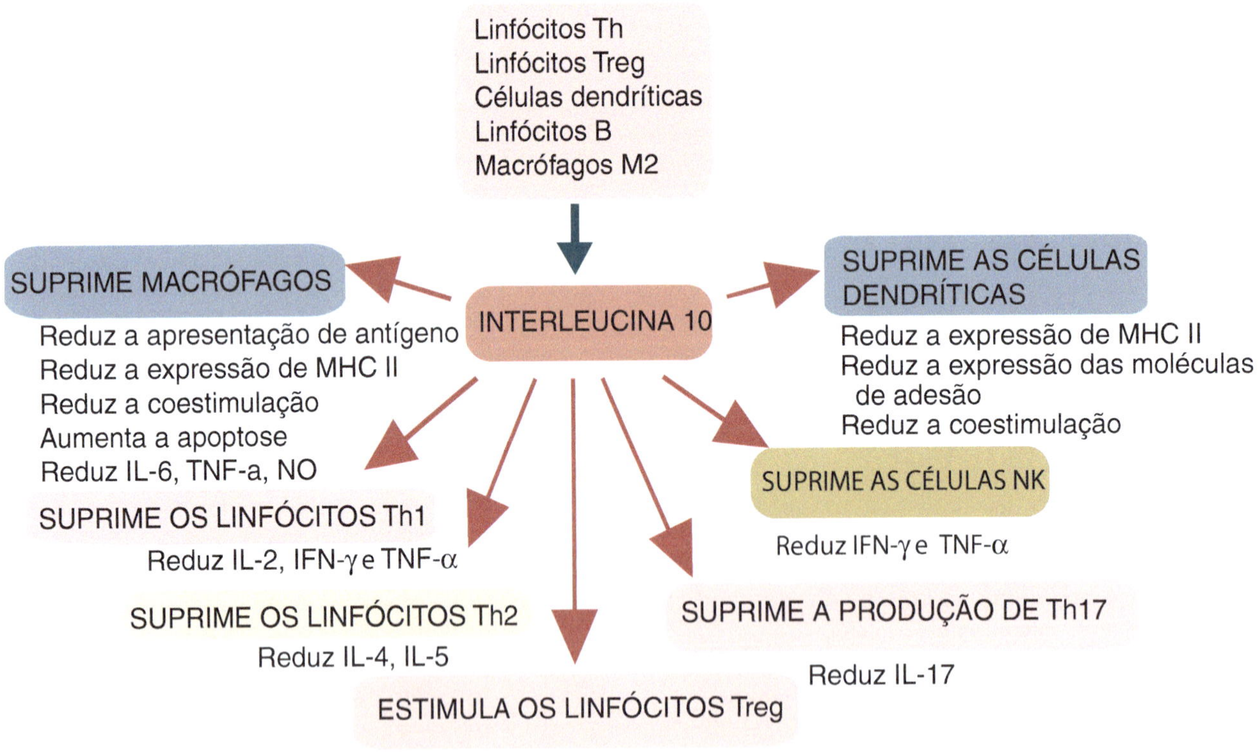


**FIG. 20.12** As origens e as propriedades da interleucina 10.

inadequada dessas células na ausência de antígeno. Os linfócitos Treg também podem suprimir as respostas de linfócitos T CD4 e CD8 por vias independentes de IL-10 e TGF-β. Essas células parecem encurtar, por exemplo, o tempo de interação entre os linfócitos T e as APCs, prevenindo, assim, a ativação.

A administração oral de um antígeno pode induzir células pTreg. Os linfócitos Treg dos linfonodos mesentéricos de animais submetidos à tolerância por via oral secretam TGF-β, IL-4 e IL-10. Esse fenômeno pode ser responsável, em grande parte, pela tolerância a antígenos alimentares.

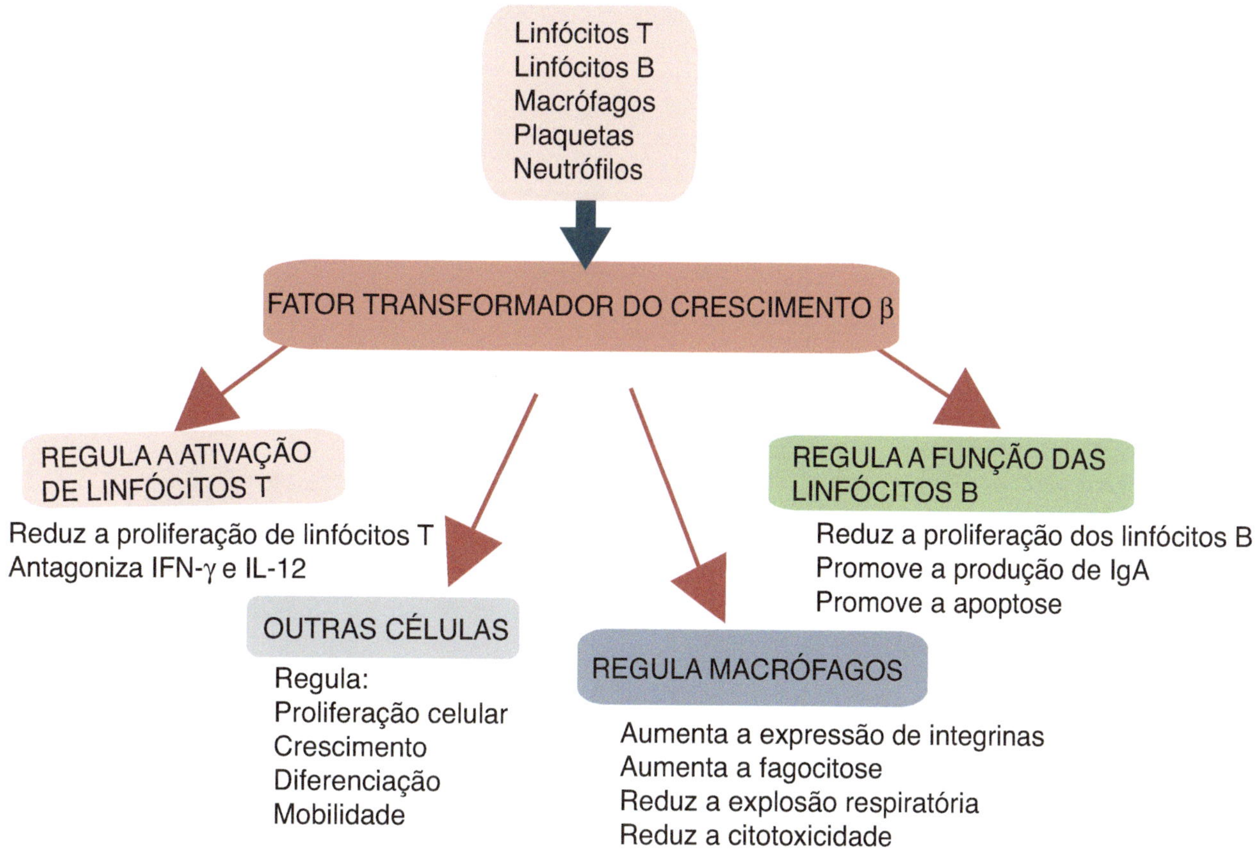


**FIG. 20.13** As origens e as propriedades do fator transformador do crescimento β.

Os linfócitos Treg não são as únicas maneiras de controle celular das respostas imunes. Muitas das atividades reguladoras dos linfócitos T refletem as funções antagônicas das células Th1 e Th2. O IFN-γ dos linfócitos Th1, por exemplo, pode suprimir a produção de IgE, enquanto a IL-10 dos linfócitos Th2 suprime a secreção de IL-12 pelas células dendríticas e, assim, a síntese de citocinas Th1.

Em bovinos, os linfócitos T γ/δ são uma importante subpopulação T reguladora no sangue periférico. Esses linfócitos secretam IL-10 de maneira espontânea e proliferam em resposta a IL-10 e TGF-β. Essas células podem inibir a proliferação antígeno-específica ou não de linfócitos T $CD4^+$ e $CD8^+$ *in vitro*.

Em equinos, os linfócitos Treg são $FoxP3^+$, $CD4^+$ e $CD25^+$. Essas células atuam de maneira semelhante à observada em outras espécies, por meio do contato celular direto e da produção de IL-10 e TGF-β. Como em humanos, a população circulante de células $CD4^+$ $CD25^{hi}$[1] contém células tTreg, enquanto as células pTreg podem ser induzidas *in vitro* pela estimulação adequada.

Os suínos apresentam linfócitos Treg $CD4^+$ $CD25^{hi}$ $FoxP3^+$ que sintetizam IL-10. Essas células precisam de IL-2 para a ativação, mas o excesso dessa citocina pode reduzir sua atividade supressora.

## Interleucina 10

A IL-10 é uma citocina que inibe as respostas imunes inatas e adaptativas (Fig. 20.12). É produzida por macrófagos (principalmente macrófagos M2) e células dendríticas clássicas em resposta a produtos microbianos. Também é produzida por múltiplos subtipos de linfócitos T, inclusive algumas populações de linfócitos T auxiliares, em resposta a altas doses de antígenos e IL-12. A IL-10 é sintetizada em quantidades especialmente grandes por linfócitos Treg em resposta a TGF-β. Pequenas quantidades de IL-10 também podem ser geradas por linfócitos B, mastócitos, neutrófilos e células *natural killer* (NK).

Essa citocina regula negativamente a expressão de moléculas de MHC de classe II e moléculas coestimuladoras nas células dendríticas e macrófagos e, portanto, prejudica a apresentação de antígenos. A IL-10 ou células dendríticas tratadas com essa citocina induzem anergia duradoura e antígeno-específica de linfócitos T. A IL-10 inibe a síntese de citocinas do padrão Th1, IL-1, IFN-γ e TNF-α e das citocinas do padrão Th2, IL-4 e IL-5. Assim, pode regular as respostas Th1 e Th2. A IL-10 também inibe a produção de IL-5, CXCL8, IL-12, fator estimulador de colônias de granulócitos e macrófagos (GM-CSF) e fator estimulador de colônias de granulócitos (GCSF). Além disso, regula negativamente a produção de IFN-γ e TNF-α pelas células NK.

## Fator Transformador do Crescimento β

A família do TGF-β é formada por cinco glicoproteínas: três (TGF-β1, TGF-β2 e TGF-β3) são encontradas em mamíferos e as outras duas (TGF-β4 e TGF-β5) foram descritas em galinhas e em sapos do gênero *Xenopus*. Essas glicoproteínas são secretadas como complexos inativos que são ativados na superfície celular por proteases após ligação com integrinas. Os TGFs são produzidos por plaquetas, macrófagos ativados, neutrófilos, linfócitos B e linfócitos T e atuam em linfócitos T e B, células dendríticas, macrófagos, neutrófilos e fibroblastos (Fig. 20.13).

[1]Nota da Revisão Científica: Células com alta (*high*, abreviado como *hi*) expressão de CD25.

O TGF-β regula as atividades dos macrófagos. Essa citocina pode ser inibidora ou estimuladora, dependendo da presença de outras citocinas. Assim, o TGF-β pode aumentar a expressão de integrinas, bem como a fagocitose por monócitos do sangue. Por outro lado, suprime a explosão oxidativa e a produção de óxido nítrico (NO) e bloqueia a diferenciação de monócitos e os efeitos citotóxicos de macrófagos ativados. O TGF-β é necessário para o desenvolvimento ideal de células dendríticas e regula a interação entre as células dendríticas foliculares e os linfócitos B. O TGF-β inibe a proliferação de linfócitos T e B e estimula sua apoptose. Os linfócitos T em apoptose secretam TGF-β, contribuindo para o ambiente supressor. O TGF-β influencia a diferenciação dos subtipos de linfócito Th. Essa molécula tende a promover respostas Th1 e a produção de IL-2 em linfócitos T não experimentados (*naïves*), mas também antagoniza os efeitos de IFN-γ e IL-12 em células de memória. Além disso, o TGF-β controla o desenvolvimento e a diferenciação de linfócitos B, inibe sua proliferação, induz a apoptose e regula a produção de IgA.

## REGULAÇÃO DO SISTEMA IMUNE INATO

O desencadeamento das respostas imunes inatas por receptores de reconhecimento de padrão (PRRs) ativa muitas vias que influenciam as respostas imunes adaptativas. A sinalização pela maioria dos PRRs, por exemplo, ativa os fatores de transcrição NF-κB e NFAT. Esses fatores podem ativar linfócitos T e B. A estimulação de TLR4 também pode induzir respostas Th1, Th2 e Th17. Os PRRs citosólicos, como os receptores semelhantes ao gene induzido por ácido retinoico (RLRs) e os receptores semelhantes ao domínio de oligomerização ligante de nucleotídeo (NLRs), também podem ativar respostas Th1 e desencadear a citotoxicidade de células CD8⁺ (Capítulo 18). Dessa forma, se um vírus infectar células dendríticas e for reconhecido por PRRs citosólicos, desencadeia não apenas uma resposta de interferon de tipo I, mas também pode causar a produção de citocinas e outros coestimuladores necessários para a ativação dos linfócitos T.

### Linfócitos Th17

Os linfócitos T $CD4^+$ não experimentados se diferenciam em linfócitos Th17 quando expostos à IL-23 acompanhada por IL-21, IL-6 e TGF-β. Os linfócitos Th17 desempenham um papel importante na defesa do hospedeiro e são indutores potentes da inflamação aguda (Fig. 20.14). Os linfócitos Th17 são linfócitos convencionais pequenos e abundantes nas superfícies das mucosas. Sua presença nesses tecidos superficiais é regulada pela microbiota intestinal.

As células dendríticas e os macrófagos ativados por PAMPs microbianos através de TLR2 secretam IL-23 (Quadro 20.1). A IL-23 promove a ativação de linfócitos Th17. Esses linfócitos secretam IL-17A, IL-17F e IL-22 (Fig. 20.15). O IFN-γ suprime o desenvolvimento de linfócitos Th17 e inibe a inflamação mediada por IL-17.

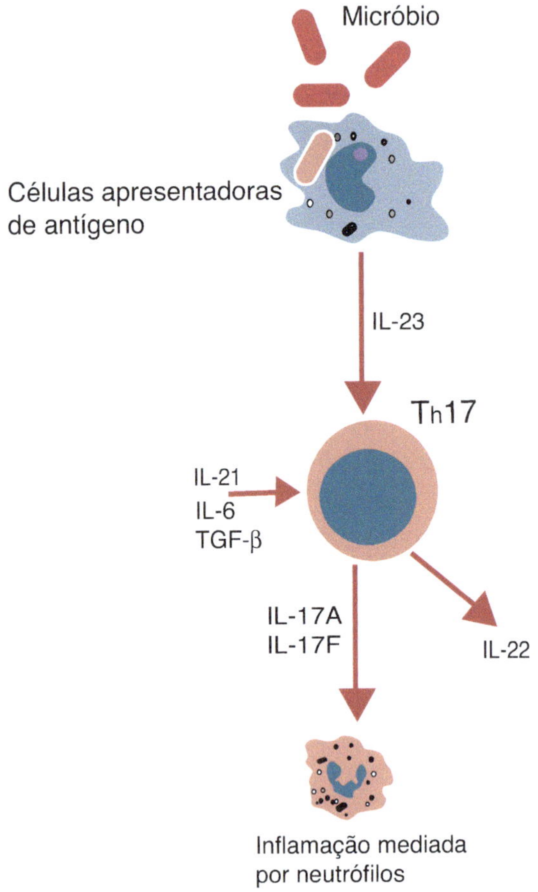


**FIG. 20.14** A produção de linfócitos Th17. O sinal original de diferenciação vem da IL-23. Esse sinal é amplificado por IL-21, IL-6 e TGF-β.

> **QUADRO 20.1 Interleucina 23**
>
> A IL-23 está intimamente relacionada à IL-12. Ambas são heterodímeros compostos por uma subunidade p40 idêntica e uma segunda subunidade pequena, IL-23p19 ou IL-12p35, respectivamente. As duas citocinas são produzidas por macrófagos e células dendríticas em resposta ao LPS e ambas aumentam a proliferação de linfócitos T e a produção de IFN-γ. Enquanto a IL-12 rege uma via que leva à produção de linfócitos Th1, a IL-23 age em uma via que leva à estabilização de linfócitos T $CD4^+$ produtores de IL-17. A IL-23 recruta diversas células inflamatórias além dos linfócitos Th17 e, por isso, participa da patogênese de diversas doenças imunemediadas. A produção de IL-23 é maior em alguns tumores, onde promove a inflamação e aumenta a angiogênese (Capítulo 35).

### Interleucina 17

Seis citocinas pertencem à família do IL-17 (IL-17A a IL-17F), mas os dois membros mais importantes são IL-17A e IL-17F. A IL-17A participa do desenvolvimento da autoimunidade, da inflamação e de alguns tumores. A IL-17F atua principalmente na defesa da mucosa. A IL-17E (também conhecida como IL-25) promove respostas Th2. O papel das outras IL-17 não foi estabelecido. A IL-17A é um homodímero de 35 kDa produzido pelos linfócitos Th17. As células endoteliais e os macrófagos parecem ser os principais alvos dessas citocinas, uma vez que a IL-17 associada ao TNF-α pode estimulá-los a produzir moléculas pró-inflamatórias, como quimiocinas, G-CSF, GM-CSF, IL-1 e IL-6, mediadores inflamatórios, como as proteínas de fase aguda e do sistema complemento, e defensinas antibacterianas

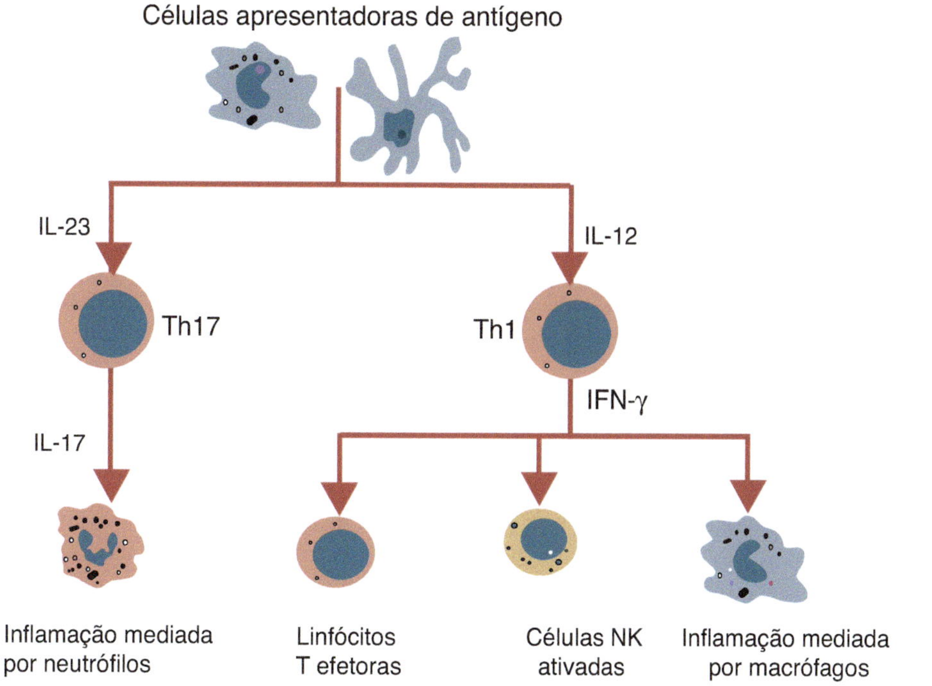


**FIG. 20.15** A geração de linfócitos Th1 e Th17 depende da produção de IL-12 ou IL-23 por células apresentadoras de antígenos. Os linfócitos Th1 promovem as respostas mediadas por células e os linfócitos Th17 promovem as respostas inatas.

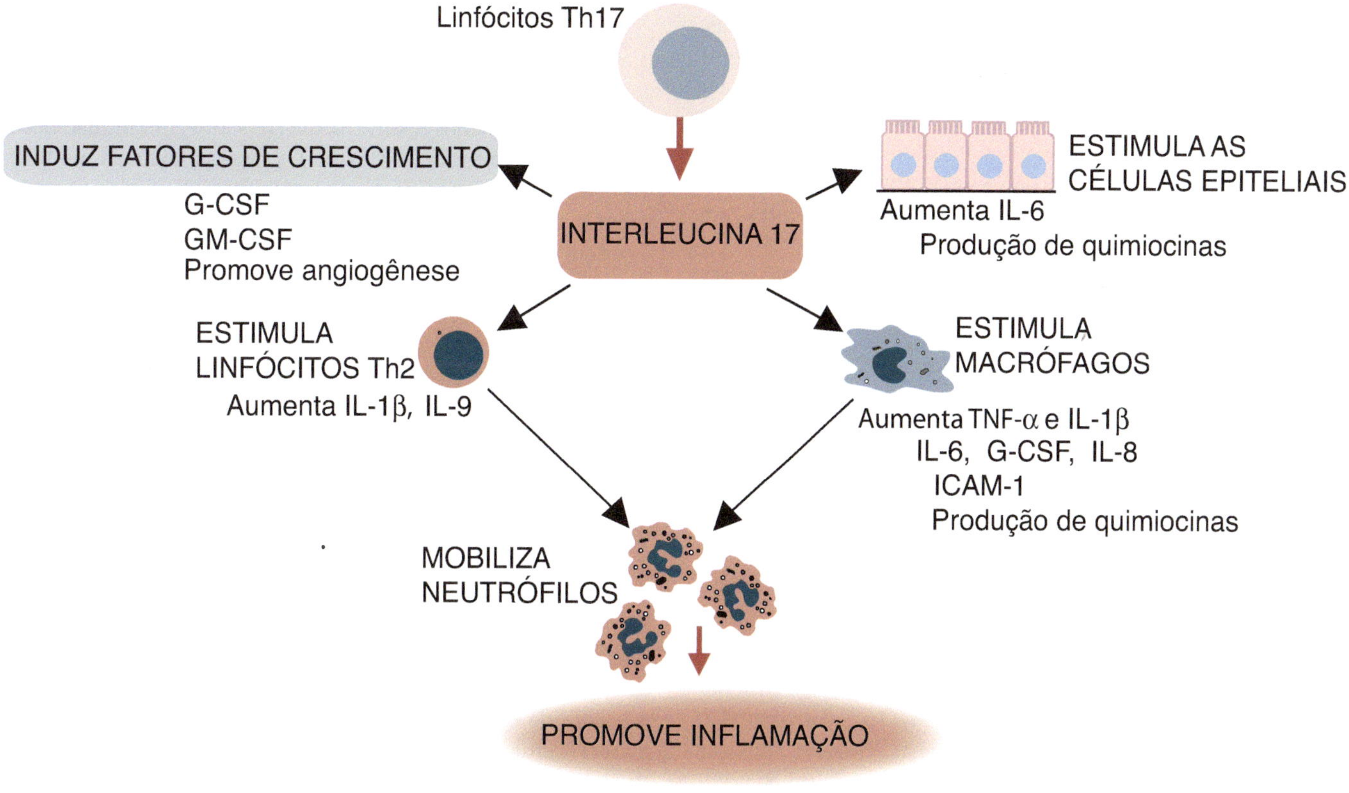


**FIG. 20.16** As origens e as propriedades da interleucina 17.

(Fig. 20.16). A IL-17 é bastante potente no desencadeamento da inflamação em doenças autoimunes, como a artrite reumatoide.

A IL-17 regula o acúmulo de neutrófilos na inflamação aguda e é crucial na coordenação das defesas do hospedeiro contra muitos fungos e bactérias. Os linfócitos Th17, por exemplo, são importantíssimos na defesa contra patógenos como *Klebsiella pneumoniae*, *Citrobacter rodentium*, *Salmonella enterica*, *Mycobacterium tuberculosis* e *Candida albicans*. Acredita-se que os linfócitos Th17 o façam ao desencadear a inflamação e recrutar células inflamatórias, levando à rápida erradicação do patógeno.

## Macrófagos Reguladores

As citocinas provocam a polarização dos macrófagos. Assim, a exposição ao IFN-γ gera células M1 classicamente ativadas. A exposição dos macrófagos a IL-4 ou IL-13, por outro lado, leva ao desenvolvimento de células M2 (Capítulo 18). As células M2 participam da indução da tolerância, da supressão da inflamação e do reparo tecidual. As células M2 aumentam a expressão do receptor de manose, do receptor de β-glucana e de CD163 nos macrófagos; aumentam a endocitose e o processamento de antígenos; e aumentam a expressão de MHC de classe II. Os macrófagos M2 produzem grandes quantidades de Th2 e reguladoras, como IL-4, IL-13, IL-10, TGF-β e IL-1RA. Essas células não são citotóxicas porque produzem arginase, que gera ornitina em vez de óxido nítrico (Fig. 6.7).

Em animais saudáveis, as células M2 podem ser encontradas na placenta e nos pulmões, onde inibem a apresentação de antígenos por células dendríticas e as respostas de linfócitos a mitógenos. Os macrófagos M2 são responsáveis pelo controle da formação de granulomas e pela tolerância cutânea induzida pela radiação ultravioleta B. Essas células também podem ser encontradas nos tecidos em cicatrização, onde estão associadas à angiogênese.

### Indoleamina 2,3-Dioxigenase e Tolerância

Muitas células reguladoras, entre elas Tregs, células dendríticas, alguns macrófagos, fibroblastos, células gigantes trofoblásticas, células endoteliais e algumas linhagens tumorais, produzem indoleamina 2,3-dioxigenase (IDO). Essa enzima catalisa a degradação oxidativa do aminoácido triptofano, o que causa sua depleção local. O triptofano é usado pela via mTOR dos linfócitos T que, quando privados desse aminoácido, têm seu ciclo celular interrompido e sofrem apoptose. A IDO, portanto, inibe a ativação, a proliferação e a sobrevida de linfócitos T e promove a tolerância periférica. Os linfócitos Th1 parecem ser mais sensíveis à depleção de triptofano do que os linfócitos Th2. Os linfócitos Treg também podem induzir a expressão de IDO em algumas células dendríticas. A atividade de IDO também foi documentada na tolerância de linfócitos T a tumores, como regulador negativo em doenças autoimunes e em algumas alergias. A IDO é importante na prevenção da rejeição imunológica fetal, hepática e de aloenxertos de córnea (Capítulo 34). A IDO também pode atuar como uma enzima defensina, já que a remoção do triptofano impede o crescimento de *Toxoplasma gondii*, *Chlamydia pneumoniae*, estreptococos e micobactérias.

## Células Dendríticas Tolerogênicas

A função das células dendríticas é a captura e o processamento de antígenos estranhos para sua apresentação aos linfócitos T. Entretanto, os sinais precisos gerados pelas células dendríticas dependem do seu estado de maturação, de suas moléculas coestimuladoras e da presença ou não de citocinas inflamatórias. Assim, as proteínas de células mortas ou à beira da morte que são capturadas por células dendríticas imaturas na ausência de inflamação podem fazer com que essas células matem linfócitos T respondedores ou provoquem sua diferenciação em linfócitos Treg. O tratamento de células dendríticas com IL-10 pode bloquear sua capacidade de ativar os linfócitos Th1, enquanto preserva sua capacidade de promover as respostas Th2.

## Linfócitos B Reguladores

Uma subpopulação de linfócitos B pode secretar IL-10, IL-35 e TGF-β. Consequentemente, suprimem as funções de linfócitos Th17, Th1 e T efetores e induzem a diferenciação de células Treg.

## Células Supressoras Naturais

As células supressoras naturais (NS) são grandes linfócitos inatos granulares que produzem citocinas com atividade de indução de Treg. Essas células suprimem a proliferação de linfócitos B e T e a síntese de imunoglobulinas. As células NS ocorrem normalmente na medula óssea de indivíduos adultos e no baço neonatal e é possível que regulem as respostas imunes inatas.

## Quando as Células Reguladoras Agem?

As células reguladoras controlam quase todos os aspectos da imunidade. Os linfócitos Treg, por exemplo, trabalham constantemente durante toda a vida do animal para prevenir a autorreatividade. Essas células são responsáveis pela ausência de respostas imunes em neonatos; pela imunossupressão após traumas, queimaduras ou cirurgias; pela prevenção da autoimunidade; e por alguns casos de hipogamaglobulinemia. As células reguladoras são encontradas em alguns animais com câncer, onde bloqueiam a rejeição ao tumor, e em fêmeas prenhes, onde bloqueiam a rejeição ao feto.

# REGULAÇÃO DA APOPTOSE

O timo de um camundongo libera cerca de 1 milhão de novos linfócitos T na circulação diariamente. (Acredita-se que os bovinos produzam ainda mais células.) Para manter o número de linfócitos murinos relativamente constante, um milhão dessas células também deve morrer. Da mesma forma, a medula óssea murina libera cerca de $10^7$ linfócitos B diariamente e um número semelhante deve morrer. Além disso, os linfócitos se dividem em resposta aos antígenos. Toda essa proliferação deve ser compensada pela remoção de células por apoptose. A apoptose também remove os linfócitos autorreativos e limita a expansão clonal dessas células durante as respostas imunes. Esse sistema homeostático é cuidadosamente regulado, porque, se falhar, os linfócitos em excesso podem causar tumores linfoides ou autoimunidade. O processo regulador depende do fornecimento de sinais de sobrevivência para as células. Se esses sinais não forem adequados, as células morrem. Esses sinais reguladores são dados por IL-2, IL-4, IL-9 e IL-21.

A apoptose é mediada por caspases intracelulares. As caspases são expressas como precursores inativos nos linfócitos. As proteínas da família bcl-2 modulam sua atividade. Assim, em uma célula quiescente, a sobrevida depende da presença contínua de bcl-2. As citocinas também regulam a apoptose. A sobrevida é sinalizada por IL-2, IL-4, IL-7 e IL-15, enquanto a morte celular é sinalizada por CD95 e TGF-β.

Os linfócitos ativados também se tornam mais suscetíveis à morte por TNF e CD95. Assim, a ativação de linfócitos T aumenta a expressão de CD95L. Entretanto, a via do CD95 é normalmente bloqueada por sinais estimuladores, como aqueles transmitidos pelo CD28 nos linfócitos T e pelo CD40 nos linfócitos B. Com a perda desses sinais coestimuladores, a célula ativada sofre apoptose induzida por CD95. É por isso que os linfócitos indesejados são eliminados no final da resposta imune.

## REGULAÇÃO NEURAL DA IMUNIDADE

O sistema nervoso central e o sistema imune se comunicam por diversas vias. Essa comunicação ocorre pelos nervos simpáticos e parassimpáticos e neurotransmissores solúveis. Os hormônios neuroendócrinos, como o fator liberador de corticotrofina e o hormônio estimulador de melanócitos α, bem como alguns neurotransmissores, atuam nas células do sistema imune para regular o equilíbrio de citocinas. Por outro lado, as citocinas e as quimiocinas modulam as atividades do sistema nervoso central, como o apetite, a temperatura corpórea e o sono. Há sistemas de transporte que carreiam as citocinas através da barreira hematoencefálica. Além disso, a inflamação tecidual provoca a ativação de nervos sensoriais que, então, transmitem mensagens para o cérebro. Muitas das citocinas produzidas no cérebro são geradas por macrófagos cerebrais e meníngeos – a micróglia. A IL-1, por exemplo, é sintetizada no cérebro em resposta à endotoxina.

Os linfócitos T de memória secretam acetilcolina em resposta à estimulação do nervo vago. A estimulação elétrica do vago inibe a liberação de citocinas e reduz a lesão mediada pela inflamação na endotoxemia e na sepse. Esse fenômeno é chamado de reflexo inflamatório e requer a produção de acetilcolina.

### Estresse

O estresse influencia a imunidade (Fig. 20.17). Acredita-se que pequenos episódios de estresse estimulem as respostas imunes, mas o estresse prolongado é prejudicial. Um exemplo óbvio é a febre do transporte. Esta é uma pneumonia complexa de bovinos causada por diversos patógenos virais respiratórios com infecção secundária por *Mannheimia hemolytica*. Essa doença ocorre em bovinos transportados em espaços confinados por longas distâncias (e, portanto, muitas horas) com o mínimo de alimento e água e geralmente após um desmame rápido e castração. O estresse associado ao processo de transporte é suficiente para tornar esses animais altamente suscetíveis à pneumonia. O estresse deprime as respostas dos linfócitos T, a atividade das células NK, a síntese de IL-2 e a expressão de IL-2R nos linfócitos. A redução do estresse pode ter o efeito oposto. Em estudos acerca das respostas inatas entre touros Brahman calmos e temperamentais, neutrófilos de animais calmos apresentavam alta expressão de L-selectina, maior fagocitose e maior explosão respiratória em comparação às células de indivíduos temperamentais 48 horas após o transporte. Em 96 horas, a fagocitose, a explosão respiratória e a expressão de moléculas de adesão nos neutrófilos eram maiores em todos os touros, mas os efeitos foram mais pronunciados em touros calmos.

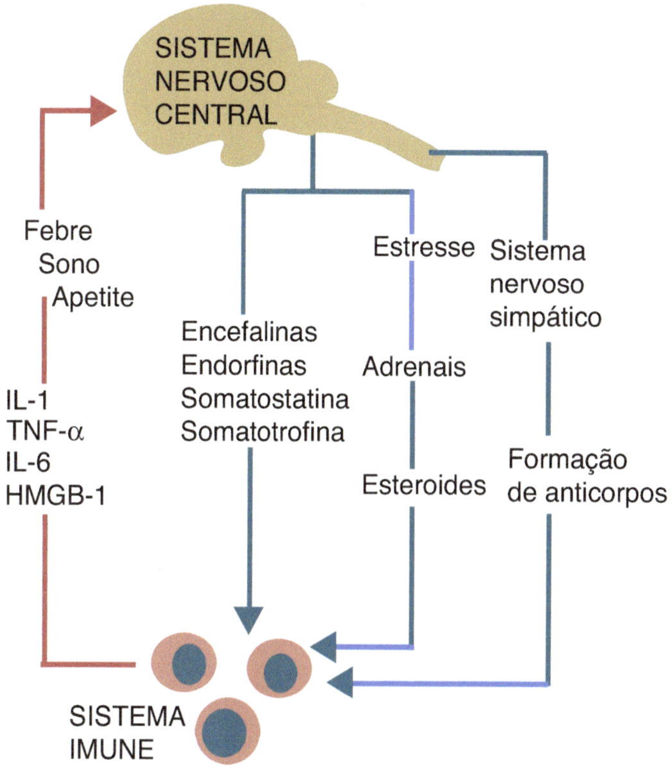


**FIG. 20.17** Algumas das formas de interação entre o sistema nervoso central e o sistema imune.

O estresse pode ser causado por algo simples, como o desmame precoce, que reduz a síntese de IL-2 em leitões. Em porcas prenhes, o estresse provoca imunossupressão da prole. Assim, o estresse do confinamento no final da gestação leva ao nascimento de leitões cujos linfócitos T e B apresentam menor capacidade de resposta a mitógenos. Leitões de porcas estressadas apresentam maior morbidade e mortalidade. Uma forma diferente de estresse pode ser decorrente das estruturas sociais dos mamíferos. Muitas populações mamíferas são regidas por uma hierarquia dominante. A forma de estabelecimento dessa hierarquia pode causar estresse grave em alguns membros. Os animais de maior posição ficam estressados caso a manutenção de sua dominância dependa de lutas constantes. Isso ocorre, por exemplo, em cães selvagens, lêmures e mangustos. Nas hierarquias onde os membros dominantes intimidam os demais de forma psicológica, como observado em camundongos, ratos e muitos macacos, os indivíduos de baixa posição podem ser estressados e imunossuprimidos. A introdução de novos indivíduos em um grupo ou a perda de posição de um animal dominante causa estresse por reorganização. Em suínos, uma relação entre o *status* social e a suscetibilidade a doenças foi demonstrada. Assim, a morbidade e a mortalidade entre suínos desafiados com o vírus da doença de Aujeszky (pseudo-raiva) foram maiores entre os animais subordinados. Os suínos dominantes apresentaram linfócitos mais responsivos aos antígenos virais. Isso, é claro, faz sentido do ponto de vista evolutivo, já que os animais menos aptos à reprodução foram mais propensos a morrer de doenças, mas é difícil separar a causa e o efeito desse fenômeno. Os animais subordinados foram imunossuprimidos por estarem sob estresse devido ao seu *status* menor? Também é possível que aqueles animais com sistema imune altamente efetivo fossem mais saudáveis e, assim, mais aptos a alcançar maior posição social dentro da população? É óbvio que altos níveis de estresse social são encontrados em superpopulações confinadas. A subordinação social em macacos rhesus altera a expressão de genes relacionados à inflamação, inclusive daqueles associados à proliferação linfocitária, imunidade inata e responsividade a citocinas. Assim, em macacos subordinados e sob estresse, a sinalização por TLR4 emprega principalmente a via MyD88-NF-κB, enquanto macacos dominantes usam a via TRIF-IFN (Capítulo 2).

Do ponto de vista comportamental, os suínos podem ser divididos em dois grupos: os animais agressivos, que tendem a brigar com outros animais e, depois, podem fugir com rapidez, e os animais passivos, que tendem a se retirar gradualmente de situações estressantes. Os suínos agressivos apresentam, *in vitro* e *in vivo*, respostas imunes mediadas celulares maiores, mas respostas humorais menores do que os animais passivos. Isso sugere que suas respostas relativas Th1 e Th2 são diferentes. Entretanto, sob estresse, os animais agressivos apresentaram maiores diminuições nessas respostas do que os animais passivos. As diferenças na forma com que os animais lidam com o estresse se refletem em diferenças na reatividade imune.

O efeito do estresse é mediado por duas vias principais. Na primeira, o sistema nervoso autônomo produz seus neurotransmissores, adrenalina, noradrenalina e acetilcolina, e, na segunda, o eixo cortical hipotálamo-hipófise-adrenal sintetiza glicocorticoides. O estresse sinaliza a ativação dessas vias ao cérebro.

## Sistema Nervoso Autônomo

Quase todos os órgãos linfoides primários e secundários são supridos por nervos do sistema nervoso autônomo, e muitas células do sistema imune expressam receptores para os neurotransmissores secretados pelos dois ramos do sistema nervoso autônomo. Há sinais adrenérgicos provenientes do sistema nervoso simpático e sinais colinérgicos provenientes do sistema nervoso parassimpático.

Os nervos simpáticos atuam por meio do neurotransmissor noradrenalina. Esses nervos suprem o timo, a polpa branca do baço e os linfonodos. Influenciam o fluxo sanguíneo, a permeabilidade vascular e a migração e diferenciação dos linfócitos. A simpatectomia química ou cirúrgica do baço aumenta a produção de anticorpos e pode induzir alterações na distribuição das subpopulações de linfócitos. A atividade das células NK parece ser diretamente modulada pelo hipotálamo por meio do nervo esplênico. Os nervos autônomos inervam as células de Langerhans na pele. Ao liberarem neuropeptídeos, esses nervos podem deprimir a capacidade de apresentação de antígenos das células de Langerhans. Isso pode explicar por que a dermatite úmida aguda dos cães piora com a ansiedade. A pele não inervada apresenta uma inflamação reduzida após a lesão tecidual e cicatriza de forma mais lenta. Mais importante, os nervos simpáticos inervam a medula adrenal.

As células imunes possuem um conjunto completo de receptores colinérgicos. A atividade eferente no nervo vago ativa a via anti-inflamatória colinérgica. A estimulação vagal suprime a resposta sistêmica à endotoxina por meio da regulação negativa da síntese hepática de TNF-α. A ativação de receptores de acetilcolina nos macrófagos inibe a produção de IL-1 e TNF-α.

A produção de proteínas antimicrobianas, como as defensinas, é regulada pelo sistema nervoso autônomo, e o estresse reduz a atividade antimicrobiana epitelial cutânea. Isso parece ser causado pelo aumento da síntese de glicocorticoides e acetilcolina.

A estimulação adrenérgica e colinérgica aumenta a sinalização da adrenalina, levando à ativação de NF-κB nas células mononucleares. O sistema nervoso simpático pode alterar o equilíbrio Th1/Th2 por meio do receptor β-adrenérgico. A estimulação de nervos simpáticos aumenta a produção de citocinas do padrão Th2 enquanto inibe a produção de citocinas do padrão Th1. A noradrenalina suprime a síntese de IL-6 e TNF-α.

## Eixo Hipotalâmico-Hipofisário-Adrenal Cortical

O córtex adrenal é estimulado por hormônios adrenocorticotrópicos (ACTH) liberados pela hipófise sob influência do hormônio liberador de corticotropina proveniente do hipotálamo. Por isso, os glicocorticoides são secretados e suprimem a função dos linfócitos T por bloqueio da via do NF-κB. A IL-1 e a IL-6 atuam no hipotálamo e na hipófise e aumentam a produção de ACTH e a subsequente liberação de cortisol.

## Neuropeptídeos e Linfócitos

As células do sistema imune possuem receptores para neuropeptídeos, como as encefalinas e as endorfinas, que, assim, influenciam a atividade linfocítica. A geração de linfócitos T citotóxicos é exacerbada pela metencefalina e pela β-endorfina, enquanto a α-endorfina suprime a formação de anticorpo e a β-endorfina reverte esse efeito supressor. Os outros neuropeptídeos que influenciam o sistema imune são a ACTH, a ocitocina, o peptídeo vasoativo intestinal, a somatostatina, a prolactina e a substância P.

Muitos neuropeptídeos, como o peptídeo vasoativo intestinal e a neurocinina 1 (NK-1), possuem estrutura semelhante à dos peptídeos antimicrobianos, de modo que também apresentam propriedades antimicrobianas e podem participar da defesa do hospedeiro. A NK-1, também conhecida como substância P, por exemplo, medeia não apenas a dor e a inflamação, mas também apresenta atividades antibacterianas significativas. Outros neuropeptídeos têm efeitos semelhantes. Consequentemente, a estimulação nervosa adequada pode promover a liberação de neuropeptídeos e aumentar a atividade antibacteriana local. A dor associada à inflamação aguda pode muito bem refletir essa resistência local à infecção. Alguns neuropeptídeos podem promover a atividade de Th17 ao desencadear a produção de IL-23 por monócitos.

As respostas imunes também são moduladas por fatores ambientais. As alterações na duração do dia (fotoperíodo) influenciam as respostas imunes. Esses efeitos podem ser complexos, mas, em geral, a menor duração do dia parece promover a reatividade imune. O efeito parece ser mediado pelo hormônio melatonina. Os ritmos circadianos também regulam algumas funções imunes, como as atividades das células-tronco hematopoiéticas e o recrutamento de linfócitos do sangue. Esses fenômenos parecem ser provocados por oscilações nos níveis de quimiocinas e na expressão de moléculas de adesão nas células endoteliais vasculares.

Por fim, o sistema imune inato pode influenciar as funções nervosas. As citocinas IL-1, IL-6 e TNF-α, por exemplo, assim como outros mediadores inflamatórios, induzem o "comportamento de doente", composto por febre, fadiga, diminuição da atividade e sono excessivo. Todas essas reações estão intimamente associadas à resposta sistêmica aos agentes infecciosos e à inflamação crônica (Capítulo 7).

21

# A Microbiota e o Sistema Imune

## OBJETIVOS DIDÁTICOS

*Depois de ler este capítulo, você deve ser capaz de:*

- Explicar como a presença de uma densa população microbiana nas superfícies assegura o bom funcionamento do sistema imune.
- Entender como a microbiota cutânea atua na regulação das defesas da pele.
- Explicar como a microbiota do sistema respiratório influencia suas defesas e o desenvolvimento de alergias.
- Reconhecer a importância do rúmen como fonte de metabólitos microbianos.
- Explicar como a microbiota intestinal influencia o desenvolvimento dos órgãos linfoides e do sistema imune.
- Entender o papel das células linfoides inatas do grupo 3 (ILC3) na regulação das respostas imunes à microbiota.
- Descrever por que a microbiota não desencadeia uma resposta inflamatória excessiva.
- Explicar como as respostas dos linfócitos Th17 pró-inflamatórios são compensadas por linfócitos T reguladores (Treg) anti-inflamatórios.
- Explicar os efeitos adversos da disbiose sobre o sistema imune.
- Explicar como a microbiota influencia o desenvolvimento de doenças inflamatórias e autoimune.
- Descrever a hipótese da higiene e explicar seu significado.
- Entender o papel da microbiota no desenvolvimento da doença intestinal inflamatória.

## SUMÁRIO DO CAPÍTULO



Durante os milhões de anos de evolução, os animais foram obrigados a desenvolver relações com os micróbios de seu ambiente. Por isso, os sistemas imunes dependem da microbiota para seu desenvolvimento e funcionamento e regulam a composição e o comportamento dos micróbios. As superfícies corpóreas do animal são compostas por muitos ecossistemas estáveis e ricos em nutrientes, onde os micróbios vivem muito bem. Assim, cada superfície é povoada por números enormes de bactérias, arqueas, fungos e vírus que, coletivamente, formam a microbiota. As bactérias são os microrganismos mais estudados da microbiota. As bactérias residem na pele, no trato respiratório, em partes do trato genitourinário e, às vezes, no interior do corpo, mas sobretudo no trato gastrointestinal. Estima-se que pelo menos metade de todas as células do corpo de um animal tem origem microbiana. Por causa de sua associação vitalícia e íntima com as superfícies corpóreas, a microbiota pode ser considerada parte integral do corpo — um "órgão virtual". Dessa maneira, a microbiota influencia a imunidade inata e a imunidade adaptativa e, por outro lado, é influenciada pelos sinais gerados por seu hospedeiro. Isso deu origem ao conceito de que os animais e sua microbiota, juntos, formam "superorganismos" que compartilham nutrientes, trocam energia e metabólitos e interagem de forma complexa, regulada principalmente por mecanismos imunológicos.

O aproveitamento da imensa diversidade dos genomas presentes na microbiota faz com que os animais aumentem seu potencial metabólico e obtenham novas formas de utilização

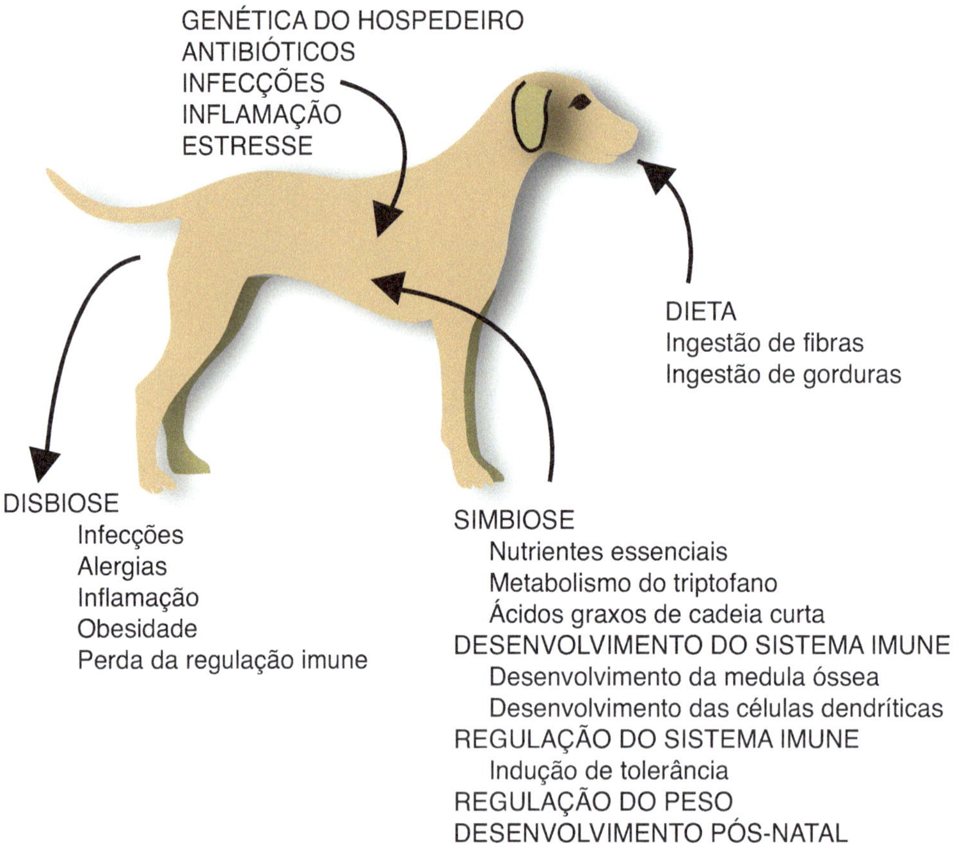


**FIG. 21.1** A importância da microbiota para o bom funcionamento do corpo do animal, alguns dos fatores que modificam sua composição e as consequências da perda de regulação.

do alimento. (Os mamíferos apresentam cerca de 20.000 genes codificadores de proteínas, enquanto nossa microbiota pode, coletivamente, ter cerca de 10 milhões.) Assim, a microbiota aumenta a capacidade animal de extração de energia de carboidratos estruturais vegetais e obtenção de vitaminas essenciais. Por causa da microbiota, os animais podem utilizar fontes de alimento que, de outro modo, não estariam à disposição. O metabolismo microbiano permite a adaptação dos animais a estilos de vida não competitivos. Camundongos com microflora convencional, por exemplo, precisam comer 30% menos calorias do que camundongos gnotobióticos para manutenção de seu peso corpóreo. Isso acontece porque a microbiota consegue extrair mais energia do alimento.

Os mamíferos domésticos, porém, apresentam outras complexidades associadas à sua dieta e estilo de vida. Os grandes herbívoros domésticos possuem quantidades imensas de material microbiano em seu rúmen e intestino grosso. Isso reflete um papel importante da microbiota, o fornecimento de nutrientes por meio da extração de energia de polissacarídeos vegetais complexos, como as celuloses (Fig. 21.1). A digestão de carboidratos é a função primária da microbiota gastrointestinal. Muitos membros da microbiota são bastante eficientes na fermentação de oligossacarídeos e, assim, geram ácidos graxos de cadeia curta (SCFAs) ricos em energia. Os ácidos graxos, por sua, vez podem ser usados como fontes de energia por outras bactérias mais especializadas. Estima-se que em onívoros, como os humanos, até 10% dos requerimentos energéticos diários são atendidos pela fermentação colônica. Esse número é muito maior em herbívoros, como ruminantes e equinos.

Hoje, é muito bem aceito que a microbiota intestinal participa das defesas locais do hospedeiro e atua sobre o sistema imune e o metabolismo em todo o corpo. Os nutrientes e os metabólitos microbianos são continuamente liberados no corpo, onde influenciam as funções de células imunes e inflamatórias.

As defesas imunológicas nas superfícies corpóreas têm, portanto, a difícil tarefa de coexistir com a microbiota ao mesmo tempo que controla qualquer invasão inadvertida através de brechas nas barreiras epiteliais.

## A LOCALIZAÇÃO DA MICROBIOTA

### A Pele

A pele normal abriga trilhões de microrganismos. Esses micróbios estão na superfície dos queratinócitos e se estendem até as glândulas sebáceas e folículos pilosos. A pele, porém, não é uma superfície hospitaleira. As camadas celulares externas são constantemente eliminadas e substituídas por novas células das camadas abaixo. Ela é fria em algumas áreas e quente em outras. A pele pilosa pode ser muito diferente das junções mucocutâneas. Algumas áreas da pele podem ser muito secas, hidrofóbicas e ácidas, com alto teor de sal e poucos nutrientes. Outras áreas podem ser úmidas, mas banhadas por uma mistura complexa de proteases, lisozima e peptídeos antimicrobianos, como β-defensinas e catelicidinas. Mesmo assim, usando técnicas moleculares modernas, estima-se que bilhões de bactérias podem viver em um centímetro quadrado de pele humana. Devido aos efeitos protetores de pelos ou penas, é

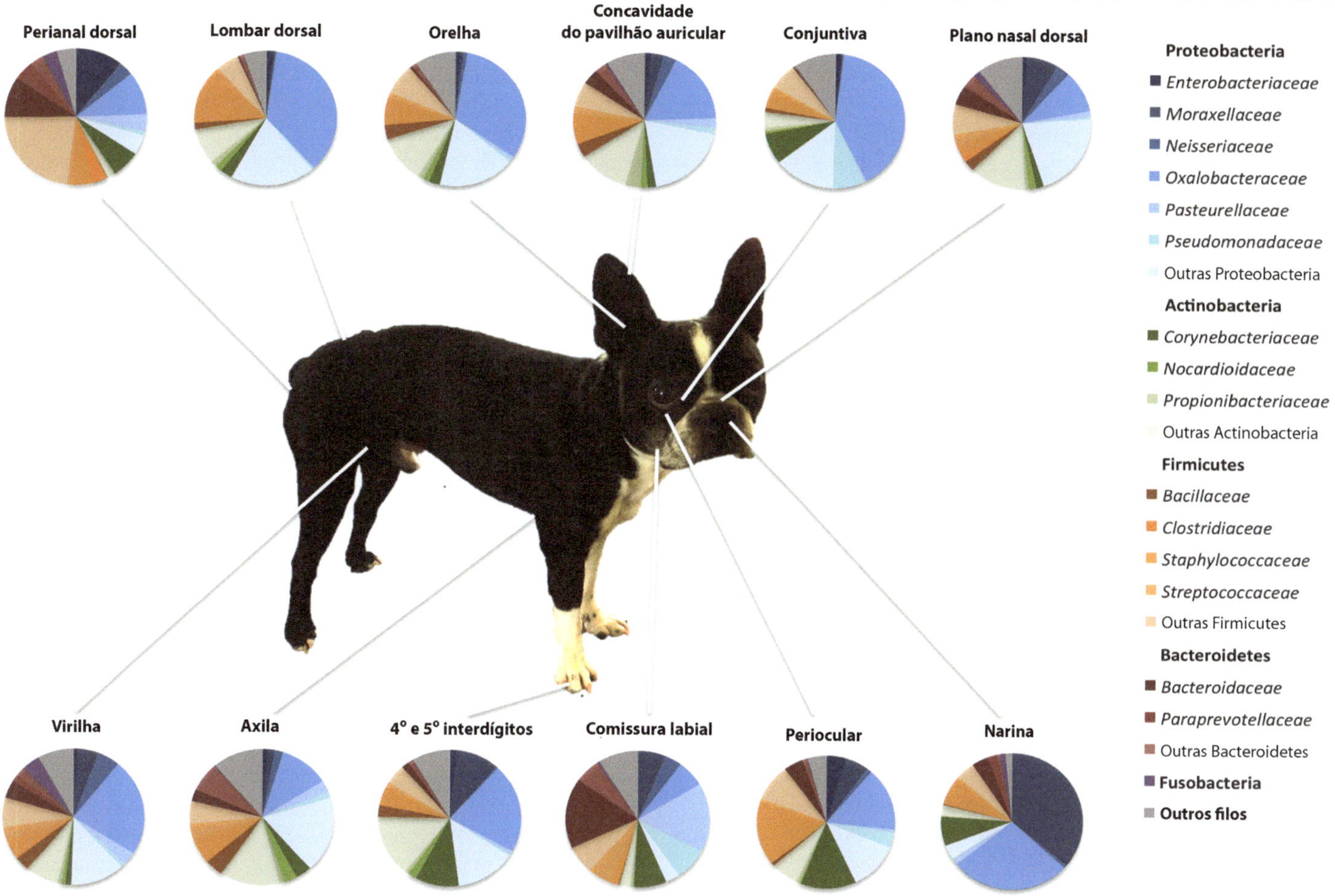


**FIG. 21.2** A composição da microbiota da pele do cão. (De Hoffmann AR, Patterson AP, Diesel A, et al: The skin microbiome in healthy and allergic dogs. *PLoS One* 9(1):e83197, 2014.)

provável que a microbiota cutânea dos animais domésticos possa ser ainda mais complexa. A microbiota cutânea dos cães, por exemplo, é muito variável entre os indivíduos e diferentes locais da pele. Há maior diversidade microbiana, por exemplo, na pele pilosa em comparação às junções mucocutâneas. A diversidade microbiana é maior nas axilas e no dorso do focinho. Em média, cerca de 300 diferentes espécies bacterianas foram identificadas no dorso do focinho de cães.

A microbiota cutânea pode ser dividida em uma população residente, relativamente estável e consistente (uma verdadeira população comensal), e uma população mutável de bactérias transientes que persistem na pele apenas por horas ou dias. As duas populações podem conter uma mistura de comensais e possíveis patógenos; ainda assim, a invasão e o desenvolvimento de doença são relativamente incomuns. Há predominância de grandes populações de Proteobacteria e Oxalobacteriaceae (Fig. 21.2). A composição precisa da microbiota cutânea depende da localização (pele pilosa, lanosa ou glabra, pele do dorso ou das axilas, da virilha ou do pavilhão auricular) e da presença de doenças, como seborreia ou dermatite atópica. Há também uma grande variação individual. As atividades de *grooming*[1] influenciam essas populações microbianas, mas sua importância não foi determinada.

[1]Nota da Revisão Científica: Comportamento de afagar a pele ou os pelos, principalmente por lambedura, com função social ou de autolimpeza.

Em camundongos, a microbiota cutânea influencia as respostas inflamatórias locais e de linfócitos T (Fig. 21.3). Os linfócitos Th17 e T CD8$^+$ da epiderme são bastante afetados. A microbiota controla o equilíbrio entre linfócitos T efetores e reguladores no tecido cutâneo. Influencia a produção de interleucina (IL-1) pelos queratinócitos e seus efeitos sobre as células dendríticas epidérmicas, controlando as respostas locais de linfócitos T. As bactérias da pele podem ativar linfócitos T antígeno-específico através do epitélio intacto. Porém a presença de linfócitos Treg na pele neonatal media a tolerância às bactérias comensais cutâneas durante o estabelecimento dessa microbiota. A cicatrização em camundongos gnotobióticos é significativamente acelerada e a escoriação é muito menor. As bactérias da pele sem dúvida estão associadas a alguns casos de problemas na cicatrização de feridas.

## O Trato Respiratório

Como todas as superfícies corpóreas expostas ao ambiente externo, o trato respiratório superior alberga uma microbiota densa e complexa. Calcula-se que uma pessoa inale $10^5$ microrganismos/dia apenas ao respirar normalmente. Muitas bactérias nasais também são encontradas na pele, enquanto outras são bactérias ambientais comuns. Em regiões mais profundas das vias aéreas, no trato respiratório inferior, também há diversas bactérias. Neisseria e cocos Gram-negativos são comuns.

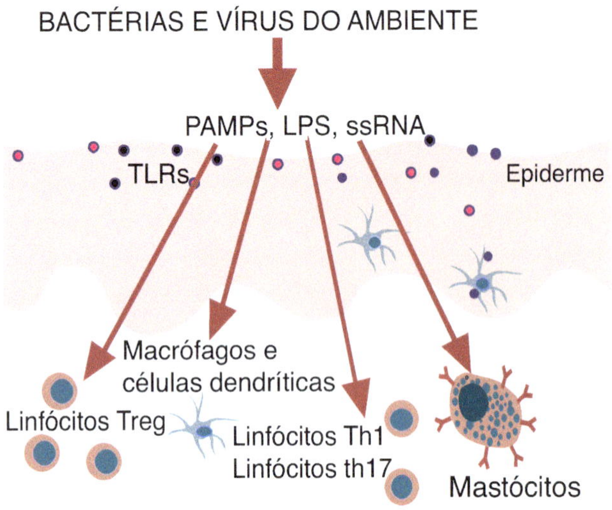


FIG. 21.3 O papel da microbiota cutânea na regulação da imunidade. As bactérias do ambiente desencadeiam respostas inatas devido à interação de PAMPs, como os lipopolissacarídeos bacterianos (LPS) e o RNA de fita simples (ssRNA), com receptores do tipo *toll* (TLRs).

Ao contrário do que se pensava, o pulmão não é estéril. Os pulmões saudáveis albergam uma microbiota complexa, bastante parecida, mas muito menos densa do que a observada no trato respiratório superior. Os brônquios apresentam cerca de 2.000 genomas bacterianos por $cm^2$. Os tecidos pulmonares contêm de 10 a 100 células bacterianas por 1.000 células do órgão. Essas bactérias podem ser aeróbias ou anaeróbias e, como em outras superfícies, as populações são bem diferentes entre os indivíduos. Os filos predominantes são Firmicutes, com números menores de Proteobacteria e Actinobacteria. Os microrganismos geralmente residem na camada de muco e são bactérias, fungos (leveduras) e vírus, inclusive bacteriófagos. Também há patobiontes, que podem induzir doença em indivíduos imunodeficientes. Os melhores exemplos talvez sejam os fungos do gênero *Pneumocystis* (Capítulo 39). Como esperado, a microbiota de indivíduos com doença respiratória crônica é diferente da microbiota de indivíduos saudáveis. A microbiota das vias aéreas atua na resistência às infecções respiratórias e ao desenvolvimento de asma e, provavelmente, de doença pulmonar obstrutiva crônica. Assim, na ausência de microbiota, as vias aéreas são suscetíveis a respostas Th2 exageradas. A presença da microbiota induz a atividade Treg, que suprime essas respostas Th2. Isso provavelmente explica os efeitos protetores dos antígenos microbianos inalados (como no ambiente das fazendas) sobre o desenvolvimento de alergias. As fibras dietéticas também têm efeito protetor sobre a inflamação alérgica das vias aéreas em camundongos; isso se deve ao aumento dos níveis de ácidos graxos de cadeia curta na circulação. A microbiota intestinal também regula as respostas adaptativas pulmonares. Dessa forma, as bactérias filamentosas segmentadas (SFBs) do intestino regulam a imunidade pulmonar a bactérias e fungos. Por outro lado, a infecção pulmonar por influenza gera interferons de tipo I. Essas moléculas induzem alterações na microbiota intestinal, como depleção de bactérias anaeróbias obrigatórias e aumento de Proteobacteria, o que causa disbiose intestinal — uma possível causa para os sintomas gastrointestinais da gripe.

## O Sistema Genitourinário

Em fêmeas adultas, a microbiota cervicovaginal saudável é geralmente dominada por lactobacilos e outras bactérias produtoras de ácido láctico. A vagina também é revestida por um epitélio espinocelular composto por células ricas em glicogênio. A descamação dessas células fornece glicogênio como substrato para os lactobacilos, que, por sua vez, geram grandes quantidades de ácido láctico. Isso reduz o pH a um nível que protege a vagina contra a invasão de muitas bactérias e leveduras patogênicas. O armazenamento de glicogênio nas células epiteliais vaginais é estimulado por estrógenos e, assim, ocorre apenas em animais sexualmente maduros.

## O Trato Gastrointestinal

A microbiota intestinal é uma comunidade complexa, formada por bactérias, arqueas, fungos e vírus. Seus microrganismos mais óbvios são os trilhões de bactérias pertencentes a centenas de diferentes espécies. Essas bactérias são dominadas por membros de dois filos, Firmicutes e Bacteroidetes, com números inferiores de Actinobacteria e Proteobacteria e muitos filos menores, como Fusobacteria e Verrucomicrobia. Estima-se que o intestino delgado do cão albergue mais de 200 espécies bacterianas diferentes, enquanto o cólon pode abrigar até mil (Fig. 21.4).

A microbiota de cada animal é única, e sua composição é determinada pelo manejo, pela dieta, pela genética, pela exposição a antibióticos e por fatores ambientais. A composição da microbiota também muda ao longo do trato gastrointestinal sob a influência da disponibilidade de nutrientes e do microambiente local. O filo Firmicutes é formado principalmente por bactérias Gram-positivas. Muitas são formadoras de esporos. Entre seus membros importantes, estão os clostrídios, que podem ser benéficos ou patogênicos. Esse filo também apresenta estreptococos e estafilococos que podem ser patogênicos. O filo Actinobacteria também possui bactérias Gram-positivas, com conteúdo de guanina-citosina (GC) diferente do filo Firmicutes. As Bacteroidetes são bactérias Gram-negativas que fermentam carboidratos vegetais não digeríveis e produzem ácidos graxos de cadeia curta. O filo Proteobacteria é formado por enterobactérias Gram-negativas, como *E. coli* e *Klebsiella*.

O microbioma do estômago do cão é dominado por *Helicobacter* spp. As contagens bacterianas no duodeno de cães e gatos variam entre $10^2$ a $10^9$ por grama de conteúdo. No cólon, a contagem varia de $10^9$ a $10^{11}$ unidades formadoras de colônia/g.

## O Rúmen

A superfície do rúmen é recoberta por epitélio pavimentoso estratificado. Assim, suas defesas são muito mais parecidas com as da pele do que com o restante do trato gastrointestinal. Embora esse epitélio seja, em grande parte, à prova de vazamentos, a presença dessa enorme fonte de antígenos microbianos sugere que deve haver algo para a defesa contra invasões e uma profunda influência sobre os sistemas imunes inato e adaptativo dos animais.

Distúrbios no metabolismo do rúmen, geralmente causados pelas dietas com alto teor energético, são decorrentes de mudanças na microbiota ruminal, que aumentam a produção de ácidos graxos e etanol, diminuem o pH do órgão e levam ao desenvolvimento de acidose ruminal subaguda. Isso, por sua vez, provoca inflamação local, abertura das junções intercelulares e perda da função de barreira do epitélio espinocelular ruminal. Assim, PAMPs bacterianos, como endotoxinas, flagelos e outros

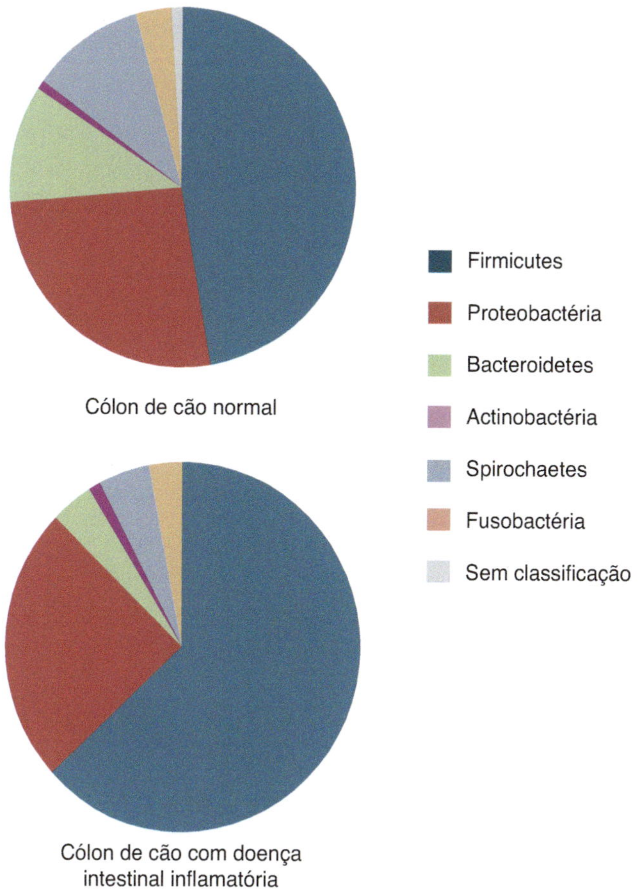


**FIG. 21.4** A enorme diversidade da microbiota intestinal do cão é bem observada nesta comparação da composição da microbiota do cólon em cães normais e com doença intestinal inflamatória. (Cortesia Dr. P. Xenoulis.)

produtos microbianos, podem atravessar a parede ruminal e entrar na corrente sanguínea. Isso pode causar endotoxemia, uma resposta imune inata sistêmica, uma resposta de fase aguda e inflamação sistêmica prolongada.

Embora muito se saiba sobre as relações entre o sistema imune intestinal e os tecidos linfoides em monogástricos, há poucas informações sobre as interações entre o rúmen e o sistema imune. Os vasos linfáticos ruminais drenam em muitos linfonodos (Fig. 21.5). Há receptores do tipo *toll* (TLRs), como o TLR4, citocinas, como IL-1$\beta$ e IL-10, e caspase 1 nas paredes do rúmen, sugerindo que esse é um local de fácil ocorrência de inflamação. O conteúdo ruminal apresenta interferon $\gamma$, assim como linfócitos T e B. Aparentemente, a microbiota ruminal pode se comunicar com seus tecidos linfoides associados e, assim, promove respostas regulatórias. Há poucas evidências de que a microbiota ruminal determine diretamente o desenvolvimento do sistema imune, mas foi sugerido que o complexo sistema imune inato dos ruminantes, em especial sua alta diversidade de peptídeos antimicrobianos, pode ter evoluído em resposta a essa fonte de invasão microbiana.

### O Ceco e o Intestino Grosso

Os animais com câmaras fermentativas intestinais (como os equinos) são herbívoros monogástricos que digerem o material vegetal fibroso por fermentação anaeróbica no ceco e no cólon. Os ácidos graxos de cadeia curta produzidos são absorvidos pela mucosa. O filo bacteriano Firmicutes é o principal (em especial clostrídios), mas o microrganismo predominante é membro do filo Verrucomicrobia. Outros filos encontrados no intestino grosso equino são Spirochaetes, Fibrobacteres, Ruminococcus e Bacteroidetes. Sob determinadas condições, como a sobrecarga de carboidratos, a microbiota do intestino grosso muda drasticamente, o pH cai e os PAMPs bacterianos escapam para a corrente sanguínea. Isso pode levar ao desenvolvimento de laminite aguda (Capítulo 7).

## AS FUNÇÕES DA MICROBIOTA

### Eficiência Nutricional

A composição e o metabolismo da microbiota são muitíssimo dependentes da dieta. Assim, a microbiota dos animais que recebem dieta pobre em gorduras e rica em polissacarídeos vegetais é muito diferente daquela apresentada por animais que recebem dieta rica em gorduras e açúcares e pobre em polissacarídeos vegetais. Há grandes diferenças entre as microbiotas de crianças africanas ou europeias e entre bovinos indianos e americanos. As flutuações induzidas pelo ambiente na microbiota intestinal podem permitir que o hospedeiro ajuste seu desempenho metabólico e imunológico em resposta a alterações nutricionais e ambientais.

A microbiota intestinal muda durante a gestação. No terceiro trimestre, a microbiota das mães apresenta redução no número de espécies. Ao ser transferida para camundongos gnotobióticos, a microbiota do final da gestação induziu maior adiposidade e reduziu a sensibilidade à insulina. Esse efeito é benéfico na gestação normal, já que auxilia o crescimento fetal e o início da lactação. A microbiota materna também determina o desenvolvimento imune pós-natal inicial, inclusive a possibilidade de montagem de respostas de tipo 2 e, consequentemente, alergias por animais jovens.

### Proteção Intestinal

A microbiota protege o corpo contra a colonização por patógenos e impede o crescimento excessivo de patobiontes. Isso é feito por competição por metabólitos e nutrientes essenciais e indução de respostas imunes intestinais (Fig. 21.6). Devido à ocupação total e exploração do ambiente intestinal, as bactérias comensais bloqueiam a subsequente colonização por bactérias patogênicas. (É possível, por exemplo, impedir ou reduzir a colonização do intestino de galinhas por *Salmonella* através da administração de uma mistura adequada de bactérias comensais às aves.) A microbiota também modifica as condições ambientais locais ao manter o pH e a tensão de oxigênio em níveis baixos. A microbiota também é influenciada pela dieta; o intestino de animais alimentados com leite, por exemplo, contém muitos lactobacilos, que produzem ácido láctico e ácido butírico, os quais são bacteriostáticos. Esses ácidos inibem a colonização por *E. coli* e, assim, os animais jovens que mamaram naturalmente tendem a apresentar menos distúrbios digestivos do que aqueles desmamados cedo. Há uma forte correlação negativa entre o nível de lactobacilos e a concentração de patógenos no intestino.

### Desenvolvimento dos Órgãos Linfoides

O desenvolvimento dos tecidos linfoides no trato gastrointestinal começa bem antes do nascimento. Porém sua maturação

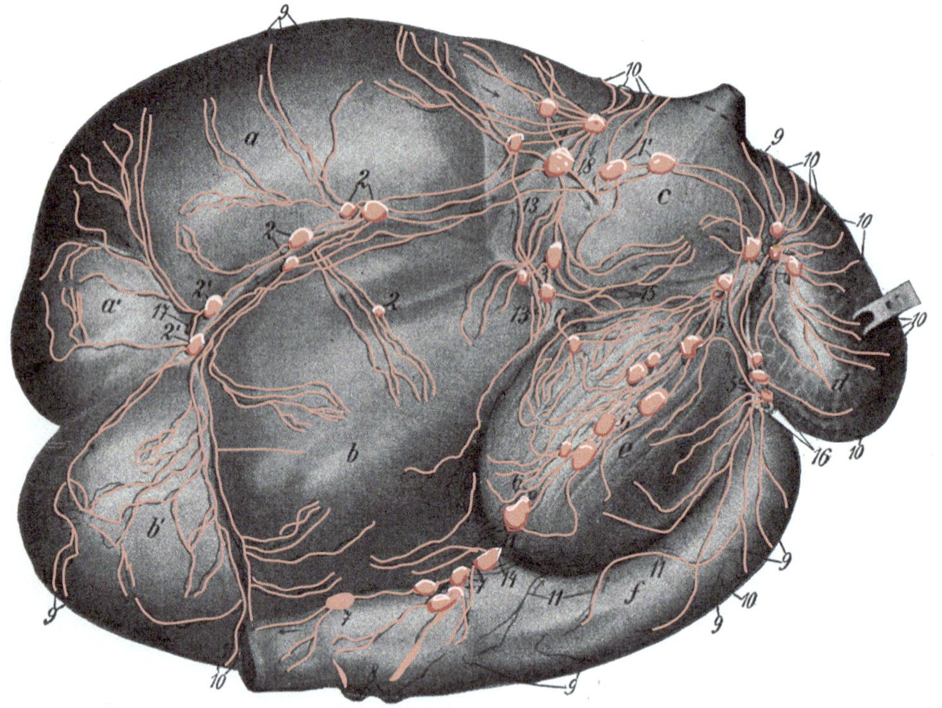

FIG. 603j. – VASOS LINFÁTICOS DO ESTÔMAGO BOVINO; VISTA DIREITA

**FIG. 21.5** A drenagem linfática do rúmen. O rúmen é um órgão especializado de fermentação e digestão de polissacarídeos vegetais complexos. É revestido por epitélio pavimentoso estratificado e, assim, tende a ser impermeável à maioria dos microrganismos invasores. Extravasamentos, porém, são inevitáveis e, por isso, os ruminantes apresentam grandes números de linfonodos localizados onde podem capturar quaisquer fugitivos. (De Sisson S [Revisto por Grossman JD]: *Anatomy of the domestic animals*, ed 4, Filadélfia, 1953, Saunders.)

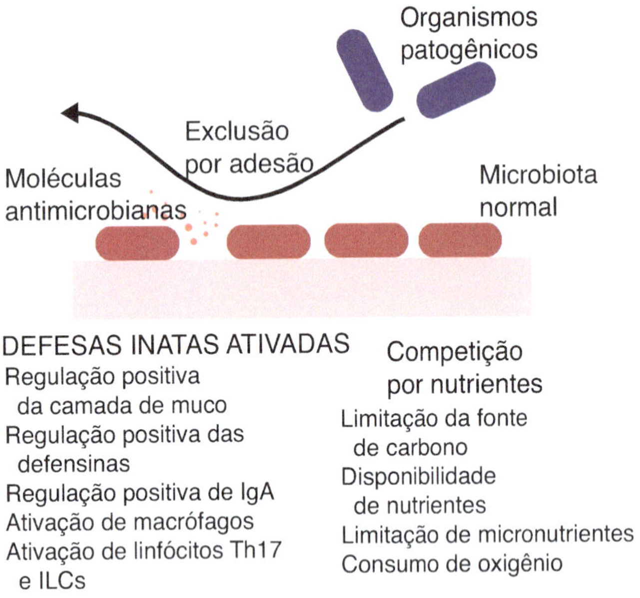


**FIG. 21.6** Os mecanismos usados pela microbiota para proteção das superfícies corpóreas contra a colonização e invasão por patobiontes.

completa e o recrutamento de linfócitos T e B secretores de IgA ocorrem apenas depois do nascimento. A microbiota recruta células imunes para as superfícies e determina o desenvolvimento e a organização de todos os tecidos linfoides principais.

Há muito tempo é possível fazer partos por cesárea e manter os animais em câmaras fechadas para que não sejam expostos a micróbios. Em comparação aos animais criados da maneira convencional, esses animais gnotobióticos apresentam placas de Peyer de menor tamanho e número, linfonodos mesentéricos menores e quantidades inferiores de linfócitos T CD4$^+$ na lâmina própria da parede intestinal. Eles apresentam menores números de linfócitos T intraepiteliais (IELs) em seu epitélio intestinal. Esses IELs apresentam menor expressão de TLR e moléculas do complexo de histocompatibilidade principal (MHC) de classe II, além de redução da citotoxicidade. Defeitos imunes sistêmicos também são aparentes. Os camundongos gnotobióticos possuem menos linfócitos T CD4$^+$ no baço e centros germinativos de tamanho e números menores e, por isso, redução da quantidade de linfócitos B. Sua produção de macrófagos e neutrófilos pelas células-tronco da medula óssea é diminuída. Os títulos de imunoglobulina são apenas cerca de 2% dos níveis normais; assim, se expostos abruptamente ao ambiente externo, esses animais são vulneráveis a doenças bacterianas. A presença da microbiota também é necessária para a produção de estruturas linfoides terciárias, como criptoplacas e folículos linfoides isolados.

Os mamíferos evoluíram duas estratégias para gerar populações de linfócitos B com repertório diversificado de anticorpos (Capítulo 17). Assim, os camundongos e os humanos dependem principalmente dos rearranjos aleatórios dos genes VD e J durante o desenvolvimento dos linfócitos B na medula óssea. Outros mamíferos, como bovinos, ovinos, suínos e coelhos, usam uma estratégia alternativa. Nessas espécies, há uma primeira explosão da proliferação de linfócitos B com diversificação limitada *in utero*. Essas células recém-sintetizadas, então, migram para os tecidos linfoides associados ao intestino, onde se expandem em número e diversidade. Como descrito no Capítulo 12, a placa de Peyer do íleo dos ovinos é o local de expansão do repertório de linfócitos B, enquanto a placa de Peyer do jejuno é a fonte de respostas de IgA antígeno-específico.

O processo de diversificação dos linfócitos B e síntese de IgA em resposta a micróbios parece depender da presença de um subgrupo seleto de bactérias na microbiota. A combinação de *Bacteroides fragilis* e *Bacillus subtilis*, por exemplo, pode induzir o desenvolvimento de linfócitos B e a diversificação VDJ em coelhos gnotobióticos. Nenhuma espécie sozinha tem esse efeito, sugerindo a necessidade de dois sinais. Depois de desencadear a proliferação e a diversificação dos linfócitos B, a microbiota continua a regular qualquer nova diversificação. Acredita-se que as moléculas microbianas desencadeiem essas respostas de linfócitos B por meio da interação com seus TLRs e ativação das vias de NF-κB. Alternativamente, os superantígenos bacterianos solúveis podem desencadear uma resposta policlonal de linfócitos B e orientar o processo através da estimulação preferencial da produção de células dessa população que expressem determinadas regiões Vh. Pode ser relevante observar aqui que a distribuição de TLRs nas células difere de maneira significativa entre suínos convencionais e gnotobióticos.

## Sinais da Microbiota para o Corpo

As bactérias, estejam na pele, no trato respiratório, no trato genital ou no intestino, se comunicam de forma direta e eficaz com o sistema imune de seu hospedeiro. Na verdade, essa interação é essencial para o bom funcionamento das respostas imunes inatas e adaptativas. As alterações ou desequilíbrios na microbiota, portanto, têm efeitos profundos sobre as funções do sistema imune. A boa interação entre o sistema imune e a microbiota é essencial à saúde.

As fibras vegetais da dieta contêm carboidratos complexos. Digeridos por clostrídios no ceco e no cólon, esses carboidratos complexos geram grandes quantidades de ácidos graxos de cadeia curta (SCFAs), como butirato, propionato e acetato, que suprimem os macrófagos e promovem a produção de linfócitos Treg FoxP3$^+$ no intestino (Fig. 21.7). O ácido butírico possui efeitos anti-inflamatórios por atuar sobre macrófagos e prevenir alterações epigenéticas ao inibir as deacetilases de histonas. O butirato também aumenta as funções de barreira por meio da estimulação de enterócitos e aumento da transcrição de genes de mucina, da diferenciação de células caliciformes e da produção de muco. Além disso, o butirato pode estimular algumas funções neutrofílicas em bovinos. Por isso, as dietas ricas em fibras desempenham um papel essencial na regulação da inflamação intestinal.

Em caso de alteração da microbiota intestinal com aumento da produção de acetato, o sistema nervoso parassimpático é ativado e promove a síntese de insulina estimulada por glicose. Isso determina a produção de um hormônio da fome, chamado grelina, que aumenta o apetite e a ingestão de alimentos, levando à obesidade.

Algumas espécies da microbiota intestinal desempenham um papel essencial na regulação das respostas imunes. Esses grupos são classificados como grupamentos clostrídios. Diver-

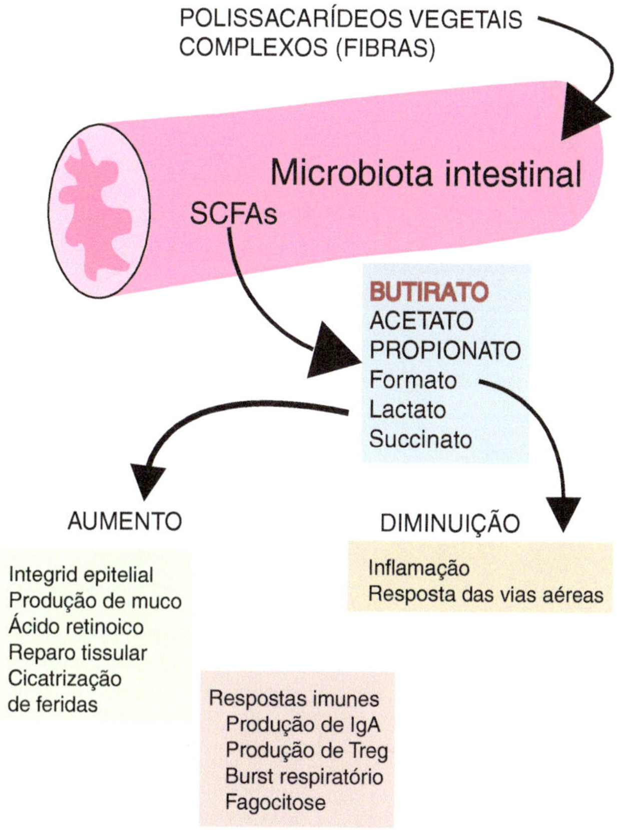


**FIG. 21.7** A importância dos ácidos graxos de cadeia curta (SFCAs) na promoção da imunidade.

sas dessas bactérias (grupamentos clostrídios IV, XIVa e XVIII) induzem especificamente linfócitos Treg e a produção de IL-10 no intestino. Esses clostrídios formam uma espessa camada sobre o epitélio e estimulam a liberação do fator transformador do crescimento β (TGF-β) e de indoleamina 2,3-dioxigenase (IDO) dos enterócitos (Fig. 21.8). E também promovem a produção de muco por células caliciformes.

Além dos clostrídios, o polissacarídeo capsular A de *Bacteroides fragilis* desencadeia a síntese de IL-10 pela via TLR2-MyD88. Diversas espécies de clostrídios podem desencadear a produção de IL-10 por uma via que não MyD88 e com secreção de TGF-β pelas células epiteliais intestinais. Outros mecanismos, como a dessensibilização de TLRs a PAMPs bacterianos e a estimulação bacteriana da produção de IL-10 e IL-2 por linfócitos Treg, também ajudam a minimizar a inflamação.

Além disso, algumas bactérias comensais suprimem a inflamação intestinal de maneira ativa. *Lactobacilluss* e *Bacteroides*, por exemplo, inibem as vias de sinalização inata desencadeada por TLRs e receptores do tipo NOD (domínio de oligomerização ligante de nucleotídeo; NLRs). Um comensal comum, *Bacteroides thetaiotaomicron*, inibe a sinalização de NF-κB e os lactobacilos intestinais impedem a degradação do inibidor de NF-κB, IκB.

A presença de grupamentos clostrídios no cólon também aumenta os números de linfócitos Treg produtores de IL-10 em tecidos distantes, como o baço e o pulmão, e inibe as respostas alérgicas. Assim, os linfócitos T educados por bactérias comensais podem migrar do intestino para tecidos remotos e determinar o equilíbrio corpóreo dessas células.

## RESPOSTAS IMUNES À MICROBIOTA

Por muitos anos, acreditou-se que o papel do sistema imune era simplesmente assegurar a exclusão completa de todos os micróbios invasores ao distinguir entre próprio e não próprio

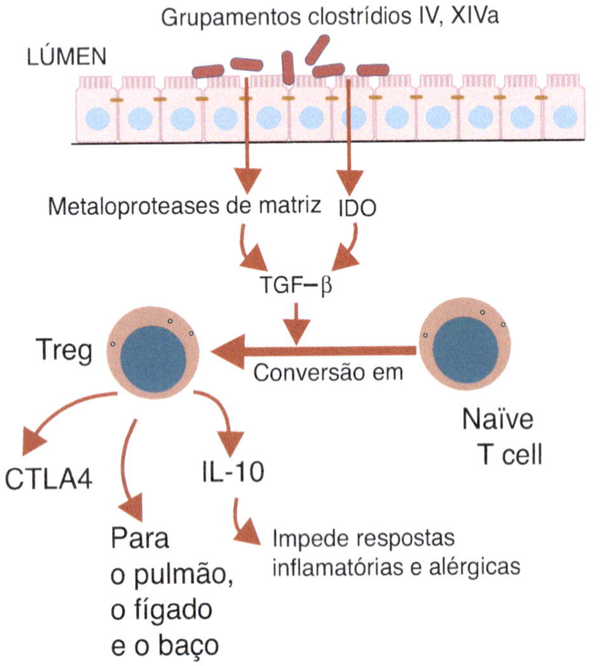


**FIG. 21.8** O papel dos grupamentos clostrídios na promoção da atividade local e sistêmica de Treg.

e eliminar antígenos estranhos. No entanto, sabemos hoje que essa decisão, sozinha, não é suficiente para garantir a saúde. O sistema imune também deve determinar o grau de ameaça imposta pelos micróbios que encontra e ajustar sua resposta de acordo. Deve manter a tolerância à microbiota ou a antígenos alimentares ao mesmo tempo que é altamente responsivo aos patógenos invasores. Essa discriminação é determinada, em parte, pela forma de processamento dos antígenos entéricos e pelo comportamento dos enterócitos. Também é determinada pelos linfócitos T e B do intestino e pelo microambiente desse órgão.

A presença da microbiota intestinal deve ser tolerada ou ignorada para manter a saúde do animal. O animal não pode agir de maneira agressiva contra sua própria microbiota. Todos esses produtos bacterianos podem desencadear inflamação aguda intensa, mas esse processo inflamatório não deve acontecer a não ser que necessário para a defesa do corpo.

### Enterócitos

O epitélio intestinal não é uma simples barreira. É um tecido altamente responsivo que emprega células imunes inatas e adaptativas para conter a microbiota sem desencadear uma inflamação desnecessária, mas está sempre pronto para ativar respostas defensivas mais potentes em caso de necessidade. Os enterócitos interagem com a microbiota intestinal. Eles produzem muitos peptídeos que matam ou inativam bactérias e, por isso, determinam a composição da microbiota. Os enterócitos bloqueiam o acesso de antígenos intactos à lâmina própria, asseguram o equilíbrio entre inflamação e tolerância, secretam e respondem a citocinas reguladoras, e apresentam antígenos às células dendríticas. No epitélio e na lâmina própria subjacentes, há IELs que, com a estimulação adequada de IL-1 ou IL-23 induzida pela microbiota, podem regular sua diferenciação em células efetoras ou reguladoras.

Os enterócitos expressam receptores para muitos padrões moleculares associados a micróbios (MAMPs), entre eles TLR1, TLR2, TLR3, TLR5 e TLR9, bem como NOD-2. Com a exposição aos MAMPs, o recrutamento de MyD88 e TRIF ativa NF-κB e MAP quinase e, consequentemente, a síntese de citocinas. Na prática, os sinais bacterianos desencadeiam a produção de alguns peptídeos antimicrobianos e citocinas, mas não a inflamação. Isso acontece porque os receptores de reconhecimento de padrão (PRRs) não são expressos do lado luminal dos enterócitos, onde normalmente entrariam em contato com os comensais. Os PRRs estão localizados na base das células e em sítios intracelulares. Assim, são ativados só depois que as bactérias penetram a barreira epitelial. Ao impedirem a invasão microbiana, os enterócitos também impedem o desenvolvimento de inflamação na parede intestinal. Algumas das citocinas sintetizadas pelos enterócitos influenciam as atividades reguladoras de células processadoras de antígeno, como macrófagos e células dendríticas. A IL-10 inibe a via TLR-MyD88, enquanto a IL-2 inibe as vias independentes de TLR.

Os peptídeos antimicrobianos na camada interna de muco impedem o contato da maior parte da microbiota com os enterócitos e, assim, asseguram sua permanência no lúmen intestinal. Essas moléculas não apenas protegem o hospedeiro da invasão microbiana, mas também da resposta inflamatória possivelmente danosa que ocorreria caso os MAMPs fossem absorvidos pelo corpo (Capítulo 22).

## Células ILC3

As células linfoides inatas do grupo 3 também regulam as interações entre a microbiota e seu hospedeiro (Fig. 19.4). Essas células respondem a IL-23, IL-1β e linfopoietina do estroma tímico (TSLP) de células dendríticas através da síntese de IL-17 e IL-22. Isso atrai neutrófilos e promove a produção de peptídeos antimicrobianos, em especial REGIIIγ no intestino delgado. REGIIIγ interage com a camada de muco para manter uma zona relativamente livre de bactérias adjacente à superfície mucosa. As células ILC3 também ativam linfócitos B e induzem a síntese de IgA. Elas podem promover a tolerância a antígenos alimentares por meio da produção de fator estimulador de colônias de granulócitos e macrófagos (GM-CSF), que, por sua vez, promove a geração de Treg. Sua produção é regulada pelo receptor de aril hidrocarbono (Quadro 21.1).

## Funções dos Linfócitos B

Há mais atividade imune no intestino do que em todos os outros tecidos linfoides juntos. Estima-se que mais de 80% dos linfócitos B ativados do corpo estão no intestino. Sua função é defender o corpo de uma possível invasão pela microbiota. Embora a microbiota seja separada pela camada interna de muco e pelo glicocálix do contato direto com os enterócitos, as células dendríticas intestinais podem estender seus processos no lúmen intestinal e monitorá-la. Essas bactérias podem persistir no interior das células dendríticas por dias, enquanto são carreadas para a mucosa e os linfonodos mesentéricos e apresentadas aos linfócitos B. Além disso, algumas bactérias são incorporadas por células M especializadas na captura de antígenos, penetram as placas de Peyer e passam a residir nos tecidos.

Embora a maioria dessas bactérias invasoras seja morta por macrófagos, algumas também são apresentadas aos linfócitos B. Os linfócitos B produzem IgA, que pode modificar a composição da microbiota e bloquear a maior penetração na mucosa. Assim, a resposta contínua de IgA impede que as bactérias rompam a barreira mucosa; além disso, os linfonodos mesentéricos são outra barreira que impede que os microrganismos comensais cheguem ao sistema imune sistêmico. É provável que uma resposta semelhante local de IgA ocorra contra os antígenos alimentares. (O papel da IgA é discutido em detalhes no Capítulo 22.)

### QUADRO 21.1 O Receptor de Aril Hidrocarbono

O receptor de aril hidrocarbono (AhR) foi identificado pela primeira vez como fator de transcrição no fígado, onde ele controla as respostas celulares a hidrocarbonetos aromáticos, como dioxanos e bisfenóis. Também regula as enzimas que metabolizam xenobióticos, como o citocromo p450. Seus ligantes endógenos são derivados de triptofano, indóis e lipoxinas. O triptofano da dieta é metabolizado por lactobacilos, gerando indol-3-aldeído, triptamina e indol; todas essas moléculas são ligantes de AhR.

O AhR é muito importante na regulação das respostas imunes. Assim, é expresso em altos níveis em células apresentadoras de antígeno, linfócitos intraepiteliais, linfócitos Th17 e linfócitos Treg. A interação entre o AhR e seu ligante estimula a síntese de IL-23 e a diferenciação de Th17. A IL-22 dessas células aumenta a produção de peptídeos antimicrobianos. O desenvolvimento de células ILC3 depende da expressão e ativação do AhR. Os AhRs são essenciais para a formação de linfócitos intraepiteliais, criptoplacas e folículos linfoides isolados. A sinalização defeituosa de AhR provoca inflamação intestinal grave e o desenvolvimento de alergias. Assim, camundongos sem AhR (*knockout*) apresentam respostas Th2 e níveis maiores de IgE e IgG1. Suas células dendríticas expressam níveis mais elevados de CD86 e moléculas de MHC de classe II. A sinalização de AhR afeta negativamente a resposta de interferon de tipo I.

Os ligantes de AhR, como os indóis e os flavonoides, são encontrados naturalmente em vegetais crucíferos (repolho, couve-flor, alface). A interação entre esses ligantes e os AhRs mantém as IELs e promove a função linfoide intestinal normal. Os AhRs também são muito importantes na resistência a *Pseudomonas aeruginosa, Mycobacterium tuberculosis, Listeria, Toxoplasma, Leishmania* e *Trypanosoma cruzi*.

## Funções dos Linfócitos T

O sistema imune intestinal deve ser relativamente indiferente à microbiota, mas ainda responder a possíveis patógenos. Dessa maneira, deve ser altamente regulado. A boa adaptação da microbiota intestinal depende da capacidade corpórea de controlar a inflamação na parede intestinal. Isso é conseguido por meio da manutenção do equilíbrio entre linfócitos Th17 pró-inflamatórios e linfócitos Treg anti-inflamatórios (Fig. 21.9).

Os fenótipos dos linfócitos T auxiliares do intestino são "plásticos" e as células precursoras podem se diferenciar em Treg ou Th17; os linfócitos Th17 ainda podem se diferenciar em Th1. Essa diferenciação é regulada por sinais da microbiota. Na verdade, a microbiota programa o sistema de linfócitos T para otimizar sua função. Além disso, a diferenciação dos linfócitos T auxiliares é determinada por citocinas. O desenvolvimento de linfócitos Tregs e Th17, por exemplo, é promovido por TGF-β. Os linfócitos Treg precisam de TGF-β, ácido retinoico e IL-2, enquanto os linfócitos Th17 necessitam de TGF-β, IL-6 e IL-23. Os principais fatores de transcrição utilizados por Tregs e Th17 são FoxP3 e RORγt, respectivamente, coexpressos por células $CD4^+$ não experimentadas (*naïve*) e efetoras.

***Linfócitos Treg.*** Os linfócitos Treg intestinais são um subtipo de linfócitos Th $CD4^+$ necessários à manutenção da relação do corpo com sua microbiota. Os linfócitos Treg produzem IL-10 e expressam altos níveis de CTLA-4 (antígeno 4 do linfócito T citotóxico), o ligante inibidor de CD80. A produção de Treg ocorre em resposta aos sinais da microbiota e dos enterócitos. Esses linfócitos Treg, influenciados por citocinas pró-inflamatórias, podem se converter em efetores que expressam IL-17 ou interferon γ (IFN-γ) e, assim, "quebram a tolerância". Nessas circunstâncias, os linfócitos Th17 podem dar origem a produtores de IFN-γ de função semelhamte aos linfócitos Th1; é provável que muitos linfócitos Th1 intestinais se desenvolvam por essa via. Em outras circunstâncias, os linfócitos Treg podem se converter em células auxiliares e promover a mudança para síntese de IgA. Na verdade, cerca de 75% da IgA reativa à microbiota é gerada por uma via T -dependente controlada por linfócitos Treg.

A inflamação mucosa é, portanto, ativamente suprimida pela geração de grandes números de Tregs $FoxP3^+$ produtoras de IL-10. Em condições estáveis, a produção de linfócitos Treg é favorecida, enquanto a geração de linfócitos Th17 é suprimida. Na ausência de linfócitos Treg, linfócitos T efetores descon-

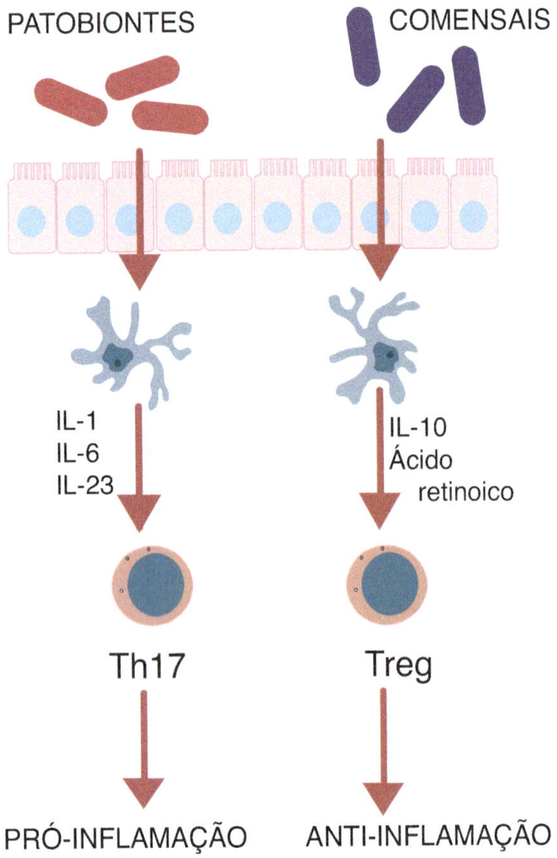


**FIG. 21.9** As atividades compensatórias de linfócitos Tregs e Th17 precisam da microbiota equilibrada para manter a saúde.

trolados respondem a antígenos microbianos e desencadeiam o desenvolvimento de doença intestinal inflamatória. Da mesma maneira, camundongos com deficiência de IL-10 desenvolvem colite crônica persistente causada por IL-23 e Th17.

No entanto, também é óbvio que a tolerância tem limites. Caso um possível patógeno tente invadir o corpo através do intestino, o sistema imune deve estar preparado para agir de maneira agressiva e impedir que isso ocorra. Essa proteção é mediada por linfócitos Th17 pró-inflamatórios.

***Linfócitos Th17.*** Como descrito no Capítulo 20, os linfócitos Th17 são um subtipo de linfócitos T $CD4^+$ que regulam a inflamação e mantêm a barreira epitelial intestinal. Sob a influência de IL-23, produzem as citocinas pró-inflamatórias IL-17A, IL-17F e IL-22. Essas células também sintetizam a citocina antibacteriana IL-26 (Fig. 21.10). Como os linfócitos Treg, o desenvolvimento dos linfócitos Th17 é regulado por sinais da microbiota e dos enterócitos. O desenvolvimento das células Th17 é especificamente estimulado pela ligação de SFBs aos enterócitos. Os enterócitos podem perceber essa ligação firme (Fig. 21.11). O mecanismo pelo qual afeta os enterócitos não foi estabelecido, mas as SFBs fazem com que essas células produzam amiloide sérico A (SAA) (Capítulo 7). O SAA age como citocina e estimula a síntese de IL-23 pelos macrófagos, o que leva à secreção de IL-22 e IL-17 por ILC3. Isso, por sua vez, desencadeia o desenvolvimento de linfócitos Th17. Os macrófagos e as células dendríticas da lâmina própria também podem detectar as moléculas derivadas das SFB por meio de TLRs e produzir IL-23 e TGF-β, o que aumenta ainda mais a diferenciação de linfócitos Th17. Consequentemente, os linfócitos T se diferenciam em células Th17 que expressam RORγt. Os linfócitos Th17 regulam a abundância de SFBs ao promover a geração de peptídeos antibacterianos, como β-defensinas, lipocalinas e calprotectina, pelos enterócitos.

As SFBs são bactérias comensais, anaeróbicas, longas, filamentosas, Gram-positivas e formadoras de esporos encontradas no intestino delgado de mamíferos e aves. Essas bactérias ainda não têm nome científico formal. Seu nome provisório é "*Candidatus* Savagella". (*Candidatus* é o termo usado na nomenclatura interina de bactérias que não podem ser cultivadas.) As SFBs têm a capacidade especial de estimular a maturação de linfócitos T e B e, principalmente, respostas Th17 e a produção de IgA. Também podem estimular a regulação positiva dos genes de defesa inata do hospedeiro, citocinas inflamatórias e quimiocinas. As SFBs se ligam com muita força aos enterócitos do íleo terminal e às células sobre as placas de Peyer, onde estão em um bom local para serem monitoradas pelas células dendríticas. (A maioria das demais bactérias continua no muco.) As SFBs induzem o desenvolvimento de centros germinativos nas placas de Peyer e em outros órgãos linfoides intestinais e aumentam a produção de IgA e linfócitos Th17. Na ausência de SFBs, os camundongos montam respostas de IgA e linfócitos T intestinais mais fracas; além disso, o recrutamento de linfócitos intraepiteliais é prejudicado. Não se acredita que os linfócitos Th17 sejam direcionados a antígenos específicos nas SFBs; aparentemente, o desenvolvimento desses linfócitos é policlonal, por ativação de células próximas (ativação *bystander*).

***Ácido retinoico.*** O ácido retinoico, o metabólito ativo da vitamina A, é um regulador central da imunidade de mucosa. Em associação ao TGF-β, estimula a proliferação e a citotoxicidade dos linfócitos T e é muitíssimo importante na promoção da diferenciação de Th2 e Treg e no *homing* de linfócitos B $IgA^+$ para as superfícies mucosas (Capítulo 22). O ácido retinoico é essencial para a manutenção da estabilidade dos linfócitos Th1 e impede sua transição em linfócitos Th17. Ele normalmente suprime as respostas Th17 e favorece a tolerância a antígenos alimentares.

***Interleucina 22.*** A IL-22 é produzida por linfócitos Th17, linfócitos T ativados e ILC3s em resposta à IL-23. Ela reduz a absorção de alérgenos alimentares. As ILC3s produtoras de IL-22 são encontradas nos tecidos intestinais normais, em especial nas criptoplacas (Capítulo 12). A IL-22 atua nas células de Paneth adjacentes, que produzem peptídeos antimicrobianos (lipocalina 2 e calprotectina). Ela age sobre as células da pele, do sistema digestório e do sistema respiratório, onde aumenta a expressão de diversas β-defensinas, promove a imunidade inata e repara os tecidos. Além disso, promove o crescimento e a sobrevivência dos enterócitos.

## DISBIOSE

A discussão anterior deixa claro que a microbiota intestinal exerce uma influência significativa sobre a resposta imune sistêmica. Em caso de instabilidade ou desequilíbrio dessa microbiota, ocorre disbiose. A disbiose é a causa da laminite equina e da acidose ruminal e foi implicada no desenvolvimento de diversas doenças imunemediadas, como a enteropatia crônica e as doenças intestinais inflamatórias de cães. A antibioticoterapia é uma importante causa de disbiose. Esse tratamento pode alterar radicalmente a composição da microbiota intestinal e aumentar o risco de desenvolvimento de infecções por micror-

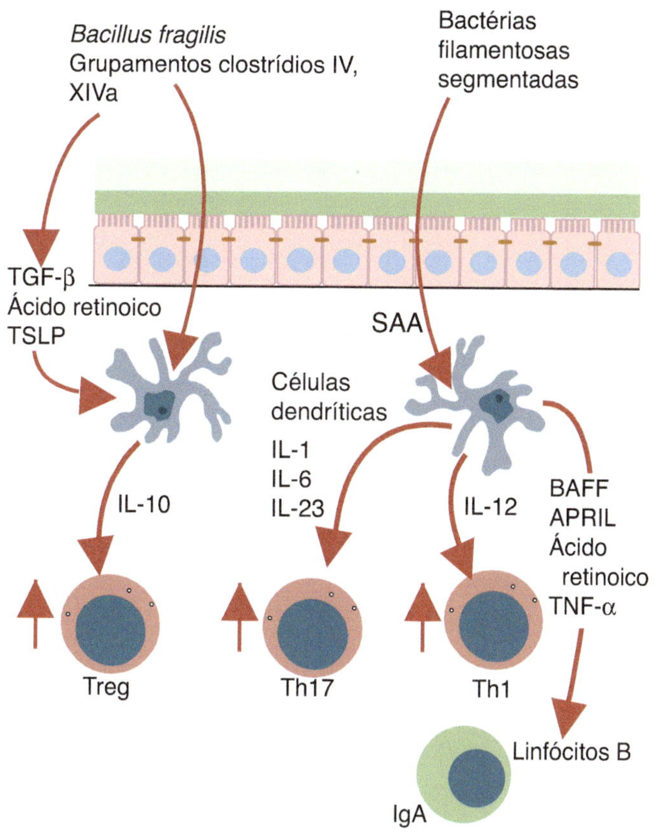


**FIG. 21.10** O papel das bactérias filamentosas segmentadas e dos clostrídios na regulação da formação de subgrupos de linfócitos T e no controle da inflamação intestinal. O *Bacillus fragilis* e os clostrídios ativam as células dendríticas por estimulação da produção de TGF-β, ácido retinoico e linfopoietina do estroma tímico (TSLP). Essas moléculas promovem a ativação de linfócitos Treg. As bactérias filamentosas segmentadas estimulam a síntese de amiloide sérico A (SAA) por enterócitos. O SAA estimula a produção de citocinas pelas células dendríticas, o que gera linfócitos Th17, Th1 e B.

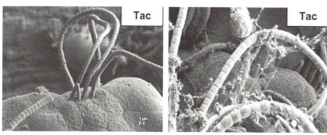


**FIG. 21.11** Micrografias eletrônicas das bactérias filamentosas segmentadas no íleo terminal de camundongos. (De Ivanov II, Atarashi K, Manel N et al: Induction of intestinal Th17 cells by segmented filamentous bacteria, *Cell* 139:485-498, 2009. Elsevier. Com Permissão.)

ganismos como *Clostridium difficile* ou o supercrescimento de outros patógenos indesejados. Os antibióticos mudam a composição da microbiota, aumentando o risco de obesidade. (Os indivíduos obesos apresentam mais Firmicutes e menos *Bacteroides* do que os magros.) No entanto, ainda há muito a aprender sobre esse assunto complexo. A disbiose mais importante talvez seja a que leva ao desenvolvimento de alergias.

O papel da microbiota intestinal também se estende às doenças inflamatórias. A disbiose intestinal induzida por antibióticos em camundongos, por exemplo, afeta os níveis circulantes de citocinas e a gravidade da lesão de isquemia/reperfusão no coração. Os animais submetidos à administração oral de vancomicina apresentaram níveis circulantes menores de leptina, infartos do miocárdio de dimensões menores e recuperação funcional melhor em comparação aos controles não tratados. A modificação da microbiota intestinal pelo probiótico *Lactobacillus plantarum* tem efeito semelhante. Até mesmo tratamentos antifúngicos por via oral podem alterar a microbiota fúngica intestinal em camundongos e aumentar a gravidade de doenças alérgicas das vias aéreas.

Em animais com doenças graves, a degradação das barreiras epiteliais e mucosas do intestino pode permitir a entrada de componentes bacterianos no corpo. Por outro lado, a depleção da microbiota intestinal, especialmente causada pela antibioticoterapia, pode tornar as defesas mucosas vulneráveis e talvez reduzir a estimulação das respostas imunes sistêmicas. Dessa forma, pode ser vantajoso modular a composição da microbiota intestinal em alguns animais com doenças graves por meio do uso cuidadoso de probióticos (Quadro 21.2).

## ODORES

A microbiota também afeta seu hospedeiro por meio do aumento da diversidade dos sinais de comunicação. Assim, postula-se que as bactérias nas glândulas odoríferas de mamíferos, bem

**QUADRO 21.2 Probióticos**

Os probióticos são culturas de bactérias vivas que, administrados por via oral, podem melhorar a saúde por reduzirem a disbiose e seus efeitos sobre o corpo do animal. Desde que a dose dessas bactérias seja grande o bastante, os probióticos podem alterar a composição da microbiota por pelo menos um tempo e, assim, influenciar as funções do sistema imune. Os resultados obtidos dependem não apenas da dose de micróbios administrada, mas também da cepa específica ou mistura de microrganismos. Os lactobacilos e as bifidobactérias são geralmente utilizados em probióticos e parecem aumentar a imunidade à diarreia e às infecções do trato respiratório. É possível que esses probióticos excluam os patógenos competidores. Também podem reduzir a gravidade da doença atópica. É improvável que um único micróbio resolva todos os problemas gastrointestinal e, assim, a mistura de bactérias deve ser escolhida com cuidado. Uma técnica bastante empregada é a administração oral de fezes diluídas ou misturas bacterianas complexas para exclusão por competição de *Salmonella* em aves e suínos. Os transplantes fecais foram eficazes no tratamento de infecções por *C. difficile* em humanos.

como na boca e no intestino, geram metabólitos odoríferos, como ácidos graxos de cadeia curta. Alguns desses odores são usados na comunicação do hospedeiro. Variações nesses sinais químicos do hospedeiro podem ser decorrentes de alterações na microbiota das glândulas odoríferas. Assim, pesquisas sobre a microbiota das glândulas odoríferas de hienas sugerem que variações nesses micróbios são correlacionadas ao volume e aos perfis de ácidos graxos das secreções. As populações bacterianas também variam conforme a espécie, o sexo, o estado gestacional e o estado reprodutivo. Em outros mamíferos, os odores são usados para identificação de outros animais e na escolha de parceiros. Uma vez que os genes de muitos receptores de odores são associados ao MHC, não é difícil imaginar como os animais reconhecem outros pelos odores gerados por sua microbiota.

## O VIROMA

O componente viral da microbiota é chamado de viroma — a coletânea de todos os vírus encontrados em um animal. O viroma inclui não apenas os vírus de células eucarióticas que causam infecção e doença, mas também os vírus endógenos integrados, e é um componente significativo dos genomas mamíferos. Esse viroma é muito diferente entre os indivíduos e pode ser ainda mais diversificado do que a microflora bacteriana. Estima-se que o número de vírus distintos em amostras de fezes humanas pode variar de 50 a quase 3.000. Além dos vírus mamíferos, o viroma contém enormes números de bacteriófagos, talvez até 100 fagos por bactéria. Esses fagos infectam bactérias e podem transmitir genes entre esses micróbios. As alterações na dieta que mudam a composição da microflora bacteriana também modificam a composição da população de fagos.

Determinados vírus entéricos, como os norovírus, podem influenciar o desenvolvimento do sistema imune intestinal. Assim, podem restaurar a morfologia intestinal e a função linfocitária em camundongos gnotobióticos. Por outro lado, a capacidade de infecção persistente dos norovírus depende da microbiota. Os antibióticos impedem a persistência das infecções por norovírus ao alterarem a composição da microbiota. A remoção do viroma com fármacos antivirais pode causar enterite.

## DOENÇAS INTESTINAIS INFLAMATÓRIAS

Nas espécies domésticas, as enteropatias crônicas com sinais clínicos persistentes são um grupo diverso de doenças decorrentes de uma combinação de fatores genéticos, microbianos, nutricionais, alérgicos e ambientais. Algumas dessas enteropatias lembram as doenças intestinais inflamatórias de seres humanos (doença de Crohn e colite ulcerativa), mas é provável que, na maioria dos casos, a patogênese seja muito diferente. Algumas são decorrentes da disbiose e da desregulação das respostas imunes à microbiota intestinal. Como já discutido, a invasão da parede intestinal por bactérias comensais é prevenida pelo glicocálix, pelas altas concentrações de defensinas e pela resposta contínua de IgA. Além disso, há supressão da inflamação por bloqueio da ativação de NF-κB e geração de linfócitos Treg secretores de IL-10. Em caso de falha desses mecanismos de controle e resposta agressiva aos comensais, talvez por aumento de respostas Th1, pode haver o desenvolvimento de inflamação grave, o que torna o intestino muito mais suscetível à lesão induzida por bactérias.

As enteropatias crônicas caninas são caracterizadas por inflamação gastrointestinal persistente ou recorrente de causa indeterminada. Essas doenças são associadas a um histórico crônico de vômitos, diarreia e perda de peso. Há uma predisposição racial em Weimaraners, Rottweilers, Pastores Alemães, Border Collies e Boxers. A forma mais comum é a enterite linfocítica-plasmocitária.

Os cães acometidos podem apresentar aumento de Proteobacteria, em especial *E. coli* ou *Pseudomonas*, e diminuição de Firmicutes e Bacteroidetes. Outras alterações, como o aumento da adesão bacteriana à mucosa, a redução da diversidade bacteriana, mudanças na mistura de bactérias e crescimento excessivo de outras espécies bacterianas, podem contribuir para a inflamação (Fig. 21.4).

Muitos casos são associados a um aumento no número de linfócitos T e plasmócitos $IgA^+$ no intestino delgado. Os linfócitos T são principalmente $CD4^+$ α/β, embora também haja um aumento nos linfócitos T γ/δ intraepiteliais. Além disso, pode haver um aumento nos números de mastócitos intestinais. Alguns cães com enteropatia crônica apresentam níveis menores de IgA nas fezes, no duodeno e no sangue. A hipoalbuminemia pode refletir a grave perda proteica e é associada ao prognóstico mau.

O intestino delgado acometido apresenta aumento do RNA mensageiro de IL-12, IFN-γ, TNF-α e TGF-β. Os casos em cães foram associados à alteração da expressão ou desregulação de TLR2, TLR4 e TLR5. Os polimorfismos em TLR4 e TLR5 também foram associados à suscetibilidade à doença. Assim, sugere-se que a ativação excessiva de TLR pode aumentar os níveis de IL-1β. Se isso for acompanhado pela redução da produção do antagonista de seu receptor, IL-1RA, pode haver o desenvolvimento de inflamação aguda. A razão IL-1RA:IL-1 em cães afetados é negativamente correlacionada à gravidade da doença. Não há evidências de alterações no grupo das citocinas IL-17 nessas doenças em cães. Da mesma maneira, não há evidências de desequilíbrio Th1/Th2 em cães ou gatos. A expressão de IL-12 parece ser consistentemente aumentada.

Essas doenças podem ser subdivididas em subgrupos com base em sua resposta ao tratamento.

Enteropatia responsiva a alimento: Em cerca de 50% dos casos, a dieta hipoalergênica ou com antígenos novos pode gerar melhora clínica rápida em poucos dias e sugere que algumas formas de enteropatia são provocadas por hipersensibilidades alimentares.

Enteropatia responsiva a antibiótico: Outras formas podem ser causadas por infecções entéricas e alguns animais podem responder bem à antibioticoterapia. Os medicamentos comumente usados são oxitetraciclina, metronidazol e tilosina. Esses cães responsivos são em sua maioria animais jovens e de grande porte e Pastores Alemães. Os efeitos da antibioticoterapia podem ter curta duração.

Enteropatia responsiva à imunossupressão: Outros casos são imunologicamente mediados e os cães podem responder bem a glicocorticoides, como prednisolona, e fármacos imunossupressores, como ciclosporina ou azatioprina. Infelizmente, os resultados de muitos ensaios clínicos foram mistos e confusos e o controle em longo prazo ainda é difícil.

A colite ulcerativa histiocítica dos Boxers é uma forma grave de doença intestinal inflamatória. As lesões são caracterizadas pela presença de macrófagos grandes e intensamente corados por ácido periódico-Schiff. É possível que essa doença seja desencadeada por um agente infeccioso não identificado, já que lembra a doença de Johne. As lesões também mostram acúmulos de plasmócitos de $IgG^+$, células positivas para MHC de classe II, macrófagos e granulócitos.

A enteropatia imunoproliferativa dos cães Basenji é uma doença autossômica hereditária que causa hipertrofia da mucosa gástrica, infiltração de células linfoides e úlceras. Todo o intestino delgado pode apresentar achatamento de vilosidades, alongamento de criptas e infiltração da mucosa com linfócitos, plasmócitos e alguns neutrófilos. Há aumento policlonal dos títulos séricos de IgA. A doença pode ser controlada por altas doses de corticosteroides.

A enteropatia com perda proteica dos Soft-coated Wheaten Terriers também é uma doença hereditária. O exame histológico mostra uma doença intestinal inflamatória. Os infiltrados celulares são principalmente linfócitos e plasmócitos, mas em geral neutrófilos e eosinófilos são observados. Essa doença pode ser causada por hipersensibilidade alimentar, talvez ao glúten do trigo.

A enteropatia por sensibilidade a glúten dos Setters Irlandeses é uma doença autossômica recessiva do intestino delgado também causada por exposição ao glúten do trigo. Como as doenças já descritas, o intestino delgado acometido é infiltrado por linfócitos e outras células inflamatórias. A mucosa apresenta aumento dos números de células $CD4^+$ e diminuição dos números de linfócitos T $CD8^+$. Os cães afetados também podem apresentar elevação dos títulos séricos de IgA.

A enterite linfocítica-plasmocitária também foi descrita em gatos, equinos e bovinos. A doença intestinal inflamatória equina também compreende diversas enfermidades. No entanto, as biópsias retais dos animais acometidos sugerem que o aumento dos números de células IL-17 pode participar da doença ativa. Além disso, há redução da atividade de Treg anti-inflamatórios.

22

# Imunidade nas Superfícies Corpóreas

## OBJETIVOS DIDÁTICOS

*Depois de ler este capítulo, você deve ser capaz de:*

- Descrever as defesas imunológicas da pele.
- Descrever as defesas imunológicas na glândula mamária e explicar suas vulnerabilidades.
- Entender que o intestino é o maior órgão imune do corpo do animal.
- Descrever brevemente os principais mecanismos de defesa do trato respiratório.
- Descrever as defesas do sistema genitourinário.
- Descrever as características básicas e as propriedades da imunoglobulina A (IgA).
- Entender como as defesas de superfície, como a IgA, excluem os invasores ao impedir sua ligação aos epitélios.
- Explicar por que os linfócitos T γ/δ são especializados na defesa epitelial.
- Explicar o papel da IgA na prevenção da invasão microbiana.
- Discutir o conceito de que a IgE é a molécula de defesa reserva de superfície.
- Descrever brevemente o fenômeno de tolerância oral.
- Definir células M, células de Paneth, linfócitos intraepiteliais, linfócitos T γ/δ, locais indutores e exclusão imune.

## SUMÁRIO DO CAPÍTULO



Embora os mamíferos possuam uma extensa variedade de mecanismos de defesa inata e adaptativa nos tecidos, os microrganismos invasores são encontrados pela primeira vez e amplamente repelidos ou destruídos nas superfícies (Fig. 22.1). A pele, apesar de ser a mais óbvia dessas superfícies, representa apenas uma pequena fração da área corpórea exposta ao exterior. As áreas superficiais das membranas mucosas do intestino e do trato respiratório são pelo menos 200 vezes maiores. A maioria dos patógenos entra no corpo pelas superfícies mucosas por ingestão ou inalação, e infecções respiratórias e entéricas são as causas de morte mais significativas em animais jovens. Embora o sistema imunológico assegure que o interior do corpo permaneça a salvo dos invasores microbianos, não é possível manter a esterilidade das superfícies corpóreas. Na verdade, um grande número de microrganismos vive em relação comensal nas superfícies do corpo. Assim, de longe, o maior número de células imunes é associado do trato gastrointestinal ou outras superfícies corpóreas. O sistema imune acredita que deve eliminar os microrganismos que invadem o corpo. Os micróbios que penetram as barreiras epiteliais são imediatamente detectados, atacados e destruídos por mecanismos inatos e adaptativos.

## IMUNIDADE NAS SUPERFÍCIES CORPÓREAS

### As Defesas da Pele

A pele é a primeira linha de defesa contra muitos invasores microbianos. Essa função de barreira é desempenhada de forma eficaz e poucas bactérias podem penetrar a pele intacta. A pele é uma forte barreira física suplementada pela descamação e dessecação contínuas e pelo baixo pH decorrente dos ácidos graxos presentes no sebo. Além disso, a pele possui uma microbiota residente que exclui bactérias e fungos patogênicos. Em caso de alteração da microbiota cutânea, suas propriedades protetoras

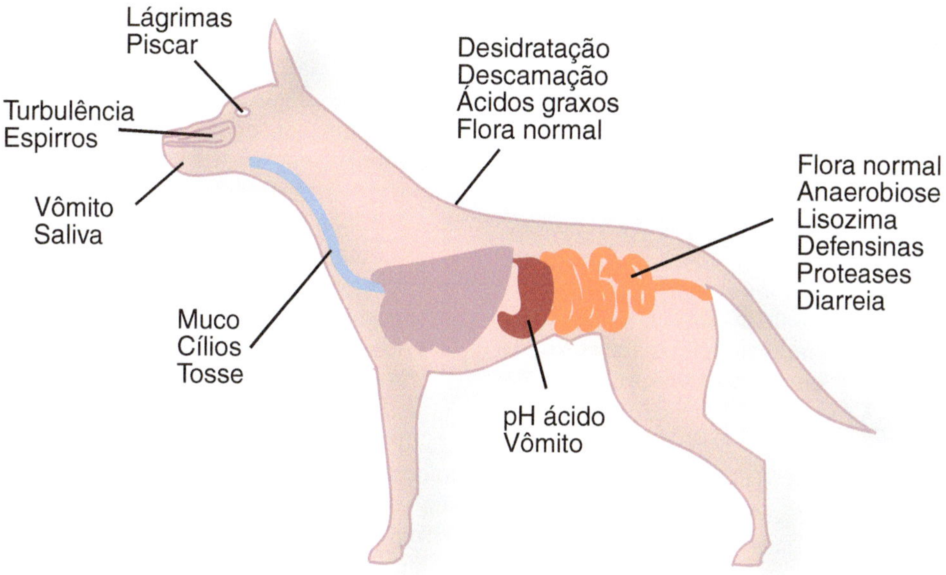


**FIG. 22.1** A grande variedade de mecanismos protetores inatos de superfície.

diminuem e pode haver invasão microbiana. Assim, as infecções da pele tendem a ocorrer em áreas como axilas ou virilha, onde o pH e a umidade são altos. Da mesma maneira, animais forçados a ficar na água ou na lama apresentam maior frequência de infecções nos membros inferiores; a maior umidade da pele rompe sua estrutura e a microbiota residente muda em resposta às alterações no ambiente. Há importantes diferenças anatômicas e imunológicas entre a pele espessa e glabra dos humanos e a pele pilosa da maioria dos mamíferos. Os pelos em si impedem o ressecamento e podem conferir proteção contra algumas infecções fúngicas, além de serem importantes na impermeabilização e no isolamento térmico.

Cada camada de pele tem seus próprios mecanismos de defesa. Os queratinócitos, por exemplo, expressam inúmeros receptores de reconhecimento de padrão (PRRs), como os receptores do tipo *toll* (TLRs), os receptores de manose e as lectinas de tipo C e, assim, podem reconhecer os padrões moleculares associados a patógenos (PAMPs) da invasão microbiana. À estimulação, os queratinócitos produzem uma mistura complexa de interleucinas, interferons, quimiocinas e outras citocinas, fatores de crescimento e proteínas antimicrobianas que auxiliam na eliminação dos micróbios que tentam penetrar a pele. Os queratinócitos são a principal fonte de catelicidinas e β-defensinas. Os suínos, por exemplo, apresentam 11 diferentes catelicidinas cutâneas. A calprotectina também é produzida pela pele. Essa molécula é um quelante de metal e restringe a disponibilidade dos microelementos essenciais zinco e manganês para as bactérias. Os mastócitos e as células secretoras da pele, como as glândulas sudoríparas, apócrinas e sebáceas, também sintetizam peptídeos e lipídios antimicrobianos. Em condições normais, as células precursoras dos queratinócitos se dividem e continuamente renovam a epiderme de maneira coordenada. Em caso de lesão ou inflamação cutânea, alterações nas moléculas de adesão, nos receptores de superfície e no ambiente de citocinas modificam o comportamento dos queratinócitos. Os queratinócitos também expressam moléculas do complexo de histocompatibilidade principal (MHC) de classe II e podem atuar como células apresentadoras de antígeno.

Depois de invadirem a pele, os micróbios encontram as células dendríticas. A epiderme e a derme apresentam grandes números de células dendríticas que aprisionam os antígenos. As mais conhecidas são as células de Langerhans. As células de Langerhans se ligam a antígenos exógenos e os apresentam aos linfócitos T auxiliares próximos. Essas células formam 50% a 70% das células dendríticas do epitélio suíno. A derme também apresenta células dendríticas residentes, assim como a camada subcutânea de tecido adiposo.

Na pele saudável, os linfócitos T residentes estão localizados principalmente na camada basal associada às células de Langerhans. Os linfócitos T $CD4^+$ e $CD8^+$ são encontrados em números iguais. Em humanos e camundongos, são predominantemente linfócitos T $\alpha/\beta$. Em alguns mamíferos domésticos, muitos são linfócitos T $\gamma/\delta$. Em bovinos, por exemplo, 44% dos linfócitos T da derme são $\gamma/\delta$-positivos. Os três principais subtipos de linfócitos T auxiliares (Th) estão presentes. A microbiota regula o desenvolvimento da imunidade na pele e no intestino. O *Staphylococcus epidermidis*, por exemplo, induz o aparecimento de linfócitos Th17 na pele e essas células são reguladas pela microbiota cutânea, independentemente da microbiota intestinal. Um subtipo de linfócitos T circulantes que migram para a pele e produzem interleucina (IL) 22 (linfócitos Th22) também foi identificado. A IL-22 desempenha um papel importante na manutenção da função de barreira das superfícies corpóreas expostas. Essa citocina promove a imunidade antimicrobiana, a inflamação e o reparo tecidual. A pele humana também apresenta linfócitos T residentes de memória que podem ser responsáveis pela imunidade cutânea global e, assim, proteger o tecido não acometido. Os linfócitos T reguladores (Treg) facilitam a cicatrização cutânea ao estimularem a produção local do receptor do fator de crescimento epitelial.

Os linfócitos T $\gamma/\delta$ de ruminantes recirculam continuamente entre as superfícies epiteliais, como a pele ou o epitélio intestinal, e a corrente sanguínea. Em ovinos, essas células estão na pele, próximas à camada basal da epiderme, e na derme, perto dos folículos pilosos e das glândulas sebáceas. Essas células são incomuns na pele lanosa, mas encontradas em grandes números na pele glabra e pilosa. Também são observadas no epitélio da língua, do esôfago, da traqueia e da bexiga. Os linfócitos T $\gamma/\delta$ são a principal população na linfa aferente da drenagem cutânea. Essas células podem produzir interferon $\gamma$ (IFN-$\gamma$) e IL-17 e expressam altos níveis da molécula de *homing* cutâneo, E-selectina. Esses linfócitos T analisam a pele e os sítios inflamatórios ao serem atraídos por CCR6 e ligantes de E-selectina. Os linfócitos B também circulam na pele e os lavados cutâneos apresentam imunoglobulinas. Em bovinos, por exemplo, a IgM, a IgG1 e a IgG2 do soro passam para a pele por transudação, mas a IgA é localmente sintetizada.

## Imunidade na Glândula Mamária

Os mecanismos protetores do úbere talvez não sejam tão eficientes naquela anomalia biológica conhecida como vaca leiteira moderna. A maioria das infecções é decorrente da invasão pelo canal do teto e subsequente crescimento bacteriano na cisterna do teto e no tecido mamário. Em um animal não lactante, um tampão de queratina bloqueia o orifício do teto e impede a entrada de bactérias. Em um animal em lactação, o fluxo de saída do leite ajuda a prevenir a invasão de alguns possíveis patógenos, enquanto o leite em si contém muitas moléculas antibacterianas inatas. Entre esses agentes antibacterianos, estão componentes do sistema complemento, a lisozima, a lactoferrina e a lactoperoxidase. A lactoferrina compete com as bactérias por ferro, tornando-o indisponível para o crescimento microbiano. Essa enzima também aumenta a explosão respiratória de neutrófilos. O leite contém lactoperoxidase e íons de tiocianato ($SCN^-$). Na presença de peróxido de hidrogênio exógeno, a lactoperoxidase pode oxidar o $SCN^-$ em produtos bacteriostáticos, como $OSCN^-$.

$$H_2O_2 + SCN^- \rightarrow OSCN^- + H_2O$$

O peróxido de hidrogênio pode ser produzido por bactérias, como os estreptococos, ou pela oxidação do ácido ascórbico. Os lipopolissacarídeos bacterianos também desencadeiam a produção local de proteína ligante de lipopolissacarídeo (LBP) e CD14 solúvel na glândula mamária. Como descrito no Capítulo 2, essas duas proteínas estimulam a ativação celular induzida por lipopolissacarídeo e facilitam a eliminação do LPS ao promoverem sua ligação a TLR 4.

As células fagocíticas que entram na glândula em resposta à inflamação também contribuem para a resistência antimicrobiana. Essas células expressam PRRs, em especial TLRs. Sua ativação por bactérias invasoras desencadeia a produção de TNF-$\alpha$, IL-1$\beta$ e IL-8 e causa mastite clínica. Assim, essas células não apenas são fagócitos ativos (Fig. 5.13), como também liberam lactoferrina, peróxido de hidrogênio e peroxidases lisossomais. A ligação da lactoferrina bovina a *Streptococcus agalactiae* pode ativar C1q. A mastite experimental induzida pela inoculação de *Escherichia coli* em vacas leiteiras aumenta as concentrações de IL-6, IL-22, TNF-$\alpha$ e IL-10 no leite. Há também um aumento significativo no número de linfócitos Th17 nas glândulas infectadas. A infusão de IL-17A no início da infecção é associada à diminuição da quantidade de bactérias e da produção de IL-10 e ao aumento do recrutamento de neutrófilos.

O leite também contém IgA, componente secretor e IgG1. A IgA e o componente secretor estão intimamente associados aos glóbulos de gordura do leite. Em animais monogástricos, há predominância de IgA, enquanto ruminantes apresentam predominância de IgG1. A IgA é sintetizada no tecido mamário, embora muitas das células produtoras dessa imunoglobulina na glândula mamária sejam derivadas de precursores originários do intestino. Essas células constituem uma fonte de anticorpos contra os patógenos intestinais. A IgG1 do colostro, por outro lado, é seletivamente transferida por transporte ativo via FcRn do soro para as células epiteliais da glândula mamária (Fig. 23.6).

Um antígeno injetado na glândula mamária lactante tende a ser imediatamente levado pelo fluxo de saída do leite. Se for infundido em uma glândula não lactante, há o desenvolvimento de uma resposta humoral local. Devido à remoção contínua do leite, as concentrações de anticorpos se mantêm baixas ($< 100$ mg/dL); no entanto, ao longo do tempo, a quantidade total de imunoglobulina produzida no úbere é considerável. Na mastite aguda, a resposta inflamatória leva ao influxo de células fagocíticas ativas, sobretudo neutrófilos, e à exsudação de proteínas séricas. Assim, os níveis de imunoglobulina no leite mastítico podem aumentar a ponto de chegar a níveis protetores ($\sim$8.000 mg/dL).

Como a resposta imune local no úbere é relativamente ineficaz na prevenção da infecção, as tentativas de vacinação contra microrganismos causadores de mastite tendem a ser malsucedidas. No entanto, avanços recentes têm produzido resultados animadores. A vacina contra *Staphylococcus aureus* que estimula a produção de anticorpos contra a pseudocápsula da bactéria parece ser eficaz. Essa pseudocápsula interfere na capacidade de fagocitose de *S. aureus* pelos leucócitos do leite. Os anticorpos induzidos pela vacina promovem a opsonização e a destruição das bactérias. Uma vacina projetada para estimular a produção de anticorpos contra a toxina estafilocóccica $\alpha$, além da pseudocápsula, também é eficaz. Resultados encorajadores também foram obtidos com o uso de uma vacina mutante J5 contra coliformes (Capítulo 26). A vacina é administrada no período seco, 30 dias depois e no momento do parto.

O colostro é rico em macrófagos e linfócitos. Esses macrófagos podem processar o antígeno e, em cultura, seus sobrenadantes podem aumentar a produção de IgA de linfócitos do sangue. Os linfócitos do leite podem sobreviver por pouco tempo no intestino e transferir imunidade celular ao neonato (Capítulo 23).

## Imunidade no Trato Respiratório

O trato respiratório é diferente de outras superfícies corpóreas por estar intimamente conectado ao interior do corpo, ainda que sua própria natureza exija o livre acesso do ar aos alvéolos. É claro que o sistema requer um filtro. As partículas suspensas no ar inalado são, em grande parte, removidas por turbulência, que as leva para as paredes cobertas por muco, onde aderem. A turbulência é causada pela conformação da concha nasal, da traqueia e dos brônquios. Esse filtro de turbulência remove partículas pequenas, de apenas 5 $\mu$M, antes que cheguem aos alvéolos (Fig. 22.2).

As paredes do trato respiratório superior são recobertas pelo muco gelatinoso produzido pelas células caliciformes. O muco contém moléculas solúveis, como lisozima, lactoferrina, proteínas surfactantes e peptídeos catiônicos, como as defensinas e as catelicidinas. É provável que a maioria dos microrganismos que

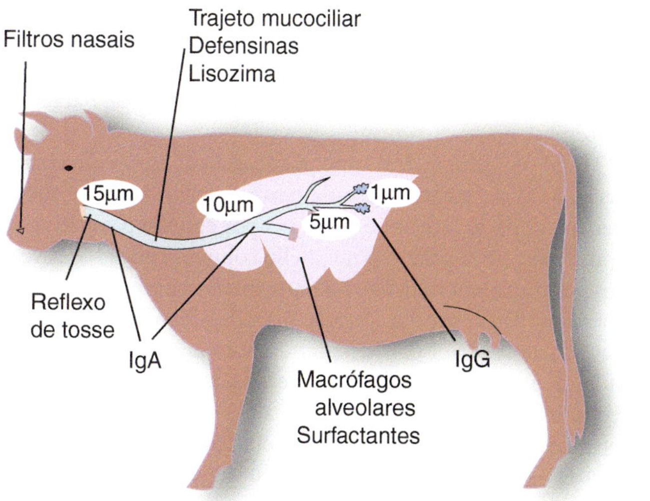


**FIG. 22.2** Alguns dos mecanismos inatos envolvidos na proteção do trato respiratório contra infecções e a influência do tamanho das partículas no local de sua deposição no trato respiratório. Observe que apenas as partículas pequenas penetram em áreas profundas e chegam aos alvéolos.

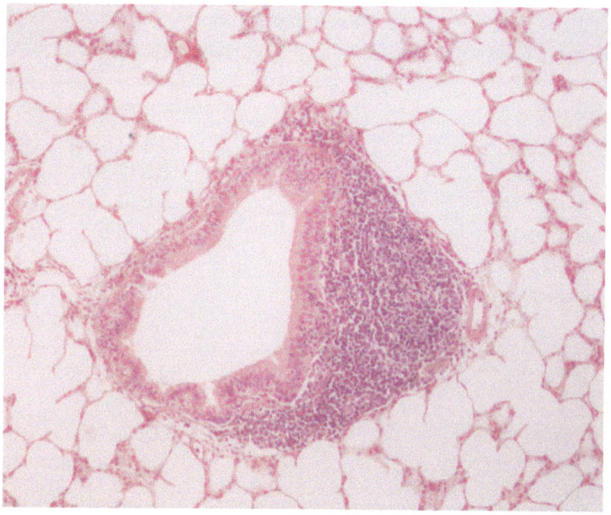

**FIG. 22.3** Folículo linfoide na bifurcação de uma via aérea em um corte de pulmão de bezerro. Esse tipo de tecido linfoide associado ao brônquio é um componente essencial das defesas do trato respiratório. (De uma amostra fornecida pelos Drs. N.H. McArthur e L.C. Abbott.)

encontram essa camada fluida seja rapidamente morta. Existem quatro proteínas surfactantes principais no fluido pulmonar (SP-A, B, C, D) produzidas pelas células alveolares do tipo II. A SP-B e a SP-C são extremamente hidrofóbicas. Essas moléculas reduzem a tensão superficial alveolar, formando uma película fluida fina sobre a superfície e impedindo o colapso do pulmão. A SP-A e a SP-D, por outro lado, são lectinas do tipo C que se ligam a carboidratos na superfície microbiana e atuam como opsoninas. Essas moléculas também ativam macrófagos, promovem a quimiotaxia e aumentam a explosão respiratória e a produção de citocinas inflamatórias. Além disso, essas proteínas surfactantes estimulam a retirada de células apoptóticas do pulmão. Isso é muito importante na resolução da inflamação, já que os neutrófilos apoptóticos devem ser removidos por macrófagos o mais rápido possível. As proteínas surfactantes também podem modular as funções das células dendríticas e dos linfócitos T. A SP-A inibe a maturação de células dendríticas, enquanto a SP-D aumenta a incorporação e a apresentação de antígenos. A SP-A e a SP-D inibem a proliferação dos linfócitos T.

A camada de muco está em fluxo contínuo, sendo carreada dos bronquíolos até os brônquios e a traqueia por meio da ação ciliar ou no sentido contrário, da cavidade nasal para a faringe. Aqui, o muco sujo é deglutido e digerido no trato intestinal. As partículas que ignoram essa escada rolante mucociliar e atingem os alvéolos são fagocitadas pelos macrófagos alveolares. Após ingerirem essas partículas, essas células migram através do muco e são transportadas até a faringe.

O trato respiratório contém nódulos linfoides brônquicos e linfócitos difusamente distribuídos por todo o pulmão e pelas vias aéreas (Fig. 22.3). A mucosa da laringe contém muitas células imunologicamente ativas, inclusive grandes números de linfócitos T. As células M que monitoram a presença de antígenos podem estar associadas a esses nódulos linfoides e aos tecidos linfoides das mucosas nasais. Esses tecidos produzem principalmente IgA secretada, em especial nas regiões superiores

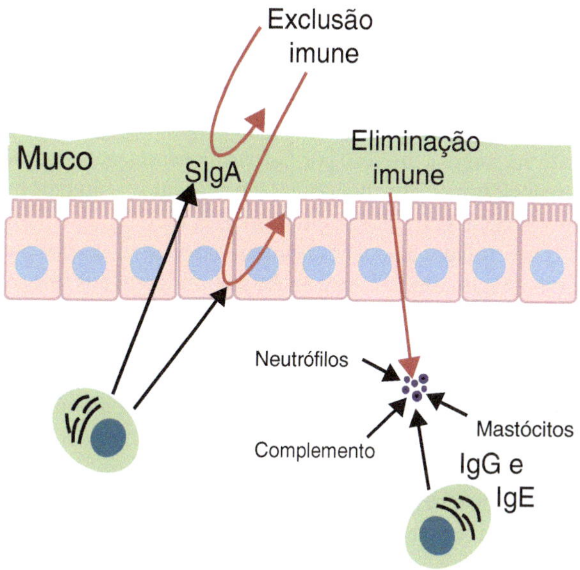


**FIG. 22.4** As superfícies mucosas utilizam dois mecanismos principais de defesa. O mais importante é a exclusão imune, um efeito mediado principalmente por IgA. Os antígenos que chegam à mucosa são destruídos por processos de eliminação imune, que são mediados por IgG e IgE.

do trato respiratório. A IgA se liga à camada de muco por meio do componente secretor e estimula a eliminação das bactérias aderidas. O receptor de imunoglobulina polimérica (pIgR) é expresso em baixos níveis nas células epiteliais brônquicas. Nos bronquíolos e alvéolos, porém, as secreções contêm uma grande quantidade de IgG, em uma concentração intermediária à encontrada na traqueia e no soro. A IgE é também sintetizada em quantidades significativas nos tecidos linfoides do trato respiratório superior. Como em outras superfícies do corpo, a IgA no trato respiratório provavelmente atua por exclusão imune, enquanto a IgG e a IgE agem por eliminação imune (Fig. 22.4).

Muitas células podem ser removidas das vias aéreas pulmonares por meio de lavagem com soro fisiológico. Nos cães, cerca de 80%

**TABELA 22.1 Composição Celular do Lavado Broncoalveolar de Cães**

| Célula | Porcentagem (Variação) |
|---|---|
| Macrófagos | 79,4 (71-87) |
| Linfócitos | 13,5 (7-20) |
| Eosinófilos | 3,6 (0-14) |
| Mastócitos | 2,1 (0-5) |
| Células epiteliais | 0,8 (0-6) |
| Neutrófilos | 0,6 (0-2) |
| **Porcentagens de Linfócitos** | |
| Linfócitos T | 52,0 (34-69) |
| CD4+ | 21,9 (10-32) |
| CD8+ | 17,8 (6-25) |
| Razão CD4/CD8 | 1,3 (0,8-2,4) |

De Vail DM, Mahler PA, Soergel SA: Differential cell analysis and phenotypic subtyping of lymphocytes in bronchoalveolar lavage fluid from clinically normal dogs, *Am J Vet Res* 56:282-285, 1995.

das células broncoalveolares obtidas desse modo são macrófagos e 13% são linfócitos, dos quais cerca de metade são linfócitos T (Tabela 22.1). Em equinos saudáveis, cerca de 50% das células dos lavados broncoalveolares são macrófagos, 40% são linfócitos e 2% são neutrófilos. Nos ovinos, os linfócitos B compreendem menos de 10% da população de linfócitos pulmonares. Os linfócitos T pulmonares podem produzir citocinas e os macrófagos alveolares são ativados após a infecção por *Listeria monocytogenes*. As reações imunológicas mediadas por células são, portanto, facilmente induzidas nas células do trato respiratório inferior.

Os macrófagos alveolares residem nas superfícies dos alvéolos, em contato direto com o ar. Ao responderem aos invasores, é essencial que não interfiram na troca gasosa. Assim, a resposta inflamatória total deve ser evitada sempre que possível. Por isso, na ausência de infecção, os macrófagos alveolares são quiescentes e tendem a suprimir a produção local de citocinas. Essas células são, porém, altamente fagocíticas. Além disso, também são os principais produtores de interferons de tipo I, que, por sua vez, induzem a inflamação.

Os pulmões da maioria das espécies domésticas (suínos, equinos, ovinos, caprinos, bovinos e gatos) diferem dos pulmões humanos, de roedores ou cães por apresentarem um grande número de macrófagos intravasculares (Capítulo 6). Estima-se que esses macrófagos possam cobrir 16% da superfície capilar pulmonar de suínos jovens. Assim, os pulmões dessas espécies podem remover mais bactérias do sangue do que do fígado ou baço. Discute-se se os macrófagos pulmonares são boas células apresentadoras de antígenos. Há uma densa rede de células dendríticas no epitélio das vias aéreas e dos alvéolos.

Embora o trato respiratório tenha sido considerado estéril, também apresenta uma microbiota bacteriana normal. A composição dessa microbiota parece ter influência direta sobre o desenvolvimento de doenças respiratórias alérgicas (Capítulo 21). O pulmão é exposto a uma gama de microrganismos desde a primeira respiração do animal. Apesar disso, não há o desenvolvimento de inflamação extensa. A primeira defesa do pulmão é quase totalmente dependente das vias imunes inatas. Os microrganismos inalados desencadeiam cascatas de sinalização que geram surfactantes, defensinas, interferons, lactoferrina e oxidantes. Essas vias são essenciais para a proteção.

## Imunidade no Trato Urogenital

No sistema urinário, a micção e o baixo pH da urina geralmente conferem boa proteção; no entanto, em caso de estase urinária, o desenvolvimento de uretrite devido à ascensão de bactérias patogênicas não é incomum.

O trato reprodutivo feminino pode ser dividido em uma parte inferior (vagina e cérvix) e uma parte superior (útero e tubas uterinas). A parte inferior é recoberta por epitélio pavimentoso estratificado e o superior, por epitélio colunar. Todos são revestidos por muco microbicida. Na parte inferior, os queratinócitos expressam PRRs e produzem citocinas e peptídeos antimicrobianos. A parte superior contém grandes números de macrófagos, células dendríticas e células linfoides inatas. A imunoglobulina predominante no muco cervicovaginal é a IgA e no útero é a IgG. Nas infecções do trato genital por bactérias, como *Campylobacter fetus*, a IgA vaginal imobiliza e aglutina os microrganismos. Em caso de inflamação das mucosas, os anticorpos IgG do soro também auxiliam na proteção. A proteína surfactante A também é importante na proteção da vagina contra infecções. As infecções por *C. fetus* são associadas à presença de muitas células mononucleares, assim como reações cutâneas tardias (hipersensibilidade do tipo IV) e, assim, a imunidade mediada por células também participa da resistência a esse processo local. Respostas imunes locais semelhantes também podem ser dirigidas a outros microrganismos que infectam a cérvix e a vagina; além disso, a presença de anticorpos aglutinantes no muco vaginal pode ser usada para diagnosticar a brucelose, a campilobacteriose e a tricomoníase. (A resposta imune local à tricomoníase é, em grande parte, mediada por IgE; Capítulo 28.) A IgG também atinge o lúmen uterino e a vagina através do transporte ativo mediado por FcRn. Esse receptor depende do pH e se liga à IgG nos tecidos com pH alto e a libera na vagina, onde o pH é muito baixo.

Um interferon de tipo I, chamado interferon ε, é expresso pelas células epiteliais do trato reprodutivo feminino. O IFN-ε induz os genes normalmente regulados por IFN. Não é, porém, induzido pelas vias convencionais de reconhecimento de padrão com receptores como os TLRs. Em vez disso, é constitutivamente expresso e regulado por hormônios. Camundongos com deficiência de IFN-ε são mais suscetíveis a infecções sexualmente transmitidas, como herpes simplex 2 e *Chlamydia muridarum*, sugerindo a participação desse interferon na proteção do trato reprodutivo feminino. O IFN-ε foi identificado em humanos, bovinos, suínos e cães.

Os peptídeos antimicrobianos são encontrados nos testículos, nas vesículas seminais e na próstata. As células epiteliais que revestem a uretra expressam PRRs e macrófagos e células dendríticas são abundantes. A IgG é a imunoglobulina predominante no líquido seminal, que também apresenta IgA. Os linfócitos B que produzem essas imunoglobulinas estão principalmente na uretra peniana e na próstata. Os linfócitos T também são abundantes na uretra, nos testículos e no prepúcio. Os lavados prepuciais de touros infectados com *C. fetus* podem conter anticorpos IgG1 e certa quantidade de IgM e IgA. A urina normal apresenta pequenas quantidades de IgA; acredita-se que esses anticorpos sejam produzidos por linfócitos B nas paredes do trato urinário.

## Imunidade no Trato Gastrointestinal

A camada de enterócitos que reveste o trato gastrointestinal é a maior superfície entre o corpo e o ambiente externo. Assim, o trato gastrointestinal, da boca ao ânus, é uma possível via de invasão microbiana, não apenas de patógenos, mas também dos comensais da microbiota normal. Por isso, a mucosa deve ter um mecanismo protetor especial para evitar invasões.

A saliva é rica em IgA e protege a boca de infecções. Pequenas quantidades de IgG são secretadas no sulco gengival, entre as gengivas e a base dos dentes. Isso permite o desenvolvimento de uma vacina contra as bactérias causadoras das cáries (Quadro 22.1). A imunização de cães com esses microrganismos reduz a colonização microbiana dessa área e previne a formação de placa e periodontite. A limpeza feita pela saliva pode ser complementada pela geração de peroxidases de estreptococos. As tonsilas também produzem muita IgA, mas são muito vulneráveis à invasão microbiana devido à baixa espessura do epitélio sobre as fendas tonsilares (Fig. 22.5).

### QUADRO 22.1 Doença Periodontal

A gengivite e a periodontite crônica progressiva são doenças comuns em animais. Os danos teciduais associados à doença periodontal são mediados por células dos sistemas imune e inflamatório. A doença é desencadeada por muitas bactérias orais, das quais a mais importantes é *Porphyromonas gingivalis*. A microbiota dentária, porém, é diversificada e a composição da população varia ao longo do tempo. Essas bactérias formam biofilmes na superfície da placa dentária. Os PAMPs dessas bactérias interagem com TLRs e outros PRRs e atraem neutrófilos. Os neutrófilos, porém, não podem fagocitar biofilmes e, assim, sofrem fagocitose abortiva e liberam seus conteúdos nos tecidos. Essas enzimas liberadas, em especial as colagenases, iniciam a destruição progressiva do tecido. Além disso, os mastócitos locais secretam TNF-α, que contribuem para a migração dos neutrófilos. O fluido gengival contém componentes do sistema complemento, sobretudo C3a e C5a. O biofilme assegura a persistência da inflamação que, crônica, provoca destruição tissular. Quatro a sete dias depois do início da migração dos neutrófilos, chegam os macrófagos e os linfócitos. Por volta do 21º dia, 70% do infiltrado celular é composto por linfócitos, principalmente linfócitos T. A quantidade de linfócitos $CD4^+$ aumenta de maneira progressiva durante a doença e a lesão lembra uma reação de hipersensibilidade tardia (Capítulo 33). Há predominância de linfócitos Th1 e Th17. Os linfócitos Th17 produzem uma mistura de citocinas que promove a reabsorção óssea. A IL-17 promove a ativação de osteoclastos, enquanto a secreção de IL-10 e TGF-β1 é regulada de forma negativa. A IL-1β e o IFN-γ dos linfócitos Th1 também promovem a produção de osteoclastos e a reabsorção óssea. Devido à presença de linfócitos Treg e Th17 nos tecidos periodontais inflamados, acredita-se que um desequilíbrio nessas populações celulares, em especial a deficiência de linfócitos Treg, contribua para o processo inflamatório crônico. A IL-17 e a IL-35, por exemplo, são expressas no tecido periodontal inflamado, e foi demonstrado que a estimulação de populações de Treg em cães com doença periodontal experimental diminui o avanço das lesões. A reabsorção óssea e a destruição do tecido mole são mediadas por metaloproteases e colagenases da matriz do hospedeiro. As metaloproteases degradam a matriz extracelular, principalmente o colágeno de tipo I e os componentes da membrana basal nos tecidos de sustentação periodontal. A ativação de cascatas oxidativas e proteolíticas destrói os tecidos e o osso, gerando as lesões macroscópicas associadas à doença periodontal.

Em monogástricos, o pH gástrico pode ser baixo a ponto de ter efeito antimicrobiano, embora essa ação varie entre as espécies e as refeições. Os cães, por exemplo, apresentam pH gástrico baixo em comparação aos suínos. Da mesma maneira, o pH no centro de uma massa de alimento ingerido não necessariamente cai e alguns alimentos, como o leite, são tampões potentes. Além de peptídeos antimicrobianos, há a lisozima, sintetizada pela mucosa gástrica e pelos macrófagos da mucosa intestinal. Essa enzima é encontrada em grandes quantidades no fluido intestinal.

No intestino delgado, a separação entre a microbiota e os enterócitos é mantida por uma camada de muco com diversas proteínas antimicrobianas. No intestino grosso, essa separação é mantida por duas camadas distintas de muco. A camada interna praticamente não apresenta bactérias. A camada externa, frouxa, contém grandes números de bactérias. No animal em desenvolvimento, o estabelecimento dessas camadas de muco leva certo tempo e, assim, há uma janela de oportunidade para que microrganismos, como as bactérias filamentosas segmentadas (SFB, do inglês *segmented filamentous bacteria*), cheguem aos enterócitos e se liguem a essas células.

A primeira barreira celular à invasão microbiana é o epitélio intestinal. Esse epitélio é composto por enterócitos, células caliciformes e células de Paneth (Fig. 22.6). Coletivamente, essas células formam uma barreira física eficaz, já que apresentam junções ocludentes (*tight junctions*) entre elas e um revestimento de glicoproteínas mucinosas, formando o glicocálix. Além das células caliciformes que produzem muco, os enterócitos podem sintetizar uma mistura diversa de peptídeos antimicrobianos que limitam a exposição microbiana. No intestino delgado, esses peptídeos são, predominantemente, α-defensinas e RegIIIα e β, e, no cólon, β-defensinas e catelicidinas.

As células de Paneth são células epiteliais intestinais especializadas que expressam TLRs (Fig. 22.7). Ao serem ativadas por padrões moleculares associados à microbiota (MAMPs),

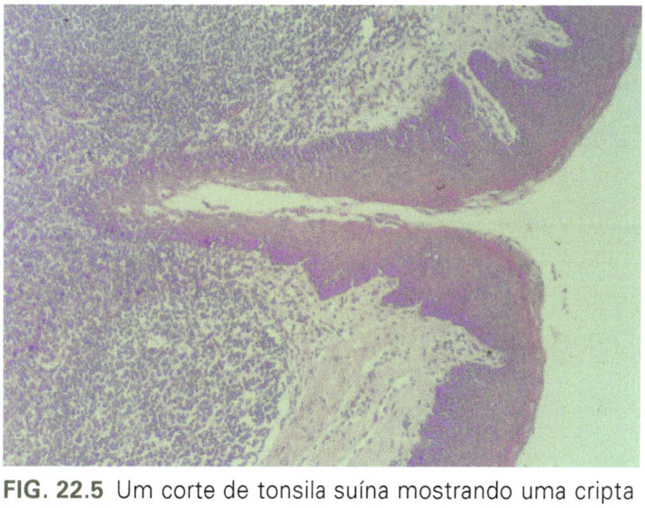

**FIG. 22.5** Um corte de tonsila suína mostrando uma cripta tonsilar. Observe como o epitélio da base da cripta é delgado. Essa é uma via de fácil invasão para muitos microrganismos. Aumento original × 150. (Cortesia do Dr. S. Yamashiro.)

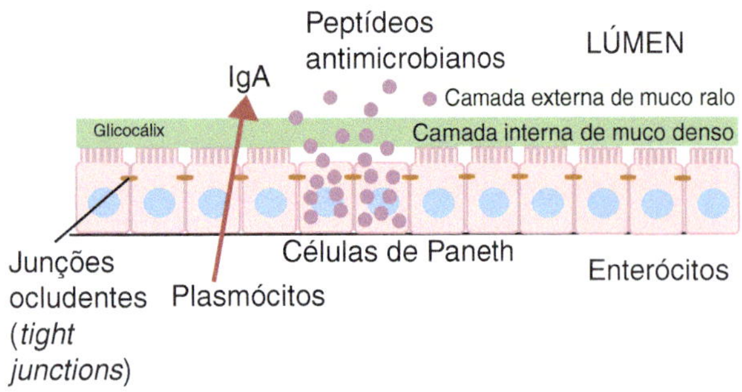


FIG. 22.6 Alguns dos mecanismos envolvidos na proteção das superfícies mucosas. As células de Paneth produzem peptídeos antimicrobianos e os plasmócitos sintetizam IgA, enquanto os enterócitos, as camadas de muco e o glicocálix formam uma barreira protetora.

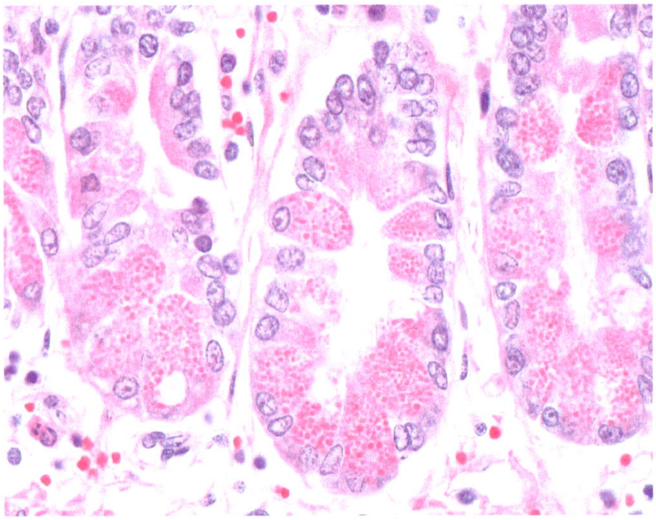

FIG. 22.7 As células de Paneth do intestino equino. As células apresentam grandes grânulos eosinofílicos e são a maior fonte de defensinas intestinais. Aumento original × 60. (Cortesia do Dr. Brian Porter.)

secretam grandes quantidades de α-defensinas. Em sua maioria, essas defensinas são moléculas anfipáticas que agem como detergentes. As defensinas se inserem nas paredes celulares microbianas, causam lise bacteriana e interferem na síntese lipídica bacteriana. Uma defensina, a α-6 defensina, atua de maneira muito diferente. Essa defensina não tem efeitos antibacterianos diretos, mas, ao ser liberada dos grânulos da célula de Paneth, espontaneamente monta redes moleculares alongadas, nanorredes que cercam, envolvem e aprisionam as bactérias. Acredita-se que assim ajudam a proteger a superfície intestinal da invasão bacteriana.

As defensinas entéricas se acumulam nas criptas intestinais e atingem concentrações muito altas na camada de muco mais próxima ao epitélio. Essas moléculas atuam como uma barreira, já que impedem que os comensais entrem no espaço das criptas e, assim, reduzem o contato microbiano com os enterócitos. A mistura de defensinas mata, de maneira seletiva, algumas espécies de bactérias e, por isso, também regula a composição da microbiota. Em bovinos, a expressão dos genes de defensina ocorre no intestino delgado e no cólon. As defensinas bovinas são secretadas como moléculas ativas, ao contrário das moléculas de humanos e camundongos, que são secretadas como precursores inativos e, depois, ativadas pela tripsina no intestino. Parasitoses ou outras infecções intestinais podem aumentar a produção de α e β-defensinas.

Os enterócitos apresentam um conjunto completo de PRRs e podem perceber sinais vindos da microbiota. Eles podem, então, transmitir esses sinais para as células imunes na lâmina própria e participam ativamente da formação do ambiente imune intestinal. Os enterócitos ajudam a manter o equilíbrio entre os sinais anti-inflamatórios e pró-inflamatórios. Também bloqueiam o acesso de antígenos intactos na lâmina própria. As junções ocludentes entre os enterócitos auxiliam na manutenção dessa barreira. (As moléculas com mais de 2 kDa são excluídas.) Assim, mantêm os micróbios intestinais longe do sistema imune intestinal. Os enterócitos secretam ou respondem a citocinas reguladoras. Essas células produzem linfopoietina do estroma tímico (TSLP), necessário à geração de Tregs. Também produzem TGF-β e as moléculas estimuladoras de linfócitos B, o fator de ativação de célula B (BAFF) e o ligante indutor de proliferação (APRIL) (Quadro 15.2). Os enterócitos formam a principal barreira contra a invasão microbiana. Um enterócito infectado pode liberar peptídeos antimicrobianos e aumentar a produção de mucina e citocinas. Esse enterócito também pode sofrer morte celular mediada por inflamassomo. Esse mecanismo é usado pelos enterócitos para bloquear a invasão de *Salmonella enterica* sorotipo Typhimurium. Os inflamassomos são complexos de ativação proteica e alguns podem desencadear uma forma de morte celular chamada piroptose. Quando a *S. enterica* sorotipo Typhimurium invade os enterócitos, o número de colônias bacterianas intracelulares aumenta pelas primeiras 12 horas e, então, começa a cair às 18 horas. Esse declínio é correlacionado à extrusão dos enterócitos infectados no lúmen. Ao mesmo tempo, a ativação do inflamassomo também leva à secreção de citocinas, que, por sua vez, ativam os linfócitos Th17 e promovem inflamação local.

A camada de muco gastrointestinal também é essencial para a exclusão de comensais e patógenos. A camada é composta por um gel de mucinas, glicoproteínas e lipídios que impede o contato entre as bactérias e o epitélio. Esse muco age como lubrificante, bloqueia agressões químicas e pode capturar e expelir patógenos. O muco forma uma camada interna e uma camada externa. A camada interna próxima aos enterócitos é composta por muco firme, rico em defensinas e lisozima, e contém poucas bactérias. O muco frouxo no lúmen intestinal é composto principalmente por mucinas produzidas pelas células caliciformes do intestino. Há muitas bactérias embebidas nesse muco, que impede sua remoção. Esse muco tem espessura e composição variáveis, mas tende a ser mais espesso onde a microbiota é abundante. A borda em escova dos enterócitos também é recoberta por um glicocálix, uma camada de polissacarídeos ácidos e glicoproteínas que se liga à superfície apical das células e age como uma barreira protetora, mas permite a absorção de nutrientes.

As células caliciformes são a fonte do muco intestinal. Os inflamassomos e as vias de autofagia controlam a produção desse muco. Na ausência de inflamassomos, a produção de muco é menor e os camundongos desenvolvem inflamação grave no cólon. As proteínas da autofagia também regulam a produção de muco. Isso não deve surpreender a maioria das pessoas, em especial os veterinários. A secreção de muco aumenta muito em resposta à inflamação da mucosa — por isso, o nariz "escorre"!

## TECIDOS LINFOIDES DE MUCOSA

Devido à importância da prevenção da invasão pela mucosa, essas superfícies contêm grandes quantidades de tecido linfoide. Os tecidos linfoides da mucosa pertencem a dois grupos: os locais de processamento de antígenos e início das respostas imunes (locais indutores) e os locais de geração de anticorpos e respostas mediadas por células (locais efetores).

### Locais Indutores

Os tecidos linfoides associados à mucosa (MALTs) possuem os três tipos celulares necessários para iniciar as respostas imunes adaptativas: linfócitos T, linfócitos B e células dendríticas. Esses tecidos são encontrados nas pálpebras, na mucosa nasal, nas tonsilas, na faringe, na língua e no palato (coletivamente chamados anel de Waldeyer); nas placas de Peyer; nos nódulos linfoides solitários; no apêndice do intestino; e nos numerosos nódulos linfoides do pulmão. Esses tecidos linfoides são conhecidos por seus acrônimos. Assim, GALT (tecido linfoide associado ao intestino) é o termo coletivo para todos os nódulos linfoides, placas de Peyer e linfócitos encontrados nas paredes intestinais. Da mesma maneira, BALT é o acrônimo usado para o tecido linfoide associado aos brônquios nos pulmões. Esses tecidos linfoides organizados, ao contrário dos linfonodos, não reagem aos antígenos estranhos levados pela linfa aferente; em vez disso, os monitoram diretamente da superfície.

As tonsilas são muito importantes na indução da imunidade nas superfícies mucosas. Alguns microrganismos, porém, podem superar as defesas das tonsilas e usá-las como portal de entrada no corpo. Patógenos como o herpesvírus bovino 1, *Mannheimia hemolytica*, *Streptococcus suis* e *Mycobacterium tuberculosis*, por exemplo, podem persistir indefinidamente nas tonsilas.

As placas de Peyer são os mais importantes tecidos linfoides de mucosa. Um bezerro neonato tem cerca de 100 placas de Peyer, que podem recobrir até metade da superfície do íleo. Em ruminantes e suínos, há dois tipos de placa de Peyer, com diferentes localização, estrutura e função. As placas de Peyer ileocecais podem ser órgãos linfoides primários em algumas espécies, enquanto as placas de Peyer jejunais são órgãos linfoides secundários (Fig. 12.6). Em ovinos, as placas ileocecais aumentam de tamanho entre o nascimento e os 6 meses de idade e, então, regridem, deixando uma pequena cicatriz. Por outro lado, as placas do jejuno persistem por toda a vida adulta e continuam a ser importantes na defesa intestinal.

Os dois tipos de placa de Peyer são compostos por massas de linfócitos dispostos em folículos e recobertos por um epitélio com células M. As células M são células epiteliais especializadas que participam do transporte de antígenos. Essas células apresentam micropregas (M) em vez de microvilos em sua superfície (Fig. 22.8). A camada de muco tende a ser mais delgada sobre as placas de Peyer para que as células M acessem o lúmen. As células M endocitosam as proteínas e os micróbios que encontram, mas, em vez de destruí-los, transportam os antígenos para o tecido linfoide subjacente. As células M também podem transportar macromoléculas solúveis, como a IgA, pequenas partículas e até mesmo microrganismos inteiros. (Alguns

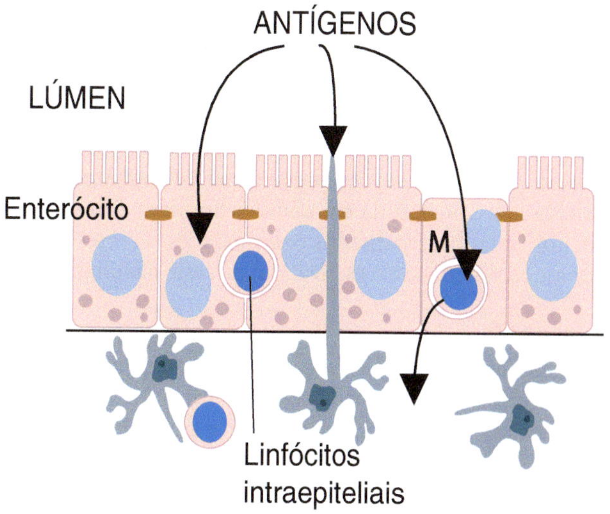


**FIG. 22.8** O papel das células M como células apresentadoras de antígeno na parede intestinal. Em geral os antígenos que entram nos enterócitos são logo degradados nos lisossomos. Os antígenos que entram nas células M não são degradados. Esses antígenos podem ser diretamente apresentados aos linfócitos intraepiteliais dentro das células M ou atravessar o espaço intercelular até o fluido tecidual. A partir daí, os antígenos são transportados até os linfonodos drenantes.

patógenos, como espécies de *Salmonella*, *Yersinia* e *Listeria*, *M. tuberculosis* e o reovírus, podem tirar proveito das células M e usá-las para entrar no corpo.) A proporção de células M no epitélio associado ao folículo varia de menos de 10% em humanos e camundongos a 50% em coelhos e 100% no íleo terminal de suínos e bezerros.

Os artiodáctilos apresentam tecidos linfoides associados ao intestino que se desenvolvem no final do íleo durante a vida fetal. Esses tecidos contêm cerca de 90% de linfócitos B e pouquíssimos linfócitos T e involuem semanas após o nascimento. Um órgão linfoide similar, chamado *sacculus rotundus*, é observado em coelhos. Acreditava-se que esses tecidos na porção inferior do intestino eram os órgãos linfoides primários onde ocorria o desenvolvimento de linfócitos B. Estudos recentes em leitões, porém, levantam dúvidas sobre essa crença. A remoção da placa de Peyer ileal dos leitões não causou deficiência de linfócitos B, como seria observado em uma ave bursectomizada. Não há diferenças na diversidade, distribuição ou repertório dos linfócitos B nos leitões submetidos à remoção desse órgão. Além disso, não há evidências sobre a ocorrência de diversificação de linfócitos B nesse órgão. Hoje, as evidências sugerem que, pelo menos em suínos, a placa de Peyer ileal é um órgão linfoide secundário de mucosa que regula o início da colonização microbiana do intestino inferior. É possível que os mamíferos não apresentem um órgão equivalente à bursa.

Muitos componentes da dieta têm efeito profundo sobre a organização e a manutenção dos tecidos imunes intestinais. Os metabólitos da vitamina A, por exemplo, atuam na diferenciação e função de subtipos de linfócito T e B. Da mesma maneira, a vitamina D da dieta altera as respostas de linfócitos B e Th, inibindo a atividade Th1 e estimulando a atividade Th2. Os lipídios da dieta influenciam a síntese de prostaglandinas e leucotrienos e, assim, modificam as respostas inflamatórias. Coletivamente, esses e outros componentes da dieta desempenham um papel essencial ao assegurar o funcionamento ideal dos tecidos linfoides intestinais.

## Locais Efetores

Embora as placas de Peyer sejam repletas de linfócitos, a maior parte da IgA é produzida em nódulos linfoides difusos e plasmócitos isolados, espalhados pelas paredes do intestino, nos brônquios, nas glândulas salivares e na vesícula biliar.

### Linfócitos B

Os linfócitos B respondem aos antígenos que penetram a barreira de enterócitos. Alguns desses linfócitos B respondedores migram para os linfonodos regionais e a circulação linfática intestinal, chegam ao ducto torácico e entram na corrente sanguínea. Esses linfócitos B circulantes IgA-positivos têm afinidade para todas as superfícies corpóreas. Por isso, colonizam não apenas o trato intestinal, mas também o trato respiratório, o trato urogenital e a glândula mamária. Assim, a estimulação antigênica em um local permite a síntese de anticorpos e a ocorrência de respostas secundárias em áreas distantes, o que reflete a existência de um sistema imune comum de mucosa (Fig. 22.9). O movimento de linfócitos B IgA-positivos do intestino para a glândula mamária é muito importante, já que é uma via de transferência dos anticorpos contra patógenos intestinais para o neonato, através do leite. A administração oral de antígeno a uma gestante leva ao aparecimento de anticorpos IgA no leite. Dessa forma, os anticorpos contra patógenos intestinais inundam o intestino do neonato. Os linfócitos T originários das placas de Peyer também recirculam especificamente para a mucosa intestinal ao usarem moléculas adesivas vasculares. A molécula de adesão celular adressina mucosa 1 (MAdCAM-1), por exemplo, é uma molécula de adesão expressa nas vênulas de endotélio alto das placas de Peyer e nas vênulas da lâmina própria do intestino e da glândula mamária. Seu ligante é a integrina α4/β7 de linfócitos. Os linfócitos B e T que expressam essa integrina migram preferencialmente para o intestino e a glândula mamária.

### Linfócitos T

A parede intestinal apresenta linfócitos T α/β e γ/δ, mas em locais muito diferentes. Os linfócitos T α/β estão disseminados sobretudo na lâmina própria e nas placas de Peyer. Os linfócitos T γ/δ, por outro lado, estão entre os enterócitos, imediatamente abaixo da superfície mucosa, onde são conhecidos como linfócitos intraepiteliais (IELs) (Fig. 22.10). Sua localização sugere a atuação no início da defesa da mucosa. Os IELs regulam as interações entre o hospedeiro e os micróbios na superfície da mucosa intestinal e são componentes essenciais na prevenção da invasão pela microbiota comensal. A função dos IEL, por

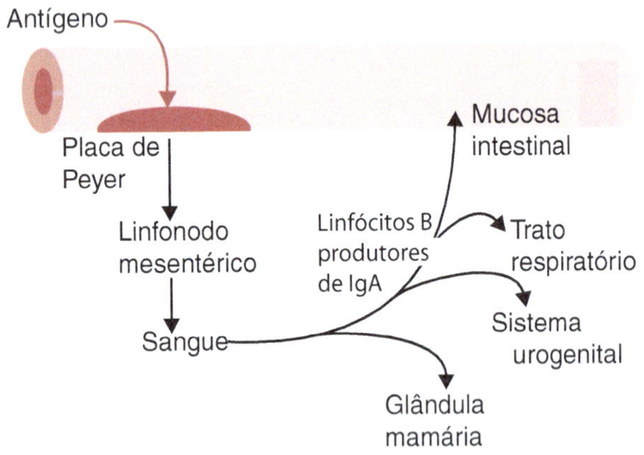


**FIG. 22.9** Ao serem estimuladas pelo antígeno, os linfócitos B produtores de IgA são gerados nos sítios de indução, como as placas de Peyer. Esses linfócitos, então, deixam o intestino e circulam na corrente sanguínea. Todos esses linfócitos acabam se depositando em outras superfícies, como o pulmão, a glândula mamária e outras regiões do trato gastrointestinal, os sítios efetores, o que reflete a existência de um sistema imune mucoso comum. Essa transferência de células produtoras de anticorpos para a glândula mamária faz com que o leite contenha anticorpos IgA contra os patógenos intestinais.

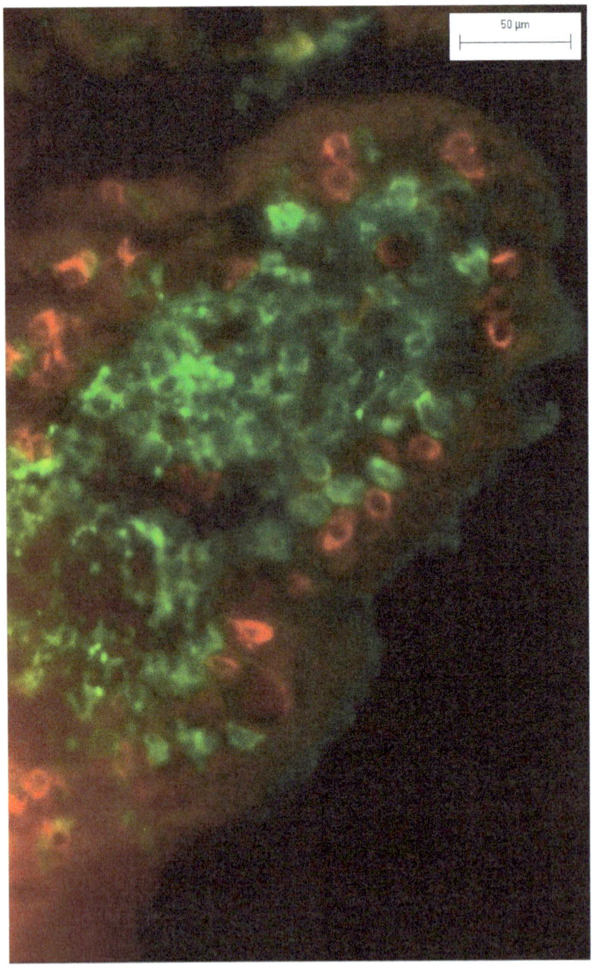


**FIG. 22.10** Imunofluorescência de dupla marcação mostrando a extremidade de uma vilosidade duodenal de cão corada com anticorpos monoclonais contra TCR α/β e para o TCR γ/δ. Os linfócitos T α/β estão corados em verde e localizados no interior da vilosidade. Os linfócitos T γ/δ estão corados em vermelho e nitidamente localizados no epitélio intestinal. (De German AJ, Hall EJ, Moore PF, et al: The distribution of lymphocytes expressing alpha/beta and gamma/delta T-cell receptors, and the expression of mucosal addressin cell adhesion molecule-1 in the canine intestine, *J Comp Pathol* 121:249- 263, 1999.)

sua vez, é regulada por diversas citocinas, como IL-2, IL-7, IL-15 e TGF-β.

Os IELs γ/δ são originários da medula óssea e amadurecem em criptoplacas, grupamentos de células imediatamente abaixo dos enterócitos. Cada criptoplaca apresenta centenas de linfócitos T imaturos. Localizados entre as células epiteliais, os IELs podem reconhecer os antígenos de maneira direta, talvez por meio de TLR-MyD88 ou seus receptores de antígeno (TCRs), e secretam citocinas, como IFN-γ, em resposta. O interferon, por sua vez, estimula os macrófagos e os enterócitos próximos a secretarem óxido nítrico, que é protetor.

Há diferenças específicas importantes nas propriedades dos IELs. Cinco por cento dos IELs em humanos, 50% em camundongos e até 90% em ruminantes têm TCRγ/δ. Uma grande proporção dos IELs é $CD8^+$ (85% em humanos, 77% em suínos, 24% em ovinos). Essas moléculas CD8 são homodímeros α/α, diferentemente dos heterodímeros CD8 α/β encontrados nos linfócitos T α/β convencionais. Os IELs tendem a usar genes incomuns de TRGV e TRDV para formação do sítio de ligação ao antígeno do TCR. Esses genes não são expressos em outros órgãos linfoides, sugerindo que os linfócitos T intraepiteliais são especializados no monitoramento do epitélio. Os IELs apresentam MHC de classe II e podem atuar como células apresentadoras de antígeno. Esses IELs regulam as respostas de IgA dos linfócitos B. Alguns têm atividade de células *natural killer* (NK), enquanto outros são linfócitos T citotóxicos que podem atacar parasitas no lúmen intestinal. Essas células também atuam no reparo dos epitélios lesionados.

Alguns dos linfócitos T γ/δ no intestino podem produzir IL-17. Há dois conjuntos diferentes dessas células: as ILC3, que geram IL-17 de maneira espontânea, e os linfócitos Th17, que sintetizam a citocina após a exposição ao antígeno e são considerados pró-inflamatórios (Capítulo 21).

## MECANISMOS PROTETORES ADAPTATIVOS

Os processos imunes mediados por anticorpos e células protegem as superfícies corpóreas. Os anticorpos produzidos nas superfícies mucosas são IgA, IgM, IgE e IgG. Alguns desses anticorpos, principalmente a IgA e, talvez, a IgM, atuam por exclusão imune (Fig. 22.4). Os demais, em especial IgE e IgG, destroem o antígeno nos tecidos da superfície por meio da eliminação imune.

### Exclusão Imune

#### Imunoglobulina A

A IgA é predominante nas secreções de superfície. Pelo menos 80% de todos os plasmócitos estão na lâmina própria e, juntos, sintetizam mais IgA do que todos os isótipos de anticorpos combinados. A IgA é encontrada em quantidades enormes na saliva, no fluido intestinal, nas secreções nasais e traqueais, nas lágrimas, no leite, no colostro, na urina e nas secreções do trato urogenital (Fig. 22.11; Tabela 22.2).

Para sofrerem a mudança de classe e, assim, produzirem IgA, os linfócitos B da mucosa também devem receber sinais de outras células, bem como da microbiota e do ácido retinoico da vitamina A dietética (Capítulo 21). Parte da síntese de IgA é independente dos linfócitos T e requer citocinas das células dendríticas e das células epiteliais. Outros linfócitos B precisam de ajuda dos linfócitos Th2 para passarem a produzir IgA.

A produção T-dependente de IgA ocorre principalmente nas placas de Peyer. As células dendríticas pegam os antígenos das células M e os utilizam para gerar linfócitos Tfh. O ligante de CD40 (CD40L) e a IL-21 desses linfócitos Tfh induzem a expressão de citidina deaminase induzida por ativação (AID). Essa molécula promove a recombinação para mudança de

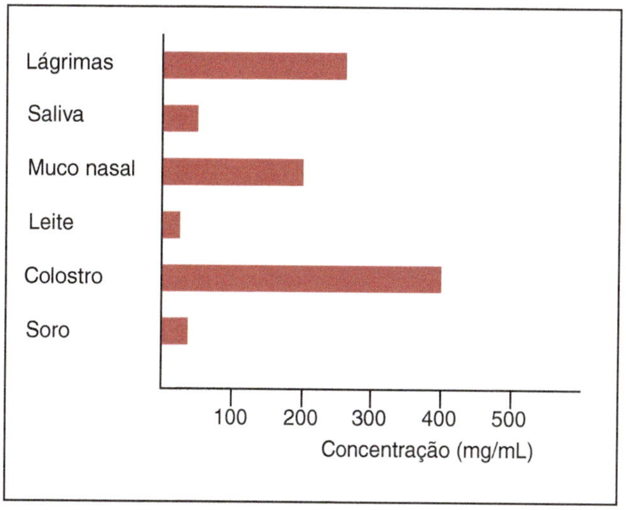


**FIG. 22.11** Níveis normais de IgA nos fluidos corpóreos de bovinos. Em outras espécies, as concentrações de IgA no leite e no colostro podem ser consideravelmente maiores.

**TABELA 22.2 Níveis Aproximados de IgA no Soro e em Várias Secreções de Animais Domésticos**

| | SECREÇÃO (mg/dL) | | | | | |
|---|---|---|---|---|---|---|
| **Espécie** | **Soro** | **Colostro** | **Leite** | **Muco Nasal** | **Saliva** | **Lágrimas** |
| Equino | 60-350 | 500-1.500 | 50-1.000 | 160 | 140 | 150 |
| Bovino | 10-50 | 100-700 | 10-50 | 200 | 56 | 260 |
| Ovino | 10-50 | 100-700 | 5-12 | 50 | 90 | 160 |
| Suíno | 50-200 | 1.000 | 300-500 | 2-14 | 25-75 | — |
| Cão | 20-150 | 500-2.200 | 110-620 | — | — | — |
| Gato | 30-150 | 150 | 240-620 | — | 54 | — |
| Galinha | 50 | — | — | — | 20 | 15 |

classe para IgA. Essa via é estimulada por bactérias, como as SFBs presas aos enterócitos. Os linfócitos B gerados por ela são persistentes. Eles podem voltar para os centros germinativos e sofrer mutação somática. Por isso, essa IgA pode ter afinidade muito alta.

A produção T-independente de IgA ocorre principalmente na lâmina própria e nos folículos linfoides isolados sob influência de BAFF e APRIL. As células ILC3 também participam desse processo. Em geral a IgA produzida tem baixa afinidade e é dirigida sobretudo à microbiota.

As células dendríticas foliculares secretam citocinas solúveis que estimulam os linfócitos B, como BAFF e APRIL (Capítulo 15). As células dendríticas em si são ativadas por neuropeptídeos intestinais, como o peptídeo intestinal vasoativo (VIP). Os eosinófilos ajudam na manutenção dos plasmócitos na lâmina própria. Essas células também são a principal fonte de APRIL. Por isso, atuam diretamente na mudança de classe dos linfócitos B e são necessárias para a geração T-independente e T-dependente de IgA. Esses sinais, junto com as interações CD40-CD154 (CD40L), desencadeiam a produção de IgA pelos linfócitos B na ausência de antígeno. Os enterócitos e os linfócitos intraepiteliais também produzem APRIL e promovem a diferenciação dos linfócitos B. Os linfócitos B que precisam de antígeno e linfócitos Th2 para começarem a sintetizar IgA são estimulados por TGF-β (Fig. 22.12). Outras citocinas Th2 que promovem essa mudança são IL-4, IL-5, IL-6 e até mesmo IL-10. O desenvolvimento da resposta de IgA é relativamente lento e seu limiar de indução é muito alto ($10^9$ bactérias). Ao ser estimulada, a resposta de IgA não aumenta de maneira exponencial, mas sim de forma aditiva. Os plasmócitos que sintetizam IgA têm outras propriedades exclusivas, já que também produzem TNF-α e óxido nítrico sintase; assim, compartilham algumas propriedades com os monócitos. Esses outros produtos parecem contribuir nas defesas do intestino.

Os monômeros de IgA têm cerca de 160 kDa e são as típicas moléculas de quatro cadeias, em formato de Y (Fig. 16.6). Esses anticorpos são secretados como dímeros ou polímeros extensos, ligados por uma cadeia J. A IgA possui diversos resíduos extra de cisteína em suas cadeias pesadas. Por isso, as pontes dissulfídicas curtas intercadeias compactam as cadeias e protegem as pontes vulneráveis de proteases.

A IgA é sintetizada e secretada por plasmócitos na submucosa intestinal, em especial na região das criptas. Essa IgA dimérica se liga ao receptor de glicoproteína (pIgR) na superfície basal dos enterócitos (Fig. 22.13). O receptor se liga de maneira covalente ao domínio Cα2 de um dos monômeros de IgA. O complexo IgA-pIgR ligado à membrana é, então, endocitosado e transportado de forma ativa pelo enterócito. Ao chegar na superfície exterior, essa vesícula endocítica se funde à membrana plasmática e expõe o complexo ao lúmen intestinal. Os domínios extracelulares do pIgR são, então, clivados por proteases para que a IgA, com o peptídeo receptor ainda ligado (IgA secretora), seja liberada no lúmen. O peptídeo receptor é chamado de componente secretor. A produção, o transporte e a secreção do componente secretor ocorrem até mesmo na ausência de IgA e, por isso, a molécula livre é encontrada em altas concentrações no conteúdo intestinal.

A IgA não é bactericida e não ativa o sistema complemento. Esse anticorpo pode neutralizar vírus e algumas enzimas virais e bacterianas. A IgA não aglutina as bactérias no intestino. Porém, atravessa as células filhas, impedindo sua separação depois da divisão. Por isso, as bactérias são unidas e sua eliminação é acelerada. Os complexos IgA-antígeno ligam monócitos e

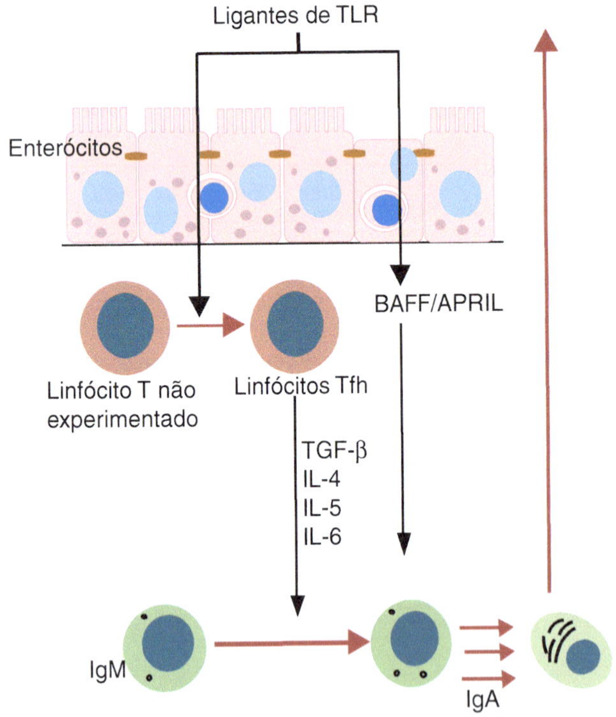


**FIG. 22.12** O controle da produção de IgA. Diversas citocinas Th2, em especial TGF-β, são as principais responsáveis pela mudança de classe de IgM para IgA. A coestimulação é feita por BAFF e APRIL das células epiteliais e das células dendríticas e pelas interações entre CD40 e CD154.

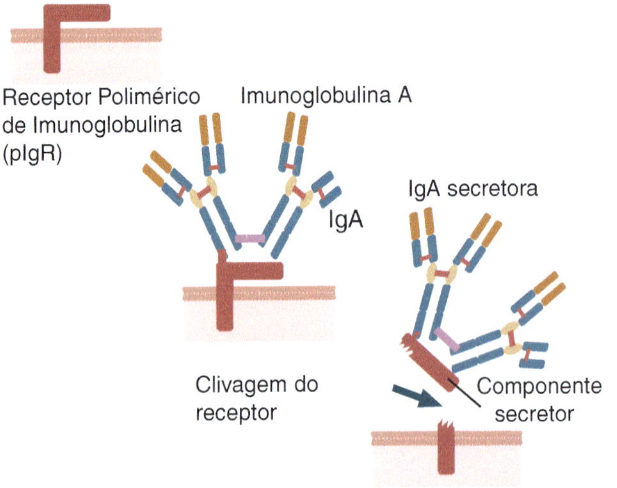


**FIG. 22.13** A IgA é secretada pelos plasmócitos da mucosa e se liga a receptores (pIgR) na superfície interna dos enterócitos intestinais. A IgA ligada é incorporada pelos enterócitos e transportada em vesículas até a superfície celular. No lúmen intestinal, o pIgR é clivado da célula e continua ligado à IgA. Nesse estado, o pIgR é denominado componente secretor protege a IgA da degradação.

macrófagos, neutrófilos e eosinófilos por meio de um receptor de baixa afinidade, Fc$\alpha$R1 (CD89). A ligação de partículas recobertas por IgA a esse receptor desencadeia a produção de superóxido, a opsonização, a citotoxicidade celular mediada por anticorpos e a liberação de mediadores inflamatórios. Sua função mais importante é impedir a adesão de bactérias e vírus às superfícies epiteliais — a exclusão imune. As bactérias ou vírus que não conseguem aderir aos enterócitos são simplesmente eliminadas com o conteúdo intestinal sem causar nenhum dano.

A presença da microbiota intestinal também estimula a produção de IgA. Os microrganismos comensais apresentam diferentes capacidades de indução de IgA secretora. A microbiota intestinal é constantemente monitorada nos locais indutores, o que desencadeia a geração de novos plasmócitos secretores de IgA. Assim, o sistema da IgA está sempre respondendo à microbiota. Por outro lado, a maioria, mas não todos os comensais, é recoberta por IgA, que afeta sua composição. É provável que os microrganismos revestidos por IgA sejam possíveis patógenos na mucosa. A IgA, por exemplo, recobre preferencialmente Enterobacteriaceae e ignora Bacteroides e Lactobacilli. As SFBs são muito potentes na indução de respostas de IgA.

Como a IgA é transportada pelos enterócitos, também pode atuar no interior dessas células (Fig. 22.14). Assim, a IgA pode se ligar a proteínas virais recém-sintetizadas dentro dessas células e interromper a replicação viral. Dessa maneira, a IgA pode impedir o crescimento viral antes que a integridade do epitélio seja comprometida. Esse é um exemplo único de anticorpo com ação intracelular. A segunda função exclusiva da IgA intracelular é a excreção de antígenos estranhos. Assim, a IgA pode se ligar a antígenos que penetraram a submucosa. Depois de formados, os complexos IgA-antígeno se ligam a pIgR e são ativamente transportadas através dos enterócitos até o lúmen intestinal. A IgA pode, portanto, atuar em três níveis diferentes para a exclusão de antígenos estranhos: na submucosa, nos enterócitos e no lúmen intestinal.

### Imunoglobulina M

As primeiras imunoglobulinas encontradas no intestino dos neonatos são da classe IgM. A IgM também se liga ao pIgR e é carreada através do enterócito até o lúmen. Por causa de sua estrutura, porém, a IgM secretora é muito mais suscetível às proteases do que a IgA secretora.

## Eliminação Imune

### Imunoglobulina E

Como a IgA não ativa o sistema complemento, atua por exclusão imune. Há uma segunda linha de defesa, porém, que destrói o antígeno que penetra a barreira mucosa (eliminação imune). Essa linha é mediada por IgE. As células produtoras de IgE são encontradas principalmente nas superfícies epiteliais, e não nos linfonodos ou no baço. A IgE se liga aos receptores de Fc dos mastócitos na mucosa do intestino e do trato respiratório e sob a pele. Os microrganismos invasores que escapam da IgA e chegam aos tecidos desencadeiam a inflamação mediada por IgE (Fig. 22.15). Nessas respostas, há rápida desgranulação de mastócitos e a liberação de seus mediadores inflamatórios nos tecidos adjacentes. Como descrito no Capítulo 29, o conteúdo do mastócito provoca inflamação aguda, aumenta a permeabilidade dos pequenos vasos sanguíneos e promove o extravasamento de fluido entre os enterócitos, o que leva à liberação de muco com grandes quantidades de IgG.

Esse processo ocorre, por exemplo, durante a invasão da mucosa intestinal por helmintos. A IgA tem pouco efeito sobre esses invasores, que não têm dificuldade em penetrar as camadas superficiais da mucosa. Quando os mastócitos sensibilizados encontram antígenos parasitários, porém, a liberação de moléculas vasoativas, inflamação local intensa e as mudanças no fluxo sanguíneo e na motilidade intestinal podem ser suficientes para forçar o patógeno a se soltar — um fenômeno chamado "autocura" (Capítulo 28).

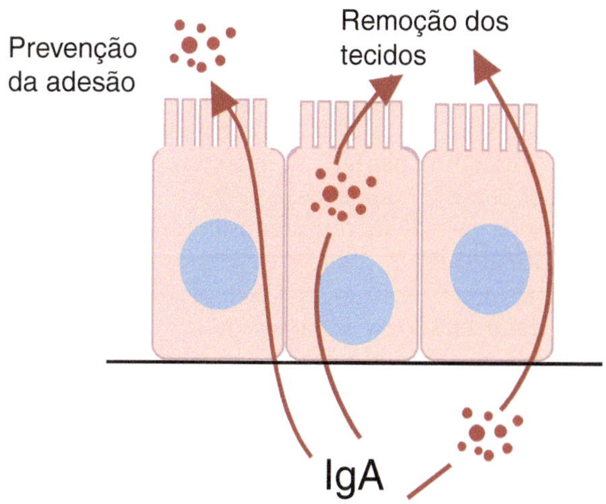


**FIG. 22.14** A IgA é única, já que pode atuar em três locais. A IgA pode se ligar a antígenos nos fluidos teciduais ou nos enterócitos, assim como no lúmen intestinal. O antígeno ligado nos tecidos ou enterócitos é transportado para o lúmen intestinal.

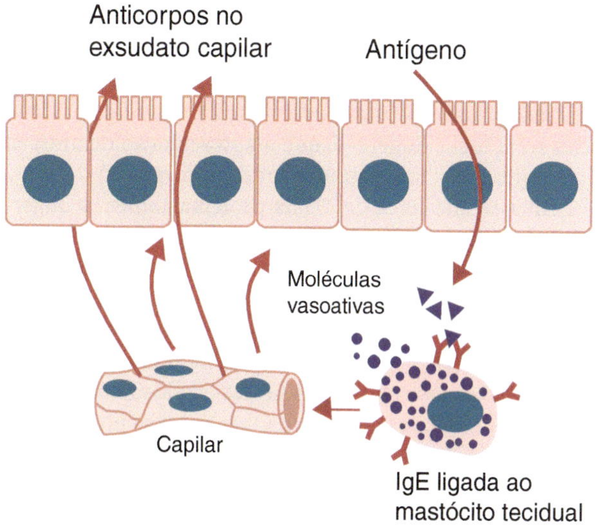


**FIG. 22.15** A resposta de IgE na parede intestinal. O antígeno alcança os mastócitos sensibilizados com IgE e causa sua desgranulação. Isso libera fatores vasoativos. Esses fatores aumentam a permeabilidade vascular e provocam a exsudação dos anticorpos IgG séricos.

Assim, a IgA e a IgE trabalham juntas. Em geral a IgA é a primeira linha de defesa e a IgE é um sistema de segurança. Em caso de baixa produção de IgA, a resposta da IgE pode excessivamente desencadeada. Por isso, os níveis baixos de IgA aumentam a produção de IgE e o desenvolvimento de respostas alérgicas a antígenos alimentares e inalados.

### Imunoglobulina G

Em ruminantes (principalmente em bovinos), a IgG1, não a IgA, é a principal imunoglobulina secretora no colostro e no leite. Isso se deve à transferência seletiva da corrente sanguínea para a glândula mamária. Em outras superfícies corpóreas dos ruminantes, porém, a IgA continua a ser a imunoglobulina predominante, embora também haja IgG1. A IgG2 também é transferida para o intestino e a saliva dos ruminantes. A IgG pode ter maior significado protetor no trato respiratório do que no intestino devido à menor probabilidade de degradação por proteases.

## IMUNIDADE A ALIMENTOS

Os antígenos da dieta normalmente não são antigênicos devido à tolerância oral mediada por linfócitos Treg. Esses Tregs periféricos (pTregs) são abundantes no intestino. Em condições normais, os antígenos dietéticos geram pequenos linfócitos pTreg intestinais. Esses pTregs são muito diferentes daqueles produzidos em resposta à microbiota. São encontrados, por exemplo, no intestino de camundongos gnotobióticos. Eles têm vida curta, mas são células supressoras muito potentes. Há evidências de que uma subpopulação especializada de células dendríticas intestinais também é necessária para estimular essa produção de pTreg e, assim, da tolerância oral.

Normalmente, as respostas de IgA secretora não são geradas contra antígenos alimentares. Da mesma maneira, as proteínas solúveis dos alimentos tendem a não desencadear respostas de TLR. (Embora camundongos com deficiência de TLR4 prontamente desenvolvam alergias alimentares.)

Outro mecanismo de indução de tolerância oral é a produção de "tolerossomos". Essas estruturas são exossomos produzidos por enterócitos. Sua superfície apresenta MHC de classe II, que se liga a peptídeos antigênicos presentes no lúmen do intestino. A administração oral de tolerossomos purificados induz tolerância. Sugere-se que a apresentação de antígenos alimentares pelos tolerossomos induza a formação de Treg.

Estima-se que cerca de 2% da proteína alimentar ingerida é absorvida como fragmentos peptídicos grandes o suficiente para serem reconhecidos pelo sistema imune, embora uma fração muito menor dessas moléculas (<0,002%) seja absorvida intacta. Essa proteína chega à circulação porta, mas uma pequena quantidade passa pelo fígado e entra na circulação sistêmica. Acredita-se que as células de Kupffer do fígado capturem os antígenos alimentares no sangue. Os anticorpos produzidos no local podem se ligar a esses antígenos adsorvidos e gerar imunocomplexos que são removidos da circulação ao passarem pelo fígado. Em um bezerro alimentado com um antígeno dietético definido, como a proteína de soja, embora a absorção inicial seja boa, logo há produção de anticorpos IgA contra a soja. A síntese desses anticorpos provoca exclusão imune e a quantidade de proteína absorvida cai de maneira significativa. Outra proteína introduzida na dieta também é bem absorvida até o início da síntese de IgA contra ela. Assim, a IgA pode excluir antígenos alimentares intactos do corpo. A quantidade de anticorpos produzidos por animais normais contra as proteínas da sua alimentação ainda não foi determinada. Os gatos alimentados com soja e caseína apresentam altos níveis séricos de IgG e IgA contra as duas proteínas. Por razões desconhecidas, as proteínas de alimentos enlatados parecem mais imunogênicas do que as proteínas não processadas.

## VACINAÇÃO NAS SUPERFÍCIES CORPÓREAS

Ao vacinar animais contra microrganismos que invadem os intestinos ou o trato respiratório, faz sentido estimular uma resposta de IgA de mucosa. Para tanto, o antígeno da vacina pode ser simplesmente ingerido ou inalado. Infelizmente, essas vacinas nem sempre são eficazes. Os antígenos inativados não conseguem desencadear uma resposta de IgA por serem diluídos ou expulsos de imediato quando aplicados às mucosas. O corpo regula a entrada do antígeno em células epiteliais de forma bastante precisa. Os efeitos reguladores da produção de IgA se adaptam constantemente à microflora intestinal. O único modo de desencadear uma resposta significativa de IgA é por meio do uso de vacinas vivas, cujos microrganismos podem invadir as mucosas. A vacina deve persistir durante tempo suficiente para provocar uma resposta imune, mas não causar danos significativos. Bons exemplos dessas vacinas são aquelas contra a rinotraqueíte bovina ou felina. Mesmo algumas dessas vacinas podem causar conjuntivite ou traqueíte transiente. Outros exemplos de vacinas vivas orais eficientes são a vacina contra a poliomielite humana e a vacina contra a gastroenterite transmissível dos leitões. A tolerância oral também continua sendo um desafio para as vacinas de mucosas. Assim, a administração de alguns antígenos no trato respiratório ou nos intestinos pode causar anergia de linfócitos T na mucosa.

A vacinação sistêmica contra essas infecções superficiais pode conferir imunidade adequada (como nas vacinas contra a gripe e a poliomielite humana), uma vez que parte da IgG pode ser transferida do soro para a superfície da mucosa. Na verdade, muitas vacinas apenas estimulam níveis elevados de anticorpos IgG no sangue. Essas vacinas são eficazes porque, quando um invasor causa lesão local e desencadeia a inflamação, o sítio invadido é inundado por IgG. No entanto, essa não é a melhor maneira de conferir imunidade.

Depois da geração da resposta protetora de IgA, surgem outras dificuldades. A indução de respostas imunológicas secundárias nas superfícies, por exemplo, é ocasionalmente difícil e doses múltiplas de vacinas podem não aumentar a intensidade ou a duração das respostas imunes locais. Isso não acontece por um defeito intrínseco, mas sim porque os níveis elevados de IgA podem bloquear a absorção de antígenos e, assim, impedi-los de alcançar as células apresentadoras de antígeno.

# 23

# Imunidade no Feto e no Neonato

## OBJETIVOS DIDÁTICOS

*Depois de ler este capítulo, você deve ser capaz de:*

- Descrever o desenvolvimento progressivo do sistema imune em mamíferos.
- Entender o estado do desenvolvimento dos sistemas imunes inatos e adaptativos ao nascimento.
- Explicar como os mamíferos neonatos são temporariamente protegidos de infecções por meio da transferência de imunoglobulinas de suas mães.
- Descrever como as imunoglobulinas são derivadas da mãe por meio de transferência direta pela placenta, como em primatas, ou ingestão de colostro rico em imunoglobulinas.
- Entender as propriedades imunológicas do colostro e do leite.
- Descrever a absorção do colostro pelo intestino neonatal.
- Entender como o colostro protege o recém-nascido de infecções septicêmicas, enquanto o leite o protege de infecções entéricas.
- Entender os motivos da falha de transferência passiva.
- Entender os princípios do diagnóstico e tratamento da falha de transferência passiva.
- Definir colostro e transferência passiva.
- Entender por que a vacinação de mamíferos jovens é ineficaz.
- Entender o papel da microbiota no desenvolvimento do sistema imune neonatal.

## SUMÁRIO DO CAPÍTULO



Ao nascer, o mamífero sai do útero estéril para um ambiente em que é imediatamente exposto a diversos microrganismos. Suas superfícies, como o trato gastrointestinal, adquirem uma microbiota complexa em algumas horas. Para sobreviver, o recém-nascido deve conseguir controlar essa invasão microbiana. Na prática, o sistema imune adaptativo precisa de algum tempo para se tornar completamente funcional e os mecanismos inatos são responsáveis pela resistência inicial à infecção. Em algumas espécies com período gestacional curto, como os camundongos, o sistema imune adaptativo pode nem estar totalmente desenvolvido ao nascimento. Em animais com período gestacional longo, como os mamíferos domésticos de grande porte, o sistema imune adaptativo está completamente desenvolvido no nascimento, mas não pode funcionar nos níveis observados em adultos por vários meses. O desenvolvimento completo da imunidade adaptativa depende da estimulação antigênica. O desenvolvimento dos linfócitos B e da diversidade de seus receptores de antígeno (BCR) requer seleção clonal e multiplicação celular determinada pelos antígenos (Capítulo 15). Assim, os mamíferos recém-nascidos são vulneráveis à infecção durante as primeiras semanas de vida. Nesse período, precisam de ajuda para se defender. Esse auxílio temporário é dado pelo leite da mãe, na forma de anticorpos e, talvez, linfócitos T. A transferência passiva da imunidade da mãe para o recém-nascido é essencial para sua sobrevivência.

## DESENVOLVIMENTO DO SISTEMA IMUNE

O desenvolvimento do sistema imune no feto mamífero segue um padrão consistente. O timo é o primeiro órgão linfoide a se desenvolver, seguido pelos órgãos linfoides secundários. Os linfócitos B aparecem logo após o desenvolvimento do baço e dos linfonodos, mas os anticorpos geralmente não são detectados até os estágios finais da vida fetal. A capacidade fetal de resposta aos antígenos se desenvolve logo após o aparecimento dos órgãos linfoides, mas nem todos os antígenos conseguem estimular o tecido linfoide do feto. O sistema imune se desenvolve em uma série de etapas, e cada uma permite que o feto responda a mais antígenos. Essas etapas são determinadas pelo aumento gradual da conversão gênica ou das mutações somáticas para o crescimento da diversidade dos anticorpos. A capacidade de montar respostas imunes mediadas por células se desenvolve simultaneamente à produção de anticorpos. A diversidade do receptor de antígeno dos linfócitos T (TCR) também é limitada em fetos e neonatos, e a produção de citocinas por essas células pode ser baixa. Isso pode ser simplesmente devido à falta de exposição a antígenos estranhos ou microbianos.

### Sistemas Imunes Específicos

#### Potro

O período gestacional da égua é de aproximadamente 340 dias. Os linfócitos começam a ser observados no timo cerca de 60 a 80 dias após a concepção. São encontrados no linfonodo mesentérico e na lâmina própria do intestino no 90º dia e no baço no 175º dia. Os linfócitos do sangue aparecem por volta de 120 dias. Alguns plasmócitos podem ser observados aos 240 dias. A doença do enxerto *versus* hospedeiro, uma resposta mediada por células, se desenvolveu em potros imunodeficientes submetidos ao transplante de tecidos de um feto de 79 dias. O feto equino pode responder ao colífago T2 aos 200 dias após a concepção e ao vírus da encefalite equina venezuelana aos 230 dias. A diversidade da sequência VDJ aumenta durante o desenvolvimento do feto e o crescimento do potro até a vida adulta. Os potros recém-nascidos possuem quantidades detectáveis de IgM e IgG e, às vezes, de IgG3 no soro, mas a produção de IgE não começa até 9 a 11 meses de idade. Como outros herbívoros de grande porte, os potros apresentam a placa de Peyer ileal bem desenvolvida, que atua como órgão linfoide primário e, por fim, involui. Os principais marcadores de linfócitos B são detectáveis aos 90 a 120 dias de gestação. Os transcritos de *IGHM* e *IGLC* são expressos no fígado, na medula óssea e no baço em todas as idades. Assim, a recombinação gênica e a troca de classe das imunoglobulinas ocorrem durante a vida fetal equina. Por consequência, pequenas quantidades de IgM e IgG são detectáveis ao nascimento. Apesar dessa competência, as funções dos linfócitos B podem ser ativamente suprimidas por linfócitos T reguladores (Treg) durante os primeiros meses da vida do potro.

Há um aumento significativo na diversidade de imunoglobulinas durante a vida fetal dos equinos, principalmente nos últimos dois terços da gestação. No feto, a diversidade começa a aumentar aos 20 dias de gestação e ocorre na região determinante da complementariedade (CDR) da terceira cadeia pesada. Nos potros recém-nascidos, a diversidade também começa a aumentar na segunda CDR. Em animais adultos, a variação da primeira CDR aumenta de forma tardia, embora seja bem inferior à observada nas CDRs 2 e 3. Alguns genes V, D e J são usados de maneira predominante ao longo da vida e não há alterações no uso gênico relativo.

#### Bezerro

Embora o período gestacional da vaca seja de 280 dias, o timo do feto é detectado aos 40 dias após a concepção. A medula óssea e o baço aparecem aos 55 dias. Os linfonodos são observados aos 60 dias, mas as placas de Peyer não aparecem até os 175 dias (Fig. 23.1). Os linfócitos do sangue são observados nos fetos no 45º dia; os linfócitos B $IgM^+$, no 59º dia; e os linfócitos B $IgG^+$, no 135º dia. O tempo de aparecimento de anticorpos no soro depende da sensibilidade da técnica empregada. Não é acidental, portanto, que as primeiras respostas imunes detectadas sejam aquelas dirigidas contra os vírus por meio do uso de testes de neutralização altamente sensíveis. Os fetos bovinos respondem ao rotavírus aos 73 dias, ao parvovírus aos 93 dias e ao vírus da parainfluenza 3 aos 120 dias. Os linfócitos do sangue fetal podem responder aos mitógenos entre 75 e 80 dias, mas essa capacidade é temporariamente perdida perto do nascimento por causa da alta produção de esteroides. Nos bezerros, as subpopulações de linfócitos T são observadas em níveis comparáveis aos adultos, mas os números de linfócitos B aumentam significativamente nos 6 primeiros meses após o nascimento. Os bezerros adquirem competência imune inata e mediada por IgM na primeira semana de vida. A expressão de *IGHA* e *IGHG* atinge os níveis adultos aos 14 a 28 dias.

#### Cordeiro

O período gestacional da ovelha é de aproximadamente 145 dias. As células positivas para o complexo de histocompatibilidade principal (MHC) de classe I podem ser detectadas no 19º dia e as células positivas para o MHC de classe II podem ser

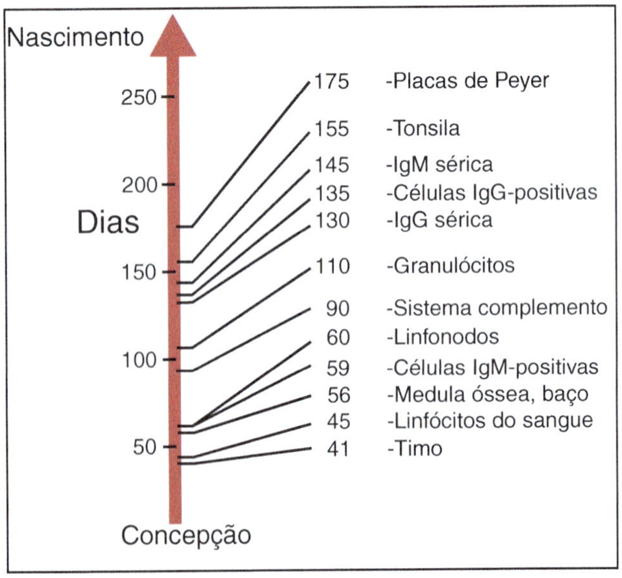


FIG. 23.1 Os estágios do desenvolvimento progressivo do sistema imune em fetos bovinos.

encontradas no 25º dia. O timo e os linfonodos são detectados no 35º e no 50º dia após a concepção, respectivamente. Os folículos associados ao intestino surgem no cólon aos 60 dias, as placas de Peyer do jejuno em cerca de 75 a 80 dias e as placas de Peyer do íleo por volta de 110 a 115 dias. Os linfócitos do sangue são observados em fetos com 32 dias e as células $CD4^+$ e $CD8^+$ aparecem no timo entre 35 e 38 dias. Os linfócitos B são detectados aos 48 dias no baço e, então, já rearranjam seus genes *IGLV*. Os receptores de C3 aparecem no 120º dia, mas os receptores de Fc não surgem até o nascimento. Os linfócitos do fígado fetal podem responder à fitoemaglutinina aos 38 dias. Os cordeiros podem produzir anticorpos contra o fago ϕX174 no 41º dia e rejeitar aloenxertos cutâneos no 77º dia. Alguns fetos ovinos podem produzir anticorpos contra o vírus Akabane já aos 50 dias após a concepção. Os anticorpos contra o vírus Cache Valley podem ser induzidos no 7º dia, contra o SV40 no 90º dia, contra o fago T4 no 105º dia, contra o vírus da língua azul no 122º dia e contra o vírus da coriomeningite linfocítica no 140º dia. As proporções de linfócitos T α/β e γ/δ variam à medida que o cordeiro cresce. Assim, 1 mês antes do nascimento, 18% dos linfócitos T sanguíneos são γ/δ· Com 1 mês de vida, constituem 60% dos linfócitos T do sangue.

## Leitão

O período gestacional da porca é de aproximadamente 115 dias. Os linfócitos B aparecem no saco vitelino no 20º dia, no fígado fetal no 30º dia e na medula óssea no 45º dia. Os primeiros leucócitos $SWC3^+$ podem ser encontrados no saco vitelino e no fígado no 17º dia. O timo se desenvolve 40 dias após a concepção e é colonizado por duas ondas de linfócitos T progenitores a partir do 38º dia. Os linfócitos T γ/δ aparecem primeiro no timo e no sangue periférico cerca de 10 dias depois. Os linfócitos T α/β se desenvolvem aos 55 dias, mas seus números crescem rápido, de forma que predominam na fase final da gestação. Os tecidos linfoides intestinais não apresentam linfócitos T no nascimento. Os linfócitos $TCD4^+$ aparecem no intestino às 2 semanas de idade; e os linfócitos $TCD8^+$, às 4 semanas. Sua proliferação parece ser induzida pela microbiota intestinal. Os linfócitos B $IgM^+$ podem ser encontrados no fígado aos 40 dias, no baço aos 50 e na medula óssea aos 60 dias. Os fetos podem produzir anticorpos contra os parvovírus aos 58 dias e rejeitar aloenxertos aproximadamente ao mesmo tempo. Os linfócitos sanguíneos podem responder aos mitógenos entre o 48º e o 54º dia. A atividade das células *natural killer* (NK) não se desenvolve até algumas semanas após o nascimento, embora células com o fenótipo NK possam ser identificadas aos 45 dias de gestação no baço e no sangue do cordão umbilical.

Os linfócitos B são os primeiros linfócitos a aparecerem no sangue periférico. O número de linfócitos B circulantes aumenta significativamente entre o 70º e o 80º dia de gestação. A resposta fetal a antígenos é do tipo IgM, mas os leitões recém-nascidos e os fetos também produzem uma pequena imunoglobulina que pode apresentar cadeias leves. É interessante notar que os linfócitos B podem ser encontrados no timo de leitões recém-nascidos.

O desenvolvimento molecular do repertório de anticorpos foi acompanhado durante o crescimento dos leitões. Assim, o rearranjo VDJ é observado pela primeira vez no fígado fetal aos 30 dias. Entretanto, a princípio, os fetos suínos não utilizam todos os genes *IGHV* ou *IGHD*. Da mesma maneira, a adição da região N não ocorre antes do 40º dia, sugerindo que a atividade da desoxinucleotidiltransferase terminal começa depois disso. Transcritos de IgM, IgA e IgG são detectados a partir do 50º dia em todos os principais órgãos linfoides. Assim, os leitões nascem com uma diversidade relativamente limitada de linfócitos B. Os números de linfócitos B aumentam nas 4 primeiras semanas de vida, mas seu repertório de reconhecimento de antígenos não começa a se expandir antes de 4 a 6 semanas de idade.

A produção de IgA é controlada pela exposição à microbiota intestinal (Quadro 23.1). O feto em desenvolvimento apresenta quantidade limitada de troca de classe nos linfócitos B e, consequentemente, os leitões recém-nascidos já possuem um pouco de IgA intestinal. Assim, ao nascimento, os leitões são expostos a novos antígenos da microbiota crescente, do colostro e do leite. São esses antígenos que desencadeiam a produção de IgA. Ao desmame, o animal é exposto a novos antígenos dietéticos e também deve desenvolver tolerância oral.

Os rearranjos da cadeia lambda podem ser detectados no saco vitelino dos leitões entre 20 e 50 dias de gestação, bem antes dos rearranjos Kappa. A diversidade juncional nas regiões VDJ é limitada a todos os estágios do desenvolvimento. A linfogênese B e os rearranjos gênicos continuam por pelo menos 5 semanas após o parto. Todas essas características parecem exclusivas dos suínos.

### QUADRO 23.1 A Herança dos Níveis Fecais de IgA

Em camundongos isogênicos, os níveis fecais de IgA são muito variáveis. Alguns indivíduos apresentam alta concentração fecal de IgA e outros, baixa. Se a microbiota de camundongos com baixa IgA fecal for transferida para camundongos com alta IgA fecal, os níveis fecais de IgA dos receptores caem imediatamente. Assim, a quantidade de IgA nas fezes é determinada pela microbiota. As bactérias de camundongos com baixa IgA parecem conseguir degradar o componente secretor e a IgA. De modo geral, acredita-se que o animal jovem recebe seu microbioma da mãe. Consequentemente, os níveis fecais de IgA são transmitidos de maneira vertical pela mãe e, assim, parecem herdados. A ocorrência desse processo em mamíferos domésticos pode explicar muitos dos problemas entéricos associados à criação intensiva de suínos e outras espécies.

## Filhote de Cão

O período gestacional da cadela é de aproximadamente 60 dias. O timo se diferencia entre o 23º e o 33º dia e os fetos podem responder ao fago ϕX174 por volta do 40º dia. Os linfócitos sanguíneos podem responder à fitoemaglutinina por volta de 45 dias após a concepção, e essas células podem ser detectadas em linfonodos aos 45 dias e no baço aos 55 dias. A capacidade de rejeição de aloenxertos também se desenvolve com cerca de 45 dias, embora seja lenta nesse estágio e os fetos possam se tornar tolerantes por meio de uma injeção intrauterina do antígeno antes do 42º dia. A saída de linfócitos T do timo para os órgãos linfoides secundários e o desenvolvimento de respostas imunes humorais são, portanto, fenômenos relativamente tardios no cão em comparação a outros mamíferos domésticos.

## Filhote de Gato

Há poucos dados sobre a ontogenia dos filhotes de gato. Os linfócitos são observados no sangue 25 dias após a concepção.

Os linfócitos B são detectados no fígado fetal aos 42 dias. Os fetos produzem certa quantidade de IgG que pode ser detectada no soro antes da amamentação, embora essas moléculas possam ser anticorpos que atravessaram a placenta.

## O Sistema Imune e a Infecção Intrauterina

Embora o feto não seja indefeso por completo, apresenta menor capacidade de combater uma infecção do que um adulto. Seu sistema imune adaptativo não é totalmente funcional; por consequência, algumas infecções podem ser brandas ou imperceptíveis na mãe, mas graves ou letais no feto. Exemplos são a língua azul, a rinotraqueíte infecciosa bovina (herpes-vírus bovino 1 [BHV-1]), a diarreia viral bovina, a rubéola em humanos e a toxoplasmose. As infecções fetais geralmente desencadeiam uma resposta imune caracterizada por hiperplasia linfoide e níveis elevados de imunoglobulinas. Por isso, a presença de quaisquer imunoglobulinas no soro de um recém-nascido que não foi amamentado sugere uma infecção intrauterina.

De modo geral, a resposta a esses vírus é determinada pelo estado de desenvolvimento imunológico do feto. A administração da vacina com o vírus vivo da língua azul, que não é patogênica em ovelhas adultas normais, a velhas prenhes aos 50 dias após a concepção, por exemplo, causa lesões graves no sistema nervoso dos fetos, inclusive hidranencefalia e displasia de retina; por outro lado, a administração da vacina aos 100 dias após a concepção ou a cordeiros recém-nascidos causa apenas uma resposta inflamatória branda. O vírus da vacina da língua azul administrada a fetos ovinos entre 50 e 70 dias após a concepção pode ser isolado dos tecidos dos cordeiros por várias semanas; se a administração for feita depois dos 100 dias, porém, o reisolamento não é possível. O comportamento do vírus Akabane nos cordeiros é muito semelhante. A administração antes de 30 a 36 dias após a concepção causa deformidades congênitas. A administração a fetos mais velhos provoca a síntese de anticorpos com probabilidade muito menor de malformações. Os leitões que entram em contato com o parvovírus antes dos 55 dias após a concepção geralmente são abortados ou natimortos. Após os 72 dias, porém, os leitões desenvolvem altos níveis de anticorpos contra o parvovírus e sobrevivem. A infecção pré-natal de bezerros com BHV-1 provoca doença fatal, ao contrário das com infecções pós-natais, que são relativamente brandas. A transição entre esses dois tipos de infecção ocorre durante o último mês de gestação.

Os efeitos do momento de ocorrência da infecção viral são bem observados com o vírus da diarreia bovina (BVDV). A infecção no início da gestação (antes dos 50 dias) pode levar ao aborto. Por outro lado, as infecções entre 50 e 120 dias, antes que o feto desenvolva a competência imune, geram doença persistente assintomática, já que os bezerros desenvolvem tolerância ao vírus (Fig. 23.2). Esses bezerros ainda apresentam viremia, já que, por causa da tolerância, não produzem anticorpos ou linfócitos T contra os vírus. Alguns desses bezerros podem apresentar pequenos problemas neurológicos e baixa taxa de crescimento, mas muitos são clinicamente normais. Se a vaca for infectada com o BVDV entre 100 e 180 dias após a concepção, os bezerros podem nascer com malformações graves no sistema nervoso central e nos olhos, defeitos maxilares, atrofia e retardo do crescimento. Os bezerros infectados após 150 a 180 dias de gestação tendem a ser clinicamente normais.

Uma vez que são tolerantes ao BVDV, os bezerros com infecções persistentes eliminam grandes quantidades dos vírus nas secreções e excreções. Esses bezerros também podem produzir anticorpos neutralizantes caso sejam imunizados com uma vacina de BVDV vivo de um sorotipo diferente do vírus persistente. Apesar disso, o vírus original persiste nesses animais. Esses bezerros com infecção persistente crescem lentamente e morrem por infecções oportunistas, como a pneumonia, antes de atingir a idade adulta. (O BVDV tem tropismo para os linfócitos e é imunossupressor).

Há dois biótipos distintos de BVDV: citopático e não citopático. (O nome deriva de seu comportamento em cultura celular, não de sua patogenicidade em animais). As cepas não citopáticas suprimem a produção de interferon do tipo I (IFN-α), mas permitem a síntese de tipo III (IFN-λ) por células dendríticas

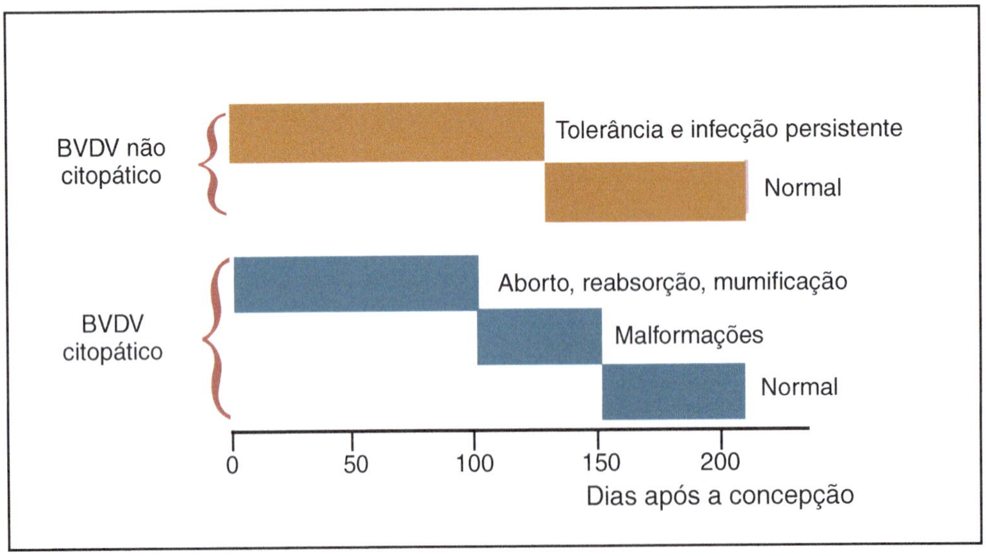


FIG. 23.2 Os efeitos da infecção pelo vírus da diarreia bovina no desenvolvimento dos fetos dessa espécie dependem do momento de infecção. Assim como nos animais adultos, há uma variação individual considerável na resistência à infecção. Os bezerros com infecção persistente podem apresentar pequenos problemas neurológicos ou deficiências de crescimento.

plasmocitoides. Esse interferon de tipo III suprime as respostas dos linfócitos T e permite a sobrevida do vírus nos bezerros, que provoca infecções persistentes por depleção de linfócitos T $\gamma/\delta$ $WC1^+$. As cepas citopáticas induzem a produção de IFN de tipo I e não podem causar infecção persistente. Essas cepas citopáticas, porém, causam a doença da mucosa (MD), uma doença entérica grave que provoca diarreia profusa e morte (Fig. 23.3). A doença da mucosa se desenvolve a partir de uma mutação em um gene viral não estrutural que altera o biótipo BVDV de não citopático para citopático enquanto o animal não produz anticorpos neutralizantes ou linfócitos T. A cepa citopática pode se disseminar entre os animais tolerantes e promover um surto grave da doença da mucosa. Os dois vírus, citopáticos e não citopáticos, podem ser isolados desses animais. As cepas não citopáticas persistentes e citopáticas das vacinas podem se recombinar e causar surtos de MD. Embora algumas das lesões da MD sejam atribuídas a efeitos patogênicos diretos do BVDV, também há o desenvolvimento de glomerulonefrite e outras lesões mediadas por imunecomplexos. Isso pode refletir uma superinfecção ou a produção de anticorpos não neutralizantes. Uma vez que os bezerros com infecção persistente podem atingir a idade adulta e procriar, é possível que a infecção BVD continue indefinidamente nos animais portadores e sua progênie. Assim, entre 0,4% e 1,7% dos bovinos dos Estados Unidos apresentam infecção persistente.

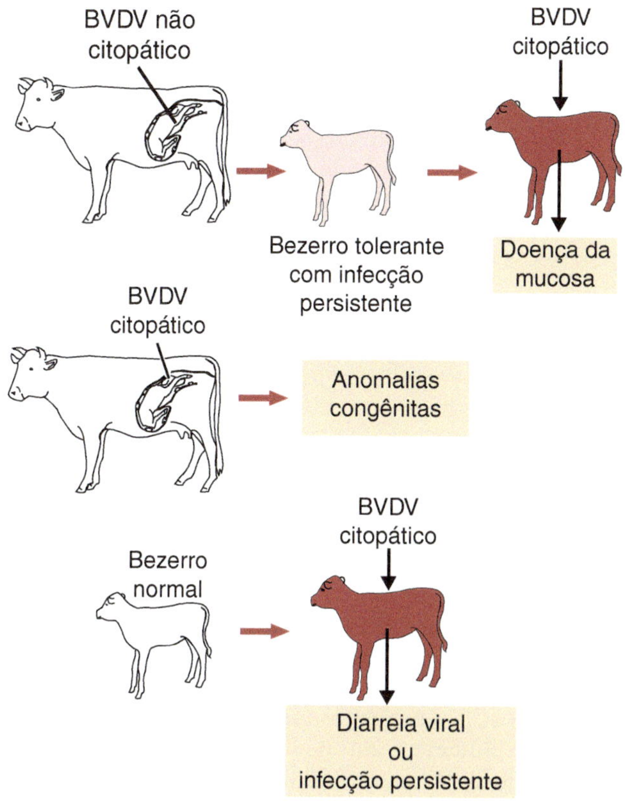


**FIG. 23.3** A relação entre a doença da mucosa e a infecção persistente pelo vírus da diarreia bovina (BVDV) em animais tolerantes. Os bezerros com infecção persistente pelo BVDV não citopático e depois superinfectados com o BVDV citopático desenvolvem a doença da mucosa.

## RESPOSTA IMUNE DOS MAMÍFEROS NEONATOS

Após o desenvolvimento no ambiente estéril do útero, os mamíferos recém-nascidos encontram uma população diversificada de micróbios no momento do nascimento (Quadro 23.2). Esses animais devem ser capazes de combater qualquer tentativa de invasão imediatamente. Os mamíferos recém-nascidos conseguem montar respostas imunes inatas e adaptativas ao nascer. No entanto, qualquer resposta imune adaptativa montada por um recém-nascido deve ser uma resposta primária com um período *lag* prolongado e baixos títulos de anticorpos. As respostas imunes inatas são, portanto, essenciais para a sobrevivência nas primeiras semanas de vida.

### Papel da Microbiota Intestinal

O desenvolvimento do sistema imune do recém-nascido é determinado pela microbiota intestinal que coloniza as superfícies corpóreas, principalmente o trato gastrointestinal e a pele (Capítulo 21). Essas exposições a micróbios no início da vida têm efeito profundo sobre o desenvolvimento do sistema imune. Na sua ausência, os mamíferos livres de micróbios (*germ-free*) não desenvolvem completamente seus tecidos linfoides de mucosa. A microbiota gera uma mistura complexa de padrões moleculares associados a patógenos (PAMPs) que atuam através de receptores do tipo *toll* (TLR) dos enterócitos. Do mesmo modo, os antígenos microbianos são capturados por células dendríticas e apresentados aos linfócitos T $CD4^+$. Coletivamente, esses sinais promovem o desenvolvimento funcional do sistema imune. As microbiotas intestinal e cutânea também são fundamentais na determinação de qualquer viés Th1 ou Th2 na função imunológica. Isso afeta os níveis sanguíneos de IgE na vida adulta e o desenvolvimento de alergias. Essa é a base da "hipótese da higiene", o conceito de que o desenvolvimento de alergias é influenciado pela exposição a micróbios no início da vida (Capítulo 30).

### Imunidade Inata

Os recém-nascidos podem produzir uma ampla gama de moléculas antimicrobianas, entre elas pentraxinas e colectinas, peptídeos, como as defensinas, lactoferrina e lisozima. As pro-

> **QUADRO 23.2 A Microbiota da Placenta**
>
> Por muito tempo, acreditou-se que os órgãos internos do corpo eram estéreis. No entanto, o rápido desenvolvimento da microbiota em bebês recém-nascidos em menos de uma semana de vida levantou a hipótese de que, de alguma forma, as bactérias entram no corpo antes do nascimento. Uma possível fonte é a placenta. Bactérias intracelulares Gram-positivas e negativas podem ser observadas na camada tissular da interface materno-fetal. Estudos metagenômicos em tecidos placentários também detectaram um microbioma pequeno, mas único, nesse órgão. De modo geral, presume-se que essas bactérias são originárias do trato genital inferior e ascendem até o útero. Essa microbiota, porém, é mais parecida com a microbiota oral de indivíduos não gestantes! *E. coli* foi a espécie mais prevalente na placenta. Não é coincidência que *E. coli* possa ser encontrada no mecônio e seja a principal causa de sepse precoce em neonatos.

Aagaard K, Ma J, Antony KM, et al: The placenta harbors a unique microbiome, *Sci Transl Med* 6:237-246, 2014.

teínas surfactantes A e D, além da β-defensina 1 e do TLR4, são produzidas no pulmão de cordeiros prematuros. Por isso, os invasores podem ser mortos de forma relativamente eficiente. Os recém-nascidos apresentam TLRs funcionais. Nos fetos suínos, aos 90 dias após a concepção, os neutrófilos são completamente capazes de fagocitar as bactérias como *Staphylococcus aureus*. Entretanto, sua atividade bactericida é deficiente e só atinge níveis adultos após 10 dias. Perto do nascimento, a capacidade fagocítica e bactericida desses neutrófilos cai por causa do aumento da produção de esteroides. Os neutrófilos dos potros recém-nascidos se movimentam de forma relativamente mais lenta em comparação às células de suas mães. O soro de mamíferos recém-nascidos, porém, é deficiente em alguns componentes do sistema complemento, o que enfraquece sua atividade de opsonização. O nível sérico de C3 aumenta rapidamente após o nascimento em leitões e atinge níveis adultos aos 14 dias.

A distribuição dos macrófagos também muda. Os leitões recém-nascidos possuem poucos macrófagos pulmonares intravasculares. Durante os primeiros dias após o nascimento, os monócitos do sangue aderem ao endotélio dos capilares pulmonares e se diferenciam em macrófagos. No leitão recém-nascido, 75% das partículas são removidas do sangue pelo fígado e baço, mas, aos 2 meses de idade, 75% são removidos pelos pulmões. Os macrófagos alveolares dos suínos recém-nascidos têm baixa capacidade fagocítica, mas são eficientes aos 7 dias. Esses macrófagos alveolares produzem altos níveis de IL-10 nos leitões recém-nascidos.

Os bezerros recém-nascidos possuem menos células NK do que os adultos, mas que respondem mais ao estímulo com interleucina 2 (IL-2) ou IL-15 e são mais citotóxicas! Esses animais também apresentam alterações dependentes da idade em proteínas de fase aguda. O amiloide sérico A, uma proteína ligante de lipopolissacarídeo, a haptoglobina e a glicoproteína ácida α1 são encontrados em altas concentrações logo depois do nascimento, mas esses níveis diminuem gradualmente em 21 dias. Em leitões em desenvolvimento, a produção de IL-8 e do fator de necrose tumoral α (TNF-α) por monócitos sanguíneos aumenta significativamente durante o período pós-natal, mas não a produção de IL-1β. Os números absolutos de linfócitos T γ/δ aumentam muito entre o nascimento e as 20 a 25 semanas de idade; nesse período, há alterações progressivas nos fenótipos de linfócitos auxiliares, de $CD8a^-$, $SLA\text{-}DR^-$, $CD27^+$ a $CD8a^+$, $SLA\text{-}DR^+$, $CD27^-$.

## Imunidade Adaptativa

O início do desenvolvimento do sistema imune adaptativo foi bem analisado em potros recém-nascidos, já que alguns são altamente suscetíveis à infecção letal por *Rhodococcus equi* (Quadro 23.3). Os mamíferos recém-nascidos, inclusive os potros, montam respostas adaptativas direcionadas ao tipo 2, em vez do tipo 1. Assim, favorecem as respostas anticórpicas à imunidade mediada por células. Esse desequilíbrio é resultado de um atraso no desenvolvimento de células dendríticas (DC) de tipo 1 produtoras de IL-12 e das atividades de IL-4 e IL-12 provenientes de células DC2. As células mononucleares de potros recém-nascidos não conseguem expressar IFN-γ· Seus linfócitos Th2 se diferenciam rapidamente, enquanto os linfócitos Th1 neonatais se desenvolvem de forma lenta. O IFN-γ pode danificar a placenta e, assim, essa distorção não é acidental. A produção de IFN-γ aumenta gradualmente durante os primeiros 6 meses de vida e atinge níveis adultos em 1 ano, quando as respostas adquiridas mudam para o padrão adulto equilibrado.

Durante os três primeiros meses de vida, os cães filhotes apresentam número maior de linfócitos do que os adultos. Grande parte da diferença se deve aos linfócitos B $CD21^+$. A proporção de linfócitos $TCD8^+$ nos filhotes é baixa ao nascimento, mas aumenta de forma gradual até chegar aos níveis adultos. Um aumento gradual semelhante nos números de linfócitos é observado em gatos recém-nascidos. Em cães e gatos, a involução tímica começa em torno dos 6 meses de idade.

### QUADRO 23.3 *Rhodococcus equi*

*Rhodococcus equi* é uma bactéria ubíqua encontrada no solo e em baias. Os potros recém-nascidos são expostos a essa bactéria logo após o nascimento. A maioria dos potros monta uma resposta imune protetora, mas alguns apresentam pneumonia grave durante a diminuição da concentração de anticorpos maternos.

Diversos defeitos foram identificados nos sistemas imunes de potros recém-nascidos. Os neutrófilos dos potros têm capacidade fagocítica semelhante à observada em cavalos adultos, mas sua atividade sérica de opsonização é baixa. A capacidade de indução de morte dessas células também é menor, já que sua explosão respiratória é fraca. A função das células dendríticas também é comprometida devido à menor expressão das moléculas de MHC classe II e de CD1b.

Como a doença é associada à queda dos níveis de anticorpos maternos, é possível que as imunoglobulinas sejam essenciais na determinação da resistência ou susceptibilidade ao *R. equi*. Os potros geralmente não apresentam IgA de mucosa nos primeiros 28 dias de vida. Embora a produção de IL-8, IL-10, IL-12 e IL-23 dos recém-nascidos seja comparável àquela dos potros mais velhos, a síntese de IFN-γ e IL-6 está comprometida. Ao serem estimuladas com *R. equi*, as células mononucleares de potros recém-nascidos aumentam a produção de IFN-γ, IL-6 e IL-23, mas muito menos do que as células de potros mais velhos. O crescimento de *R. equi* é maior em macrófagos de potros de 3 meses de idade do que animais mais jovens ou mesmo adultos. A expressão de RNA mensageiro (mRNA) de IL-4 é maior nos monócitos, enquanto a expressão de IL-6, IL-18 e TNF-α é maior nos macrófagos broncoalveolares. A indução de mRNA de IL-1β, IL-10, IL-12 p40 e IL-8 é maior em células de potros com 1 a 3 dias de idade. Assim, é provável que a persistência do microrganismo em macrófagos atue no tropismo tecidual e na determinação da suscetibilidade etária.

Em estudos prospectivos, os potros destinados ao desenvolvimento de pneumonia por *R. equi* nasceram com menos leucócitos, menos neutrófilos segmentados, menor proporção de linfócitos T $CD4^+$ e razão CD4/CD8 menor do que potros normais. Há tempos que se sabe que uma resposta Th1 é essencial à proteção contra *R. equi*. Por ser um microrganismo intracelular, a ativação de células fagocíticas por IFN-γ é necessária para sua eliminação. Infelizmente, os potros com menos de 3 a 4 meses apresentam menor expressão de IFN-γ em comparação a adultos. Nos potros suscetíveis, é provável que uma combinação de diversos defeitos imunes permita que um microrganismo normalmente inócuo cause doença.

Berghaus LJ, Giguère S, Sturgill TL: Effect of age and macrophage lineage on intracellular survival and cytokine induction after infection with *Rhodococcus equi*, *Vet Immunol Immunopathol*, 160:41-50, 2014.

Contudo, a menos que haja uma assistência imunológica adicional, os microrganismos que representam pouca ameaça a um adulto podem matar os mamíferos recém-nascidos. Essa assistência imunológica é fornecida por anticorpos transferidos da mãe para a prole através do colostro. Os linfócitos maternos também podem ser transferidos para o feto através da placenta ou para mamíferos recém-nascidos através do colostro.

## TRANSFERÊNCIA DA IMUNIDADE DA MÃE PARA A PROLE

A via usada pelos anticorpos maternos até o feto é determinada pela estrutura da placenta. Em humanos e outros primatas, a placenta é hemocorial, ou seja, o sangue materno fica em contato direto com o trofoblasto (Fig. 23.4). Esse tipo de placenta permite que a IgG materna, mas não a IgM, a IgA ou a IgE, seja transferida diretamente para o feto. A IgG materna pode entrar na corrente sanguínea fetal e o bebê humano recém-nascido apresenta níveis circulantes de IgG comparáveis aos da sua mãe.

Cães e gatos apresentam placenta endoteliocorial, onde o epitélio coriônico está em contato com o endotélio dos capilares maternos. Nessas espécies, 5% a 10% da IgG é transferida diretamente da mãe para os filhotes, mas a maior parte deve ser obtida através do colostro. (É interessante notar que os elefantes também apresentam placentação endoteliocorial e que a transferência passiva pré-natal da imunidade nessa espécie é significativa.)

A placenta dos ruminantes é sindesmocorial, ou seja, o epitélio coriônico está em contato direto com tecidos uterinos, enquanto a placenta equina e suína é epiteliocorial e o epitélio coriônico fetal fica em contato direto com o epitélio uterino intacto. Nos mamíferos com esses dois tipos de placenta, a passagem transplacentária de moléculas de imunoglobulinas é totalmente bloqueada. Assim, seus respectivos neonatos dependem inteiramente dos anticorpos recebidos através do colostro.

### Secreção e Composição do Colostro e do Leite

O colostro contém as secreções acumuladas da glândula mamária nas últimas semanas de gestação e as proteínas ativamente transferidas da corrente sanguínea sob influência dos estrógenos e da progesterona. Os receptores neonatais de imunoglobulina (FcRn) são expressos pelas células dos ductos e dos ácinos da glândula mamária e medeiam a transferência de IgG do soro para o colostro. O colostro, portanto, é rico em IgG e IgA e contém certa quantidade de IgM e IgE (Tabela 23.1). A imunoglobulina predominante no colostro da maioria dos animais domésticos é a IgG, que pode representar 65% a 90% do teor total de anticorpos; a IgA e outras imunoglobulinas geralmente são componentes menores, mas significativos. À medida que a lactação progride e o colostro muda para leite, surgem as diferenças entre as espécies. Nos primatas, a IgA predomina no colostro e no leite. Nos suínos e equinos, a IgG predomina no colostro, mas sua concentração cai rapidamente durante a lactação e, assim, há predominância de IgA no leite. Nos ruminantes, a IgG1 é a imunoglobulina predominante tanto no leite quanto no colostro (Fig. 23.5).

Todas as IgG, a maior parte das IgM e cerca de metade das IgA do colostro bovino são transferidas da corrente sanguínea. No leite, por outro lado, apenas 30% das IgG e 10% das IgA são provenientes do sangue; o restante é produzido localmente

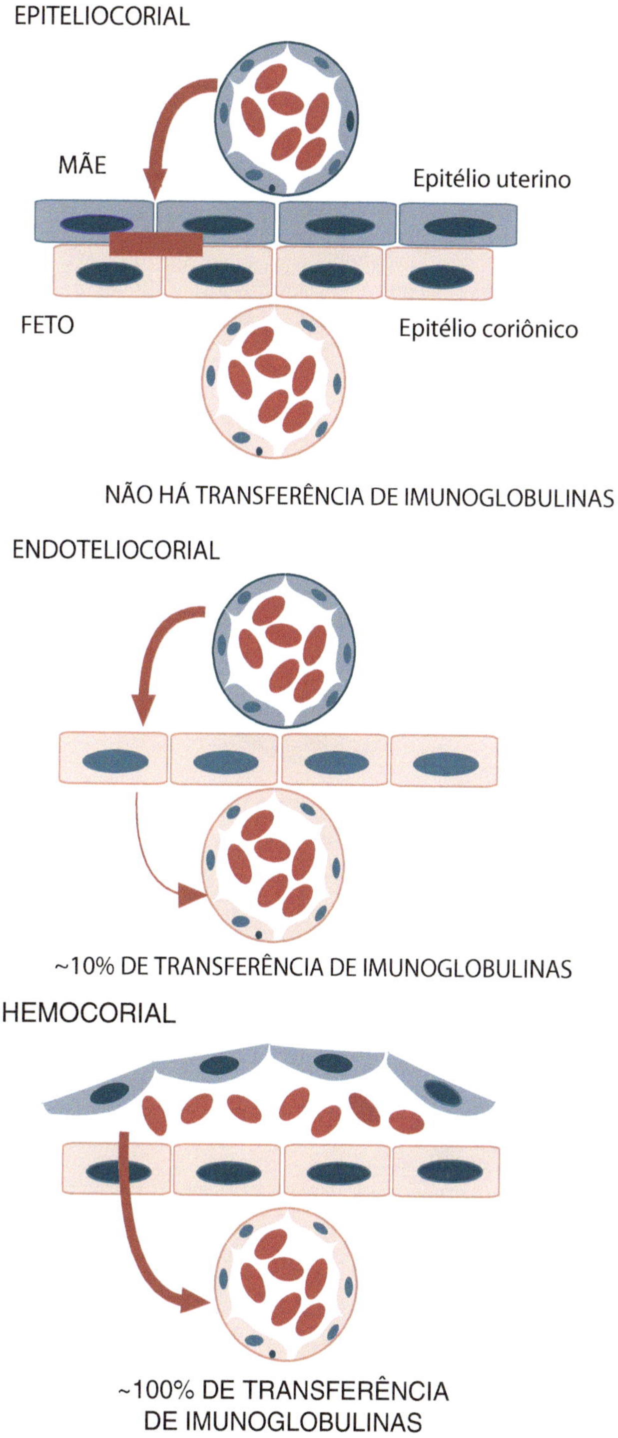


**FIG. 23.4** A placentação dos mamíferos domésticos e sua relação com a transferência de imunoglobulina. As células *azuis* estão no lado materno da placenta. Os anticorpos cruzam livremente a placenta hemocorial entre a mãe e o feto; a maior parte dos anticorpos não atravessa a placenta endoteliocorial de espécies como cães e gatos; e as imunoglobulinas não atravessam a placenta epiteliocorial de equinos ou suínos.

pelos tecidos linfoides do úbere. O colostro também contém um componente secretor, tanto na forma livre como na forma conjugada a IgA. O colostro apresenta muitas citocinas. O colostro bovino, por exemplo, possui quantidades significativas de IL-1$\beta$, IL-6, TNF-$\alpha$ e IFN-$\gamma$. O colostro equino apresenta IL-4, IL-6 e

**TABELA 23.1 Níveis de Imunoglobulinas no Colostro e no Leite de Animais Domésticos**

| | | IMUNOGLOBULINA (mg/dL) | | | | |
|---|---|---|---|---|---|---|
| **Espécie** | **Fluido** | **IgA** | **IgM** | **IgG** | **IgG3** | **IgG6** |
| Equina | Colostro | 500-1.500 | 100-350 | 1.500-5.000 | 500-2.500 | 50-150 |
| | Leite | 50-100 | 5-10 | 20-50 | 5-20 | 0 |
| Bovina | Colostro | 100-700 | 300-1.300 | 2.400-8.000 | | |
| | Leite | 10-50 | 10-20 | 50-750 | | |
| Ovina | Colostro | 100-700 | 400-1.200 | 4.000-6.000 | | |
| | Leite | 5-12 | 0-7 | 60-100 | | |
| Suína | Colostro | 950-1.050 | 250-320 | 3.000-7.000 | | |
| Canina | Colostro | 500-2.200 | 14-57 | 120-300 | | |
| | Leite | 110-620 | 10-54 | 1-3 | | |
| Felina | Colostro | 150-340 | 47-58 | 4.400-3.250 | | |
| | Leite | 240-620 | 0 | 100-440 | | |

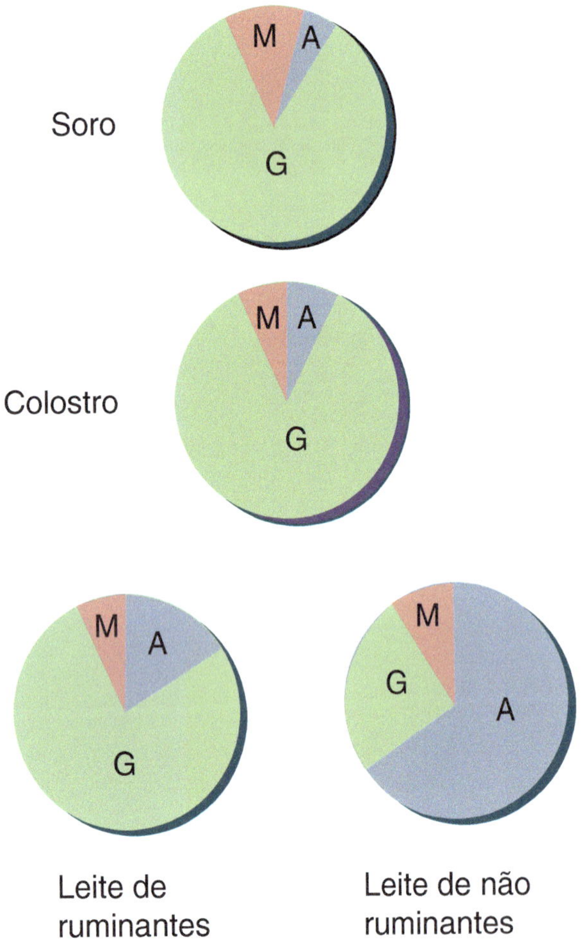


**FIG. 23.5** As concentrações relativas das principais classes de imunoglobulinas no soro, no colostro e no leite de ruminantes e não ruminantes.

IFN-γ. Essas citocinas podem promover o desenvolvimento do sistema imune do animal jovem.

## Absorção do Colostro

Os mamíferos jovens que mamam logo após o nascimento ingerem o colostro. Assim, os bezerros naturalmente amamentados ingerem, em média, 2 L de colostro, embora alguns possam ingerir até 6 L. Nesses mamíferos jovens, a atividade da protease do trato digestório é baixa e ainda mais reduzida pelos inibidores de tripsina no colostro. Portanto, as proteínas colostrais não são degradadas e podem chegar intactas ao intestino delgado. As imunoglobulinas do colostro também são endocitadas pelos enterócitos e se ligam aos receptores FcRn de seus endossomos (Fig. 23.6). Uma vez ligadas ao FcRn do endossomo, as moléculas de imunoglobulinas são transportadas através dos enterócitos, transferidas para os capilares lácteos e, talvez, para os capilares intestinais. Por fim, as imunoglobulinas absorvidas chegam à circulação sanguínea e os mamíferos recém-nascidos recebem uma enorme transfusão de imunoglobulinas maternas.

Os mamíferos recém-nascidos diferem quanto à seletividade e à duração de sua permeabilidade intestinal. Nos equinos e suínos, a absorção de proteínas é seletiva. A IgG e a IgM são preferencialmente absorvidas, enquanto a IgA, permanece sobretudo no intestino. Nos ruminantes, a absorção de imunoglobulinas não é seletiva e todas as classes são absorvidas, embora a IgA seja excretada de forma gradual. Os suínos e, provavelmente, outros mamíferos jovens apresentam grandes quantidades de componente secretor livre no intestino. A IgA do colostro e, em menor extensão, a IgM podem se ligar a esse componente secretor, que pode impedir sua absorção. A duração da permeabilidade intestinal varia entre as espécies e as classes de imunoglobulinas. De modo geral, a permeabilidade é maior imediatamente após o nascimento e diminui após cerca de 6 horas devido à substituição dos enterócitos que expressam FcRn por células que não o expressam. Como regra, a absorção de todas as classes de imunoglobulinas cai e é muito baixa depois de cerca de 24 horas. A ingestão do colostro tende a acelerar esse fechamento, enquanto o atraso na alimentação provoca um ligeiro atraso no fechamento (até 33 horas). Em leitões, a capacidade de absorção de imunoglobulinas pode ser conservada por até 4 dias em caso de não ingestão de laticínios. A presença da mãe pode estar associada ao aumento da absorção de imunoglobulinas. Logo, os bezerros amamentados com quantidades calculadas de colostro na presença da mãe absorvem mais imunoglobulinas do que os bezerros amamentados com a mesma quantidade na ausência da mãe. Em estudos laboratoriais com oferecimento de quantidades conhecidas de colostro, há uma grande variação (25% a 35%) no teor de imunoglobulinas absorvidas. O manejo deve assegurar que os potros ou bezerros ingiram pelo menos 1 L de colostro nas 6 primeiras horas de vida.

Em geral os mamíferos não amamentados apresentam baixíssimos níveis de imunoglobulinas no soro. A boa absorção das imunoglobulinas colostrais imediatamente supre esses animais

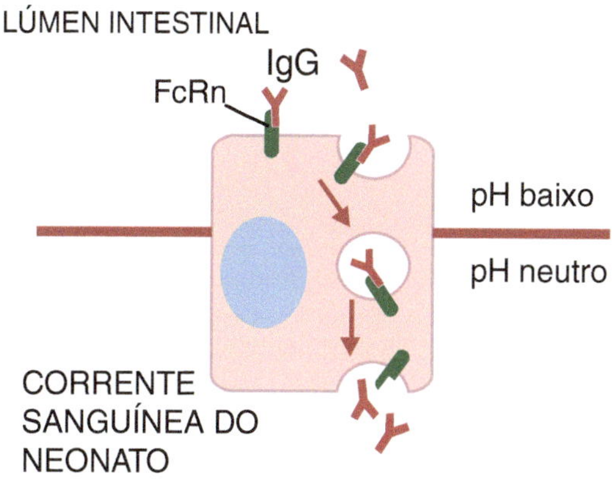


**FIG. 23.6** O papel do receptor de Fc neonatal (FcRn) na absorção de imunoglobulinas no intestino. A IgG se liga ao FcRn no pH baixo do lúmen intestinal e se solta do FcRn no pH neutro da corrente sanguínea do neonato.

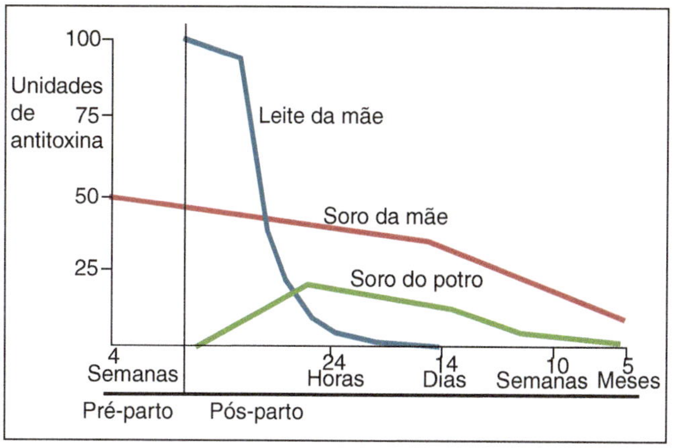


**FIG. 23.7** Níveis de antitoxina *Clostridium perfringens* no soro, no colostro e no leite de seis pôneis fêmeas e no soro de seus potros, do nascimento aos 5 meses de idade. (Jeffcott LB: Studies on passive immunity in the foal. 1. $\gamma$-globulin and antibody variations associated with the maternal transfer of immunity and the onset of active immunity. *J Comp Pathol* 84:93-101, 1974.)

com as IgG séricas em níveis similares aos observados em adultos (Fig. 23.7). O pico dos níveis séricos de imunoglobulinas costuma ser alcançado 12 a 24 horas após o nascimento. Após o término da absorção, a concentração desses anticorpos adquiridos passivamente diminui devido aos processos metabólicos normais. A taxa de redução difere entre as classes de imunoglobulinas e o tempo necessário para o declínio a níveis não protetores depende da sua concentração inicial. Em bezerros, a meia-vida sérica da IgG derivada do colostro é de cerca de 28 dias.

Os mamíferos recém-nascidos apresentam proteinúria. Isso se deve à absorção intestinal de proteínas muito pequenas, como a β-lactoglobulina, que pode ser excretada na urina. Além disso, os glomérulos dos mamíferos recém-nascidos são permeáveis e, assim, a urina dos ruminantes neonatos contém moléculas intactas de imunoglobulinas. Essa proteinúria se resolve de maneira espontânea com o término da absorção intestinal. A urina de filhotes de cães coletada 24 horas após o nascimento contém quantidades relativamente grandes de IgG, IgM e IgA. Essas quantidades diminuem com o tempo e, assim, a IgM é indetectável em 14 dias, embora ainda possam existir níveis significativos de IgG e IgA. Nas 2 primeiras semanas de vida, os glomérulos dos cães amadurecem e adquirem a capacidade de reter macromoléculas.

As secreções das glândulas mamárias mudam gradualmente do colostro para o leite. O leite dos ruminantes é rico em IgG1 e IgA. O leite de não ruminantes é rico em IgA. Nas primeiras semanas de vida, enquanto a atividade da protease é baixa, essas imunoglobulinas podem ser encontradas por todo o intestino e nas fezes dos mamíferos jovens. Com o aumento da capacidade digestiva do intestino, apenas as moléculas de IgA secretoras continuam intactas. A quantidade de IgA fornecida pelo leite pode ser grande; um leitão de 3 semanas de idade, por exemplo, pode diariamente receber 1,6 g de IgA do leite da porca.

Embora a IgE esteja presente no leite da égua e seja transmitida para o potro lactente, seu nível no soro do filhote cai para um nível muito baixo às 6 semanas de idade. A síntese de IgE pelos potros começa por volta de 9 a 11 meses de idade e, nesse momento, um padrão de níveis relativamente altos ou baixos de IgE é estabelecido. Esses níveis não são relacionados às concentrações decorrentes do aleitamento. Os níveis totais de IgE em cavalos jovens (e sua suscetibilidade a alergias) são determinados sobretudo por fatores genéticos e pela microbiota. A IgE também é transferida pelo colostro das ovelhas. Os níveis de IgE são significativamente maiores no colostro do que no soro das ovelhas. Não há IgE no soro de cordeiros antes do aleitamento, mas os níveis desses anticorpos podem se igualar aos observados em adultos em 2 dias após o nascimento. Em seguida, caem de maneira progressiva ao longo de várias semanas.

A IgG transferida pelo colostro da mãe representa os resultados do seu histórico de exposição a antígenos, respostas de linfócitos B e mutação somática. Essa IgG materna, na verdade, representa as experiências imunológicas da mãe. Os anticorpos maternos agem no sistema imune do recém-nascido durante um período crítico de *imprinting* e parecem influenciar o desenvolvimento imunológico do recém-nascido ao longo de toda sua vida. Essa influência pode ser mais forte do que algumas predisposições genéticas! Assim, os anticorpos maternos podem aumentar as respostas imunes do recém-nascido a alguns antígenos e suprimir suas respostas a outros. Também podem influenciar a polarização de Th1/Th2 e o subsequente desenvolvimento de alergias.

## MicroRNAs e Desenvolvimento Intestinal

Os microRNAs (miRNAs) são pequenas moléculas de RNA de fita simples com cerca de 22 nucleotídeos de comprimento que regulam a expressão gênica. Os miRNAs se ligam à região 3' não traduzida ou a regiões codificadoras dos RNAs mensageiros e promovem sua degradação. Os miRNAs regulam diversos processos biológicos, entre eles o desenvolvimento embrionário, a diferenciação celular e a apoptose. Seus padrões de expressão e funções reguladoras podem ser tecido-específicos. Alguns miRNAs regulam o desenvolvimento intestinal e a imunidade de mucosa dos neonatos. Os miRNAs são encontrados em muitos fluidos corpóreos, inclusive o leite e o colostro. São eliminados no colostro em microvesículas e exossomos. Esses miRNAs do colostro são absorvidos pelo intestino e entram na circulação dos mamíferos neonatos. Os miRNAs influenciam o desenvolvimento do sistema imune da mucosa, principalmente durante a primeira semana de vida. É provável que os miRNAs regulem a sinalização de IL-6 e IL-17, bem como a diferenciação de linfócitos T no jejuno e no íleo nesse estágio inicial. A microbiota comensal também influencia a expressão de miRNA e coordena a colonização intestinal e o desenvolvimento do sistema imune. Assim, a expressão dos miRNAs no intestino delgado em bovinos neonatos é correlacionada à carga bacteriana total e à presença de grupos específicos de bactérias, como Lactobacilli e Bifidobacteria.

## FALHA DE TRANSFERÊNCIA PASSIVA

A absorção da IgG do colostro é necessária para a proteção do recém-nascido contra uma doença septicêmica. A ingestão contínua de IgA ou IgG1 do leite é necessária para a proteção contra uma doença entérica (Fig. 23.8). Uma falha nesses processos predispõe o animal jovem a infecções.

Existem três razões principais para a falha da transferência passiva através do colostro. A primeira é a produção de colostro em quantidade insuficiente ou de má qualidade pela mãe (falha de produção). A segunda é a produção suficiente de colostro porém com ingestão inadequada pelo animal recém-nascido (falha de ingestão). A terceira é a má absorção pelo intestino apesar da ingestão adequada de colostro (falha de absorção).

### Falha de Produção

Uma vez que o colostro representa as secreções acumuladas do úbere no final da gestação, os nascimentos prematuros podem significar o acúmulo insuficiente de colostro. O colostro valioso também pode se perder devido à lactação prematura ou ao gotejamento excessivo. As vacas continuamente ordenhadas (sem período seco) produzem colostro com menor concentração de imunoglobulinas. Os níveis de IgG no colostro também variam entre os indivíduos e até 28% das éguas produzem colostro de má qualidade. Não é possível analisar a qualidade do colostro apenas pela inspeção visual. O teor de IgG deve ser avaliado com um colostrômetro (um hidrômetro modificado), que mede seu peso específico. O valor normal é entre 1,060 e 1,085, o que equivalente a uma concentração de IgG de 3.000 a 8.500 mg/dL. O colostro com menos de 3.000 mg/dL de IgG pode ser inadequado para proteger um potro e a administração suplementar de colostro de alta qualidade pode ser necessária.

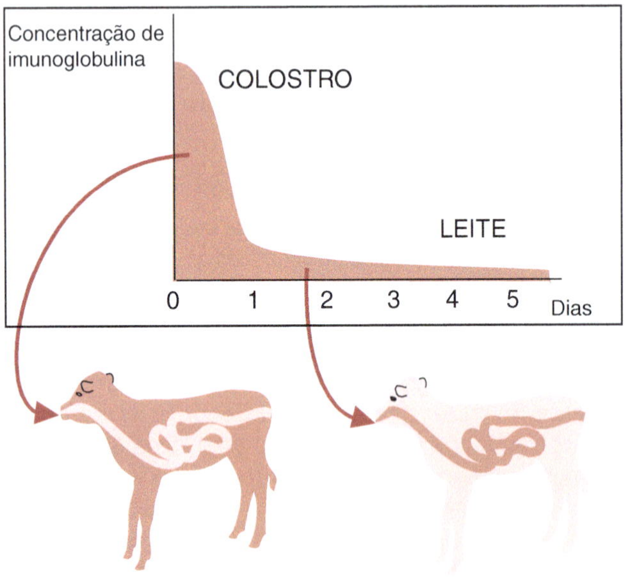


FIG. 23.8 A ingestão do colostro é necessária para proteger os animais jovens contra a doença septicêmica. A ingestão prolongada do leite é necessária para assegurar proteção do trato gastrointestinal contra uma infecção entérica.

### Falha de Ingestão

Em ovinos ou suínos, a ingestão inadequada pode ser decorrente de nascimentos múltiplos simplesmente porque a quantidade produzida de colostro não aumenta em proporção ao número de filhotes. Também pode ser atribuída à má qualidade dos cuidados com os neonatos, um problema importante entre as mães jovens e inexperientes. Além disso, pode ser decorrente da fraqueza dos recém-nascidos, da baixa capacidade de sucção ou de problemas físicos, como lesões nas mamas ou defeitos maxilares.

### Falha de Absorção

A falha de absorção intestinal é um problema grave em qualquer espécie. É muito importante em equinos, não apenas por causa do valor de muitos potros, mas também porque, mesmo com bom manejo, cerca de 25% dos neonatos não conseguem absorver quantidades suficientes de imunoglobulinas. As alpacas também parecem sofrer com um número desproporcional de casos de falha de transferência passiva. A proteção dos potros requer que as concentrações séricas de IgG sejam de, pelo menos, 800 mg/dL 18 a 24 horas após o recebimento do colostro. Os potros com níveis de IgG inferiores a 800 mg/dL são mais suscetíveis a infecções. Potros com concentrações de IgG abaixo de 400 mg/dL apresentam infecções graves (Fig. 23.9).

### Diagnóstico da Falha de Transferência Passiva

A eficácia da transferência passiva não pode ser avaliada em um potro até 18 a 24 horas após o nascimento, quando a absorção de anticorpos está praticamente concluída. Existem diversos ensaios para a quantificação das imunoglobulinas séricas (Tabela 23.2). O procedimento mais rápido e barato é o teste de turbidez em sulfato de zinco, onde uma solução dessa substância é misturada ao soro do potro. O sulfato de zinco precipita as globulinas e a quantidade de precipitado é proporcional à concentração de imunoglobulinas. Na falha total de transferência, a mistura da reação continua límpida. Em

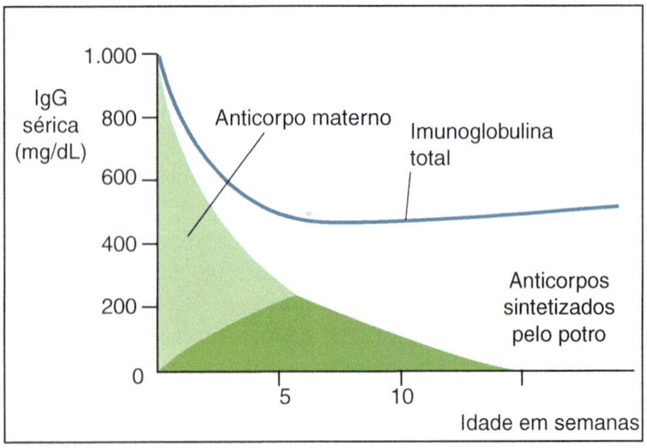


FIG. 23.9 Níveis de imunoglobulinas no soro de recém-nascidos durante as primeiras 15 semanas de vida, indicando as contribuições relativas dos anticorpos maternos e dos anticorpos sintetizados pelo animal neonato.

**TABELA 23.2 Exames para Detecção da Falha de Transferência Passiva em Equinos**

| Exames Empregados | Sensibilidade Relativa (Falsos-Negativos) | Especificidade Relativa (Falsos-Positivos) |
|---|---|---|
| Coagulação por glutaraldeído | 100 | 59 |
| Aglutinação em látex | 72 | 79 |
| ELISA em membrana | 90 | 79 |
| Imunoensaio turbidimétrico | 81 | 86 |
| Espectroscopia de infravermelho | 93 | 97 |

soros com nível de IgG maior que 400 mg/dL, a mistura se torna turva. Como uma alternativa à inspeção visual, a densidade óptica das misturas pode ser lida em um espectrofotômetro e a concentração de IgG avaliada a partir de uma curva-padrão. A quantidade relativa de precipitado também pode ser lida em um capilar de hematócrito (imunócrito). Outras técnicas similares são a precipitação por sulfato de amônio, glutaraldeído ou sulfito de sódio.

A imunodifusão radial simples é um método mais preciso e tanto quantitativo quanto específico para IgG. Como descrito no Capítulo 42, os padrões conhecidos são comparados com o soro testado medindo-se o diâmetro da precipitação em gel de agarose com o antissoro específico para a IgG equina. O diagnóstico de falha de transferência passiva é estabelecido em potros com níveis de IgG abaixo de 400 mg/dL; a falha parcial de transferência passiva é diagnosticada pela concentração de IgG entre 400 e 800 mg/dL. Infelizmente, a imunodifusão radial é lenta. A obtenção do resultado leva 18 a 24 horas e, portanto, é impraticável em caso de necessidade de diagnóstico rápido.

Um terceiro método para detecção dos níveis de IgG é a aglutinação em látex. As partículas de látex são recobertas por anti-IgG equina. Na presença de IgG, as partículas se aglutinam. Esse teste pode ser realizado em cerca de 10 minutos com sangue total ou soro do potro. Parece confiável e rápido, mas sua sensibilidade é um pouco baixa.

Também é possível utilizar um teste semiquantitativo, o ensaio imunossorvente enzimático (ELISA, do inglês *enzyme-linked immunosorbent assay*), para medir a quantidade de IgG no soro de um potro. A intensidade da cor da reação no filtro do teste é comparada aos pontos de calibração. Uma variante dessa técnica utiliza um ELISA em tiras reagentes. Outras técnicas, menos satisfatórias, são a eletroforese de proteínas séricas e a refratometria. (A refratometria é um ensaio aceitável, rápido e prático para a quantificação da IgG colostral em bezerros, mas é menos confiável em potros, onde a ampla gama de valores gera imprecisões. Pode subestimar significativamente os níveis séricos de IgG.) Analisadores portáteis podem gerar bons resultados em pouco tempo.

## Tratamento da Falha de Transferência Passiva

Em potros, a concentração de IgG acima de 800 mg/dL é preferida, mas os animais com níveis de imunoglobulina maiores que 400 mg/dL geralmente continuam saudáveis e não precisam de tratamento. Cerca de 75% dos potros com níveis de IgG entre 200 e 400 mg/dL também continuam saudáveis. No entanto, esses animais devem ser observados e tratados com antibióticos aos primeiros sinais de infecção bacteriana. Quaisquer potros com falha total de transferência passiva ou menos de 3 semanas de idade com falha parcial de transferência passiva devem ser tratados. Os potros com concentrações plasmáticas de IgG abaixo de 200 mg/dL, potros que não foram amamentados nas primeiras 6 horas de nascimento e potros que receberam colostro com concentração de IgG abaixo de 1.000 mg/dL (peso específico inferior a 1,050) também devem receber mais colostro. Dois a 3 L de colostro de boa qualidade (nível de IgG acima de 7.000 mg/dL) devem ser administrados com mamadeira ou tubo nasogástrico em três ou quatro doses de hora em hora. O colostro deve estar livre de anticorpos contra as hemácias do potro (Capítulo 31). O colostro pode ser obtido de éguas que possuam mais do que o necessário para seu próprio filhote. Pode ser armazenado entre -15º e -20º C por até 1 ano. Na ausência de colostro armazenado, o colostro fresco de éguas primíparas pode ser utilizado. Na ausência de colostro, pode ser administrado soro ou plasma por via oral. Um grande volume (até 9 L) pode ser necessário, já que a IgG sérica é rapidamente catabolizada e, em 12 horas, sua concentração é muito menor que a encontrada em potros amamentados com colostro. Não se sabe por que isso acontece.

Em potros com mais de 15 horas de vida, a absorção oral cessa e uma infusão intravenosa de plasma deve ser administrada. O ideal é que a dose seja calculada para se obter pelo menos 400 mg/dL de IgG. O plasma congelado de equinos é comercializado, mas pode não conter anticorpos contra patógenos locais. O plasma também pode ser obtido de doadores locais. O sangue deve ser coletado assepticamente com heparina ou citrato de sódio. O plasma é coletado após a sedimentação das hemácias e congelado até o uso. Ele deve ser previamente analisado quanto à presença de anticorpos contra hemácias e não deve apresentar contaminação bacteriana. A transfusão deve ser feita lentamente, enquanto o potro é monitorado quanto ao desenvolvimento de reações adversas. Em todos os potros que recebem colostro ou plasma como suplementação, os níveis de IgG devem ser reavaliados 12 a 24 horas depois da administração.

Considerações semelhantes se aplicam à falha de transferência passiva em bezerros. Os bezerros com título sérico de IgG menor que 1.000 mg/dL em 24 a 48 horas de idade apresentam taxas de mortalidade duas vezes maiores do que bezerros com níveis maiores de IgG. A transferência passiva ideal requer, no mínimo, 150 a 200 g de IgG colostral. Três litros de colostro devem ser administrados com tubo orofaríngeo a bezerros nas primeiras 2 horas de vida. Quantidades substancialmente maiores de IgG devem ser administradas 2 horas depois para assegurar a proteção ideal. Uma transfusão de plasma pode ser feita. O colostro comercial pode ser enriquecido com anticorpos específicos para proteger os bezerros contra possíveis patógenos, como *Escherichia coli* K99, rotavírus e coronavírus, as principais causas de diarreia nesses animais.

A transferência de imunidade pelo colostro é essencial para a sobrevivência dos mamíferos jovens, mas também pode causar doenças. Se a mãe for imunizada contra as hemácias de seu feto, os anticorpos colostrais podem causar a destruição dessas células no recém-nascido, a chamada doença hemolítica (Capítulo 31).

## IMUNIDADE CELULAR E COLOSTRO

O colostro é repleto de linfócitos, mas o leite, não. O colostro da porca apresenta entre $1 \times 10^5$ e $1 \times 10^6$ linfócitos/mL. Destes, 70% a 80% são linfócitos T. Duas horas após o recebimento do colostro com células marcadas, os linfócitos maternos aparecem na corrente sanguínea dos leitões. Os leitões que receberam essas células colostrais apresentaram aumento das respostas a mitógenos em comparação aos controles. A análise do transcritoma dos linfócitos T do colostro de porcas indica que são mais ativados do que os linfócitos T do sangue periférico. O colostro bovino também possui entre $3 \times 10^4$ e $1 \times 10^5$ linfócitos/mL, dos quais cerca de metade são linfócitos T. Os linfócitos do colostro podem sobreviver por até 36 horas no intestino de bezerros recém-nascidos, e alguns podem penetrar o epitélio das placas de Peyer e chegar aos ductos lácteos ou aos linfonodos mesentéricos. Colostros com ou sem células foram comparados quanto à capacidade de proteção de bezerros contra *E. coli* enteropatogênica. Os bezerros que receberam o colostro com células excretaram significativamente menos bactérias do que aqueles que receberam o colostro sem células. A concentração de anticorpos IgA e IgM específicos contra *E. coli* no soro de bezerros neonatos foi maior naqueles que receberam células colostrais do que nos que não receberam. Os bezerros que receberam células colostrais tiveram melhores respostas contra o mitógeno concanavalina A e antígenos estranhos, como hemácias ovinas. Os mecanismos desse efeito protetor não foram esclarecidos.

Os linfócitos T $CD8^+$ do colostro de bovinos podem produzir grandes quantidades de IFN-γ, que pode influenciar o desenvolvimento inicial de respostas Th1 em bezerros neonatos. Assim, a ingestão de células do colostro materno parece acelerar o desenvolvimento de linfócitos ativados no bezerro. Os monócitos de bezerros que receberam células colostrais apresentam maior capacidade de processamento e apresentação de antígenos.

A transferência de imunidade celular por linfócitos presentes no leite bovino foi demonstrada. Vacas prenhes foram vacinadas contra o BVDV. Os linfócitos do sangue dos bezerros que receberam o colostro sem células dessas vacas não responderam ao antígeno de BVDV. Por outro lado, os linfócitos dos bezerros que receberam o colostro contendo células vivas apresentaram melhores respostas ao antígeno de BVDV 1 e 2 dias após a ingestão. Os linfócitos dos bezerros que receberam o colostro completo apresentaram melhores respostas mitogênicas aos leucócitos maternos ou não após 24 horas. Esses linfócitos também responderam a um estimulante não específico, a enterotoxina B de estafilococos. Contudo, os linfócitos de bezerros que receberam o colostro acelular não responderam. Evidentemente, a ingestão de leucócitos colostrais maternos logo após o nascimento estimula o desenvolvimento do sistema imune neonatal.

As células mononucleares do colostro da égua são principalmente linfócitos T $CD4^+$ e $CD8^+$. Os linfócitos T $CD8^+$ do colostro são enriquecidos em comparação ao sangue. Ao serem estimulados com forbol miristato acetato (PMA) e ionomicina, produzem mais IL-17, quantidade semelhante de IFN-γ e menos IL-4 e IL-10 do que as células do sangue. Assim, essas células são polarizadas à síntese de IFN-γ e IL-17. Em geral, esse fenótipo é considerado pró-inflamatório.

## DESENVOLVIMENTO DA IMUNIDADE ADAPTATIVA EM MAMÍFEROS NEONATOS

### Imunidade Local

Os tecidos linfoides intestinais dos mamíferos neonatos respondem rapidamente aos antígenos ingeridos. Os bezerros vacinados por via oral contra o coronavírus ao nascer, por exemplo, são resistentes ao coronavírus virulento em 3 a 9 dias. Da mesma forma, os leitões vacinados por via oral aos 3 dias de vida contra o vírus da gastroenterite transmissível desenvolvem anticorpos neutralizantes no intestino 5 a 14 dias depois. Boa parte dessa resistência inicial é atribuída à produção inata de IFN-α/β, mas há uma primeira resposta de IgM intestinal, que muda para IgA em 2 semanas. Em animais jovens, a resposta de IgA aparece mais cedo e alcança os níveis adultos bem antes das outras imunoglobulinas.

### Imunidade Sistêmica

Os anticorpos adquiridos por um animal jovem por meio da ingestão do colostro da mãe inibem a montagem da resposta imune do recém-nascido (Fig. 23.10). Consequentemente, os animais muito jovens não conseguem responder à imunização ativa. Essa inibição é linfócito B-específica e as respostas dos linfócitos T são pouco alteradas.

Diversos mecanismos dessa supressão foram sugeridos. Um dos mais simples é a neutralização rápida das vacinas de vírus vivo pelos anticorpos maternos. Isso impediria a replicação viral, e a quantidade de antígenos para sensibilização dos linfócitos B seria insuficiente. No entanto,

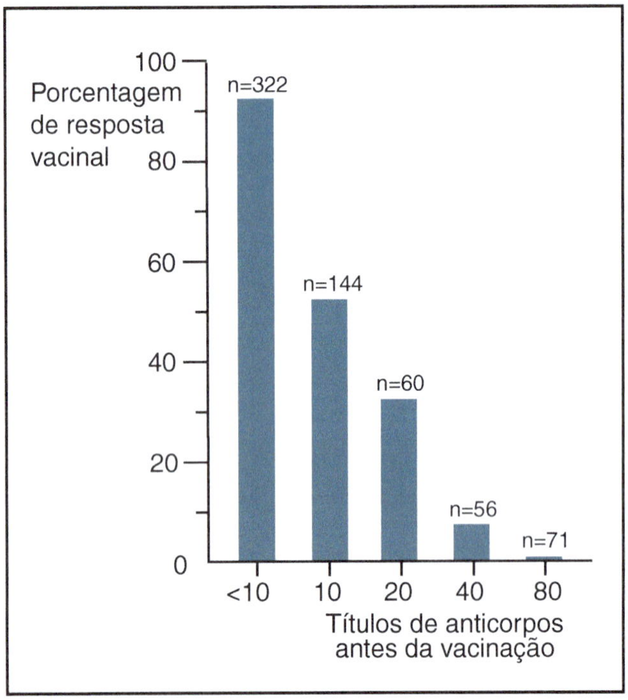


**FIG. 23.10** Efeito da presença de anticorpos maternos contra o parvovírus canino em 653 filhotes em resposta à vacina de parvovírus vivo modificado. Os títulos de anticorpos antes da vacinação inibem profundamente a resposta dos filhotes à vacina. (De Carmichael LE: *Compend Contin Educ Prac Vet* 5:1043-1054, 1983.)

dados obtidos em bebês humanos e mamíferos domésticos indicam que há antígenos suficientes para a sensibilização dos linfócitos T. Da mesma forma, esse mecanismo não poderia ser responsável pela inibição da resposta imune a vacinas inativadas.

Um segundo mecanismo proposto sugere que a inibição é decorrente da ligação de anticorpos aos receptores Fc do linfócito B (CD32) e do bloqueio da sinalização do BCR (Fig. 20.9). Entretanto, estudos em camundongos sem receptores Fc (camundongos *knockout* de FcR) demonstraram que a capacidade de inibição das respostas humorais pelos anticorpos maternos não é afetada. É claro que esse não pode ser o mecanismo envolvido.

Um terceiro mecanismo sugerido é que os anticorpos maternos simplesmente mascaram os epítopos dos antígenos vacinais, impedindo seu reconhecimento pelos linfócitos B do animal. Essa sugestão é compatível com a inibição seletiva das respostas dos linfócitos B, a ausência de inibição das respostas de linfócitos T e as evidências de que, pelo menos em humanos e camundongos, altas doses de antígenos podem sobrepujar a imunidade materna. Logo, para uma determinada dose vacinal, a resposta imune só pode ser induzida quando os títulos de anticorpos maternos ficarem abaixo de um limiar crítico.

Na ausência de anticorpos maternos, o animal recém-nascido consegue produzir anticorpos logo após o nascimento. Em bezerros que não mamam e, por isso, apresentam hipogamaglobulinemia, a IgM endógena é detectável no sangue aos 4 dias, mas só atinge níveis funcionais em 8 dias. Os títulos séricos de IgG e IgA atingem valores funcionais em 16 a 32 dias. Em bezerros que mamaram e, por isso, possuem anticorpos maternos, a síntese de anticorpos só começa às 4 semanas de idade. Da mesma forma, os leitões privados de colostro respondem bem ao vírus da pseudorraiva aos 2 dias de idade, mas, caso amamentados, a produção de anticorpos só começa às 5 a 6 semanas de idade. Os cordeiros privados de colostro sintetizam IgG1 com 1 semana e IgG2 com 3 a 4 semanas. Em cordeiros amamentados com colostro, porém, a síntese de IgG2 não ocorre antes de 5 a 6 semanas.

Os anticorpos maternos adquiridos de forma passiva não apenas protegem os recém-nascidos antes que seu sistema imune se torne completamente funcional, mas também podem modular o repertório de linfócitos B da prole. Os filhotes de camundongos amamentados por mães produtoras de anticorpos contra o vírus da estomatite vesicular desenvolveram altos títulos de anticorpos endógenos dessa especificidade durante seu crescimento. Por consequência, esses filhotes desenvolveram altos títulos de anticorpos protetores ao serem infectados quando adultos. Os anticorpos maternos adquiridos de maneira passiva influenciam significativamente a forma de desenvolvimento do sistema imune dos recém-nascidos.

## VACINAÇÃO DE ANIMAIS JOVENS

Uma vez que inibem a síntese neonatal de imunoglobulinas, os anticorpos maternos impedem o sucesso da vacinação em animais jovens. Essa inibição pode persistir por muitos meses e sua duração depende da quantidade de anticorpos transferidos e da meia-vida das imunoglobulinas envolvidas. Esse problema pode ser ilustrado pela vacinação de cães filhotes contra a cinomose.

Os anticorpos maternos, absorvidos no intestino do filhote, atingem os níveis máximos no soro às 12 a 24 horas após o nascimento. Esses níveis, então, caem lentamente devido ao catabolismo normal de proteínas. Essa taxa catabólica é exponencial e expressa como meia-vida. A meia-vida dos anticorpos contra a cinomose e a hepatite infecciosa canina é de 8,4 dias, e a meia-vida dos anticorpos contra a panleucopenia felina é de 9,5 dias. A experiência mostra que, *em média*, o nível de anticorpos maternos contra a cinomose nos filhotes cai a níveis insignificantes com cerca de 10 a 12 semanas, embora esse período possa variar entre 6 e 16 semanas. Em uma população de cães filhotes, a proporção de animais suscetíveis, portanto, aumenta gradualmente de poucos ou nenhum ao nascimento para quase todos às 10 a 12 semanas. Por consequência, pouquíssimos cães recém-nascidos podem ser vacinados de maneira eficaz, mas a maioria pode ser protegida com 10 a 12 semanas. Em casos raros, o filhote pode chegar a 15 a 16 semanas de idade antes que a vacinação seja eficaz. Se as doenças virais não fossem tão comuns, a vacinação poderia ser adiada até que todos os filhotes tivessem cerca de 12 semanas, quando o sucesso fosse quase garantido. Na prática, um atraso desse tipo significa que uma proporção crescente de filhotes, completamente suscetíveis à doença, fica sem proteção imune – uma situação inaceitável. Além disso, não é possível vacinar todos os filhotes repetidamente em pequenos intervalos do nascimento até as 12 semanas de vida, o que asseguraria proteção completa; portanto, é necessário um meio-termo.

A menor idade recomendada para a vacinação de um filhote de cão ou gato com expectativa razoável de sucesso é 8 semanas. Os filhotes órfãos privados de colostro podem ser vacinados às 2 semanas de idade. As vacinas essenciais para os cães filhotes normais são cinomose, dois adenovírus e parvovírus. Uma segunda dose deve ser administrada 3 a 4 semanas após a primeira e uma terceira às 14 a 16 semanas de idade. A vacina antirrábica é essencial e deve ser dada às 14 a 16 semanas. Em filhotes de gato, o protocolo é a utilização de três doses das vacinas essenciais (rinotraqueíte viral [herpes-vírus 1], calicivírus e panleucopenia) às 8 a 9 semanas, 3 a 4 semanas depois e às 14 a 16 semanas; a vacina contra a leucemia felina pode ser administrada às 8 semanas e 3 a 4 semanas depois; e a vacina antirrábica pode ser administrada às 8 a 12 semanas, dependendo do tipo utilizado (Fig. 23.11).

Considerações semelhantes se aplicam à vacinação de animais de grande porte. O fator primordial que influencia a duração da imunidade materna é o nível de anticorpos no colostro da mãe. Dessa forma, em potros, os anticorpos maternos contra a toxina tetânica podem persistir por 6 meses e os anticorpos contra o vírus da arterite equina, por até 8 meses. Os anticorpos contra a BVDV podem persistir por até 9 meses nos bezerros. A meia-vida dos anticorpos maternos contra o vírus da influenza equina e contra os antígenos do vírus da arterite equina nos potros é de 32 a 39 dias. Como nos cães filhotes, um potro jovem pode apresentar níveis não protetores de anticorpos maternos muito antes de poder ser vacinado. Os anticorpos maternos, mesmo em níveis baixos, bloqueiam eficientemente as respostas imunes nos potros e bezerros jovens e, assim, a vacinação prematura pode ser ineficaz. A eficácia das vacinas aumenta progressivamente depois dos primeiros 6 meses de vida (Fig. 23.12). Uma regra segura é a vacinação de bezerros

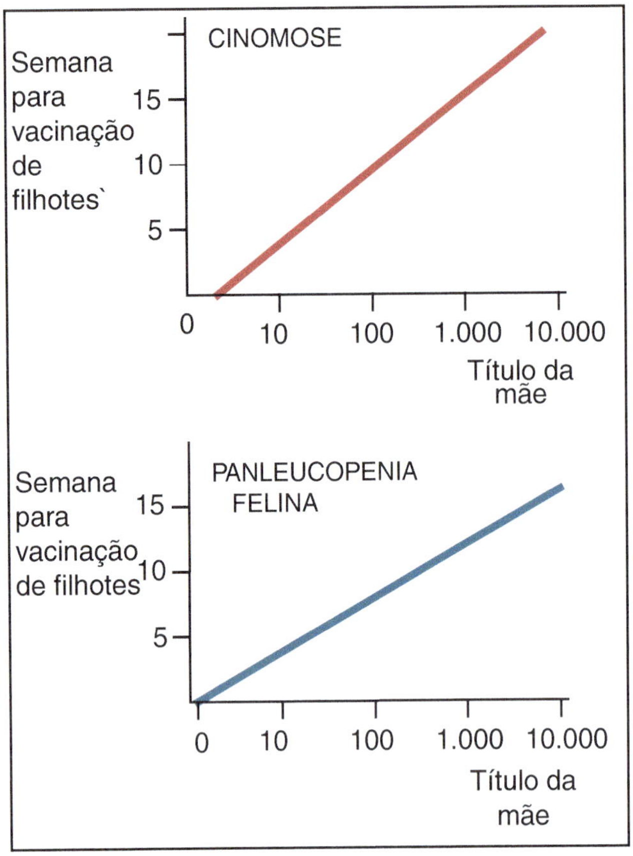


**FIG. 23.11** Nomografias mostrando a relação entre o título de anticorpos da mãe e a idade em que administrar a vacina de vírus vivo modificado em sua prole. (Dados de Scott FW, Csiza CK, Gillespie JH: Maternally derived immunity to feline panleukopenia. *J Am Vet Med Assoc* 156:439-453, 1970 [FPL]; e Baker JA, Robson DS, Gillespie JH, et al: A nomograph that depicts the age to vaccinate puppies for distemper. *Cornell Vet* 49:158-167, 1959 [CD].)

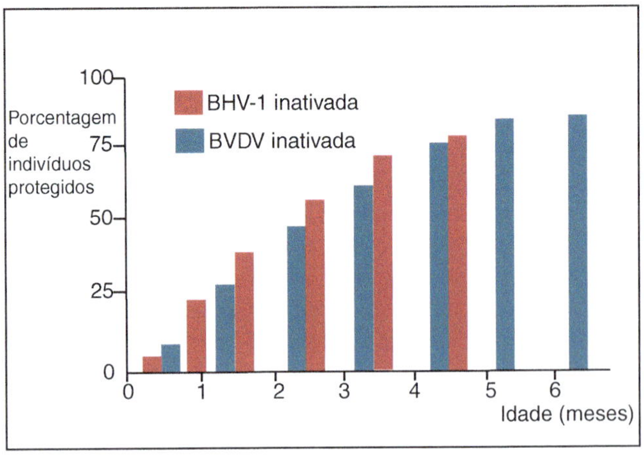


**FIG. 23.12** Eficácia de duas vacinas virais inativadas em bezerros entre o nascimento e 6 meses de idade. A vacinação precoce é, obviamente, ineficaz. (Dados cedidos por Dr. R. J. Schultz.)

e potros a partir de 3 a 4 meses de idade, com uma ou duas revacinações em intervalos de 4 semanas. O esquema exato depende da vacina utilizada e das espécies a serem vacinadas. Os animais vacinados antes dos 6 meses de idade devem sempre ser revacinados aos 6 meses ou após o desmame, para garantir a proteção.

Algumas vacinas vivas recombinantes, como a vacina contra a cinomose com vetor canaripox em cães e a vacina contra a influenza em equinos, parecem eficazes na sensibilização de animais jovens na presença de imunidade materna significativa. As vacinas de DNA contra a pseudorraiva também parecem ser eficazes na estimulação de respostas celulares na presença de imunidade materna, mas não a vacina de DNA contra o vírus sincicial respiratório bovino. Logo, a capacidade das vacinas de DNA de sobrepujar a imunidade maternal varia entre as espécies e as infecções.

# 24

# Vacinas e Sua Produção

## OBJETIVOS DIDÁTICOS

*Depois de ler este capítulo, você deve ser capaz de:*

- Descrever como um animal pode ficar imune à infecção por meio da imunização passiva ou ativa.
- Explicar como a imunização passiva funciona, bem como seus benefícios e desvantagens.
- Descrever como funciona a imunização ativa.
- Comparar as vantagens e as desvantagens das vacinas vivas e inativadas.
- Listar as vantagens dos antígenos clonados.
- Explicar como os adjuvantes adicionados às vacinas aumentam sua eficácia.
- Descrever as características de uma vacina ideal.
- Explicar o processo de atenuação.
- Explicar como a deleção de gene alvo é superior aos primeiros métodos de atenuação.
- Explicar o funcionamento das vacinas de polinucleotídeos.
- Definir atenuação, adjuvantes, viva modificada, vacinas DIVA, *prime-boost* e vacinologia reversa.
- Explicar a importância da identificação de vacinas essenciais e não essenciais.
- Entender o que controla a duração da imunidade.
- Explicar as vantagens e as desvantagens dos adjuvantes.
- Explicar os mecanismos de ação dos adjuvantes comuns.

## SUMÁRIO DO CAPÍTULO



A vacinação é, de longe, o método mais eficiente e barato para controle de doenças infecciosas em seres humanos e animais. A erradicação global da varíola e da peste bovina, a eliminação da cólera suína e da brucelose em muitos países e o controle de doenças como a febre aftosa, a cinomose, a raiva, a influenza e a pseudorraiva (doença de Aujeszky) não seriam possíveis sem o uso de vacinas eficazes. As vacinas estão entre os maiores triunfos da medicina moderna.

## TIPOS DE PROCEDIMENTOS DE IMUNIZAÇÃO

Há dois procedimentos para que qualquer animal fique imune a uma doença infecciosa (Fig. 24.1): a imunização passiva e a imunização ativa. A imunização passiva produz imunidade temporária ao transferir anticorpos de um animal resistente para outro suscetível. Esses anticorpos transferidos de forma passiva (ou antissoro) conferem proteção imediata, mas, por sofrem catabolismo gradual, essa proteção diminui e o receptor volta a ser suscetível.

A imunização ativa, por outro lado, é feita com a administração de antígenos a um animal para que este responda e monte uma resposta imune. Uma nova imunização ou a exposição do mesmo animal à infecção gera uma resposta imunológica secundária, com grande melhora da imunidade. A desvantagem da imunização ativa é que, como em todas as respostas adaptativas, a proteção não é conferida imediatamente. Entretanto, uma vez estabelecida, apresenta durabilidade longa e é passível de novo estímulo (Fig. 24.2).

## IMUNIZAÇÃO PASSIVA

A imunização passiva requer a produção de anticorpos por animais doadores submetidos à imunização ativa e a administração desses anticorpos aos animais suscetíveis para conferir

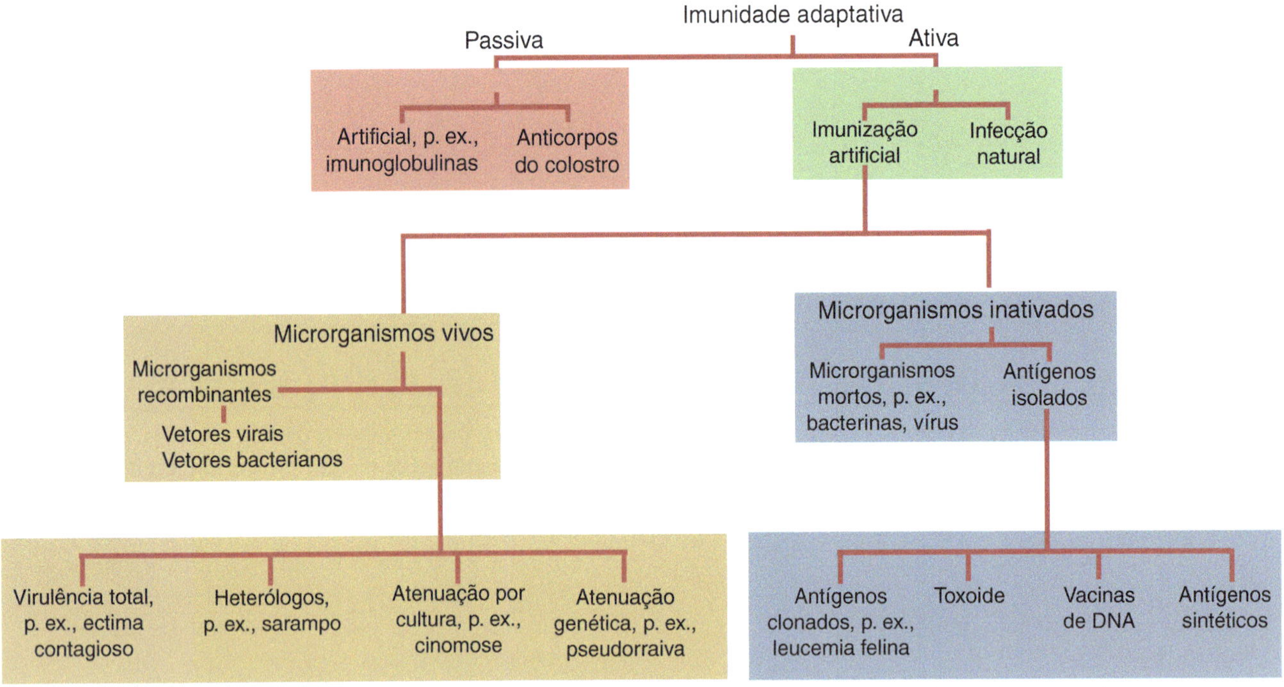


FIG. 24.1 Uma classificação dos diferentes tipos de imunidade adaptativa e dos métodos empregados na indução da proteção.

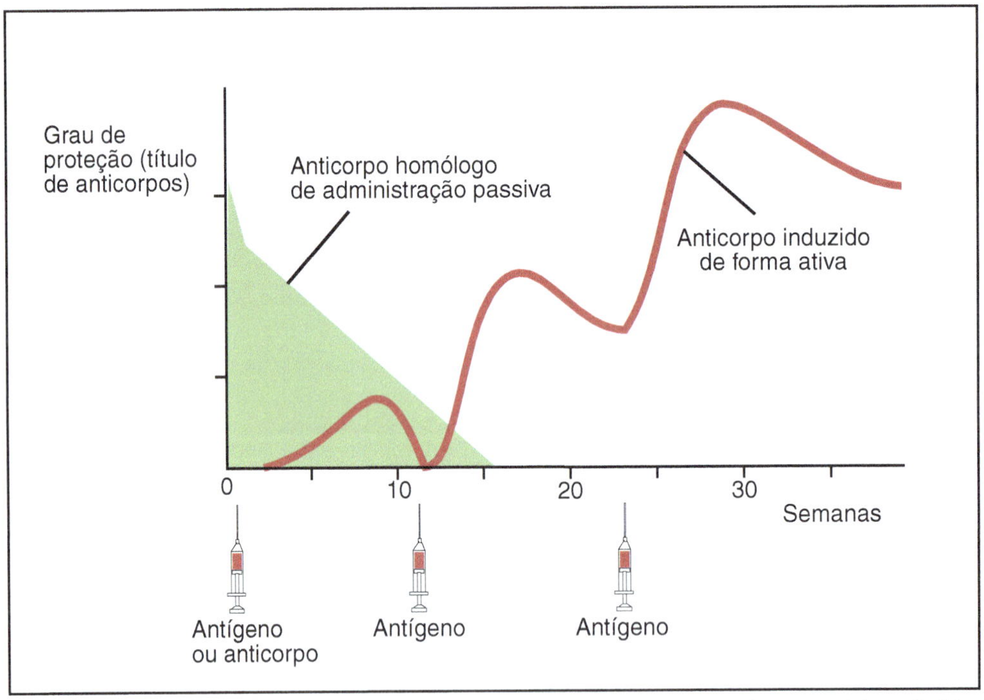


FIG. 24.2 Os níveis séricos de anticorpos (e, consequentemente, o grau de proteção) conferidos pelos métodos ativos e passivos de imunização.

proteção imediata. Os soros com esses anticorpos (antissoros ou imunoglobulinas) podem ser produzidos contra uma ampla gama de patógenos. Podem, por exemplo, ser produzidos em bovinos, contra o antraz; em cães, contra a cinomose; ou em gatos, contra a panleucopenia. São mais eficazes na proteção dos animais contra organismos toxigênicos, como *Clostridium tetani* ou *Clostridium perfringens*, usando antissoros produzidos em equinos. Os antissoros sintetizados dessa forma são chamados de imunoglobulinas e normalmente são produzidos por equinos jovens submetidos a uma série de injeções imunizantes. As toxinas clostrídicas são proteínas que podem ser desnaturadas e detoxificadas pelo tratamento com formaldeído. As toxinas tratadas com formaldeído são denominadas toxoides. A princípio, os cavalos doadores recebem toxoides, mas, durante a produção de anticorpos, as injeções subsequentes podem conter a toxina purificada. As respostas dos equinos são monitoradas e, quando os títulos de anticorpos são suficientemente elevados, o sangue é coletado. A coleta de sangue é realizada em intervalos, até que o título de anticorpos caia; nesse momento, os animais recebem uma dose de reforço do antígeno. O plasma é separado do sangue e a fração das globulinas que contêm os anticorpos é concentrada, titulada e envasada.

A padronização da potência de diferentes imunoglobulinas é feita por comparação a um padrão biológico internacional. No caso do soro antitetânico, esse processo é realizado pela comparação da dose necessária para proteger cobaias contra uma quantidade definida de toxina tetânica. O padrão internacional para a imunoglobulina contra o tétano é uma quantidade determinada pelo State Serum Institute em Copenhagen, na Dinamarca. Uma unidade internacional (IU) de imunoglobulina antitetânica é a atividade neutralizante específica contida em 0,03384 mg do padrão internacional. A unidade padrão americana (AU) é o dobro da unidade internacional.

A imunoglobulina antitetânica é administrada aos animais para conferir proteção imediata contra o tétano. Pelo menos 1.500 a 3.000 IU de imunoglobulina devem ser administradas em equinos e bovinos; pelo menos 500 IU em bezerros, ovinos, caprinos e suínos; e pelo menos 250 IU em cães. A quantidade exata varia conforme a extensão da lesão tecidual, o grau de contaminação da ferida e o tempo transcorrido desde a lesão. A administração de 300.000 IU de imunoglobulina antitetânica por via intravenosa foi eficaz no tratamento da doença clínica em equinos.

Embora as imunoglobulinas confiram proteção imediata, alguns problemas são associados à sua utilização. Em caso de administração de uma imunoglobulina antitetânica equina a uma vaca ou um cão, por exemplo, as proteínas equinas são reconhecidas como estranhas, desencadeiam uma resposta imune e são rapidamente eliminadas (Fig. 24.3). De modo geral, a antigenicidade das imunoglobulinas é reduzida por meio do tratamento com pepsina para destruir a região Fc; assim, apenas a porção da molécula da imunoglobulina necessária à neutralização da toxina, o fragmento $F(ab)'_2$, permanece intacta.

Se ainda houver anticorpos equinos circulantes quando o animal receptor montar a resposta imune, os imunocomplexos formados podem causar uma reação de hipersensibilidade do tipo III denominada doença do soro (Capítulo 32). A administração de doses repetidas de antissoro equino a um animal de outra espécie pode levar à produção da imunoglobulina E (IgE)

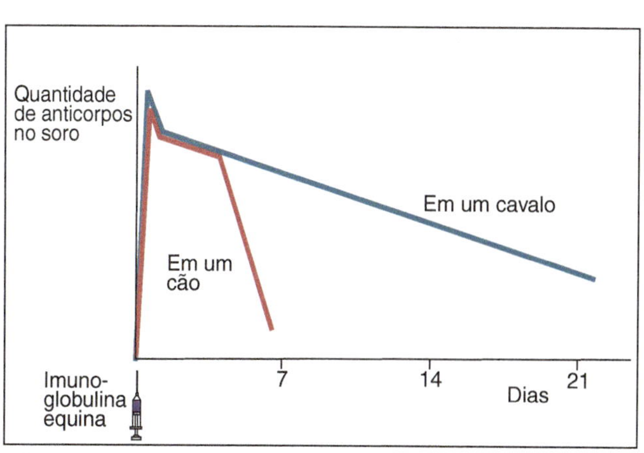


**FIG. 24.3** O destino da imunoglobulina equina administrada de forma passiva a uma espécie homóloga *(cavalo)* ou heteróloga *(cão)*.

e ao desenvolvimento de anafilaxia (Capítulo 30). Por fim, a presença de níveis elevados de anticorpos equinos circulantes pode interferir na imunização ativa contra o mesmo antígeno. Esse fenômeno é semelhante ao observado em neonatos passivamente protegidos por anticorpos maternos.

Os anticorpos monoclonais são outra fonte de proteção passiva. Contudo, esses anticorpos são produzidos principalmente por hibridomas de camundongos, sendo, portanto, imunoglobulinas murinas. Por isso, são antigênicos quando administrados a outras espécies. Ainda assim, os anticorpos monoclonais de camundongos contra os antígenos K99 dos pili de *Escherichia coli* podem ser administrados por via oral a bezerros para protegê-los contra a diarreia causada por esse microrganismo. Um anticorpo monoclonal de camundongo contra células de linfoma foi usado no tratamento de cães. Os anticorpos monoclonais, especialmente quando modificados de acordo com a espécie receptora, são cada vez mais utilizados no tratamento de doenças inflamatórias e tumorais em humanos e animais (Capítulos 35 e 38).

Devido à necessidade de grandes volumes de fluidos ricos em imunoglobulinas durante a imunização passiva de animais de produção, a metodologia convencional descrita acima pode não obter a quantidade suficiente de anticorpos (ou ser muito cara). Algumas alternativas são a utilização de spray de plasma seco de sangue normal suíno como aditivo alimentar, que contém cerca de 20% de imunoglobulinas, e soro de leite da produção de queijo, cuja fração proteica possui cerca de 10% imunoglobulinas.

## IMUNIZAÇÃO ATIVA

A imunização ativa tem diversas vantagens em relação à imunização passiva. Entre as vantagens estão o período de proteção contínua, a memória e o reforço dessa resposta protetora por meio de injeções repetidas do antígeno ou exposição à infecção. A vacina ideal para a imunização ativa deve, portanto, propiciar uma imunidade forte. Essa imunidade deve ser conferida tanto ao animal imunizado quanto a seus fetos, caso existam. Na obtenção dessa imunidade potente, a vacina não deve apresentar efeitos colaterais adversos. (Na verdade, deve estimular a imunidade adaptativa sem desencadear a inflamação associada à imunidade inata.) A vacina ideal deve ser barata, estável e adaptável à vacinação em massa, além de estimular uma resposta imune distinguível daquela resultante da infecção natural para que a imunização e a erradicação possam ser realizadas de maneira simultânea.

Além disso, as vacinas eficazes devem apresentar outras propriedades essenciais. Primeiramente, o antígeno deve ser apresentado de forma eficiente, para que as células apresentadoras de antígenos possam processá-lo e secretar as citocinas adequadas. Em segundo lugar, linfócitos T e B devem ser estimulados para que gerem grandes números de células de memória e, assim, a proteção seja a mais duradoura possível. Em terceiro lugar, linfócitos T auxiliares e efetores devem ser gerados para diversos epítopos vacinais, de modo que as variações individuais em polimorfismos do complexo principal de histocompatibilidade (MHC) de classe II e nas propriedades do epítopo sejam minimizadas. Em quarto lugar, a resposta imune desencadeada pela vacina deve ser adequada ao agente infeccioso, ou seja, humoral ou celular.

## Vacinas Vivas e Inativadas

Infelizmente, dois dos pré-requisitos para uma vacina ideal, a antigenicidade alta e a ausência de efeitos colaterais adversos, são, às vezes, incompatíveis. As vacinas vivas modificadas infectam as células do hospedeiro e sofrem replicação. As células infectadas, então, processam o antígeno endógeno. Dessa forma, os vírus vivos desencadeiam uma resposta dominada por linfócitos T citotóxicos $CD8^+$, uma resposta de tipo 1. Isso pode ser prejudicial, já que os vírus vacinais podem, sozinhos, causar doença ou infecção persistente (devido à virulência residual). Os microrganismos inativados, por outro lado, atuam como antígenos exógenos. De modo geral, essas vacinas estimulam respostas de tipo 2, dominadas por linfócitos $CD4^+$ e anticorpos. Essa pode não ser a resposta mais adequada a alguns microrganismos, mas pode ser a mais segura. As células dendríticas respondem de forma diferente às bactérias vivas e inativadas.

As vantagens e desvantagens práticas das vacinas com microrganismos vivos ou inativados são bem demonstradas nas vacinas contra *Brucella abortus* para bovinos. *B. abortus* causa aborto em bovinos e a vacinação é historicamente usada no controle da doença. As infecções por *Brucella* são mais bem controladas por respostas imunes do tipo 1, com ativação de macrófagos, produção de interferon γ (IFN-γ) por linfócitos Th1 e linfócitos T $CD8^+$ citotóxicos. A vacina com uma cepa viva avirulenta de *B. abortus* é necessária para a indução dessas respostas e o controle da infecção. As vacinas atenuadas mais antigas contra *Brucella*, sobretudo a cepa 19, produziam imunidade vitalícia e eram eficazes na prevenção dos abortos. Infelizmente, a vacina contra a cepa 19 também provocou reações sistêmicas: edema no local de injeção, febre alta, anorexia, apatia e queda na produção leiteira. A cepa 19 pode causar aborto em vacas prenhes, orquite em touros e febre oscilante em seres humanos. O programa de erradicação da brucelose utiliza exames sorológicos para identificar os animais infectados e a cepa 19 provoca uma resposta anticórpica difícil de distinguir daquela observada na infecção natural.

Devido às desvantagens associadas ao uso da cepa 19, esforços consideráveis têm sido empreendidos para encontrar uma alternativa melhor. Infelizmente, as vacinas inativadas (cepa 45/20) protegeram os bovinos por menos de 1 ano. Uma cepa atenuada de *B. abortus* chamada RB-51 está sendo usada em bovinos nos Estados Unidos. Essa é uma cepa mutante rugosa que não produz o antígeno O do lipopolissacarídeo. A RB-51 gera uma resposta Th1 acentuada, com produção de IFN-γ e linfócitos T $CD8^+$ citotóxicos. Diferentemente da cepa 19, não induz resultados falsos-positivos nos exames diagnósticos comuns, como a aglutinação em cartão, a fixação de complemento e a aglutinação em tubo. Assim, pode distinguir os bovinos vacinados dos infectados. A RB-51 é menos patogênica para os bovinos do que a cepa 19 e não é eliminada em secreções nasais, na saliva ou na urina. A RB-51 não causa aborto em vacas prenhes. No entanto, causa a doença em humanos expostos de maneira acidental e, por não estimular a produção de anticorpos, seu diagnóstico pode ser difícil.

As vantagens de vacinas inativadas como a cepa 45/20 de *Brucella* são a segurança em relação à virulência residual e a relativa facilidade de armazenamento, uma vez que os microrganismos já estão inativados (Tabela 24.1). Essas vantagens correspondem às desvantagens das vacinas vivas, como a cepa 19 ou a RB-51. Ou seja, algumas vacinas vivas podem apresentar virulência residual, não só para o animal a quem se destina, mas também para outros indivíduos. Esses microrganismos podem voltar a ser um tipo inteiramente virulento ou ser disseminadas para animais não vacinados. As vacinas vivas sempre apresentam o risco de contaminação por organismos indesejáveis; surtos de reticuloendoteliose em frangos no Japão e na Austrália, por exemplo, foram relacionados à contaminação de vacinas da doença de Marek. Um surto de leucose bovina na Austrália foi causado pela contaminação de um lote de vacina contra a babesiose por sangue total de bezerros. Houve aborto e morte em cadelas prenhes que receberam uma vacina contra a parvovirose contaminada com o vírus da língua azul. Algumas vacinas foram contaminadas por *Mycoplasma*. A paraplexia enzoótica dos ovinos (*scrapie*) foi disseminada por vacinas contra *Mycoplasma*. Por fim, as vacinas de microrganismos vivos atenuados exigem cuidados na preparação, no armazenamento e no manuseio para evitar a morte dos micróbios. A manutenção da cadeia fria pode ser responsável por 20% a 80% dos custos de uma vacina nos trópicos.

**TABELA 24.1 Os Méritos Relativos das Vacinas Vivas e Inativadas**

| Vacinas Vivas | Vacinas Inativadas |
|---|---|
| O número de doses pode ser menor | Estabilidade ao armazenamento |
| Não há necessidade de uso de adjuvantes | Baixa probabilidade de doença por virulência residual |
| Menor chance da hipersensibilidade | Não há replicação no receptor |
| Indução de interferon | Baixa probabilidade de contaminação por microrganismos |
| Custo relativamente baixo | Não há disseminação para outros animais |
| A dose pode ser menor | Seguro em pacientes imunodeficientes |
| A administração pode ser feita pela via natural | Armazenamento mais fácil |
| Estimulação de respostas celulares e humorais | Menor custo de desenvolvimento |
| Proteção mais prolongada | Não há risco de reversão |

As desvantagens das vacinas inativadas correspondem às vantagens das vacinas vivas. O uso de adjuvantes para aumentar a antigenicidade efetiva pode causar inflamação grave ou toxicidade sistêmica, enquanto doses múltiplas ou individuais elevadas do antígeno aumentam o risco de desenvolvimento de reações de hipersensibilidade e elevam os custos.

## Inativação

Os microrganismos inativados usados em vacinas devem apresentar antigenicidade o mais semelhante possível àquela apresentada pelos micróbios vivos. Portanto, métodos rudimentares de inativação que provocam grandes modificações da estrutura antigênica devido à desnaturação proteica tendem a ser insatisfatórios. Substâncias químicas, caso utilizadas, não devem alterar os antígenos responsáveis pelo estímulo da imunidade protetora. Uma dessas substâncias é o formaldeído, que provoca a formação de ligações cruzadas entre as proteínas e os ácidos nucleicos e confere rigidez estrutural. As proteínas também podem sofrer desnaturação branda durante o tratamento com acetona ou álcool. Os agentes alquilantes que interagem com cadeias de ácidos nucleicos também podem ser utilizados na inativação de microrganismos porque, ao não alterarem as proteínas de superfície, não interferem com a antigenicidade. Entre os exemplos de agentes alquilantes, estão o óxido de etileno, a etilenoimina, a acetiletilenoimina e a β-propiolactona; todas essas moléculas são empregadas em vacinas veterinárias. Muitas vacinas eficazes com bactérias inativadas (bacterinas) ou toxinas inativadas (toxoides) podem ser produzidas de forma relativamente simples com esses agentes. Algumas vacinas podem conter misturas desses componentes. Determinadas vacinas contra *Mannheimia hemolytica*, por exemplo, apresentam bactérias mortas e leucotoxina bacteriana inativada.

### Atenuação

Microrganismos vivos virulentos normalmente não podem ser utilizados em vacinas. Sua virulência deve ser reduzida para que, embora ainda vivos, não sejam mais capazes de causar doenças. Esse processo de redução da virulência é denominado atenuação. O grau de atenuação é importantíssimo para o sucesso da vacina. A atenuação insuficiente gera virulência residual e doença; a atenuação excessiva pode fazer com que a vacina seja ineficaz. Os métodos tradicionais de atenuação eram empíricos e as alterações induzidas pelo processo de atenuação eram pouco compreendidas. De modo geral, esses métodos envolviam o cultivo dos microrganismos em condições incomuns para que perdessem a adaptação ao seu hospedeiro habitual. A cepa do bacilo Calmette-Guérin (BCG) do *Mycobacterium bovis*, por exemplo, ficou avirulenta depois de 13 anos de cultura em meio saturado com bile. A cepa vacinal do antraz ficou avirulenta depois do cultivo em ágar suplementado com soro a 50% e atmosfera rica em $CO_2$, perdendo a capacidade de formação de cápsula. A vacina com a cepa 19 de *B. abortus* foi cultivada em condições de escassez nutricional. Infelizmente, a estabilidade genética dessas cepas atenuadas nem sempre pode ser garantida. Mutações reversas ou o rearranjo genômico com genes de vírus semelhantes podem permitir que os microrganismos atenuados voltem a desenvolver sua virulência.

Um método mais confiável de tornar as bactérias avirulentas é a manipulação genética. Por exemplo, existe uma vacina viva modificada com *M. hemolytica* e *Pasteurella multocida* dependentes de estreptomicina. Esses mutantes dependem da presença de estreptomicina para o seu crescimento. Após a administração ao animal, a ausência de estreptomicina provoca a morte das bactérias, mas não antes de estimular uma resposta imune protetora.

Os vírus costumam ser atenuados pelo cultivo em células ou espécies às quais não são naturalmente adaptados. O vírus da peste bovina, por exemplo, em geral um patógeno de bovinos, foi atenuado pela primeira vez por crescimento em coelhos. Por fim, uma vacina contra a peste bovina adaptada para cultura de tecidos e desprovida de virulência residual foi desenvolvida. Exemplos semelhantes são a adaptação do vírus da doença equina africana em camundongos e do vírus da cinomose canina em furões. Como alternativa, os vírus que afetam mamíferos podem ser atenuados pela cultura em ovos. A cepa Flury da raiva, por exemplo, foi atenuada pela passagem prolongada em ovos e perdeu sua virulência em cães e gatos normais.

O método tradicional de atenuação viral é a cultura prolongada em tecidos. Nesses casos, a atenuação viral é feita pelo cultivo do microrganismo em células às quais não está adaptado. O vírus da cinomose canina, por exemplo, ataca preferencialmente as células linfoides. No desenvolvimento da vacina, portanto, esse vírus foi cultivado em células renais de cão. Ao se adaptar às condições de cultivo, o vírus perdeu a habilidade de causar doença grave.

Em determinadas circunstâncias, é possível usar microrganismos com virulência total na imunização. Isso acontece na vacinação contra o ectima contagioso dos ovinos. O ectima contagioso (orf) é uma doença viral que atinge os cordeiros e provoca a formação de crostas peribucais extensas, o que impede a alimentação e o bom desenvolvimento dos animais. A doença apresenta poucos efeitos sistêmicos. Os cordeiros se recuperam completamente em poucas semanas e, então, se tornam imunes. Em geral os cordeiros são vacinados esfregando o material infectado seco das crostas em ranhuras no lado interno da coxa. A infecção local desse sítio não tem efeitos adversos sobre os cordeiros, que ficam bem imunizados. Porém, como os animais vacinados podem transmitir a doença, devem ser separados dos indivíduos não vacinados por algumas semanas.

## TECNOLOGIA MODERNA DE VACINAÇÃO

Embora as vacinas inativadas e vivas modificadas sejam eficazes no controle de muitas doenças infecciosas, sempre há a necessidade de torná-las ainda mais eficientes, baratas e seguras (Fig. 24.4). O uso de técnicas moleculares modernas pode produzir vacinas novas e melhores. Essas vacinas podem ser divididas em diversas categorias (Tabela 24.2).

### Antígenos Gerados por Clonagem de Genes (Categoria I)

A clonagem gênica pode ser utilizada na produção de grandes quantidades de antígeno purificado em cultivo. Nesse processo, o DNA que codifica um antígeno de interesse é, primeiramente, isolado do patógeno. Esse DNA é, então, inserido em uma bactéria ou levedura para que seja funcional e o antígeno recombinante seja expresso em grandes quantidades. A primeira aplicação bem-sucedida da clonagem gênica para o preparo de um antígeno dessa forma foi com o vírus da febre aftosa (Fig. 24.5). Esse vírus é extremamente simples. O antígeno protetor (VP1) é bem conhecido e os genes que codificam essa proteína foram mapeados. O genoma do RNA do vírus da febre aftosa foi isolado e transcrito em DNA pela enzima transcriptase reversa. O DNA foi, então, cuidadosamente clivado por endonucleares de restrição para que contivesse apenas o gene de VP1. Esse DNA foi inserido em um plasmídeo, que foi colocado em *E. coli* e as bactérias foram cultivadas. As bactérias sintetizaram grandes quantidades de VP1, que foi recuperado, purificado e incorporado em uma vacina. O processo é altamente eficaz, uma vez que podem-se obter $4 \times 10^7$ doses da vacina contra a febre aftosa a partir de 10 L de cultura de *E. coli* com $10^{12}$ microrganismos por mililitro. Infelizmente, a imunidade produzida é inferior à gerada pelo vírus inativado, exigindo uma dose 1.000 vezes maior para a indução de proteção equivalente.

A primeira vacina veterinária recombinante da categoria I a ser comercializada foi produzida contra o vírus da leucemia felina (FeLV). A principal proteína do envelope do FeLV, a gp70, é o antígeno responsável, em grande parte, pela indução da

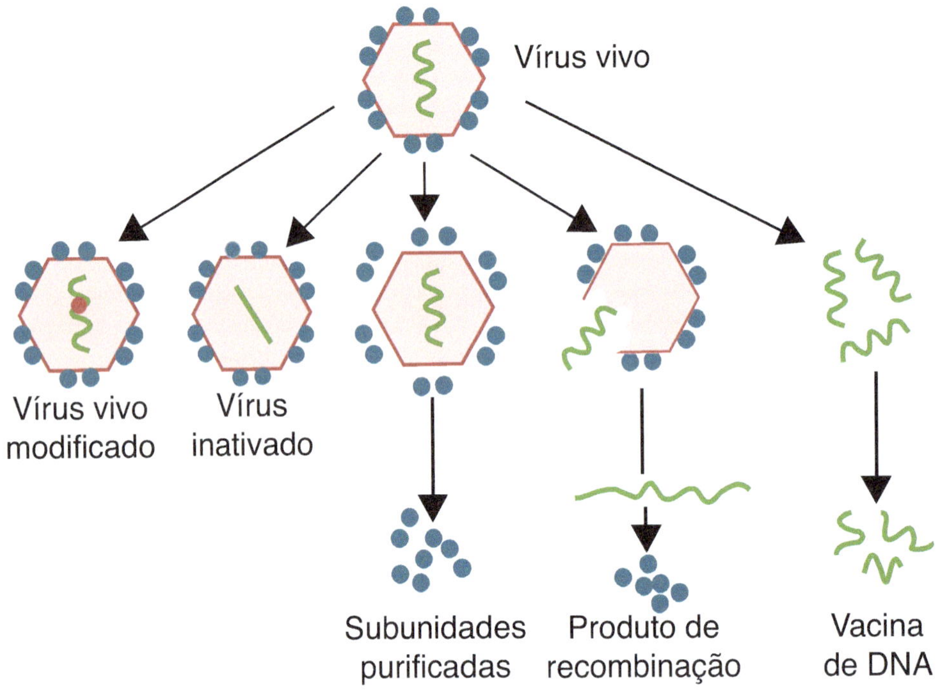


FIG. 24.4 Diagrama esquemático que mostra algumas das diferentes formas de tratamento de um vírus e seus antígenos para produção de vacinas.

**TABELA 24.2 Classificação do Ministério da Agricultura dos Estados Unidos (USDA) de Biológicos Veterinários Desenvolvidos por Engenharia Genética**

| Categoria | Descrição |
|---|---|
| I | Vacinas com microrganismos recombinantes inativados ou antígenos purificados derivados de microrganismos recombinantes |
| II | Vacinas com microrganismos vivos que apresentam deleções gênicas ou genes marcadores heterólogos |
| III | Vacinas com vetores ativos que expressam genes heterólogos de antígenos imunizantes ou outros estimulantes |
| IV | Outras vacinas desenvolvidas por engenharia genética, como vacinas de polinucleotídeos |

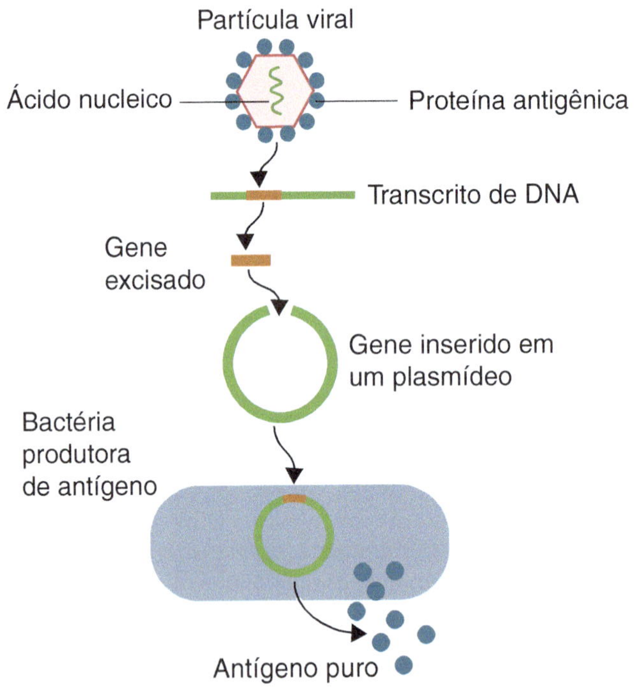


FIG. 24.5 A produção de uma proteína viral recombinante para uso em uma vacina. O gene que codifica o antígeno viral de interesse é clonado em outro organismo, neste caso uma bactéria, e expresso e produzido em quantidades enormes.

resposta imune protetora em gatos. Assim, o gene de gp70 (uma glicoproteína de 70 kDa) e uma pequena parte de uma proteína associada, denominada p15e (uma proteína do envelope de 15 kDa), foram isolados e inseridos em *E. coli*, que, então, sintetizou grandes quantidades de p70. Essa p70 recombinante não é glicosilada e tem peso molecular pouco superior a 50 kDa. Depois de clonada, a proteína recombinante é recuperada, purificada, misturada a um adjuvante de saponina e utilizada como vacina.

Outro exemplo é a vacina recombinante contra o agente da doença de Lyme, *Borrelia burgdorferi*. Portanto, o gene de OspA, a lipoproteína imunodominante de superfície externa de *B. burgdorferi*, foi clonado em *E. coli*. A proteína recombinante expressa por *E. coli* é purificada e utilizada como vacina depois de ser complexada a um adjuvante. Essa vacina é única, pois os carrapatos de animais imunizados ingerem o anticorpo. Os anticorpos, então, matam a bactéria no intestino do carrapato, prevenindo sua disseminação para as glândulas salivares. Dessa forma, a vacina previne a transmissão pelo vetor.

As técnicas de clonagem gênica podem ser utilizadas em qualquer situação em que haja necessidade de síntese de antígenos proteicos puros em grandes quantidades. Infelizmente, em geral as proteínas muito puras são antígenos fracos, porque não são apresentadas de forma eficaz às células sensíveis aos antígenos e podem não estar corretamente dobradas. Um método alternativo de administração de um antígeno recombinante é a clonagem do gene de interesse em um microrganismo carreador vivo atenuado.

## Microrganismos Geneticamente Atenuados (Categoria II)

As técnicas de genética molecular possibilitam a modificação de genes de um microrganismo para que este seja atenuado de maneira irreversível. Esses casos são classificados como vacinas da categoria II. Há uma vacina de categoria II contra o herpes-vírus causador da doença de Aujeszky em suínos. A enzima timidina quinase (TK) é necessária para que os herpes-vírus se repliquem em células indivisíveis, como os neurônios. Os vírus submetidos à remoção do gene TK podem infectar os neurônios, mas não conseguem se replicar nem causar a doença (Fig. 24.6). Dessa maneira, essas vacinas não apenas conferem proteção eficaz, mas também bloqueiam a invasão celular por vírus virulentos da doença de Aujeszky, prevenindo o desenvolvimento de um estado de portador persistente.

A manipulação genética também pode ser utilizada para produzir "vacinas marcadoras". O vírus da doença de Aujeszky, por exemplo, sintetiza dois antígenos glicoproteicos chamados gX e gI. Essas moléculas são antígenos potentes, mas não são essenciais para o crescimento viral ou sua virulência. Os antígenos são expressos por todos os vírus isolados a campo e, assim, os animais infectados produzem anticorpos contra gX e gI. Há uma vacina atenuada contra o vírus da doença de Aujeszky sem essas proteínas. Os suínos vacinados não fazem anticorpos contra gX ou gI, ao contrário dos animais naturalmente infectados. A vacina não causa reações sorológicas positivas em ensaios para detecção de anti-gX ou anti-gI, e a presença de anticorpos contra gX e gI em um animal é a evidência de sua exposição a cepas de campo do vírus da doença de Aujeszky. Esse tipo de vacina, denominado DIVA (do inglês *differentiate infected from vaccinated animals*, diferenciação de animais infectados e vacinados) auxiliará na erradicação de doenças infecciosas específicas de forma muito mais barata e rápida do que os métodos convencionais. Outro exemplo de vacina DIVA é a inserção de um gene de influenza B na vacina contra influenza A em aves. Como a influenza B não acomete aves, a presença de anticorpos anti-influenza B confirma a vacinação.

## Microrganismos Recombinantes Vivos (Categoria III)

Os genes que codificam os antígenos proteicos podem ser clonados diretamente em diversos microrganismos. Em vez de ser purificado, o próprio microrganismo recombinante pode ser utilizado como vacina. Esses microrganismos são classificados como vacinas da categoria III (Fig. 24.7). As vacinas recombinantes experimentais têm utilizado adenovírus, herpes-vírus e bactérias,

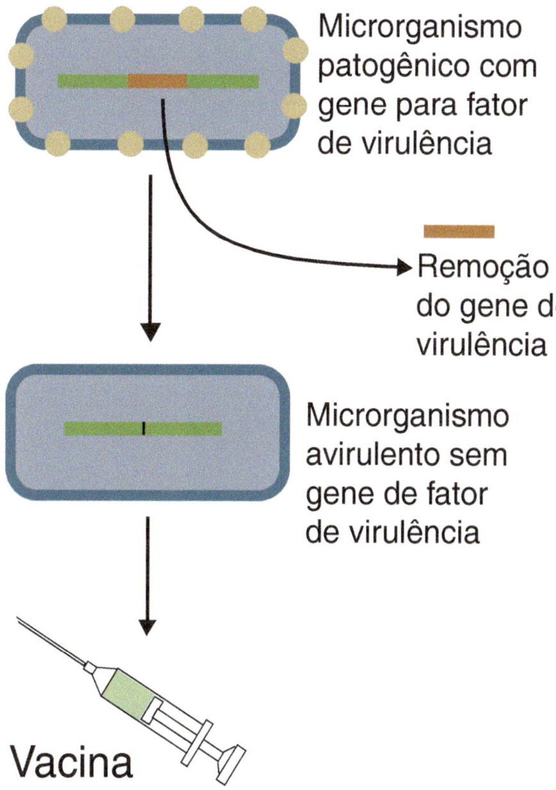


**FIG. 24.6** A produção de um vírus atenuado por remoção de um gene necessário para a virulência. Os genes que codificam os principais antígenos detectados por técnicas sorológicas também podem ser removidos, o que permite a diferenciação entre os animais vacinados e aqueles com infecção natural.

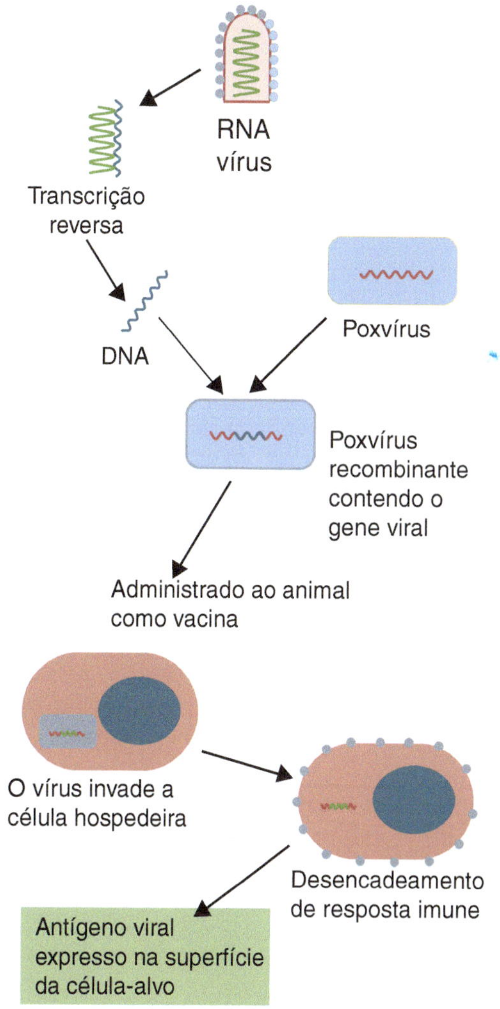


**FIG. 24.7** A produção de uma vacina recombinante vetorizado em vaccínia. O vírus vaccínia é escolhido por ter espaço sobrando em seu genoma e ser facilmente administrado a um animal. Assim, os recombinantes raiva-vaccínia podem ser administrados por via oral.

como BCG ou *Salmonella*, como vetores, mas os microrganismos mais usados com esse fim são os poxvírus, como vaccínia, fowlpoxvírus e canaripox. Esses vírus são facilmente administrados por raspagem cutânea ou ingestão. Seus genomas são extensos e estáveis, o que facilita a inserção de um novo gene (até 10% do genoma pode ser substituído por DNA exógeno), e eles podem expressar níveis altos do novo antígeno. Além disso, essas proteínas recombinantes são submetidas a etapas adequadas de processamento, inclusive glicosilação e transporte através da membrana do poxvírus. Os poxvírus aviários, como canaripox, são vetores muito eficientes em mamíferos. Esses vírus não se replicam e a expressão de antígeno dura apenas cerca de 6 horas. Consequentemente, essas vacinas são muito seguras, não podem ser transmitidas por artrópodes e não são excretadas nos fluidos corporais. É interessante destacar que essas vacinas não estimulam imunidade ao vetor viral, uma característica que ocorre na utilização de outros vetores e que pode evitar imunizações subsequentes. As vacinas vetorizadas com canaripox parecem ultrapassar o bloqueio de anticorpos maternos e, assim, podem imunizar animais mais jovens. Elas não conseguem voltar a ser virulentas. Por isso, são amplamente utilizadas em doenças como a leucemia felina, o vírus do oeste do Nilo, a parvovirose canina, a cinomose, a influenza equina e a raiva. Outro exemplo de vacina viva recombinante é a vacina antirrábica vetorizada com vaccínia. O gene da glicoproteína do envelope do vírus da raiva, ou proteína G, pode ser inserido no vírus vaccínia. Essa glicoproteína pode induzir anticorpos neutralizantes contra o vírus e, assim, conferir proteção contra a doença. A infecção com o recombinante raiva-vaccínia leva à produção de anticorpos contra a proteína G e ao desenvolvimento da imunidade. Essa vacina foi eficaz quando administrada por via oral, na forma de iscas, a carnívoros silvestres. Essa forma de vacina pode ser distribuída em aviões. A vacina foi utilizada em Ontário, Canadá, para prevenir a disseminação da raiva em raposas, em Nova Jérsei, Estados Unidos, para prevenir a disseminação da raiva em guaxinins, e no Texas, também nos Estados Unidos, para bloquear a disseminação da raiva em coiotes. Desde 1995, por exemplo, 17,5 milhões de doses da vacina antirrábica vetorizada em vaccínia foram lançadas por via aérea ao longo de 661.745 $km^2$ do Texas, com grande sucesso (Quadro 24.1).

Vacinas altamente eficazes de categoria III foram desenvolvidas para a peste bovina; elas são compostas por vetor vaccínia ou capripox e os genes da hemaglutinina (*H*) ou de fusão (*F*) do vírus da peste bovina. Essas vacinas foram tão efetivas que seu uso sistemático levou à erradicação global da peste bovina. A vacina recombinante em capripox também protege os bovinos contra a dermatose nodular contagiosa. Outro exemplo de vacina da categoria III é a quimera do vírus da febre amarela para a proteção contra o vírus do oeste do Nilo. Essa tecnologia utiliza o capsídeo e genes não estruturais da cepa 17D da vacina atenuada contra a febre amarela para transportar genes de envelope de outros flavivírus, como o vírus do oeste do Nilo. O vírus resultante é uma quimera do vírus da febre amarela com o vírus do oeste do Nilo, muito menos neuroinvasivo e, consequentemente, muito mais seguro do que qualquer um dos vírus parentais. A margem de segurança pode aumentar ainda mais com a introdução de mutações pontuais nos genes de envelope. A primeira vacina da categoria III aprovada pelo Ministério da Agricultura dos Estados Unidos (United State Department of Agriculture, USDA) foi contra o vírus da doença de Newcastle.

**QUADRO 24.1 Custo-Benefício da Vacinação**

A raiva é uma doença cara. Quando um animal não vacinado morde uma pessoa, os custos incluem a vacinação pós-exposição da vítima e a quarentena ou a eutanásia do agressor. O cérebro do animal deve ser examinado para detecção do vírus. Esses custos, é claro, não consideram o estresse e a preocupação associados à doença. No Texas, Estados Unidos, a vacinação aérea com a vacina vetorizada antirrábica em iscas tem sido empregada para imunizar coiotes contra a raiva. Os custos totais do programa incluíram as despesas com vacinas, alimentos, aviões, combustível, e assim por diante. Os benefícios foram a economia associada à ausência de necessidade de profilaxia humana pós-exposição e exames para diagnóstico da raiva animal na área afetada. Calcula-se que o programa de vacinação contra a raiva tenha custado cerca de 26 milhões de dólares. Os benefícios foram estimados entre 89 e 346 milhões! Dependendo da frequência de profilaxia pós-exposição e exames em animais, a relação custo-benefício variou de 3,38 a 33,13.

Shwiff SA, Kirkpatrick KN, Sterner RT: Economic evaluation of an oral rabies vaccination program for control of a domestic dog-coyote rabies epizootic: 1995-2006, *J Am Vet Med Assoc* 233:1736-1741, 2008.

O vetor é um fowlpoxvírus submetido à incorporação dos genes *HA* e *F* do vírus da doença de Newcastle. Além disso, essa vacina tem a vantagem de conferir imunidade contra o fowlpoxvírus.

A vacinação oral é considerada, há muito tempo, a via desejável de administração a animais, mas foi prejudicada pela digestão e destruição dos antígenos pelo trato gastrointestinal. Essas vacinas foram administradas na forma de materiais vegetais. A clonagem de genes de antígenos virais vacinais em plantas foi realizada com sucesso na gastroenterite transmissível, no vírus de Norwalk e na doença de Newcastle. Entre as plantas utilizadas, estão tabaco, batata, soja, arroz e milho. Uma vacina da doença de Newcastle produzida em células de tabaco cultivadas em suspensão foi aprovada para uso nos Estados Unidos.

Em vez de administrar o antígeno em plantas, uma abordagem alternativa é o uso de células leveduriformes. As vacinas à base de leveduras apresentam altos níveis de expressão, são consideradas muito seguras, podem ser "autoadjuvantes", e seus antígenos sofrem modificações adequadas pós-tradução. Muitas possíveis vacinas à base de leveduras estão em desenvolvimento, principalmente para imunização de aves e suínos.

## Vacinas de Polinucleotídeos (Categoria IV)

Outro método de vacinação é a injeção não de um antígeno proteico, mas do DNA que codifica os antígenos vacinais. Esse DNA pode ser inserido em um plasmídeo bacteriano, uma sequência de DNA circular que atua como vetor (Fig. 24.8). O gene do antígeno vacinal é inserido sob o controle de uma forte sequência promotora mamífera. Injetado por via intramuscular, o plasmídeo geneticamente modificado é incorporado pelas células do hospedeiro. O DNA é, então, transcrito em RNA mensageiro e traduzido em uma proteína vacinal endógena (Fig. 24.9). O plasmídeo, ao contrário dos vetores virais, não pode se replicar em células mamíferas. A incorporação do plasmídeo é aumentada com o uso de alguns "adjuvantes", como complexos lipídicos, microcápsulas e copolímeros não iônicos. O fosfato de alumínio parece bastante eficaz na melhoria da

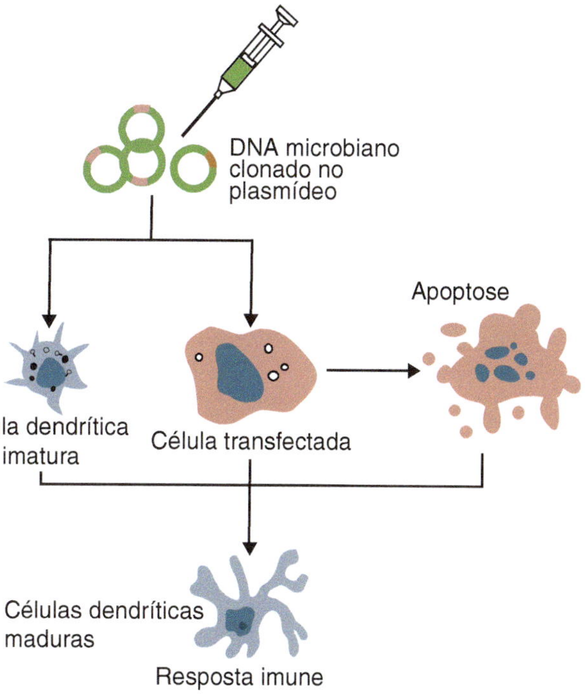


**FIG. 24.8** O possível mecanismo de ação das vacinas de polinucleotídeos. O DNA que entra na célula é funcional e pode codificar antígenos endógenos.

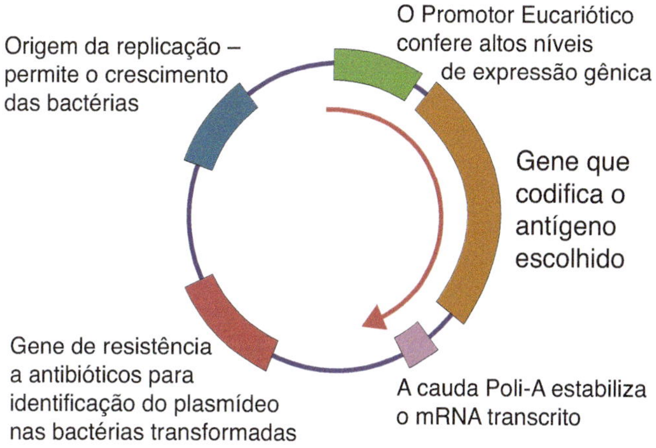


**FIG. 24.9** A estrutura de um plasmídeo comum de DNA usado na vacinação. Neste caso, o plasmídeo codifica os antígenos protetores do vírus do Oeste do Nilo. Além de codificar o antígeno em questão, o plasmídeo carreia um marcador de resistência a antibióticos, o que permite seu rastreamento.

eficiência vacinal. As células transfectadas do hospedeiro processam a proteína vacinal e a apresentam, como um antígeno endógeno, associada a moléculas do MHC classe I. Isso leva ao desenvolvimento não apenas de anticorpos neutralizantes, mas também de linfócitos T citotóxicos, já que o antígeno é endógeno. Os antígenos expressos apresentam estruturas terciárias autênticas e modificações pós-tradução, como glicosilação. A resposta imune também é acentuada porque o DNA bacteriano contém motivos CpG não metilados que são reconhecidos pelo receptor do tipo *toll* 9 (TLR9) e ativam células dendríticas. Essa ativação, por sua vez, promove uma intensa resposta Th1.

Esse tipo de vacina é utilizado na proteção de equinos contra a infecção pelo vírus do oeste do Nilo. A vacina comercial é composta por um vetor plasmídeo elaborado para expressar altas concentrações de proteínas do envelope viral (E) e pré-membrana (prM). Além disso, o plasmídeo contém promotores e genes marcadores. Injetado com um adjuvante oleoso biodegradável, esse plasmídeo penetra nas células e faz com que expressem a proteína viral. Outras vacinas de DNA foram aprovadas para prevenir a necrose hematopoiética infecciosa em salmões do Atlântico e melanomas em cães (Capítulo 35). Essa estratégia também foi aplicada para a produção de vacinas experimentais contra a influenza aviária, a coriomeningite linfocítica, as raivas canina e felina, a parvovirose canina, a diarreia viral bovina, o vírus da imunodeficiência felina, o vírus da leucemia felina, a doença de Aujeszky, o vírus da febre aftosa, o herpes-vírus bovino 1 e a doença de Newcastle. Embora teoricamente produzam uma resposta semelhante à induzida pelas vacinas vivas atenuadas, essas vacinas de ácidos nucleicos são mais adequadas à proteção contra microrganismos de cultivo laboratorial difícil ou perigoso. Algumas vacinas de DNA podem induzir imunidade mesmo na presença de títulos bastante elevados de anticorpos maternos. Embora os anticorpos da mãe bloqueiem as respostas sorológicas, o desenvolvimento de uma forte resposta de memória não é comprometido.

As vacinas de polinucleotídeos devem entrar nas células-alvo. Isso pode ser conseguido por injeção intramuscular ou "disparo" de plasmídeos de DNA diretamente na pele, adsorvidos em esferas microscópicas de ouro lançadas por uma "pistola gênica" (*gene gun*). Embora a injeção intramuscular seja bastante ineficaz devido à baixa taxa de transfecção (cerca de 1% a 5% das miofibrilas adjacentes ao sítio de injeção intramuscular), a expressão pode persistir por pelo menos 2 meses. Os produtos gênicos são tratados como antígenos endógenos e apresentados na superfície celular ou secretados e apresentados para células processadoras de antígenos. Esse antígeno processado estimula preferencialmente uma resposta Th1, associada à produção de IFN-$\gamma$. O uso da pistola gênica é mais eficaz do que a injeção, pois uma parte do DNA é diretamente absorvida pelas células dendríticas, o que minimiza sua degradação. Ao não interagir com TLR9, o DNA estimula preferencialmente uma resposta Th2. O DNA viral em colírios pode induzir uma resposta de imunoglobulina da classe A (IgA) em lágrimas e na bile dos receptores.

A imunização com DNA purificado permite a apresentação de antígenos virais em sua forma nativa. Esses antígenos são sintetizados da mesma forma que os antígenos presentes em uma infecção viral. Isso é mais eficaz do que o uso de proteínas recombinantes, já que é difícil criar proteínas em conformação correta nos sistemas microbianos. Também é possível selecionar apenas os genes do antígeno de interesse em vez de utilizar um organismo carreador complexo, que possui cargas gênicas e massas antigênicas próprias e extensas.

## Estratégias de Sensibilização e Reforço (*Prime-Boost*)

Há muito tempo é uma prática normal usar a mesma vacina na primeira imunização do animal e nos reforços da resposta imunológica. Essa abordagem tem diversas vantagens, como a simplicidade de fabricação e regulamentação da produção de vacinas. Entretanto, não há razão que impeça a utilização de diferentes formas de uma vacina na primeira imunização e nos reforços. Essa abordagem é conhecida como estratégia de sensibilização (*prime*) e reforço (*boost*). Em algumas circunstâncias, a técnica pode melhorar a eficácia vacinal de maneira significativa. A abordagem de sensibilização e reforço é um tanto empírica e os pesquisadores podem simplesmente testar várias combinações de vacinas para determinar qual atinge os melhores resultados. A estratégia de sensibilização e reforço é amplamente investigada na tentativa de melhorar a eficácia das vacinas de DNA. As combinações em geral são a sensibilização com uma vacina de DNA e o reforço com outra vacina de DNA, talvez em outro vetor ou com antígenos proteicos recombinantes.

### Vacinologia Reversa

Agora que muitos genomas microbianos completos são conhecidos, é possível identificar todas as proteínas de um patógeno por análise computacional. Essa análise pode ser utilizada para a seleção de potenciais epítopos protetores desse repertório. Isso pode levar à identificação de antígenos específicos ou desconhecidos, que podem ser experimentalmente testados, um processo chamado vacinologia reversa (Fig. 24.10). Nesse processo, os antígenos de interesse são sequenciados por completo e, em seguida, os epítopos importantes são identificados, sobretudo aqueles que se ligam a moléculas comuns de MHC e são reconhecidos por linfócitos T $CD4^+$ e $CD8^+$. Esses epítopos podem ser previstos por modelos informatizados da proteína ou pelo uso de anticorpos monoclonais para identificar componentes protetores essenciais. Uma vez identificados, os epítopos protetores podem ser sintetizados quimicamente e testados em animais. Vacinas experimentais de linfócitos T foram desenvolvidas dessa forma contra o vírus da febre aftosa, o parvovírus canino e o vírus da influenza A.

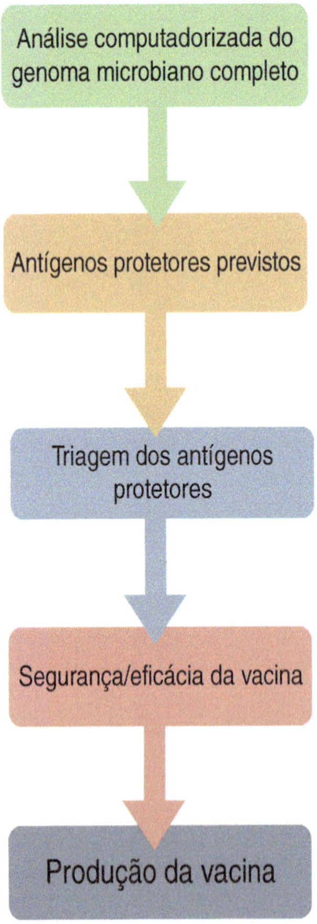


FIG. 24.10 A vacinologia reversa utiliza nosso grande conhecimento sobre o genoma de um microrganismo para prever a estrutura dos epítopos protetores. Esses epítopos podem ser sintetizados e, então, testados.

## ADJUVANTES

Uma prática comum para aumentar a eficácia de vacinas, sobretudo daquelas com microrganismos inativados ou antígenos altamente purificados, é a adição de substâncias chamadas adjuvantes (*adjuvare* é "ajudar" em latim). Os adjuvantes podem aumentar a velocidade ou magnitude da resposta do corpo às vacinas, permitir reduções na quantidade de antígeno injetado ou no número de doses administradas, direcionar a resposta da maneira adequada (Th1 ou Th2) e desencadear a imunidade celular, além de serem essenciais para o estabelecimento da memória prolongada contra antígenos solúveis. O uso de adjuvantes é fundamental para a eficácia de vacinas recombinantes ou de subunidades. Historicamente, a "ciência" dos adjuvantes é empírica. Em outras palavras, substâncias eram adicionadas às vacinas para ver se aumentavam a potência ou a duração da resposta imune. Por isso, os adjuvantes pareciam ser substâncias escolhidas de forma aleatória e seus mecanismos de ação eram especulações. Recentemente, porém, ficou claro que os adjuvantes mais empregados são ligantes de receptores do tipo *toll.* Seu principal modo de ação é a promoção da incorporação do antígeno, seu processamento e a apresentação por células dendríticas. De modo geral, os adjuvantes desencadeiam respostas imunes inatas que, por sua vez, agem sobre células dendríticas e aumentam a apresentação do antígeno a linfócitos T ou B (Tabela 24.3). Com o crescimento de nosso conhecimento sobre as interações entre células dendríticas e linfócitos T ou B, é possível desenvolver vacinas projetadas de modo a maximizar a apresentação do antígeno. Assim, o uso crescente de partículas revestidas por antígenos, citocinas e moléculas e coestimuladoras como as adjuvantes gerou melhorias encorajadoras na eficácia vacinal.

### Sais de Alumínio

Esses sais são usados desde a década de 1920 e são, de longe, os adjuvantes mais comuns. Há diferentes formas de sais de alumínio, como gel de hidróxido de alumínio (na verdade, oxi-hidróxido de alumínio), gel de fosfato de alumínio, hidroxissulfofosfato e sulfato de alumínio e potássio (alúmen), além do fosfato de cálcio. Esses sais apresentam diferentes características físicas e propriedades adjuvantes.

Os sais de alumínio são adicionados às vacinas veterinárias há muitos anos com base na crença de que formam um depósito tecidual que libera o antígeno de maneira lenta e, assim, origina uma resposta imune potente e prolongada. Hoje, sabe-se que esse efeito de depósito não é necessário para a ação do adjuvante. As vacinas com adjuvantes de alumínio induzem a formação de nódulos inflamatórios no local de injeção. Esses nódulos contêm neutrófilos com alguns eosinófilos e linfócitos nas primeiras 48 horas. O recrutamento de células dendríticas mieloides maduras para os locais de injeção é estimulado. Da mesma maneira, os macrófagos ativados são atraídos para esses locais e podem se transformar em células dendríticas.

A remoção do nódulo do sítio de injeção e do depósito de alúmen associado já 2 horas após a vacinação não tem efeito significativo sobre as respostas imunes de linfócitos T ou B à vacina. O alúmen parece afetar os lipídios nas membranas plas-

**TABELA 24.3 Alguns Adjuvantes Comuns**

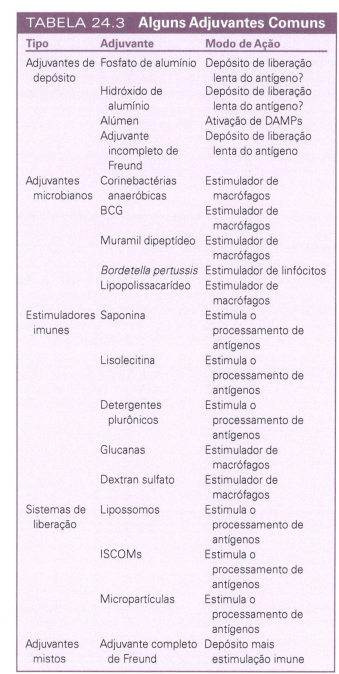

| Tipo | Adjuvante | Modo de Ação |
|---|---|---|
| Adjuvantes de depósito | Fosfato de alumínio | Depósito de liberação lenta do antígeno? |
| | Hidróxido de alumínio | Depósito de liberação lenta do antígeno? |
| | Alúmen | Ativação de DAMPs |
| | Adjuvante incompleto de Freund | Depósito de liberação lenta do antígeno |
| Adjuvantes microbianos | Corinebactérias anaeróbicas | Estimulador de macrófagos |
| | BCG | Estimulador de macrófagos |
| | Muramil dipeptídeo | Estimulador de macrófagos |
| | *Bordetella pertussis* | Estimulador de linfócitos |
| | Lipopolissacarídeo | Estimulador de macrófagos |
| Estimuladores imunes | Saponina | Estimula o processamento de antígenos |
| | Lisolecitina | Estimula o processamento de antígenos |
| | Detergentes plurônicos | Estimula o processamento de antígenos |
| | Glucanas | Estimulador de macrófagos |
| | Dextran sulfato | Estimulador de macrófagos |
| Sistemas de liberação | Lipossomos | Estimula o processamento de antígenos |
| | ISCOMs | Estimula o processamento de antígenos |
| | Micropartículas | Estimula o processamento de antígenos |
| Adjuvantes mistos | Adjuvante completo de Freund | Depósito mais estimulação imune |

*BCG*, Bacilo de Calmette-Guérin; *DAMPs*, padrões moleculares associados à lesão; *ISCOMs*, complexos imunoestimulantes.

máticas e promove o *homing* de células dendríticas (DC) para os linfonodos. Além disso, o alúmen mata células inflamatórias, como neutrófilos, o que provoca liberação do DNA e estimula as interações entre DC e linfócitos T (Fig. 24.11). Embora o alúmen seja o adjuvante mais usado em vacinas veterinárias, seus mecanismos de ação ainda não foram esclarecidos. Acreditava-se que ele promovia a liberação de IL-1, mas hoje se sabe que isso não acontece. O DNA se acumula nos locais de deposição de alúmen e, aparentemente, isso é importante, já que o tratamento com DNase bloqueia essa atividade adjuvante.

Os adjuvantes de alumínio influenciam apenas a resposta imune primária e têm pouco efeito sobre as respostas imunes secundárias. Eles também apresentam a desvantagem de, ao mesmo tempo que promovem respostas anticórpicas, terem

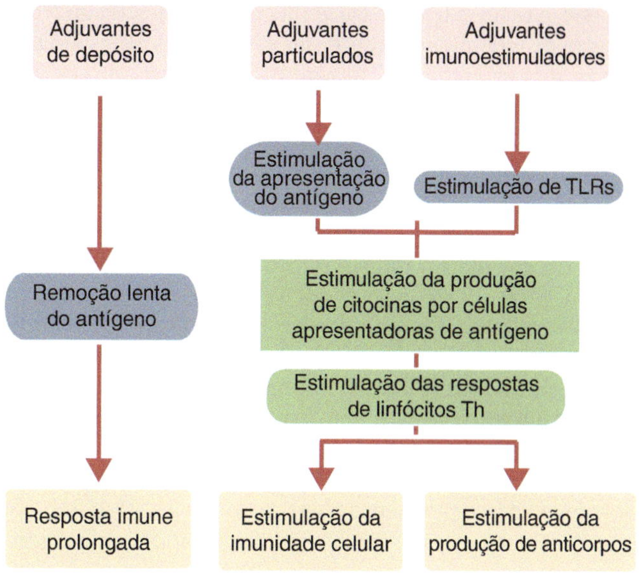


**FIG. 24.11** Os três grupos principais de adjuvantes e as maneiras como eles estimulam as respostas imunes desencadeadas pelos antígenos da vacina.

pouco efeito sobre as respostas mediadas por células. Assim, o alúmen estimula respostas Th2 a antígenos proteicos e gera grandes números de linfócitos B. Porém, não é bom na geração de linfócitos Th1 $CD8^+$.

## Adjuvantes à Base de Saponina

As saponinas (glicosídeos triterpênicos), derivadas da casca da árvore quilaia (*Quillaja saponaria*), são muito usadas como adjuvantes. As saponinas brutas têm ações tóxicas e adjuvantes, embora seja possível purificar aquelas com atividade adjuvante potente e toxicidade mínima. As saponinas altamente purificadas são usadas em humanos. Os adjuvantes à base de saponina estimulam seletivamente a resposta Th1, pois direcionam antígenos às vias de processamento endógeno e estimulam a liberação de IFN-γ por células dendríticas. As saponinas ativam inflamassomos. A saponina também é utilizada como adjuvante nas vacinas contra a febre aftosa e na vacina recombinante contra a leucemia felina. Misturas tóxicas de saponina são utilizadas nas vacinas contra o antraz, onde destroem o tecido no local de injeção para que os esporos do antraz possam germinar. As micelas podem ser construídas com antígenos proteicos e uma mistura complexa de saponina, chamada Quil A. Os complexos imunoestimulantes (ISCOMs, do inglês *immune stimulating complexes*) são compostos estáveis à base de colesterol, fosfolipídios, saponina e antígeno. Os ISCOMs são adjuvantes eficazes, com poucos efeitos adversos. Os ISCOMs são altamente eficazes em direcionar antígenos às células apresentadoras profissionais, enquanto a saponina ativa essas células e promove a produção de citocinas e expressão de moléculas coestimuladoras. Dependendo do antígeno empregado, os ISCOMs podem estimular respostas Th1 ou Th2.

## Emulsões de Água em Óleo

Um método de formação de um depósito de liberação lenta do antígeno é a sua incorporação em uma emulsão de água em óleo (gotículas de fase aquosa mais um surfactante, como Tween, Span ou lecitina emulsificada em fase oleosa). Um óleo mineral leve estimula a resposta inflamatória local crônica e, por isso, há a formação de um granuloma ou abscesso ao redor do sítio de inoculação. O antígeno é lentamente removido da fase aquosa da emulsão. Esses adjuvantes de depósito podem causar irritação e destruição tissular significativas. Os óleos minerais são muito irritantes. Os óleos não minerais, embora menos irritantes, também são menos eficazes. Os danos teciduais induzidos pelos adjuvantes também podem promover a imunidade, já que os padrões moleculares associados à lesão (DAMPs) gerados pela inflamação e pela necrose celular estimulam células dendríticas e macrófagos. Os adjuvantes com atividade irritante significativa não são, porém, aceitáveis nas vacinas modernas, e é essencial reduzir esse efeito, mas reter a eficácia da molécula. Em seres humanos, as emulsões de óleo em água à base de esqualeno foram aprovadas como adjuvantes vacinais. (O esqualeno é um óleo de triterpeno.) São mais potentes do que o alúmen, mas podem induzir reações locais brandas ao desencadearem a liberação local de TNF-$\alpha$ e IL-1$\beta$; no entanto, seu mecanismo de ação ainda não foi esclarecido.

## Adjuvantes Particulados

O sistema imune pode capturar e processar partículas como bactérias e outros microrganismos de forma muito mais eficiente do que antígenos solúveis. Desse modo, adjuvantes bem-sucedidos são aqueles que podem incorporar os antígenos em partículas facilmente fagocitadas (Fig. 24.12). Entre esses adjuvantes estão emulsões, micropartículas, ISCOMs e lipossomos, todos projetados para transporte eficiente do antígeno até suas células apresentadoras. Em geral, as partículas têm tamanho semelhante ao de bactérias e são rapidamente endocitadas. Os lipossomos são micropartículas sintéticas de base lipídica e 200 a 1.000 nm de tamanho que contêm antígenos encapsulados; esses antígenos são capturados e processados de forma eficaz ao mesmo tempo que estão protegidos da degradação rápida. Os ISCOMs, já descritos, são micropartículas complexas de base lipídica com cerca de 40 nm de tamanho. Todos esses adjuvantes particulados podem ficar mais potentes pela incorporação de imunoestimuladores microbianos. Eles ainda não são amplamente utilizados em vacinas veterinárias.

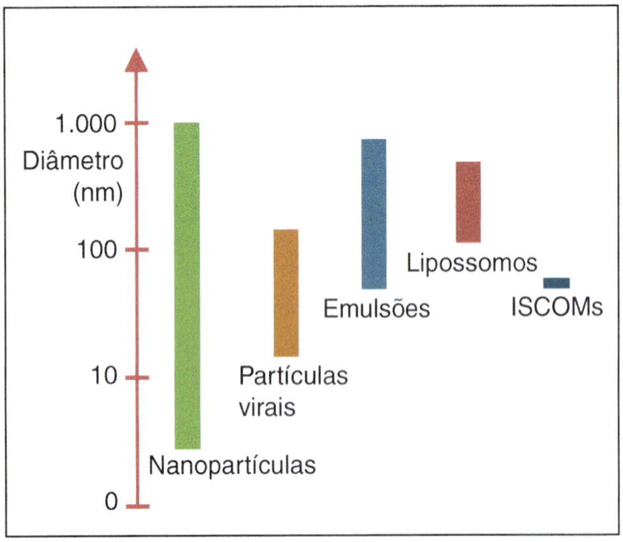


FIG. 24.12 As nanopartículas podem ser de diferentes tamanhos e isso influencia muito a natureza das respostas imunes às vacinas.

É importante notar, porém, que o tamanho das partículas é essencial. Assim, os adjuvantes convencionais de alumínio empregam micropartículas (com 2 a 8 µm de tamanho) e promovem respostas Th2. Contudo, se forem reduzidos a nanopartículas (com 200 a 1.500 nm), favorecem respostas Th1. Os adjuvantes de nanopartículas são muito promissores nas vacinas de nova geração. Esses adjuvantes podem ser feitos com diversos compostos, como poliaminoácidos, polissacarídeos, poliestireno e polímeros biodegradáveis, além de elementos não degradáveis, como ouro, prata, ferro e sílica. Os adjuvantes de nanopartículas podem ser projetados para apresentar uma mistura de antígenos e moléculas coestimuladoras em sua superfície para otimizar a resposta imune.

As nanopartículas apresentam propriedades imunológicas especiais que podem ser manipuladas pela alteração de seu tamanho, formato, carga e hidrofobicidade. Essas nanopartículas podem ser revestidas com combinações de antígenos, citocinas, moléculas de adesão, imunomoduladores e ligantes coestimuladores e, na verdade, podem ser especificamente projetadas para gerar processos protetores essenciais. Ao associar antígenos a receptores de reconhecimento de padrão, como receptores do tipo NOD (NLRs) e TLRs, as nanopartículas podem desencadear respostas de linfócitos citotóxicos a antígenos que normalmente não o fazem. A administração intradérmica e a intramuscular podem induzir respostas imunes potentes, enquanto a administração intravenosa pode induzir tolerância.

As partículas semelhantes a vírus (VLPs, do inglês *virus-like particles*) são nanopartículas com 20 a 100 nm de tamanho. As VLPs podem ser criadas com subunidades de proteínas virais, formando, assim, um capsídeo viral. Ou também podem ser totalmente sintéticas, produzidas com subunidades projetadas com cuidado. As VLPs, embora semelhantes a vírus, não contêm material genético e não podem se replicar; assim, são muito mais seguras do que as vacinas virais convencionais. Outras moléculas podem ser incorporadas nas VLPs, como ligantes de TLR ou outras moléculas que têm células como seus alvos. As VLPs e as demais nanopartículas são pequenas o suficiente para penetrarem as barreiras teciduais, trafegarem até os linfonodos drenantes e serem incorporadas por células apresentadoras de antígeno. Especialmente quando conjugadas a moléculas específicas direcionadas a células, as nanopartículas são muito mais eficazes do que as micropartículas em sua incorporação por células do sistema imune. As nanopartículas promovem a ativação de DC e a apresentação de antígenos em MHC de classe I e classe II. Por isso, podem estimular linfócitos T $CD4^+$ e $CD8^+$.

## Adjuvantes Imunoestimuladores

Os adjuvantes imunoestimuladores promovem a produção de citocinas. Muitos desses adjuvantes são produtos microbianos complexos projetados para terem como alvo receptores de reconhecimento de padrão (PRRs). Consequentemente, ativam células dendríticas e macrófagos e estimulam a produção de citocinas importantes, como IL-1 e IL-12. Essas citocinas, por sua vez, promovem respostas mediadas por linfócitos T auxiliares e direcionam as respostas imunes adaptativas. Dependendo do produto microbiano específico, podem aumentar as respostas Th1 ou Th2. Ligantes de TLR, sozinhos, normalmente não são adjuvantes eficazes, pois induzem inflamação excessiva. De fato, a maior dificuldade encontrada no desenvolvimento de adjuvantes é estimular a imunidade adaptativa sem provocar imunidade inata excessiva.

O RNA de fita dupla (dsRNA) é o ligante de TLR3, e o dsRNA sintético (por exemplo, poliIC) é um adjuvante eficaz. Os ligantes de TLR4, como o lipopolissacarídeo bacteriano (ou derivados), são há muito tempo conhecidos por sua atividade adjuvante. Sua toxicidade, porém, limita seu uso. Os lipopolissacarídeos aumentam a produção de anticorpos se administrados ao mesmo tempo que o antígeno. Não atuam sobre a resposta imune celular, mas podem romper a tolerância de linfócitos T e apresentam atividade imunoestimuladora geral. Corinebactérias anaeróbias inativadas, principalmente *Propionibacterium acnes*, têm efeito semelhante. Utilizadas como adjuvantes, essas bactérias estimulam a atividade antibacteriana e antitumoral. A flagelina bacteriana, ligante de TLR5, é um adjuvante que promove respostas mistas Th1 e Th2. O ligante de TLR7 e TLR8 é o RNA de fita simples. Infelizmente, o RNA de fita simples se degrada logo e, portanto, não pode ser empregado. Alguns ligantes sintéticos, como imidazoquinolinas e alguns análogos de guanosina e adenosina, podem ser bons adjuvantes. Os oligonucleotídeos CpG não metilados que se ligam a TLR9 são adjuvantes imunoestimuladores potentes para respostas Th1. Existem várias classes de oligonucleotídeos CpG, cada um com efeitos imunoestimuladores ligeiramente diferentes. Na prática, verificou-se que múltiplos estímulos inatos podem ser mais eficazes do que um único estímulo e que combinações de adjuvantes com múltiplos mecanismos de ação parecem ser mais eficazes.

## Adjuvantes Combinados

Adjuvantes bastante eficazes podem ser construídos pela combinação de um adjuvante de depósito ou particulado com um agente imunoestimulador. Um adjuvante de depósito de base oleosa, por exemplo, pode ser misturado à *Mycobacterium tuberculosis* inativada e incorporada à emulsão de água em óleo. A mistura é chamada de adjuvante completo de Freund (FCA). O FCA forma um depósito e os bacilos apresentam muramil dipeptídeo (*N*-acetilmuramil-alanil-d-isoglutamina), uma molécula que ativa macrófagos e células dendríticas por meio de NOD2. O FCA funciona melhor quando administrado por via subcutânea ou intradérmica e quando a dose de antígeno é relativamente baixa. O FCA favorece a produção de IgG em relação à IgM. Inibe a indução de tolerância, favorece as reações de hipersensibilidade tardia, acelera a rejeição de enxertos e promove a resistência a tumores. O FCA pode ser utilizado na indução experimental de doenças autoimunes, como a encefalite alérgica experimental e a tireoidite (Capítulo 37). Além disso, estimula a ativação de células M1, promovendo suas atividades fagocíticas e citotóxicas.

O uso de adjuvantes de base oleosa em animais destinados ao consumo humano é problemático, pois o óleo pode prejudicar a carne. O uso do FCA é inaceitável em bovinos, não apenas por causa do óleo mineral, mas também porque as micobactérias podem induzir resultado positivo no teste cutâneo de tuberculina. O FCA é altamente tóxico em cães e gatos.

# 25

# O Uso de Vacinas

## OBJETIVOS DIDÁTICOS

*Depois de ler este capítulo, você deve ser capaz de:*

- Explicar como qualquer vacinação deve ser precedida por uma avaliação cuidadosa dos riscos relativos e benefícios a um animal.
- Entender por que as vacinas têm importâncias diferentes e devem ser classificadas conforme essas diferenças.
- Entender por que a vacinação desnecessária ou em frequência excessiva deve ser desencorajada.
- Entender as vantagens e as desvantagens das vacinas polivalentes.
- Entender e explicar a grande importância do momento correto de vacinação em animais jovens.
- Entender por que as vacinas devem apenas ser administradas nas doses e vias recomendadas pelo fabricante.
- Entender por que, às vezes, as vacinas causam efeitos adversos em animais. De modo geral, esses efeitos são brandos, mas podem ser muito graves.
- Explicar novamente por que a vacinação de neonatos não é eficaz.
- Identificar as principais causas das falhas vacinais.
- Entender os motivos por que alguns animais não respondem a determinadas vacinas.
- Identificar os principais eventos adversos que podem ser associados ao uso de vacinas.
- Definir falha vacinal, eficácia vacinal e fração prevenível.

## SUMÁRIO DO CAPÍTULO



Embora os princípios da vacinação sejam conhecidos há muitos anos, as vacinas e os procedimentos para sua administração continuam a melhorar em eficácia e segurança. As primeiras vacinas veterinárias tinham eficácia limitada e algumas causavam efeitos adversos significativos, mas que eram considerados aceitáveis em comparação aos riscos de contrair a doença. Os protocolos de vacinação daquela época refletiam as inadequações dessas vacinas. Os avanços no desenvolvimento e na produção de vacinas geraram grandes melhorias de segurança e eficácia. Essas melhorias permitiram a reavaliação dos riscos relativos e benefícios da vacinação. A vacinação nem sempre é um procedimento inofensivo. Por isso, o uso de qualquer vacina deve ser acompanhado por uma análise de risco-benefício conduzida pelo médico veterinário junto com o proprietário do animal. Os protocolos de vacinação devem ser personalizados para cada animal, considerando a gravidade da doença, o potencial zoonótico do micróbio, a suscetibilidade e o risco de exposição do animal e as normas legais relacionadas à vacinação.

Os dois principais fatores que determinam o uso de uma vacina são a segurança e a eficácia. Devemos sempre ter certeza de que os riscos da vacinação não são maiores do que aqueles associados às chances de contrair a doença. Assim, a utilização de uma vacina contra uma doença rara, facilmente tratada de outras formas ou com pouco significado clínico pode ser inadequada. Uma vez que a detecção de anticorpos é um método diagnóstico comum, o uso desnecessário de vacinas pode complicar o diagnóstico baseado na sorologia e, talvez, impossibilitar a erradicação de uma doença. Por outro lado, novos exames sorológicos possibilitam a determinação da suscetibilidade do animal e a racionalização das decisões sobre o uso das vacinas. A decisão de utilizar vacinas para o controle de qualquer doença deve ser baseada não apenas no grau de risco associado, mas também na existência de alternativas melhores.

A segunda consideração principal é a eficácia da vacina. As vacinas nem sempre são eficazes. Em algumas doenças, como a anemia infecciosa equina, a doença aleutiana dos visons e a peste suína africana, até mesmo as melhores vacinas induzem imunidade protetora fraca ou nula. Em outras doenças, como a febre aftosa dos suínos, a resposta imune é transiente e relativamente ineficaz e, às vezes, a vacinação é malsucedida.

Por causa dessas considerações, as vacinas veterinárias devem ser divididas em categorias baseadas em sua importância. A primeira categoria é composta pelas vacinas essenciais, necessárias por protegerem contra doenças comuns e perigosas e porque sua não administração coloca os animais em risco significativo de adoecer ou morrer. As vacinas consideradas essenciais podem variar de acordo com as condições locais e o risco da doença. A segunda categoria é formada pelas vacinas opcionais. Essas vacinas são direcionadas a doenças cujos riscos associados à não vacinação são baixos. Em muitos casos, os riscos dessas doenças são determinados pela localização ou estilo de vida de um animal. O uso dessas vacinas opcionais deve ser determinado por um médico veterinário conforme o risco de exposição. Uma terceira categoria é composta pelas vacinas que podem não ter aplicação rotineira, mas podem ser utilizadas em circunstâncias especiais. São vacinas destinadas a doenças de pouca importância clínica ou cujos riscos não são significativamente maiores do que os benefícios. É claro que toda vacinação deve ser conduzida com base no consentimento livre e esclarecido. O proprietário do animal deve estar ciente dos riscos e benefícios envolvidos antes de autorizar a vacinação.

Na vacinação para controle de doenças em uma população de animais, e não em indivíduos, o veterinário também deve considerar o conceito de imunidade de rebanho. Essa imunidade de rebanho é a resistência de um grupo inteiro de animais a uma doença devido à presença, naquele grupo, de muitos animais imunes. A imunidade de rebanho reduz a probabilidade de contato entre um animal suscetível e outro infectado, o que limita ou impede a disseminação da doença. Se a perda de alguns indivíduos para a doença for aceitável para a prevenção de uma epizootia, é possível vacinar apenas uma parte da população. É claro que os veterinários devem assegurar a vacinação do maior número possível de animais para maximizar a imunidade de rebanho.

## ADMINISTRAÇÃO DE VACINAS

A maioria das vacinas é administrada por injeção. Deve-se ter cuidado para não causar lesões ou infectar o animal. Todas as agulhas utilizadas devem ser limpas e afiadas. Agulhas sujas ou sem fio podem provocar lesão tecidual e infecção no local da injeção. A pele no local da injeção deve estar limpa e seca, embora o uso excessivo de álcool para desinfecção deva ser evitado. As vacinas são comercializadas em doses padronizadas, que não devem ser divididas conforme o tamanho do animal. As doses ainda não são formuladas de acordo com o peso corporal ou a idade. A quantidade de antígeno deve ser suficiente para estimular as células do sistema imune e desencadear uma resposta imunológica. Essa quantidade não é necessariamente relacionada ao tamanho corporal. (Infelizmente, o risco de ocorrência de eventos adversos é maior nos animais de pequeno porte e, assim, alguns ajustes de dose podem ser necessários por motivos de segurança.) A vacinação por injeção subcutânea ou intramuscular é o método mais simples e comum. Essa abordagem é ideal para números pequenos de animais e doenças em que a imunidade sistêmica é importante. No entanto, em algumas doenças, a imunidade sistêmica não é tão importante quanto a imunidade de superfície, e talvez a administração no sítio de possíveis invasões seja mais adequada. Por isso, existem as vacinas intranasais para a rinotraqueíte infecciosa bovina, parainfluenza 3 e vírus sincicial respiratório de bovinos; para as infecções por *Streptococcus equi* de equinos; para a rinotraqueíte e infecções por *Bordetella bronchiseptica*, coronavírus e calicivírus de gatos; para a parainfluenza e infecção por *Bordetella* de cães; e para a bronquite infecciosa e a doença de Newcastle em aves. Esses métodos de administração exigem a manipulação individual de cada animal. Quando o número de animais for grande, outros métodos devem ser empregados. A aerossolização das vacinas, por exemplo, possibilita sua inalação por todos os animais de um grupo. A técnica é utilizada na vacinação contra a cinomose e a enterite em criações de visons e contra a doença de Newcastle em aves domésticas. Como alternativa, a vacina pode ser colocada na ração ou água para consumo, como realizado com as vacinas de *Erysipelothrix rhusiopathiae* de suínos e contra a doença de Newcastle, a laringotraqueíte infecciosa e a encefalomielite aviária em frangos. Entre as vias alternativas de administração que estão em desenvolvimento ou são empregadas em humanos estão a vacinação cutânea com injetores especializados, a microinjeção e a aplicação tópica na pele com adesivos ou nanopartículas. Confeitos de chocolate revestidos com vacina foram dados a cães-da-pradaria (gênero *Cynomys*) e doninhas-de-patas-pretas (*Mustela nigripes*) no oeste dos Estados Unidos por meio de drones que os lançavam em três direções simultaneamente para assegurar a boa cobertura.

### Vacinas Polivalentes

Por conveniência, é comum utilizar combinações de microrganismos em uma única vacina. Para bovinos, por exemplo, há vacinas contra a rinotraqueíte infecciosa bovina (BHV-1), vírus da diarreia bovina (BVD), parainfluenza 3 (P13) e até mesmo *Mannheimia hemolytica*. Os cães recebem vacinas com os seguintes microrganismos: vírus da cinomose canina, adenovírus canino do tipo 1, adenovírus canino do tipo 2, parvovírus canino 2, vírus da parainfluenza canina, bacterina de *Leptospira* e raiva. Essas combinações podem ser utilizadas quando o diagnóstico preciso não é possível e protegem os animais contra diversos agentes infecciosos com menos esforços. No entanto, também pode ser um desperdício utilizar vacinas contra microrganismos que não causam problemas. Os diferentes antígenos de uma mistura competem entre si ao serem inoculados de maneira simultânea. Os fabricantes de vacinas polivalentes levam isso em consideração e ajustam seus componentes de forma adequada. As vacinas nunca devem ser misturadas indiscriminadamente, já que um componente pode dominar a mistura ou interferir na resposta aos demais componentes.

Alguns veterinários questionam se o uso de vacinas polivalentes gera proteção insatisfatória ou aumenta o risco de efeitos adversos. Esses profissionais temem que a administração de vacinas com cinco ou sete componentes prejudique o sistema imune de alguma forma, esquecendo que os animais encontram centenas de antígenos diferentes em sua vida diária. A ideia de que essas vacinas polivalentes podem sobrecarregar o sistema imune é infundada e não há nenhuma evidência que apoie o argumento de que o risco de efeitos adversos aumenta de maneira desproporcional com a adição de mais componentes nas vacinas. O sucesso de uma vacina de 21 componentes contra a língua azul dos ovinos ou da vacina antipneumocócica de 23 componentes em pacientes com síndrome de imunodeficiência adquirida (AIDS) confirma a segurança das vacinas polivalentes. Obviamente, essas vacinas devem ser analisadas para assegurar que todos os componentes induzem uma resposta satisfatória. As vacinas de comercialização aprovada, fornecidas por fabricantes confiáveis, geralmente conferem proteção satisfatória contra todos os componentes.

## Protocolos de Vacinação

Embora não seja possível estabelecer protocolos exatos para todas as vacinas veterinárias, certos princípios são comuns a todos os métodos de imunização ativa. A maioria das vacinas requer uma primeira dose que inicia a imunidade protetora e é seguida pela revacinação (doses de reforço) em intervalos que garantem a manutenção da proteção em nível adequado.

### Primeiras Doses

Como os anticorpos maternos protegem os neonatos de forma passiva, a vacinação de indivíduos muito jovens geralmente não é bem-sucedida. Se a estimulação da imunidade for considerada necessária nesse estágio, a mãe pode ser vacinada durante o final da gestação para que o pico das concentrações de anticorpos ocorra durante a formação do colostro. Depois do nascimento, a imunização ativa é eficaz somente após o desaparecimento da imunidade passiva. Uma vez que é impossível prever o momento exato de perda da imunidade materna, em geral a primeira vacinação requer a administração de múltiplas doses. As orientações atuais para vacinas essenciais de cães e gatos, por exemplo, recomendam a administração da primeira dose entre 8 e 9 semanas de vida, da segunda dose 3 a 4 semanas depois e da última dose às 16 semanas. (Estritamente falando, essas doses não são reforços. São simplesmente projetadas para induzir a resposta primária o mais breve possível depois do desaparecimento da imunidade materna.). Todos os animais devem receber uma dose de reforço 12 meses depois ou com 1 ano de idade. A administração de vacinas em animais muito jovens é discutida no Capítulo 23. Não se sabe se os anticorpos maternos podem bloquear as respostas a todas as vacinas intranasais. Apesar dos altos níveis de anticorpos maternos circulantes, a interferência materna nem sempre ocorre e a produção nasal de imunoglobulinas tende a não ser prejudicada.

O momento ideal para as primeiras vacinações também pode ser determinado pela epidemiologia da doença. Algumas doenças são sazonais e as vacinas podem ser administradas antes dos surtos aguardados. Exemplos são a vacina contra o parasita pulmonar *Dictyocaulus viviparus*, administrada no início do verão, pouco antes da temporada prevista dos parasitas; a vacina contra o antraz, administrada na primavera; e a vacina contra *Clostridium chauvoei*, administrada aos ovinos antes de sua soltura no pasto. A doença da língua azul dos ovinos é disseminada por mosquitos (*Culicoides variipennis*) e, assim, é prevalente no meio do verão e no início do outono. A vacinação na primavera, portanto, protege os cordeiros durante o período de suscetibilidade.

### Revacinação e Duração da Imunidade

Como discutido no Capítulo 24, a persistência de células de memória após a vacinação é responsável pela proteção do animal em longo prazo. A presença de plasmócitos de vida longa é associada à produção constante de anticorpos e, assim, o animal vacinado pode apresentar imunoglobulinas na corrente sanguínea por muitos anos após a exposição à vacina. Esses anticorpos são os principais responsáveis pela proteção prolongada.

Os protocolos de revacinação dependem da duração da proteção eficaz (Tabela 25.1). Isso, por sua vez, depende do teor específico de antígenos, da presença de microrganismos vivos ou inativados e da via de administração. Antigamente, vacinas relativamente fracas exigiam administração frequente, talvez a cada seis meses, para a manutenção de um nível aceitável de imunidade. As vacinas mais modernas costumam induzir proteção duradoura, em especial nos animais de companhia; muitas exigem a revacinação apenas a cada 3 ou 4 anos, enquanto outras podem gerar imunidade persistente por toda a vida do animal. Até mesmo as vacinas virais inativadas podem proteger os animais contra doenças por muitos anos. Infelizmente, até pouco tempo, a duração mínima da imunidade raramente era determinada e não havia dados confiáveis sobre muitas vacinas. Da mesma maneira, embora

**TABELA 25.1 Estimativa da Duração da Imunidade (DOI) Mínima de Alguns Antígenos de Vacinas Caninas Comercializadas**

| Vacina | DOI Mínima Estimada | Eficácia Relativa Estimada (%) |
|---|---|---|
| **Essencial** | | |
| Cinomose canina (vírus vivo modificado [MLV]) | > 7 anos | > 90 |
| Cinomose canina (recombinante [R]) | > 1 ano | > 90 |
| Parvovírus canino 2 (MLV) | > 7 anos | > 90 |
| Adenovírus canino 2 (MLV) | > 7 anos | > 90 |
| Vírus da raiva (inativado [K]) | > 3 anos | > 85 |
| **Opcional** | | |
| Coronavírus canino (K ou MLV) | N/A | N/A |
| Parainfluenza canina (MLV) | >3 anos | >80 |
| *Bordetella bronchiseptica* (ML) | <1 ano | < 70 |
| *Leptospira canicola* (K) | <1 ano | < 50 |
| *Leptospira grippotyphosa* (K) | <1 ano | N/A |
| *Leptospira icterohaemorrhagiae* (K) | <1 ano | < 75 |
| *Leptospira pomona* (K) | <1 ano | N/A |
| *Borrelia burgdorferi* (K) | 1 ano | < 75 |
| *Borrelia burgdorferi* OspA (R) | 1 ano | < 75 |
| *Giardia lamblia* (K) | <1 ano | N/A |

De Paul MA, Appel M, Barrett R, et al: Report of the American Animal Hospital Association (AAHA) Canine Vaccine Task Force: executive summary and 2003 canine vaccine guidelines and recommendations, *J Am Anim Hosp Assoc* 39:119-131, 2003.

os anticorpos séricos possam ser monitorados nos animais vacinados, os exames não foram padronizados e não há consenso sobre a interpretação dos títulos de anticorpos. Até mesmo animais que não apresentam anticorpos detectáveis podem apresentar resistência significativa à doença. Também não existem muitas informações sobre a imunidade em longo prazo nas superfícies mucosas. De modo geral, a imunidade contra a panleucopenia felina e a cinomose, a parvovirose e a adenovirose canina é considerada relativamente duradoura (> 5 anos). Por outro lado, acredita-se que a imunidade à rinotraqueíte felina, ao calicivírus felino e a *Chlamydophila* seja relativamente curta. Um problema dessas afirmações é a variabilidade entre indivíduos e os diferentes tipos de vacina. Assim, as vacinas recombinantes contra a cinomose canina podem induzir uma imunidade de duração menor do que as vacinas vivas modificadas convencionais. Pode haver uma grande diferença entre a maior e a menor duração da memória imunológica em um grupo de animais. Os estudos sobre a duração da imunidade são confusos devido ao fato de que muitos animais idosos demonstram maior resistência inata. Diferentes vacinas de uma mesma categoria podem ter composição significativamente variável e, embora todas possam induzir imunidade em curto prazo, não se pode supor que todas confiram imunidade duradoura. Os fabricantes utilizam diferentes lotes de sementes mães[1] e diferentes métodos de preparação dos antígenos. Não se sabe qual é a imunidade desejada para a maior parte dessas doenças. Existe uma diferença significativa entre a imunidade mínima necessária para proteger a maioria dos animais e a imunidade necessária à proteção de todos os animais.

A revacinação anual era a regra da maioria das vacinas veterinárias por ser uma abordagem de controle simples e ter a vantagem de garantir que o animal seja regularmente atendido por um médico veterinário. Está claro, entretanto, que algumas vacinas, como aquelas contra a cinomose canina ou o herpes-vírus felino, induzem uma imunidade protetora que pode persistir por muitos anos e que sua administração anual é inadequada. Hoje, um crescente corpo de evidências indica que a maior parte das vacinas de vírus vivo modificado (MLV) induz imunidade estéril permanente em cães e gatos. Por outro lado, a imunidade contra bactérias tem duração muito menor e em geral pode prevenir a doença, mas não a infecção. Cães e gatos idosos raramente morrem por doenças evitadas pela vacinação, sobretudo se foram vacinados quando adultos. Os animais jovens, em contrapartida, podem morrer dessas doenças, especialmente se não forem vacinados ou se a vacinação ocorreu em idade incorreta. O médico veterinário deve sempre avaliar os riscos relativos e benefícios para o animal ao determinar o momento de qualquer vacinação. Recomenda-se, se possível, usar ensaios para detecção de anticorpos séricos, como os *kits* de ensaio imunossorvente enzimático (ELISA), para orientar os intervalos de revacinação. Títulos persistentes de anticorpos determinam a necessidade de maior proteção. Esses exames não apenas identificam os animais que responderam à vacinação, mas também determinam os indivíduos não respondedores. Podem estabelecer se um animal que apresentou um evento adverso realmente precisa ser revacinado. Podem indicar se um animal sem histórico documentado de imunização precisa ser vacinado e com quais vacinas. Podem determinar quais animais de um abrigo com surto da doença são suscetíveis e precisam da vacinação. Por fim, também podem indicar se a revacinação é mesmo necessária em 3 anos. Deve-se notar, porém, que animais com títulos de anticorpos séricos baixos ou indetectáveis ainda podem estar protegidos devido à persistência de linfócitos B e T de memória, capazes de responder rapidamente a uma reinfecção. A revacinação "às cegas" deve ser evitada em caso de disponibilidade dos ensaios adequados para detecção de anticorpos séricos.

Como já discutido, os proprietários dos animais devem estar cientes de que a proteção contra uma doença infecciosa só pode ser mantida de maneira confiável quando as vacinas são utilizadas de acordo com o protocolo aprovado pelas autoridades sanitárias. A duração da imunidade declarada pelo fabricante da vacina é a duração mínima confirmada pelos dados disponíveis no momento de aprovação da utilização do produto. Isso deve ser sempre considerado ao discutir os protocolos de revacinação com o proprietário.

## ESTRATÉGIAS DE VACINAÇÃO

Embora a vacinação seja uma ferramenta poderosa para o controle de doenças infecciosas, seu potencial para prevenir a disseminação de uma doença ou eliminá-la depende da escolha das estratégias corretas de controle. No controle rápido de um surto de doença infecciosa, como o causado pelo vírus da febre aftosa, a escolha da população certa a ser vacinada é muito importante. O sucesso de qualquer programa de vacinação em massa depende da proporção de animais imunizados e da eficácia da vacina. Nenhum desses fatores atingirá 100% e, portanto, é essencial direcionar a vacina de forma efetiva. Além disso, as vacinas não conferem proteção imediata; assim, a estratégia empregada depende da taxa de disseminação da infecção. As vacinas também podem ser administradas de maneira profilática, antes de surto, ou de forma reativa, em resposta a um surto existente. As duas estratégias têm vantagens e desvantagens. De modo geral, a vacinação profilática reduz significativamente a possibilidade de ocorrência de uma grande epidemia de uma doença como a febre aftosa ao reduzir o tamanho da população suscetível. A eficácia dessa abordagem pode ser aprimorada pela identificação de indivíduos de alto risco e sua imunização antes do surto.

De modo geral, não adianta vacinar uma população inteira de animais depois de um surto da doença. No entanto, duas estratégias eficazes de vacinação reativa são a vacinação em anel, que tenta conter o surto ao estabelecer uma barreira de animais imunes ao redor da área afetada, e a vacinação preditiva, que busca vacinar animais dos locais que provavelmente contribuirão mais na futura disseminação da doença. Assim, a vacinação reativa pode garantir que uma epidemia não seja desnecessariamente prolongada. Um "rastro" prolongado de uma epidemia faz com que a doença "salte" para uma nova área. A vacinação preditiva bem-feita pode prevenir esses saltos. Portanto, é provável que a combinação das vacinações profiláticas e reativas tenha melhores resultados.

[1]Nota da Revisão Científica: Sementes mães, ou *master seeds*, são as amostras uniformemente preservadas do microrganismo, advindas de uma única cepa de procedência conhecida, usadas na criação dos lotes de trabalho para a produção de imunobiológicos.

## AVALIAÇÃO DAS VACINAS

Para avaliar a eficácia de uma vacina, os animais devem primeiramente ser vacinados e depois submetidos a um desafio. A porcentagem de animais vacinados que sobrevivem ao desafio pode, então, ser calculada. É importante, porém, determinar a porcentagem de animais controles não vacinados que também sobrevivem ao desafio. A verdadeira eficácia de uma vacina, denominada fração prevenível (PF), é calculada da seguinte forma:

$$PF = \frac{(\%\text{ dos controles que morrem} - \%\text{ dos vacinados que morrem})}{(\%\text{ dos controles que morrem})}$$

Por exemplo, em um desafio que mata 80% dos animais controles e 40% dos animais vacinados, a PF vacinal é:

$$PF = \frac{80 - 40}{80} = 50\%$$

Vacinas boas e eficazes devem apresentar PF de pelo menos 80%. Obviamente, vacinas de eficácia menor são aceitáveis se forem seguras e não houver nada melhor. Ao determinar a eficácia vacinal, porém, grandes doses de desafio podem sobrepujar qualquer imunidade vacinal razoável. Também é importante determinar o grau de proteção desejado. Pode ser muito mais fácil prevenir mortes no lugar da doença.

## FALHAS VACINAIS

Há muitas razões que podem levar uma vacina a não conferir imunidade protetora a um animal (Fig. 25.1).

### Erros Técnicos

A maioria dos casos de falha vacinal é decorrente da administração insatisfatória ou incompleta da vacina ou da não adesão às recomendações do fabricante. Uma vacina viva, por exemplo, pode ter sido inativada devido ao mau armazenamento, o uso combinado de antibióticos com vacinas bacterianas vivas, a utilização de substâncias químicas para esterilização da seringa ou uso excessivo de álcool durante a antissepsia da pele. Às vezes, a administração das vacinas por vias não convencionais não induz proteção. Na imunização de grandes números de aves ou visons, é comum administrar a vacina na forma de aerossol ou na água de bebida. Se o aerossol não for distribuído de maneira uniforme por todo o local ou se alguns animais não ingerirem a água, a dose de vacina pode ser insuficiente. A vacinação inadequada de animais jovens, antes da perda da imunidade materna, ainda é um problema. Os animais que pos-

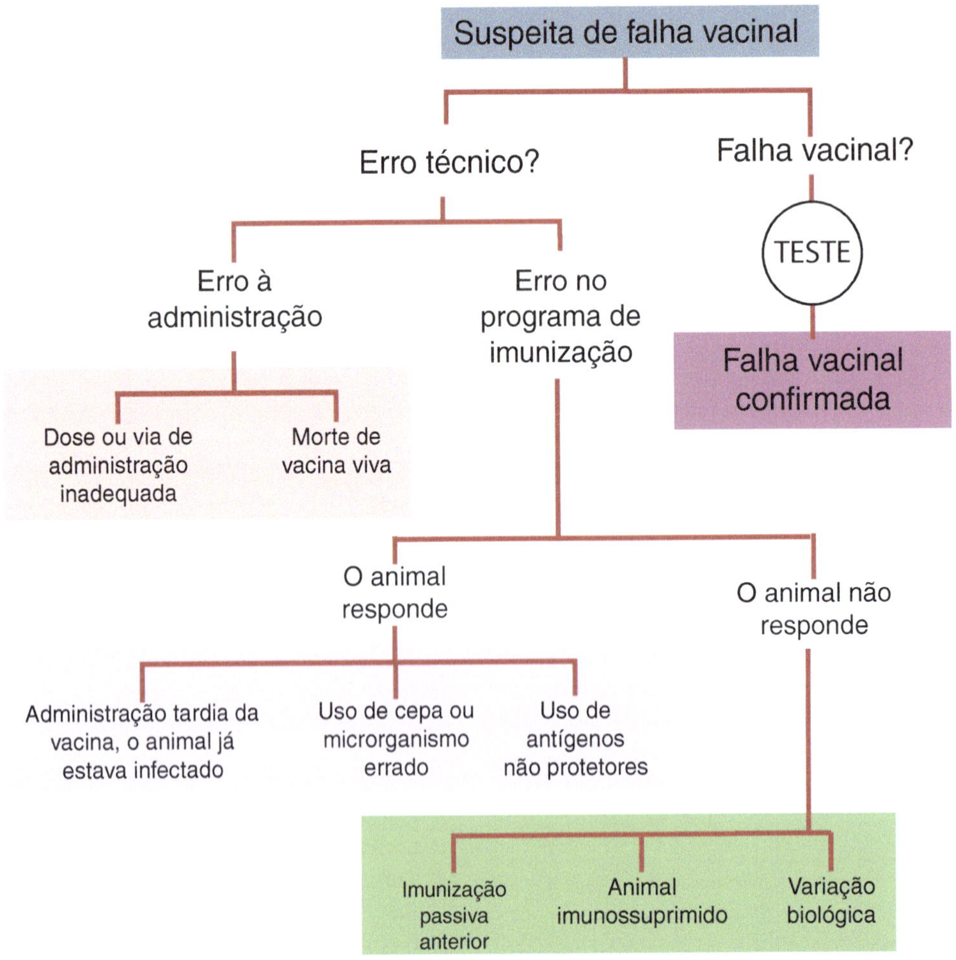


**FIG. 25.1** Classificação simples dos motivos que levam uma vacina a não proteger um animal.

teriormente desenvolverem a doença podem ser interpretados como casos de falha vacinal.

## Erros de Resposta

Às vezes, a vacina é de fato ineficaz. O método de produção pode ter destruído os epítopos protetores ou a quantidade de antígeno na vacina é simplesmente insuficiente. Problemas desse tipo são incomuns e, de modo geral, podem ser evitados pelo uso de vacinas apenas de fabricantes confiáveis.

Mais comumente, o animal não consegue montar uma resposta imune. Por ser um processo biológico, a resposta imune nunca confere proteção absoluta e nunca é igual em todos os membros da população vacinada. Como a imunidade é influenciada por muitos fatores genéticos e ambientais, a variação das respostas imunes em uma população grande e aleatória de animais segue uma distribuição normal. Isso significa que a maioria dos animais reage aos antígenos com uma resposta imune média, enquanto alguns montam respostas excelentes e outros, respostas muito fracas (Figs. 25.2 e 25.3). Esses maus respondedores podem não estar protegidos da infecção, apesar de terem recebido uma vacina eficaz. É impossível proteger 100% de uma população grande e aleatória de animais por meio da vacinação. O tamanho dessa porção não reativa da população varia entre as vacinas, e sua importância depende da natureza da doença. Assim, nas doenças altamente infecciosas, onde a imunidade de rebanho é fraca e a infecção é transmitida de forma rápida e eficiente, como a febre aftosa, até mesmo a presença de poucos animais não protegidos permite a disseminação da doença e compromete os programas de controle. Do mesmo modo, podem ocorrer problemas caso os animais não protegidos tenham importância individual, como em animais de companhia. Por outro lado, nas doenças de disseminação ineficiente, como a raiva, a proteção de 70% pode ser suficiente para bloquear a transmissão em uma população e, assim, é considerada satisfatória pela saúde pública.

Outro tipo de falha vacinal ocorre em caso de supressão da resposta imune normal. Os animais com carga parasitária elevada ou desnutridos, por exemplo, podem estar imunossuprimidos e não devem ser vacinados. Algumas infecções virais induzem imunossupressão profunda. Animais com doença grave ou febre alta em geral não devem ser vacinados a menos que extremamente necessário. O estresse pode reduzir a resposta imunológica normal, provavelmente devido ao aumento da produção de esteroides; exemplos de estresse são fadiga, desnutrição e extremos de frio e calor. Estudos mostraram que a castração cirúrgica durante ou perto da primeira vacinação não compromete a resposta mediada por anticorpos em filhotes de gatos. Esse tipo de imunossupressão é discutido no Capítulo 40. A causa mais importante desse tipo de falha vacinal é a imunidade passiva, transmitida pela mãe, em animais jovens, como descrito no Capítulo 23.

A análise de um surto de influenza em cavalos de corrida mostrou alguns fatores interessantes e importantes que parecem determinar a eficácia da vacina. Ao analisar o efeito da idade, cavalos de 2 anos pareciam menos suscetíveis do que outros animais. Análises adicionais sugeriram que essa maior resistência era decorrente da vacinação recente dessa coorte etária, embora outras faixas etárias apresentassem títulos semelhantes de anticorpos. Havia evidências de diferenças sexuais na resistência (62% das fêmeas e 71% dos machos foram infectados). Segundo algumas evidências, a vacinação de cavalos jovens (<6 meses) na presença de anticorpos maternos tinha efeitos desfavoráveis prolongados sobre a proteção em comparação a potros vacinados pela primeira vez entre 6 e 18 meses de idade.

Estudos recentes também analisaram dados de 10.483 cães de todas as idades e raças vacinados contra a raiva para determinar os fatores que influenciam a soroconversão. Uma relação entre o tamanho do cão e seu título de anticorpos foi detectada. Cães menores produziram títulos de anticorpos mais

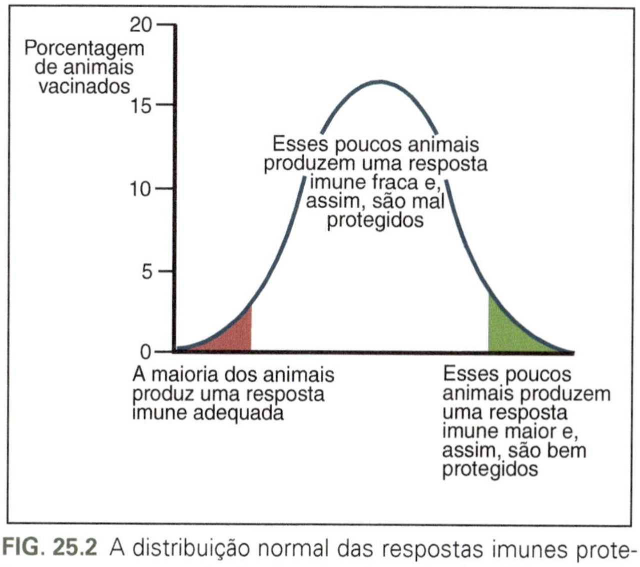


FIG. 25.2 A distribuição normal das respostas imunes protetoras em uma população de animais vacinados. Não se pode esperar que nenhuma vacina proteja 100% de uma população.

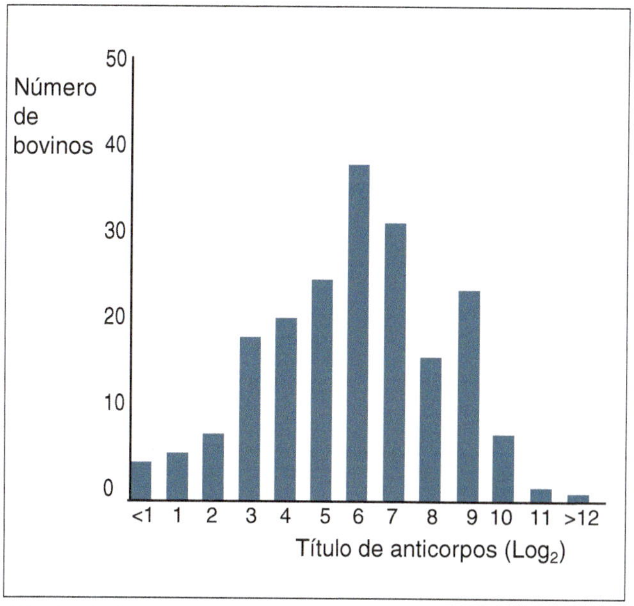


FIG. 25.3 As respostas anticórpicas reais em um rebanho bovino vacinado contra a diarreia viral bovina de tipo 1. Os títulos de anticorpos em log abaixo de 3 não são considerados significativos. Títulos em log acima de 9 podem refletir uma resposta secundária à infecção ou vacinação prévia. Note que esses resultados representam a distribuição normal e refletem as respostas à maioria das vacinas. O sucesso da vacinação não é garantido. (Dados gentilmente cedidos pelo Dr. T. Hairgrove.)

elevados do que cães de grande porte. A eficácia vacinal também variou entre as raças. Assim, taxas significativas de falhas foram observadas em Pastores Alemães e Labradores. Animais jovens vacinados antes do primeiro ano de idade produziram títulos de anticorpos menores do que adultos. Os maiores títulos de anticorpos foram produzidos por cães vacinados entre três e quatro anos de idade. A vacinação primária de animais idosos gerou baixas concentrações de anticorpos e maiores taxas de falha. O sexo não teve nenhum efeito sobre a taxa de falha ou o título de anticorpos. As taxas de falha variaram muito entre as vacinas, de 0,2% no pior caso a 0,01% no melhor, e algumas vacinas mostraram variação significativa de eficácia entre lotes. Na variação observada nos títulos de anticorpos, 19% foram decorrentes de diferenças da vacina, 8%, diferenças de raça, 5% foram atribuídas a diferenças de tamanho e 3% a outras diferenças. É provável que variáveis semelhantes influenciem as respostas de cães e gatos a outras vacinas. Talvez as vacinas devam ser reformuladas para que considerem diferenças de idade, tamanho e raça.

### Administração Correta e Resposta

Até mesmo animais que receberam doses adequadas de uma vacina eficaz podem não ser protegidos. Se o animal vacinado já estiver incubando a doença antes da inoculação, a vacina poderá ser administrada tarde demais para afetar a evolução da doença. Outra possibilidade é a vacina conter a cepa incorreta do organismo ou os antígenos incorretos (não protetores).

## CONSEQUÊNCIAS ADVERSAS DA VACINAÇÃO

A vacinação continua a ser a única forma segura, confiável e eficaz de proteger os animais contra as principais doenças infecciosas. A toxicidade relacionada a vacinas é rara, leve e transitória, e os efeitos colaterais teóricos não devem predominar nossas percepções. Ainda assim, a vacinação não é isenta de risco. A virulência residual e a toxicidade, as respostas alérgicas, o desenvolvimento da doença em hospedeiros imunodeficientes, as complicações neurológicas e os efeitos prejudiciais ao feto são os riscos mais significativos associados à vacinação (Fig. 25.4). Os veterinários devem utilizar apenas vacinas aprovadas e seguir cuidadosamente as recomendações do fabricante. Antes da vacinação, o veterinário deve considerar a probabilidade de ocorrência de um evento adverso, assim como suas possíveis consequências ou gravidade. Todos esses fatores devem ser considerados em relação aos benefícios para o animal. Dessa maneira, uma complicação comum, porém branda, pode exigir atenção diferente de uma complicação rara e grave.

A questão do risco associado à vacinação ainda é, em grande parte, teórica, já que as vantagens da vacinação são vastas e bem documentadas, enquanto o risco de efeitos adversos é pouco documentado e, na maioria dos casos, hipotético. Ainda assim, os fatos estabelecidos devem ser admitidos; as argumentações infundadas, refutadas por dados legítimos; e as incertezas, reconhecidas. Não há absolutamente nenhuma evidência, por exemplo, de que a vacinação em si cause problemas de saúde. Embora seja difícil provar o contrário, análises estatísticas apropriadas não demonstraram qualquer efeito adverso geral da vacinação.

Tradicionalmente, os eventos adversos resultantes da vacinação são relatados pelos veterinários aos fabricantes ou às agências governamentais. Os números resultantes são impossíveis de analisar de forma adequada por dois motivos. Primeiro, a notificação é voluntária e, assim, é significativamente subestimada. Muitos eventos adversos são considerados insignificantes ou seu relato pode ser inconveniente. Segundo, há pouquíssimos dados sobre o número de animais vacinados. Embora os fabricantes saibam o número de doses de vacinas vendidas, não conseguem medir o número de animais vacinados. Ainda assim, através da avaliação dos registros eletrônicos de uma clínica geral de grande porte, foi possível determinar a prevalência de eventos adversos associados à vacinação em mais de um milhão de cães. O uso de um sistema padronizado de notificação em uma população extensa tem permitido a análise objetiva da prevalência de eventos adversos nos três primeiros dias após a vacinação. De 1.226.159 cães vacinados, foram registrados 4.678 eventos

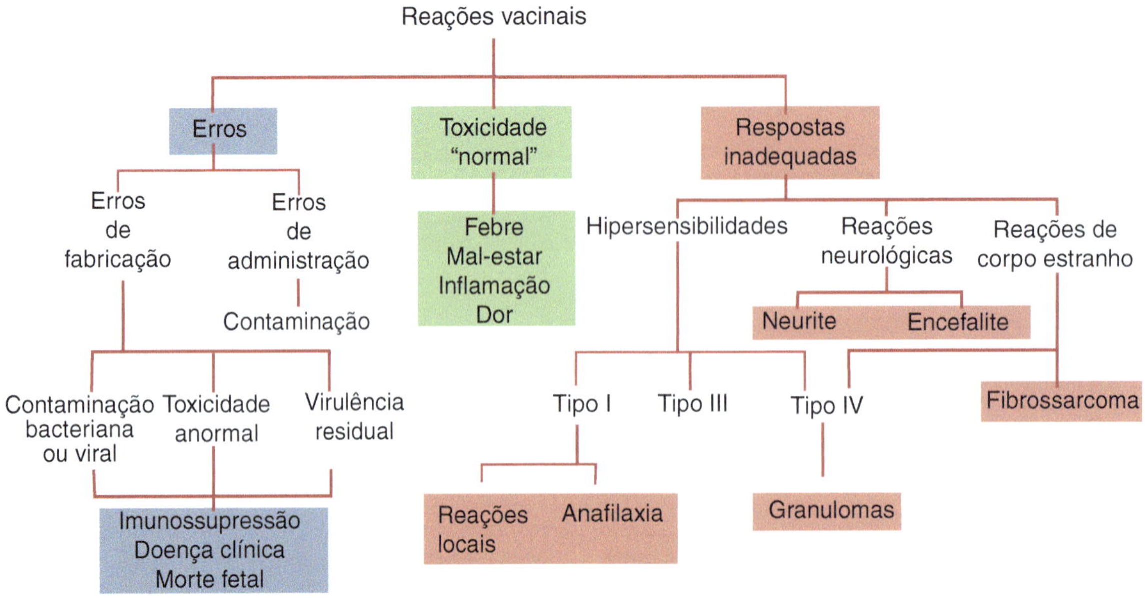


FIG. 25.4 Classificação simplificada dos principais efeitos adversos da vacinação.

adversos (38,2/10.000 cães); 72,8% ocorreram no mesmo dia da administração da vacina, 31,7% foram considerados reações alérgicas, e 65,8% foram considerados "reações à vacina", provavelmente devidos à toxicidade. Uma análise complementar indicou que o risco de eventos adversos foi significativamente maior em cães de pequeno porte em comparação a cães de grande porte (Fig. 25.5); em cães castrados em comparação a não castrados; e em cães que receberam múltiplas vacinas. Cada dose adicional de vacina administrada aumentou o risco de ocorrência de eventos adversos em 27% em cães de pequeno porte (<10 kg) e em 12% em cães com mais de 12 kg. As raças de alto risco foram Dachshunds, Pugs, Boston Terriers, Pinschers Miniaturas e Chihuahuas. De modo geral, a maior incidência de eventos adversos em cães de pequeno porte e sua relação à administração múltipla sugerem que os veterinários devem analisar cuidadosamente a prática de dar a mesma dose de vacina a todos os cães, a despeito do tamanho.

Um estudo semelhante avaliou a incidência de eventos adversos associados à vacina após a administração de 1.258.712 doses a 496.189 gatos. Os pesquisadores relataram 2.560 eventos adversos (51,6/10.000 gatos vacinados). O risco foi maior em gatos de 1 ano de idade. Por motivos desconhecidos, o risco foi maior em gatos castrados em comparação a não castrados. A letargia foi o evento mais relatado (Fig. 25.6). O número de eventos adversos aumentou significativamente com a administração de múltiplas vacinas em uma única consulta.

A identificação de um evento adverso é baseada na avaliação clínica pelo veterinário responsável e é sujeita a vieses. Ainda não há definições padronizadas dos eventos adversos associados à vacina. Por outro lado, a importância do viés é reduzida pelo uso de grandes bancos de dados.

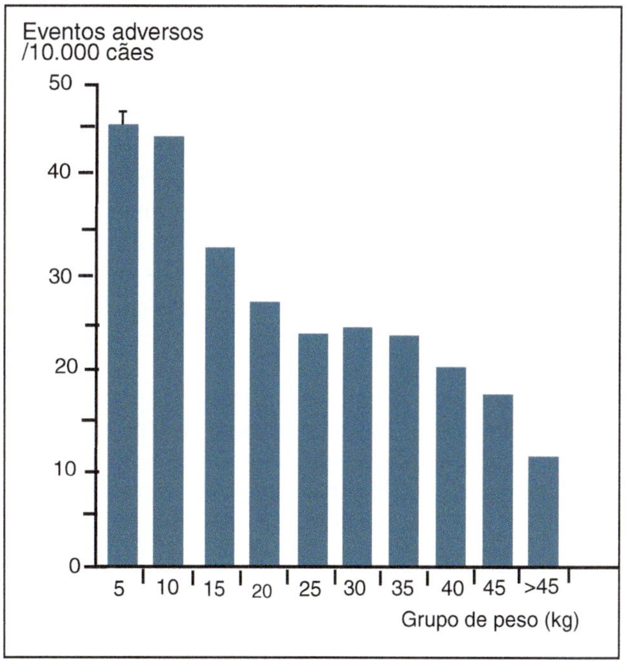


**FIG. 25.5** Os eventos adversos associados à vacina são mais comuns em cães de pequeno porte do que nos de grande porte. Médias ± erro-padrão médio das taxas de eventos adversos associados à vacina por grupos de 5 kg de 1.226.159 cães vacinados em 360 hospitais veterinários entre 1º de janeiro de 2002 e 31 de dezembro de 2003. Esses eventos adversos foram diagnosticados até 3 dias após a administração da vacina. (De Moore GE, Guptill LP, Ward MP, et al: Adverse events diagnosed within three days of vaccine administration in dogs, *J Am Vet Med Assoc* 227:1102-1108, 2005.)

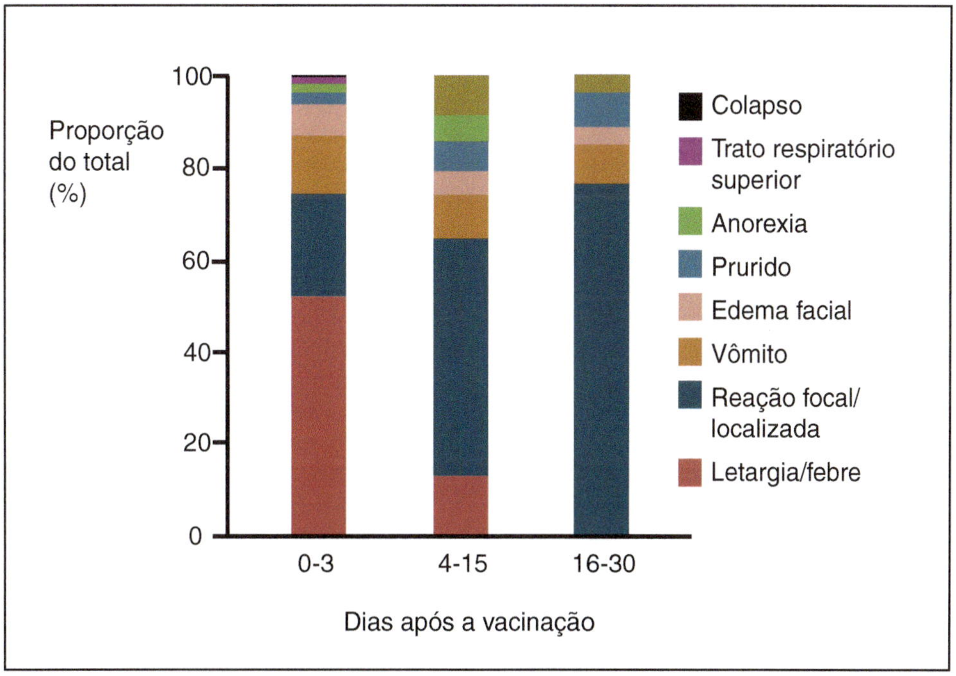


**FIG. 25.6** Distribuição dos tipos de eventos adversos associados à vacina diagnosticados durante diferentes períodos após a administração de uma ou mais vacinas a 496.189 gatos entre 1º de janeiro de 2002 e 31 de dezembro de 2004. (É altamente provável que os eventos relatados depois do 16º dia após a vacinação não sejam relacionados ao procedimento.) (De Moore GE, DeSantis-Kerr AC, Guptill LF, et al: Adverse events after vaccine administration in cats: 2,560 cases (2002-2005), *J Am Vet Med Assoc* 231: 94-100, 2007.)

No Japão, 359 cães entre 57.300 vacinados apresentaram um evento adverso (62,7/10.000 doses). Desses 359 cães, 41 apresentaram anafilaxia, 244 tiveram sinais dermatológicos e 160 tiveram sinais gastrointestinais. Cerca de metade dos eventos de anafilaxia ocorreu até 5 minutos após a vacinação. A análise complementar desses casos de anafilaxia relatou 87% de colapso, 77% de cianose e ambos em 71% dos animais acometidos. Essas taxas são maiores do que as anteriormente relatadas. Essa taxa de eventos adversos (62,7/10.000 cães vacinados) foi superior à observada nos Estados Unidos (38,2/10.000).

## Toxicidade "Normal"

As vacinas tendem a desencadear reações inflamatórias transientes e certo grau de inflamação é necessário para a indução eficiente de respostas imunes protetoras. Isso pode causar dor. Assim, a ardência gerada por algumas vacinas pode ocasionar problemas não apenas ao animal que está sendo vacinado, mas também ao veterinário, caso o animal reaja de forma violenta. O desenvolvimento de aumentos de volume no local da injeção é comum. Esses aumentos de volume podem ser firmes ou edematosos e quentes ao toque. Surgem aproximadamente um dia após a vacinação e podem durar cerca de uma semana. A menos que haja um abscesso no local de injeção, esses aumentos de volume deixam poucas marcas. As vacinas com microrganismos Gram-negativos inativados podem ser intrinsecamente tóxicas devido à presença de endotoxinas que podem causar a liberação de citocinas, provocando choque, febre e leucopenia. Embora em geral essa reação seja apenas um inconveniente temporário em machos, é suficiente para provocar aborto em fêmeas prenhes. Dessa maneira, pode ser prudente evitar a vacinação de fêmeas prenhes a não ser que os riscos da não administração sejam considerados muito grandes. A administração de vacinas com complexo de estimulação imunológica (ISCOM) ou vivas recombinantes vetorizadas contra influenza e tétano pode induzir uma resposta de fase aguda em equinos.

## Respostas Inadequadas

As vacinas podem causar reações alérgicas raras, mas graves. Reações alérgicas, por exemplo, podem ocorrer quando o animal produz imunoglobulina E (IgE) em resposta não apenas ao antígeno imunizante, mas também aos demais antígenos encontrados nas vacinas, como antígenos de ovos ou das células da cultura de tecidos. Todas as formas de hipersensibilidade são mais comumente associadas a injeções múltiplas de antígenos e, assim, tendem a ser relacionadas ao uso de vacinas inativadas. É importante enfatizar que uma reação de hipersensibilidade do tipo I é uma resposta imediata a um antígeno e ocorre dentro de poucos minutos ou horas após a exposição. As reações que ocorrem mais de 2 ou 3 horas depois da administração da vacina provavelmente não são reações de hipersensibilidade tipo I.

As reações de hipersensibilidade do tipo III também podem ser perigosas. Podem causar inflamação local intensa ou distúrbios vasculares generalizados, como a púrpura. A reação de tipo III pode ser observada em olhos de cães vacinados contra a hepatite infecciosa canina (Fig. 27.8). Algumas vacinas contra a raiva podem induzir vasculite local mediada pelo sistema complemento, o que provoca dermatite isquêmica e alopecia local. Esse tipo de reação é mais observado em cães de pequeno porte, como Dachshunds, Poodles Miniaturas, Bichon Frisés e Terriers.

As reações de hipersensibilidade do tipo IV podem ocorrem em resposta à vacinação, embora uma reação mais comum seja a formação de um granuloma no local da inoculação. Isso pode ser uma resposta aos adjuvantes à base de alúmen ou óleo. As vacinas com adjuvante de emulsão de água em óleo produzem lesões maiores e mais persistentes nos locais de injeção do que aquelas com alúmen e hidróxido de alumínio. Essas lesões podem ser granulomas ou abscessos estéreis. Se a pele do local da injeção estiver suja, os abscessos podem ser infectados. Por isso, animais destinados ao consumo humano não devem ser vacinados por via intramuscular.

A encefalite pós-vacinal é uma complicação rara que pode ocorrer após a administração de uma vacina viva modificada contra o vírus da cinomose canina. O animal acometido pode apresentar agressividade, incoordenação e convulsões ou outros sinais neurológicos. Sua patogênese é desconhecida, mas pode ser decorrente de virulência residual, maior suscetibilidade ou ativação de paramixovírus latente pela vacina.

## Erros de Fabricação ou Administração

Alguns problemas associados à vacinação podem ser decorrentes da má produção ou administração. Assim, algumas vacinas vivas modificadas podem reter a capacidade de causar doença. Certas algumas vacinas vivas modificadas contra herpes ou calicivírus administradas por via intranasal, por exemplo, podem atingir a orofaringe e causar infecção persistente. Na verdade, essas vacinas virais podem infectar (e proteger) outros animais que entrarem em contato. Mesmo que não causem doença franca, elas podem reduzir a taxa de crescimento de animais de produção, com consequências econômicas significativas.

Algumas vacinas podem induzir uma leve imunossupressão. Determinadas vacinas vivas modificadas contra parvovírus, por exemplo, podem provocar uma redução transitória de respostas linfocitárias a mitógenos ou até mesmo linfopenia em alguns filhotes, embora nem todas as cepas do parvovírus canino do tipo 2 sejam imunossupressoras. Algumas vacinas virais caninas polivalentes podem causar a queda transiente dos números absolutos de linfócitos e de suas respostas a mitógenos (Fig. 40.1). Isso ocorre até mesmo quando os componentes dessas vacinas não têm esse efeito. Diversas combinações vacinais podem causar imunossupressão transitória 5 a 11 dias após a vacinação. Uma combinação do adenovírus canino do tipo 1 ou tipo 2 com o vírus da cinomose canina, por exemplo, suprime as respostas linfocitárias a mitógenos. Essa supressão de linfócitos T pode ser acompanhada pelo aumento simultâneo de respostas de linfócitos B e dos níveis de imunoglobulinas. Em vez de ser um efeito puramente imunossupressor, pode simplesmente refletir a alteração transiente do equilíbrio Th1/ Th2.

Há relatos de que a vacina viva contra a doença da língua azul causa anomalias congênitas na prole de ovelhas vacinadas durante a gestação. O estresse decorrente desse tipo de vacinação também pode ser suficiente para reativar infecções latentes; a ativação do herpes-vírus equino após a vacinação contra a doença equina africana, por exemplo, foi demonstrada. Bezerros vacinados contra o vírus da diarreia bovina podem desenvolver doença de mucosa.

## Doenças Autoimunes Associadas a Vacinas

Acredita-se que a prevalência de doenças autoimunes em animais domésticos, principalmente em cães, tem aumentado nos últimos anos. Alguns pesquisadores atribuíram esse aumento ao uso excessivo de vacinas potentes. Tal relação não foi comprovada; no entanto, algumas evidências defendem a associação entre a vacinação e a autoimunidade. Uma análise retrospectiva dos prontuários de cães com anemia hemolítica imunemediada (IMHA) (Capítulo 37) mostrou que 15 de 70 cães acometidos haviam sido vacinados no mês anterior em comparação a um grupo controle selecionado aleatoriamente, onde nenhum animal fora imunizado. Os cães que desenvolveram IMHA no período de um mês após a vacinação apresentaram algumas manifestações clínicas diferentes dos cães com IMHA não associada à vacinação prévia. Os estudos epidemiológicos que utilizaram grandes bancos de dados tendem a confirmar esse efeito, mostrando um aumento de aproximadamente três vezes nos diagnósticos da trombocitopenia autoimune e um aumento de duas vezes nos diagnósticos de IMHA em cães nos primeiros 30 dias após a vacinação em comparação a outros intervalos de tempo. A prevalência geral dessas doenças, porém, é baixa, e o diagnóstico pode não ter relação temporal com a vacinação. A vacinação pode, portanto, desencadear essas doenças em alguns cães, mas outros estímulos indefinidos também devem existir.

A pancitopenia neonatal associada à vacina de bezerros é uma doença hemorrágica letal decorrente da ingestão de colostro materno contendo anticorpos anti-BoLA. Sua patogênese é discutida em detalhes no Capítulo 31.

A contaminação com tireoglobulina encontrada em algumas vacinas (geralmente pela presença de soro fetal bovino) pode levar à produção de anticorpos antitireoidianos em cães vacinados. À necropsia, 40% dos Beagles apresentaram tireoidite linfocítica, mas a associação entre a vacinação e o desenvolvimento da doença não foi detectada.

Sabe-se que a síndrome de Guillain-Barré, uma doença neurológica autoimune de seres humanos, pode ser desencadeada pela administração de algumas vacinas, como a vacina contra a influenza. Pelo menos um caso foi reportado em um cão após a administração da vacina polivalente contra cinomose, hepatite e parvovirose (Capítulo 37). Em alguns animais, a administração de vacinas muito potentes com adjuvantes pode estimular a produção transiente de autoanticorpos contra componentes do tecido conjuntivo, como fibronectina e laminina.

### Osteodistrofia Induzida por Vacina

A vacinação de alguns filhotes de Weimaraner pode levar ao desenvolvimento de osteodistrofia hipertrófica grave. A doença surge em até 10 dias após a administração da vacina de vírus vivo modificado (MLV) contra a cinomose canina. Os sinais sistêmicos são anorexia, depressão, febre e sintomas gastrointestinais, nervosos e respiratórios, além de lesões metafisárias simétricas com aumento de volume e dor. O exame radiológico mostra zonas radiotransparentes nas metáfises, alargamento da diáfise e formação de novo periósteo. Os membros anteriores e posteriores são igualmente afetados. É possível que a doença seja desencadeada pela vacina em animais geneticamente suscetíveis. A doença responde bem ao tratamento com corticosteroides. Em muitos casos, esses cães apresentam uma disfunção imunológica preexistente, com baixas concentrações de uma ou mais classes de imunoglobulinas, infecções recorrentes e doença inflamatória (Capítulo 39). Sugere-se que os Weimaraners são mais suscetíveis a essa doença e, por isso, devem receber apenas vacinas com vírus inativados.

A ocorrência de poliartrite branda transiente foi relatada em alguns cães após a vacinação. Os animais apresentam claudicação de início súbito com dor e edema articulares nas primeiras 2 semanas após a vacinação. Os cães se recuperam em 2 dias. Nenhuma raça ou vacina específica foi associada a esse problema. A vacinação contra o calicivírus foi associada à poliartrite e a uma síndrome de claudicação pós-vacinal em gatos.

### Sarcomas Associados ao Local de Injeção

O desenvolvimento de tumores (sarcomas) no local de injeção da vacina é discutido em detalhes no Capítulo 35.

## PRINCÍPIOS DOS EFEITOS ADVERSOS

Para determinar se uma vacina causa efeito adverso, os três seguintes princípios devem ser questionados. Primeiro, o efeito é coerente? As respostas clínicas devem ser as mesmas se a vacina for administrada a um grupo diferente de animais, por pesquisadores diferentes e a despeito do método de investigação. Segundo, o efeito é específico? A associação deve ser única e o evento adverso deve estar especificamente relacionado à vacina em questão. É importante lembrar que um evento adverso pode ser causado pelos adjuvantes e outros componentes que não os antígenos principais. Por fim, deve haver uma relação temporal. A administração da vacina deve preceder as primeiras manifestações do evento ou a exacerbação clara de um estado contínuo.

## PRODUÇÃO, APRESENTAÇÃO E CONTROLE DE VACINAS

A produção de vacinas veterinárias é controlada pelo Animal and Plant Health Inspection Service do Ministério da Agricultura dos Estados Unidos, pelo Canadian Centre for Veterinary Biologics da Agência de Inspeção de Alimentos do Canadá e pelo Veterinary Medicines Directorate no Reino Unido, bem como pelos órgãos governamentais apropriados em outros países.[2] De modo geral, as autoridades reguladoras são responsáveis por autorizar o funcionamento dos estabelecimentos de produção de vacinas e inspecionar as instalações para assegurar sua adequação e a boa qualidade dos métodos empregados. Todas as vacinas devem ser avaliadas quanto à segurança e eficácia. Entre os testes de segurança, estão a confirmação de identidade do microrganismo utilizado e ausência de microrganismos estranhos (ou seja, pureza), bem como testes de toxicidade e esterilidade. Como os microrganismos vivos ou antígenos encontrados em vacinas normalmente morrem ou sofrem degradação ao longo do tempo, é necessário garantir que sua eficácia será mantida mesmo após o armazenamento. Logo, é comum utilizar o antígeno em dose bem maior do que a necessária para proteção dos animais em condições laboratoriais e a eficácia é avaliada antes e depois do envelhecimento acelerado. As vacinas com microrganismos inativados, embora muito mais estáveis do que as vacinas vivas, também contêm mais antígenos pela mesma razão. As vacinas de comercialização aprovada com base em estudos de exposição ao desafio

[2]Nota da Revisão Científica: No Brasil, a produção de vacinas veterinárias é controlada pelo Ministério da Agricultura.

geralmente devem apresentar evidência de proteção em 80% dos animais vacinados, enquanto pelo menos 80% dos animais controle não vacinados devem desenvolver evidências da doença após a exposição ao desafio (a norma de eficácia 80:80). A via e a dose de administração indicadas na bula da vacina devem ser rigorosamente obedecidas, uma vez que devem ter sido as únicas testadas quanto à segurança e eficácia durante o processo de aprovação. Normalmente, as vacinas têm um prazo de validade especificado e, embora possam preservar sua eficácia após o prazo caso armazenadas de forma adequada, isso nunca deve ser presumido. O armazenamento e o manuseio corretos são essenciais. Todas as vacinas vencidas devem ser descartadas. As reações adversas devem sempre ser relatadas às autoridades competentes, bem como para o fabricante da vacina. Como as vacinas com MLV são associadas a riscos de virulência residual e contaminação por outros agentes, seu uso não é aprovado em alguns países.

As vacinas inativadas são comumente disponibilizadas em forma líquida e contêm adjuvantes em suspensão. Essas vacinas não podem ser congeladas e devem ser bem agitadas antes da administração. A presença de conservantes, como fenol ou mertiolate, não controla uma grande contaminação bacteriana e, assim, embalagens de múltiplas doses devem ser descartadas após o uso parcial. Muitas vacinas com MLV são suscetíveis à inativação pelo calor, mas são muito mais resistentes quando liofilizadas. Lembre-se, no entanto, que a luz solar intensa e o calor podem destruir até mesmo vacinas liofilizadas. Essas vacinas se conservam bem, mas devem ser mantidas resfriadas e ao abrigo de luz e serem reconstituídas apenas com o fluido fornecido pelo fabricante.

26

# Imunidade a Bactérias e Fungos

## OBJETIVOS DIDÁTICOS

*Depois de ler este capítulo, você deve ser capaz de:*

- Explicar o papel da imunidade inata no combate da invasão bacteriana.
- Explicar como os anticorpos podem neutralizar as toxinas bacterianas.
- Descrever como os anticorpos, sozinhos ou com componentes do sistema complemento, opsonizam as bactérias ou as matam diretamente por meio do complexo terminal do sistema complemento.
- Explicar por que a ativação de macrófagos mediada por linfócitos T é necessária para matar bactérias intracelulares.
- Entender por que, em algumas circunstâncias, em especial nas doenças micobacterianas, a resposta de tipo 2, em vez da resposta necessária, de tipo 1, pode causar doença grave e morte.
- Resumir os diversos mecanismos usados pelas bactérias para resistir à destruição imune.
- Explicar por que as respostas imunes mediadas por células geralmente são necessárias para a proteção contra infecções fúngicas.
- Definir leucotoxina, bacterina, proteínas de choque térmico e toxoide.

## SUMÁRIO DO CAPÍTULO



Embora os animais vivam em ambientes densamente povoados por bactérias, a vasta maioria desses microrganismos não invade os tecidos animais nem causa doença. Isso não é surpreendente por diversas razões. Primeiro, os esforços combinados dos sistemas imunes inato e adaptativo são suficientes para impedir a invasão. Segundo, até mesmo os microrganismos que conseguem invadir o corpo de um animal ganham muito pouco em prejudicar seu hospedeiro. Pelo contrário, a doença ou a morte do animal hospedeiro pode reduzir a sobrevida das bactérias e, portanto, em geral deve ser evitada. Na verdade, como discutido no Capítulo 21, a microbiota bacteriana é essencial para o bem-estar do animal, já que o protege de outros invasores, auxilia na digestão de alimentos, como as celuloses, e promove o desenvolvimento do sistema imune. Ainda assim, muitas bactérias comensais são patobiontes. *Clostridium tetani* e *C. perfringens*, por exemplo, são comumente encontrados na microbiota intestinal de equinos e *Bordetella bronchiseptica* é observada na nasofaringe de suínos saudáveis. A doença bacteriana não é, portanto, uma consequência inevitável da presença de microrganismos patogênicos nas superfícies corpóreas. O desenvolvimento de doença está relacionado a muitos outros fatores, como a resposta do hospedeiro, a presença de tecidos lesionados, a localização das bactérias e sua capacidade de causar doença (ou virulência).

A capacidade de sobrevivência de muitas bactérias em um animal também depende dos fatores de virulência. Muitos desses fatores são codificados em elementos genéticos móveis que podem ser transmitidos entre as espécies (por exemplo, plasmídeos). Esses fatores de virulência permitem que as bactérias se adaptem a um ambiente específico e promovem sua transmissão entre os hospedeiros. Dependendo de seu nicho no corpo, as bactérias podem usar os fatores de virulência para penetrar os epitélios, se ligar a superfícies celulares, adquirir ferro, escapar das respostas imunes, se esconder dentro das células e promover a transmissão para outro hospedeiro. Algumas dessas estratégias causam lesão nos tecidos do hospedeiro e devem ser bloqueadas pelo sistema imune. Lembre-se de que muitas bactérias não conseguem invadir e causar doença em hospedeiros normais saudáveis, mas aproveitam a oportunidade oferecida pela imunossupressão ou outras fraquezas nas defesas do hospedeiro para entrar no corpo.

## IMUNIDADE INATA

A imunidade antibacteriana é composta por uma resposta inata inicial e seguida por uma resposta adaptativa mais prolongada. O reconhecimento de bactérias invasoras por meio de receptores do tipo *toll* (TLRs) ou outros receptores de reconhecimento de padrão (PRRs) induz liberação de citocinas, ativação do sistema complemento, inflamação e fagocitose. Se isso for insuficiente para eliminar os invasores, os mecanismos da imunidade adaptativa começam a agir. Assim, as células dendríticas e os macrófagos ingerem as bactérias invasoras e iniciam a imunidade adaptativa por meio da secreção de citocinas e do estímulo de respostas de linfócitos T e B. A importância dessas defesas inatas é enfatizada pela observação de que a resistência de galinhas à *Salmonella enterica* Typhimurium parece ser associada às variações alélicas em TLR4, enquanto a resistência de potros ao *Rhodococcus equi* é dependente de TLR2. Os TLRs são responsáveis por grande parte do reconhecimento inicial das bactérias invasoras. A ligação de padrões moleculares associados a patógenos (PAMPs) aos TLRs desencadeia uma cascata de sinais que ativa os genes que codificam proteínas fundamentais para a defesa do hospedeiro.

A produção de citocinas por neutrófilos equinos após a exposição ao *R. equi* é um exemplo dessas respostas. Assim, após a exposição ao *R. equi*, os neutrófilos expressam maiores níveis de interleucina 23 (IL-23). Essa IL-23 promove a diferenciação celular em linfócitos T auxiliares 17 (Th17). Impulsionados pelo fator transformador do crescimento β (TGF-β) e pela IL-6, os linfócitos Th17 promovem, então, a inflamação. Esses linfócitos Th17 não produzem apenas IL-17, mas também IL-6, fator estimulador de colônias de granulócitos e macrófagos (GM-CSF), fator estimulador de colônias de granulócitos (G-CSF), quimiocinas e metaloproteases. Dessa maneira, desencadeiam a inflamação e coordenam o recrutamento inicial dos neutrófilos para os sítios de infecção. Os linfócitos Th17 conferem proteção contra bactérias extracelulares e fungos, principalmente nas superfícies epiteliais. Os interferons (IFN) do tipo I também são produzidos em resposta aos PAMPs bacterianos. Os IFN-α/β estimulam as respostas dos macrófagos, aumentando sua produção de IFN-γ, óxido nítrico e fator de necrose tumoral α (TNF-α).

As células *natural killer* (NK) têm papel protetor em algumas infecções bacterianas, protozoóticas e fúngicas. Algumas bactérias, por exemplo, podem ativar células NK ao aumentarem a expressão de ligantes celulares NKG2D. As células NK ativadas produzem grandes quantidades de IFN-γ que, por sua vez, ativa macrófagos e células dendríticas (Capítulo 19).

Embora muitas bactérias sejam destruídas pela fagocitose, outras são mortas quando estão livres na circulação. As bactérias podem ser destruídas pela ação do sistema complemento através da via alternativa ou da lectina. As paredes celulares bacterianas, por não apresentarem ácido siálico, inativam o fator H e estabilizam a C3 convertase da via alternativa (C3bBbP). Consequentemente, essas bactérias são opsonizadas ou lisadas.

**QUADRO 26.1 Vitamina D e Imunidade**

A interação de uma bactéria intracelular, como *Mycobacterium tuberculosis*, com TLR1 ou TLR2 na superfície de macrófagos regula positivamente a expressão de diferentes genes e aumenta a atividade antimicrobicida. Em camundongos, essa ação é mediada sobretudo pelo óxido nítrico. Em humanos, entretanto, não há aumento da concentração de óxido nítrico e outros mecanismos são envolvidos (Fig. 26.1). Um gene ativado pela sinalização do TLR1/2 em humanos é o gene que codifica o receptor da vitamina D. Esse receptor é, portanto, positivamente regulado em macrófagos ativados. A ligação da vitamina D ao seu receptor regula positivamente a expressão do gene do peptídeo antibacteriano catelicidina. A catelicidina, por sua vez, pode matar o *M. tuberculosis* intracelular. Não é coincidência, portanto, que a resistência à tuberculose esteja diretamente relacionada aos níveis de vitamina D no soro, e que humanos com deficiência de vitamina D apresentam menor resistência a essa infecção. É interessante lembrar que o tratamento clássico de tuberculose em sanatórios era composto pela exposição ao ar fresco e à luz solar, um procedimento que aumenta os níveis de vitamina D em pacientes humanos. Por outro lado, os camundongos são mamíferos noturnos, em que níveis altos de vitamina D não são esperados e, por isso, devem contar com outras vias.

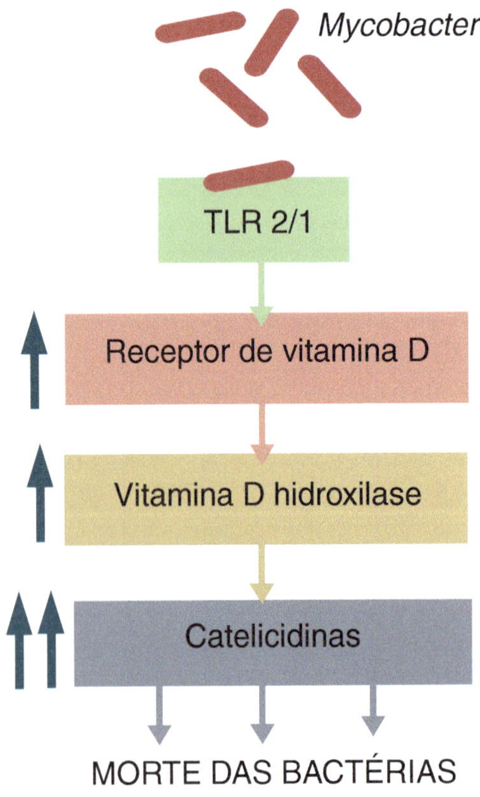


**FIG. 26.1** Em muitas espécies, a imunidade contra a tuberculose é controlada pela disponibilidade de vitamina D. O receptor da vitamina D é positivamente regulado em macrófagos ativados. A ligação da vitamina D ao seu receptor regula positivamente a vitamina D hidroxilase, que, por sua vez, aumenta a produção de catelicidinas antibacterianas e melhora a resistência à doença.

A ativação leva à produção de complexos terminais do sistema complemento (TCCs). Sozinhos, esses TCCs não conseguem se inserir nos carboidratos da parede celular microbiana. A lisozima presente no sangue, porém, pode digerir a parede celular e permitir a inserção dos TCCs na bicamada lipídica da membrana interna das bactérias.

Os peptídeos antimicrobianos são essenciais para a defesa contra bactérias, como as micobactérias (Quadro 26.1). As colectinas e proteínas surfactantes pulmonares são muito importantes contra as infecções por *Mycobacterium avium* no pulmão. Essas moléculas provavelmente se ligam às bactérias, causando sua aglutinação e opsonização. A supressão do crescimento bacteriano pelo sequestro de ferro é discutida no Capítulo 7.

Ao serem ativadas, as plaquetas liberam peptídeos antibacterianos e espécies reativas de oxigênio (ROS). As plaquetas também se ligam a neutrófilos para formar agregados e estimulam as atividades dessas células. As plaquetas equinas expostas ao lipopolissacarídeo bacteriano de *Escherichia coli* e ao ácido lipoteicoico de *Staphylococcus aureus* são ativadas e podem inibir o crescimento de *E. coli* devido à liberação de ROS.

## IMUNIDADE ADAPTATIVA

As respostas imunes adaptativas combatem as infecções bacterianas por meio de cinco mecanismos básicos (Fig. 26.2): (1) a neutralização de toxinas ou enzimas por anticorpos; (2) a morte das bactérias pela via clássica do sistema complemento; (3) a opsonização das bactérias por anticorpos ou componentes do sistema complemento, o que provoca sua fagocitose e destruição; (4) a destruição de bactérias intracelulares por macrófagos ativados; e (5) a morte direta das bactérias mediada por linfócitos T citotóxicos. A importância relativa de cada um desses processos depende das espécies de bactérias envolvidas e dos mecanismos pelos quais causam doença.

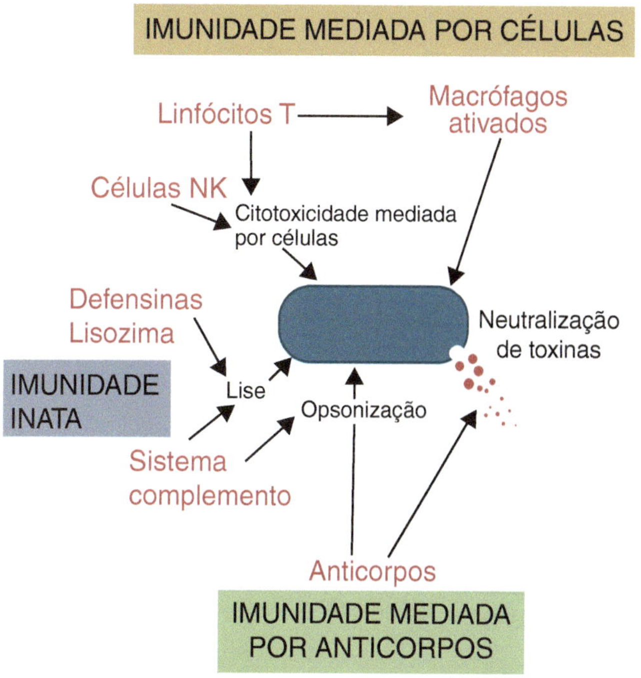


**FIG. 26.2** Os mecanismos usados pelas respostas imunológicas para proteger o corpo contra a invasão bacteriana.

### Imunidade a Bactérias Toxigênicas

Nas doenças causadas por bactérias toxigênicas, como clostrídios ou *Bacillus anthracis*, a resposta imune deve não apenas eliminar os invasores, mas também neutralizar suas toxinas. A destruição das bactérias, porém, pode ser difícil caso estejam imersas em uma massa de tecido necrótico, e a neutralização das toxinas é prioridade. A neutralização ocorre quando o anticorpo impede a toxina de se ligar a seus receptores na célula-alvo. O processo de neutralização, portanto, envolve a competição entre os receptores e os anticorpos pela molécula de toxina. Quando as toxinas estão ligadas a seus receptores, os anticorpos são relativamente ineficazes na reversão dessa combinação.

### Imunidade a Bactérias Invasivas

A proteção contra bactérias invasivas costuma ser mediada por anticorpos dirigidos contra os antígenos de superfície. A eficácia da fagocitose requer que a bactéria seja recoberta por opsoninas que podem ser reconhecidas por células fagocíticas. Entre essas opsoninas, estão os anticorpos e C3b, além das opsoninas inatas, como a lectina de adesão à manose. Os anticorpos não apenas são opsoninas eficazes como também aumentam a ligação de C3b ao ativarem a via clássica do sistema complemento. Os anticorpos contra os antígenos capsulares (K) podem neutralizar as propriedades antifagocíticas das cápsulas bacterianas, permitindo sua destruição. Em bactérias sem cápsula, os anticorpos contra os antígenos O atuam como opsoninas. Os anticorpos contra os antígenos de *pili* F4 (K88) ou F5 (K99) de *Escherichia coli* também são protetores. As imunoglobulinas podem interferir na expressão dos *pili*. Com a supressão dos *pili* de aderência, essas cepas de *E. coli* não podem se ligar à parede intestinal e, assim, deixam de ser patogênicas.

A importância das cápsulas bacterianas na imunidade é observada no antraz. O *B. anthracis* apresenta uma cápsula e uma exotoxina. A imunidade antitóxica é protetora, mas seu desenvolvimento é lento. Além disso, a produção de toxina tende a ser prolongada, já que o microrganismo é encapsulado e os fagócitos têm dificuldade em eliminá-lo. Por isso, em geral a morte de animais não vacinados é inevitável. A vacina comumente empregada contra o antraz animal contém uma cepa não encapsulada, porém toxigênica, de *B. anthracis*. Administradas sob a forma de esporos que podem germinar, as bactérias não encapsuladas são eliminadas pelas células fagocíticas antes da síntese de quantidades perigosas de toxinas, mas não antes do estabelecimento da imunidade antitóxica.

Em bases moleculares, a imunoglobulina M (IgM) é cerca de 500 a 1.000 vezes mais eficiente do que a IgG na opsonização e cerca de 100 vezes mais potente do que esta última na sensibilização de bactérias à lise mediada pelo sistema complemento. Durante uma resposta imune primária, portanto, a deficiência quantitativa de IgM é compensada por sua qualidade, assegurando a proteção precoce e eficiente.

Muitos anticorpos têm atividades antimicrobianas. Os anticorpos contra *E. coli* podem ser bacteriostáticos, já que interferem na secreção de enteroquelina, uma proteína ligante de ferro, o que impede sua utilização pelas bactérias. A IgM e a IgG contra *Borrelia burgdorferi* danificam as proteínas de superfície dos micróbios e são bactericidas na ausência de componentes do sistema complemento. Alguns anticorpos conseguem gerar oxidantes e podem matar as bactérias de maneira direta.

### Resposta de Proteínas de Choque Térmico

Sob estresse, as bactérias produzem muitas novas proteínas. Entre os fatores de estresse, estão o calor, a inanição e a exposição a oxidantes; toxinas, como metais pesados; inibidores da síntese proteica; e infecções virais. As proteínas de choque térmico (HSPs) são as mais conhecidas dessas novas proteínas. Baixos níveis de HSPs são observados em bactérias em temperaturas normais. O estresse brando, como a febre baixa, induz a produção de HSP. Por exemplo, os níveis de HSP passam de 1,5% para 15% da proteína total em *E. coli* submetidas ao estresse. Há três HSPs bacterianas principais: HSP 90, HSP 70 e HSP 60. (Os números se referem a seu peso molecular.) Quando uma bactéria é fagocitada e exposta à explosão respiratória do neutrófilo, o estresse desencadeia a produção de HSP bacteriana. Dessa forma, a HSP 60 é o antígeno dominante nas infecções causadas por micobactérias, *Coxiella burnetti* e espécies de *Legionella*, *Treponema* e *Borrelia*. Essas HSPs são altamente antigênicas por várias razões. Primeiro, são sintetizadas em abundância no hospedeiro infectado; em segundo lugar, são logo processadas pelas células apresentadoras de antígenos; por fim, o sistema imune possui números enormes de células capazes de responder às HSPs. Além disso, alguns linfócitos T $\gamma/\delta$ reconhecem preferencialmente as HSPs bacterianas. Assim, as respostas anti-HSP podem induzir proteção significativa contra muitos patógenos bacterianos.

## Imunidade a Bactérias Intracelulares

Como discutido no Capítulo 18, algumas bactérias, como *Brucella abortus*, *Mycobacterium tuberculosis*, *Campylobacter jejuni*, *R. equi*, *Listeria monocytogenes*, *Corynebacterium pseudotuberculosis*, *Coxiella burnetti* e alguns sorotipos de *Salmonella entérica*, podem rapidamente crescer no interior de macrófagos em repouso. Além disso, *L. monocytogenes* pode passar de célula para célula sem exposição ao fluido extracelular por meio de protrusões do citoesqueleto da membrana.

A autofagia, descrita no Capítulo 5, é um processo fundamental na destruição de bactérias intracelulares. A mesma maquinaria celular utilizada para destruir organelas indesejadas pode ser empregada para eliminar microrganismos intracelulares. Assim, as bactérias que escapam para o citosol podem ser cercadas por uma estrutura semelhante a um autofagossomo e, logo em seguida, destruídas por enzimas lisossomais. A autofagia (ou mais corretamente, a xenofagia) pode também exercer um papel importante no fornecimento de antígenos microbianos para as moléculas do complexo de histocompatibilidade principal (MHC). Dito isso, *B. abortus* pode empregar as vias de autofagia para se disseminar de célula a célula. A bactéria seletivamente suprime alguns dos componentes da formação do autofagossomo para que não seja morta.

A proteção contra as bactérias intracelulares é mediada por mecanismos celulares. No início da resposta imune, os macrófagos M1 ativados e as células dendríticas cDC1 que secretam IL-12 e TNF-$\alpha$ são mais importantes (Capítulo 18). Embora os macrófagos de animais não imunizados normalmente não consigam destruir essas bactérias, essa habilidade é adquirida cerca de 10 dias após a infecção. Em uma fase posterior da resposta, o IFN-$\gamma$ dos linfócitos Th1 e as atividades dos linfócitos T $CD8^+$ citotóxicos passam a ser essenciais. O IFN-$\gamma$, em especial em associação ao TNF-$\alpha$, aumenta muito a produção de citocinas, como TNF-$\alpha$, IL-6, IL-1$\beta$ e IL-12, enzimas, como indoleamina 2,3-dioxigenase (IDO) e óxido nítrico sintase 2 (NOS2), e a liberação de espécies reativas de oxigênio e nitrogênio. Os linfócitos Th17 podem atuar como células Th1 para promover a proteção contra *Brucella*. A ativação de M1 é importante na resistência a *L. monocytogenes, S. enterica* Typhi e Typhimurium, *R. equi*, micobactérias e clamídias. O IFN-$\gamma$ e o TNF-$\alpha$ produzidos por linfócitos T ativados, por exemplo, geram macrófagos M1, acidificam seus fagossomos e matam micobactérias. A ativação descontrolada de M1 por bactérias como estreptococos e *E. coli*, porém, pode contribuir para a doença por induzir sepse, lesões teciduais e falência de órgãos. A resposta desses macrófagos ativados tende a ser não específica, sobretudo nas infecções por *Listeria*, e os macrófagos M1 conseguem destruir bactérias normalmente muito resistentes. Assim, um animal em recuperação de uma infecção por *L. monocytogenes* desenvolve aumento de resistência a *M. tuberculosis*. O desenvolvimento de macrófagos M1 geralmente coincide com o aparecimento de respostas de hipersensibilidade tardia (tipo IV) a antígenos administrados por via intradérmica (Capítulo 33). *M. tuberculosis* pode persistir em macrófagos ativados e em repouso. No entanto, essa persistência requer um estágio de dormência bacteriana, quando sua replicação e diversos processos metabólicos são suspensos.

As células NK e os linfócitos T $CD8^+$ também participam da imunidade a bactérias intracelulares, como *L. monocytogenes*. Essas células citotóxicas se ligam às células-alvo e usam perforinas para gerar poros que permitem a liberação do conteúdo dos grânulos líticos nas células infectadas. A granulisina, então, penetra a parede celular bacteriana e, assim, permite a entrada de granzimas nas bactérias. Essas granzimas geram ROS que danificam vias enzimáticas fundamentais. Na verdade, as granzimas também podem desencadear a apoptose na célula-alvo, o que limita ainda mais a disseminação bacteriana. Os macrófagos infectados por *R. equi* também podem ser reconhecidos e mortos por linfócitos T citotóxicos de maneira irrestrita em MHC de classe I.

A imunidade protetora contra bactérias intracelulares não pode ser induzida por vacinas de microrganismos inativados. Apenas vacinas de bactérias vivas são protetoras. Isso se deve à ativação diferencial das populações de linfócitos T auxiliares por bactérias vivas e mortas. A infecção de camundongos com *B. abortus* vivas estimula os linfócitos Th1 a secretar IFN-$\gamma$, uma resposta de tipo 1. Por outro lado, a imunização desses camundongos com proteínas purificadas dessa bactéria induz a produção de IL-4 pelos linfócitos Th2, uma resposta do tipo 2. Da mesma maneira, *L. monocytogenes* ou *B. abortus* vivas, mas não mortas, induzem a síntese de TNF-$\alpha$ por macrófagos. Bactérias mortas do gênero *Brucella* estimulam mais a produção de IL-1 do que as bactérias vivas. A resistência a essas bactérias intracelulares geralmente é de curta duração e persiste apenas enquanto houver bactérias viáveis no corpo. (A tuberculose é uma exceção, onde a memória é prolongada.)

Em uma doença bacteriana, quando vacinas mortas não conferem boa proteção, soros não são protetores, os níveis de anticorpos não estão relacionados à resistência e reações de hipersensibilidade tardia podem ser provocadas por antígenos bacterianos, é provável que as respostas de tipo 1 sejam relevantes na resistência e o uso de vacinas com bactérias vivas deve ser considerado.

## Modificação da Doença Bacteriana pelas Respostas Imunes

A resposta imune influencia a progressão e a gravidade de uma infecção. Na melhor das hipóteses, essa resposta provoca destruição do micróbio e cura. Na ausência de cura, porém, a infecção pode ser profundamente modificada. Muito depende da geração de respostas mediadas por células ou anticorpos. Dessa forma, o tipo de linfócitos T auxiliares induzidos durante uma infecção afeta o curso da doença. Como descrito no Capítulo 18, respostas celulares do tipo 1 são necessárias para o controle de bactérias intracelulares, já que apenas macrófagos ativados podem impedir seu crescimento. A ativação dos macrófagos requer a síntese de IFN-γ por linfócitos Th1. Ativados, os macrófagos M1 podem restringir ou curar essas infecções. Se a resposta for inadequada, do tipo Th2, há geração de macrófagos M2 em vez de M1 e a doença pode se tornar progressiva e crônica. Isso é observado na doença de Johne dos ovinos. Alguns animais desenvolvem a doença multibacilar (MB), com lesões intestinais que apresentam números enormes de bactérias (Fig. 26.3) e pouca evidência histológica de respostas imunes celulares. Seus granulomas são desorganizados, com grandes quantidades de macrófagos repletos de bactérias entremeados a linfócitos. Por outro lado, outros ovinos podem desenvolver a doença paucibacilar (PB), com lesões que contêm poucas bactérias, mas muitos linfócitos. Essas lesões são nodulares, organizadas e apresentam células epitelioides e células gigantes multinucleadas no centro, cercadas por tecido conjuntivo fibroso. As duas formas da doença são associadas à expressão diferencial de receptores de citocinas e quimiocinas. Assim, os animais com a doença PB apresentam maiores números de linfócitos T CD25$^+$ que produzem mais IL-2 e muito mais IFN-γ do que os ovinos com a forma MB da doença (Fig. 26.4). Por outro lado, os ovinos com a doença MB apresentam níveis maiores de anticorpos e ausência de respostas imunes celulares. Assim, os ovinos com lesões PB montam uma resposta de tipo 1, enquanto aqueles com doença MB apresentam respostas de tipo 2.

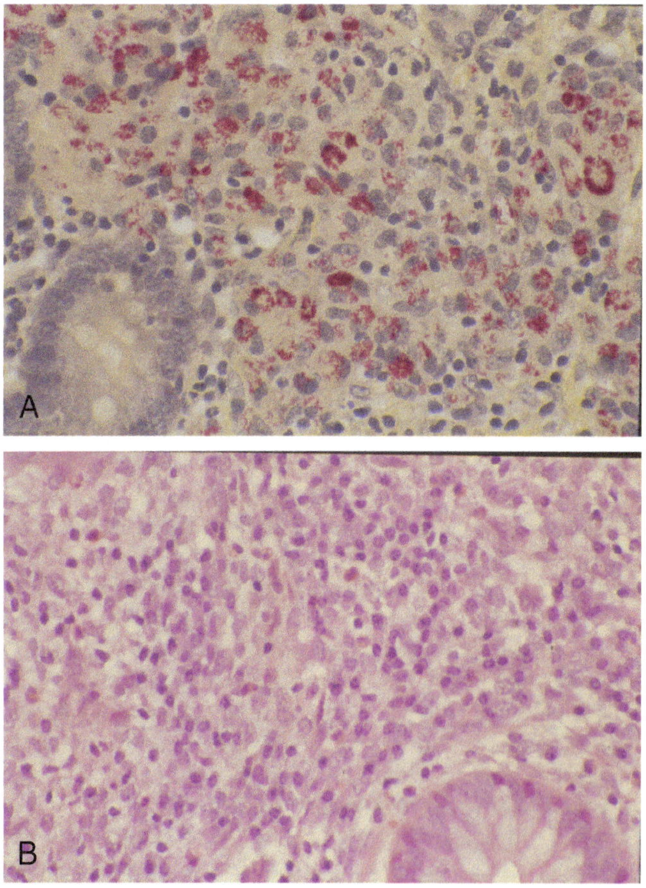

FIG. 26.3 As duas formas da doença de Johne em ovinos. **A,** Corte da porção terminal do íleo de um caso de doença de Johne multibacilar, mostrando muitos microrganismos ácido-resistentes no interior de grandes macrófagos infiltrados. **B,** Corte da porção terminal do íleo de um caso de doença de Johne paucibacilar, mostrando pouquíssimas bactérias ácido-resistentes e um infiltrado linfocítico significativo. Coloração de Ziehl-Nielsen. (Cortesia do Dr. C.J. Clarke.)

Nas infecções bovinas por *M. bovis*, linfócitos T γ/δ WC1$^+$ se acumulam nas lesões tuberculosas e participam do desenvolvimento do granuloma. Esses linfócitos também influenciam os níveis de anticorpos IgG2, aumentam os níveis de IFN-γ e diminuem a concentração de IL-4 e, assim, modificam o caráter da resposta antimicobacteriana.

A IL-4 é uma citocina essencial que desencadeia respostas Th2 e suprime respostas Th1. Além da IL-4 normal, os bovinos produzem duas variantes, chamadas IL-4δ2 e IL-4δ3, por *splicing* alternativo do RNA pré-mensageiro. Essas variantes podem se ligar aos receptores de IL-4 e bloqueá-los, regulando sua atividade. Assim, influenciam a resistência dos bovinos à tuberculose. Os animais com resistência significativa à tuberculose produzem níveis maiores de IL-4δ3 do que os indivíduos suscetíveis.

O subtipo específico de linfócitos T auxiliares envolvidos na imunidade à tuberculose pode mudar após o estabelecimento da resposta. Estudos temporais mostraram que as respostas imunes às infecções bacterianas podem mudar de Th1 a Th2, talvez várias vezes, antes do estabelecimento da resposta final. Essa resposta final pode ser Th1 ou Th2 ou até mesmo algum ponto intermediário desse espectro. Essa variabilidade parece ser uma característica comum de infecções crônicas, como a tuberculose.

## EVASÃO DA RESPOSTA IMUNE

O resultado de uma infecção depende da contínua batalha entre o hospedeiro e o micróbio. Para sobreviver em um animal, as bactérias devem escapar ou inibir as defesas imunes. Entre as complexas interrelações entre as bactérias e seus hospedeiros animais, descritas no Capítulo 21, estão o papel das bactérias comensais nas superfícies mucosas na regulação do crescimento e do desenvolvimento do sistema imune. De modo geral, essas bactérias não procuram invadir o corpo de forma agressiva e, assim, é possível chegar a um equilíbrio. Entretanto, um microrganismo invasor se torna patogênico porque pode invadir o corpo, escapar das defesas imunes e sobreviver por pelo menos algum tempo em seu hospedeiro. Bactérias patogênicas, como todos os outros microrganismos, tentam evitar sua destruição. Essas bactérias evoluíram muitos mecanismos diferentes para escapar das respostas imunes inatas e adaptativas do hospedeiro.

### Evasão da Imunidade Inata

A chave para o sucesso da invasão microbiana, pelo menos a princípio, é a evasão da imunidade inata. As bactérias empregam diversos mecanismos para impedir, ou pelo menos atrasar, seu destino infeliz. Aqui, podemos mencionar alguns exemplos.

Algumas bactérias patogênicas interferem nas vias de sinalização dos TLRs e na ativação de inflamassomos (Fig. 26.5). Entre os métodos utilizados, estão a produção de PAMPs modificados que não ativam TLRs, o mascaramento de PAMPs, o bloqueio

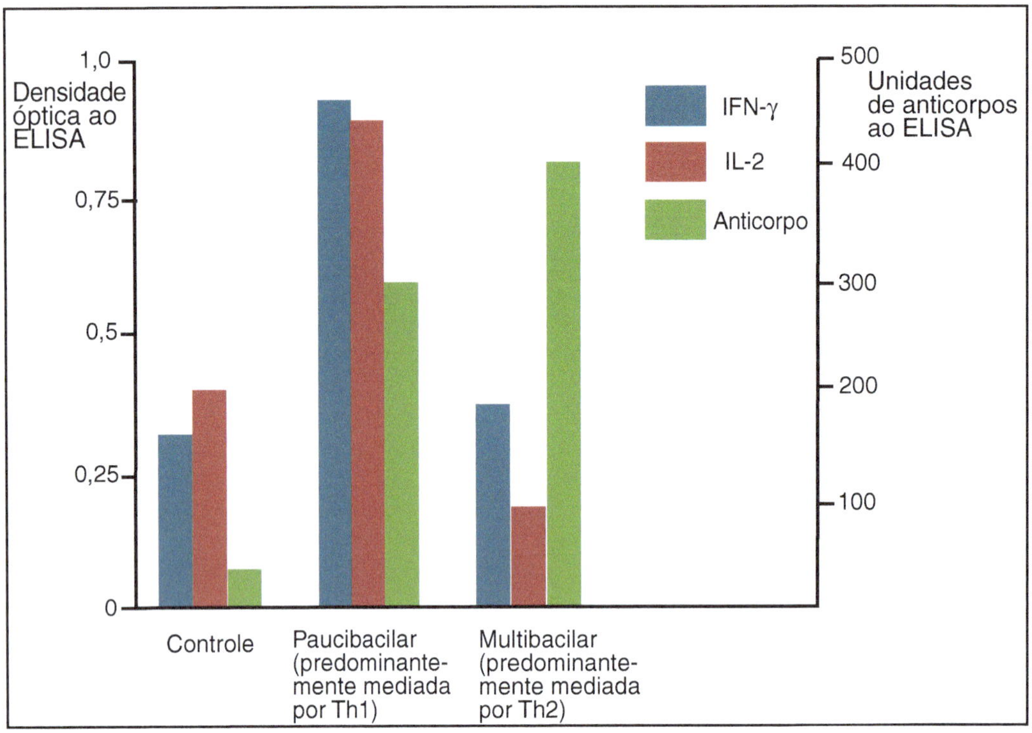


**FIG. 26.4** As diferenças na síntese de IL-2, IFN-γ e anticorpos por linfócitos do sangue periférico de ovinos com as formas paucibacilar (PB) e multibacilar (MB) da doença de Johne. Note que as células dos animais acometidos pela forma PB da doença tendem a produzir mais citocinas Th1 do que as dos indivíduos com a forma MB. Apesar disso, os ovinos com a forma MB parecem produzir mais anticorpos. (De dados cedidos por C. Clarke e C. Burrells.)

das vias de sinalização dos TLRs, a destruição das moléculas de sinalização, a destruição do NF-κB e a reorientação da sinalização para vias anti-inflamatórias. Assim, *M. tuberculosis* usa um lipídio para disfarçar seus PRRs. A *Leptospira* possui lipopolissacarídeos que são reconhecidos por TLR2, mas não por TLR4. *Campylobacter jejuni* produz uma forma de flagelina que não é reconhecida por TLR5. *Yersinia pestis* reduz a acetilação de lipídio A para que não possa ser reconhecida por TLR4. As bactérias diferem na quantidade de dinucleotídeos CpG no seu DNA e, assim, em sua capacidade de ativação de TLR9. Estimuladores potentes de TLR9 são *M. tuberculosis* e *Pseudomonas aeruginosa*. Entre os fracos ativadores de TLR9 estão *C. jejuni* e *Staphylococcus epidermidis*.

Muitas bactérias interferem nas vias de sinalização intracelulares. *Brucella* sintetiza uma proteína chamada TcpB, que se assemelha ao receptor *toll*/IL-1 mamífero. Isso provoca a rápida degradação de uma proteína adaptadora e bloqueia a via de sinalização do TLR. *P. aeruginosa* secreta uma molécula que prejudica a regulação do NF-κB. A via da MAP quinase (Capítulo 8) pode ser inibida por antraz, *Shigella* e *Yersinia*. As vias de sinalização são redirecionadas pela ativação de TLR2 por produtos de *Candida*, *Yersinia* ou *Mycobacteria*, levando à produção de IL-10.

Outra habilidade útil para uma bactéria é a capacidade de resistir a peptídeos antibacterianos. A estafiloquinase de *Staphylococcus aureus*, por exemplo, pode se ligar a defensinas e neutralizá-las. A aureolisina, outra enzima estafilocócica, destrói catelicidinas. *Salmonella* e *S. aureus* podem produzir proteínas que alteram a carga negativa e a fluidez da membrana externa da bactéria, reduzindo a ligação à defensina. O polissacarídeo capsular de *Klebsiella pneumoniae* bloqueia a expressão de β-defensinas pelas células epiteliais das vias aéreas. As proteases de *Bacillus anthracis* podem destruir defensinas e catelicidinas.

Muitas bactérias podem bloquear a fagocitose (Fig. 26.6). *S. aureus*, por exemplo, expressa a proteína A. A proteína A se liga à região Fc da IgG e, assim, impede que os anticorpos se liguem aos receptores Fc dos fagócitos ou ativem a via clássica do sistema complemento. Bactérias encapsuladas, como *Pneumococcus*, possuem uma cápsula hidrofílica que impede a ligação das células. Muitas bactérias podem escapar da opsonização pelo sistema complemento. A proteína M de *Streptococcus* se liga ao fibrinogênio e mascara os sítios de ligação de C3b. Além disso, essa proteína pode se ligar ao fator H, inativando o C3b ligado. *S. aureus* produz uma proteína que bloqueia as C3 convertases. Outras bactérias produzem proteases que podem destruir componentes do sistema complemento. *S. enterica* Typhimurium possui um gene chamado *Rck* que confere resistência à lise mediada pelo sistema complemento por impedir a inserção do complexo terminal do sistema complemento na membrana externa da bactéria.

Cepas de *Streptococcus pneumonia* cultivadas em suspensão rapidamente ativam C3, o que leva à deposição de C3b em sua superfície e promove sua opsonização. Isso não ocorre em pneumococos que crescem em biofilmes, onde a ligação de proteína C reativa e C1q é menor. Por outro lado, o recrutamento de fator H, o regulador da via alternativa do sistema complemento, é maior nos biofilmes. Assim, a formação de biofilme é um método eficiente de evasão da via clássica e da via alternativa do sistema complemento. *Staphylococcus aureus* e *P. aeruginosa* também podem escapar da fagocitose ao passar do crescimento planctônico à produção de biofilme.

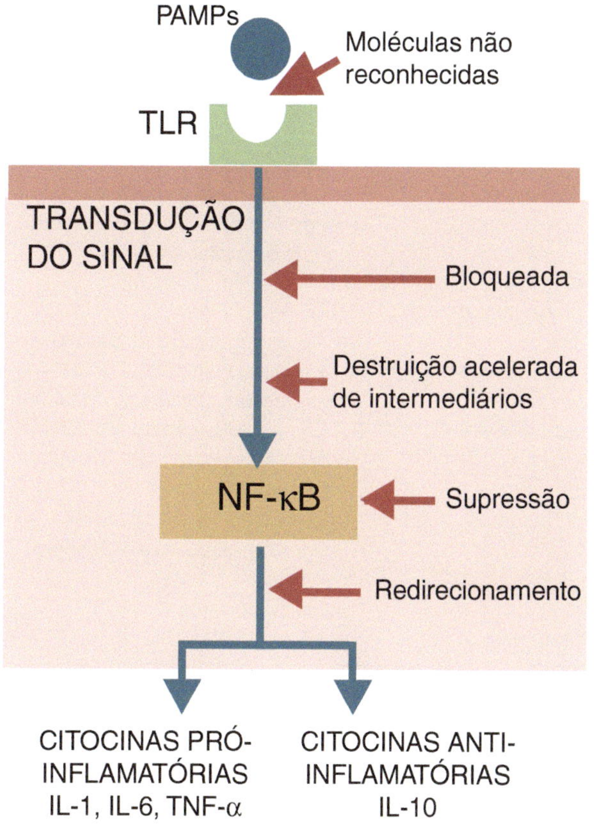


**FIG. 26.5** As bactérias podem interferir nas vias de sinalização de TLR de muitas formas e em diferentes posições, como descrito no texto. Essa interferência pode redirecionar a via de sinalização pró-inflamatória para a via anti-inflamatória.

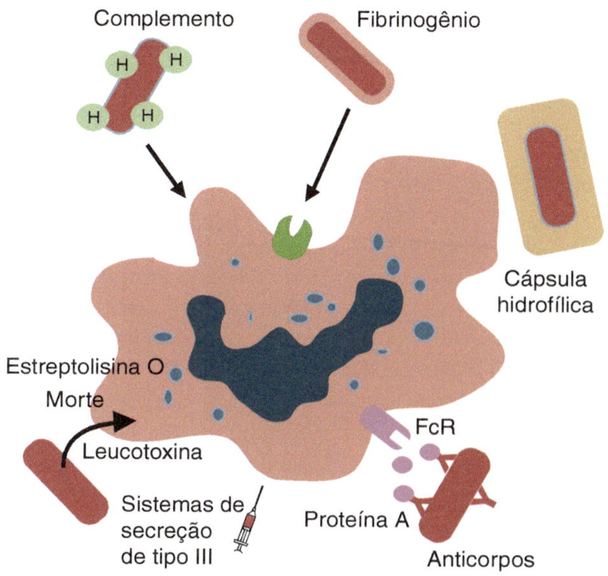


**FIG. 26.6** Alguns dos diferentes mecanismos utilizados pelas bactérias para escapar da morte por células fagocíticas, como os neutrófilos.

As bactérias podem, é claro, evitar sua fagocitose simplesmente matando as células fagocíticas. Dessa forma, *Streptococcus canis* produz a estreptolisina O, que lisa as membranas celulares dos neutrófilos. Diversas bactérias Gram-negativas de importância veterinária, como *Mannheimia hemolytica* e *Fusobacterium necrophorum*, secretam leucotoxinas que matam leucócitos, principalmente granulócitos. As leucotoxinas mais importantes são as proteínas RTX (do inglês, *repeats in toxin*, repetições em toxina). *M. hemolytica* secreta uma toxina RTX que mata neutrófilos, macrófagos alveolares e linfócitos de ruminantes. Essa leucotoxina se liga ao CD18, bem como às balsas lipídicas (*lipid rafts*) dos leucócitos, e induz sua apoptose. *Moraxella bovis* também secreta uma leucotoxina contra neutrófilos bovinos. *Actinobacillus pleuropneumoniae* secreta uma toxina que mata macrófagos suínos. *Mycoplasma mycoides* pode matar linfócitos T bovinos. Outras bactérias desencadeiam a morte de linfócitos por apoptose. Entre elas, estão *B. anthracis*, *Streptococcus* spp., *Shigella* spp., *L. monocytogenes*, *S. aureus* e *Yersinia* spp. As leucotoxinas são um método relativamente simples de assassinato. Algumas bactérias utilizam métodos mais sofisticados, como a injeção de toxinas em seus alvos. As bactérias Gram-negativas, como *Salmonella*, *Pseudomonas* e *E. coli*, desenvolveram um elaborado complexo de agulha, um sistema de secreção do tipo III, que permite a liberação de moléculas efetoras diretamente no citosol das células. Esses sistemas de injeção são acionados quando a bactéria é ingerida por uma célula e exposta ao baixo pH dos fagossomos. Com a entrada do complexo no citosol e a detecção de seu pH neutro, há a injeção de moléculas efetoras. Essas moléculas ativam guanosinas trifosfatases e interrompem as vias de sinalização intracelular. Em altas concentrações, provocam poros na membrana e matam a célula.

Embora matar leucócitos seja uma maneira efetiva de evitar a fagocitose, outras bactérias preferem simplesmente prevenir a destruição intracelular. Algumas produzem uma parece celular resistente para protegê-las de enzimas lisossomais. As ceras das paredes celulares de *Corynebacterium pseudotuberculosis*, por exemplo, fazem com que a bactéria seja resistente a enzimas lisossomais. *S. aureus* utiliza um peptideoglicano em sua parede celular que é completamente resistente à lisozima. Algumas bactérias produzem antioxidantes que neutralizam os produtos da explosão respiratória. Os pigmentos carotenoides responsáveis pela coloração amarela de *S. aureus*, por exemplo, podem extinguir o oxigênio *singlet*. A *Salmonella enterica* Typhimurium pode impedir a formação do complexo NADPH-oxidase e regular negativamente a atividade da NOS2 do hospedeiro. *Pasteurella multocida* e o *Histophilus somni* também são capazes de inibir a explosão respiratória. As toxinas LF e EF do antraz também inibem a atividade da NAPDH oxidase. *S. aureus* produz catalase, que inativa o peróxido de hidrogênio e os radicais livres produzidos durante a explosão respiratória. Também produz lactato desidrogenase, que ajuda na resistência à oxidação mediada por NO. Outras bactérias podem se defender do hipoclorito por meio da ação de chaperonas moleculares chamadas Hsp33. Essa proteína se desdobra na presença de HOCl e, então, se liga a proteínas essenciais, protegendo-as agregação induzida pelo hipoclorito.

Bactérias como *E. coli* enteropatogênica, *Yersinia pestis*, *M. tuberculosis* e *P. aeruginosa* secretam moléculas que podem

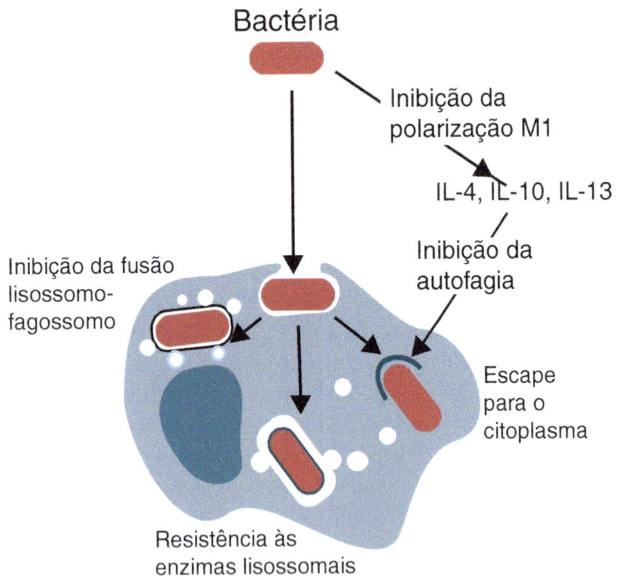


**FIG. 26.7** Mecanismos utilizados pelas bactérias intracelulares para escapar da destruição dentro da célula.

**TABELA 26.1 Bactérias Intracelulares Facultativas e Seus Mecanismos de Sobrevivência**

| Microrganismo | Método de Sobrevivência Intracelular |
|---|---|
| *Brucella abortus* | Reduz a expressão de PAMP<br>Impede a maturação do fagossomo<br>Suprime a autofagia |
| *Corynebacterium pseudotuberculosis* | Parede celular resistente |
| *Listeria monocytogenes* | Neutraliza a explosão respiratória<br>Escape para o citosol |
| *Mycobacterium tuberculosis* | Parede celular lipídica<br>Impede a maturação do fagossomo<br>Suprime a apresentação do antígeno<br>Desintoxica oxidantes |
| *Salmonella entérica* | Impede a maturação do fagossomo<br>Modifica o tráfego de endossomos<br>Desintoxica oxidantes<br>Regula negativamente NOS2 e NOX |
| *Rhodococcus equi* | Sobrevive nos fagossomos |

*NOS2*, Óxido nítrico sintase; *NOX*, NADPH-oxidase; *PAMP*, padrão molecular associado a patógeno.

diminuir sua morte por neutrófilos. *E. coli*, por exemplo, produz inibidores de lisozima. Outras bactérias impedem seu contato com essas enzimas ao interferirem na maturação dos fagossomos (Fig. 26.7). Micobactérias, *Aspergillus flavus*, *B. abortus* e *Chlamydophila psottaci* podem se estabelecer dentro de vacúolos que excluem proteases e oxidantes por meio do bloqueio da fusão lisossomo-fagossomo. No caso do *M. tuberculosis*, a bactéria entra nos macrófagos através dos microdomínios de membrana ricos em colesterol que são revestidos, do lado citosólico, por uma proteína (a proteína de revestimento contendo triptofano e aspartato, do inglês *tryptophan-aspartate-containing coat protein*, TACO), que impede a maturação do fagossomo. Assim, os lisossomos não conseguem se fundir aos fagossomos. Essas estruturas continuam distribuídas no citosol e a bactéria consegue sobreviver e se multiplicar. As micobactérias também impedem a acidificação dos fagossomos ao prevenir o recrutamento da bomba de prótons de adenosina trifosfato da membrana vacuolar, de modo que as catepsinas lisossomais continuam inativas. Outro mecanismo utilizado pelas bactérias para impedir sua destruição é simplesmente escapar do fagossomo e migrar para o citosol com um revestimento de actina polimerizada. Esse método é empregado por micobactérias e *L. monocytogenes*. A *Listeria* secreta listeriolisina O, que destrói as membranas celulares e permite que o microrganismo entre no citosol (Tabela 26.1).

Até mesmo a morte extracelular pode ser inibida. Os neutrófilos e os macrófagos podem liberar o DNA intracelular e as proteínas de cromatina associadas, o que leva à formação de armadilhas extracelulares de neutrófilos (NETs) e macrófagos (METs) (Fig. 5.11). Esse DNA extracelular é repleto de proteínas antimicrobianas, inclusive componentes dos grânulos que podem matar bactérias extracelulares. Entretanto, bactérias como os pneumococos e *S. aureus* podem secretar endonucleases que degradam essas NETs de DNA. Além disso, os fosfonucleotídeos podem ser desfosforilados por outra enzima estafilocóccica que, então, desencadeia a apoptose e elimina qualquer macrófago que estiver por perto!

A privação metabólica é o processo em que os hospedeiros animais tentam sequestrar nutrientes essenciais e, assim, impedir o crescimento microbiano. O triptofano é um desses nutrientes. É armazenado nos macrófagos e convertido em IDO. Essa depleção de triptofano requer que as bactérias ativem a síntese da molécula para sobreviverem. Os macrófagos também sequestram ferro, como descrito no Capítulo 7. Por isso, os patógenos devem produzir seus próprios sideróforos para captura do ferro disponível. As cepas patogênicas de *Streptococcus equi*, por exemplo, produzem equibactina, um sideróforo ligante de ferro. Cepas persistentes, menos patogênicas, não produzem essa molécula.

## Evasão da Imunidade Adaptativa

As bactérias também procuram evitar ou modificar as respostas imunes adaptativas, uma tarefa muito difícil.

O corpo não responde de forma eficiente a microrganismos que não consegue detectar ou que encontra pela primeira vez. *Campylobacter fetus* subespécie *venerealis*, que normalmente coloniza o trato genital de bovinos, impede a eliminação imune ao mudar o revestimento de sua superfície. A destruição da maioria dessas bactérias por uma resposta imune local deixa uma população remanescente que apresenta antígenos novos e diferentes. Essa população se multiplica, mas é em grande parte eliminada, por sua vez, por uma segunda resposta imune, deixando microrganismos de um terceiro tipo antigênico. Esse processo de variação antigênica cíclica pode se repetir por um longo período, causando infecção persistente. *Anaplasma marginale*, uma bactéria que habita as hemácias de bovinos, também apresenta variação antigênica sequencial. Dessa maneira, o número de anaplasma no sangue tem ciclos com intervalos de 6 a 8 semanas. O número de bactérias aumenta gradualmente e, então, logo cai em decorrência de uma resposta anticórpica. Em seguida, há o desenvolvimento de uma nova variante antigênica, que repete o ciclo. *A. marginale* é transmitida por carrapatos; portanto, o sucesso de sua propagação depende da manutenção da bacteremia elevada.

Algumas bactérias secretam proteases que podem destruir imunoglobulinas ou citocinas. Proteases específicas para IgA, por exemplo, são produzidas por *Neisseria gonorrhoeae*, *Haemophilus influenzae* e *S. pneumoniae*. Esses microrganismos podem, portanto, impedir sua opsonização e fagocitose mediada por receptores Fc. *Mannheimia haemolytica* secreta uma protease específica para a IgG1 bovina. *P. aeruginosa* secreta uma protease que destrói a IL-2. *B. abortus* produz um mitógeno de linfócitos B que estimula as células a secretar IL-10. Isso causa uma imunossupressão transiente e permite o estabelecimento de uma infecção crônica.

Micobactérias patogênicas evoluíram para sobreviver dentro dos macrófagos do hospedeiro, e *Mycobacterium avium paratuberculosis* (MAP), o agente etiológico da doença de Johne, é um grande adepto dessa estratégia de sobrevivência. O MAP interage com receptores dos macrófagos para iniciar a sinalização celular e a fagocitose. Assim, MAP atravessa a barreira epitelial intestinal ao desencadear a produção de IL-1β. Essa citocina recruta macrófagos para o lado apical do epitélio e facilita a entrada da bactéria em seu habitat macrofágico. MAP também transita facilmente pelas células M, onde pode ser incorporado por células dendríticas ou macrófagos e levado ao linfonodo mesentérico. A lipoarabinomanana manosilada (Man-lam) é o principal componente da parede celular de MAP. A Man-lam se liga ao TLR2, ativando a transcrição de IL-10. A IL-10 suprime a produção de citocinas pró-inflamatórias, atenua a acidificação do fagossomo e a fusão do fagolisossomo. Dessa maneira, a Man-lam parece ser responsável por suprimir respostas inflamatórias e antimicrobianas contra MAPs. A IDO também é gerada nas infecções por MAP e pode regular negativamente as respostas imunes do hospedeiro. A estimulação antigênica de células do linfonodo mesentérico de bovinos com infecção grave por MAP revela a regulação positiva não apenas de IL-10, mas também de IFN-γ, IL-13, IL-17A e TNF-α. Isso sugere que a síntese de citocinas é gravemente desregulada. MAP também bloqueia a ativação de macrófagos por IFN-γ. A ativação do macrófago é necessária para matar o invasor intracelular e, se a ativação não acontecer, a bactéria pode persistir. O bloqueio do interferon inibe a via JAK-STAT (Capítulo 8). As células infectadas por MAP não pode fosforilar peptídeos fundamentais da via.

Micobactérias avirulentas são capturadas por macrófagos e induzem sua apoptose. Isso produz um "cadáver celular" com envelope impermeável que impede o escape da bactéria. Assim, as micobactérias só são mortas quando a célula apoptótica é removida. As micobactérias virulentas, por outro lado, provocam necrose ao serem capturadas por macrófagos. Isso produz uma célula morta com membrana celular permeável que permite a fuga da bactéria e sua propagação.

Há muito tempo se sabe que *M. tuberculosis* sobrevive dentro dos macrófagos por bloquear a fusão dos fagossomos aos lisossomos. O IFN-γ pode resolver esse bloqueio da maturação ao desencadear a autofagia. Assim, um novo autofagossomo se forma ao redor do fagossomo bloqueado e, então, se funde aos lisossomos, permitindo a morte das micobactérias. Por outro lado, as citocinas Th2, como IL-4 e IL-13, inibem a autofagia e permitem a sobrevida das micobactérias. Diversas bactérias intracelulares são eliminadas por autofagia. Entre elas, estão *Streptococcus pyogenes* e *Salmonella enterica* Typhimurium. Outros microrganismos, como *Listeria* e *Shigella*, desenvolveram mecanismos para evitar a autofagia e sobreviver nos autofagossomos.

As bactérias podem interferir na polarização de macrófagos para promover sua própria sobrevivência. Algumas salmonelas e micobactérias podem neutralizar os efeitos relacionados a M1 ou inibir a secreção ou expressão de citocinas M1. *S. enterica* Dublin suprime a IL-18 e *B. suis* inibe a produção de TNF-α. Proteínas do *M. tuberculosis* podem inibir a ativação de NF-κB. As micobactérias respondedoras podem induzir a síntese de IL-6, IL-10, TGF-β e, consequentemente, prolongar sua própria sobrevivência. A IL-10 é muito eficaz na inibição da ativação de macrófagos, na supressão da produção de oxidantes e na redução da expressão de MHC de classe II.

A evolução das doenças bacterianas em infecções crônicas persistentes é associada à tendência de polarização M2 mediada por IL-10. Isso ocorre na brucelose crônica, na febre Q e na tuberculose. Alguns patógenos, como *Yersinia enterocolitica* e *Coxiella burnetii*, na verdade estimulam a polarização M2.

## ALGUMAS VACINAS ANTIBACTERIANAS

### Toxoides

A imunoprofilaxia do tétano é restrita à neutralização de toxinas. O toxoide tetânico em uma suspensão de hidróxido de alumínio é administrado para profilaxia de rotina e uma única injeção induz a imunidade protetora em 10 a 14 dias. A imunologia convencional sugere que o uso prévio da imunoglobulina antitetânica interfere na resposta imune ao toxoide e deve, portanto, ser evitado. Na prática, isso não é um problema e ambos podem ser administrados simultaneamente (em diferentes locais). Isso pode ocorrer por causa da quantidade relativamente baixa de imunoglobulinas que é necessária para proteger os animais.

Algumas vacinas de uso veterinário são compostas pela combinação do toxoide e de bactérias inativadas (mortas) em uma única dose pelo simples procedimento de adicionar formaldeído a toda a cultura. Esses produtos, às vezes chamados de anaculturas, são utilizados para criar vacinas contra *Clostridium haemolyticum* e *C. perfringens*. A tripsinação das anaculturas pode torná-las ainda mais imunogênicas. Há toxoides, normalmente incorporados a adjuvantes à base de alúmen, para a maioria das doenças clostridianas e para infeções causadas por estafilococos toxigênicos.

### Bacterinas

As vacinas com bactérias inativadas (mortas) são chamadas de bacterinas. As bactérias são geralmente mortas com formaldeído e incorporadas a adjuvantes à base de alúmen ou hidróxido de alumínio. Como outras vacinas inativadas, a imunidade produzida pelas bacterinas tem duração relativamente curta, em geral inferior a 1 ano e, às vezes, ainda menos.

As bacterinas podem ser melhoradas por meio da adição de antígenos imunogênicos purificados às bactérias inativadas. As bacterinas de *E. coli* contra a colibacilose entérica podem ser enriquecidas e ficar ainda mais efetivas por meio da adição dos antígenos de *pili* K88 ou K99. Anticorpos contra esses antígenos conseguem bloquear a ligação de *E. coli* à parede intestinal, contribuindo para a proteção. Da mesma maneira, as bacterinas de *Mannheimia* enriquecidas com leucotoxoide são mais eficazes do que as bacterinas convencionais.

Um problema encontrado, sobretudo com vacinas de coliformes e *Campylobacter*, é a especificidade da cepa. Normalmente, há várias cepas de cada micróbio, e o sucesso da vacinação requer o uso das cepas adequadas. Isso nem sempre é possível em uma vacina comercial. Uma maneira de resolver esse problema é com o uso de vacinas autógenas. Essas vacinas contêm microrganismos obtidos de animais infectados do local do surto ou do próprio animal infectado. Esse protocolo pode ser muito bem-sucedido se preparado com cuidado, já que a vacina terá todos os antígenos necessários para a proteção naquele local específico. Como alternativa ao uso de vacinas autógenas, alguns fabricantes produzem vacinas polivalentes, com misturas de diversos tipos antigênicos. As vacinas de leptospirose, por exemplo, normalmente contêm até cinco sorotipos diferentes.

Uma abordagem alternativa para o desenvolvimento de vacinas contra bactérias Gram-negativas é a utilização de antígenos centrais comuns. Como discutido no Capítulo 2, a camada externa da parede celular das bactérias Gram-negativas é composta por lipopolissacarídeos. Esses lipopolissacarídeos são formados por oligossacarídeos variados (antígenos O) ligados a um centro polissacarídico altamente conservado e lipídio A. Os antígenos O são muito variáveis entre as bactérias Gram-negativas, de modo que uma resposta imune contra um antígeno O não confere imunidade contra bactérias que expressem outros antígenos O. Por outro lado, o centro polissacarídico é semelhante entre bactérias Gram-negativas de diferentes espécies e gêneros. Assim, uma resposta dirigida contra a estrutura central comum pode proteger contra uma ampla variedade de diferentes bactérias Gram-negativas.

Cepas mutantes de *E. coli* (J5) e *S. enterica* Minnesota e Typhimurium (Re) são utilizadas como fontes de antígenos centrais. J5 é um mutante rústico, deficiente em uridina difosfato galactose 4-epimerase. Assim, produz uma cadeia lateral oligossacarídica incompleta, com perda da maior parte da estrutura lipopolissacarídica exterior (Fig. 2.2). A imunização com J5, portanto, confere proteção contra *E. coli*, *K. pneumoniae*, *A. pleuropneumoniae* e *H. influenzae* (tipo B). Existem relatos de que J5 protege bezerros contra *S. enterica* Typhimurium e *E. coli* e suínos contra *A. pleuropneumoniae*.

### Vacinas Bacterianas Vivas

Entre as vacinas bacterianas vivas bem-sucedidas, estão as cepas 19 e RB51 de *B. abortus*. Outra vacina viva bem-sucedida é a utilizada na prevenção do antraz. As antigas vacinas contra o antraz utilizavam as técnicas de Pasteur de cultura de bactérias em temperaturas relativamente altas (42° a 43° C) para diminuir sua virulência. Hoje, as vacinas contra antraz usadas em animais contêm mutantes sem cápsula que continuam capazes de formar esporos. A vacina é preparada como uma suspensão de esporos e administrada com saponina.

Uma cepa rugosa de *S. enterica* Dublin (cepa 51) é usada na Europa para conferir boa proteção em bezerros que a recebem às 2 a 4 semanas de idade. Como já discutido, a imunidade à salmonelose envolve a ativação de macrófagos e é relativamente não específica. Por isso, a cepa 51 também pode conferir boa proteção contra *S. enterica* Typhimurium.

## CONSEQUÊNCIAS ADVERSAS DAS RESPOSTAS IMUNES

Embora as respostas imunológicas sejam benéficas, já que eliminam as bactérias invasoras, isso nem sempre acontece. As respostas imunes podem influenciar a progressão de uma doença bacteriana sem causar sua cura e, em algumas situações, podem aumentar sua gravidade. As consequências das reações adversas das respostas imunes correspondem em seus mecanismos aos tipos de hipersensibilidade descritos nos Capítulos 29 a 33. Uma reação alérgica local, por exemplo, é às vezes observada em ovinos vacinados contra a podridão dos cascos causada pela *Dichelobacter nodosus*, mas, nesse caso, acredita-se que a hipersensibilidade pode ajudar a prevenir uma reinfecção.

As reações do tipo II (citotóxicas) podem ser responsáveis pela anemia observada em animais com salmonelose. Nessas infecções, os lipopolissacarídeos oriundos das bactérias rompidas são adsorvidos nas hemácias. A resposta imune subsequente contra a bactéria e seus produtos provoca a destruição das hemácias.

As reações do tipo III (imunocomplexos) podem contribuir para o desenvolvimento da artrite em suínos infectados com *Erysipelothrix rhusiopathiae* ou de lesões intestinais na doença de Johne causada por MAP. No primeiro caso, os antígenos bacterianos tendem a se localizar nas articulações, onde formam imunocomplexos que causam inflamação e artrite. A administração passiva de antissoro pode, portanto, exacerbar a artrite nesses animais infectados. Na doença de Johne, as reações do tipo I ou III que ocorrem na mucosa intestinal podem aumentar o fluxo de fluido e provocar diarreia. É claro, porém, que as lesões intestinais dessa doença têm etiologia complexa, já que a diarreia pode ser transferida a bovinos normais através da administração de plasma ou leucócitos e ser reduzida por anti-histamínicos. As reações de hipersensibilidade do tipo III estão envolvidas na púrpura hemorrágica dos equinos, onde há formação de imunocomplexos devido à infecção por *Streptococcus equi* (Capítulo 32).

Embora as respostas imunes mediadas por células (tipo IV) sejam benéficas, contribuem para o desenvolvimento de lesões granulomatosas em algumas infecções crônicas.

## SOROLOGIA DAS INFECÇÕES BACTERIANAS

As infecções bacterianas podem ser diagnosticadas mediante a detecção da presença de anticorpos específicos no soro. O teste de aglutinação é muito empregado no diagnóstico de infecções bacterianas, principalmente aquelas causadas por bactérias Gram-negativas, como *Brucella* e *Salmonella*. O procedimento usual dos testes de aglutinação bacteriana é a titulação do soro (anticorpos) contra uma suspensão padrão de antígeno. As bactérias não são, é claro, antigenicamente homogêneas, mas são recobertas por um mosaico de diversos antígenos. Assim, as bactérias móveis apresentam antígenos flagelares (H) e a aglutinação por anticorpos antiflagelares leva à formação de flóculos semelhantes a algodão, já que os flagelos se agrupam, mas os corpos bacterianos se aglutinam de maneira fraca. A aglutinação dos antígenos somáticos (O) provoca o agrupamento firme dos corpos bacterianos e, assim, a aglutinação é finamente granular. Muitas bactérias possuem vários antígenos O e H, além de antígenos capsulares (K) e de *pilus* (F). Ao usar um grupo de antissoros específicos, é possível caracterizar a estrutura antigênica de um microrganismo e, consequentemente, classificá-lo. É com base nisso, por exemplo, que os cerca de 2.400 diferentes sorovares de *S. enterica* são classificados.

Os antígenos flagelares (H) são destruídos pelo aquecimento, enquanto os antígenos O são resistentes ao calor e, portanto, permanecem intactos nas bactérias mortas por altas temperaturas. Os antígenos K tem termoestabilidade variável: o antígeno L de *E. coli*, um antígeno capsular, é termolábil, enquanto outro antígeno K, o antígeno A, é termorresistente. *S. enterica* Typhi possui um antígeno denominado Vi que, embora seja resistente ao calor, é removido das células bacterianas pelo aquecimento. A presença de antígenos K ou Vi em um microrganismo pode torná-los O-inaglutináveis e isso complica os testes de aglutinação. Deve-se notar também que as bactérias de formas rugosas não formam suspensões estáveis e, portanto, não podem ser tipificadas por meio de testes de aglutinação.

Os testes de aglutinação bacteriana podem ser realizados pela adição de gotas de reagentes em lâminas de vidro ou titulação dos reagentes em tubos ou placas de plástico. Os testes de aglutinação em tubos costumam ser utilizados em doenças como salmonelose, brucelose, tularemia e campilobacteriose. Os testes de aglutinação em lâmina são geralmente usados na triagem. Entre eles, estão os testes com antígenos tamponados de *Brucella*, onde bactérias mortas e coradas são suspensas em um tampão ácido (pH 3,6). Os corantes usados, rosa de Bengala ou cristal violeta com verde brilhante, facilitam a leitura dos resultados. Nesse pH baixo, a aglutinação não específica dos anticorpos IgM é eliminada. O teste de aglutinação tamponada de *Brucella* em placas tem especificidade de até 99% e sensibilidade de 95%. O uso eficiente e disseminado desses testes erradicou a brucelose bovina de muitos países.

A infecção causada pela *S. enterica* Pulllorum em aves pode ser diagnosticada pelo teste de aglutinação em lâmina, em que as bactérias mortas, coradas com violeta de genciana, são misturadas ao sangue total dos animais. A aglutinação é rapidamente observada na presença de anticorpos. A leptospirose é diagnosticada por um teste de aglutinação microscópica, onde misturas de microrganismos vivos e do soro a ser analisado são examinadas sob o microscópio para visualização da aglutinação. Essa técnica detecta preferencialmente anticorpos IgM e, portanto, é excelente para a detecção de surtos recentes, bem como para a distinção entre animais infectados e vacinados.

O uso de soro como fonte de anticorpos em exames diagnósticos não é obrigatório. A presença de anticorpos em outros fluidos corpóreos, como o soro do leite, o muco vaginal ou os lavados nasais, pode ser mais significativa, principalmente se a infecção for de natureza local ou superficial. Um exemplo disso é o teste do anel do leite, usado na detecção de anticorpos contra *B. abortus* (Fig. 26.8). O leite fresco é misturado às bactérias coradas com hematoxilina ou trifenil tetrazólio e deixado em repouso. Na presença de anticorpos, especialmente IgA ou IgM, as bactérias se agrupam, aderem aos glóbulos de gordura do leite e sobem à superfície junto com a nata. Na ausência de anticorpos, as bactérias coradas permanecem dispersas no leite e a nata, ao subir, continua branca.

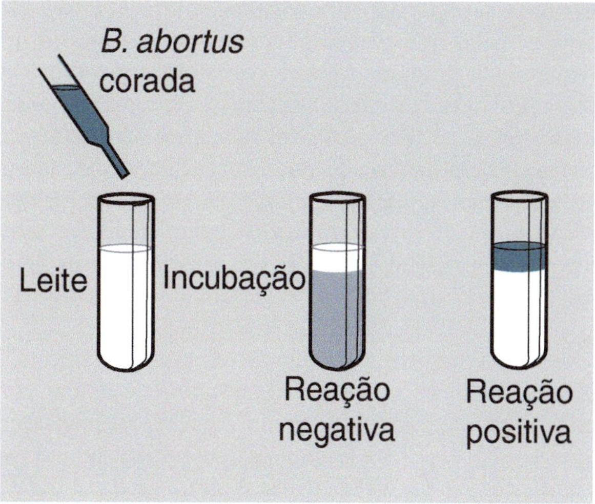


**FIG. 26.8** O teste do anel do leite. A *Brucella* corada continua suspensa no leite no teste negativo, mas, na presença de anticorpos, se liga às gotículas de gordura e sobe com a nata. (Cortesia do Dr. John Huff.)

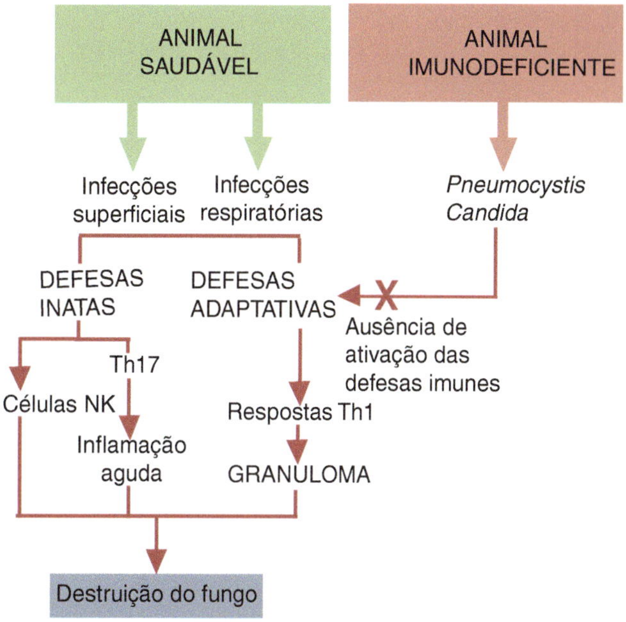


**FIG. 26.9** Os mecanismos da imunidade antifúngica. Animais imunodeficientes ou imunossuprimidos são mais suscetíveis às doenças fúngicas.

## IMUNIDADE A INFECÇÕES FÚNGICAS

As infecções fúngicas são de três tipos principais (Fig. 26.9). O primeiro tipo é formado pelas infecções primárias por fungos que afetam a pele ou outras superfícies, como as causadas por espécies de *Microsporum* ou *Candida*, e causam micoses ou candidíase. O segundo tipo é composto pelas infecções primárias por fungos dimórficos,[1] que causam principalmente doenças respiratórias, como, por exemplo, *Histoplasma capsulatum*,

[1]Nota da Revisão Científica: No Brasil, o mais importante fungo dimórfico é o *Paracoccidioides brasiliensis*, que provoca grave doença em seres humanos e já foi descrito em tatus, macacos e cães.

*Blastomyces dermatitidis* e *Coccidioides immitis*. O terceiro tipo é formado pelas infecções secundárias por fungos oportunistas em animais imunodeficientes, como Mucorales (*Rhizopus*, *Mucor* e *Absidia*) e *Pneumocystis*. O corpo usa mecanismos imunológicos inatos e adaptativos em sua defesa contra infecções primárias. Assim, os mecanismos imunes inatos contra fungos invasivos, como espécies de *Candida* ou *Aspergillus*, incluem a ativação da via alternativa do sistema complemento, que atrai neutrófilos; essas células, por sua vez, tentam destruir as hifas ou pseudo-hifas invasoras. Os neutrófilos também são ativados pelo eixo IL-23/IL-17 durante as infecções fúngicas.

Os PAMPs fúngicos, por meio de receptores do tipo *toll* ou NOD ou ainda lectinas de tipo C na superfície celular, como dectinas, lectinas ligantes de manose e receptores *scavenger*, como DC-SIGN (CD209, Capítulo 2), desempenham um papel essencial no início das defesas inatas. Assim, a dectina 1 (CD369) se liga às β-glucanas fúngicas e desencadeia a síntese de IL-22 e IL-23. Essas duas citocinas contribuem para a resistência a *Aspergillus*. A IL-23 ativa linfócitos Th17. A IL-17 produzida por essas células, então, ativa neutrófilos e células endoteliais e promove a inflamação aguda. A dectina 3 se associa à dectina 1, enquanto as dectinas 2 e 3 formam um PRR heterodimérico em macrófagos que pode reconhecer α-mananas nas hifas de *Candida*. O DC-SIGN se liga à manose. É interessante notar que a cultura de linfócitos T e monócitos na presença de hifas de *Candida* promove a geração de linfócitos Th17. Por outro lado, a cultura na presença de leveduras de *Candida* promove a produção de IL-12 e resposta Th1. Devido a seu tamanho, os neutrófilos não podem ingerir totalmente os fungos invasores. Mesmo assim, ao liberarem enzimas e oxidantes no fluido tecidual, os neutrófilos podem causar graves danos às hifas fúngicas. Pequenos fragmentos fúngicos ou esporos podem ser ingeridos e destruídos por macrófagos ou células NK.

Uma vez estabelecidas, as infecções fúngicas são destruídas apenas por mecanismos mediados por Th1. Dessa forma, algumas espécies de *Aspergillus* são parasitas intracelulares facultativos, e as doenças fúngicas crônicas ou progressivas estão comumente associadas a defeitos no sistema de linfócitos T. Nas infecções fúngicas, os linfócitos Th1 ativam macrófagos e promovem o crescimento epidérmico e a queratinização. Alguns linfócitos T e células NK podem exercer efeito citotóxico direto sobre leveduras, como *Cryptococcus neoformans* e *Candida albicans*. O desenvolvimento de hipersensibilidade do tipo IV a antígenos fúngicos não é incomum nos animais que se recuperam da doença. A importância crítica da imunidade adaptativa aos fungos pode ser observada na maneira como infecções, tais como as causadas por *Pneumocystis*, se desenvolvem em animais imunossuprimidos, como cães com cinomose. Embora as defesas contra *Pneumocystis* dependam principalmente da função de linfócitos T $CD4^+$, também são dependentes de linfócitos Th17. A depleção de IL-17 ou IL-23 aumenta a gravidade da pneumonia causada por *Pneumocystis*.

# 27

# Imunidade a Vírus

## OBJETIVOS DIDÁTICOS

*Depois de ler este capítulo, você deve ser capaz de:*

- Descrever como os ácidos nucleicos virais são detectados por receptores do tipo *toll* (TLRs) e outros receptores de reconhecimento de padrão (PRRs) e, por isso, desencadeiam a produção dos interferons antivirais de tipo I.
- Resumir os mecanismos antivirais dos interferons.
- Listar os diferentes tipos de interferons e seu significado biológico.
- Explicar por que os anticorpos são eficazes contra vírus extracelulares.
- Descrever por que as respostas mediadas por linfócitos T são as principais responsáveis pela imunidade antiviral.
- Explicar como os vírus empregam uma ampla gama de métodos para escapar da destruição imune.
- Explicar como alguns vírus empregam a variação antigênica sequencial e descrever suas consequências.
- Discutir como lesões e doenças graves podem ser causadas pela resposta imune a alguns vírus.
- Definir interferência, virocinas, variação e deriva antigênica e vírion.
- Entender a diversidade de mecanismos patogênicos induzidos por vírus.
- Descrever como as infecções virais podem ser diagnosticadas por meio de exames sorológicos.
- Entender as principais características das vacinas antivirais.

## SUMÁRIO DO CAPÍTULO



Uma vez que os vírus são microrganismos intracelulares obrigatórios, sua própria existência é ameaçada por sua destruição pelo sistema imune ou pela morte de seu hospedeiro. Por isso, os vírus e seus hospedeiros foram sujeitos à seleção e adaptação rigorosa. Os vírus são selecionados por sua capacidade de escapar das respostas imunes do hospedeiro, enquanto os animais são selecionados por sua resistência às doenças induzidas por esses patógenos. Os vírus que são eliminados antes de sua replicação não conseguem se disseminar. Os animais mortos pelos vírus não podem mais servir como hospedeiros. Um vírus "extremamente eficaz" diminui a disponibilidade de hospedeiros suscetíveis, enquanto um hospedeiro competente é o principal alvo para a nova geração de vírus. Por isso, nunca haverá uma "solução" para o problema dos vírus.

Nas infecções onde há pouca adaptação entre os vírus e os hospedeiros, por exemplo, as doenças tendem a ser letais. A raiva é um excelente exemplo disso. Os vírus são inevitavelmente letais em cães, gatos, equinos e bovinos, já que esses animais não são seus hospedeiros naturais. Por outro lado, em seus hospedeiros naturais, sobretudo nos morcegos e nos gambás, o vírus da raiva persiste e pode ser eliminado na saliva por muito tempo sem causar doença. Do "ponto de vista" do vírus, a infecção de cães, gatos ou cavalos não é proveitosa, já que esses animais quase nunca transmitem a raiva para os gambás. Outras doenças desse tipo são a panleucopenia felina, o parvovírus canino 2 e as formas virulentas da doença de Newcastle. A vacinação é relativamente eficaz no controle dessas infecções, já que os vírus ainda não se adaptaram às defesas do hospedeiro.

Quando um vírus e seu hospedeiro são mais adaptados, embora a doença possa ser grave, a mortalidade pode não ser alta e o patógeno pode ser persistente. Nesse tipo de doença, ataques subsequentes podem ser resultantes da infecção por variantes do mesmo vírus. Exemplos desse tipo de infecção viral são a febre aftosa e a influenza. A vacinação contra as doenças desse tipo é complicada pela diversidade antigênica desses vírus.

Até mesmo os vírus mais adaptados podem causar infecções persistentes porque o sistema imune não é capaz de eliminá-los. Doenças desse tipo são as lentiviroses, a anemia infecciosa equina e a maedi-visna dos ovinos. A vacinação contra essas doenças é, em essência, ineficaz. Com o aumento da adaptação, os vírus podem causar infecções latentes e doenças relativamente brandas, não letais. Algumas herpes-viroses também se enquadram nessa categoria. Os exemplos mais extremos da adaptação viral são aqueles onde o ácido nucleico viral se integra de maneira estável no genoma do hospedeiro. Esses vírus endógenos são comuns nos genomas de mamíferos domésticos.

No estudo da natureza das respostas dos hospedeiros aos vírus, é importante reconhecer que essa pressão seletiva contínua existe e influencia profundamente o desfecho de todas as infecções virais.

## ESTRUTURA E ANTÍGENOS DOS VÍRUS

As partículas virais, chamadas vírions, são compostas por um centro de ácido nucleico cercado por uma camada de proteínas (Figs. 9.2 e 40.2). Essa camada proteica, chamada capsídeo, é formada por subcomponentes denominados capsômeros. Os vírions também podem ser revestidos por um envelope lipídico. A complexidade dos vírions é variável. Alguns, como os poxvírus, são complexos, enquanto outros, como o vírus da febre aftosa, são relativamente simples. Os anticorpos podem ser produzidos contra todas essas proteínas virais. Os anticorpos contra os componentes nucleoproteicos em geral não são protetores, mas podem ser importantes no diagnóstico sorológico.

## PATOGÊNESE DAS INFECÇÕES VIRAIS

A adsorção, o primeiro passo na invasão de uma célula por um vírus, ocorre quando o patógeno se liga a receptores da superfície celular. Esses receptores não existem para a conveniência dos vírus e apresentam outras funções fisiológicas. Assim, o vírus da raiva se liga a receptores de acetilcolina, um neurotransmissor. O vírus de Epstein-Barr (o agente etiológico da mononucleose infecciosa) interage com o receptor de C3. Os rinovírus que causam o resfriado comum se ligam a integrinas de superfície. O receptor de quimiocinas CCR5 também é usado pelo vírus do Oeste do Nilo. A natureza, o número e a distribuição desses receptores celulares determinam a gama de hospedeiros e o tropismo tecidual de um vírus. Depois da ligação, o vírion é interiorizado pela célula através de endocitose ou fusão com a membrana plasmática. Dentro das células, o capsídeo é desfeito e, assim, seu ácido nucleico é liberado no citoplasma celular, um processo chamado desrevestimento (em inglês, *uncoating*). A seguir, a replicação começa (Fig. 27.1). A transcrição do DNA da célula hospedeira geralmente é inibida e apenas a informação genética viral é processada. Se o vírus, por exemplo, um herpes-vírus, tiver contiver DNA, esse DNA viral é replicado. O novo DNA viral é, então, transcrito em um RNA mensageiro (mRNA) viral, que é traduzido em novas proteínas do capsídeo. Essas novas proteínas são usadas na montagem dos vírions. A célula hospedeira também replica o ácido nucleico viral, produzindo grandes quantidades de DNA viral. O DNA viral é colocado dentro dos novos capsídeos e, assim, os vírions completos são formados. Se o vírus não for envelopado, as células infectadas se rompem e os vírions são liberados no ambiente. Se os vírions forem envelopados, deixam a célula por meio de brotamentos na superfície celular. A membrana celular que os recobre serve como novos envelopes. Os vírions liberados podem, então, se disseminar para as células vizinhas e invadi-las.

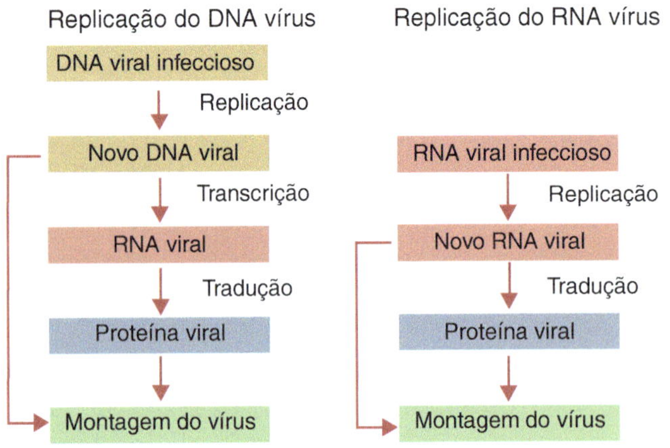


FIG. 27.1 Os mecanismos de replicação dos DNA e RNA vírus.

Caso o vírus tenha RNA em vez de DNA, sua replicação é um pouco diferente. Na maioria dos RNA vírus, como o da doença de Newcastle e da febre aftosa (FMDV), o DNA viral não é utilizado. Assim, na infecção pelo FMDV, o RNA de fita simples do vírus (a "fita positiva") é usado como molde para a síntese de uma fita complementar, "negativa", de RNA. Essas fitas negativas são, então, utilizadas na geração de novas fitas positivas que podem ser traduzidas em proteínas virais. Alguns vírus contêm fitas duplas de RNA (dsRNA) e usam apenas uma das fitas geradas durante a replicação. Em outros RNA vírus, o RNA viral infectante pode ser complementar ao RNA viral recém-sintetizado que será traduzido em proteínas.

Um mecanismo de replicação diferente é usado por alguns RNA vírus causadores de tumores ou de imunodeficiências (Fig. 27.2). Esses patógenos são chamados de retrovírus, já que seu RNA é primeiramente transcrito de maneira reversa em DNA por uma transcriptase reversa. O novo DNA viral é, então, integrado no genoma da célula hospedeira como um pró-vírus. Esse DNA pró-viral pode ser transcrito em RNA e também é capaz de se autorreplicar. As proteínas e o RNA são empacotados em um novo vírion completo.

As mudanças nas células infectadas por vírus podem ser mínimas, talvez detectáveis somente pela expressão de novas proteínas na superfície celular. Às vezes, porém, as alterações podem ser extensas e causar morte celular ou transformação maligna.

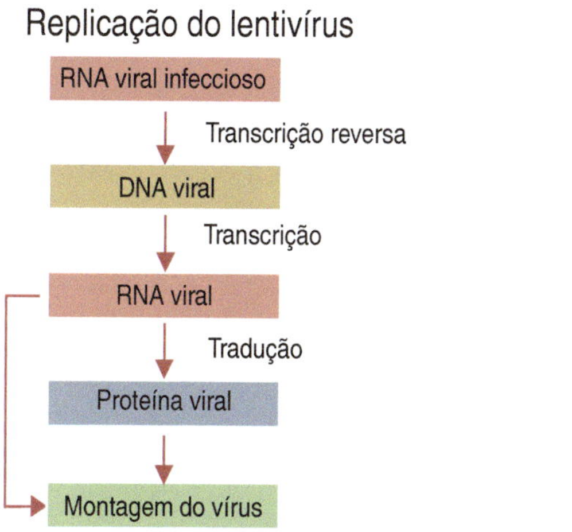


**FIG. 27.2** O mecanismo de replicação dos retrovírus.

## IMUNIDADE INATA

As respostas imunes inatas rápidas e potentes limitam muitas infecções virais. Os interferons são muito importantes nesse processo. A lisozima pode destruir alguns vírus, assim como muitas enzimas intestinais e a bile. As lectinas de tipo C se ligam a glicoproteínas virais e bloqueiam a interação do vírus com as células do hospedeiro. A conglutina, a lectina ligante de manose e as proteínas surfactantes A e D, por exemplo, podem inativar os vírus da influenza. As defensinas dos leucócitos e das células epiteliais mucosas desempenham um papel duplo nas defesas antivirais, já que atuam sobre os vírus e as células hospedeiras. Assim, as defensinas podem inativar os vírions envelopados ao romper o envelope ou interagir com suas glicoproteínas. Algumas defensinas podem bloquear as vias de sinalização intracelular das células infectadas e interferir na transcrição do RNA viral. Por fim, as células invadidas por vírus podem sofrer apoptose prematura, o que evita a invasão e a replicação virais de maneira eficiente.

### Receptores de Reconhecimento de Padrão

Os vírus, ao contrário das bactérias e dos fungos, não possuem estruturas microbianas específicas facilmente reconhecidas, já que são construídos a partir de componentes derivados do hospedeiro. Por isso, as células animais evoluíram a capacidade de reconhecer os únicos componentes específicos dos vírus, seus ácidos nucleicos. Três sistemas de receptores de reconhecimento de padrão reconhecem os ácidos nucleicos virais. Um sistema é composto pelos receptores do tipo RIG encontrados no citosol de todas as células nucleadas. Essas proteínas detectam o dsRNA viral e, então, transmitem o sinal por meio de diversas proteínas adaptadoras que ativam o gene de interferon β (IFN-β). O segundo sistema é mediado por receptores do tipo *toll* (TLRs). O TLR3 reconhece o dsRNA. O TLR7 e o TLR8 reconhecem o RNA viral de fita simples, como dos vírus da estomatite vesicular e da influenza. O TLR9 detecta motivos de CpG não metilada no DNA. Esses motivos são comuns em DNA vírus e bactérias. Os camundongos com deficiência de TLR7 ou TLR9 ou sua proteína adaptadora MyD88 têm menor capacidade de defesa contra vírus. As células dendríticas plasmocitoides (pDCs) usam uma via especializada de sinalização que une TLR7 e TLR9 para a produção de quantidades enormes de interferons de tipo I. O terceiro sistema de PRR utiliza receptores semelhantes aos domínios do tipo de oligomerização ligantes de nucleotídeo (NOD).

### Interferons

Os interferons protegem as células da invasão viral, bacteriana ou protozoótica. São glicoproteínas de 20 a 34 kDa classificadas em três tipos: I, II e III. Os interferons do tipo I são compostos por múltiplas formas de IFN-α e IFN-β, assim como produtos de um único gene, como IFN-ω, δ, ε, ν, τ, κ e ζ. Há 18 isoformas de IFN-α em humanos, 12 em suínos e bovinos, quatro em equinos e duas em cães. O IFN-α é produzido em grandes quantidades por pDCs e em concentrações bem menores por linfócitos, monócitos e macrófagos. O IFN-β pode ser produzido por quase qualquer célula infectada por vírus. (Há cinco isoformas em bovinos e suínos e uma em cães e humanos.) O IFN-ω é produzido por linfócitos e monócitos, e em humanos, equinos, suínos, coelhos e cães por trofoblastos (há oito genes funcionais em suínos, um em humanos, dois em equinos, 15 a 20 em bovinos, 13 em gatos e nenhum em cães ou camundongos). Outro tipo de interferon do tipo I, o IFN-τ, é encontrado em trofoblastos de ruminantes (3 a 5 genes). O IFN-δ é observado em tecidos placentários de suínos, ovinos e equinos (dois em equinos). O IFN-δ tem apenas uma relação distante com os demais interferons de tipo I. O IFN-κ é produzido por queratinócitos. O IFN-κ bovino foi caracterizado e atua pelas vias JAK/STAT de maneira semelhante à de outros interferons de tipo I (Capítulo 8). O IFN-ζ é encontrado em camundongos, onde também é chamado de limitina. O IFN-ε é um membro da família de tipo I cuja expressão é limitada aos tecidos reprodutivos e cerebrais. Atua na proteção do trato reprodutivo feminino. Na maioria dos casos, essas moléculas agem em células infectadas por vírus e inibem o crescimento viral. Os interferons dos trofoblastos também regulam a resposta imune materna ao feto (Fig. 34.8).

Há apenas um interferon de tipo II, o IFN-γ, sintetizado por linfócitos Th1 estimulados. Essa molécula também é produzida por trofoblastos suínos.

Quatro interferons de tipo III foram identificados, IFN-λ 1, 2, 3 (também conhecidos como interleucina 29 [IL-29], IL-28A e IL-28B) e IFN-λ 4. Essas moléculas são restritas principalmente às células epiteliais como aquelas de superfícies mucosas. (Os suínos não apresentam IFN-λ 2.) A sinalização desses interferons ocorre por meio de um complexo receptor composto por IL-10Rβ e IL-28Rα. Embora estruturalmente não relacionadas aos interferons de tipo I, essas moléculas induzem sinais intracelulares semelhantes e um perfil semelhante de expressão gênica. Seus efeitos são mais aparentes nos epitélios intestinais e respiratórios e na barreira hematoencefálica (Quadro 27.1).

#### Atividades Antivirais

Os dois principais interferons de tipo I (IFN-α e IFN-β) são produzidos por poucas horas depois da invasão viral, e altas concentrações são conseguidas bem antes do desenvolvimento da imunidade adaptativa. Em bovinos infectados por herpes-vírus bovino 1 (BHV-1), por exemplo, o pico dos níveis séricos de interferon ocorre em 2 dias e, depois, cai, mas a citocina ainda pode ser detectada em 7 dias (Fig. 27.3). Por outro lado, os anticorpos geralmente não são detectados no soro até 5 ou 6 dias depois do início de uma infecção viral.

## QUADRO 27.1 Quantificação dos Interferons

As concentrações de interferons podem ser inferidas a partir de seus efeitos antivirais. Os soros coletados a serem testados quanto à atividade dos interferons, por exemplo, são adicionados em diversas diluições a culturas de fibroblastos, que são incubadas por 18 a 24 horas. As monocamadas de fibroblastos são, então, lavadas e uma quantidade padronizada de vírus da estomatite vesicular bovina é adicionada a cada cultura. Depois de 48 horas de incubação, as monocamadas são coradas e as placas virais são observadas como áreas claras na monocamada. A presença de interferons no soro teste reduz o número de placas formadas. Este é o chamado ensaio de redução de placa.

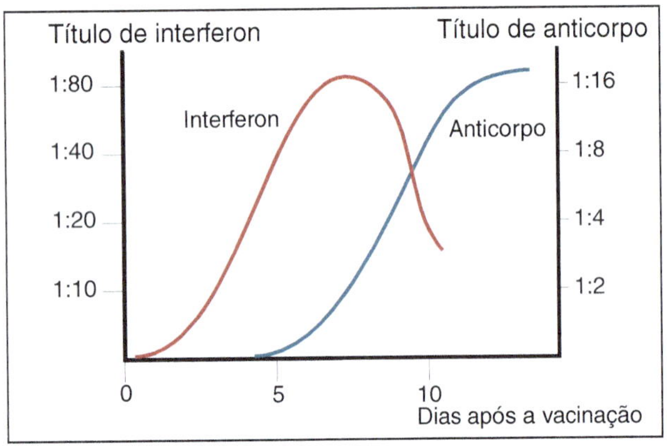


**FIG. 27.3** A produção sequencial de interferons e anticorpos após a vacinação intranasal de bezerros contra a rinotraqueíte infecciosa bovina. (De dados gentilmente cedidos pelo Dr. M. Savan.)

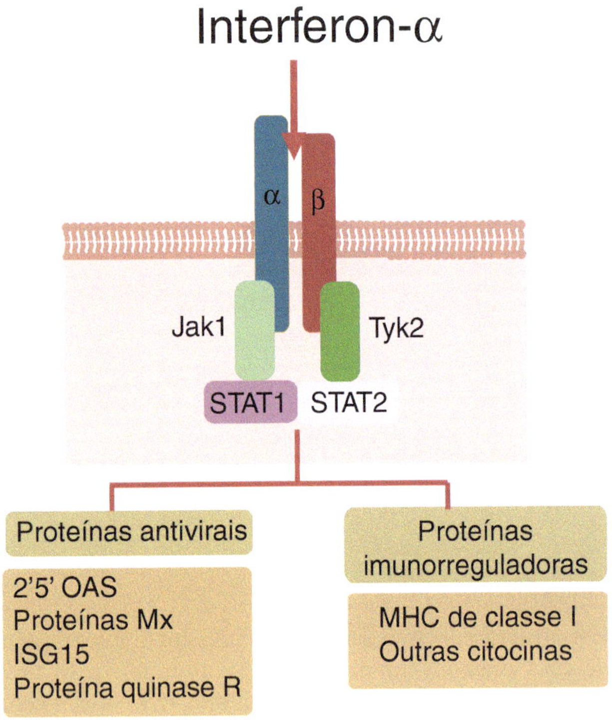


**FIG. 27.4** O receptor dos interferons de tipo I (IFNAR). A ligação do interferon estimula a via de transdução JAK-STAT, o que ativa as vias antivirais e imunorreguladoras.

O IFN-α e o IFN-β são produzidos pela interação dos ácidos nucleicos virais a TLRs 7 e 9 ou RIG-1. Ambos se ligam a receptores das células próximas e ativam as vias de sinalização JAK/STAT (Fig. 27.4; também Fig. 8.8). Essas vias ativam pelo menos 300 genes, dos quais muitos codificam proteínas antivirais. O resultado é o desenvolvimento de um "estado antiviral" em poucos minutos, que chega ao máximo em 5 a 8 horas.

Os genes estimulados por IFN atuam por muitas vias diferentes e têm diversos efeitos sobre os vírus. Alguns inibem o crescimento viral de maneira ampla, enquanto outros miram vírus específicos. Os alvos podem ser estágios diferentes de replicação viral, como a entrada do vírus, o desrevestimento do envelope, a replicação do genoma, a montagem de proteínas ou a liberação viral. A existência de várias isoformas de IFN-α, embora a sinalização ocorra por um receptor comum, sugere que têm diferentes papéis funcionais. Os interferons também atacam células para promover a eliminação do vírus ou induzir apoptose. Esses papéis são o aumento da sobrevida de neutrófilos, a ativação de macrófagos e a regulação de células *natural killer* (NK), células dendríticas (DCs), linfócitos B, linfócitos T CD8$^+$ e linfócitos Th1. Na verdade, são antivirais de amplo espectro. Aqui estão as seis vias mais importantes.

- *A via 2′5′A:* Os interferons de tipo I regulam positivamente a transcrição dos genes que codificam as 2′5′-oligoadenilato sintetases (2′5′-OAS). Essas enzimas são, então, ativadas pela exposição ao dsRNA longo dos vírus no citoplasma. Elas atuam sobre o trifosfato de adenosina (ATP) e formam oligômeros de 2′5′-adenilato. Esses oligômeros se ligam e ativam a ribonuclease chamada RNAase L (Fig. 27.5). A RNAase L degrada o RNA viral e, assim, inibe o crescimento do patógeno.
- *A via Mx guanosina trifosfatase (GTPase):* As proteínas Mx são grandes GTPases induzidas por interferons que se acumulam como oligômeros nas membranas intracelulares. Após a infecção viral, os monômeros de Mx são liberados. Essas moléculas se ligam a nucleocapsídeos virais e outros componentes essenciais do vírus e os aprisionam, o que bloqueia a montagem de novos vírus. As proteínas Mx são expressas por muitos tipos celulares diferentes, como hepatócitos, células endoteliais e células imunes. Essas proteínas inibem uma ampla gama de RNA vírus, inclusive o vírus da influenza.
- *A via da proteína quinase R (PKR):* A PKR é induzida por interferons de tipo I. A quinase inativa se acumula no núcleo e no citoplasma da célula, onde é ativada pelo RNA viral. A PKR ativada regula diversas vias de sinalização celular e fosforila um fator de iniciação chamado eIF2α, que, então, impede o começo da tradução do mRNA viral.
- *A via ISG15: ISG15* codifica uma proteína semelhante à ubiquitina que se liga a diversas proteínas e estimula sua destruição. Não se sabe como isso aumenta a resistência antiviral e diminui a replicação viral.
- *A via da viperina:* A viperina é uma proteína com atividade antiviral direta. É induzida por todas as três classes de interferon, DNA e RNA de fita dupla e muitos vírus diferentes. Parece agir sobre os lipídios celulares e interfere na formação

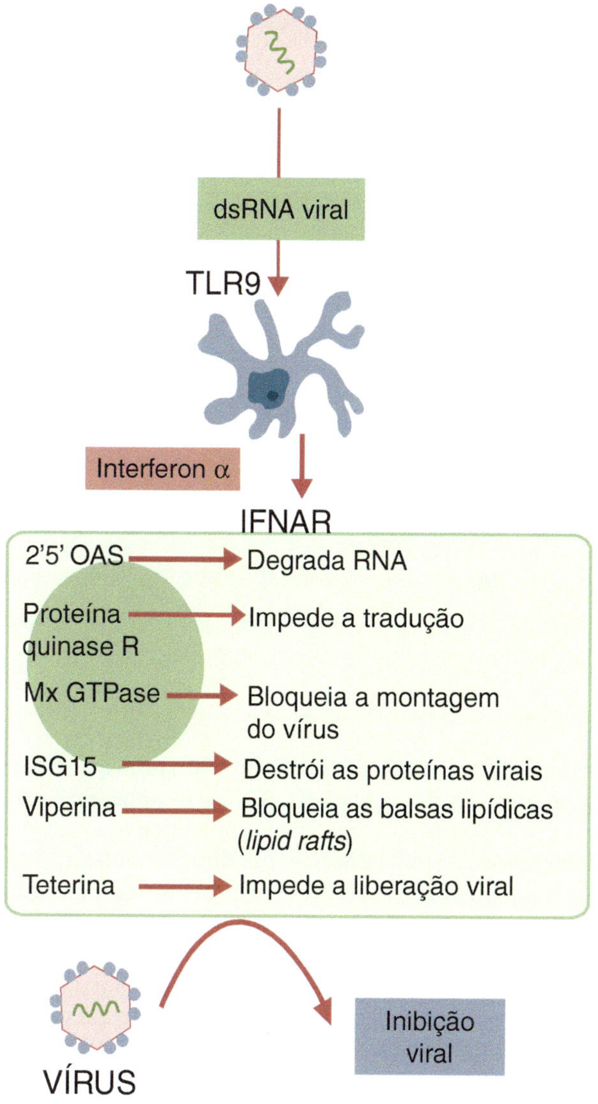


**FIG. 27.5** Alguns dos mecanismos usados pelos interferons para exercerem suas atividades antivirais. IFNAR: Receptor alfa/beta de interferon. OAS: Oligoadenilato sintetase. ISG: Genes estimulados por interferon.

das balsas lipídicas (*lipid rafts*) em diferentes estágios do ciclo de vida do vírus, dependendo do patógeno.

- *Teterina.* A teterina é um gene estimulado por interferon que codifica uma pequena proteína de membrana. Ela une fisicamente os vírions ("amarra", em inglês *tether*) à membrana plasmática e, assim, inibe a liberação de vírus envelopados da superfície celular.

A capacidade celular de produção de interferons é variável. Leucócitos infectados por vírus, em especial pDCs, produzem grandes quantidades de IFN-α; praticamente todas as células infectadas por vírus podem sintetizar IFN-β; e linfócitos T estimulados por antígenos são a fonte principal de IFN-γ (Capítulo 18).

As células NK podem matar as células infectadas por vírus (Capítulo 19). A citotoxicidade da célula NK é estimulada por interferons de tipo I e, por isso, é importante no início da infecção viral. Na verdade, as células NK formam a primeira linha de defesa contra muitos vírus. As células NK também produzem grandes quantidades de IFN-γ e perforinas, que também têm efeitos antivirais diretos. As células NK podem, portanto, reduzir a gravidade das infecções virais bem antes do desenvolvimento de imunidade adaptativa e do surgimento de linfócitos T citotóxicos específicos.

O IFN-α não ativa apenas as células NK, mas também a maioria das demais populações de células imunes. Assim, estimula a diferenciação de monócitos em células dendríticas, bem como a maturação e a atividade dessas células. O IFN-α estimula a proliferação de linfócitos T de memória, ativa linfócitos T não experimentados (*naïve*) em doenças virais crônicas e estimula a ativação de linfócitos T antígeno-específicos. Além disso, promove as funções dos linfócitos B, como a produção de IgG e a expressão de moléculas do complexo de histocompatibilidade principal (MHC).

### Interferência por RNA

A interferência por RNA (RNAi) é uma via antiviral inata importante em plantas e muitos invertebrados (Capítulo 43). Recentemente, foi identificada em mamíferos. O RNA viral de dupla fita (dsRNA) é degradado por uma nuclease intracelular chamada DICER em pequenos RNAs interferentes (siRNAs). Esses siRNAs são carregados em um complexo silenciador induzido por RNA (RISC), que, então, se liga ao RNA viral e o destrói, impedindo o crescimento viral. Esses siRNAs foram detectados em uma linhagem germinativa de camundongos. Por outro lado, não são observados em células somáticas de camundongos adultos. As linhagens celulares embrionárias não podem produzir interferons de tipo I, mas as células somáticas adultas, sim. Foi sugerido, portanto, que as células germinativas e os embriões dependem da interferência por RNA, mas, durante seu desenvolvimento, mudam para uma resposta de interferon.

## IMUNIDADE ADAPTATIVA

### Imunidade Mediada por Anticorpos

As proteínas virais são antigênicas, e grande parte das respostas anticórpicas antivirais é dirigida contra essas moléculas (Fig. 27.6). Os anticorpos podem impedir a invasão celular ao bloquearem a adsorção dos vírions às células-alvos, estimularem a fagocitose dos vírus, desencadearem a virólise mediada pelo sistema complemento ou causarem o agrupamento dos vírus, o que reduz o número de unidades infecciosas para a invasão celular. A interação com os anticorpos sozinha não destrói os vírus, já que a separação dos complexos vírus-anticorpos pode liberar vírions infecciosos.

Os anticorpos não são dirigidos apenas contra as proteínas dos vírions, mas também contra proteínas virais expressas pelas células infectadas. Por causa disso, essas células infectadas também são destruídas. A destruição das células infectadas mediada por anticorpos ocorre na doença de Newcastle, na raiva, na diarreia viral bovina, na bronquite infecciosa das aves e na leucemia felina. Os anticorpos podem matar as células infectadas por meio do sistema complemento ou da citotoxicidade celular dependente de anticorpos (ADCC). As células citotóxicas são linfócitos, macrófagos e neutrófilos com receptores Fc que se ligam às células-alvos recobertas por antígenos.

As imunoglobulinas que neutralizam os vírus são a IgG e a IgM do soro e a IgA das secreções. Como na imunidade

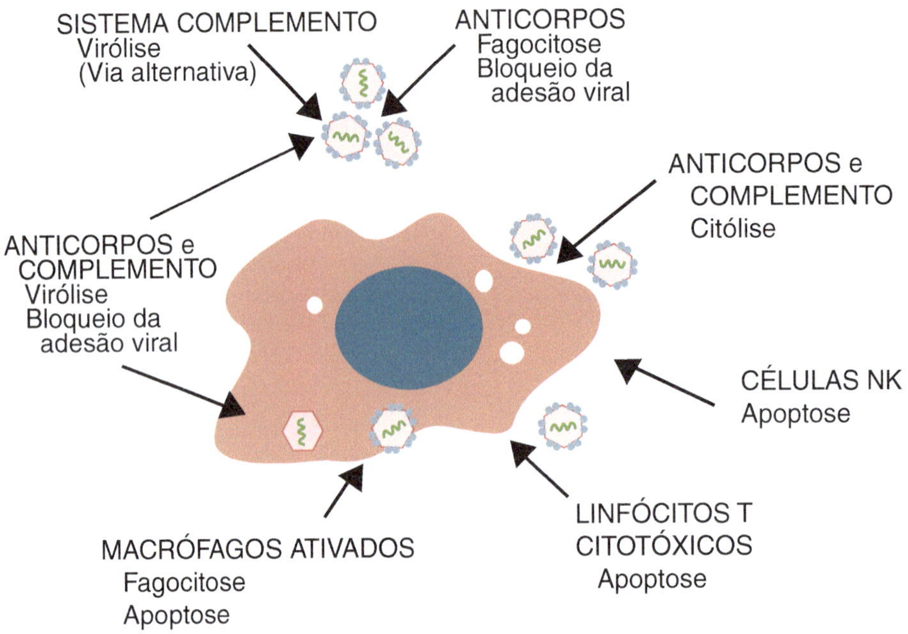


**FIG. 27.6** As vias usadas pelo sistema imune para proteger o corpo contra os vírus.

antibacteriana, a IgG é a imunoglobulina quantitativamente mais importante, enquanto a IgM é superior do ponto de vista qualitativo.

Embora a maioria dos vírus infecte as células ao se ligar diretamente a receptores nas células-alvo, alguns usam uma molécula intermediária. Alguns vírus recobertos por anticorpos, por exemplo, se ligam às células por receptores Fc. Isso desencadeia a endocitose viral e estimula a infecção pelo vírus. Isso, é claro, facilita a endocitose do vírus e pode, dessa forma, aumentar a infecção. O sistema complemento pode aumentar as infecções virais de maneira semelhante. Exemplos de infecções virais agravadas por anticorpos são a peritonite infecciosa felina, a doença aleutiana dos visons, a febre suína africana e o vírus da imunodeficiência humana.

## Imunidade Mediada por Células

Embora os anticorpos e os componentes do sistema complemento possam neutralizar víríons livres e destruir as células infectadas por vírus, as respostas imunes mediadas por células são muito mais importantes no controle das doenças virais. Isso é facilmente observado nas imunodeficiências humanas (Capítulo 39). Os indivíduos que não conseguem montar respostas mediadas por anticorpos apresentam infecções bacterianas graves, mas tendem a se recuperar de doenças virais comuns. Por outro lado, os humanos com deficiências de linfócitos T geralmente são resistentes às infecções bacterianas, mas muito suscetíveis às viroses.

Os antígenos virais podem ser expressos nas superfícies das células infectadas muito tempo antes da produção das progênies dos vírus. Com a apresentação desses antígenos endógenos no contexto de moléculas de MHC do tipo I para linfócitos T $CD8^+$, as células infectadas são reconhecidas como estranhas e mortas. Os vírus precisam de células hospedeiras para se replicarem. A eliminação das células infectadas impede a disseminação viral. Embora os anticorpos, os componentes do sistema complemento e a ADCC possam auxiliar nesse processo, a citotoxicidade mediada pelos linfócitos T é o principal mecanismo protetor. Os linfócitos T citotóxicos reconhecem os complexos peptídeo-MHC e matam as células que os apresentam. Os interferons do tipo I podem sensibilizar as células infectadas por vírus para a ocorrência desse efeito citotóxico. Em algumas circunstâncias, os linfócitos T citotóxicos podem matar vírus intracelulares sem prejudicar as células infectadas. Esse efeito é mediado pelo IFN-$\gamma$ e pelo fator de necrose tumoral $\alpha$ (TNF-$\alpha$) sintetizados por linfócitos T. Essas citocinas ativam duas vias viricidas. Uma via elimina partículas do nucleocapsídeo viral, inclusive os genomas nele contido. A segunda via desestabiliza o RNA viral.

Alguns antígenos virais podem funcionar como superantígenos ligando-se diretamente às cadeias V$\beta$ do receptor de antígenos dos linfócitos T (TCR). O nucleocapsídeo do vírus da raiva, por exemplo, se liga aos linfócitos T V$\beta$8 de camundongos. Ao estimularem a atividade dos linfócitos T auxiliares, os vírus da raiva podem ativar os linfócitos Th2. Isso, por sua vez, pode aumentar a resposta imune ao vírus, bem como gerar uma resposta policlonal de linfócitos B.

Os macrófagos também desenvolvem atividades antivirais após a ativação. Os vírus são facilmente endocitados pelos macrófagos e, de modo geral, são destruídos. Se os vírus não forem citopáticos e puderem crescer dentro dos macrófagos, a infecção pode ser persistente. Nessas circunstâncias, os macrófagos devem ser ativados para eliminar os vírus. Assim, a ativação de macrófagos mediada por IFN-$\gamma$ é uma característica de algumas doenças virais (Capítulo 18). Os macrófagos de aves imunizadas contra a bouba, por exemplo, apresentam maior efeito antiviral contra o vírus da doença de Newcastle e impedem o crescimento intracelular da *Salmonella gallinarum*, uma característica que não é própria dos macrófagos normais.

A duração da memória imunológica aos vírus é altamente variável. Os anticorpos antivirais podem persistir por muitos anos na ausência desses patógenos. Por outro lado, os linfócitos T citotóxicos morrem logo depois da eliminação do vírus, enquanto os linfócitos T de memória podem sobreviver por muitos anos (Capítulo 18).

## EVASÃO DA RESPOSTA IMUNE POR VÍRUS

Como já discutido, durante os milhões de anos em que coexistiram com os animais, os vírus desenvolveram diversos métodos para escapar das respostas imunes do hospedeiro (Fig. 27.7).

Os RNA vírus apresentam genoma muito pequeno, com pouco espaço para os genes dedicados à supressão da imunidade. Assim, os RNA vírus tendem a depender da variação antigênica como seu mecanismo principal de evasão imune. Por outro lado, os DNA vírus têm genoma maior e podem dedicar vários genes para a evasão imune. Nos DNA vírus maiores, como poxvírus e herpes-vírus, até 50% do genoma total pode ser dedicado a genes imunorreguladores.

### Regulação Negativa de Citocinas

Os vírus podem bloquear a atividade dos interferons. Esses métodos vão do bloqueio da transdução do sinal do receptor de interferon (IFN-γR) à síntese de receptores solúveis de interferon. Alguns vírus inibem a síntese de IFN-γ por meio do bloqueio das atividades de IL-18 e IL-12, necessárias à produção da citocina. O mixoma e os poxvírus sintetizam uma proteína relacionada ao IFN-γR. Ao se ligar ao IFN-γ livre, essa proteína impede sua ligação aos receptores celulares. O herpes-vírus equino 1 suprime a produção de IFN-β e, por isso, a expressão de viperina também é inibida. É interessante notar que isso não suprime a produção de IFN-α.

Alguns vírus fazem versões de citocinas e quimiocinas e seus receptores. Essas moléculas são chamadas de virocinas ou imunoevasinas. O herpes-vírus equino, por exemplo, produz CCR3, o receptor de CCL11. O vírus da doença de Marek sintetiza uma proteína semelhante ao CXCL8. Os poxvírus fazem uma versão da citocina imunossupressora IL-10. O vírus da varíola bovina também sintetiza uma proteína ligante de IL-1β que reduz sua disponibilidade.

### Interferência nas Vias de Processamento de Antígeno

Muitos vírus interferem na expressão das moléculas de MHC de classe I e, assim, inibem a apresentação do antígeno. Esses vírus usam diversas técnicas de supressão, inclusive a redução da transcrição de genes do MHC, o bloqueio da função da proteína transportadora e a transferência de peptídeos para o retículo endoplasmático, o que inibe a degradação proteassômica das proteínas virais e o transporte intracelular das cadeias α do MHC de classe I, impede a liberação do MHC carregado na superfície celular e sua ubiquinação e, assim, destrói as moléculas de MHC. O herpes-vírus bovino 1 suprime a expressão das moléculas de MHC de classe I ao interferir nas funções da proteína transportadora e regular negativamente a expressão do mRNA das moléculas de MHC de classe I. Outros vírus podem provocar a retenção das moléculas de MHC de classe I na célula; esses patógenos podem impedir a ligação do peptídeo às proteínas transportadoras e a degradação proteassômica, redirecionar as moléculas de MHC para os lisossomos para degradação ou até mesmo codificar os inibidores que bloqueiam a atividade da caspase. Os vírus da influenza A podem bloquear a diferenciação de macrófagos em células dendríticas. Outros vírus podem regular negativamente a expressão de moléculas coestimuladoras, como a molécula de adesão intercelular 1 (ICAM-1), CD4 e CD28.

### Evasão das Células *Natural Killer*

As células NK matam as células infectadas por vírus em um estágio inicial da infecção, antes da ativação total dos linfócitos T e B. Os linfócitos T citotóxicos matam os alvos que expressam antígenos estranhos nas moléculas do MHC de classe I. As células NK matam os alvos que não expressam essas moléculas

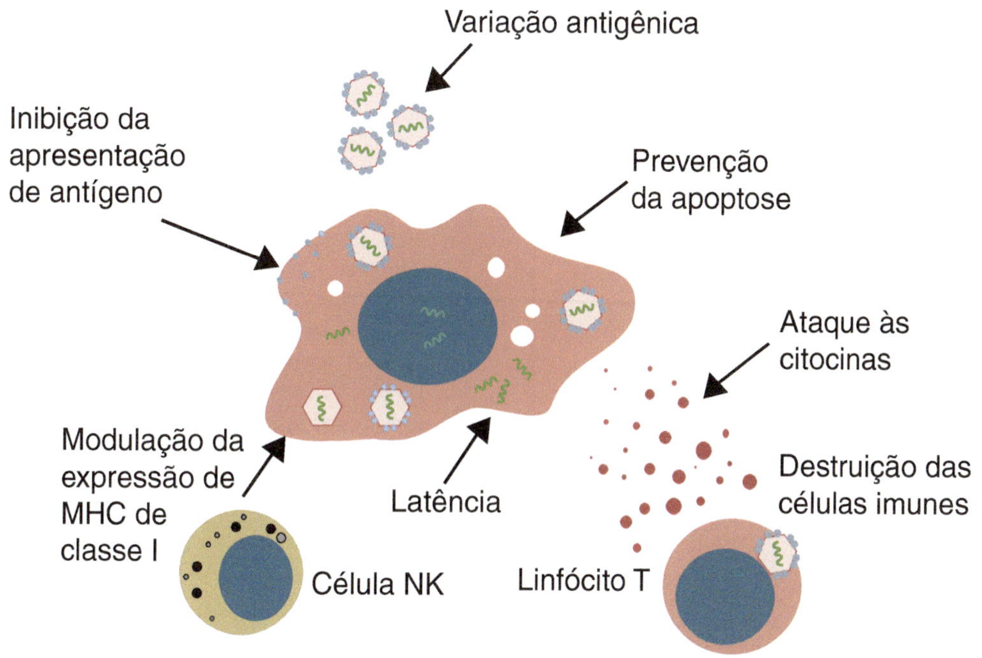


FIG. 27.7 Algumas das formas usadas pelos vírus para escapar da destruição imune.

do MHC de classe I. Para sobreviver, o vírus deve induzir a regulação negativa seletiva de algumas moléculas do MHC de classe I, permitindo que as células infectadas escapem da destruição pelos linfócitos T e, ao mesmo tempo, impedindo a ativação das células NK. Alguns vírus podem diminuir a expressão da proteína relacionada ao estresse MIC-B e, assim, inibem a citotoxicidade mediada por células NK.

## Alterações no Sistema de Linfócitos B

Um dos mecanismos mais simples de evasão imune viral é a variação antigênica dos RNA vírus. Mutações pontuais de ocorrência rápida, acompanhadas pela má edição pelas RNA polimerases, permitem a geração de vírus muito parecidos, mas distintos. Os exemplos mais significativos desse fenômeno ocorrem nos vírus da influenza A e nos lentivírus.

Os vírus da influenza A expressam proteínas de envelope chamadas hemaglutininas e neuraminidases. Há pelo menos 18 diferentes hemaglutininas e nove neuraminidases nos vírus da influenza do tipo A; essas moléculas são identificadas por um sistema padronizado de nomenclatura. A hemaglutinina do vírus da influenza suína é chamada de H1 e sua neuraminidase é denominada N1. Os dois subtipos do vírus da influenza equina são A/equino/Praga/56, que possui H7 e N7, e A/equino/Hong Kong/92, que apresenta H3 e N8. Cepas altamente patogênicas da gripe aviária são H7N9 e H5N1. As cepas H3N8 e H3N2 estão circulando entre cães nos Estados Unidos (Tabela 27.1).

Durante sua disseminação pela população, os vírus da influenza sofrem mutações e, gradualmente, mudam a estrutura de suas hemaglutininas e neuraminidases. Tais mudanças alteram a antigenicidade do vírus. Essa alteração gradual é chamada de deriva antigênica e permite a persistência do vírus na população por muitos anos. Além disso, os vírus da influenza esporadicamente sofrem uma mudança genética maior e repentina, que leva ao desenvolvimento de uma nova cepa viral, com hemaglutininas aparentemente não relacionadas àquelas das cepas anteriores. Essa mudança maior, chamada variação antigênica, não é produzida por mutações, mas sim pela recombinação de duas cepas virais. Trata-se de um fenômeno rápido, já que o genoma do vírus da influenza é segmentado. O desenvolvimento desses vírus da influenza, com estrutura antigênica completamente nova, é responsável pelas pandemias periódicas de influenza em humanos e aves domésticas. Em equinos e suínos, por outro lado, a rápida renovação da população e a produção constante de grandes números de animais jovens e suscetíveis garantem a persistência do vírus da influenza sem a necessidade de variações antigênicas extensas. Por causa disso, a estrutura antigênica dos vírus da influenza equina e suína mudou muito pouco desde sua primeira descrição. As cepas H3N8 da influenza equina, por exemplo, quase não mudaram entre 1963 e 1988. Em 1989, se separaram em duas linhagens distintas. Essas linhagens, uma europeia e outra americana, diferem na estrutura de sua hemaglutinina. Vírus das duas linhagens podem circular nas populações equinas ao mesmo tempo. Exemplos da linhagem europeia são A/Itália/99 e A/Richmond/07. Entre os isolados americanos, estão o A/Ohio/03 e A/África do Sul/03. Essas duas linhagens são antigenicamente diferentes o suficiente para serem necessárias na vacina.

**TABELA 27.1 Exemplos de Isolados do Vírus da Influenza A e suas Estruturas Antigênicas**

| Espécie | Isolado Viral | Estrutura Antigênica |
|---|---|---|
| Humana | A/Nova Caledônia/20/99* | H1N1 |
| | A/Califórnia/7/09 (gripe suína) | H1N1 |
| | A/Perth/16/09 | H3N2 |
| Canina | A/Canina/Flórida/04 | H3N8 |
| | A/Canina/Beijing/359/09 | H3N2 |
| Equina | A/Equina/Praga/1/56 | H7N7 |
| | A/Equina/Miami/1/63 | H3N8 |
| | A/Equina/África do Sul/4/03 | H3N8 |
| | A/Equina/Richmond/1/07 | H3N8 |
| Suína | A/Suína/Iowa/15/30 | H1N1 |
| Aves | A/Praga aviária/Holandesa/27 | H7N7 |
| | A/Pato/Inglaterra/56 | H11N7 |
| | A/Peru/Ontário/6118/68 | H8N4 |
| | A/Galinha/Hong Kong/258/97 | H5N1 |
| | A/Galinha/Shantou/4231/03 | H5N1 |
| | A/Galinha/Jiangsu/60457/16 | H7N9 |

*O primeiro número corresponde ao isolado e o segundo, ao ano de isolamento.

Uma segunda forma de evasão imune pelos vírus é observada na encefalite-artrite caprina (CAE), na doença aleutiana dos visons e na febre suína africana. Embora os animais infectados respondam a esses vírus, seus anticorpos não são capazes de neutralizá-los. Assim, os complexos parvovírus-anticorpos na doença aleutiana dos visons são completamente infecciosos. Os caprinos com CAE sintetizam grandes quantidades de anticorpos contra o envelope viral, mas produzem níveis muito baixos de anticorpos neutralizantes. Nesse caso, os caprinos não conseguem reconhecer os epítopos de neutralização do vírus e não respondem a essas moléculas. Coelhos imunizados com o vírus da CAE rapidamente produzem anticorpos neutralizantes; até os caprinos sintetizam esses anticorpos caso sejam imunizados com grandes quantidades de antígeno viral com adjuvantes. Os anticorpos produzidos por esses caprinos hiperimunizados são muito específicos e reagem apenas com a cepa viral usada na vacinação. Apesar da ausência de anticorpos neutralizantes, outros anticorpos podem se ligar aos vírions da CAE, que, opsonizados, são endocitados por macrófagos. Infelizmente, esse vírus cresce dentro dos macrófagos e, assim, os anticorpos opsonizantes apenas aceleram a replicação viral, em um exemplo de exacerbação mediada por anticorpos. As tentativas de vacinação de caprinos contra a CAE apenas agravaram a doença.

Um terceiro mecanismo usado pelos vírus para evitarem sua destruição por anticorpos é observado em outra lentivirose, a maedi-visna, em ovinos. (Maedi é uma pneumonia crônica; visna é uma doença neurológica crônica causada pelo mesmo vírus.) Nessas infecções, a produção de anticorpos neutralizantes é lenta. Esses anticorpos neutralizantes não conseguem reduzir a carga viral dos ovinos infectados e não há recidivas cíclicas. Os anticorpos apresentam baixa afinidade pelos epítopos virais e levam pelo menos 20 minutos para se ligarem ao vírus e 30 minutos para neutralizá-lo. Por outro lado, o vírus infecta uma célula em apenas 2 minutos. Dessa forma, o vírus pode se disseminar entre as células com uma rapidez muito maior do que sua neutralização. O vírus da maedi-visna também invade monócitos e macrófagos. Na maioria dessas células, a replicação do vírus é interrompida depois da transcrição reversa do RNA em DNA pró-viral. Assim, as células são persistentemente infectadas pelo vírus sem expressão de antígenos virais. O vírus pode, portanto, se disseminar sem provocar um ataque imunológico. A maedi-visna é associada à extensa infiltração de linfócitos T e macrófagos nos pulmões, na glândula mamária e no sistema nervoso central. Esses vírus não infectam linfócitos e, por isso, não há imunossupressão por perda de linfócitos T $CD4^+$. A imunossupressão reduz a gravidade das lesões, enquanto a imunização contra o vírus a exacerba. Foi sugerido que os macrófagos infectados estimulam a liberação de citocinas pelos linfócitos T. Essas citocinas retardam a maturação dos monócitos e restringem a replicação viral. Também aumentam a expressão de MHC de classe II nos macrófagos e desencadeiam a proliferação de linfócitos T e a hiperplasia linfoide crônica.

### Alterações no Sistema de Linfócitos T

Obviamente, os vírus podem usar as células do sistema imune como seus hospedeiros. Vírus como o HIV, o vírus da imunodeficiência felina (FIV), o vírus da cinomose canina (CDV) e o vírus da leucemia felina (FeLV) infectam linfócitos e os matam ou impedem seu funcionamento normal (Capítulo 40). Os glicocorticoides são profundamente supressores para os linfócitos T e suas respostas. O vírus da influenza desencadeia uma resposta generalizada de estresse que aumenta os níveis séricos de glicocorticoides e causa imunossupressão.

### Evasão Viral por Latência

Latência é o estado não produtivo e reversível da infecção viral. Essa é uma característica consistente dos herpes-vírus. Durante a latência, os vírus expressam apenas o número mínimo absoluto de genes. Por não expressarem antígenos virais, não são detectados pelo sistema imune e podem permanecer nesse estado por muitos anos.

Ao contrário da resposta imune de curta duração contra as bactérias, a imunidade antiviral é, em muitos casos, bastante duradoura. Os motivos disso não foram esclarecidos, mas estão relacionados à persistência dos vírus nas células, talvez em uma forma de replicação lenta ou nula, como exemplificado pelos herpes-vírus latentes. De modo geral, o isolamento de vírus de um animal que se recuperou da infecção por herpes-vírus é difícil. Certo tempo depois, porém, principalmente em caso de estresse, o herpes-vírus pode reaparecer e até mesmo causar doença. Durante o período latente, quando o vírus está no hospedeiro mas não pode ser reisolado, seu ácido nucleico persiste nas células do indivíduo, mas sua transcrição é bloqueada e não há síntese de proteínas virais. O vírus persistente pode estimular periodicamente a resposta imune do animal infectado e, dessa forma, gerar imunidade prolongada à superinfecção. As respostas imunes desses casos, embora não consigam eliminar os vírus, podem impedir o desenvolvimento de doença clínica e, portanto, têm papel protetor. A imunossupressão ou o estresse pode permitir a ocorrência de doença em animais com infecção persistente. A associação entre o estresse e o desenvolvimento de algumas doenças virais é bem reconhecida. É provável que o aumento da produção de corticosteroides em situações de estresse possa ser imunossupressor o suficiente para permitir a ativação de vírus latentes ou a infecção por patógenos exógenos.

Às vezes, os vírus podem interagir com as bactérias para sobrepujar o sistema imune. Por exemplo, *Mannheimia hemolytica* e o herpes-vírus bovino (BHV-1), juntos, causam doença respiratória grave em bovinos. A infecção pelo BHV-1 aumenta a expressão do antígeno associado à função leucocitária 1 (LFA-1) da $\beta_2$-integrina em neutrófilos pulmonares. A leucotoxina de *M. hemolytica* se liga a essa integrina e mata os neutrófilos, o que permite o crescimento das bactérias invasoras.

### Inibição da Apoptose

A apoptose pode ser considerada uma resposta protetora, já que os vírus também morrem quando a célula morre. Isso é bastante significativo caso a célula morra antes da liberação dos vírus. É, portanto, vantajoso para o vírus retardar a apoptose até a liberação da progênie viral. Assim, a varíola bovina e alguns herpes-vírus (inclusive o herpes-vírus equino 2) codificam inibidores da apoptose em seus genomas. Os vírus também podem ser beneficiados pela morte das células do sistema imune. Os linfócitos em divisão rápida são suscetíveis a sinais de morte. A apoptose das células linfoides, por exemplo, é uma característica do vírus da cinomose canina, uma doença caracterizada por imunossupressão grave (Capítulo 40).

## CONSEQUÊNCIAS ADVERSAS DA IMUNIDADE A VÍRUS

As respostas imunes aos vírus podem, às vezes, ser prejudiciais. Na verdade, há muitas doenças virais onde a doença é decorrente de respostas imunes inadequadas ou excessivas. O vírus da doença respiratória sincicial (RSV) dos bovinos, por exemplo, induz uma resposta de tipo 2 nos indivíduos infectados, com produção de IL-4 e anticorpos IgE específicos nos pulmões. Isso pode causar uma reação de hipersensibilidade de tipo I, já que há uma correlação direta entre os níveis pulmonares de IgE e a gravidade da doença clínica.

A destruição das células infectadas por vírus por anticorpos é classificada como uma reação de hipersensibilidade do tipo II (Capítulo 31) e, embora normalmente benéfica, pode exacerbar as doenças virais. Dessa maneira, os vírus são removidos às custas da destruição celular. A gravidade e a importância dessa destruição dependem da magnitude da disseminação da infecção. Em algumas doenças onde os vírus causam pouca destruição celular, a maior parte do dano tecidual pode ser resultante de um ataque imunológico. Um bom exemplo disso é observado na encefalite cinomótica, onde os neurônios são desmielinizados em decorrência de uma resposta imune antiviral. Os macrófagos dessas lesões cerebrais ingerem imunocomplexos e células infectadas, o que provoca a liberação de oxidantes e outros produtos tóxicos. Esses produtos tóxicos danificam as células próximas, principalmente os oligodendrócitos, causando a desmielinização.

As lesões de tipo III (por imunocomplexos) (Capítulo 32) são associadas às doenças virais, sobretudo aquelas com viremia prolongada. A glomerulonefrite membranoproliferativa por deposição de imunocomplexos, por exemplo, é uma complicação comum da anemia infecciosa equina, da doença aleutiana dos visons, da leucemia felina, do cólera suíno crônico, da doença mucosa diarreica bovina, das infecções pelo adenovírus canino e da peritonite infecciosa felina. Uma vasculite generalizada, devida à deposição de imunocomplexos no sistema vascular, é observada na anemia infecciosa equina, na doença aleutiana dos visons, na febre catarral maligna e, talvez, na arterite viral equina.

Em cães infectados pelo adenovírus canino 1 (agente etiológico da hepatite infecciosa canina), há o desenvolvimento de uveíte e glomerulonefrite focal mediadas pela deposição de imunocomplexos. A uveíte, comumente chamada de "olho azul", é observada em cães com infecção natural ou imunizados com a vacina de adenovírus vivos atenuados (Fig. 27.8). A uveíte é causada pela formação de complexos vírus-anticorpos na câmara anterior do olho e na córnea, com ativação do sistema complemento e consequente acúmulo de neutrófilos. Os neutrófilos liberam enzimas e oxidantes que danificam as células epiteliais da córnea, o que provoca e opacificação. Essas lesões se resolvem de maneira espontânea em cerca de 90% dos cães acometidos.

Na doença de Borna, uma encefalite viral letal, o vírus não citopático não mata os neurônios. Os animais infectados, porém, montam uma forte resposta Th1 que provoca destruição neuronal por linfócitos T. O desenvolvimento da doença de Borna em aves e mamíferos pode ser impedido, portanto, pelo tratamento com fármacos imunossupressores, como a ciclosporina.

### Exacerbação Dependente de Anticorpos

Há muitos exemplos de infecções virais onde a presença de anticorpos aumenta a suscetibilidade ou a gravidade da infecção. Diversos mecanismos participam desse fenômeno e muitos são pouco compreendidos. Um importante mecanismo observado em gatos com coronavírus felino ou FIV é a exacerbação dependente de anticorpos. Nesse caso, pode haver, como já descrito, o revestimento de vírions por anticorpos, aumentando sua entrada nas células por meio de receptores Fcγ. Essa entrada mediada por FcR pode ser menos eficaz do que outras vias no desencadeamento da produção de interferon. Algumas vacinas experimentais contra FIV, vírus da imunodeficiência símia (SIV) e vírus da anemia infecciosa equina podem aumentar a suscetibilidade da doença por um mecanismo semelhante. Anticorpos específicos contra o envelope do FIV parecem bastante eficazes na exacerbação da infecção.

## ALGUMAS DOENÇAS VIRAIS

A sobrevivência dos vírus depende da evasão das respostas imunes. Os vírus usam muitos mecanismos diferentes, inclusive a imunossupressão grave. Isso pode causar imunopatologia significativa.

### Peritonite Infecciosa Felina

A peritonite infecciosa felina (PIF) é uma doença granulomatosa fatal que acomete gatos selvagens e domésticos e é causada pelo coronavírus entérico felino (FECV). Esses vírus têm dois genótipos distinto: avirulento e virulento. O genótipo avirulento prefere se replicar nas células epiteliais intestinais, enquanto o genótipo virulento prefere se multiplicar em macrófagos. Os macrófagos também disseminam o vírus pelo corpo. A PIF pode ocorrer em duas formas principais: (1) forma efusiva ("úmida"), com peritonite ou pleurite caracterizada pela presença de grandes quantidades de fluido proteináceo nas cavidades corpóreas e associada à vasculite; e (2) forma não efusiva ("seca"), caracterizada por múltiplos pequenos granulomas localizados na superfície dos principais órgãos abdominais. As duas formas da doença são uniformemente letais e os gatos acometidos morrem dentro de 1 semana a 6 meses.

A patogênese da PIF difere entre as duas formas da doença. Após invadir um gato, o vírus primeiro se replica nas células epiteliais do intestino. Os vírus eliminados pelas células epiteliais se disseminam pelos monócitos e são incorporados por fagócitos nos tecidos-alvos. Esses tecidos são a serosa do peritônio e da pleura, assim como as meninges e o trato uveal. A progressão da infecção depende, então, da natureza da resposta imune ao vírus — um fenômeno também observado em diversas doenças bacterianas (Capítulo 26). A imunidade ao vírus da PIF é inteiramente celular e as respostas Th1 são protetoras. Um gato que desenvolve uma boa resposta Th1 é imune, a despeito da quantidade de anticorpos que sintetizar. Alguns gatos, porém, montam uma resposta Th2 às proteínas *spike* do vírus. Nesses animais, os anticorpos aumentam a incorporação dos vírus pelos macrófagos, onde os patógenos se replicam. Os macrófagos repletos de vírus se acumulam ao redor dos vasos sanguíneos do omento e da serosa (Fig. 27.9). Esses macrófa-

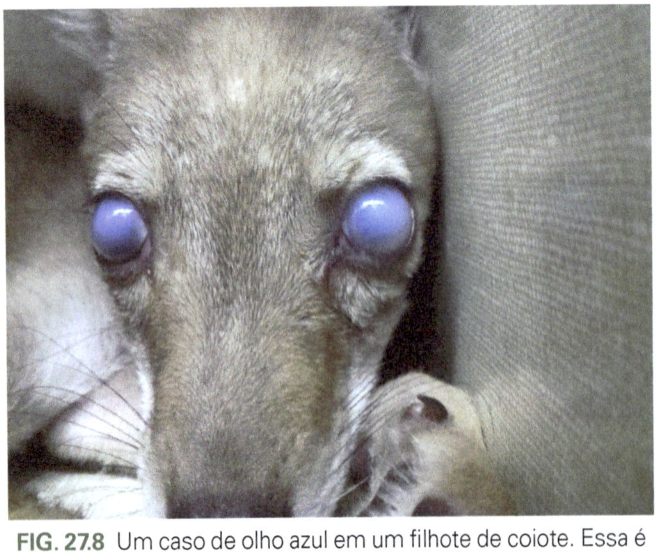

**FIG. 27.8** Um caso de olho azul em um filhote de coiote. Essa é uma reação de hipersensibilidade do tipo III ao adenovírus canino 1 (ICH) que ocorre na córnea. (Cortesia do Dr. G.J. Costanzo.)

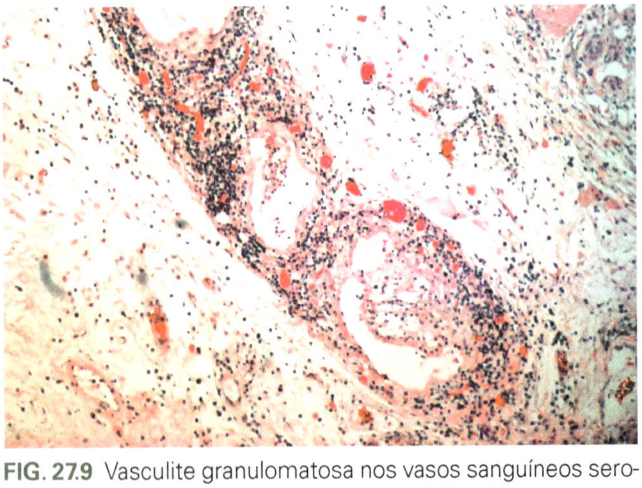

**FIG. 27.9** Vasculite granulomatosa nos vasos sanguíneos serosos de um gato com peritonite infecciosa felina. Note o extenso infiltrado celular na média e na adventícia do vaso. Essa lesão pode ser causada pela deposição de complexos vírus-anticorpos nas paredes vasculares. (Cortesia do Dr. R.C. Weiss.)

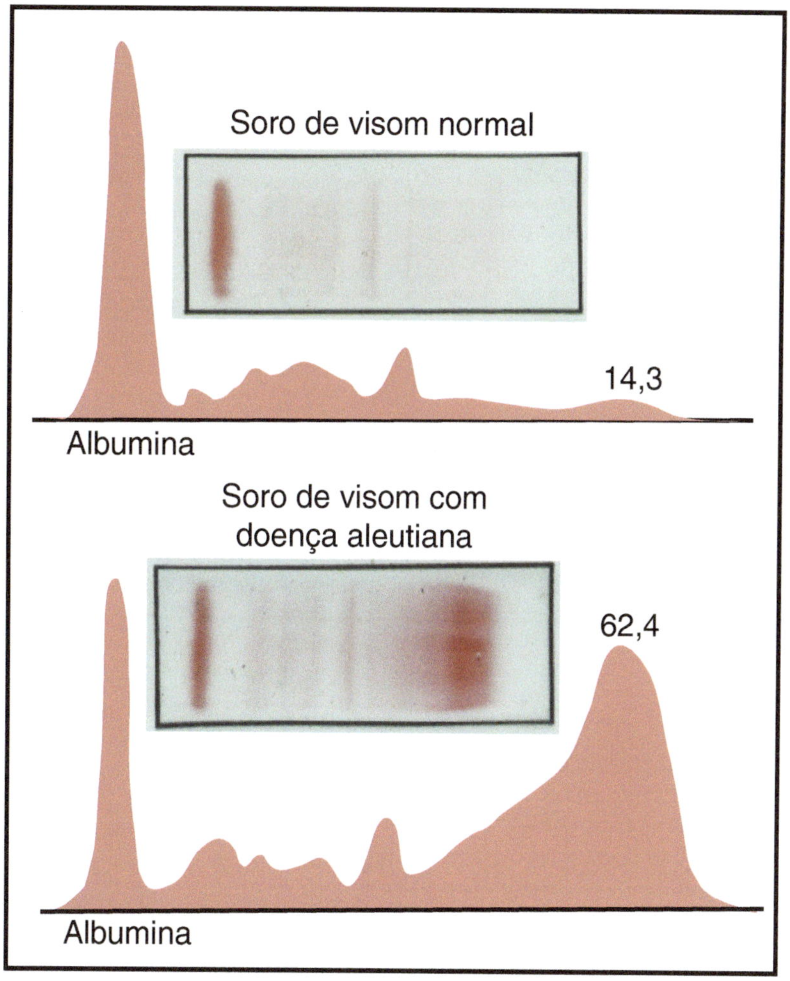


**FIG. 27.10** Os padrões de eletroforese sérica observados em visons normais e acometidos pela doença aleutiana. O soro dos animais infectados apresenta gamopatia policlonal; as γ-globulinas somam 62,4% das proteínas séricas, enquanto os níveis normais são de 14,3%. (Cortesia do Dr. S.H. An.)

gos são ativados, fortemente positivos para CD18 e sintetizam TNF-α e IL-1β. As células endoteliais regulam positivamente a expressão de MHC de classe II. Esses anticorpos também formam imunocomplexos que se depositam na serosa, causando pleurite ou peritonite, e nos glomérulos, onde provocam glomerulonefrite. A vasculite serosa é responsável pela efusão de fluidos ricos em fibrina nas cavidades serosas. Essa produção maciça de imunocomplexos também pode ser responsável pela coagulação intravascular disseminada observada nesses gatos. A IL-1 e a IL-6 são encontradas em concentrações anormalmente altas no fluido peritoneal de gatos com PIF efusiva. Os gatos com títulos preexistentes altos de anticorpos contra FECV desenvolvem PIF efusiva logo após o desafio. A administração de antissoro ao FECV antes do desafio com PIF também pode exacerbar a peritonite. Foi sugerido que gatos infectados com FECV não desenvolvem PIF por evitarem a ativação excessiva de macrófagos pela regulação positiva de IL-10.

Há uma vacina viva intranasal contra a PIF. A vacina contém um vírus mutante termossensível que se replica no trato respiratório superior e induz uma resposta local de IgA nas mucosas. Essa resposta local deve evitar a invasão dos coronavírus sem indução de altos níveis séricos de anticorpos. A vacina, porém, só é eficaz se administrada antes da exposição ao coronavírus. Em situações altamente endêmicas, com infecção de indivíduos muito jovens, a vacinação às 16 semanas de idade pode ser muito tardia para prevenir a doença.

## Doença Aleutiana dos Visons

Embora as lesões mediadas por imunocomplexos geralmente tenham interesse apenas passageiro em muitas doenças infecciosas, são responsáveis pelas maiores alterações patológicas da doença aleutiana dos visons.[1] Essa doença, causada por uma infecção parvovirótica, foi identificada pela primeira vez em visons com pelagem de coloração aleutiana. Embora todas as raças de visom sejam suscetíveis ao vírus, os visons aleutianos são geneticamente predispostos ao desenvolvimento de lesões graves, já que são afetados pela síndrome de Chédiak-Higashi (Capítulo 39). Os indivíduos com infecção persistente desenvolvem uma doença linfoproliferativa de progressão lenta, com plasmocitose comparada a um mieloma, já que causa gamopatia policlonal ou monoclonal (Fig. 27.10). Esses animais também

[1]Nota da Revisão Científica: Pequenos mamíferos do gênero *Mustela*, também chamados de minks ou martas.

apresentam lesões mediadas por imunocomplexos (Capítulo 32), inclusive glomerulonefrite e arterite. Os indivíduos produzem autoanticorpos contra suas próprias imunoglobulinas (fatores reumatoides) e seu DNA (anticorpos antinucleares). Suas concentrações séricas de IgG aumentam, às vezes a títulos muito elevados. Ocasionalmente, essas imunoglobulinas têm origem monoclonal. Tais anticorpos são dirigidos ao vírus da doença aleutiana. O vírus transforma os linfócitos B para que se proliferem e se diferenciem de forma excessiva.

Entre as lesões mediadas por imunocomplexos da doença aleutiana, estão a arterite, onde há IgG, C3 e antígenos virais nas paredes dos vasos, e a glomerulonefrite, com depósitos de imunocomplexos nos rins. Além disso, os visons infectados apresentam anemia, já que suas hemácias são recobertas por anticorpos antivirais. As hemácias dos animais infectados adsorvem os complexos vírus-anticorpos do plasma. Essas hemácias revestidas são, então, removidas da circulação pelos macrófagos. Como esperado, o uso de agentes imunossupressores, como a ciclofosfamida ou a azatioprina, nos visons infectados previne o desenvolvimento de muitas dessas lesões e prolonga a sobrevida, enquanto a vacina experimental com vírus inativados aumenta a gravidade das infecções.

### Anemia Infecciosa Equina

Essa doença é causada pelo vírus da anemia infecciosa equina (EIAV). A doença pode ser aguda, crônica ou não aparente. Ondas de viremia são associadas à doença clínica. Após a recuperação de um primeiro ataque de doença, caracterizado por anemia, febre, trombocitopenia, perda de peso e depressão, os equinos podem permanecer saudáveis por semanas ou meses. No entanto, três ou quatro recaídas, em intervalos de 2 a 8 semanas, podem ocorrer antes que o animal desenvolva a doença debilitante crônica ou fique clinicamente normal. Cada episódio da doença tende a ser mais brando do que o anterior. As febres são mais baixas e a anemia é menos grave. O EIAV, como outros lentivírus, sofre mutações aleatórias, o que produz novas variantes, antigenicamente diferentes. A eliminação de cada variante é, a princípio, determinada pelo aparecimento de linfócitos T $CD4^+$ e $CD8^+$ citotóxicos restritos ao MHC. Mais tarde, com a síntese das novas variantes, os equinos infectados sintetizam anticorpos neutralizantes contra essas formas e, por isso, a viremia acaba. As variantes do EIAV, porém, surgem de forma rápida e aleatória. O aparecimento de uma nova variante não neutralizável provoca uma onda virêmica e recidiva clínica. Depois que o vírus sofreu diversas variações antigênicas e o animal respondeu a todas elas, o espectro de anticorpos neutralizantes no soro do indivíduo se torna muito amplo e a viremia diminui bastante. Grandes porções de tecido podem, então, ter que ser examinadas para isolar o vírus.

Além de escapar da resposta imune por meio da variação antigênica, o EIAV desencadeia danos teciduais imunomediados. As hemácias dos equinos virêmicos adsorvem os vírus circulantes em suas superfícies. Os anticorpos e os componentes do sistema complemento se ligam a esses vírus e, por isso, as hemácias são eliminadas da circulação com maior rapidez do que o normal. Os equinos infectados também podem desenvolver glomerulonefrite membranoproliferativa devido à deposição de imunocomplexos nas membranas basais dos glomérulos. Os equinos infectados pelo EIAV apresentam níveis muito baixos de IgG3.

### Síndrome Respiratória e Reprodutiva dos Suínos

O vírus da síndrome respiratória e reprodutiva dos suínos (PRRSV) é um RNA vírus de fita simples e sentido positivo que pertence à família Arteriviridae. Esse vírus causa uma síndrome caracterizada por problemas reprodutivos, infertilidade, abortos, anorexia e pneumonia secundária. O PRRSV invade o trato respiratório, danifica o sistema de transporte mucociliar, mata os macrófagos alveolares e induz a apoptose de células imunes. Algumas cepas de PRRSV regulam negativamente TNF-$\alpha$ e IFN-$\gamma$, enquanto outras induzem linfócitos Treg e IL-10, que podem suprimir a resposta imune nos pulmões. A exacerbação da secreção de IL-10 e a supressão da produção de TNF-$\alpha$ e IFN-$\gamma$ levam a um desequilíbrio Th1/Th2. Por tudo isso, o PRRSV aumenta a pneumonia secundária. Ao infectar suínos neonatos, o PRRSV estimula a atividade dos linfócitos B. Os leitões, portanto, apresentam uma ativação policlonal de linfócitos B, autoimunidade (anticorpos específicos a antígenos do complexo de Golgi e dsDNA), linfadenopatia grave e hipergamaglobulinemia (aumento de 100 a 1.000 vezes na concentração de IgG e de 10 a 100 vezes nos títulos de IgM e de IgA). As imunoglobulinas produzidas não são direcionadas ao PRRSV e a resposta proliferativa dos linfócitos B não é puramente policlonal. Os anticorpos sintetizados são derivados de um número limitado de clones dominantes de linfócitos B e não são neutralizantes. Especula-se que o vírus produza alguma forma de superantígeno que estimule os linfócitos B. Os suínos acometidos também apresentam diminuição dos números de linfócitos T $CD4^+$ e aumento de $CD8^+$ depois de muitas semanas. As respostas mediadas por células e os anticorpos neutralizantes contra o PRRSV não se desenvolvem por cerca de 4 semanas devido à perda dos linfócitos T $CD4^+$. Por causa dessa imunossupressão, o PRRSV pode causar infecções persistentes com até 6 meses de duração. Os níveis de IL-1, IL-6, TNF-$\alpha$ e IFN-$\alpha$ são positivamente regulados mais cedo e em extensão maior nos suínos infectados com uma cepa altamente patogênica do PRRSV em comparação a suínos infectados com cepas menos virulentas. Essas citocinas são produzidas por macrófagos alveolares e podem reduzir a imunidade adaptativa a esse vírus. Ao infectar células dendríticas maduras, o PRRSV reduz a expressão de CD80/86 e moléculas de MHC de classe II e aumenta sua produção de IL-10.

## ALGUMAS VACINAS ANTIVIRAIS

Devido à ausência de fármacos antivirais, a vacinação é o único método eficaz de controle da maioria das doenças virais em animais domésticos. Por isso, o desenvolvimento de vacinas virais é, de muitas formas, mais avançado do que o desenvolvimento de suas correspondentes bacterianas. É relativamente fácil, por exemplo, atenuar muitos vírus e, assim, há várias vacinas eficazes com vírus vivo modificado (MLV).

Como discutido no Capítulo 25, em geral as vacinas de MLV são bons imunógenos, mas seu uso pode ser associado a determinados riscos. O problema mais importante é a virulência residual. Um grave exemplo disso foi o desenvolvimento de raiva clínica em alguns cães e gatos após a administração de vacina com cepas antigas do MLV da raiva. Algumas cepas das vacinas de rinotraqueíte infecciosa dos bovinos e herpes-vírus equino 1 podem causar aborto caso administradas a vacas ou éguas prenhes, respectivamente, e as vacinas MLV contra a língua azul podem causar doença em fetos ovinos se administradas a ovelhas prenhes (Capítulo 23). Mais comumente, a virulência residual nessas vacinas causa doença branda. Assim, as vacinas intraoculares ou intranasais contra rinotraqueíte ou calicivírus podem causar conjuntivite ou rinite transiente em gatos. As vacinas de MLV contra a doença infecciosa da bursa, alguns parvovírus caninos 2 e diarreia viral bovina podem provocar imunossupressão branda (Fig. 40.1).

Devido a problemas dessa natureza, tenta-se minimizar a virulência residual nas vacinas. Um método é o uso de mutantes termossensíveis (ts). As cepas ts de BHV-1, por exemplo, crescem apenas em temperaturas um pouco inferiores à temperatura corpórea normal. Ao ser administrado por via intranasal, esse microrganismo é capaz de colonizar a mucosa nasal relativamente fria, mas não consegue invadir o restante do corpo. Assim, a vacina pode estimular a imunidade local sem incorrer no risco de invasão sistêmica. (Outra vantagem é que sua atividade não é bloqueada pela imunidade materna.) Alguns vírus vacinais podem persistir em animais imunizados e gerar um estado de carreador prolongado. Embora esse seja um problema bastante associado aos herpes-vírus, questiona-se se o uso disseminado de vacinas de MLV pode disseminar o vírus nas populações animais e quais consequências indesejadas podem se desenvolver no futuro. Esse risco deve ser levado a sério.

Uma abordagem alternativa à solução dos problemas causados pelos MLV é a maior utilização de vacinas inativadas e de subunidades. Há excelentes vacinas inativadas contra doenças como febre aftosa, herpes-vírus equino 4 (rinopneumonia), pseudorraiva, panleucopenia felina, herpes felino (rinotraqueíte) e raiva. Na melhor das hipóteses, essas vacinas conferem imunidade de eficácia e duração comparáveis à induzida pelas vacinas de MLV, com a certeza de não apresentarem virulência residual. As partículas são estruturas sintéticas com estrutura e morfologia semelhantes às dos vírus e expressam antígenos virais. Na verdade, são vírus sem o genoma contido. Essas partículas prometem gerar vacinas melhores e são descritas em mais detalhes no Capítulo 24.

## SOROLOGIA DAS DOENÇAS VIRAIS

### Ensaios para Detecção e Identificação de Vírus

Historicamente, os exames sorológicos eram usados na identificação da presença de vírus nos tecidos. Os exames comumente empregados para esse fim são os que utilizam anticorpos fluorescentes, o ensaio imunossorvente enzimático (ELISA), a inibição da hemaglutinação, a neutralização viral, a fixação do complemento e a precipitação em gel. Os testes precisos a serem empregados dependem da natureza dos vírus desconhecidos. O desenvolvimento da reação em cadeia de polimerase (PCR) fez com que muitas dessas técnicas se tornassem obsoletas. Extremamente sensível, o PCR pode ser usado na detecção do DNA viral. O PCR com transcriptase reversa pode ser usado na detecção de RNA vírus. O PCR é mais adequado para uso em laboratórios bem equipados. Nos exames rápidos ou situações em que não há equipamentos, a técnica mais apropriada para a detecção dos antígenos virais ou de anticorpos antivirais é o ELISA com membrana filtrante ou a cromatografia lateral (Capítulo 42). Uma vantagem desses testes é a possibilidade de incorporação de controles positivos e negativos ao soro teste em um poço. Além de soro, sangue total, plasma ou saliva podem ser empregados como fonte de antígeno ou anticorpo.

### Ensaios para Detecção e Identificação de Anticorpos Antivirais

De modo geral, as técnicas mais empregadas para a detecção de anticorpos contra vírus são a inibição da hemaglutinação, o ELISA indireto, a imunofluorescência, a difusão em gel, o *Western blotting*, a fixação do complemento e a neutralização viral. Os quatro primeiros são tecnicamente simples e, por isso, são preferidos (Capítulo 42). Os testes de fixação do complemento e neutralização viral são complexos, o que restringe as circunstâncias em que podem ser usados. Os testes de neutralização também são extremamente específicos, o que, conforme discutido antes, tende a reduzir seu valor na triagem.

# 28

# Imunidade a Parasitas

## OBJETIVOS DIDÁTICOS

*Depois de ler este capítulo, você deve ser capaz de:*

- Entender como os parasitas conseguem escapar da resposta imune de seu hospedeiro pelo menos pelo tempo suficiente para sua reprodução.
- Explicar como, de modo geral, as respostas imunes mediadas por anticorpos protegem contra os protozoários extracelulares, enquanto as respostas mediadas por células controlam os protozoários intracelulares.
- Explicar como os tripanossomos sofrem variação antigênica sequencial.
- Discutir a disponibilidade e a eficácia da vacinação contra as doenças causadas por protozoários.
- Descrever as estratégias complexas empregadas pelos protozoários para assegurar sua sobrevida frente à resposta imune de um animal.
- Explicar como os helmintos conseguem desencadear respostas imunes de tipo 2.
- Discutir as diferentes formas de resposta imune necessárias ao combate de helmintos intestinais ou teciduais.
- Explicar como os eosinófilos conseguem danificar e matar helmintos.
- Descrever os mecanismos usados pelos helmintos para escapar das respostas imunes de seu hospedeiro.
- Discutir a disponibilidade de vacinas contra helmintos.
- Discutir o papel das respostas de tipo 2 na imunidade a artrópodes parasitas, como carrapatos e moscas picadoras.

## SUMÁRIO DO CAPÍTULO



As doenças infecciosas, como já foi discutido, raramente são decorrentes da atividade deliberada de microrganismos oportunistas. Na maioria dos casos, a doença se deve à reação do hospedeiro à infecção ou porque o invasor inadvertidamente causa dano ao hospedeiro. Os parasitas bem-adaptados não cometem esses erros. Esses micróbios exploram os recursos do hospedeiro sem causar lesão irreparável ou desencadear uma resposta de defesa destrutiva.

Uma característica consistente de todas as infestações parasitárias, contudo, é o bloqueio ou retardo das defesas do hospedeiro para que possam sobreviver por tempo suficiente para se reproduzirem. Alguns parasitas simplesmente retardam sua destruição até que completem um único ciclo de vida. Outros parasitas bem-adaptados podem sobreviver por toda a vida de seu hospedeiro, protegidos dos ataques imunológicos por meio de sofisticados mecanismos de evasão (Fig. 28.1).

Em condições ideais, o parasita bem-sucedido regula a resposta imune de seu hospedeiro, suprimindo-a de maneira seletiva para que sobreviva e, ao mesmo tempo, permitindo a ocorrência de outras respostas, minimizando a imunossupressão. Além disso, muitos parasitas utilizam as vias metabólicas ou de controle do hospedeiro para seus próprios fins. O fator de crescimento epitelial e o interferon γ (IFN-γ), por exemplo, estimulam o crescimento de *Trypanosoma brucei*, enquanto a interleucina 2 (IL-2) e o fator estimulador das colônias de granulócitos e macrófagos (GM-CSF) promovem o desenvolvimento

Barreiras Físicas
- Insetos picadores (carrapatos, mosquitos)
- Postura de ovos (moscas-varejeiras, moscas do berne)
- Penetração de larvas (ancilóstomos, metacercárias)

Imunidade Inata
- Evitar o reconhecimento
- Bloquear a ativação do sistema complemento
- Evitar a fagocitose
- Interferir na sinalização
- Degradar peptídeos antimicrobianos
- Manipular o ambiente intracelular
- Bloquear a função de células NK

Imunidade Adaptativa
- Bloquear o reconhecimento e o processamento do antígeno
- Interferir na maturação celular
- Interferir na sinalização
- Variação antigênica
- Estimular a regulação

**FIG. 28.1** A evasão da resposta imune é essencial para a sobrevivência do parasita. Algumas das muitas formas usadas pelos parasitas para escapar da destruição ou exclusão imune são aqui mostradas.

de *Leishmania amazonensis*. Esse compartilhamento de citocinas entre o hospedeiro e os parasitas reflete a longa história de sua associação e seu sucesso na adaptação à vida parasitária.

## IMUNIDADE A PROTOZOÁRIOS

### Imunidade Inata

Os mecanismos de resistência inata aos protozoários são parecidos com aqueles que previnem invasões bacterianas e virais, embora as influências específicas e genéticas tenham importância maior. *Trypanosoma brucei*, *Trypanosoma congolense* e *Trypanosoma vivax*, por exemplo, não causam doenças nem ungulados silvestres da África Oriental, mas matam os bovinos domésticos, talvez devido à ausência de adaptação mútua. Da mesma maneira, os coccídeos são extremamente específicos ao hospedeiro; os taquizoítos de *Toxoplasma gondii*, por exemplo, podem infectar qualquer espécie mamífera, mas seus estágios coccídeos acometem apenas felídeos (p. ex., gatos).

Algumas raças de bovinos africanos, principalmente N'Dama, são resistentes à tripanossomíase. Essa "tripanotolerância" é decorrente da seleção dos animais mais resistentes ao longo de muitas gerações para o desenvolvimento da maior capacidade de resistência aos efeitos patológicos do parasita. Os linfócitos T γ/δ do N'Dama são muito mais responsivos aos antígenos do tripanossomo do que os linfócitos T γ/δ dos bovinos suscetíveis. Os animais tripanotolerantes produzem mais IL-4 e menos IL-6 do que os suscetíveis. Ao mesmo tempo, os animais tolerantes não apresentam anemia grave nem a perda de produção observada no gado suscetível. Animais tripanotolerantes produzem altos níveis de imunoglobulinas G (IgG) contra a cisteína protease do *T. congolense*. Uma vez que essa enzima participa da patologia da infecção, esses anticorpos podem ser parcialmente responsáveis pela tolerância.

### Imunidade Adaptativa

Como outros invasores, os protozoários estimulam respostas imunes mediadas por anticorpos e células. De modo geral, os anticorpos controlam os parasitas extracelulares no sangue e nos fluidos teciduais, enquanto as respostas celulares são direcionadas a protozoários intracelulares.

Os anticorpos séricos contra antígenos de superfície de protozoários podem opsonizar, aglutinar ou imobilizar esses patógenos. Com as células citotóxicas e os componentes do sistema complemento, os anticorpos podem destruir os protozoários e algumas imunoglobulinas (chamadas ablastinas) podem inibir a sua divisão. Em infecções genitais humanas, *Trichomonas vaginalis* estimula uma resposta local de IgE. Essa reação alérgica aumenta a permeabilidade vascular, permitindo que os anticorpos IgG alcancem o local da infecção, imobilizem e eliminem os microrganismos.

Na babesiose, os esporozoítos invadem as hemácias, que, infectadas, incorporam os antígenos da *Babesia* em suas membranas. Esses antígenos induzem a formação de anticorpos que opsonizam as hemácias e provocam sua remoção por fagocitose. Os macrófagos e os linfócitos citotóxicos reconhecem os complexos formados por antígenos de *Babesia* e anticorpos na superfície das hemácias infectadas e os destroem por citotoxicidade celular dependente de anticorpos.

Os parasitas intracelulares usam muitas estratégias para invadir as células e evitar sua destruição. Muitos entram na célula por meio de processos mediados pelo hospedeiro, como a fagocitose. Os Apicomplexa, como *Toxoplasma* e *Cryptosporidium*, porém, penetram as células de maneira ativa. Em seu interior, persistem em vacúolos especialmente modificados. A imunidade protetora contra esses protozoários, como *Cryptosporidium*, *Eimeria*, *Neospora*, *Plasmodia* e *Toxoplasma*, em geral é mediada por respostas Th1. *T. gondii*, por exemplo, é um parasita intracelular obrigatório cujos taquizoítos vivem no interior das células, em especial macrófagos (Fig. 28.2). Os parasitas penetram nessas células por meio do "deslizamento" pelas junções moleculares da membrana celular e, assim, não desencadeiam a formação do fagossomo. Os taquizoítos de *Toxoplasma*, portanto, não são destruídos, já que os seus "vacúolos parasitóforos" não amadurecem ou se fundem aos lisossomos. O *Toxoplasma* pode persistir dentro das células, em um ambiente livre de anticorpos, oxidantes ou enzimas lisossomais. Os parasitas acabam produzindo moléculas semelhantes à perforina, que formam poros na membrana celular e permitem que os taquizoítos escapem e invadam outras células. Os anticorpos e os componentes do sistema complemento podem destruir os *Toxoplasma* extracelulares e impedir sua disseminação entre as células (Fig. 28.3). Os anticorpos, porém, têm pouca ou nenhuma influência sobre as formas intracelulares dos parasitas. Esses microrganismos intracelulares só podem ser destruídos por uma resposta Th1.

Uma proteína do *Toxoplasma* chamada profilina é o ligante do receptor do tipo *toll* 11 (TLR11) em camundongos. A ligação de TLR11 nas células dendríticas estimula a via de MyD88 e a produção de IL-12 e IFN-γ por células *natural killer* (NK) e linfócitos T. A IL-12 e o IFN-γ, por sua vez, estimulam uma forte

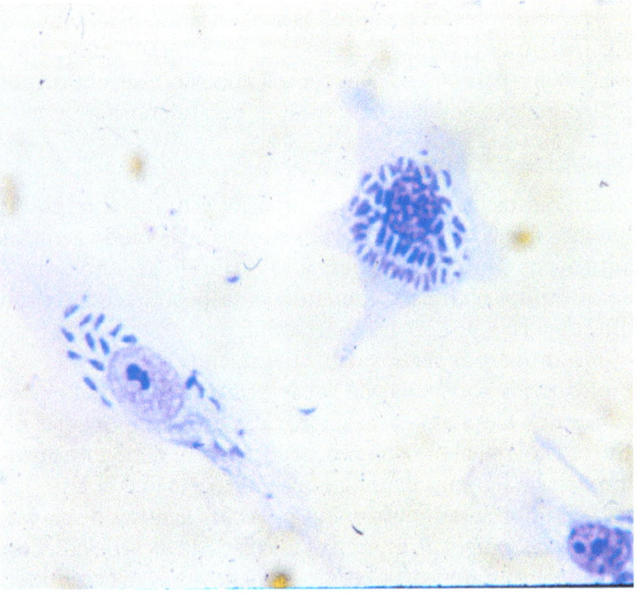

FIG. 28.2 Macrófagos de camundongo com taquizoítos saudáveis e em crescimento de *Toxoplasma gondii*. Depois do desenvolvimento da resposta imune, essas células são ativadas e adquirem a capacidade de destruir os taquizoítos ingeridos. (Cortesia do Dr. C.H. Lai.)

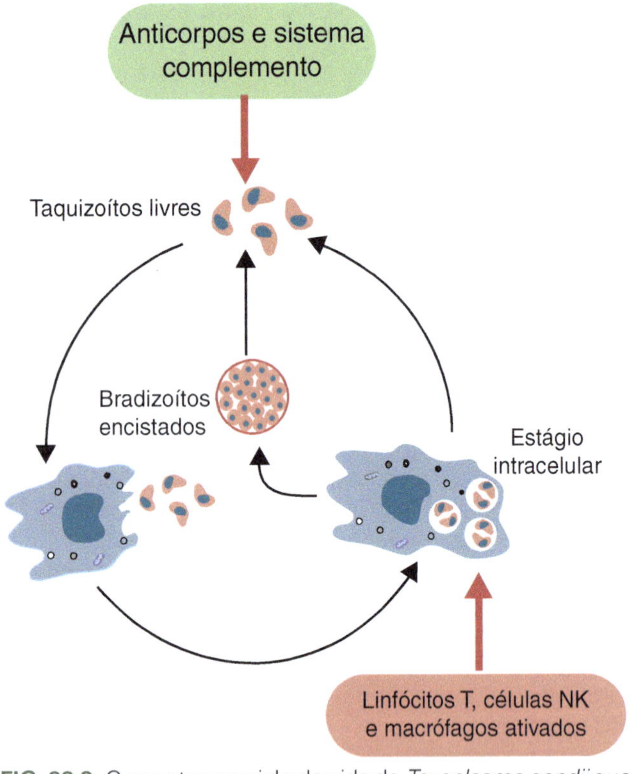


FIG. 28.3 Os pontos no ciclo de vida do *Toxoplasma gondii* que podem ser controlados pelo sistema imune.

resposta Th1. Os linfócitos Th1 ativados secretam IFN-γ em resposta às ribonucleoproteínas do *Toxoplasma*. Esse IFN-γ ativa os macrófagos, o que permite a fusão entre o lisossomo e o vacúolo, estimula a autofagia e mata os microrganismos intracelulares. Os linfócitos T citotóxicos também podem destruir os taquizoítos de *Toxoplasma* e células infectadas pelo protozoário por contato. As células dendríticas infectadas por *Toxoplasma* são atacadas e mortas pelas células NK. Os taquizoítos de *T. gondii*, porém, podem se converter em cistos com bradizoítos. Os cistos são imunógenos fracos e não estimulam a inflamação. É possível que o estágio de cisto não seja reconhecido como estranho e, por isso, os cistos podem persistir indefinidamente nos tecidos.

A ativação dos macrófagos mediada por Th1 é importante em muitas doenças causadas por protozoários resistentes à destruição intracelular. As moléculas destrutivas mais significativas nessas células M1 são as espécies reativas de nitrogênio. No entanto, os protozoários também são especialistas na sobrevivência no interior de macrófagos; *Leishmania*, *Toxoplasma* e *Trypanosoma cruzi*, por exemplo, podem migrar para vacúolos intracelulares seguros ao bloquearem a maturação do fagossomo. *Leishmania* e *T. cruzi* podem suprimir a produção de oxidantes ou citocinas, enquanto *T. gondii* pode promover a apoptose de macrófagos. Os taquizoítos de *T. gondii* também inibem a produção de citocinas pró-inflamatórias ao impedirem a translocação nuclear de NF-κB.

Na infecção bovina por *Theileria parva* (febre da Costa Leste), os esporozoítos podem invadir linfócitos T α/β e γ/δ, assim como linfócitos B. Esses parasitas ativam NF-κB por meio de fosforilação contínua de suas proteínas inibitórias Iκ-Bα e Iκ-Bβ (Capítulo 8). A persistência de NF-κB mantém a célula em um estado ativado e impede sua apoptose. Essas células ativadas produzem IL-2 e IL-2R. Consequentemente, há o estabelecimento de uma alça em que as células infectadas secretam IL-2 que, por sua vez, estimula seu crescimento. Durante o desenvolvimento de esquizontes de *Theileria* nos linfócitos, as células infectadas aumentam de tamanho e se proliferam. O parasita se divide com sua célula hospedeira e seus esquizontes se ligam ao fuso mitótico. Assim, infectam as células-filhas, o que aumenta rapidamente o número de células parasitadas e causa infecção maciça e morte. Alguns animais, porém, podem se recuperar da infecção e se tornar imunes. Nesses animais, os linfócitos T $CD8^+$ matam os linfócitos infectados por meio do reconhecimento de antígenos parasitários em associação às moléculas do complexo principal de histocompatibilidade (MHC) de classe I. Nos animais suscetíveis, os parasitas interferem na expressão de MHC de classe I.

A infecção de aves ou mamíferos por oocistos de *Eimeria* geralmente provoca uma imunidade forte e espécie-específica que pode prevenir a reinfecção. Essa resposta imune inibe o crescimento de trofozoítos, o primeiro estágio invasivo, nas células epiteliais do intestino. Essa inibição do crescimento é reversível, já que os estágios inibidos são transferidos para animais normais para completar o desenvolvimento. A resistência à infecção primária é mediada por múltiplos mecanismos, com participação de linfócitos T $CD4^+$, IL-12 e IFN-γ, macrófagos e células NK. Por outro lado, a resistência a um desafio secundário por *Eimeria* é mediada por linfócitos T $CD8^+$. Nas galinhas, o IFN-γ, o fator de necrose tumoral α (TNF-α) e o fator transformador de crescimento β (TGF-β), assim como os linfócitos T α/β $CD8^+$ intraepiteliais, são essenciais à imunidade anticoccidial.

Durante muitos anos, acreditou-se que uma característica comum de muitas infecções por protozoários era a *premunição*, um termo utilizado para descrever a resistência estabelecida depois que a infecção primária se tornou crônica e que é eficaz apenas em caso de persistência do parasita no hospedeiro. Acreditava-se, por exemplo, que somente os bovinos infectados com *Babesia* eram resistentes à doença clínica. A remoção de todos os microrganismos do animal levaria ao desaparecimento imediato da resistência. Não é bem assim. Os bovinos curados de uma infecção por *Babesia* pela quimioterapia são resistentes ao desafio com uma cepa homóloga do microrganismo por vários anos. No entanto, a presença da infecção parece ser obrigatória para a proteção contra cepas heterólogas. Outra característica interessante da babesiose é o fato de a esplenectomia dos animais infectados causar doença clínica. Nessa doença, o baço não é apenas uma fonte de anticorpos, mas também remove as hemácias infectadas.

### Leishmaniose

A importância da imunidade na determinação do curso e da natureza da doença causada por protozoários é mais bem observada na leishmaniose canina. Essa doença é causada por *Leishmania infantum* ou, no continente americano, *Leishmania chagasi* e transmitida por flebotomíneos. As formas promastigotas desse parasita, ao serem injetadas na pele de cães por flebotomíneos, são rapidamente fagocitadas por neutrófilos. Quando os neutrófilos sofrem apoptose, os parasitas são liberados e, então, engolfados por macrófagos e células dendríticas. Nessas células, os microrganismos se diferenciam em amastigotas. Os amastigotas se dividem nos macrófagos até que as células se rompem e as células adjacentes fagocitam os microrganismos liberados. Dependendo do grau de imunidade do hospedeiro, os parasitas podem ficar restritos à pele (doença cutânea); alternativamente, as células dendríticas infectadas podem migrar até os linfonodos ou entrar na circulação e se alojar nos órgãos internos, levando a disseminação visceral da doença. Embora a doença seja alastrada em áreas endêmicas, a maioria dos cães é resistente à *Leishmania* e somente 10% a 15% desenvolvem a doença visceral.

Os macrófagos são as principais células hospedeiras da *Leishmania*, mas também são responsáveis pela morte do parasita. Os parasitas se dividem nos fagolisossomos dos macrófagos infectados. Sua resistência à destruição intracelular é resultante de múltiplos mecanismos. Um estudo de 245 genes de macrófagos demonstrou que 37% eram suprimidos pela infecção por *Leishmania*. O lipofosfoglicano de *Leishmania* retarda a maturação do fagossomo, prevenindo a produção de óxido nítrico e inibindo a resposta dos macrófagos às citocinas. O parasita também reduz a capacidade apresentadora de antígeno dos macrófagos por meio da supressão da expressão do MHC de classe II. Por sua persistência, o parasita estimula a inflamação crônica. A princípio caracterizada pela invasão granulocítica, há infiltração de macrófagos, linfócitos e células NK que, coletivamente, formam granulomas.

A leishmaniose clínica é diretamente associada à resposta imune do cão infectado. Em animais suscetíveis, os microrganismos podem se disseminar da pele para o linfonodo local, o baço e a medula óssea em algumas horas. Nos cães resistentes, os parasitas são restritos à pele e ao linfonodo drenante. Esses cães resistentes montam uma resposta anticórpica fraca, mas uma resposta Th1 forte e eficaz. Os cães podem apresentar baixos títulos de anticorpos, mas produzem IFN-γ em resposta aos antígenos parasitários, geram granuloma do tipo I, montam fortes respostas de hipersensibilidade do tipo tardio e, por fim, destroem os parasitas.

A resistência à *Leishmania* tem um forte componente genético; os Podengos Ibicênicos, por exemplo, parecem resistentes ao parasita. Também há uma associação entre a resistência e determinados alelos de MHC de classe II, assim como a alguns alelos de Slc11a1 (Nramp) em cães. Os indivíduos suscetíveis, por outro lado, montam uma resposta Th2 caracterizada por altos níveis de anticorpos, mas baixa imunidade mediada por células. Essas diferenças foram atribuídas às atividades de IL-10 de linfócitos T reguladores (Treg). Além disso, o parasita pode suprimir ativamente a transcrição do gene *IL-12*, assegurando a predominância da resposta Th2.

Os cães suscetíveis apresentam doença crônica e progressiva. Macrófagos cheios de parasitas se acumulam, mas o microrganismo continua a se multiplicar. Esses macrófagos se espalham pelo corpo, disseminando a infecção. Os cães apresentam dermatite nodular grave e generalizada, linfadenite granulomatosa, esplenomegalia e hepatomegalia. Há ativação policlonal (às vezes, monoclonal) de linfócitos B com acometimento das quatro classes de IgG, assim como hipergamaglobulinemia e desenvolvimento de lesões associadas à hipersensibilidade tipos II e III. Dessa forma, a produção de imunoglobulinas policlonais pode levar ao desenvolvimento de anemia hemolítica imunomediada, trombocitopenia e síntese de anticorpos antinucleares. A deposição crônica de imunocomplexos pode causar glomerulonefrite, uveíte e sinovite, levando à falência renal e morte.

## Evasão da Resposta Imune

Apesar de sua antigenicidade, os protozoários sobrevivem por meio da utilização de mecanismos de evasão adquiridos ao longo de milhões de anos de evolução. O *Toxoplasma gondii*, por exemplo, pode evitar a adesão de neutrófilos e a fagocitose. O *T. parva* invade e destrói os linfócitos T. Outros protozoários, como os tripanossomos, empregam múltiplos mecanismos de supressão, como a promoção do desenvolvimento de macrófagos reguladores e linfócitos Treg, a redução da ativação do sistema complemento, a depleção de células dendríticas e a estimulação do sistema de linfócitos B até sua exaustão. Como esperado, a morte por tripanossomíase bovina geralmente se deve à pneumonia bacteriana ou sepse bacteriana decorrente dessa imunossupressão.

A imunossupressão induzida por parasitas pode auxiliar na sobrevivência parasitária. A *Babesia bovis*, por exemplo, é imunossupressora para bovinos. Consequentemente, os bovinos infectados possuem mais carrapatos dos que os não infectados, o que aumenta a eficiência da transmissão de *B. bovis*. É preciso ressaltar, porém, que a imunossupressão induzida pelo parasita pode matar o hospedeiro por uma infecção secundária e, assim, nem sempre é benéfica para o micróbio. Além da imunossupressão, os protozoários desenvolveram duas técnicas de evasão muito eficazes. Uma delas é a redução de sua antigenicidade e a outra é a alteração rápida e repetida de seus antígenos de superfície. Um exemplo de microrganismo não antigênico é o estágio bradizoíto encistado do *T. gondii*, que, como já mencionado, não parece estimular uma resposta do hospedeiro. Alguns protozoários podem se mascarar com antígenos do hospedeiro. Exemplos são o *Trypanosoma theileri* em bovinos e o *Trypanosoma lewisi* em ratos, tripanossomos não patogênicos que sobrevivem no sangue de animais infectados porque estão cobertos por proteínas séricas do hospedeiro e não são reconhecidos como estranhos.

Muitos protozoários empregam variações antigênicas repetidas de forma eficaz. Nos bovinos infectados pelos tripanossomos patogênicos *T. vivax*, *T. congolense* ou *T. brucei*, há uma

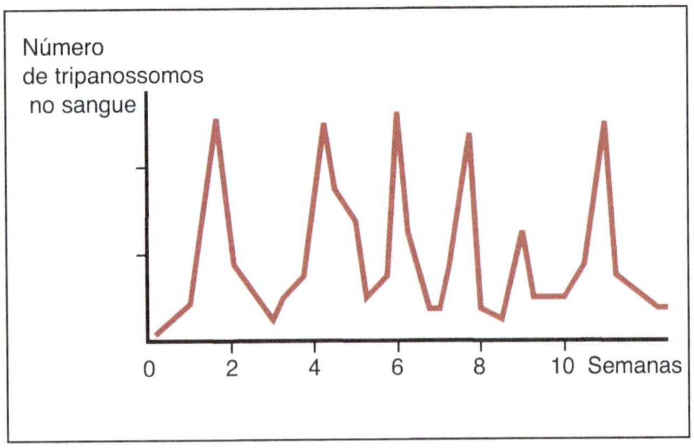


FIG. 28.4 A progressão da parasitemia por *Trypanosoma congolense* em um bezerro infectado. Cada pico de parasitemia representa o desenvolvimento de uma nova população de microrganismos com antígenos novos.

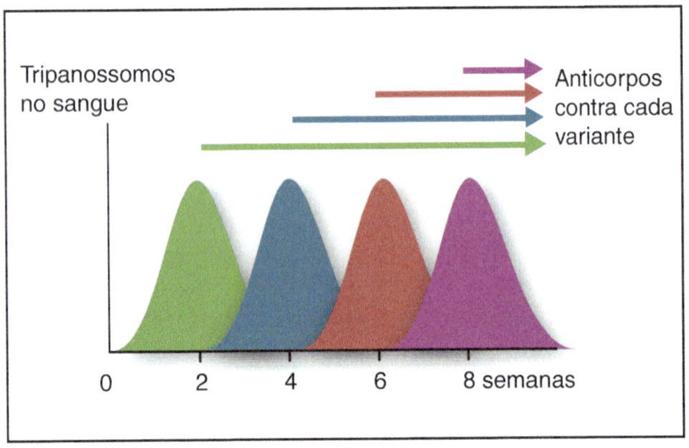


FIG. 28.5 Diagrama que mostra como a variação antigênica repetida é responsável pela parasitemia cíclica observada na tripanossomíase africana. Cada pico representa o crescimento e a destruição de uma nova variante antigênica.

alternância regular de períodos de alta parasitemia e períodos de parasitemia baixa ou indetectável (Fig. 28.4). O soro de animais infectados contém anticorpos contra tripanossomos isolados antes da coleta de sangue, mas não contra aqueles que se desenvolvem depois. Cada período de parasitemia alta corresponde à expansão de uma população de tripanossomos com um novo antígeno glicoproteico de superfície. A eliminação dessa população pelos anticorpos leva à rápida queda da parasitemia. Entre os sobreviventes, porém, estão parasitas que expressam novas glicoproteínas de superfície e crescem sem dificuldade. Consequentemente, uma nova população surge e produz outro período de parasitemia alta (Fig. 28.5). Essa parasitemia cíclica, em que cada pico reflete o surgimento de uma nova população com novas glicoproteínas de superfície, pode continuar por meses.

Os principais antígenos desses tripanossomos são conhecidos como glicoproteínas variantes de superfície (VSGs). As VSGs formam uma cobertura espessa na superfície do tripanossomo e escondem outros antígenos de superfície. Assim, as VSGs são alvos dos anticorpos do hospedeiro. Conforme as VSGs são reconhecidas pelo sistema imune e os tripanossomos são destruídos, surgem novas VSGs, dando origem às ondas de parasitemia. As VSGs produzidas no início das infecções por tripanossomos tendem a se desenvolver em uma sequência previsível. Entretanto, à medida que a infecção progride, a produção de VSGs se torna mais aleatória. Durante as mudanças antigênicas, as VSGs na cobertura antiga se perdem e são substituídas por uma VSG diferente. Esses tripanossomos possuem cerca de 200 genes *VSG*, com mais 1.600 genes silenciosos, dos quais dois terços são pseudogenes. A variação antigênica é decorrente dos ciclos repetidos de quebra e reparo do DNA, com substituição de um gene *VSG* ativo por outro do grupo dos genes silenciosos. Cada parasita expressa uma VSG por vez. Já que apenas uma pequena parte da VSG altamente compacta é exposta aos anticorpos do hospedeiro, a mudança completa da molécula sequer é necessária. A substituição dos epítopos expostos por conversão gênica é suficiente para que a variação seja eficaz (Capítulo 17). No início das infecções, há substituição completa do gene *VSG*. Mais tarde, a substituição parcial e as mutações pontuais podem criar novas especificidades antigênicas. Em alguns casos, o gene *VSG* expresso pode ser um mosaico derivado de vários pseudogenes. Dessa forma, o potencial de variação à base de recombinação é enorme.

A tripanossomíase não é a única infecção por protozoários em que há variação de antígenos de superfície. Esse fenômeno já foi descrito em infecções por *Babesia bovis*, plasmódios e o parasita intestinal *Giardia lamblia*.

Como os protozoários precisam escapar da resposta imune, não é surpreendente que prefiram invadir indivíduos imunossuprimidos. Microrganismos normalmente bem controlados pela resposta imune, como *Toxoplasma gondii* ou *Cryptosporidium bovis*, podem crescer e produzir doença grave em animais imunossuprimidos. Por isso, a toxoplasmose e a criptosporidiose agudas são comuns em pessoas imunossuprimidas por conta de transplantes, tratamentos para câncer ou síndrome de imunodeficiência adquirida.

Os parasitas tendem a desencadear respostas muito robustas de linfócitos T. Infelizmente, essa resposta pode não conseguir eliminar o patógeno que, então, persiste na forma de uma infecção crônica. Com o passar do tempo, isso pode provocar exaustão dos linfócitos T. Essas células podem apresentar alterações funcionais ou mesmo serem eliminadas. Esses defeitos geralmente seguem um padrão coerente, a princípio com incapacidade de produção de IL-2 e, em seguida, por perda de citotoxicidade e habilidade proliferativa e, então, comprometimento da síntese de TNF-$\alpha$ e IFN-$\gamma$. A exaustão e a perda de função dos linfócitos T são observadas nas doenças crônicas causadas por protozoários, como a toxoplasmose e a leishmaniose.

## Consequências Adversas

As respostas imunes contra os protozoários podem causar reações de hipersensibilidade. A hipersensibilidade de tipo I é uma característica da tricomoníase e causa irritação local e inflamação no trato genital. As reações citotóxicas de tipo II são significativas na babesiose e na tripanossomíase, onde participam do desenvolvimento da anemia. Na babesiose, as hemácias expressam antígenos parasitários em suas superfícies e, assim, são reconhecidas como estranhas e eliminadas por hemólise e fagocitose. Na tripanossomíase, fragmentos dos microrganismos rompidos ou, talvez, imunocomplexos pré-formados se ligam às hemácias e provocam sua eliminação, causando anemia. A formação de imunocomplexos nas hemácias circulantes não é o único problema desse tipo na tripanossomíase. A formação excessiva de imunocomplexos pode provocar vasculite e glomerulonefrite (hipersensibilidade de tipo III; Capítulo 32). As lesões causadas por imunocomplexos são características marcantes da leishmaniose visceral, como já descrito.

As infecções por tripanossomos podem desencadear um aumento enorme no número de células secretoras de IgM e o desenvolvimento de níveis bastante altos desses anticorpos no sangue dos animais infectados. Alguns desses anticorpos são direcionados contra autoantígenos. Entre eles, estão moléculas semelhantes ao fator reumatoide, anticorpos contra timócitos, DNA de fita simples, hemácias e plaquetas. O mecanismo dessa ativação policlonal dos linfócitos B não é conhecido.

É provável que uma reação de hipersensibilidade de tipo IV contribua para a inflamação associada ao rompimento dos cistos de *Toxoplasma* e liberação de novos taquizoítos. A administração intradérmica de extratos de *Toxoplasma gondii* (toxoplasmina) a animais infectados causa uma resposta de hipersensibilidade tardia (Capítulo 33).

### Vacinação

Hoje, a vacinação eficaz contra as infecções causadas por protozoários é limitada à coccidiose, giardíase, leishmaniose, babesiose, teileriose e toxoplasmose.

Várias vacinas vivas contra coccídeos são administradas às aves. Em geral essas vacinas contêm várias espécies e cepas de coccídeos. Algumas são compostas por microrganismos virulentos e sensíveis a medicamentos e são administradas repetidamente em doses muito baixas (infecções seriadas). Outras vacinas foram atenuadas por meio de várias passagens em ovos ou selecionadas conforme a precocidade. As cepas precoces amadurecem muito depressa; por terem menos tempo para se replicarem, são menos virulentas. Todas essas vacinas proporcionam excelente imunidade contra coccídeos caso aplicadas de forma atenta e em boas condições. Ainda assim, a dose da vacina contra coccídeos deve ser cuidadosamente controlada, e as vacinas devem ser obtidas das fezes de aves infectadas. As aves vacinadas eliminam oocistos que são transmitidos a outros indivíduos. Devido à variação regional das cepas, a vacinação com suspensão específica de oocistos vivos pode não ser eficaz na proteção contra cepas de campo de outros locais.

Há uma vacina para proteção de cães e gatos contra *Giardia duodenalis*. A vacina contém extratos de trofozoítos cultivados e liquefeitos de *Giardia duodenalis* e é administrada por via subcutânea; experimentalmente, essa vacina protege cães e gatos desafiados contra a infecção e a doença clínica.

Existem diversas vacinas contra a leishmaniose canina. Todas são projetadas para estimulação de respostas mediadas por linfócitos T. Uma dessas vacinas é composta por um componente da *Leishmanina* chamado ligante de fucose-manose com adjuvante de saponina. Essa vacina também pode atuar como agente imunoterapêutico, produzindo melhora clínica nos cães com doença disseminada. Uma vacina alternativa contendo produtos excretórios e secretórios de promastigotas de *L. infantum* com adjuvante dipeptídico muramil ou saponina também parece ser eficaz. Vacinas experimentais, inclusive atenuadas e de DNA, têm resultados promissores.

Muitos fatores contribuem para a resistência dos animais à babesiose, inclusive fatores genéticos (o gado zebuíno é mais resistente à doença do que o gado europeu) e a idade (os bovinos apresentam resistência significativa à babesiose nos primeiros 6 meses de vida). Os animais que se recuperam da babesiose aguda são resistentes à doença clínica posterior. Assim, é possível infectar bovinos jovens quando ainda são relativamente não suscetíveis à doença, para que sejam resistentes à reinfecção. Os microrganismos empregados nesse procedimento são primeiro atenuados por passagens repetidas em bezerros esplenectomizados e, então, administrados em sangue total nos animais receptores. Como esperado, os efeitos colaterais desse tipo de infecção controlada podem ser graves e a instituição de quimioterapia pode ser necessária. A transferência de sangue de um bezerro para outro também pode desencadear a produção de anticorpos contra as hemácias estranhas. Esses anticorpos podem complicar qualquer tentativa posterior de transfusão de sangue e provocar doença hemolítica do recém-nascido (Capítulo 31). Em uma abordagem ligeiramente diferente, os bovinos podem ficar resistentes à febre da Costa Leste (infecção por *T. parva*) por meio de sua infecção com esporozoítos virulentos e tratamento simultâneo com tetraciclina.

Uma vez que a infecção primária por *T. gondii* confere uma forte imunidade ao animal, a imunização protetora é uma possibilidade real. Uma vacina viva contra *Toxoplasma* contendo a cepa incompleta S48 foi eficaz no controle da toxoplasmose em ovelhas. A cepa foi desenvolvida por meio de passagem prolongada em camundongos de laboratório e perdeu a capacidade de desenvolvimento de bradizoítos ou iniciar os estágios sexuais do ciclo biológico em gatos. A vacina produz proteção contra um desafio rigoroso por pelo menos 18 meses. Infelizmente, sua validade é de apenas 7 a 10 dias e pode infectar pessoas.

## IMUNIDADE A HELMINTOS

As cargas parasitárias tendem a aumentar lentamente com o passar do tempo e atingir um pico antes de caírem devagar. Esse declínio pode refletir a imunidade protetora. A principal defesa contra os helmintos gastrointestinais é a resposta imune adaptativa de tipo 2. O sucesso dessa resposta depende da idade, do estado nutricional e da genética do animal, do local de infecção e da espécie de verme; além disso, difere em infecções súbitas e extensas ou brandas e lentas. Assim, em ovinos infectados por *Nematodirus battus*, o desenvolvimento de resistência é rápido, enquanto a imunidade a *Teladorsagia circumcincta* demora a aparecer. O desenvolvimento total da resistência dos ovinos aos nematódeos pode levar até 1 ano. Os ovinos adultos geralmente albergam apenas alguns nematódeos, mas a reexposição periódica é necessária à manutenção da imunidade. A resistência a vermes abomasais se desenvolve de maneira mais lenta do que a resistência a vermes intestinais. A redução da resistência a nematódeos é observada em ovelhas no período de 2 semanas antes a 6 semanas depois do parto devido à imunossupressão periparturiente. Uma característica consistente das infestações por nematódeos intestinais é a extensa variação da carga parasitária em uma população. A maioria dos animais apresenta poucos vermes, mas alguns animais albergam muitos vermes.

### Imunidade Inata

Os fatores inatos relacionados ao hospedeiro que influenciam as cargas de helmintos são a idade, o sexo e, mais importante, a constituição genética.

A influência do sexo nas cargas parasitárias de helmintos parece ser, em grande parte, hormonal. Em animais de ciclo sexual sazonal, os parasitas tendem a sincronizar seu ciclo reprodutivo com o do hospedeiro. Por exemplo, as ovelhas apresentam aumento no número de ovos de nematódeos nas fezes durante a primavera, o que coincide com o parto e o início da lactação. Da mesma forma, o desenvolvimento das larvas de helmintos em bovinos no início do inverno tende a ser inibido até a primavera, em um fenômeno denominado hipobiose. As larvas de *Toxocara canis* podem migrar de uma cadela infectada para o fígado do feto, provocando infecção congênita. Depois do nascimento, esses filhotes podem reinfectar sua mãe pela forma mais convencional, a via fecal-oral.

A resistência geneticamente mediada aos helmintos é observada na resistência superior de ovinos com hemoglobina A (HbA) a *Haemonchus contortus* e *Teladorsagia circumcincta* em comparação a ovinos com hemoglobina B. As razões para isso não são claras, mas os ovinos com HbA montam uma reação de autocura mais eficaz, além de resposta imune melhor a muitos outros antígenos. Outro exemplo é a maior resistência a *Cooperia oncophora* no gado zebuíno em comparação ao gado europeu. Em muitos casos, a resistência aos parasitas está ligada a polimorfismos no MHC. Dessa forma, bovinos com BoLA-Aw7 e A36 tendem a apresentar números menores de ovos nas fezes, enquanto animais com Aw3 tendem a ter números maiores. Alguns haplótipos de BoLA também podem estar associados a níveis altos de anticorpos contra *Ostertagia*. Os efeitos do complexo SLA na imunidade a parasitas em suínos também foram avaliados. Houve 50% de redução na carga larval na musculatura de suínos miniaturas de haplótipo *cc* infectados por *Trichinella spiralis* em comparação a animais de haplótipos *dd* ou *aa*. A resistência foi caracterizada pela predominância de linfócitos e macrófagos na reação celular ao redor de cada larva. Polimorfismos no gene de IFN-γ afetaram a resposta inflamatória dos ovinos e suas respostas a helmintos.

Entre os fatores inatos que influenciam as infestações por helmintos, estão não apenas efeitos do hospedeiro, mas também a influência de outros parasitas no mesmo indivíduo. Por exemplo, bezerros infectados por *Cysticercus bovis* apresentam maior resistência à infecção posterior por esse parasita. Da mesma maneira, os ovinos podem adquirir resistência a *Echinococcus granulosus* e, assim, múltiplas doses com grandes números de ovos não levam ao desenvolvimento de cargas parasitárias maciças. A dose original de ovos pode estimular a rejeição de doses subsequentes. A competição interespecífica entre helmintos por hábitats e nutrientes no trato intestinal também influencia o tamanho, a localização e a composição da população helmíntica de um animal.

## Imunidade Adaptativa

Os helmintos são um desafio para o sistema imune. A maioria dos vermes migra pelos tecidos como larvas até chegar ao intestino ou aos pulmões, onde se tornam adultos. É óbvio que os mecanismos que destroem essas larvas migratórias nos tecidos devem ser muito diferentes daqueles que expelem vermes adultos do intestino ou das vias aéreas.

De modo geral, larvas ou vermes adultos nos tecidos desencadeiam respostas imunes de tipo 2 e, assim, são atacados por eosinófilos e basófilos. Os vermes adultos ligados à superfície de mucosa são expelidos por IgE e mecanismos mediados por citocinas. As respostas celulares, de tipo 1, têm importância relativamente menor.

Uma vez que os nematódeos desencadeiam respostas imunes de tipo 2, os níveis de IgE e os números de eosinófilos em geral são elevados em animais parasitados. Além disso, muitas infestações por helmintos são associadas a sinais característicos de hipersensibilidade do tipo I, como eosinofilia, edema, asma e dermatite (urticária). Suínos infectados por *Ascaris suum*, por exemplo, apresentam reações alérgicas cutâneas a antígenos parasitários injetados, assim como desgranulação de mastócitos da mucosa intestinal. Os mamíferos desenvolvem imunidade limitada aos helmintos teciduais depois de diversos meses. Um parasita, *Ostertagia ostertagi*, é uma exceção. Os bovinos continuam suscetíveis à reinfecção por *Ostertagia* por meses, e a imunidade que pode inibir a produção de larvas viáveis não é observada até que o animal tenha mais de 2 anos de idade. Não surpreende que este seja o helminto de maior importância econômica em bovinos.

### Imunidade a Helmintos Teciduais

As larvas e alguns vermes adultos migram pelos tecidos, onde são atacados por células e moléculas inflamatórias. Diferentemente das bactérias e dos protozoários, porém, as larvas de vermes possuem cutícula espessa que protege a sua vulnerável membrana plasmática hipodérmica. Durante o desenvolvimento das larvas e suas mudas periódicas, as cutículas danificadas podem ser eliminadas e substituídas por novas. Essas cutículas não podem ser penetradas pelo complexo terminal do complemento nem por perforinas dos linfócitos T. Dessa forma, os eosinófilos e macrófagos são essenciais na destruição das larvas migratórias. Esses dois tipos celulares apresentam FcεR (CD23) e, assim, podem se ligar aos parasitas cobertos por IgE e matá-los. As quitinases podem degradar as cutículas dos helmintos. As quitinases são produzidas por mastócitos, macrófagos e neutrófilos. Algumas quitinases mamíferas podem não ter atividade enzimática, mas se ligam às cutículas dos helmintos e atuam como opsoninas ou quimiotáticos.

Caso não possam ser mortos, os vermes em migração podem ao menos ser emparedados. As células M2 produzem arginase. A arginase gera prolina e poliaminas. A prolina e as poliaminas são necessárias à síntese de colágeno e podem induzir a proliferação de fibroblastos. O desenvolvimento de granulomas ao redor de helmintos teciduais, como esquistossomos ou fascíolas, é estimulado pelas células M2.

### Eosinófilos e Destruição dos Parasitas

Os vermes invasores atraem eosinófilos. Essa atração é causada por produtos derivados de mastócitos ou dos parasitas, assim como pela IL-5 e outras citocinas de linfócitos Th2. A IL-5 dos linfócitos Th2 e o GM-CSF dos linfócitos Th17 mobilizam os eosinófilos da medula óssea, que libera grandes números dessas células na circulação. Quimiocinas, como as eotaxinas, também atraem eosinófilos (Fig. 28.6). Os eosinófilos expostos a antígenos de helmintos podem aumentar sua expressão de moléculas MHC classe II e se tornar células apresentadoras de antígenos. Esses eosinófilos apresentadores de antígenos são altamente eficazes na promoção de respostas Th2 contra antígenos de vermes.

Os eosinófilos expressam diversos receptores de reconhecimento de padrão (PRRs), inclusive TLR1-5, TLR7, TLR9, NOD1, NOD2 e dectina 1. Ao serem estimulados, esses PRRs desencadeiam explosão (*burst*) oxidativo, aumentam a aderência e a liberação de IL-1, IL-6, TNF-α e GM-CSF e também do conteúdo dos grânulos citotóxicos (Fig. 29.18).

Os eosinófilos utilizam receptores Fc para se ligar aos parasitas cobertos por anticorpos e, então, desgranulam e liberam o conteúdo de seus grânulos diretamente na cutícula do verme (Fig. 28.7). Esse conteúdo é formado por oxidantes, óxido nítrico, lisofosfolipase e fosfolipase D. A proteína básica principal, o núcleo cristalino dos grânulos específicos dos eosinófilos, pode danificar a cutícula de esquistossômulos, *Fasciola* e *Trichinella*. A proteína catiônica do eosinófilo e a neurotoxina eosinofílica são ribonucleases letais para helmintos. É importante ressaltar, porém, que algumas larvas de vermes conseguem escapar da destruição por eosinófilos. As larvas de *Toxocara canis*, por exemplo, simplesmente eliminam seu revestimento externo junto com as células aderidas.

Os grânulos eosinofílicos liberados das células continuam funcionais. Esses grânulos livres expressam receptores de membrana para IFN-γ e eotaxinas que, quando estimulados, provocam a secreção do conteúdo da estrutura. Assim, os grânulos atuam de maneira autônoma na defesa contra helmintos. Os eosinófilos também geram armadilhas (NETs) extracelulares com o DNA mitocondrial liberado.

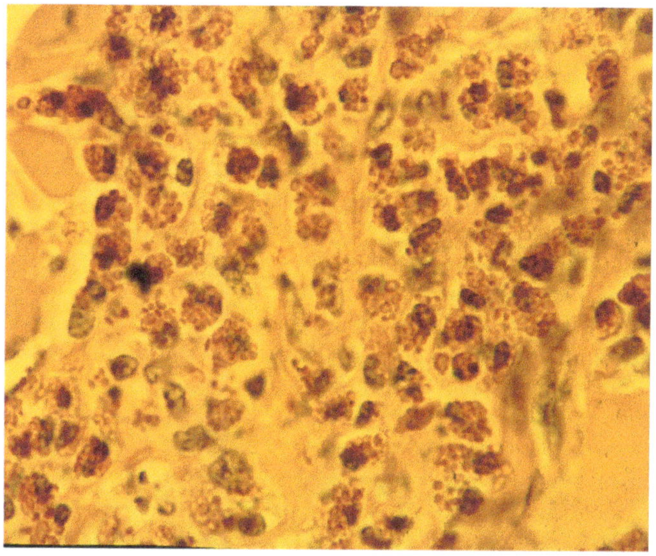

**FIG. 28.6** Fotomicrografia de uma lesão cutânea em um cavalo causada por alergia à migração de larvas de helmintos. As células granulares são eosinófilos e sua presença indica a ocorrência de uma reação de hipersensibilidade do tipo I.

Muitos nematódeos são danificados ou mortos por produtos eosinofílicos tóxicos, apoiando a ideia de que os eosinófilos têm função protetora. Ainda assim, isso não se aplica a todos os vermes. *Teladorsagia circumcincta* e *Haemonchus contortus*, por exemplo, produzem quimiotáticos para eosinófilos, mas não os nematódeos de vida livre da espécie *Caenorhabditis elegans*. Isso sugere que alguns nematódeos encorajam ativamente o recrutamento de eosinófilos. Da mesma forma, ao estudar a sobrevida de *Trichinella spiralis* em camundongos que não apresentam eosinófilos, descobriu-se que as larvas nos músculos desses animais morriam em números muito maiores do que em camundongo de tipo selvagem.

Embora a resposta mediada por eosinófilos dependente de IgE seja o mecanismo mais importante de resistência às larvas de helmintos, outros anticorpos também podem ser protetores. Entre os mecanismos envolvidos, estão a neutralização mediada por anticorpos das proteases larvais, o bloqueio dos poros anais e orais da larva por imunocomplexos e a prevenção da muda e a inibição do desenvolvimento larval por anticorpos contra antígenos da cutícula. Anticorpos contra a enzima glutationa-S-transferase protegem ovelhas contra *Fasciola hepatica*. Anticorpos contra vermes adultos podem interromper a produção de ovos ou interferir no desenvolvimento do parasita (Fig. 28.8). Assim, as fêmeas de *Ostertagia ostertagi* não desenvolvem lábios vulvares ao crescerem em bezerros imunes. Da mesma forma, a morfologia da espícula pode ser alterada nos machos de *Cooperia* de hospedeiros imunes.

## Imunidade a Helmintos Adultos

A expulsão de vermes adultos do intestino requer uma resposta coordenada de múltiplos tipos celulares sob o controle de citocinas derivadas de linfócitos T. Coletivamente, essas células desencadeiam uma forte resposta de tipo 2 que provoca desgranulação dos mastócitos, inflamação aguda e, com sorte, expulsão dos parasitas.

A presença de vermes adultos e seus produtos de excreção e secreção na parede intestinal estimula os PRRs (Quadro 28.1). Não se sabe muito sobre o papel de PRRs na resistência a nematódeos, mas alguns produtos de helmintos estimulam TLRs; além disso, sabe-se que o receptor de manose se liga a proteínas de excreção/secreção de *Trichuris muris*. Os danos teciduais causados pelos vermes também desencadeiam a liberação de alarminas, inclusive das três citocinas estimuladoras de respostas Th2, linfopoietina do estroma tímico (TSLP), IL-25 e IL-33, pelos enterócitos. Essas citocinas agem em células dendríticas e

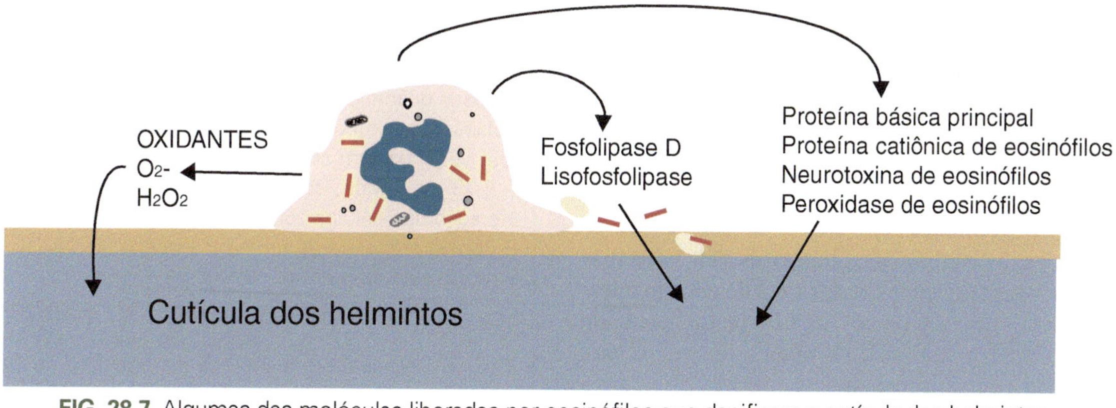


**FIG. 28.7** Algumas das moléculas liberadas por eosinófilos que danificam a cutícula dos helmintos.

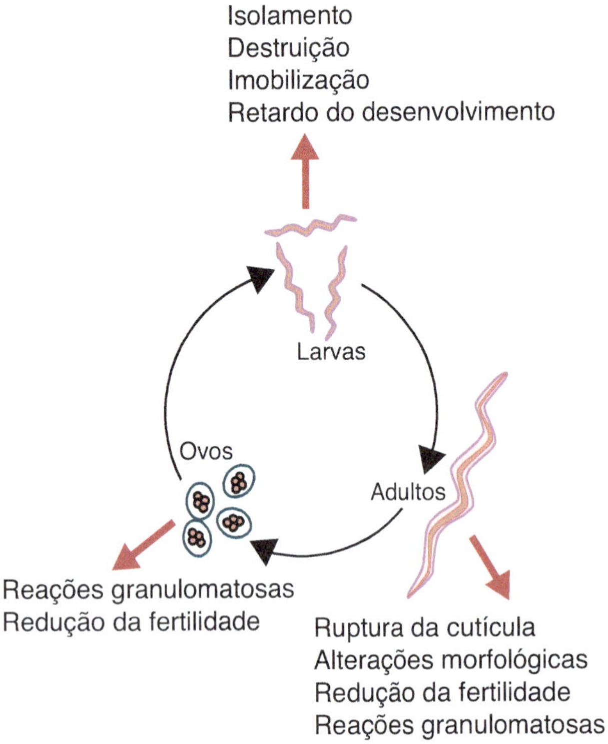


**FIG. 28.8** Alguns efeitos das respostas imunes nos estágios do desenvolvimento de helmintos.

### QUADRO 28.1 Parasitas, Microbiota e Imunidade do Hospedeiro

Os helmintos intestinais são membros da microbiota. Sua presença altera a composição da microbiota porque os vermes liberam metabólitos e produtos de excreção/secreção, estimulando o sistema imune do hospedeiro. A composição da microbiota bacteriana também influencia a colonização por helmintos. Os helmintos e a microbiota bacteriana influenciam o equilíbrio de linfócitos Th17-Treg e as respostas Th2. Alterações no equilíbrio de linfócitos Th17-Treg, em especial aquelas que reduzem a inflamação intestinal, promovem a sobrevida dos helmintos. O início prematuro das respostas Treg nas infecções por *Trichuris muris*, por exemplo, pode inibir a imunidade protetora. Por outro lado, a depleção de Treg reduz a carga parasitária e estimula as respostas inflamatórias Th1 no intestino. As Tregs parecem limitar a expansão de linfócitos Th2, principalmente no início das infecções.

células linfoides inatas do grupo 2 (ILC2). A TSLP, por exemplo, ativa as células dendríticas clássicas de tipo 2 (cDC2). A IL-25 estimula a produção de citocinas de tipo 2 pelas ILC2 e facilita a diferenciação de linfócitos Th2. A IL-33 atua sobre linfócitos Th2, ILC2, basófilos e mastócitos e determina a produção de IL-4, IL-5 e IL-13. As ILC2s são uma importante fonte inicial de IL-4, IL-13 e IL-5 (Quadro 28.2).

Em resposta a esses estímulos, os linfócitos T liberam suas próprias citocinas efetoras. Os linfócitos T $\gamma/\delta$ do epitélio intestinal, por exemplo, produzem IL-4 e IL-25. Da mesma maneira, os linfócitos Th2 produzem mais IL-4 em uma alça de *feedback* positivo, o que gera outras citocinas Th2 e IL-25. A IL-4 ativa STAT6, regulando positivamente GATA3, que provoca a diferenciação em linfócitos Th2 e suprime as respostas Th1. A IL-6 e o TGF-$\beta$ induzem respostas Th17. A IL-13 repara epitélios, aumenta a produção de muco e, com a IL-9, recruta e ativa os mastócitos da mucosa. A IL-4 e a IL-13 ativam os enterócitos, as células da musculatura lisa e os macrófagos. O aumento da proliferação e da reposição dos enterócitos pode fazer o verme se soltar. Essas citocinas também aumentam a permeabilidade intestinal e a secreção de fluido. As citocinas Th2 estimulam as células de Paneth e o consequente aumento da concentração de defensinas pode danificar os helmintos. Essas citocinas também estimulam as células caliciformes a produzir uma molécula semelhante à resistina, que interfere na alimentação do verme. As mucinas e outros produtos das células caliciformes também podem promovem a expulsão do verme.

Embebidos na mucosa do intestino e do abomaso, os vermes secretam múltiplas proteínas antigênicas (Fig. 28.9) que estimulam a produção de IgA e IgE. A IgA é associada à resistência a *Teladorsagia circumcincta* e afeta o tamanho e a fecundidade dos vermes. É provável que as respostas de IgE sejam mais importantes do que as respostas de IgA, já que são essenciais no controle dos vermes adultos nas superfícies mucosas. Isso é mais evidente na reação de "autocura" em ovinos infectados por nematódeos gastrointestinais, em especial *Haemonchus contortus.*

Os mastócitos também participam da expulsão dos helmintos. Os números de mastócitos nos tecidos aumentam durante as infecções por helmintos. Essas células também podem ser diretamente ativadas por padrões moleculares associados a patógenos (PAMPs) por PRRs, mas não se sabe quais PAMPs o fazem. Em resposta, esses mastócitos produzem IL-4, IL-13, IL-5 e fatores quimiotáticos. As proteases dos mastócitos degradam as junções ocludentes (*tight junctions*) e permitem a saída de fluido do intestino. Os produtos dos mastócitos podem ser diretamente tóxicos para os helmintos.

Os basófilos são também atraídos aos vermes grudados e são a fonte principal de IL-4. Os basófilos podem atuar como células apresentadoras de antígeno em infecções por helmintos (*Trichuris muris*).

### QUADRO 28.2 Células com Borda em Escova

Entre as células menos comuns que revestem o intestino delgado estão as "células com borda em escova", assim chamadas por apresentarem um pequeno tufo de microvilos que se estendem até o lúmen intestinal. Até pouco tempo atrás, sua função era desconhecida. Agora, sabe-se que essas células são essenciais no estabelecimento de respostas imunes de tipo 2 a helmintos. As células com borda em escova aparentemente "percebem" os helmintos intestinais. Em resposta, produzem grandes quantidades de IL-25, uma citocina que recruta eosinófilos, ativa linfócitos Th2 e células linfoides inatas do grupo 2 (ILC2) e faz com que secretem mais IL-13 e IL-4 (Fig. 28.10). A IL-13 e a IL-4 das células ILC2 estimulam ainda mais a proliferação das células com borda em escova e a produção de IL-25. Na presença de helmintos parasitas, a IL-25 promove a hiperplasia das células com borda em escova e das células caliciformes produtoras de muco. A IL-13 e a IL-4 aumentam a motilidade intestinal e a secreção de muco. A combinação da maior motilidade com o aumento da produção de muco pode expelir muitos helmintos parasitas.

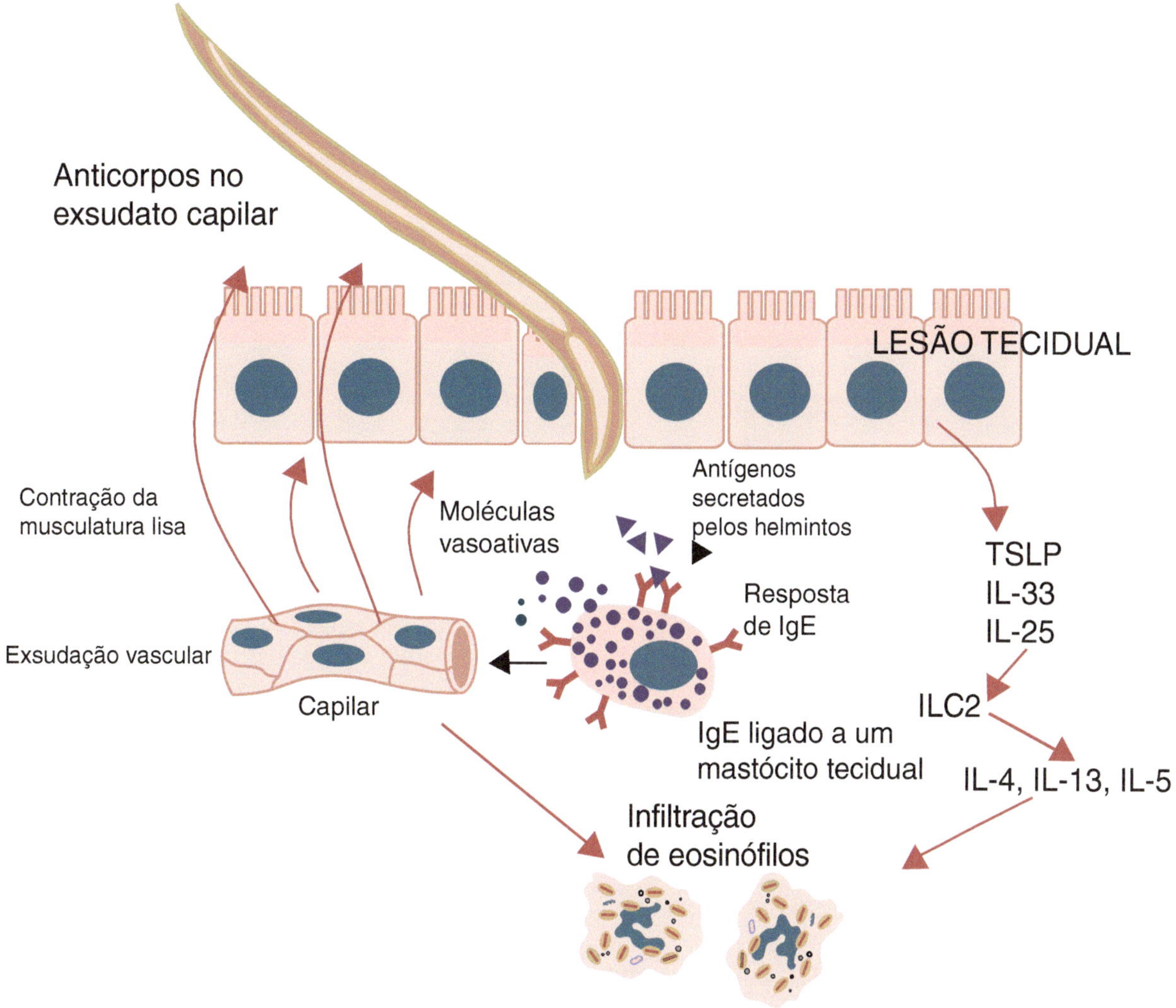


**FIG. 28.9** Mecanismos da reação de autocura contra helmintos intestinais. Essencialmente, o animal monta uma resposta alérgica aos antígenos salivares dos nematódeos aderidos. Essa resposta inflamatória aguda faz com que os vermes se soltem da parede intestinal e sejam eliminados nas fezes.

A combinação de antígenos dos helmintos com a IgE ligada aos mastócitos estimula a desgranulação dessas células e a liberação de moléculas vasoativas, como a histamina, citocinas, como a IL-13 e a IL-33, quitinases e proteases. Essas moléculas estimulam a contração vigorosa da musculatura lisa e aumentam a permeabilidade vascular. A IL-13 promove a expulsão do parasita pela estimulação da proliferação das células epiteliais. Acredita-se que a rápida renovação das células epiteliais forma um "elevador epitelial" que auxilia na expulsão dos parasitas. A IL-33 também induz a expulsão dos vermes adultos. O edema tecidual pode inibir a invasão por helmintos. O aumento da permeabilidade, a proliferação de células epiteliais, a contração da musculatura lisa e a produção de muco auxiliam na expulsão do verme. Essa expulsão é acompanhada por infiltração da mucosa por mastócitos, eosinofilia intestinal, elevação da concentração sérica de IgE e aumento dos níveis de IgG1 específica para o parasita.

As contrações violentas dos músculos intestinais causadas pela histamina e o aumento da permeabilidade dos capilares intestinais provocam um efluxo de fluido no lúmen intestinal, o que desloca e expulsa muitos vermes. (Em inglês, essa resposta é chamada de *weep and sweep*, algo como "varrer com água".) Em ovinos que acabaram de passar pela "autocura", os títulos de IgE são altos e a administração experimental de antígenos de helmintos causa anafilaxia aguda (Capítulo 30). Uma reação semelhante é observada na fasciolíase em bezerros, onde o pico dos títulos de anticorpos associados à anafilaxia cutânea passiva (PCA) coincide com a expulsão do parasita.

***Variações entre vermes.*** Os tecidos de helmintos podem ser considerados xenoenxertos, ou seja, enxertos entre indivíduos de duas espécies diferentes. A intensidade no processo de rejeição do enxerto pode variar entre diferentes hospedeiros e diferentes vermes. Linhagens de camundongos isogênicos apresentam diferentes capacidades de expulsão de nematódeos intestinais, como *T. muris*. Uma vez que os camundongos isogênicos são geneticamente idênticos, essas variações na resistência ao *T. muris* devem ser causadas por diferenças entre os vermes. Sabemos que as linhagens de parasitas apresentam capacidades diferentes de estimulação de respostas Th1 e Th2. Isso pode ser decorrente da manipulação da resposta imune por cada verme. O *T. muris*, por exemplo, pode produzir uma proteína semelhante ao IFN-γ que suprime as respostas Th2 e, assim, aumenta a sobrevida do parasita. Alternativamente, essas diferenças podem ser causadas pelos números de parasitas. Assim, a infestação com baixos números *T. muris* provoca uma

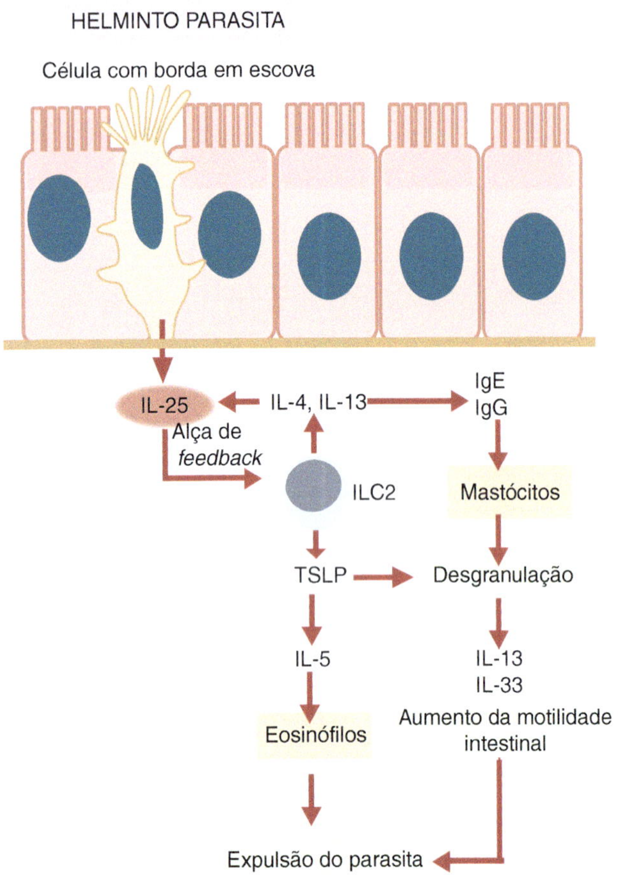


FIG. 28.10 Os mecanismos de participação das células com borda em escova na expulsão dos parasitas.

resposta Th1 e o parasita persiste. A administração de doses maiores dos parasitas faz com que os camundongos montem respostas Th2 e expulsem os parasitas. É provável que um limite de infecção seja essencial ao desenvolvimento da resistência.

## Imunidade Mediada por Células

Cistos viáveis do cestódeo *Taenia solium* desencadeiam uma resposta Th2 e, portanto, a produção de IgE. Entretanto, depois de morto, o cisto estimula uma resposta Th1 e a formação de granuloma. Biópsias mostram a presença de IL-12, IL-2 e IFN-γ associados a granulomas que circundam os cistos de cestódeos à morte. É possível que a resposta Th1 aconteça somente quando o parasita não consegue mais influenciar a resposta imune do hospedeiro.

Os linfócitos T sensibilizados atacam os helmintos por dois mecanismos. No primeiro, células mononucleares são atraídas para o local de invasão larval e tornam o ambiente local inadequado para crescimento ou migração. No segundo mecanismo, os linfócitos citotóxicos matam as larvas. Assim, o tratamento de animais experimentais com a vacina de bacilos de Calmette-Guérin (BCG), o estimulante de linfócitos T (Capítulo 41), inibe as metástases de cistos hidáticos (*Echinococcus granulosus*). Nas infestações por cestódeos onde o cisto parasitário (metacestódeo) cresce no hospedeiro, o parasita deve conseguir proteínas para sua nutrição. Entretanto, o cisticerco de *Taenia ovis* cresce mais na presença de soro imune do que de soro não imune. Os parasitas possuem receptores Fc e é possível que as imunoglobulinas do hospedeiro os alimentem. Uma vez que o fluido do cisto contém mitógenos de linfócitos, também foi sugerido que essas moléculas estimulem a produção de imunoglobulinas que, então, podem ser usadas pelo parasita.

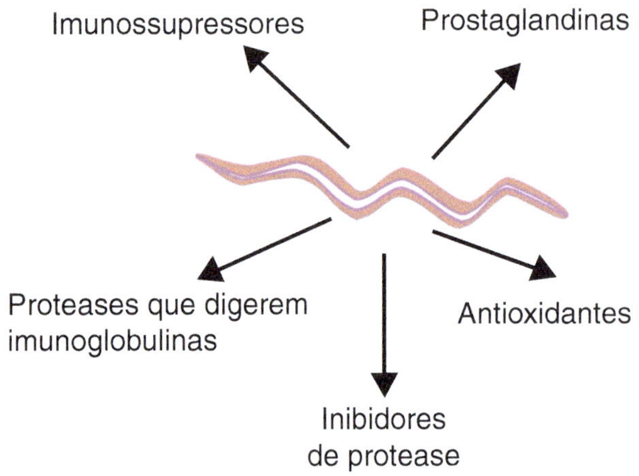


FIG. 28.11 Alguns dos métodos de evasão das defesas do hospedeiro usados pelas larvas de helmintos durante a migração.

A complexidade da resistência aos helmintos é bem demonstrada em ovinos selecionados conforme sua resistência a *Haemonchus contortus*. Em comparação a ovinos suscetíveis, há diferenças na função dos linfócitos B; os animais resistentes apresentam número significativamente maior de células com IgA e IgG1. Também há evidências de diferenças na função dos linfócitos T, já que os ovinos resistentes respondem melhor a antígenos T-dependentes e o tratamento de indivíduos resistentes com anticorpos monoclonais anti-CD4 bloqueia completamente sua resistência ao *H. contortus*. Os números de mastócitos de mucosa e a eosinofilia tecidual também são menores nesses animais tratados. Por outro lado, a eliminação das células $CD8^+$ não influencia a resistência.

## Evasão da Resposta Imune

Embora existam múltiplos mecanismos de resistência a helmintos, é óbvio, mesmo para o observador casual, que essas defesas não são muito eficazes. Os helmintos parasitas bem-adaptados sobrevivem e atuam na presença de um sistema imune totalmente funcional no hospedeiro. De modo geral, os helmintos são mais vulneráveis ao ataque durante a migração nos tecidos. Assim, a maioria das estratégias de evasão funciona no estágio larval.

## Evasão das Respostas Inatas

*Brugia malayi* secreta serpinas que inibem as serina proteases dos neutrófilos. *E. granulosus* secreta um inibidor de elastase que bloqueia a atração de neutrófilos por C5a ou fator ativador de plaquetas (PAF). Muitos helmintos expressam antioxidantes de superfície, como superóxido dismutase, glutationa peroxidase e glutationa S-transferase, que neutralizam a explosão respiratória do hospedeiro e protegem suas superfícies da oxidação (Fig. 28.11). Um antioxidante secretado por *F. hepatica* chamado peroxirredoxina provoca ativação alternativa dos macrófagos bovinos, o que gera alta atividade da arginase, baixo nível de óxido nítrico, baixa concentração de IFN-γ e alta produção de IL-10. Isso, somado ao aumento de síntese de IL-4, IL-5 e IL-13, promove respostas Th2.

Muitos parasitas interferem no sistema complemento. Os esquistossomos, por exemplo, podem neutralizar a via alternativa do sistema complemento por meio da inserção do fator acelerador do decaimento (CD55) de seu hospedeiro na sua bicamada lipídica externa. Os cestódeos podem secretar proteoglicanos sulfatados, que ativam o complemento nos fluidos teciduais. Parasitas como *Necator americanus* e *H. contortus* secretam homólogos de calreticulina que também se ligam a C1q e bloqueiam a sua atividade.

## Evasão das Respostas Adaptativas

Os helmintos ficaram progressivamente menos antigênicos durante sua evolução frente ao sistema imune funcional. Acredita-se que a seleção natural favoreça a sobrevivência de parasitas com antigenicidade menor. *H. contortus* é muito menos antigênico em ovinos, seu hospedeiro natural, do que em coelhos, que normalmente não infecta. Os ovinos, assim, respondem a menos antígenos do *H. contortus* do que os coelhos.

Os helmintos que vivem nos tecidos podem reduzir a sua antigenicidade por meio da adsorção de antígenos do hospedeiro em sua superfície, mascarando os antígenos parasitários. Isso ocorre nas infestações por *Taenia solium* em suínos, onde os parasitas são cobertos por IgG. Os cisticercos também podem adsorver moléculas de MHC em sua superfície.

Outro mecanismo de evasão imune é a variação antigênica sequencial. Apesar de os helmintos não terem desenvolvido um sistema tão complexo como o observado na tripanossomíase, há uma variação antigênica gradual. Os antígenos da cutícula da larva de *Trichinella spiralis* se alteram depois de cada muda. Mesmo durante sua fase de crescimento, essas larvas modificam a expressão dos antígenos de superfície. Alguns parasitas, como *Fasciola hepatica*, eliminam seu glicocálix e, portanto, seus antígenos de superfície após a exposição a anticorpos.

Alguns vermes interferem no processamento de antígenos. Os macrófagos de animais infestados por esquistossomos são células apresentadoras de antígeno incompetentes. As filárias secretam inibidores que bloqueiam as proteases dos macrófagos. *Taenia taeniaeformis* secreta teniastatina, um inibidor de protease que inibe a quimiotaxia de neutrófilos, a ativação do sistema complemento, a proliferação de linfócitos T e a produção de IL-2.

A imunossupressão é uma característica consistente de animais parasitados. Essa imunossupressão pode ser causada pela síntese de moléculas imunossupressoras ou pelo redirecionamento das respostas imunes para a produção de células Treg e o desenvolvimento de tolerância. *F. hepatica* secreta proteases que destroem as imunoglobulinas. Essas proteases geram fragmentos Fab que podem ligar aos antígenos parasitários e mascará-los. Além disso, a proteína do tegumento de *F. hepatica* suprime a produção de IFN-γ e IL-12 por ação direta sobre as células dendríticas e possível inibição da sinalização por NF-κB.

Muitos helmintos suprimem a resposta imune do hospedeiro por meio da produção de células Treg e linfócitos B secretores de IL-10. A infestação por *F. hepatica* é um forte indutor de respostas Th2 e, por isso, pode influenciar negativamente o desenvolvimento de respostas Th1 e interferir em exames diagnósticos, como a medida de IFN-γ em sangue total usada no diagnóstico da tuberculose bovina (Capítulo 33). Ovinos infectados com *H. contortus* podem apresentar supressão específica e, assim, não reagem a esse helminto, mas respondem a outros parasitas. As infestações por *Ostertagia ostertagi*, *Oesophagostomum radiatum* e *Trichostrongylus axei* deprimem a resposta de linfócitos de bezerros a mitógenos. Em outras helmintíases, como a triquinose, os animais infectados apresentam imunossupressão não específica. Por isso, apresentam menor resistência a outras infecções, má resposta a vacinas e aumento da sobrevivência de enxertos de pele.

Os helmintos produzem uma família de peptídeos imunomoduladores, as moléculas de defesa, que lembram as catelicidinas mamíferas. Uma dessas moléculas é produzida por *F. hepatica* e pode ser endocitada pelos macrófagos do hospedeiro, onde impede a maturação do endossomo e a apresentação do antígeno, além de inibir o transporte do antígeno até a superfície celular junto com as moléculas de MHC de classe II.

## Vacinação

Não é surpreendente, considerando a natureza da resposta do hospedeiro aos vermes e a disponibilidade de anti-helmínticos baratos e eficazes, que não haja muitas vacinas contra helmintos. Contudo, o surgimento de resistência a anti-helmínticos e preocupações ambientais decorrentes do uso excessivo de produtos químicos aumentaram o interesse nessas vacinas. A vacinação é baseada na suposição de que a resposta imune do hospedeiro pode controlar ou prevenir uma infestação. Isso nem sempre é óbvio nas helmintíases e as vacinas tradicionais podem ter pouca utilidade. Apesar disso, uma vacina recombinante contra *T. ovis* foi produzida e pode induzir imunidade protetora em ovinos. Essa vacina apresenta um antígeno clonado de oncosfera (To45W) e adjuvante à base de saponina. A vacina estimula uma resposta que previne a penetração do parasita na parede do intestino. Vacinas recombinantes similares, de antígeno único, foram altamente eficazes contra *E. granulosus* em ovinos e bovinos.

A proteção contra alguns helmintos também foi obtida com o uso de microrganismos vivos irradiados. O exemplo mais importante é a vacina contra a pneumonia causada pelo nematódeo pulmonar *Dictyocaulus viviparus* em bezerros. Nessa vacina, as larvas de segundo estágio, eclodidas de ovos em cultura, são expostas a 40.000 R de radiação gama, e duas doses dessas larvas são administradas por via oral aos bezerros. As larvas podem penetrar o intestino do animal, mas, por não conseguirem passar para o terceiro estágio, nunca chegam ao pulmão e, portanto, não são patogênicas. Durante seu processo de perda da cutícula, a larva estimula a produção de anticorpos que podem bloquear a reinfecção. A eficiência dessa vacina depende bastante do momento e da magnitude da dose de desafio, já que até mesmo bezerros vacinados podem demonstrar sinais brandos de pneumonia se colocados em pastos muito contaminados.

Os principais antígenos de helmintos são de dois tipos, os produtos solúveis de excreção/secreção e os antígenos ligados à superfície do parasita (antígenos somáticos). Entre os produtos de secreção mais importantes, estão a perirredoxina, as anexinas, as galectinas, as proteínas de choque térmico, os homólogos da proteína de alta mobilidade *box* (HMGB) e os homólogos de S100. Os antígenos imunodominantes de nematódeos são os alérgenos e antígenos poliproteicos que atuam como proteínas ligantes de lipídio. Outro antígeno somático importante é a enzima γ-glutamil transpeptidase. Alguns antígenos somáticos, como aqueles no intestino do parasita, ficam escondidos, já que não estão normalmente expostos à resposta imune do hospedeiro e, portanto, podem ser candidatos a vacinas. A vacinação experimental de caprinos adultos e filhotes cabritos contra a aminopeptidase intestinal de *H. contortus* (chamada H11), por exemplo, levou ao desenvolvimento de anticorpos contra proteases intestinais do parasita. Acredita-se que esses anticorpos interfiram na digestão do verme e reduzam os números de parasitas e sua fecundidade. Como essas moléculas não entram nos tecidos, normalmente não são reconhecidas pelo sistema imune ovino. Por isso, até cinco doses dessa vacina são necessárias para a boa proteção. Essa vacina é hoje comercializada.

Os bovinos montam respostas protetoras contra a infecção por *Fasciola*. Essas respostas são bastante eficazes contra doses altas únicas, mas são menos eficientes nas infecções brandas, que são mais comuns. Os animais podem ser protegidos contra a doença por meio do uso de antígenos parasitários definidos, como proteína ligante de ácido graxo, glutationa S-transferase, catepsina recombinante L e hemoglobina do parasita.

De modo geral, as vacinas contra helmintos não são amplamente usadas. Parte dos criadores reluta em mudar os procedimentos de controle já estabelecidos, sobretudo quando o principal encargo financeiro dessas infecções é sustentado por terceiros.

## IMUNIDADE A ARTRÓPODES

Ao picarem um animal, os artrópodes, como carrapatos, pulgas ou mosquitos, injetam saliva. Essa saliva contém enzimas digestivas que auxiliam o parasita a ingerir o sangue. A saliva também contém componentes que minimizam as respostas do hospedeiro (Fig. 28.12).

As respostas imunes do hospedeiro à saliva injetada pelo artrópode são de três tipos. Alguns componentes salivares têm baixo peso molecular e não podem atuar como antígenos normais. Entretanto, podem se ligar às proteínas da pele, como o colágeno, e, então, agir como haptenos, estimulando respostas Th1. Em uma exposição subsequente, essas respostas podem induzir uma reação de hipersensibilidade tardia. Outros antígenos salivares podem se ligar às células de Langherans da epiderme e induzir hipersensibilidade cutânea basofílica, uma resposta Th1 associada à produção de anticorpos IgG e infiltração de basófilos. A destruição desses basófilos por um soro antibasofílico reduz a resistência à picada de artrópodes. O terceiro tipo de resposta à saliva do artrópode é uma resposta Th2 que provoca a síntese de IgE e o desenvolvimento de hipersensibilidade do tipo I. Essa resposta pode induzir inflamação local grave, com urticária, dor ou prurido. Cada um desses três tipos de resposta pode modificar a pele de forma a prejudicar a alimentação do artrópode; assim, o animal passa a ser uma fonte menos atraente de alimento. Infelizmente, a seleção natural e a evolução asseguram que o artrópode hematófago também seja capaz de resistir a tais respostas. (Essas hipersensibilidades são mais discutidas no Capítulo 30.)

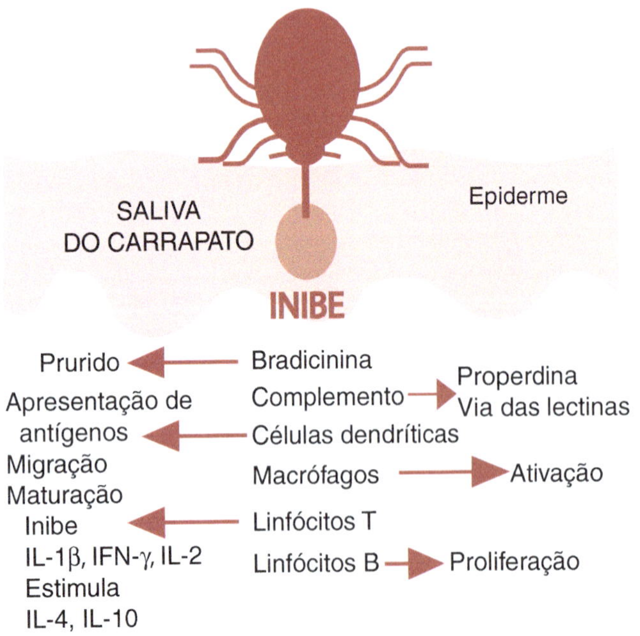


**FIG. 28.12** Fatores imunossupressores e anti-inflamatórios encontrados na saliva de carrapatos. Coletivamente, essas moléculas permitem a aderência e a alimentação dos carrapatos por períodos longos.

### Sarna Demodécica

Os ácaros da sarna *Demodex folliculorum*, *D. canis* e *D. injai* são comuns nos folículos pilosos e glândulas sebáceas de mamíferos. Esses ácaros geralmente são encontrados em baixos números, mas, em caso de crescimento excessivo, há o desenvolvimento de demodicose generalizada. Em circunstâncias normais, a resposta imune inata à quitina do ácaro e a resposta adaptativa a seus antígenos mantêm as populações desses artrópodes em nível baixo. O desenvolvimento da demodicose generalizada é causado por defeitos na imunidade do hospedeiro e apresenta forte componente genético. A reação inflamatória ao redor dos ácaros e seus fragmentos contém células mononucleares e alguns plasmócitos. Os linfócitos infiltrantes são predominantemente linfócitos T $CD8^+$. A formação de granulomas do tipo II às vezes é observada. A presença de linfócitos T citotóxicos sugere que seja uma reação de hipersensibilidade do tipo IV. Cães, porém, fazem anticorpos contra proteínas de ácaros. A ausência de eosinófilos e edema na lesão sugere que a hipersensibilidade de tipo I tem importância relativamente pequena. É interessante notar que agentes imunossupressores, como o soro antilinfocitário, a azatioprina ou a administração prolongada de corticosteroides, predispõem o animal ao desenvolvimento de sarna demodécica. Os animais com demodicose generalizada apresentam função neutrofílica normal e respondem bem a vacinas ou outras proteínas estranhas. Ainda assim, a resposta de seus linfócitos T a mitógenos como a fitoemaglutinina e a concanavalina A é menor. Essa supressão é progressiva e tende a aumentar em casos graves. Sugere-se que reflita a “exaustão” dos linfócitos T. No entanto, os linfócitos T de cães com demodicose recobram sua capacidade de resposta a mitógenos após a lavagem para remoção do soro. O soro desses animais também é capaz de suprimir a proliferação de linfócitos T de animais normais.

### Dermatite por Picada de Pulgas

As pulgas hematófagas secretam saliva na ferida cutânea. Alguns dos componentes da saliva da pulga têm baixo peso molecular e atuam como haptenos após a ligação a colágenos da derme. Consequentemente, há uma reação local de hipersensibilidade do tipo IV caracterizada por infiltração de células mononucleares. Em alguns animais sensibilizados, essa reação de tipo IV é gradualmente substituída, ao longo de meses, por uma reação de tipo I e a infiltração mononuclear passa a ser eosinofílica. A resposta imune montada por animais alérgicos à picada de pulga é protetora. Assim, as pulgas produzem menos ovos em gatos alérgicos do que em indivíduos nunca haviam entrado em contato com pulgas. Os gatos alérgicos a pulgas também parecem remover mais pulgas durante a autolimpeza do que os que nunca haviam entrado em contato. Vacinas experimentais com os antígenos principais do intestino médio da pulga do gato reduziram as populações de pulgas em cães; as fêmeas recuperadas desses animais imunizados produziram significativamente menos ovos. Isso sugere que a vacinação pode ser eficaz no controle das populações de pulgas.

## Infestação por Carrapatos

Os carrapatos são especiais entre os artrópodes porque aderem e se alimentam de seus hospedeiros por vários dias. Isso dá tempo para a formação de respostas imunes e o contra-ataque dos carrapatos. A saliva desses insetos, por exemplo, contém quininases que destroem a bradicinina e as proteínas ligantes de histamina, o que reduz a dor e o prurido. A saliva de *Ixodes scapularis* apresenta uma proteína que regula a via alternativa do sistema complemento. Essa proteína desloca a properdina e aumenta a degradação de C3bBb convertase. A saliva do carrapato também possui um inibidor da via das lectinas do sistema complemento. Consequentemente, as respostas de coçar e se lamber do hospedeiro são minimizadas.

A saliva de *Ixodes ricinus* prejudica a capacidade de apresentação de antígenos das células dendríticas. A proteína sialostatina L2 da saliva inibe a ativação do inflamossomo. A saliva do carrapato também inibe a migração das células dendríticas da pele inflamada para os linfonodos drenantes e diminui a capacidade de apresentação dos antígenos dessas células dendríticas para os linfócitos T. Além disso, as células dendríticas tratadas estimulam principalmente respostas Th2. Todos esses efeitos facilitam a aderência e a alimentação prolongada dos carrapatos.

Como as proteínas da saliva do carrapato são antigênicas, seria esperado que induzissem respostas imunes que impedissem a alimentação do parasita. Os carrapatos, porém, desenvolveram recursos imunossupressores e anti-inflamatórios que permitem sua boa alimentação. A saliva do carrapato compromete a função de macrófagos e suprime as respostas de linfócitos T a mitógenos, assim como a produção de IL-1β e das citocinas Th1 IFN-γ e IL-2. A saliva suprime a atividade das células NK e a produção de óxido nítrico pelos macrófagos. A saliva dos carrapatos *Dermacentor andersoni* e *I. ricinus* aumenta a produção das citocinas Th2 IL-4 e IL-10. Um imunossupressor da saliva do carrapato se liga especificamente a linfócitos T CD4 e bloqueia a sinalização induzida por antígeno e as respostas de linfócitos T. A saliva do *I. ricinus* também inibe a proliferação dos linfócitos B do hospedeiro. Além disso, a serpina de *I. ricinus* interfere na via da IL-6 e, consequentemente, inibe a diferenciação de linfócitos Th17. Uma proteína da saliva de *I. scapularis* inibe a proliferação dos linfócitos B expostos às proteínas Osp da bactéria da doença de Lyme, *Borrelia burgdorferi*, mas não influencia os linfócitos T. É óbvio que os carrapatos desenvolveram muitos mecanismos para impedir o ataque imunológico durante sua alimentação.

Assim, a saliva de carrapatos possui componentes que suprimem a dor, o prurido, a hemostasia, a inflamação, a imunidade adaptativa e a cicatrização de feridas. Apesar disso, os carrapatos de animais não imunes são maiores do que aqueles de animais imunes. Embora a natureza dessa resistência não seja clara, sugere-se que as reações de hipersensibilidade local à saliva do carrapato possam restringir o fluxo sanguíneo para o carrapato e reduzir seu suprimento alimentar e seu crescimento. É possível imunizar cobaias com homogenatos de carrapatos e demonstrar que os carrapatos que se alimentam dessas cobaias apresentam menor fertilidade. É improvável que a vacinação contra antígenos da saliva confira boa imunidade efetiva contra artrópodes hematófagos, mas há uma abordagem alternativa. Como muitos artrópodes de importância veterinária ingerem o sangue de seu hospedeiro, imunoglobulinas, componentes do sistema complemento e células também chegam a seus tratos digestórios. Isso sugere que a imunização de um animal contra antígenos internos do carrapato pode causar lesão local no parasita. Esses antígenos internos foram denominados "ocultos", já que, em circunstâncias normais, o hospedeiro não os encontra. Vacinas com antígenos do intestino do carrapato *Boophilus microplus* podem inibir a reprodução dos carrapatos. Na verdade, uma vacina contra carrapatos à base desse antígeno recombinante, Bm86, é comercializada na Austrália e na América Central. Os anticorpos produzidos se ligam à borda em escova das células intestinais do carrapato, inibem a endocitose e impedem o ingurgitamento completo do parasita. Assim, os processos digestivos são comprometidos e os carrapatos não se alimentam, o que causa perda de fecundidade, fraqueza e possível perda de adesão ao hospedeiro. Consequentemente, o número de carrapatos nos animais vacinados é menor. Vacinas experimentais com múltiplos componentes têm resultados ainda melhores.

## Infestação por *Hypoderma*

Ao contrário dos artrópodes já descritos, a larva das moscas do berne (*Hypoderma bovis* e *Hypoderma lineatum*) migra pelos tecidos corpóreos. Essas larvas precisam sobreviver ou escapar da resposta de xenoenxerto do hospedeiro. Na verdade, as primeiras larvas dessas moscas não desencadeiam inflamação significativa e são imunossupressoras. A hipodermina A, a protease secretada por essas larvas, pode inibir as respostas a mitógenos e reduzir a produção de IL-2, provavelmente por meio da destruição dos receptores da superfície celular. A vacinação com uma proteína clonada de *Hypoderma* foi eficaz na proteção de bovinos contra infestações subsequentes.

As defesas imunes também ajudam a prevenir a invasão por outros artrópodes que penetram a pele. As larvas da mosca *Lucilia cuprina* infestam a pele de ovinos e causam miíase extensa. Os ovinos podem ser selecionados quanto à resistência baixa ou alta a essa miíase. Os animais resistentes apresentam números maiores de linfócitos B positivos para IgE na pele do que os indivíduos suscetíveis. Os ovinos resistentes também montam uma resposta inflamatória melhor e produzem mais exsudato após a injeção de produtos de excreção e secreção das larvas. Por outro lado, as proteases larvais inibem a ativação do sistema complemento e degradam imunoglobulinas.

# 29

# Hipersensibilidade Mediada por Mastócitos e Eosinófilos

## OBJETIVOS DIDÁTICOS

*Depois de ler este capítulo, você deve ser capaz de:*

- Descrever a estrutura, a localização e as propriedades de mastócitos, eosinófilos e basófilos.
- Explicar como as hipersensibilidades de tipo I provocam respostas imunes de tipo 2 mediada por imunoglobulina E (IgE).
- Descrever como os mastócitos respondem à interação entre um antígeno e a IgE ligada à célula.
- Descrever a estrutura e as propriedades da IgE.
- Discutir como a doença alérgica é causada pela liberação de moléculas inflamatórias de mastócitos, eosinófilos e basófilos.
- Listar as principais moléculas inflamatórias liberadas por cada uma dessas células.
- Descrever as formas de regulação das respostas mastocitárias.
- Entender como essas respostas provavelmente evoluíram como mecanismos especializados de defensa contra helmintos e artrópodes.
- Descrever as vias envolvidas na mobilização dos eosinófilos.
- Explicar como esses tipos de resposta são influenciados pela composição da microbiota intestinal.

## SUMÁRIO DO CAPÍTULO



As lesões patológicas desencadeadas por respostas imunes são chamadas de hipersensibilidades. As hipersensibilidades são classificadas em quatro tipos principais com base em seus mecanismos patogênicos. As reações de hipersensibilidade do tipo I são respostas inflamatórias causadas pela liberação do conteúdo dos grânulos citoplasmáticos de mastócitos, basófilos e eosinófilos. Essa liberação de grânulos é desencadeada pela interação de antígenos com a imunoglobulina E (IgE) na superfície dos mastócitos ou basófilos. Esses grânulos contêm uma mistura de moléculas que desencadeiam a inflamação e atraem eosinófilos (Fig. 29.1). Essa inflamação desempenha um importante papel na resistência a helmintos e artrópodes. No entanto, também é uma causa de doença inflamatória indesejada e, assim, tem grande importância na medicina veterinária. A produção de IgE é característica das respostas de tipo 2. Essas respostas são desencadeadas pela produção de interleucina 4 (IL-4) e outras citocinas pelos linfócitos T auxiliares do tipo 2 (Th2).

## INDUÇÃO DA HIPERSENSIBILIDADE DE TIPO I

Os animais são continuamente expostos a antígenos ambientais nos alimentos, por contato cutâneo ou no ar inalado. A maioria dos animais normais responde à entrada desses antígenos no corpo por meio da produção de anticorpos IgG ou IgA, sem consequências clínicas óbvias. Alguns animais, porém, respondem com uma resposta Th2 exagerada e produção de quantidades excessivas de IgE. Esses são os animais que desenvolvem reações de hipersensibilidade do tipo I ou alergias. A síntese excessiva de IgE é denominada atopia e os indivíduos afetados são chamados de atópicos. O desenvolvimento de atopia e hipersensibilidade do tipo I depende da interação entre os genes e os fatores ambientais, principalmente a microbiota intestinal. A genética da atopia e da alergia é complexa. Se ambos os pais forem atópicos, a maioria dos seus descendentes também será atópica e terá alergias. Se apenas um dos pais for atópico, a porcentagem de atopia nos descendentes é variável. Além disso,

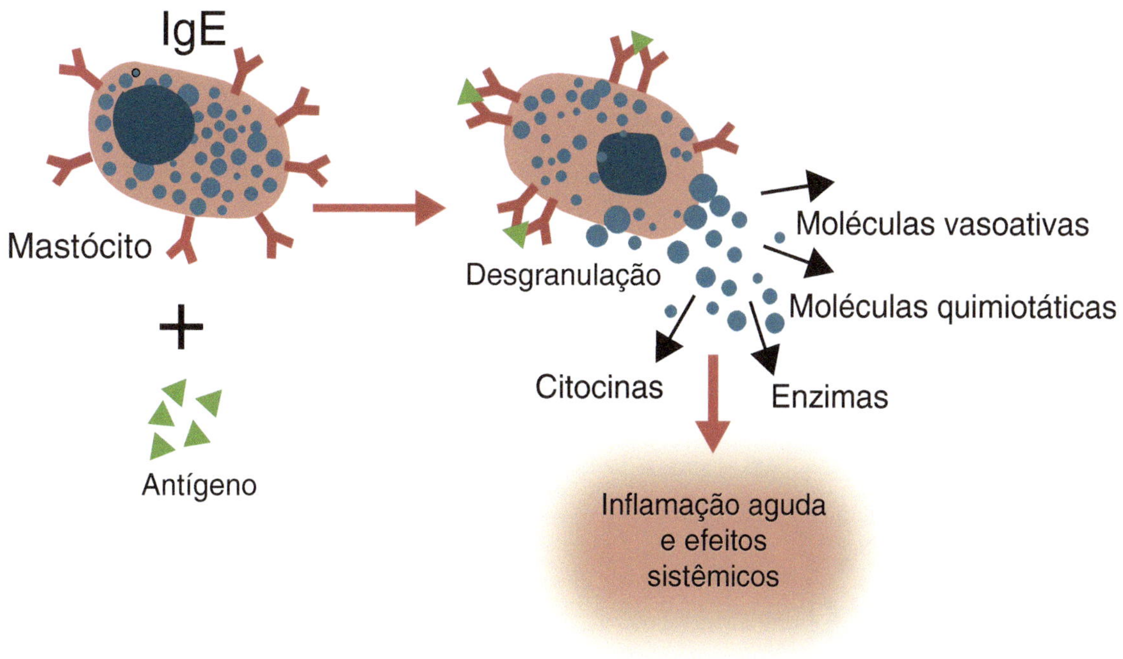


**FIG. 29.1** O mecanismo das reações de hipersensibilidade do tipo I. Numerosas moléculas biologicamente ativas e mediadores inflamatórios são liberados pelos mastócitos após a ligação cruzada do antígeno com duas moléculas de IgE na superfície celular. Algumas dessas substâncias são produzidas imediatamente. Outras podem ser sintetizadas em minutos ou horas.

há uma predisposição racial para a atopia em cães. A dermatite atópica, por exemplo, é observada com mais frequência em Terriers (Bull, Welsh, Cairn, West Highland White, Scottish), Dálmatas e Setters Irlandeses, embora cães sem raça definida também possam ser acometidos. Estima-se que a hereditariedade da dermatite atópica em Labradores e Golden Retrievers seja relativamente alta, de 0,47. Em equinos, altos níveis de IgE são associados a certos haplótipos de ELA-DRB.

Os animais normais infestados por vermes e insetos também produzem grandes quantidades de IgE, e acredita-se que essa imunoglobulina possa ter evoluído especificamente para neutralizar tais organismos. A quitina, um biopolímero que confere rigidez estrutural a fungos, insetos e helmintos, induz o acúmulo de eosinófilos e basófilos nos tecidos e pode ser importante no desencadeamento de algumas reações alérgicas. Na verdade, as reações de "autocura" observadas em ovelhas parasitadas são o único aspecto benéfico reconhecido da hipersensibilidade do tipo I. É interessante notar que os cães atópicos e parasitados podem apresentar níveis menores de IgA, indicando que a deficiência de IgA pode predispor o aumento compensatório da síntese de IgE (Capítulo 22).

## IMUNOGLOBULINA E

A IgE é uma imunoglobulina de estrutura convencional, com quatro cadeias e cerca de 200 kDa (Fig. 16.7). É encontrada no soro em quantidades muito pequenas (9 a 700 μg/mL em cães) e sua meia-vida sérica é de apenas 2 dias. A maior parte da IgE é firmemente ligada aos receptores Fcε dos mastócitos teciduais, onde sua meia-vida é de 11 a 12 dias. Alguns mastócitos do tecido conjuntivo adjacente aos vasos sanguíneos podem estender processos citoplasmáticos entre as células endoteliais até o lúmen vascular "pescar" a IgE que se liga a seus receptores.

Algumas subclasses de IgG também podem se ligar aos FcR dos mastócitos e mediar as reações de hipersensibilidade do tipo I. A IgG4, por exemplo, é associada a alguns casos de dermatite atópica canina. No entanto, a afinidade dessas subclasses aos receptores de Fc é muito menor do que a da IgE e sua relevância clínica é muito menor.

### Produção de Imunoglobulina E

Os indivíduos atópicos são predispostos a montar respostas imunes do tipo 2. Seus linfócitos Th2 produzem IL-4, IL-5 e IL-13. Essas citocinas, juntamente com a coestimulação de CD40, desencadeiam a síntese de IgE pelos linfócitos B. A IL-4 também é produzida em quantidades significativas pelos mastócitos em desgranulação. Essa IL-4 derivada de mastócitos pode alterar o equilíbrio dos linfócitos auxiliares e aumentar ainda mais a produção de linfócitos Th2 e a liberação de IL-4 (Fig. 29.2).

### Receptores de Imunoglobulina E

Os animais possuem dois receptores de IgE: FcεRI, de alta afinidade, e FcεRII (CD23), de baixa afinidade. Há duas formas de FcεRI. Uma forma é encontrada em mastócitos, basófilos, neutrófilos e eosinófilos. Essa forma é composta por quatro cadeias peptídicas, uma cadeia α, uma cadeia β e duas cadeias γ ($\alpha\beta\gamma_2$) (Fig. 29.3). A cadeia α se liga à IgE, a cadeia β estabiliza o complexo, e as cadeias γ atuam como transdutoras de sinal. (Essa mesma cadeia γ também é transdutora de sinal em FcγRI, FcγRIII e TCR γ/δ). A afinidade de FcεRI pela IgE é muito alta ($10^{-10}$ M); assim, a ligação é quase irreversível e os mastócitos estão constantemente recobertos por IgE.

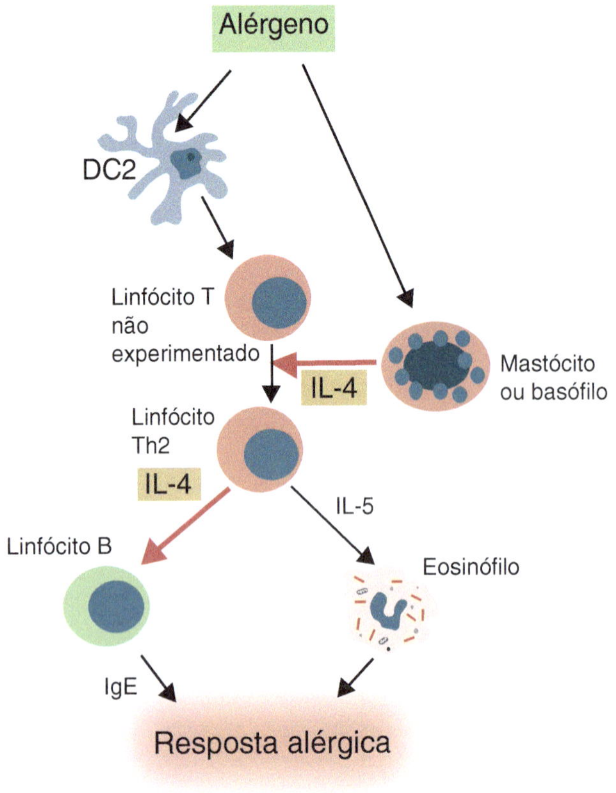


**FIG. 29.2** Papel da IL-4 na indução das respostas de IgE. A IL-4 é produzida por linfócitos Th2. Ao ser liberada, promove o desenvolvimento de mais linfócitos Th2, que são as principais fontes dessa citocina e promovem respostas de IgE. A desgranulação de mastócitos também libera IL-4, o que estimula ainda mais essa reação. As células NK podem ser a primeira fonte de IL-4. A resposta à IL-4 é inibida por IFN-γ e IL-12.

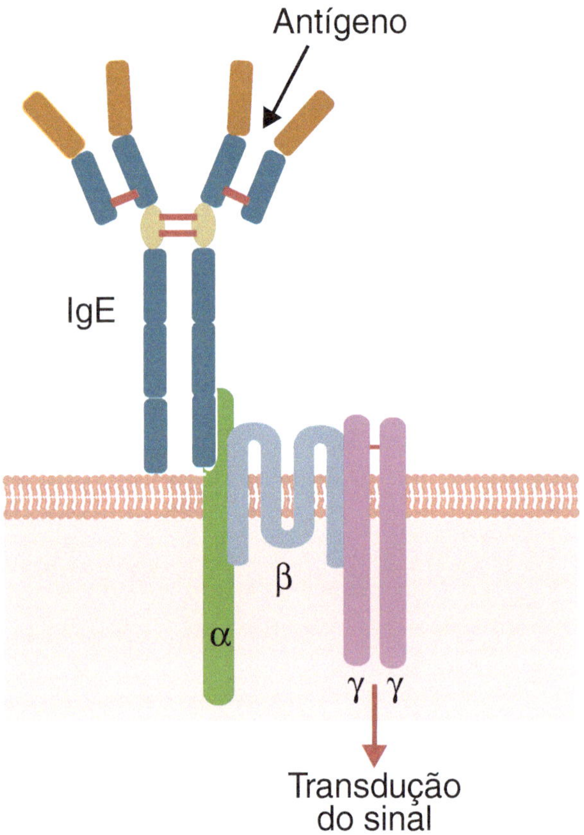


**FIG. 29.3** Estrutura do FcεRI. Essa forma tetramérica do receptor, com duas cadeias γ, é encontrada em mastócitos e basófilos.

A outra forma de FcεRI é composta por apenas três cadeias: uma cadeia α e duas cadeias γ ($\alpha\gamma_2$). Essa forma é expressa por células dendríticas apresentadoras de antígenos e monócitos. Ao se ligar a esse receptor, o complexo antígeno-IgE é ingerido e tratado como um antígeno exógeno. A expressão de FcεRI pelas células apresentadoras de antígenos é estimulada pela IL-4 dos linfócitos Th2. Assim, há o desenvolvimento de uma alça de *feedback* positivo (a alça da alergia) (Fig. 29.4). As células processadoras de antígenos os apresentam de maneira mais eficiente para os linfócitos Th2. Os linfócitos Th2, então, secretam IL-4 e aumentam a produção de IgE.

O FcεRII (CD23), por outro lado, é uma selectina encontrada em linfócitos B, células *natural killer* (NK), macrófagos, células dendríticas, eosinófilos e plaquetas. Além da ligação à IgE, o FcεRII também se liga ao receptor de complemento CR2 (CD21) (Fig. 29.5). Assim, os linfócitos B que expressam FcεRII se ligam ao CR2 de outros linfócitos B, linfócitos T e células dendríticas. Ao ligar os linfócitos B às células dendríticas, o FcεRII aumenta a sobrevida dos linfócitos B e regula a síntese de IgE.

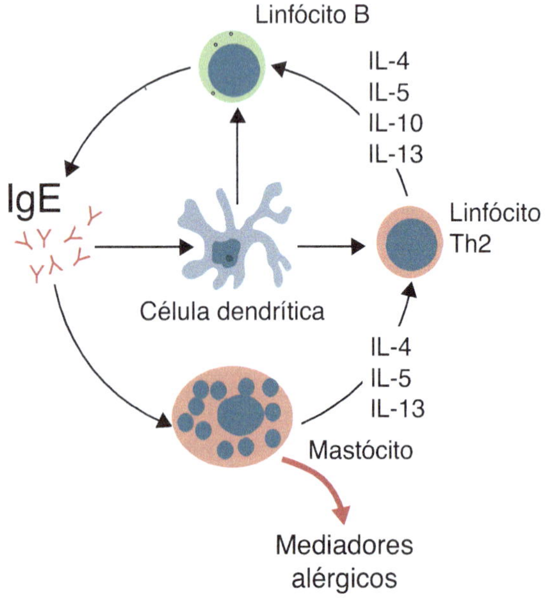


**FIG. 29.4** A alça da alergia. As células dendríticas expressam FcεRI e, assim, podem se ligar a complexos de antígeno e IgE. Esse antígeno, depois de processado, estimula respostas Th2. Esses linfócitos Th2, por sua vez, secretam citocinas, que aumentam a resposta de IgE.

## MASTÓCITOS

Os mastócitos desempenham um papel fundamental nas doenças alérgicas e na imunidade inata. Por serem próximos às superfícies corporais, atuam como células sentinelas e liberam

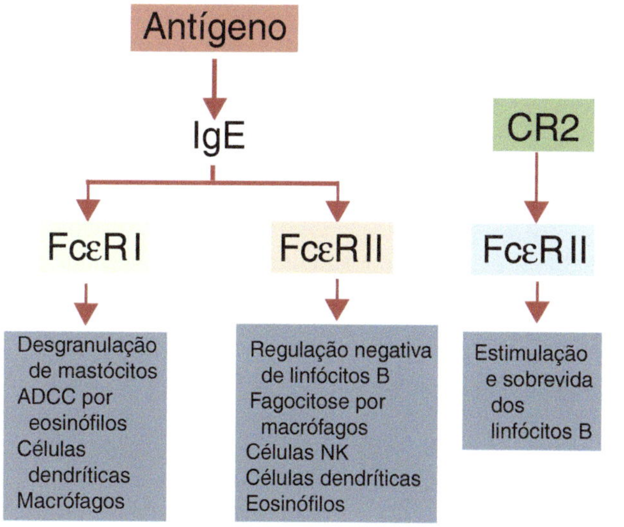


**FIG. 29.5** A combinação de receptores Fcε com seus ligantes estimula diversas respostas em mastócitos, dependendo da natureza dos estímulos. O FcεRII também é receptor do sistema complemento. *ADCC*, citotoxicidade mediada por células e dependente de anticorpos.

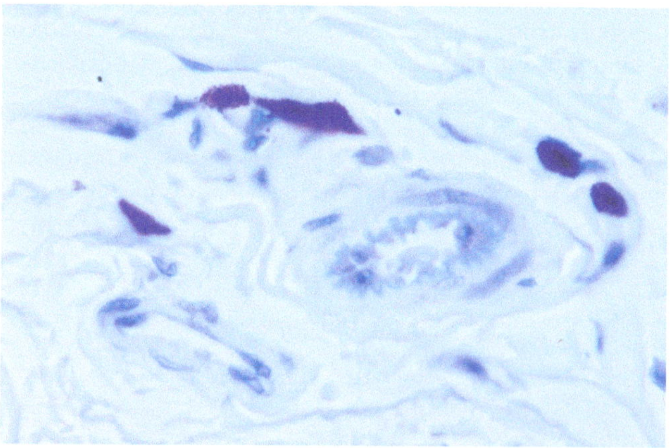

**FIG. 29.6** Corte de pele de cão corada para mostrar os mastócitos. Os mastócitos se coram intensamente por causa da heparina nos seus grânulos citoplasmáticos.

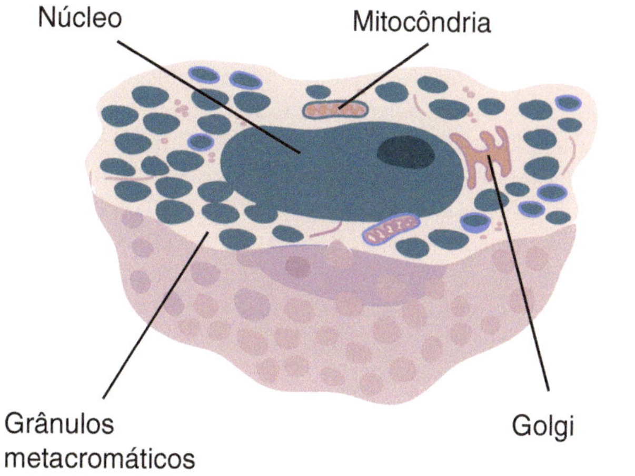


**FIG. 29.7** As características estruturais dos mastócitos do tecido conjuntivo. O termo *metacromático* significa apenas que os grânulos se coram de maneira intensa.

**TABELA 29.1 Comparação dos Dois Tipos Principais de Mastócitos**

| | Mastócitos de Mucosa | Mastócitos do Tecido Conjuntivo |
|---|---|---|
| Estrutura | Poucos grânulos, de tamanho variável | Muitos grânulos uniformes |
| Tamanho | 9 a 10 μm de diâmetro | 19 a 20 μm de diâmetro |
| Proteoglicano | Sulfato de condroitina | Heparina |
| Histamina | 1,3 pg/célula | 15 pg/célula |
| Tempo de vida | < 40 dias | > 6 meses |
| Localização | Parede intestinal, pulmão | Cavidade peritoneal, pele |

moléculas pró-inflamatórias imediatamente depois do encontro com os invasores. Essas células reconhecem padrões moleculares associados a patógenos (PAMPs) e padrões moleculares associados à lesão (DAMPs) por meio de seus receptores de reconhecimento de padrão (PRRs) e, em resposta, liberam os conteúdos de seus grânulos citoplasmáticos em minutos (Capítulo 2). Essa liberação normalmente ocorre de maneira controlada e garante que a gravidade e o tipo de inflamação são apropriados às necessidades imediatas do organismo — mas nem sempre!

## Estrutura e Localização

Os mastócitos são células redondas e grandes (15 a 20 μm de diâmetro) espalhadas pelo corpo todo, no tecido conjuntivo, nas superfícies mucosas e ao redor dos nervos (Fig. 29.6). Essas células são encontradas em maior número sob a pele, no intestino e nas vias aéreas. Por serem próximas aos vasos sanguíneos, podem regular o fluxo sanguíneo e influenciar a migração celular. Os mastócitos são reconhecidos com facilidade por seu citoplasma densamente ocupado por grânulos grandes e bem corados por substâncias como o azul de toluidina. Esses grânulos em geral mascaram o núcleo extenso e em forma de feijão (Fig. 29.7). (Os mastócitos têm esse nome porque seus muitos grânulos dão a aparência de "células bem alimentadas" [do alemão *Mastzellen*].)

## História Natural

Os roedores apresentam duas populações distintas de mastócitos. Uma está na mucosa, e a outra, nos tecidos conjuntivos (Tabela 29.1). Os mastócitos da mucosa são originários de células-tronco derivadas da medula óssea e são encontrados entre as células epiteliais da mucosa intestinal e do pulmão. Essas células possuem sulfato de condroitina, mas pouca histamina. Os mastócitos do tecido conjuntivo, por outro lado, são originários de células-tronco do fígado fetal. Essas células são encontradas na pele, ao redor dos vasos sanguíneos e na cavidade peritoneal. São ricas em histamina e heparina. Embora os números de mastócitos do tecido conjuntivo sejam relativamente constantes, os mastócitos de mucosa proliferam na presença de vermes intestinais. Os mastócitos do tecido conjuntivo são constitutivos e independentes de linfócitos T, enquanto os mastócitos de mucosa devem ser induzidos e são dependentes de linfócitos

T. Os mastócitos de mucosa que são induzidos desaparecem poucas semanas após a eliminação dos parasitas.

Diversos estímulos desencadeiam a desgranulação dos mastócitos. Os mais conhecidos são a ligação de alérgenos específicos à IgE. As alergias, porém, são um tipo especial de inflamação. Diversos outros sinais podem desgranular os mastócitos, inclusive citocinas, quimiocinas, substâncias químicas, estímulos físicos, venenos de insetos, peçonhas de animais e vírus. Muitos DAMPs, entre eles defensinas, anafilatoxinas, IL-33, neuropeptídeos, adenosina e endotelinas (pequenos peptídeos de células endoteliais), também desencadeiam a desgranulação de mastócitos.

Os mastócitos expressam diversos PRRs, receptores de componentes do sistema complemento e o receptor de manose (CD48). A estimulação de seus receptores do tipo *toll* (TLRs) faz com que os mastócitos liberem diferentes misturas de mediadores. Assim, a interação entre peptidoglicanas bacterianas e TLR2 estimula a liberação de histamina, mas não a interação de lipopolissacarídeos com TLR4. A ligação de bactérias aos TLRs de mastócitos desencadeia a produção de fator de necrose tumoral α (TNF-α) e IL-6. Os mastócitos podem usar esses receptores para diferenciar os patógenos e liberar uma combinação seleta de citocinas, quimiocinas e outros mediadores inflamatórios, dependendo da natureza do estímulo. Os mediadores inflamatórios liberados pelos mastócitos ativam as células imunes adjacentes. Essas moléculas facilitam o recrutamento local, a ativação e a atividade bactericida de neutrófilos e eosinófilos.

## RESPOSTA DOS MASTÓCITOS AO ANTÍGENO

Embora existam diversas possíveis vias de ativação dos mastócitos, a mais estudada é mediada pela ligação de IgE a FcεRI na superfície celular (Fig. 29.8). Os mastócitos revestidos por IgE e FcεRI estão sensibilizados para a interação com os antígenos. Os mastócitos podem residir nos tecidos, onde a IgE aderida age como uma bomba em um campo minado. A interação entre o antígeno e essa IgE faz com que o mastócito libere seus grânulos nos tecidos adjacentes.

A desgranulação começa quando uma molécula de antígeno faz a ligação cruzada da IgE com dois FcεRI e ativa suas tirosinas quinases. Essas moléculas ativam a fosfolipase C, o que leva à produção de diacilglicerol e inositol trifosfato. Esses mediadores, então, aumentam a concentração intracelular de cálcio e ativam mais proteínas quinases. Essas proteínas quinases fosforilam a miosina do citoesqueleto para que os grânulos se movimentem até a superfície celular. As membranas dos grânulos se fundem com a membrana plasmática e o conteúdo é liberado no fluido extracelular (Fig. 29.9).

A ligação cruzada de dois FcεRI por um antígeno também ativa a fosfolipase A. Essa molécula age nos fosfolipídios da membrana e gera ácido araquidônico. Outras enzimas, então, convertem o ácido araquidônico em leucotrienos e prostaglandinas (Fig. 3.7). Por fim, as proteínas quinases promovem a transcrição dos genes que codificam diversas citocinas, cicloxigenases e lipoxigenase.

A desgranulação dos mastócitos é o evento central no desenvolvimento das reações alérgicas (hipersensibilidade do tipo I).

Os grânulos dos mastócitos contêm uma mistura complexa de moléculas pró-inflamatórias potentes (Capítulo 3). Alguns grânulos nos mastócitos de camundongos possuem serotonina ou catepsina D, enquanto outros contêm histamina e TNF-α. Estímulos diferentes determinam quais subtipos de grânulos são exocitados e, assim, quais mediadores são liberados. É possível que diferentes formas clínicas de alergia possam ser determinadas pelo subtipo de grânulo liberado. Da mesma forma, os tratamentos apropriados para as alergias podem diferir de acordo com a mistura de mediadores inflamatórios liberados. A velocidade dessas respostas também difere entre os mastócitos. A desgranulação, por exemplo, ocorre segundos após a ligação do antígeno à IgE (Fig. 29.10). No entanto, as respostas inflamatórias induzidas nas superfícies mucosas são muito mais lentas do que as respostas alérgicas na pele ou nas vias aéreas. As proteínas dos mastócitos precisam de tempo

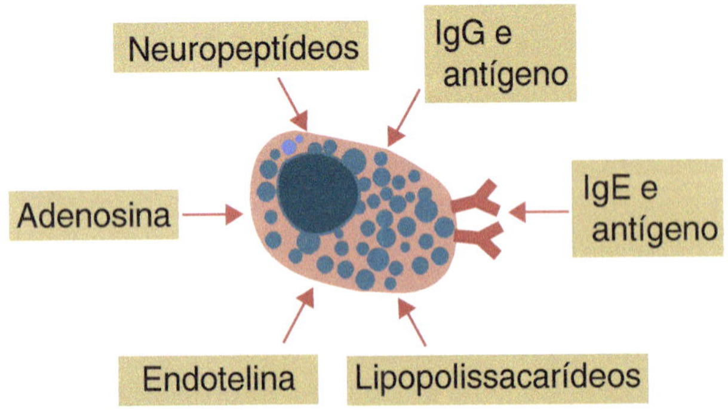


FIG. 29.8 Alguns dos estímulos que provocam a desgranulação dos mastócitos. A ligação do antígeno à IgE provoca a desgranulação rápida e completa. Os outros estímulos mostrados causam desgranulação fragmentada, mais gradual. Assim, nas respostas inflamatórias normais, o grau de desgranulação dos mastócitos é adaptado às necessidades locais de defesa.

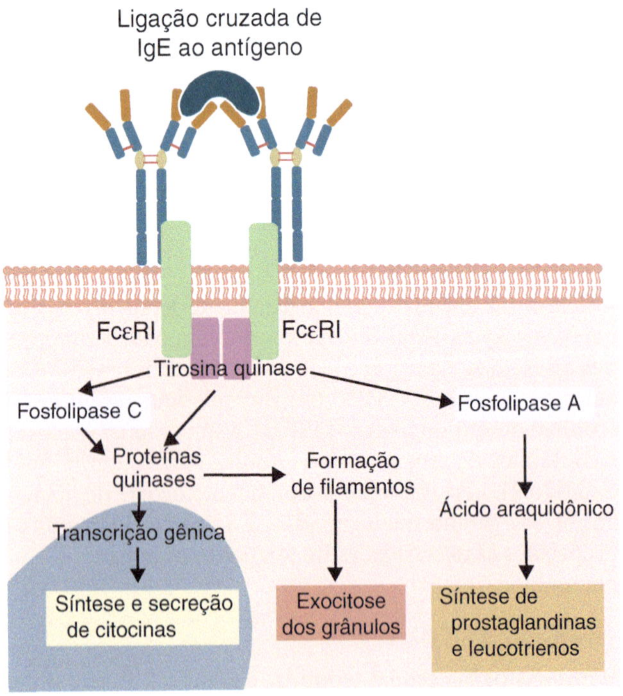


FIG. 29.9 Uma visão simplificada da transdução de sinal do mastócito. O processo é desencadeado pela ligação cruzada de duas moléculas de IgE ao antígeno. O sinal combinado provoca desgranulação (exocitose de grânulos), síntese de leucotrienos e prostaglandinas e produção de citocinas.

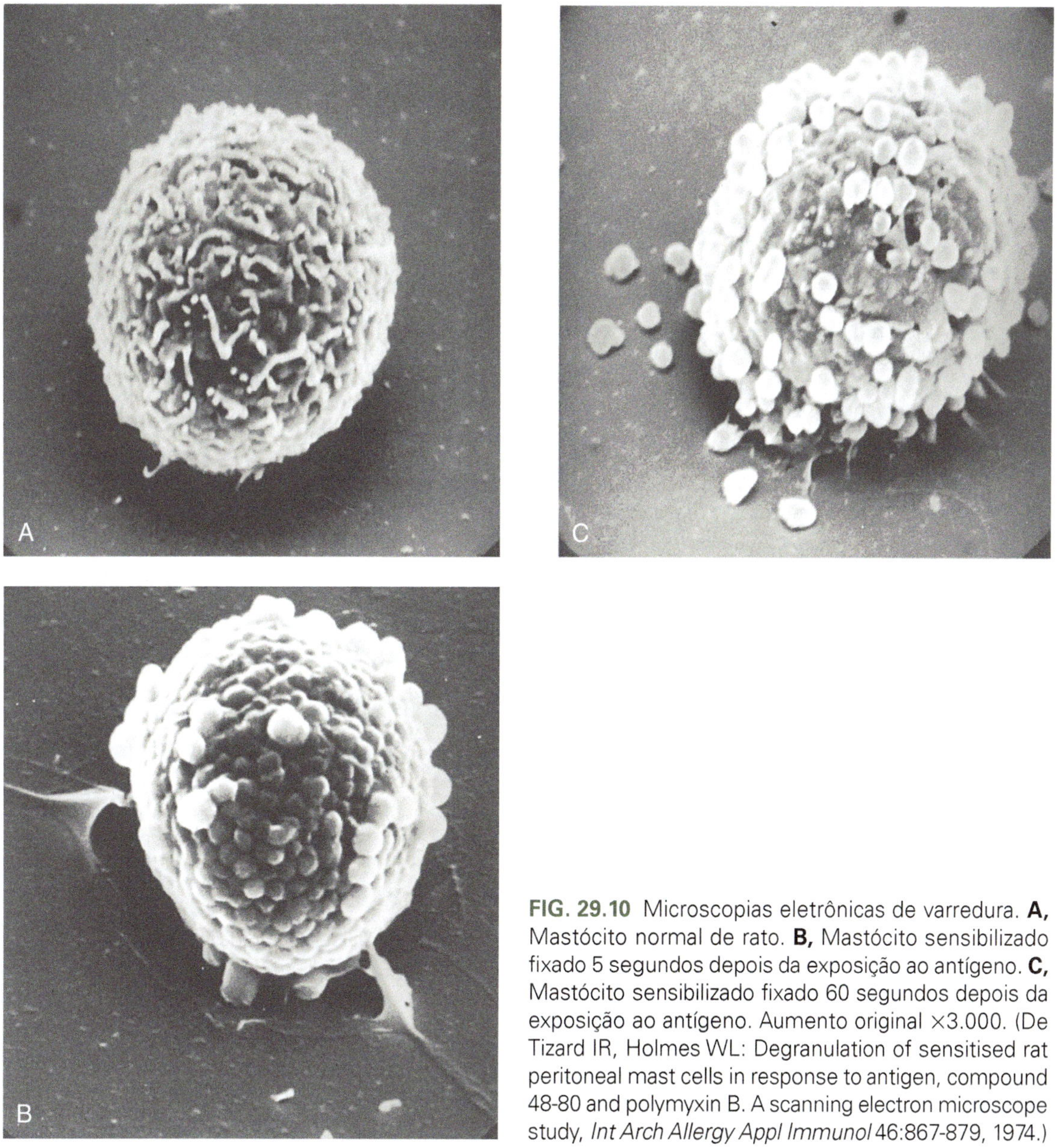


FIG. 29.10 Microscopias eletrônicas de varredura. **A,** Mastócito normal de rato. **B,** Mastócito sensibilizado fixado 5 segundos depois da exposição ao antígeno. **C,** Mastócito sensibilizado fixado 60 segundos depois da exposição ao antígeno. Aumento original ×3.000. (De Tizard IR, Holmes WL: Degranulation of sensitised rat peritoneal mast cells in response to antigen, compound 48-80 and polymyxin B. A scanning electron microscope study, *Int Arch Allergy Appl Immunol* 46:867-879, 1974.)

para ser sintetizadas, embora as aminas dos grânulos sejam pré-armazenadas e, assim, imediatamente à disposição.

## Mediadores Derivados de Mastócitos

Os grânulos dos mastócitos apresentam aminas, como a histamina, a serotonina e a dopamina; lipídios, como as prostaglandinas e os leucotrienos; enzimas lisossomais, entre elas triptases, quimases e catepsinas; citocinas, como TNF-α, IL-4, IL -5, IL-6 e IL-15; e algumas quimiocinas (Fig. 29.11). Os mastócitos podem capturar e armazenar IL-17 por endocitose. A citocina é, então, liberada nas reações alérgicas. Os mastócitos também produzem quitinases. A quitina é caracteristicamente encontrada em insetos, fungos e helmintos, e a síntese de quitinases indica que as reações alérgicas podem ter evoluído para combater esses invasores. A quitina em si é um alérgeno importantíssimo em algumas infecções por helmintos. Os mastócitos também liberam pequenos grânulos com heparina que são bastante ricos em TNF-α. Essas partículas são carreadas pela linfa aferente até os linfonodos drenantes, onde podem desencadear alterações no comportamento celular. A presença de heparina também estabiliza o TNF-α para que persista após a liberação.

## Interleucina 33

A IL-33 é um membro da família IL-1 e é essencial para a indução de respostas imunes do tipo Th2 (Fig. 29.12). É encontrada em muitos tecidos, onde normalmente regula a transcrição do DNA. A IL-33 não é secretada como as citocinas convencionais, mas age como alarmina ao escapar dos núcleos de células danificadas, infectadas ou à beira da morte. Sua produção aumenta durante a inflamação. A IL-33 age sobre diversos alvos, entre eles linfócitos Th2, células linfoides inatas (ILC) 2, células NK, células dendríticas, mastócitos, eosinófilos, basófilos, linfócitos B e neurônios. É o principal indutor das citocinas Th2 IL-4, IL-5 e IL-13. (A IL-33, junto com a IL-25 e a linfopoietina do estroma tímico [TSLP], são promotores das respostas Th2. A IL-33 é a mais potente dessas moléculas.) Ao ser liberada por células danificadas, a IL-33 é clivada por proteases inflama-

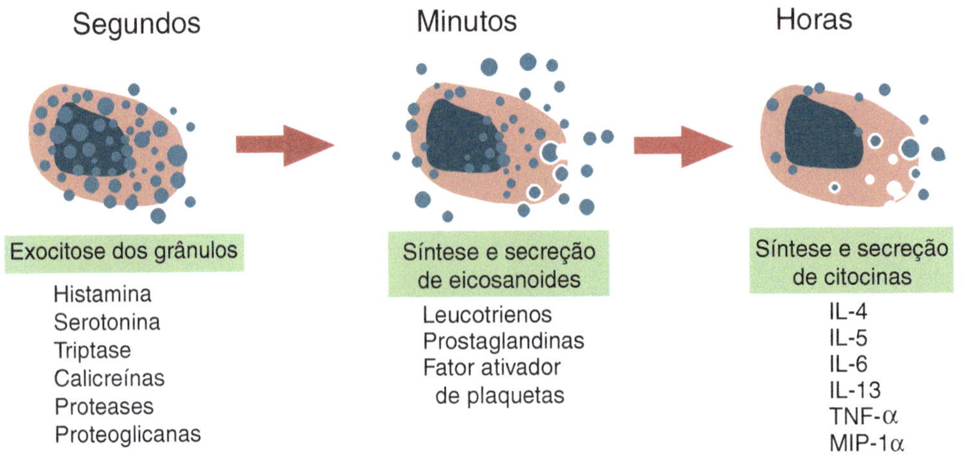


**FIG. 29.11** Mediadores solúveis liberados por mastócitos desgranulados. Esses mediadores se dividem em três categorias: moléculas liberadas por grânulos exocitados, lipídios (eicosanoides) sintetizados em minutos e proteínas produzidas ao longo de horas.

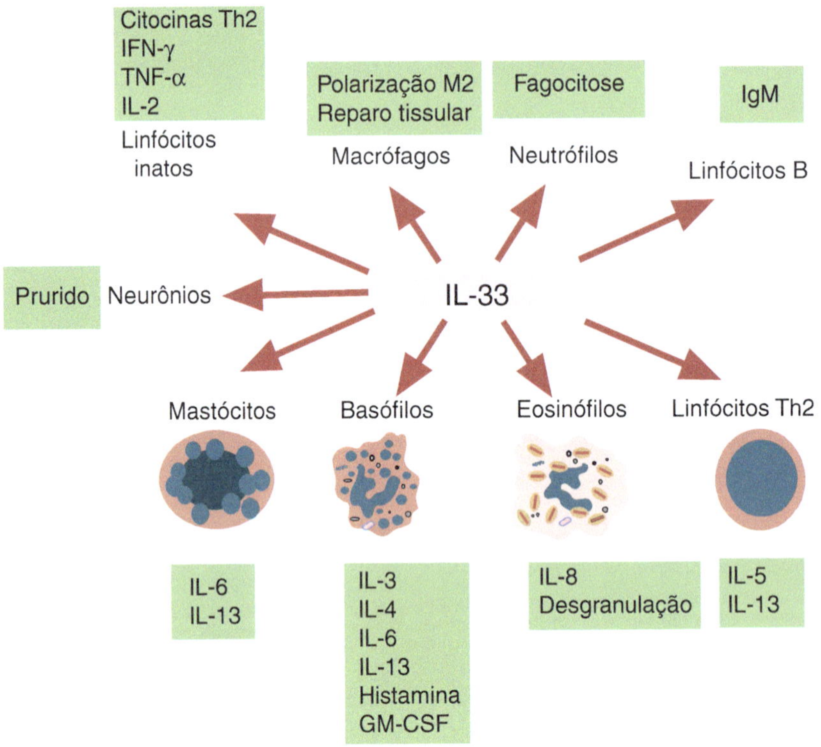


**FIG. 29.12** Propriedades biológicas da interleucina 33. Essa citocina é liberada por células à beira da morte e também por células epiteliais em resposta a PAMPs. A IL-33 estimula a produção de citocinas e quimiocinas inflamatórias por diversos tipos celulares. Ela estimula a produção de eosinófilos. Age sobre neurônios sensoriais para indução de prurido. Portanto, é provável que seja um mediador importantíssimo no desenvolvimento da hipersensibilidade do tipo I.

tórias em peptídeos menores, que ativam as ILCs de grupo 2, desencadeiam sua síntese de IL-5 e IL-13 e, assim, estimulam a produção de eosinófilos. A IL-33 inicia as funções de polarização de Th2 das células dendríticas DC2.

A IL-33 promove a adesão do mastócito às paredes do vaso sanguíneo, aumenta sua desgranulação mediada por IgE e estimula sua produção de citocinas. Além disso, induz a liberação de leucotrienos e citocinas e, por isso, pode desencadear ataques alérgicos agudos na ausência de antígeno. Da mesma maneira, estimula a produção de citocinas Th2 por basófilos. Por causa dessa maior liberação de citocinas, a IL-33 recruta e ativa os eosinófilos, o que provoca a infiltração dessas células (Capítulo 28). A IL-33 interage com neurônios sensoriais e desencadeia prurido intenso e o comportamento de coçar. Os níveis de IL-33 são altos no sangue de pessoas com choque anafilático, nas infecções por helmintos, em tecidos de humanos atópicos e nos pulmões de indivíduos com asma grave.

## Regulação da Desgranulação dos Mastócitos

Os mastócitos expressam dois receptores de catecolaminas chamados α e β-adrenoceptores. Esses receptores têm efeitos opostos. As moléculas que estimulam os α-adrenoceptores (como a noradrenalina e a fenilefrina) ou bloqueiam os β-adrenoceptores (como o propranolol) aumentam a desgranulação dos mastócitos (Tabela 29.2). Por outro lado, as moléculas que estimulam os β-receptores ou bloqueiam os α-receptores inibem a desgranulação dos mastócitos. Entre os β-estimuladores, estão o isoproterenol, a adrenalina e o salbutamol; essas substâncias são amplamente utilizadas no tratamento de alergias. Os bloqueadores de β-receptores aumentam a desgranulação de mastócitos e promovem as alergias. Alguns patógenos respiratórios, como *Bordetella pertussis* e *Haemophilus influenzae*, podem bloquear o β-receptor. Assim, as vias aéreas dos animais infectados são mais propensas à inflamação por causa da desgranulação de mastócitos. Essas infecções também podem predispor os animais ao desenvolvimento de alergias respiratórias.

## Regulação da Resposta aos Mediadores dos Mastócitos

Os α e β-adrenoceptores são encontrados não apenas em mastócitos, mas também em células secretoras e da musculatura lisa de todo o corpo. Os α-estimuladores causam vasoconstrição e podem ser utilizados no tratamento de reações alérgicas graves, reduzindo o edema e aumentando a pressão arterial. Os β-estimuladores medeiam o relaxamento do músculo liso e podem, portanto, reduzir a gravidade de sua contração. Os α e β-estimuladores puros têm uso limitado no tratamento das doenças alérgicas porque cada fármaco, sozinho, é insuficiente para neutralizar todos os efeitos dos fatores derivados dos mastócitos. A adrenalina (ou epinefrina), por outro lado, possui atividades α e β-adrenérgicas. Além de causar vasoconstrição na pele e nas vísceras, seus efeitos β relaxam a musculatura lisa. Essa combinação de efeitos é bem adaptada para combater a vasodilatação e a contração do músculo liso produzidos pelas reações de hipersensibilidade do tipo I. O ideal é ter adrenalina à disposição sempre que possíveis alérgenos sejam administrados a animais.

**TABELA 29.2 Efeitos da Estimulação de α e β Adrenoceptores**

| Sistema | Estimulação de Receptor α ou Bloqueio de Receptor β | Estimulação de Receptor β ou Bloqueio de Receptor α |
|---|---|---|
| Mastócitos | Aumento da desgranulação | Supressão da desgranulação |
| Músculo liso | Contração | Relaxamento |
| Vasos sanguíneos | Contração | Dilatação |

## Mastócitos em Infecções

Os mastócitos desempenham papéis importantes nas imunidades antimicrobianas e antiparasitárias. Essas células podem responder em segundos ou minutos à invasão microbiana. Elas possuem uma grande variedade de PRRs, além da capacidade de reconhecer antígenos de maneira indireta, através de seus receptores Fc. A estimulação de TLR4 dos mastócitos por lipopolissacarídeo pode induzir a produção de citocinas na ausência de desgranulação. O aumento da permeabilidade vascular causado pelos mediadores derivados dos mastócitos promove a inflamação. Os mastócitos também liberam peptídeos antimicrobianos pré-formados, como as catelicidinas. A triptase e as quimases dos mastócitos possuem atividades antibacterianas e antiparasitárias; além disso, os neutrófilos são atraídos pelos leucotrienos derivados de mastócitos.

## Reação de Fase Tardia

A injeção de um antígeno na pele de um animal alérgico provoca duas ondas de inflamação. Há uma resposta inflamatória aguda imediata, que ocorre em 10 a 20 minutos devido à liberação dos mediadores pré-formados de mastócitos. Horas depois, há uma segunda onda, chamada reação de fase tardia, que é máxima em 6 a 12 horas e, então, diminui de maneira gradual. Essa reação de fase tardia é caracterizada por eritema, edema e prurido. Acredita-se que essa reação tardia seja causada pela liberação de mediadores inflamatórios por linfócitos T, células endoteliais, neutrófilos e macrófagos atraídos pelos fatores quimiotáticos dos mastócitos. Os linfócitos Th17 também podem participar desse processo tardio (Capítulo 14).

# BASÓFILOS

Os basófilos, os leucócitos menos comuns no sangue, são funcionalmente semelhantes aos mastócitos, mas suas origens e perfis de expressão gênica são muito diferentes. Os basófilos são granulócitos polimorfonucleares (com 10 a 14 μm de diâmetro) com grânulos citoplasmáticos intensamente corados por corantes básicos, como a hematoxilina (Fig. 29.13). Esses grânulos são menores e encontrados em números menores do que os grânulos dos mastócitos; além disso, apresentam histamina e um perfil restrito de proteases. Os basófilos formam cerca de

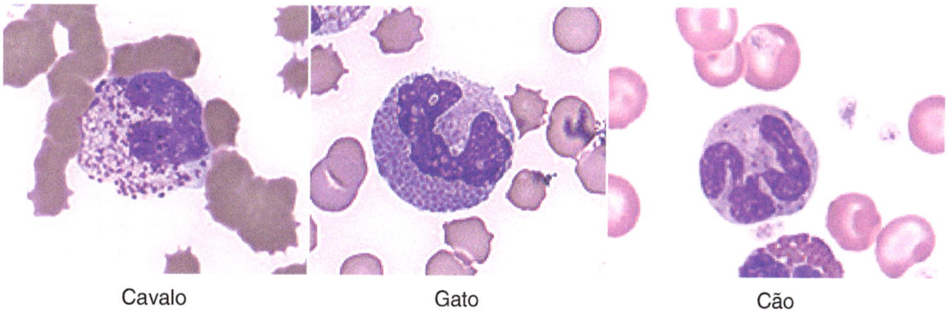


**FIG. 29.13** Fotomicrografias de basófilos do sangue periférico de cavalo, gato e cão. Essas células têm cerca de 10 μm de diâmetro; todas foram fotografadas no mesmo aumento. Coloração de Giemsa. (Cortesia do Dr. M.C. Johnson.)

0,5% dos leucócitos do sangue. Ao contrário dos mastócitos, sua meia-vida é muito curta, de cerca de 60 horas em camundongos, e eles são substituídos de forma ativa por células-tronco. De modo geral, não são encontrados fora da corrente sanguínea e entram nos tecidos somente sob a influência de algumas quimiocinas derivadas de linfócitos T.

Os basófilos se ligam à IgE por meio de FcεRI. A interação entre antígenos e essa IgE induz a desgranulação dos basófilos e a liberação do conteúdo de seus grânulos. Os grânulos dos basófilos contêm uma mistura de moléculas semelhante à observada em mastócitos, inclusive proteases, aminas e citocinas, como a IL-4 e mediadores lipídicos. Quando ativados, eles produzem IL-4, IL-6, IL-13 e TSLP. Os basófilos liberam fator ativador de plaquetas (PAF), um lipídio, em resposta à estimulação mediada por IgG1. O PAF é cerca de 10.000 vezes mais eficaz do que a histamina no aumento da permeabilidade vascular.

Em camundongos, há duas vias distintas de anafilaxia: uma mediada por basófilos e uma mediada por mastócitos. Embora os mastócitos induzam inflamação aguda, os basófilos provavelmente medeiam os estados alérgicos mais prolongados, como a dermatite alérgica crônica, além da reação de fase tardia. Os basófilos podem iniciar as respostas imunes de tipo 2 contra alérgenos e helmintos ao atuarem como células apresentadoras de antígeno.

Os basófilos podem capturar antígeno por meio de anticorpos ligados a FcR. Essas células endocitam, processam e apresentam antígenos solúveis, mas não antígenos particulados. A IL-4 e a IL-6 determinam a diferenciação de linfócitos Th2 e, consequentemente, promovem respostas de IgE. Os basófilos têm papel protetor nas infestações por helmintos e carrapatos e nas infecções bacterianas; degradam toxinas de venenos; e participam da rejeição a tumores.

## EOSINÓFILOS

Os tecidos que sofrem reações de hipersensibilidade do tipo I caracteristicamente contêm grandes números de eosinófilos. Essas células são atraídas para os locais de desgranulação de mastócitos, onde liberam seus próprios grânulos. Os eosinófilos são células polimorfonucleares, um pouco maiores do que os neutrófilos ou basófilos (com 12 a 17 μm de diâmetro) e apresentam grânulos citoplasmáticos que se coram intensamente com o corante vermelho eosina (Figs. 29.14, 29.15 e 29.16). São originários da medula óssea e passam cerca de 30 minutos circulando na corrente sanguínea antes de migrar para os tecidos, onde sua meia-vida é de cerca de 12 dias. A proporção de eosinófilos entre os leucócitos sanguíneos é muito variável, já que é influenciada pela presença de parasitas. Os valores normais variam de 2% em cães a aproximadamente 10% em bovinos.

### Ativação dos Eosinófilos

Os eosinófilos são originários de células-tronco da medula óssea sob a influência de IL-3, IL-5 e fator estimulador de colônias de granulócitos e macrófagos (GM-CSF) (Fig. 29.17). A grande maioria dos eosinófilos do corpo está localizada no intestino. Os linfócitos Th2 e os mastócitos produzem IL-5 e as quimiocinas chamadas eotaxinas que estimulam a liberação de eosinófilos da medula óssea. A IL-25, a IL-33 e a TSLP induzem a síntese de IL-5. Assim, os linfócitos Th2 mobilizam os eosinófilos e promovem respostas de IgE. Esses eosinófilos são atraídos aos locais de desgranulação de mastócitos por eotaxinas, histamina e seu metabólico imidiazol ácido acético, leucotrieno $B_4$, 5-hidroxitriptamina (5-HT) e PAF. Os eosinófilos são especialmente atraídos pela CXCL8 (IL-8) complexada à IgA. Alguns alérgenos ativam os eosinófilos de maneira direta, estimulando suas quimiotaxias e a regulação positiva da expressão de CR3. A mobilização e a ativação dos eosinófilos aumentam sua capacidade de matar parasitas e sugerem que a principal função das respostas mediadas por IgE é a geração de respostas de tipo 2 para controle de helmintos (Capítulo 28). Os eosinófilos ativados expressam moléculas do complexo de histocompatibilidade principal (MHC) de classe II e podem atuar como células apresentadoras de antígeno.

### Desgranulação e Mediadores dos Eosinófilos

Os eosinófilos possuem muitos PRRs que reconhecem PAMPs e DAMPs. Ao serem estimulados, os eosinófilos liberam múltiplas citocinas, quimiocinas e o conteúdo de seus grânulos. Embora possam fagocitar partículas pequenas, os eosinófilos são muito

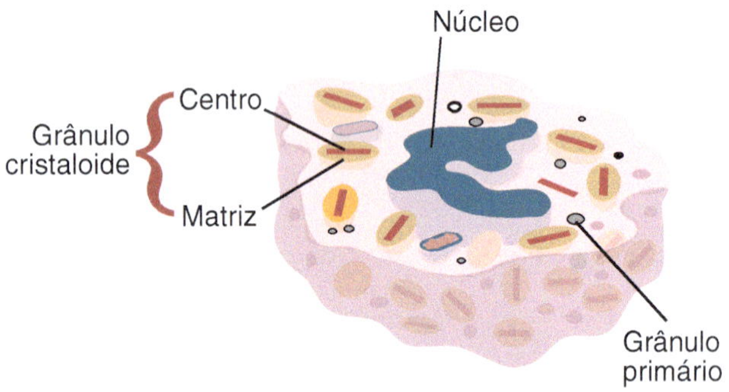


FIG. 29.14 As principais características estruturais de um eosinófilo.

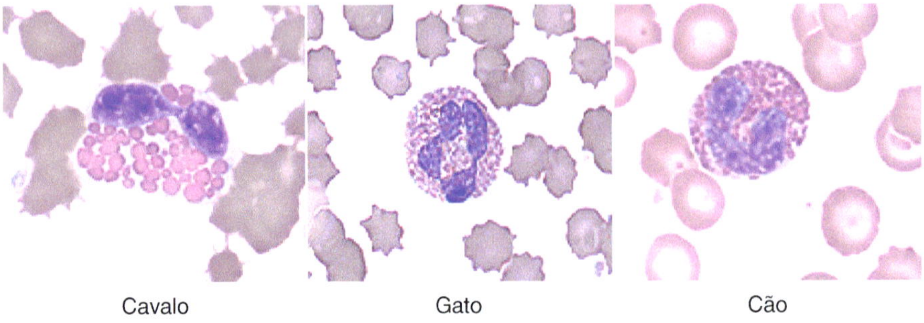


FIG. 29.15 Fotomicrografia de eosinófilos do sangue periférico de cavalo, gato e cão. Cada célula tem aproximadamente 12 μm de diâmetro. Coloração de Giemsa. (Cortesia do Dr. M.C. Johnson.)

mais adequados à destruição de parasitas extracelulares grandes, já que podem desgranular no fluido circundante. Eles podem liberar seus grânulos intactos por exocitose ou, mais comumente, sofrer desgranulação fragmentada. Nesse processo, pequenas vesículas brotam de grânulos secundários e são liberadas nos tecidos extracelulares. Isso ocorre em resposta a parasitas recobertos por IgE, muitas quimiocinas, PAF e C5a. Livres no fluido extracelular, os grânulos eosinofílicos podem agir como estruturas independentes capazes de secretar proteínas granulares em resposta a interferon γ (IFN-γ) ou CCL11. Os eosinófilos ativados também podem ejetar armadilhas extracelulares com DNA mitocondrial e proteínas catiônicas granulares. Isso ocorre em resposta a produtos bacterianos, como as endotoxinas. A liberação dessas redes não é acompanhada por morte celular.

Os eosinófilos apresentam dois tipos de grânulos (Figs. 29.15 e 29.16). Seus pequenos grânulos primários contêm arilsulfatase, peroxidase e fosfatase ácida. Seus grandes grânulos cristaloides possuem um centro de proteína básica principal (MBP) cercado por uma matriz de proteína catiônica de eosinófilos (ECP), peroxidase de eosinófilos (EPO) e neurotoxina derivada de eosinófilos (EDN) (Fig. 29.18). Os eosinófilos também

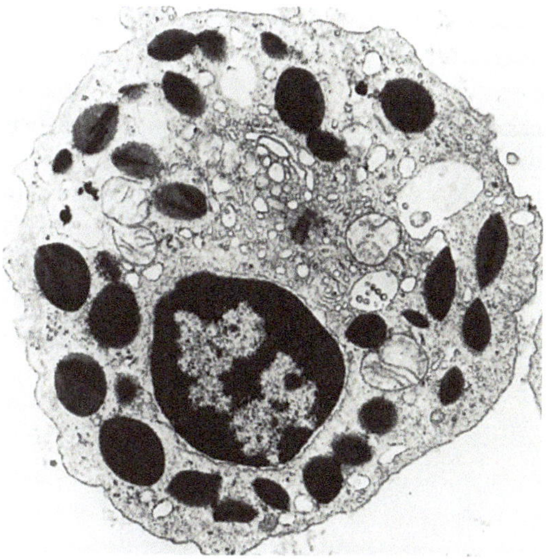

FIG. 29.16 Microscopia eletrônica de um eosinófilo de coelho. (Cortesia do Dr. S. Linthicum.)

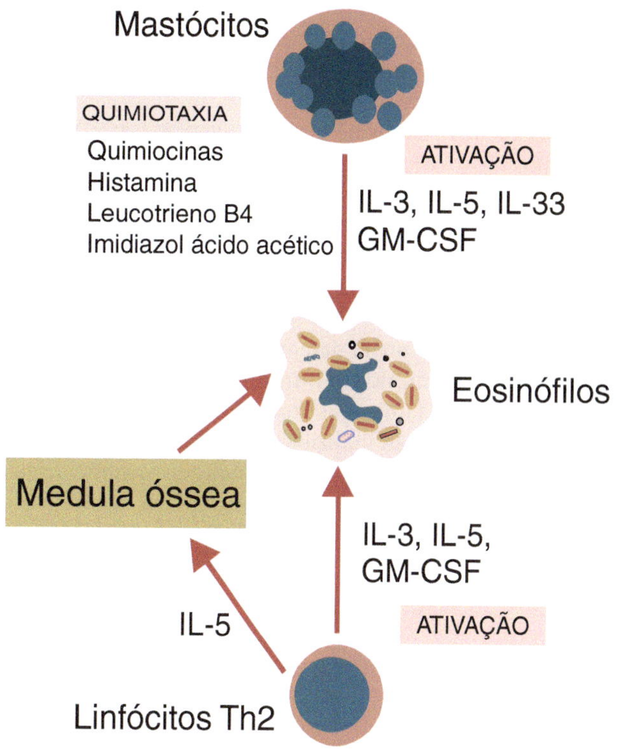


FIG. 29.17 A regulação da mobilização, da quimiotaxia e da ativação dos eosinófilos.

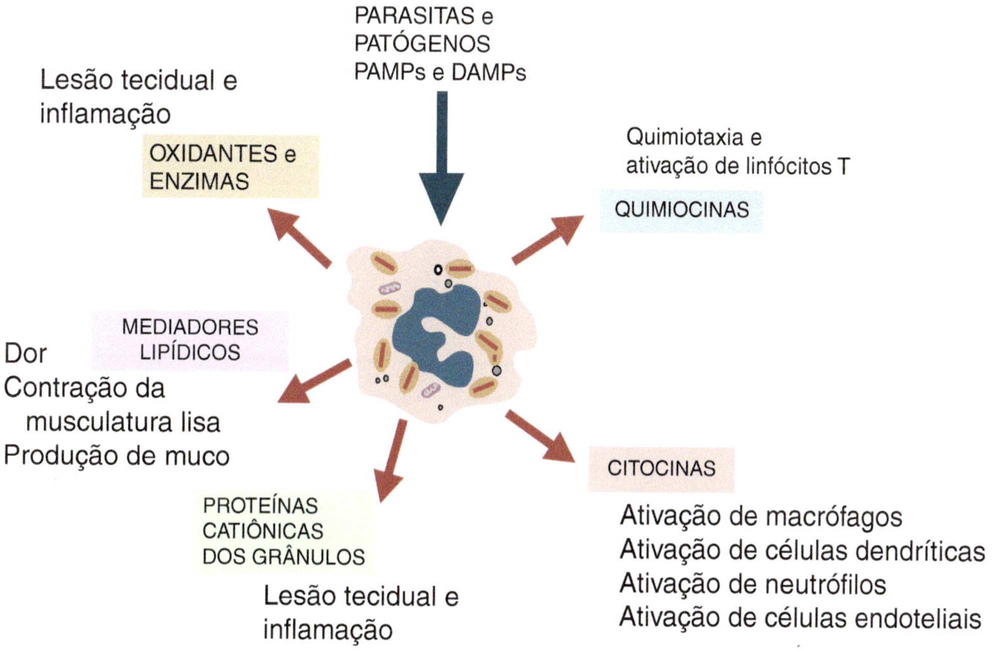


FIG. 29.18 Os eosinófilos liberam uma gama complexa de moléculas que contribuem com o processo inflamatório agudo. É claro que, na média, os eosinófilos exacerbam a inflamação desencadeada por mastócitos.

produzem mediadores lipídicos, como leucotrienos e PAF. As partículas ligadas aos receptores dos eosinófilos desencadeiam uma poderosa explosão (*burst*) respiratória. A EPO utiliza brometo em vez de cloreto, produzindo $OBr^-$. Ela também gera óxido nítrico e nitrotirosina, dois agentes oxidantes potentes. As proteínas dos grânulos eosinofílicos podem matar helmintos e bactérias e são importantes mediadores da patologia tecidual. Todas essas proteínas, por exemplo, danificam o epitélio respiratório. A produção eosinofílica de múltiplas citocinas Th2 (Tabela 29.3), além de indoleamina dioxigenase, inibe as respostas locais de Th1 e garante a manutenção do "ambiente Th2" nos locais de acúmulo dessas células.

Os mastócitos e os eosinófilos interagem. Assim, a MBP dos eosinófilos provoca a liberação de histamina pelos mastócitos. Os mastócitos, por sua vez, liberam agentes quimiotáticos, ativam e aumentam a expressão de receptores eosinofílicos. Os mastócitos podem sintetizar e secretar IL-3, IL-5 e GM-CSF, que promovem desgranulação, crescimento e sobrevivência dos eosinófilos.

Os eosinófilos também desempenham um papel essencial na regulação da imunidade humoral. Dessa maneira, são a fonte principal do fator de sobrevida de plasmócitos, APRIL (ativação e proliferação induzidas por ligante) (Quadro 15.2). Essas células são necessárias para o *homing* de plasmócitos para a medula óssea e sua sobrevida em longo prazo. A ausência de eosinófilos impede que os linfócitos B passem a produzir IgA nas placas de Peyer. Na verdade, os eosinófilos geram e mantêm os plasmócitos de mucosa que sintetizam IgA.

**TABELA 29.3 As Principais Citocinas Produzidas nas Reações de Hipersensibilidade do Tipo I**

| Mastócitos | Basófilos | Eosinófilos |
|---|---|---|
| IL-3 | IL-4 | IL-1α |
| IL-4 | IL-6 | IL-3 |
| IL-5 | | IL-4 |
| IL-6 | | IL-5 |
| IL-13 | | IL-6 |
| IL-16 | | GM-CSF |
| IL-22 | | TNF-α |
| IL-25 | | TGF-β |
| GM-CSF | | |
| TNF-α | | |

*TGF*, fator transformador do crescimento.

Concluindo, as reações de hipersensibilidade de tipo I são mediadas por IgE e recrutam três células principais: mastócitos, eosinófilos e basófilos. É provável que seu papel biológico seja mediar as respostas antiparasitárias, mas, nas condições modernas, também medeiam as doenças alérgicas.

# 30

# Doenças Alérgicas

## OBJETIVOS DIDÁTICOS

*Depois de ler este capítulo, você deve ser capaz de:*

- Definir a hipótese da higiene.
- Descrever como os sinais clínicos da doença alérgica dependem, em grande parte, da via de entrada dos antígenos (alérgenos) no corpo.
- Explicar como a extensa liberação sistêmica de moléculas inflamatórias por mastócitos e basófilos causa a anafilaxia.
- Listar as diferenças específicas significativas na anafilaxia.
- Explicar como e por que os animais comumente apresentam alergias a alimentos, antígenos inalados, vacinas ou fármacos.
- Discutir as evidências que sugerem que a dermatite atópica é uma doença muito complexa ou um conjunto de doenças, das quais nem todas são mediadas por IgE.
- Explicar os mecanismos e o tratamento do prurido.
- Explicar a patogênese da doença respiratória alérgica.
- Discutir o papel da disfunção da barreira epitelial na dermatite atópica.
- Descrever o complexo do granuloma eosinofílico.
- Descrever o tratamento adequado da dermatite atópica.
- Explicar os princípios básicos do tratamento das doenças alérgicas.
- Explicar como a imunoterapia alérgeno-específica funciona.
- Definir anafilaxia, anafilactoide, atopia e asma.

## SUMÁRIO DO CAPÍTULO



Há tempos acredita-se que o desenvolvimento da hipersensibilidade de tipo I seja decorrente da liberação excessiva de mediadores inflamatórios por mastócitos, basófilos e eosinófilos. A gravidade e a localização dessas reações dependem do número e da região dessas células, do grau de sensibilização de um animal, da quantidade de antígeno e de sua via de administração. Nem todos os animais desenvolvem essas doenças de hipersensibilidade. Mesmo assim, sua prevalência tem aumentado e sugere-se que isso se deva à redução da diversidade da microbiota do corpo — a hipótese da higiene.

## A HIPÓTESE DA HIGIENE

A prevalência das doenças alérgicas aumentou de maneira significativa nas sociedades ocidentais nos últimos 50 anos. Embora mais óbvio em humanos, esse aumento também ocorre nas espécies domésticas, principalmente em cães e gatos. É provável que o aumento seja decorrente de mudanças na microbiota do corpo (Fig. 30.1). A hipótese da higiene sugere que as alterações nas dietas ocidentais, a limpeza do ambiente, o estilo de vida urbano e o uso excessivo de antibióticos causaram mudanças duradouras na microbiota intestinal que aumentaram a prevalência das doenças alérgicas e inflamatórias. Uma vez que a microbiota intestinal normalmente influencia o equilíbrio de respostas de linfócitos T auxiliares (Th)1/Th2, sugere-se que essa disbiose leva à predominância das respostas Th2 e ao desenvolvimento das alergias. Além disso, a microbiota da pele e dos pulmões afeta o desenvolvimento de alergias cutâneas e pulmonares.

A hipótese da higiene é apoiada por estudos em leitões. Diferenças podem ser observadas em sua microbiota intestinal dependendo do ambiente em que os leitões são criados.

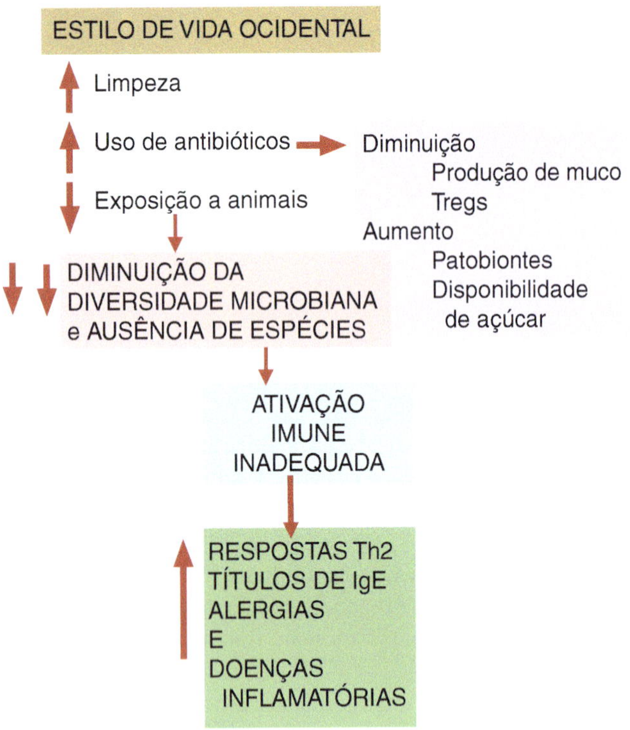


**FIG. 30.1** A hipótese da higiene. A ausência de diversidade microbiana na microbiota intestinal leva à predominância da resposta Th2 e à predisposição ao desenvolvimento de doenças alérgicas.

Essas diferenças também influenciam a expressão de genes do sistema imune. Suínos criados em um ambiente muito limpo, por exemplo, apresentam diversidade microbiana menor e expressam mais genes envolvidos na inflamação, como os genes de interferon de tipo I, moléculas do complexo de histocompatibilidade principal (MHC) de classe I, peptídeos antibacterianos e muitas quimiocinas. Por outro lado, suínos de criações extensivas, com microbiota diversa, expressam mais genes associados à função de linfócitos T, como do receptor de antígeno de célula T (TCR) e CD8.

Efeitos semelhantes foram observados em roedores. Camundongos gnotobióticos muito jovens apresentam níveis séricos altos de imunoglobulina E (IgE). Esses níveis podem ser bastante reduzidos pela colonização bacteriana, sugerindo que a microbiota regula a produção de IgE. A administração de baixas doses do antibiótico vancomicina a camundongos neonatos reduz a diversidade de sua microbiota intestinal e dos números de linfócitos T reguladores (Treg) e aumenta a gravidade da doença alérgica pulmonar. Camundongos adultos tratados com antibióticos orais apresentam aumento dos títulos de IgE e dos números de basófilos no sangue. Esses animais também apresentam aumento da inflamação das vias aéreas após um desafio com o alérgeno.

Por outro lado, uma microbiota bem equilibrada gera moléculas anti-inflamatórias, como os ácidos graxos de cadeia curta (SCFAs), o polissacarídeo A e as peptidoglicanas. Os SCFAs (formato, acetato, butirato, succinato) e as glicanas são produzidos em abundância em dietas ricas em fibras. As populações humanas que consomem grandes quantidades de fibra apresentam menor prevalência de colite e doença inflamatória. Entre os SCFAs, o butirato tem potentes propriedades anti-inflamatórias e inibe as respostas pró-inflamatórias por macrófagos intestinais (Fig. 21.7).

De modo geral, portanto, uma microbiota equilibrada e saudável suprime a inflamação na parede intestinal. A microbiota atua principalmente por inibição da via do NF-κB e bloqueia as respostas imunes de tipo 2 ao gerar linfócitos Treg.

Muitas reações alérgicas lembram aquelas induzidas por helmintos intestinais ou picadas de insetos. Nos dois casos, há ativação Th2 e produção de IgE. Isso levou à sugestão de que o sistema imune de indivíduos alérgicos é, de alguma maneira, enganado para reagir a antígenos inócuos como se fossem parasitas. As reações aos parasitas diminuem depois que o invasor se foi. Nas alergias, porém, as reações persistem, sugerindo um defeito nas vias imunorreguladoras.

## DOENÇAS ALÉRGICAS ESPECÍFICAS

### Anafilaxia

Em sua forma mais extrema, a rápida administração de antígeno a um animal alérgico provoca a desgranulação generalizada de mastócitos e a extensa liberação de mediadores. Se a taxa de liberação de moléculas vasoativas desses mastócitos exceder sua capacidade de ajuste às mudanças no sistema vascular, o animal sofre anafilaxia e pode morrer.

A anafilaxia é uma reação de hipersensibilidade sistêmica grave e com risco de vida desencadeada pela exposição súbita de um animal altamente sensibilizado ao antígeno. Seus sinais clínicos são determinados pelo acometimento de sistemas orgânicos, que é diferente entre os principais animais domésticos (Tabela 30.1). Muitos dos sintomas são decorrentes da contração da musculatura lisa dos brônquios, do trato gastrointestinal, do útero e da bexiga, mediada pelas grandes quantidades de histamina e outras aminas liberadas pela desgranulação de mastócitos e basófilos. A anafilaxia tende a ser letal caso não seja tratada imediatamente.

Os principais órgãos de choque dos equinos são os pulmões e o intestino. A contração de brônquios e bronquíolos causa tosse, dispneia e, por fim, apneia. À necropsia, enfisema pulmonar grave e edema peribronquiolar são comumente observados. Além das lesões pulmonares, a enterocolite hemorrágica edematosa pode causar diarreia grave. É provável que os principais mediadores da anafilaxia equina sejam a histamina e a serotonina.

Nos bovinos, os principais órgãos de choque são os pulmões (Fig. 30.2). A anafilaxia é caracterizada por hipotensão sistêmica profunda e hipertensão pulmonar. A hipertensão pulmonar é decorrente da constrição da veia pulmonar e provoca edema pulmonar e dispneia grave. A musculatura lisa da bexiga e do intestino se contrai, o que causa micção, defecação e inchaço. Os principais mediadores da anafilaxia em bovinos são a serotonina, as cininas e os leucotrienos. A histamina tem importância menor. A dopamina aumenta a liberação de histamina e leucotrienos do pulmão e, assim, há uma forma de *feedback* positivo. Por causa das propriedades anticoagulantes da heparina de mastócitos, o sangue dos animais acometidos pode não coagular. Em bovinos, diferentemente das outras espécies, os β-estimulantes, como o isoproterenol, potencializam a liberação de histamina dos leucócitos, enquanto os α-estimulantes, como a noradrenalina, inibem a liberação de

**TABELA 30.1 Anafilaxia nas Espécies Domésticas e em Seres Humanos**

| Espécie | Órgãos de Choque | Sintomas | Patologia | Principais Mediadores |
|---|---|---|---|---|
| Equinos | Trato respiratório<br>Intestino | Tosse<br>Dispneia<br>Diarreia | Enfisema<br>Hemorragia intestinal | Histamina<br>Serotonina |
| Ruminantes | Trato respiratório | Tosse<br>Dispneia<br>Colapso | Edema pulmonar<br>Enfisema<br>Hemorragia | Serotonina<br>Leucotrienos<br>Cininas<br>Dopamina |
| Suínos | Trato respiratório<br>Intestino | Cianose<br>Prurido | Hipotensão sistêmica | Histamina |
| Cães | Veias hepáticas | Colapso<br>Dispneia<br>Diarreia<br>Vômitos | Congestão hepática<br>Hemorragia visceral | Histamina<br>Leucotrienos<br>Prostaglandinas |
| Gatos | Trato respiratório<br>Intestino | Dispneia<br>Vômito<br>Diarreia<br>Prurido | Edema pulmonar<br>Edema intestinal | Histamina<br>Leucotrienos |
| Humanos | Trato respiratório | Dispneia<br>Urticária | Edema pulmonar<br>Enfisema | Histamina<br>Leucotrienos |
| Aves | Trato respiratório | Dispneia<br>Convulsões | Edema pulmonar | Histamina<br>Serotonina<br>Leucotrienos |

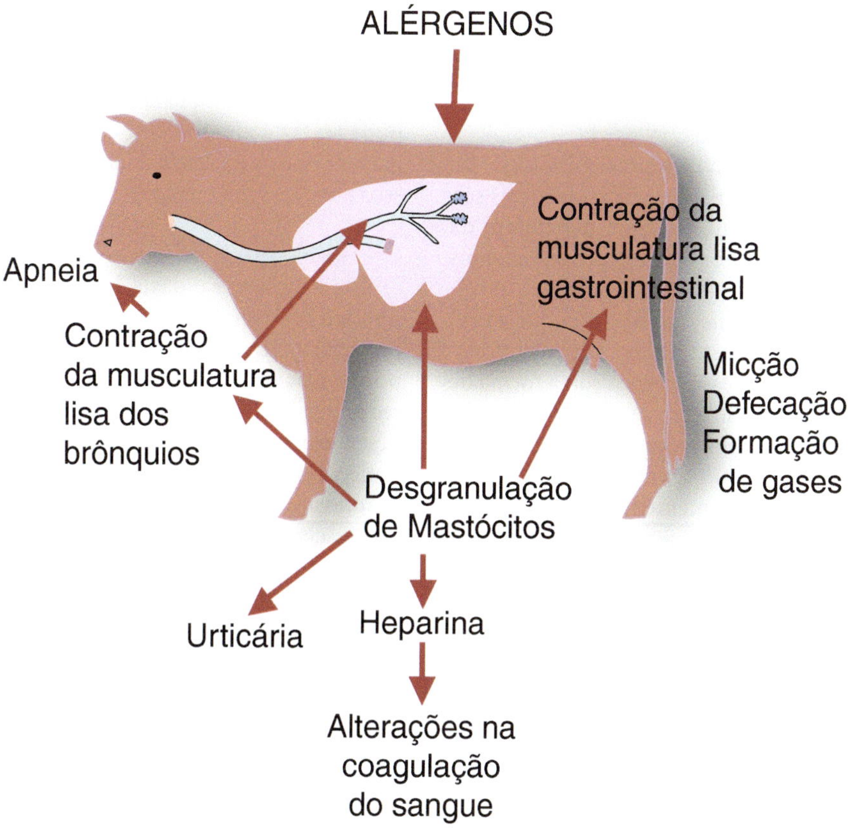


**FIG. 30.2** Os mecanismos básicos da anafilaxia. A causa de morte na maioria das espécies é a contração extrema da musculatura lisa dos brônquios e subsequente asfixia.

histamina. Além disso, a adrenalina potencializa a liberação de histamina nos bovinos. A importância desses efeitos anômalos não foi estabelecida.

Em ovinos, os sinais pulmonares predominam na anafilaxia devido à constrição dos brônquios e dos vasos pulmonares. Os músculos lisos da bexiga e do intestino também se contraem, com resultados previsíveis. Nessa espécie, os principais mediadores de hipersensibilidade do tipo I são a histamina, a serotonina, os leucotrienos e as cininas.

Nos suínos, a anafilaxia é, em grande parte, decorrente da hipertensão sistêmica e pulmonar que causa dispneia e morte. Em alguns animais, há acometimento dos intestinos e, em outros, não há lesões intestinais graves. O mediador mais importante nessa espécie é a histamina.

Os cães são diferentes dos outros mamíferos domésticos porque seu principal órgão de choque não é o pulmão, mas sim o fígado, em especial as veias hepáticas. A princípio, os cães com anafilaxia apresentam excitação e, a seguir, vômitos, defecação e micção. Com a progressão da reação, os cães sofrem colapso, apresentam fraqueza e depressão respiratória, entram em coma, convulsionam e morrem. À necropsia, há extenso aumento de volume do fígado e do intestino, que podem conter até 60% do volume sanguíneo total do animal. Todos esses sinais são decorrentes da oclusão da veia hepática pela combinação da contração da musculatura lisa e do edema hepático. Isso provoca hipertensão porta e acúmulo de sangue nas vísceras, bem como diminuição do retorno venoso, do débito cardíaco e da pressão arterial. Os mediadores identificados são a histamina, as prostaglandinas e os leucotrienos.

Nos gatos, os principais órgãos de choque são os pulmões. Os gatos com anafilaxia apresentam forte prurido na face e na cabeça devido à liberação cutânea de histamina. A seguir, há dispneia, salivação, vômito, incoordenação, colapso e morte. A necropsia revela a presença de broncoconstrição, enfisema, hemorragia pulmonar e edema de glote. Os principais mediadores são a histamina e os leucotrienos.

Embora a anafilaxia seja a reação de hipersensibilidade do tipo I mais dramática e grave, as reações alérgicas locais são mais observadas e os sítios em que ocorrem dependem da via de administração dos antígenos. Os antígenos inalados (alérgenos), por exemplo, provocam inflamação no trato respiratório superior, na traqueia e no brônquio, o que causa exsudação de fluido na mucosa nasal rinite alérgica) e constrição traqueobrônquica (asma). Os antígenos sob a forma de aerossóis também entram em contato com os olhos e provocam conjuntivite e lacrimejamento intenso. Os antígenos ingeridos podem causar diarreia e cólica devido à violenta contração da musculatura lisa intestinal. Se suficientemente grave, a diarreia pode ser hemorrágica. Os antígenos que atingem a pele causam dermatite local. A reação é eritematosa e edematosa e descrita como um tipo urticariforme (*Urtica dioica* é o nome da "urtiga", uma planta que tem estruturas ocas que, ao serem tocadas, injetam histamina na pele; Fig. 30.3). As lesões urticariformes são extremamente pruriginosas; por isso, a coceira pode mascarar a verdadeira natureza da lesão. O infiltrado de células inflamatórias das lesões urticariformes equinas reflete essa resposta de tipo 2. Ele contém eosinófilos, linfócitos B, macrófagos e mastócitos, com expressão de interleucina 4 (IL-4), IL-13 e linfopoietina do estroma tímico (TSLP) maior em comparação à pele íntegra.

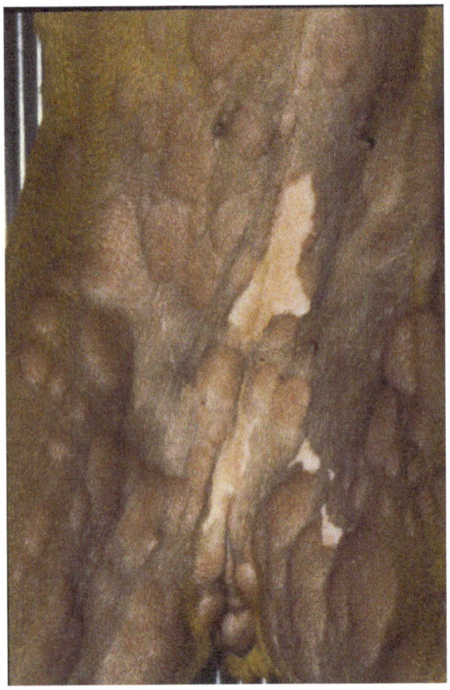

**FIG. 30.3** Urticária grave em um Boxer picado por três vespas. (Cortesia do Dr. G. Elissalde.)

## Alergia a Leite

Os bovinos da raça Jersey podem ser alérgicos à α-caseína do seu próprio leite. Normalmente, essa proteína é sintetizada no úbere e, se as vacas forem ordenhadas com regularidade, não há problemas. Se a ordenha demorar, porém, o aumento da pressão intramamária força a entrada das proteínas do leite na corrente sanguínea. Nos bovinos alérgicos, isso pode causar reações que vão desde desconforto moderado com lesões cutâneas urticariformes à anafilaxia aguda e morte. A ordenha imediata pode tratar a alergia, embora alguns animais com quadros graves possam ter que passar por várias lactações sem período seco por causa das reações observadas à interrupção da ordenha.

## Alergias Alimentares

O sistema imune saudável é tolerante aos alimentos e não responde a possíveis alérgenos alimentares. A tolerância oral é um processo natural em que os antígenos ingeridos são examinados por células dendríticas, macrófagos ou células M e apresentados aos linfócitos T do intestino de forma a desencadear o desenvolvimento de linfócitos Treg produtores de IL-10. Outras moléculas que promovem a tolerância são o ácido retinoico, a indoleamina 2,3-dioxigenase (IDO) e o fator transformador do crescimento β (TGF-β). A microbiota parece ter um papel menor na tolerância oral, já que se desenvolve em animais gnotobióticos. A perda dessa tolerância pode gerar respostas de tipo 2 desencadeada por IL-33 e células linfoides inatas (ILCs). A IL-33 aumenta a permeabilidade da mucosa e promove o desvio Th2 da resposta imune. Nesses casos, a mudança de classe provoca a produção de IgE e o desenvolvimento de alergias alimentares. Respostas Th2 também podem ser observadas em caso de destruição ou disfunção de Tregs.

Evidências experimentais recentes sugerem que determinadas infecções intestinais podem desencadear alergias alimentares por perda da tolerância oral. Assim, os reovírus podem desencadear respostas Th1 em placas de Peyer. Os interferons de tipo I induzidos pela infecção, então, suprimem a ativação de Treg periféricas (pTreg) e permitem que os alérgenos alimentares desencadeiem as respostas imunes. Isso foi demonstrado em respostas Th1 ao glúten, mas também pode se aplicar às respostas Th2.

Cerca de 2% das proteínas alimentares são absorvidas pelo intestino como fragmentos de peptídeos grandes o bastante para serem reconhecidos como estranhos. Outros podem entrar caso haja defeitos na integridade da barreira de junções ocludentes (*tight junctions*) dos enterócitos. Os antígenos podem entrar na corrente sanguínea e chegar aos mastócitos cutâneos em alguns minutos. Estima-se que até 30% das doenças de pele em cães são causadas por alergias e que as respostas aos alérgenos alimentares podem ser responsáveis por muitos casos de doença cutânea em cães e gatos, embora sua verdadeira prevalência não seja conhecida. As consequências clínicas das alergias alimentares são observadas no trato digestório e na pele (Fig. 30.4).

Apenas aproximadamente 10% a 30% dos cães com alergias alimentares apresentam respostas gastrointestinais. A reação intestinal pode ser branda, talvez somente uma irregularidade na consistência das fezes, ou pode ser grave, com vômito, cólicas e diarreia violenta, às vezes hemorrágica, logo após a alimentação. A maioria dos cães apresenta sintomas cutâneos que podem ser indistinguíveis da dermatite atópica. As reações cutâneas geralmente são papulares e eritematosas e podem ser observadas em membros, olhos, pavilhões auriculares, axilas e períneo. A lesão em si é altamente pruriginosa e comumente mascarada pelo trauma autoinfligido e infecções bacterianas ou fúngicas secundárias. Esse prurido tende a responder pouco a corticosteroides. Nos casos crônicos, a pele pode apresentar hiperpigmentação, liquenificação e infecção, com piodermite. A otite externa pruriginosa crônica também pode ser observada. Os alimentos envolvidos variam, mas são geralmente ricos em proteína, como laticínios, produtos à base de trigo, peixe, frango, carne bovina ou ovos. Em suínos, a farinha de peixe e a

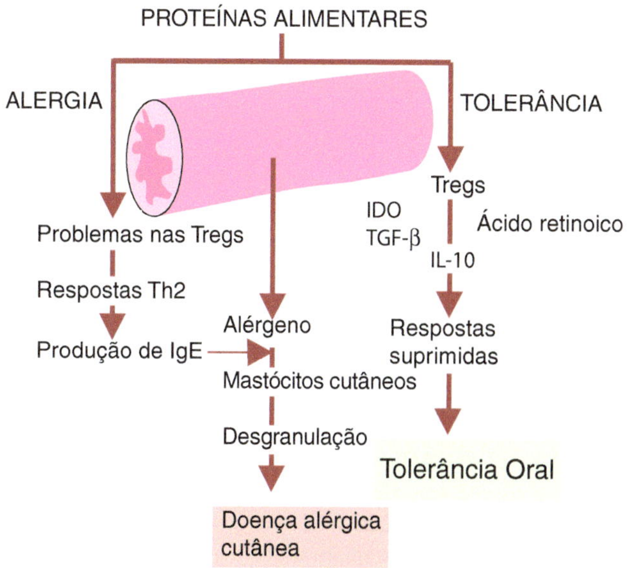


**FIG. 30.4** Os principais mecanismos de tolerância a alimentos e alergias alimentares. Os problemas nas Tregs também podem ser desencadeados por infecções virais.

alfafa foram incriminadas. As análises do soro de cães alérgicos a carne e leite de vaca mostraram os principais alérgenos são as cadeias pesadas da IgG bovina. O segundo antígeno principal nos extratos de carne de bovina e ovina é a fosfoglicomutase. As análises de infiltrados cutâneos nesses cães mostram a predominância de linfócitos T $CD8^+$ e a maior expressão de IL-4, IL-13 e FoxP3. As alergias alimentares são relatadas em equinos, mas são incomuns. Nessa espécie, aveias silvestres, trevo branco e alfafa são reconhecidos como alérgenos.

O teste mais confiável para as suspeitas de alergias alimentares é a remoção de todos os possíveis alérgenos e, então, a alimentação com dieta hipoalergênica. Nessas dietas de eliminação, as carnes e os carboidratos geralmente são de fontes às quais os animais provavelmente não foram expostos. Exemplos são carne de carneiro, pato, veado ou coelho com arroz integral ou batata. Uma solução alternativa é o oferecimento de dieta hidrolisada com fragmentos proteicos menores e menos alergênicos. Diversas dietas hipoalergênicas são comercializadas e facilitam esse diagnóstico. Com as dietas de eliminação, as evidências de remissão geralmente começam a ser observadas em 5 a 6 semanas; no entanto, o procedimento deve ser mantido por pelo menos 8 semanas. Essas dietas podem ser suplementadas pela adição de outros ingredientes até que o alérgeno seja identificado pela recorrência de sinais clínicos. O tratamento é composto pela eliminação do alimento responsável após sua identificação correta.

Os gatos parasitados desenvolvem níveis significativamente mais altos de anticorpos a antígenos alimentares em comparação a animais não parasitados. É importante notar que esses gatos apresentam títulos maiores de anticorpos IgE, o que sugere que a presença de vermes parasitas no intestino pode provocar alergias alimentares.

## Doença Respiratória Alérgica

Embora comum em seres humanos, a urticária nasolacrimal (rinite) é uma manifestação incomum de alergia respiratória em cães e gatos. Os pólens geralmente provocam rinite e conjuntivite caracterizadas por corrimento nasal aquoso profuso e lacrimejamento excessivo. As partículas alergênicas suficientemente pequenas podem alcançar os brônquios ou bronquíolos, onde a reação resultante pode causar broncoconstrição, espirros e dispneia paroxística recorrente semelhante à asma (Fig. 30.5). Deve-se notar que os cães Basenji possuem vias aéreas muito mais sensíveis e apresentam uma doença semelhante a alguns tipos de asma humana. Os gatos também apresentam asma, que se manifesta como espirros paroxísticos, dispneia e tosse. Embora sua patogênese não tenha sido elucidada, os gatos asmáticos respondem bem a corticosteroides e broncodilatadores por inalação, bem como à privação do alérgeno. É interessante notar que há uma concordância entre a asma em gatos e em seus proprietários, o que sugere a participação de antígenos semelhantes.

Hoje, sabe-se que a asma humana é uma síndrome mediada por diferentes processos patogênicos. Assim, a maioria dos casos é eosinofílica (>3% de eosinófilos no escarro) e regulada por ILC2s e basófilos. (As ILC2s produzem as citocinas de tipo II IL-5 e IL-13). Esses casos comumente têm origem alérgica e respondem a corticosteroides. Cerca de 30% dos casos de asma humana, porém, são neutrofílicos (>60% de neutrófilos no escarro), associados a altos níveis de linfócitos Th17, e geral-

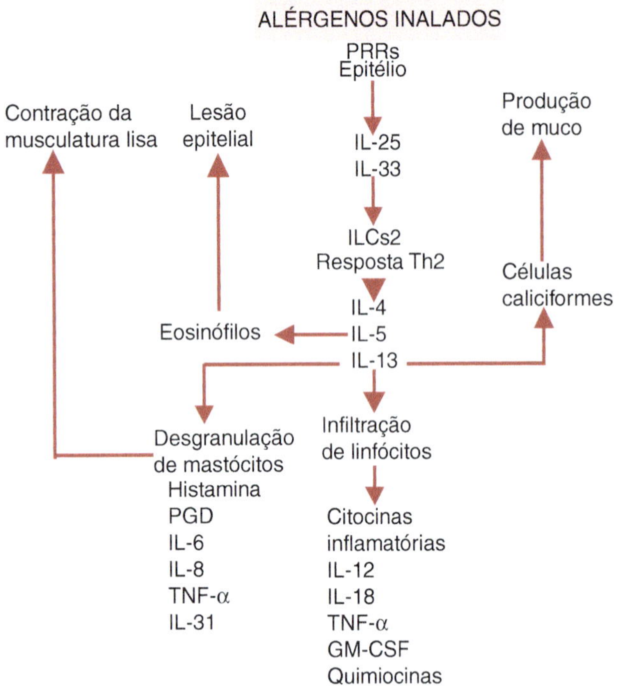


**FIG. 30.5** A patogênese da asma alérgica.

mente não respondem a corticosteroides. Outros subtipos de asma podem apresentar neutrófilos e eosinófilos ou até mesmo nenhum desses tipos celulares no escarro. A IL-33 também é gerada nos pulmões de muitos asmáticos. Essa citocina atua como alarmina e ativa células ILC2, basófilos e mastócitos para promover a inflamação.

Uma rinite alérgica familiar, caracterizada por prurido nasal intenso, espirros violentos, dispneia, corrimento nasal mucoso e lacrimejamento excessivo, é observada em bovinos. Dependendo do alérgeno, pode ser sazonal. Os antígenos envolvidos são inalados e provêm de diversas fontes vegetais e fúngicas. O diagnóstico pode ser confirmado pelo teste cutâneo. Os granulomas nasais podem se formar em animais com quadros crônicos. Esses granulomas são numerosos nódulos polipoides, de 1 a 4 mm de diâmetro, situados na mucosa nasal anterior. Os nódulos contêm grandes números de mastócitos, eosinófilos e plasmócitos.

## Dermatite Atópica

A dermatite atópica (AD) é uma síndrome multifatorial complexa e caracterizada por inflamação crônica e prurido cutâneo. É muito comum em humanos e cães (até 15% são afetados) e foi identificada em gatos, equinos e caprinos. A AD não é simplesmente uma doença alérgica determinada pela exposição ao alérgeno, já que também há desregulação imune, defeitos na barreira cutânea e colonização microbiana. A AD deve ser considerada uma manifestação de múltiplas doenças, determinadas principalmente por respostas Th2/Th22, com algumas contribuições de linfócitos Th17 e Th1.

Os perfis de transcriptoma dos linfócitos do sangue de cães com AD mostram aumento de linfócitos T $CD8^+$ e Treg. Da mesma maneira, há aumento da expressão de IL-13 e do fator de necrose tumoral α, assim como redução da expressão de IL-10 e TGF-β. O aumento de Tregs, associado ao declínio de IL-10 e TGF-β, sugere que a função de Treg é prejudicada de alguma forma.

### TABELA 30.2 Os Critérios Diagnósticos da Dermatite Atópica Canina

A Força Tarefa Internacional sobre Dermatite Atópica Canina listou oito critérios para o diagnóstico dessa doença:

1. A doença ocorre principalmente em cães sem acesso à rua.
2. A doença surge antes dos 3 anos de idade.
3. Os animais apresentam prurido responsivo aos corticosteroides.
4. A princípio, o prurido não é acompanhado por lesões óbvias.
5. O prurido acaba por afetar os membros anteriores
6. Em seguida, o pavilhão auricular é acometido.
7. Em seguida, as margens da orelha são afetadas.
8. A área dorsolombar não é acometida.

Qualquer combinação de cinco critérios desse conjunto diagnostica a dermatite atópica com 85% de sensibilidade e 79% de especificidade (Capítulo 42).

Algumas formas de AD se devem a respostas alérgicas mediadas por IgE contra alérgenos ambientais e, assim, podem ser classificadas como extrínsecas. Por outro lado, outros casos não são provocados por respostas de IgE e são classificados como AD intrínseca ou dermatite "semelhante à atopia". Nos casos de AD extrínseca, há o desenvolvimento de altos níveis séricos de IgE e esses anticorpos são direcionados a alérgenos ambientais e alimentares. Nos casos intrínsecos, os títulos de IgE são normais.

### Doença Clínica

Os cães atópicos geralmente apresentam prurido. A princípio, as lesões cutâneas podem não ser óbvias, mas progridem a eritema difuso (Tabela 30.2). Os animais podem apresentar a tríade alérgica: prurido facial, prurido axilar e lambedura das patas. As lesões ocorrem principalmente nos membros anteriores, na porção ventral do abdome e nas regiões inguinais e axilares, embora possam ser observadas em qualquer lugar do corpo. Essas lesões são decorrentes do prurido intenso e variam de eritema e edema agudo a alterações secundárias crônicas, como crostas, descamação, hiperpigmentação, liquenificação e piodermite. Alguns animais também desenvolvem rinite, otite externa ou conjuntivite. Os cães também podem desenvolver dermatite úmida ou urticária (Fig. 30.6). Infecções bacterianas ou fúngicas secundárias complicam a doença. Dependendo do alérgeno indutor, a doença extrínseca pode ou não ser sazonal e recidivante. Depois de começar, tende a se agravar de maneira progressiva a não ser que tratada.

### Influência Genética

O desenvolvimento da AD canina é parcialmente determinado por fatores genéticos. Embora não tenha alta herdabilidade, a ocorrência da doença difere entre as raças. A AD é mais comum em West Highland White Terriers, Labradores e Golden Retrievers, Pastores Alemães, Cocker Spaniels, Boxers, Buldogues Franceses e Shar-Peis. Os *loci* gênicos tanto de suscetibilidade quanto de proteção foram identificados em cães. A avaliação clínica cuidadosa reconheceu diversos fenótipos da doença que diferem em características como idade ao aparecimento, a presença de dermatite úmida, distúrbios gastrointestinais, dermatite flexural e distribuição das lesões cutâneas. Algumas raças podem apresentar lesões em áreas específicas. Os Buldogues Franceses desenvolvem lesões nas axilas, pálpebras e superfícies de flexão. Os Pastores Alemães, por outro lado, tendem a apresentar lesões nos cotovelos, nos membros posteriores e no tórax.

### Influência Ambiental

A AD extrínseca é comumente associada a reações a alérgenos ambientais, como mofo e pólens de árvores, arbustos e gramíneas (principalmente pólens pequenos, leves e produzidos em quantidades muito grandes) e, por isso, pode ser sazonal. A AD não sazonal é associada principalmente a alergias a ácaros da poeira doméstica (*Dermatophagoides farinae* e *D. pteronyssinus*), descamações de animais e à levedura *Malassezia pachydermatis*. Não há diferenças clínicas significativas entre a AD induzida por alimentos e a doença associada a alérgenos ambientais.

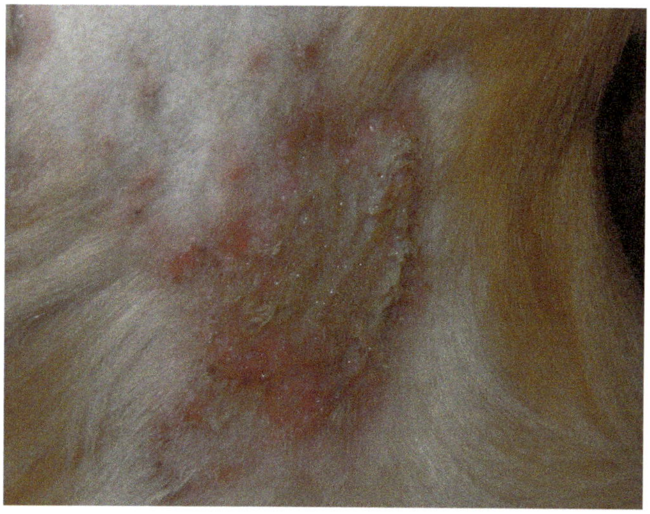

FIG. 30.6 Dermatite úmida em um Golden Retriever. (Cortesia do Dr. R. Kennis.)

### Lesões Cutâneas, Células, Citocinas e Quimiocinas

Por muito tempo, acreditou-se que a AD era uma reação alérgica a antígenos inalados apesar de sinais respiratórios não serem comumente associados à doença. É mais provável, porém, que a exposição ao alérgeno ocorra pela pele. Os antígenos são aprisionados por células de Langerhans e, então, apresentados a linfócitos T $\gamma/\delta$. Os linfócitos T parecem ser essenciais na patogênese da AD, com predominância de respostas de tipo 2 nas primeiras 24 horas e, depois, respostas mistas de tipo 1 e 2 na doença crônica (48-96 horas) (Fig. 30.7). As lesões de pacientes com as duas formas de AD são infiltradas por linfócitos T e células dendríticas. As concentrações de citocinas derivadas de linfócitos Th17 e Th22, porém, são elevadas apenas em indivíduos com AD intrínseca. Por outro lado, as lesões de pacientes com AD extrínseca apresentam maior quantidade de citocinas Th2 (IL-4, IL-13 e IL-5). A citocina supressora TGF-β é pouco expressa nas duas formas da doença.

A TSLP é positivamente regulada na pele inflamada, principalmente em caso de disfunção da barreira epidérmica. Essa TSLP é produzida por linfócitos Th2, queratinócitos e mastócitos em resposta a peptídeos antimicrobianos, como β-defensinas e catelicidinas. A TSLP é um potente estimulante das citocinas Th2 IL-4, IL-5 e IL-13 que, por sua vez, promovem a produção de IgE. Sua concentração é muito alta na pele humana com lesões. Os casos de AD intrínseca expressam níveis menores de IL-4, IL-5 e IL-13.

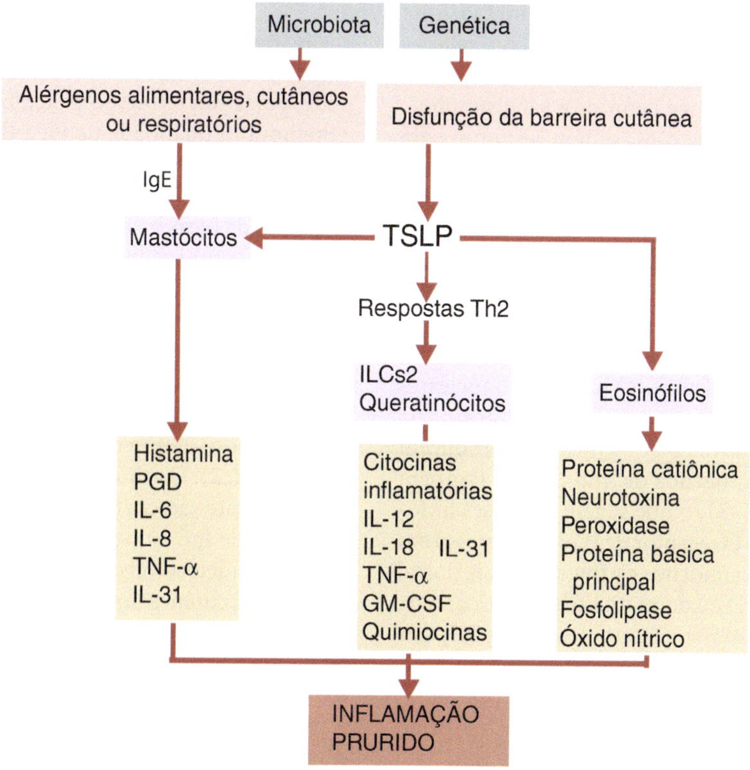


FIG. 30.7 Esquema simplificado da patogênese da dermatite atópica. Note o papel central da linfopoietina do estroma tímico (TSLP).

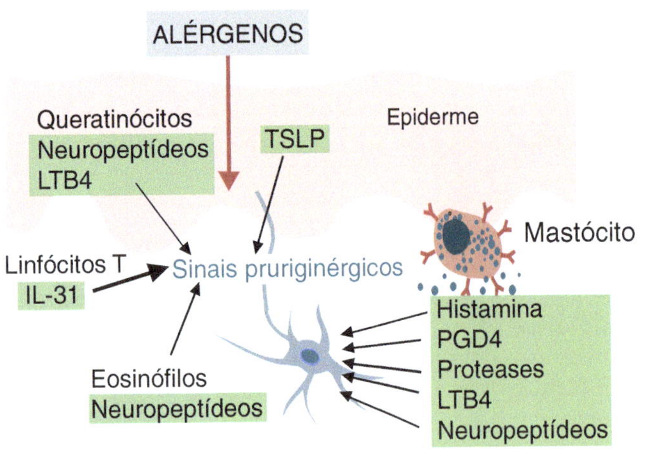


**FIG. 30.8** Os principais mediadores associados ao prurido. Entre esses mediadores, os mais importantes são histamina, linfopoietina do estroma tímico (TSLP) e interleucina 31 (IL-31). Essas moléculas atuam sobre receptores nervosos especializados na pele para indução do prurido.

## Prurido

O prurido grave crônico é uma das características mais importantes e incômodas da AD em cães. Ele é causado por mediadores liberados por células cutâneas residentes (Fig. 30.8). Esses mediadores se ligam a receptores neuronais específicos (pruriceptores) que são associados a determinadas áreas do cérebro. Os mediadores do prurido são a histamina, algumas prostaglandinas e leucotrienos, alguns neuropeptídeos e a IL-31.

Além disso, as células epiteliais podem se comunicar diretamente com os neurônios sensoriais cutâneos por meio da TSLP. A TSLP dos queratinócitos permite sua comunicação direta com neurônios sensíveis à molécula por uma via que não requer estimulação imune. Não se sabe qual é a relação entre o prurido induzido por TSLP e o prurido induzido pela comunicação entre células imunes e neurônios e a histamina.

Uma vez que os mastócitos de cães contêm histamina, há tempos presume-se que essa molécula é o mediador primário da AD. A histamina causa vasodilatação, dor e prurido. Seus níveis, porém, não são bem correlacionados à gravidade da doença e não são significativamente diferentes entre cães normais e atópicos. Isso também sugere que a AD não é simplesmente uma reação de hipersensibilidade de tipo I.

A citocina IL-31 causa prurido grave em cães e sua concentração em pacientes com AD é elevada. Células mononucleares do sangue periférico de cães expostos ao alérgeno (ácaros da poeira doméstica) e à enterotoxina B de estafilococos produzem altos níveis de IL-31. Os mitógenos de linfócitos T também estimulam a produção de IL-31, o que sugere que esses linfócitos são a fonte da citocina. O receptor de IL-31 é expresso em células mononucleares, queratinócitos e gânglios da raiz dorsal de cães. Em humanos com AD ou dermatite alérgica de contato, o nível de mRNA da IL-31 é maior nas lesões cutâneas atópicas do que na pele normal. Assim, a combinação de alérgenos e a presença de bactérias podem estimular os linfócitos T, os queratinócitos e os neurônios e desencadear a inflamação e o prurido da dermatite atópica por meio da IL-31. O inibidor sintético de Janus quinase (JAK) maleato de oclacitinib pode reduzir o prurido em muitos cães e gatos com AD. O oclacitinib bloqueia a transdução de sinal por JAK1 e JAK3 e, por isso, inibe as atividades da IL-31 e de diversas outras citocinas. Esse fármaco pode, portanto, reduzir o prurido e a gravidade da dermatite e melhorar a qualidade de vida de muitos desses animais. O bloqueio excessivo da função de IL-31 pode ser indesejável, já que essa citocina regula genes que também participam da formação da barreira cutânea intacta e estimula a produção de peptídeos antimicrobianos (Quadro 30.1).

### QUADRO 30.1 Tratamento da Dermatite Atópica com Anticorpos Monoclonais

Como discutido no texto, a interleucina 31(IL-31) é a principal causa do prurido grave observado em cães com dermatite atópica (AD). A produção de IL-31 na pele acometida pode ser interrompida pelo inibidor de JAK oclacitinib. Além disso, a síntese dessa citocina também pode ser neutralizada pela administração de um anticorpo monoclonal caninizado — o lokivetmab, direcionado especificamente à IL-31 de cães. O anticorpo é injetado por via subcutânea. O lokivetmab se liga à IL-31 circulante e inibe sua interação com o receptor de IL-31. Em ensaios duplo-cegos e controlados com placebo, uma única dose diminui o prurido e a gravidade da doença em cães com AD crônica.

Michels GM, Ramsey DS, Walsh KF, et al. A blinded, randomized, placebo-controlled, dose determination trial of lokivetmab (ZTS-00103289), a caninized, anti-canine IL-31 monoclonal antibody in client owned dogs with atopic dermatitis. *Vet Dermatol* 27: 478-e129, 2016.

### QUADRO 30.2 Nomenclatura

A IgE medeia as reações de hipersensibilidade imediata, assim chamadas porque se desenvolvem segundos ou minutos após a exposição ao antígeno. Esse tipo de reação de hipersensibilidade também é comumente denominado alergia. Os antígenos que estimulam as alergias podem ser chamados de alérgenos. A reação de hipersensibilidade imediata sistêmica e com risco de vida é chamada de anafilaxia alérgica ou choque anafilático. Às vezes, o animal pode apresentar uma reação semelhante à anafilaxia alérgica, mas não mediada por mecanismos imunológicos. Esse tipo de reação é descrito como anafilactoide.

## O Papel da IgE

A AD foi dividida em intrínseca e extrínseca devido à ausência de correlação consistente entre os níveis de IgE e a gravidade da doença clínica em cães; além disso, nem todos os casos de AD são associados a anticorpos IgE contra antígenos ambientais (Quadro 30.2). Os títulos de IgE contra os alérgenos ofensores raramente são correlacionados à gravidade da doença ou aos níveis de IgE na pele. Os níveis sanguíneos de IgE podem cair e ser indetectáveis, enquanto as concentrações na pele e a reatividade cutânea continuam altas. O teste intradérmico de cães pruriginosos mostra que muitos animais são sensíveis a ácaros da poeira doméstica, diversos pólens (árvores, arbustos e gramíneas) e alérgenos epidérmicos, bem como alguns alérgenos sazonais (Fig. 30.9). O teste cutâneo de cães clinicamente normais, porém, também estimula reações positivas a esses mesmos antígenos. Por exemplo, 50% a 90% dos cães clinicamente normais reagem aos alérgenos da poeira domés-

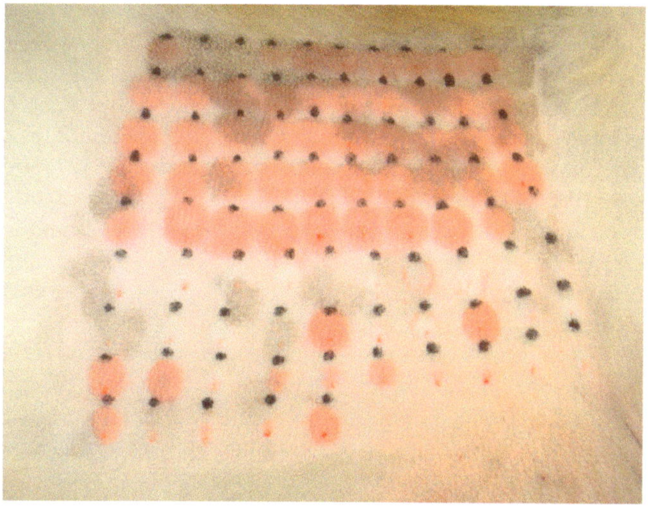

FIG. 30.9 Painel de testes cutâneos intradérmicos realizado em um cão. Cada ponto indica um local de injeção intradérmica de um pequeno volume de alérgeno diluído. Se o cão for alérgico àquele alérgeno, há uma reação local caracterizada por eritema e aumento de volume ao redor do sítio de inoculação. (Cortesia do Dr. R. Kennis.)

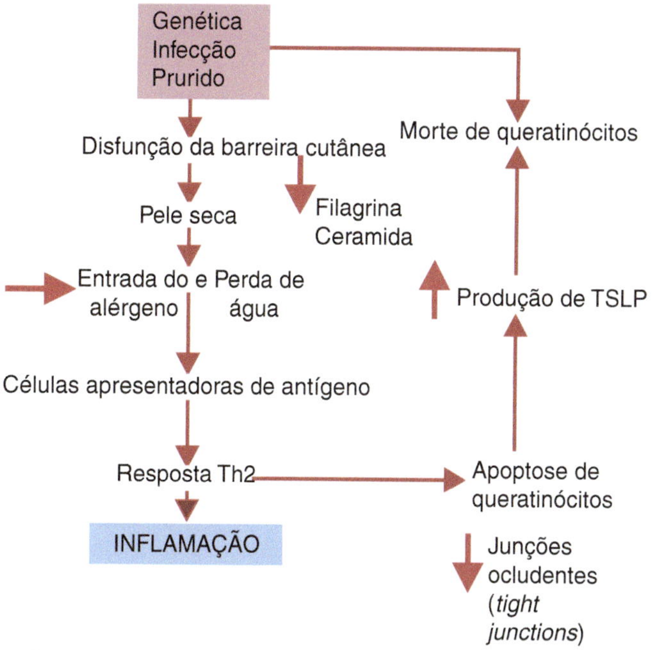


FIG. 30.10 Um importante fator no desenvolvimento da dermatite atópica é a disfunção da barreira cutânea. Essa disfunção é influenciada por fatores genéticos, climáticos e alérgicos e é exacerbada pelo prurido.

tica. A IgE alérgeno-específica também pode ser detectada em cães sem sinais clínicos de AD; no entanto, os títulos de IgE não podem diferenciar cães normais, cães com parasitas intestinais ou cães com AD. Além disso, cerca de um quarto dos casos caninos não são responsivos a antígenos intradérmicos e não apresentam IgE alérgeno-específica.

### Disfunção da Barreira Epidérmica

Em alguns casos de AD, a primeira lesão pode ser um defeito nas células epiteliais que causa disfunção da barreira cutânea. Essa disfunção permite a perda de água e a penetração de alérgenos e micróbios, além de aumentar o contato entre o sistema imune cutâneo e os alérgenos ambientais (Fig. 30.10). Os defeitos na proteína filagrina da barreira cutânea ou nos lipídios da pele, como ceramidas ou esfingosina-1-fosfato, podem aumentar a perda de água ou a suscetibilidade à irritação. Os cães atópicos também podem apresentar defeitos na expressão de proteínas das junções ocludentes, como ocludina e zônula ocludente 1 (ZO-1).

A filagrina é uma proteína associada a filamentos que participa das ligações cruzadas entre as fibras de queratina das células da epiderme. É a principal proteína da barreira a ajudar na retenção de fluido pela pele. Polimorfismos de nucleotídeo único (SNPs) no gene da filagrina canina foram associados a algumas formas de dermatite atópica em cães. A importância de filagrina na dermatite atópica canina não foi esclarecida. É possível que defeitos na filagrina sejam responsáveis apenas por um subtipo dos casos de AD em cães ou que esses defeitos sejam secundários a alguma outra causa de AD. Da mesma maneira, não há evidências claras de que a melhora da função da barreira cutânea tenha benefício clínico no tratamento de cães atópicos.

### Infecções

A gravidade da AD canina é influenciada por (e influencia) a microbiota cutânea. A microbiota cutânea é alterada na AD canina induzida por alérgenos em que as lesões apresentam evidências de disbiose. Essa disbiose é caracterizada por um aumento relativo de *Staphylococcus pseudintermedius*. As infecções estafilocóccicas cutâneas são associados à AD canina. Os estafilococos podem liberar toxinas ou superantígenos (Capítulo 7) que promovem a inflamação da pele. A microbiota cutânea também influencia a expressão do receptor de C5a que regula alguns genes da defesa imune.

As infecções cutâneas e óticas por *Malassezia* também são comuns na AD canina. A levedura *Malassezia pachydermatis* produz uma fosfolipase que pode destruir as membranas celulares da pele e iniciar o desenvolvimento de uma dermatite secundária seja por desencadear a inflamação de maneira direta ou agir como alérgeno. Os cães com dermatite atópica apresentam maior expressão do mRNA de β-defensinas na pele infectada e atópica, mas isso pode simplesmente refletir a presença de infecções secundárias. A poluição ambiental também influencia o desenvolvimento de AD (Quadro 30.3).

## Alergias a Vacinas e Fármacos

A administração de qualquer antígeno, inclusive de vacinas, pode desencadear uma resposta de IgE. Essa reação é mais provável caso a vacina apresente vestígios de soro fetal bovino (especificamente albumina sérica bovina), gelatina ou caseína. Em bovinos, as alergias graves são associadas a vacinas inativadas contra febre aftosa, raiva e pleuropneumonia contagiosa. As respostas de IgE também podem ocorrer após a administração de medicamentos. A maioria das moléculas de medicamentos é pequena demais para serem antigênicas, mas muitas podem se ligar a proteínas do hospedeiro e, então, agir como haptenos. A alergia à penicilina, por exemplo, pode ser desencadeada pela exposição terapêutica ou ingestão de leite contaminado com o fármaco. Em animais sensibilizados, a injeção de penicilina pode causar anafilaxia sistêmica aguda ou

**QUADRO 30.3 O Receptor de Aril Hidrocarbono e a Dermatite Atópica**

Como descrito no Quadro 21.1, o receptor de aril hidrocarbono (AhR) foi descrito pela primeira vez por toxicologistas que pesquisavam a toxicidade de poluentes ambientais, como hidrocarbonetos aromáticos e dioxanos. Agora, foi demonstrado que há uma associação direta entre a poluição ambiental, o AhR e o desenvolvimento de dermatite atópica (AD).

Assim, os poluentes do ar, como as partículas de exaustão de diesel, se ligam ao AhR. O receptor, então, se transloca para o núcleo da célula e regula positivamente múltiplos genes. Entre esses genes, estão aqueles que codificam IL-33 e TSLP, responsáveis pelo prurido. Além disso, o AhR regula positivamente uma proteína chamada artemina nos queratinócitos. A artemina atua sobre os neurônios sensoriais periféricos, promove o brotamento de fibras nervosas periféricas na epiderme e regula positivamente a expressão dos receptores de capsaicina e wasabi (que detectam irritantes químicos). Coletivamente, essas alterações induzem extrema sensibilidade cutânea. Isso pode explicar como os indivíduos alérgicos desenvolvem "alocinesia", onde a estimulação branda da pele desencadeia prurido intenso.

É interessante notar que, entre os ligantes endógenos de AhR, estão produtos da levedura *Malassezia*, de bactérias intestinais, como os lactobacilos, e de alguns alimentos. Todos foram associados ao desenvolvimento de AD em animais de companhia. Da mesma maneira, não é coincidência que cães de casas com fumantes são significativamente mais propensos ao desenvolvimento de AD do que aqueles de casa sem fumantes.

Hidaka T, Ogawa E, Kobayashi EH, et al: The aryl hydrocarbon receptor AhR links atopic dermatitis and air pollution via induction of the neurotrophic factor artemin. *Nature Immunology*, 18:64-73, 2017.
Ka D, Marignac G, Desquilbet L, et al: Association between passive smoking and atopic dermatitis in dogs. *Food and Chemical Toxicology*, 66:329-333, 2014.

formas mais brandas de alergia. A ingestão de leite contaminado com penicilina por esses animais pode causar diarreia grave. As alergias a muitos medicamentos, em especial antibióticos e hormônios, são relatadas em animais domésticos. Até mesmo as substâncias contidas em conservantes do couro usado em coleiras e suturas *catgut* ou compostos como a metilcelulose ou a carboximetilcelulose utilizados como estabilizadores nas vacinas podem provocar alergias. Devido à diversidade dos fármacos administrados a animais, a participação de vários mecanismos não é surpreendente. As hipersensibilidades a um mesmo medicamento podem ser mediadas por diversas vias.

## Alergias a Parasitas

O papel benéfico do sistema IgE-mastócitos-eosinófilos na imunidade a helmintos foi observado pela primeira vez no fenômeno de "autocura" (Capítulo 28). Os helmintos estimulam preferencialmente respostas de IgE e as infestações helmínticas costumam ser associadas a muitos dos sinais de alergia e de anafilaxia; os animais com cestódeos, por exemplo, podem apresentar desconforto respiratório ou urticária. A anafilaxia pode ser provocada pela ruptura de um cisto hidático durante cirurgia ou por transfusão de sangue de um cão infectado com *Dirofilaria immitis* para um animal sensibilizado.

As alergias também são comumente associadas à exposição a antígenos de artrópodes. A quitina, o principal componente dos exoesqueletos de artrópodes e das paredes celulares de fungos, é um desencadeante eficaz de hipersensibilidade imediata. A exposição à quitina promove o recrutamento de eosinófilos e respostas Th2. As picadas de inseto são responsáveis pela morte de muitas pessoas todos os anos devido à anafilaxia aguda após a sensibilização ao veneno. A anafilaxia também pode ser observada em bovinos infestados com a "mosca do tumor" (*Hypoderma bovis*) em caso de ruptura das pupas subcutâneas e reação ao fluido celômico liberado.

Em equinos e bovinos, a hipersensibilidade a picadas de insetos pode causar uma dermatite alérgica chamada de coceira da Costa do Golfo, coceira de Queensland e coceira doce. Entre os insetos envolvidos, estão os mosquitos-pólvora (espécies de *Culicoides*), os borrachudos (espécies de *Simulium*), as moscas de estábulo (*Stomoxys calcitrans*), os mosquitos e as pulgas da espécie *Echidnophaga gallinacea*. Se os animais forem alérgicos a antígenos presentes na saliva desses insetos, a picada leva ao desenvolvimento de urticária acompanhada por prurido intenso. O prurido pode provocar automutilação e infecção secundária subsequente que pode mascarar a natureza alérgica original da lesão. É interessante notar que a sensibilização de mastócitos cutâneos por IgE é comum em cavalos clinicamente saudáveis expostos aos mosquitos-pólvora *Culicoides*; assim, a doença alérgica não é um resultado inevitável da exposição e da sensibilização. Há um componente genético importante nesse tipo de hipersensibilidade.

Os animais não necessariamente respondem a alérgenos de artrópodes com a hipersensibilidade do tipo I. Assim, as respostas aos ácaros *Demodex* e à saliva de pulgas podem ser mediadas por células (hipersensibilidade do tipo IV, Capítulo 33). A dermatite alérgica à picada de pulgas é a doença alérgica cutânea mais importante. Não há predisposição racial ou sexual, mas os animais atópicos, assim como aqueles expostos às pulgas de forma intermitente, tendem a desenvolver uma doença mais grave. A exposição contínua às pulgas durante a juventude parece causar hipossensibilização. O prurido é uma característica consistente, assim como o histórico de infestação por pulgas. Os animais acometidos apresentam, além dos sinais clínicos característicos, reação aos antígenos de pulgas injetados por via intradérmica. A maioria dos animais sensíveis responde em poucos minutos, mas até 30% podem ter uma reação tardia, em 24 a 48 horas. A terapia de hipossensibilização não tem sido bem-sucedida no tratamento da alergia a pulgas. O único tratamento eficaz é o controle total das pulgas.

## Complexo Granuloma Eosinofílico

O complexo granuloma eosinofílico é um grupo de doenças associadas a vários tipos de lesões cutâneas (como úlceras, placas e granulomas) em gatos. Embora sua causa seja desconhecida, essas lesões são associadas a alergias a pulgas ou alimentos ou ainda à dermatite atópica. A presença de eosinófilos na pele tende a ser associada ao desenvolvimento de lesões patológicas (Fig. 30.11). Assim, a injeção de proteína catiônica de eosinófilos (ECP) ou neurotoxina derivada de eosinófilos (EDN) purificada na pele de cobaias ou coelhos provoca perda da integridade cutânea e inflamação. A ECP causa úlceras e a EDN, exsudatos celulares. A peroxidase de eosinófilos e a quimiocina proteína básica principal 1 (MBP-1) purificada

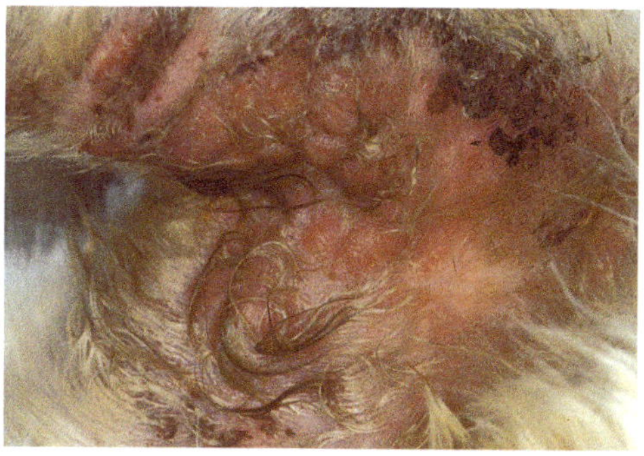

FIG. 30.11 Um granuloma eosinofílico no coxim plantar de um cão. (Cortesia do Dr. R. Kennis.)

causam aumentos firmes de volume e eritema. As atividades dessas proteínas podem explicar o desenvolvimento de lesões em doenças cutâneas associadas a eosinófilos.

As lesões eosinofílicas sazonais são associadas a picadas de mosquitos. Essas lesões podem ser pápulas descamativas dispersas. As placas eosinofílicas na pele são intensamente pruriginosas. Por isso, as lesões podem ser mascaradas pelo trauma autoinduzido e pela infecção bacteriana secundária. Histologicamente, são associadas à infiltração local de mastócitos e eosinófilos e também à eosinofilia. Os granulomas eosinofílicos, por outro lado, não são pruriginosos e se apresentam como uma linha de placas cutâneas róseas elevadas. Alguns podem ser pápulas descamativas dispersas. As úlceras eosinofílicas lineares (às vezes chamadas de úlceras indolentes) são comumente observadas na cavidade oral ou nos lábios. A remoção do alérgeno ofensor pode provocar melhora clínica, e o tratamento com corticosteroide costuma ser eficaz. As úlceras lineares e indolentes podem ser difíceis de tratar e exigir modalidades mais agressivas. A síndrome hipereosinofílica idiopática é descrita em humanos, gatos e cães. Essa síndrome é caracterizada por eosinofilia prolongada e inexplicável, infiltração eosinofílica de órgãos, disfunção de órgãos (principalmente do coração, mas também de pulmões, baço, fígado, pele, medula óssea, trato gastrointestinal e sistema nervoso central) e morte. A enterite eosinofílica pode ser decorrente da ancilostomíase em cães.

## DIAGNÓSTICO DA HIPERSENSIBILIDADE DE TIPO I

O diagnóstico da doença alérgica é baseado na anamnese e, se possível, na identificação dos alérgenos ofensores por meio de testes cutâneos diretos ou sorologia e exclusão de distúrbios semelhantes.

O termo *hipersensibilidade* é utilizado para indicar a inflamação em resposta a materiais normalmente inofensivos. Os animais, por exemplo, em geral não reagem a antígenos injetados por via intradérmica. A injeção intradérmica de um alérgeno em um animal hipersensível, porém, causa inflamação (Fig. 30.9). Moléculas vasoativas são liberadas e provocam vermelhidão (eritema) devido à dilatação capilar, assim como edema circunscrito (pápula) devido ao aumento da permeabilidade vascular. A reação também pode causar exacerbação eritematosa em decorrência da dilatação arteriolar causada pelo reflexo axonal local. Essa resposta papulomatosa e eritematosa ao alérgeno é máxima em 30 minutos e, depois, desaparece em poucas horas. Uma reação de fase tardia às vezes ocorre 6 a 12 horas mais tarde.

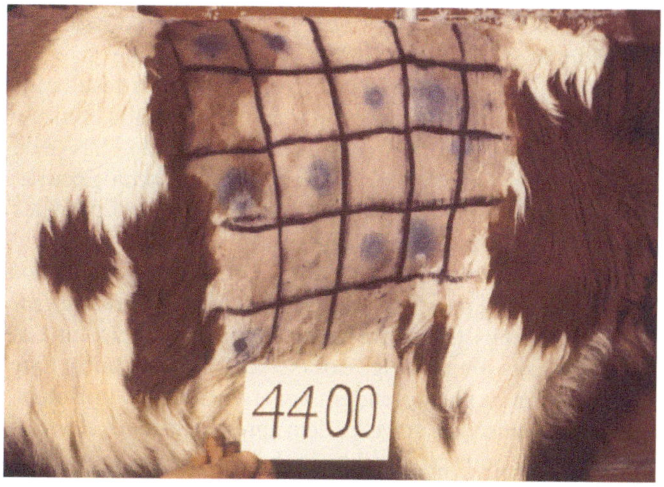


FIG. 30.12 Reações de PCA em um bezerro. Diversos soros diferentes foram testados quanto à atividade de PCA no flanco de um bezerro normal. (Cortesia do Dr. P. Eyre.)

O teste cutâneo intradérmico com soluções aquosas muito diluídas de alérgenos é amplamente utilizado no diagnóstico de alergias, sobretudo da AD canina. Depois da injeção, o local é examinado em busca de uma resposta inflamatória. Os resultados obtidos devem ser interpretados com cuidado, já que respostas falso-positivas e falso-negativas podem ocorrer. A concentração de antígeno nas soluções de testes cutâneos comerciais, por exemplo, pode ser muito baixa. Os cães podem ser até 10 vezes menos sensíveis do que os humanos aos alérgenos intradérmicos, como pólens, fungos ou descamações de pele. As reações falso-positivas podem ser causadas pela presença de conservantes nas soluções de alérgenos. As respostas falso-negativas podem ser decorrentes do tratamento com corticosteroides. Em geral a mistura de alérgenos usada no teste cutâneo intradérmico inclui alérgenos de árvores, gramíneas, fungos, ervas daninhas, descamações cutâneas, penas, ácaros da poeira doméstica e insetos. O teste cutâneo intradérmico é menos comumente realizado em gatos, já que esses animais não desenvolvem pápulas significativas, o que dificulta a avaliação da reação.

Uma técnica experimental utilizada para detectar anticorpos IgE é chamada de teste de anafilaxia cutânea passiva (PCA). Nesse teste, as diluições do soro-teste são injetadas em diferentes locais da pele de um animal normal. Depois de 24 a 48 horas, a solução de antígeno é administrada por via intravenosa. Na reação positiva, cada sítio de injeção apresenta resposta inflamatória imediata. Os anticorpos injetados podem continuar fixos na pele por um período muito longo. Em bezerros, esse período pode ser de até 8 semanas. Como a detecção de respostas inflamatórias muito brandas é, às vezes, difícil, sua visibilidade pode ser aumentada pela injeção intravenosa de corante azul de Evans no animal experimental. O corante se liga à albumina sérica e, normalmente, não deixa a corrente sanguínea. Nos sítios de injeção onde a permeabilidade é maior, a albumina ligada ao corante entra no fluido tecidual e forma uma mancha azul (Fig. 30.12).

Os métodos sorológicos de quantificação do nível de IgE específica nos fluidos corpóreos são RAST (do inglês, *radio-*

*allergosorbent test*), *Western blotting* e ensaio imunossorvente enzimático (ELISA) (Capítulo 42). Esses exames não são sujeitos a viés clínico, mas a correlação entre os resultados obtidos à sorologia ou teste cutâneo e a gravidade clínica é fraca. Além disso, a correlação entre os resultados do ELISA e do teste intradérmico também é baixa. Os ensaios sorológicos são bastante suscetíveis a altos níveis de resultados falso-positivos (baixa especificidade). Um ELISA negativo geralmente descarta o diagnóstico de doença extrínseca. Os melhores resultados são obtidos com o teste de alérgenos separados em vez de grupos de alérgenos. Os motivos para essa má correlação entre as quantificações diretas de IgE e os métodos *in vivo*, como o teste cutâneo, provavelmente refletem a ocorrência de AD intrínseca. Cães com parasitoses graves podem apresentar títulos elevados de IgE, o que pode gerar resultados falso-positivos à sorologia. Também é possível que imunoglobulinas de outras classes além da IgE possam contribuir para o desenvolvimento de dermatite alérgica em cães. Por isso, muitos médicos veterinários dermatologistas preferem o teste cutâneo à sorologia.

## TRATAMENTO DA HIPERSENSIBILIDADE DE TIPO I

De longe, o tratamento mais satisfatório da doença alérgica extrínseca é evitar a exposição ao alérgeno. A imunoterapia específica tem boas respostas em até 80% dos casos, mas infecções secundárias, bacterianas ou fúngicas (*Malassezia*) ou infestações por pulgas também devem ser controladas. A imunoterapia alérgeno-específica também pode ser usada. Essa modalidade pode induzir remissões estáveis de longa duração, mas não substitui a não exposição ao antígeno. O tratamento tópico, como banhos com xampus suaves, ajuda muito. As dietas enriquecidas por ácidos graxos ômega 3, ácido eicosapentaenoico e ácido docosaexaenoico, podem ser benéficas em cães com dermatite alérgica crônica. O óleo de ômega 3 (peixe) ou ômega 6 (prímula) provavelmente promove a síntese de eicosanoides anti-inflamatórios.

As principais indicações para a medicamentosa são o alívio temporário a curto prazo enquanto se espera o início da imunoterapia ou que faça efeito. Os fármacos também podem aliviar as recidivas transientes ou ajudar animais que não podem ser submetidos à imunoterapia. Existem muitos medicamentos para tratar a hipersensibilidade do tipo I, embora os médicos veterinários tendam a empregar poucos.

Os corticosteroides de administração tópica ou oral são mais comumente utilizados para reduzir a irritação e a inflamação associadas à resposta alérgica aguda. Esses fármacos podem suprimir todos os aspectos da inflamação por meio da inibição de NF-κB e do bloqueio da produção de mediadores inflamatórios (Capítulo 41). Os corticosteroides têm efeito paliativo considerável nas hipersensibilidades crônicas do tipo I, mas é importante lembrar que seus efeitos colaterais podem ser graves. Esses medicamentos são imunossupressores e podem aumentar a suscetibilidade à infecção. As doses eficazes de prednisolona podem ser bastante reduzidas pela suplementação oral com ácidos graxos essenciais. Outros imunossupressores, como os inibidores de calcineurina, a ciclosporina e o tacrolimus, podem ter benefícios semelhantes.

Entre os β-estimulantes, estão a adrenalina, a isoprenalina e o salbutamol; os α-antagonistas são a metoxamina e a fenilefrina. Todos são muito usados em seres humanos e podem ser administrados a animais. A adrenalina é o fármaco mais importante no tratamento da anafilaxia. É rapidamente absorvida após a injeção intramuscular e, assim, logo reverte os sinais clínicos de choque. Outro grupo de fármacos muito empregado no tratamento das reações de hipersensibilidade do tipo I são os inibidores farmacológicos específicos. Esses medicamentos bloqueiam competitivamente os receptores específicos devido a seu mimetismo estrutural aos mediadores ativos. Assim, os anti-histamínicos, como a difenidramina, podem inibir as atividades da histamina. Entretanto, uma vez que a histamina é apenas um dos diversos mediadores derivados de mastócitos e seus níveis não são bem correlacionados à gravidade da doença cutânea, os anti-histamínicos têm eficácia limitada no controle das alergias em animais.

Uma abordagem multifacetada é recomendada para o tratamento da AD. Quaisquer infecções bacterianas ou fúngicas devem ser tratadas. Exacerbações agudas podem ser tratadas com uma combinação de banhos e corticosteroides tópicos, com administração de corticosteroides orais e antibióticos conforme necessário. A higiene da pele deve ser melhorada o máximo possível. A gravidade do prurido pode ser reduzida com combinações de medicamentos anti-inflamatórios. O tratamento do prurido e das lesões cutâneas é feito com corticosteroides orais e tópicos, ciclosporina oral e tacrolimus tópico, além de oclacitinib e, se possível, interferons orais. A imunoterapia específica ao alérgeno deveria ser oferecida quando viável.

### Imunoterapia Alérgeno-Específica

As alergias podem ser controladas pela imunoterapia alérgeno-específica. Nessa modalidade, quantidades gradualmente maiores de um alérgeno são administradas a um animal para reduzir a gravidade da doença alérgica subsequente. Vários estudos controlados mostraram que essa terapia é eficaz em humanos. A imunoterapia parece ser mais eficaz no tratamento da rinite alérgica, da asma e das alergias a picadas de insetos. Sua eficácia é menos clara no tratamento de alergias alimentares e da dermatite alérgica. Na medicina veterinária, diversos estudos abertos sugeriram que essa terapia é eficaz no tratamento da AD, embora poucos ensaios clínicos randomizados controlados tenham sido publicados.

As injeções de imunoterapia promovem a produção de IgG em vez de IgE e reduzem o recrutamento de células inflamatórias. Em seres humanos, isso reduz o número de mastócitos e eosinófilos no pulmão, bem como a infiltração de linfócitos T $CD4^+$ e eosinófilos na pele. Assim, há um desvio nas respostas dominantes de linfócitos auxiliares (*helper*) de Th2 para Th1 (Fig. 30.13). A razão IFN-γ/IL-4, por exemplo, é baixa em cães atópicos, indicando um perfil de citocinas Th2. Após a imunoterapia, a razão aumenta, os níveis de IFN-γ se elevam e o equilíbrio muda para uma resposta Th1. Esse IFN-γ reduz os efeitos dos linfócitos Th2 na síntese de anticorpos IgE e altera a produção de imunoglobulina específica para o alérgeno de IgE para IgG. A imunoterapia também pode induzir a produção de IL-12 e IL-18 por células dendríticas e promover respostas Th1. Além disso, estimula Tregs a produzir IL-10, inibindo a produção de IgE, a ativação de mastócitos e a liberação de histamina e leucotrienos.

Na imunoterapia, pequenas quantidades de soluções aquosas diluídas do antígeno são administradas. As primeiras injeções

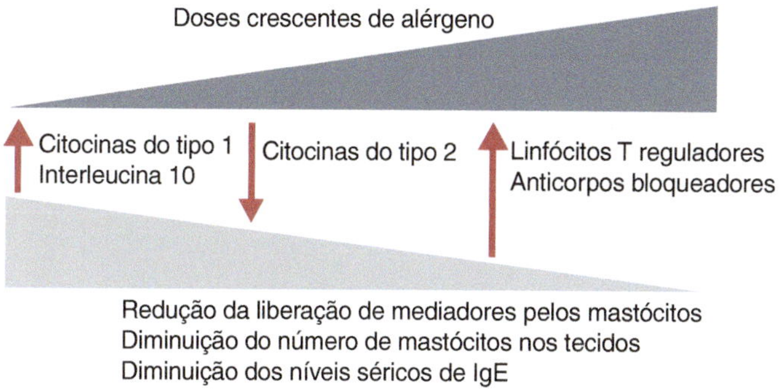


**FIG. 30.13** Princípios da imunoterapia específica a alérgenos. Doses crescentes do alérgeno promovem uma resposta Th1 e, ao mesmo tempo, reduzem a resposta Th2 e regulam a produção de anticorpos.

contêm uma quantidade muito pequena do alérgeno. Ao longo de algumas semanas, a dose gradualmente aumenta. Se a alergia do animal for do tipo sazonal, as injeções devem ser planejadas para terminar pouco antes da exposição esperada ao antígeno. Estima-se que até 80% dos cães têm resposta boa a excelente a esse procedimento. A resposta inclui melhora clínica e redução na quantidade de medicação necessária. Os benefícios da imunoterapia podem levar meses para se tornar aparentes. Os gatos podem responder ainda melhor do que os cães. Por outro lado, equinos com hipersensibilidade à picada de moscas respondem pouco à imunoterapia. A imunoterapia sublingual também pode ser uma modalidade terapêutica eficaz. Funciona bem em humanos, mas foi pouco testada nas espécies domésticas. Essa modalidade parece ter bons resultados na alergia contra ácaros de poeira e alimentos em cães.

31

# Antígenos Eritrocitários e Hipersensibilidade Mediada por Anticorpos

## OBJETIVOS DIDÁTICOS

*Depois de ler este capítulo, você deve ser capaz de:*

- Explicar como as doenças de hipersensibilidade do tipo II ocorrem quando os anticorpos (e o complemento) destroem as células normais.
- Descrever como a destruição das hemácias transfundidas é um exemplo de hipersensibilidade do tipo II.
- Explicar os sinais clínicos e o tratamento de uma resposta transfusional incompatível.
- Explicar a patogênese da doença hemolítica do recém-nascido.
- Explicar a patogênese da pancitopenia neonatal em bezerros.
- Entender por que algumas drogas podem se ligar às células sanguíneas e torná-las alvos de anticorpos na reação de hipersensibilidade do tipo II.
- Descrever o tratamento da doença hemolítica e da pancitopenia neonatal.
- Explicar como o teste de grupo sanguíneo pode ser usado no estabelecimento da paternidade.

## SUMÁRIO DO CAPÍTULO



As hemácias, como células nucleadas, expressam glicoproteínas e glicolipídios de superfície. Ao contrário das moléculas do complexo principal de histocompatibilidade (MHC), essas moléculas não participam do processamento de antígenos, embora influenciem a rejeição de transplantes (aloenxertos entre animais de grupos sanguíneos incompatíveis são rejeitados rapidamente). Em sua maioria, essas moléculas são componentes funcionais da membrana celular. As glicoproteínas ABO de seres humanos, por exemplo, são proteínas transportadoras de ânions e glicose, enquanto as moléculas dos sistemas M e C das hemácias ovinas são associadas à bomba de potássio da membrana e ao transporte de aminoácidos, respectivamente (Quadro 31.1).

Na transfusão de sangue entre indivíduos geneticamente diferentes, essas moléculas das hemácias agem como antígenos potentes e estimulam uma resposta humoral no receptor. Esses anticorpos causam a rápida eliminação das hemácias transfundidas devido à hemólise intravascular mediada pelo sistema complemento e à destruição extravascular por opsonização e remoção pelo sistema mononuclear fagocítico. A destruição celular por anticorpos é classificada como uma reação de hipersensibilidade do tipo II.

## GRUPOS SANGUÍNEOS

As moléculas expressas na superfície das hemácias são denominadas antígenos de grupos sanguíneos ou antígenos eritrocitários (EAs). Existem vários antígenos de grupos sanguíneos, com antigenicidade variável; alguns são mais potentes e, portanto, de maior importância do que outros. A expressão de antígenos de grupo sanguíneo é controlada por genes e herdada de forma convencional. Cada sistema de grupo sanguíneo é formado por um número variável de alelos. (Alelos de grupos sanguíneos herdados juntos em grupos de dois ou mais são chamados de fenogrupos.) A complexidade dos sistemas de grupos sanguíneos é muito variável. Esses sistemas podem ser sistemas simples, como o sistema L dos bovinos, composto por dois alelos que controlam um único antígeno, e até altamente complexos, como o sistema B bovino. O sistema B contém centenas de alelos ou fenogrupos que, junto com os outros grupos sanguíneos bovinos, podem gerar milhões de combinações únicas de grupos sanguíneos. Embora a maioria dos antígenos de grupos sanguíneos seja formada por componentes integrais da membrana celular, alguns são encontrados livres no soro, na saliva e em outros fluidos corpóreos e passivamente adsorvidas

**QUADRO 31.1 A Microbiota Intestinal e os Grupos Sanguíneos**

O muco intestinal é "decorado" com antígenos de grupo sanguíneo. Esses antígenos são sintetizados por enterócitos, mas apenas em alguns indivíduos (secretores). Esses antígenos de grupo sanguíneo influenciam a composição da microbiota intestinal. Assim, Bifidobacteria dependem desses antígenos de grupo sanguíneo para a colonização do intestino e são muito menos comuns em não secretores. Os bebês prematuros não secretores são mais suscetíveis à enterocolite necrótica e à sepse Gram-negativa, talvez pela ausência dos efeitos protetores de Bifidobacteria. Por outro lado, os norovírus também podem se ligar a essas glicanas ao colonizarem o intestino e, assim, os não secretores são resistentes a esses agentes!

na superfície das hemácias. Exemplos de antígenos solúveis são os antígenos J bovinos, os antígenos R ovinos, os antígenos A suínos e os sete antígenos eritrocitários caninos (DEA).

Os animais podem sintetizar anticorpos contra antígenos de grupos sanguíneos estranhos mesmo nunca tendo sido expostos a hemácias estranhas. Os bovinos J negativos, por exemplo, apresentam anticorpos anti-J no soro e suínos A negativos possuem anticorpos anti-A. Esses anticorpos "naturais" (ou isoanticorpos) não são derivados do contato prévio com hemácias estranhas, mas sim da exposição aos epítopos com reação cruzada e comumente encontrados na natureza (Fig. 9.8). Muitos antígenos de grupos sanguíneos também são componentes estruturais comuns de plantas, da microbiota intestinal, protozoários ou helmintos. A presença desses anticorpos naturais não é, porém, um fenômeno uniforme e nem todos os antígenos de grupos sanguíneos são acompanhados pela produção de anticorpos naturais contra seus alelos alternativos.

## TRANSFUSÃO DE SANGUE E TRANSFUSÕES INCOMPATÍVEIS

O sangue de um animal pode ser facilmente transfundido para outro. Se as hemácias do doador forem idênticas às do receptor, não há resposta imune. Entretanto, se o receptor possuir anticorpos preexistentes contra antígenos de grupos sanguíneos do doador, as células transfundidas são imediatamente atacadas. Em geral os anticorpos preexistentes são imunoglobulinas da classe M (IgM). Ao se ligarem aos antígenos das hemácias, esses anticorpos podem causar aglutinação ou hemólise ou ainda estimular a opsonização e a fagocitose das células transfundidas. Na ausência de anticorpos preexistentes, as hemácias transfundidas estimulam uma resposta imune no receptor. As células transfundidas circulam até a produção de anticorpos e, em seguida, são eliminadas. Uma segunda transfusão com células estranhas idênticas provoca sua destruição imediata.

A rápida destruição de grandes números de hemácias estranhas pode causar doenças graves. A gravidade das reações transfusionais varia de uma resposta febril leve à morte súbita e depende principalmente da quantidade de sangue incompatível transfundido. A identificação precoce do problema pode prevenir consequências mais graves. Essas reações ocorrem quando grandes quantidades de sangue incompatível são transfundidas a um receptor sensibilizado. Isso ativa o sistema complemento e causa a lise das células transfundidas. Grandes quantidades de hemoglobina livre escapam, o que provoca hemoglobinemia e hemoglobinúria. As hemácias lisadas podem desencadear a formação de coágulos e a coagulação intravascular disseminada. A ativação do sistema complemento também gera anafilotoxinas, degranulação de mastócitos e liberação de moléculas vasoativas e citocinas. Essas moléculas podem provocar choque com hipotensão, bradicardia e apneia. O animal pode apresentar respostas simpáticas, como sudorese, salivação, lacrimejamento, diarreia e vômitos. Essas respostas podem ser seguidas por um segundo estágio, em que o animal apresenta hipertensão com arritmia cardíaca e aumento da frequência cardíaca e da frequência respiratória.

Em caso de suspeita de reação, a transfusão deve ser imediatamente interrompida. É importante manter o fluxo urinário com fluidos e um diurético, porque a hemoglobina pode causar destruição dos túbulos renais. A recuperação ocorre após a eliminação das hemácias estranhas.

As reações transfusionais podem ser quase totalmente prevenidas pela análise prévia do soro do receptor quanto à presença de anticorpos contra as hemácias do doador. O teste é denominado reação cruzada. O sangue do doador é centrifugado e o plasma é descartado. Em seguida, as hemácias são ressuspensas em soro fisiológico e novamente centrifugadas. Esse procedimento de lavagem é repetido (em geral três vezes) e, por fim, há a formação de uma suspensão de hemácias a 2% a 4% em soro fisiológico. As hemácias do doador são misturadas com o soro do receptor e, em seguida, incubadas a 37°C por 15 a 30 minutos. Em caso de lise ou aglutinação das hemácias do doador pelo soro do receptor, a transfusão não deve ser realizada. Ocasionalmente, o soro do doador pode reagir com as hemácias do receptor. Isso não tem grande importância clínica, já que os anticorpos transfundidos são logo diluídos no receptor. Ainda assim, é melhor evitar o uso de sangue que cause esse tipo de reação.

## DOENÇA HEMOLÍTICA DO RECÉM-NASCIDO

As fêmeas podem ser sensibilizadas por hemácias estranhas não somente por transfusões sanguíneas incompatíveis realizadas com fins clínicos, mas também pelo extravasamento de hemácias fetais em sua circulação sanguínea através da placenta durante a gestação. Após a sensibilização, esses anticorpos contra as hemácias podem ficar concentrados no colostro. Ao mamar, o recém-nascido ingere os anticorpos colostrais, que são absorvidos pela parede intestinal e entram na circulação. Esses anticorpos, dirigidos contra os antígenos de grupos sanguíneos do neonato, causam a rápida destruição das hemácias. A doença resultante é denominada doença hemolítica do recém-nascido (HDN) ou isoeritrólise neonatal.

A ocorrência de HDN depende de quatro condições: o animal jovem deve herdar um antígeno eritrocitário de seu pai que não esteja presente em sua mãe; a mãe deve ser sensibilizada pelo antígeno eritrocitário; a resposta da mãe ao antígeno deve ser repetidamente estimulada por hemorragia transplacentária ou gestações múltiplas; por fim, o neonato deve ingerir o colostro com altos títulos de anticorpos contra suas hemácias.

## GRUPOS SANGUÍNEOS, TRANSFUSÃO DE SANGUE E DOENÇA HEMOLÍTICA EM ANIMAIS DOMÉSTICOS

Todos os mamíferos possuem antígenos eritrocitários que podem influenciar as transfusões sanguíneas e causar HDN em animais neonatos (Tabela 31.1). Embora historicamente esses antígenos tenham sido nomeados de forma alfabética, de acordo com a ordem de sua descoberta, há uma crescente tendência em adicionar o prefixo EA (antígeno eritrocitário) para reduzir a confusão com antígenos do MHC.

### Equinos

Os equinos possuem sete grupos sanguíneos internacionalmente reconhecidos (EAA, EAC, EAD, EAK, EAP, EAQ e EAU). Alguns, como EAC, EAK e EAU, são sistemas simples, com um fator, dois alelos e dois fenótipos. Por outro lado, o sistema EAD é muito complexo, com pelo menos 25 alelos identificados até o momento. Cerca de 10% dos equinos apresentam anticorpos contra outros grupos sanguíneos, sobretudo Aa e Ca. Esses anticorpos podem causar reações graves após transfusões sanguíneas incompatíveis. Sua principal importância é o fato de que a HDN em potros é relativamente comum (Fig. 31.1). Em mulas, onde as diferenças antigênicas entre os progenitores são grandes, cerca de 8% a 10% dos filhotes podem ser acometidos. Em Puros Sangues Ingleses e Standardbreds, a prevalência é consideravelmente menor, variando de 0,05% a 2% dos potros. Isso ocorre apesar do fato de que a fêmea e o macho possuem hemácias incompatíveis em até 14% das gestações.

**TABELA 31.1 Grupos Sanguíneos dos Animais Domésticos**

| Espécie | Sistemas de Grupo Sanguíneo | Sorologia |
|---|---|---|
| Equina | EAA, C, D, K, P, Q, U | Aglutinação<br>Hemolítica |
| Bovina | EAA, B, C, F, J*, L, M, R*, S, Z, T' | Hemolítica |
| Ovina | EAA, B, C, D, M, R* | Hemolítica<br>Aglutinação (apenas D) |
| Suína | EAA*, B, C, D, E, F, G, H, I, J, K, L, M, N, O, P | Aglutinação<br>Hemolítica<br>Antiglobulina |
| Canina | DEA 1.1, 1.2, 3, 4, 5, 6, 7*, 8 | Aglutinação<br>Hemolítica<br>Antiglobulina |
| Felina | AB | Aglutinação<br>Hemolítica |

*Substâncias solúveis do grupo sanguíneo.

A HDN pode ocorrer em potros nascidos de éguas previamente sensibilizadas por transfusões sanguíneas ou pela administração de vacinas com tecidos equinos. No entanto, as éguas costumam ser mais sensibilizadas pela exposição a hemácias fetais em decorrência de gestações repetidas. O mecanismo dessa sensibilização não foi esclarecido, mas acredita-se que as hemácias fetais cheguem à circulação materna por meio de uma hemorragia transplacentária. As éguas respondem às hemácias fetais já aos 56 dias após a concepção. O maior extravasamento provavelmente ocorre durante o último mês de gestação e o parto por causa da ruptura de vasos sanguíneos da placenta.

A sensibilização materna é em geral mínima após a primeira gestação. Entretanto, repetidas gestações com exposição aos mesmos antígenos eritrocitários estimulam a resposta materna. A doença hemolítica, portanto, apenas é um problema em éguas que já pariram diversos potros. A forma mais grave da doença é causada pela produção de anticorpos contra o antígeno Aa do sistema EAA. Anticorpos anti-Qa (sistema EAQ) produzem uma doença menos grave e de início lento. Na prática, 90% dos casos clínicos são atribuídos a anticorpos anti-Aa e anti-Qa. Outros antígenos menos frequentes, como Pa, Ab, Qc, Ua, Dc e Db, foram implicados nos demais casos. Assim, as éguas que não apresentam Aa e Qa são mais suscetíveis a gerar potros acometidos. As éguas prenhes também podem sintetizar anti-

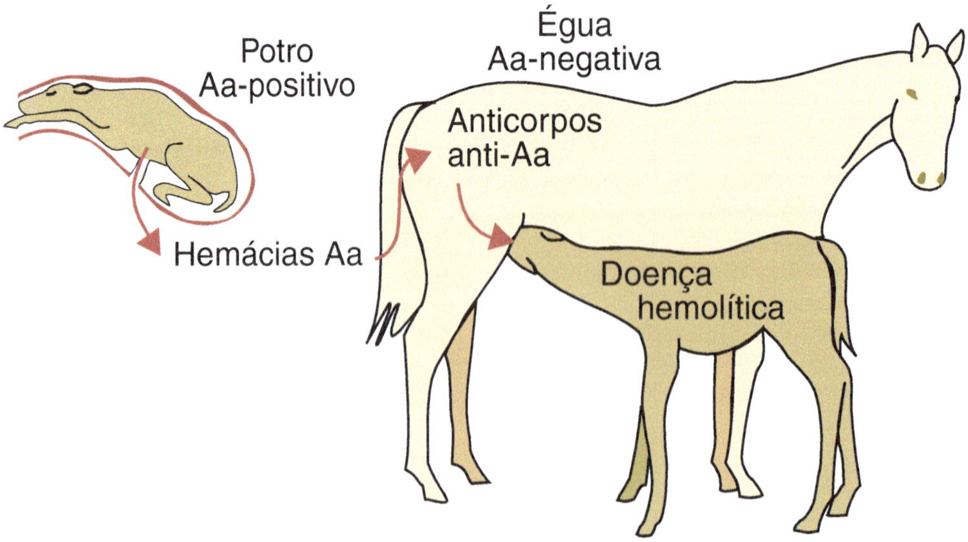


**FIG. 31.1** A patogênese da doença hemolítica do recém-nascido em potros. No primeiro estágio, as hemácias fetais entram na circulação da mãe e a sensibilizam. No segundo estágio, esses anticorpos são concentrados no colostro e ingeridos pelo potro em aleitamento. Esses anticorpos ingeridos entram na circulação sanguínea do potro e destroem as hemácias.

corpos contra Ca (sistema EAC), mas essas imunoglobulinas raramente são associadas à doença clínica. Na verdade, anticorpos anti-Ca preexistentes podem reduzir a sensibilização contra Aa. A presença de anticorpos anti-Ca em éguas pode eliminar as hemácias fetais que entram na circulação sanguínea e prevenir a maior sensibilização.

Os anticorpos produzidos pelas éguas não atravessam a placenta, mas chegam ao potro por meio do colostro. Os potros acometidos nascem saudáveis, mas adoecem algumas horas depois de mamarem. A gravidade da doença é determinada pela quantidade de anticorpos absorvidos e pelo antígeno sensibilizante. Os primeiros sintomas são fraqueza e depressão. As membranas mucosas dos potros acometidos podem apresentar palidez e, por fim, icterícia distinta. Alguns potros adoecem 6 a 8 horas e morrem por choque com tanta rapidez que podem não ter tempo suficiente para o desenvolvimento de icterícia. Mais comumente, a doença causa letargia e fraqueza entre 12 e 48 horas de vida, embora possa surgir em até 5 dias. A icterícia das membranas mucosas e das escleras é comum em potros que sobrevivem por pelo menos 48 horas. A hemoglobinúria, embora incomum, é diagnóstica em potros recém-nascidos. Devido à anóxia, alguns potros em estágios terminais da doença podem convulsionar ou entrar em coma. Nesses potros, as causas mais comuns de morte são insuficiência hepática, lesão cerebral e sepse bacteriana.

A doença hemolítica é facilmente diagnosticada apenas pelos sinais clínicos. O exame hematológico tem pouca utilidade diagnóstica, mas pode indicar o tratamento apropriado. O diagnóstico definitivo requer a demonstração de imunoglobulinas na superfície das hemácias do potro. Em casos de anti-Aa ou anti-Qa, a adição de uma fonte de complemento (soro normal fresco de coelho) causa hemólise rápida. Se a doença hemolítica for esperada, o soro da égua prenhe pode ser submetido à pesquisa de anticorpos por um teste indireto com antiglobulinas (Capítulo 42). O uso de hemácias de cavalos portadores de um grupo sanguíneo sensibilizante principal permite demonstrar que o título de anticorpos aumenta significativamente no mês anterior ao parto.

Um exame que pode ser utilizado para detectar a presença de anticorpos antieritrócitos no colostro é o teste de aglutinação do potro ictérico. Para tanto, o colostro é diluído de forma seriada em soro fisiológico. Uma gota do sangue com anticoagulante do potro é adicionada a cada tubo; os tubos são centrifugados para que as hemácias formem precipitados no fundo. Na presença de anticorpos, as células se aglutinam com firmeza e os precipitados ficam intactos quando os tubos são esvaziados. Já as hemácias não aglutinadas fluem pela lateral do tubo. O colostro concentrado é viscoso e tende a induzir a formação de *rouleaux*, que mimetiza a aglutinação. No entanto, o uso do sangue da égua como controle negativo pode comprovar o fenômeno. Os potros com doença branda e hematócrito entre 15% e 25% e número de hemácias superior a $4 \times 10^6$ continuam a mamar. Os animais com hematócrito inferior a 10% interrompem a ingestão de leite e apresentam prostração. A icterícia intensa é sugestiva de HDN em potros.

O prognóstico da doença hemolítica não complicada é bom, desde que seu diagnóstico seja logo estabelecido e o tratamento apropriado seja rapidamente instituído. O tratamento da HDN é formado pela prevenção da maior absorção de anticorpos, nutrição adequada, administração de oxigênio, fluido e eletrólitos e manutenção do equilíbrio ácido-básico. Manter o animal aquecido, com hidratação adequada e terapia antimicrobiana também é extremamente importante. Em casos agudos, a transfusão de sangue é necessária. A contagem de hemácias inferior a $3 \times 10^6/\mu L$ ou o hematócrito inferior a 15% justifica a transfusão sanguínea. As hemácias equinas transfundidas têm meia-vida de somente 2 a 4 dias e, assim, a transfusão é apenas uma medida emergencial de efeito temporário. O sangue compatível pode ser difícil de encontrar devido à alta prevalência de Aa ou Qa na população equina normal. O doador não deve ser apenas negativo para Aa ou Qa, mas também não deve possuir anticorpos contra esses antígenos. A exsanguinotransfusão, embora eficiente, requer um doador capaz de fornecer pelo menos 5 L de sangue, além de um cateter intravenoso duplo e a anestesia do potro. Um procedimento muito mais simples e que evita muitas dificuldades é a transfusão de hemácias lavadas da mãe. Cerca de 3 a 4 L de sangue são coletados em citrato de sódio e centrifugados; em seguida, o plasma é desprezado. As hemácias são lavadas uma vez em soro fisiológico e lentamente transfundidas no potro. De modo geral, o sangue é administrado em doses fracionadas e intervalos de 6 horas. Os casos mais brandos da doença hemolítica podem requerer apenas cuidados de manejo.

Se a doença hemolítica for esperada devido a títulos crescentes de anticorpos ou ao nascimento prévio de um potro acometido, a ordenha do colostro da égua e o oferecimento do colostro de outra égua ao potro podem prevenir seu desenvolvimento. O potro deve ser impedido de mamar em sua mãe por 24 a 36 horas. Quando o aleitamento for permitido, o potro deve, a princípio, ingerir pequenas quantidades e ser cuidadosamente observado quanto a efeitos colaterais adversos.

A trombocitopenia neonatal foi relatada em potros. As imunoglobulinas podem ser identificadas na superfície de plaquetas do potro e anticorpos contra as plaquetas podem ser encontrados no soro materno.

*Análise Sorológica:* Os grupos sanguíneos equinos podem ser identificados por testes de aglutinação em tubo, testes hemolíticos e testes com antiglobulinas. Os testes de aglutinação em gel e as técnicas imunocromatográficas em desenvolvimento geraram resultados encorajadores. Cada sistema de grupo sanguíneo tem um método de teste preferencial. O sistema complemento dos testes hemolíticos é originário de coelhos, mas precisa ser absorvido antes de sua utilização para remoção de quaisquer anticorpos contra moléculas equinas.

## Bovinos

Onze sistemas de grupos sanguíneos — EAA, EAB, EAC, EAF, EAJ, EAL, EAM, EAR′, EAS, EAT′ e EAZ — foram identificados em bovinos. Dois deles (EAB e EAJ) são de grande importância. O sistema EAB de grupo sanguíneo é um dos mais complexos conhecidos, pois estima-se que contenha mais de 60 diferentes alelos. Esses alelos não são herdados de forma independente, mas em combinações denominadas fenogrupos. Devido à complexidade do sistema EAB, é quase impossível obter sangue absolutamente idêntico de dois bovinos sem relação de parentesco. Na verdade, sugere-se que a complexidade do sistema EAB seja tão grande que existam combinações antigênicas suficientes para dar uma característica de identificação única para cada bovino existente no mundo. Naturalmente, um sistema como esse fornece um método ideal para a identificação precisa dos indivíduos e muitas associações de criadores utilizam a tipagem sanguínea para checar a identidade dos animais registrados. O sistema EAC também é complexo e possui 10 alelos que se combinam para formar cerca de 90 fenogrupos.

O antígeno J é um lipídio encontrado livre nos fluidos corpóreos e adsorvido passivamente nas hemácias. Esse antígeno está ausente em hemácias de bezerros neonatos, sendo adquirido nos primeiros 6 meses de vida. Existem dois tipos de bovinos J positivos. Alguns animais possuem o antígeno J em altas concentrações, que podem ser detectadas nas hemácias e no soro. Outros podem apresentar baixas concentrações de antígeno J no soro, detectado apenas com grande dificuldade em hemácias. (É provável que um gene secretor controle a expressão de J em bovinos). Os bovinos J negativos, com ausência total do antígeno J, podem apresentar anticorpos naturais anti-J, embora a concentração dessas imunoglobulinas tenha grande variação sazonal, sendo mais alta no verão e no outono. Devido à presença desses anticorpos, a transfusão de hemácias J positivas em receptores J negativos pode provocar em reação transfusional mesmo na ausência de sensibilização prévia.

A HDN em bezerros é rara, mas pode decorrer da vacinação contra anaplasmose ou babesiose. Essas vacinas contêm hemácias de bezerros infectados. Nas vacinas com *Anaplasma*, por exemplo, o sangue de um grande número de doadores infectados é misturado, liofilizado e complexado ao adjuvante antes da administração aos animais. A vacina contra a babesiose é composta por sangue fresco de bezerros infectados. As duas vacinas causam infecção e, consequentemente, o desenvolvimento de imunidade nos receptores. Além disso, é possível que estimulem a produção de anticorpos contra os antígenos de grupo sanguíneo dos sistemas EAA e EAF. Vacas sensibilizadas por essas vacinas e acasaladas com touros que carreiam os mesmos grupos sanguíneos podem transmitir anticorpos colostrais a seus bezerros que, então, podem desenvolver doença hemolítica.

Os sinais clínicos da HDN em bezerros estão relacionados à quantidade de colostro ingerido. Os bezerros são geralmente saudáveis ao nascimento, porém começam a apresentar sintomas em 12 horas a 5 dias. Nos casos agudos, o óbito pode ocorrer 24 horas após o aleitamento e os animais desenvolvem dispneia e hemoglobinúria. À necropsia, esses bezerros apresentam edema pulmonar grave, esplenomegalia e rins enegrecidos. Os animais acometidos com menor gravidade apresentam anemia e icterícia e podem morrer durante a primeira semana de vida. As hemácias dos bezerros acometidos possuem anticorpos em sua superfície (detectados por um teste de antiglobulina) e podem, ocasionalmente, ser lisadas pela adição de complemento na forma de soro normal fresco de coelho. A morte se deve à coagulação intravascular disseminada decorrente da ativação do sistema de coagulação pelas hemácias lisadas.

*Análise Sorológica:* Os grupos sanguíneos bovinos são detectados por testes hemolíticos. As hemácias lavadas são incubadas com antissoros específicos e o soro de coelho é utilizado como fonte de complemento.

### Pancitopenia Neonatal Bovina

Desde 2007, vários surtos de doença hemorrágica não explicada em bezerros neonatos foram relatados em diversos países da Europa Ocidental. Hoje, essa doença é chamada de pancitopenia neonatal bovina (BNP). Os animais acometidos apresentam hemorragia de início súbito, inclusive hemorragia nasal, formação de petéquias em membranas mucosas, hemorragia interna e sangramento excessivo de pequenas feridas, como em locais de injeção ou colocação de brincos auriculares. A doença surge 7 a 28 dias após o nascimento e os bezerros acometidos podem morrer 48 horas após seu início. A investigação mostra uma queda inicial nos números de granulócitos, seguida por hemácias e linfócitos. Assim, há pancitopenia intensa, inclusive trombocitopenia, anemia e leucopenia. A medula óssea pode apresentar aplasia completa. A mortalidade pode ser alta, de até 90%, nos bezerros clinicamente afetados, mas, é claro, também há muitos casos subclínicos. Como a doença ocorre apenas em bezerros em aleitamento e se desenvolve horas após a primeira mamada, parece ser provocada pelo consumo de colostro. Outras pesquisas mostraram que o colostro de vacas que sabidamente produziram bezerros acometidos continha anticorpos contra as moléculas de MHC de classe I expressas pelos leucócitos e pelas células-tronco da medula óssea dos neonatos. (Os precursores e as células comprometidas das linhagens de trombócitos, linfócitos e monócitos e os precursores das linhagens de neutrófilos, eritrócitos e eosinófilos.) Esses anticorpos não estão presentes no soro ou colostro de vacas produtoras de bezerros saudáveis. Os anticorpos também medeiam a fagocitose de células sanguíneas, já que se ligam às cadeias $\alpha$ do MHC de classe I e $\beta$2-microglobulina.

A doença é desencadeada pela administração de uma vacina específica contra o vírus da diarreia bovina (BVDV) (Fig. 31.2). Essa vacina contém BVDV inativado cultivado em linhagem celular renal bovina. Um potente adjuvante de emulsão de água em óleo com Quil-A é adicionado (Capítulo 24). A imunização com a vacina induz títulos elevados de anticorpos contra os antígenos de MHC de classe I expressas por células renais. Transferidos para os bezerros pelo colostro, esses anticorpos se ligam aos leucócitos e às células-tronco da medula óssea, os matam e, assim, induzem pancitopenia e destruição da medula óssea. Apenas alguns bezerros nascidos de mães que receberam essa vacina específica desenvolveram a doença clínica. Não se sabe porque isso ocorre, mas é provável que dependa do haplótipo de MHC. Nas vacas, os títulos de anticorpos continuam altos por muitos anos e podem ser estimulados por cada gestação. Por isso, os casos de BNP podem ocorrer anos após a retirada dessa vacina do mercado.

## Ovinos

Os grupos sanguíneos de ovinos são semelhantes aos de bovinos. Hoje, seis sistemas de grupos sanguíneos (EAA, EAB, EAC, EAD, EAM e EAR) são conhecidos. O equivalente ovino ao grupo EAB bovino também é denominado EAB e, assim como o sistema bovino, é complexo e contêm pelo menos 52 alelos diferentes. Os ovinos também possuem um equivalente ao sistema EAJ bovino, denominado sistema EAR. Esse sistema possui dois antígenos solúveis, R e O, codificados pelos alelos R e r. A produção das substâncias R e O é controlada por um gene denominado *I* e seu alelo recessivo *i*. O ovino homozigoto para i não expressa os antígenos R ou O. Essa interação entre os genes *I*/*i* e o sistema R-O é denominada efeito epistático (Fig. 31.3). Os antígenos R e O são solúveis, encontrados no soro de ovinos II ou Ii e adsorvidos passivamente nas hemácias.

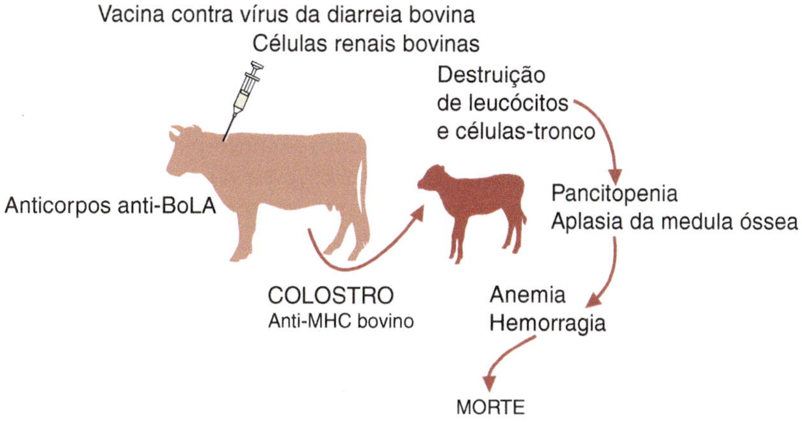


**FIG. 31.2** A patogênese da pancitopenia neonatal bovina.

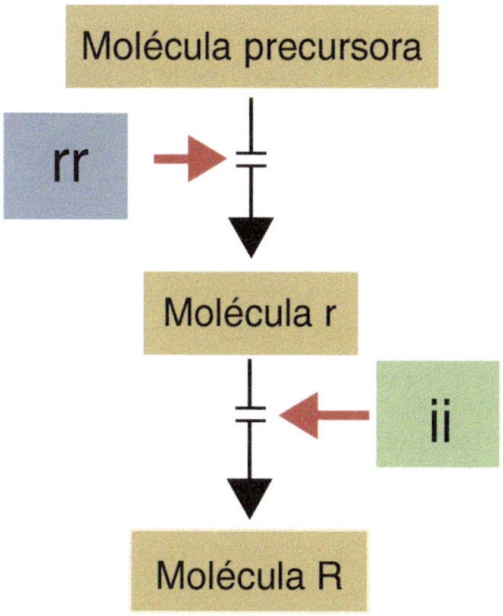


**FIG. 31.3** A regulação da expressão de antígenos do grupo sanguíneo EAR em ovinos. O gene *I* controla a expressão do sistema EAR.

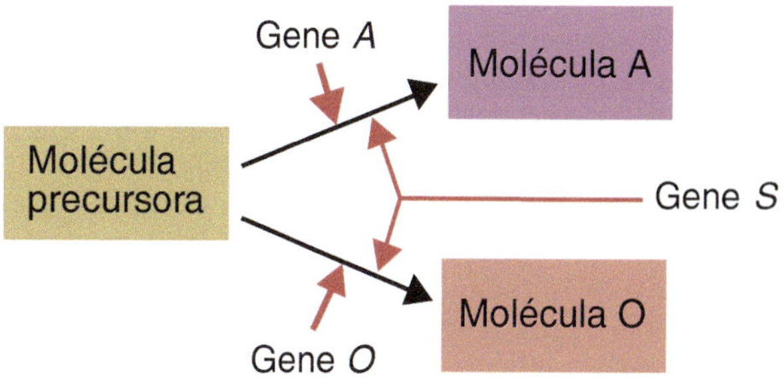


**FIG. 31.4** A produção de substâncias do grupo sanguíneo A ou O por um suíno requer a presença do gene *S*. Os suínos que não possuem esse gene (animais ss) não produzem as substâncias do grupo sanguíneo.

Anticorpos naturais anti-R podem ser encontrados em ovinos R negativos. Os ovinos também são divididos em dois grupos, de acordo com a concentração alta ou baixa de potássio nas hemácias. Essa concentração é regulada pelo sistema EAM de grupo sanguíneo. O antígeno Mb é um inibidor do transporte de potássio.

*Análise Sorológica:* Os grupos sanguíneos de ovinos são detectados por meio de testes hemolíticos. Uma exceção a essa regra é o sistema EAD, que é detectado por aglutinação.

## Suínos

Dezesseis grupos sanguíneos de suínos foram identificados (EAA a EAP). O mais importante é o sistema EAA. Como o sistema ABO humano, o sistema EAA controla a expressão de dois antígenos à base de carboidratos, A e O, mediante a utilização de glicosiltransferases. Sua expressão é regulada por um gene denominado *S* (secretor) com dois alelos, S e s. Em homozigotos recessivos (ss), o gene pode impedir a produção das substâncias A e O (Fig. 31.4). Consequentemente, nesses animais, a quantidade de antígenos ligados a hemácias é reduzida a um nível indetectável (Quadro 31.2). As substâncias A e O, como J em bovinos e R e O em ovinos, não são verdadeiros antígenos eritrocitários, mas sim carboidratos solúveis encontrados no soro e adsorvidos passivamente na superfície das hemácias após o nascimento. Anticorpos naturais anti-A podem ocorrer em suínos A negativos e a transfusão de sangue A positivo nesses animais pode causar colapso transitório e hemoglobinúria.

### QUADRO 31.2 Herança do Sistema de Grupo Sanguíneo EAA em Suínos

Em suínos, a expressão do grupo sanguíneo EAA é regulada por dois *loci* gênicos. Um *locus*, A, contém dois alelos, A e O, onde A é dominante. O outro, o *locus* S, também contém dois alelos, S e seu alelo recessivo s. O *locus* S controla a expressão do sistema A e, assim, os grupos sanguíneos A ou O apenas podem ser expressos se o animal tiver pelo menos um gene *S*. Os possíveis genótipos, portanto, são AA, AO e OO, além de SS, Ss e ss.

Esses genótipos podem ser combinados da seguinte maneira:

- Os animais que são AASS, AASs, AOSS ou AOSs apresentam hemácias A.
- Os animais que são OOSS ou OOSs apresentam hemácias O.
- Os animais que são AAss, Aoss ou Ooss não expressam A ou O e, assim, suas hemácias são "nulas".

Antigamente, a HDN ocorria em leitões devido ao uso da vacina contra o cólera suíno com sangue desses animais. Essa vacina era composta por uma mistura de sangue de suínos virêmicos e inativada com corante cristal violeta. A sensibilização de porcas pela vacina levava à ocasional ocorrência da doença hemolítica na prole. Parecia haver uma predisposição racial para a doença, que era observada com mais frequência em ninhadas de fêmeas Essex e Wessex. Os leitões acometidos não necessariamente apresentavam a doença clínica, embora suas hemácias fossem sensibilizadas por anticorpos. Outros leitões apresentavam fraqueza de progressão rápida e palidez de membranas mucosas antes do óbito; os animais que sobreviviam por mais tempo apresentavam hemoglobinúria e icterícia. A gravidade da reação não parecia diretamente relacionada ao título de anticorpos antieritrócitos no soro dos leitões. Desde a retirada de todas as vacinas vivas de vírus do cólera suíno do mercado, os problemas associados ao seu uso desapareceram.

A HDN verdadeira também foi registrada em suínos. Os anticorpos responsáveis são normalmente dirigidos contra antígenos do sistema EAE. Além do desenvolvimento da anemia hemolítica em leitões recém-nascidos, a presença de anticorpos contra antígenos plaquetários pode causar trombocitopenia. Clinicamente, a trombocitopenia causa problemas hemorrágicos durante o corte da cauda e maior tendência à formação de hematomas (púrpura neonatal). Em esfregaços sanguíneos, as plaquetas podem estar agregadas e, assim, o teste de antiglobulina gera resultado positivo. A não administração de colostro na tentativa de prevenir a absorção de anticorpos antieritrócitos pelos leitões pode torná-los altamente suscetíveis a infecções.

*Análise Sorológica:* Os grupos sanguíneos de suínos são detectados por testes de aglutinação, hemolíticos e antiglobulinas.

## Cães

Em cães, sete antígenos eritrocitários são internacionalmente reconhecidos (DEA 1.1, 3, 4, 5, 6, 7, 8), mas outros foram descritos. (Uma nomenclatura mais antiga os denominava pelo sistema alfabético tradicional, A, Tr, B, C, D, F, J, K, L, M e N). A maioria desses antígenos parece ser herdada como dominantes mendelianos simples. Os antígenos DEA 1 são os únicos antigênicos o suficiente para terem importância clínica. Com base em análises com anticorpos monoclonais, esses antígenos foram inicialmente divididos em 1.1 e 1.2, mas o DEA de tipo 1.2 é hoje considerado apenas uma variante muito forte de 1.1 (1.1 + ). Cerca de 60% dos cães expressam o antígeno DEA 1. Não existem anticorpos de ocorrência natural contra DEA 1.1. Os anticorpos contra DEA 7 podem ocorrer em 20% a 50% dos cães DEA 7 negativos. Anticorpos contra DEA 3 e 5 são encontrados em cerca de 10% dos cães negativos, mas geralmente em títulos baixos e sem importância clínica. Portanto, recomenda-se que os doadores de sangue canino sejam negativos para DEA 1.1, 1.1 + , 3, 5 e 7. Mais de 98% da população canina é positiva para DEA 4. Em cães, o doador universal é negativo para todos os grupos DEA, exceto o DEA 4. A menos que o tipo sanguíneo do receptor seja conhecido, deve-se utilizar apenas o sangue de doador universal e a prova cruzada deve ser realizada em todos os receptores. Na prática, o tipo sanguíneo canino mais importante é DEA 1.1. Cerca de 33% a 45% da população canina é DEA 1.1 positiva e, de modo geral, esses cães podem ser considerados receptores universais. Os cães que são negativos para DEA 1.1 também podem ser considerados doadores universais. O sangue DEA 1.1 positivo nunca deve ser transfundido em cães DEA 1.1 negativos. Se isso acontecer, o receptor é sensibilizado por DEA 1.1 e há a produção de altos títulos de anticorpos. A subsequente transfusão de sangue positivo em animal sensibilizado pode gerar uma reação grave. Da mesma maneira, se uma cadela negativa for sensibilizada com transfusões incompatíveis e acasalada com um cão positivo, seus filhotes podem desenvolver doença hemolítica. A HDN natural em cães é extremamente rara. A doença ocorre quando uma cadela DEA 1.1 negativa recebe uma transfusão de sangue DEA 1.1 positivo e, a seguir, é acasalada com um macho DEA 1.1 positivo. Os filhotes desenvolvem a anemia hemolítica depois de 3 a 10 dias.

O DEA 7 (sistema Tr) é um sistema de antígeno solúvel relacionado aos sistemas A humano, J bovino, R ovino e A suíno. Esse sistema é composto por dois antígenos: Tr e O. Um gene secretor epistático controla sua expressão. Anticorpos anti-DEA 7 ocorrem naturalmente em alguns cães DEA 7 negativos. Quando cadelas saudáveis com histórico de prenhez foram analisadas, os únicos anticorpos detectados eram contra DEA 7. No entanto, a prevalência desses anticorpos foi semelhante em animais com histórico de prenhez e controles. Isso sugere que a gestação não sensibiliza as cadelas contra esses antígenos e que as fêmeas com histórico de prenhez podem ser usadas como doadoras de sangue.

Um antígeno de grupo sanguíneo denominado Dal foi identificado com base em anticorpos produzidos por Dálmatas após a transfusão sanguínea. Acredita-se que alguns Dálmatas não possuam o antígeno, que é encontrado em outras raças de cães. Da mesma forma, dois novos grupos (Kai 1 e Kai 2) não relacionados a DEA foram identificados. Cerca de 94% dos cães norte-americanos são Kai $1^+$/Kai $2^-$. Cinco por cento são Kai $1^-$/Kai $2^-$ e 1%, Kai $1^-$/Kai $2^+$. Sua importância na transfusão sanguínea não foi estabelecida.

*Análise Sorológica:* Testes de aglutinação a 4 C, hemolíticos e com antiglobulina são utilizados na detecção de grupos sanguíneos caninos. A fonte de complemento pode ser soro fresco de cães ou de coelhos. Existem vários testes comerciais para tipagem sanguínea de cães. Um deles é um teste de aglutinação em cartão que utiliza anticorpos monoclonais DEA 1.1 para a detecção de cães positivos. Outro é uma técnica de imunocromatografia (Capítulo 42). O teste utiliza um anticorpo monoclonal contra DEA 1.1 para detectar o antígeno em uma amostra de sangue. Em um terceiro método, uma suspensão de hemácias é colocada no topo de uma coluna em matriz de gel com anticorpos anti-DEA 1.1. A aglutinação em matriz de gel é baseada no teste de aglutinação em camada de gel viscoso. As hemácias não aglutinadas afundam no gel, enquanto as células aglutinadas permanecem na camada superior.

## Gatos

Os gatos possuem apenas um grupo sanguíneo principal, o sistema AB. Os gatos podem ser A, B ou AB. A é completamente dominante sobre B. Os antígenos AB são glicolipídios. As diferenças entre os tipos se devem a variações na expressão de ácido neuramínico nas superfícies das hemácias. As células de tipo A apresentam predominantemente ácido glicolilneuramínico, enquanto as células de tipo B têm ácido acetilneuramínico. Essa diferença é causada por mutações no gene da citidina monofosfo-*N*-ácido acetilneuramínico hidroxilase que impedem a função enzimática. Essa enzima converte ácido acetilneuramínico em ácido glicolilneuramínico. A base genética do tipo AB não é conhecida. Cerca de 75% a 95% dos gatos são A positivos, 5% a 25% são B positivos e menos de 1%, AB. No entanto, essa distribuição difere entre países e diferentes raças puras felinas. Nos Estados Unidos, mais de 99% dos gatos domésticos de raças de pelo curto ou de pelo longo são do tipo A, enquanto no Reino Unido somente 40% das raças de pelo curto são do tipo A. Reações pós-transfusionais graves foram descritas em felinos do grupo B que receberam quantidades muito pequenas de sangue de doadores do grupo A, uma vez que 95% dos felinos de grupo B possuem IgM anti-A. (É interessante notar que apenas cerca de 35% dos felinos de grupo A possuem anticorpos anti-B, que são das classes IgG e IgM e em títulos muito menores.) Após a transfusão de sangue completamente compatível, a meia-vida das hemácias é de cerca de 4 a 5 semanas. Se, no entanto, gatos do grupo A receberem sangue do grupo B, a meia-vida das hemácias é de poucos dias. Após a transfusão de sangue do grupo A em gatos do grupo sanguíneo B, a meia-vida das hemácias é pouco mais de 1 hora. Essa destruição extremamente rápida provoca reações clínicas graves. Assim, um gato do grupo sanguíneo B que receber uma quantidade ínfima, como 1 mL, de sangue do grupo A entra em choque e apresenta hipotensão, apneia e bloqueio atrioventricular em poucos minutos. O teste de reação cruzada é essencial nessa espécie.

Às vezes, reações hemolíticas transfusionais ocorrem entre gatos de grupo sanguíneo AB compatível. Essas reações parecem ser causadas por anticorpos naturais contra um antígeno de grupo sanguíneo denominado Mik. Seu modo de herança não foi definido.

A HDN foi observada em gatos Persas e de raças relacionadas (Himalaia), mas é muito rara. A doença ocorre em filhotes de mães do grupo sanguíneo B acasaladas com machos do grupo A. As mães, subsequentemente, desenvolvem altos títulos de anticorpos anti-A. Embora saudáveis ao nascimento, os filhotes desenvolvem anemia grave devido à hemólise intravascular. Os filhotes acometidos apresentam letargia e, às vezes, hemoglobinúria. A necropsia pode revelar esplenomegalia e icterícia. Anticorpos contra hemácias do pai e dos filhotes são detectáveis no soro da mãe.

*Análise Sorológica:* Os testes de aglutinação e imunocromatográficos são usados na tipagem sanguínea de felinos. O soro de gatos do tipo B possui forte atividade anti-A. Os reagentes anti-B podem utilizar a lectina de *Triticum vulgaris* (gérmen de trigo) ou, cada vez mais, anticorpos monoclonais. Os testes de aglutinação podem ser realizados em diversos formatos, como em tubos, cartões, matrizes de gel ou lâminas de vidro. Os resultados são equivalentes.

### Humanos

Em humanos, a HDN se deve quase que exclusivamente à imunização da mãe contra os antígenos do sistema Rhesus (Rh) (hoje classificado como CD240). A doença deve ser apenas de interesse histórico, já que uma técnica simples e eficaz pode preveni-la. Essa técnica depende da prevenção da reação da mãe Rh negativa com as hemácias fetais Rh positivas que escapam da placenta e entram em sua circulação durante o nascimento. Uma potente globulina anti-Rh humana é obtida de voluntários do sexo masculino e administrada às mães suscetíveis logo após o nascimento. A globulina especificamente inibe a resposta de linfócitos B ao antígeno (Capítulo 20). O uso rotineiro dessa estratégia previne a sensibilização materna, a produção de anticorpos e a ocorrência da doença hemolítica. O uso de um sistema semelhante em mamíferos domésticos não é necessário, pois a privação do colostro é suficiente para prevenção da doença.

**TABELA 31.2 Uso de Grupos Sanguíneos para Determinação de Paternidade**

| | GRUPO SANGUÍNEO | | | | |
|---|---|---|---|---|---|
| | DEA 1.1 | DEA 1.2 | DEA 6 | DEA 7 | DEA 8 |
| Macho 1? | + | + | - | + | - |
| Macho 2? | + | + | - | - | + |
| Fêmea | - | - | + | + | - |
| Filhote 1 | + | + | - | - | - |
| 2 | + | + | - | + | - |
| 3 | - | - | - | + | +* |
| 4 | - | - | + | + | - |

*Esse filhote apresenta DEA 8, que não poderia ser transmitido pelo macho 1 ou pela fêmea. O macho 1 não pode ser o pai desses filhotes. (Cortesia do Dr. D. Colling.)

## TESTE DE PATERNIDADE

Em algumas circunstâncias, é necessário confirmar a paternidade de um animal. Uma forma de fazer isso é a análise dos antígenos de grupo sanguíneo de um animal e seus supostos pais (Tabela 31.2). O método é baseado no princípio de que, uma vez que os antígenos de grupos sanguíneos são herdados, devem estar presentes nas hemácias de um ou ambos os pais. Se um antígeno de grupo sanguíneo estiver presente em um animal testado, mas ausente nos supostos pais, o parentesco deve ser reavaliado. Da mesma maneira, se um dos pais for homozigoto para um antígeno de grupo sanguíneo específico, esse antígeno deve inevitavelmente aparecer na prole. Entretanto, deve-se reconhecer que os procedimentos de tipagem sanguínea podem apenas excluir o parentesco, mas nunca prová-lo.

## SÍNDROME HEMOFAGOCÍTICA

A síndrome hemofagocítica é um distúrbio de macrófagos ativados associado a múltiplas citopenias no sangue. As citopenias são provocadas por atividade fagocítica excessiva dos macrófagos. A síndrome foi descrita em humanos, cães e gatos. Em humanos, pode ser hereditária ou adquirida. Em cães, a síndrome foi relatada como secundária a doenças infecciosas, neoplásicas ou imunemediadas. Os critérios diagnósticos são a presença de pancitopenia ou bicitopenia e a presença de mais de 2% de macrófagos contendo hemácias ingeridas no aspirado de medula óssea. A maioria dos cães apresenta uma doença subjacente. Cerca de um terço dos casos caninos está associado a doenças autoimunes, como lúpus ou trombocitopenia imunemediada (Capítulo 37). Esses animais normalmente apresentam anemia, neutropenia e trombocitopenia e pode-se argumentar que autoanticorpos opsonizem as células sanguíneas e provoquem sua fagocitose. Outros cães acometidos têm doenças infecciosas, como piometra, pleurite, erliquiose, blastomicose ou doença de Lyme. Em alguns casos, os cães acometidos se recuperam com o tratamento da infecção subjacente. A doença também é associada a algumas neoplasias, como o linfoma maligno ou a síndrome mielodisplásica. A síndrome hemofagocítica canina também pode ocorrer na ausência de qualquer doença evidente associada. Os cães acometidos apresentam anemia, neutropenia, trombocitopenia, febre, anorexia e letargia. Em humanos, essa síndrome é causada por uma deficiência de células *natural killer* (NK) ou pela ativação excessiva de macrófagos, que, por sua vez, é provocada pela secreção excessiva de citocinas Th1.

## REAÇÕES DE HIPERSENSIBILIDADE DO TIPO II A FÁRMACOS

Nas hipersensibilidades a fármacos, as hemácias podem ser destruídas por três mecanismos. Primeiro, o medicamento e o anticorpo podem se combinar diretamente, ativar o sistema complemento e as hemácias são destruídos como efeito *bystander* (espectador).

Segundo, alguns fármacos se ligam a glicoproteínas de superfície celular. A penicilina, a quinina, a L-dopa, o ácido aminossalicílico e a fenacetina, por exemplo, podem se ligar às hemácias. Como essas células são modificadas, podem ser reconhecidas como estranhas e eliminadas por anticorpos, o que causa anemia hemolítica. A anemia hemolítica induzida por penicilina não é incomum em equinos. A doença pode ser suspeita com base no tratamento recente com penicilina e na melhora com a interrupção de seu uso. Também é possível detectar anticorpos contra a penicilina ou hemácias revestidas com penicilina nesses animais. As sulfonamidas, a fenilbutazona, a aminopirina, a fenotiazina e, talvez, o cloranfenicol podem causar agranulocitose mediante a ligação a granulócitos; e a fenilbutazona, a quinina, o cloranfenicol e as sulfonamidas podem provocar trombocitopenia por se ligarem a glicoproteínas de superfície das plaquetas. O exame das células dos animais acometidos com um teste de antiglobulina direta pode demonstrar a presença de anticorpos em sua superfície. Após a eluição dos anticorpos, é possível demonstrar sua especificidade contra o fármaco.

Terceiro, fármacos como as cefalosporinas podem modificar a membrana das hemácias para que adsorvam anticorpos de maneira passiva e, depois, sejam removidas por células fagocíticas.

## HIPERSENSIBILIDADE DO TIPO II NAS DOENÇAS INFECCIOSAS

Assim como os fármacos podem ser adsorvidos na superfície das hemácias e torná-las imunologicamente estranhas, o mesmo pode ocorrer com antígenos bacterianos como os lipopolissacarídeos, vírus como o da anemia infecciosa equina e da doença aleutiana, bactérias como *Anaplasma* e protozoários como tripanossomas e *Babesia*. Essas hemácias alteradas são consideradas estranhas e são lisadas por anticorpos e complemento ou fagocitadas por fagócitos mononucleares. A anemia clinicamente grave é, portanto, característica de todas essas infecções.

# Imunocomplexos e Hipersensibilidade Mediada por Neutrófilos

## OBJETIVOS DIDÁTICOS

*Depois de ler este capítulo, você deve ser capaz de:*

- Explicar a patogênese das reações de hipersensibilidade mediadas por imunocomplexos.
- Explicar como os imunocomplexos causam inflamação local dominada por neutrófilos.
- Descrever como a deposição local de imunocomplexos nos pulmões após a inalação de antígenos em forma de pó causa pneumonia por hipersensibilidade.
- Diferenciar a obstrução recorrente das vias aéreas e a doença inflamatória das vias aéreas em equinos.
- Explicar a patogênese do olho azul, da doença do soro e da púrpura hemorrágica.
- Explicar como os imunocomplexos formados na corrente sanguínea se depositam nos glomérulos renais e causam glomerulonefrite membranoproliferativa, que leva ao desenvolvimento de insuficiência renal.
- Diferenciar as três formas de glomerulonefrite membranoproliferativa.
- Explicar por que a hipersensibilidade de tipo III é uma característica de muitas doenças virais.

## SUMÁRIO DO CAPÍTULO



Os imunocomplexos formados pela combinação de anticorpos com antígenos ativam a via clássica do sistema complemento. Quando esses imunocomplexos são depositados nos tecidos, o complemento ativado gera peptídeos quimiotáticos que atraem os neutrófilos. Os neutrófilos acumulados podem, então, liberar oxidantes e enzimas, causando inflamação aguda e destruição tecidual. As lesões geradas dessa maneira são classificadas como reações de hipersensibilidade do tipo III ou mediadas por imunocomplexos.

## CLASSIFICAÇÃO DAS REAÇÕES DE HIPERSENSIBILIDADE DE TIPO III

A intensidade e a importância das reações de hipersensibilidade do tipo III dependem, como esperado, da quantidade e do local de deposição dos imunocomplexos. Uma forma da reação é local e ocorre quando há formação de imunocomplexos nos tecidos. Outra forma ocorre quando grandes quantidades de imunocomplexos se formam na corrente sanguínea. Isso pode ocorrer, por exemplo, após a administração de um antígeno por via intravenosa a um receptor imune. Os imunocomplexos gerados na corrente sanguínea se depositam nos glomérulos renais, e o desenvolvimento de lesões glomerulares (glomerulonefrite) é característico desse tipo de hipersensibilidade. A ligação dos complexos às células sanguíneas pode causar anemia, leucopenia ou trombocitopenia. Os complexos também podem se depositar nas paredes dos vasos sanguíneos, o que provoca vasculite, ou nas articulações, o que causa artrite.

A combinação de um antígeno com o anticorpo quase sempre produz imunocomplexos. Entretanto, as reações clinicamente significativas de hipersensibilidade do tipo III são decorrentes da formação de quantidades excessivas desses imunocomplexos nos locais errados. Vários gramas de um antígeno, por exemplo, são necessários para sensibilizar um animal, como um coelho, para produção de reações experimentais do tipo III. É provável que lesões menores mediadas por imunocomplexos se desenvolvam de forma relativamente frequente após uma resposta anticórpica sem causar doença clínica ou lesão tecidual significativa.

## REAÇÕES LOCAIS DE HIPERSENSIBILIDADE DE TIPO III

A injeção subcutânea de antígeno em um animal que já possua títulos muito elevados de anticorpos em sua corrente sanguínea provoca, ao longo de horas, o desenvolvimento de uma inflamação aguda no sítio da injeção. Essa é a reação de Arthus, que recebe o nome do primeiro cientista a descrevê-la. A princípio, há um inchaço edematoso avermelhado; em seguida, hemorragia local e trombose; e, se for grave, destruição tecidual local.

Imediatamente depois da injeção do antígeno, os neutrófilos aderem ao endotélio vascular e migram para os tecidos. Em 6 a 8 horas, no pico de intensidade da reação, o sítio de injeção é densamente infiltrado por essas células (Fig. 32.1). À medida em que a reação progride, a destruição das paredes dos vasos sanguíneos causa hemorragia e edema, agregação plaquetária e trombose. Em 8 horas, células mononucleares aparecem na lesão e, em 24 horas ou mais, dependendo da quantidade injetada de antígeno, passam a ser o tipo celular predominante. Os eosinófilos não são uma caraterística importante desse tipo de hipersensibilidade.

O destino do antígeno injetado pode ser acompanhado se ele for marcado com um corante fluorescente. O antígeno primeiro se difunde do sítio de injeção através do fluido tecidual. Ao alcançar os pequenos vasos sanguíneos, o antígeno se difunde pelas paredes dos vasos, onde encontra os anticorpos circulantes. Os imunocomplexos se formam e se depositam entre as células endoteliais vasculares e abaixo delas. Os componentes do sistema complemento ativados pela via clássica também se depositam nesses locais

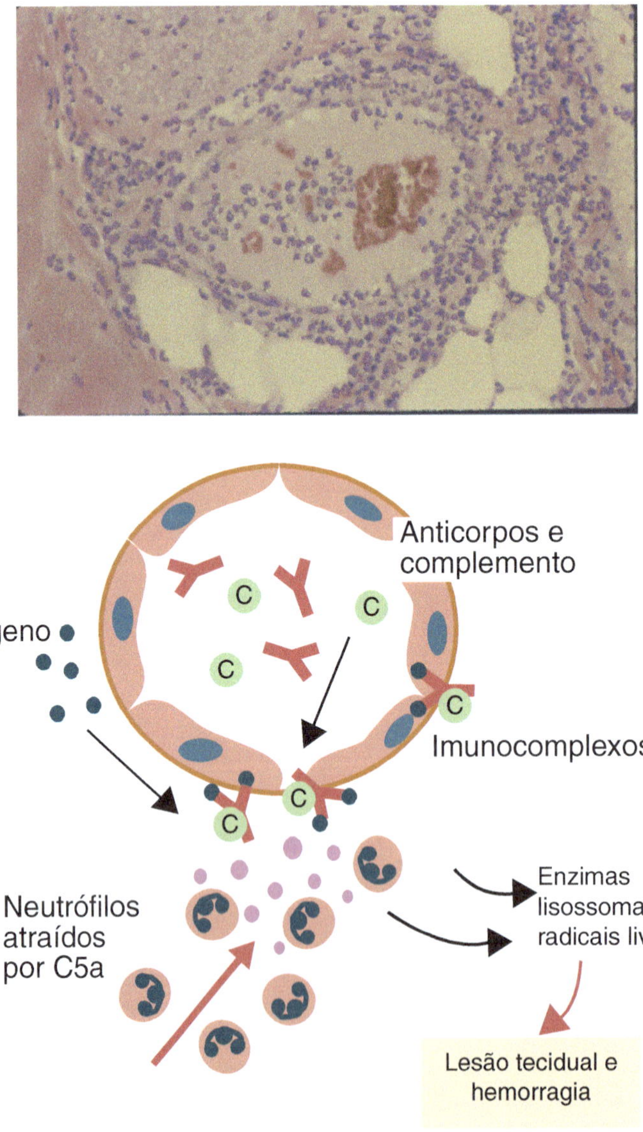


**FIG. 32.1** Os mecanismos de uma reação de Arthus e corte histológico de pele de um gato com essa reação 6 horas após a inoculação intradérmica de hemácias de galinha. (Cortesia do Dr. A. Kier.)

Os imunocomplexos formados nos tecidos devem ser removidos. Primeiro, se ligam a receptores Fc e de complemento nas células. O mais difundido desses receptores Fc é o FcγRIIa (CD32a) expressos pelos neutrófilos. A ligação dos imunocomplexos a esses receptores estimula a produção de oxidantes, leucotrienos, prostaglandinas, citocinas e quimiocinas. Os imunocomplexos também se ligam aos mastócitos através de FcγRIII e desencadeiam a liberação do conteúdo de seus grânulos. Entre as moléculas liberadas pelos mastócitos, estão fatores quimiotáticos e proteases que ativam o sistema complemento, citocinas, cininas e mediadores lipídicos. Todos esses mediadores promovem a inflamação por atuarem no endotélio vascular e estimularem a aderência e migração de neutrófilos.

Os imunocomplexos ativam o sistema complemento e geram o peptídeo quimiotático C5a (Fig. 32.2). Os neutrófilos, atraídos por C5a e por quimiocinas derivadas de mastócitos, migram dos vasos sanguíneos, aderem aos imunocomplexos e imediatamente os fagocitam. Por fim, os imunocomplexos são digeridos e destruídos. Durante esse processo, porém, mais proteases e oxidantes são liberados nos tecidos. Ao tentarem ingerir imunocomplexos ligados a estruturas, como as membranas basais, os neutrófilos secretam o conteúdo de seus grânulos diretamente nos tecidos adjacentes. As proteases neutrofílicas rompem as fibras de colágeno e destroem as substâncias amorfas, as membranas basais e o tecido elástico. Os tecidos em geral contêm antiproteinases que inibem as enzimas neutrofílicas. No entanto, os neutrófilos podem subverter esses inibidores, secretando $OCl^-$. O $OCl^-$ destrói os inibidores e permite a continuação da destruição tecidual.

Embora há muito tempo se acredite que as imunoglobulinas em si não danificam os antígenos, evidências recentes demostram que essas moléculas podem matar microrganismos e causar dano tecidual. Com o oxigênio *singlet* de neutrófilos fagocíticos, os anticorpos catalisam a produção de oxidantes, como o ozônio. Esse ozônio mata não apenas bactérias, como também as células próximas.

As proteases neutrofílicas também atuam sobre C5 para gerar C5a, que aumenta o acúmulo e a desgranulação dos neutrófilos. Outras enzimas liberadas por neutrófilos provocam a desgranulação de mastócitos ou a geração de cininas. Como resultado de tudo isso, a inflamação e a destruição das paredes dos vasos sanguíneos causam edema, vasculite e hemorragia, característicos da reação de Arthus.

Embora a reação direta clássica de Arthus seja produzida pela administração local de um antígeno a animais hiperimunizados, qualquer técnica que gere imunocomplexos nos tecidos estimula uma resposta semelhante. Uma reação reversa de Arthus pode, portanto, ser produzida pela administração intradérmica de anticorpos a um animal com altos níveis circulantes de antígeno. Os imunocomplexos injetados pré-formados, principalmente aqueles com excesso moderado de antígeno, provocam uma reação semelhante, embora, como esperado, com menor acometimento das paredes dos vasos sanguíneos e reação de menor gravidade. A reação passiva de Arthus pode ser produzida pela administração intradérmica de anticorpos a um animal não sensibilizado, seguida pela administração intradérmica de um antígeno; os verdadeiros entusiastas podem produzir uma reação passiva reversa de Arthus por meio da administração intradérmica de anticorpos seguida pela injeção intravenosa de antígeno.

Embora a ocorrência de reações puras de hipersensibilidade de apenas um único tipo seja incomum, as reações do tipo III desempenham o papel principal em algumas doenças de animais domésticos. Experimentalmente, em geral as reações de Arthus são produzidas na pele, já que esse é o local mais fácil para injeção do antígeno. Entretanto, as reações locais do tipo III podem ocorrer em muitos tecidos e seu sítio exato depende da localização do antígeno.

## Olho Azul

O olho azul é observado em uma pequena parte dos cães infectados com adenovírus canino do tipo 1 ou que receberam a

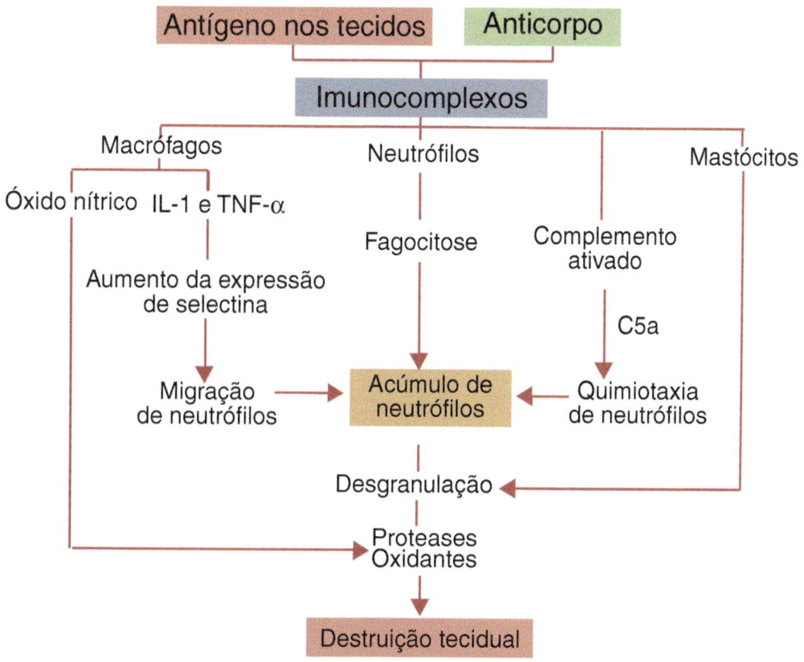


**FIG. 32.2** Alguns mecanismos envolvidos na patogênese da reação de Arthus.

vacina viva contra essa doença (Fig. 27.8). Esses animais apresentam uveíte anterior, que causa edema e opacidade de córnea. A córnea é infiltrada por neutrófilos, atraídos pelos complexos de vírus e anticorpos depositados na lesão. O olho azul se desenvolve cerca de 1 a 3 semanas após o início da infecção e tende a se resolver de maneira espontânea após a eliminação do vírus.

## Pneumonia por Hipersensibilidade

As reações de hipersensibilidade do tipo III podem ocorrer nos pulmões de animais sensibilizados que inalam os antígenos. Os bovinos alojados durante o inverno, por exemplo, são expostos à poeira do feno. De modo geral, essas partículas de poeira são relativamente grandes e depositadas no trato respiratório superior, presas no muco e eliminadas. No entanto, se o feno for armazenado ainda úmido, o crescimento e o metabolismo bacteriano causam aquecimento. O calor leva ao desenvolvimento de actinomicetos termofílicos. Um dos mais importantes desses actinomicetos termofílicos é o *Saccharopolyspora rectivirgula*, um microrganismo que produz grandes números de esporos muito pequenos (1 μm de diâmetro). Ao serem inalados, esses esporos podem penetrar até os alvéolos. Em caso de alimentação dos bovinos com feno mofado por longos períodos, a inalação constante de esporos de *S. rectivirgula* provoca sensibilização e desenvolvimento de altos títulos séricos de anticorpos contra os antígenos de *S. rectivirgula*. Por fim, os antígenos dos esporos inalados encontram os anticorpos dentro das paredes alveolares e os imunocomplexos resultantes e a ativação do sistema complemento causam pneumonia, cuja base é uma reação de hipersensibilidade do tipo III.

A pneumonia por hipersensibilidade é composta por alveolite aguda, vasculite e exsudação de fluido nos espaços alveolares. Os septos alveolares podem ficar espessado e toda a lesão é infiltrada por células inflamatórias. Uma vez que muitas dessas células são eosinófilos e linfócitos, é óbvio que a reação não é uma reação pura de tipo III. Todavia, o exame por imunofluorescência dos pulmões de bovinos afetados mostra os depósitos de imunocomplexos e complemento. Os animais que inalam pequenas quantidades de antígeno por um longo período podem apresentar bronquiolite proliferativa e fibrose. Clinicamente, os sintomas da pneumonia por hipersensibilidade ocorrem 5 a 10 horas após a exposição aguda ao feno com contaminação visível por mofo. O animal pode apresentar dificuldade respiratória e tosse intensa. Nos animais cronicamente acometidos, a dispneia pode ser contínua. O método mais eficaz de tratamento é a remoção da fonte de antígeno. A administração de corticosteroides pode ser indicada.

A pneumonia por hipersensibilidade também ocorre em fazendeiros cronicamente expostos aos esporos de *S. rectivirgula* de feno mofado e é denominada pulmão de fazendeiro. Muitas outras síndromes humanas têm patogênese idêntica e, de modo geral, são nomeadas de acordo com a origem do antígeno agressor. Assim, o pulmão dos criadores de pombos surge após exposição à poeira das fezes dessas aves, a doença dos cultivadores de cogumelos se deve à hipersensibilidade a esporos inalados de actinomicetos no solo utilizado para o cultivo desses produtos e o pulmão dos bibliotecários é causado pela inalação da poeira de livros velhos! A doença do feno é uma pneumonia por hipersensibilidade observada em cavalos na Islândia e, provavelmente, é o equivalente equino do pulmão de fazendeiro.

## Asma Equina

Há diversas formas de doença respiratória crônica em cavalos, coletivamente chamadas asma equina. Essas doenças são divididas em duas síndromes: a obstrução recorrente das vias aéreas (RAO, do inglês *recurrent airway obstruction*; também chamada de *heaves*) e a doença inflamatória das vias aéreas (IAD, do inglês *inflammatory airway disease*).

A RAO é caracterizada por inflamação crônica das vias aéreas, broncoconstrição e infiltração de neutrófilos. Ela é observada em equinos com mais de 9 anos de idade. A IAD é uma doença mais branda, observada em equinos de qualquer idade. É associada à redução do desempenho e à tosse crônica e intermitente. As duas são formas de bronquiolite crônica associadas a exposição ao mofo e outros alérgenos do ar empoeirado dos estábulos.

Sabe-se que a asma humana é composta por diversas doenças. Algumas são associadas a altos números de eosinófilos nos lavados broncoalveolares, enquanto outras são caracterizadas por altos números de neutrófilos. Alguns casos humanos apresentam neutrófilos e eosinófilos, e outros, nenhuma dessas populações celulares. Espectros e complexidades semelhantes são observados na asma equina (Capítulo 30).

***Obstrução recorrente das vias aéreas.*** A RAO lembra a asma grave humana. Os animais acometidos apresentam episódios de dispneia desencadeados pela inalação de alérgenos do ar, mesmo em repouso. Durante esses episódios, os equinos apresentam obstrução do fluxo de ar devido ao broncoespasmo, à maior produção de muco e à hiperplasia e hiper-reatividade das vias aéreas (Fig. 32.3). O recrutamento de neutrófilos é aparente 4 a 6 horas depois do desafio com o antígeno e precede o desenvolvimento da obstrução das vias aéreas. As citocinas Th2 parecem participar do recrutamento e da ativação desses neutrófilos e a liberação de NETs extracelulares (Capítulo 5). Durante as remissões, os equinos são clinicamente normais e a função das vias aéreas e a citologia brônquica não apresentam alterações.

A RAO é mais óbvia em equinos que inalam grandes quantidades de pós orgânicos, como aqueles gerados nos estábulos.

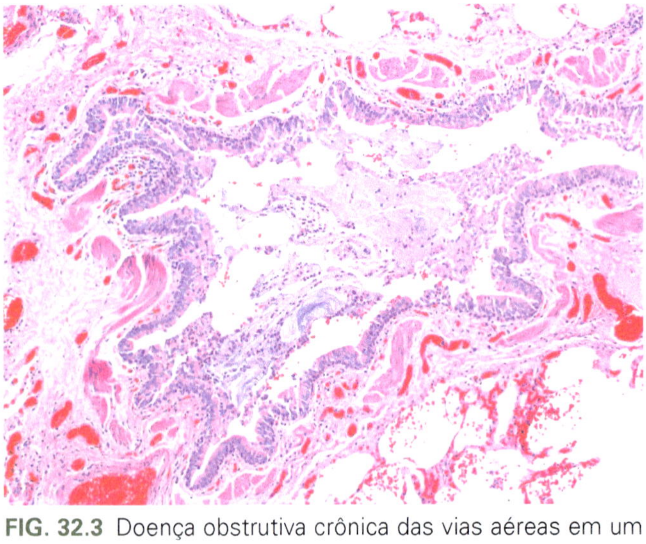

**FIG. 32.3** Doença obstrutiva crônica das vias aéreas em um cavalo, com muco no lúmen, hiperplasia epitelial, hipertrofia da musculatura lisa e aumento discreto dos números de células inflamatórias na submucosa. (Cortesia do Dr. B. Porter.)

A síndrome inclui a doença pulmonar obstrutiva observada em animais estabulados e a doença pulmonar obstrutiva associada aos pastos de verão. É definida como uma doença debilitante e grave, caracterizada por tosse e aumento do esforço respiratório devido à broncoconstrição, hiper-reatividade das vias aéreas, infiltração neutrofílica e acúmulo de muco no trato respiratório. Caracteristicamente, os equinos com RAO apresentam dispneia mesmo em repouso.

A RAO provavelmente é uma doença de hipersensibilidade associada ao aumento da resposta Th2. Assim, as biópsias mostram aumentos significativos de citocinas do tipo 2, IL-1β, IL-8, TNF-α, TGF-β1, além de TLR4 e transcritos de NF-κB. Tendências semelhantes, mas menos marcantes, ocorrem em IL-17 e IFN-γ. Altas concentrações da quimiocina CXCL-8 (interleucina 8 [IL-8]) são encontradas nos lavados broncoalveolares dos animais acometidos. A exposição de culturas de células epiteliais brônquicas de equinos ao pó do feno ou ao lipopolissacarídeo aumenta a expressão de IL-8, CXCL2 e IL-1β. A porcentagem de linfócitos T reguladores $CD4^+$, $Foxp3^+$ é maior nos lavados broncoalveolares de equinos com RAO, sugerindo que possam influenciar a progressão da doença.

Os cavalos com RAO podem apresentar reações cutâneas positivas à inoculação intradérmica de extratos de actinomiceto e fungos (como *Rhizopus nigricans, Candida albicans, S. rectivirgula, Aspergillus fumigatus* ou *Geotrichum deliquescens*). Os animais acometidos podem responder ao desafio em aerossol com extratos desses microrganismos e desenvolver desconforto respiratório. Os sinais clínicos podem se resolver com a remoção do feno mofado e reaparecer à reexposição. Não há evidência da participação de IgE na RAO e pouca correlação entre os resultados do teste cutâneo e a gravidade da doença. Existe, porém, evidência de certa predisposição genética, talvez com envolvimento do gene do receptor de IL-4. A prevalência da RAO é três a quatro vezes maior quando um dos pais tem a doença e cinco vezes maior quando os dois pais são acometidos.

Os animais acometidos geralmente apresentam grandes números de neutrófilos ou eosinófilos em seus bronquíolos menores e altos títulos de anticorpos contra a influenza equina em suas secreções brônquicas. O significado deste último achado não foi esclarecido. Foi sugerido que a ativação contínua e prolongada das células epiteliais broncoalveolares por partículas de poeira e endotoxinas transmitidas pelo ar leva à produção excessiva de quimiocinas que atraem neutrófilos. Esses neutrófilos, então, causam lesão ao gerarem proteases, peroxidases e oxidantes. A remoção dos cavalos clinicamente afetados para estábulos com ar-condicionado melhora a doença, mas o efeito se perde com o retorno dos animais para os estábulos empoeirados. Em alguns casos, a RAO pode persistir mesmo quando os cavalos são transferidos para ambientes menos empoeirados, provavelmente devido ao remodelamento das vias aéreas.

***Doença inflamatória das vias aéreas.*** A IAD é uma doença mais branda, em que não há dispneia em repouso. Seus sinais clínicos são mínimos, como rinorreia, tosse e diminuição do desempenho. A IAD acomete até 30% dos cavalos jovens (com menos de 5 anos de idade) em treinamento. Embora comumente associada a infecções bacterianas ou virais, o isolamento de agentes infecciosos não é possível em muitos casos. Os cavalos com IAD apresentam baixo desempenho, intolerância a exercícios e tosse. O excesso de muco nas vias aéreas é aparente. Há evidências de inflamação, detectadas pela avaliação citológica do fluido do lavado bronquiolar. Os transcritos de citocina mostram a elevação de IL-1β, IL-5, IL-6, IL-8, IL-10, IL-17 e IL-23, além de TNF-α e IFN-γ, nos equinos acometidos em comparação aos controles. No entanto, essas diferenças são influenciadas pela presença de mastócitos, eosinófilos ou neutrófilos. Assim, nos lavados com altos números de neutrófilos, a concentração de IL-17 também era maior, enquanto o nível de IL-4 era menor em comparação àqueles com altos números de mastócitos. Sua patogênese é desconhecida, mas, como a RAO, a IAD é associada à inalação de pós orgânicos e alérgenos aéreos e pode ser sazonal.

### Hipersensibilidade Estafilocóccica

A hipersensibilidade estafilocóccica é uma dermatite pustular pruriginosa de cães. Os testes cutâneos com antígenos estafilocóccicos sugerem a participação das hipersensibilidades de tipo I, III e IV. Os achados histológicos da vasculite dérmica neutrofílica sugerem que a reação do tipo III pode ser predominante.

## REAÇÕES GENERALIZADAS DE HIPERSENSIBILIDADE DE TIPO III

A administração intravenosa de um antígeno a animais com anticorpos circulantes provoca a formação de imunocomplexos na corrente sanguínea. Esses imunocomplexos são removidos pela ligação a hemácias ou plaquetas ou, se forem muito grandes, por fagócitos mononucleares (Fig. 32.4). Em caso de produção de quantidades excessivas, porém, os complexos se depositam nas paredes dos vasos sanguíneos, principalmente nas artérias de calibre médio e em vasos com fisiológico de fluidos, como nos glomérulos, na sinóvia e no plexo coroide (Fig. 32.5). Um exemplo desse tipo de hipersensibilidade é a doença do soro.

### Doença do Soro

Muitos anos atrás, no início do uso de antissoros para imunização passiva, observou-se que os soldados feridos que recebiam uma dose muito grande de soro antitetânico de origem equina desenvolviam uma reação característica depois de aproximadamente 10 dias. Essa reação, chamada de doença do soro, consistia em vasculite generalizada com eritema, edema e urticária cutânea, neutropenia, linfadenomegalia, edema articular e proteinúria. De modo geral, a reação tinha curta duração e regredia em poucos dias. Uma reação semelhante pode ser experimentalmente produzida em coelhos por meio da administração intravenosa de uma alta dose de antígeno. O desenvolvimento da doença coincide com a formação de grandes quantidades de imunocomplexos na circulação (Fig. 32.6). A doença experimental pode ser aguda se for causada por uma única injeção de uma grande quantidade de antígeno ou crônica se for causada por múltiplas injeções de pequenas quantidades. Em ambos os casos, os animais desenvolvem glomerulonefrite e artrite (Fig. 32.7).

### Glomerulonefrite

A deposição de imunocomplexos nos glomérulos provoca espessamento da membrana basal e estimula a proliferação das células glomerulares. Qualquer uma ou todas as três populações celulares glomerulares, células epiteliais, células endoteliais

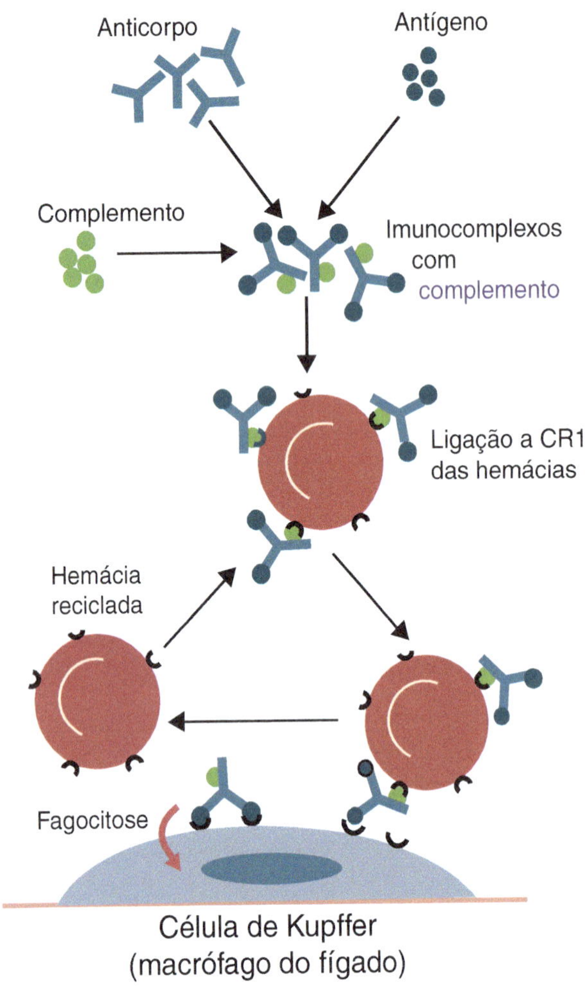


**FIG. 32.4** Em primatas, os imunocomplexos são removidos pela ligação a receptores do sistema complemento nas hemácias. Em seguida, são transportados para o fígado, onde são transferidos para as células de Kupffer para fagocitose. Na ausência de componentes do sistema complemento, há um acúmulo significativo de imunocomplexos nos tecidos. Em outros mamíferos, os imunocomplexos se ligam a receptores nas plaquetas.

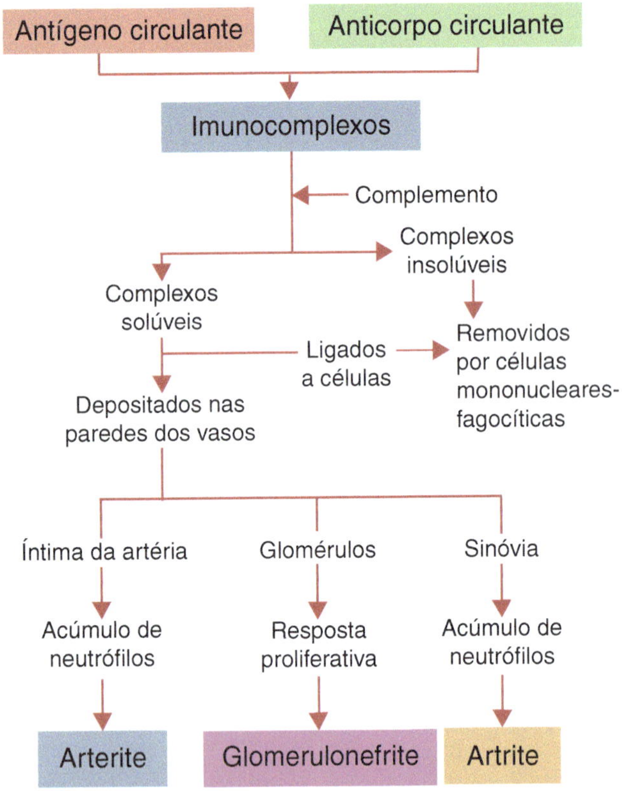


**FIG. 32.5** Os mecanismos envolvidos na patogênese da forma aguda da doença do soro.

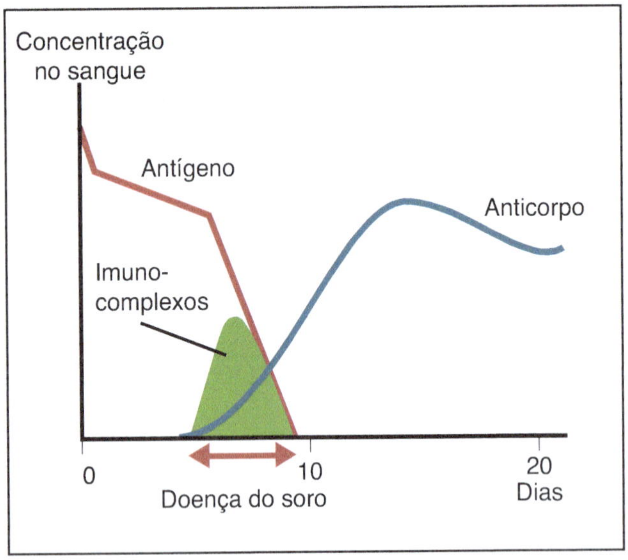


**FIG. 32.6** Progressão da forma aguda da doença do soro. O surgimento da doença coincide com a geração de imunocomplexos na corrente sanguínea.

e células mesangiais, podem proliferar. A lesão é, portanto, chamada de glomerulonefrite membranoproliferativa (MPGN). Se os imunocomplexos forem depositados apenas no mesângio, a proliferação das células mesangiais provoca glomerulonefrite mesangioproliferativa. As lesões da MPGN são classificadas em três tipos conforme sua histopatologia e patogênese (Fig. 32.8).

## Glomerulonefrite Membranoproliferativa de Tipo I

A MPGN do tipo I é causada pela deposição de imunocomplexos nos vasos glomerulares. Esses complexos geralmente penetram no endotélio vascular, mas não na membrana basal e, assim, são aprisionados do lado de dentro, onde estimulam o aumento de volume e a proliferação das células endoteliais (Fig. 32.9). Em caso de administração repetida de injeções de pequenas doses de antígeno por um longo período, a lesão contínua das células glomerulares por imunocomplexos leva à produção do fator transformador do crescimento β (TGF-β). Essa citocina estimula a produção de fibronectina, colágeno e proteoglicanos pelas células adjacentes. Isso provoca o espessamento da membrana basal, o que forma a chamada lesão em alça de arame (*wire loop* em inglês; também denominada glomerulonefrite membranosa). Alternativamente, os imunocomplexos podem ser depositados na região mesangial dos glomérulos. As células mesangiais são células musculares lisas modificadas. Assim, podem liberar citocinas e prostaglandinas e ingerir imunocomplexos. Essas células respondem aos imunocomplexos por meio de proliferação e síntese de IL-6 e TGF-β. A

IL-6 estimula o crescimento autócrino das células mesangiais. O TGF-β estimula a produção de matriz extracelular. Essa glomerulonefrite acaba interferindo na função glomerular. A imunofluorescência pode demonstrar que os agregados irregulares de imunocomplexos se depositam nas paredes capilares e no lado epitelial da membrana basal glomerular (Fig. 32.10).

### Glomerulonefrite Membranoproliferativa de Tipo II

A MPGN do tipo II (ou doença de depósito denso) é semelhante à doença do tipo I quanto à proliferação endotelial e mesangial. No entanto, é caracterizada pela presença de depósitos densos homogêneos no interior da membrana basal glomerular (na lâmina densa) e não em outras superfícies (Fig. 4.18). Os depósitos podem conter C3, mas não imunoglobulina. A MPGN do tipo II é causada pela ativação descontrolada do sistema complemento e é observada na deficiência do fator H em suínos (Capítulo 4).

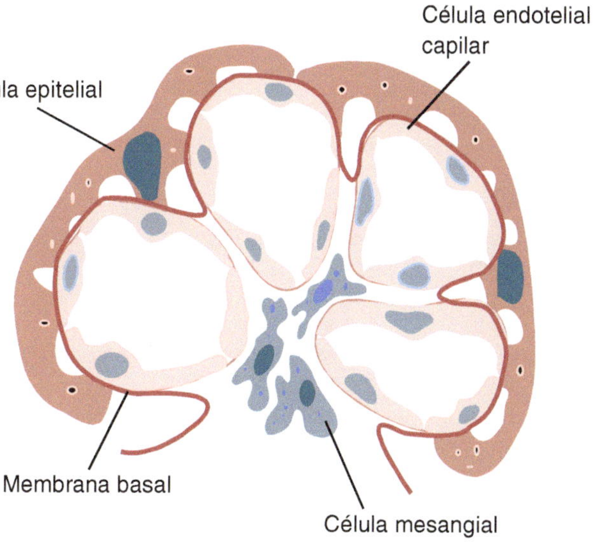


FIG. 32.7 A estrutura de um glomérulo normal. Os imunocomplexos podem ser depositados em ambos os lados da membrana basal do glomérulo ou em seu interior.

### Glomerulonefrite Membranoproliferativa de Tipo III

A MPGN do tipo III é uma variante da MPGN do tipo I. Ela difere da doença típica do tipo I pela presença de imunocomplexos nos lados epiteliais e endoteliais da membrana basal. Acredita-se que imunocomplexos muito pequenos entrem e se depositem na membrana basal, onde estimulam o aumento de volume e a proliferação das células epiteliais. Em excesso, essas células em proliferação podem preencher o espaço glomerular e formar crescentes epiteliais. Um único caso, de etiologia desconhecida, foi descrito em um gato.

## CARACTERÍSTICAS CLÍNICAS DA GLOMERULONEFRITE

A MPGN do tipo I se desenvolve em caso de antigenemia prolongada persistente na presença de anticorpos. É, portanto, característica de doenças virais crônicas, como a anemia infecciosa equina, a hepatite infecciosa canina, a doença aleutiana dos visons e a peste suína africana; doenças parasitárias, como a leishmaniose; e doenças bacterianas crônicas, como a doença de Lyme e a erliquiose (Tabela 32.1). Clinicamente, deve ser suspeita em animais com proteinúria sem evidência de infecção, embora o diagnóstico definitivo necessite de biópsia renal e avaliação histológica. A MPGN do tipo I também foi descrita em cães com piometra, pneumonia crônica, encefalite por cinomose, necrose pancreática aguda e endocardite bacteriana. É uma característica da leucemia felina. Em animais com tumores, grandes quantidades de antígeno podem cair na corrente sanguínea e provocar o desenvolvimento de MPGN do tipo I. A doença também foi associada a linfossarcomas, osteossarcomas e mastocitomas. Os imunocomplexos circulantes e as lesões renais ocorrem em cães com lúpus eritematoso sistêmico

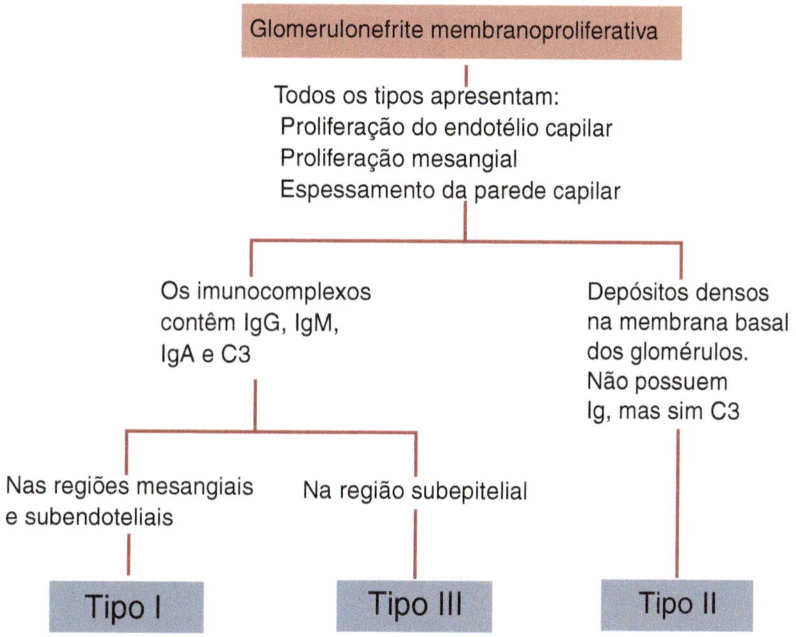


FIG. 32.8 A classificação das diferentes formas de glomerulonefrite membranoproliferativa.

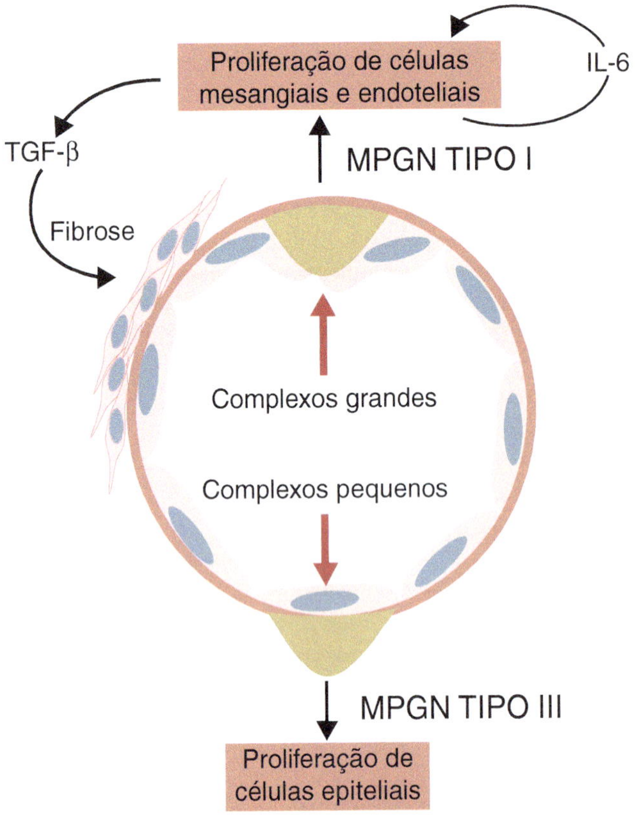


**FIG. 32.9** A patogênese das diferentes formas de glomerulonefrite mediada por imunocomplexos. Lembre, porém, que um animal pode apresentar mais de um tipo de lesão ao mesmo tempo.

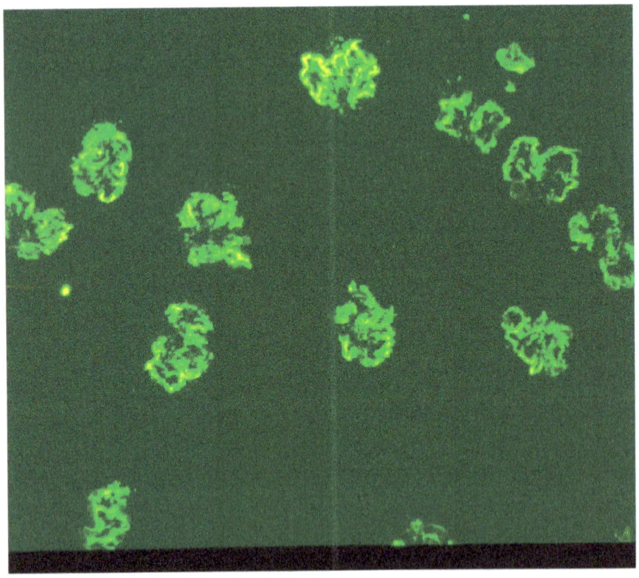

**FIG. 32.10** Micrografia fluorescente de um corte de rim de cordeiro Finnish-Landrace com glomerulonefrite mediada por imunocomplexos. As globulinas anticarneiros marcadas revelam a presença de depósitos granulosos e grosseiros, característicos da glomerulonefrite membranoproliferativa do tipo I, em muitos glomérulos. (De Angus KW, Gardiner AC, Morgan KT, et al: Mesangiocapillary glomerulonephritis in lambs. II. Pathological findings and electron microscopy of the renal lesions, *J Comp Pathol* 84:319-330, 1974.)

**TABELA 32.1 Doenças Infecciosas com Componente Significativo de Hipersensibilidade do Tipo III**

| Microrganismo ou Doença | Lesão Principal |
|---|---|
| *Erysipelothrix rhusiopathiae* | Artrite |
| *Mycobacterium johnei* | Enterite |
| *Streptococcus equi* | Púrpura |
| *Staphylococcus aureus* | Dermatite |
| *Borrelia burgdorferi* | Glomerulonefrite |
| *Leishmania* | Glomerulonefrite |
| Erliquiose | Glomerulonefrite |
| Adenovírus canino 1 | Uveíte, glomerulonefrite |
| Adenovírus canino 2 | Glomerulonefrite |
| Leucemia felina | Glomerulonefrite |
| Peritonite infecciosa felina | Peritonite, glomerulonefrite |
| Doença aleutiana | Glomerulonefrite, anemia, arterite |
| Cólera suíno | Glomerulonefrite |
| Febre suína africana | Glomerulonefrite |
| Diarreia viral bovina | Glomerulonefrite |
| Arterite viral equina | Arterite |
| Anemia infecciosa equina | Anemia, glomerulonefrite |
| Leishmaniose visceral | Glomerulonefrite |
| *Dirofilaria immitis* | Glomerulonefrite |

(Capítulo 38), lúpus discoide, demodicose generalizada e piodermite estafilocóccica recorrente. Alguns casos podem ser decorrentes de deficiências de componentes do sistema complemento. Essas deficiências prejudicam a remoção dos imunocomplexos, se acumulam nos glomérulos. Muitos casos de MPGN de tipo I se desenvolvem na ausência de uma causa predisponente óbvia.

A presença de lesões por imunocomplexos no interior dos glomérulos estimula a liberação de tromboxanos, óxido nítrico e fator ativador de plaquetas (PAF) por neutrófilos, células mesangiais, macrófagos e plaquetas. Esses mediadores aumentam a permeabilidade da membrana basal, o que leva à perda de proteínas plasmáticas, especialmente a albumina, na urina. Essa perda, se intensa, pode exceder a capacidade de reposição proteica do corpo. Assim, os níveis de albumina caem, a pressão osmótica coloide do plasma diminui, os fluidos passam do sangue para os espaços intersticiais e o animal pode apresentar edema e ascite. A perda de fluido para os tecidos causa redução do volume sanguíneo, aumento compensatório da secreção de hormônio antidiurético, aumento da retenção de sódio e acentuação do edema. A redução do volume sanguíneo também diminui o fluxo sanguíneo renal e a filtração glomerular e causa retenção de ureia e creatinina, azotemia e hipercolesterolemia. Embora todas essas alterações possam ser decorrentes da deposição de imunocomplexos nos glomérulos, o desenvolvimento dessa síndrome nefrótica não é inevitável. Na verdade, sua progressão clínica é imprevisível; alguns animais apresentam deterioração progressiva da função renal e outros, remissões espontâneas. Muitos animais podem ser clinicamente normais apesar da presença de imunocomplexos nos glomérulos e os imunocomplexos costumam ser observados em cães, equinos e ovinos idosos aparentemente saudáveis. Os sinais iniciais mais comuns são anorexia, perda de peso e vômito. A poliúria e a polidipsia são observadas após a destruição de cerca de dois terços dos glomérulos. A azotemia surge depois da destruição de 75%. O desenvolvimento da síndrome nefrótica (proteinúria, hipoproteinemia, edema ou ascite) ocorre somente em cerca de 15% dos cães, mas em até 75% dos gatos acometidos.

Alguns cães desenvolvem hipertensão. A doença tromboembólica também pode ser observada. Por causa da ocorrência imprevisível de remissões espontâneas, a avaliação dos efeitos do tratamento é difícil. Os animais acometidos em geral são tratados com corticosteroides e imunossupressores, mas a lógica e a eficácia desse tratamento não foram estabelecidas, exceto quando a glomerulonefrite é associada a uma doença autoimune concomitante, como o lúpus eritematoso sistêmico. Recentemente, respostas encorajadoras foram obtidas com inibidores da enzima conversora de angiotensina (captopril) e inibidores experimentais de tromboxano sintase. A restrição de proteínas pode auxiliar na redução dos sinais clínicos de insuficiência renal. Se a glomerulopatia for secundária à infecção, como na doença glomerular associada à doença de Lyme ou à leishmaniose, a causa subjacente deve ser tratada com o antimicrobiano adequado. A lesão glomerular não é inflamatória e, embora a lesão contenha imunoglobulinas, não há evidências que sugiram ser causada por hiper-reatividade do sistema imune. O tratamento de coelhos com doença experimental de imunocomplexos com corticosteroides exacerba o quadro clínico. Na presença de proteinúria profunda, síndrome nefrótica ou azotemia progressiva, o micofenolato, associado ou não à prednisolona, é recomendado (Capítulo 41). Na doença estável ou em progressão lenta, o micofenolato ou o clorambucil, associado ou não à azatioprina, em dias alternados é administrado. A eficácia terapêutica deve ser constantemente avaliada por alterações na proteinúria, função renal ou concentrações séricas de albumina. Na ausência de efeitos colaterais, o tratamento deve ser mantido por pelo menos 8 a 12 semanas antes de ser alterado ou abandonado.

## Nefropatia por Imunoglobulina A

De longe, a causa mais importante de insuficiência renal em humanos é a nefropatia por IgA. Nessa forma de MPGN do tipo I, os pacientes apresentam altos títulos séricos de IgA e imunocomplexos com esses anticorpos se depositam na região mesangial. A proliferação celular e a glomerulonefrite resultantes podem levar à insuficiência renal. A causa da nefropatia por IgA não é conhecida. Os depósitos de IgA podem ser encontrados nos glomérulos de até 35% de algumas populações humanas e em até 47% dos cães. Nesses cães, a IgA se deposita nas áreas mesangiais e paramesangiais e é associada à proliferação mesangial. Os cães com enterite ou doenças hepáticas apresentam a maior prevalência de deposição glomerular de IgA. Uma doença ligeiramente diferente também foi descrita em cães com 4 a 7 anos de idade. Os animais desenvolveram a MPGN do tipo III com hematúria branda, proteinúria e hipertensão. Os imunocomplexos com IgA se formam nos sítios subepiteliais e subendoteliais.

## Glomerulopatia Suína

A MPGN espontânea do tipo I é observada em suínos. É especialmente comum no Japão, onde parece ser causada pela deposição de imunocomplexos com anticorpos IgG (e IgA) contra *Actinobacillus pleuropneumonia*. Em outros casos, pode ser secundária a infecções virais crônicas, como o cólera suíno ou a peste suína africana. Às vezes, porém, a glomerulonefrite proliferativa se desenvolve de maneira espontânea. Na maioria dos casos, a formação de crescentes epiteliais sugere que as células em proliferação sejam de origem epitelial. Entretanto, lesões membranoproliferativas ocasionais também são observadas. De modo geral, há forte coloração para C3 e coloração mais fraca para IgM nos ensaios de imunofluorescência. Os suínos raras vezes apresentam depósitos de IgG ou IgA. Os animais acometidos são relativamente jovens (menos de 1 ano de idade). Há uma alta prevalência de úlceras gástricas nos animais afetados, mas não se sabe isso está relacionado à MPGN. Uma deficiência hereditária do fator H do sistema complemento em suínos Yorkshire leva ao desenvolvimento de MPGN do tipo II letal, denominada doença de depósito denso (Capítulo 4).

## Dirofilariose

Alguns cães com infestações graves pelo verme do coração, *Dirofilaria immitis*, apresentam lesões glomerulares e proteinúria. Entre essas lesões, estão o espessamento da membrana basal glomerular com proliferação endotelial ou mesangial mínima. Uma vez que depósitos contendo IgG1 podem ser encontrados na face epitelial da membrana basal (MPGN do tipo III), foi sugerido que os imunocomplexos formados por anticorpos contra antígenos desses vermes provocam essas lesões. Outros pesquisadores contestam a natureza dos imunocomplexos dessa doença e afirmam que as lesões se desenvolvem em resposta à presença física das microfilárias nos vasos sanguíneos glomerulares. O desenvolvimento de amiloidose pelos cães infectados (Capítulo 7) sugere que a resposta imune aos vermes é significativa.

## Glomerulopatia dos Ovinos Finnish-Landrace

Alguns cordeiros da raça Finnish-Landrace morrem com poucas semanas de idade devido à insuficiência renal decorrente da MPGN do tipo I. As lesões se desenvolvem *in utero* e estão presentes ao nascimento. As lesões glomerulares são semelhantes às observadas na doença do soro crônica, com proliferação das células mesangiais e espessamento da membrana basal (Fig. 32.11). Em casos extremos, a proliferação de células epiteliais pode levar à formação de crescentes epiteliais. Os neutrófilos podem ser observados em pequenos números no interior dos glomérulos e o restante do rim pode apresentar infiltração linfoide intersticial difusa e vasculite necrosante. Há depósitos com IgM, IgG e C3 nos glomérulos e no plexo coroide e os níveis séricos de C3 são baixos. É provável, portanto, que as lesões sejam produzidas pela deposição de imunocomplexos no interior desses órgãos, embora a natureza do antígeno indutor não tenha sido determinada.

## Glomerulopatia Canina

A deficiência autossômica recessiva de C3 foi descrita em Brittany Spaniels (Capítulo 4). Muitos desses cães desenvolvem MPGN do tipo I, que pode levar à insuficiência renal. As lesões são típicas, com proliferação mesangial, espessamento da parede capilar glomerular e deposição de material eletrodenso no espaço mesangial e subendotelial. Os depósitos contêm IgG e IgM. Uma glomerulopatia familiar foi observada em Bernese Mountain Dogs e associada à MPGN e à nefrite intersticial.

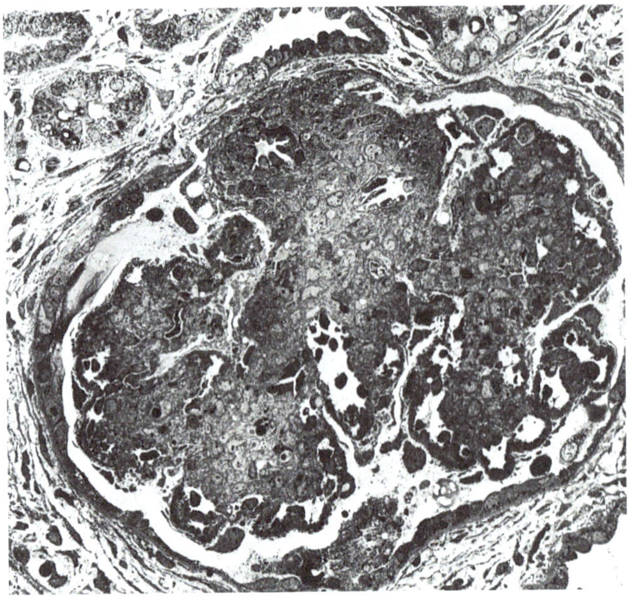

FIG. 32.11 Corte histológico de um glomérulo de cordeiro Finnish-Landrace com glomerulonefrite membranoproliferativa do tipo I. Nesse caso, a lesão primária é a proliferação mesangial com certo espessamento da membrana basal. (De Angus KW, Gardiner AC, Morgan KT, et al: Mesangiocapillary glomerulonephritis in lambs. II. Pathological findings and electron microscopy of the renal lesions, *J Comp Pathol* 84:319-330, 1974.)

# OUTRAS LESÕES MEDIADAS POR IMUNOCOMPLEXOS

## Púrpura Hemorrágica

Duas a 4 semanas após a infecção aguda por *Streptococcus equi* (ou vacinação contra *S. equi*), os cavalos podem desenvolver urticária, seguida por edema subcutâneo grave, principalmente nos membros, e hemorragias na mucosa e nos tecidos subcutâneos. Os equinos acometidos apresentam anorexia, depressão e febre alta. Os imunocomplexos com antígenos de *S. equi* (proteína M ou proteína R) são encontrados na corrente sanguínea dos animais acometidos. Esses imunocomplexos causam vasculite aguda e MPGN do tipo I, com proteinúria e azotúria. Outros fatores desencadeadores de púrpura hemorrágica em cavalos são as infecções por *Corynebacterium pseudotuberculosis*, *Rhodococcus equi*, vírus da influenza equina e herpes-vírus equino do tipo 1. Em alguns casos, a púrpura se desenvolve na ausência de qualquer infecção óbvia. Os cavalos geralmente se recuperam caso sejam submetidos ao tratamento agressivo com glicocorticoides sistêmicos.

Casos esporádicos de síndrome de púrpura trombocitopênica mediada por imunocomplexos também ocorrem em suínos. Os animais apresentam trombocitopenia, anemia, sangramento excessivo e lesões membranoproliferativas nos glomérulos. A causa da síndrome não é conhecida.

## Hipersensibilidade Dietética

Em caso de administração de um sucedâneo antigênico em vez de leite, como proteína de soja, a bezerros muito jovens, antes do desenvolvimento da função de ruminação, o antígeno estranho pode ser absorvido e estimular a formação de anticorpo e o desenvolvimento de hipersensibilidade do tipo III. Os animais ficam debilitados e perdem peso. Entretanto, a patogênese exata dessa doença não foi esclarecida. Uma pequena parte dos bezerros desenvolve respostas de IgE e hipersensibilidade do tipo I.

## Poliartrite

Os imunocomplexos podem ser facilmente encontrados no sangue e no fluido sinovial de animais com artrite reumatoide e em muitos indivíduos com osteoartrite. Na artrite reumatoide, acredita-se que os imunocomplexos sejam importantes na progressão etiológica da doença. Seu papel na osteoartrite não foi esclarecido, mas os imunocomplexos podem ser secundários ao trauma local. Exemplos importantes desse tipo de artrite são as poliartrites não erosivas observadas em potros e cães filhotes, descritas no Capítulo 38.

## Hipersensibilidades Medicamentosas

No capítulo anterior, comentamos que, quando um fármaco se liga a uma célula como uma hemácia, a resposta imune contra a substância pode provocar a eliminação da célula. Uma reação semelhante pode ser mediada pela hipersensibilidade do tipo III caso os imunocomplexos se liguem às células do hospedeiro. Nesse caso, as células são reconhecidas como opsonizadas e removidas por fagocitose. Como esperado, a ligação de imunocomplexos a hemácias provoca anemia; a plaquetas, trombocitopenia e púrpura. A ligação a granulócitos causa granulocitopenia e, consequentemente, infecções recorrentes. A deposição de complexos de fármacos-anticorpos nos vasos sanguíneos da derme causa reações cutâneas graves. No entanto, em muitos casos, é difícil diferenciar os efeitos tóxicos de um fármaco e a hipersensibilidade do tipo III, a menos que anticorpos específicos possam ser isolados a partir das células acometidas.

33

# Hipersensibilidade Mediada por Linfócitos T

## OBJETIVOS DIDÁTICOS

*Depois de ler este capítulo, você deve ser capaz de:*

- Explicar como alguns antígenos injetados na pele induzem o desenvolvimento lento de uma resposta inflamatória chamada hipersensibilidade tardia ou de tipo IV.
- Entender como as reações de hipersensibilidade tardia são mediadas por linfócitos T e células *natural killer* (NK).
- Descrever a resposta à tuberculina e sua importância na detecção da tuberculose.
- Descrever o processo de formação do tubérculo.
- Explicar a patogênese da dermatite alérgica de contato.
- Descrever as principais doenças com perda cutânea observadas em animais.
- Descrever por que os ensaios *in vitro* para avaliação da imunidade celular devem ser baseados na detecção de citocinas secretadas ou na medida da divisão celular.
- Explicar como os ensaios *in vivo* para avaliação das respostas mediadas por células geram respostas biológicas como o desenvolvimento de uma reação cutânea de hipersensibilidade tardia ou a rejeição de um aloenxerto.
- Descrever os princípios básicos do ensaio de liberação de IFN, do ensaio de estimulação de linfócitos, do ensaio de liberação de cromo, do teste intradérmico com mitógeno e do ELISpot.
- Descrever como a citotoxicidade mediada por linfócitos T ou células NK pode ser mensurada.

## SUMÁRIO DO CAPÍTULO



Determinados antígenos, ao serem injetados na pele de animais sensibilizados, provocam uma resposta inflamatória no local da injeção após 12 a 24 horas. Essas reações tardias são classificadas como hipersensibilidades do tipo IV e são decorrentes de interações entre o antígeno injetado e os linfócitos T. Um exemplo importante de reação de hipersensibilidade tardia é a resposta à tuberculina. Essa é uma resposta inflamatória que se desenvolve na pele de um animal infectado com tuberculose após a injeção intradérmica de tuberculina. As reações de hipersensibilidade tardia podem ser consideradas respostas inflamatórias mediadas por linfócitos T e direcionadas a microrganismos que são resistentes à eliminação por respostas convencionais.

## A REAÇÃO TUBERCULÍNICA

Tuberculina é o nome dado ao extrato de micobactérias utilizado em testes cutâneos para identificar animais com tuberculose. Há diversos tipos de tuberculina. A tuberculina mais importante é o derivado proteico purificado (PPD), preparado com microrganismos cultivados em meio sintético, inativados por calor e filtrados. O PPD é precipitado desse filtrado com ácido tricloroacético, lavado e ressuspenso em um tampão. Assim, o PPD é uma mistura bruta de proteínas, carboidratos e lipídios. Seu componente antigênico principal provavelmente é a proteína de choque térmico (HSP) 65. Muitas de suas proteínas são compartilhadas por diferentes espécies de micobactérias e, assim, os testes com PPD são relativamente inespecíficos. É possível aumentar a especificidade do teste tuberculínico com uma proteína micobacteriana definida, como o alvo antigênico secretor precoce 6 (ESAT-6, do inglês *early secretory antigenic target-6*). O ESAT-6 é uma proteína de função desconhecida que é fortemente reconhecida por linfócitos T. No entanto, as reações induzidas por proteínas muito puras tendem a ser mínimas e precisam de quantidades maiores de antígenos para indução de uma resposta satisfatória.

A princípio, a injeção de tuberculina na pele de um animal normal não causa resposta óbvia. Por outro lado, a injeção em um animal com infecção micobacteriana provoca uma resposta de hipersensibilidade tardia. Esses animais apresentam um aumento de volume eritematoso e endurecido no local da injeção. A inflamação começa depois de 12 a 24 horas, atinge sua maior intensidade em 24 a 72 horas e pode persistir por várias semanas antes de desaparecer de maneira gradual. Reações muito graves podem ser acompanhadas por necrose tecidual no local da injeção. A lesão é infiltrada por linfócitos e macrófagos, embora neutrófilos sejam observados nas primeiras horas de reação (Fig. 33.1).

A reação à tuberculina é mediada por linfócitos T. O *Mycobacterium tuberculosis* é logo fagocitado por macrófagos ao infectar um animal. Alguns desses antígenos micobacterianos desencadeiam uma resposta Th1 e geram células de memória. Esses linfócitos T de memória respondem aos antígenos micobacterianos injetados, como a tuberculina. Como um teste de tuberculina pode ser positivo muitos anos após exposição ao antígeno, alguns desses linfócitos T de memória devem ter vida bastante longa.

A tuberculina injetada por via intradérmica é capturada pelas células de Langerhans, que, então, migram para o linfonodo drenante (Fig. 33.2). No linfonodo, as células de Langerhans apresentam o antígeno aos linfócitos T de memória, que respondem gerando linfócitos Th1 efetores. Os linfócitos Th1 reconhecem o antígeno quando o encontram e se acumulam ao seu redor. Em 12 horas, o local da injeção é infiltrado por linfócitos T. Em humanos e camundongos há predominância de linfócitos T $\alpha/\beta$, e em ovinos e bovinos os linfócitos T $\gamma/\delta$, WC1 são predominantes. Não há linfócitos B na lesão.

Os linfócitos T $\gamma/\delta$ recrutam outros linfócitos Th1 e macrófagos para o sítio. Os linfócitos Th1 secretam interferon $\gamma$ (IFN-$\gamma$), interleucina 2 (IL-2) e IL-16. Os dois primeiros atuam nas células endoteliais para aumentar a expressão de moléculas de adesão. A IL-2 estimula a produção de quimiocinas que atraem e ativam mais linfócitos T. A IL-16 atrai linfócitos T $CD4^+$. Os macrófagos também liberam serotonina e quimiocinas que atraem basófilos. A serotonina (em roedores) ou a histamina (em humanos) derivada de basófilos causa ainda mais inflamação e aumenta a migração de células mononucleares para a lesão. As quimiocinas derivadas de linfócitos T também podem

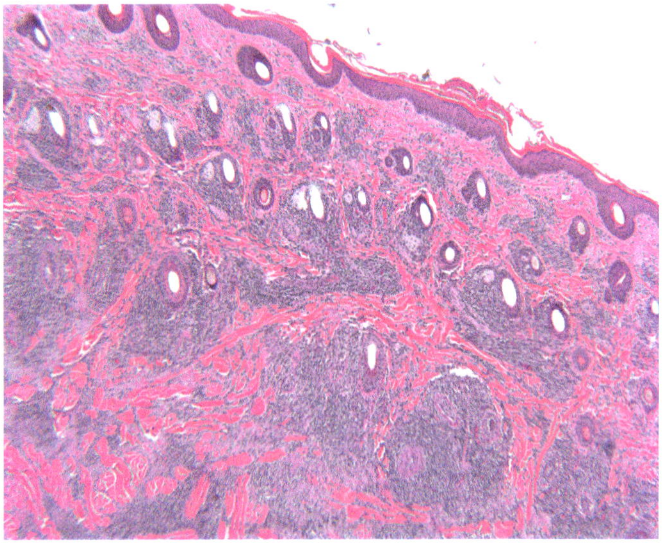

FIG. 33.1 Corte histológico de uma reação tuberculínica positiva na pele bovina. Observe a infiltração perivascular de células mononucleares bem e a ausência de neutrófilos ou edema. (Cortesia do Dr. G. Adams.)

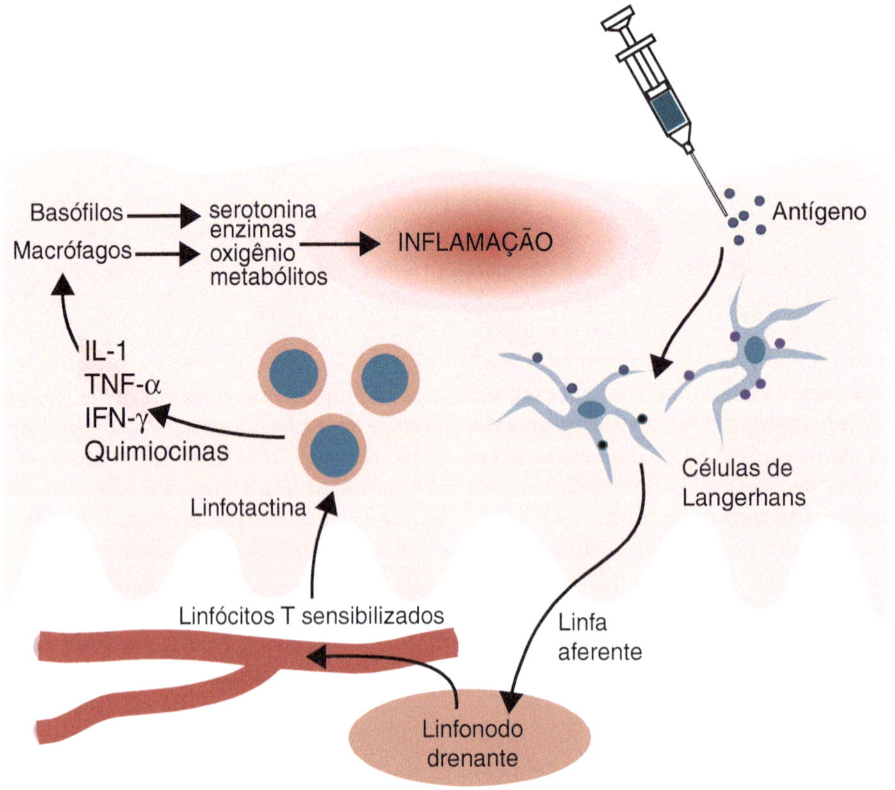


FIG. 33.2 Diagrama esquemático ilustrando o mecanismo de uma reação de hipersensibilidade tardia.

induzir a degranulação de mastócitos, enquanto alguns linfócitos T $CD4^+$ podem ativar os mastócitos de maneira direta, através de antígeno ligado ao complexo de histocompatibilidade principal (MHC) de classe II.

As quimiocinas derivadas de linfócitos T causam inflamação e atraem ainda mais linfócitos T. A maioria desses novos linfócitos T não é especificamente sensibilizada para o antígeno indutor. Apenas uma parte muito pequena, talvez 5%, dos linfócitos encontrados na reação de hipersensibilidade tardia é específica para o antígeno. A maioria é atraída de forma não específica por XCL1 (linfotactina). Em 60 a 72 horas, os linfócitos predominantes são $\alpha/\beta^+$, $CD4^+$ e $CD8^+$. Os macrófagos se acumulam na lesão, atraídos por CXCL8, e podem ser ativados por IFN-γ. A lesão tecidual associada às reações intensas de hipersensibilidade tardia pode ser causada pela liberação de proteases e oxidantes por esses macrófagos ativados. Os macrófagos ingerem e destroem o antígeno injetado. Isso, aliado à migração de células reguladoras para a lesão, permite que o tecido acabe voltando ao normal.

## Hipersensibilidade Basofílica Cutânea

Os carrapatos podem desencadear uma resposta inflamatória tardia na pele com predominância de basófilos e mastócitos (Fig. 33.3). Esse tipo de reação é chamado de hipersensibilidade cutânea basofílica (CBH, do inglês *cutaneous basophil hypersensitivity*). Os antígenos do parasita são incorporados por células dendríticas e apresentados a linfócitos Th2. Isso desencadeia respostas locais de IgE e IgG que recrutam e ativam basófilos. Esses basófilos se acumulam ao redor das peças bucais do carrapato e participam das defesas teciduais locais. Reações semelhantes são observadas em galinhas em resposta ao vírus do sarcoma de Rous intradérmico, em coelhos em resposta a esquistossomas e em humanos com dermatite alérgica de contato e rejeição a aloenxerto renal. As reações de CBH também podem participar do desenvolvimento da dermatite alérgica a pulgas em cães.

## Reações Tuberculínicas em Bovinos

Como a reação positiva à tuberculina ocorre somente em animais que têm ou tiveram tuberculose, o teste cutâneo pode ser utilizado para identificar os animais acometidos pela doença. Na verdade, o teste tuberculínico é a base de todos os esquemas de erradicação da tuberculose que envolvem a detecção e subsequente eliminação dos animais infectados.

O teste cutâneo de bovinos pode ser realizado de várias maneiras (Tabela 33.1). O mais simples é o teste intradérmico único (SID, do inglês *single intradermal test*). Nesse teste, 0,1 mL de PPD derivado de *M. tuberculosis* ou *M. bovis* é injetado em uma dobra caudal (as dobras da pele sob a cauda) e o local da injeção é examinado 72 a 96 horas depois. A comparação é facilmente realizada entre as dobras injetadas e não injetadas e a reação positiva é composta por um nódulo firme ou uma área extensa de descoloração no local da injeção e logo detectada.

Nos Estados Unidos, dois testes separados são realizados. Assim, duas injeções de tuberculina são aplicadas, uma na junção mucocutânea da vulva e a outra na dobra caudal; em outros países, a tuberculina normalmente é injetada na pele da

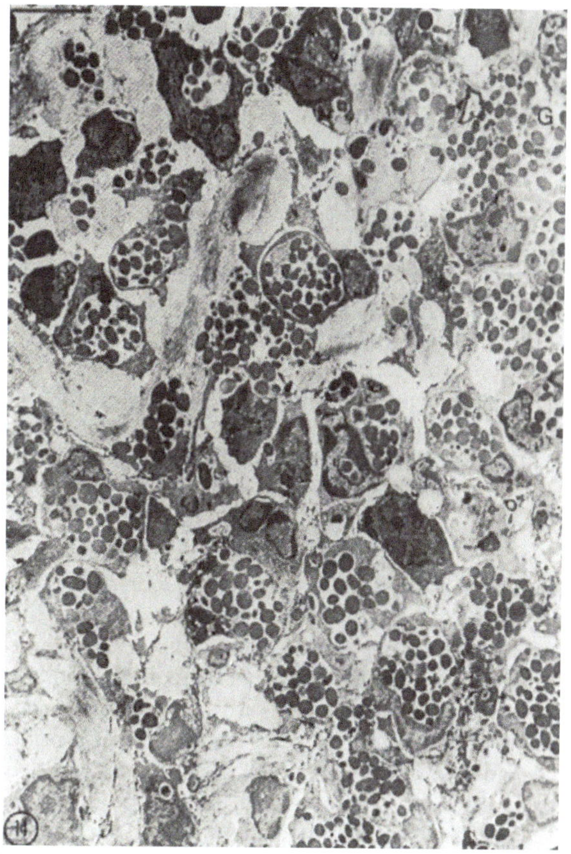

**FIG. 33.3** Corte de pele de cobaia 18 horas depois da fixação de um carrapato em um animal sensibilizado por uma infestação prévia por larvas do parasita. A pele é infiltrada por um grande número de basófilos. (De McLaren D, Worms MJ, Askenase PW: Cutaneous basophil associated resistance to ectoparasites (ticks). Electron microscopy of *Rhipicephalus appendiculatus* larval feeding sites in actively sensitised guinea pigs and recipients of immune serum, *J Pathol* 139:289, 1983.)

**TABELA 33.1 Testes Tuberculínicos Utilizados em Bovinos**

| Teste | Uso | Vantagens | Desvantagens |
|---|---|---|---|
| Intradérmico único (SID) | Teste de rotina | Simples | Propenso a falsos-positivos<br>Baixa sensibilidade |
| Comparativo | Em caso de prevalência de tuberculose aviária ou paratuberculose | Mais específico do que o SID | Mais complexo do que o SID |
| Térmico curto | Uso em fêmeas paridas e animais infectados | Alta eficiência | Demorado<br>Risco de anafilaxia |
| Stormont | Uso em fêmeas paridas e em casos avançados | Muito sensível e preciso | Necessidade de três consultas<br>Pode sensibilizar um animal |

lateral do pescoço. Esse local é mais sensível do que as dobras caudais, mas a contenção do animal pode ser mais difícil e a boa técnica de injeção é essencial.

A vantagem do teste SID é sua simplicidade e baixo custo, mas há limitações significativas. A interpretação dos resultados pode ser inconsistente; além disso, há necessidade de uma segunda consulta e a precisão é baixa. Sua principal desvantagem é que, por causa das reações cruzadas, o teste SID não pode distinguir entre a tuberculose e a infecção por micobactérias semelhantes, como *M. avium* e *M. avium paratuberculosis*, ou microrganismos do grupo *Nocardia*. Uma segunda desvantagem é que alguns animais são positivos no teste, mas não apresentam lesões detectáveis de tuberculose à necropsia. As razões para isso não são conhecidas, mas esses falsos-positivos provavelmente são decorrentes da sensibilização por micobactérias ambientais, como *Mycobacterium phlei*.

Os testes SID falso-negativos podem ocorrer em animais com tuberculose avançada, com infecção muito recente, que pariram nas 4 a 6 semanas anteriores, muito velhos e examinados 1 a 10 semanas antes. A ausência de reação (anergia) observada em casos avançados de tuberculose também ocorre na doença clínica de Johne e parece ser causada pela presença de um anticorpo IgG que impede a reação dos linfócitos T com o antígeno. Também há evidências da supressão por células reguladoras. A repetição do teste tuberculínico em intervalos curtos provoca dessensibilização associada a respostas elevadas de IL-10 e reduzidas de IL-1β. (A resposta de IFN-γ não é influenciada.) Também provoca a indução de anticorpos contra antígenos de *M. bovis*, como HSP 70 e HSP 83.

Essas limitações do SID levaram ao desenvolvimento de diversas modificações desse teste. No teste cervical comparativo, por exemplo, as duas tuberculinas, aviária e bovina, são inoculadas por via intradérmica. Cada tuberculina é injetada na lateral do pescoço em sítios separados, que são examinados 72 horas depois. De modo geral, caso a maior reação ocorra no local de aplicação da tuberculina aviária, o animal é considerado infectado por *M. avium* ou *M. avium paratuberculosis*. Por outro lado, se a reação for significativamente maior no local de injeção do *M. bovis*, o animal é considerado infectado por *M. bovis* ou *M. tuberculosis*. Esse teste é útil em caso de alta prevalência de tuberculose aviária ou probabilidade de diagnóstico de doença de Johne. O PPD de *M. bovis* é mais específico em bovinos do que *M. tuberculosis*; além disso, apresenta menos reação cruzada com *M. avium* e é mais apropriado para uso em bovinos e, portanto, preferido. Na prática, o teste comparativo tem sensibilidade de 90% (10% de falsos-negativos) e especificidade superior a 99% (<1% de falsos-positivos); isso depende, porém, do critério usado na leitura dos resultados.

Outro teste modificado de tuberculina é o teste térmico curto, em que um grande volume de solução de tuberculina é administrado por via subcutânea e o animal é examinado quanto ao aumento da temperatura corpórea 4 a 8 horas depois. (Acredita-se que a tuberculina atua nos linfócitos T, que provocam a liberação de IL-1 e outras citocinas pelos macrófagos.) O teste de Stormont é baseado no aumento da sensibilidade do local do teste, que ocorre após uma única injeção; ele é realizado por meio da aplicação de duas doses de tuberculina no mesmo sítio de injeção com intervalo de 7 dias. Os dois testes são relativamente sensíveis. Assim, podem ser utilizados em vacas paridas e no teste de animais com infecção grave.

## Reações Tuberculínicas em Outros Animais

O teste tuberculínico cutâneo nunca foi um procedimento amplamente empregado em animais domésticos que não os bovinos; assim, há poucas informações. Contudo, parece que a capacidade de diferentes espécies de montar uma reação clássica à tuberculina é bastante variável. Em suínos e felinos, por exemplo, o teste tuberculínico é positivo apenas por um curto período após a infecção. Em suínos e cães, o melhor teste é o SID na pele atrás da orelha e, nos felinos, o teste térmico curto provavelmente é o melhor. Nos ovinos e caprinos, o antígeno é geralmente administrado na dobra caudal, mas os resultados tendem a não ser confiáveis. Os equinos parecem muito sensíveis à tuberculina e a dose utilizada deve ser reduzida. Apesar disso, os resultados obtidos nem sempre são bem correlacionados à doença do animal. Em aves, boas reações podem ser obtidas pela inoculação da tuberculina na barbela ou na membrana da asa.

## Reações de Johne

Os animais infectados por *M. avium paratuberculosis*, o agente etiológico da doença de Johne, podem desenvolver uma reação de hipersensibilidade tardia após a inoculação intradérmica de um extrato desse microrganismo, denominado *jonina*. O sítio de injeção apresenta infiltrado misto de células mononucleares, talvez com células gigantes multinucleadas ou plasmócitos. Os ovinos com lesões intestinais paucibacilares tendem a apresentar maior enduração e maior infiltração celular do que os animais com lesões multibacilares. A jonina pode ser utilizada em um único teste intradérmico, mas, como a tuberculina, o resultado pode ser negativo em animais com doença clínica. O teste intravenoso de jonina é positivo nesses casos e pode ser uma alternativa preferível ao teste SID. Nesse teste, o antígeno é administrado por via intravenosa e a temperatura do animal é aferida 6 horas depois. Um aumento de 1° C na temperatura ou o desenvolvimento de neutrofilia é considerado um resultado positivo. É provável que esses testes tenham utilidade limitada em indivíduos, mas podem auxiliar na identificação de rebanhos infectados.

## Outros Testes Cutâneos

As reações cutâneas positivas de hipersensibilidade tardia podem ser obtidas em qualquer doença infecciosa onde a imunidade mediada por células seja significativa. Assim, extratos de *Brucella abortus* são utilizados na tentativa de diagnosticar a brucelose. Entre esses extratos, estão a brucelina, um filtrado de cultura em meio líquido por 20 dias, e a brucelergina, um extrato de nucleoproteína. Uma vez que esses extratos podem induzir a formação de anticorpos contra *Brucella*, não podem ser empregados em áreas onde a erradicação é monitorada por testes sorológicos. No mormo equino, um filtrado de cultura de *Burkholderia mallei*, chamado *maleína*, é utilizado no teste cutâneo. A maleína pode ser utilizada no teste térmico curto ou em um teste oftálmico. No teste oftálmico, ocasionalmente também empregado na tuberculose, a solução de antígeno é instilada em um olho. O desenvolvimento conjuntivite transiente caracteriza o teste positivo. Outro método de diagnóstico do mormo é o teste intrapalpebral. Nesse teste, a maleína é injetada na pele da pálpebra inferior; a reação positiva é caracterizada por aumento de volume e oftalmia.

O teste cutâneo intradérmico com extratos microbianos também é empregado no diagnóstico de muitas doenças fúngicas; assim, a histoplasmina é utilizada na histoplasmose, a coccidioidina na coccidioidomicose e assim por diante. Nesses casos, os testes não são muito específicos e o procedimento pode sensibilizar o animal, fazendo com que apresente sorologia positiva. Esse problema também surge quando a toxoplasmina é utilizada no diagnóstico da toxoplasmose (Capítulo 28).

### Sorologia da Tuberculose

Não se deve supor que a *M. bovis* estimula apenas linfócitos T. Com a progressão da infecção, anticorpos são produzidos. Esses anticorpos são dirigidos contra os antígenos imunodominantes MPB83 e MPB70 liberados por *M. bovis* nas infecções avançadas. A primeira resposta imune, e também a maior, é contra MPB83. Esses anticorpos podem ser detectados por ELISA ou ensaios de fluxo lateral (Capítulo 42). Esses ensaios auxiliam na identificação dos animais infectados não detectados com o teste cutâneo intradérmico. Sua sensibilidade geralmente é baixa, mas são simples, rápidos e baratos.

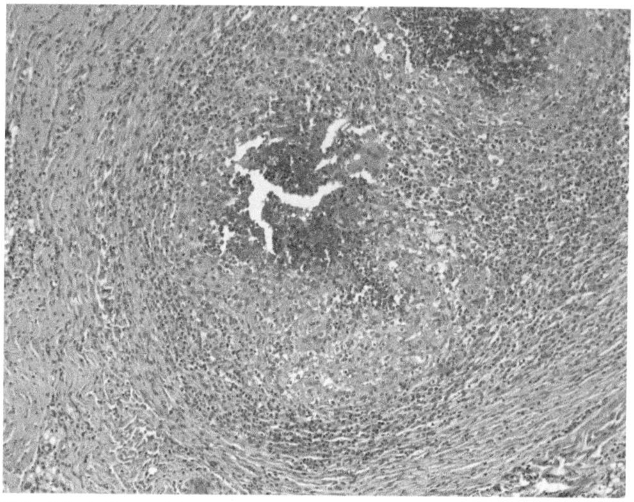

FIG. 33.4 Corte histológico do linfonodo de uma vaca infectada por *Mycobacterium bovis* mostrando um pequeno tubérculo. A massa central escura é o material caseoso. Essa massa é circundada por camadas de macrófagos e linfócitos e isolada por fibroblastos. (Cortesia do Dr. J. Edwards.)

## CONSEQUÊNCIAS PATOLÓGICAS DA HIPERSENSIBILIDADE DE TIPO IV

### Formação de Tubérculo

Embora a reação à tuberculina induzida pela inoculação intradérmica seja artificial, já que o antígeno é administrado por injeção, uma resposta inflamatória semelhante ocorre caso bacilos vivos se alojem nos tecidos e sensibilizem um animal. No entanto, *M. tuberculosis* é resistente à destruição intracelular até que os macrófagos M1 sejam ativados por linfócitos Th1 (Capítulo 18) e os microrganismos mortos são removidos de forma muito lenta por conterem grandes quantidades de ceras pouco metabolizáveis. Assim, a reação aos microrganismos inteiros é prolongada e há acúmulos de grandes números de macrófagos. Muitos desses macrófagos ingerem as bactérias, mas não conseguem impedir seu crescimento e, então, morrem. Outros macrófagos se fundem para formar células gigantes multinucleadas. Em 4 a 5 semanas de infecção, os granulomas microscópicos aumentam e coalescem. A lesão que se desenvolve ao redor do bacilo da tuberculose, portanto, é composta por uma massa de *debris* caseosos (com aparência de queixo) com microrganismos vivos e mortos circundados por uma camada de fibroblastos, linfócitos e macrófagos, que, nessa localização, são chamados de células epitelioides (Capítulo 6). A lesão inteira é um granuloma do tipo I chamado tubérculo (Fig. 33.4). As micobactérias não conseguem se multiplicar dentro dos tecidos necróticos por causa do seu pH baixo e falta de oxigênio. Ainda assim, algumas bactérias podem sobreviver em um estado dormente. Uma resposta imune adequada, do tipo correto (Th1), pode ser suficiente para controlar a infecção. Entretanto, se a imunidade for insuficiente ou inapropriada (por exemplo, uma resposta Th2), os microrganismos podem escapar do tubérculo e se disseminar para os linfonodos locais e tecidos adjacentes. Quando a resposta é inadequada, os microrganismos se multiplicam e continuam a se espalhar, causando uma lesão pulmonar que, junto com liquefação do centro caseoso do tubérculo, acelera a progressão da doença.

Nos primeiros estágios da formação do granuloma, os macrófagos são muito móveis e, assim, o patógeno tem muitas células novas para infectar. Esses macrófagos infectados morrem, mas, então, recrutam macrófagos não infectados para o local da infecção. Essas células fagocitam os macrófagos velhos e seu conteúdo bacteriano. Esse processo leva à propagação e expansão eficiente da população bacteriana. Assim, as micobactérias virulentas exploram o processo de reparação tecidual dos macrófagos.

### Dermatite Alérgica de Contato

Determinadas substâncias químicas reativas pinceladas sobre a pele desencadeiam a inflamação mediada por receptores de reconhecimento de padrão (PRRs) e inflamassomos. O receptor do tipo *toll* 4 (TLR4), por exemplo, é um receptor para diversos sensibilizantes de contato, como níquel ou trinitroclorobenzeno. Assim, essas moléculas desencadeiam a inflamação por meio da liberação de citocinas como IL-1β e TNF-α. Além disso, se quimicamente reativas, podem se ligar a proteínas cutâneas, como a queratina, e atuar como haptenos fortes. Os complexos de hapteno-proteína resultantes são capturados pelas células de Langerhans da derme (Fig. 33.5). As células de Langerhans migram para os linfonodos drenantes e apresentam o antígeno para os linfócitos T. A exposição repetida aumenta o grau de sensibilização. A exposição subsequente à substância química sensibilizante pode desencadear uma resposta inflamatória mediada por linfócitos T chamada dermatite alérgica de contato. Assim, ao encontrarem novamente esses complexos de hapteno-proteína, as células de Langerhans secretam grandes quantidades de IL-12, IL-18 e IL-23 que ativam linfócitos Th1 e Th17. Esses linfócitos auxiliares hapteno-específicos produzem grandes quantidades de IFN-γ e promovem as atividades dos linfócitos T citotóxicos. Após a exposição a uma substância química sensibilizante, os macrófagos e os linfócitos $CD8^+$ infiltram a derme e, em 24 horas, geram uma resposta. Por fim, esses linfócitos T citotóxicos matam as células alteradas, o que leva ao desenvolvimento de vesículas intraepiteliais. Essa resposta des-

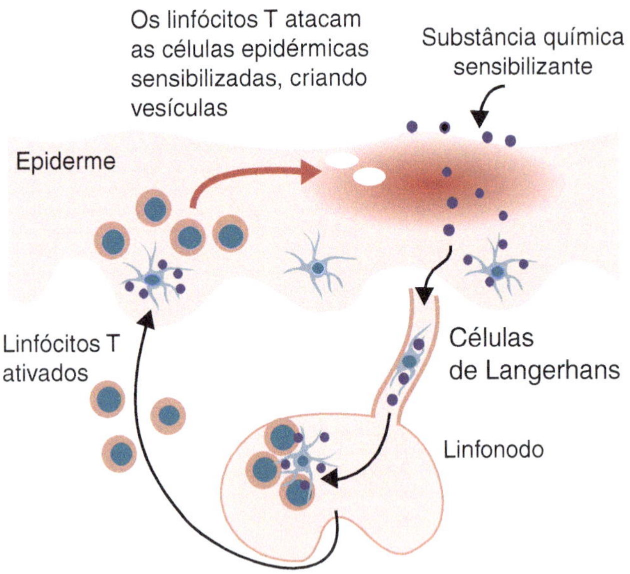


**FIG. 33.5** A patogênese da dermatite alérgica de contato.

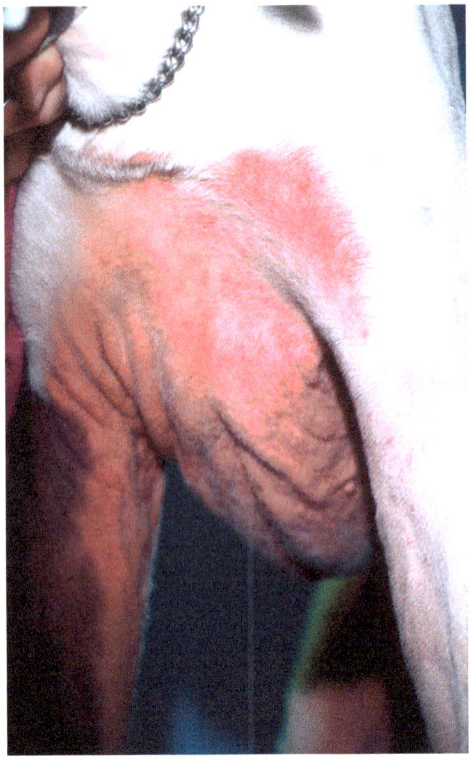

**FIG. 33.6** Caso grave de dermatite alérgica de contato em um Dogue Alemão. O sensibilizante de contato não foi identificado, mas parecia estar no concreto ao redor da piscina. Os íons cloro parecem liberar um sensibilizante de contato do concreto. (Cortesia do Dr. R. Kennis.)

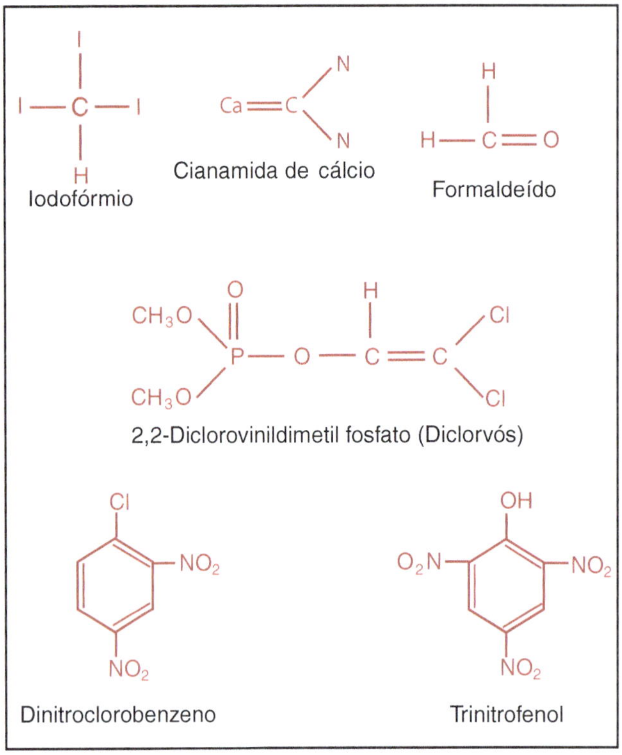


**FIG. 33.7** Algumas das substâncias químicas simples que podem causar dermatite alérgica de contato.

trutiva, associada à produção de IL-33 e à inflamação, provoca uma reação cutânea intensamente pruriginosa (Fig. 33.6). Além dos linfócitos T α/β, outros tipos celulares, como linfócitos T γ/δ, linfócitos B-1, mastócitos e linfócitos T *natural killer* (NKT), podem participar da reação. A inflamação é moderada pela IL-10 e pelo fator transformador do crescimento β (TGF-β) produzidos por linfócitos T reguladores (Treg).

Estudos recentes demonstraram que algumas formas de dermatite de contato podem ser facilmente induzidas em camundongos desprovidos de todos os tipos de linfócitos, exceto células NK! Além disso, a dermatite de contato parece ser antígeno-específica, já que os animais sensibilizados montam uma resposta muito mais forte do que os animais não sensibilizados. Isso parece ser uma propriedade de uma subpopulação de células NK. Essas células NK podem sobreviver por pelo menos 28 dias em camundongos e formar uma população de células de "memória". Esses resultados claramente contradizem nossas ideias anteriores sobre a especificidade antigênica das células NK e seu papel na imunidade. Também é interessante notar que a dermatite de contato não ocorre na pele que não apresenta fibras nervosas funcionais. Obviamente, a etiologia da dermatite alérgica é complexa e pouco compreendida.

As substâncias químicas que induzem a dermatite alérgica de contato são, em geral, moléculas bastante reativas que se combinam quimicamente com as proteínas da pele, que atuam como haptenos; entre tais substâncias, estão o formaldeído, o ácido pícrico, os corantes anilínicos, os óleos e as resinas vegetais, os organofosfatos, algumas medicações tópicas, como a neomicina, e sais metálicos, como níquel e berílio (Fig. 33.7). Assim, a dermatite alérgica de contato pode ocorrer nos dedos de patologistas, devido à exposição ao formaldeído; nas orelhas de cães com otite externa e tratados com neomicina; nos coxins plantares, no escroto e no abdômen ventral de cães expostos a alguns corantes de carpetes e desinfetantes; nas partes do corpo expostas aos óleos da planta hera venenosa (*Rhus radicans*); e ao redor do pescoço de animais expostos ao diclorvós (2,2-diclorovinil dimetilfosfato) de coleiras antipulgas (Quadro 33.1). Os tetos de vacas leiteiras podem apresentar lesões graves decorrentes da dermatite de contato a um componente da borracha da ordenhadeira mecânica (N-isopropil-N-fenildiamina). Essas vacas podem desenvolver dermatite devido ao contato com cianamida de cálcio ($CaCN_2$), espalhada no

**QUADRO 33.1 Fontes de Alérgenos de Contato em Animais**

Inseticidas em coleiras antipulgas
- Em *sprays*
- Em gotas

Conservantes de madeira
Ceras para assoalhos
Corantes de carpete
Alguns pólens
Medicamentos dermatológicos (cremes, pomadas)
Produtos de couro
Tintas
Plantas domésticas

chão dos estábulos para redução dos níveis de *Escherichia coli* e prevenção de mastite.

A dermatite alérgica de contato no focinho de cães foi relatada e considerada decorrente da sensibilidade aos plásticos dos comedouros. Alguns cães, em vez de desenvolverem a hipersensibilidade do tipo I mais comum às proteínas do pólen, apresentam dermatite alérgica de contato decorrente da hipersensibilidade do tipo IV às resinas do pólen. É incomum que a dermatite alérgica de contato afete as áreas pilosas da pele, a menos que o alérgeno seja líquido. Assim, a dermatite alérgica de contato a componentes do xampu pode acometer o corpo todo. O período necessário para sensibilização varia de 6 meses a muitos anos.

As lesões da dermatite alérgica de contato variam do eritema discreto à vesiculação eritematosa grave. Entretanto, por causa do prurido intenso, autotraumatismo, escoriação, ulceração e piodermite estafilocóccica secundária em geral mascaram a verdadeira natureza da lesão. A exposição persistente ao alérgeno pode causar hiperqueratose, acantose e fibrose dérmica. Histologicamente, a lesão é caracterizada por infiltração de células mononucleares e vacuolização das células cutâneas sob o ataque dos linfócitos T citotóxicos (Tabela 33.2).

A dermatite alérgica de contato é diagnosticada pela remoção do antígeno suspeito e pelo teste de contato (*patch*). Nos testes de contato "fechados", os alérgenos suspeitos são usados para impregnar compressas de gaze, que são presos com esparadrapo à pele depilada. Depois de 48 a 72 horas, o curativo é retirado e as áreas em contato com as compressas são examinadas. A reação positiva é indicada por eritema local e formação de vesículas. Esses testes podem ser impraticáveis em alguns cães e gatos. O teste de contato "aberto", portanto, pode ser empregado. Nesse procedimento, uma solução do alérgeno suspeito é aplicada na pele normal depilada e a área é examinada diariamente por até 5 dias. A identificação do alérgeno agressor e a prevenção do contato do animal com a substância são o melhor tratamento para a dermatite alérgica de contato. A terapia de hipossensibilização não é eficaz. Os corticosteroides são usados no tratamento de casos agudos e os antibióticos são administrados para controle das infecções secundárias.

## Doenças Mucocutâneas

Três doenças mucocutâneas semelhantes — o eritema multiforme, a síndrome de Stevens-Johnson e a necrólise epidérmica tóxica — são bem reconhecidas em seres humanos e foram diagnosticadas em cães e gatos. As três doenças são caracterizadas por

**TABELA 33.2 Comparação das Principais Formas de Dermatite Alérgica**

| | Dermatite Atópica | Dermatite Alérgica de Contato |
|---|---|---|
| Patogênese | Hipersensibilidade do tipo I | Hipersensibilidade do tipo IV |
| Sinais clínicos | Hiperemia, urticária, prurido | Hiperemia, formação de vesículas, alopecia, eritema |
| Distribuição | Face, nariz, olhos, membros, períneo | Áreas glabras, geralmente abdômen ventral e membros |
| Alérgenos principais | Alimentos e pólen, pulgas, alérgenos inalados | Substâncias químicas reativas, corantes em contato com a pele |
| Diagnóstico | Teste intradérmico, resposta imediata | Resposta tardia no teste de sensibilidade (*patch*) |
| Patologia | Infiltração eosinofílica, edema | Infiltração de células mononucleares, formação de vesículas |
| Tratamento | Corticosteroides, anti-histamínicos, hipossensibilização | Corticosteroides |

perda cutânea de intensidade crescente. O eritema multiforme é caracterizado por perda cutânea irregular e morbidade baixa; a síndrome de Stevens-Johnson é mais grave, mas acomete menos de 10% da superfície corporal; a necrólise epidérmica tóxica é muito mais grave e os indivíduos acometidos perdem mais que 30% da epiderme. A mortalidade é alta. As três doenças, porém, são bastante sobrepostas. Acredita-se que a síndrome de Stevens-Johnson e a necrólise epidérmica tóxica sejam associadas à hipersensibilidade mediada por linfócitos T a fármacos. O eritema multiforme não é relacionado à administração de medicamentos. Os animais acometidos apresentam vesículas, perda de áreas extensas da epiderme e úlceras cutâneas devido à apoptose generalizada de queratinócitos. Acredita-se que a apoptose seja causada pela ligação de fármacos ou seus metabólitos a células epidérmicas e à regulação positiva da expressão de CD95L, bem como pela produção de CD95L solúvel e granulisina, o que desencadeia a destruição por linfócitos T citotóxicos. (A inoculação intradérmica de soluções de granulisina em camundongos, à concentração observada no fluido pustular, leva ao desenvolvimento de lesões que mimetizam a síndrome de Stevens-Johnson.) As lesões cutâneas são infiltradas principalmente por linfócitos T $CD8^+$ e poucos linfócitos T $CD4^+$. Diversos fármacos podem desencadear essas respostas, mas os indutores mais comuns em cães são as sulfonamidas associadas à trimetoprima, os antibióticos β-lactâmicos, a penicilina e a cefalexina. A pele começa a apresentar bolhas e escoriações cerca de 14 dias após exposição ao fármaco. Os animais apresentam doença generalizada, com dispneia, vômito, febre e perda de peso. Em cães, a esfoliação da epiderme ocorre no plano nasal, nos coxins plantares e na mucosa oral, faríngea, nasal, conjuntiva e prepucial. A perda de fluido causa desequilíbrio eletrolítico e infecções secundárias com risco de morte são comuns. A biópsia mostra extensa morte de células epidérmicas.

O tratamento é composto pela interrupção imediata da medicação ofensiva e pelo tratamento sintomático, inclusive reposição de fluidos. A administração de corticosteroides deve ser evitada, já que esses medicamentos aumentam a suscetibilidade do animal a infecções cutâneas e pioram o prognóstico. Os antibióticos devem ser administrados apenas na presença de infecções cutâneas. A administração de altas doses de imunoglobulinas humanas é eficaz no tratamento da doença em cães. Acredita-se que essas imunoglobulinas bloqueiem as interações entre CD95/CD95L e previnam a apoptose dos queratinócitos (Capítulo 41).

## AVALIAÇÃO DA IMUNIDADE CELULAR

Embora a imunologia diagnóstica seja baseada principalmente na detecção de anticorpos séricos, a mensuração da resposta imune celular é desejável em determinadas. Na determinação da eficácia de uma vacina, por exemplo, é preciso considerar que os títulos séricos de anticorpos podem não refletir verdadeiramente o grau de imunidade desenvolvido por um animal. Os animais sem anticorpos detectáveis podem apresentar imunidade celular significativa. O termo "imunidade mediada por células" (ou celular) abrange um conjunto diverso de mecanismos que utilizam linfócitos T e macrófagos para proteção. Hoje, técnicas *in vivo* e *in vitro* são utilizadas com essa finalidade.

### Técnicas *In Vivo*

O teste *in vivo* mais simples de imunidade celular é um teste cutâneo intradérmico, como o teste tuberculínico. A inflamação e o edema em resposta à injeção intradérmica de antígenos podem ser considerados mediados por células, desde que apresentem tempo de duração e aspectos histológicos característicos de uma reação de tipo IV. Os testes cutâneos intradérmicos nem sempre são convenientes por serem difíceis de quantificar e a injeção de um antígeno pode sensibilizar um animal, impedindo novos testes.

Às vezes, é interessante avaliar capacidade de respostas imunes celulares gerais em vez de respostas contra um antígeno específico. Uma forma de fazer isso é transplantar um pequeno aloenxerto de pele no animal e mensurar seu tempo de sobrevida. Uma técnica muito mais simples é passar um sensibilizante de contato, como o dinitroclorobenzeno, em uma pequena área da pele do animal. A intensidade da dermatite alérgica de contato resultante permite uma estimativa aproximada da capacidade do animal de montar uma resposta imune mediada por células.

A injeção intradérmica de fitoemaglutinina, uma lectina estimulante de linfócitos T, provoca uma reação tecidual local com muitos aspectos de uma resposta de hipersensibilidade tardia. Em suínos, por exemplo, essa reação é caracterizada pela infiltração de linfócitos T $CD4^-$, $CD8^-$ e $\gamma/\delta^+$. Esse é um método muito conveniente e rápido para avaliar a capacidade de um animal de montar uma resposta mediada por células sem a necessidade de antes sensibilizá-lo com o antígeno. No entanto, a resposta à fitoemaglutinina não é específica e sua interpretação pode ser difícil.

### Técnicas *In Vitro*

Os testes *in vitro* são projetados para medir a ativação e a proliferação antígeno-específica de linfócitos T. Isso também inclui suas atividades citotóxicas e produção de citocinas. Todos esses testes requerem que os linfócitos T cresçam em cultura celular; portanto, poucos podem ser realizados a campo.

Para mensurar a proliferação de linfócitos T em resposta a um antígeno, uma suspensão de linfócitos purificados do sangue periférico do animal a ser testado é misturada ao antígeno e cultivada por 48 a 96 horas (Fig. 33.8). Doze horas antes da leitura, a timidina marcada com isótopo radioativo de trítio é adicionada as culturas. Os linfócitos normais, que não estão se dividindo, não incorporam a timidina, mas as células em divisão, que estão ativamente sintetizando DNA, a incorporam. Assim, se os linfócitos T estiverem em proliferação, capturam a timidina tritiada. Sua radioatividade proporciona uma medida dessa proliferação. Quanto maior sua proliferação em resposta ao antígeno, maior sua radioatividade. A razão entre a radioatividade nas culturas estimuladas e a radioatividade em controles é chamada de índice de estimulação. Uma técnica semelhante é a medida da proliferação de linfócitos em resposta a lectinas mitogênicas, como a concanavalina A (Quadro 13.2). A intensidade da resposta proliferativa de linfócitos, mensurada pela captação de timidina tritiada, fornece uma estimativa da reatividade dos linfócitos de um animal.

Nos ensaios de proliferação, o trítio radioativo pode ser substituído por um simples ensaio enzimático colorimétrico. O brometo de metiltiazoldifeniltetrazólio (MTT) é um composto de coloração amarelada que serve como substrato para enzimas mitocondriais ativas. As enzimas alteram a cor do MTT para azul-escuro. A intensidade dessa alteração da coloração é uma medida do número de células vivas em uma cultura. Nos ensaios de proliferação, o número de células vivas aumenta e isso pode ser medido por colorimetria. O teste é suficientemente sensível para quantificar aumentos nos números de linfócitos T desencadeados por antígeno ou mitógenos.

A quantificação da citotoxicidade mediada por linfócitos T requer um método simples para mensuração da morte celular. Em geral esse método é baseado no fato de que as células vivas incorporam e retêm íons cromo. Quando as células morrem, o cromo é liberado para o fluido extracelular. O cromato de sódio radioativo ($^{51}Cr$) pode ser usado para marcar as células-alvo (Fig. 33.9). Os linfócitos de um animal imune são misturados na proporção apropriada com as células-alvo marcadas com $^{51}Cr$. A mistura é incubada por 4 a 24 horas a 37° C. No final desse tempo, a suspensão celular é centrifugada e a presença de $^{51}Cr$ livre no sobrenadante é medida. A quantidade de cromo liberada é diretamente relacionada ao número de células-alvo mortas. A quantidade de cromo liberada na ausência de linfócitos citotóxicos também deve ser mensurada e subtraída daquela liberada na presença de linfócitos citotóxicos para obtenção da leitura verdadeira.

Um terceiro ensaio *in vitro* quantifica as citocinas liberadas pelos linfócitos T. Um importante exemplo dessa técnica é a medida da liberação de IFN-γ por linfócitos do sangue periférico após a exposição à tuberculina ou a antígenos micobacterianos purificados (Fig. 33.10). Esse método foi desenvolvido como alternativa ou suplemento ao teste tuberculínico para o diagnóstico da tuberculose em bovinos e cervídeos. O PPD é adicionado ao sangue heparinizado e a mistura é incubada por 24 a 48 horas a 37° C. O plasma é, então, coletado e analisado quanto à produção de interferon, seja por um ensaio biológico simples ou, preferivelmente, por meio de um ensaio imunossorvente enzimático (ELISA) do tipo sanduíche com utilização de anticorpos monoclonais. Três "antígenos" costumam ser usados: nenhum antígeno (controle negativo), PPD de *M. bovis* e PPD

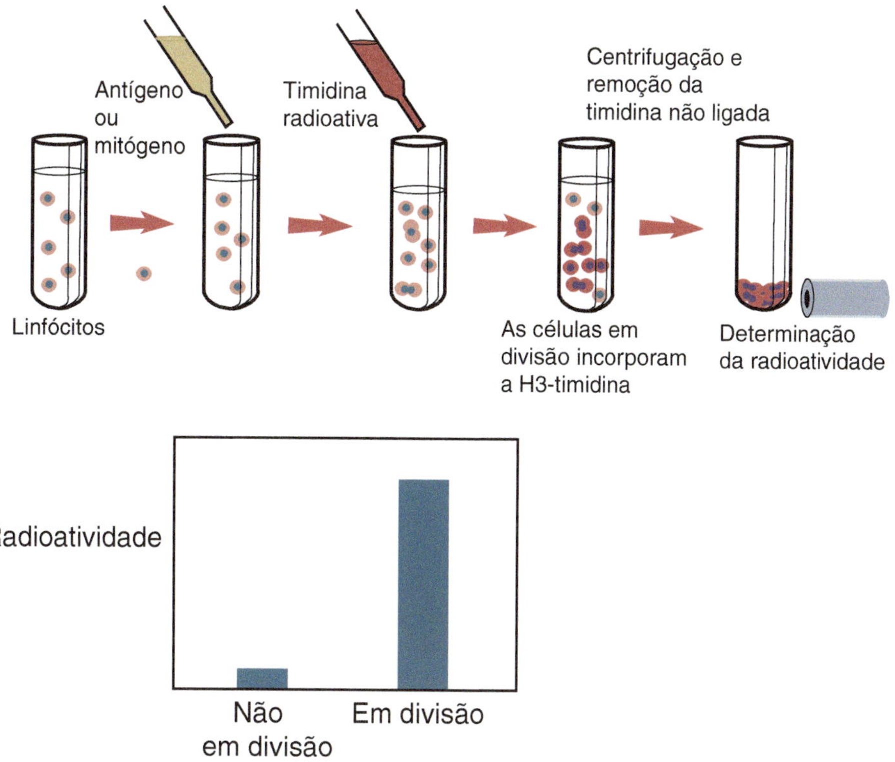


**FIG. 33.8** Quantificação da proliferação celular por meio da detecção da incorporação de timidina tritiada. As células são estimuladas a se dividir por um antígeno específico ou mitógeno. A timidina é incorporada pelo DNA das células em divisão. A absorção é simplesmente quantificada pela radioatividade das células.

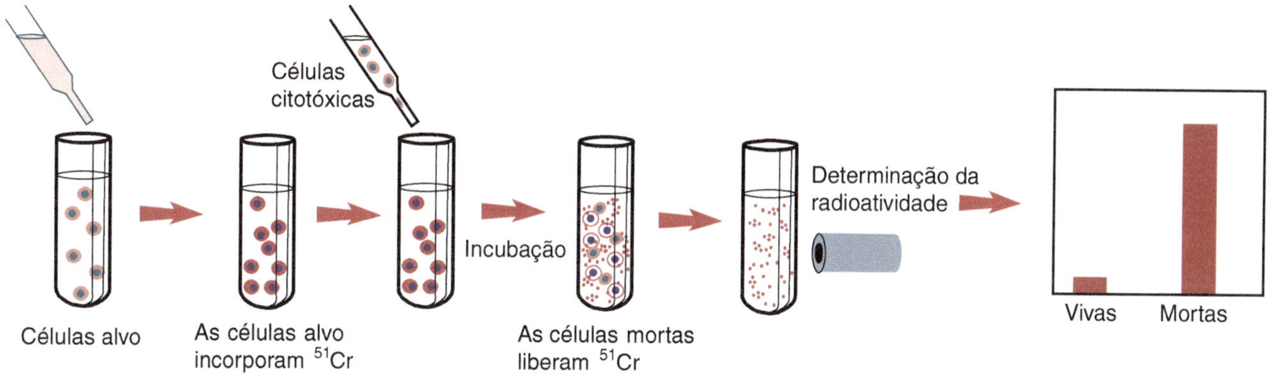


**FIG. 33.9** Quantificação da morte celular por meio da detecção da liberação de cromo 51 pelas células à beira da morte. Essa liberação pode ser desencadeada por linfócitos T citotóxicos ou células NK.

de *M. avium*. O PPD de *M. avium* é usado para detecção de reações cruzadas falso-positivas. As proteínas micobacterianas recombinantes purificadas, como ESAT-6, podem reduzir ainda mais a incidência de resultados falso-positivos. Essa técnica é melhor do que os testes tuberculínicos convencionais por não sensibilizar o animal com a injeção de antígeno. Além disso, o animal não precisa ser confinado por vários dias para a leitura do resultado. Também é muito mais simples que outros ensaios *in vitro* para avaliação da imunidade celular. O ensaio é pelo menos tão sensível quanto o teste intradérmico único e, com a utilização de proteínas micobacterianas recombinantes purificadas, é altamente específico. (Sua sensibilidade é de cerca de 85% e sua especificidade é alta, entre 90% e 99%.) Os resultados positivos são detectados antes do que nos testes cutâneos. No entanto, ele parece detectar a tuberculose em uma população de animais ligeiramente diferente do que o teste cutâneo. Também foi usado com sucesso no diagnóstico da doença de Johne em ovinos e da tuberculose em cães e gatos.

Uma variação do ELISA sanduíche (Capítulo 42) pode ser usada para determinar a frequência de células secretoras de citocinas (Fig. 33.11). No ensaio enzimático *immunospot* (ELISpot, do inglês *enzyme-linked immunospot*), um anticorpo de captura contra a citocina de interesse reveste o fundo do poço de uma placa plástica de cultura celular. As células a serem testadas são cultivadas nessa superfície e expostas ao antígeno de interesse. Caso as células secretem a citocina de interesse, a

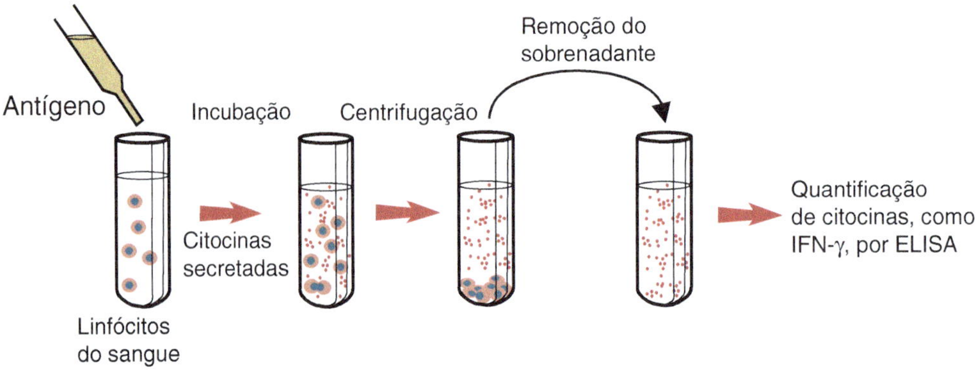


**FIG. 33.10** Liberação de IFN-γ por linfócitos do sangue periférico depois da exposição à tuberculina ou a antígenos micobacterianos purificados. Essa técnica pode ser utilizada no diagnóstico da tuberculose em bovinos e cervídeos. O PPD é adicionado ao sangue e a mistura é incubada por 24 a 48 horas. O plasma é, então, removido e analisado quanto à produção de interferon.

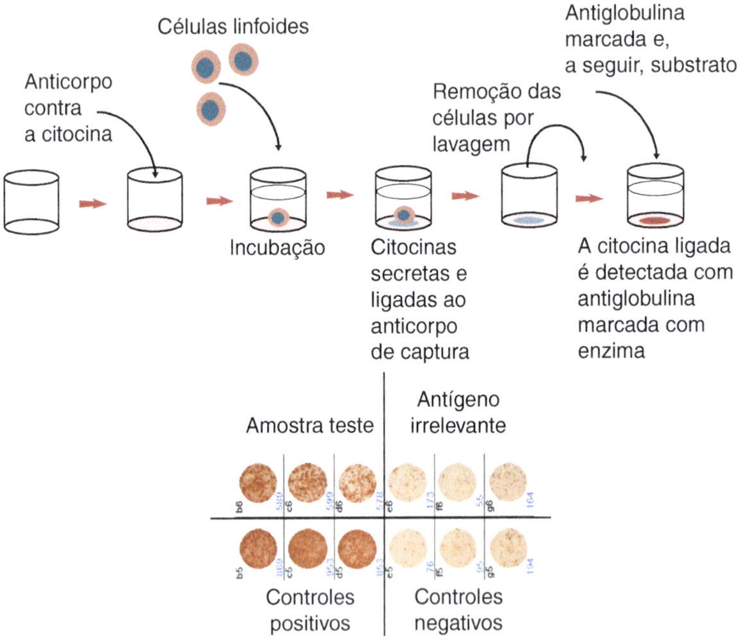


**FIG. 33.11** Os princípios do ELISpot. A fotografia mostra a resposta de IFN-γ das células mononucleares do sangue periférico bovino expostas a um antígeno definido de *Anaplasma marginale*. (Cortesia do Dr. W. Mwangi.)

molécula se ligará aos anticorpos de captura. Ao término do tempo de cultura, a presença dessa citocina ligada pode ser detectada por um ELISA sanduíche convencional, utilizando um anticorpo específico de detecção e uma antiglobulina marcada com enzima. Isso resulta no desenvolvimento de pontos (*spots*) coloridos, cada um correspondente à localização de uma célula secretora da citocina. Esses pontos podem ser contados e, assim, a frequência de células produtoras de citocinas específicas é determinada. Esse ensaio também pode ser utilizado para quantificar células citotóxicas por meio da detecção da produção de granzima ou perforina.

Embora todos os ensaios descritos possam ser usados para avaliar pelo menos alguns aspectos da imunidade celular, nenhum mostra o quadro completo. O pesquisador pode, é claro, estar interessado apenas na resposta a um único antígeno ou microrganismo. Nesses casos, o teste cutâneo ou ensaio *in vitro* pode ser adequado. Um bom exemplo disso são os testes para diagnóstico da tuberculose. Os ensaios *in vitro* também podem ser empregados para analisar o tempo de duração da resposta imune mediada por células. Os testes podem ser repetidos simplesmente pela obtenção de mais linfócitos. Se, por outro lado, o pesquisador quiser ter uma visão geral das capacidades do animal nessa área, um dos ensaios *in vivo* não específicos pode ser mais apropriado. Essas técnicas podem ser utilizadas na determinação da função imune em animais jovens com suspeita de imunodeficiência. Entretanto, é importante enfatizar que esses animais devem ser submetidos a um exame hematológico completo antes da realização de ensaios mais complexos. A análise das subpopulações linfocítica importantes por citometria de fluxo também é indicada. É improvável que um animal que não apresente linfócitos T monte qualquer tipo de resposta celular.

34

# Rejeição de Órgãos e Gestação

## OBJETIVOS DIDÁTICOS

*Depois de ler este capítulo, você deve ser capaz de:*

- Definir aloenxertos, isoenxertos e xenoenxertos.
- Explicar como os aloenxertos são rejeitados.
- Descrever como a resposta aos antígenos de histocompatibilidade do doador causa rejeição aguda.
- Entender por que a rejeição crônica e a rejeição direcionada a grupos sanguíneos do doador são mediadas principalmente por anticorpos.
- Explicar como os aloenxertos de células-tronco da medula óssea administrados a receptores imunossuprimidos podem causar doença do enxerto *versus* hospedeiro.
- Descrever os processos básicos da doença do enxerto *versus* hospedeiro.
- Explicar por que alguns aloenxertos, como os de córnea, não são facilmente rejeitados.
- Descrever os mecanismos que impedem a rejeição do aloenxerto fetal.
- Descrever como os xenoenxertos desencadeiam fortes respostas de rejeição.
- Listar os principais fármacos usados no combate à rejeição de aloenxertos.

## SUMÁRIO DO CAPÍTULO



Embora as respostas imunológicas tenham começado a atrair a atenção dos cientistas por sua habilidade de combate às infecções, a observação de que os animais rejeitam enxertos de órgãos estranhos gerou uma visão muito mais ampla do sistema imune, indicando sua função de vigilância. A rejeição de um enxerto de órgão simplesmente reflete o papel do sistema imune na identificação e destruição de células "anormais".

## ENXERTO DE ÓRGÃOS

Os avanços cirúrgicos permitiram a transferência de muitos tecidos e órgãos entre diferentes partes do organismo ou mesmo entre indivíduos. O transplante de tecidos ou órgãos em uma parte diferente do corpo do próprio animal não inicia uma resposta imune. Esse tipo de transplante dentro do mesmo indivíduo é chamado de autoenxerto (Fig. 34.1). São exemplos de autoenxertos o transplante de pele para recobrir uma queimadura na cirurgia plástica e o uso de segmentos de veias para desviar o sangue de artérias coronárias bloqueadas. Como os autoenxertos não expressam antígenos estranhos, não induzem respostas imunológicas.

Os isoenxertos são enxertos transplantados entre dois indivíduos geneticamente idênticos. Assim, um transplante entre gêmeos idênticos (monozigóticos) é um isotransplante. Da mesma maneira, os transplantes entre dois camundongos isogênicos da mesma linhagem são isotransplantes e não apresentam complicações imunológicas. Uma vez que os animais são idênticos, o sistema imune do receptor não consegue distinguir as células do enxerto daquelas normalmente encontradas no corpo.

Os aloenxertos são transplantados entre membros geneticamente diferentes da mesma espécie. A maioria dos transplantes realizados por motivos terapêuticos em animais e seres humanos é desse tipo, já que os tecidos são obtidos de doadores em geral não aparentados aos receptores do enxerto. Como as moléculas do complexo de histocompatibilidade principal

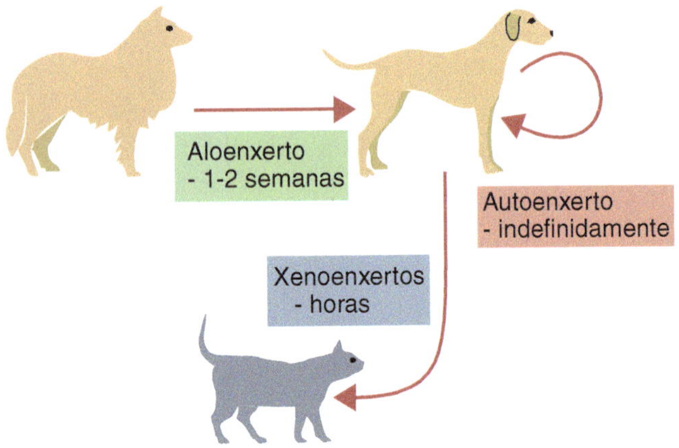


**FIG. 34.1** As diferenças entre autoenxertos, aloenxertos e xenoenxertos.

(MHC) e dos grupos sanguíneos nos enxertos são diferentes daquelas encontradas no receptor, esses transplantes induzem respostas imunes potentes que causam rejeição. Esse processo de rejeição deve ser suprimido para que o enxerto sobreviva.

Os xenoenxertos são órgãos transplantados entre animais de espécies diferentes. Assim, o transplante de um fígado suíno em uma pessoa é um xenotransplante. Os tecidos xenotransplantados são bioquímica e imunologicamente diferentes de seu receptor. Por isso, podem provocar rejeições rápidas e intensas que são muito difíceis de serem suprimidas.

A realização de transplantes terapêuticos em animais domésticos é um procedimento recente. Porém, os aloenxertos renais são, agora, procedimentos de rotina em cães e gatos e os transplantes de medula óssea são muito promissores no tratamento de algumas formas de câncer. Hoje, a maioria dos órgãos é obtida de doadores saudáveis. Isso levanta importantes questões éticas, como se seria apropriado submeter um animal doador a uma cirurgia de grande porte para obtenção de um órgão para outro animal. Enquanto os benefícios do alotransplante para o receptor são óbvios, não se sabe quais seriam para o animal doador. Diferentemente dos doadores humanos, que agem por altruísmo, o animal doador não tem escolha. É possível, porém, justificar a doação de órgãos se o receptor fosse salvo de uma eutanásia inevitável e o doador ganhasse um bom lar. Por isso, muitos centros de transplantes exigem que o animal doador seja adotado e cuidado pelo proprietário do animal receptor.

## REJEIÇÃO DO ALOENXERTO

A identificação e a destruição das moléculas estranhas são fundamentais para a defesa do corpo. Os órgãos aloenxertados são uma grande fonte dessas moléculas estranhas. Entre elas, estão não apenas antígenos, como as glicoproteínas de grupos sanguíneos e as moléculas do MHC expressas pelas células do enxerto, mas também antígenos endógenos em moléculas do MHC de classe I dessas mesmas células. Os mecanismos da rejeição a aloenxertos são basicamente os mesmos a despeito do órgão transplantado, com participação de anticorpos e linfócitos T.

### Antígenos de Histocompatibilidade

O receptor de um transplante de órgão de um doador animal geneticamente diferente monta uma resposta imune contra diversos antígenos presentes no interior ou na superfície das células do aloenxerto. Essas moléculas são chamadas de antígenos de histocompatibilidade. Três tipos de antígenos de histocompatibilidade são importantes na estimulação da rejeição aos enxertos. Esses antígenos são as moléculas do MHC de classe I, as moléculas do MHC de classe II e as moléculas dos grupos sanguíneos principais. Todos são expressos na superfície das células enxertadas, mas sua distribuição é variável. As moléculas do MHC de classe I são encontradas em quase todas as células nucleadas. Os antígenos dos grupos sanguíneos principais estão nas hemácias e nas células nucleadas. As moléculas do MHC de classe II, por outro lado, se distribuem de forma restrita e variável entre os mamíferos (Capítulo 11). Em ratos e camundongos, por exemplo, essas moléculas são expressas apenas pelas células apresentadoras de antígeno profissionais: macrófagos, células dendríticas e linfócitos B. Em outras espécies, como em humanos e suínos, as moléculas do MHC de classe II também são expressas pelo endotélio das artérias e dos glomérulos renais, que são os locais do primeiro encontro entre as células do receptor e o enxerto. Essas moléculas do MHC de classe II são reconhecidas como estranhas e desencadeiam o processo de rejeição. É importante notar que, por causa dessas diferenças, é muito mais fácil prolongar a sobrevida dos alotransplantes renais em roedores de laboratório do que em humanos ou suínos.

Como esperado, os enxertos que diferem pouco do receptor tendem a sobreviver por períodos maiores do que aqueles altamente incompatíveis. Alotransplantes renais entre suínos de grupo sanguíneo O-A compatível sobrevivem por, em média, 12 dias caso o MHC não seja compatível, 25 dias caso apenas o MHC de classe I seja compatível, 32 dias caso os enxertos sejam compatíveis apenas quanto ao MHC de classe II e 80 dias em caso de compatibilidade das duas classes de MHC. Os aloenxertos renais em cães com incompatibilidade de MHC sobrevivem por mais ou menos 10 dias. Nesses animais, os enxertos completamente compatíveis sobrevivem por cerca de 40 dias. Um resultado muito mais impressionante é obtido com os transplantes de fígado, que sobrevivem cerca de 8 dias em cães não compatíveis e 200 a 300 dias em cães com DLA compatível.

A não sobrevida indefinida de enxertos compatíveis quanto às moléculas do MHC e aos grupos sanguíneos é decorrente dos efeitos cumulativos de muitas diferenças antigênicas menores. Os enxertos cutâneos de doadores do sexo masculino transplantados em fêmeas histocompatíveis, por exemplo, geralmente são rejeitados, embora o contrário não aconteça. Isso ocorre porque as células masculinas carreiam um antígeno codificado por genes do cromossomo Y, chamado antígeno H-Y.

Durante o processo de rejeição, o enxerto é gradualmente infiltrado por linfócitos T citotóxicos, que causam lesão progressiva nas células endoteliais que revestem os pequenos vasos sanguíneos (Fig. 34.2). Os linfócitos T rolam pela superfície endotelial e se ligam por meio do antígeno associado à função leucocitária 1 (LFA-1). O dano mediado pelos linfócitos T libera quimiocinas que atraem mais linfócitos T para o enxerto. Esses vasos sofrem trombose, o que provoca destruição celular, interrupção do fluxo sanguíneo, hemorragia e morte do órgão transplantado. Os vasos sanguíneos de segundos enxertos são bloqueados ainda mais depressa devido à ação dos anticorpos

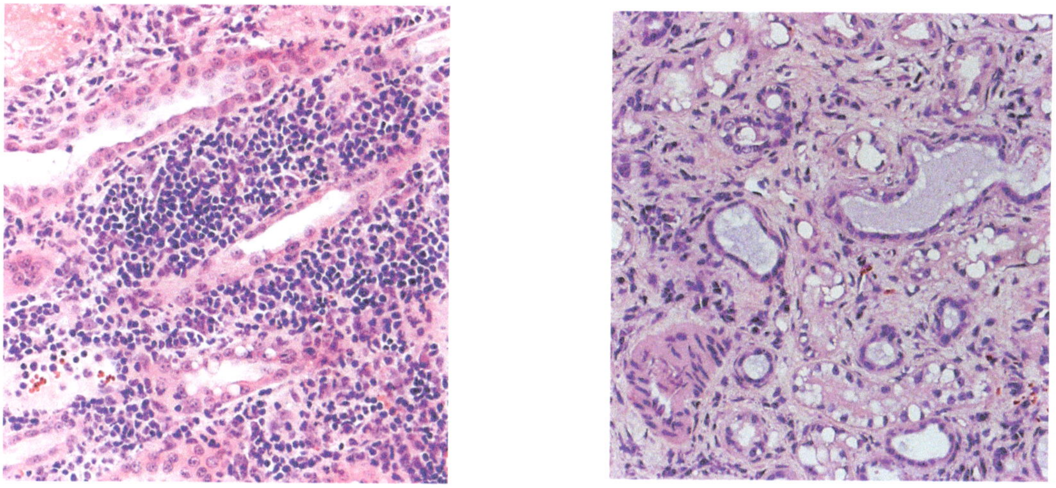

A B

**FIG. 34.2 A,** Corte de rim de cão que sofreu rejeição aguda e, consequentemente, apresenta infiltrado linfocitário denso. **B,** Corte de um rim que sofreu rejeição crônica do aloenxerto. Nesse caso, há fibrose intersticial, atrofia tubular e infiltrado linfocitário discreto. (Cortesia do Dr. A.E. Kyles.)

e dos componentes do sistema complemento sobre o endotélio vascular. Essa reação secundária é específica para qualquer enxerto proveniente do doador original. A reação não é restrita a qualquer sítio ou órgão específico, já que as moléculas do MHC e dos grupos sanguíneos são encontradas na maioria das células nucleadas.

Na prática, geralmente não é difícil garantir que o doador e o receptor tenham antígenos idênticos de grupos sanguíneos principais. A compatibilidade do MHC é muito mais difícil de ser obtida, já que o polimorfismo dessas moléculas faz com que os indivíduos expressem haplótipos muito diferentes. Em geral, quanto mais próximo é o parentesco entre o doador e o receptor, menores as diferenças entre as moléculas do MHC. Por isso, os enxertos devem ser preferencialmente obtidos dos pais ou dos irmãos do receptor. Se isso não for possível, o doador deve ser selecionado ao acaso e as inevitáveis respostas de rejeição devem ser suprimidas pela administração de medicamentos, como a ciclosporina ou o tacrolimus (Capítulo 41).

## ALOENXERTOS RENAIS

A rejeição a aloenxertos renais é de grande importância em humanos e tem sido amplamente estudada em animais. É, portanto, um bom exemplo de resposta ao aloenxerto. A rejeição pode ocorrer a qualquer momento após o transplante. Em seres humanos, onde há uma grande experiência com transplantes, quatro síndromes clínicas distintas de rejeição são conhecidas. A *rejeição hiperaguda* ocorre 48 horas após o transplante. A rejeição que ocorre até 7 dias após o transplante é chamada de *rejeição acelerada*. Depois de 7 dias, a rejeição é chamada de *rejeição aguda*. A *rejeição crônica* se desenvolve meses ou anos após o transplante. Não se sabe se uma classificação semelhante seria útil em animais.

Nos aloenxertos renais, o fluxo sanguíneo para o rim transplantado é estabelecido durante o procedimento. O enxerto e as células do receptor entram em contato de forma quase imediata. Em um receptor não sensibilizado, há uma resposta imune primária e os aloenxertos renais são rejeitados somente 10 dias após o transplante e, talvez, ainda mais tarde. Em animais sensibilizados, com o sistema imune pronto para responder, há rejeição hiperaguda e o enxerto é destruído em dias e mesmo horas, sem ao menos ser funcional. A rejeição aguda deve ser suspeita quando o receptor apresenta um rápido aumento nos níveis sanguíneos de creatinina associados ao aumento de volume e à dor renal e sinais de depressão, anorexia, vômitos, proteinúria, hematúria e achados ultrassonográficos de aumento de volume e hipoecogenicidade renal. Por outro lado, a rejeição crônica de ser suspeita caso a creatinina sérica e os níveis de ureia aumentem de forma gradual e forem associadas à proteinúria, hematúria microscópica e redução e hiperecoigenicidade do rim. Por outro lado, a rejeição crônica deve ser suspeita em caso de aumento gradual da concentração de creatinina e ureia associado à proteinúria, hematúria microscópica e rim pequeno e hiperecoico. A rejeição crônica também é associada à perda lenta da função renal e tende a ser relacionada à fibrose intersticial e à proliferação do endotélio vascular. A biópsia renal é necessária para confirmar a rejeição. É interessante notar que os gatos receptores de aloenxertos renais podem desenvolver fibrose retroperitoneal que causa obstrução ureteral.

### Patogênese da Rejeição do Aloenxerto

O processo de rejeição dos aloenxertos é direcionado contra os antígenos dominantes nas células do enxerto. As moléculas do MHC tendem a desencadear uma resposta de rejeição mediada por linfócitos T, enquanto os antígenos dos grupos sanguíneos tendem a estimular a formação de anticorpos. O processo de rejeição pode ser dividido em duas fases. Na primeira, os linfócitos do receptor encontram os antígenos do enxerto e desencadeiam uma resposta. Na segunda fase, os linfócitos T citotóxicos e os anticorpos do receptor entram no enxerto e destroem suas células (Fig. 34.3).

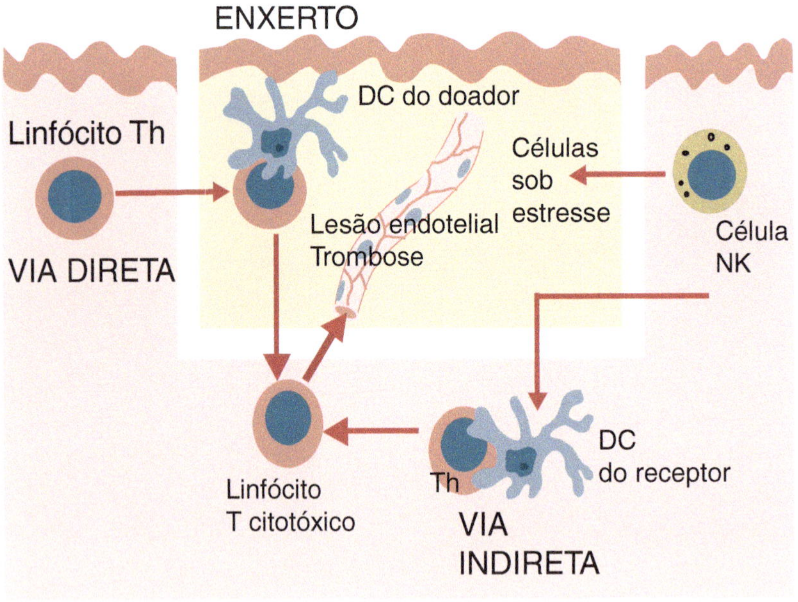


FIG. 34.3 Alguns dos mecanismos envolvidos na rejeição de um aloenxerto (os detalhes são descritos no texto).

## Mecanismos Inatos

Danos ao enxerto resultantes de traumas cirúrgicos e isquemia seguida de reperfusão aumentam a expressão de moléculas de MHC e geram citocinas e mediadores inflamatórios que recrutam neutrófilos e macrófagos para o tecido enxertado. Em caso de produção de uma grande quantidade de padrões moleculares associados à lesão (DAMPs), como a proteína de alta mobilidade *box* 1 (HMGB-1), há ativação de receptores do tipo *toll* e outros receptores de reconhecimento de padrão. Aumentos na expressão da proteína de estresse MIC-A nas células endoteliais do enxerto podem ativar as células *natural killer* (NK). Componentes do sistema complemento, como C5a e C3a, também podem ativar as células apresentadoras de antígeno (APCs) do enxerto.

## Mecanismos Adaptativos

Os antígenos do doador são apresentados aos linfócitos T do receptor pelas APCs. O receptor do enxerto pode ser sensibilizado por uma via direta, em que os linfócitos T circulantes do receptor encontram antígenos apresentados pelas APCs do doador. Essas APCs do doador podem também transportar os antígenos até os linfonodos drenantes e o baço. Alternativamente, os receptores podem ser sensibilizados quando suas próprias APCs entram no enxerto e encontram e processam os antígenos do doador (a via indireta). A via direta atua no início do processo de rejeição, mas é substituída pela via indireta após a destruição das APCs do doador. Em humanos, a via direta é responsável pela resposta imune vigorosa da rejeição aguda, enquanto a via indireta é mais importante na rejeição crônica. Apesar de macrófagos e células dendríticas serem APCs importantes, os linfócitos B e as células tubulares epiteliais e endoteliais do doador também podem processar antígenos e ativar os linfócitos T do receptor.

Em roedores de laboratório, as moléculas do MHC de classe II são expressas pelas APCs profissionais. Nessas espécies, a intensidade da rejeição ao enxerto está relacionada ao número de linfócitos B, macrófagos e células dendríticas do doador que são transplantados com o enxerto. A remoção dessas células por meio da cuidadosa lavagem do enxerto antes da cirurgia ou do pré-tratamento do doador com drogas citotóxicas reduz enormemente a intensidade do processo de rejeição. Em outros mamíferos, onde as moléculas do MHC de classe II também são expressas pelas células do endotélio vascular, essas células "circulantes" têm importância menor. Além disso, os exossomos liberados pelo enxerto podem entrar no receptor e serem capturados pelas APCs do receptor. Essas APCs "transvestidas" podem, então, ser apresentadas aos linfócitos T do receptor.

As APCs que processam as moléculas de MHC do doador migram para o linfonodo drenante e ativam os linfócitos T. As regiões paracorticais dos linfonodos que drenam o enxerto contêm linfócitos em divisão. O número dessas células é máximo cerca de 6 dias após o transplante e cai rapidamente depois da rejeição do enxerto. Além desses sinais de uma resposta ativa mediada por linfócitos T, a formação de centros germinativos no córtex e o acúmulo de plasmócitos na medula indicam que também há síntese de anticorpos. Em uma resposta imune convencional, apenas um a cada $10^5$ a $10^6$ linfócitos T são capazes de responder a um antígeno específico. Na rejeição ao enxerto, porém, 1% a 10% dos linfócitos T são responsivos, já que apresentam baixos limiares de ativação para moléculas estranhas de MHC.

Os linfócitos Th1 ativados secretam interleucina 2 (IL-2) e interferon γ (IFN-γ) e, assim, ativam linfócitos T citotóxicos e células NK. As células NK produzem mais IFN-γ e fator de necrose tumoral α (TNF-α) que ativa macrófagos e outras células NK. Os linfócitos T citotóxicos reconhecem os peptídeos estranhos ligados às moléculas de MHC de classe I do receptor e matam todas as células-alvos que encontram. As moléculas do MHC de classe II do doador estimulam uma resposta imune de duas maneiras. Primeiro, por serem proteínas estranhas, essas moléculas são processadas como antígenos endógenos. Segundo, podem se ligar diretamente aos receptores de linfócitos T

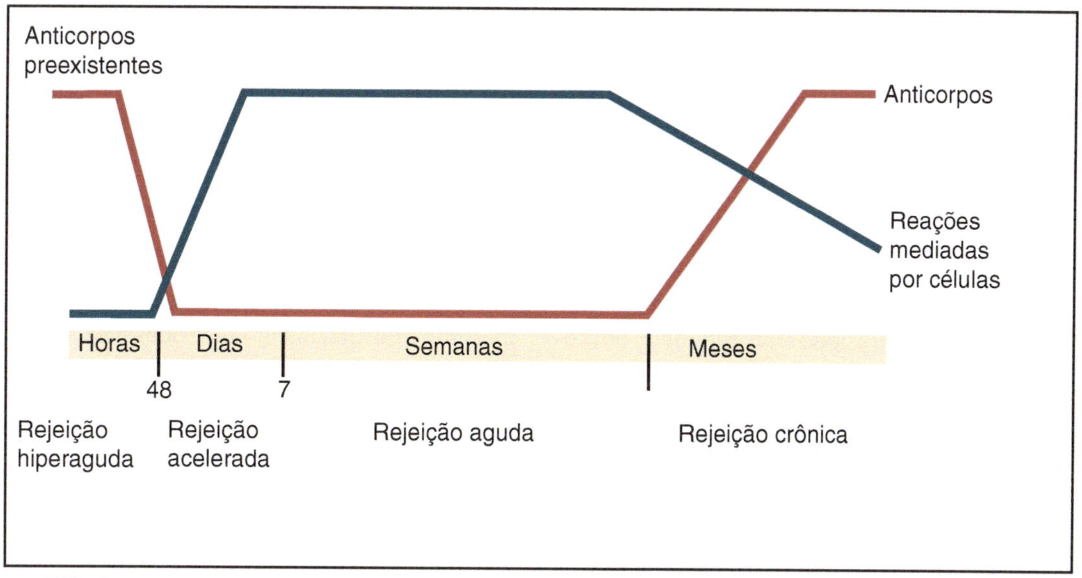


**FIG. 34.4** Papel dos anticorpos e da imunidade mediada por células em diferentes síndromes de rejeição de aloenxertos.

(TCRs) do receptor, iniciando a citotoxicidade. A IL-2 e o IFN-γ não apenas promovem a atividade de linfócitos T citotóxicos como também aumentam a expressão de moléculas de MHC nas células do enxerto. Durante a rejeição do aloenxerto, portanto, a expressão de MHC é maior e o enxerto é um alvo ainda mais atrativo para os linfócitos T citotóxicos.

Embora os linfócitos T citotóxicos sejam fundamentais na rejeição aguda ao aloenxerto, os linfócitos B, os eosinófilos, as células NK e os macrófagos também desempenham um importante papel nas rejeições hiperagudas e crônicas (Fig. 34.4). A rejeição hiperaguda acontece quando o receptor tem anticorpos preexistentes contra o MHC ou os grupos sanguíneos do enxerto. Esses anticorpos se ligam às células do endotélio vascular do enxerto, ativam o sistema complemento pela via clássica e provocam a lise das células endoteliais. As células endoteliais danificadas desencadeiam a deposição de plaquetas e a indução de diversas quimiocinas e citocinas. Essas moléculas também atraem leucócitos e a lesão causa trombose e infarto. Anticorpos anti-MHC também desempenham um papel importante nas rejeições secundárias, já que ativam a via clássica do sistema complemento e medeiam a atividade citotóxica dependente de anticorpos.

### Destruição do Enxerto

Uma vez ativados, os linfócitos T citotóxicos se ligam à vasculatura endotelial e a outras células acessíveis e as destroem por meio de apoptose mediada por caspase. Isso provoca hemorragia, agregação plaquetária, trombose e interrupção do fluxo sanguíneo. O tecido enxertado morre por falta de suprimento de sangue. Os linfócitos T $CD4^+$ que entram no enxerto podem liberar citocinas citotóxicas, como o TNF-α. Isso desencadeia a apoptose das células endoteliais. Os linfócitos T citotóxicos invasores também podem atravessar a membrana basal e causar a apoptose das células tubulares renais. Os macrófagos ativados liberam citocinas pró-inflamatórias, prejudicam a função do enxerto e intensificam a rejeição mediada pelos linfócitos T.

## Prevenção da Rejeição do Aloenxerto

Para prevenir a rejeição do aloenxerto, o cirurgião tenta induzir um nível mínimo de imunossupressão, mas sem tornar o receptor mais suscetível a agentes infecciosos do que o necessário. Os cães apresentam respostas muito potentes aos aloenxertos e, se não tratados, rejeitam aloenxertos renais em 6 a 14 dias. Cerca de 50% dos cães que recebem aloenxertos renais de doadores não aparentados sobrevivem por 1 ano caso sejam tratados com azatioprina, prednisolona e ciclosporina. A sobrevida é consideravelmente aumentada pelo transplante simultâneo de um aloenxerto de medula óssea do mesmo doador ou pelo tratamento com soro de coelhos antitimócitos de cão. Na prática, a sobrevida média é de 8 meses e alguns indivíduos sobrevivem por mais de 5 anos. No entanto, a sobrevida é bastante variável entre os centros de transplante e depende muito da escolha adequada dos receptores. A mortalidade pré-operatória dos cães é significativa. Complicações tromboembólicas são comuns e muitos animais apresentam infecções agudas recorrentes, principalmente no trato respiratório, causadas por *Bordetella bronchiseptica*, e no trato urinário. Novos agentes imunossupressores, como a leflunamida, prometem melhorar o prognóstico dos alotransplantes renais em cães (Capítulo 41).

Os gatos que recebem aloenxertos renais sem imunossupressão morrem em 8 a 34 dias. A terapia imunossupressora é composta por prednisolona e ciclosporina, com possível suplementação com cetoconazol. (O cetoconazol suprime o metabolismo hepático da ciclosporina e prolonga sua meia-vida.) O tratamento pode começar 2 dias antes da cirurgia para que os níveis de ciclosporina sejam ideais no momento da introdução do enxerto. A sobrevida em 6 meses dos gatos tratados é de 59% a 70%, enquanto a sobrevida em 3 anos é de 40% a 50%. O maior tempo de sobrevida já relatado em gatos submetidos a transplantes renais é de 8 anos. Esses números têm melhorado gradualmente com o aumento da experiência. As complicações em longo prazo são rejeição aguda ou crônica e a ocorrência de infecções oportunistas. (A infecção é a segunda causa mais importante de morte ou eutanásia após a rejeição aguda.) A rejeição aguda pode ocorrer a qualquer momento, principalmente quando os níveis de ciclosporina ficam abaixo do valor terapêutico. A rejeição crônica ao aloenxerto (doença vascular do enxerto) devido à arteriosclerose arterial progressiva pode causar a destruição isquêmica do enxerto. Essa forma de rejeição não responde à terapia imunossupressora.

Em algumas circunstâncias, como em um cão capaz de manter aloenxertos renais funcionais por muitos anos, a terapia imunossupressora pode ser gradualmente reduzida e, por fim, interrompida, quando a aceitação do transplante for completa. É provável que as drogas imunossupressoras eliminem, pouco a pouco, as células sensíveis aos antígenos. Com seus números suficientemente baixos, a grande massa de tecido enxertado pode conseguir estabelecer e manter a tolerância.

## ALOENXERTOS CUTÂNEOS

Embora os mecanismos de rejeição sejam semelhantes entre os diferentes transplantados, o processo apresenta pequenas diferenças. Depois do transplante de um enxerto cutâneo em um animal, por exemplo, vários dias se passam até que as conexões vasculares e linfáticas entre o enxerto e o receptor sejam estabelecidas. Essas conexões permitem a entrada das células do receptor no enxerto para início do processo de rejeição. O primeiro sinal de rejeição é o acúmulo transiente o de neutrófilos ao redor dos vasos sanguíneos da base do enxerto. A seguir, há infiltração de células mononucleares (linfócitos e macrófagos), que, por fim, se estende por todo o enxerto. Os primeiros sinais de lesão tecidual são observados nos capilares do enxerto, cujo endotélio é destruído. Em decorrência disso, o sangue coagula, o fluxo sanguíneo é interrompido e o tecido morre. A presença de células de Langerhans na epiderme aumenta significativamente a antigenicidade dos enxertos cutâneos. Em uma reação secundária, os vasos sanguíneos do receptor em geral não têm tempo para crescer no enxerto de pele devido ao rápido desenvolvimento da infiltração de células mononucleares e neutrófilos no leito do tecido transplantado.

## ALOENXERTOS HEPÁTICOS

A princípio, foi relatado que uma alta porcentagem de aloenxertos hepáticos entre suínos não isogênicos era aceita sem imunossupressão. No entanto, esses animais não eram geneticamente definidos e o grau de incompatibilidade do MHC não foi estabelecido. Ao transplantar aloenxertos de fígado entre suínos miniatura geneticamente definidos, com diferenças conhecidas em seus MHCs, observou-se que a taxa da rejeição era semelhante à observada em aloenxertos renais ou cutâneos. Em cães, a rejeição de enxertos hepáticos tende a ser bem mais lenta. Essa inibição da rejeição ao aloenxerto hepático parece ser causada pela produção de indoleamina 2,3-dioxigenase (IDO) pelos hepatócitos. A IDO destrói o aminoácido triptofano (Capítulo 20). Como o triptofano é essencial para as respostas Th1, sua ausência no fígado transplantado é altamente imunossupressora.

## ALOENXERTOS CARDÍACOS

Em cães, a rejeição aguda a aloenxertos cardíacos está associada a uma grande infiltração linfocítica e lesões em miócitos que causam a rápida destruição do tecido transplantado. A diminuição da velocidade da rejeição por alguma razão, porém, altera o processo patológico nos órgãos com rejeição crônica. Nesses casos, os linfócitos e os anticorpos contra as células da musculatura lisa vascular estimulam a rejeição vascular. Os linfócitos T e os macrófagos liberam uma cascata de quimiocinas que ativam a musculatura lisa vascular e as células endoteliais. O crescimento da musculatura lisa e a inflamação resultantes desse processo provocam a obliteração do lúmen dos vasos sanguíneos e, por fim, insuficiência cardíaca. Essa arteriosclerose do enxerto (ou doença vascular do enxerto) é decorrente dos efeitos estimuladores do crescimento mediados pelas citocinas derivadas dos linfócitos T e pelos anticorpos. Uma lesão semelhante é observada em aloenxertos renais que sofrem rejeição crônica.

## ALOENXERTOS DE CÓRNEA

Determinadas áreas do corpo, como a câmara anterior do olho, a córnea, o timo, os testículos e o cérebro, são sítios de privilégio imunológico. Assim, os enxertos transplantados nesses locais podem não ser rejeitados. Em humanos, por exemplo, 90% dos aloenxertos primários de córnea sobrevivem mesmo na ausência de tipagem tecidual ou imunossupressores. Esses sítios são privilegiados porque o corpo controla rigorosamente a inflamação em seus tecidos mais importantes. Vários mecanismos participam desse processo. Esses sítios possuem barreiras hematoteciduais impermeáveis, não contêm células dendríticas, possuem células supressoras, expressam baixos níveis de moléculas de MHC de classes I e II e podem ter altas concentrações de moléculas imunossupressoras, como a IDO, o fator transformador do crescimento β (TGF-β) (nos olhos e nos testículos), neuropeptídeos (nos olhos), inibidores do sistema complemento (nos olhos) e corticosteroides (nos testículos). As moléculas encontradas no humor aquoso normal também interferem nos mecanismos de imunidade inata. Essas moléculas bloqueiam a lise mediada pelas células NK, inibem a ativação dos neutrófilos pelo CD95L, suprimem a produção de óxido nítrico pelos macrófagos ativados e interferem na ativação da via alternativa do sistema complemento. Os olhos e os testículos também são únicos por expressarem altos níveis de CD95L. Por isso, quaisquer linfócitos T $CD95^+$ que entrarem nesses órgãos se ligam ao CD95L e são mortos por apoptose.

## ALOENXERTOS ÓSSEOS

Os aloenxertos de ossos corticais são usados no reparo de fraturas diafisárias graves não passíveis de reconstrução e na reconstrução de defeitos criados pela ressecção de tumores. É raro a rejeição dos aloenxertos ósseos ser um problema, provavelmente devido à ausência de tecidos moles no enxerto. Infelizmente, em longo prazo, os aloenxertos ósseos apresentam alta incidência de falência mecânica, já que o tecido transplantado é reabsorvido antes de ser substituído. Em equinos, as articulações podem ser transplantadas com sucesso desde que tenham sido previamente congeladas.

## ALOENXERTOS DE MEDULA ÓSSEA

A irradiação corpórea total em altas doses pode ser realizada em cães para destruição completa de tumores, como as leucemias. Infelizmente, esse tratamento também destrói as

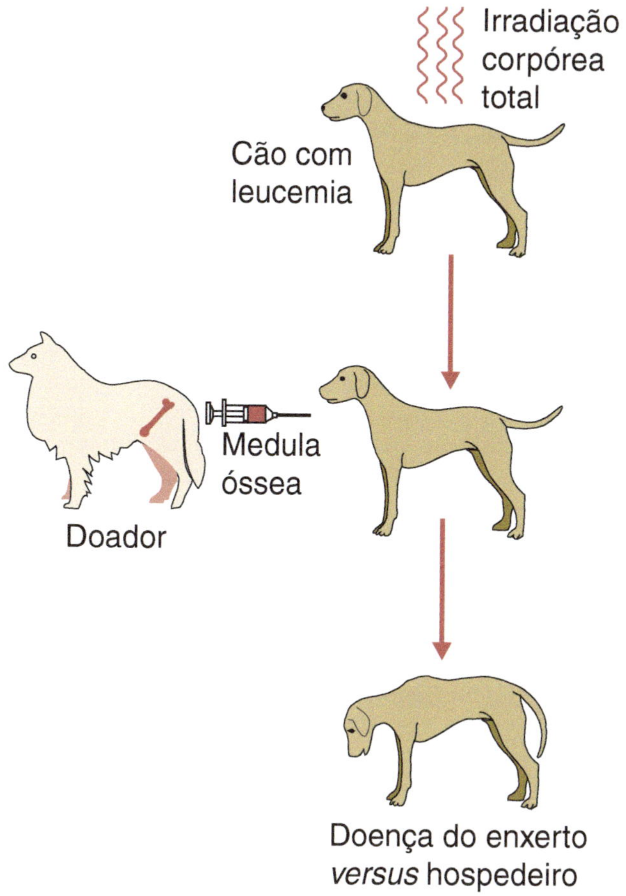


**FIG. 34.5** Indução da doença do enxerto *versus* hospedeiro em cães que receberam aloenxertos de medula óssea.

células-tronco da medula óssea, que devem ser repostas por um aloenxerto do órgão. As novas células-tronco hematopoiéticas restauram a função da medula óssea (Fig. 34.5). O cão receptor deve primeiramente ser condicionado por irradiação corpórea total ou quimioterapia com ciclofosfamida. Isso cria espaço para o crescimento das células transplantadas, reduz a intensidade do processo de rejeição e, em animais leucêmicos, destrói todas as células tumorais. A medula é aspirada dos ossos longos do doador e é administrada ao receptor por via intravenosa. As células-tronco hematopoiéticas migram do sangue para a medula óssea. A dose ideal a ser transplantada é de $2 \times 10^8$ células alogênicas de medula óssea por quilograma de peso corpóreo em receptores compatíveis. A taxa de sucesso desse procedimento é relativamente baixa, de 20% em cães não tratados submetidos a alotransplantes incompatíveis a 90% em cães tratados e submetidos a alotransplantes compatíveis. Em cães transplantados com sucesso, os granulócitos retornam ao normal em cerca de 30 dias, mas a recuperação dos linfócitos leva aproximadamente 200 dias. A sobrevida da medula não costuma ser aumentada pelo tratamento com agentes imunossupressores únicos, mas combinações terapêuticas, como o micofenolato mofetil ou o metotrexato associados à ciclosporina, podem levar ao desenvolvimento de quimeras medulares estáveis em cães.

## Doença do Enxerto *versus* Hospedeiro

Linfócitos saudáveis injetados na pele de um receptor alogênico atacam as células do hospedeiro e causam uma inflamação local aguda. Se o sistema imunológico do receptor for funcional, essa reação do enxerto *versus* hospedeiro (GVH) não é grave, já que o receptor pode destruir os linfócitos estranhos e, assim, interromper esse processo. Se, contudo, o receptor não puder rejeitar os linfócitos enxertados por estar imunossuprimido ou ser imunodeficiente, as células transplantadas podem causar a destruição incontrolável dos tecidos do hospedeiro e, por fim, a morte. A doença GVH ocorre em receptores de aloenxertos de medula óssea submetidos à imunossupressão efetiva por irradiação corpórea total ou tratamento com ciclofosfamida.

As lesões geradas pela doença GVH dependem das diferenças de MHC entre o doador e o receptor. Em caso de diferença apenas nas moléculas de MHC de classe I, a doença é causada principalmente por linfócitos T citotóxicos que atacam todas as células nucleadas do hospedeiro. Isso provoca uma síndrome debilitante caracterizada pela destruição da medula óssea, o que causa pancitopenia, anemia aplásica, perda de linfócitos T e B do receptor e hipogamaglobulinemia. Linfócitos Th17 e células NK também participam desse processo, enquanto os linfócitos T reguladores (Treg) se perdem. Os linfócitos infiltram o intestino, a pele e o fígado e secretam TNF-α, IL-1 e IL-6, que causam destruição da mucosa e diarreia, úlceras cutâneas e orais, destruição hepática e icterícia.

Se o doador e o receptor diferirem quanto ao MHC de classe II, o enxerto e os linfócitos T $CD4^+$ auxiliares do receptor podem ser estimulados. A produção de citocinas derivadas de linfócitos Th2 pode causar imunoestimulação, formação de autoanticorpos e até mesmo uma síndrome semelhante ao lúpus eritematoso sistêmico e à poliartrite (Capítulo 38). (Essa síndrome é chamada de doença GVH autoimune.)

Na prática, as disparidades puras de classe I ou II raramente ocorrem de forma natural. Assim, em cães, a doença GVH pode ser aguda, causando a morte nas primeiras 4 semanas após o transplante, ou ser prolongada e crônica. Os principais órgãos-alvo são a pele, o fígado, o trato gastrointestinal e o sistema linfoide. Os primeiros sinais clínicos são lesões óticas exsudativas, congestão da esclera, hiperqueratose, alopecia, atrofia cutânea e eritema generalizado, observados por 10 dias (Fig. 34.6). Icterícia e diarreia são frequentes, assim como inflamações nas mucosas oculares, nasais e orais. O desenvolvimento de anemia hemolítica antiglobulina-positiva também pode ser observado. O agente imunossupressor metotrexato, associado a anticorpos monoclonais antilinfócitos, pode ser utilizado para supressão da doença GVH.

A microbiota intestinal também influencia a gravidade da doença GVH após o transplante de medula óssea alogeneica — pelo menos em camundongos. Assim, os camundongos receptores que desenvolvem a doença apresentam perda dramática de diversidade bacteriana e composição diferente em comparação a camundongos receptores sem doença GVH. As alterações foram associadas a aumentos de Lactobacilli e diminuições em Clostridia. A redução da gravidade da doença pode ser decorrente da prevenção do aumento de Enterococci pelos lactobacilos. Alterações semelhantes na microflora comensal do intestino ocorrem em seres humanos receptores de aloenxertos de medula óssea. É interessante notar que, em gatos submetidos à irradiação imunossupressora ou ao tratamento com ciclosporina, o transplante de medula óssea é um procedimento com alta taxa de sucesso e a doença GVH não é um problema grave.

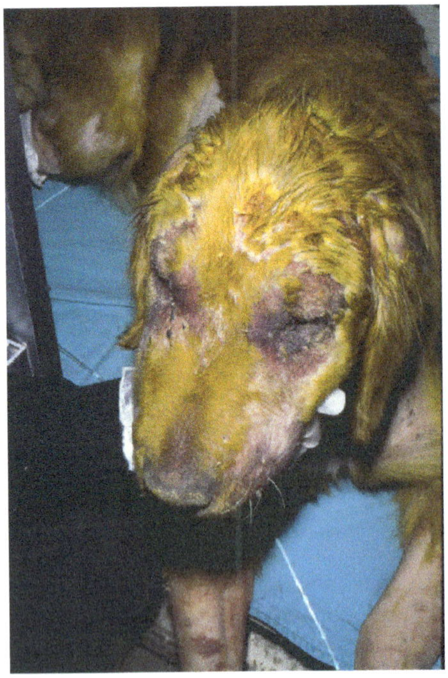

FIG. 34.6 Lesões cutâneas eritematosas muito graves na face de um cão com doença do enxerto *versus* hospedeiro decorrente de um aloenxerto de medula óssea. (De Harris CK, Beck ER, Gasper PW: Bone marrow transplantation in the dog, *Compend Contin Educ Pract Vet* 8:337-344, 1986.)

## XENOENXERTOS

Embora os humanos atualmente recebam órgãos de doadores cadáveres humanos, a demanda por enxertos é muito maior que a oferta. É possível que os xenoenxertos de doadores não humanos resolvam essa escassez. Infelizmente, os xenotransplantes tendem a ser rejeitados em poucas horas. A patologia da rejeição hiperaguda aos xenotransplantes inclui hemorragia extensa e trombose causadas pela destruição maciça das células endoteliais. Isso permite o escape das células sanguíneas e a exposição da membrana basal às plaquetas.

Os xenotransplantes concordantes são aqueles realizados entre mamíferos próximos, como chimpanzés e humanos. Nesses casos, a rejeição é mediada principalmente por reações celulares. Nos xenotransplantes discordantes (entre mamíferos não aparentados, como suínos e humanos), a rejeição é mediada sobretudo por mecanismos humorais. Na prática, os xenotransplantes concordantes entre humanos e outros primatas, como chimpanzés e babuínos, é impraticável devido à dificuldade de obtenção de grandes números de doadores. Os suínos, porém, podem ser fontes mais práticas de órgãos. Esses animais se reproduzem com rapidez e seus órgãos têm os tamanhos apropriados. Infelizmente, os órgãos suínos desencadeiam uma grave rejeição de xenoenxertos discordantes em humanos, mediada por anticorpos naturais anticarboidratos. Os humanos e os primatas do Velho Mundo não possuem a enzima α1,3-galactosil transferase e, portanto, não sintetizam carboidratos ou glicoproteínas com ligações α1,3-galactosil (Gal α1-3Gal). Como os humanos são expostos a essa estrutura em muitas bactérias, produzem altos níveis de anticorpos contra o epítopo Gal α1-3Gal. Na verdade, mais de 2% do teor total de imunoglobulina M (IgM) e IgG em humanos são contra esse epítopo. O epítopo α Gal, por outro lado, é encontrado nas glicoproteínas suínas. Em caso de transplante de um órgão suíno em um ser humano, esses anticorpos se ligam às células do enxerto, ativam a via clássica do sistema complemento e lisam as células do doador. Um segundo mecanismo que participa da rejeição hiperaguda é a ativação da via alternativa do sistema complemento porque o fator H do sistema complemento humano não impede a formação da C3 convertase da via alternativa na superfície das células suínas. Um terceiro mecanismo é decorrente da atividade espécie-específica das proteínas de controle do sistema complemento. Dessa forma, os inibidores naturais do sistema complemento, como CD46, CD55 e CD59, encontrados nas células suínas, não conseguem controlar a ativação do sistema complemento humano. Suínos transgênicos que expressam esses inibidores do sistema complemento humano em suas células foram produzidos e seus enxertos não desencadeiam rejeições hiperagudas. Se o enxerto sobreviver ao ataque desses anticorpos naturais e componentes do sistema complemento, ainda é suscetível ao ataque tardio por anticorpos induzidos e à citotoxicidade celular dependente de anticorpos mediada por células NK e monócitos. Muitas barreiras ainda devem ser transpostas para que os órgãos suínos possam ser rotineiramente transplantados em seres humanos.

Outro ponto relevante dos xenotransplantes é que os animais doadores podem carrear muitos vírus capazes de causar doença em receptores com imunossupressão grave, ainda pior, se recombinar aos vírus humanos, criando patógenos novos e possivelmente perigosos. Essas infecções derivadas de xenoenxertos (xenozoonoses) são ainda mais preocupantes quando os doadores de órgãos são primatas. Sabe-se que esses animais carreiam vírus, como vírus da imunodeficiência símia e o herpes-vírus B, que podem infectar os humanos. Os suínos possuem retrovírus endógenos capazes de infectar algumas linhagens celulares humanas em cultura, embora não se saiba se podem causar doença.

## ALOENXERTOS E O SISTEMA REPRODUTOR

### Esperma

O esperma alogênico pode, de maneira eficaz e repetidas vezes, penetrar o trato reprodutivo da fêmea sem provocar uma rejeição do enxerto. Um dos motivos disso é a atividade imunossupressora do plasma seminal. Os espermatozoides expostos a esse fluido não são imunogênicos, mesmo após serem lavados. O fluido prostático, um dos componentes imunossupressores do plasma seminal, também inibe a hemólise mediada pelo sistema complemento. O plasma seminal promove a expansão de linfócitos Treg que, em seguida, migram para o endométrio e promovem a tolerância aos aloantígenos paternos. O plasma seminal não apenas causa o recrutamento de monócitos para a parede vaginal como também modula o desenvolvimento de células dendríticas derivadas de monócitos e determina sua diferenciação em um subtipo regulador. Essas células reguladoras não amadurecem ao serem estimuladas por LPS, TNF-α ou CD40L. Tais células podem promover a fertilidade ao induzirem tolerância a aloantígenos paternos, mas também aumentam a suscetibilidade a agentes infecciosos. Ainda assim, alguns casos de infertilidade são causados pela produção de anticorpos antiesperma no útero e na vagina.

## Gestação

Quando os mamíferos se tornaram vivíparos e os fetos passaram a se desenvolver dentro do útero de suas mães, um importante problema imunológico precisou ser resolvido. O feto não poderia ser rejeitado como um aloenxerto, embora possua moléculas paternas de MHC e seu trofoblasto se aloje profundamente na parede uterina. Em uma gestação normal, o feto se estabelece e se mantém apesar da incompatibilidade do MHC. O útero não é um sítio privilegiado, uma vez que enxertos de outros tecidos, como a pele, implantados na parede uterina são rapidamente rejeitados. Da mesma forma, uma mãe pode produzir anticorpos contra antígenos de grupos sanguíneos do feto; esses anticorpos podem destruir as hemácias fetais *in utero*, como nos primatas, ou após a ingestão do colostro, como nos demais mamíferos (Capítulo 31). Ainda assim, o aloenxerto fetal não é rejeitado.

As primeiras etapas da gestação são a implantação do oócito fertilizado na parede uterina e sua aceitação pelo sistema imune da mãe. Essa implantação é regulada pela comunicação entre o concepto e o útero, com participação de hormônios, como a progesterona, e interferons, principalmente IFN-τ e IFN-γ (Capítulo 27).

Em muitas espécies, a gestação é associada a um potente direcionamento do sistema imune materno em favor de respostas Th2 e redução de respostas Th1. (Isso levanta a interessante hipótese de que as infecções que promovem respostas Th1 potentes possam reverter esse direcionamento, comprometer a gestação e causar aborto. Isso certamente se aplica a infecções protozoóticas, como a toxoplasmose, a infecção por *Neospora caninum* e a brucelose.)

A destruição imunológica do feto e de seu trofoblasto é impedida pelas atividades combinadas de muitos diferentes mecanismos imunorreguladores que atuam na interface materno-fetal (Fig. 34.7).

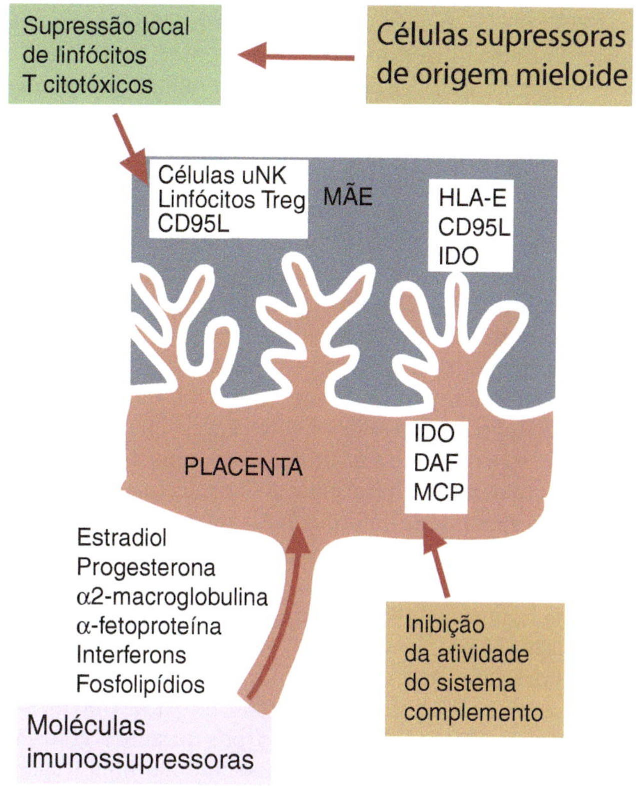


**FIG. 34.7** Alguns dos fatores imunossupressores que impedem a rejeição do feto pelo sistema imunológico da mãe.

Primeiro, não há expressão de moléculas polimórficas (clássicas) de MHC nos embriões ou oócitos antes da implantação. Da mesma forma, moléculas polimórficas de MHC de classe Ia ou II não são expressas na camada celular do trofoblasto que está em contato com os tecidos maternos. As citocinas que costumam aumentar a expressão de MHC, como IFN-γ, não agem sobre as células do trofoblasto. A ausência de moléculas clássicas de MHC deve permitir que as células do trofoblasto escapem da destruição pelos linfócitos T citotóxicos, mas pode torná-las suscetíveis ao ataque pelas células NK. Isso é impedido, porém, pela expressão de moléculas de classe Ib não polimórficas HLA-C, HLA-G e HLA-E. Essas moléculas inibem a citotoxicidade das células NK, que, por sua vez, controlam a invasão da parede uterina pelo trofoblasto. Assim, há um equilíbrio entre a expressão trofoblástica de MHC de classe Ib e as células NK da parede uterina que, juntas, regulam o crescimento do trofoblasto e sua invasão. Em bovinos, as moléculas clássicas de MHC de classe I não são expressas pelo trofoblastos até 120 dias de gestação. As células trofoblásticas equinas também parecem apresentar menor expressão de classe I.

As células NK predominam na placenta, principalmente no início da gestação. Com o passar do tempo, decaem de maneira gradual e são substituídas pelos linfócitos T que predominam no final da gestação. Essas células NK pertencem a um subtipo uterino distinto e são chamadas de uNK. As células uNK, também denominadas células da glândula endometrial, foram descritas em roedores, morcegos, suínos e equinos. De modo geral, essas células não são citotóxicas, mas secretam grandes quantidades de quimiocinas e citocinas. Essas células NK também promovem tolerância imune ao suprimirem linfócitos Th17 por meio da liberação de IFN-γ.

Na placenta hemocorial dos humanos e outros primatas, as células uNK liberam fatores angiogênicos que remodelam as artérias espiraladas localizadas no útero, aumentando seu diâmetro e o fluxo sanguíneo placentário à medida em que o feto cresce. Se isso não ocorrer, o fluxo sanguíneo para o feto é insuficiente, o que provoca pré-eclâmpsia ou aborto.

Os linfócitos Treg desempenham um importante papel na prevenção da rejeição ao feto. O tratamento com estrógeno e a gestação induzem a expressão de FoxP3, como o plasma seminal, e ajudam a promover a produção de Treg. As células do trofoblasto também secretam IDO, que bloqueia as respostas Th1 e Th17 e promove a apoptose dos linfócitos T citotóxicos. Os inibidores da IDO permitem a rejeição materna de fetos alogênicos em camundongos. Os linfócitos Treg regulam positivamente a expressão de IDO nas células dendríticas. Além disso, a IDO induz a expressão trofoblástica de HLA-G, sugerindo que essas moléculas interagem para a manutenção da gestação. Em humanos, números substanciais de linfócitos T maternos cruzam a placenta para residirem nos linfonodos fetais. Isso induz os linfócitos Treg que suprimem as respostas maternas a antígenos paternos, provavelmente por meio da síntese de IL-10, ao mesmo tempo em que suprime a produção de linfócitos Th1, Th2 e Th17.

Uma população de células profundamente imunossupressoras, as células supressoras de origem mieloide (MDSCs), se acumula no útero de camundongos e mulheres gestantes. Essas células suprimem a ativação e a função dos linfócitos T. A presença dessas células regula negativamente a expressão de L-selectina pelos linfócitos T e, assim, reduz a capacidade de entrada dos linfócitos T não experimentados (naïve) nos linfonodos e sua ativação. Essas células parecem essenciais à manutenção da gestação em camundongos. As MSDCs são uma causa importante da imunossupressão observada em alguns pacientes com câncer (Capítulo 35).

As galectinas regulam as respostas imunes por se ligarem a carboidratos na superfície celular (glicanas). Uma subfamília dessas galectinas é especificamente expressa na placenta de primatas, sobretudo no sinciotrofoblasto, camada placentária em contato com as células fetais. Essas galectinas específicas induzem a apoptose de linfócitos T. Assim, atuam como agentes imunossupressores locais que reduzem o perigo de ataques do sistema imune materno no feto. As células trofoblásticas da placenta humana também induzem a produção de IL-10 por macrófagos M2.

Embora esses mecanismos minimizem a sensibilização materna pelas células alogênicas do feto, há o desenvolvimento de linfócitos T citotóxicos e anticorpos durante a gestação. Sabemos que uma fêmea prenhe pode montar uma resposta imunológica contra o feto. Na égua prenha, por exemplo, as células placentárias invadem a parede uterina e formam estruturas chamadas cálices endometriais sob a influência de IL-22. Essas células, por sua vez, estimulam uma forte resposta imune contra os antígenos paternos de MHC em cerca de 60 dias de gestação. Assim, os cálices são cercados por grandes números de linfócitos T $CD4^+$ e $CD8^+$, macrófagos e plasmócitos. Isso acaba causando a degeneração dos cálices endometriais por volta de 120 dias de gestação. Apesar dessas respostas, a gestação não é afetada. É possível que essas respostas sejam Th2 e Treg, dominadas pela produção de IL-10, que não ameaçam a gestação, e não respostas Th1, que podem causar a rejeição do feto (Quadro 34.1).

## QUADRO 34.1 Memória de Linfócitos T e Gestação

Como discutido no texto, as fêmeas prenhes são sensibilizadas pelos antígenos fetais. Os linfócitos T $CD8^+$ maternos contra os antígenos T fetais proliferam, mas não expressam funções efetoras. No entanto, essas células ativadas formam linfócitos T de memória e persistem até a próxima gestação. Esses linfócitos T de memória, embora persistentes, não têm efeito aparente em uma segunda gestação. Porém, sensibilizam a mãe, que é capaz de rapidamente rejeitar aloenxertos cutâneos com os mesmos antígenos fetais. Assim, a exposição a esses antígenos leva à produção de uma população de linfócitos T $CD8^+$ de vida longa. Essas células, no entanto, são seletivamente disfuncionais. Rejeitam enxertos cutâneos, mas não o feto. Na verdade, continuam a proteger o corpo enquanto defendem o feto.

Barton BM, et al. Pregnancy promotes tolerance to future offspring by programming selective dysfunction in long-lived maternal T cells, *J Leukoc Biol* 101:975-987, 2017.

Até 90% das éguas prenhes produzem anticorpos contra as moléculas de MHC de classe I do potro. Ovelhas e vacas multíparas sintetizam anticorpos semelhantes. Em algumas linhagens de camundongos, até 95% das fêmeas prenhes sintetizam anticorpos contra as moléculas de MHC do feto. Até 40% das mulheres produzem anticorpos contra essas moléculas antes de darem à luz. A presença desses anticorpos não tem efeito adverso sobre a progressão da gestação. Pelo contrário, a resposta imune materna pode, na verdade, estimular a função placentária. Em camundongos, as placentas híbridas são maiores do que as de animais isogênicos e as fêmeas tolerantes aos antígenos paternos apresentam placentas menores do que as intolerantes. Outros estudos mostram que a sobrevida dos fetos de mães sensíveis às moléculas paternas de MHC é maior. Isso pode ser devido ao efeito estimulador da IL-3 e do fator estimulador de colônias de granulócitos e macrófagos (GM-CSF) dos linfócitos T maternos sobre o crescimento do trofoblasto. É interessante notar que, em bovinos, há uma clara associação entre a retenção da placenta e o haplótipo do MHC de classe I. A compatibilidade do MHC de classe I entre a mãe e seu filhote aumenta o risco de retenção de placenta, mas a compatibilidade do MHC de classe II não influencia essa retenção. Foi sugerido que a expulsão da placenta após o nascimento pode ser decorrente, ao menos em parte, a uma resposta ao aloenxerto.

Alguns anticorpos sintetizados pela mãe contra os antígenos fetais podem recobrir as células da placenta, impedindo sua destruição pelos linfócitos T maternos. Esses anticorpos bloqueadores podem ser removidos da placenta e demonstrou-se que podem suprimir outras reações imunes contra antígenos paternos, como a rejeição de enxertos. A ausência desses anticorpos bloqueadores é responsável por alguns casos de abortos recorrentes em mulheres. Ainda assim, foi também demonstrado que camundongos totalmente imunodeficientes podem ter gestações normais. O feto não depende apenas dos mecanismos maternos para sua proteção. A placenta é uma fonte de muitos fatores imunossupressores, inclusive estradiol e progesterona e, talvez, também gonadotrofina coriônica. Além disso, algumas glicoproteínas associadas à gestação, como a $\alpha$2-macroglobulina, a $\alpha$-fetoproteína, a principal proteína do soro fetal e os interferons placentários, apresentam propriedades imunossupressoras. Em mamíferos, alguns interferons especiais (o IFN-$\omega$ em humanos, equinos e cães; o IFN-$\tau$ em ruminantes e o IFN-$\gamma$ e o IFN-$\delta$ em suínos) do trofoblasto embrionário atuam como proteínas sinalizadoras entre o embrião e a mãe durante o início do desenvolvimento. Esses interferons podem também inibir a ativação de linfócitos. O fluido amniótico é rico em fosfolipídios imunossupressores.

Apesar da discussão anterior, se as diferenças antigênicas entre a mãe e seu feto forem muito grandes, a gestação pode não chegar a termo. Estudos sobre as hibridizações xenogênicas de duas diferentes espécies de camundongos mostram que os embriões se desenvolvem até a metade da gestação e, então, são atacados e destruídos pelos linfócitos maternos. Da mesma forma, embriões de burros transferidos para éguas são destruídos por grandes números de linfócitos maternos.

A imunossupressão branda é uma característica consistente do final da gestação e do início do período pós-parto. As gestantes podem apresentar pequenas deficiências na reatividade imunológica mediada por células a antígenos não fetais. Vacas leiteiras apresentam depressão periparto da função neutrofílica e redução da citotoxicidade dos linfócitos T e da síntese de citocinas. Essa supressão parece ter diversas causas, entre elas o estresse do parto, a produção de glicocorticoides, a perda de imunoglobulinas no colostro e o balanço energético negativo. Em éguas, as respostas dos linfócitos sanguíneos a mitógenos diminuem entre a 4ª semana antes do parto e a 5ª semana após o nascimento do potro. Em suínos, a atividade das células NK diminui no final da gestação e fica bem baixa 2 a 3 semanas após o parto. No final da gestação, as ovelhas podem apresentar uma redução nos títulos de imunoglobulinas de algumas classes, como IgG1. Essa redução pode ser causada por alterações na função dos linfócitos T auxiliares ou, o que é mais plausível, ao desvio da IgG1 para a glândula mamária, para a produção de colostro. Essa supressão pode ser significativa em animais acometidos por parasitoses, onde a resposta imune mal consegue conter os patógenos. Da mesma forma, a imunossupressão pode permitir o aumento das populações de ácaros *Demodex* em cadelas gestantes ou em lactação e auxiliar na sua transmissão para os filhotes.

O parto pode ser considerado parcialmente mediado por uma resposta inflamatória estéril após a invasão do útero por grandes números de leucócitos, sobretudo macrófagos, neutrófilos e linfócitos T, no final da gestação. Essas células secretam uma mistura de citocinas, proteases (especialmente colagenases), prostanoides e quimiocinas. As citocinas estimulam células estromais uterinas para amplificar o processo e as colagenases remodelam o colágeno, o que enfraquece a membrana fetal, afrouxa a cérvix e aumenta a contratilidade do miométrio. Tudo isso provoca a expulsão do feto. Depois do parto, o útero involui, já que a maior parte dos leucócitos vai embora ou é destruída.

# 35

# Imunologia do Câncer e Imunoterapia

## OBJETIVOS DIDÁTICOS

*Depois de ler este capítulo, você deve ser capaz de:*

- Entender e explicar como as células tumorais podem desencadear uma resposta imune.
- Descrever como as células tumorais que sobrevivem podem ser selecionadas por sua ausência de antigenicidade.
- Descrever a importância da inflamação na imunoterapia do câncer.
- Descrever como um mecanismo importante é a morte por células *natural killer* (NK).
- Explicar como linfócitos T citotóxicos, macrófagos ativados ou anticorpos também podem atacar as células tumorais.
- Entender como problemas na imunidade antitumoral envolvem não apenas a seleção de células neoplásicas, mas também as atividades de linfócitos T reguladores e anticorpos bloqueadores.
- Explicar como a citotoxicidade dos linfócitos T é regulada por moléculas como PD-1 e CTLA-4.
- Entender como a terapia de ponto de controle imune pode induzir remissões prolongadas do câncer.
- Discutir por que muitos tumores são profundamente imunossupressores.
- Entender a prevenção, o diagnóstico e o tratamento dos sarcomas no sítio de injeção em gatos.
- Definir antígeno tumoral, terapia de ponto de controle, neoantígenos e antígenos associados ao tumor.

## SUMÁRIO DO CAPÍTULO



As funções celulares normais dependem da cuidadosa regulação da divisão celular. É essencial que a multiplicação celular ocorra apenas quando necessária. Infelizmente, devido a mutações desencadeadas por substâncias químicas, radiação ou infecções virais, as células podem se libertar dessas restrições. Uma célula em proliferação descontrolada origina um número crescente de clones que podem se tornar um tumor. Se essas células permanecerem juntas em um único local, o tumor é considerado benigno. De modo geral, os tumores benignos podem ser cirurgicamente removidos. Em alguns casos, porém, as células tumorais se separam da massa neoplásica principal e são carreadas pelo sangue ou pela linfa para locais distantes, onde se alojam e continuam a crescer. Essa forma de tumor é considerada maligna. Os tumores secundários que surgem nesses sítios distantes são chamados de metástases. O tratamento cirúrgico dos tumores malignos pode ser muito difícil, já que pode ser impossível remover todas as metástases. Os tumores malignos são subdivididos de acordo com seu tecido de origem. Os tumores originários de células epiteliais são denominados carcinomas; aqueles originários de células mesenquimais, como células musculares, linfoides ou do tecido conjuntivo, são chamados de sarcomas. A leucemia é um tumor derivado de células-tronco hematopoiéticas.

A diferença essencial entre uma célula normal e uma célula tumoral é o descontrole do crescimento celular decorrente de múltiplas mutações. Essas mutações podem também levar à expressão de proteínas anormais na superfície das células tumorais.

## TUMORES COMO ALOENXERTOS?

Depois que os transplantes de órgãos se tornaram um procedimento comum devido ao desenvolvimento de fármacos imunossupressores potentes, descobriu-se que os pacientes com enxertos de sobrevida prolongada eram mais suscetíveis a alguns cânceres do que indivíduos não imunossuprimidos. Isso sugeriu que o sistema imune seria responsável pela prevenção do câncer e, a partir dessa ideia, surgiu a teoria da vigilância imunológica. Segundo essa teoria, a mutação celular é um evento comum. A mutação de um gene altera a estrutura da proteína codificada por ele. Essa alteração pode tornar a proteína antigênica. O reconhecimento desses novos antígenos por linfócitos T citotóxicos leva à eliminação de células anormais, sobretudo as tumorais. Assim, em um indivíduo saudável, o sistema imune rapidamente reconhece e elimina células anormais. A teoria sugeriu que o câncer apenas progrediria se as células tumorais conseguissem escapar da destruição mediada pelos linfócitos T.

Essa teoria da vigilância imunológica logo apresentou problemas. Os cânceres humanos comuns, como de pulmão ou mama, não ocorrem em maior frequência em indivíduos imunodeficientes. Da mesma maneira, camundongos *nude* (*nu/nu*), embora deficientes em linfócitos T, não são mais suscetíveis do que camundongos normais a tumores quimicamente induzidos ou espontâneos (Capítulo 39). Muitos antígenos tumorais induzem tolerância da mesma maneira que autoantígenos normais. Assim, a maioria das evidências não consegue apoiar a ideia de que o sistema imune distingue as células tumorais das normais e saudáveis.

Apesar disso, há algumas situações em que o sistema imune parece reconhecer e matar as células tumorais. Algumas linhagens de camundongos imunodeficientes que são indivíduos mais "limpos" do que os camundongos *nude*, por exemplo, apresentam maior prevalência de cânceres espontâneos. (Os camundongos *nude* apresentam persistência de parte das funções dos linfócitos T e B e suas defesas inatas estão intactas.) Entre elas, estão os camundongos *knockout* para o gene ativador da recombinase (RAG), que não produzem linfócitos T e B funcionais, e os camundongos *knockout* para o transdutor de sinal e ativador de transcrição 1 (STAT-1), que não respondem ao interferon $\gamma$ (IFN-$\gamma$). Os camundongos RAG-*knockout* apresentam maior prevalência de tumores espontâneos do epitélio intestinal, enquanto os animais RAG/STAT-1-*knockout* desenvolvem cânceres mamários.

A maioria dos humanos com câncer "espontâneo" tem sistema imune normal. Os indivíduos imunossuprimidos, como os receptores de aloenxertos e os pacientes com síndrome de imunodeficiência adquirida (AIDS) desenvolvem um espectro diferente de tumores em comparação à população geral. Os únicos cânceres aos quais são mais suscetíveis são os tumores linfoides e aqueles causados por vírus, como o sarcoma de Kaposi. As pessoas imunossuprimidas não são mais suscetíveis do que a população geral ao desenvolvimento de cânceres comuns, como de mama, pulmão ou cólon. A situação é a mesma nos animais. Em um estudo com 111 gatos receptores de aloenxertos renais, por exemplo, 25 desenvolveram câncer. O tumor mais comum foi o linfoma, presente em 14 gatos. Todos os linfomas caracterizados eram de linfócitos B e grau moderado a alto. Esse também é o tipo mais comum de tumor em humanos receptores de transplante.

### Neoantígenos Tumorais

As células tumorais se desenvolvem devido a múltiplas mutações. Essas mutações podem gerar moléculas que são exclusivas às células tumorais (antígenos específicos do tumor) ou, mais comumente, moléculas anormais ou incomuns (antígenos associados ao tumor). Para diferenciar as células normais das células neoplásicas, os linfócitos T do hospedeiro devem reconhecer esses novos antígenos. Cinco tipos principais de antígenos tumorais foram identificados. Primeiro, há antígenos de diferenciação associados a estágios específicos do desenvolvimento de um tipo celular. Algumas células tumorais, por exemplo, expressam os produtos de genes do desenvolvimento que são desligados nas células adultas e normalmente expressos apenas no início da vida do indivíduo. Essas proteínas são chamadas de antígenos oncofetais. Exemplos são os tumores do trato gastrointestinal, que produzem uma glicoproteína denominada antígeno carcinoembrionário (CEA, também chamado de CD66e), em geral encontrada apenas no intestino fetal. A presença de CEA no soro pode indicar a existência de um adenocarcinoma no cólon ou no reto. A $\alpha$-fetoproteína produzida pelas células do hepatoma é normalmente encontrada apenas no fígado fetal. Da mesma forma, o carcinoma espinocelular pode possuir antígenos em geral restritos ao fígado e à pele do feto. De modo geral, esses antígenos oncofetais são pouco imunogênicos e não levam ao estabelecimento de imunidade protetora. No entanto, sua detecção no sangue pode auxiliar no diagnóstico e no monitoramento da progressão do tumor.

Segundo, existem formas mutantes das proteínas celulares normais. As células do melanoma, por exemplo, podem expressar produtos de oncogenes mutantes em suas superfícies (Fig. 35.1). Alguns antígenos tumorais são reconhecidos por apresentarem glicosilação anormal. Os tumores quimicamente induzidos podem expressar antígenos mutantes em suas superfícies que são encontrados apenas na neoplasia e não na substância indutora. Uma vez que as substâncias carcinogênicas podem produzir diversas mutações, os tumores induzidos por um único composto químico em animais diferentes podem ser antigenicamente distintos. Mesmo dentro de uma única massa neoplásica quimicamente induzida, há subpopulações celulares distintas. Por causa disso, a imunidade a um tumor quimicamente induzido não impede o crescimento de um segundo tumor causado pela mesma substância.

Terceiro, proteínas normais são produzidas em grandes quantidades. Um bom exemplo é a produção do antígeno prostático específico (PSA) pelos carcinomas de próstata de seres

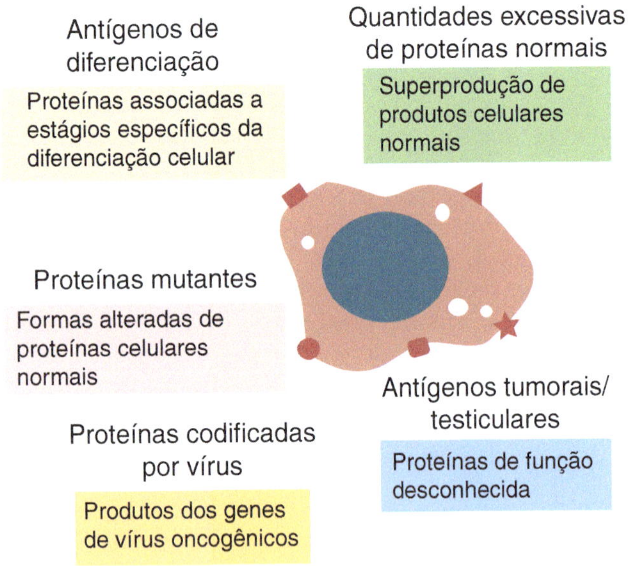


**FIG. 35.1** Parte da grande variedade de antígenos novos que podem aparecer na superfície das células tumorais e desencadear uma resposta imune.

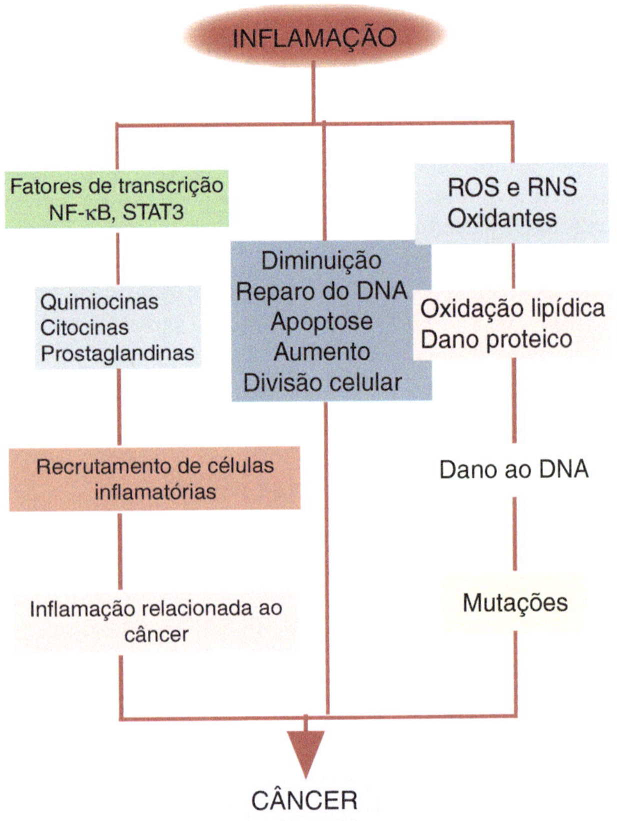


**FIG. 35.2** Os mecanismos inflamatórios que promovem a formação do tumor. *ROS*, espécies reativas de oxigênio; *RNS*, espécies reativas de nitrogênio.

humanos. O PSA é produzido exclusivamente pelo epitélio da próstata. Os maiores níveis sanguíneos dessa proteína indicam a excessiva atividade do órgão. Uma causa desse aumento é o crescimento de um carcinoma.

Quarto, os antígenos de câncer/testículo (CT) são um grupo de antígenos tumorais expressos somente nos testículos e em várias neoplasias malignas. Sua função é desconhecida.

Quinto, os tumores induzidos por vírus podem expressar antígenos característicos do patógeno indutor. Esses antígenos, embora codificados por um genoma viral, não são parte do vírion. Exemplos são os antígenos FOCMA encontrados nas células linfoides neoplásicas de gatos infectados pelo vírus da leucemia felina e os antígenos específicos da doença de Marek observados nas células tumorais de aves acometidas por essa enfermidade. (As duas neoplasias são tumores de linfócitos T induzidos por vírus e de ocorrência natural.)

Estudos sobre essas mutações e os neoantígenos gerados sugerem que não são amplamente compartilhados, mas específicos para o tumor. Dependem do genoma de um determinado tumor. Sua produção também difere entre tipos tumorais. Assim, a expressão de neoantígenos é muito alta em melanomas e neoplasias pulmonares, gástricas e colorretais e baixa em muitas leucemias. A vasta maioria das mutações não gera antígenos que possam ser reconhecidos pelos linfócitos T.

## Inflamação e Tumores

O microambiente tumoral geralmente determina o desenvolvimento e o destino das células neoplásicas. As células tumorais se comunicam com as células vizinhas, sobretudo os fibroblastos e células inflamatórias. Assim, a eliminação das células tumorais por mecanismos imunes é determinada, em parte, pela presença de inflamação. As doenças inflamatórias crônicas aumentam o risco de desenvolvimento de diversos tipos de câncer; por outro lado, o uso de fármacos anti-inflamatórios não esteroidais diminui a suscetibilidade a tumores (Fig. 35.2).

As células tumorais exploram sinais de seu microambiente. As células do estroma, como fibroblastos, macrófagos e células endoteliais, podem gerar interleucina 6 (IL-6), uma citocina que promove o crescimento do tumor e a angiogênese. Células inflamatórias, como macrófagos, mastócitos e linfócitos infiltrantes do tumor, podem promover o crescimento neoplásico por meio do remodelamento de tecidos, estimulação da angiogênese e supressão das respostas imunes. Essa polarização pode ser causada pela atividade de linfócitos T reguladores (Treg) dentro do tumor, secretando fator transformador do crescimento β (TGF-β) e IL-10.

O bloqueio de mediadores inflamatórios, fatores essenciais de transcrição ou células inflamatórias diminui a incidência e a disseminação do câncer. Por outro lado, a transferência adotiva de células inflamatórias pode promover o desenvolvimento da neoplasia. Consequentemente, mais da metade da massa tumoral pode ser composta por células de sustentação, como fibroblastos, macrófagos e células endoteliais vasculares. Os tumores não podem se disseminar ou metastatizar sem o auxílio dessas células. Citocinas inflamatórias, como o fator de necrose tumoral α (TNF-α), e macrófagos são geralmente necessários para o desenvolvimento e a disseminação da neoplasia.

A neoplasia metastática que não invadir os órgãos linfoides pode escapar da vigilância tumoral. Por outro lado, os tumores que invadem os linfonodos podem ser divididos em tipos imunogênicos fortes e fracos. Os tumores fortemente imunogênicos desencadeiam potentes respostas mediadas por linfócitos T após seu processamento por células dendríticas. Os tumores fracamente imunogênicos tendem a crescer como nódulos isolados, que podem não ser processados em quantidades suficientes para desencadear sua destruição. Esses são os tumores mais comuns em humanos. As células tumorais inflamatórias desencadeiam a ativação das células dendríticas e seu processamento. Por outro lado, os tumores que não geram processos inflamatórios podem ser simplesmente ignorados pelo sistema imune.

## DEFESAS CELULARES

### Células *Natural Killer*

As células linfoides citotóxicas inatas conhecidas como células *natural killer* (NK) são discutidas no Capítulo 19. As células NK podem detectar e matar células tumorais, infectadas ou danificadas sem ativação prévia. Essas células possuem dois tipos principais de receptores: receptores inibidores que podem reconhecer a ausência de moléculas do complexo principal de histocompatibilidade (MHC) de classe I na superfície celular e, assim, matar as células anormais; e receptores ativadores que podem reconhecer a presença de proteínas induzidas pelo estresse nas superfícies celulares e matar essas células. Assim, as células NK matam de maneira eficaz dois tipos de alvos celulares: as células que não expressam moléculas do MHC de classe I e as células que expressam certas proteínas relacionadas ao estresse. Essas duas condições costumam se aplicar às células tumorais. Consequentemente, as células NK são essenciais na destruição de tumores.

### Linfócitos T Citotóxicos

Os linfócitos T podem destruir as células tumorais. Esses linfócitos apresentam receptores que podem reconhecer os complexos antígeno-MHC expressos em todas as células nucleadas. O repertório enorme do receptor de antígeno do linfócito T permite o reconhecimento e a resposta aos novos antígenos feitos pelas células tumorais.

Até recentemente, as evidências de que os linfócitos T podiam controlar o crescimento tumoral vinham apenas de melanomas em camundongos e seres humanos. A estimulação do linfócito T por IL-2, por exemplo, beneficiou um subgrupo de pacientes com melanoma. Estudos subsequentes com o inibidor de ponto de controle ipilimumab, que interfere na proteína citotóxica associada ao linfócito T 4 (CTLA-4) do linfócito T, também mostraram grandes benefícios para esses pacientes. A infusão de linfócitos infiltrantes do tumor, alguns citotóxicos, também pode auxiliar certos pacientes com melanoma.

Linfócitos T $CD8^+$ citotóxicos infiltrantes são observados em muitos cânceres. Sua presença tende a ser associada ao prognóstico melhor. Em humanos, o isolamento dessas células de tumores excisados e seu crescimento em cultura foram parcialmente eficazes. Essas células cultivadas são, então, transfundidas para o paciente e podem induzir a remissão. Resultados semelhantes podem ser obtidos com linfócitos T matadores ativados por linfocinas (T-LAK, do inglês *lymphokine-activated T killer cells*). Os linfócitos T-LAK são gerados pela coleta de linfócitos do sangue periférico do paciente, que são cultivados e ativados *in vitro* com IL-2 e, depois, devolvidos ao paciente por via intravenosa. Esse procedimento foi eficaz em alguns cães (Fig. 35.3).

Os produtos de genes mutantes ou proteínas celulares de expressão anormal podem ser processados e apresentados aos linfócitos T. Consequentemente, os linfócitos de alguns animais portadores de tumor podem matar células neoplásicas cultivadas *in vitro*. Uma proteína reguladora da mitose chamada ciclina B1, por exemplo, é pouco expressa em células normais, mas expressa em grandes quantidades em muitos tumores, onde estimula a citotoxicidade mediada por linfócitos T.

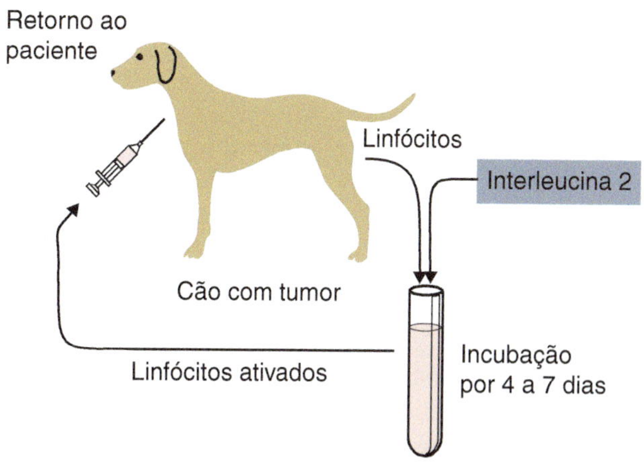


**FIG. 35.3** A produção de células matadoras ativadas por linfocinas (LAK) por meio da incubação de linfócitos sanguíneos na presença de IL-2 por 4 a 7 dias.

> **QUADRO 35.1 O Papel da Microbiota no Combate ao Câncer**
>
> Alguns pacientes com câncer submetidos à imunoterapia moderna respondem melhor do que outros. Um dos motivos para essa diferença é sua microbiota. Os linfócitos T da imunidade antitumoral são moldados pela microbiota. Isso pode acontecer por meio da reatividade cruzada entre antígenos microbianos e tumorais ou pela estimulação de PRRs por produtos microbianos que, então, influencia o tipo e a intensidade das respostas imunes. Assim, a eficácia da terapia anti-CTLA-4 em camundongos depende da presença de *Bacteroides fragilis* no intestino. A terapia anti-PD-1 foi mais eficaz na presença de *Bifidobacterium*. Alguns pesquisadores desenvolveram uma "hipótese de higiene para o câncer", sugerindo que recentes aumentos na prevalência de de alguns tumores podem ser decorrentes da disbiose ou da subexposição a determinadas espécies bacterianas.

Zitvogel L, Ayyoub M, Routy B, Kroemer G: Microbiome and anti-cancer immunosurveillance, *Cell* 165:276-287, 2016.

Os inibidores de pontos de controle atuam contra diversos tipos tumorais e acredita-se que sua eficácia se deve ao aumento da atividade citotóxica dos linfócitos T, apesar da tolerância induzida pelo receptor inibidor (Quadro 35.1). Implícito nisso está o fato de que esses linfócitos T devem reconhecer alguns peptídeos apresentados pelo MHC de classe I das células malignas. Esses antígenos podem ser proteínas celulares normais, com baixa tolerância, ou neoantígenos — peptídeos que não estão presentes em animais normais e criados por mutações tumorais específicas.

### Imunidade Mediada por Macrófagos

Os tumores sólidos podem ser infiltrados por macrófagos atraídos por citocinas pró-inflamatórias e prostaglandinas. Uma de suas funções é promover e regular a angiogênese. Sua presença e suas atividades podem determinar a progressão ao câncer. Os macrófagos podem promover a proliferação e a metástase de células tumorais devido à liberação de fatores de crescimento, como TGF-β, PDGF e FGF. As células tumorais que expressam o receptor do fator estimulador de colônias 1 (CSF-1) tendem a ser mais agressivas e a metastatizar mais do que aquelas que não apresentam esse receptor. Os macrófagos M1 podem exercer atividades antitumorais e secretar moléculas citotóxicas, inclusive oxidantes potentes. A ativação inespecífica dos macrófagos pelo bacilo de Calmette-Guérin (BCG) ou *Propionibacterium acnes* aumenta a produção de IL-1 ou TNF-α e a atividade de linfócitos T auxiliares e células NK. A IL-1 tem efeito citostático em alguns tumores e o TNF-α pode exercer atividade antitumoral potente. Infelizmente, os tumores malignos inibem a ativação dos macrófagos e em geral os macrófagos associados a neoplasias são de fenótipo M2. Isso pode ser causado pela IL-10 sintetizada por linfócitos Treg ou por fatores como a proteína quimiotática de macrófagos (MCP-1 ou CCL2) secretada pelas próprias células neoplásicas. Esses macrófagos M2 podem aumentar o crescimento do tumor, suprimir as respostas dos linfócitos T e das células NK, promover a angiogênese e estimular a infiltração das células neoplásicas.

### Imunidade Mediada por Anticorpos

Os anticorpos contra células tumorais são encontrados em muitos animais acometidos por neoplasias; por exemplo, cerca de 50% dos cães com linfossarcomas apresentam anticorpos antitumorais. Esses anticorpos podem, juntamente com o sistema complemento, lisar as células tumorais livres na corrente sanguínea. Os anticorpos não são eficazes na destruição de tumores sólidos.

## PROBLEMAS NA IMUNIDADE CONTRA AS CÉLULAS TUMORAIS

O fato de que os tumores são induzidos com facilidade e são relativamente comuns atesta a insuficiência dos mecanismos imunológicos protetores. Estudos em animais acometidos por tumores indicam a existência de diversos mecanismos que impedem que o sistema imune rejeite as neoplasias.

### Seleção das Células Tumorais

De modo geral, as células tumorais não se tornam malignas em uma única etapa. Em vez disso, se tornam malignas de maneira gradual, após um longo período, através de um processo chamado progressão tumoral. Esse processo ocorre por meio de uma série de mutações que ligam e desligam genes. Essas mutações não necessariamente alteram a imunogenicidade das células tumorais, ou o fazem em pequenas etapas. A imunogenicidade pode não mudar até que as células se tornem irreversivelmente malignas. Assim, há dois mecanismos de seleção que permitem que as células tumorais escapem das respostas imunes do hospedeiro e, assim, aumentem sua sobrevivência. Um é a "entrada furtiva", o processo pelo qual as células malignas podem não desencadear respostas imunes até que o tumor atinja um tamanho que impeça seu controle pelo hospedeiro. Assim, em tumores experimentais, pequenos números de células neoplásicas podem crescer após a inoculação via subcutânea, mas não números maiores. É possível que essas células não cheguem aos linfonodos e não desencadeiem respostas imunes até que a carga tumoral seja grande demais para ser controlada. Mesmo um tumor muito pequeno pode conter quantidades enormes de células. Um tumor de 10 mm, por exemplo, pode conter cerca de $10^9$ células. O segundo mecanismo, a seleção da célula neoplásica, reflete o fato de que essas células mutantes a ponto de serem antigenicamente diferentes do hospedeiro induzem respostas imunológicas muito potentes e podem ser eliminadas sem causar doença. As células tumorais sobrevivem por causa de sua falta de antigenicidade e incapacidade de estimulação de uma resposta imune. Nesse sentido, portanto, os tumores que acabam se desenvolvendo, por definição, já suplantaram o sistema imune.

### Imunossupressão

Em geral os animais acometidos por tumores são imunossuprimidos (Fig. 35.4). Essa supressão é mais claramente observada

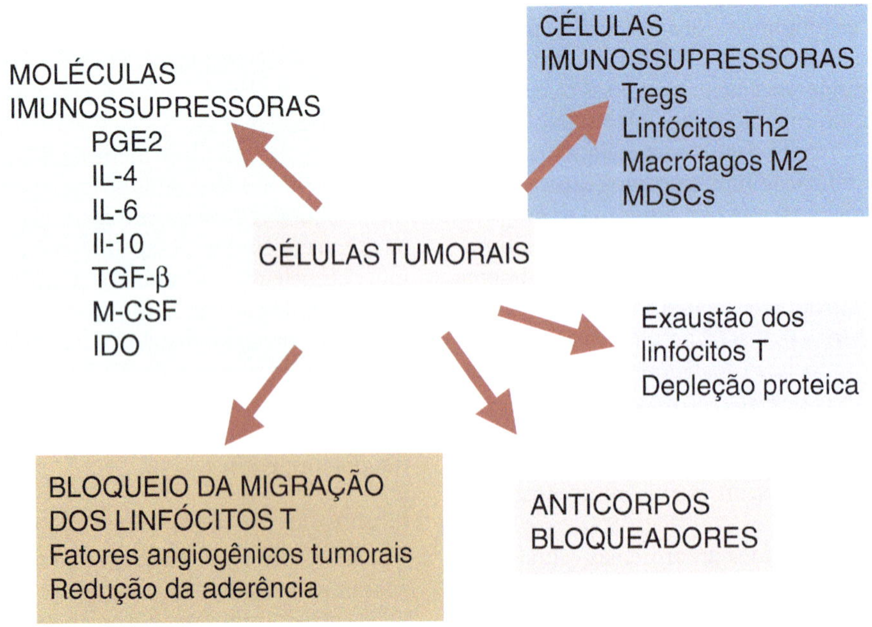


**FIG. 35.4** Alguns dos efeitos imunossupressores dos tumores.

em animais com tumores linfoides; os tumores de linfócitos B, por exemplo, tendem a suprimir a formação de anticorpos, enquanto os tumores originários de linfócitos T suprimem as respostas imunes mediadas por células e a atividade das células NK. Essa imunossupressão pode incluir defeitos no reconhecimento de antígenos, na coestimulação e na produção de citocinas. A imunossupressão em animais com tumores quimicamente induzidos parece ser causada, em parte, pela produção de moléculas imunossupressoras, como a prostaglandina E2, pelas células tumorais ou por macrófagos associados à neoplasia. A presença de células tumorais em crescimento ativo representa um grande sorvedouro de proteínas em um animal. Essa perda proteica também pode ser imunossupressora. Alguns tumores contêm áreas de necrose celular. Essa necrose libera íons de potássio que suprimem a função dos linfócitos T efetores.

Algumas moléculas derivadas do tumor podem redirecionar as atividades macrofágicas, promovendo o crescimento neoplásico. Assim, as citocinas IL-4, IL-6, IL-10, o TGF-β, a prostaglandina $E_2$ e o fator estimulador de colônias de macrófagos sintetizados pelo tumor podem desativar ou suprimir a ativação de os macrófagos e as respostas Th1. O TGF-β pode converter células efetoras antitumorais em células Treg. Muitos tumores produzem indolamina 2,3-dioxigenase (IDO), um potente agente imunossupressor e supressor das funções das células NK (Capítulo 20).

As células tumorais podem suprimir a produção de citocinas pelos macrófagos e burlar a citotoxicidade mediada por essas células. Os tumores também podem escapar das respostas mediadas pelos linfócitos T por não desencadearem a inflamação e outras respostas inatas. A sinalização induzida por interferon é prejudicada nos linfócitos T e B de muitos pacientes com câncer. Depois de imunossuprimir o hospedeiro, os tumores entram na fase de escape, onde seu crescimento é descontrolado.

### Disfunção de Linfócitos T

No microambiente tumoral, diversos fatores agem juntos para suprimir a função dos linfócitos T. Uma combinação de hipóxia, falta de nutrientes, pH ácido, citocinas supressoras, como TGF-β e IL-10, lipídios como $PGE_2$, e outros metabólitos suprime as atividades dos linfócitos T que infiltram o tumor. Os linfócitos T citotóxicos devem conseguir entrar em contato com as células neoplásicas para matá-las. O microambiente tumoral pode bloquear o recrutamento de linfócitos T ao degradar as quimiocinas. Os linfócitos T podem não conseguir chegar às células neoplásicas por causa de alterações na vasculatura ou por aprisionamento na matriz extracelular. A citotoxicidade dos linfócitos T pode ser bloqueada pela regulação positiva da expressão de PD-L1 decorrente da hipóxia, pela produção de IDO que suprime as funções dos linfócitos T ou pelas atividades reguladoras excessivas. Nos tumores, fatores angiogênicos derivados da neoplasia, como o fator de crescimento endotelial vascular (VEGF) e a endotelina 1, podem bloquear a expressão de moléculas de adesão das células endoteliais, impedindo que os linfócitos T saiam dos vasos sanguíneos. O endotélio vascular tumoral pode expressar moléculas imunossupressoras, como IDO e $PGE_2$. O endotélio vascular também pode expressar ligantes, como TRAIL, que matam os linfócitos T que o atravessam (Capítulo 3).

### Ligante de CD95

O ligante de CD95 (CD95L) é normalmente expresso pelos linfócitos T citotóxicos e pelas células NK. Sua interação com o receptor de morte CD95 das células-alvo desencadeia a apoptose. O CD95L também foi detectado em algumas células T e NK leucêmicas, nas células do adenocarcinoma de cólon, nos melanomas e em carcinomas hepatocelulares. Como os linfócitos T citotóxicos também podem expressar CD95, é possível que a citotoxicidade atue ao contrário e que as células tumorais $CD95L^+$ possam matar os linfócitos T. Ao mesmo tempo, essas células tumorais podem regular negativamente sua própria expressão de CD95 para que sejam resistentes à citotoxicidade celular. Algumas células tumorais, como as do carcinoma pulmonar, podem secretar receptores falsos (*decoy*) para o CD95L. Esses receptores se ligam ao CD95L e bloqueiam sua interação com o CD95. As células neoplásicas que regulam negativamente o CD95 e sintetizam receptores falsos podem ser resistentes à citotoxicidade dos linfócitos T.

## Células Reguladoras

Grande parte da imunossupressão observada nos indivíduos acometidos por tumores pode ser causada por células reguladoras. Essas células podem ser linfócitos Treg $CD8^+$, linfócitos Th2 secretores de IL-10, macrófagos M2 ou mesmo linfócitos B. A maior atividade das células reguladoras pode ser detectada em muitos animais com neoplasias. Assim, em cães normais, os linfócitos Treg $FoxP3^+$ constituem cerca de 5% dos linfócitos T no sangue e 10% dos linfócitos T nos linfonodos. Em cães acometidos por tumores, no entanto, essas células podem ser 7,5% dos linfócitos T no sangue e 17% nos linfonodos drenantes. Cães com osteossarcomas apresentam números elevados de células Treg e poucas células CD8 no sangue, nos linfonodos e nos tumores. A razão CD8/Treg é significativamente menor em cães com tumores, e os animais com maior diminuição apresentam menor tempo de sobrevida. Os números de Tregs também são maiores em cães com carcinomas.

## Células Supressoras de Origem Mieloide

As células supressoras de origem mieloide (MDSC) são células mieloides imaturas que normalmente geram macrófagos, granulócitos e células dendríticas. Essas células são produzidas por fatores solúveis sintetizados pelas células neoplásicas e são atraídas por quimiocinas ou pela hipóxia até o tumor. No interior da neoplasia, as MDSCs suprimem as respostas dos linfócitos T citotóxicos por meio da expressão do marcador inibidor de superfície PD-L1 e pela secreção de mediadores imunossupressores, como arginase, IL-10, TGF-β, espécies reativas de oxigênio, óxido nítrico e peroxinitrito. O peroxinitrito provoca a adição de nitrato ao receptor de antígenos do linfócito T (TCR) e, assim, o inativa. As MDSCs também produzem arginase, que prejudica a função dos linfócitos T por reduzir a expressão de CD3ζ. O VEGF promove a produção de MDSCs ao bloquear a maturação de células dendríticas. A IL-1β também promove a produção de MDSCs. Algumas MDSCs também podem aumentar a sobrevida das células neoplásicas ao promover a troca das células M1 para M2. Coletivamente, portanto, essas células suprimem as defesas imunes contra os tumores. As MDSCs mieloides foram identificadas em cães com câncer, onde suprimem a proliferação de linfócitos. A imunossupressão foi bem documentada em cães com carcinomas mamários. Os indivíduos afetados apresentam números normais de linfócitos T, mas a proporção de Treg é maior, bem como o número de MDSCs. Essas células aumentam de forma significativa na doença em estágio terminal e em cães com metástases confirmadas. É interessante notar que as MDSCs também são observadas em aloenxertos de córnea, onde promovem a sobrevida do tecido transplantado, e também na placenta, onde impedem a rejeição fetal (Capítulo 34).

### Anticorpos Bloqueadores

A administração passiva do soro de animais acometidos por tumores pode permitir que as neoplasias dos animais receptores cresçam ainda mais depressa, um fenômeno chamado exacerbação. Esse soro também pode inibir a citotoxicidade mediada pelos linfócitos T. Muitos tumores liberam antígenos solúveis na corrente sanguínea, que podem se ligar aos linfócitos T citotóxicos, saturar seus receptores de antígenos e bloquear sua capacidade de ligação às células-alvo. Alternativamente, anticorpos bloqueadores podem ser produzidos. Esses anticorpos antitumorais, não ativadores do sistema complemento, podem mascarar os antígenos neoplásicos nas superfícies celulares e protegê-los do ataque de linfócitos T citotóxicos. De forma geral, a presença ou a ausência desses anticorpos bloqueadores é bem correlacionada à progressão do tumor.

## IMUNOTERAPIA TUMORAL

A imunoterapia pode ser ativa ou passiva. Na imunoterapia ativa, o sistema imune do próprio paciente é estimulado a responder ao tumor. Na imunoterapia passiva, células imunes ou seus produtos são administrados.

### Imunoterapia Ativa

Três abordagens gerais são usadas na tentativa de eliminar o tumor ou modificar seu crescimento por meio da imunoterapia (Quadro 35.2). A mais simples é estimular o sistema imune de maneira não específica (Fig. 35.5). Qualquer melhora nas habilidades imunes do animal tende a aumentar sua resistência aos tumores, embora a cura seja esperada apenas quando a massa neoplásica é pequena ou cirurgicamente excisada. O imunoestimulante mais utilizado é a cepa atenuada de *Mycobacterium bovis*, BCG. Esse microrganismo ativa macrófagos e estimula a liberação de citocinas, promovendo a atividade dos linfócitos T. O BCG pode ser administrado por via sistêmica ou injetado diretamente na massa neoplásica. A maioria dos resultados positivos obtidos com o uso de BCG foi observada em humanos com melanomas ou tumores de bexiga. A injeção direta de BCG nas metástases de melanomas cutâneos pode causar a regressão não apenas das lesões tratadas, mas também, ocasionalmente, de metástases cutâneas não inoculadas. As metástases viscerais, no entanto, não costumam ser afetadas. O BCG aumenta a sobrevida ou remissão de algumas leucemias e, em humanos, sua aplicação intravesicular direta no câncer de bexiga tem taxas de resposta de até 70%. Porém, o BCG pode causar lesões graves nos sítios de inoculação e, às vezes, hipersensibilidade sistêmica.

Muitos pesquisadores também estudaram os efeitos da vacinação do paciente com células ou antígenos tumorais. Essa abordagem funciona melhor em humanos com melanoma. Uma vez que muitos tumores podem escapar das respostas imunes, é comum tratar as células neoplásicas na tentativa de aumentar sua antigenicidade. Assim, células irradiadas, tratadas com neuraminidase ou tratadas com glutaraldeído têm sido usadas nas vacinas antitumorais experimentais.

**QUADRO 35.2 Algumas Abordagens à Imunoterapia Antitumoral**

**Estimulação Imune não Específica**
- Produtos microbianos (p. ex., bacilo de Calmette-Guérin, *Propionibacterium acnes*, glucanas fúngicas, levamisol)
- Carboidratos complexos (glicanas)
- Citocinas (interferons, fator de necrose tumoral, interleucina 2, interleucina 4)
- Matadores ativados por linfocinas (células *natural killer*, linfócitos T, linfócitos infiltrantes do tumor)
- Inibidores de pontos de controle

**Imunização Passiva**
- Anticorpos monoclonais contra antígenos tumorais (sozinhos ou conjugados com toxinas)

**Imunização Ativa**
- Células tumorais quimicamente modificadas
- Vacinas de DNA contra antígenos relacionados em outras espécies
- Vacinações contra vírus oncogênicos (leucemia felina, doença de Marek)

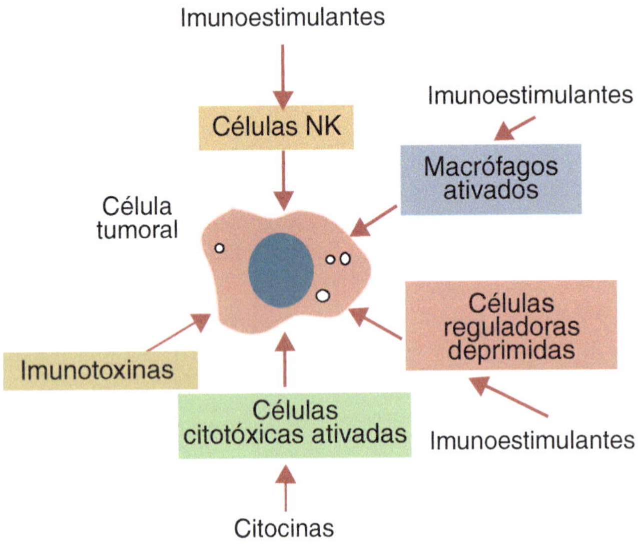


FIG. 35.5 Os principais tipos celulares que participam da destruição de células tumorais e os métodos de estimulação dessa atividade para aumento da destruição da neoplasia.

### Imunoterapia Passiva

#### Terapia com Citocinas

Houve muitas tentativas de tratamento de pacientes humanos com câncer com citocinas isoladas, mas o sucesso foi limitado. Os interferons, por exemplo, são eficazes apenas contra certos tipos de tumores. Assim, 70% a 90% dos pacientes com tricoleucemia tratados com IFN-α apresentam remissão completa ou parcial. Por outro lado, a administração de IL-2 a pacientes com melanomas ou câncer de células renais induz remissões parciais ou completas em somente 15% a 20% dos casos. Doses baixas de IL-2 recombinante humana injetadas localmente em papilomas ou carcinomas vulvares em bovinos induzem a remissão em 83% dos animais tratados. Algumas remissões completas foram observadas. A terapia com IL-2 gerou uma taxa de remissão completa de 63% em bovinos com carcinoma espinocelular ocular.

### Transferência Adotiva de Células

Linfócitos de tumores cirurgicamente removidos de seres humanos foram cultivados na presença de IL-2 por 4 a 6 semanas para aumentar seus números de forma significativa. Esses linfócitos infiltrantes do tumor (TILs) reconhecem e infiltram apenas seus tumores de origem. Devolvidos com IL-2 aos doadores, promoveram remissões em cerca de um terço dos pacientes. Os resultados mais encorajadores foram obtidos em pacientes com melanomas e algumas leucemias.

Em cavalos cinzentos com melanomas, a imunoterapia teve sucesso limitado. A administração de um plasmídeo que expressa IL-13 diretamente nas metástases, por exemplo, produziu regressão significativa em 60% dos casos e pareceu ser segura. Em cães com melanomas, plasmídeos com o gene suicida de timidina quinase dos herpes-vírus foram capazes de sensibilizar as células transfectadas ao ganciclovir. (O ganciclovir é um medicamento potente contra as herpes-viroses.) O tratamento induziu regressão substancial.

### Terapia de Ponto de Controle Imune

A via de defesa mais importante contra os tumores usa linfócitos T CD8 citotóxicos. As células tumorais podem ser mortas por esses linfócitos T desde que eles reconheçam os neoantígenos e respondam da maneira adequada. No entanto, algumas células tumorais evitam a destruição ao enviarem sinais de "bloqueio" para os linfócitos T. Esses sinais são mediados pelas proteínas do ponto de controle PD-1 (morte programada 1, CD279) e seus ligantes PD-L1 (CD274) e PD-L2 (CD273). A PD-1 é expressa em linfócitos T ativados, e sua função normal é a redução do dano colateral, já que impede que essas células gerem sinais citotóxicos e provoquem lesões nos tecidos adjacentes. A sinalização pela via PD-1 suprime a citotoxicidade dos linfócitos T e desencadeia sua apoptose. Assim, a produção de ligantes de PD-1 pelas células tumorais impede que sejam atacadas pelos linfócitos T citotóxicos. Além disso, algumas células tumorais induzem a expressão de PD1 pelos linfócitos T ativados. Isso também leva à perda da função dos linfócitos T e, por fim, à "exaustão" dessas células.

Os inibidores de pontos de controle podem bloquear essas proteínas, reverter a exaustão dos linfócitos T e, assim, permitir a continuação da destruição do tumor por essas células (Fig. 35.6). Esses inibidores são anticorpos monoclonais que têm como alvo PD-1 e seu ligante PD-L1 (pembrolizumab e nivolumab). Uma segunda via inibidora de linfócitos T usa CTLA-4. A CTLA-4 é normalmente expressa nas superfícies dos linfócitos T após a ativação (Capítulo 14). Seus ligantes são CD80 e CD86 expressos por células apresentadoras de antígenos e seu papel é impedir a ativação descontrolada dos

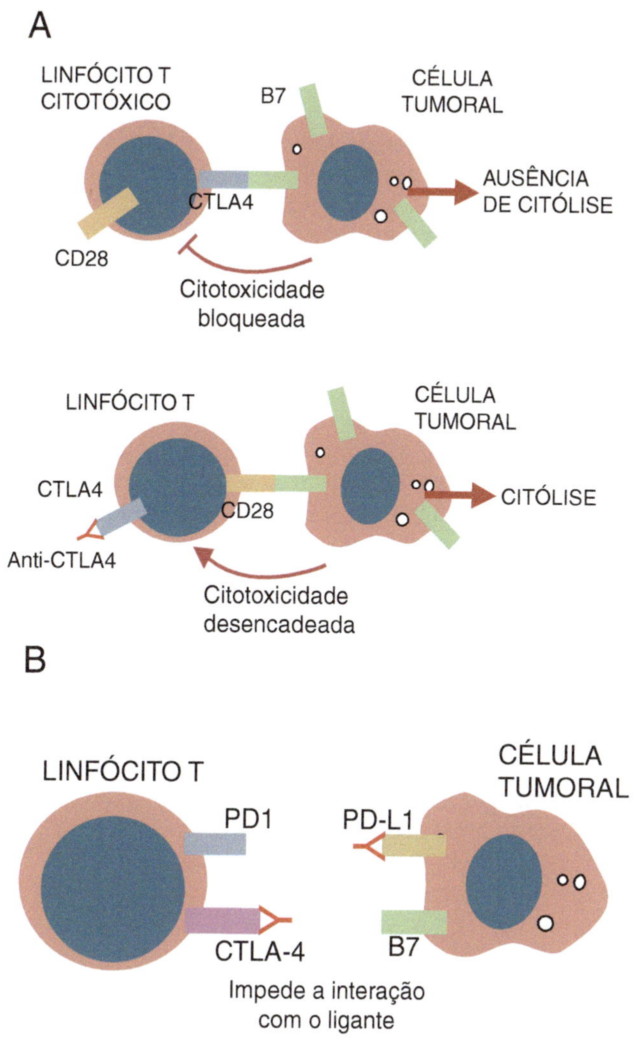


**FIG. 35.6** Os princípios da terapia de ponto de controle imune. **A,** O CTLA-4 é um receptor inibidor expresso pelos linfócitos T. Seu ligante é B7, expresso pelas células tumorais. O bloqueio de CTLA-4 por anticorpos permite que os linfócitos T citotóxicos exerçam sua ação total contra as células tumorais. **B,** Alternativamente (ou adicionalmente), PD1 bloqueia a apoptose da célula tumoral ao interagir com seu ligante PD-L1. O bloqueio dessa interação permite a ocorrência da citotoxicidade e da apoptose.

linfócitos T. A CTLA-4 expressa pelas células tumorais impede sua destruição. Os anticorpos monoclonais contra TLA-4 (ipilimumab) bloqueiam essa via supressora e permitem a destruição das células neoplásicas. Os inibidores de pontos de controle tiveram grande sucesso no tratamento de melanomas metastáticos, tumores renais e pulmonares e cânceres hematológicos. Uma combinação de anti-PD-1 e anti-CTLA-4 parece excepcionalmente eficiente em permitir a continuidade da citotoxicidade mediada pelos linfócitos T e gera remissões prolongadas.

Infelizmente, nem todos os cânceres respondem aos inibidores de ponto de controle. Alguns linfócitos T podem ficar irreversivelmente exaustos ou tão exaustos que sua função só pode ser restaurada de maneira temporária e a doença recidiva depois de uma resposta inicial. Os inibidores de ponto de controle também podem ser combinados a outros quimioterápicos, como os inibidores de tirosina quinase, ou vacinas terapêuticas para aumento de sua eficácia.

### Terapia com Anticorpos

Os anticorpos monoclonais podem ser usados para destruir tumores, sejam administrados de forma isolada ou em complexos com fármacos altamente citotóxicos ou radioisótopos potentes, que carreiam diretamente para as células tumorais. Um dos primeiros desses anticorpos monoclonais era dirigido a linfócitos T de cães (CL/MAb231) e apresentou resultados encorajadores no tratamento de linfomas nessa espécie. Aparentemente, o CL/MAb231 induzia citotoxicidade mediada por anticorpos (ADCC) e lise mediada pelo sistema complemento. Novos anticorpos monoclonais contra os linfomas caninos estão em estudo clínico. Um é dirigido contra CD20 dos linfócitos B e outro contra CD52 dos linfócitos T. Outros possíveis alvos tumorais são o CD47 em linfomas de células B, o receptor do fator de crescimento das células epiteliais nos carcinomas mamários e o antígeno carcinoembrionário nos carcinomas de cólon.

## Imunoprevenção

Ao contrário das metodologias já descritas, nas quais a maioria dos resultados obtidos é apenas razoável, existem técnicas eficazes de vacinação contra tumores induzidos por vírus. Entre elas, estão as vacinas eficazes contra antígenos virais, como hepatite B e papilomavírus, que causam carcinoma hepatocelular e câncer cervical, respectivamente. Em medicina veterinária, as mais importantes são as vacinas contra a leucemia felina. Em geral essas vacinas contêm altas concentrações dos principais antígenos virais e a imunidade é quase totalmente dirigida às glicoproteínas do patógeno. Outras vacinas importantes são as dirigidas contra a doença de Marek, um tumor de linfócitos T que acomete aves e é causado por um herpes-vírus. A resposta imune provocada por essas vacinas tem dois componentes. Primeiro, as respostas humorais e mediadas por células atuam diretamente sobre os vírus, reduzindo a quantidade de patógenos para infectar as células. Segundo, há uma resposta imune contra os antígenos codificados pelo vírus na superfície das células tumorais. Essas respostas antivirais e antitumorais atuam de forma sinérgica e protegem as aves.

Uma vacina projetada para aumentar a sobrevida no melanoma recorrente é usada em cães. Essa vacina é composta por um plasmídeo de expressão de *Escherichia coli* projetado para expressar o gene humano da tirosinase. Quatro doses são administradas por via transdérmica com um aparelho sem agulha, com reforços a cada 6 meses. O plasmídeo contém um promotor de citomegalovírus e um marcador seletivo de resistência à canamicina. O plasmídeo codifica o gene da tirosinase humana e, assim, promove a síntese dessa enzima no animal receptor. Os cães vacinados, então, montam uma resposta imune contra essa tirosinase estranha. A tirosinase catalisa a hidroxilação da tirosina em diidroxifenilalanina, uma etapa essencial na síntese de melanina. A resposta imune à tirosinase induz a formação de anticorpos e linfócitos T citotóxicos contra as células do melanoma do cão, o que pode impedir a recidiva do tumor.

O Ministério da Agricultura dos Estados Unidos também aprovou uma vacina de DNA contra linfomas caninos de células B. O alvo antigênico é o CD20. Esse alvo é expresso por linfócitos B imaturos e é observado em cerca de 70% dos linfomas de células B.

# ALGUNS TUMORES

## Sarcomas no Sítio de Injeção

Em gatos vacinados, qualquer inflamação no sítio de injeção tende a se resolver de forma rápida e completa. Em alguns animais, porém, sarcomas se desenvolvem nesses sítios meses ou anos após a vacinação (Fig. 35.7). Os tumores são principalmente fibrossarcomas, histiocitomas malignos e osteossarcomas. Formas menos comuns são rabdomiossarcomas, hemangiossarcomas, condrossarcomas, lipossarcomas e linfossarcomas. Esses tumores são altamente invasivos. O sucesso do tratamento requer a combinação de excisões cirúrgicas radicais e terapias adjuntas, como radioterapia, imunoterapia (como o tratamento com IL-2) e quimioterapia, mas as recidivas são comuns.

Esses tumores foram observados pela primeira vez após o lançamento de potentes vacinas inativadas e com adjuvantes, como aquelas contra raiva e leucemia felina. Os gatos com sarcomas nos locais de administração comum das vacinas foram comparados a gatos que desenvolveram sarcomas em locais diferentes. Os animais que receberam a vacina contra o vírus da leucemia felina (FeLV) eram 5,5 vezes mais propensos ao desenvolvimento de sarcoma no sítio da injeção do que animais que não tinham recebido a vacina. A vacinação antirrábica dobrou o risco. No entanto, o risco não foi muito alto. Calcula-se que 1 a 3,6 sarcomas se desenvolvam a cada 10.000 gatos vacinados nos Estados Unidos. O risco também aumenta com o número de doses administradas; há um aumento de 50% após a primeira dose, de 127% após a segunda dose e de 175% após a administração simultânea de três ou quatro vacinas. Os sarcomas associados à vacinação tendem a ocorrer em animais jovens e são maiores e mais agressivos do que os sarcomas de outras origens. As metástases ocorrem em 25% a 70% dos casos. Em um estudo, os sarcomas no sítio de injeção se desenvolveram, em média, 26 meses após a vacinação contra raiva e 11 meses após a vacinação contra FeLV. Pesquisas globais feitas pela internet sugeriram uma prevalência ligeiramente inferior dos sarcomas (0,63 sarcomas/10.000 gatos ou 0,32 sarcomas/10.000 doses de todas as vacinas ou, ainda, um sarcoma a cada 31.000 doses administradas). Deve-se salientar, entretanto, que as chances de desenvolvimento de um sarcoma são consideravelmente menores do que os riscos de doenças em animais não vacinados. Além das vacinas contra a raiva e o FeLV, os sarcomas também foram associados às vacinas contra a panleucopenia felina, o herpes-vírus felino e o calicivírus felino. Sarcomas semelhantes aos relacionados ao sítio de injeção de vacinas foram relatados em furões, cães e em um cavalo.

A patogênese desses sarcomas ainda é incerta, mas presume-se que a carcinogênese acontece ao longo de múltiplas etapas associadas à inflamação prolongada ou à lesão tecidual. Quando começaram a ser relatados, acreditava-se que o desenvolvimento do tumor era decorrente da presença de poderosos adjuvantes. No entanto, o desenvolvimento de tumores também é associado ao uso de vacinas sem adjuvantes e até mesmo à injeção de outras substâncias que não vacinas, entre elas penicilina, glicocorticoides, lufenuron, cisplatina e meloxicam, bem como à persistência do material de sutura persistente, à retenção de compressas ou ao implante de *microchips*. Não há evidências de que o vírus do sarcoma felino, o vírus da imunodeficiência felina ou o vírus da leucemia felina causem esses tumores.

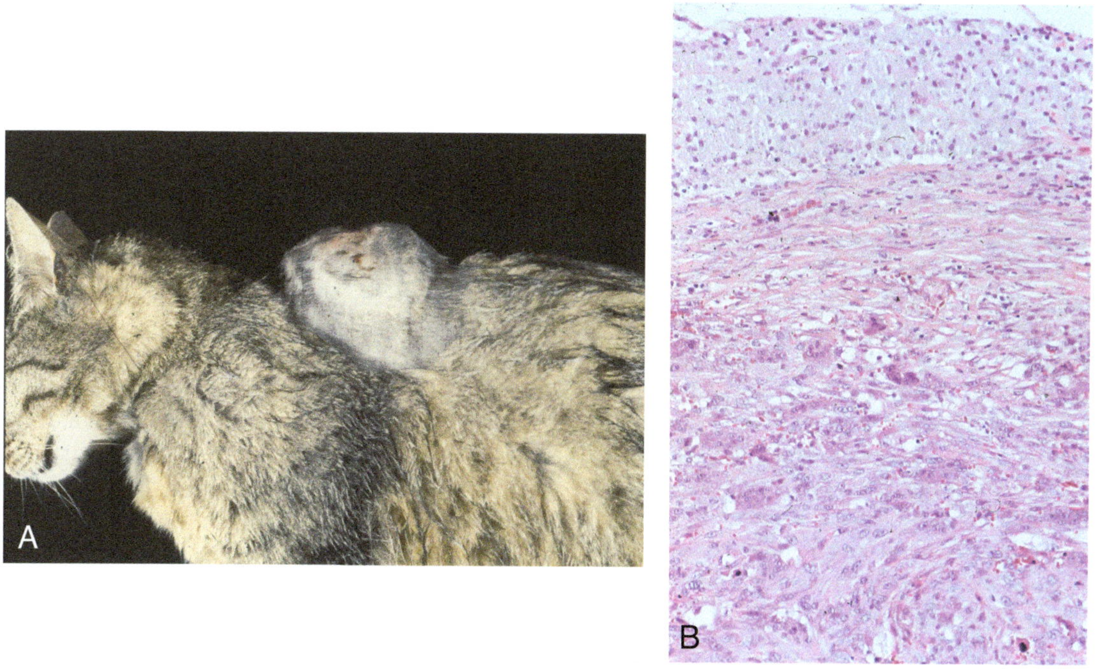


**FIG. 35.7** **A,** Sarcoma pós-vacinal em um gato. Note sua posição característica sobre a escápula, onde a vacina foi administrada por via subcutânea. **B,** Corte histológico de um sarcoma pós-vacinal. Esse é um fibrossarcoma com longos tratos entrelaçados de células fusiformes. (Coloração H&E) (Cortesia do Dr. M.J. Hendrick.)

A irritação prolongada aumenta o estado de ativação das células envolvidas na inflamação e no reparo tecidual. No processo de reparo, células-tronco que podem se diferenciar substituem as células danificadas. Essas células-tronco são de vida longa e, por isso, têm muitas oportunidades para acumular mutações. As vias de sinalização das células-tronco promovem a autorregeneração celular. A irritação crônica prolongada aumenta o número de células-tronco no local e a possibilidade de alguma sofrer mutação. Durante a inflamação crônica, os macrófagos secretam fatores de crescimento e fatores angiogênicos que favorecem o crescimento celular. Esses fatores regulam positivamente a atividade de NF-κB nos tecidos afetados. Os oxidantes liberados pelos macrófagos ativados podem agir como carcinógenos, sobretudo em células em divisão rápida. Embora os mecanismos ainda sejam desconhecidos, o NF-κB promove a transformação maligna e a formação de metástases e pode inibir a apoptose das células pré-malignas.

Os fibroblastos proliferam nos sítios de inflamação crônica e cicatrização. Em alguns desses fibroblastos, o oncogene *sis* pode ser ativado, enquanto outros apresentam mutações no gene que codifica o fator supressor tumoral *p53*. O oncogene *sis* codifica o receptor do fator de crescimento derivado de plaquetas (PDGF) e os sarcomas associados à vacinação podem expressar tanto PDGF quanto seu receptor. Em contrapartida, tumores não associados à vacinação e linfócitos felinos normais são negativos para PDGF. Foi sugerido, então, que os linfócitos dos sarcomas associados a vacinações secretam PDGF, que, por sua vez, é um fator de crescimento para os fibroblastos. Essa combinação de anomalias pode levar à perda do controle do crescimento dos fibroblastos envolvidos nos processos inflamatórios crônicos.

O gene supressor tumoral *p53* codifica uma proteína nuclear que regula o ciclo celular. O *p53* selvagem aumenta em resposta ao dano celular. Isso retarda o avanço do ciclo celular e permite o reparo do DNA antes que a célula se divida. Em caso de lesão grave, *p53* desencadeia a apoptose e previne que o dano celular seja transmitido à próxima geração. As células danificadas com ausência ou mutação de *p53* podem continuar a se dividir, dando origem a células anormais e, talvez, malignas. Até 60% dos sarcomas associados ao sítio de injeção podem expressar o *p53* mutante. A presença de muitas células com fitas partidas de DNA também é aparente.

Apesar disso, não existe nenhuma evidência de que a injeção de produtos menos irritantes possa diminuir a incidência de sarcomas. Nenhuma marca específica de vacina, fabricante ou fatores associados à vacinação foram relacionados à maior prevalência de sarcomas.

Para avaliar os riscos do desenvolvimento de tumor nos sítios de vacinação em gatos, recomenda-se a administração de vacinas em locais padronizados. Um exemplo disso é a atual recomendação de administração da vacina antirrábica no membro pélvico direito e da vacina contra FeLV no membro pélvico esquerdo. As vacinas devem ser administradas o mais distalmente possível para permitir a amputação, caso necessária. O local de vacinação e o produto utilizado devem sempre ser registrados para auxiliar na avaliação de fatores de risco. Os proprietários devem ser instruídos a monitorar os sítios de injeção à procura de aumentos de volume ou massas sólidas para que os tumores sejam detectados e excisados o mais rápido possível.

## Sarcoma Venéreo Transmissível dos Cães

O sarcoma venéreo transmissível é uma neoplasia transmitida entre cães durante a cópula, por meio do transplante de células neoplásicas. (Na verdade, as células tumorais são agentes patogênicos.) Para colonizar um novo hospedeiro, essas células devem conseguir se estabelecer em hospedeiros alogênicos. Isso nem sempre dá certo e, depois de uma fase inicial de crescimento, de

1 a 3 meses, o tumor entra em uma fase estacionária, regride e é eliminado. Ainda assim, metástases letais ocorrem em até 7% dos filhotes e dos animais imunossuprimidos. O tumor persiste apesar da resposta ao aloenxerto devido a múltiplas mutações somáticas. Ao crescerem de forma agressiva, essas células tumorais não expressam β2-microglobulina e, por isso, os antígenos do MHC de classe I não são montados na superfície celular. Os cães expostos, independentemente do desenvolvimento de neoplasias progressivas ou não, produzem anticorpos contra as células tumorais, embora o soro de animais com tumores em regressão seja mais eficaz na inibição do crescimento da neoplasia. Na fase regressiva, 30% a 40% das células expressam moléculas do MHC de classes I e II. Os cães cujos tumores regridem também desenvolvem linfócitos T citotóxicos. Se os cães receptores forem imunossuprimidos, a tendência de crescimento maligno é maior. Essas células tumorais parecem secretar um fator citotóxico que mata os linfócitos B. A análise genética dessas células tumorais sugere que se originaram de um clone de células mieloides de lobos ou de uma raça de cães do leste da Ásia cerca de 10.000 anos atrás.

## Tumor Facial dos Diabos-da-Tasmânia

O diabo-da-tasmânia (*Sarcophilus harrisii*), um marsupial carnívoro de grande porte, está à beira da extinção devido ao tumor facial, um tumor transmissível. A doença surgiu em 1996 e se disseminou pela Tasmânia, reduzindo algumas populações de diabos em até 90%. As células tumorais são transmitidas por meio de mordeduras na face, um comportamento comum. Os animais morrem em 3 a 6 meses após adquirirem o tumor por não conseguirem montar uma resposta imune contra as células estranhas. As células tumorais crescem e formam uma grande massa que, por fim, é letal (Fig. 35.8). Quase todos os animais "infectados" com essas células tumorais morrem de câncer. Embora o sistema imune do diabo-da-tasmânia seja funcional, sua diversidade limitada do MHC impede o reconhecimento das células tumorais como estranhas. (As células tumorais são originárias das células de Schwann de uma fêmea, no início da década de 1990, mas continuam a evoluir.) Uma segunda linhagem geneticamente distinta do tumor facial (DFT2) também foi identificada. As células do tumor facial não expressam moléculas de MHC de classe I devido à regulação negativa dos genes de β2-microglobulina e *TAP*. Essa regulação negativa é decorrente da deacetilação epigenética de histonas. Assim, não há uma barreira de histocompatibilidade para o crescimento do tumor. Embora suas células NK sejam funcionais, não podem matar as células tumorais, mas não se sabe o porquê. A expressão do MHC pode ser restaurada pela exposição das células do tumor facial ao IFN-γ recombinante do diabo-da-tasmânia e subsequente ativação do transativador do MHC de classe II, um importantíssimo fator de transcrição. As células mononucleares do sangue ativadas por mitógenos *in vitro* também matam as células do tumor. Resultados encorajadores também foram obtidos com a vacinação dos animais com células tumorais inativadas e acrescidas de adjuvantes. Além disso, parece que a resistência a essa neoplasia está surgindo em algumas populações selvagens.

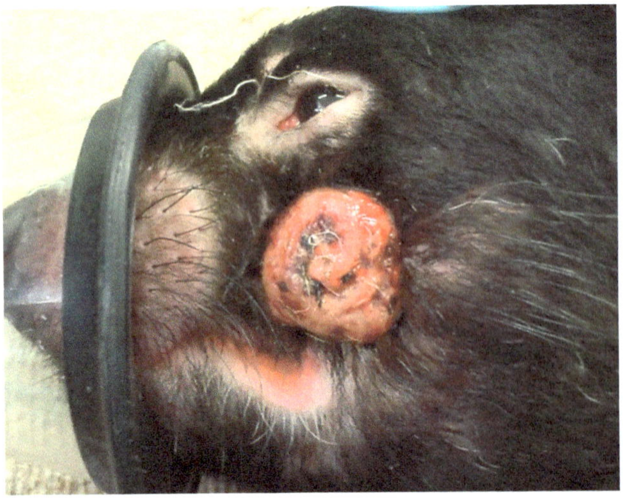

FIG. 35.8 Diabo-da-tasmânia com tumor facial. (Cortesia do Dr. D. Phalen.)

## Papilomas

As verrugas são tumores autolimitantes de células epidérmicas induzidas por papilomavírus. O vírus invade as células epidérmicas da camada basal, mas essas células não expressam os antígenos virais. Como não há expressão de antígenos virais nessa área, onde o suprimento sanguíneo é bom, as células não são atacadas por linfócitos. Conforme as células infectadas se distanciam da membrana basal em direção à superfície da pele, também se afastam dos vasos sanguíneos, o que minimiza as chances de ataque imunológico. Quantidades crescentes de vírus são liberadas à medida que as células se movem para a superfície, uma região desprovida de anticorpos ou linfócitos. Existem vacinas inativadas contra os papilomavírus.

## Sarcoides Equinos

Os sarcoides equinos são neoplasias fibroblásticas agressivas e localizadas da pele equina e associadas à infecção abortiva pelo papilomavírus bovino e pela suscetibilidade genética do hospedeiro. Os sarcoides equinos são persistentes e tendem a recidivar após a cirurgia. Ainda assim, são sensíveis à imunoterapia. Os sarcoides são caracteristicamente infiltrados por linfócitos T $CD8^+$ e $CD4^+$. A infiltração de BCG nos tecidos entre o tumor e a pele sadia leva à regressão do sarcoide em cerca de dois terços dos casos. A taxa de regressão depende do tamanho do tumor (a excisão cirúrgica é necessária para a retirada da maior parte da massa tumoral) e, de modo geral, a cura completa requer tratamentos múltiplos. As paredes das células micobacterianas também podem ser usadas na erradicação desse tumor, com a vantagem de não tornar o animal positivo nas reações tuberculínicas. Os sarcoides também são responsivos a outros imunoestimulantes, como *P. acnes* mortas, e à droga antiviral aciclovir.

## Carcinomas Espinocelulares Oculares

O carcinoma espinocelular ocular é um tumor comum e economicamente importante em bovinos que responde a diversas formas de imunoterapia. Um tratamento eficaz é a inoculação de um extrato fenol-salino de células de carcinomas alogênicos nos animais acometidos. Isso sugere que essas neoplasias apresentam antígenos tumorais característicos. De fato, o soro de bovinos afetados pode reagir com as células tumorais (mas não com células normais) obtidas dos olhos de outros indivíduos. É interessante notar que o soro de alguns bovinos com carcinoma espinocelular ocular também reage com as células de sarcoides equinos ou papilomas bovinos, sugerindo que essas três neoplasias podem ter uma causa comum.

### Melanomas Suínos

Os suínos Sinclair portadores de melanoma fazem partem de uma linhagem isogênica que espontaneamente desenvolve esse tipo de tumor. Muitos desses tumores são benignos e regridem de forma espontânea; alguns, porém, são malignos e letais. A regressão do tumor observada na maioria dos suínos acometidos é imunomediada. Os tumores são invadidos por macrófagos e, ao mesmo tempo, são gerados linfócitos T $CD4^-$, $CD8^-$, $\gamma/\delta^+$ citotóxicos não restritos ao MHC. Os indivíduos que se recuperam também podem gerar anticorpos contra antígenos do melanoma.

## TUMORES LINFOIDES

A imunidade adaptativa requer que as células sensíveis a antígenos estimuladas pela exposição a essas moléculas respondam por meio de divisões e de sua diferenciação. Grande parte da complexidade do sistema imunológico se deve à necessidade de controle dessa resposta. Um defeito pode causar a proliferação descontrolada das células linfoides e o desenvolvimento de tumores linfoides. A teoria de vigilância foi proposta ao se observar que animais e humanos imunossuprimidos apresentavam maior prevalência de tumores. No entanto, uma proporção estranhamente alta desses tumores é de origem linfoide. Portanto, é provável que ao menos alguns tumores linfoides que se desenvolvem em indivíduos imunossuprimidos sejam resultantes de falhas no sistema de controle imunológico, e não de defeitos na vigilância.

Nas respostas imunes normais, sejam mediadas por anticorpos ou células, há uma rápida proliferação de linfócitos. Essa proliferação deve ser cuidadosamente controlada (Capítulo 18). Embora a função linfocitária descontrolada possa induzir a autoimunidade, pode provocar o desenvolvimento de linfomas ou linfossarcomas. Não é por acaso que os indivíduos acometidos por doenças autoimunes são mais suscetíveis do que os animais normais ao desenvolvimento de tumores de células linfoides (Tabela 35.1).

Diversos vírus importantes estimulam a proliferação linfocitária inespecífica. Entre eles, o vírus da maedi-visna, o parvovírus da doença aleutiana e o herpes-vírus responsável pela febre catarral maligna (MCF). A MCF é uma doença linfoproliferativa fatal que acomete bovinos e ovinos, caracterizada por linfadenopatia com acúmulos teciduais disseminados de linfócitos. Os linfócitos de animais infectados pela MCF apresentam crescimento prolongado *in vitro.*

A transformação neoplásica pode ocorrer em células linfoides de ambos os ramos do sistema imunológico. Desde que as células não percam a diferenciação devido ao crescimento muito rápido (como na leucemia linfática aguda dos bezerros), é possível identificar a origem das células presentes nos tumores linfoides por meio de seus antígenos de superfície. A presença de imunoglobulinas na superfície celular é característica dos linfócitos B, por exemplo, enquanto a presença de CD3 ou CD2 é uma característica intrínseca dos linfócitos T.

### Linfossarcoma Bovino

O linfossarcoma bovino é uma das formas mais comuns de câncer nessa espécie. Esse tumor ocorre de duas formas: uma enzoótica e uma esporádica. A forma enzoótica da doença é causada pelo vírus da leucemia felina (BLV), um retrovírus delta. O BLV é transmitido por linfócitos infectados e pode ser disseminado por instrumentos contaminados, vacinas com sangue ou moscas picadoras; os bezerros podem ser contaminados *in utero.* O alvo primário do vírus é o linfócito pré-B, embora o receptor específico para o BLV não tenha sido identificado. No início da infecção, a proporção de linfócitos B no sangue periférico aumenta antes do estabelecimento de linfocitose significativa. Alguns animais infectados, por fim, desenvolvem linfocitose persistente (LP) com contagens celulares entre 20.000 e 80.000 μL. Nem todos os bovinos infectados pelo BLV desenvolvem LP, embora 95% dos animais que a apresentam estejam infectados pelo vírus. Esses linfócitos podem ser grandes, são $CD5^+$, expressam maiores níveis de IgM e apresentam glicosilação alterada. As células da LP não são malignas e, ocasionalmente, podem voltar a seu estado normal. O BLV é integrado de maneira estável nos linfócitos B. Alguns linfócitos T podem também conter pró-vírus BLV. Cerca de 1% a 5% dos animais com BLV desenvolvem linfossarcomas

**TABELA 35.1 Efeitos Imunossupressores dos Tumores Linfoides**

| Tumor | Tipo Celular | Evidências de Imunossupressão | Mecanismos |
|---|---|---|---|
| Leucemia felina | Linfócito T | Linfopenia<br>Maior sobrevida dos enxertos cutâneos<br>Aumento da suscetibilidade a infecções<br>Ausência de resposta a mitógenos | Proteína viral supressora, p15E<br>Células supressoras |
| Doença de Marek | Linfócito T | Ausência de resposta a mitógenos<br>Depressão da citotoxicidade mediada por células<br>Depressão da produção de IgG | Macrófagos supressores |
| Leucose linfoide aviária | Linfócito B | Aumento da suscetibilidade a infecções | Linfócitos supressores |
| Leucose bovina | Linfócito B | Depressão da IgM sérica | Fator supressor solúvel |
| Mieloma | Linfócito B | Aumento da suscetibilidade a infecções | Fator solúvel da célula tumoral<br>*Feedback* negativo |
| Linfoma maligno canino | Linfócito B | Predisposição a infecções e associação a doenças autoimunes | Desconhecidos |
| Linfossarcoma equino | Linfócito T | Aumento da suscetibilidade a infecções | Tumor de células supressoras |

multicêntricos de 1 a 8 anos após a infecção. A suscetibilidade ao desenvolvimento do tumor difere entre as espécies. Ovinos são muito sensíveis, bovinos apresentam sensibilidade intermediária e os caprinos são os menos sensíveis. Os animais que desenvolvem esses tumores morrem entre 3 e 6 meses. Em caso de acometimento da medula óssea, as contagens de linfócitos podem chegar a 100.000/μL.

O BLV é essencial para a transformação neoplásica, mas não para o crescimento contínuo das células tumorais. O mecanismo pelo qual o BLV leva ao desenvolvimento do tumor não foi esclarecido, já que não há rearranjo de qualquer oncogene conhecido. Um gene viral chamado *Tax* parece iniciar a tumorigênese. O *Tax* codifica uma proteína transativadora que pode ligar diversos genes celulares e que interfere em muitas vias reguladoras e não em uma única via fundamental. Os animais com leucose bovina clinicamente avançada podem ser imunossuprimidos devido à presença de um fator sérico supressor. Essa supressão se reflete na redução dos números de linfócitos T, das respostas de linfócitos B, dos níveis séricos de IgM e IgG2 e das respostas a muitas vacinas. O número de linfócitos Treg Foxp3 também aumenta. Ocasionalmente, as células neoplásicas da leucose bovina podem ser diferenciadas o suficiente para secretar imunoglobulinas, como no mieloma. As células da forma esporádica da leucose bovina são predominantemente linfócitos T, mas algumas, originárias de linfócitos pré-B, também já foram identificadas.

## Linfomas em Outras Espécies

Nos ovinos, os linfomas se dividem de forma razoavelmente uniforme entre os de linfócitos T e B e cerca de 15% são inclassificáveis (células sem caracterização). Algumas dessas neoplasias podem ser resultantes da infecção pelo BLV. Um linfoma de linfócitos B herdado de forma autossômica recessiva é conhecido em suínos. Os linfomas equinos são principalmente de linfócitos T, embora alguns linfomas B equinos sejam ricos em linfócitos T.

Em geral os equinos com linfossarcomas são imunossuprimidos. De modo geral, há acometimento das funções dos linfócitos T, mas a atividade dos linfócitos B também pode ser prejudicada. As neoplasias de linfócitos B dos equinos normalmente causam gamopatia monoclonal. Um caso de um cavalo com linfossarcoma com atividade de células supressoras foi descrito. O animal apresentava sinais de imunodeficiência e níveis baixíssimos de IgM. As células tumorais cresceram na presença de IL-2, apresentavam muitos marcadores de linfócitos T e não eram citotóxicas. Os linfomas T equinos foram associados à anemia e à trombocitopenia imunemediada.

Em cães, as leucemias podem ser classificadas com base no tipo celular (linfoide ou mieloide), na progressão clínica e na citologia (aguda ou crônica). A leucemia linfoide crônica (CLL) é a forma mais frequentemente diagnosticada. Essa doença é caracterizada pela presença de grandes números de linfócitos maduros no sangue. Os animais podem ser assintomáticos e a progressão da doença é lenta. Cerca de 70% desses casos envolvem linfócitos T $CD3^+$ e muitos são linfócitos granulares grandes (LGL). Desses LGLs, cerca de 65% são linfócitos T $\alpha/\beta$ e o restante é $\gamma/\delta$. Os casos de CLL de linfócitos T não LGL envolvem linfócitos T $\alpha/\beta$. Os linfócitos B malignos, identificados como $CD21^+$ e $CD79a^+$, são responsáveis por cerca de 30% dos casos de CLL em cães. A CLL de linfócitos B é super-representada em cães de raças de pequeno porte. As leucemias mieloides crônicas são extremamente raras nessa espécie.

As leucemias agudas, que são menos comuns em cães, podem ser originárias de linfócitos B (20%) ou ter origem mieloide (70%). As demais leucemias agudas são difíceis de classificar e consideradas indiferenciadas. Muitas dessas células tumorais, sejam mieloides ou linfoides, expressam CD34. O prognóstico dessas leucemias agudas geralmente é muito mau.

Os linfomas são responsáveis por 5% a 7% dos tumores malignos em cães. Não há evidências de que esses tumores sejam induzidos por vírus. Os linfomas podem ser classificados de acordo com seu sítio aparente de origem (por exemplo, multicêntrico, alimentar ou mediastinal anterior) ou, alternativamente, pelo tipo celular (por exemplo, histiocítico, linfocítico, linfoblástico ou plasmocítico). As formas linfocíticas geralmente são originárias de linfócitos T. Esses linfomas de linfócitos T são bastante heterogêneos e, embora agressivos, alguns, como os linfomas de zona T, crescem de maneira lenta. A imunofenotipagem pode auxiliar na classificação desses linfomas de linfócitos T. O $CD4^+$ é o subtipo mais comum. Assim, os linfomas de zona T são $CD45^-$. Os linfomas T agressivos podem ser $CD45^+$. Os baixos níveis de expressão de MHC de classe II em linfomas B caninos têm prognóstico mau. Em muitos casos de linfomas em cães, os indivíduos afetados produzem anticorpos contra antígenos tumorais na forma bruta. Esses antígenos não são encontrados em células linfoides normais. Os linfomas cutâneos de linfócitos T $CD3^+$ (micose fungoide) são comuns em cães idosos. Oitenta por cento são $CD8^+$ e os demais são duplo negativos. A maioria (70%) apresenta TCRs $\gamma/\delta$, principalmente quando o tumor é confinado à epiderme.

## Tumores Linfoides em Aves

O herpes-vírus da doença de Marek induz tumores de linfócitos T e imunossupressão grave em aves. Os animais acometidos por essa doença geralmente são imunossuprimidos. Assim, suas respostas humorais, a rejeição a aloenxertos e as reações de hipersensibilidade do tipo tardio são diminuídas. Essa supressão é resultante de diversos fatores, como a destruição linfoide induzida pelo vírus e o desenvolvimento de macrófagos supressores. Esses macrófagos restringem a replicação das células tumorais, mas, ao fazerem isso, suprimem a resistência das aves a outras infecções. A imunossupressão tardia pode ocorrer na ausência de tumores. A leucose linfoide é um tumor originário de linfócitos B. As aves afetadas normalmente apresentam respostas humorais deprimidas e menor resposta a mitógenos. Ainda assim, em alguns casos dessa doença, há hipergamaglobulinemia.

36

# Autoimunidade: Princípios Gerais

## OBJETIVOS DIDÁTICOS

*Depois de ler este capítulo, você deve ser capaz de:*

- Explicar por que a autoimunidade é uma consequência inevitável do modo como o sistema imune adaptativo evoluiu.
- Explicar que nem todas as respostas autoimunes são patológicas.
- Descrever como a maioria das doenças autoimunes resultam da falha em garantir que a tolerância a autoantígenos seja mantida.
- Resumir as evidências de que existe uma forte predisposição genética para o desenvolvimento da autoimunidade.
- Explicar como algumas doenças autoimunes são desencadeadas por imunoestimulantes, como infecções virais e medicamentos.
- Entender como as lesões que se desenvolvem nas doenças autoimunes são geradas pelos mecanismos de hipersensibilidade descritos anteriormente.
- Identificar os principais fatores que resultam em autoimunidade.
- Discutir as contribuições da genética, dos agentes infecciosos e do sexo no desenvolvimento da autoimunidade.
- Definir antígenos crípticos, espalhamento de epítopos, imunoconglutinina, fator reumatoide, mimetismo molecular e ativação *bystander.*

## SUMÁRIO DO CAPÍTULO



Doenças autoimunes são relativamente comuns. Elas afetam cerca de 5% dos humanos e provavelmente uma proporção semelhante de mamíferos domésticos. A maioria resulta do surgimento de clones de linfócitos "mal comportados" dirigidos contra componentes normais do corpo. O fato de que tendem a se desenvolver tardiamente sugere que essas doenças, assim como o câncer, devem ser resultado de inúmeros defeitos aleatórios. Assim, embora um único defeito possa ser insuficiente para permitir a resposta autoimune, o somatório de defeitos pode possibilitar o desenvolvimento de linfócitos autorreativos. Dada a ubiquidade dos antígenos microbianos e ambientais, os linfócitos estão sob constante pressão para proliferar. A presença abundante de autoantígenos é particularmente importante. Muito da complexidade do sistema imune é determinado pela necessidade de manter a proliferação desse linfócito sob controle.

A proliferação do linfócito é regulada por diversos mecanismos. Estes incluem: seleção negativa no timo, a necessidade de vários sinais de coestímulo, cooperação linfocitária e as atividades das populações de células regulatórias. Esses mecanismos regulatórios muitas vezes se sobrepõem de modo que o desenvolvimento de clones autorreativos e "mal comportados" não ocorre de forma abrupta. Provavelmente é necessário acumular múltiplos defeitos, que atuem coletivamente nessas vias regulatórias, para que se perca o controle sobre a proliferação dos linfócitos.

A evolução de sistemas de receptores com capacidade para ligar o máximo de antígenos microbianos possível também proporcionou aos vertebrados o potencial para a autodestruição. A geração aleatória de receptores de antígenos faz com que muitos linfócitos sejam produzidos com receptores que conseguem se ligar a autoantígenos. Estima-se que 50% das células T e B recém-produzidas sejam capazes de ligar autoantígenos com alta afinidade. Essas células autorreativas são normalmente reprimidas com rigor, de modo que apenas alguns animais desenvolvem doença autoimune. No entanto, as razões por que esses indivíduos desenvolvem doenças autoimunes enquanto outros não permanecem pouco esclarecidas. Muitos fatores influenciam a suscetibilidade à autoimunidade, entre eles: sexo, idade, antecedentes genéticos, microbiota e infecções virais. Também sabemos que o desenvolvimento de autoanticorpos é um evento relativamente comum e que, por si só, ele não leva inevitavelmente ao desenvolvimento de doença autoimune. Na verdade, alguns autoanticorpos desempenham uma função fisiológica.

Como não sabemos com precisão o que desencadeia a autoimunidade, este capítulo revisa alguns dos diferentes fatores predisponentes que já foram identificados ou que foram propostos, assim como os mecanismos através dos quais a autoimunidade causa danos teciduais e doenças. Assim como nas outras funções imunes, tanto as células B quanto as células T podem mediar a autoimunidade. Portanto, em algumas doenças autoimunes a doença é mediada apenas por autoanticorpos. Em outras, o dano pode ser mediado somente por linfócitos T ou por uma combinação de autoanticorpos e células T.

## INDUÇÃO DE AUTOIMUNIDADE

Doenças autoimunes parecem se desenvolver de forma espontânea, e causas predisponentes raramente são óbvias. No entanto, elas se dividem em duas categorias: podem ser o resultado de uma resposta imune normal contra um antígeno anormal ou pouco usual, ou podem ser o resultado de uma resposta imune anormal contra um antígeno normal (Fig. 36.1). A segunda categoria é provavelmente a mais comum. Nesses casos, os mecanismos que costumam prevenir o desenvolvimento de células T e B autorresponsivas falham. Vários fatores ambientais e genéticos contribuem para essa falha, que às vezes pode ser incompleta. As doenças autoimunes podem resultar de uma resposta aberrante a antígenos únicos e específicos; ou também podem resultar de um defeito generalizado na regulação das funções das células B e T.

## RESPOSTAS IMUNES NORMAIS

Muitas respostas autoimunes apenas refletem uma resposta normal contra um antígeno que estava previamente escondido ou resultam da resposta cruzada entre um agente infeccioso e componentes normais do corpo. Muitos autoanticorpos de ocorrência natural desempenham um papel importante na homeostasia e regulação. Eles normalmente são anticorpos IgM ou IgG de baixa afinidade e em títulos baixos contra fragmentos proteicos ou proteínas danificadas por enzimas ou oxidação.

### Antígenos Ocultos em Células ou Tecidos (Antígenos Crípticos)

Muitas respostas autoimunes são desencadeadas quando células T não tolerantes encontram autoantígenos que estavam escondidos. Afinal de contas, as células T só podem ficar tolerantes aos autoantígenos se tiverem sido expostas a eles. Existem muito autoantígenos que não induzem tolerância simplesmente porque ficam escondidos dentro das células ou dos tecidos, onde não encontram as células T.

Embora o controle do sistema imune exija que a maioria das células autorreativas seja eliminada, não se deve presumir que todas as respostas autoimunes são ruins ou causam doenças. Algumas respostas autoimunes possuem funções fisiológicas. Por exemplo, hemácias precisam ser removidas do sangue quando ficam envelhecidas. Esse processo é feito pelos autoanticorpos. Conforme a hemácia envelhece, um transportador de ânions chamado CD233 (ou proteína banda 3) é gradualmente oxidado e um novo epítopo é gerado. Esse novo epítopo é reconhecido por autoanticorpos IgG, que se ligam às hemácias envelhecidas

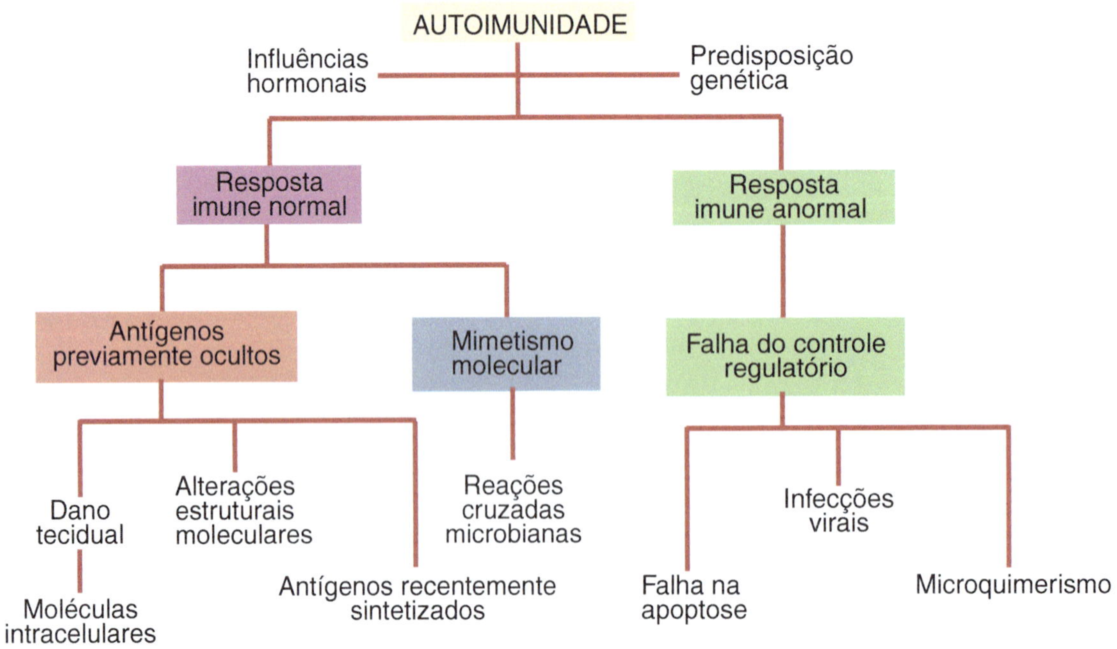


FIG. 36.1 Esquema simplificado da patogênese das doenças autoimunes.

e iniciam sua fagocitose por macrófagos esplênicos. O CD233 é encontrado em vários tipos celulares, e pode ser que sua exposição nas células velhas, e consequente remoção das mesmas, seja uma importante via de eliminação de células.

Muitos autoantígenos são achados em lugares onde eles nunca encontram linfócitos circulantes. Por exemplo, nos testículos, novos antígenos podem aparecer somente durante a puberdade, muito tempo depois que o sistema das células T se formou e ficou tolerante aos autoantígenos. Uma lesão nos testículos pode permitir que proteínas dos tecidos lesados atinjam a corrente sanguínea, encontrem células sensíveis a esses antígenos e estimulem a autoimunidade. Antígenos ocultos também podem estar dentro das células. Por exemplo, após um ataque cardíaco, podem ser produzidos autoanticorpos contra as mitocôndrias do músculo cardíaco. Na hepatite crônica canina, os animais desenvolvem autoanticorpos contra proteínas da membrana das células do fígado. Em doenças como tripanossomíase e tuberculose, onde ocorre extenso dano tecidual, autoanticorpos contra vários antígenos tissulares podem ser detectados no soro.

### Antígenos Gerados por Alterações Moleculares

A produção de alguns autoanticorpos pode ser desencadeada pelo desenvolvimento de novos epítopos em proteínas normais. Dois exemplos de autoanticorpos gerados dessa maneira são os fatores reumatoides (FRs) e as imunoconglutininas (IKs, de acordo com a grafia em alemão).

FRs são autoanticorpos dirigidos contra outras imunoglobulinas. Quando um anticorpo se liga a um antígeno, a conformação da molécula de imunoglobulina se altera e novos epítopos são expostos na região Fc. Esses novos epítopos podem estimular a formação do FR. FRs são produzidos em doenças nas quais grandes quantidades de imunocomplexos são gerados. Entre essas doenças estão a doença autoimune de articulações chamada artrite reumatoide e o lúpus eritematoso sistêmico (LES), onde as células B respondem a vários autoantígenos diferentes.

As IKs são autoanticorpos dirigidos contra os componentes do complemento C2, C4 e especialmente o C3. Os epítopos que estimulam a formação de IK são expostos quando esses componentes do complemento são ativados. O nível de IKs no soro reflete a intensidade da ativação do complemento, que, por sua vez, é proporcional à estimulação antigênica à qual o animal foi submetido. Os níveis de IK são, portanto, indicadores inespecíficos da prevalência de doenças infecciosas numa população animal. Seu papel fisiológico não está esclarecido, mas ele pode aumentar a opsonização mediada por complemento.

### Edição dos Receptores

Os receptores de antígenos das células B e T são gerados por rearranjo gênico aleatório. Esse processo resulta inevitavelmente na geração tanto de receptores de antígenos não funcionais quanto de receptores autorreativos. Uma vez que um receptor de antígeno completo é formado, no entanto, o rearranjo dos genes continua. Assim, se uma célula B imatura produzir um receptor que se liga a um autoantígeno, o desenvolvimento dessa célula é bloqueado enquanto a cadeia leve do receptor continua a sofrer recombinação. A substituição de uma cadeia leve por outra leva a mudanças na especificidade do receptor e, por fim, acaba fazendo com que essa célula B não seja mais autorreativa. A edição de receptores ocorre somente nas células B imaturas. Células B maduras que se ligam a autoantígenos não são capazes de editar seu receptor. Em vez disso, elas entram em apoptose.

## RESPOSTAS IMUNES ANORMAIS

### Falha no Controle Regulatório

Embora a autoimunidade possa ser desencadeada por autoantígenos escondidos, uma resposta autoimune continuada é necessária para que uma doença se desenvolva. Isso pode resultar da falha nos mecanismos de controle normais do sistema imune e pode ser demonstrado simplesmente se injetando hemácias de rato em um camundongo. Após a injeção, os camundongos não só criam anticorpos contra as células de rato, mas também desenvolvem uma resposta autoimune transiente e autolimitada contra suas próprias hemácias. Essa resposta autoimune é rapidamente controlada por células regulatórias e dura apenas alguns dias. No entanto, se a atividade regulatória desses camundongos estiver prejudicada, como ocorre nos camundongos New Zealand Black (NZB), por exemplo, esses autoanticorpos podem persistir e causar destruição de hemácias e anemia.

É comum encontrar doenças autoimunes associadas com tumores linfoides. Por exemplo, a miastenia grave, uma doença autoimune envolvendo a junção neuromuscular, costuma estar associada com a presença de carcinoma tímico. Em humanos, a incidência de artrite reumatoide é quatro vezes maior em pacientes com tumores linfoides malignos, e existem evidências de associações semelhantes em outros mamíferos. Uma vez que muitos tumores linfoides resultam da falha nos mecanismos de controle imunológicos, uma falha na autotolerância também pode ocorrer simultaneamente. Além disso, alguns tumores linfoides podem ser constituídos por células produtoras de autoanticorpos. Também é possível que alguns tumores linfoides se desenvolvam como resultado da estimulação prolongada do sistema imune pelos autoantígenos.

Potencialmente perigosos, em geral os linfócitos autorreativos são destruídos no timo por apoptose desencadeada através do CD95 (Capítulo 18). Defeitos no CD95 ou no seu ligante CD95L (CD178) causam autoimunidade ao permitirem que células T anormais sobrevivam. Isso está bem demonstrado em camundongos da linhagem *lpr*. Esses animais possuem uma mutação que altera a estrutura do domínio intracelular do CD95 e bloqueia sua função. Uma mutação no CD95L (chamada *gld*) causa um efeito semelhante. Tanto os camundongos *lpr* quanto os *gld* desenvolvem diversas lesões autoimunes acompanhadas por linfoproliferação. O gene regulador autoimune (*aire*) regula o desenvolvimento da célula T e permite que as células epiteliais tímicas expressem diversos autoantígenos. As células T que responderem a esses autoantígenos são eliminadas. Portanto, humanos com um gene *aire* defeituoso desenvolvem doença autoimune envolvendo múltiplos órgãos endócrinos e a pele.

### Autoimunidade Induzida por Infecção

Doenças autoimunes são desencadeadas por muitos fatores ambientais, e agentes infecciosos estão entre os mais importantes. No entanto, considerando-se que doenças infecciosas são muito comuns e doenças autoimunes são relativamente raras, as doenças infecciosas não podem ser responsabilizadas por todos os processos autoimunes. Por exemplo, camundongos infectados com certos reovírus desenvolvem doença poliendócrina autoimune, uma doença caracterizada por diabetes mellitus e crescimento retardado. Esses camundongos infectados por reovírus criam autoanticorpos contra a pituitária, pâncreas, mucosa gástrica, núcleo celular, glucagon, hormônio de crescimento e insulina. Da mesma maneira, em camundongos NZB, a infecção persistente com retrovírus C leva à produção de autoanticorpos contra ácidos nucleicos e hemácias. Bactérias como *Streptococcus pyogenes*, *Borrelia burgdorferi* e *Leptospira interrogans* podem desencadear doenças autoimunes: endocardite, artrite e uveíte, respectivamente. O parasita protozoário *Trypanosoma cruzi* desencadeia uma cardiomiopatia autoimune.

A situação com doenças autoimunes espontâneas é menos clara. Foram feitas muitas tentativas para isolar vírus de pacientes com doenças autoimunes, mas os resultados foram inconclusivos. Por exemplo, o LES em cães e humanos tem sido associado com a infecção por retrovírus tipo C ou paramixovírus. Pequenas quantidades de genoma do vírus Epstein-Barr podem ser encontradas em glândulas salivares de humanos com síndrome de Sjögren. Mais ainda, evidências epidemiológicas apontam para alguma forma de disparo viral em doenças como esclerose múltipla, artrite reumatoide e diabetes mellitus dependente de insulina em crianças. De que maneira os vírus conseguem induzir doenças autoimunes não é sabido, mas três mecanismos principais são reconhecidos: mimetismo molecular, espalhamento de epítopos e ativação *bystander*.

## Mimetismo Molecular

A autoimunidade pode ser o resultado de mimetismo molecular, um termo usado para descrever o compartilhamento de epítopos entre um agente infeccioso e um autoantígeno (Fig. 36.2). Células B podem ser ativadas por um epítopo estranho que reage de maneira cruzada com um autoantígeno. No entanto, elas apenas responderão a esse epítopo se receberem ajuda das células T auxiliares. Se células Th próximas também reconhecerem esses epítopos microbianos como estranhos, elas ativarão a resposta da célula B que resultará na produção de autoanticorpos. Uma vez que a resposta da célula B for ativada dessa maneira, o agente infeccioso pode ser removido enquanto a resposta autoimune continuará — um processo "*hit and run*".[1]

Muitos exemplos de mimetismo molecular já são conhecidos. Por exemplo, o parasita *T. cruzi* contém antígenos que reagem de maneira cruzada com neurônios e músculo cardíaco de mamíferos. Indivíduos infectados com *T. cruzi* criam autoanticorpos que causam doença no sistema nervoso e no coração. O mimetismo molecular também causa lesões cardíacas em crianças com febre reumática. Anticorpos contra a proteína M da parede celular de Streptococcus do grupo A fazem reação cruzada contra a miosina cardíaca. Crianças infectadas com certas cepas de Streptococcus do grupo A produzem anticorpos antimiocárdio e desenvolvem a doença cardíaca. Algumas cepas de Spreptococcus podem causar glomerulonefrite aguda em crianças como resultado da produção de anticorpos que fazem reação cruzada com a membrana basal glomerular. Outros exemplos de mimetismo molecular incluem a DNA polimerase do vírus Epstein-Barr, que faz reação cruzada com a proteína básica de mielina e pode estar envolvida na indução da esclerose múltipla, e a proteína VP2 do capsídeo do poliovírus, que faz reação cruzada com o receptor de acetilcolina e pode induzir a miastenia grave.

A integrina CD11a/18 (LFA-1) compartilha um determinante antigênico com a proteína de membrana externa da bactéria causadora da doença de Lyme, a *B. burgdorferi*. Pacientes infectados com esse organismo montam uma resposta imune inicial que pode evoluir para autoimunidade. Em cerca de 10% dos pacientes com artrite por Lyme, os antibióticos não resolvem a doença, sugerindo que, uma vez iniciado, o processo autoimune consegue se desenvolver na ausência da bactéria.

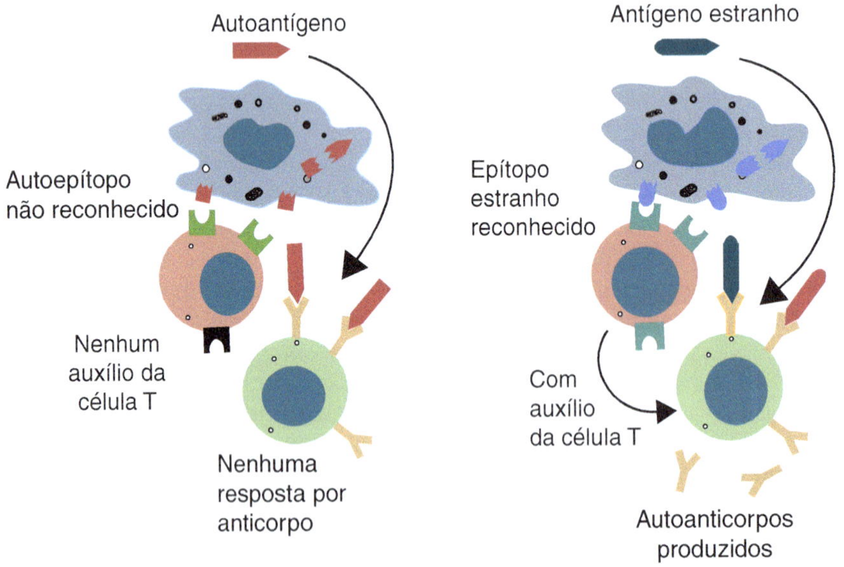


**FIG. 36.2** Reações cruzadas contra antígenos estranhos podem ser suficientes para ativar uma população de células T auxiliares que promoverão uma resposta autoimune pelas células B. A ativação de uma T auxiliar por um antígeno estranho pode inadvertidamente permitir que ocorra uma resposta autoimune.

[1]Nota da Revisão Científica: "*Hit and run*", do inglês "atropelamento e fuga". Expressão aqui utilizada com o sentido de que o agente infeccioso provoca o "acidente" e desaparece da "cena do crime".

Anticorpos contra proteínas bacterianas de choque térmico são encontrados no soro de humanos e ratos com artrite reumatoide, espondilite anquilosante e LES. A injeção de *Mycobacterium tuberculosis* mortos em adjuvante completo de Freund pode causar artrite em ratos, e células T desses animais podem transferir a artrite para um recipiente singenêico. Essas células T respondem a HSP 60, uma proteína de choque térmico micobacteriana (Capítulo 26). Foi sugerido que o mimetismo molecular entre a HSP 60 microbiana e mamífera pode ser importante na artrite reumatoide.

A espondilite anquilosante é uma artrite autoimune de humanos que afeta a junta sacroilíaca, coluna e articulações periféricas. Os pacientes também desenvolvem uveíte anterior aguda (inflamação da íris e estruturas adjacentes no olho). Mais de 95% dos humanos com espondilite anquilosante possuem o alelo HLA-B27 do MHC de classe I, enquanto na população saudável a prevalência desse alelo é de apenas 8%. A doença resulta do mimetismo molecular entre a região hipervariável do HLA-B27 e antígenos de *Klebsiella pneumoniae* e bactérias relacionadas. A *K. pneumoniae* é encontrada mais frequentemente do que o normal no intestino de pacientes com espondilite anquilosante e uveíte ativas, e pacientes com doença ativa possuem níveis séricos elevados de IgA contra Klebsiella. A transferência do B27 humano para camundongos, seguida da infecção desses animais com *K. pneumoniae*, causa espondilite anquilosante. A espondilite anquilosante associada ao HLA-B27 foi descrita em gorilas. Até 20% dos gorilas selvagens apresentam espondilite anquilosante. A doença já foi descrita também em macacos gibão, babuíno e rhesus.

Na pneumonia enzoótica suína causada por *Mycoplasma hyopneumoniae*, os anticorpos contra o micoplasma fazem reação cruzada com os pulmões do porco. Na pleuropneumonia contagiosa bovina, ocorre reação cruzada entre antígenos do *Mycoplasma mycoides* e o pulmão bovino. Não se conhece a extensão da contribuição desses autoanticorpos para a patogênese de tais doenças. Existe uma relação causal mais clara entre a infecção por *Leptospira interrogans* e o desenvolvimento da uveíte recorrente equina ou oftalmia periódica, a principal causa de cegueira em cavalos (Capítulo 37).

Alguns superantígenos microbianos também induzem autoimunidade. O superantígeno estafilocócico enterotoxina B ativa as mesmas células T que reagem com mielina e induz uma encefalite autoimune. Foi também sugerido que um superantígeno bacteriano pode desencadear a artrite reumatoide, pois as células T encontradas nas articulações afetadas são ricas em domínios V específicos em seus TCRs. Os únicos agentes conhecidos capazes de alterar a expressão de regiões V dessa maneira são os superantígenos.

## Espalhamento de Epítopos

Em alguns casos, a autoimunidade parece ser o resultado de uma resposta imune normal contra um antígeno estranho que, em seguida, se "espalha", reconhecendo autoantígenos. Quando uma resposta imune é iniciada, ela é inicialmente direcionada contra um único epítopo no antígeno desencadeador da resposta. No entanto, conforme o processo continua, os receptores de células T e B se diversificam e as respostas começam a ser direcionadas contra epítopos adicionais. No início, elas vão reagir contra epítopos na mesma proteína. Por fim, as respostas podem acabar se espalhando para epítopos em autoantígenos. O espalhamento de epítopos já foi demonstrado em doenças como o hipertireoidismo (tireotoxicose) e o diabetes mellitus e pode ser responsável por algumas das dificuldades encontradas no controle dessas doenças.

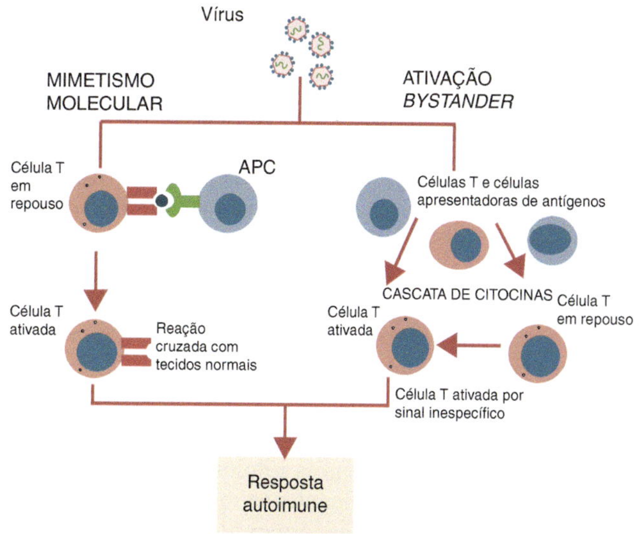


**FIG. 36.3** Vírus podem desencadear respostas autoimunes por mimetismo molecular ou por ativação *bystander*.

## Ativação *Bystander*[2]

Quando os vírus destroem as células, antígenos previamente escondidos podem ser liberados. Isso pode ativar linfócitos que estejam nas proximidades que não estavam envolvidos na resposta antiviral. Além disso, as células T podem, ao responder a um antígeno, produzir uma mistura de citocinas como o fator de necrose tumoral e o óxido nítrico, que podem matar as células próximas e desencadear uma resposta autoimune. Os vírus podem induzir uma resposta inflamatória que resulta na liberação de múltiplas citocinas. Os patógenos podem induzir a proliferação inapropriada de linfócitos, agindo através dos receptores de reconhecimento de padrão para induzir a expressão de moléculas coestimulatórias e mediadores pró-inflamatórios. Essas citocinas podem ativar células T dormentes. Consequentemente, as células T podem atacar autoantígenos que antes eram ignorados. As evidências sugerem que o diabetes mellitus induzido pelo vírus Coxsackie é um evento mediado, em grande medida, pela ativação *bystander* (Fig. 36.3). A infecção prolongada por alguns vírus pode induzir a autoimunidade como resultado da ativação crônica das respostas imunes. Assim sendo, a ativação policlonal prolongada de células B pode resultar em eventual emergência de clones autorreativos.

# Microquimerismo

Durante a gravidez, mães e seus fetos podem trocar algumas células. Algumas dessas células fetais podem persistir no corpo da mãe por muitos anos após a gravidez. Da mesma maneira, células da mãe podem sobreviver por muitos anos em seus descendentes. Essas células são aceitas por um sistema imune tolerante. O processo é chamado de microquimerismo fetal e foi sugerido que a persistência dessas células pode ser a causa de algumas doenças autoimunes. É possível encontrar monócitos e células T, B e NK fetais no sangue de mulheres com a doença autoimune

[2]Nota da Revisão Científica: A tradução literal de "*bystander*" seria "observador", aquele que testemunha um evento sem dele participar e que pode, eventualmente, sofrer danos colaterais causados pelo evento.

escleroderma. Daí, sugeriu-se que a escleroderma seria uma forma de doença enxerto-*versus*-hospedeiro nessas pacientes. A transferência de células da mãe para o feto também pode causar autoimunidade. Por exemplo, um pequeno número de células maternas pode ser detectado no sangue da maioria dos meninos com a doença autoimune dermatomiosite. Em todos esses casos, o número de células estranhas persistentes é tão pequeno que elas não podem ser a única causa da doença autoimune.

## FATORES PREDISPONENTES

### Predisposição Genética

Embora os vírus e outros agentes infecciosos possam desencadear autoimunidade, está claro que nem todos os indivíduos infectados desenvolvem doenças autoimunes. Isso porque os fatores genéticos são determinantes na suscetibilidade às doenças. Estudos de associação genômica identificaram centenas de loci que contêm fatores de risco para doenças autoimunes. Muitos destes são compartilhados por várias doenças e talvez identifiquem certas vias comumente envolvidas nessas doenças (como as vias JAK-STATs). No entanto, está claro nesses estudos que as associações até aqui identificadas não contabilizam todos os efeitos genéticos e o tamanho do efeito de cada locus individual é muito pequeno.

Em camundongos, pelo menos 25 loci que contribuem para a autoimunidade, se eliminados ou superexpressos, já foram identificados. Entre eles estão genes que codificam citocinas, receptores de citocinas, coestímulos, moléculas que regulam a apoptose, moléculas que regulam a eliminação de antígenos e membros das cascatas de sinalização de citocinas ou de antígenos. Algumas doenças resultam de um defeito em um único gene, como as mutações *lpr* ou *gld*. Os produtos desses genes desempenham um papel importante na destruição de células T autorreativas. Sua ausência resulta em proliferação excessiva de células T e autoimunidade. Outras resultam de deficiências herdadas de componentes do sistema complemento. Mais comumente, o papel dos genes é complexo. Os genes influenciam a severidade da doença, e nenhum gene especifico é necessário ou suficiente para que a doença se desenvolva. Mesmo se um animal possuir um *set* completo de alelos de suscetibilidade em múltiplos loci, o desenvolvimento da doença poderá depender do *background* genético do animal. Essa genética complexa provavelmente contribui para diferenças na apresentação das doenças, uma vez que esta poderá ser determinada por vários *sets* de genes contribuintes. A analise genética também é complicada pelo fato de que os genes de suscetibilidade podem ou não interagir um com o outro. A vulnerabilidade do órgão-alvo ao dano autoimune também pode ser herdada.

Os genes mais comumente associados com doenças autoimunes de ocorrência natural são aqueles do MHC. As moléculas de MHC regulam a apresentação de epítopos processados. Em teoria, portanto, elas determinam a resistência ou suscetibilidade a muitas doenças. Na prática, ocorre forte seleção contra genes que predispõem a suscetibilidade a agentes infecciosos, e os genes que codificam MHC são selecionados para proporcionarem forte resposta aos patógenos infecciosos mais comuns. Por outro lado, genes MHC que causem doenças autoimunes em animais mais velhos, que já não estejam mais se reproduzindo, não oferecem desvantagem seletiva, e predisposições ligadas a esses MHC já foram identificadas. Estudos com humanos mostraram que quase todas as doenças autoimunes estão ligadas a múltiplos loci de MHC. Presume-se que um pré-requisito essencial para qualquer doença autoimune é que o autoantígeno seja processado e apresentado de maneira apropriada na molécula de MHC. Assim, a estrutura da fenda onde o antígeno se liga ao MHC determinará se autoantígenos específicos poderão disparar uma resposta imune ou não. Alguns alelos de MHC parecem proteger contra autoimunidade — a predisposição a autoimunidade pode ser a resultante da soma de genes protetores e causadores. Além disso, a maioria das doenças autoimunes está associada a múltiplos alelos de MHC. Por exemplo, em humanos, a combinação de HLA-A1, -B8 e -DR3 está associada ao risco aumentado para diabetes tipo I, miastenia grave e LES. Uma razão possível para a predisposição aumentada das fêmeas ao desenvolvimento de doenças autoimunes pode ser atribuída ao TLR7. Esse gene está localizado no cromossomo X, então as fêmeas possuem duas cópias, enquanto os machos têm apenas uma. O TLR7 está intimamente ligado ao desenvolvimento do lúpus sistêmico (Capítulo 38) (Quadro 36.1).

### Predisposição das Raças

A população de cães passou por dois gargalos importantes durante sua evolução. O primeiro ocorreu quando eles foram domesticados, cerca de 20.000 anos atrás. O segundo ocorreu há aproximadamente 200 anos, quando a maioria das raças atuais foi criada. As raças foram desenvolvidas como o resultado de seleção fenotípica agressiva, em muitos casos resultando em endogamia e perda de diversidade genética. Isso leva a dois efeitos. O primeiro é que permitiu a expressão de genes autossomais recessivos deletérios, conforme podemos observar no aumento da prevalência de síndromes de imunodeficiência e outros problemas imunológicos. O segundo é que resultou em perda do polimorfismo do MHC. Por exemplo, o DRB1*04 é

**QUADRO 36.1 Efeitos da Castração sobre as Doenças Autoimunes em Cães**

Os hormônios sexuais possuem efeitos significativos sobre as funções imunes, e não é surpresa, portanto, que eles afetem o desenvolvimento das doenças autoimunes. Na medicina veterinária, nós lidamos com quatro "gêneros" distintos: machos inteiros e castrados, e fêmeas inteiras e castradas. A relação entre a castração e o desenvolvimento de doença autoimune foi investigada numa população de mais de 90.000 cães. Comparados com cães inteiros, os cães castrados possuem risco significativamente maior de desenvolver hipoadrenocorticismo, hipotireoidismo, anemia hemolítica imunomediada e trombocitopenia. Fêmeas castradas apresentam risco maior de apresentar hipotireoidismo e trombocitopenia, quando comparadas aos machos castrados. Fêmeas castradas apresentam risco maior de desenvolver lúpus eritematoso sistêmico do que fêmeas inteiras. Não foi encontrada diferença significativa entre cães castrados e inteiros em relação ao risco de desenvolver poliartrite imunomediada, mistenia grave ou complexo pênfigo. Os veterinários devem estar cientes desses riscos aumentados. A castração é associada ao aumento da expectativa de vida, mas cães castrados têm maior chances de desenvolver várias doenças autoimunes.

Sundburg CR, et al: Gonadectomy effects on the risk of immune disorders in the dog: a retrospective study, *BMC Vet Res* 12:278, 2016.

encontrado na maioria dos Boxers, o DRB1*2401 pode estar restrito aos Akitas, o DRB1*01 é predominante nos West Highland White Terriers, o DQA*0203 é restrito aos Dobermans, existe uma alta incidência do DQA*0102 nos Wolfhounds Irlandeses e nos Chows, e o DRB1*0101 é comum em Setters Irlandeses. Esses haplótipos limitados garantem que os cães dessas raças responderão a um repertório reduzido de antígenos, diminuindo, portanto, sua resistência a doenças infecciosas. Esses cães também serão mais suscetíveis a doenças imunológicas.

As três classes principais de doenças mediadas imunologicamente (autoimunidade, imunodeficiência e atopia) tendem a ser encontradas em algumas raças com maior frequência do que em outras. Old English Sheepdogs são particularmente sensíveis a desenvolver doenças autoimunes contra componentes do sangue. Certas doenças autoimunes, como a poliarterite nodosa e o hipotireoidismo, possuem associações familiares. Muitos cães, sobretudo os de raças raras com populações pequenas, possuem polimorfismo do MHC bastante restrito, o que pode aumentar a suscetibilidade a doenças autoimunes. Existem várias associações conhecidas entre autoimunidade e alelos de MHC em cães. O diabetes mellitus está associado com DLA-A3, -A7, -A10 e -B4; a produção de anticorpos antinúcleo está associada ao DLA-12; o LES está associado ao DLA-A7; e a poliartrite autoimune está associada a certos alelos C4. A presença do alelo DLA-79 (DLA-79*001:02) está associada a várias doenças imunomediadas (anemia hemolítica, trombocitopenia, poliartrite e dermatite atópica).

Linhas isogênicas de outros animais também estão associadas ao desenvolvimento espontâneo de doença autoimune. Por exemplo, os camundongos NZB desenvolvem espontaneamente uma síndrome com muitas semelhanças com o LES (Capítulo 38). Esses camundongos desenvolvem glomerulonefrite secundária a imunocomplexos. Eles desenvolvem hipergamaglobulinemia, hipocomplementemia e anemia hemolítica autoimune. Alguns também desenvolem tumores linfoides. Camundongos NZB produzem autoanticorpos contra antígenos nucleares, hemácias e células T, e suas células B estão ativadas policlonalmente. Os camundongos New Zealand White (NZW) são fenotipicamente normais, mas a geração F1 do cruzamento entre camundongos NZW e NZB desenvolve uma síndrome semelhante ao LES ainda mais severa. Nesses animais, a doença renal é severa e associada a altos títulos de anticorpos contra ácidos nucleicos. Estudos sobre a herdabilidade dessas características em camundongos sugerem que elas são controladas por um pequeno número de genes principais independentes e um grande número de genes menos importantes.

### Microbiota Intestinal

É amplamente aceito hoje que a microbiota intestinal contribui para as defesas locias do hospedeiro e modula as respostas imunes sistêmicas. Nutrientes e componentes da microbiota são continuamente liberados dentro do corpo, onde eles influenciam a função das células imunes. Em animais criticamente doentes, a quebra do epitélio intestinal e das barreiras de mucosas pode permitir a passagem excessiva de componentes bacterianos para dentro do corpo. Por outro lado, a eliminação do microbioma intestinal, sobretudo como resultado de tratamentos com antibióticos, pode tornar as mucosas vulneráveis e talvez diminuir a ativação das respostas imunes sistêmicas. Como a microbiota intestinal influencia o desenvolvimento da tolerância imunológica, a disbiose também pode afetar o desenvolvimento das doenças autoimunes (Capítulo 21).

Camundongos diabéticos não obesos (NOD) desenvolvem diabetes mellitus insulina-dependente (IDDM) de maneira espontânea, associada com a infiltração das ilhotas pancreáticas por linfócitos. Essa doença apresenta muitas semelhanças com o diabetes do tipo 1 em humanos. O desenvolvimento do diabetes nesses camundongos é influenciado pela microbiota. Assim, camundongos NOD convencionais que não possuem a proteína MyD88 (MyD88 é uma molécula adaptadora para os receptores do tipo *toll*) não desenvolvem diabetes, enquanto camundongos NOD MyD88$^{-}$ que sejam totalmente livres de germes (*germ-free*) desenvolvem. Se bactérias comensais forem administradas a esses camundongos *germ-free*, o diabetes será menos severo. De alguma maneira, a interação da microbiota intestinal com o sistema imune influencia a predisposição desses camundongos ao desenvolvimento do diabetes.

Alterações na microbiota intestinal também influenciam doenças autoimunes como artrite reumatoide, espondilite anquilosante, IDDM e encefalite autoimune experimental (Capítulo 21). Em alguns modelos de artrite em camundongos, mudanças na microbiota intestinal devido ao uso de antibióticos podem exacerbar a doença. A produção de anticorpos antinúcleo em camundongos é influenciada pela microbiota, especialmente pelo aumento da colonização pela bactéria filamentosa segmentada.

## MECANISMOS DE DANO TECIDUAL NA AUTOIMUNIDADE

As doenças autoimunes resultam de danos teciduais feitos por células T ou anticorpos autorreativos. Esses danos são resultado de reações de hipersensibilidade. No entanto, diversos mecanismos podem estar agindo juntos em uma doença, e eles podem variar com o passar do tempo.

### Hipersensibilidade do Tipo I

A alergia ao leite ocorre em bovinos e é uma doença autoimune na qual uma proteína do leite ($\alpha$ caseína), normalmente encontrada apenas no úbere, ganha acesso à circulação sanguínea e estimula uma resposta imune. Isso acontece quando a ordenha é atrasada e a pressão intramamária força a caseína $\alpha$ para dentro da circulação. Por razões desconhecidas, isso desencadeia uma resposta Th2 e autoanticorpos IgE são produzidos. Como resultado, as vacas afetadas podem desenvolver anafilaxia aguda (Capítulo 30). Uma condição semelhante é às vezes observada em outros mamíferos domésticos, como, por exemplo, a égua. Apesar de anticorpos contra proteínas do leite serem comumente encontrados no soro humano após o desmame acelerado, a hipersensibilidade do tipo I não é uma sequela comum.

### Hipersensibilidade do Tipo II

Autoanticorpos podem causar lise celular com a ajuda do complemento ou das células citotóxicas. Assim, se autoanticorpos forem dirigidos contra hemácias, o resultado poderá ser anemia hemolítica autoimune; se forem dirigidos contra as plaquetas, o resultado poderá ser trombocitopenia; e, se forem dirigidos contra células da tireoide, poderá ocorrer tireoidite. Em uma das formas desse processo em humanos, autoanticorpos contra os receptores do hormônio estimulador da tireoide (TSH) estimulam a atividade das células da tireoide, em vez de causarem sua destruição. Receptores na superfície celular são alvos comuns de um ataque autoimune. Alem do receptor de TSH, os autoanticorpos afetam o receptor de acetilcolina na mistenia grave e o receptor de insulina em algumas formas de diabetes. Autoanticorpos contra adrenoreceptores β (Capítulo 30) foram detectados em alguns pacientes com asma. Ao bloquear esses β-receptores, esses anticorpos fazem com que as vias aéreas fiquem altamente irritadas e os indivíduos afetados desenvolvam asma severa.

## Hipersensibilidade do Tipo III

Autoanticorpos formam imunocomplexos com autoantígenos e esses complexos podem causar inflamação. Esse fenômeno é mais importante no lúpus eritematoso sistêmico, uma doença em que vários autoanticorpos diferentes são produzidos. Imunocomplexos são depositados nos glomérulos, provocando glomerulonefrite membranoproliferativa (Capítulo 32). Da mesma maneira, na artrite reumatoide, imunocomplexos são depositados nas articulações, contribuindo para a resposta inflamatória local.

## Hipersensibilidade do Tipo IV

Nas doenças autoimunes, muitas lesões são infiltradas por células mononucleares e células T, o que provavelmente contribui para a patogênese. Celulas T citotóxicas causam desmielinização na encefalite alérgica experimental e na esclerose múltipla. O diabetes mellitus dependente de insulina pode ser causado por uma resposta mediada por células T, pois as ilhotas pancreáticas doentes ficam infiltradas por linfócitos. Linfócitos de pacientes diabéticos podem ser citotóxicos para células de ilhotas pancreáticas *in vitro*. Embora as células citotóxicas possam matar outras células diretamente, suas citocinas também podem causar dano. Por exemplo, o TNF-α aumenta a expressão de moléculas de adesão, entre elas as selectinas, facilitando a migração de neutrófilos para dentro das lesões.

37

# Doenças Autoimunes Órgão-Específicas

## OBJETIVOS DIDÁTICOS

*Depois de ler este capítulo, você deve ser capaz de:*

- Entender que, em animais domésticos, qualquer órgão ou tecido é uma possível vítima do ataque autoimune.
- Reconhecer que as doenças autoimunes mais comuns em animais domésticos acometem o sistema endócrino, a pele e as células sanguíneas.
- Entender por que o tratamento das doenças autoimunes geralmente envolve a supressão da lesão inflamatória destrutiva por corticosteroides.
- Entender os princípios do teste de antiglobulina e do ensaio de imunofluorescência indireta.
- Entender que, em doenças como o diabetes mellitus, alguns casos podem ser causados pela autoimunidade e outros, não.
- Explicar que, em muitas doenças animais, o desenvolvimento de autoanticorpos é uma consequência, não a causa da doença.

## SUMÁRIO DO CAPÍTULO



Acredita-se que as doenças autoimunes que afetam principalmente um único órgão ou tecido sejam causadas por uma resposta anormal a um pequeno número de autoantígenos e não necessariamente refletem o descontrole do sistema imune como um todo. Todos os tecidos do corpo podem ser suscetíveis a essa forma de ataque imunológico. Ainda assim, as doenças autoimunes direcionadas contra órgãos do sistema endócrino, a pele, o sangue e o sistema nervoso tendem a ser mais comuns. Sua prevalência depende bastante da espécie, da raça e da idade do animal.

## DOENÇA ENDÓCRINA AUTOIMUNE

Embora os animais domésticos desenvolvam doenças endócrinas autoimunes, essas enfermidades são diferentes daquelas que acometem os seres humanos porque tendem a afetar um único órgão, e não múltiplas glândulas endócrinas. Às vezes, um cão pode apresentar duas ou mais doenças endócrinas autoimunes de maneira simultânea (síndrome poliglandular autoimune), mas isso é incomum.

## Tireoidite Linfocítica

Cães, humanos e galinhas apresentam tireoidite autoimune. Nos humanos, a doença é decorrente da produção de autoanticorpos contra a tireoglobulina ou a peroxidase tireoidiana. Esses anticorpos também podem reagir com a triiodotironina (T3) ou a tiroxina (T4). Muitos cães desenvolvem tireoidite na ausência de autoanticorpos, e respostas celulares do tipo 1 são responsáveis pela destruição da tireoide. Diversas raças de cães são predispostas à tireoidite, e animais aparentados aos acometidos podem apresentar anticorpos antitireoidianos apesar de serem clinicamente normais. Uma forma familiar de hipotireoidismo foi documentada em Beagles e Dogues Alemães. Os cães de raças mais suscetíveis, como os Dobermans, tendem a desenvolver a doença quando jovens, enquanto animais de raças menos suscetíveis tendem a desenvolvê-la mais velhos. Infelizmente, quando a doença é diagnosticada, o cão já pode ter se reproduzido. As tireoides afetadas são infiltradas por plasmócitos e linfócitos e podem apresentar centros germinativos (Fig. 37.1). Os linfócitos invasores provavelmente causam destruição das células epiteliais por meio da citotoxicidade celular dependente de anticorpos (ADCC) e da citotoxicidade mediada por linfócitos T.

Em cães, os sinais clínicos surgem depois da destruição de cerca de 75% da tireoide. Esses sinais são os mesmos do hipotireoidismo; ou seja, os animais são obesos, letárgicos e apresentam alopecia irregular. Os problemas mais comuns são pelame seco, áspero e opaco; descamação; hipotricose; repilação lenta; mixedema e piodermite. Outros sinais são miopatia, hiperlipidemia, hipotermia, anestro, galactorreia, diarreia ou constipação e polineuropatia. Os exames da função tireoidiana, como o radioimunoensaio para quantificação plasmática de T3 e T4, apenas confirmam a existência de hipotireoidismo. A resposta ao hormônio estimulador da tireoide (TSH) é mais importante, já que pode confirmar a incapacidade de resposta da tireoide acometida. (Os níveis plasmáticos de T4 são medidos antes e depois da injeção de TSH). A confirmação do diagnóstico de tireoidite autoimune depende da demonstração de um infiltrado linfocítico característico à biópsia. Os anticorpos antitireoidianos devem ser detectados no soro por meio de ensaios imunossorventes ligados à enzima (ELISA), imunoblots ou fluorescência indireta (Capítulo 42). Como já discutido, a correlação entre os títulos de anticorpos antitireoidianos e a gravidade da doença é baixa, refletindo a importância dos processos celulares nessa espécie. O tratamento dos animais acometidos é feito com a reposição de levotiroxina sódica (T4 sintética). A melhora deve ser observada em 4 a 6 semanas. A doença não tem cura e o sucesso do tratamento depende da eficácia da terapia de reposição.

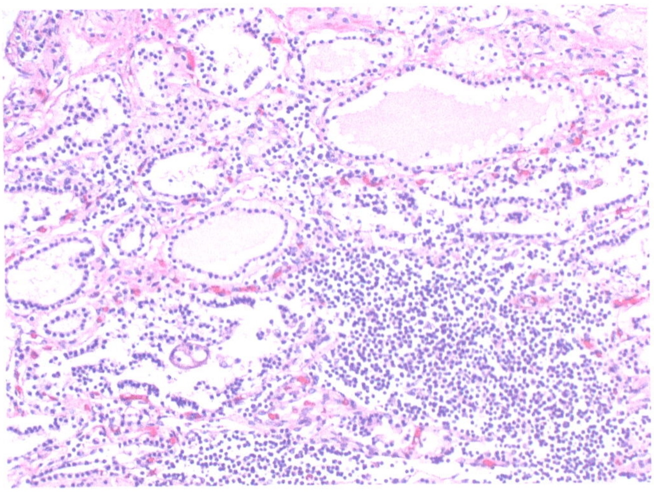

FIG. 37.1 Um nódulo linfocítico na tireoide de um cão com tireoidite autoimune. Aumento original ×100. (Cortesia do Dr. G. Stoica.)

## Hipertireoidismo

O hipertireoidismo é uma doença de gatos idosos. A presença de autoanticorpos contra a peroxidase tireoidiana foi demonstrada em quase um terço dos casos de hipertireoidismo felino, e cerca de 10% desses indivíduos também apresentam anticorpos antinucleares. O infiltrado linfocítico também é observado em aproximadamente um terço dos casos. É provável que esses achados sejam secundários à doença e não sua causa.

## Paratireoidite Linfocítica

Os cães e os gatos podem desenvolver hipoparatireoidismo autoimune. Em geral os animais acometidos apresentam histórico de doença neurológica ou neuromuscular, principalmente convulsões. À investigação, os indivíduos apresentam hipocalcemia profunda e grave redução dos níveis séricos de paratormônio. O tecido paratireoidiano normal é substituído por linfócitos e plasmócitos. Depois do controle da tetania hipocalcêmica, esses animais podem ser tratados com vitamina D e cálcio por via oral. A terapia imunossupressora também deve ser instituída.

## Diabetes *Mellitus* Autoimune

O diabetes *mellitus* canino é uma doença heterogênea de etiologia desconhecida. É provável que alguns casos sejam imunologicamente mediados. A doença canina é associada à atrofia das ilhotas pancreáticas e à perda de células β. Em alguns casos, as ilhotas podem ser infiltradas por linfócitos e os cães podem sintetizar autoanticorpos contra a pró-insulina canina. Experimentalmente, as células mononucleares circulantes de alguns cães diabéticos podem suprimir a produção de insulina em culturas de células das ilhotas de camundongos. Além disso, o soro de alguns cães diabéticos pode provocar a lise dessas células das ilhotas na presença de componentes do sistema complemento. À imunofluorescência para detecção de anticorpos contra células β cultivadas, os soros de 9 entre 23 cães diabéticos apresentaram reações fortemente positivas e mais 3 apresentaram reações fracas. Entre cães normais, o soro de apenas um de 15 indivíduos gerou uma resposta positiva.

Humanos com diabetes juvenil (tipo 1) apresentam anticorpos circulantes contra a isoforma de 67 kDa de ácido glutâmico descarboxilase (GAD65) e/ou antígeno de insulinoma 2 (IA-2). Alguns cães diabéticos também possuem esses autoanticorpos. Assim, 4 de 30 cães diabéticos apresentavam autoanticorpos contra GAD65 e três tinham autoanticorpos contra IA-2. Dois possuíam autoanticorpos contra os dois antígenos.

Determinados haplótipos de DLA são mais prevalentes em raças como Samoieda, Terrier Tibetano e Cairn Terrier, que são mais suscetíveis ao desenvolvimento de diabetes. No entanto, esses haplótipos não são incomuns em outras raças. Uma predisposição ao diabetes mellitus neonatal também foi observada em Keeshonds, nos quais parece ser controlada por um único gene autossômico recessivo. Os Boxers, por outro lado, raramente são diabéticos. Os genes que podem influenciar o desenvolvimento do diabetes canino são os genes do complexo de histocompatibilidade principal (MHC) de classe II, os genes que codificam o promotor de CTLA-4 e os genes de interferon $\gamma$ (IFN-$\gamma$), interleucina 12 (IL-12), IL-4 e IL-10.

O diabetes mellitus é raro em bovinos. Os animais acometidos apresentam atrofia e redução do número de ilhotas pancreáticas e perda parcial ou completa de células $\beta$. As ilhotas remanescentes geralmente são infiltradas por linfócitos.

### Pancreatite Linfocítica Atrófica

A causa mais comum de deficiência pancreática exócrina em cães é a atrofia associada ao infiltrado linfocítico. A doença tem alta herdabilidade, como mostra sua prevalência em Pastores Alemães e Collies de Pelo Longo. Os linfócitos infiltrantes são principalmente $CD4^+$ e $CD8^+$. Os linfócitos $CD8^+$ são associados às áreas de necrose pancreática. Alguns cães apresentam baixos níveis de anticorpos contra as células acinares do pâncreas e, assim, essa doença pode ser, em parte, autoimune. Estudos genéticos indicaram os genes localizados no MHC como associados à doença. Um haplótipo com um novo alelo de DLA-88 é altamente associado à doença, enquanto outros haplótipos podem conferir certa proteção.

### Adrenalite Autoimune

O córtex adrenal de cães pode sofrer destruição mediada por linfócitos. Os animais acometidos apresentam depressão, pulso fraco, bradicardia, dor abdominal, vômito, diarreia, desidratação e hipotermia. Devido à grande perda de sódio e cloreto, há desenvolvimento de hipovolemia e acidose que provocam choque circulatório, hipercalemia e arritmias cardíacas. Os níveis sanguíneos de corticosteroides são baixos nesses animais. Essa doença é observada em associação ao hipotireoidismo.

Uma síndrome descrita em Greyhounds Italianos lembra a síndrome poliendócrina autoimune de tipo 2 que acomete seres humanos. Essa não é uma coletânea aleatória de doenças não relacionadas, mas uma síndrome com etiologia comum porém manifestações clínicas diversas. Acomete muitos tecidos endócrinos, as adrenais, a tireoide, o pâncreas, as gônadas e a pele. Tende a ocorrer em fêmeas de meia-idade.

## DOENÇA NEUROLÓGICA AUTOIMUNE

Uma doença cerebral autoimune, conhecida como encefalomielite alérgica experimental, pode ser induzida por meio de imunização de camundongos com tecido cerebral emulsificado em adjuvante completo de Freund. Os camundongos apresentam encefalite focal e mielite que podem ser acompanhadas por paralisia. As lesões cerebrais são compostas por vasculite focal, infiltrado de células mononucleares, desmielinização perivascular e dano axonal. Anticorpos contra os tecidos cerebrais podem ser detectados no soro desses animais, embora a lesão em si seja causada por uma resposta mediada por células.

Uma encefalite semelhante ocorria em humanos após a administração da vacina antirrábica contendo tecido cerebral. Por isso, o tecido cerebral adulto deixou de ser utilizado e foi substituído por tecido cerebral de camundongos lactentes, obtido antes da mielinizado. A leucoencefalopatia desmielinizante pós-cinomose também pode ter origem autoimune, embora a síntese de anticorpos antimielinas pareça ser uma resposta comum aos danos teciduais no sistema nervoso central, independentemente de sua causa.

### Polineurite Equina

A polineurite equina (neurite da cauda equina) é uma doença rara que afeta os nervos sacrais e coccígeos. Os equinos acometidos apresentam hiperestesia seguida por paralisia progressiva da cauda, do reto e da bexiga e anestesia localizada nessa mesma região. A doença também pode estar associada à paralisia do nervo facial e do nervo trigêmeo. Embora o acometimento sacral e lombar geralmente seja bilateral, o envolvimento do nervo cranial tende a ser unilateral. Uma inflamação granulomatosa crônica se desenvolve na região das raízes nervosas extradurais. Os nervos acometidos são espessados e pálidos. Há perda de axônios mielinizados, infiltração por macrófagos, linfócitos, células gigantes e plasmócitos e deposição de material fibroso no perineuro. Em casos graves, os troncos nervosos podem ser quase totalmente destruídos. Os animais acometidos possuem anticorpos circulantes contra uma proteína mielínica periférica chamada P2. Embora a polineurite equina possa ser uma doença autoimune, o adenovírus equino 1 foi isolado de suas lesões; assim, a causa é complexa. Devido ao grave dano nervoso, a terapia imunossupressora ou anti-inflamatória raramente é eficaz. A neurite da cauda equina também foi relatada em um cão.

### Polineurite Canina

A polineurite canina ou paralisia do Coonhound afeta cães mordidos ou arranhados por guaxinins. Essa doença causa paralisia flácida simétrica ascendente e disfunção sensorial branda. O membro mordido geralmente é o primeiro a ser acometido, mas a doença é progressiva e piora 10 a 12 dias após a mordedura. Nos casos graves, o cão pode desenvolver quadriplegia flácida e perder a capacidade de engolir, latir ou respirar. A doença é, porém, autolimitante e, na ausência de acometimento respiratório, o prognóstico é bom. De modo geral, a recuperação é completa. Os nervos acometidos apresentam desmielinização e degeneração axonal com infiltrado de macrófagos. Uma polineurite aguda semelhante à paralisia do Coonhound também foi descrita após a vacinação de cães contra a raiva ou outras doenças.

A paralisia do Coonhound e a polineurite pós-vacinal são semelhantes à síndrome de Guillain-Barré que acomete os seres humanos. Essa síndrome pode ocorrer após uma infecção do trato respiratório superior, uma doença gastrointestinal ou mesmo a vacinação. É mediada por autoanticorpos contra glicolipídios dos nervos periféricos. O tratamento da síndrome de Guillain-Barré requer plasmaferese e a administração de imunoglobulinas intravenosas (IVIG). Os veterinários tradicionalmente administram corticosteroides aos cães com polineurite, mas a eficácia desse tratamento não foi estabelecida.

### Meningite-Arterite Responsiva a Corticosteroides

A meningite-arterite responsiva a esteroides (SRMA) é caracterizada por inflamação das artérias meníngeas e meningite cervical. Há duas formas diferentes da doença. Na forma aguda, os cães acometidos apresentam anorexia, febre, claudicação e apatia, seguidas por rigidez cervical progressiva, hiperestesia ao longo da coluna vertebral, dor generalizada, cervical ou espinal, ataxia, convulsões e alterações comportamentais. Normalmente, o curso da doença é composto por episódios graves e remissões com ausência de sintomas. A forma crônica, menos comum, pode se desenvolver após recidivas da doença aguda ou o tratamento inadequado. Outros sintomas neurológicos compatíveis com as lesões do cérebro e da medula espinhal, como paresia ou ataxia, podem ser observados. Esses cães podem apresentar poliartrite imunemediada concomitante. O prognóstico em cães jovens é reservado a bom, uma vez que a terapia anti-inflamatória e imunossupressora agressiva com prednisolona ou prednisona provoca a melhora clínica rápida. Com a remissão da doença, a dose de corticosteroide deve ser gradualmente reduzida à mínima necessária para prevenir recidivas. O tratamento pode ser interrompido 6 meses após a normalização do estado clínico, dos parâmetros sanguíneos e do líquor. Pode não ser possível interromper completamente o tratamento em casos crônicos, embora a azatioprina seja eficaz em tais indivíduos. Cães de grande porte, como Boxers, Weimaraners e Bernese Mountain Dogs, são acometidos com frequência, embora a doença também tenha sido documentada em Beagles. Cães com menos de 2 anos de idade são mais comumente afetados.

A doença é caracterizada por aumento da produção de IgA, uma resposta de fase aguda, e pelo desenvolvimento de vasculite necrótica. Diversas citocinas atuam nesse processo. As concentrações de IL-6 e fator de crescimento vascular endotelial (VEGF) são significativamente maiores no líquor. As alterações nos níveis de IL-6 podem promover a diferenciação de células Th17. Em casos agudos de SRMA, o líquor contém níveis elevados de IgA e CXCL8 e neutrófilos maduros. Os títulos séricos de IgA, proteína C reativa e $\alpha$2-macroglobulina também são elevados. A produção de IL-2 e de IFN-$\gamma$ é menor, enquanto a produção de IL-4 por linfócitos Th2 é maior e provavelmente responsável pelo aumento da síntese de IgA. Cerca de 30% desses cães são positivos à pesquisa celular de lúpus eritematoso (LE), mas não apresentam anticorpos antinucleares detectáveis (Capítulo 38). Nos casos crônicos, o líquor contém principalmente células mononucleares. À necropsia, as artérias meníngeas espinais apresentam degeneração fibrinoide, necrose da camada íntima ou média, hialinização e infiltrados compostos por linfócitos, plasmócitos, macrófagos e alguns neutrófilos. A luz dos vasos sanguíneos pode ser completamente obliterada; a ruptura e a trombose dos vasos inflamados podem causar hemorragia, compressão e infarto.

### Meningoencefalite Necrótica

Três doenças inflamatórias do sistema nervoso central canino são semelhantes. Essas doenças são a meningoencefalite necrótica (NME), a leucoencefalite necrótica (NLE) e a meningoencefalite granulomatosa (GME). Suas lesões, manifestações clínicas e predisposições raciais são distintas. As três podem ter origem imunológica. A NME é uma doença inflamatória de etiologia desconhecida que foi descrita em diversas raças de porte miniatura, como Pug (fêmeas jovens), Papillon, Shih Tzu, Maltês, Pequinês e Chihuahua. As lesões necróticas são multifocais e assimétricas, restritas às substâncias cinzenta e branca do cérebro, e acompanhadas por meningite grave. As lesões apresentam predominantemente macrófagos, mas também linfócitos T e células dendríticas, enquanto os linfócitos B ficam restritos às meninges. Os cães com NME apresentam autoanticorpos contra a proteína ácida fibrilar glial, mas seu significado é desconhecido. Em pelo menos um caso, um cão acometido apresentou glomerulonefrite concomitante com depósitos lineares regulares de IgG na membrana basal, sugerindo a presença de anticorpos contra essa estrutura.

A NLE foi relatada em Yorkshire Terriers e Buldogues Franceses. É semelhante à NME, mas os focos necróticos são encontrados principalmente na substância branca do prosencéfalo e do tronco cerebral. Esses focos são caracterizados por cavitações, necrose, desmielinização e infiltrado perivascular. As células infiltrantes primárias são linfócitos T. Alguns pesquisadores acreditam que a NLE é uma variante da NME.

A terceira forma de encefalite não supurativa canina, a GME, pode ser responsável por um quarto das doenças do sistema nervoso nessa espécie. A GME é caracterizada pela formação de granulomas multifocais ao redor dos vasos sanguíneos do cerebelo e do tronco cerebral. Há predominância de linfócitos T e macrófagos nas lesões. A GME pode ser disseminada, focal ou ocular. O prognóstico é mau, embora o tratamento agressivo com corticosteroides possa ser benéfico. Os níveis de IFN-$\gamma$ e IL-17 são elevados na NME e na GME. Nesta última, a IL-17 parece ser sintetizada por macrófagos, não linfócitos T.

### Mielopatia Degenerativa

Os cães acometidos apresentam ataxia progressiva dos membros posteriores que acaba por impedir sua movimentação. Por fim, há problemas nos membros anteriores e os cães morrem 6 a 12 meses após o início da doença. À necropsia, esses cães apresentam mielopatia degenerativa com desmielinização generalizada e perda de axônios na região toracolombar. A causa da doença não é conhecida, mas alguns pesquisadores acreditam que seja imunemediada. Os cães afetados possuem imunocomplexos circulantes, diminuição das respostas linfocitárias a mitógenos e depósitos de IgG e C3 nas lesões e nos tecidos normais adjacentes. Cães das raças Boxer e Terranova com miopatias inflamatórias apresentam autoanticorpos circulantes contra autoantígenos sarcolemais. Não se sabe se esses autoanticorpos são causa ou consequência da miopatia. Entretanto, sua detecção pode auxiliar no diagnóstico.

### Degeneração Cerebelar

A degeneração cerebelar foi observada em filhotes da raça Coton de Tulear. É associada à depleção da camada celular granulosa e à ativação das células da micróglia causada pela destruição das células granulares por linfócitos T.

## DOENÇA OCULAR AUTOIMUNE

### Uveíte Recorrente Equina

A causa mais comum de cegueira em cavalos é a uveíte recorrente equina (ou oftalmia periódica). Os animais apresentam episódios repetidos inflamação intraocular, com acometimento sobretudo do trato uveal anterior. Nos casos agudos, há o desenvolvimento de dor ocular, blefaroespasmo, lacrimejamento, alterações da córnea, como edema e vascularização, e fotofobia. Alguns animais desenvolvem uveíte posterior, com vitrite e retinite, que destrói os fotorreceptores. Cada episódio se torna progressivamente mais grave e, de forma gradual, passa a acometer outros tecidos oculares, até causar cegueira completa. As lesões oculares são infiltradas por linfócitos Th1 $CD4^+$ e neutrófilos, com extensa deposição de fibrina e C3 e produção de IL-2 e IFN-γ. As células Th17 podem ser responsáveis pela doença crônica. O principal autoantígeno implicado é a proteína ligante de retinoide do interfotorreceptor, com subsequente disseminação do epítopo à proteína S da retina e outros autoantígenos, como a recoverina e a proteína ligante de retinaldeído. Os equinos acometidos também apresentam anticorpos circulantes contra uma proteína encontrada no folheto interno da membrana externa de *Leptospira interrogans*, chamada LruC. O título desses anticorpos tende a aumentar durante a exacerbação da lesão e diminui com a remissão da doença. A imunização de cavalos com extrato de córnea equina ou determinados sorovares de *L. interrogans* mortas leva ao desenvolvimento de opacidade córnea 10 dias depois do aparecimento de anticorpos em sua corrente sanguínea. Existe uma identidade antigênica parcial entre as córneas equinas e esses sorovares de *L. interrogans*, e alguns casos podem ser decorrentes do mimetismo molecular com a LruC da bactéria. Outros casos podem ser associados à infecção por *Borrelia burgdorferi* ou o nematódeo *Onchocerca cervicalis*. O tratamento sistêmico e tópico com corticosteroides é necessário para manter a inflamação sob controle, embora recidivas sejam comuns. Resultados encorajadores foram obtidos com implantes de ciclosporina de liberação lenta.

Cavalos Appaloosa são predispostos ao desenvolvimento de uveíte recorrente equina. Três polimorfismos em um único nucleotídeo (SNPs) são significativamente correlacionados à doença. Um está no cromossomo 1 e os dois outros são associados à região do MHC equino (ELA). Em Warmbloods Alemães, o haplótipo ELA-A9 é associado à maior suscetibilidade.

## Síndrome Uveodermatológica

A síndrome uveodermatológica é uma doença de ocorrência esporádica em cães. Uma doença semelhante, a síndrome de Vogt-Koyanagi-Harada, acomete seres humanos. Os cães afetados desenvolvem uveíte e despigmentação cutânea, com embranquecimento dos pelos (poliose) e da pele (vitiligo). As lesões oculares são as primeiras a ser observadas e a maioria dos animais apresenta cegueira súbita ou uveíte crônica. Essas primeiras lesões variam de panuveíte grave à uveíte anterior bilateral. Alguns cães podem apresentar descolamento de retina, e a retina e a íris podem sofrer despigmentação progressiva. A despigmentação dos pelos e da pele surge gradualmente após o aparecimento das lesões oculares. Alguns casos podem ser generalizado, com acometimento de pálpebras, plano nasal, lábios, escroto e coxins podais (Fig. 37.2). Essas áreas despigmentadas podem apresentar úlceras e crostas.

Há infiltração difusa do trato uveal por linfócitos, plasmócitos e macrófagos. Muitos desses macrófagos contêm melanina fagocitada. As lesões cutâneas são compostas por infiltração mononuclear (macrófagos, células gigantes, linfócitos e plasmócitos) na junção dermoepidérmica (Fig. 37.3). A quantidade de melanina na epiderme e nos folículos pilosos é bastante reduzida. Em humanos, acredita-se que a síndrome de Vogt-Koyanagi-Harada seja causada por uma resposta autoimune contra os melanócitos. Em cães, nenhuma anomalia imunológica consistente foi observada.

O tratamento das lesões oculares com corticosteroides tópicos e das lesões cutâneas com corticosteroides sistêmicos é eficaz, embora a doença possa recidivar após a interrupção da terapia. A azatioprina pode ser administrada caso os corticosteroides sejam insuficientes para impedir a progressão da doença.

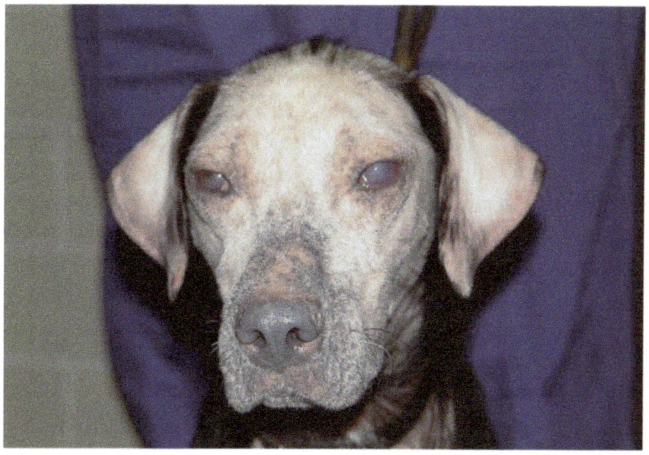

**FIG. 37.2** Um caso de síndrome uveodermatológica. Observe a opacificação ocular, a alopecia e a despigmentação do plano nasal. (Cortesia dos Drs. R. Kennis, J. Dziezc e L. Wadsworth.)

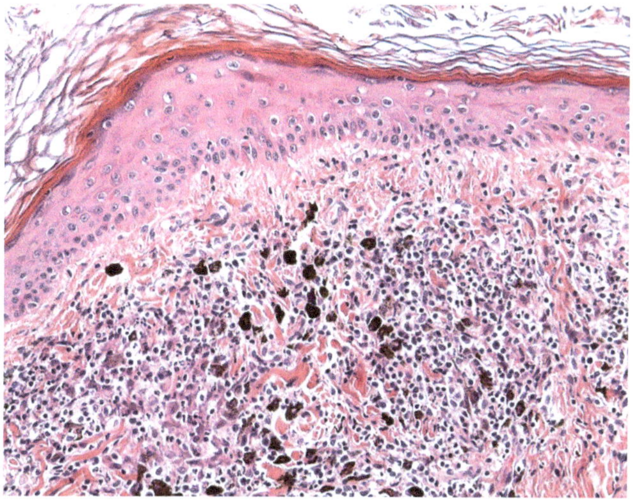

**FIG. 37.3** Corte histológico de pele de um caso de síndrome uveodermatológica. Observe o infiltrado linfocítico principal associado aos melanócitos cutâneos. A destruição desses melanócitos leva à despigmentação. (Cortesia da Dra. J. Mansell.)

## Ceratoconjuntivite Imunemediada

Essa é uma doença ocular comum em equinos. A ceratoconjuntivite imunemediada é uma opacidade córnea difusa crônica, de coloração amarelo-esbranquiçada, não acompanhada por ulceração ou uveíte significativa. A profundidade da lesão córnea determina a gravidade da doença. A lesão pode ser localizada em qualquer local, do epitélio ao endotélio. De modo geral, acomete apenas um olho. Parece ser decorrente da reação imune a agentes infecciosos ou a uma resposta autoimune. O tratamento com dexametasona tópica e antibióticos é adequado. Quanto mais profunda a lesão, mais lenta a recuperação e pior o prognóstico. A doença tende a recidivar.

## DOENÇAS REPRODUTIVAS AUTOIMUNES

A lesão dos testículos pode liberar antígenos ocultos e a resposta autoimune pode causar orquite. Experimentalmente, a orquite autoimune pode ser induzida em animais do sexo masculino por meio da inoculação de extratos testiculares emulsificados em adjuvante completo de Freund. Os autoanticorpos contra espermatozoides também podem ser detectados em alguns animais após lesões testiculares ou obstruções prolongadas dos ductos seminíferos. Os cães infectados por *Brucella canis*, por exemplo, apresentam epididimite crônica e são sensíveis aos antígenos espermáticos levados à circulação após sua fagocitose por macrófagos. Esses antígenos espermáticos estimulam a síntese de autoanticorpos IgG ou IgA. Os autoanticorpos podem aglutinar e imobilizar os espermatozoides, causando infertilidade.

Em equinos e bovinos, os autoanticorpos antiespermatozoides podem estar associados à redução da fertilidade ou à infertilidade. Em certas linhagens de visons negros, 20% a 30% dos machos mais velhos são inférteis devido à presença de altos títulos de anticorpos antiespermatozoides. Esses animais apresentam orquite monocítica, com depósitos de imunocomplexos ao longo da lâmina basal dos túbulos seminíferos.

Os dermatologistas descrevem uma dermatite autoimune onde cadelas não castradas desenvolvem reações de hipersensibilidade à progesterona ou ao estrógeno endógeno. A doença é caracterizada por prurido intenso bilateral simétrico, eritema e erupção papular. Seu desenvolvimento geralmente coincide com o estro ou a pseudociese. O tratamento com corticosteroides pode ser pouco eficaz, mas a testosterona pode auxiliar.

Muitas empresas estão interessadas em vacinas estimuladoras da produção. Essas vacinas normalmente interferem na síntese normal de hormônios ou no comportamento reprodutivo ao induzirem uma resposta autoimune. Dessa forma, uma vacina projetada para neutralizar a síntese do hormônio liberador de gonadotrofina diminui os níveis de testosterona. Isso melhora a qualidade da carne, acelera o crescimento e reduz o comportamento agressivo de touros. Essa vacina também é usada para reduzir o comportamento agressivo de suínos machos e bloquear a produção de androstenona, o esteroide lipofílico associado ao odor sexual de cachaços não castrados e ao cheiro desagradável de sua carne ao ser cozida. Em equinos, uma vacina similar é usada no controle do estro e das alterações comportamentais a ele relacionadas. Vacinas similares podem ser usadas como contraceptivos ou no tratamento da hiperplasia prostática benigna em cães. Cães imunizados com o hormônio luteinizante (LH) ovino ou bovino produzem autoanticorpos que podem neutralizar o LH do próprio indivíduo. Da mesma maneira, é possível produzir autoanticorpos que neutralizam o hormônio liberador de LH. Desse modo, o ciclo reprodutivo é interrompido nas fêmeas e os machos apresentam atrofia testicular, epididímica e prostática. Outras vacinas imunocontraceptivas experimentais foram desenvolvidas contra prostaglandina F2$\alpha$, esteroides reprodutivos, o receptor de LH e a proteína da zona pelúcida.

Ovinos imunizados com poliandroalbumina (tioéster de androstenediona-7-carboxietil conjugado à albumina sérica humana) produzem cerca de 23% mais cordeiros do que os animais não tratados. As ovelhas recebem duas doses dessa vacina antes do acasalamento. Acredita-se que a vacina induza a síntese de autoanticorpos que reduzem os níveis séricos de androstenediona.

## DOENÇAS CUTÂNEAS AUTOIMUNES

Existem muitas doenças cutâneas autoimunes. Essas doenças podem afetar os folículos pilosos, os queratinócitos basais ou a membrana basal da pele. As doenças que acometem os folículos pilosos podem causar alopecia, enquanto aquelas que acometem os queratinócitos ou as membranas basais provocam a separação das células da pele e o consequente desenvolvimento de bolhas ou vesículas (Fig. 37.4). Por isso, os dermatologistas utilizam os termos *pênfigo* ou *penfigoide* para descrevê-las, já que *pemphix*, em grego, significa "bolha".

### Doenças dos Folículos Pilosos

#### Alopecia Areata

A alopecia areata é caracterizada pela perda inflamatória de pelos. Foi documentada em seres humanos, outros primatas, cães, gatos, equinos e bovinos. Em cães, é rara. A alopecia começa localmente, em geral na cabeça, mas pode se disseminar e acometer o corpo todo. Costuma ser simétrica. Os folículos pilosos são infiltrados por linfócitos T $CD4^+$ e $CD8^+$ e células de Langerhans. Há anticorpos IgG contra os folículos pilosos inferiores. C3 e IgM também podem estar presentes. Esse ataque imune pode ser dirigido a uma proteína chamada tricoialina localizada na bainha interna da raiz dos folículos pilosos. A alopecia areata responde ao tratamento com corticosteroides, mas o repilamento espontâneo também ocorre. Outra doença autoimune que causa perda de pelos é a pseudopelada. Essa doença se difere da alopecia areata quanto à localização precisa do infiltrado inflamatório nos folículos pilosos. Da mesma forma, alguns casos de pênfigo vulgar (veja adiante) também podem ser restritos aos folículos pilosos.

### Doenças Bolhosas

As doenças cutâneas bolhosas foram descritas em seres humanos, cães, equinos e gatos. Conhecidas como complexo do pênfigo, são classificadas de acordo com a localização das lesões na epiderme. Algumas lesões se desenvolvem nas porções mais profundas da epiderme. A forma mais grave (embora muito rara), por exemplo, é chamada de pênfigo vulgar. Nessas doenças, as bolhas se desenvolvem ao redor das junções mucocutâneas, sobretudo nas narinas, lábios, olhos, prepúcio e ânus,

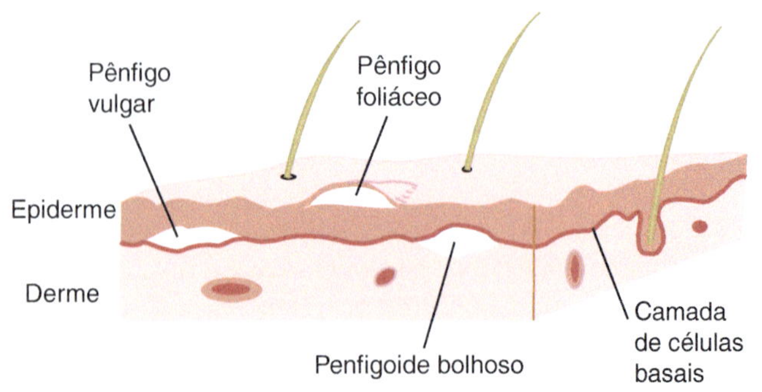


FIG. 37.4 Histologia diferencial das doenças cutâneas autoimunes. Observe a localização das vesículas em relação à epiderme.

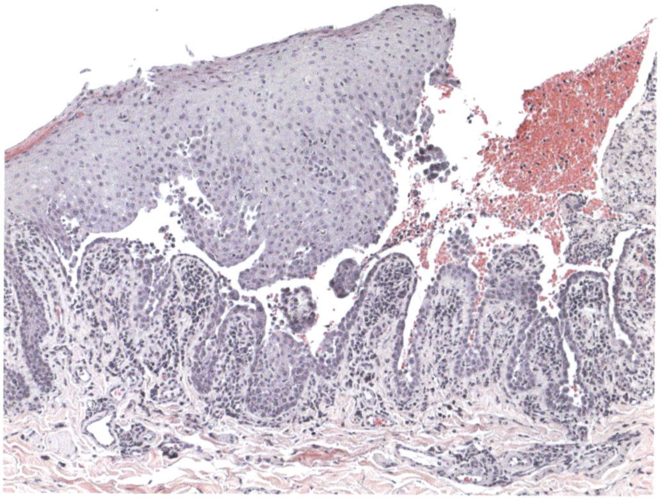

**FIG. 37.5** Corte de uma lesão oral de pênfigo vulgar em um cão. Observe a formação da fenda na base da epiderme, acompanhada por extensa infiltração celular. (Cortesia da Dra. J. Mansell.)

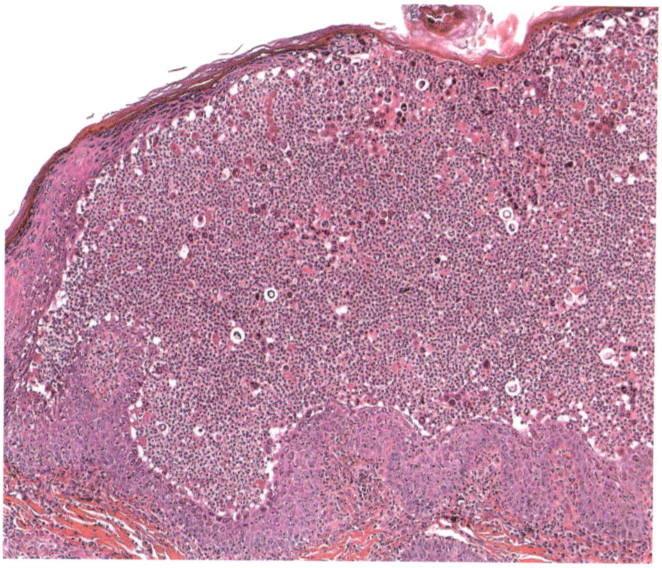

**FIG. 37.6** Corte de um caso de pênfigo foliáceo em cão. Observe a localização subcórnea da vesícula preenchida por células. (Cortesia da Dra. J. Mansell.)

além da língua e da superfície interna dos pavilhões auriculares. Essas bolhas se rompem facilmente, deixando áreas desnudas e exsudativas que podem ser acometidas por infecções secundárias. O exame histológico das bolhas intactas mostra a separação das células da pele (acantólise) na região suprabasal da epiderme inferior (Fig. 37.5). A acantólise é provocada pela destruição dos desmossomos, que mantêm as células epiteliais agrupadas, por autoanticorpos. No pênfigo vulgar, o autoantígeno é uma proteína do desmossomo chamada desmogleína 3. A ligação dos anticorpos à desmogleína 3 ativa o proto-oncogene *c-myc* e causa proliferação dos queratinócitos. Em decorrência disso, as células acima da lesão proliferam e deixam de expressar proteínas de adesão, separando-se umas das outras. Por fim, há o desenvolvimento de acantólise e a formação de bolhas.

O pênfigo foliáceo (PF) é a doença autoimune mais comum em cães. É uma doença bolhosa onde as lesões se desenvolvem na porção superficial da epiderme (Fig. 37.6). Por isso, a doença é mais branda do que o pênfigo vulgar. Foi descrita em seres humanos, cães, gatos, caprinos e equinos. As bolhas não são confinadas às junções mucocutâneas ou ao plano nasal. A histologia revela que as bolhas se formam na região subcórnea. Essas bolhas são muito frágeis, se rompem com facilidade e, portanto, raramente persistem. A IgG é o autoanticorpo dominante no soro. O principal autoantígeno no PF humano é a desmogleína 1, uma proteína de adesão celular encontrada nos desmossomos das células escamosas. Em cães, o principal autoantígeno é outra proteína dos desmossomos, chamada desmocolina 1. Alguns casos de PF em cães se desenvolvem em resposta ao uso de antibióticos, como trimetoprima-sulfadiazina, oxacilina, cefalexina e ampicilina, e alguns produtos tópicos para controle de pulgas. Esses casos parecem resultantes da ligação de grupos tiol dos fármacos às membranas celulares.

Uma variante mais branda do PF é o pênfigo eritematoso. As lesões dessa doença tendem a ser confinadas à face e às orelhas e são muito semelhantes às do lúpus eritematoso sistêmico (SLE). Na verdade, alguns cães com pênfigo eritematoso podem apresentar anticorpos antinucleares no soro. O pênfigo pustular panepidérmico (pênfigo vegetante) é outra forma rara e branda de PF onde a proliferação papilomatosa da base das bolhas ocorre durante a cicatrização.

Uma quinta forma de pênfigo, chamada pênfigo paraneoplásico, ocorre em humanos e foi documentada em um cão. Seu desenvolvimento é associado a tumores linfoides ou sólidos. É semelhante ao pênfigo vulgar, mas há diversos autoanticorpos contra antígenos cutâneos.

Um ectoparasiticida tópico à base de fipronil, amitraz e S -metoprene foi associado ao desenvolvimento de uma dermatite pustular acantolíticas semelhante ao PF. Uma ou duas aplicações foram suficientes para indução da doença. Anticorpos IgG contra queratinócitos foram detectados na epiderme de 8 de 19 casos e no soro de 10 de 14 casos. Onze dos 14 cães apresentavam anticorpos contra desmocolina 1. Assim, as lesões eram bastante semelhantes ao PF de ocorrência natural.

O exame por imunofluorescência direta das lesões do pênfigo revela depósitos de imunoglobulinas no cemento intercelular, em um típico padrão em "tela de galinheiro" (Fig. 37.7).

A diferenciação das formas de pênfigo é importante para a determinação do prognóstico. O prognóstico do pênfigo vulgar é mau: o tratamento tende a não ser eficaz e as lesões são persistentes. Já o PF é mais brando e os resultados terapêuticos podem ser mais satisfatórios. O tratamento é feito principalmente com corticosteroides. Nos casos refratários, azatioprina, ciclofosfamida, clorambucil, ciclosporina e sais de ouro, como a aurotioglicose, podem ser utilizados. Como em outras doenças autoimunes, as recidivas são comuns após a interrupção do tratamento.

## Doenças da Membrana Basal da Pele

Um segundo conjunto de doenças bolhosas está associado ao desenvolvimento de autoanticorpos contra a membrana basal da pele. Assim, os cães acometidos desenvolvem bolhas subepidérmicas. Várias dessas doenças foram identificadas em cães e outros animais domésticos. Entre elas, estão o penfigoide bolhoso, a dermatose linear por IgA e a epidermólise bolhosa adquirida.

## Penfigoide Bolhoso

O penfigoide bolhoso é uma doença cutânea rara, semelhante ao pênfigo vulgar. Cães das raças Collie, Pastor de Shetland e Doberman parecem ser mais predispostos a essa doença. O penfigoide bolhoso também foi descrito em humanos, suínos, equinos e gatos. Múltiplas bolhas se desenvolvem ao redor das junções mucocutâneas, na virilha e nas axilas. No entanto, a doença se difere do pênfigo vulgar porque as bolhas se formam na subepiderme (e, assim, a probabilidade de ruptura é menor).

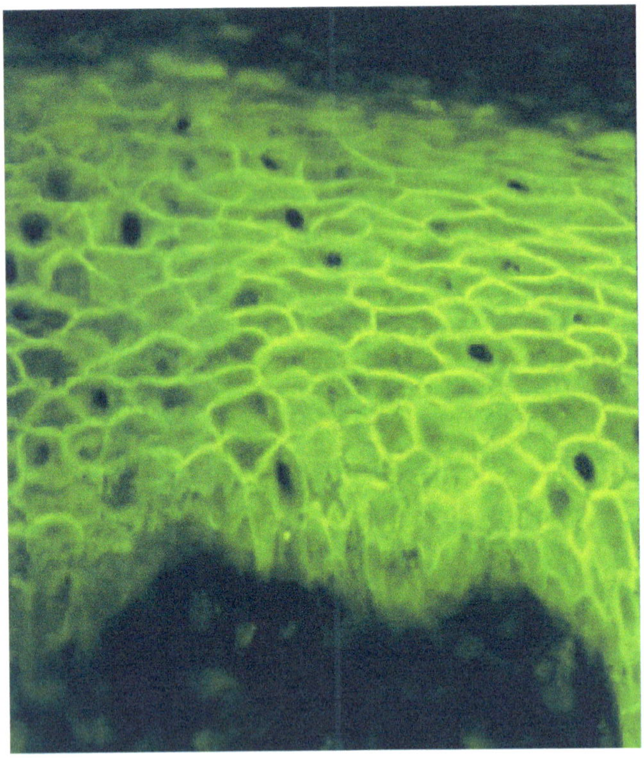

FIG. 37.7 Imunofluorescência direta de um corte de pele canina normal incubada com soro de um cão com pênfigo vulgar. O cimento intercelular é corado. (Cortesia do Dr. K. Credille.)

As bolhas tendem a ser preenchidas por fibrina, além de células mononucleares ou eosinófilos, e cicatrizam de maneira espontânea. O penfigoide bolhoso é causado pelo desenvolvimento de autoanticorpos contra o colágeno de tipo XVII. Essa molécula é um componente dos hemidesmossomos, as estruturas que ligam os queratinócitos basais à membrana basal (Fig. 37.8). A presença de IgG na membrana basal pode ser demonstrada por imunofluorescência, que revela uma intensa coloração linear. Em geral o prognóstico do penfigoide bolhoso é mau, mas casos brandos podem se recuperar após tratamento com corticosteroides. Mais comumente, o tratamento agressivo com altas doses de prednisolona, suplementada, se necessário, com ciclofosfamida, azatioprina e clorambucil, pode ser necessário. Alguns cães podem desenvolver uma doença semelhante ao penfigoide bolhoso em resposta a autoanticorpos contra a laminina 5, uma proteína da membrana basal.

## Dermatose Linear por Imunoglobulina A

Outro grupo de doenças dermatológicas é caracterizado pela deposição de IgA na lâmina lúcida da membrana basal da pele. Uma dessas doenças, a dermatite herpetiforme, foi documentada em um cão Beagle, enquanto a dermatose linear por IgA foi relatada em Dachshunds. As duas doenças são caracterizadas por lesões pruriginosas pustulares e papulares semelhantes às da piodermite e bolhas subepidérmicas com eosinófilos. O autoantígeno alvo foi identificado como uma forma extracelular processada de colágeno XVII. O fármaco dapsona é recomendado como o tratamento específico dessas doenças.

## Epidermólise Bolhosa Adquirida

A epidermólise bolhosa adquirida é uma doença cutânea generalizada caracterizada pela extensa formação de bolhas e lesões ulcerativas, identificada em cães, em especial jovens da raça Dogue Alemão. As bolhas são originárias das áreas eritematosas da pele e rapidamente progridem para úlceras. Os cães apresentam urticária generalizada, úlceras orais e, por fim, descamação cutânea. Uma variante localizada da doença foi observada em cães Pointers Alemães de pelo curto. A derme e a epiderme se separam e há acúmulo de neutrófilos na derme superficial. O infiltrado neutrofílico pode levar à formação

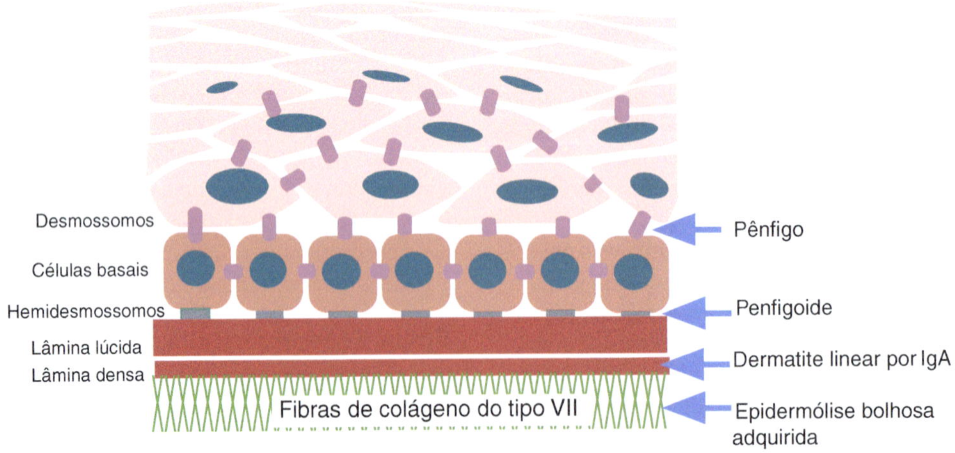


FIG. 37.8 As estruturas da pele, mostrando as principais características que podem atuar como autoantígenos.

de microabscessos. As alterações secundárias são ulceração, necrose e infecção bacteriana. Os animais acometidos desenvolvem autoanticorpos IgA e IgG contra as fibrilas de ancoragem da porção inferior da membrana basal (lâmina densa). Esses autoanticorpos são específicos para o colágeno de tipo VII e muito diferentes daqueles responsáveis pelo penfigoide bolhoso. A terapia com glicocorticoides pode ser benéfica, embora a infecção bacteriana secundária possa causar complicações. Outro subgrupo de doenças bolhosas subepidérmicas caninas é causado pela produção de autoanticorpos IgG contra um componente da membrana basal, a laminina 332. Nesses casos, as bolhas e as ulcerações cutâneas estão associadas à vesiculação subepidérmica microscópica.

### Policrondrite Recidivante

A autoimunidade contra a cartilagem de tipo II foi descrita em humanos e gatos. Os animais apresentam torção bilateral dos pavilhões auriculares e alterações oculares. A cartilagem é infiltrada por plasmócitos e linfócitos. Uma otite proliferativa e necrótica semelhante em gatos filhotes está associada a linfócitos T $CD3^+$ bem próximos a queratinócitos apoptóticos, sugerindo a ocorrência de alguma forma de citotoxicidade mediada por linfócitos T. A aplicação local de tacrolimus em creme leva à resolução das lesões em algumas semanas.

## NEFRITE AUTOIMUNE

Os equinos podem desenvolver autoanticorpos contra as membranas basais dos glomérulos, o que provoca glomerulonefrite e insuficiência renal. A imunofluorescência dos rins acometidos mostra a membrana basal uniformemente recoberta por um depósito plano e linear de imunoglobulina. Os autoanticorpos podem provocar a proliferação de células epiteliais glomerulares e a formação de crescentes epiteliais.

## DOENÇAS SANGUÍNEAS AUTOIMUNES

### Anemia Hemolítica Imunemediada

Autoanticorpos contra antígenos de hemácias provocam a destruição dessas células e causam anemia hemolítica imunemediada (IMHA). Essas anemias hemolíticas são bem conhecidas em humanos e cães e foram documentadas em bovinos, equinos, gatos, camundongos, coelhos, guaxinins e aves.

Os cães acometidos são anêmicos. A palidez, a fraqueza e a letargia são acompanhadas por febre, icterícia e hepatoesplenomegalia. A anemia pode estar associada a taquicardia, anorexia, vômito ou diarreia. Os sinais clínicos dependem da velocidade da progressão da doença, sua gravidade e o mecanismo de destruição das hemácias. Essa destruição pode ser causada por hemólise intravascular (destruição na corrente sanguínea) mediada pelo sistema complemento ou, de forma muito mais comum, pela remoção de hemácias recobertas por anticorpos por macrófagos no baço e no fígado (hemólise extravascular) (Fig. 37.9). Em cães, a doença ocorre é mais frequente em fêmeas. A idade média ao aparecimento da doença é de 4 a 5 anos. Há uma predisposição genética à IMHA em cães Cockers Spaniels e em Schnauzers Miniaturas. As "causas" da IMHA são desconhecidas, embora alguns casos possam ser atribuídos a alterações nos antígenos de superfície das hemácias

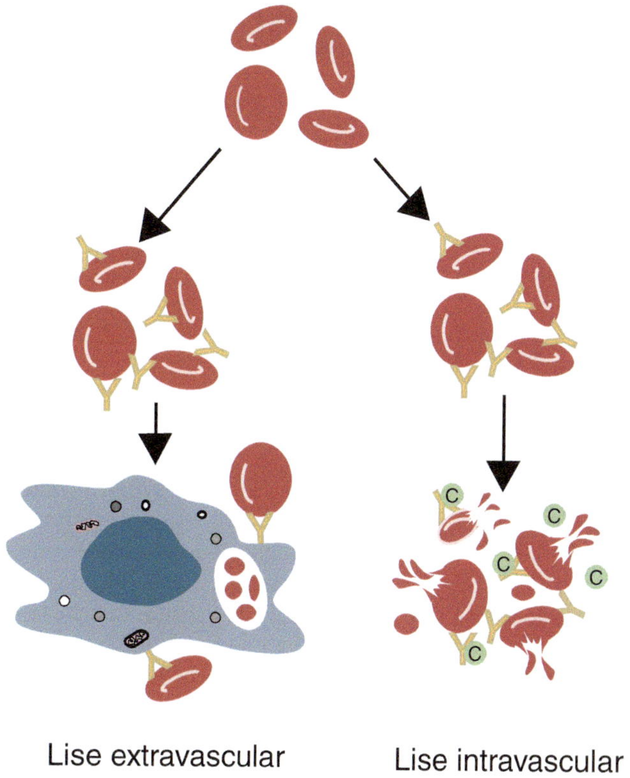


FIG. 37.9 As diferenças básicas entre a hemólise intravascular e a hemólise extravascular.

induzidas por fármacos ou vírus. Em cães, os autoanticorpos são dirigidos principalmente contra as glicoforinas eritrocitárias, a proteína do citoesqueleto espectrina e a proteína de membrana trocadora de ânions CD233 (banda 3). Cerca de um terço dos casos de IMHA está associado a outras anomalias imunológicas, como o SLE (Capítulo 38) ou a trombocitopenia autoimune ou ainda à presença de tumores linfoides ou outras neoplasias. O aparecimento da doença pode estar associado a estresses óbvios como a vacinação (Capítulo 25), à anaplasmose, a doenças virais ou a desequilíbrios hormonais, como a prenhez ou a piometra.

Em cães, as IMHAs são classificadas de acordo com a classe de anticorpo, a temperatura ideal de reação dos anticorpos e a natureza do processo hemolítico (Tabela 37.1).

*Classe I:* Causada por autoanticorpos que aglutinam as hemácias à temperatura corporal. A aglutinação pode ser observada ao colocar uma gota de sangue em uma lâmina de vidro. Há participação de anticorpos IgG e IgM. Uma vez que a IgG não ativa o sistema complemento de forma eficiente, as hemácias são destruídas principalmente por fagocitose no baço. Em casos muito graves, o esfregaço sanguíneo pode mostrar a eritrofagocitose por neutrófilos e monócitos.

*Classe II:* Os anticorpos IgM ativam o sistema complemento e destroem as hemácias por hemólise intravascular. Isso causa hemoglobinemia, hemoglobinúria, icterícia e anemia muito grave. Os cães acometidos apresentam anemia, fraqueza e, às vezes, icterícia. As células de Kupffer no fígado ou os macrófagos nos linfonodos removem preferencialmente as hemácias recobertas por componentes do sistema complemento e, assim, esses animais apresentam hepatomegalia e linfadenopatia.

**TABELA 37.1 Classificação das Anemias Hemolíticas Imunemediadas**

| Classe | Anticorpo Predominante | Atividade | Temperatura Ideal (C) | Local de Remoção das Hemácias | Efeito Clínico |
|---|---|---|---|---|---|
| I | G ≫ M | Aglutinina | 37 | Baço | Aglutinação intravascular |
| II | M | Hemolisina | 37 | Fígado | Hemólise intravascular |
| III | G | Incompleta | 37 | Baço | Anemia |
| IV | M | Aglutinina | 4 | Fígado | Cianose e infarto de membros |
| V | M | Incompleta | 4 | Fígado | Anemia |

*Classe III:* A maioria dos casos de IMHA em cães e gatos é mediada por anticorpos IgG1 e IgG4, que se ligam às hemácias a 37° C, mas não ativam o sistema complemento nem aglutinam essas células. Os anticorpos IgG podem formar apenas pontes curtas (de 15 a 25 nm) entre as células. Em decorrência disso, esses anticorpos não conseguem neutralizar o potencial zeta das hemácias e não causam aglutinação direta. (Por outro lado, os anticorpos IgM formam pontes longas [de 30 a 50 nm] e podem aglutinar as células apesar de seus potenciais zeta.) As hemácias acometidas são opsonizadas e removidas por macrófagos esplênicos. A esplenomegalia é uma característica consistente da IMHA de classe III.

*Classe IV:* Alguns anticorpos IgM não conseguem aglutinar as hemácias à temperatura corpórea, mas podem fazê-lo quando o sangue é resfriado. Esses anticorpos são chamados de aglutininas frias. As aglutininas frias podem ser detectadas pelo resfriamento do sangue entre 10° C e 4° C, quando há aglutinação. A aglutinação é revertida pelo reaquecimento. O sangue que circula pelas extremidades do corpo (cauda, dedos, pavilhões auriculares etc.) dos animais acometidos pode ficar frio a ponto de permitir a ocorrência de aglutinação das hemácias nos capilares. Isso pode causar estase vascular, bloqueio da circulação, isquemia tecidual e, por fim, necrose. Os indivíduos acometidos podem, portanto, apresentar lesões necróticas nas extremidades e a anemia pode não ser um achado significativo. Como esperado, essa forma de IMHA é mais grave durante o inverno.

*Classe V:* Essa forma de IMHA é mediada por anticorpos IgM que se ligam às hemácias resfriadas a 4° C, mas não causam sua aglutinação. Esses anticorpos só podem ser identificados por meio de um teste de antiglobulina realizado em baixa temperatura. Essas imunoglobulinas não induzem necrose nas extremidades, mas podem ativar o sistema complemento e, assim, causar hemólise intravascular.

A hematologia reflete a anemia grave e uma resposta regenerativa da medula óssea. Os esfregaços sanguíneos comumente apresentam esferócitos, que são pequenas células arredondadas sem a área central clara. Esses esferócitos são resultantes da fagocitose parcial de hemácias recobertas por anticorpos. O número de esferócitos no sangue é proporcional à intensidade da destruição das hemácias.

O diagnóstico da IMHA associada à presença de anticorpos não aglutinantes ou incompletos (classes II, III e V) depende da realização de um teste de antiglobulina direto (Capítulo 42). As hemácias do animal acometido são coletadas em anticoagulante, lavadas para remoção do soro e incubadas com um soro antiglobulina. A melhor antiglobulina para isso é policlonal, com atividade contra IgM, IgG e sistema complemento. As hemácias recobertas por autoanticorpos ou componentes do sistema complemento reagem de forma cruzada e são aglutinadas pela antiglobulina. Ocasionalmente, a IgM apresenta baixa afinidade pelas hemácias e se desprende, deixando apenas o complemento na superfície das células.

É importante enfatizar que as amostras utilizadas em exames imunológicos devem ser coletadas antes do início da terapia imunossupressora. Também é importante notar que, em gatos, a maioria das anemias hemolíticas antiglobulina-positivas é secundária à infecção pelo vírus da leucemia felina ou *Mycoplasma haemofelis* (*Haemobartonella felis*). O prognóstico da doença é mais favorável em gatos do que em cães. Os cães com IMHA apresentam aumento das concentrações de proteína C reativa e glicoproteína ácida α-1 e redução dos níveis séricos de albumina. Essa resposta de fase aguda não prediz a sobrevida, a duração da hospitalização ou o número de transfusões necessárias, mas normaliza rapidamente com a estabilização da doença.

O tratamento da IMHA é formado pela prevenção de mais hemólises e do tromboembolismo, pela correção da hipóxia tecidual e pelo suporte agressivo. A maior causa de morte é a doença tromboembólica. A administração de altas doses de corticosteroides, especificamente de prednisolona, reduz a eritrofagocitose pelas células mononucleares e é o tratamento mais eficaz para a doença mediada por IgG. Os animais tratados podem responder em 24 a 48 horas. Os corticosteroides são muito menos eficazes no tratamento da hemólise intravascular mediada por IgM e complemento e não induzem imunossupressão significativa nesses indivíduos. Nesses casos, o tratamento com corticosteroides pode ser suplementado com outros agentes, como a ciclosporina ou o micofenolato mofetil. A aspirina em baixas doses ou a heparina podem reduzir o risco de tromboembolismo. A esplenectomia deve ser considerada apenas em caso de ineficácia das terapias mais conservadoras e pode ajudar nos casos de doença refratária de classe III.

As anemias imunemediadas agudas ocorrem em equinos após a infecção por *Streptococcus fecalis*, em ovinos após a leptospirose, em gatos com micoplasmose (hemobartonelose), em cães com babesiose e em suínos com eperitrozoonose. Nesses casos, as aglutininas frias de isótipo IgM aglutinam as hemácias de animais normais da mesma espécie quando resfriadas. Anticorpos contra a hemoglobina são encontrados no soro de bovinos com infecções graves por *Arcanobacterium pyogenes*, talvez em decorrência da hemólise bacteriana.

A IMHA é observada em equinos com linfossarcomas e melanomas. Os animais apresentam depressão, febre, esplenomegalia, icterícia e hemoglobinúria. Em alguns indivíduos, há autoaglutinação das hemácias. As hemácias desses equinos são recobertas por IgG. O tratamento com dexametasona pode induzir a remissão da doença.

### Supressão Imune da Hematopoiese

Em seres humanos, cães e gatos, autoanticorpos contra as células-tronco eritroides podem causar aplasia de hemácias e autoanticorpos contra células-tronco mieloides podem provocar neutropenia imune. Em cães, a aplasia de hemácias foi associada a uma IgG que inibe a diferenciação das células-tronco eritroides. Uma neutropenia grave, persistente e imunemediada foi observada em cães. O diagnóstico é baseado principalmente na exclusão de outras causas de neutropenia e na resposta favorável ao tratamento com corticosteroides e imunossupressores. Essas doenças só podem ser diagnosticadas por meio da análise hematológica meticulosa e pela demonstração de autoanticorpos por imunofluorescência de esfregaços de medula óssea. Esses exames não são de fácil execução e não foram validados nas espécies domésticas. Os animais acometidos podem ser tratados com corticosteroides em altas doses ou agentes imunossupressores. A aplasia imunemediada de medula óssea é rara em gatos e geralmente afeta apenas progenitores de hemácias. Essa doença foi relatada em um furão. Há uma pancitopenia neonatal imunemediada e induzida por vacina em bovinos (Capítulo 31).

### Trombocitopenia Autoimune

A trombocitopenia autoimune (AITP) causada por um ataque imunológico contra as plaquetas foi relatada em equinos, cães e, raramente, em gatos. Os animais acometidos costumam apresentar múltiplas petéquias na pele, na gengiva, em outras membranas mucosas e na conjuntiva. Epistaxe, melena e hematúria podem ser observadas. A causa predominante de morte nesses cães é a hemorragia gastrointestinal grave. Os anticorpos contra os antígenos plaquetários causam destruição extravascular de plaquetas opsonizadas no baço. Em decorrência disso, os indivíduos acometidos apresentam números anormalmente baixos de plaquetas e aumento do tempo de sangramento. A doença costuma ser observada em associação à IMHA ou ao SLE. A trombocitopenia em animais com mieloma múltiplo ou outros tumores linfoides, erliquiose ou leishmaniose ou ainda que receberam certos tratamentos medicamentosos pode ser causada pela ligação inespecífica da IgG às plaquetas. (Em humanos, a trombocitopenia imunemediada induzida por fármacos está associada ao uso de quinina e vancomicina.) Em cães, a idade média de aparecimento da doença é de 6 anos. As raças predispostas são Airdale, Doberman, Old English Sheepdog, Cocker Spaniel e Poodle. Os anticorpos contra as plaquetas podem ser quantificados por imunofluorescência direta em aspirados de medula óssea por meio da detecção de megacariócitos positivos. Porém, um exame alternativo mede a liberação de fator III das plaquetas após a exposição aos autoanticorpos. Nesse exame, o plasma rico em plaquetas é incubado com uma fração de globulina do soro a ser analisado e a quantidade de atividade pró-coagulante liberada é estimada. Em cerca de 75% dos casos, os anticorpos são da classe IgG. A maior parte dos casos de AITP em gatos é provavelmente secundária à infecção pelo vírus da leucemia felina.

Doses imunossupressoras de corticosteroides, como a prednisolona, são usadas no tratamento da AITP. A vincristina também produz boa resposta clínica por se ligar às plaquetas e matar os macrófagos que fagocitam as plaquetas recobertas por anticorpos. A experiência no emprego de outros fármacos, como ciclosporina, ciclofosfamida, azatioprina, micofenolato mofetil ou leflunomida, é limitada, mas alguns resultados clínicos positivos foram relatados. A esplenectomia pode auxiliar em caso de insucesso de outras formas de tratamento. A administração de imunoglobulinas intravenosas (IVIG) também pode ser benéfica.

## DOENÇAS MUSCULARES AUTOIMUNES

Os cães podem apresentar diversas doenças musculares inflamatórias imunemediadas.

### Miastenia Grave

A miastenia grave é uma doença dos músculos esqueléticos caracterizada por fadiga e fraqueza anormais após a realização de exercícios brandos. Ocorre em humanos, furões, cães e gatos. A miastenia grave é causada por problemas na transmissão dos impulsos nervosos pela placa motora dos músculos estriados devido à deficiência de receptores de acetilcolina (Fig. 37.10). Cães das raças Jack Russell Terrier, Springer Spaniel e Fox Terrier podem apresentar uma deficiência congênita desses receptores. Essa forma congênita é, portanto, uma doença de animais muito jovens.

Em cães adultos, porém, a deficiência do receptor de acetilcolina é provocada por autoanticorpos. Esses anticorpos IgG aceleram a degradação dos receptores, bloqueiam os sítios de ligação da acetilcolina e desencadeiam lesões mediadas pelo sistema complemento. Por causa disso, o número de receptores funcionais de acetilcolina é significativamente reduzido. Os cães podem também sintetizar autoanticorpos contra a titina, uma proteína intracelular dos músculos, e contra o receptor de rianodina, um canal de $Ca^{2+}$ dos músculos estriados.

Nos músculos normais, a ligação da acetilcolina a seu receptor abre um canal de sódio, o que produz um potencial localizado. Se a amplitude desse potencial for suficiente, há geração de um potencial de ação que desencadeia a contração muscular. O potencial da placa de uma junção neuromuscular normal é mais do que suficiente para gerar um potencial de ação muscular. Nas junções miastênicas, porém, os potenciais da placa não conseguem desencadear potenciais de ação em muitas fibras musculares. Isso se manifesta como fraqueza muscular. A repetição dos estímulos progressivamente aumenta a fraqueza, já que a quantidade de acetilcolina liberada por um terminal nervoso tende a cair depois dos primeiros impulsos.

A doença pode se desenvolver em qualquer cão, mas algumas raças são mais predispostas. Pastores Alemães, Golden Retrievers, Labradores e Dachshunds parecem desenvolver doenças mais graves. Os Rottweilers parecem menos predispostos. Em gatos, há uma predisposição racial em Abissínios e Somalis.

Em alguns animais, o timo pode apresentar hiperplasia medular, formação de centros germinativos ou mesmo um carcinoma tímico e a timectomia cirúrgica pode levar à melhora clínica. Em cerca de 3% dos cães e até 52% dos gatos acometidos, a miastenia grave é associada a uma massa mediastinal, em especial timomas.

Os animais podem apresentar um histórico de dificuldade de deglutição, regurgitação, dispneia e fraqueza muscular

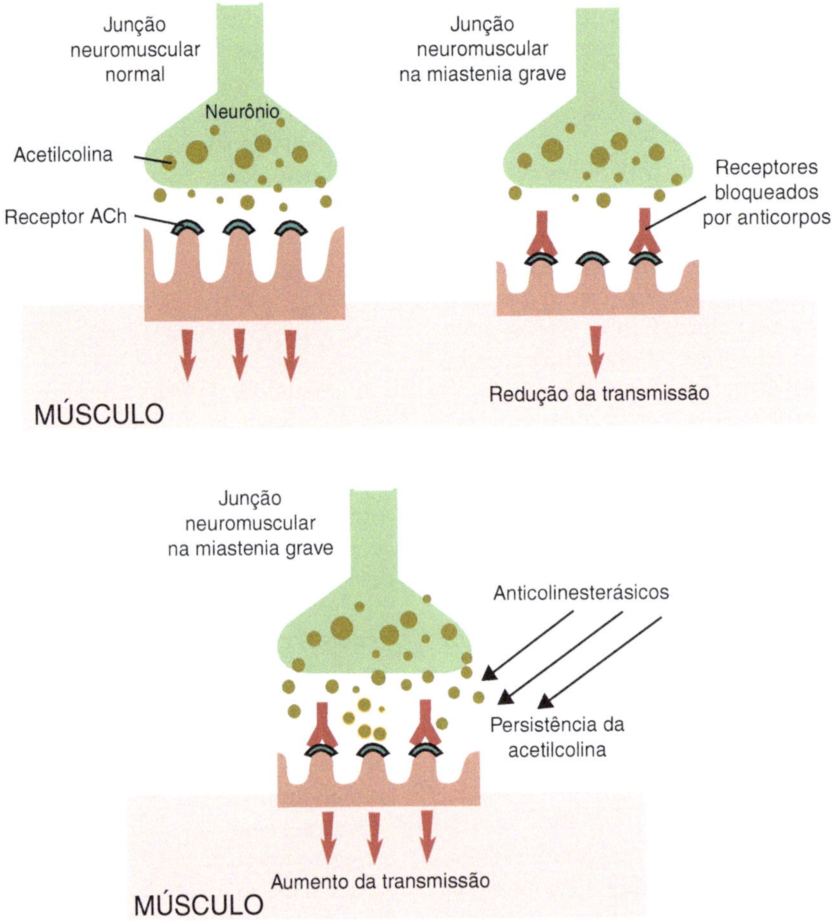


**FIG. 37.10** A patogênese da miastenia grave. A destruição dos receptores de acetilcolina impede a transmissão neuromuscular eficaz. O bloqueio da atividade da colinesterase por anticolinesterásicos permite o acúmulo de acetilcolina, o que aumenta a transmissão neuromuscular.

generalizada. A ocorrência de megaesôfago é comum. Doenças clinicamente diferentes podem ser identificadas. Assim, a miastenia grave focal é caracterizada por megaesôfago e paralisia facial, sem fraqueza muscular nos membros posteriores; na miastenia grave generalizada, há fraqueza muscular de membros posteriores, paralisia facial e megaesôfago; na miastenia grave fulminante aguda, a doença rapidamente progride para quadriplegia e dificuldade respiratória. Cerca de 60% dos casos são generalizados ou fulminantes. Sem tratamento, cerca de metade dos animais morre e os demais podem apresentar remissão espontânea. A pneumonia por aspiração é a principal causa de morte em cães miastênicos. A administração de drogas anticolinesterásicas de ação curta, como o cloreto de edrofônio (Tensilon®), leva ao rápido aumento da força muscular. A anticolinesterase permite que a acetilcolina se acumule na junção neuromuscular e, assim, permite que os receptores restantes sejam estimulados de forma mais eficaz. Os cães com miastenia grave transitória podem ser temporariamente tratados com anticolinesterásicos de ação longa, como o brometo de piridostigmina ou o metilsulfato de neostigmina. Os cães com doença progressiva sem sinais de remissão podem ser beneficiados pela imunossupressão. Respostas clínicas positivas foram relatadas em cães tratados com prednisona e/ou azatioprina. Porém, o tratamento com corticosteroides pode causar uma exacerbação transiente dos sintomas. A plasmaferese foi utilizada como terapia de curto prazo para estabilização dos pacientes antes da timectomia.

## Polimiosite

Uma miosite autoimune generalizada ocorre em cães de grande porte, como os Pastores Alemães, Boxers e Retrievers. Vizslas Húngaros podem apresentar uma miopatia inflamatória específica à raça. Em todos esses casos, os animais apresentam fraqueza muscular progressiva não associada à intolerância a exercícios. Alterações na função dos músculos da laringe modificam a vocalização. O megaesôfago pode causar disfagia e, quando grave, pneumonia por aspiração. Os indivíduos acometidos podem desenvolver claudicação com alternância dos membros. Esses animais podem apresentar febre, leucocitose e eosinofilia. As biópsias mostram degeneração das fibras musculares, necrose e vacuolização e os músculos afetados podem ser infiltrados por linfócitos $CD8^+$ e plasmócitos. Cerca de 50% dos cães acometidos apresentam anticorpos antinucleares e/ou contra o sarcolema. Os corticosteroides são o tratamento de escolha.

Uma miosite imunemediada semelhante foi documentada em cavalos Quartos de Milha e de raças aparentadas. Essa doença causa rápida atrofia dos músculos glúteos e epaxiais. Os músculos acometidos são infiltrados por macrófagos e linfócitos T $CD4^+$ e números menores de linfócitos T $CD8^+$ e

B. Essa miosite também pode ser tratada com corticosteroides. Moléculas do MHC de classe I e II são expressas pelo sarcolema de algumas miofibras de indivíduos acometidos, mas não de animais normais.

### Miosite Mastigatória Autoimune

Os cães podem desenvolver uma miosite autoimune confinada aos músculos da mastigação. O principal autoantígeno é a proteína C ligante de miosina mastigatória, encontrada apenas nas fibras dos músculos mastigatórios. Os animais apresentam dor e atrofia ou edema dos músculos mastigatórios, que dificultam a abertura (trismo) ou o fechamento da maxila. Os indivíduos acometidos também podem apresentar conjuntivite ou exoftalmia. A histologia dos músculos afetados mostra lesões inflamatórias ou degenerativas nas miofibrilas M2. Uma miosite com linfócitos e plasmócitos é predominante e algumas lesões podem conter muitos eosinófilos. Atrofia da miofibra, fibrose perimisial ou endomisial e necrose das fibras musculares são achados consistentes. As imunoglobulinas podem ser detectadas em biópsias dos músculos acometidos e anticorpos circulantes contra as miofibrilas M2 foram detectados pela técnica de imunoperoxidase. Os corticosteroides, como a prednisona, são utilizados no tratamento, mas o prognóstico é reservado. Os cães da raça Cavalier King Charles Spaniel podem ser predispostos a essa doença.

### Cardiomiopatia Canina

Os cães da raça Cocker Spaniel Inglês podem desenvolver uma cardiomiopatia com autoanticorpos antinucleares e antimitocondriais e baixos níveis séricos de IgA. Essa doença está associada a um alótipo específico de C4 (C4-4). O autoantígeno não foi identificado, mas em humanos cardiomiopatias semelhantes são causadas por autoanticorpos contra o translocador do nucleotídeo adenina das mitocôndrias.

## DERMATOMIOSITE

Uma doença familiar de cãessemelhante à dermatomiosite humana, foi descrita em Collies e Pastores de Shetland. É uma microangiopatia mediada por complemento em que a lesão vascular causa isquemia muscular. A doença é autossômica dominante e codificada por um *locus* no cromossomo 35, embora sua expressão seja altamente variável. Uma dermatomiosite semelhante foi descrita em outras raças, como Pembroke Welsh Corgi, Lakeland Terrier, Chow, Jack Russell Terrier, Pastor Alemão e Rottweiler. Os cães desenvolvem dermatite com miosite menos óbvia. Os filhotes parecem normais ao nascimento, mas as lesões cutâneas se desenvolvem entre 7 e 11 semanas de idade e a miosite surge entre 12 e 23 semanas. Em outros estudos, a dermatite se desenvolveu aos 3 a 6 meses de idade e a miosite foi detectada após a investigação da dermatite. A dermatite começa na face; em seguida, as lesões podem se disseminar para os membros e o tronco, principalmente sobre as proeminências ósseas. Essas primeiras lesões são eritematosas e, por fim, há formação de vesículas e pústulas. Há atrofia difusa dos folículos pilosos e degeneração de queratinócitos, que podem causar úlceras (Fig. 37.11). As vesículas se rompem e formam úlceras e crostas. As lesões podem ser observadas no plano nasal e ao redor dos olhos e são acompanhadas por alopecia e alterações pigmentares. A linfoadenopatia local pode ser observada. A progressão clínica e a gravidade são variáveis, mas as lesões cutâneas geralmente se resolvem por volta de 1 ano de idade.

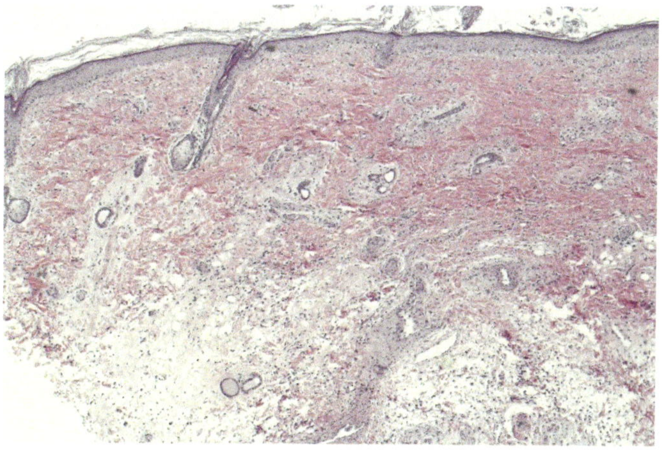

FIG. 37.11 Lesão cutânea em um caso de dermatomiosite. Observe a atrofia difusa isquêmica do folículo piloso e a degradação multifocal dos queratinócitos basais. (Cortesia da Dra. J. Mansell.)

A doença muscular surge após a doença cutânea, mas há uma má correlação entre a gravidade das duas lesões. O sinal mais comum de miosite é a atrofia masseter e do músculo temporal. Alguns filhotes com doença grave têm dificuldade para se alimentarem devido à miosite e, assim, seu crescimento é prejudicado. Em caso de acometimento dos músculos do esôfago, há desenvolvimento de megaesôfago e pneumonia secundária por aspiração. A hiperplasia linfoide generalizada também pode ser observada nesses cães. Muitos cães se curam de maneira espontânea ao crescerem e apresentam sequelas, como hiperpigmentação moderada, hipopigmentação branda, alopecia e atrofia dos músculos da mastigação. Em outros cães, a doença é progressiva, com dermatite e miosite graves. Os cães com doença progressiva também podem apresentar sinais de imunodeficiência, principalmente piodermite e septicemia, além de demodicose. À necropsia, a miosite pode ser observada no esôfago e a arterite, na pele, nos músculos e na bexiga.

O principal alvo autoimune da dermatomiosite é o endotélio capilar. As lesões cutâneas e musculares são provocadas pela vasculopatia isquêmica. Assim, há aumento de volume das células endoteliais, vacuolização, necrose capilar, inflamação e isquemia. O aparecimento e a progressão da doença são correlacionados ao aumento da concentração sérica de imunocomplexos circulantes e IgG, mas não se sabe o que causa essa elevação. Os níveis de imunocomplexos e IgG voltam ao normal com a resolução da doença, sugerindo uma associação causal. A biópsia muscular, principalmente do músculo temporal, mostra acúmulos multifocais de linfócitos, plasmócitos e macrófagos, bem como alguns neutrófilos e eosinófilos. As miofibras são atrofiadas e podem apresentar fragmentação e vacuolização. O tratamento sintomático e com corticosteroides pode ser benéfico em casos graves.

## HEPATITE ATIVA CRÔNICA

Os cães Doberman Pinschers podem desenvolver uma hepatite autoimune. Os sintomas são característicos de doença hepática, com anorexia, apatia, perda de peso, diarreia, polidipsia, poliúria, icterícia e, por fim, ascite. A doença normalmente surge entre 3 e 6 anos de idade, mas pode ser subclínica por muitos anos. À necropsia, há inflamação intensa e formação de cicatrizes teciduais ao redor das pequenas veias hepáticas do fígado. As lesões contêm linfócitos, plasmócitos e macrófagos. A doença acaba causando fibrose progressiva e destruição dos hepatócitos. Cerca de metade dos cães acometidos desenvolve anticorpos contra as membranas celulares dos hepatócitos. Esses cães com tais anticorpos apresentam doença mais grave do que os indivíduos que não os possuem. Além disso, os linfócitos de cerca de 75% dos cães acometidos respondem a proteínas de membrana hepática *in vitro*. Os hepatócitos dos animais afetados, mas não de cães normais, expressam antígenos de MHC de classe II. Essa expressão de MHC é correlacionada à gravidade da doença; a administração de corticosteroides reduz a expressão de MHC e a gravidade da hepatite. Foi sugerido, portanto, que a doença é decorrente de um ataque mediado por células contra as moléculas do MHC anormalmente expressas ou a um antígeno associado a elas.

38

# Doenças Inflamatórias Imunomediadas

## OBJETIVOS DIDÁTICOS

*Depois de ler este capítulo, você deve ser capaz de:*

- Explicar como algumas doenças inflamatórias podem ser decorrentes de ataques imunológicos em diversos órgãos ao mesmo tempo.
- Descrever a provável patogênese do lúpus eritematoso sistêmico (SLE).
- Explicar como diversas formas de artrite são imunologicamente mediadas.
- Descrever a patogênese da artrite reumatoide.
- Definir fator reumatoide (RF) e anticorpos antinucleares.
- Listar os critérios diagnósticos do lúpus eritematoso sistêmico.
- Listar os critérios diagnósticos da artrite reumatoide.
- Descrever a classificação das artrites imunomediadas.
- Listar os tratamentos adequados do lúpus sistêmico e da artrite reumatoide.

## SUMÁRIO DO CAPÍTULO



Os animais podem apresentar doenças inflamatórias complexas com acometimento de múltiplos sistemas orgânicos. Em medicina humana, essas doenças são denominadas "reumáticas", do "tecido conjuntivo" ou do "colágeno" devido aos antigos conceitos de sua patogênese. Essas doenças ou síndromes são inter-relacionadas e compartilham muitas características clínicas (Fig. 38.1). Um aspecto comum é a inflamação extensa e descontrolada, e pode ser interessante considerá-las como sendo decorrentes da autoimunidade inata ou "doenças autoinflamatórias". Por causa de suas semelhanças, às vezes é difícil chegar a um diagnóstico clínico específico.

Entre essas doenças inflamatórias, estão o lúpus eritematoso sistêmico (SLE), a artrite reumatoide, as formas não erosivas de artrite, a vasculite e a síndrome de Sjögren. Embora todas essas doenças tenham alguma forma de componente autoimune, não são apenas o resultado de autoanticorpos que provocam destruição tecidual. Muitas são associadas à presença de imunocomplexos e de componentes do sistema complemento nos tecidos, que provocam inflamação crônica. Diversas parecem ser resultantes da produção descontrolada de citocinas inflamatórias ou de anomalias no sistema complemento. Seus fatores desencadeantes não são conhecidos, mas algumas podem ser iniciadas pela ação de agentes infecciosos sobre receptores do tipo *toll* (TLRs). Todas essas doenças apresentam predisposição genética significativa, normalmente associada ao complexo de histocompatibilidade principal (MHC).

## LÚPUS ERITEMATOSO SISTÊMICO

O SLE é uma síndrome complexa (ou, talvez, até mesmo várias doenças) descrita em humanos, outros primatas, camundongos, cavalos, cães e gatos (Fig. 38.2). É caracterizada por uma enorme diversidade de sintomas e progressões, com exacerbações e remissões ao longo do tempo. Os fatores causadores do lúpus são complexos e pouco definidos. Seu desenvolvimento é influenciado por fatores ambientais, como agentes infecciosos,

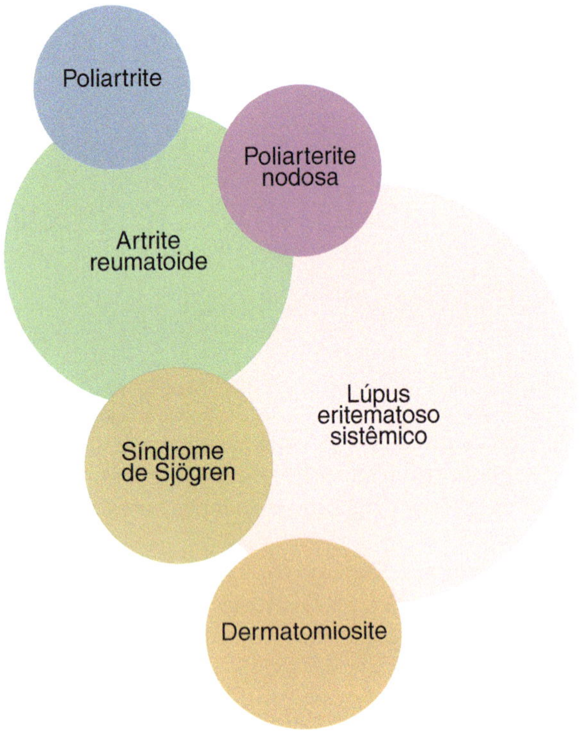


**FIG. 38.1** As interrelações entre as doenças discutidas neste capítulo. O diagrama é um pouco simplificado, já que a poliartrite pode ser associada à polimiosite.

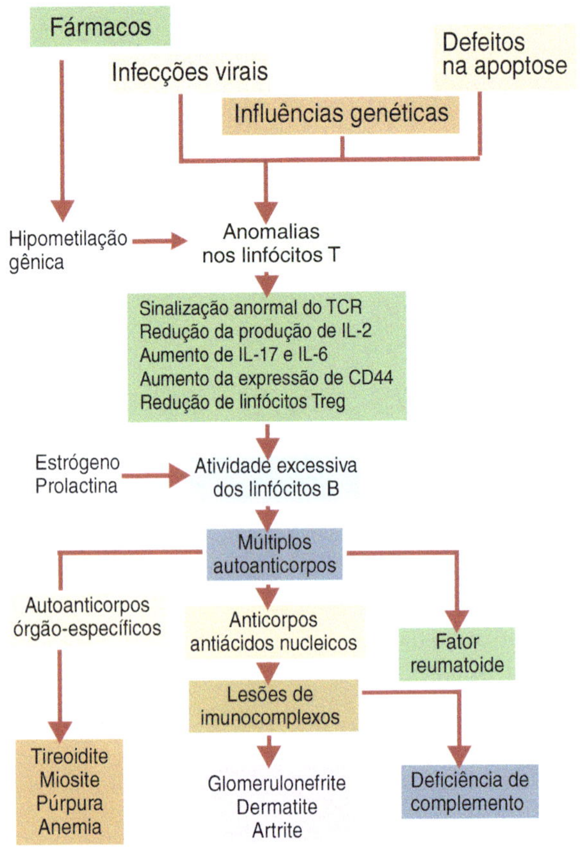


**FIG. 38.2** Diagrama da possível patogênese de lúpus eritematoso sistêmico.

hormônios, fármacos, alimentos e a microbiota intestinal, em associação aos efeitos de diversos genes. Os pacientes apresentam múltiplos autoanticorpos, alterações na função dos linfócitos T, defeitos na fagocitose, comprometimento da apoptose, inflamação em múltiplos órgãos e expressão de oncogenes.

## Patogênese

***Fatores genéticos.*** O desenvolvimento de lúpus em seres humanos pode ser causado por deficiências dos componentes C1q ou C4 do sistema complemento. Os genes associados às funções das células dendríticas, ao processamento de imunocomplexos, às funções e à sinalização dos linfócitos T, à apoptose e às funções dos linfócitos B foram implicados como influências no risco de desenvolvimento de lúpus. Em humanos, o lúpus é uma doença predominantemente feminina.

***Anomalias nos linfócitos T.*** O funcionamento do receptor de antígeno do linfócito T (TCR) é alterado no lúpus. O complexo TCR-CD3, em vez de sinalizar por meio de CD3 $\zeta$ como em células normais, transmite o sinal pela cadeia comum $\gamma$ de FcR. Por isso, há redução da concentração de interleucina 2 (IL-2) e da função dos linfócitos T efetores, o que provoca imunossupressão. Também há evidências de aumento da produção de IL-17 em alguns pacientes com lúpus.

***Anomalias nos linfócitos B.*** Os linfócitos B são essenciais na patogênese do lúpus, já que são a fonte dos autoanticorpos responsáveis por suas lesões. A principal característica de todas as formas de lúpus é o desenvolvimento de autoanticorpos contra componentes nucleares, entre eles ácidos nucleicos, histonas, ribonucleoproteínas e cromatina. Esses anticorpos antinucleares (ANAs) são encontrados em 97% a 100% dos cães com lúpus, mas em apenas 16% a 20% dos animais controles normais. Cerca de 16 antígenos nucleares diferentes foram descritos em humanos. Nos cães, os autoanticorpos são principalmente contra histonas e ribonucleoproteínas. É provável que os ácidos nucleicos que provocam a produção de ANA sejam advindos de três fontes principais: bactérias invasoras, armadilhas extracelulares de neutrófilos (NETs) e células apoptóticas.

Uma vez que a estrutura do DNA mamífero e bacteriano é conservada, é possível que os animais com lúpus respondam à infecção bacteriana por meio da síntese de anticorpos que reagem de forma cruzada com seu próprio DNA. A linhagem de camundongos NZB/NZW, por exemplo, desenvolve uma síndrome semelhante ao lúpus ao ser imunizada com DNA bacteriano. A imunização induz a síntese de anticorpos anti-DNA que formam imunocomplexos e causam artrite, erupções cutâneas e doença vascular.

Ao expelirem as armadilhas de DNA para captura de bactérias, os neutrófilos liberam seu conteúdo nuclear. Os componentes dessas armadilhas são possíveis autoantígenos e podem desencadear a formação de autoanticorpos. O DNA livre liberado por bactérias ou mitocôndrias ou ainda pela NETose pode se ligar a TLR7 e 9 ou IL-26 e, assim, desencadear respostas inatas. Os imunocomplexos formados por anticorpos e DNA também podem se ligar a TLR9 e ativar os linfócitos B por interação com seus TLRs e receptores de Fc. A incorporação dos imunocomplexos e ácidos nucleicos mediada por FcR$\gamma$ e TLR ativa as células dendríticas plasmocitoides e desencadeia a produção de interferon $\alpha$ (IFN-$\alpha$). Não é coincidência que alguns TLRs, como TLR7 e TLR8, sejam mais ativos em mulheres do que em homens. As respostas imunes no lúpus estão bastante associadas à produção de IFN-α e o nível dessa citocina é correlacionado à atividade da doença. O IFN-α também promove a inflamação por meio da ativação de macrófagos e linfócitos T autorreativos; muitas das características imunológicas ou patogênicas do lúpus são determinadas por essa citocina. A produção de ANAs no lúpus pode ocorrer caso TLR7 e TLR9 percam sua capacidade de discriminação entre o DNA microbiano e próprio. Se, ao mesmo tempo, alguns de seus linfócitos B sofrerem uma mutação somática que permita que seus receptores de antígenos (BCR) interajam com seu próprio DNA, há todos os ingredientes necessários para a resposta humoral intensa contra o DNA mamífero.

Os anticorpos antinucleares podem se ligar a antígenos nucleares solúveis, formando imunocomplexos que se depositam nos glomérulos e levam ao desenvolvimento de glomerulonefrite membranoproliferativa (MPGN) (Capítulo 32). Esses imunocomplexos também podem ativar neutrófilos, que liberam ainda mais DNA e nucleoproteínas por meio de NETose. Os imunocomplexos também podem se depositar nas paredes arteriolares, onde causam necrose fibrinoide e fibrose, ou na sinóvia, onde provocam artrite.

Os ANAs também se ligam ao núcleo de células em degeneração, produzindo estruturas redondas ou ovaladas, chamadas corpos de hematoxilina, na pele, nos rins, nos pulmões, nos linfonodos, no baço e no coração. Na medula óssea, os núcleos opsonizados podem ser fagocitados, dando origem às células do lúpus eritematoso (LE) (Fig. 38.3).

***Comprometimento da apoptose.*** Embora o comprometimento da apoptose, que causa ativação dos linfócitos B autoimunes e diversos distúrbios autoimunes, seja uma característica do lúpus, sua causa inicial ainda é obscura. Normalmente, as células apoptóticas são removidas pelos macrófagos sem causar inflamação (Capítulo 18). Os macrófagos dos pacientes com lúpus, porém, têm dificuldade para fagocitar as células apoptóticas, que, assim, se acumulam nos tecidos. Bolhas apoptóticas ou NETs dessas células podem ser capturadas e processadas por células dendríticas, desencadeando a formação de autoanticorpos. O comprometimento da apoptose é mais óbvio na pele dos animais acometidos, onde a radiação ultravioleta danifica as células e, assim, desencadeia a morte celular programada. Em seres humanos, as lesões cutâneas do lúpus são geralmente restritas à ponte nasal e à área ao redor dos olhos, já que a apoptose é estimulada pela radiação ultravioleta da luz solar. Os ácidos nucleicos dessas células podem ativar as células dendríticas, agir como autoantígenos e desencadear respostas imunes à cromatina. Os autoanticorpos geram imunocomplexos e, por isso, lesão tecidual. Os componentes do sistema complemento medeiam a eliminação eficiente das células apoptóticas, e assim as deficiências de complemento, sobretudo de C1q ou C4, também estão associadas ao desenvolvimento de síndromes semelhantes ao lúpus. Como descrito no Capítulo 4, alguns pacientes com lúpus apresentam deficiência do receptor de complemento CD35. Consequentemente, os imunocomplexos não se ligam às hemácias ou às plaquetas e não são removidos da circulação. Esses imunocomplexos podem, então, se depositar nos glomérulos ou nas articulações, provocando MPGN e artrite.

***Múltiplos autoanticorpos.*** Embora os ANAs sejam característicos do lúpus, esses animais sintetizam vários outros autoanticorpos, sugerindo a existência de uma anomalia grave na função dos linfócitos B. Os autoanticorpos contra as hemácias induzem anemia hemolítica. Os anticorpos contra as plaquetas induzem trombocitopenia. Os anticorpos contra linfócitos podem interferir na regulação imune. Cerca de 20% dos cães com lúpus produzem anticorpos contra a imunoglobulina G (IgG) (fatores reumatoides). Os anticorpos contra os músculos podem causar miosite e os anticorpos contra o miocárdio podem provocar miocardite ou endocardite. Os anticorpos contra a membrana basal cutânea causam dermatite caracterizada por alterações na espessura da epiderme, infiltração focal de células mononucleares, degeneração de colágeno e deposição de imunoglobulinas na junção dermoepidérmica. Esses depósitos formam a "banda do lúpus", observada em muitas outras doenças cutâneas autoimunes além do lúpus (Fig. 38.4). Os resultados dessa reatividade imune excessiva também se refletem em gamopatia policlonal, aumento de volume dos linfonodos e do baço e aumento de volume do timo com formação de centro germinativo.

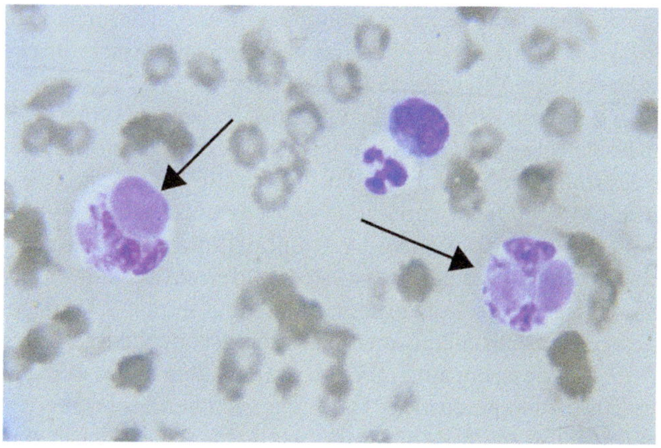

**FIG. 38.3** Duas células LE (*setas*) de um cão com lúpus eritematoso sistêmico. Aumento original ×1.300.

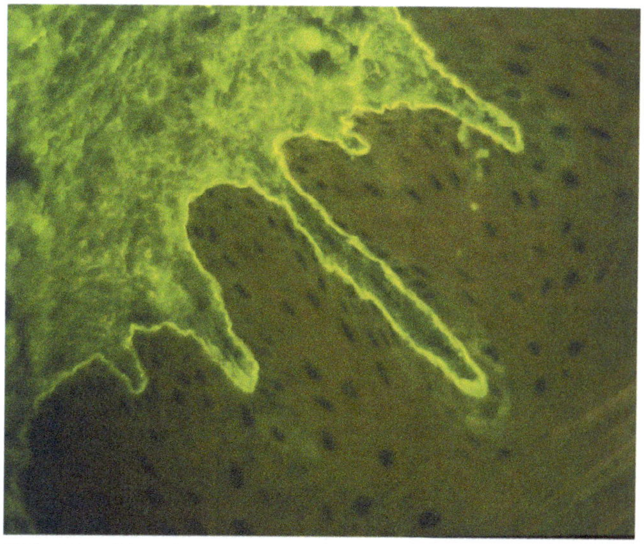

**FIG. 38.4** Uma banda de lúpus em um corte de esôfago de macaco. O ensaio de imunofluorescência indireta mostra a deposição de IgG na membrana basal da pele. (Cortesia do Dr. F.C. Heck.)

Os animais acometidos apresentam anomalias na sinalização e migração de linfócitos B, superexpressão de CD154 (CD40L) e maior produção de interleucina 6 (IL-6) e IL-10. Alguns modelos experimentais com camundongos demonstraram a superexpressão de moléculas estimuladoras de linfócitos B por linfócitos T e células dendríticas. Assim, é possível que a produção de múltiplos autoanticorpos no lúpus seja o resultado combinado de apoptose defeituosa, superestimulação de linfócitos B e problemas na eliminação de linfócitos B autorreativos. A diversidade de autoanticorpos do lúpus pode causar uma grande variedade de sintomas clínicos. Poliartrite, febre, proteinúria, anemia e doenças cutâneas são as anomalias mais frequentes, mas pericardite, miocardite, miosite, linfadenopatia e pneumonia também são relatadas.

## Lúpus Equino

O lúpus equino é uma doença cutânea generalizada (com alopecia, ulceração dérmica e formação de crostas), normalmente acompanhada por anemia antiglobulina-positiva. A doença é marcante, já que a alopecia pode ser quase completa. Os cavalos acometidos são positivos para ANA, embora os exames para detecção de células LE não sejam confiáveis nessa espécie. As biópsias cutâneas mostram a degeneração da membrana basal e a deposição de imunoglobulinas características do lúpus. Os animais afetados também podem apresentar glomerulonefrite, sinovite e linfadenopatia. O tratamento dos casos reportados tem sido insatisfatório.

## Lúpus Canino

O lúpus afeta cães de meia-idade (entre 2 e 12 anos) e mais machos do que fêmeas. A doença é comumente observada em Collies, Pastores Alemães, Duck Tolling Retrievers da Nova Escócia e Pastores de Shetland, mas Beagles, Setters Irlandeses, Poodles e Afghan Hounds também são acometidos. O lúpus (ou sorologia positiva para o lúpus) pode ocorrer em animais aparentados, indicando a importância de fatores genéticos. Cães com o antígeno de MHC de classe I DLA-A7, por exemplo, têm risco maior, e aqueles que possuem DLA-A1 e B5 apresentam risco menor para o desenvolvimento da doença (Fig. 38.5). O cruzamento de cães com lúpus gera um número maior de descendentes acometidos do que poderia ser creditado à genética, sugerindo que a doença pode ser transmitida de forma vertical. Um retrovírus de tipo C foi apontado como um possível fator desencadeador de lúpus.

Os cães podem apresentar um ou mais sinais da doença. No entanto, a doença é progressiva, de modo que a gravidade das lesões e o número de sistemas orgânicos envolvidos aumentam gradualmente nos casos não tratados. O quadro clínico mais característico é a febre acompanhada por poliartrite não erosiva simétrica. Na verdade, até 90% dos cães com lúpus podem desenvolver artrite em algum estágio. Outros sinais comuns são insuficiência renal (65%), doença cutânea (60%), linfadenopatia ou esplenomegalia (50%), leucopenia (20%), anemia hemolítica (13%) e trombocitopenia (4%). Os cães também podem apresentar miosite (8%) ou pericardite (8%) e anomalias neurológicas (1,6%). A leucopenia é decorrente da perda principalmente de linfócitos T $CD8^+$, embora também haja diminuição do número de linfócitos T $CD4^+$; assim, a razão CD4/CD8 pode subir até 6, enquanto o valor normal é de cerca de 1,7. As lesões cutâneas são muito variáveis, mas em geral limitadas às áreas expostas à luz solar. Com essa grande variedade de quadros clínicos, não surpreende que o diagnóstico do lúpus seja tão difícil.

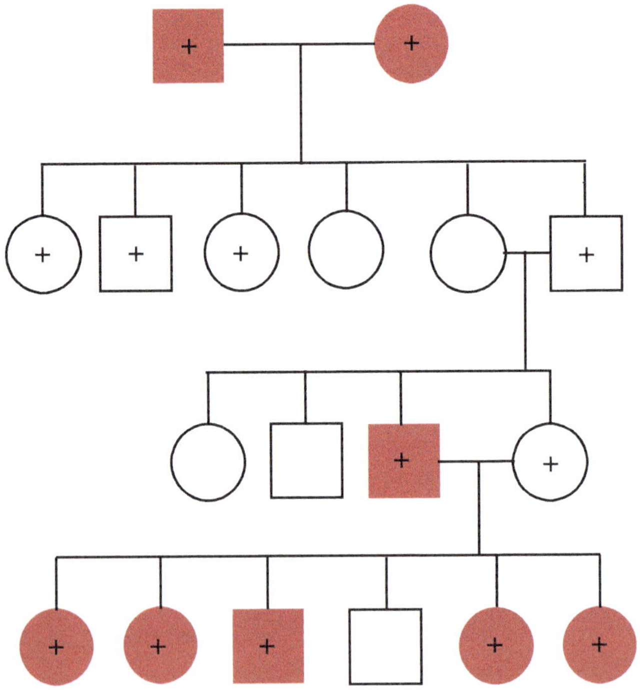

**FIG. 38.5** A herança do lúpus eritematoso sistêmico canino. Este diagrama mostra quatro gerações de uma única família de cães. Os quadrados (machos) ou círculos (fêmeas) coloridos indicam os animais que apresentam sinais clínicos de lúpus sistêmico; " + " indica os animais que apresentam anticorpos antinucleares. (De Teichner M, Krumbacher K, Doxiadis I, et al: Systemic lupus erythematosus in dogs: association to the major histocompatibility complex class I antigen DLA-A7, *Clin Immunol Immunopathol* 55:225, 1990.)

Algumas variantes do lúpus têm sido descritas apenas em cães. Todas são muito raras e muitas estão associadas a raças específicas, o que é bastante sugestivo de predisposição genética. O lúpus vesicular sistêmico, por exemplo, é observado em Pastores de Shetland e Rough Collies. É caracterizado por lesões cutâneas vesiculares erosivas e ulcerativas, vesículas subepidérmicas e deposição de imunoglobulinas na junção dermoepidérmica. Os animais acometidos apresentam anticorpos contra o colágeno tipo VII, além de ANAs.

A dermatite esfoliativa do lúpus foi descrita em Pointers Alemães de Pelo Curto. Cães adultos jovens desenvolvem alopecia e descamação no focinho, nos pavilhões auriculares e no dorso. Alguns cães podem apresentar sinais de dor e artrite. Outros podem desenvolver anemia e trombocitopenia. A histologia cutânea mostra hiperqueratose com dermatite de interface linfocítica semelhante à observada no lúpus humano. Há deposição de IgG nas membranas basais epidérmicas e foliculares. Esses cães possuem autoanticorpos circulantes contra as membranas basais epidérmicas. Os animais acometidos respondem mal à terapia imunossupressora. Essa doença é hereditária, com caráter recessivo autossômico.

Outra doença relacionada ao lúpus foi descrita em Gordon Setters. Esses cães desenvolvem onicodistrofia simétrica e perda das unhas. Consequentemente, os cães acometidos apresentam claudicação, desconforto intenso e dor aguda. Alguns desenvolvem ANAs. Uma possível doença relacionada dos Gordon Setters é a displasia folicular do pelame preto. Nessa doença, os cães começam a perder seu pelame preto sem o novo crescimento normal. Os pelos pretos remanescentes são curtos e duros ou finos e fáceis de remover. Muitos cães afetados têm títulos positivos para ANA. Essas duas doenças, na mesma raça e muitas vezes no mesmo indivíduo, podem estar intimamente relacionadas.

O lúpus mucocutâneo é uma forma associada ao desenvolvimento de lesões nas junções mucocutâneas, como as áreas perigenitais e perianais, com menor acometimento das regiões periorais e perioculares. Uma forma cutânea crônica de lúpus com alopecia simétrica bilateral e hiperpigmentação foi descrita em um Doberman.

### Lúpus Felino

O lúpus é incomum em gatos, onde geralmente se apresenta como anemia antiglobulina-positiva. Outras manifestações clínicas são febre, doença cutânea, trombocitopenia, poliartrite e insuficiência renal. O exame para detecção de ANA deve ser interpretado com cuidado em gatos, pois muitos animais saudáveis são positivos.

## Diagnóstico

Há uma regra simples para o diagnóstico de lúpus: suspeite da doença em um animal com múltiplos distúrbios, como os anteriormente descritos, e com resultado positivo no exame para detecção de ANA ou células LE (Quadro 38.1).

Os ANAs costumam ser detectados por imunofluorescência. Células cultivadas ou cortes congelados de fígado de camundongos ou ratos em lâminas de microscopia são as fontes de antígeno. As diluições do soro do paciente são aplicadas nessas lâminas, que são incubadas e, depois, lavadas. A ligação do ANA ao núcleo da célula é revelada pela incubação do tecido com a antiglobulina marcada com fluoresceína contra a imunoglobulina canina ou felina, seguida por uma nova lavagem. Diversos padrões de coloração nuclear foram descritos em humanos e suas correlações clínicas foram identificadas. Em animais, os padrões de coloração foram menos investigados e seu significado não é tão claro. As evidências sugerem que o padrão homogêneo ou a coloração da borda nuclear tem grande importância diagnóstica, mas não a fluorescência nucleolar (Fig. 38.6). Cães com padrão salpicado de fluorescência tendem a apresentar outras doenças autoimunes que não o lúpus. Alguns cães normais, cães tratados com certos medicamentos (griseofulvina, penicilina, sulfonamidas, tetraciclinas, fenitoína, procainamida) ou alguns cães com doença hepática ou linfossarcoma podem ter ANAs detectáveis. Os ANAs são também observados em cães infectados por *Bartonella vinsonii* subesp. *berkhoffi*, *Ehrlichia canis* e *Leishmania infantum*. Cães infectados por diversos microrganismos transmitidos por vetores tendem a ser ANA-positivos. Assim, ANAs inespecíficos podem ser

**QUADRO 38.1 Critérios Diagnósticos do Lúpus Eritematoso Sistêmico**

Presença de quaisquer dois dos seguintes critérios:
- Lesões cutâneas características
- Poliartrite
- Anemia hemolítica antiglobulina-positiva
- Trombocitopenia
- Proteinúria

E um dos seguintes:
- Ensaio positivo de ANA

Ou:
- Ensaio positivo de células LE

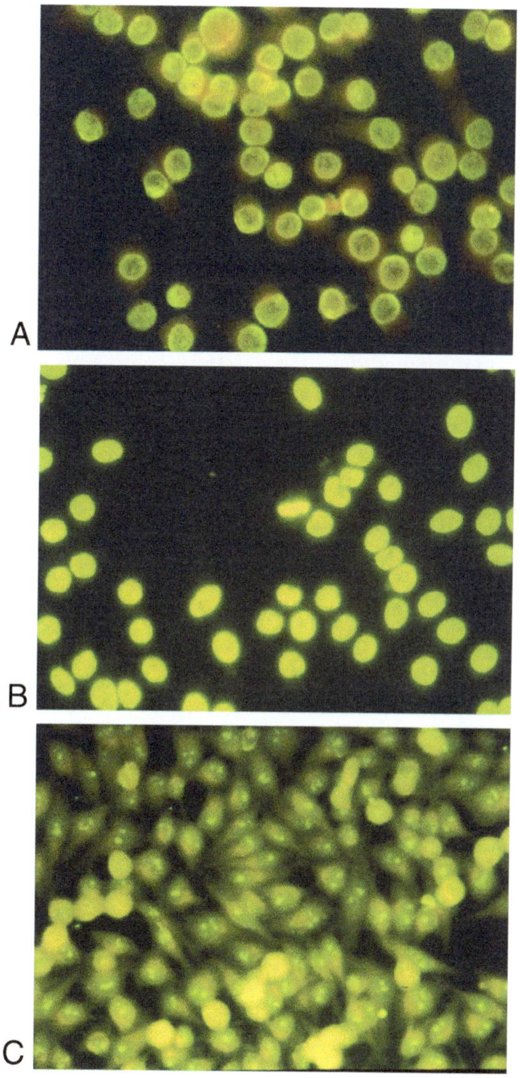


**FIG. 38.6** Três reações de ANA positivas. Essas são reações de fluorescência indireta em que o soro do cão a ser analisado é colocado em uma cultura de células. Depois da lavagem, o anticorpo ligado é detectado com uma antiglobulina fluorescente. Embora a fluorescência em "borda" **(A)** seja tradicionalmente considerada uma reação positiva, o padrão de coloração obtido parece depender sobretudo da forma de fixação das células. Assim, as células podem apresentar coloração difusa **(B)** ou fluorescência nucleolar **(C)**. (Cortesia do Dr. F.C. Heck.)

o resultado de muitas doenças neoplásicas, inflamatórias e autoimunes diferentes. Os resultados do exame para detecção de ANA devem, portanto, ser utilizados com cautela. A administração de propiltiouracil a gatos com hipertireoidismo pode levar ao desenvolvimento de uma síndrome semelhante ao lúpus, caracterizada por anemia antiglobulina-positiva e reações ANA-positivas.

As células LE, como já mencionado, são neutrófilos que fagocitaram o material nuclear de células apoptóticas (Fig. 38.3). Sua presença pode ser detectada na medula óssea e, ocasionalmente, em preparações do creme leucocitário de animais com lúpus. De modo geral, porém, é preciso produzi-las *in vitro*. Isso é feito por meio da incubação do sangue coagulado de um animal acometido a 37° C por 2 horas. Nesse período, os neutrófilos normais fagocitam o núcleo de quaisquer células apoptóticas presentes. O coágulo é rompido pela pressão com uma rede fina e a suspensão celular resultante é centrifugada; o creme leucocitário é estendido em lâmina, corado e examinado. As células LE não são uma característica diagnóstica confiável do lúpus sistêmico em animais domésticos devido à alta incidência de resultados falsos-positivos e falsos-negativos.

### Tratamento

Nos animais, o lúpus geralmente responde bem a altas doses de corticosteroides (prednisolona ou prednisona) associadas, se necessário, à ciclofosfamida, azatioprina ou clorambucil. O levamisol (Capítulo 41) também tem sido utilizado com sucesso. No entanto, medidas mais drásticas, como a plasmaférese, podem ser necessárias em casos refratários.

## LÚPUS ERITEMATOSO DISCOIDE

O lúpus eritematoso discoide é uma variante do SLE que ocorre em duas formas. A forma mais comum é caracterizada pela presença apenas de lesões cutâneas faciais. Uma forma mais rara é o lúpus eritematoso discoide generalizado. Não há outras lesões patológicas, e os exames para detecção de ANA e LE são negativos ou fracamente positivos. A doença é observada em cães, gatos, equinos e seres humanos. O lúpus discoide facial foi descrito em Collies e seus cruzamentos, Pastores Alemães, Huskies Siberianos e Pastores de Shetland. Em geral esses cães apresentam dermatite nasal com despigmentação, eritema, erosão, ulceração, descamação e formação de crostas. Uma forma vesicular da doença foi relatada em Pastores de Shetland. Às vezes, as patas podem ser acometidas e alguns cães podem apresentar úlceras orais. C3, IgA, IgG ou IgM podem ser detectadas na membrana basal cutânea em uma típica banda de lúpus. As lesões cutâneas podem ser infiltradas por plasmócitos e células mononucleares. O tratamento é feito com corticosteroides e o prognóstico é bom. Uma vez que as lesões são exacerbadas pela luz do sol, o uso de protetores solares e a manutenção do animal em locais sem exposição solar intensa são recomendados.

Em gatos, o lúpus discoide é caracterizado por dermatite descamativa, crostosa e não pruriginosa, quase que totalmente confinada aos pavilhões auriculares. Certa ulceração e a formação de pápulas e pústulas podem ser observadas. A biópsia cutânea revela a infiltração de células mononucleares na camada de células basais, que sofrem degeneração. A imunofluorescência direta de cortes de pele mostra uma banda de lúpus. Os gatos acometidos têm títulos negativos ou baixos de ANA e não apresentam células LE. O tratamento com corticosteroides é eficaz.

## SÍNDROME DE SJÖGREN

Nessa síndrome, o ataque autoimune das glândulas salivares e lacrimais provoca secura conjuntival (ceratoconjuntivite seca) e bucal (xerostomia). Em seguida, os animais acometidos apresentam gengivite, cáries e sede excessiva. A síndrome de Sjögren é geralmente associada à artrite reumatoide, ao lúpus sistêmico, à polimiosite e à tireoidite autoimune. Os cães afetados desenvolvem anticorpos contra as células epiteliais da membrana nictitante e, em frequência menor, contra as glândulas lacrimais e salivares ou o pâncreas, e esses órgãos podem ser infiltrados por linfócitos e outras células mononucleares. A maioria dos animais acometidos (90%) apresenta hipergamaglobulinemia, ANAs (40%) e RFs (34%). Muitos têm outras lesões autoimunes, como poliartrite, hipotireoidismo e glomerulonefrite.

### Ceratoconjuntivite Seca

Na ceratoconjuntivite seca, uma das doenças oftálmicas mais comuns em cães, a produção do filme lacrimal é muito reduzida e, assim, há ressecamento da córnea. A abrasão dolorosa resultante provoca blefaroespasmo. Há desenvolvimento de corrimento ocular mucoide ou mucopurulento, blefarite, conjuntivite e infecções bacterianas secundárias. A ulceração da córnea pode ocorrer e, se não tratada, progredir à perfuração.

A doença é diagnosticada pelo teste de Schirmer. Uma fita de papel-filtro de 5 × 30 mm é colocada no fundo do saco medioventral durante 1 minuto. As lágrimas de um cão normal umedecem entre 14 e 24 mm do papel/minuto, mas, na ceratoconjuntivite seca, as lágrimas geralmente umedecem menos de 10 mm e, em muitos casos, menos de 5 mm. Entre as raças com maior risco relativo, estão Buldogues Ingleses, West Highland White Terriers, Lhasa Apsos, Pugs, Cocker Spaniels e Pequineses. A doença pode ser tratada com lágrimas artificiais. A administração de agentes imunossupressores é lógica nos casos refratários. Colírios de ciclosporina, por exemplo, parecem eficazes, embora a melhora do lacrimejamento possa levar 2 a 3 semanas.

A ceratoconjuntivite seca foi relatada em um cavalo. O animal, de 3 anos de idade, apresentou ceratoconjuntivite seca ulcerativa bilateral e melhorou clinicamente após o tratamento oftálmico com ciclosporina. As glândulas lacrimais apresentaram infiltração de eosinófilos com números menores de linfócitos, plasmócitos e macrófagos. Embora isso sugira que a doença tem origem imunológica, deve ser ressaltado que mecanismos não imunológicos, como lesões do nervo facial, também podem causar ressecamento da córnea.

### Ceratite Superficial Crônica

A ceratite superficial crônica é uma doença ocular comum em cães na qual vasos sanguíneos, linfócitos, plasmócitos e melanócitos invadem o estroma da córnea superficial. Depósitos de imunoglobulinas podem ser observados. Por fim, o tecido pigmentado de granulação provoca opacidade da córnea. Acredita-se que a doença seja imunomediada, mas sua causa é desconhecida. A doença é mais prevalente em cães que vivem em altitudes elevadas, onde a exposição à luz ultravioleta é maior. Também é mais prevalente em Pastores Alemães e está associada a haplótipos específicos de MHC de classe II.

Os equinos também podem apresentar ceratite imunomediada. A doença causa opacidade crônica da córnea sem ulceração ou uveíte grave. De modo geral, é unilateral e sua gravidade depende muito da profundidade da lesão. Assim, pode ser epitelial, estromal superficial, estromal profunda ou endotelial. Na ceratite estromal superficial imunomediada, há aumento dos números de linfócitos T (mas não de linfócitos B). Há presença de linfócitos T $CD4^+$ e $CD8^+$, assim como de IgG, IgM e IgA. Porém, os anticorpos contra a córnea não são detectados no soro ou no humor aquoso. A forma mais lesiva é a endotelite, na qual a córnea apresenta edema e não pode responder bem à terapia imunossupressora.

## POLIARTRITE AUTOIMUNE

Os animais apresentam doenças articulares imunologicamente mediadas que, em sua maioria, são associadas à deposição de imunoglobulinas ou imunocomplexos nas articulações. Sua classificação é baseada na presença ou não de erosão articular.

### Poliartrite Erosiva

#### Artrite Reumatoide

A artrite reumatoide é a poliartrite erosiva imunomediada mais importante em seres humanos. Essa é uma doença comum e incapacitante, que afeta aproximadamente 1% da população mundial. Uma doença muito semelhante é observada em animais domésticos, sobretudo em cães, sem predileção racial ou sexual óbvia. Os cães com artrite reumatoide podem apresentar apatia crônica, anorexia e febre, além de claudicação, que tende a ser mais grave após o repouso (por exemplo, pela manhã, logo depois de acordar). A doença afeta sobretudo as articulações periféricas, em especial as articulações do carpo, que apresentam aumento de volume e rigidez simétrica. A artrite reumatoide tende a ser progressiva e, por fim, causa erosões articulares e deformidades e graves. Nos casos avançados, as articulações acometidas podem se fundir devido à formação de anquiloses ósseas. Os achados radiográficos são variáveis, mas o aumento de volume geralmente ocorre apenas nos tecidos moles e pode haver rarefação subcondral, erosão da cartilagem e estenose do espaço articular.

***Patogênese.*** A artrite reumatoide é uma doença inflamatória crônica. A princípio, é uma sinovite linfocítica com neutrófilos no fluido articular. Conforme a inflamação progride, a sinóvia sofre aumento de volume e proliferação. O crescimento proliferativo da sinóvia acaba por se estender pelas cavidades articulares, onde é chamado de *pannus*. O *pannus* é composto por tecido fibroso vascular que, ao invadir a cavidade articular, libera proteases que erodem a cartilagem articular e, por último, as estruturas ósseas adjacentes. Durante a progressão da artrite, os linfócitos infiltrados podem formar nódulos linfoides e centros germinativos na sinóvia. Amiloidose, arterite, glomerulonefrite e hiperplasia linfoide são complicações ocasionais da artrite reumatoide (Fig. 38.7).

É provável que muitos estímulos diferentes, em especial agentes infecciosos, desencadeiem a artrite reumatoide em

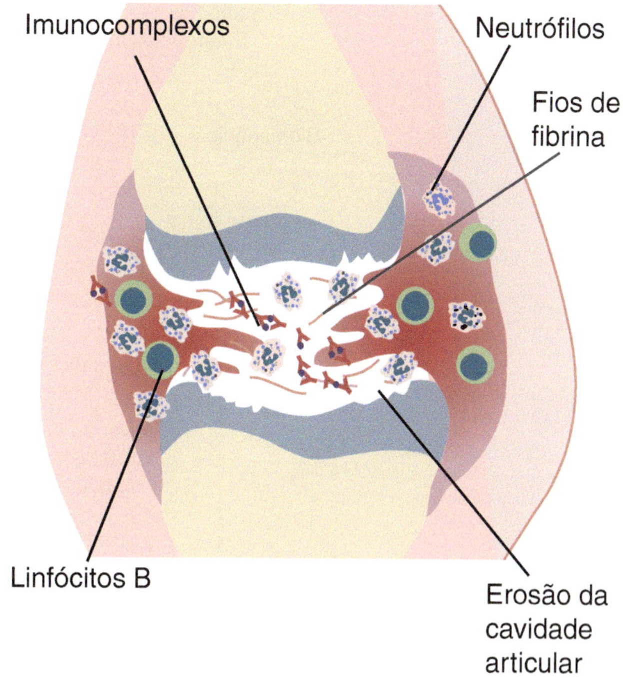


**FIG. 38.7** Diagrama esquemático que mostra como as articulações são danificadas na artrite reumatoide.

animais suscetíveis. Os agentes infecciosos implicados na doença humana são o vírus de Epstein-Barr (um herpes-vírus), os parvovírus e as micobactérias. A composição da microbiota intestinal também influencia o desenvolvimento da doença humana. Em mamíferos domésticos, *Mycoplasma hyorhinis*, *Erysipelothrix rhusiopathiae* e *Borrelia burgdorferi* causam uma artrite crônica que lembra a artrite reumatoide. Cães com artrite reumatoide apresentam anticorpos contra o vírus da cinomose canina em seus fluidos sinoviais; esses anticorpos, porém, não são observados em cães com osteoartrite. Imunocomplexos podem ser isolados no fluido sinovial de cães com artrite reumatoide e sua análise por *Western blotting* mostra a presença de antígenos do vírus da cinomose canina. Assim, o vírus da cinomose canina pode estar nas articulações reumatoides caninas e atuar na patogênese da doença.

A suscetibilidade e a gravidade da artrite reumatoide em seres humanos são associadas principalmente à expressão de certas moléculas de MHC de classe II (HLA-DR). Essa suscetibilidade está associada à presença de uma sequência de cinco aminoácidos conservados localizada na fenda de ligação ao antígeno do HLA-DRB1 e conhecida como "epítopo compartilhado RA". Acredita-se que essas moléculas de MHC possam ligar aos autopeptídeos e apresentá-los. É interessante notar que esse mesmo epítopo compartilhado RA conservado é encontrado no DLA-DRB1 canino e está associado à suscetibilidade à artrite reumatoide em algumas raças de cão. Alguns genes do MHC de classe III também influenciam a suscetibilidade à artrite reumatoide canina. A presença do alótipo C4-4, por exemplo, é associada ao desenvolvimento de poliartrite autoimune. Apesar disso, estima-se que genes não relacionados ao MHC contribuem com 75% da suscetibilidade genética à artrite reumatoide.

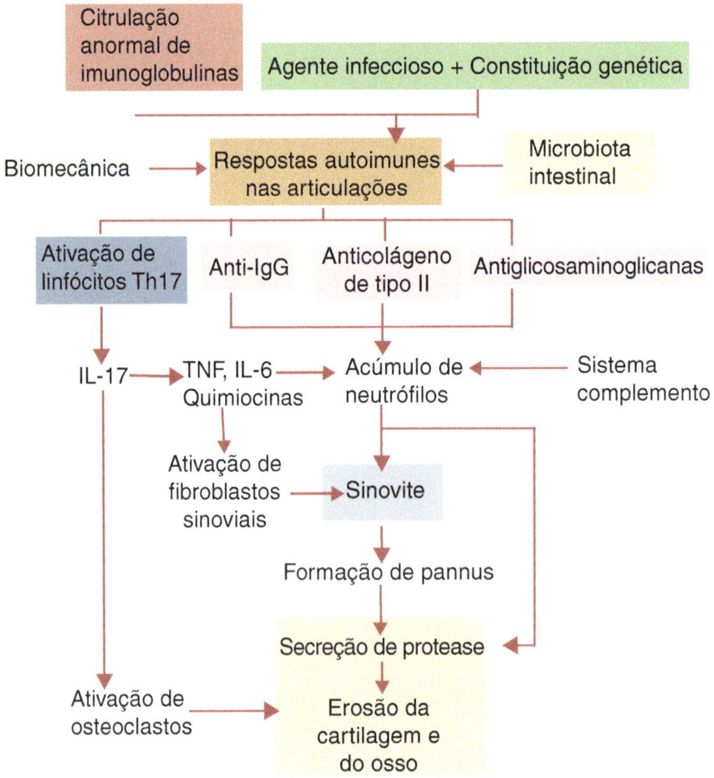


**FIG. 38.8** Diagrama esquemático da possível patogênese da artrite reumatoide.

Embora a artrite reumatoide geralmente seja considerada uma doença autoimune, a identidade dos autoantígenos envolvidos é incerta. Os quatro autoantígenos implicados são IgG, colágeno, proteínas citrulinadas e glicosaminoglicanas (Fig. 38.8). O desenvolvimento de fatores reumatoides contra IgG é característico da artrite reumatoide. Esses RFs são dirigidos contra epítopos nos domínios CH2 da IgG ligada ao antígeno. Essas moléculas podem pertencer a qualquer classe de imunoglobulina, inclusive IgE, embora os RFs de IgG sejam, de longe, os mais comuns. A IgG dos pacientes com artrite reumatoide é menos glicosilada do que a IgG normal e é possível que essa molécula anômala atue como um imunógeno em animais suscetíveis. Os RFs não são encontrados apenas na artrite reumatoide, mas também na SLE e em outras doenças com formação extensa de imunocomplexos. Os RFs são também observados no soro e no fluido sinovial de alguns cães com osteoartrite (inclusive na doença do ligamento cruzado) ou artrite infecciosa.

Os RFs aglutinam partículas recobertas com anticorpos. Em humanos, pérolas de látex recobertas por IgG são utilizadas para esse fim. Em cães, é mais fácil produzir soro canino contra hemácias ovinas e revestir essas hemácias com uma dose subaglutinante. Após a lavagem, as hemácias aglutinam caso misturadas ao soro de um cão RF-positivo.

Embora os RFs tenham importância diagnóstica, seu significado clínico é incerto. Os RFs são encontrados no fluido articular, onde seus títulos tendem a ser correlacionados à gravidade das lesões, e essas lesões em si tendem a ser exacerbadas pela inoculação intra-articular de imunoglobulinas autólogas. Entretanto, alguns indivíduos com artrite reumatoide podem não ter RFs detectáveis e não é incomum encontrar outros que não têm artrite apesar da presença de RF no soro. Assim, a mensuração de RF no cão tem especificidade duvidosa.

Outras evidências sugerem que os autoanticorpos contra o colágeno podem ser importantes. O colágeno de tipo II é predominante na cartilagem articular e pode agir como autoantígeno. Os autoanticorpos contra o colágeno de tipo II podem ser detectados no soro e no fluido sinovial de cães com artrite reumatoide, artrite infecciosa e osteoartrite. Humanos afetados desenvolvem uma resposta celular aos colágenos II e III desnaturados, e cavalos com artrite não supurativa crônica, osteoartrite ou artrite traumática desenvolvem anticorpos contra os colágenos I e II. Esses anticorpos, assim como os imunocomplexos, podem ser encontrados no fluido sinovial de equinos com diversas doenças articulares. Uma doença autoimune bastante semelhante à artrite reumatoide é observada em ratos ou ovinos imunizados com colágeno de tipo II. As evidências de experimentos em camundongos e de alguns pacientes humanos sugerem que os linfócitos T contra o ácido hialurônico, a heparina e o sulfato de condroitina podem induzir artrite semelhante à artrite reumatoide.

Além disso, sugere-se que a artrite reumatoide possa ser causada por respostas imunes contra proteínas citrulinadas. A citrulina é derivada da arginina por conversão de uma cadeia lateral de cetamina em cetona durante a inflamação. Essa mudança fundamentalmente altera o comportamento de proteínas e é provável que participe do preparo de proteínas intracelulares para a apoptose. As proteínas citrulinadas são expressas nas articulações inflamadas. Os pacientes apresentam altos níveis de autoanticorpos a esses novos antígenos antes do desenvolvimento das lesões da artrite reumatoide e esses autoanticorpos parecem ser específicos para a doença. Esses autoanticorpos raramente são encontrados em pessoas saudáveis ou outras doenças. É possível, portanto, que a primeira lesão importante dessa doença esteja relacionada à autoimunidade a essas proteínas modificadas.

Quaisquer que sejam os fatores iniciadores, o primeiro estágio no desenvolvimento da artrite reumatoide provavelmente envolve a ativação desregulada de linfócitos Th17 na membrana sinovial. A presença de IL-17 ativa os fibroblastos sinoviais. Citocinas, como IL-1, IL-6, IL-22, o fator estimulador de colônia de granulócitos e macrófagos (GM-CSF) e o fator de necrose tumoral α (TNF-α) são produzidos por células estromais e endoteliais. A IL-33 é liberada por fibroblastos sinoviais. Os níveis de IFN-γ e IL-2 no fluido sinovial são muito baixos, sugerindo que os linfócitos Th1 não são importantes nessa doença. Quimiocinas inflamatórias, como CXCL8 (IL-8), também se acumulam. A produção de IL-17 e o escape de IL-33, junto com quimiocinas, C5a, leucotrieno B4 e o fator de ativação plaquetário, provocam o acúmulo de neutrófilos no fluido sinovial. A fagocitose de imunocomplexos e *debris* teciduais leva ao escape de proteases e à liberação de oxidantes. A IL-1, a IL-7 e o TNF-α estimulam a degradação da cartilagem por ativação de células semelhantes aos fibroblastos que revestem a sinóvia e por estimulação da liberação de metaloproteases. As concentrações das metaloproteases 2 e 9 (sintetizadas por condrócitos e macrófagos) são maiores no fluido articular de cães com artrite reumatoide e podem degradar a cartilagem articular e os ligamentos. As plaquetas ativadas podem entrar no espaço articular e agravar o processo, produzindo mais IL-1. Mais importante, a IL-17, o TNF-α e a proteína de alta mobilidade *box* 1 (HMGB-1) de linfócitos T ativados estimulam os osteoclastos responsáveis pela destruição óssea. Coletivamente, essas reações causam a erosão de ossos e cartilagem e a patologia articular característica.

As citocinas de macrófagos também estimulam a angiogênese sinovial. Os linfócitos circulantes chegam a esses capilares recém-formados, migram para os tecidos e se agregam ao redor dos vasos sanguíneos. Esses linfócitos infiltrados são principalmente T $CD4^+$ ativados. A migração de linfócitos B nos tecidos leva à produção local de RF. Os RFs formam imunocomplexos e ativam o sistema complemento. Alguns desses imunocomplexos podem se precipitar nas camadas superficiais da cartilagem articular.

O desenvolvimento progressivo da inflamação sinovial nas articulações primeiro causa rigidez matinal. As articulações são aquecidas pelo aumento do fluxo sanguíneo, mas, como a inflamação é restrita à sinóvia, a pele raramente fica avermelhada. O animal pode apresentar depressão e fadiga devido aos efeitos sistêmicos da IL-1 e TNF-α. Em caso de desenvolvimento de efusão, a articulação, obviamente, apresenta aumento de volume. Com a progressão da doença, a sinóvia inflamada invade a cartilagem, os ligamentos e o osso e destrói a cartilagem articular. Há proliferação das células que revestem a sinóvia, dos pequenos vasos sanguíneos e dos fibroblastos. Grandes números de macrófagos são encontrados no *pannus*, assim como linfócitos B e células dendríticas com MHC de classe II.

***Diagnóstico.*** O diagnóstico da artrite reumatoide em animais é baseado nos critérios estabelecidos para a doença humana. Esses critérios são listados no Quadro 38.2. A maioria desses sinais deve estar presente por no mínimo 6 semanas. Além disso, deve-se excluir o diagnóstico de SLE (por meio da detecção de ANA) e de causas infecciosas para a artrite. Na prática, a análise citológica do fluido sinovial com concentração proteica acima de 3,0 g/dL e contagem de células nucleadas superior a 3.000 células/mL, com mais de 12% de neutrófilos, identifica a artrite inflamatória, em especial na presença de evidências radiográficas de erosão.

**QUADRO 38.2 Critérios Diagnósticos da Artrite Reumatoide Canina**

- Rigidez ou dor articular, principalmente depois de períodos de inatividade
- Aumento de volume simétrico da articulação, sobretudo em caso de acometimento de várias articulações
- Fluido sinovial estéril com células inflamatórias, em especial neutrófilos
- Exame positivo para fator reumatoide
- Poliartrite erosiva com histologia característica

***Tratamento.*** O tratamento da artrite reumatoide canina tende a ser insatisfatório e o prognóstico da doença em longo prazo é mau. Anti-inflamatórios não esteroidais, como aspirina, carprofeno ou etodolaco, são a primeira escolha no tratamento dos casos em estágio inicial e sem complicações de artrite reumatoide, embora sua eficácia seja incerta. Os corticosteroides, como a prednisolona, devem ser reservados para casos graves e em estágios mais tardios, onde os salicilatos foram ineficazes. Injeções locais de corticosteroides nas articulações acometidas causam alívio rápido e remissão clínica. No entanto, as articulações ainda estão sujeitas a estresse, a progressão da doença não diminui e os corticosteroides retardam a cicatrização e promovem degeneração articular. Seu uso pode, portanto, permitir que o dano articular continue a progredir. Recentemente, resultados encorajadores foram alcançados em seres humanos com o uso agressivo do imunossupressor metotrexato. Anticorpos monoclonais contra TNF-α (infliximab), CD4, timócitos ou IL-2R também ajudaram na prevenção da erosão óssea em humanos, assim como a administração de receptores recombinantes de TNF-α ligados à IgG (etanercept). O imunossupressor leflunomida parece ser tão eficaz quanto o metotrexato. Os imunossupressores de ação lenta, como os sais de ouro, o aurotiomalato sódico e a aurotioglicose, e os antimaláricos, como a cloroquina, também são utilizados em humanos, mas são caros, seus resultados são erráticos e a experiência em animais é limitada. (Os sais de ouro inibem a liberação de HMGB1 por macrófagos ativados.) A cirurgia pode melhorar a estabilidade articular e reduzir a dor.

## Poliartrite não Erosiva

O segundo maior grupo de artrites imunomediadas é composto pelas doenças sem erosão da cartilagem articular e com lesão inflamatória confinada sobretudo à cápsula articular e à sinóvia. Muitas dessas doenças são clinicamente semelhantes à artrite reumatoide, mas podem ser diferenciadas por seu caráter não erosivo.

## Poliartrite/Polissinovite Equina

A poliartrite foi descrita em potros em associação a uma síndrome semelhante ao lúpus. Os potros afetados (com até 3 meses de idade) apresentam múltiplas articulações com aumento de volume, com acometimento dos quatro membros e febre persistente. Em alguns casos, outras bainhas sinoviais, inclusive as bainhas e bolsas tendíneas, são afetadas. As efusões sinoviais são estéreis, mas as biópsias da sinóvia mostram a infiltração de linfócitos e plasmócitos com alguns depósitos de imunoglobulinas. As células do fluido articular são principalmente neutrófilos. Esses animais são negativos para RF, ANA e células LE. Muitos desses indivíduos apresentam lesões torácicas, sobretudo pneumonia por *Rhodococcus equi*. Essa doença é classificada como tipo II. É possível que os imunocomplexos originários dos pulmões se depositem na sinóvia e provoquem sinovite. A poliartrite geralmente melhora com a resolução da lesão primária.

A poliartrite imunomediada de tipo 1 também foi relatada em equinos. Nesses casos, os animais perdem peso e apresentam febre intermitente e efusões em múltiplas articulações, que provocam rigidez. Os equinos acometidos também apresentam sinais sistêmicos de inflamação, entre eles anemia, leucocitose, hiperfibrinogenemia e hiperglobulinemia. A efusão sinovial é estéril e há imunoglobulinas na membrana sinovial. O tratamento com corticosteroides e imunossupressores geralmente é eficaz.

## Poliartrite Canina

Os cães podem apresentar diversas poliartrites não erosivas, que podem ser divididas em três categorias principais: artrite associada ao SLE, artrite associada à miosite e poliartrite idiopática. Entre as raças predispostas à poliartrite, estão Pastores Alemães, Setters Irlandeses, Pastores de Shetland, Cocker Spaniels e Springer Spaniels. As principais características clínicas da poliartrite são rigidez, febre, anorexia e letargia. A leflunomida parece ser uma alternativa eficaz aos corticosteroides orais no tratamento dessa doença.

## Poliartrite Associada ao Lúpus

A poliartrite é uma característica comum do SLE. O diagnóstico depende da confirmação da presença de lúpus. Assim, é necessário demonstrar o acometimento de múltiplos sistemas, o título sérico significativo de ANAs e achados imunopatológicos condizentes com lúpus.

## Poliartrite com Polimiosite

Uma doença caracterizada por poliartrite não erosiva e polimiosite é descrita em cães jovens. A maioria dos casos relatados ocorreu em Spaniels. Os animais apresentam rigidez e dor articular, febre, letargia, fraqueza, atrofia muscular e dor muscular. Esses indivíduos não apresentam ANA ou RF. A artrite é simétrica e acomete múltiplas articulações. Os animais também apresentam miopatia inflamatória simétrica com mialgia, atrofia e contraturas musculares. O fluido sinovial apresenta alta contagem de leucócitos, especialmente de neutrófilos. A biópsia muscular mostra um infiltrado celular neutrofílico e/ou mononuclear, com atrofia e degeneração das fibras musculares. As biópsias sinoviais mostram a infiltração celular monocelular e neutrofílica com exsudato fibrinoso. IgG, IgM, e componentes do sistema complemento estão depositados nas paredes dos vasos sinoviais. Os animais podem ser tratados com corticosteroides e agentes imunossupressores, como a ciclofosfamida.

**TABELA 38.1 Classificação da Poliartrite não Erosiva em Cães**

| Tipo | Associações Patológicas |
|---|---|
| I | Poliartrite não complicada sem outras doenças associadas |
| II | Poliartrite associada a lesões infecciosas distantes das articulações (p. ex., infecções respiratórias ou urinárias) |
| III | Poliartrite associada à doença gastrointestinal |
| IV | Poliartrite associada à doença neoplásica distante das articulações |

De Bennett DJ: Canine idiopathic polyarthritis, *Small Anim Pract* 28:909-928, 1987.

## Poliartrite Idiopática

A maioria dos casos de poliartrite canina não se encaixa em nenhuma categoria descrita anteriormente. Embora esses casos sejam não erosivos e apresentem características de hipersensibilidade de tipo III, sua etiologia precisa é desconhecida (Tabela 38.1). A doença pode ser classificada em quatro tipos. A doença de tipo I é caracterizada apenas por poliartrite. A doença de tipo II é uma artrite reativa associada a infecções do trato respiratório ou urinário, infecções dentárias ou celulite. A doença de tipo III é associada à presença de gastroenterite, diarreia ou colite ulcerativa. Não se sabe se essa categoria da doença é realmente diferente da doença de tipo II. A doença de tipo IV está associada à presença de tumores, inclusive seminomas e carcinomas.

Um exemplo de poliartrite de tipo 1 é a síndrome de poliartrite juvenil observada em Akitas entre 9 semanas e 8 meses de idade. Esses cães apresentam febre alta cíclica com 24 a 48 horas de duração e evidências de dor articular grave e incapacitante e edema de tecidos moles. A radiologia mostra hepatoesplenomegalia e linfadenopatia. Alguns animais podem ter meningite ou meningoencefalite. Suas hemácias podem ser antiglobulina-positivas. O fluido sinovial não apresenta evidências de infecção, embora grandes números de neutrófilos sejam observados. Em geral os cães são negativos para RF e ANA. As análises de *pedigree* sugerem que a doença é hereditária. Alguns cães respondem favoravelmente ao tratamento com corticosteroides. Nos casos refratários, a administração de azatioprina pode ser necessária.

A poliartrite idiopática tende a ser mais comum em cães machos, e cerca de metade dos casos ocorre em indivíduos jovens, entre 1 e 3,5 anos. A maioria dos animais apresenta febre, anorexia e letargia. Os animais apresentam claudicação e têm histórico de rigidez após o repouso. As articulações mais comumente acometidas são o joelho, o cotovelo e o carpo. O início da claudicação é súbito na maioria dos casos e está associado à atrofia muscular óbvia. Não há erosão articular significativa, embora o edema de tecidos moles periarticulares e a efusão sinovial sejam comuns. Alguns casos podem apresentar alterações periósteas proliferativas. Todos os casos são negativos para RF e ANA. O fluido articular é estéril. As biópsias sinoviais mostram hipertrofia com infiltrado celular mononuclear e/ou neutrofílico. Depósitos de fibrina são observados na maioria dos casos, assim como fibrose. A maioria das lesões apresenta depósitos de IgM, IgG e componentes do sistema complemento, e algumas contêm plasmócitos produtores de IgA. Alguns cães afetados podem apresentar glomerulonefrite. Os animais respondem bem aos corticosteroides.

### Poliartrite Felina

A poliartrite progressiva crônica dos gatos machos é caracterizada por poliartrite com osteopenia ou formação de novo osso periósteo. Erosões periarticulares com colapso ou erosões subcondrais, instabilidade articular e deformidades bastante semelhantes às da artrite reumatoide também são observadas. Em geral os gatos acometidos são infectados pelo vírus sincicial felino (FSV) e/ou pelo vírus da leucemia felina (FeLV). (A incidência de FSV e FeLV nesses gatos é, respectivamente, 2 a 4 vezes e 6 a 10 vezes mais alta do que em gatos normais.) A doença é descrita aqui já que sua origem imunológica foi sugerida. Essa sugestão é baseada na infiltração extensa de linfócitos e plasmócitos nas articulações afetadas e na presença de glomerulonefrite por imunocomplexos. No entanto, os gatos acometidos são RF e ANA negativos e seus níveis séricos de imunoglobulinas tendem a ser próximos ao normal. Os corticosteroides diminuem a gravidade dos sinais clínicos. A terapia combinada com corticosteroides e azatioprina ou ciclofosfamida pode induzir remissões temporárias.

### Ruptura do Ligamento Cruzado

Apesar da predominância de causas genéticas/estruturais, as anomalias imunológicas também são associadas à ruptura espontânea do ligamento cruzado anterior em cães. A sinóvia dos cães acometidos, por exemplo, contém linfócitos B, plasmócitos positivos para IgG e numerosas células dendríticas com MHC de classe II e CD1c-positivas. Esse quadro é semelhante ao observado nas lesões da artrite reumatoide. Os ligamentos cruzados são compostos principalmente por colágeno tipo 1. Autoanticorpos contra o colágeno tipos I e II são encontrados no fluido sinovial após a ruptura do ligamento cruzado (secundária à osteoartrite), em geral ligados a imunocomplexos. Esses autoanticorpos são provavelmente secundários à lesão tecidual. Os níveis de CXCL8 (IL-8) são maiores nas articulações antes da ruptura do ligamento cruzado, o que implica que a inflamação precede a ruptura.

## VASCULITE IMUNE

Várias formas de vasculite imunomediada foram descritas em animais domésticos. Suas relações precisas não são conhecidas e, assim, essas doenças receberam diversos nomes, como poliarterite juvenil canina, poliarterite nodosa e vasculite leucocitoclástica.

A poliarterite juvenil canina afeta principalmente Beagles com menos de 2 anos de idade. Os animais apresentam episódios de anorexia, febre persistente de mais de 40° C e postura curvada, com cabeça baixa e andar tenso, indicando dor cervical

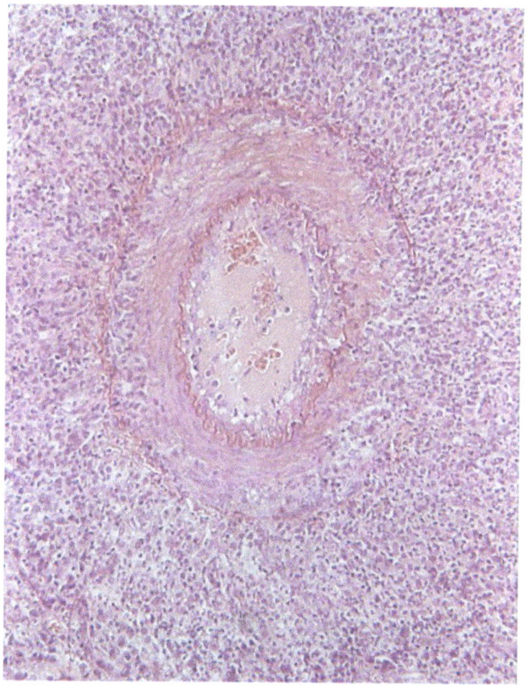

**FIG. 38.9** Uma artéria coronária extramural de um Beagle com poliarterite juvenil. Essa artéria muscular de tamanho médio apresenta necrose medial, ruptura da lâmina elástica e acúmulos perivasculares extensos de neutrófilos, linfócitos e macrófagos (coloração de hematoxilina e eosina). (De Snyder PW, Kazacos EA, Scott-Moncrieff JC, et al: Pathologic features of naturally occurring juvenile polyarteritis in beagle dogs, *Vet Pathol* 32:337-345, 1995.)

intensa. Os indivíduos acometidos podem apresentar remissões e recidivas cíclicas. Há neutrofilia e elevação dos níveis de proteínas de fase aguda. Os cães apresentam altos títulos séricos de IgM e IgA, mas níveis normais de IgG. O número de linfócitos B no sangue aumenta, mas os de linfócitos T diminuem, assim como sua resposta a mitógenos. À necropsia, há poucas lesões macroscópicas. Os linfonodos podem apresentar certa hemorragia. Ao exame histológico, há vasculite e perivasculite sistêmica. Na doença aguda, há vasculite necrótica com necrose fibrinoide e um extenso infiltrado de células inflamatórias nas artérias de pequeno e médio calibre do coração, do mediastino e da medula cervical (Fig. 38.9). As imunoglobulinas são depositadas nas paredes dessas artérias. Durante as remissões, as lesões vasculares são compostas por fibrose das camadas íntima e média e perivasculite branda, um resíduo da vasculite aguda anterior. Os cães com doença crônica podem desenvolver amiloidose generalizada.

A poliarterite nodosa ocorre em humanos, suínos, cães e gatos. É caracterizada por necrose focal disseminada nas artérias musculares de calibres pequeno e médio. As lesões são observadas em muitos órgãos, sobretudo nos rins. Os vasos da pele raramente são acometidos.

Às vezes, lesões vasculares focais caracterizadas por infiltração de neutrófilos podem se desenvolver em pequenos vasos sanguíneos de todo o corpo, mas principalmente na pele. Os cães acometidos apresentam úlceras mucocutâneas, bolhas, edema, poliartropatia, miopatia, anorexia, febre intermitente e letargia. Embora chamada de vasculite por hipersensibilidade, antígenos estranhos são encontrados apenas em uma pequena parte dos casos. Por isso, uma melhor denominação para essa doença pode ser vasculite leucocitoclástica. As causas da poliarterite nodosa e da vasculite por hipersensibilidade não são conhecidas. Sua histopatologia sugere que essas doenças são uma forma de reação de hipersensibilidade de tipo III, talvez desencadeada por um agente infeccioso. A imunossupressão com corticosteroides, associados à ciclofosfamida, tem resultados encorajadores no tratamento da vasculite por hipersensibilidade em cães. Em geral a poliarterite nodosa é detectada como um achado incidental à necropsia, embora os defeitos oculares possam ser clinicamente observados em caso de acometimento das artérias do olho.

# 39

# Imunodeficiências Primárias

## OBJETIVOS DIDÁTICOS

*Depois de ler este capítulo, você deve ser capaz de:*

- Entender e explicar as diferenças entre as imunodeficiências primárias e secundárias.
- Explicar as principais características que sugerem o diagnóstico de síndrome de imunodeficiência primária.
- Explicar como as mutações genéticas podem prejudicar o desenvolvimento do sistema imune.
- Entender que diversos defeitos hereditários foram identificados em animais domésticos.
- Descrever como os defeitos da imunidade inata, tais como as deficiências de fagocitose, adesão leucocitária e morte intracelular, aumentam a suscetibilidade a doenças bacterianas.
- Explicar por que os defeitos na função de linfócitos T geralmente predispõem o desenvolvimento de infecções virais gravíssimas.
- Explicar como os defeitos na função de linfócitos B e na produção de imunoglobulinas predispõem o desenvolvimento de doenças bacterianas gravíssimas.
- Entender por que as imunodeficiências combinadas são mais graves, já que os animais acometidos são suscetíveis a todos os agentes infecciosos.
- Definir e explicar a patogênese da deficiência de adesão leucocitária e da imunodeficiência combinada grave.
- Entender a importância dos camundongos "nude" na pesquisa científica.

## SUMÁRIO DO CAPÍTULO



Defeitos nos sistemas imunes inato ou adaptativo geralmente são aparentes quando os animais acometidos apresentam suscetibilidade incomum a doenças infecciosas ou parasitárias. As deficiências nos sistemas imunes podem ser causadas por defeitos hereditários ou genéticos (imunodeficiências primárias) ou ser resultado direto de alguma outra causa (imunodeficiências secundárias ou adquiridas). Este capítulo descreve algumas imunodeficiências primárias relatadas em animais domésticos.

## DEFEITOS HEREDITÁRIOS DA IMUNIDADE INATA

Entre as deficiências hereditárias da imunidade inata, estão os defeitos nos diversos estágios da fagocitose e as deficiências de complemento já descritas (Capítulo 4). Os defeitos fagocíticos são bem caracterizados em animais domésticos.

## Síndrome de Chédiak-Higashi

A síndrome de Chédiak-Higashi é uma doença hereditária de bovinos das raças Hereford, Negro Japonês (Wagyu⁻) e Brangus; visons aleutianos; gatos Persas azul-fumaça; tigres brancos; camundongos beige (*bg/bg*); orcas; e seres humanos. É uma doença autossômica recessiva decorrente de uma mutação no gene que codifica o regulador do tráfego lisossomal (*lysosomal trafficking regulator, LYST*) que codifica uma proteína que controla a fusão da membrana do lisossomo. Nos bovinos com síndrome de Chédiak-Higashi, há uma mutação de sentido trocado A:T → G:C que provoca a substituição de uma histidina por um resíduo de arginina. Nos visons aleutianos, a mutação é uma deleção de base em *LYST* que provoca alteração de fase de leitura (*frameshift*) e sua interrupção prematura. O defeito produz lisossomos secretores anormalmente grandes em neutrófilos, monócitos, eosinófilos e células de pigmentação (Fig. 39.1). Os grânulos neutrofílicos aumentados são decorrentes da fusão de grânulos primários e secundários. Esses grânulos são mais frágeis do que o normal, se rompem de maneira espontânea e causam lesão tecidual. Esses leucócitos apresentam resposta quimiotática deficiente e redução da motilidade e da morte intracelular. Os linfócitos T citotóxicos e as células *natural killer* (NK) não conseguem excretar seus grânulos ricos em granzima.

Clinicamente, a síndrome é associada a múltiplas alterações. Nos pelos, os melanossomos também se fundem, o que provoca diluição da cor da pelagem (às vezes evidente apenas em neonatos) e íris de cor clara (pseudoalbinismo). Outras anomalias oculares são fotofobia e o possível desenvolvimento de catarata. Os olhos apresentam reflexo luminoso de fundo vermelho em vez do amarelo-esverdeado normal. Por causa dos defeitos nos neutrófilos, os animais acometidos podem ser mais suscetíveis a infecções respiratórias e à septicemia neonatal. Assim, os indivíduos afetados podem ser mais suscetíveis a tumores e a infecções, como o parvovírus da doença aleutiana em visons. As plaquetas dos animais acometidos apresentam lisossomos aumentados e, por isso, há tendência a sangramentos exacerbados após cirurgias e ao desenvolvimento de hematomas nos locais de injeção. A morte por hemorragia aguda é comum. A síndrome de Chédiak-Higashi pode ser diagnosticada por meio do exame do esfregaço sanguíneo corado para detecção de grânulos aumentados nos leucócitos ou análise da haste do pelo para detecção de melanossomos aumentados.

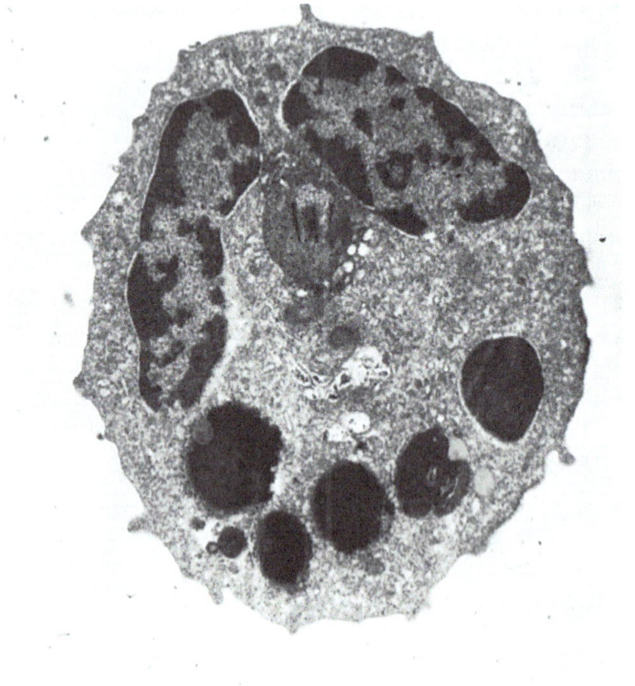

FIG. 39.1 Um neutrófilo de um bezerro com síndrome de Chédiak-Higashi, apresentando grandes grânulos citoplasmáticos. (Cortesia do Dr. H.W. Leipold.)

## Anomalia de Pelger-Huët

A anomalia de Pelger-Huët é um distúrbio hereditário caracterizado por ausência de segmentação dos núcleos dos granulócitos em lobos. Assim, os neutrófilos parecem ser muito imaturos (desvio à esquerda). A anomalia é geralmente detectada pelo desvio à esquerda persistente e incompatível com a boa saúde do animal. Embora os neutrófilos de Pelger-Huët sejam muito semelhantes a bastonetes, sua cromatina nuclear é condensada, o que mostra sua maturidade. Em humanos, a anomalia é decorrente de uma mutação no gene que codifica a laminina B, um receptor de membrana nuclear que interage com a cromatina para determinar o formato do núcleo. A anomalia de Pelger-Huët foi observada em seres humanos, cavalos da raça Árabe, gatos domésticos de pelo curto e em várias raças de cães, como Cocker Spaniels, Basenjis, Boston Terriers, Foxhounds e Coonhounds. Em Foxhounds e Pastores Australianos, a anomalia é herdada como uma característica autossômica dominante. Seu efeito sobre a saúde dos animais é mínimo. No entanto, o número de filhotes desmamados de cadelas acometidas é menor em comparação a fêmeas normais. Além disso, os neutrófilos de Pelger-Huët apresentam menor capacidade de migração dos vasos sanguíneos *in vivo*. A resposta dos linfócitos B também pode ser comprometida.

## Deficiência de Adesão Leucocitária (LAD) em Cães

Para saírem dos vasos sanguíneos inflamados, os neutrófilos devem aderir ao endotélio vascular. Essa adesão é mediada pelas integrinas dos neutrófilos. Na ausência das integrinas, os neutrófilos são conseguem aderir às células endoteliais e migrar para os tecidos (Fig. 39.2). Consequentemente, as bactérias podem crescer livremente nos tecidos, sem medo dos ataques por neutrófilos.

Existem três diferentes formas de LAD. A forma mais comum, LAD-I, é causada por uma mutação com perda de função no gene que codifica a β2-integrina (CD18) e foi relatada em Setters Irlandeses e raças similares. A LAD-II é provocada por um defeito no metabolismo de fucose que leva à deficiência de carboidratos estruturais em sialil-Lewis-X e compromete o rolamento dos neutrófilos. Essa doença não foi relatada em cães. A LAD-III é causada por defeitos na ativação de β-integrinas devido a mutações no gene de Kindlin-3. A Kindlin-3 é uma proteína essencial para a ativação da β-integrina.

A deficiência de adesão leucocitária canina (CLAD) é uma LAD-I decorrente de um defeito na integrina Mac-1 (CD11b/CD18). Nos cães com deficiência de Mac-1, os neutrófilos não

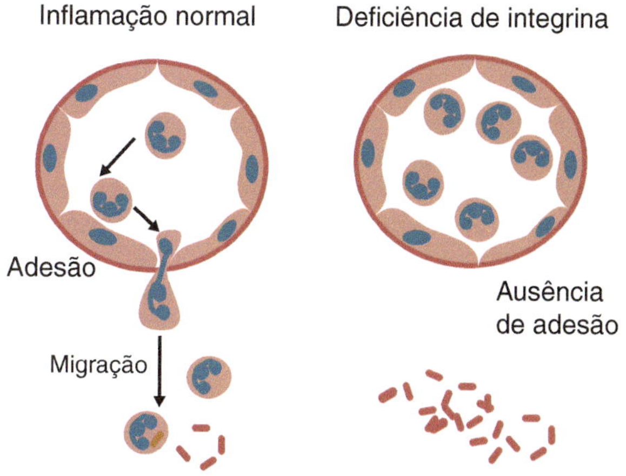


**FIG. 39.2** As integrinas são necessárias à ligação firme dos neutrófilos às paredes do vaso sanguíneo. Isso permite que os neutrófilos migrem para os locais de invasão bacteriana. Na ausência de integrinas, não há migração de neutrófilos. Por isso, as bactérias invasoras podem crescer nos tecidos sem serem molestadas.

conseguem responder a fatores quimiotáticos, reconhecer bactérias recobertas por complemento (Mac-1 é um receptor de complemento) ou se ligar a células endoteliais. Os cães acometidos sofrem infecções recorrentes apesar de apresentarem altos números de neutrófilos no sangue.

A CLAD foi descrita em Setter Irlandeses Vermelhos (bem como em Setters Vermelhos e Brancos), onde é uma doença autossômica recessiva. Os animais acometidos morrem cedo em decorrência de infecções bacterianas graves e recorrentes (osteomielites, onfaloflebites, gengivites), linfadenopatia, deficiência na formação de pus, retardo da cicatrização de feridas, perda de peso e febre. Os indivíduos acometidos apresentam leucocitose intensa (>200.000/μL), principalmente neutrofilia e eosinofilia. Embora seus granulócitos pareçam normais, análises funcionais revelam defeitos nas atividades dependentes de adesão, inclusive má adesão a superfícies de vidro ou plástico. Essas células não conseguem ingerir partículas opsonizadas por C3b. A migração em resposta a estímulos quimiotáticos é baixa. As moléculas CD11b e CD18 não são detectadas por imunofluorescência.

A lesão relacionada à CLAD é decorrente de uma única mutação de sentido trocado na cadeia β do gene CD18 que causa substituição de uma cisteína por uma serina. Consequentemente, a mutação rompe uma ponte de dissulfeto em CD18 e altera sua estrutura e função. O CD11b (a cadeia α) não é expresso porque precisa estar associado à cadeia β antes da expressão do dímero na superfície celular. Há um exame de reação em cadeia de polimerase (PCR) para diagnóstico da CLAD. Cães com CLAD foram submetidos a aloenxertos compatíveis de medula óssea de animais normais e "curados" de forma eficaz.

Outra forma de CLAD é causada pela regulação negativa excessiva de β2-integrina. Essa doença foi relatada em cães mestiços com infecções piogênicas recorrentes. Seus neutrófilos produzem quantidades significativamente menores de CD18 e, assim, de β2-integrina. Por causa dessa expressão menor, há defeitos nas funções neutrofílicas dependentes de adesão e na produção de superóxido.

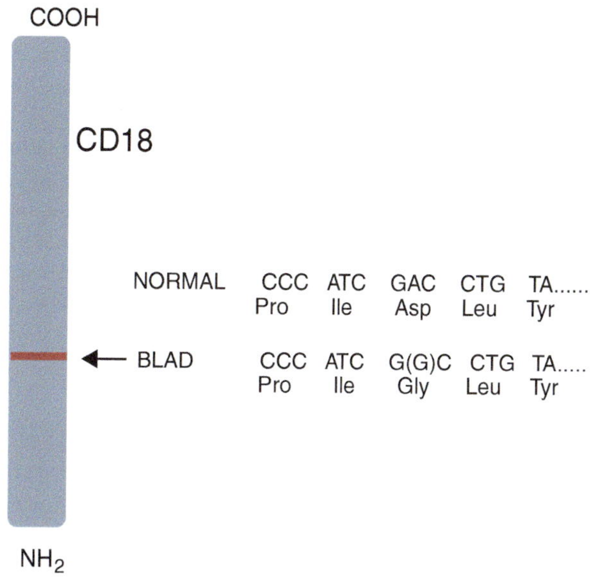


**FIG. 39.3** A mutação BLAD. Nessa mutação, há substituição de uma citosina por guanosina no gene *CD18*. Por isso, um resíduo de ácido aspártico (A) é substituído por um resíduo de glicina (G). A mutação ocorre em uma região altamente conservada da molécula de CD18 e impede a formação da molécula biologicamente ativa.

Casos de LAD-III foram relatados em um Pastor Alemão e em um cão mestiço de Pastor Alemão e Rottweiler. Os animais apresentaram febre, leucocitose persistente, doença periodontal grave, claudicação, hemorragias mucosas e má cicatrização. Devido aos defeitos na função dos trombócitos, a hemorragia gravíssima foi a causa de morte mais significativa nesses animais. O segundo caso apresentava homozigose de uma mutação com inserção de 12 nucleotídeos no gene que codifica Kindlin-3.

## Deficiência de Adesão Leucocitária em Bovinos

A LAD-I foi descrita em bezerros da raça Holstein. A deficiência de adesão leucocitária bovina (BLAD) é autossômica recessiva e caracterizada por infecções bacterianas recorrentes, anorexia, ulceração oral, gengivite, periodontite, pneumonia crônica, redução do crescimento, retardo na cicatrização de feridas, linfadenopatia periférica e neutrofilia extrema persistente. Os bezerros acometidos geralmente morrem entre 2 e 7 meses de idade. Aqueles que sobrevivem crescem de forma lenta e podem desenvolver amiloidose. Esses bezerros apresentam grandes números de neutrófilos intravasculares, mas poucos neutrófilos extravasculares, mesmo na presença de bactérias invasoras.

Como os linfócitos T também expressam CD18, os bezerros com BLAD apresentam más respostas de hipersensibilidade tardia. Seus neutrófilos têm responsividade menor a estímulos quimiotáticos e redução da produção de superóxido e da atividade de mieloperoxidase. Essas células apresentam aumento da expressão de receptores de Fc, mas menor interação com C3b e IgM, o que implica um defeito na função dos receptores. Isso se reflete em uma grande redução na endocitose e morte de *Staphylococcus aureus*.

A BLAD é causada por uma mutação pontual no gene *CD18* (Fig. 39.3). Um ácido aspártico é substituído por uma glicina e não há produção de CD18 funcional. Na ausência dessa cadeia, não é possível montar integrinas completas. Os neutrófilos não podem se ligar às células endoteliais vasculares ou migrar dos vasos sanguíneos. Os portadores saudáveis apresentam uma única cópia do gene mutante e, assim, quantidades anormalmente baixas de CD18. A presença do gene alterado pode ser demonstrada por meio de PCR. Dessa forma, foi demonstrado que um touro, Osborndale Ivanhoe, com milhares de filhas e filhos registrados, era portador desse gene. Por causa disso, o gene defeituoso se espalhou amplamente entre os rebanhos Holstein dos Estados Unidos (14% dos bois e 5,8% das vacas). Felizmente, os animais portadores puderam ser logo identificados e retirados de programas de reprodução.

### Neutropenia Cíclica Canina

A neutropenia cíclica canina (síndrome do Collie cinza) é uma doença autossômica recessiva dos Border Collies. Os cães acometidos apresentam diluição da pigmentação da pele, lesões oculares e flutuações cíclicas regulares nos números de leucócitos. A pelagem apresenta a característica coloração cinza-prateada e o focinho é cinza — esses achados auxiliam no diagnóstico. A perda de neutrófilos ocorre aproximadamente a cada 11 ou 12 dias e dura cerca de 3 dias. Em seguida, a contagem neutrofílica é normal ou elevada por cerca de 7 dias. A neutropenia grave suprime a inflamação e aumenta a suscetibilidade a infecções bacterianas e fúngicas. (Seus neutrófilos também apresentam menor atividade de mieloperoxidase e, assim, a doença não se deve totalmente à deficiência dessas células.) Em humanos, a doença é causada por um defeito no gene que codifica a elastase de neutrófilos, uma enzima encontrada nos grânulos azurófilos. Os cães acometidos apresentam infecções entéricas e respiratórias graves, gengivite, artralgia e linfadenite e raramente sobrevivem por mais de 3 anos. Como os números de plaquetas também são cíclicos, os cães acometidos podem apresentar distúrbios hemorrágicos, como hemorragia gengival e epistaxe. Os títulos de imunoglobulinas aumentam devido à estimulação antigênica constante, mas as concentrações de componentes do sistema complemento oscilam junto com a neutropenia. A doença começa a se manifestar com a redução da imunidade materna. Os filhotes acometidos são fracos, crescem pouco, apresentam feridas que não cicatrizam e alta mortalidade. Se eles forem mantidos vivos pela antibioticoterapia agressiva, as inflamações crônicas podem levar ao desenvolvimento de amiloidose.

O tratamento é feito com administrações repetidas de antibióticos para controle das infecções recorrentes. A administração repetida de endotoxina pode estimular a medula óssea e estabilizar o número de neutrófilos, reticulócitos e plaquetas. O carbonato de lítio tem efeito semelhante. Infelizmente, a endotoxina e o carbonato de lítio são tóxicos e a doença recidiva após a interrupção do tratamento.

### Outros Exemplos de Defeitos na Função de Neutrófilos

Um defeito hereditário na atividade bactericida de neutrófilos foi relatado em Dobermans. Os cães apresentavam broncopneumonia e rinite crônica logo após o nascimento, que persistiam apesar da terapia antimicrobiana. Apesar da quimiotaxia e fagocitose aparentemente normais, esses neutrófilos não conseguiam matar *S. aureus*. Uma vez que as células mostravam menor redução de nitroazul de tetrazólio e produção de superóxido, sugere-se que há um defeito na via da explosão (*burst*) respiratória.

Uma síndrome de imunodeficiência foi descrita em cães Weimaraners jovens; seus sinais clínicos são febres recorrentes, diarreia, pneumonia, piodermite, osteomielite e estomatite. Esses indivíduos podem apresentar defeitos na explosão respiratória neutrofílica, demonstrados pela diminuição da resposta quimioluminescente aos ésteres de forbol. Seus títulos de IgG podem ser significativamente inferiores aos normais e as concentrações de IgM e IgA podem ser um pouco menores; os demais parâmetros imunológicos desses animais são normais.

Uma neutropenia persistente atribuída a uma deficiência de fator estimulador de colônias de granulócitos (G-CSF) foi relatada em um Rottweiler macho de 3 anos de idade. O animal apresentou febre causada por múltiplas infecções recorrentes, em especial artrite bacteriana crônica com neutropenia persistente. O animal não produzia G-CSF. Suas células-tronco mieloides respondiam bem à administração de G-CSF, sugerindo que eram funcionalmente normais. O exame da medula óssea sugere a ausência de maturação dos precursores de neutrófilos.

Uma possível neutropenia autossômica recessiva foi descrita em Border Collies. Essa doença, conhecida como "síndrome de retenção de neutrófilos", causou osteomielite e gastroenterite bacterianas recorrentes. Os animais apresentaram febre persistente e claudicação decorrente de lesões ósseas líticas. Esses indivíduos também apresentaram hiperplasia mieloide e acúmulos densos de neutrófilos na medula óssea, mas poucos neutrófilos no sangue. A neutropenia é aparentemente provocada pela incapacidade de escape dos neutrófilos da medula óssea para a corrente sanguínea. A mutação responsável é uma deleção de quatro pares de bases no gene canino *VPS13B* que afeta o transporte vesicular e a separação de proteínas no interior da célula.

## DEFEITOS HEREDITÁRIOS NO SISTEMA IMUNE ADAPTATIVO

Os defeitos imunológicos hereditários ajudaram a confirmar a organização geral do sistema imune, como esquematizado na Figura 39.4. Em caso de comprometimento das respostas imunes mediadas por células e por anticorpos, por exemplo, pode-se presumir que a lesão genética ocorre em um ponto anterior ao processamento celular no timo ou na bursa — isto é, há uma lesão na célula-tronco. Um defeito que ocorra apenas no desenvolvimento tímico leva à incapacidade de desencadeamento de respostas imunes celulares, embora a produção de anticorpos possa ser normal. Do mesmo modo, uma lesão restrita aos linfócitos B prejudica as respostas anticórpicas.

## IMUNODEFICIÊNCIAS EM EQUINOS

Os equinos estão entre os poucos animais domésticos cujo valor econômico permite uma análise completa da mortalidade neonatal. Consequentemente, um número significativo de síndromes de imunodeficiências primárias foi identificado nessa espécie (Fig. 39.5).

### Imunodeficiência Combinada Grave

A imunodeficiência congênita equina mais importante é a síndrome da imunodeficiência combinada severa (SCID). Os

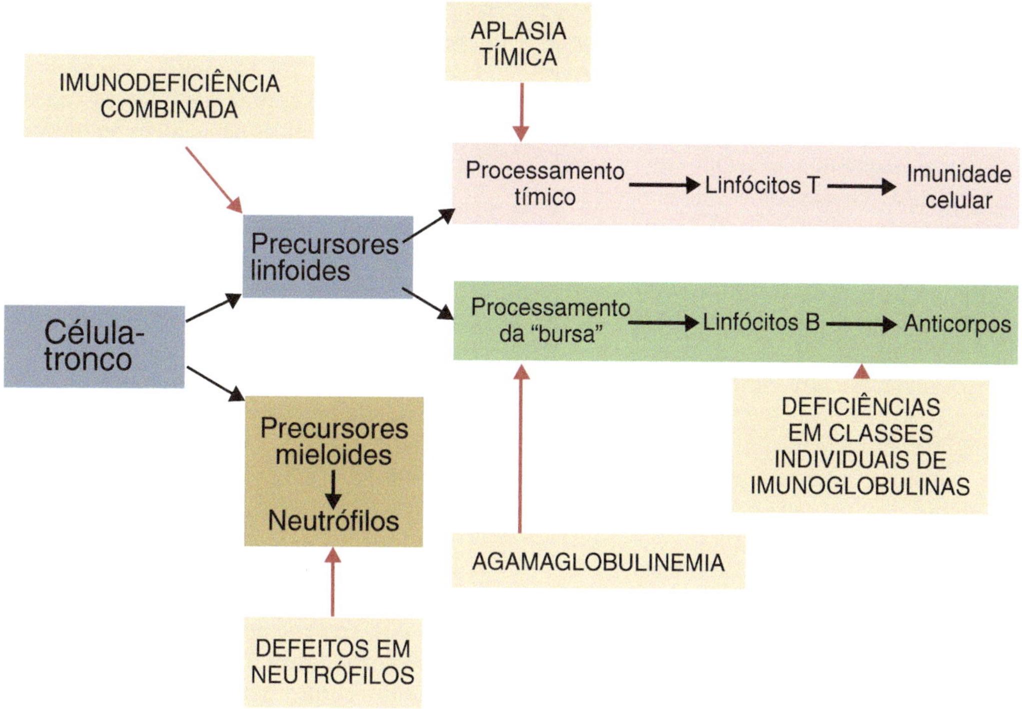


**FIG. 39.4** Os pontos no sistema imune onde bloqueios ao desenvolvimento podem provocar imunodeficiências.

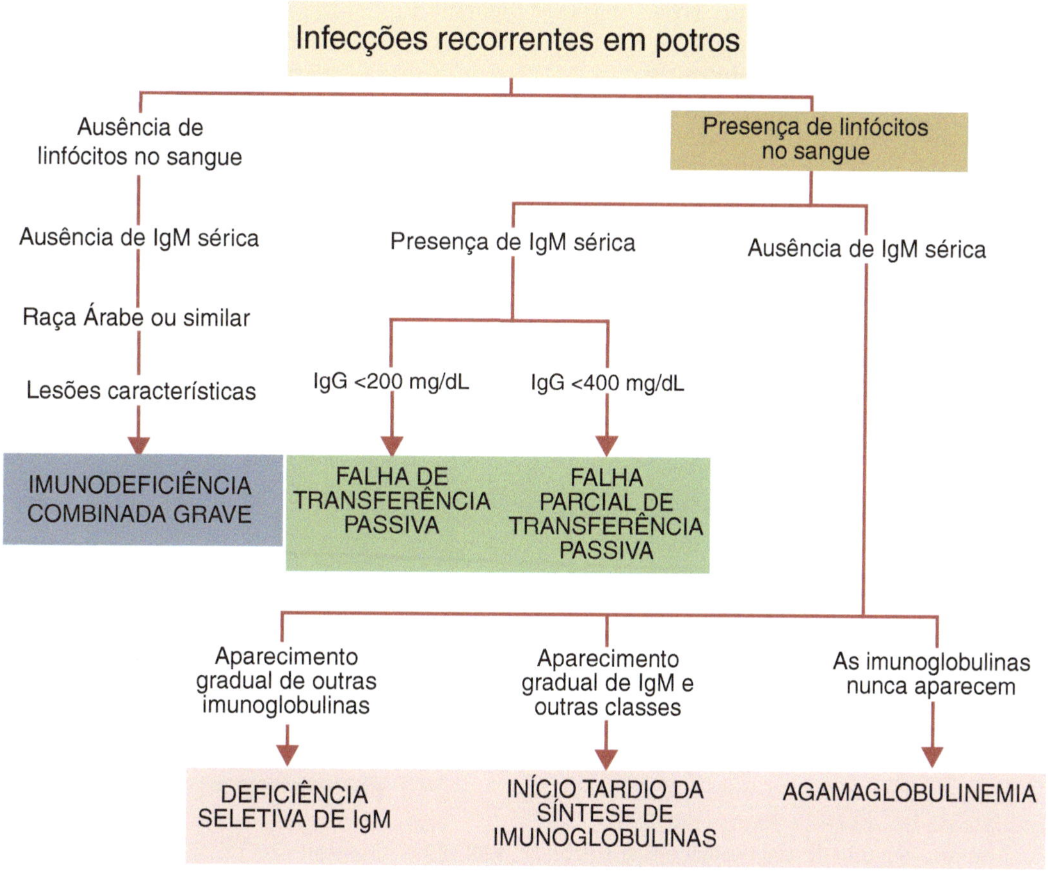


**FIG. 39.5** O diagnóstico diferencial das imunodeficiências equinas.

potros acometidos não produzem linfócitos T e B funcionais e apresentam pouquíssimos linfócitos circulantes. Se mamarem bem, os potros adquirem as imunoglobulinas maternas. Depois da redução dos títulos dessas imunoglobulinas, porém, os potros não conseguem produzir seus próprios anticorpos e, assim, apresentam hipogamaglobulinemia. Os potros acometidos, portanto, nascem saudáveis, mas começam a adoecer aos 2 meses de idade. O tempo exato para o início da doença depende da quantidade de anticorpos absorvidos do colostro. Todos os animais morrem entre 4 e 6 meses em decorrência de infecções graves. A broncopneumonia grave é o sinal mais predominante. Os microrganismos relacionados a essa broncopneumonia são adenovírus equino, *Rhodococcus equi* e *Pneumocystis* (um fungo oportunista). A doença se manifesta com corrimento nasal, tosse, dispneia, perda de peso e febre. Os potros acometidos também podem desenvolver enterite, onfaloflebite e várias outras infecções. A enterite é causada por *Cryptosporidium parvum* e diversas bactérias.

À necropsia, os baços desses potros não apresentavam centros germinativos e bainhas linfoides periarteriolares. Seus linfonodos não possuem folículos linfoides e centros germinativos, e há poucas células no paracórtex. A identificação do timo pode ser difícil. As funções de neutrófilos, monócitos e células NK são normais.

A SCID é uma doença autossômica recessiva e, portanto, sua ocorrência indica que os dois progenitores são portadores da mutação. O diagnóstico preciso é muito importante, já que a presença da mutação reduz o valor econômico dos animais progenitores de maneira significativa. Assim, todos os casos suspeitos devem ser confirmados pelo exame *post mortem*. O diagnóstico clínico de SCID requer a confirmação de pelo menos dois dos três critérios a seguir: 1) número muito baixo de linfócitos circulantes (geralmente inferior a 1.000/mm$^3$); 2) histologia típica de SCID, isto é, hipoplasia macroscópica dos órgãos linfoides primários e secundários; 3) ausência de IgM sérica antes da amamentação. (O feto equino normal sintetiza pequenas quantidades de IgM. Por isso, a concentração de IgM em potros neonatos normais é de cerca de 160 μg/mL. Ao mamar bem, o potro adquire imunoglobulinas de todos os isotipos do colostro da égua. Porém, a meia-vida da IgM é apenas aproximadamente de 6 dias e a IgM materna desaparece em poucos dias. Assim, um potro normal sempre apresenta um pouco de IgM no soro, mas não o potro com SCID.)

## Patogênese

Durante a síntese dos receptores de antígenos dos linfócitos B e T (BCRs e TCRs, respectivamente), grandes segmentos de DNA são excisados para que os segmentos gênicos *V*, *D* e *J* possam ser religados (Capítulo 17). Diversas enzimas participam desse processo de recombinação. Algumas cortam as fitas de DNA e outras as unem. Os estudos em potros com SCID mostram que há um defeito no grande complexo enzimático, com múltiplos componentes, que religa as extremidades cortadas. O defeito específico ocorre no gene que codifica a subunidade catalítica de uma enzima denominada proteína quinase dependente de DNA (*DNA-PKcs*) (Fig. 39.6). No gene *DNA-PKcs* mutante, a perda de cinco nucleotídeos provoca alteração da fase de leitura, interrupção prematura da cadeia peptídica e eliminação de 967 aminoácidos da porção C-terminal da molécula, inclusive de todo o domínio quinase (Fig. 39.7). Os potros acometidos apresentam ausência completa de *DNA-PKcs* funcional. Devido a essa deficiência, as fitas de DNA rompidas não podem ser religadas e os linfócitos T e B não podem formar regiões V funcionais. Na ausência de TCRs e BCRs, os potros acometidos não podem responder aos antígenos. Como a *DNA-PKcs* é necessária para religar as fitas rompidas de DNA, também é fundamental em outros processos de reparo da molécula. Assim, as células de potros com SCID não conseguem reparar o DNA danificado pela radiação.

A presença de um gene mutante *CID* em equinos pode ser detectada por meio de PCR (Capítulo 42). Uma amostra de DNA é obtida a partir das células epiteliais do animal. Um conjunto de oligonucleotídeos iniciadores (*primers*) para amplificação apenas do DNA com deleção de cinco pares de base e outro conjunto para amplificação somente da sequência gênica normal são usados para determinar a presença do gene mutante. Essa análise demonstrou que a frequência do gene *CID* em cavalos Árabes é de 8,4%. Com base nisso, seria esperado que 0,18% dos potros Árabes fossem homozigotos para o traço e, portanto, clinicamente acometidos. A análise do *pedigree* sugere que o traço SCID foi introduzido nos Estados Unidos por um único garanhão na década de 1920.

## Deficiências de Imunoglobulinas

A agamaglobulinemia primária é uma doença rara em potros. Os animais acometidos não apresentam linfócitos B identificáveis (células com imunoglobulinas de superfície) e apresentam títulos séricos baixíssimos de imunoglobulinas. Seus tecidos linfoides não possuem folículos primários, centros germinativos ou plasmócitos. Ainda assim, seus linfócitos sanguíneos respondem a mitógenos. A inoculação intradérmica de fitoemaglutinina, um mitógeno de linfócitos T, induz uma

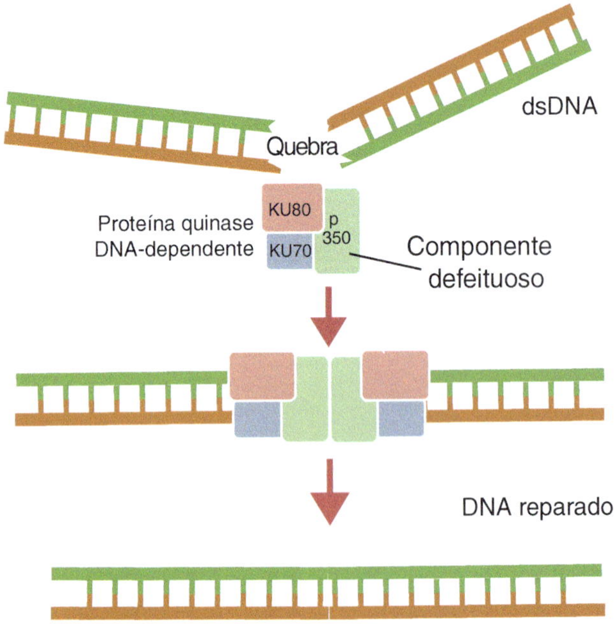


FIG. 39.6 O defeito na proteína quinase DNA-dependente (DNAPK) que impede o reparo do DNA em potros com SCID.

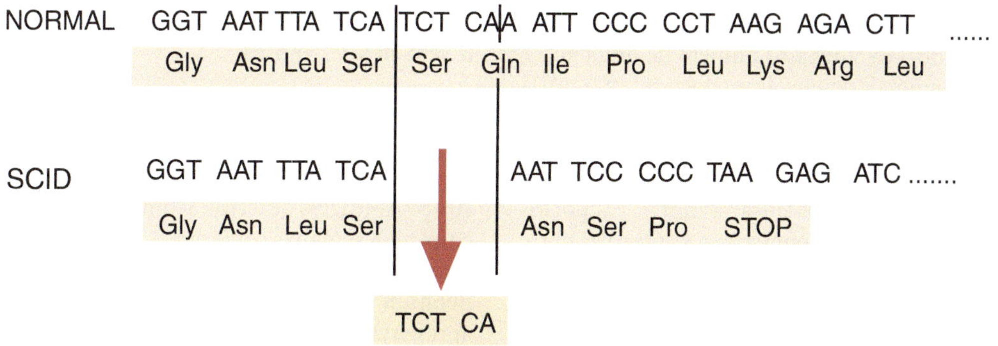


**FIG. 39.7** A deleção no gene equino *DNA-PK* que provoca o término prematuro da molécula.

reação típica de hipersensibilidade tardia de tipo IV. Os potros acometidos apresentam infecções bacterianas recorrentes, mas podem sobreviver por até 18 meses. A doença deve ser suspeita em potros com contagem normal de linfócitos mas sem IgM e IgG. O diagnóstico pode ser confirmado pela demonstração de respostas normais de linfócitos T a mitógenos e pela ausência de linfócitos B.

Deficiências seletivas de IgM foram descritas em potros. As concentrações séricas de IgM nesses animais são pelo menos dois desvios-padrão abaixo do valor normal, mas os títulos de IgG e IgA e os números de linfócitos B são normais. Na maioria dos casos, os potros apresentam septicemia ou infecções recorrentes do trato respiratório, geralmente por *Klebsiella pneumoniae* ou *R. equi*, e morrem com cerca de 10 meses de idade. Alguns potros acometidos vivem por mais tempo e respondem à terapia, mas não crescem, têm infecções respiratórias recorrentes e em geral morrem com cerca de 24 meses de idade. A maioria dos potros acometidos pertence às raças Árabe ou Quarto de Milha, sugerindo que a doença tenha base genética. A deficiência de IgM também foi descrita em cavalos adultos com mais de 2 anos de idade. Em muitos casos, esses cavalos apresentam neoplasias linforreticulares.

Um único caso de deficiência de IgG foi descrito em um potro de 3 meses de idade com salmonelose. O animal apresentava títulos normais de IgA e IgM, mas não possuía centros germinativos, folículos linfoides, folículos esplênicos ou bainhas linfoides periarteriolares. A concentração de IgG sérica era extremamente baixa.

Entre 2 e 3 meses de idade, alguns potros apresentam hipogamaglobulinemia transitória devido ao início tardio da síntese de imunoglobulinas. Esses animais podem ter infecções recorrentes durante o período em que os títulos de imunoglobulinas são baixos. Os números de linfócitos e sua responsividade continuam normais.

## Imunodeficiência Variável Comum

A imunodeficiência comum variável é a segunda síndrome de imunodeficiência primária mais comum em seres humanos (depois da deficiência seletiva de IgA). Esse é um grupo heterogêneo de doenças esporádicas, todas caracterizadas por linfopenia B de início tardio em decorrência do comprometimento da produção de linfócitos B na medula óssea. Em equinos, a imunodeficiência variável comum é associada à expressão significativamente menor de quatro genes, *E2A*, *PAX5*, *CD19* e *IGD*. A análise imunoistoquímica confirmou a ausência de *PAX5* na medula óssea desses animais. *PAX5* e as outras moléculas são fatores de transcrição que regulam o início da diferenciação dos linfócitos B. O desenvolvimento de seus linfócitos B parece ser bloqueado na transição a pró-linfócitos B. Mutações nos genes que codificam os receptores do fator de necrose tumoral (TNF-$\alpha$) e de outras moléculas coestimuladoras também levam à perda da função de linfócitos T auxiliares.

Casos de imunodeficiência comum variável foram descritos em cavalos. Embora sejam semelhantes às imunodeficiências primárias quanto à sua natureza esporádica e gravidade, em geral ocorrem em animais com mais de 3 anos de idade. Normalmente, esses animais apresentam infecções recorrentes não responsivas ao tratamento clínico. A meningite bacteriana pode ser uma característica frequente. O soro contém apenas traços de IgG e IgM, IgG3 indetectável e títulos baixíssimos de IgA. Às vezes, há deficiência de subclasses de IgG, enquanto os níveis de IgA são normais. Os números de linfócitos T são normais, porém os linfócitos B são indetectáveis e não respondem a lipopolissacarídeo, o mitógeno dos linfócitos B. À necropsia, não há linfócitos B nos órgãos linfoides, no sangue ou na medula óssea. Alguns cavalos podem apresentar doença hepática grave, uma característica também observada em humanos. Suspeita-se que esses indivíduos tenham um defeito subjacente expresso apenas quando o sistema imune está sob o estresse causado pelas infecções. Outros casos foram observados em animais entre 2 e 5 anos de idade com deficiência seletiva de IgM. Muitos desenvolvem linfossarcoma simultâneo e podem apresentar função excessiva de linfócitos T reguladores.

## Síndrome de Imunodeficiência em Potros

Essa síndrome de imunodeficiência primária foi descrita pela primeira vez em pôneis das raças Fell e Dales com alta consanguinidade. É uma imunodeficiência de linfócitos B acompanhada por anemia profunda. Os potros acometidos parecem normais ao nascimento, mas não se desenvolvem da maneira adequada. O hematócrito e os números de linfócitos B diminuem em 4 a 12 semanas até o desenvolvimento de doença clínica. Os animais acometidos não apresentam centros germinativos e plasmócitos. Os números de linfócitos B caem a menos de 10% do normal, e os títulos séricos de imunoglobulinas diminuem rapidamente após o catabolismo dos anticorpos maternos. A perda dessas imunoglobulinas coincide com o desenvolvimento da doença clínica. O número de linfócitos T continua normal. Os animais desenvolvem doença respiratória grave causada por patógenos oportunistas, como adenovírus, e diarreia por *Cryptosporidium*. Ao mesmo tempo, desenvolvem uma anemia profunda, progressiva e não regenerativa que, sozinha, pode ser suficiente para causar a morte. Os potros inevitavelmente morrem ou são submetidos à eutanásia entre 1 e 3 meses de idade.

A síndrome é herdada como uma doença autossômica recessiva. É causada por uma mutação no gene que codifica o cotransportador de sódio e mioinositol (*SLC5A3*). (A mutação altera um único aminoácido, de prolina para leucina, e é homozigótica nos potros acometidos.) Essa proteína controla a regulação osmótica celular e é necessária para a sobrevivência de células linfoides e a eritropoiese. Como essa mutação pode ocorrer em qualquer raça equina, seu nome original, Síndrome da Imunodeficiência do Pônei Fell, foi trocado para Síndrome da Imunodeficiência do Potro. Um exame à base de PCR pode ser utilizado para determinar se o potro é portador do gene mutante. Cerca de 40% dos pôneis Fell e 20% dos pôneis Dales são portadores da mutação. A prevalência da doença foi bastante reduzida por evitar o acasalamento dos portadores, embora a taxa de portadores ainda seja relativamente alta para uma população reprodutora tão pequena.

### Prevalência das Imunodeficiências Equinas

A imunodeficiência mais importante em potros não é hereditária, mas sim decorrente da absorção insuficiente de anticorpos do colostro materno (Capítulo 23). Essa falha de transferência passiva pode acometer até 10% dos potros. A SCID ocorre em 2% a 3% dos potros da raça Árabe e é 10 vezes mais comum do que a deficiência seletiva de IgM. Por sua vez, a deficiência seletiva de IgM é 10 vezes mais comum do que a agamaglobulinemia.

## IMUNODEFICIÊNCIAS EM BOVINOS

### Imunodeficiência Combinada Grave

Uma imunodeficiência combinada foi descrita em um bezerro da raça Angus. O animal parecia normal ao nascimento e foi amamentado normalmente. Ficou doente aos 6 meses de idade, quando teve pneumonia e diarreia. O animal apresentava linfopenia e hipogamaglobulinemia grave. Os títulos de IgM e IgA eram indetectáveis e os níveis de IgG eram baixos, e acreditava-se serem anticorpos maternos residuais. O animal morreu em uma semana, com candidíase sistêmica. O timo era hipoplásico e composto por células epiteliais, mas sem timócitos. Os linfonodos eram indetectáveis e o baço era hipoplásico, com ausência de linfócitos nas bainhas linfoides periarteriolares. Assim, a síndrome é muito semelhante à SCID dos equinos.

### Deficiência Seletiva de Imunoglobulina G2

A deficiência de IgG2 foi relatada em bovinos Dinamarqueses Vermelhos. Cerca de 1% a 2% dos animais dessa raça apresentam deficiência completa de IgG2 e, por isso, são mais suscetíveis à pneumonia e à mastite gangrenosa. Mais 15% desses animais podem apresentar níveis baixos de IgG2, aparentemente sem efeitos danosos.

### Paraqueratose Hereditária

Alguns bovinos de raças Holandesas são portadores de um traço autossômico recessivo de hipoplasia tímica e linfocítica (traço A-46). Os bezerros acometidos nascem saudáveis, mas com 4 a 8 semanas começam a apresentar infecções cutâneas graves. Caso não tratados, morrem em poucas semanas e nenhum sobrevive por mais de 4 meses. Os animais afetados apresentam exantema, alopecia nos membros e paraqueratose ao redor da boca e dos olhos. Há depleção de linfócitos no intestino e atrofia de timo, baço e linfonodos. Os animais apresentam deficiência de linfócitos T e depressão da imunidade celular, mas respostas anticórpicas normais. Assim, sua resposta anticórpica ao toxoide tetânico é normal, mas a resposta a dinitroclorobenzeno ou tuberculina, que induzem reações celulares, é fraca. O tratamento oral com óxido de zinco ou sulfato de zinco faz com que os bezerros recuperem a capacidade de estabelecimento de respostas celulares normais. A interrupção da suplementação com zinco, porém, leva à recidiva em poucas semanas. É provável que esses animais apresentem menor capacidade de absorção intestinal de zinco. O zinco é um componente essencial do hormônio tímico timulina (Capítulo 12) e, portanto, é necessário para a resposta normal dos linfócitos T.

### Outras Imunodeficiências

Uma hipogamaglobulinemia transiente associada ao retardo do início da síntese de imunoglobulinas foi descrita em uma novilha Simental, e um caso de aplasia tímica com ausência de pelos foi relatado em bezerros. Esse caso lembra a mutação "*nude*" observada em camundongos e gatos (discutida adiante).

## IMUNODEFICIÊNCIAS EM SUÍNOS

### SCID Suína

Uma forma espontânea de imunodeficiência combinada grave hereditária foi descrita em suínos Yorkshire consanguíneos. Os leitões pareciam normais durante a amamentação, mas gradualmente sucumbiram a infecções oportunistas que provocaram redução do crescimento, lesões cutâneas e desconforto respiratório. Esses animais não sobreviveram por mais de 60 dias e apresentaram pneumonia, serosite e dermatite. Os suínos acometidos eram pequenos, com pelame áspero. O timo não era visível, enquanto os linfonodos e as placas de Peyer no íleo eram pequenos e imperceptíveis. Os linfonodos, as tonsilas, as placas de Peyer e o baço apresentavam redução dos números de linfócitos e ausência de folículos linfoides. Os linfócitos T $CD3^+$ eram encontrados em baixíssimos números nos linfonodos e estavam ausentes do baço e da corrente sanguínea. Os animais não apresentavam linfócitos T e B na corrente sanguínea, mas tinham números normais de células NK e neutrófilos. Esses indivíduos não produziram anticorpos em resposta à infecção viral (síndrome reprodutiva e respiratória dos suínos, PRRS). Não houve predileção sexual. Acasalamentos subsequentes dos pais desses suínos produziram aproximadamente 22% de leitões acometidos

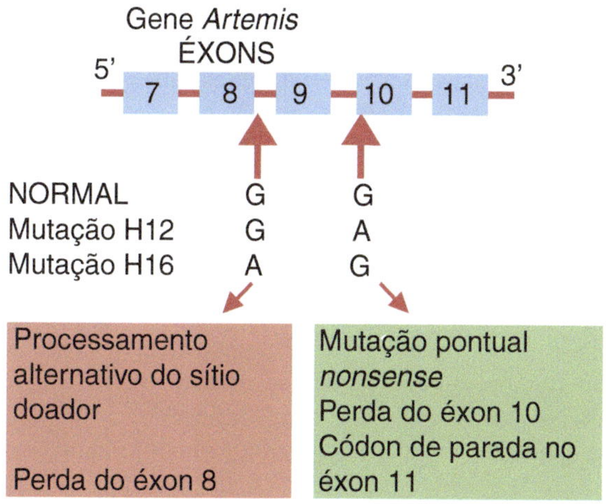


**FIG. 39.8** As duas mutações identificadas no gene *Artemis* que causam SCID em suínos.

por ninhada, confirmando o diagnóstico de imunodeficiência primária.

Outros estudos nesses suínos com SCID mostraram duas mutações espontâneas. As duas mutações ocorrem no gene *Artemis*. Uma mutação (H12) ocorre no sítio de *splice* doador do éxon 8. Isso leva à deleção do éxon 8 e à produção de uma proteína não funcional. A segunda mutação (H16) é pontual no éxon 10. Essa mutação altera a fase de leitura, gera um códon de parada e, assim, a proteína é truncada. O fenótipo dessas duas mutações é indistinguível. O gene *Artemis* codifica uma pequena endonuclease nuclear que desempenha um papel essencial na recombinação *V(D)J*. (O DNA entre os genes *V* e *D* é excisado e as duas extremidades se ligam e formam um *hairpin* [Fig. 39.8]. *Artemis*, então, cliva o *hairpin* em sítios variáveis, para que a deleção e adição de nucleotídeos provoquem alterações nas sequências de aminoácidos quando as extremidades forem religadas.) Assim, é essencial na geração de diversidade de imunoglobulinas e linfócitos T. Também deixa as células mais sensíveis à quebra de cromossomo induzida por radiação.

## IMUNODEFICIÊNCIAS EM CÃES

A natureza da criação de cães e o estabelecimento de raças registradas com diversidade genética limitada levaram ao desenvolvimento de muitas doenças hereditárias nessa espécie. Várias são imunodeficiências primárias restritas a determinadas raças. Poucas foram bem investigadas e os genes responsáveis não foram identificados.

### Imunodeficiências Combinadas

Uma imunodeficiência combinada grave decorrente de um defeito na subunidade catalítica da proteína quinase dependente de DNA (DNA-PKcs) foi identificada em Jack Russell Terriers. Doze de 32 filhotes de um casal de Terriers morreram de infecções oportunistas entre 8 e 14 semanas de vida. Esses animais apresentaram fenótipo SCID com linfopenia, agamaglobulinemia e aplasias tímica e linfoide. A doença é autossômica recessiva. É causada por uma mutação pontual que gera um códon de parada e a interrupção prematura da cadeia peptídica. Os cães acometidos apresentaram grande redução da expressão de DNA-PKcs. Como na SCID equina e suína, o defeito bloqueia o *splicing* do gene durante a recombinação *V(D)J* no TCR e nas regiões variáveis da imunoglobulina. A frequência de portadores do gene é de 1,1%.

Uma SCID ligada ao cromossomo X foi descrita em Basset Hounds e Welsh Corgi Cardigans. A doença é caracterizada por baixo crescimento, maior suscetibilidade a infecções e ausência de linfonodos. Clinicamente, os animais são saudáveis no período neonatal imediato devido à presença de anticorpos maternos. No entanto, em cerca de 6 a 8 semanas, com o declínio dos títulos de anticorpos maternos, o animal começa a desenvolver infecções. A princípio, as infecções são relativamente brandas, como piodermite superficial e otite média. Depois, as infecções se tornam mais graves e os animais não tratados morrem de pneumonia, enterite ou sepse por volta dos 4 meses de idade. As infecções comuns são cinomose, infecções estafilocócicas generalizadas, infecções por adenovírus e parvovírus e criptosporidiose. Essa imunodeficiência é ligada ao cromossomo X, já que o cruzamento de uma fêmea portadora com um macho normal gera ninhadas em que cerca de metade dos machos é acometida e todas as fêmeas são fenotipicamente normais.

Esses cães apresentam linfopenia (~1.000/μL). Entretanto, a relação CD4/CD8 é de cerca de 15:1, em comparação com 1,7:1 em cães normais, indicando uma grande queda no número de linfócitos T $CD8^+$. O número absoluto de linfócitos T é inferior a 20% do valor normal. Os cães apresentam números normais de linfócitos B. Os poucos linfócitos no sangue não respondem a mitógenos. Os filhotes apresentam níveis normais de IgM, porém títulos baixíssimos ou nulos de IgG e IgA. Esses cães não produzem anticorpos contra antígenos como o toxoide tetânico.

À necropsia, o timo dos cães acometidos tem aproximadamente 10% do peso normal e não possui córtex definido (Fig. 39.9). As tonsilas e os linfonodos são muito pequenos e displásicos e sua localização pode ser difícil. Quando presentes, os linfonodos são desorganizados e contêm poucos linfócitos pequenos. O baço apresenta grandes nódulos linfoides periarteriolares com alguns linfócitos pequenos e poucos plasmócitos. A medula óssea desses cães parece normal.

A doença é causada por uma mutação no gene que codifica a cadeia γc do receptor da interleucina 2 (*IL-2Rγ*). A mesma cadeia também é componente dos receptores de IL-4, IL-7, IL-9 e IL-15.

Em Basset Hounds acometidos, a perda de quatro bases no gene *γc* causa uma alteração na fase de leitura. Isso gera um códon de parada. Assim, em vez da proteína completa, há apenas um pequeno peptídeo, sem síntese de proteína funcional. Uma segunda mutação SCID foi descrita em Welsh Corgi Cardigans. Nesses animais, um único resíduo citosina é inserido no gene *γc*, o que gera um códon de parada antes do domínio transmembrânico, comprometendo a síntese da cadeia completa (Fig. 39.10). Dessa forma, esse peptídeo não é expresso na superfície celular. Em ambos os casos, a mutação não interfere na produção de IL-2, mas os linfócitos desses animais não respondem à citocina. Na ausência da cadeia γc, não há o desenvolvimento de linfócitos T maduros.

Experimentalmente, os cães acometidos podem ser tratados com aloenxertos de medula óssea. É interessante notar,

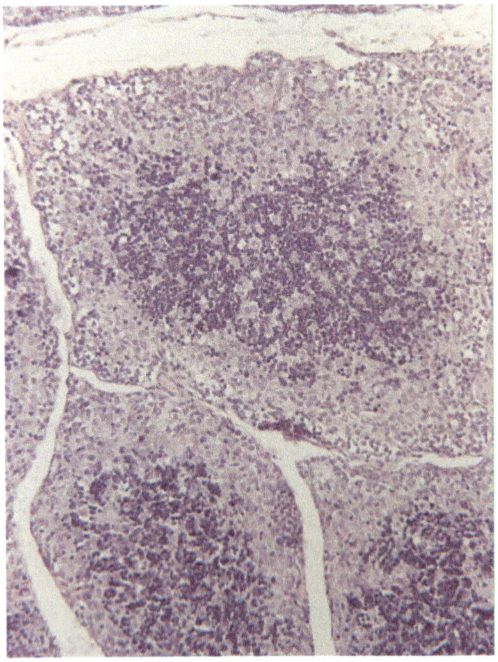

FIG. 39.9 Fotomicrografia do timo de um Basset Hound com imunodeficiência ligada ao cromossomo X. Note a ausência de córtex definido e os focos dispersos de linfócitos de coloração escura. (Coloração de hematoxilina e eosina). (De Snyder PW, Kazacos EA, Felsburg PJ: Histologic characterization of the thymus in canine X-linked severe combined immunodeficiency, *Clin Immunol Immunopathol* 67:55-67, 1993.)

porém, que os cães com SCID mantidos vivos por aloenxertos de células-tronco começaram a envelhecer cedo, aos 2 ou 3 anos. Esses animais apresentaram má absorção intestinal e tumores de células neurais. Acredita-se que a ausência de *DNA-PKcs* impeça o reparo do DNA em outras células, o que leva ao envelhecimento precoce.

## Deficiências de Imunoglobulinas

Uma deficiência seletiva de IgM foi descrita em dois Doberman Pinschers aparentados. Um animal era assintomático, enquanto o outro apresentava corrimento nasal mucopurulento e broncopneumonia. Os dois tinham altas concentrações de IgA, baixos títulos de IgG e níveis muito reduzidos de IgM. Como ambos apresentaram apenas corrimento nasal crônico, o significado clínico da deficiência é incerto.

Deficiências seletivas de IgA foram observadas em várias raças caninas, mas Pastores Alemães e Shar-Peis são bastante predispostos a diversas doenças infecciosas, entre elas micoses, furunculose anal, piodermite profunda e supercrescimento bacteriano no intestino delgado. Isso sugere a presença de deficiências na imunidade das mucosas. Condizente com essa suposição, os Pastores Alemães no Reino Unido apresentam concentrações normais de IgM e IgG, mas níveis significativamente menores de IgA (~80 mg/dL, enquanto cães do grupo controle apresentam 170 mg/dL). Da mesma maneira, cães dessa raça apresentam concentrações significativamente menores de IgA nas lágrimas em comparação a outras raças. Os números de plasmócitos produtores de IgA são normais, sugerindo que a

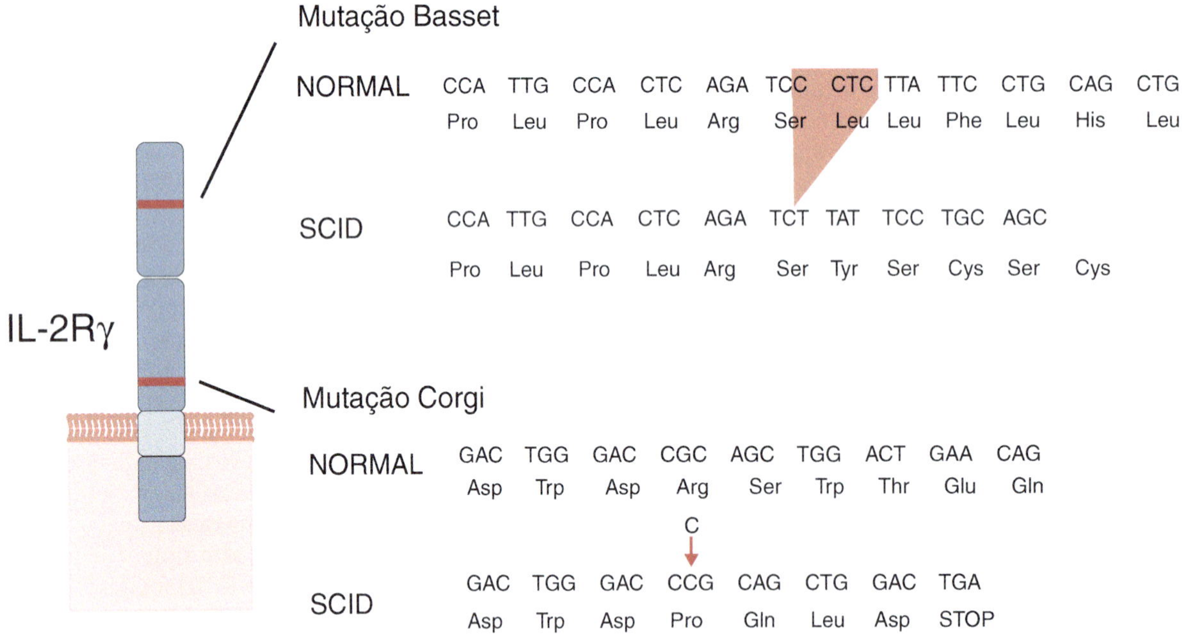


FIG. 39.10 As duas mutações definidas na SCID canina associada ao cromossomo X, no gene *IL-2Rγ*. Na mutação do Corgi, a inserção de um único resíduo de citosina no gene provoca a geração de um códon de parada e a interrupção prematura da síntese de peptídeos. Na mutação do Basset, a deleção de quatro bases provoca uma mutação que altera a fase de leitura e também provoca a geração de um códon de parada (não mostrado). (Dados de Henthorn PS, Somberg RL, Fimiani VM, et al: IL-2R gamma gene microdeletion demonstrates that canine X-linked severe combined immunodeficiency is a homologue of the human disease, *Genomics* 23:69-74, 1994; e de Somberg RL, Pullen RP, Casal ML, et al: A single nucleotide insertion in the canine interleukin-2 receptor gamma chain results in X-linked severe combined immunodeficiency disease, *Vet Immunol Immunopathol* 47:203-214, 1995.)

**QUADRO 39.1 Deficiência de IgA em Lobos**

As concentrações de IgA foram medidas no soro de 163 lobos em vida livre e de cativeiro da Escandinávia e também em 33 lobos do Canadá. A concentração mediana de IgA dos lobos escandinavos foi de 0,054 g/L. O valor mediano nos lobos canadenses foi de 0,18 g/L. Os valores medianos em cães variam entre 0,15 e 0,3 g/L, dependendo da raça. Assim, em relação a cães e lobos canadenses, os lobos escandinavos apresentam deficiência de IgA. Até 60% dos lobos da Escandinávia apresentaram níveis de IgA tão baixos quanto cães de raças de alto risco, como Shar-Peis. Ainda não se sabe se essa diferença nos níveis séricos tem importância clínica e se a diferença se estende aos níveis de IgA em superfícies corpóreas ou secreções, como o leite.

Frankowiack M, Hellman L, Zhao Y, et al: IgA deficiency in wolves, *Dev Comp Immunol* 40:180-184, 2013.
Frankowiack M, Olsson M, Cluff HD, et al: IgA deficiency in wolves from Canada and Scandinavia, *Dev Comp Immunol* 50:26-28, 2015.

deficiência possa ser causada por defeitos na síntese ou secreção de IgA. Os Pastores Alemães apresentam níveis medianos de IgA nas fezes significativamente menores do que cães controles de outras raças. Em vários, as concentrações de IgA estão abaixo do limite de confiança de 95% da população controle e, em alguns, a IgA fecal é indetectável. Os níveis de IgG e albumina nas fezes tendem a ser maiores do que nos controles. Outras raças com proporção significativa (>10%) de cães com baixos títulos de IgA são Hovawarts, Elkhound Norueguês, Duck Tolling Retriever da Nova Escócia, Bull Terriers, Golden Retrievers e Retrievers do Labrador (Quadro 39.1).

Filhotes de Shar-Pei com tosse recorrente, corrimento nasal, conjuntivite e pneumonia, além de demodicose e infecções por *Microsporum canis*, foram identificados como portadores de deficiência seletiva de IgA (<15 mg/dL). Da mesma forma, concentrações anormalmente baixas de IgA foram observadas em uma alta porcentagem de Shar-Peis clinicamente normais. A doença atópica é comum nesses cães, uma característica também observada em humanos com deficiência de IgA. Em Pastores Alemães, os baixos níveis de IgA também são associados ao desenvolvimento de dermatite atópica canina e de atrofia acinar pancreática.

Uma deficiência primária de IgA foi descrita em uma colônia consanguínea de Beagles. Os cães tinham histórico de parainfluenza e tosse endêmica dos canis causada por *Bordetella bronchiseptica*. Apesar da vacinação, os animais continuaram a apresentar infecções respiratórias e otites recorrentes. A imunoeletroforese e a imunodifusão radial mostraram que os níveis séricos de IgG e IgM eram normais, mas com títulos baixíssimos de IgA (<5 mg/dL). Os cães progenitores, fenotipicamente normais, tinham baixas concentrações de IgA. Quatro cães acometidos apresentavam anticorpos circulantes anti-IgA. A contagem de linfócitos T e B e as respostas linfocíticas a mitógenos e ao toxoide tetânico eram normais. Os animais apresentavam números normais de plasmócitos secretores de IgG e IgM, mas nenhum plasmócito secretor de IgA. Após o cruzamento de dois animais acometidos, quatro de cinco filhotes nasceram com deficiência de IgA. A doença não era ligada ao sexo.

Uma hipogamaglobulinemia transiente foi observada em dois animais de uma ninhada de Spitz que sofreram infecções recorrentes do trato respiratório superior entre 8 e 16 semanas de vida. Esses cães apresentaram números de linfócitos T e resposta a mitógenos normais. A concentração de imunoglobulinas era baixa, assim como os títulos de anticorpos contra antígenos vacinais às 16 semanas. Esses filhotes responderam muito pouco ao toxoide tetânico administrado aos 4 meses. Aos 6 meses, porém, as concentrações de imunoglobulinas atingiram os valores normais e os filhotes recuperaram a saúde. Acredita-se que esses filhotes sofreram um atraso no início da síntese de imunoglobulinas. O tratamento sintomático foi suficiente para sustentá-los até que o sistema imune passasse a ser funcional.

Cães da raça Cavalier King Charles Spaniel com pneumonia por *Pneumocystis* apresentaram concentrações de IgG significativamente menores (mediana de 3,2 mg/mL) do que cães controles de mesma idade e raça (mediana de 8,5 mg/mL). Os níveis de IgM, por outro lado, eram significativamente maiores nos cães acometidos. As concentrações de IgA eram normais. As contagens de linfócitos nos indivíduos acometidos eram normais ou elevadas. É muito provável que essa doença seja uma síndrome de deficiência de IgG.

A pneumonia por *Pneumocystis* foi observada repetidas vezes em Dachshunds Miniatura jovens. Os cães acometidos geralmente tinham menos de 1 ano de idade e pareciam imunodeficientes. A eletroforese sérica mostrou uma grande redução dos títulos de IgM, IgG e IgA. Além disso, as respostas dos linfócitos aos mitógenos fitoemaglutinina e *pokeweed* era bem menor. Também houve redução do número de linfócitos B. Embora a pneumonia causada por *Pneumocystis* tenha respondido à terapia agressiva, os animais não melhoraram e morreram jovens.

Uma síndrome hereditária de rinite/broncopneumonia foi identificada em Lébreis Irlandeses e considerada decorrente de uma deficiência de IgA.

## Deficiências de Linfócitos T

Uma família de Weimaraners consanguíneos foi descrita por apresentar imunodeficiência e nanismo. Os animais pareciam normais ao nascimento, mas com 6 a 7 semanas desenvolveram uma síndrome debilitante caracterizada por emagrecimento e letargia. Os filhotes sofreram infecções recorrentes que acabaram causando sua morte. A necropsia mostrou timos atrofiados, com ausência de córtex. Esses animais apresentavam níveis normais de imunoglobulinas, preservação da atividade de linfócitos T auxiliares e aparente normalidade dos órgãos linfoides secundários. Seus linfócitos não respondiam a mitógenos. O tratamento com hormônio do crescimento provocou regeneração do córtex tímico e melhora clínica drástica. Entretanto, o hormônio do crescimento não restaurou a resposta linfocitária a mitógenos. É quase certo que a doença é decorrente de uma deficiência de hormônio do crescimento ocasionada por uma lesão no hipotálamo e confirma que o timo precisa desse hormônio para exercer suas funções.

A acrodermatite letal foi identificada em Bull Terriers. Esta é uma síndrome de imunodeficiência complexa associada a retardo do crescimento, lesões cutâneas (acrodermatite, piodermite crônica, paroníquia), diarreia, pneumonia recorrente e comportamento anormal. Os filhotes eram fracos ao nascimento e não mamaram bem. Alguns apresentaram pigmentação mais clara do que seus irmãos de ninhada. Depois do desmame, tiveram dificuldade para se alimentar e não cresceram. Pequenas lesões com crostas se desenvolveram entre os dedos e uma dermatite pustular ocorreu ao redor dos olhos e da boca entre 6 e 10 semanas de vida. As lesões se tornaram uma piodermite grave. Fungos como *Malassezia* e *Candida* foram isolados das lesões. A diarreia surgiu no início da doença e infecções do trato respiratório foram comuns. Os filhotes ficaram deprimidos e apáticos e morreram com cerca de 15 meses de idade, com sobrevida média de 7 meses. Os cães acometidos apresentaram neutrofilia, concentrações normais de IgG e IgM, mas níveis significativamente baixos de IgA, e hipercolesterolemia. Os níveis plasmáticos de zinco eram anormalmente baixos. As respostas dos linfócitos a mitógenos foram deprimidas. A necropsia mostrou perda grave de linfócitos T, de forma que os filhotes não apresentavam timo, e os linfonodos e o baço eram muito pequenos. A doença era hereditária e autossômica recessiva; os progenitores dos filhotes acometidos puderam ser rastreados até um ancestral comum. Devido à semelhança com o traço A-46 de bovinos, os cães foram submetidos ao tratamento oral com zinco. Doses muito altas causaram certa melhoria clínica, mas de curta duração.

A piodermite de Pastores Alemães, como o próprio nome diz, é uma doença crônica de pele que ocorre em cães de meia-idade dessa raça e é associada a infecções por estafilococos coagulase-positiva. Esses casos não respondem bem à antibioticoterapia e parecem refletir alguma forma de defeito genético ou imunológico subjacente. Embora os cães acometidos pareçam desenvolver respostas humorais normais, alguns estudos mostraram redução das respostas linfocitárias a mitógenos, desequilíbrio nas subpopulações de linfócitos (diminuição de linfócitos CD4 e aumento de linfócitos CD8) e declínio no nível de linfócitos B $CD21^+$. (O receptor de complemento CD21 participa da ativação de linfócitos B.) Ao analisar os números de linfócitos T $CD3^+$ e linfócitos B na pele de cães normais e com piodermite, descobriu-se que as quantidades de linfócitos B eram semelhantes, mas o número de linfócitos T infiltrados nas lesões dos Pastores Alemães era significativamente menor, sugerindo que disfunções em linfócitos T podem atuar na patogênese da piodermite nessa raça.

### Imunodeficiências não Caracterizadas

A literatura veterinária apresenta vários relatos de cães com infecções graves recorrentes causadas por microrganismos que normalmente não são considerados de alta patogenicidade. A prototecose foi registrada em cães. Um terço dos casos ocorreu em Collies, sugerindo uma predisposição genética. Weimaraners são bastante suscetíveis a infecções bacterianas sistêmicas; Pastores Alemães são suscetíveis a infecções sistêmicas generalizadas por *Aspergillus*, enquanto algumas famílias de Rottweilers e Dobermans são bem suscetíveis a infecções causadas por parvovírus. Não há comprovação de que essas doenças são decorrentes de imunodeficiências primárias, e todas precisam de investigações mais aprofundadas.

## IMUNODEFICIÊNCIAS EM GATOS

### Hipotricose com Aplasia Tímica

Há muito tempo, o camundongo *nude* é aceito como um importante modelo de imunodeficiência. Os *nudes* são uma linhagem alopécica de camundongos sem timo funcional. Essa doença foi descrita em ratos, cobaias e bezerros. Uma mutação semelhante foi descrita em filhotes de gatos Sagrados da Birmânia. Esses filhotes nasceram sem nenhum pelo no corpo (Fig. 39.11). A necropsia mostrou ausência de timo e depleção de linfócitos no paracórtex dos linfonodos, do baço e das placas de Peyer. Os animais apresentavam deficiência de linfócitos T. A análise do heredograma sugere que a doença era autossômica recessiva.

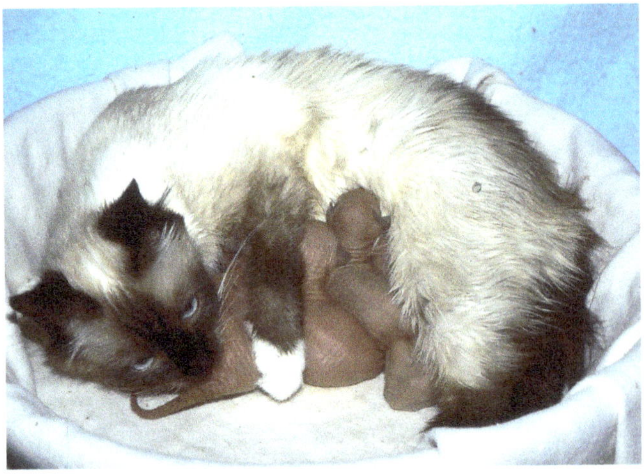

**FIG. 39.11** Filhotes nascidos com a forma autossômica recessiva da hipotricose congênita com aplasia tímica — os gatos *nude*. (De Casal ML, Straumann U, Sigg C, et al: Congenital hypotrichosis with thymic aplasia in nine Birman kittens, *J Am Anim Hosp Assoc* 30:600-602, 1994. Cortesia do Dr. M.J. Casal.)

## IMUNODEFICIÊNCIAS EM CAMUNDONGOS

Diversas mutações genéticas comprometem a imunidade de camundongos. Alguns desses camundongos mutantes são amplamente utilizados na investigação dos mecanismos imunológicos básicos.

### Camundongos *Nude*

O camundongo *nude* é o modelo murino de imunodeficiência mais conhecido. Esses animais pertencem a uma linhagem sem pelos, cujas células epiteliais tímicas não são funcionais devido a um defeito no gene do fator de transcrição FoxN1. (Mutações semelhantes foram observadas em ratos, cobaias, bezerros e gatos.) Como as células epiteliais tímicas não são funcionais, o timo primitivo no camundongo *nude* se desenvolve em cistos com paredes de células epiteliais imaturas que não produzem linfócitos T maduros. Os animais possuem um número limitado de linfócitos T e B imaturos, de modo que alguns linfócitos podem ser encontrados no sangue periférico. O enxerto de timo normal, que restaura a função das células epiteliais, permite a maturação dos linfócitos T dos camundongos *nude* e o desenvolvimento de competência imunológica. Os camundongos *nude* não geram respostas imunes celulares convencionais, como mostram a sobrevida prolongada de aloenxertos e a ausência de resposta de linfócitos T a mitógenos. As concentrações de IgG e IgA também são menores, talvez pela perda de linfócitos T auxiliares.

Embora os camundongos *nude* apresentem maior suscetibilidade a tumores induzidos por vírus, não desenvolvem mais tumores espontâneos do que o normal. Essa observação foi, por muitos anos, a maior objeção à teoria da vigilância imunológica, já que, se os linfócitos T destroem tumores, os animais com deficiência de linfócitos T deveriam apresentar maior incidência de câncer. No entanto, os camundongos *nude* têm números normais de células NK, que podem protegê-los na ausência de linfócitos T.

### Camundongos com Imunodeficiência Combinada Grave

Os camundongos com SCID apresentam baixíssimos números de linfócitos T e B devido a uma mutação que afeta a diferenciação de células-tronco linfoides. O desenvolvimento de linfócitos B é interrompido antes da expressão de imunoglobulinas citoplasmáticas ou de membrana. O desenvolvimento de linfócitos T também para em um estágio muito inicial, e os linfócitos que chegam à corrente sanguínea são $CD4^-$ e $CD8^-$. Esses animais não possuem imunoglobulinas e não apresentam respostas imunes mediadas por células. Os camundongos com SCID sobrevivem relativamente bem por cerca de 1 ano em biotérios livres de patógenos específicos (SPF), mas acabam morrendo de pneumonia por *Pneumocystis*. Os defeitos em camundongos com SCID são decorrentes da incapacidade de rearranjo correto dos genes da região V dos TCRs e BCRs. Várias mutações foram identificadas nas enzimas que ligam o DNA. Consequentemente, as células não sintetizam receptores funcionais e não há linfócitos T e B funcionais. Assim como em cavalos com SCID, as mutações SCID em camundongos também aumentam a sensibilidade à radiação ionizante, já que os animais são incapazes de reparar os danos no DNA. Cerca de 15% dos camundongos com SCID são "normais"; eles têm baixas concentrações de imunoglobulinas de heterogeneidade limitada e podem rejeitar aloenxertos. As células apresentadoras de antígenos, eritroides, mieloides e NK são normais nos camundongos com SCID.

### Camundongos *Moth-Eaten*

Os camundongos *moth-eaten* apresentam problemas funcionais em células dendríticas e neutrófilos devido a uma mutação em um gene de proteína-tirosina fosfatase, *SHP1*. O nome "*moth-eaten*" (roído por traça) vem da aparência desses camundongos. Poucos dias após o nascimento, os neutrófilos invadem os folículos pilosos e causam perda desigual de pigmento. A deleção nos neutrófilos aumenta a sinalização das integrinas, o que causa inflamação cutânea e pulmonar. A deleção nas células dendríticas se deve à sinalização exagerada depende de MyD88 e provoca autoimunidade grave. Esses animais produzem quantidades excessivas de imunoglobulinas e desenvolvem doenças autoimunes. Os camundongos *me/me* têm vida curta e geralmente morrem devido às lesões pulmonares. A hiperatividade de linfócitos B pode ser causada pela produção excessiva de algumas citocinas que estimulam essas células.

### Imunodeficiência Ligada ao Cromossomo X

Os camundongos com imunodeficiência ligada ao cromossomo *X (Xid)* apresentam uma deficiência recessiva de linfócitos B. A mutação afeta a tirosina quinase citoplasmática. Assim, os linfócitos B não respondem a certos antígenos carboidratos T-independentes. Esses animais não apresentam certas subpopulações de linfócitos B. Os camundongos *bg/nu/xid* são gravemente imunossuprimidos, pois não possuem linfócitos T e B e células NK. Os camundongos *bg/nu/xid* submetidos à irradiação branda podem aceitar xenoenxertos de medula óssea humana.

## IMUNODEFICIÊNCIAS EM HUMANOS

Diversas síndromes de imunodeficiências foram descritas em seres humanos. Acredita-se que os pesquisadores também venham a identificar a maioria dessas síndromes em animais domésticos.

A síndrome de deficiência fagocítica mais importante em seres humanos é a doença granulomatosa crônica. Essa síndrome ainda não foi descrita em animais domésticos, embora certamente ocorra. As crianças acometidas apresentam infecções recorrentes caracterizadas pelo desenvolvimento de granulomas sépticos em linfonodos, pulmões, ossos e pele. Os neutrófilos dessas crianças são menos eficientes na destruição de microrganismos como estafilococos e coliformes do que as células normais. A lesão específica é um defeito em um dos subcomponentes do complexo NADPH oxidase (NOX).

Os bebês sofrem várias formas de imunodeficiências combinadas. A mais grave delas é a disgenesia reticular, decorrente de um defeito no desenvolvimento de células-tronco mieloides e linfoides. Outras imunodeficiências combinadas são causadas por defeitos no desenvolvimento de células-tronco linfoides T e B. Alguns desses casos de CID são decorrentes de uma deficiência da enzima adenosina desaminase. Em outros casos, há um defeito nos genes que codificam os receptores de IL-2 ou IL-7, proteínas do gene ativador de recombinase, CD25, cadeia CD3$\gamma$ ou moléculas do complexo principal de histocompatibilidade (MHC) de classe I ou II. O tratamento padrão de todas essas doenças é o aloenxerto de células-tronco.

### Deficiências de Linfócitos T

A anomalia de DiGeorge é causada por um problema no desenvolvimento da 3ª e da 4ª bolsas tímicas. Consequentemente, o tecido epitelial tímico não se desenvolve e poucas células ocupam as áreas T-dependentes dos tecidos linfoides secundários. Como essas crianças não apresentam linfócitos T funcionais, não desenvolvem reações de hipersensibilidade tardia ou rejeitam aloenxertos. A importância dos linfócitos T na proteção contra vírus é enfatizada pela observação de que as crianças com anomalia de DiGeorge geralmente morrem por infecções virais, mas são resistentes a bactérias.

### Deficiências de Linfócitos B

A mais grave entre as deficiências de linfócitos B, a agamaglobulinemia de Bruton, é uma doença recessiva ligada ao cromossomo X. As crianças acometidas não possuem nenhuma das classes de imunoglobulina. Essas crianças sofrem infecções bacterianas recorrentes por bactérias como pneumococos, estafilococos e estreptococos, mas geralmente são resistentes a infecções causadas por vírus, fungos ou protozoários. A doença é causada por uma mutação em um receptor de tirosina quinase. As deficiências hereditárias de classes de imunoglobulinas também foram descritas em seres humanos. Existem várias possíveis combinações de deficiências em IgG, IgM, IgA e IgE e a tendência de dar nomes específicos a cada uma delas provoca confusão. Uma das mais importantes é a síndrome de Wiskott-Aldrich. Nessa doença, uma deficiência seletiva de IgM é associada a infecções múltiplas, eczema e trombocitopenia. Outra síndrome é a ataxia-telangiectasia, na qual as concentrações séricas de IgA e IgE são extremamente baixas ou inexistentes e há anomalias cerebelares e cutâneas. As crianças acometidas, por não apresentarem sistema imune de superfície eficiente, têm infecções bacterianas recorrentes do trato respiratório. A ataxia-telangiectasia é decorrente de um defeito nos mecanismos de reparo do DNA. Em outra doença, a síndrome de hiper-IgM, um defeito no ligante de CD40 prejudica os estágios finais do desenvolvimento de linfócitos B e a troca de isotipo de IgM; assim, os indivíduos acometidos apresentam altas concentrações de IgM, mas baixas (ou nulas) de IgG e IgA. Os pacientes sofrem infecções respiratórias recorrentes. A imunodeficiência primária humana mais comum é uma deficiência de IgA que afeta um em cada 600 caucasianos. Alguns desses indivíduos são assintomáticos; outros apresentam infecções respiratórias e gastrointestinais com maior frequência. O defeito genético parece estar no complexo do MHC.

40

# Defeitos Imunológicos Secundários

## OBJETIVOS DIDÁTICOS

*Depois de ler este capítulo, você deve ser capaz de:*

- Explicar por que os defeitos no sistema imune, causados por muitas formas de lesão (imunodeficiências secundárias), não são incomuns em animais domésticos.
- Descrever como as causas mais importantes de imunodeficiências secundárias são as infecções virais.
- Descrever a patogênese das imunodeficiências induzidas por FIV e FeLV.
- Resumir os dados que indicam que algumas toxinas ambientais e fármacos são imunossupressores.
- Explicar como a desnutrição causada pela inanição, deficiência de vitaminas ou obesidade podem prejudicar as funções imunes de maneira significativa.
- Entender por que o estresse de diversos tipos suprime a imunidade.
- Explicar as associações entre obesidade, inflamação e imunossupressão.
- Explicar as características básicas de imunossenescência.

## SUMÁRIO DO CAPÍTULO



O sistema imune, como qualquer sistema do corpo, está sujeito à destruição e disfunção decorrentes do ataque por agentes patogênicos e ambientais. Entre esses agentes, os mais importantes são os microrganismos, principalmente os vírus, as toxinas, os estresses de vários tipos, a desnutrição e a deterioração progressiva do envelhecimento.

## IMUNOSSUPRESSÃO INDUZIDA POR VÍRUS

Os vírus que invadem o sistema imune podem ser divididos entre os que acometem os tecidos linfoides primários e os que afetam os tecidos linfoides secundários. Os dois tipos de vírus podem causar imunodeficiências. Em aves, por exemplo, o vírus da doença infecciosa da bursa (IBDV) destrói os linfócitos na bursa de Fabricius. O IBDV não é completamente específico para as células da bursa e também destrói células do baço e do timo. Em geral esses tecidos se recuperam, mas a bursa atrofia. A imunossupressão resultante, como esperado, é mais grave em aves jovens infectadas logo após a eclosão, quando a bursa ativamente gera linfócitos B.

A perda de linfócitos é comum nas infecções virais, já que a sobrevivência e a persistência viral podem depender da imunossupressão. Assim, há linfopenia na panleucopenia felina, na infecção canina por parvovírus 2, na leucemia felina e na febre suína africana. O vírus da diarreia bovina (BVDV) causa destruição de linfócitos B e T. Os linfócitos B sobreviventes não sintetizam imunoglobulinas e respondem mal a mitógenos. A destruição das placas de Peyer pelo BVDV provoca úlceras intestinais e invasão bacteriana secundária. Os bovinos infectados com BVDV citopático apresentam diminuição da função neutrofílica e da eliminação de bactérias do sangue.

Os herpes-vírus também são imunossupressores. O herpes-vírus equino 1, por exemplo, reduz os números de linfócitos T e diminui as respostas mediadas por células em potros. O herpes-vírus bovino 1 (BHV-1) também provoca redução dos números de linfócitos T e de sua resposta a mitógenos. Embora o BHV-1 estimule os macrófagos alveolares bovinos a aumentarem a expressão de moléculas do complexo de histocompatibilidade principal (MHC) de classe II e promova a fagocitose, também diminui a citotoxicidade mediada por macrófagos e síntese de IL-1. Há tempos se sabe que o vírus da parainfluenza 3 interfere nos macrófagos alveolares. Esse vírus inibe a fusão entre fagossomos e lisossomos, abrindo caminho para infecções secundárias por *Mannheimia hemolytica* em bezerros sob estresse. O vírus da síndrome respiratória e reprodutiva suína (PRRS) causa destruição de macrófagos alveolares e predispõe os animais acometidos ao desenvolvimento de pneumonia enzoótica grave. O vírus também destrói as células dendríticas, o que pode explicar a sua persistência superior a 6 meses.

Os resultados da destruição do tecido linfoide induzida pelos vírus são bastante óbvios. Os animais são linfopênicos e apresentam menor resposta linfocitária a mitógenos. As respostas à fitoemaglutinina, por exemplo, são diminuídas na influenza, no sarampo, na cinomose canina, na doença de Marek, na doença de Newcastle, na leucemia felina e na diarreia viral bovina. A destruição dos tecidos linfoides também pode causar hipogamaglobulinemia ou redução da resposta a antígenos vacinais (Fig. 40.1). A atrofia tímica e a linfopenia são manifestações comuns de muitas infecções virais e, antes do diagnóstico de qualquer síndrome de imunodeficiência primária, algumas etapas devem ser rigorosamente seguidas para exclusão da possibilidade de que sejam, na verdade, secundárias a uma infecção viral.

## Vírus da Cinomose Canina

Um vírus importante que destrói órgãos linfoides secundários é o da cinomose canina. O vírus da cinomose canina (CDV), embora possa se multiplicar em diversos tipos celulares, tem predileção por linfócitos. Seu principal receptor celular é o CD150, expresso por linfócitos T e B ativados. O CDV se dissemina a partir dos primeiros sítios de invasão, nas tonsilas e nos linfonodos brônquicos, para a corrente sanguínea, onde mata linfócitos T e B e causa linfopenia. Em seguida, invade o timo, o baço, os linfonodos e os tecidos linfoides da mucosa, onde destrói ainda mais células. Há atrofia tímica e depleção de linfócitos do baço, dos linfonodos e das tonsilas, além de perda completa dos folículos secundários. A medula óssea, por outro lado, é minimamente afetada. As populações linfocíticas mais acometidas são T $CD4^+$, T $CD8^+$ e B CD21 +. O CDV também suprime a produção de interleucina 1 (IL-1) e IL-2 e estimula a liberação de prostaglandinas pelos macrófagos. A proteína CDV N interage com FcγR (CD32) e suprime a produção de IL-12 e a maturação de linfócitos B. Por isso, há diminuição das respostas dos linfócitos aos mitógeno e dos

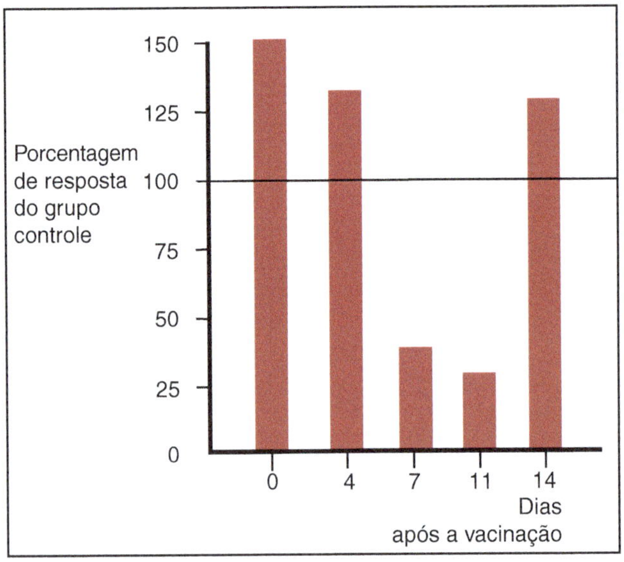


**FIG. 40.1** Os efeitos imunossupressores dos vírus. O efeito da administração de uma vacina mista (com o vírus da cinomose canina, o adenovírus canino, o vírus da parainfluenza canino, o parvovírus canino 2 e *Leptospira*) sobre a resposta de linfócitos de cães filhotes ao mitógeno fitohemaglutinina. Os níveis dos controles foram de 100%. (De Phillips TR, Jensen JL, Rubino MJ, et al: Effects of vaccines on the canine immune system, *Can J Vet Res* 53:154- 160, 1989.)

níveis de imunoglobulinas, além de supressão da rejeição a aloenxertos de pele. A subsequente regeneração dos órgãos linfoides leva à recuperação dos subgrupos de linfócito T duplo-negativos. Os números de células positivas para CD5 e imunoglobulinas continuam baixos, e os cães que se recuperam ainda apresentam imunossupressão profunda.

Essa imunossupressão é responsável, em grande parte, pela doença clínica. Muitos cães com cinomose, por exemplo, desenvolvem pneumonia por *Pneumocystis*. (*Pneumocystis* é um fungo que acomete os pulmões. Não causa doença em animais imunocompetentes, mas induz pneumonia grave em animais com função imune suprimida. Na verdade, o desenvolvimento de pneumonia por *Pneumocystis* é evidência de imunodeficiência significativa.) Cães gnotobióticos infectados pelo vírus da cinomose virulenta desenvolvem doença relativamente branda, talvez por não haver infecção secundária.

O CDV também causa leucoencefalomielite desmielinizante. Este é um processo em dois estágios. A primeira lesão provavelmente se deve à atividade viral direta, mas, em seguida, a progressão é desencadeada por uma forte resposta Th1 e pela produção de citocinas pró-inflamatórias (IL-6, IL-8, IL-12 e TNF-α). Assim, o dano pode ser secundário à função excessiva de macrófagos e outros mecanismos. Os linfócitos T $CD8^+$ citotóxicos também podem contribuir para a perda da mielina.

## Infecções por Retrovírus em Primatas

Mais de 40 lentivírus foram isolados de primatas não humanos, sobretudo espécies africanas. Esses vírus da imunodeficiência símia (SIV) seletivamente invadem linfócitos T $CD4^+$. Ao infectar macacos rhesus e outras espécies asiáticas, o SIV estimula uma resposta imune forte, mas ineficaz. A replicação viral continua e, por fim, causa uma síndrome de imunodeficiência semelhante à síndrome de imunodeficiência adquirida (AIDS) humana. Acredita-se que essas infecções sejam sexualmente transmitidas. A progressão clínica da doença é lenta, mas os animais desenvolvem linfadenopatia, grave perda de peso, diarreia crônica, linfomas, lesões neurológicas e infecções oportunistas por microrganismos como *Pneumocystis*, *Mycobacterium avium-intracellulare*, *Candida albicans* e *Cryptosporidium parvum*. Os macacos apresentam depleção de linfócitos T $CD4^+$, macrófagos e células dendríticas. Os vírus invadem linfócitos T e macrófagos por meio de três receptores celulares, CD4 e os receptores de quimiocinas CCR5 ou CXCR4. Cerca de 25% dos animais infectados não montam uma resposta significativa ao SIV e morrem em 3 a 5 meses devido à encefalite grave induzida pelo vírus. Os macacos que montam uma resposta imune geralmente morrem 1 a 3 anos após a infecção. Não há remissão espontânea.

### Retrovírus Símio do Tipo D

Os primatas infectados com retrovírus símios do tipo D (SRVs) também desenvolvem imunodeficiências. Esses vírus, muito mais comuns do que os lentivírus, são transmitidos por mordeduras. Os SRVs apresentam tropismo tecidual muito maior do que os SIVs e, além de linfócitos e macrófagos, também podem infectar fibroblastos, células epiteliais e o cérebro. Os SRVs destroem linfócitos T e B, levando à morte por infecções oportunistas. A síndrome é associada a uma redução profunda dos níveis séricos de IgG e IgM e à linfopenia grave. A função dos monócitos é normal, mas os linfócitos sobreviventes não respondem aos mitógenos. Os macacos acometidos também apresentam neutropenia profunda. À necropsia, os macacos apresentam linfadenopatia generalizada, hepatomegalia e esplenomegalia. Há perda de linfócitos das áreas T-dependentes dos órgãos linfoides secundários. As áreas de linfócitos B mostram uma hiperplasia dos folículos secundários e, seguir, perda desses folículos e de plasmócitos. Essas alterações são muito semelhantes às observadas na AIDS em humanos. Em muitos casos, agentes normalmente inócuos, como *Pneumocystis*, citomegalovírus, *C. parvum* e *C. albicans*, causam infecção. Alguns macacos acometidos desenvolvem tumores, como fibrossarcomas. Cerca de metade dos animais infectados desenvolve anticorpos neutralizantes e sobrevive à doença. Os demais morrem por septicemia ou diarreia gravíssima.

## INFECÇÕES POR RETROVÍRUS EM GATOS

O vírus da leucemia felina (FeLV) e o vírus da imunodeficiência felina (FIV) são retrovírus. O FIV causa uma síndrome de imunodeficiência adquirida, doença neurológica e alguns tumores. O vírus em si não é altamente patogênico e os gatos infectados podem viver por muitos anos. O FeLV é mais patogênico e provoca diversas doenças clínicas, entre elas linfomas, leucemia, supressão da medula óssea com anemia e imunossupressão. As vacinas eficazes contra o FeLV reduziram sua prevalência de maneira significativa.

### Leucemia Felina

O vírus da leucemia felina (FeLV) é um retrovírus oncogênico que causa doenças proliferativa e degenerativa em gatos (Fig. 40.2). Uma proteína de superfície, chamada antígeno de membrana celular do oncornavírus felino (FOCMA, do inglês *feline oncornavirus cell membrane antigen*), é expressa em células infectadas por FeLV. Essa proteína é codificada por genes retrovirais endógenos do genoma felino. Ela não é expressa em células normais, mas sim em células infectadas pelo FeLV ou pelo vírus do sarcoma felino (FeSV). A princípio, acreditava-se que a presença de FOCMA na membrana identificava a célula como uma célula tumoral induzida por FeLV. Entre os gatos que não produzem anticorpos neutralizantes contra FeLV e continuam virêmicos, cerca de 80% desenvolvem atividade antitumoral ao sintetizarem anticorpos contra FOCMA. De modo geral, os gatos que produzem anticorpos contra FOCMA conseguem destruir células tumorais induzidas por vírus. Infelizmente, os anticorpos contra FOCMA não conferem proteção contra as doenças degenerativas induzidas pelo FeLV e os gatos virêmicos que não sintetizam anticorpos anti-FOCMA são completamente suscetíveis a todas as síndromes FeLV, inclusive ao linfossarcoma.

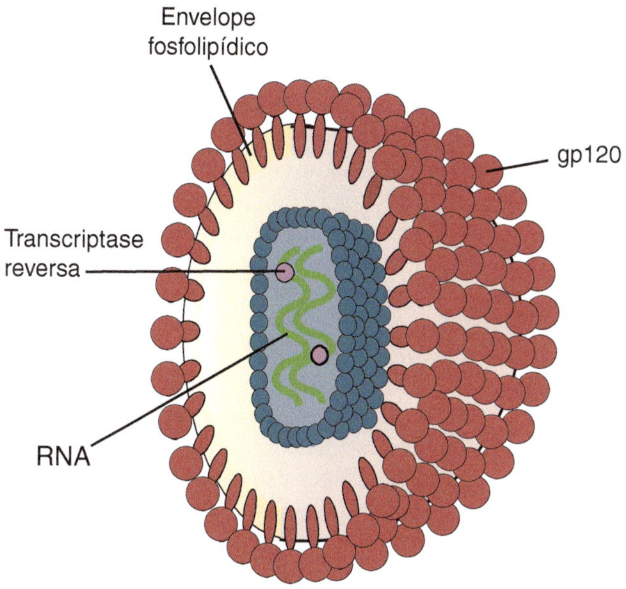


FIG. 40.2 Estrutura de um retrovírus comum, como o vírus da leucemia felina ou o lentivírus felino.

Após a exposição ao FeLV, cerca de 70% dos gatos são infectados, mas os 30% restantes, não. Entre os gatos infectados, por volta de 60% se tornam imunes e 40%, virêmicos. Dos gatos virêmicos, 10% se curam de maneira espontânea e os 90% restantes continuam infectados por toda a vida. Dos animais com viremia persistente, aproximadamente 15% têm vida saudável normal, mas os demais morrem em 3 a 5 anos devido à doença causada pelo FeLV. O desenvolvimento de tumores linfoides ocorre em 15% a 20% dos gatos infectados com FeLV. A meia-vida dos gatos com viremia persistente é de 1 ano.

Depois de infectar o gato, o FeLV se multiplica nos tecidos linfoides da faringe e das tonsilas. Em seguida, há uma viremia transiente e o vírus se dissemina pelo corpo todo e infecta outros órgãos linfoides. Linfopenia e neutropenia brandas ocorrem 1 a 2 semanas após a infecção. O desenvolvimento de anticorpos começa 7 a 42 dias após o início da infecção e os vírus são eliminados entre 28 e 42 dias. O vírus pode ser encontrado no timo no primeiro dia, no sangue entre 2 e 145 dias e nos órgãos linfoides entre 3 e 28 dias. Alguns gatos podem apresentar infecção latente, com persistência do vírus na medula óssea e presença de anticorpos neutralizantes.

O FeLV causa diversos tumores, como linfossarcomas, sarcomas de células reticulares, eritroleucemias e leucemias granulocíticas. Em geral os linfossarcomas provocados pelo FeLV são originários de linfócitos T. Alguns linfomas do trato alimentar são originários de linfócitos B. Em gatos jovens, os tumores induzidos por FeLV têm origem principalmente em linfócitos T. Em gatos idosos, os tumores se originam de linfócitos T ou B.

### Imunossupressão

***Defeitos em linfócitos T.*** O FeLV desenvolve variantes com tropismo por linfócitos T (FeLV-T) devido a mutações no gene que codifica a glicoproteína do envelope viral, gp70. Essas variantes se replicam em altos números nos linfócitos T.

A linfopenia apresentada por gatos infectados por FeLV se deve à perda de linfócitos T $CD4^+$. Os números de linfócitos T $CD8^+$ também podem cair nos estágios iniciais da doença e, assim, a relação CD4/CD8 pode permanecer dentro dos limites normais (A relação CD4/CD8 em gatos normais varia de aproximadamente 0,4 a 3,5, com valor mediano de cerca de 1,9). O número de linfócitos T $CD8^+$ acabam voltando ao normal e, então, a relação CD4/CD8 diminui. O número de linfócitos B também pode ser reduzido, mas isso depende da gravidade das infecções secundárias. Em gatos sem infecção secundária, a atrofia linfoide é associada à perda de células do paracórtex dos linfonodos. As alterações no baço são menos acentuadas, mas podem levar ao encolhimento de toda a polpa branca. Devido à perda de linfócitos T, os gatos infectados por FeLV apresentam depressão da imunidade mediada por células. Essa depressão provavelmente se deve aos efeitos de p15e, a proteína do envelope imunossupressora do envelope do FeLV, que é produzida em grandes quantidades por células à beira da morte. A p15e suprime as respostas dos gatos a FOCMA e aos mitógenos linfocitários, além de bloquear as respostas de linfócitos T a IL-2. Assim, os gatos infectados por FeLV podem tolerar aloenxertos de pele por períodos duas vezes maiores do que gatos normais (24 dias contra 12 dias). Já às 9 semanas de infecção, os linfócitos T $CD4^+$ produzem níveis menores de citocinas que estimulam linfócitos B. Em seguida, há uma drástica queda no número de linfócitos T $CD4^+$, enquanto os números de linfócitos T $CD8^+$ e B continuam normais. Os leucócitos de gatos infectados produzem quantidades significativamente menores de IL-2 do que leucócitos de gatos normais. As células-tronco da medula óssea também são inibidas por p15e, o que impede a produção de células eritroides e causa anemia não regenerativa.

Os filhotes infectados com FeLV desenvolvem uma síndrome de perda de peso associada à atrofia tímica e infecções recorrentes. Dependendo da gravidade das infecções secundárias, isso pode ser associado à atrofia ou à hiperplasia linfocítica. Em gatos adultos, essa síndrome é caracterizada por progressiva perda de peso e hiperplasia linfoide seguida por depleção linfoide grave e diarreia crônica. A imunossupressão também predispõe os gatos virêmicos a infecções secundárias, como peritonite infecciosa felina, micoplasmose, toxoplasmose, septicemia e infecções fúngicas.

***Defeitos em linfócitos B.*** Diferentemente da disfunção grave de linfócitos T, as funções dos linfócitos B em gatos infectados por FeLV são pouco afetadas. As respostas a antígeno podem ser fracas e a produção de IgM, reduzida, mas os níveis séricos de IgG continuam normais. Por isso, gatos com infecções crônicas secretam grandes quantidades de anticorpos antivirais. Esses anticorpos se combinam aos vírions circulantes ou às proteínas solúveis e formam imunocomplexos. Os imunocomplexos são depositados nos glomérulos renais e causam glomerulonefrite mesangioproliferativa grave, que provoca hipoproteinemia, edema, uremia e morte. Os antígenos virais ligados às hemácias também podem causar uma anemia hemolítica positiva para antiglobulina.

### Imunidade

Em cerca de 40% dos indivíduos acometidos, a infecção pelo FeLV é persistente. Os gatos com infecção persistente continuam virêmicos. Os demais 60% dos gatos infectados montam uma resposta imune forte e desenvolvem anticorpos neutralizantes contra gp70. Os gatos imunes também apresentam linfócitos T citotóxicos específicos contra alguns antígenos virais. Isso impede que o vírus invada as células e faz com que os gatos fiquem bem imunizados.

Existem vacinas contra FeLV. Um tipo contém fluido sobrenadante de uma linhagem celular com infecção persistente pelo FeLV. Esse fluido apresenta várias das principais proteínas antigênicas do FeLV. O segundo tipo de vacina contra o FeLV é composto por vírions inteiros inativados de culturas de tecido, que são geralmente administrados com um poderoso adjuvante. O terceiro tipo de vacina contra FeLV é um produto recombinante que usa o vírus canaripox como vetor e pode ser administrado sem adjuvante. A ampla vacinação reduziu significativamente a prevalência dessa doença nos Estados Unidos. Essas vacinas diferem em sua capacidade de prevenção de infecções latentes, embora todas sejam eficazes na prevenção do desenvolvimento de doença clínica.

### Diagnóstico

A introdução das técnicas sensíveis de diagnóstico molecular para substituir ensaios sorológicos mudou nossa visão sobre as infecções persistentes por FeLV. Os ensaios de reação em cadeia de polimerase (PCR) em tempo real ou por transcriptase reversa são muito mais sensíveis e específicos do que o isolamento do vírus, a detecção do antígeno ou a imunofluorescência. Esses testes mostraram que muitos gatos podem ter o DNA do FeLV integrado em suas células, mas nunca desenvolver antigenemia. As vacinas podem conseguir prevenir o desenvolvimento da doença clínica, mas não a integração pró-viral. Essas infecções latentes podem persistir por anos, com ocasional desenvolvimento de viremia ou doença. Por outro lado, esse DNA viral integrado também pode ser necessário para a proteção em longo prazo. Outros gatos podem apresentar ácidos nucleicos virais detectáveis e antigenemia (ou seja, infecções ativas). A antigenemia de FeLV pode ser detectada por um ensaio imunossorvente enzimático (ELISA) de captura de antígeno, pela técnica da membrana filtrante ou pela imunocromatografia rápida de sangue ou soro. O teste de imunofluorescência direta em um esfregaço da capa leucocitária com anticorpos contra antígenos de grupos específicos pode detectar o antígeno associado à célula e, assim, a viremia intracelular (Fig. 40.3).

## Vírus da Imunodeficiência Felina

O vírus da imunodeficiência felina (FIV) foi isolado pela primeira vez em gatos com imunodeficiência clínica. É um vírus de RNA de fita simples, envelopado, e pertence ao subgrupo lentivírus dos retrovírus O FIV é relacionado ao HIV, o agente etiológico da AIDS (Fig. 40.4). O FeLV e o FIV são vírus dife-

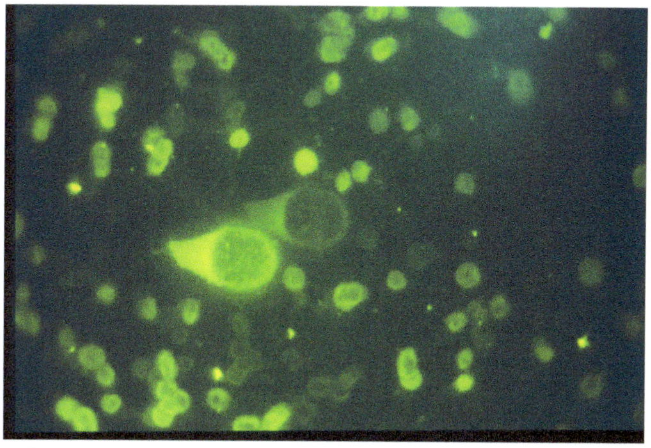

FIG. 40.3 Ensaio de imunofluorescência indireta positiva para FeLV em esfregaço de sangue periférico de gato. (Cortesia do Dr. F.C. Heck.)

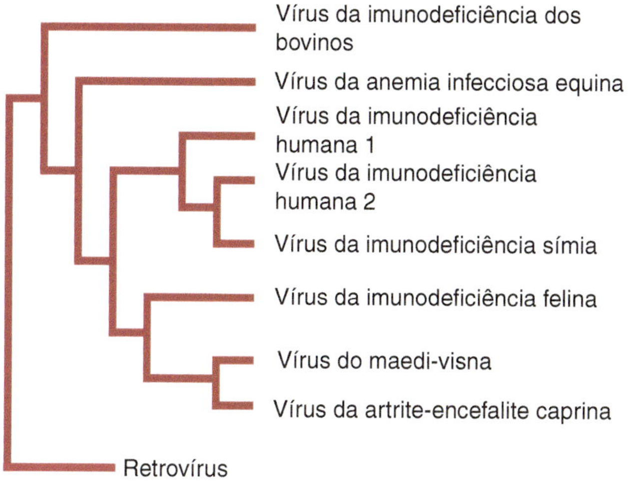


FIG. 40.4 Dendrograma que mostra as relações entre os principais lentivírus. Muitos desses vírus destroem linfócitos e, assim, causam imunodeficiências.

rentes. Ainda assim, aproximadamente 12% a 33% dos gatos infectados por FIV também podem ser infectados por FeLV, uma mistura imunossupressora bastante potente.

O FIV é propagado por gatos machos territoriais através de mordeduras agressivas, mas também pode ser sexualmente transmitido. Os gatos infectados desenvolvem febre cerca de 3 a 10 semanas após a exposição ao FIV. O vírus é transportado para os linfonodos locais, onde se replica nos linfócitos T. A seguir, se dissemina para os outros linfonodos de todo o corpo. Nesse estágio, alguns gatos podem desenvolver linfadenopatia generalizada. Os animais também podem desenvolver linfopenia devido à perda de linfócitos T $CD4^+$.

Em seguida, há um estágio assintomático que pode durar mais de 10 anos. Nesse estágio, os gatos parecem saudáveis, mas os números de linfócitos T $CD4^+$ caem de maneira progressiva. Os linfonodos apresentam hipoplasia gradual, até a aplasia. Também pode haver supressão da medula óssea, o que causa leucopenia e anemia. Assim, esse estágio é marcado pelo comprometimento progressivo da função imune, mas o desenvolvimento de imunodeficiência grave e dos sinais semelhantes à AIDS pode levar muitos anos.

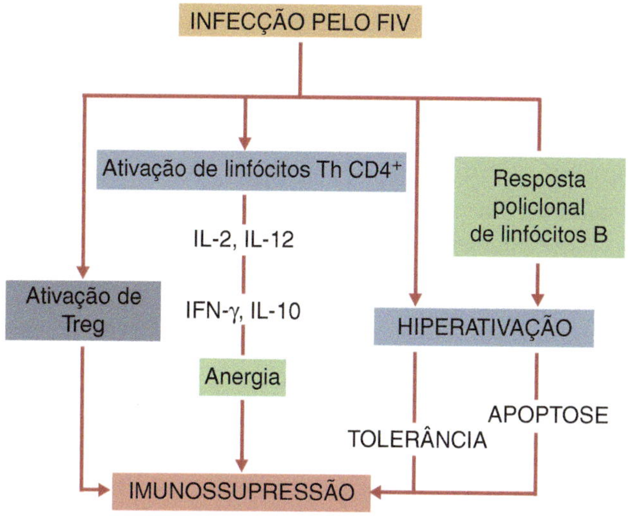


FIG. 40.5 As principais vias imunossupressoras ativadas pelas infecções pelo vírus da imunodeficiência felina.

O início gradual da linfadenopatia generalizada progressiva marca o terceiro estágio da doença. Os linfonodos sofrem hiperplasia folicular. Devido à crescente imunodeficiência, os gatos desenvolvem infecções secundárias, mas não oportunistas. Essas infecções são principalmente bacterianas e acometem a cavidade oral, a pele e o trato digestório.

O estágio final é uma doença grave que dura poucos meses até a morte do gato. Os tecidos linfoides secundários apresentam involução folicular. A imunodeficiência grave leva ao desenvolvimento de infecções oportunistas. Entre elas, estão o herpes-vírus felino do tipo 1, o poxvírus de roedores, a raiva induzida por vacina, o FeLV, as infecções por estafilococos, as infecções anaeróbicas, a tuberculose (*Mycobacterium avium-intracellulare*), o *Cryptococcus*, a toxoplasmose, a sarna, as estrongiloidíases e as dirofilarioses. Tumores malignos e doenças neurológicas também são observados. Entre os achados clínicos, estão febre crônica, doenças da cavidade oral (periodontite, gengivite, estomatite), doenças crônicas do trato respiratório superior, enterite crônica com diarreia persistente, conjuntivite, anemia, leucopenia, linfossarcoma e doenças mieloproliferativas.

## Imunossupressão

O FIV pode se replicar em linfócitos T $CD4^+$ e $CD8^+$, linfócitos B, megacariócitos, neurônios e macrófagos. Algumas cepas se replicam bem apenas em linfócitos, enquanto outras podem se multiplicar bem em linfócitos e macrófagos. Os linfócitos são os alvos primários da infecção por FIV. No entanto, com a persistência da infecção, o vírus afeta cada vez mais os macrófagos. Em gatos com doença clínica e altas cargas virais, os macrófagos são os principais sítios de replicação do vírus. Os gatos infectados por FIV possuem poucos neutrófilos, menor proporção de linfócitos T e maior proporção de linfócitos B em comparação a animais não infectados.

O FIV se liga especificamente ao CD134 expresso em uma subpopulação de linfócitos T $CD4^+$. Essa ligação, junto com a interação ao receptor de quimiocinas CXCR4 (CD184), é necessária para que o FIV infecte as células. A maioria dos gatos com infecção natural apresenta perda importante de linfócitos T $CD4^+$. Essa perda é decorrente da destruição das células infectadas, diminuição de sua produção e apoptose prematura (Fig. 40.5).

Os linfócitos CD4⁺ sobreviventes podem apresentar redução das respostas a mitógenos. Os gatos com FIV podem mudar o padrão de produção de citocinas para o perfil Th2. Também podem apresentar aumento de linfócitos T $CD8^+$. Consequentemente, a relação CD4/CD8 dos gatos infectados por FIV pode cair e ficar inferior a 1. O FIV provoca a ativação crônica de linfócitos T reguladores (Treg), o que também contribui para o efeito imunossupressor por meio da regulação negativa da produção de IL-2 e inibição da proliferação de linfócitos T $CD4^+$. Os gatos acometidos apresentam redução da produção de IL-2 e IL-12 e aumento da síntese de IL-10. Assim, o aumento da razão IL-10/IL-12 é bastante imunossupressor.

Durante a fase aguda da FIV, os linfócitos Treg são infectados e ativados pelo vírus. O vírus induz a produção de Foxp3 e do fator transformador do crescimento β (TGF-β) ligado à membrana e, por isso, suprime a síntese de IL-2 por linfócitos Th1 $CD4^+$. O TGF-β converte os linfócitos Th1 em linfócitos Treg. Os linfócitos Treg também suprimem as respostas de linfócitos T $CD8^+$ por meio da indução da parada do ciclo celular. Os linfócitos Treg induzem a produção de Foxp3 por seus alvos que, então, se liga ao promotor de IL-2 e inibe a síntese dessa citocina e a função das células efetoras. Essa ativação de Treg limita muito o desenvolvimento de uma resposta antiviral eficaz.

A linfopenia que se desenvolve nas infecções por FeLV e FIV se deve à perda de linfócitos T (Fig. 40.6). Há depressão de linfócitos T $CD4^+$ em ambas as infecções, mas a diminuição é muito mais acentuada em animais com FIV. Os gatos infectados por FIV apresentam uma rápida diminuição dos números de linfócitos T, mas os números de linfócitos B não são alterados. Os linfócitos T $CD8^+$ se recuperam, mas os linfócitos T $CD4^+$, não. Aos 6 meses de infecção por FIV, há um decréscimo mensurável dos linfócitos T $CD4^+$. A princípio, a resposta a antígenos timo-dependentes e independentes permanece inalterada. Dois a 3 anos após o início da infecção, porém, a queda dos números de linfócitos T $CD4^+$ continua e a resposta a antígenos timo-dependentes é profundamente deprimida, enquanto a resposta a antígenos timo-independentes não é modificada. Os gatos infectados por FIV podem apresentar números normais de linfócitos T $CD8^+$ e linfócitos B e níveis normais de IgM e IgA. Na verdade, mais de 25% dos gatos infectados por FIV podem ser hipogamaglobulinêmicos devido à ativação policlonal de linfócitos B. Os gatos acometidos também podem apresentar imunocomplexos no sangue e nos glomérulos renais.

## Imunidade e Diagnóstico

A infecção por FIV pode ser diagnosticada por meio da detecção de anticorpos por ELISA ou imunocromatografia e confirmada por *Western blotting* ou PCR. Os anticorpos aparecem 2 semanas após a infecção e a maioria dos gatos é positiva aos 60 dias. Esses anticorpos persistem por toda a vida do animal, embora possam ser indetectáveis na doença terminal. Os anticorpos maternos persistem pelas primeiras 8 a 12 semanas de vida na maioria dos filhotes nascidos de gatas positivas para FIV, independentemente de estarem infectados. Alguns podem continuar soropositivos por até 16 semanas. Esses anticorpos proporcionam proteção e os filhotes que recebem altos níveis de anticorpos de mães vacinadas ou infectadas estão protegidos.

As glicoproteínas do envelope estimulam uma forte imunidade celular e humoral em gatos. Vacinas com FIV inteiro inativado e certas vacinas de DNA tiveram bons resultados. Uma vacina inativada com adjuvante contra os subtipos A e D do FIV é comercializada.

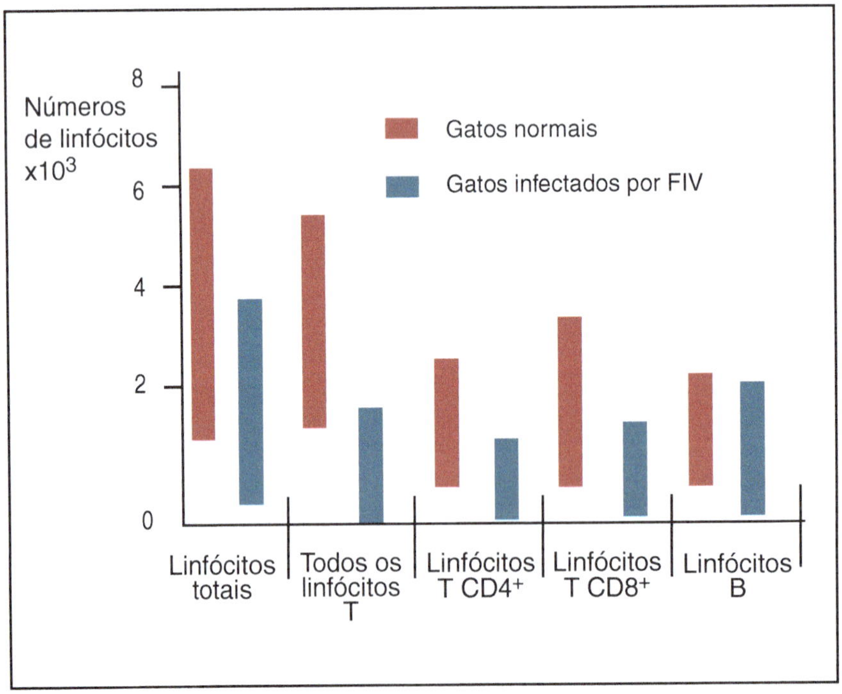


**FIG. 40.6** Os números de células em diferentes populações linfocíticas (linfócitos T totais, CD4, CD8, B) em 11 gatos normais e 11 gatos infectados com o vírus da imunodeficiência felina. (De Novotney C, English RV, Housman J, et al: Lymphocyte population changes in cats naturally infected with feline immunodeficiency virus, *AIDS* 4:1213-1218, 1990.)

### Infecções por Retrovírus em Bovinos

O vírus da imunodeficiência bovina (BIV) é um lentivírus isolado pela primeira vez de uma vaca com linfossarcoma. Esse animal apresentava hiperplasia dos linfonodos, linfocitose, lesões no sistema nervoso central, perda de peso e fraqueza. Os bovinos infectados pelo BIV desenvolvem linfocitose transiente, linfadenopatia e meningoencefalite não supurativa. A infecção por BIV também pode causar alterações menores na resposta de linfócitos a mitógenos e suprimir algumas funções neutrofílicas, como a citotoxicidade celular dependente de anticorpos. O BIV também pode infectar ovinos. Nessa espécie, a infecção experimental é associada a um aumento de linfócitos T $CD2^+$ e $CD4^+$, bem como da relação CD4/CD8, 6 a 8 meses após a inoculação. Os ovinos não apresentam sinais de doença até 1 ano após a inoculação e, aparentemente, sua função imune é normal.

### Infecções por Retrovírus em Cães

Diversos retrovírus foram isolados de cães, embora a existência de um "vírus da imunodeficiência canina" não tenha sido estabelecida. Um exemplo é o lentivírus isolado de células mononucleares de Pastor Alemão com leucemia. Ao ser inoculado em Beagles neonatos, o vírus causou linfadenopatia pronunciada. Um retrovírus do tipo C foi isolado de um cão com anemia, neutropenia, linfopenia e trombocitopenia, além de diminuição das respostas imunes humorais e mediadas por linfócitos T. À necropsia, o cão apresentava depleção dos órgãos linfoides e hipoplasia da medula óssea, mas também infiltrados de plasmócitos em muitos órgãos e múltiplas infecções secundárias. Um lentivírus também foi isolado de um cão com gastroenterite hemorrágica. Esse animal apresentava linfopenia e agamaglobulinemia com hipoplasia linfoide e da medula óssea. O vírus crescia em linfócitos e timócitos de cão e era observado na medula óssea, no intestino e nos linfonodos. O vírus reduziu a síntese de IL-2 e a resposta à citocina, além de ser citotóxico para linfócitos.

### Infecções por Circovírus

Os circovírus são pequenos DNA vírus não envelopados que infectam tecidos linfoides. Entre esses vírus, estão o agente da anemia aviária, que infecta os hemocitoblastos na medula óssea e os precursores dos linfócitos T no timo, o vírus da doença do bico e das penas, que pode causar atrofia linfoide em psitacídeos, e o circovírus suíno 2 (PCV2), que é associado à síndrome multissistêmica do definhamento pós-desmame dos suínos (PMWS, do inglês *postweaning multisystemic wasting syndrome*). A PMWS é uma síndrome de imunodeficiência adquirida de leitões caracterizada por fraqueza, linfadenopatia e doença respiratória. Alguns leitões acometidos apresentam uma depleção linfocítica profunda, a princípio dos linfócitos T $CD4^+$, $CD8^+$ e duplo-positivos. As áreas de linfócitos T nas tonsilas e nos linfonodos são perdidas e não há folículos no córtex. Alguns suínos apresentam linfadenite necrosante devido à hipertrofia e hiperplasia de suas vênulas de endotélio alto, o que causa trombose e necrose. Também há redução dos linfócitos B positivos para IgM nos casos crônicos. A depleção linfoide é diretamente relacionada à carga viral nos órgãos linfoides. Os leitões infectados apresentam diversas infecções secundárias e oportunistas. Embora o PCV2 seja o agente etiológico mais provável, a reprodução consistente da doença é difícil e outros fatores, inclusive ambientais e outros agentes infecciosos, também influenciam seu desenvolvimento.

## OUTRAS CAUSAS DE IMUNODEFICIÊNCIA SECUNDÁRIA

### Infecções Bacterianas e Parasitárias

A imunossupressão geralmente acompanha a infestação por *Toxoplasma* ou tripanossomos, helmintos como *Trichinella spiralis*, artrópodes como *Demodex* e bactérias como *M. hemolytica*, os actinobacilos e alguns estreptococos (Capítulos 26 e 28).

### Imunossupressão Induzida por Toxinas

Muitas toxinas ambientais, como bifenilos policlorados, bifenilos polibromados, dieldrina, iodo, chumbo, cádmio, metilmercúrio e diclorodifeniltricloroetano (DDT), são imunossupressoras. O cloreto de cádmio ($CdCl_2$) e o cloreto de mercúrio ($HgCl_2$) em concentrações muito baixas inibem a fagocitose pelos leucócitos bovinos. Altas concentrações são necessárias para inibir a função das células *natural killer* (NK) e a proliferação celular.

As micotoxinas são importantes imunossupressores em bovinos, suínos ou aves alimentadas com grãos com fungos. As micotoxinas mais prevalentes são derivadas de espécies de *Fusarium*. Entre elas, estão os tricotecenos (desoxinivalenol e toxina T-2) e as fumonisinas. A administração de desoxinivalenol a porcas prenhes reduz os títulos de IgA no colostro e de IgA e IgG nos leitões. Além disso, o desoxinivalenol diminui significativamente a resposta dos suínos a algumas vacinas. No gado leiteiro, o desoxinivalenol causa imunossupressão, maior suscetibilidade à mastite e altas contagens de células somáticas no leite. A toxina T-2 diminui as respostas de linfócitos de bezerros a mitógenos e a migração quimiotática de neutrófilos. A toxina T-2 também reduz os títulos de IgM, IgA e C3 em bovinos. Os tricotecenos também são imunossupressores em suínos e aves. A fumonisina B1 inibe a divisão de linfócitos T e B em leitões, aumenta a produção de interferon $\gamma$ (IFN-$\gamma$), suprime a síntese de IL-4 e aumenta a suscetibilidade a infecções por *Escherichia coli*.

As aflatoxinas de *Aspergillus* aumentam a suscetibilidade de aves a *Salmonella* devido à diminuição da fagocitose. Essas moléculas aumentam a suscetibilidade do gado leiteiro à mastite. Além disso, diminuem o crescimento de leitões e reduzem as respostas imunes a *Mycoplasma*. A imunossupressão induzida por toxinas pode ser muito importante em carnívoros selvagens do topo da cadeia alimentar. Um bom exemplo disso pode ser observado em focas que se alimentam de peixes de ambientes contaminados. Esses animais apresentam redução das respostas a vacinas, comprometimento das respostas mitogênicas, diminuição das respostas de hipersensibilidade tardia e redução dos números de células NK. Essa imunossupressão pode diminuir sua resistência ao morbilivírus de focas.

### Desnutrição e Imunidade

Há muito tempo se sabe que a fome e as doenças são intimamente relacionadas e tendemos a supor que a desnutrição aumenta a suscetibilidade às infecções. Os efeitos da desnutrição sobre as funções imunes são, porém, complexos. A desnutrição inclui não só as deficiências, mas também os excessos ou desequilíbrios de nutrientes.

De modo geral, as deficiências nutricionais graves reduzem a função dos linfócitos T e, dessa forma, prejudicam as respostas imunes mediadas por células, ao mesmo tempo que poupam a função dos linfócitos B e a imunidade humoral. Assim, a inanição rapidamente induz atrofia tímica. O número de linfócitos T circulantes cai e há perda das células das áreas de linfócitos T dos órgãos linfoides secundários. As reações de hipersensibilidade tardia são reduzidas, a rejeição ao aloenxerto é retardada e a produção de IFN-γ é prejudicada. A inanição proteica suprime seletivamente as respostas Th2, como a produção de IL-4 e IgE, o que aumenta a suscetibilidade à invasão parasitária.

A inanição grave tem pouco efeito sobre as funções dos linfócitos B. As áreas de linfócitos B nos tecidos linfoides e o número de linfócitos B circulantes não são alterados. Os níveis séricos de imunoglobulinas de todas as classes podem continuar normais ou mesmo aumentar. Os títulos de IgA secretora tendem a cair, mas os de IgE secretora podem subir, sugerindo anomalias na imunorregulação. A inanição, porém, deprime as concentrações de componentes do sistema complemento e prejudica a quimiotaxia de neutrófilos e macrófagos, a explosão respiratória, a liberação de enzimas lisossomais e a atividade microbicida.

## Obesidade

Por muito tempo, o tecido adiposo foi considerado um tecido em repouso, onde as reservas de gordura eram armazenadas até serem necessárias. Hoje sabemos, porém, que o tecido adiposo desempenha um papel ativo na imunidade inata e na imunidade adaptativa. Os dois principais tipos celulares encontrados no tecido adiposo são os adipócitos e os macrófagos. Ambos produzem diversas citocinas. Os adipócitos, por exemplo, produzem duas citocinas (também chamadas de adipocinas): a leptina e a adiponectina. Os níveis de leptina aumentam em obesos e isso suprime o apetite. A adiponectina, por outro lado, neutraliza as atividades da leptina e seu nível em obesos é menor. Os níveis de leptina são altos em cães obesos e as concentrações de adiponectina são elevadas em cães magros. A serotonina também controla o apetite. Seus níveis são maiores em cães magros e podem atuar no controle do apetite. Essas três moléculas, leptina, adiponectina e serotonina, influenciam o sistema imune.

A leptina é uma proteína de 16 KDa produzida por adipócitos. Embora descrita pela primeira vez como um hormônio antiobesidade, também influencia a imunidade inata e a imunidade adaptativa e promove as respostas inflamatórias. A leptina se liga a receptores no hipotálamo e suprime o apetite. A quantidade de leptina no sangue é proporcional à quantidade de gordura no corpo. Assim, quanto mais obeso um animal, maiores a produção de leptina e a supressão do apetite. Por outro lado, a restrição calórica e o emagrecimento provocam perda de adipócitos, queda nos níveis de leptina e um aumento do apetite (Fig. 40.7). Em cães, os níveis de leptina apresentam diferenças raciais. Não se sabe a importância disso. Em gatos, os níveis de leptina aumentam após a castração, o que pode explicar o ganho de peso comumente observado nesses animais. Em equinos, os níveis de leptina no colostro são duas a três vezes maiores do que no sangue e, por isso, sugere-se que essa molécula pode ser necessária para o desenvolvimento intestinal.

O tecido adiposo de pessoas magras apresenta cerca de 10% de macrófagos; em humanos obesos, pode conter 50% de macrófagos. Os macrófagos do tecido adiposo de indivíduos obesos são células M1 ativadas por leptina. A leptina aumenta a produção de TNF-α, IL-6 e IL-1 por essas células e regula positivamente a expressão de MHC de classe II. Essa maior produção de IL-6 também promove respostas mediadas por Th17. A leptina também aumenta as respostas Th17 por meio da regulação positiva de RORγt e suprime a diferenciação de Treg.

Em animais obesos, essa ativação macrofágica generalizada predispõe ao desenvolvimento de doenças inflamatórias, como aterosclerose, artrite e diabetes mellitus de tipo 2 e autoimunidade, além de câncer. Há uma clara associação entre obesidade e inflamação branda crônica. Devido ao aumento da obesidade em animais de companhia, bem como alguns dos efeitos do rápido crescimento em animais de criação, os veterinários deveriam considerar melhor essa associação.

A leptina também estimula o desenvolvimento e a ativação das células NK. Essa substância promove a produção de IFN-γ, TNF-α e dela mesma por linfócitos Th1, gerando, assim, uma alça de *feedback* autócrino. Em animais magros, onde os níveis de leptina são baixos, a ativação de macrófagos é suprimida, as respostas inflamatórias são reduzidas e há um desvio das respostas Th1 para Th2 com aumento de linfócitos Treg.

A adiponectina neutraliza as atividades da leptina. Sua concentração é inversamente proporcional ao peso corpóreo e ela possui forte atividade anti-inflamatória. Em animais magros, a adiponectina reduz a produção de IL-8, IFN-γ, IL-6 e TNF-α e aumenta a produção de IL-1RA e IL-10. A adiponectina induz a maturação e a ativação de células dendríticas. Assim, reduz as respostas Th1 e Th17. A adiponectina também regula o metabolismo da glicose e dos ácidos graxos. Na obesidade, a produção de adiponectina cai e os macrófagos do tecido adiposo, então, produzem uma citocina chamada resistina que aumenta a resistência à insulina, o que causa diabetes.

## Oligoelementos

Diversos oligoelementos são necessários para o funcionamento ideal do sistema imune. Os mais importantes são o zinco, o cobre, o selênio e o ferro. A deficiência de qualquer um desses oligoelementos é imunossupressora. O zinco é muito importante para o funcionamento adequado do sistema imune, já que atua como um mensageiro na sinalização iônica que promove a ativação do linfócito T. Suínos com deficiência de zinco apresentam diminuição do peso do timo, depressão da atividade de linfócitos T citotóxicos, linfócitos B e células NK e redução da síntese de anticorpos. Em caso de deficiência de zinco durante a prenhez, os filhotes são imunossuprimidos. Os neutrófilos de animais com deficiência de zinco apresentam redução da quimiotaxia e da fagocitose. A suplementação branda com zinco pode promover a imunidade. Por outro lado, como muitas bactérias utilizam zinco, o corpo também o sequestra para limitar sua disponibilidade durante infecções. As deficiências de cobre também são imunossupressoras. Assim, a deficiência de cobre reduz os números e a função de neutrófilos por diminuir a produção de superóxido. Essa deficiência também reduz a responsividade dos linfócitos aos mitógenos e os números de linfócitos T, B e células NK e aumenta a liberação de histamina pelos mastócitos. A deficiência de selênio diminui a função da maioria das células imunes, com redução das respostas de neutrófilos, linfócitos T e células NK e da produção de IgM. A suplementação com selênio regula positivamente a expressão

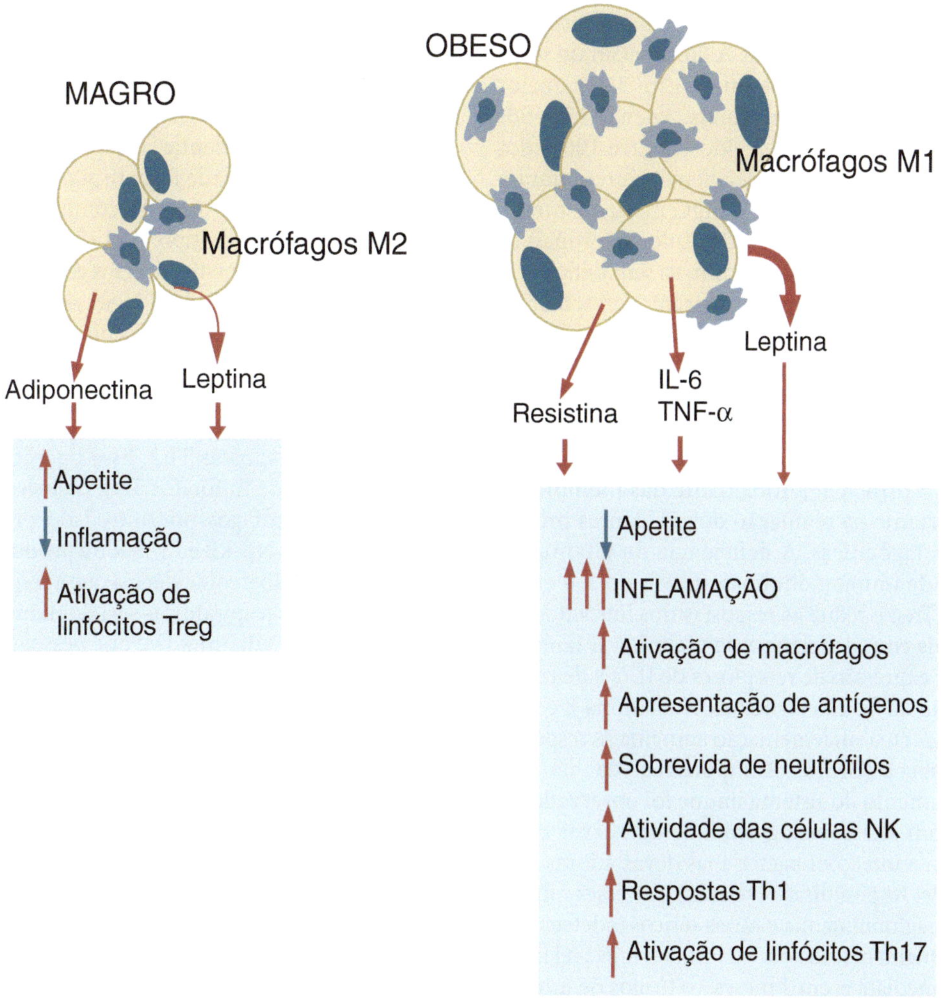


**FIG. 40.7** O tecido adiposo de indivíduos obesos é rico em macrófagos classicamente ativados (M1) que, associados a grandes quantidades de leptina, geram citocinas pró-inflamatórias, o que estimula a inflamação em todo o corpo. O tecido adiposo magro, por outro lado, contém pequenos números de macrófagos alternativamente ativados (M2) e produz pouca leptina, o que tende a suprimir as reações inflamatórias. A adiponectina contribui para esse efeito anti-inflamatório, enquanto a resistina é pró-inflamatória.

de IL-2R e previne o dano oxidativo nas células imunes. A deficiência de ferro é imunossupressora para as respostas mediadas por células. No entanto, os efeitos dessa deficiência na resistência à infecção podem ser complexos, já que a replicação de muitos patógenos depende de ferro (Capítulo 7). A deficiência de magnésio diminui os níveis de imunoglobulinas.

## Vitaminas

Três vitaminas, A, D e E, são essenciais para a boa função imune. Em fêmeas prenhes, a deficiência de vitamina A prejudica o desenvolvimento de tecidos linfoides. As deficiências de vitamina A reduzem a proliferação dos linfócitos, a atividade das células NK e a produção de citocinas e imunoglobulinas (Fig. 40.8). Alguns metabólitos da vitamina A, como o ácido retinoico, aumentam a proliferação de linfócitos T e a citotoxicidade. O ácido retinoico é muito importante na promoção da diferenciação de Th2 e células dendríticas no intestino e no *homing* de linfócitos B positivos para IgA para as superfícies mucosas. Além disso, o ácido retinoico mantém os níveis de Treg e ILC3 na mucosa do intestino e, assim, regula a tolerância a antígenos alimentares (Capítulo 21).

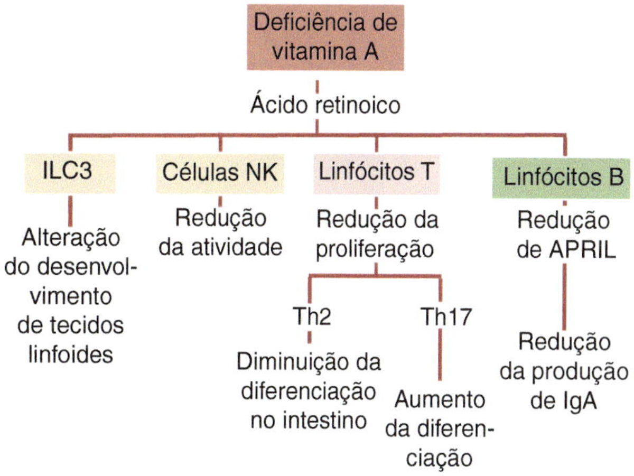


**FIG. 40.8** Os efeitos da deficiência de vitamina A sobre o sistema imune.

Uma deficiência pré-natal de vitamina A afeta as respostas de leitões à vacina contra o rotavírus. A eliminação do vírus pelos leitões com deficiência de vitamina A foi 350% maior do que a observada nos animais normais. Apenas 25% dos leitões com deficiência ficaram protegidos, contra 100% dos leitões suficientes. Os animais com deficiência apresentaram menor número de células secretoras de IgG no íleo e menos células secretoras de IgA no duodeno. Os títulos intestinais de IgA eram 11 vezes menores do que em animais sem deficiência de vitamina A. Os animais acometidos, porém, apresentaram níveis maiores de IL-8 e IFN-γ do que os leitões normais.

Os bezerros submetidos a uma dieta pobre em vitamina A e imunizados com uma vacina inativada de coronavírus bovino apresentaram títulos menores de IgG1 contra o patógeno, sugerindo que as respostas Th2 desses animais podem ser prejudicadas.

A vitamina E é o principal antioxidante das membranas celulares e é importante na regulação dos oxidantes produzidos pelas células fagocíticas. A deficiência de vitamina E diminui os títulos de imunoglobulinas através do seu efeito sobre os linfócitos Treg e reduz as respostas dos linfócitos aos mitógenos. Animais com deficiência de vitamina E também apresentam menor expressão de receptores de IL-2 e de transferrina e diminuição da função fagocítica. A vitamina E é uma das poucas vitaminas cuja suplementação aumenta as respostas imunes e a resistência a doenças. A importância da vitamina E no bom funcionamento do sistema imune foi observada em uma população com alta consanguinidade de burros cujos filhotes sucumbiam a infecções bacterianas devastadoras com 3 a 5 meses de idade. As pesquisas revelaram que esses filhotes apresentavam agamaglobulinemia e níveis séricos indetectáveis de vitamina E. A suplementação com vitamina E injetável levou à melhora clínica imediata e, em 2 meses, os títulos de imunoglobulinas estavam dentro dos limites normais. Sugeriu-se que os indivíduos acometidos apresentavam deficiência de uma proteína transportadora da vitamina E. Todos os filhotes subsequentes desse rebanho receberam suplementação de vitamina E e continuaram saudáveis. A suplementação de vitamina E em gatos pareceu aumentar a responsividade dos linfócitos T a mitógenos e a atividade fagocítica dos leucócitos.

A interação de uma bactéria, como *Mycobacterium tuberculosis*, com o receptor do tipo *toll* 1 (TLR1) ou TLR2 de macrófagos regula positivamente diversos genes e aumenta a atividade antimicrobiana da célula. Um desses genes codifica o receptor de vitamina D (Fig. 40.9). Esse receptor é encontrado na maioria das células do sistema imune, inclusive neutrófilos, macrófagos e linfócitos T. A ligação da vitamina D ao seu receptor nos linfócitos T regula negativamente a expressão de IFN-γ e IL-2 e promove as respostas Th2. Essa ligação também promove a diferenciação de linfócitos Treg da pele. A interação com o receptor de macrófagos, por outro lado, promove sua ativação, a sinalização por NF-κB e MAPK e a produção de catelicidina e β-defensina 2. Não é coincidência que a resistência à tuberculose e outras doenças respiratórias seja diretamente relacionada aos níveis séricos de vitamina D e que pessoas com deficiência de vitamina D apresentem diminuição significativa da resistência a essa infecção. Sugeriu-se que camundongos utilizam óxido nítrico, e não a vitamina D, como intermediário na sinalização inata, por serem animais noturnos, enquanto os seres humanos sintetizam vitamina D a partir da exposição cutânea à luz solar. Não se sabe se há mecanismos semelhantes em animais domésticos. Os níveis de vitamina D caem com a idade. As citocinas Th2, como IL-13, aumentam a expressão de catelicidinas mediada por vitamina D nas células do epitélio brônquico.

Em gatos, as deficiências de taurina podem causar neutropenia, embora o número de células mononucleares possa aumentar. Os neutrófilos de gatos com deficiência de taurina

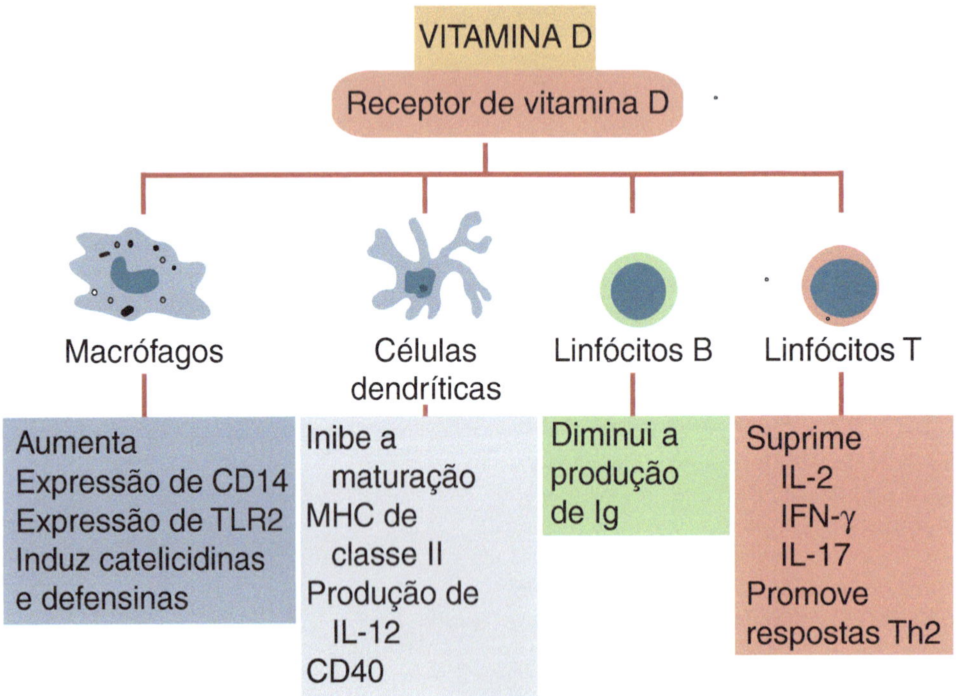


**FIG. 40.9** Importância da vitamina D na imunidade. Note que a vitamina D é um potente estimulador da imunidade inata por aumentar a produção de peptídeos antimicrobianos. É, entretanto, um tanto imunossupressora das respostas imunes adaptativas.

apresentam diminuição na atividade da explosão (*burst*) respiratória e da fagocitose. Embora esses gatos possam apresentar hipergamaglobulinemia, há regressão dos centros germinativos, o que sugere perda da atividade dos linfócitos B.

Os efeitos da desnutrição podem se refletir na alteração da resistência a doenças infecciosas. Uma vez que bactérias podem sobreviver e se multiplicar nos tecidos corporais apesar da desnutrição do hospedeiro, a inanição geralmente aumenta a gravidade infecções bacterianas, como a pneumonia. Os vírus, por outro lado, precisam de células hospedeiras saudáveis para crescerem. A desnutrição, ao diminuir a saúde das células do hospedeiro, pode aumentar a resistência a vírus. O excesso alimentar também pode influenciar a suscetibilidade a vírus. Os cães com sobrepeso, por exemplo, apresentam maior suscetibilidade a cinomose canina e ao adenovírus canino 1.

## Exercício e Imunidade

Exercícios moderados e regulares estimulam a função imune. As respostas de anticorpos, por exemplo, são maiores em camundongos que fazem exercícios moderados em comparação a controles que não realizam atividade física. O exercício também eleva a contagem de neutrófilos no sangue, aumenta a atividade das células NK, promove a resposta dos linfócitos aos mitógenos e aumenta os níveis sanguíneos de IL-1, IL-6 e TNF-α. Embora exercícios moderados sejam bons para a imunidade, os exercícios de alta intensidade, a atividade física exaustiva prolongada e o treinamento excessivo podem induzir imunodeficiência funcional. Em equinos, os linfócitos sanguíneos apresentam diminuição da resposta proliferativa por até 16 horas após uma corrida. Exercícios agudos em um animal fora de forma podem ser muito estressantes. Animais despreparados submetidos a exercícios vigorosos apresentam aumento significativo dos níveis de esteroides, o que reduz as respostas de linfócitos a mitógenos ou antígenos do vírus influenza, a resposta quimiotática de neutrófilos e a atividade da explosão respiratória (Fig. 40.10). Esses animais apresentam redução da razão CD4/CD8, assim como diminuição do número e da atividade das células NK. A idade do animal pode moderar o efeito do exercício nas respostas imunes. Os exercícios extenuantes, por exemplo, reduzem a resposta linfoproliferativa de cavalos jovens de maneira significativa, mas seus efeitos em animais mais velhos são muito menores. Essa resistência dos equinos mais velhos à imunossupressão induzida pelo exercício pode ser causada por sua menor produção de esteroides.

Os efeitos complexos do exercício extremo sobre o sistema imune são bem observados em cães que disputam corridas de trenó de longa duração. A proporção de cães com baixa globulina total logo após a corrida foi significativamente maior em comparação a antes da corrida. Em alguns desses cães, o nível de globulina continuou baixo por 4 meses depois da corrida. Os títulos de IgG também foram menores após a corrida do que antes. Do mesmo modo, os níveis séricos de IgM e IgE foram maiores antes da corrida, embora o título de IgA tenha sido maior após a corrida. Essas alterações nas imunoglobulinas também podem influenciar a resistência a doenças infecciosas. Há também evidências de maior inflamação nesses cães depois da corrida.

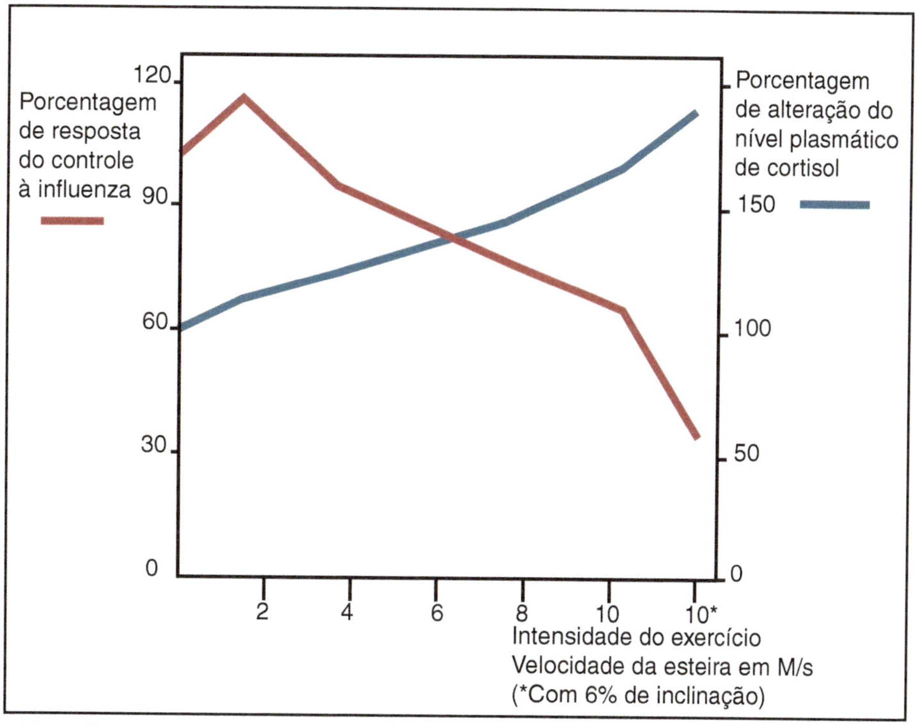


**FIG. 40.10** Embora uma quantidade moderada de exercícios seja boa para o sistema imune, o exercício excessivo causa um estresse grave que pode ser imunossupressor. Neste exemplo, seis cavalos puro-sangue foram submetidos a exercícios em esteira com desafios de várias intensidades (velocidade e inclinação). Amostras de sangue foram testadas quanto aos níveis plasmático de cortisol por radioimunoensaio, e a proliferação de linfócitos específicos para o vírus da influenza foi medida pela incorporação de timidina. Há uma clara relação entre a intensidade do exercício, a resposta ao estresse e a responsividade imunológica. (De dados fornecidos pelos Drs. S.G. Kamerling, P.A. Melrose, D.D. French, e D.W. Horohov.)

O estresse por transporte é bem conhecido como fator predisponente para o desenvolvimento de doenças respiratórias em equinos e bovinos. O transporte prolongado de bezerros aumenta as contagens de leucócitos e neutrófilos e a atividade das células NK e reduz os números de linfócitos T. O transporte de equinos induziu uma resposta de fase aguda e diminuiu as respostas de linfócitos a mitógenos.

## Imunodeficiência Pós-traumática

O trauma e a lesão tecidual extensa iniciam uma resposta desencadeada por alarminas, como proteína de alta mobilidade *box* 1 (HMGB1) e padrões moleculares associados à lesão (DAMPs), assim como enzimas que escapam de células danificadas. Há geração de inflamassomos, liberação de citocinas inflamatórias e ativação de macrófagos. A atividade dos linfócitos Th1 é suprimida, enquanto respostas Th2 podem ser estimuladas. Esse efeito supressivo sobre as respostas Th1 pode ser mediado, em grande parte, por linfócitos Treg e macrófagos ativados. Grandes quantidades de IL-10 e outras citocinas imunossupressoras são produzidas. Os corticosteroides, as prostaglandinas de tecidos lesionados e uma pequena proteína chamada peptídeo ativo supressor, que aparece no soro após queimaduras, possuem propriedades imunossupressoras. A deficiência se desenvolve em minutos ou horas e se recupera durante a cicatrização das feridas. Essa deficiência compromete a função de linfócitos T, macrófagos e neutrófilos, mas a função dos linfócitos B parece ser normal. Dessa forma, as reações de hipersensibilidade tardia, a rejeição a aloenxertos e as respostas de anticorpos T-dependentes são prejudicadas. A produção de IL-2 e IL-2R é reduzida. Os números de linfócitos T $CD8^+$ são maiores em indivíduos com lesões, sugerindo o estímulo da função celular reguladora. Os macrófagos perdem sua capacidade de apresentação de antígenos por apresentarem menores níveis de moléculas de MHC de classe II. A fagocitose e as atividades de explosão respiratória de neutrófilos e macrófagos são prejudicadas. Embora a cirurgia possa causar certa supressão das respostas de linfócitos a mitógenos, as evidências sugerem que procedimentos cirúrgicos de rotina não têm efeitos significativos sobre a resposta de animais saudáveis à vacinação.

## Idade e Imunidade

### Imunidade Inata

As respostas imunes inatas, celulares e humorais sofrem deterioração com o avanço da idade, um fenômeno denominado imunossenescência (Fig. 40.11). A imunossenescência é caracterizada por ativação crônica e redução da responsividade à estimulação e do processamento e apresentação de antígenos. Os neutrófilos e macrófagos de idosos, por exemplo, apresentam menor capacidade de explosão respiratória e produção de espécies reativas de nitrogênio. Assim, sua capacidade de destruição de bactérias ingeridas é inferior àquela de células de um indivíduo jovem. Os idosos apresentam número menor de macrófagos e essas células expressam níveis inferiores de TLRs. O envelhecimento é associado a alterações na sinalização de receptores de reconhecimento de padrão (PRR). Ao serem estimulados com ligantes conhecidos de TLR, os macrófagos de idosos secretam quantidades reduzidas de IL-6 e TNF-α. Os macrófagos de idosos apresentam redução das respostas agentes ativadores, como o IFN-γ, e produzem menos óxido nítrico. Beagles idosos (>8 anos de idade) apresentam diminuição da fagocitose de neutrófilos (declínio de 39% na sua capacidade de matar *Lactococcus lactis*). Os cães jovens (<1 ano de idade) mostraram níveis significativamente maiores de RNA mensageiro de IL-8R, L-selectina e enzima conversora de IL-1β em comparação a cães mais velhos.

Células dendríticas de indivíduos idosos são menos eficientes na apresentação de antígenos. Essa menor capacidade de apresentação de antígenos é decorrente de alterações na expressão de antígenos de superfície e produção de citocinas. A menor capacidade de estimulação de linfócitos B se deve à menor interação com imunocomplexos. As células NK de indivíduos idosos produzem menos IFN-γ e são menos eficientes na destruição de células tumorais. Nos idosos, esses defeitos na imunidade inata podem ser mais profundos do que os defeitos na imunidade adaptativa. Assim, pode haver uma associação entre a inflamação branda dos idosos e as síndromes geriátricas, como a fragilidade da velhice, um fenômeno chamado

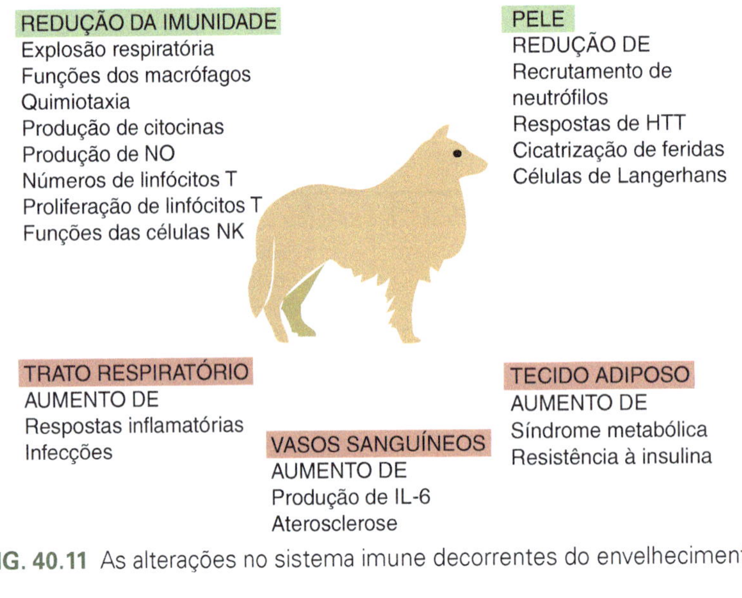
REDUÇÃO DA IMUNIDADE
Explosão respiratória
Funções dos macrófagos
Quimiotaxia
Produção de citocinas
Produção de NO
Números de linfócitos T
Proliferação de linfócitos T
Funções das células NK
PELE
REDUÇÃO DE
Recrutamento de neutrófilos
Respostas de HTT
Cicatrização de feridas
Células de Langerhans
TRATO RESPIRATÓRIO
AUMENTO DE
Respostas inflamatórias
Infecções
VASOS SANGUÍNEOS
AUMENTO DE
Produção de IL-6
Aterosclerose
TECIDO ADIPOSO
AUMENTO DE
Síndrome metabólica
Resistência à insulina

**FIG. 40.11** As alterações no sistema imune decorrentes do envelhecimento.

*inflammaging*.[1] Essa inflamação branda foi identificada em equinos idosos, onde pode ser causada pela disfunção da hipófise intermediária (PPID) secundária à neurodegeneração do hipotálamo. Os equinos idosos com PPID apresentam aumento dos níveis sanguíneos de IL-8. Seus neutrófilos têm menor atividade de explosão respiratória e menor adesão. As células mononucleares do sangue periférico de equinos idosos produzem mais citocinas inflamatórias do que as células de animais jovens. Os neutrófilos desses animais apresentam menor atividade de explosão respiratória e adesão. Da mesma maneira, as células de equinos idosos obesos sintetizam mais citocinas do que as células de equinos idosos magros. A redução do peso corporal e da gordura em cavalos idosos reduz significativamente a porcentagem de linfócitos negativos para IFN-$\gamma$ e linfócitos e monócitos positivos para TNF-$\alpha$ e os níveis séricos de TNF-$\alpha$. O inverso ocorre quando o peso e a gordura aumentam. Assim, a obesidade relacionada à idade participa das alterações das respostas inflamatórias observadas em animais mais velhos.

## Órgãos Linfoides

O envelhecimento está associado à desregulação progressiva e mudanças estruturais em órgãos linfoides primários e secundários. A involução tímica é a mais óbvia dessas alterações. Em cães, os números de linfócitos no sangue caem de maneira significativa com a idade. Assim, sua razão CD4:CD8 cai (os números de linfócitos T $CD4^+$ diminuem e os números de linfócitos T $CD8^+$ aumentam). Ainda em cães, as placas de Peyer do íleo involuem após a maturidade sexual. Os cães idosos apresentam redução da polpa branca do baço. As alterações nos linfonodos variam dependendo de sua localização, mas incluem atrofia cortical e fibrose medular. Os gatos entre 10 e 14 anos de idade apresentaram contagens menores de leucócitos, linfócitos e eosinófilos do que gatos com 2 a 5 anos de idade. Os números absolutos de linfócitos T, linfócitos B e células NK também foram menores em animais mais velhos. As concentrações séricas de IgA e IgM, porém, foram mais altas no grupo idoso. Não houve diferenças na atividade do sistema complemento ou nas respostas de fase aguda. Em Retrievers do Labrador, os números absolutos de leucócitos, linfócitos, monócitos, granulócitos e linfócitos $CD3^+$, $CD4^+$, $CD8^+$ e $CD21^+$ diminuíram de maneira significativa com o aumento da idade.

## Respostas de Linfócitos B

A medula óssea é relativamente inalterada pela velhice; a medula óssea idosa pode reconstituir o corpo tão bem quanto uma jovem. Linfócitos B idosos misturados a linfócitos T jovens geram respostas relativamente normais. No contrário (a mistura de linfócitos B jovens com linfócitos T idosos), porém, a resposta dos linfócitos B é fraca. As mutações somáticas na região V dos genes das imunoglobulinas não ocorrem em animais idosos e, assim, a afinidade dos anticorpos tende a ser menor do que em animais jovens. No entanto, as concentrações de imunoglobulinas não são reduzidas em idosos. Os cães idosos apresentam pouca redução da resposta anticórpica, embora cavalos idosos apresentem diminuição das respostas de anticorpos à vacinação contra influenza.

## Respostas de Linfócitos T

O maior impacto do envelhecimento no sistema imune é a redução das respostas mediadas por células. As porcentagens relativas de linfócitos e células T $CD4^+$ diminuem, enquanto a porcentagem de granulócitos e células T $CD8^+$ aumenta. Por isso, há redução da razão CD4/CD8. Há involução tímica significativa, o que diminui os números de linfócitos T $CD4^+$ e a exportação de células do timo. Além disso, a população de linfócitos dos idosos passa de não experimentada (*naïve*) para uma população celular de memória. Os linfócitos T de animais idosos perdem sua capacidade de progressão pelo ciclo celular. Assim, os primeiros eventos das respostas de linfócitos T aos antígenos, como a ativação de proteína quinase C e o aumento do cálcio intracelular, são comprometidos. Mesmo após a expressão de receptores de IL-2 e a exposição a essa citocina, os linfócitos T idosos não respondem bem aos antígenos. As análises mostram que alguns linfócitos T idosos continuam a produzir quantidades normais de IL-2, mas muitos, não. Assim, populações de linfócitos T idosos são misturas de células totalmente funcionais e comprometidas. Cavalos idosos (> 20 anos) apresentam uma diminuição significativa na proporção de linfócitos T $CD8^+$ e aumento na razão CD4/CD8 em comparação a animais jovens. Os equinos com mais de 20 anos de idade apresentam resposta linfocítica menor a mitógenos e essa deficiência não pode ser resolvida pela exposição adicional à IL-2.

Embora os animais idosos possam montar respostas primárias mais fracas a vacinas, suas respostas de memória tendem a permanecer inalteradas. Os animais idosos geralmente apresentam níveis protetores de anticorpos persistentes e respondem com elevação dos títulos após a administração do reforço. Há, porém, uma diferença com novos antígenos. Um estudo recente de cães submetidos à vacinação antirrábica pela primeira vez mostrou uma redução significativa nos títulos de anticorpos e um aumento correspondente nas falhas vacinais em animais idosos (Capítulo 25).

As dietas com baixo teor calórico prolongam a vida de cães de maneira significativa. Um possível motivo para isso é a prevenção da imunossenescência. Nesses animais, a restrição calórica prolongada retarda os declínios relacionados a idade nas respostas linfoproliferativas, nos números absolutos de linfócitos e nos subtipos de linfócitos T $CD4^+$ e $CD8^+$. Isso pode ser decorrente dos baixos níveis circulantes de leptina. A restrição calórica parece não influenciar a atividade fagocítica de neutrófilos, a produção de anticorpos e a atividade de células NK.

Apesar dos comentários anteriores, os animais jovens podem apresentar menor resistência a alguns invasores do que os adultos. Isso parece ser muito importante em ovinos. Os cordeiros são mais suscetíveis a doenças infecciosas e parasitárias durante o seu primeiro ano de vida que os carneiros adultos. Os ovinos idosos tendem a apresentar maior resistência aos parasitas internos, como *Haemonchus*, *Trichostrongylus* e *Ostertagia*. Os ovinos com menos de 1 ano de idade são mais suscetíveis do que os adultos a doenças virais, como a língua azul e o ectima contagioso. Os cordeiros jovens, de 4 a 8 meses de idade, têm menor proporção de linfócitos T $CD4^+$ no sangue do que adultos. Os linfócitos de ovinos jovens produzem menos IFN-$\gamma$ em comparação a adultos. Os ovinos idosos sintetizam mais anticorpos contra o lipopolissacarídeo de *Brucella abortus* e respondem de maneira mais intensa ao sensibilizante de contato dinitroclorobenzeno. No entanto, as duas faixas etárias não diferem nos números de linfócitos B ou linfócitos T $WC1^+$ e suas respostas ao toxoide diftérico e ao tétano são comparáveis.

[1]Nota da Revisão Científica: Junção dos termos em inglês para inflamação (*inflammation*) e envelhecimento (*aging*).

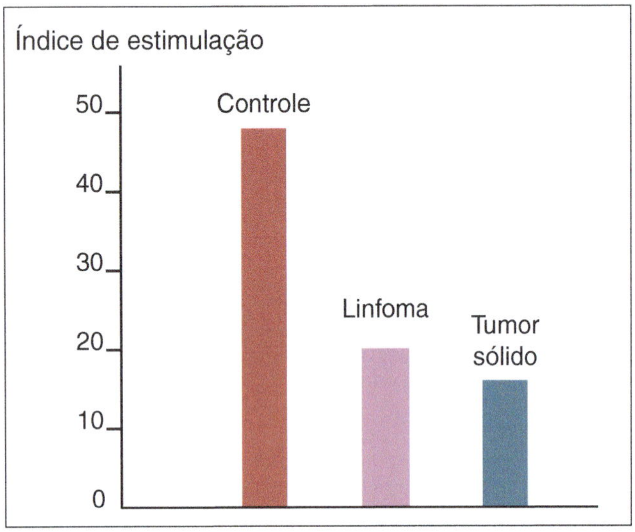


**FIG. 40.12** Imunossupressão em cães com linfomas ou tumores sólidos em comparação a cães controles normais. O índice de estimulação é uma medida da resposta dos linfócitos à lectina mitogênica fitoemaglutinina. (Dados retirados de Weiden PL, Storb R, Kolb HJ, et al: Immune reactivity in dogs with spontaneous malignancy, *J Natl Cancer Inst* 53:1049-1056, 1974.)

Essa imunodeficiência branda dos cordeiros talvez reflita a imaturidade do sistema imune durante o primeiro ano de vida.

## OUTRAS IMUNODEFICIÊNCIAS SECUNDÁRIAS

As imunodeficiências podem ser decorrentes de uma ampla gama de ataques ao corpo. A síntese de imunoglobulinas, por exemplo, tende a ser menor em indivíduos com perda proteica absoluta (pacientes com síndrome nefrótica, alta carga parasitária ou tumoral e com queimaduras ou traumas graves). O estresse também pode causar imunodeficiências. É possível, por exemplo, provocar uma síndrome de imunodeficiência combinada ao resfriar cães neonatos por 5 a 10 dias. Diversos fatores estressantes, como desmame rápido, privação de sono, anestesia geral, transporte prolongado e superpopulação, são imunossupressores eficientes. A destruição física dos tecidos linfoides pode provocar imunodeficiências. A perda do tecido linfoide como causa de imunossupressão, por exemplo, pode ocorrer em animais com câncer, principalmente tumores de origem linfoide (Fig. 40.12). Equinos adultos com diarreia crônica são imunossuprimidos, com redução de IgA e das respostas linfocíticas aos mitógenos. Algumas doenças endócrinas, como a tireotoxicose e a diabetes mellitus, também podem causar imunossupressão.

41

# Fármacos e Outros Agentes que Afetam o Sistema Imune

## OBJETIVOS DIDÁTICOS

*Depois de ler este capítulo, você deve ser capaz de:*

- Explicar como os corticosteroides suprimem as respostas imunes e inflamatórias e, por isso, são os imunossupressores mais usados.
- Explicar como os fármacos imunossupressores usados na prevenção da rejeição a aloenxertos ou no tratamento de doenças autoimunes podem ser inibidores não específicos da divisão celular ou bloqueadores da ativação de linfócitos T.
- Descrever o modo de ação da ciclosporina e de outros fármacos imunossupressores.
- Descrever brevemente alguns fármacos empregados na estimulação do sistema imune e qual seu provável mecanismo de ação.
- Explicar como anticorpos monoclonais específicos podem bloquear pontos importantes em processos imunes ou patológicos.
- Entender por que a terapia com citocinas pode vir a ser utilizada em medicina veterinária.
- Discutir o provável mecanismo de ação da terapia intravenosa com imunoglobulinas.
- Definir agente alquilante, antagonista do ácido fólico, inibidor de calcineurina e alvo de rapamicina.
- Discutir o papel do tratamento com vitaminas no aumento da resistência a doenças.

## SUMÁRIO DO CAPÍTULO



Há muitas situações clínicas em que se deseja estimular ou suprimir o sistema imune adaptativo. Existem muitos fármacos e técnicas para isso. Na verdade, essa área da imunologia é uma disciplina independente, chamada imunofarmacologia.

## SUPRESSÃO DO SISTEMA IMUNE

Os métodos existentes para inibição das respostas imunes adaptativas podem ser classificados em dois grupos principais. Nas técnicas mais antigas, o tratamento inibe todas as divisões celulares, o que reduz a resposta de linfócitos T e B a antígenos. Essa abordagem é bruta e perigosa, já que outras células de proliferação rápida, como o epitélio intestinal e as células-tronco hematopoiéticas, também podem ser gravemente afetadas, com consequências desastrosas. Hoje ainda é possível eliminar seletivamente algumas populações de células imunes por meio do uso de antissoros ou anticorpos monoclonais específicos ou ainda de medicamentos imunossupressores altamente seletivos.

## IMUNOSSUPRESSÃO NÃO ESPECÍFICA

### Radiação

A radiação eletromagnética é imunossupressora por impedir a divisão celular. A radiação afeta as células por diversos mecanismos. O mais simples é através dos raios ionizantes que atingem uma molécula única e essencial, como o DNA, dentro da célula. A perda de até mesmo um nucleotídeo provoca uma mutação permanente em um gene, com efeitos que podem ser letais para a progênie da célula afetada. A radiação também causa a ionização da água e a formação de radicais livres de oxigênio e hidroxila altamente reativos no interior da célula. Os radicais de hidroxila reagem com o oxigênio dissolvido e formam peróxidos tóxicos que destroem o DNA e inibem a divisão celular. Embora a radiação tenha alguma utilidade no prolongamento da sobrevida de enxertos em animais de laboratório, sobretudo roedores, a quantidade de radiação necessária para o prolongamento eficiente da sobrevida do enxerto em cães é tão alta que é letal.

## Corticosteroides

Os corticosteroides estão entre os agentes imunossupressores e anti-inflamatórios mais comumente utilizados. Seus efeitos, entretanto, diferem entre as espécies. Os mamíferos podem ser classificados como sensíveis ou resistentes aos corticosteroides dependendo da facilidade com que seus linfócitos podem ser depletados. Os roedores de laboratório e seres humanos são muito mais sensíveis aos efeitos imunossupressores de corticosteroides do que os principais animais domésticos, e é preciso ter cuidado para não extrapolar os resultados obtidos em animais de laboratório diretamente para outras espécies.

Os corticosteroides são absorvidos diretamente pelas células, onde se ligam a receptores no citosol (Fig. 41.1). Os complexos receptor-corticosteroide são, então, transportados para o núcleo, onde estimulam a síntese de IκBα, o inibidor de NF-κB. Em uma célula em repouso, o NF-κB é inativo, já que seu sítio de ligação nuclear está encoberto pelo IκBα. Quando o linfócito é estimulado, as duas moléculas se dissociam, IκBα é degradado por proteassomas e o NF-κB liberado vai para o núcleo e ativa os genes que participam da inflamação e da imunidade. No entanto, como os corticosteroides estimulam a produção excessiva de IκBα, essa molécula continua a bloquear os processos mediados por NF-κB, entre eles a síntese de citocinas e as respostas de linfócitos T. Dessa maneira, os corticosteroides suprimem os processos imunológicos e inflamatórios.

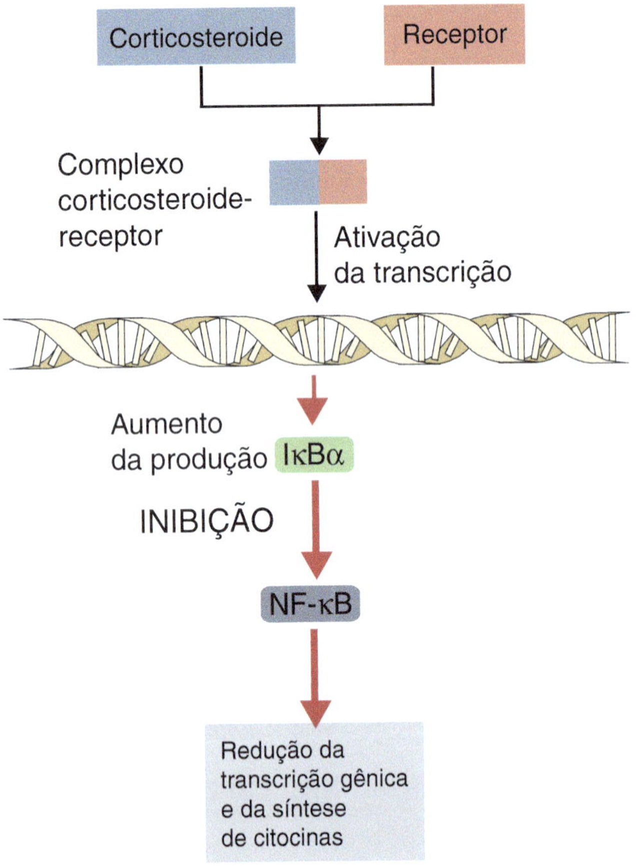


**FIG. 41.1** Diagrama esquemático do modo de ação dos corticosteroides. Normalmente, a transdução do sinal e a síntese de citocinas ocorrem com a dissociação do fator de transcrição NF-κB de seu inibidor IκBα. O IκBα liberado é rapidamente degradado. Os corticosteroides estimulam a síntese de grandes quantidades de IκBα, que se liga ao NF-κB e continua a impedir sua ativação.

Os corticosteroides influenciam a imunidade em quatro áreas (Quadro 41.1): afetam a produção e a circulação de leucócitos; influenciam os mecanismos efetores dos linfócitos; modulam as atividades de mediadores inflamatórios; e modificam o metabolismo de proteínas, carboidratos e gorduras.

Os efeitos dos corticosteroides em leucócitos variam entre as espécies. Em equinos e bovinos, o número de eosinófilos, basófilos e linfócitos circulantes cai poucas horas depois da administração de corticosteroides devido ao sequestro na medula óssea. O número de neutrófilos, por outro lado, aumenta devido à diminuição da adesão ao endotélio vascular e da migração para os tecidos inflamados. A quimiotaxia de neutrófilos, monócitos e eosinófilos é suprimida pelos corticosteroides, mas a migração aleatória de neutrófilos é estimulada. Os corticosteroides suprimem as capacidades citotóxicas e fagocíticas dos neutrófilos em algumas espécies, mas em outras, como equinos e caprinos, não

### QUADRO 41.1 Efeitos dos Corticosteroides no Sistema Imune

**Neutrófilos**
Neutrofilia
Diminuição da quimiotaxia
Diminuição da marginação
Diminuição da fagocitose
Diminuição da ADCC
Diminuição da atividade bactericida
Estabilização de membranas
Inibição da fosfolipase $A_2$

**Macrófagos**
Diminuição da quimiotaxia
Diminuição da fagocitose
Diminuição da atividade bactericida
Diminuição da produção de IL-1 e IL-6
Diminuição do processamento de antígenos

**Linfócitos**
Diminuição da proliferação
Diminuição das respostas de linfócitos T
Comprometimento da citotoxicidade mediada por linfócito T
Diminuição da produção de IL-2
Diminuição da produção de linfocinas

**Imunoglobulinas**
Diminuição mínima

**Sistema Complemento**
Nenhum efeito

influenciam a fagocitose. A produção de prostaglandinas e citocinas, como a interleucina 1 (IL-1), por macrófagos, bem como o processamento de antígeno, diminui em algumas espécies.

Os corticosteroides provocam a apoptose de timócitos e, assim, induzem atrofia tímica. Esses fármacos também suprimem a capacidade de produção de citocinas pelos linfócitos T. A exceção mais importante é a IL-2, que não é regulada por NF-κB (Capítulo 8). A proliferação de linfócitos em resposta a células estranhas é suprimida, sugerindo que há uma interferência no reconhecimento de moléculas do complexo de histocompatibilidade principal (MHC) de classe II. Os corticosteroides também bloqueiam a produção de linfotoxina. As células *natural killer* (NK) e algumas reações de citotoxicidade celular dependente de anticorpo (ADCC) podem ser refratárias ao tratamento com corticosteroides. Em bovinos, os corticosteroides podem aumentar os níveis séricos de interferon. Os efeitos dos corticosteroides nas respostas de anticorpos são variáveis e dependem do tempo e da dose. De modo geral, os linfócitos B tendem a ser resistentes aos corticosteroides e normalmente são necessárias doses enormes para a supressão da síntese de anticorpos. É interessante notar, porém, que, em equinos, as doses moderadas de dexametasona suprimem as respostas de IgG1 e IgG4, mas ao que parece não afetam as respostas de IgG3. Os corticosteroides também regulam positivamente a expressão de CD121b. Este é um receptor *decoy*[1] (falso), que pode se ligar a IL-1 ativa, mas não envia o sinal, bloqueando a atividade da citocina.

Os corticosteroides sintéticos suprimem a inflamação aguda. Esses fármacos inibem o aumento na permeabilidade vascular e a vasodilatação, impedindo a formação de edema e a deposição de fibrina. Ao mesmo tempo, bloqueiam a migração dos leucócitos dos capilares. Os corticosteroides inibem a liberação de enzimas lisossomais e prejudicam o processamento antigênico pelos macrófagos. Os corticosteroides também podem inibir as fosfolipase e, assim, impedir a produção de leucotrienos e prostaglandinas. Nos estágios tardios da inflamação, inibem a proliferação capilar e fibroblástica (talvez por bloqueio da produção de IL-1) e aumentam a degradação de colágeno. Dessa forma, os corticosteroides retardam a cicatrização de feridas e fraturas.

No início do tratamento sistêmico com corticosteroides, a prednisolona e a metilprednisolona são geralmente escolhidas no tratamento de pequenos animais, enquanto a betametasona e a dexametasona são empregadas em grandes animais. A resposta clínica significativa em gatos pode exigir doses muito maiores do que em cães. Esse tratamento não é livre de riscos, já que pode suprimir o eixo hipófise-adrenal e induzir síndrome de Cushing. Ao suprimir a inflamação e a fagocitose, os corticosteroides podem tornar os animais altamente suscetíveis à infecção. Depois da indução da resposta, portanto, a dose de corticosteroides pode ser reduzida de forma gradual por meio do aumento do intervalo entre as doses e posterior diminuição da quantidade administrada (Quadro 41.2).

## Agentes Citotóxicos

Os agentes citotóxicos inibem a divisão celular por meio do bloqueio da síntese e da atividade dos ácidos nucleicos. Hoje, os principais agentes citotóxicos são os agentes alquilantes, os antagonistas do ácido fólico e os inibidores da síntese de DNA.

[1]Nota da Revisão Científica: Literalmente, "falso", que se liga ao receptor, mas não desencadeia a sinalização

### QUADRO 41.2 Ácidos Graxos Imunossupressores

A inflamação é mediada por muitas moléculas diferentes, inclusive lipídios, como os leucotrienos e as prostaglandinas. Determinados ácidos graxos poli-insaturados são os precursores desses prostanoides e podem regular sua produção. Os ácidos graxos ômega 6, como o ácido araquidônico, tendem a ser pró-inflamatórios, enquanto os ácidos graxos ômega 3, como o ácido eicosapentaenoico e o ácido docosaexaenoico, tendem a ter efeitos anti-inflamatórios por suprimirem a produção de eicosanoides. Os ácidos graxos ômega 3 também promovem a síntese de resolvinas e protectinas. Esses ácidos graxos suprimem a sinalização de NF-κB e inibem a produção de citocinas inflamatórias, como IL-1 e TNF-β. Essas moléculas tendem a ser imunossupressoras e suprimem linfócitos B, T totais e Th na pele de gatos. Aparentemente, não influenciam as populações de células NK e T citotóxicas, as respostas de IL-2, a hipersensibilidade tardia ou os níveis de imunoglobulinas. A ingestão de óleos contendo ácidos graxos ômega 3, como óleo de peixe, óleo de prímula e óleo de linhaça, pode reduzir, portanto, as respostas inflamatórias cutâneas e ter benefício clínico no tratamento de doenças alérgicas de pele, principalmente a dermatite atópica. Além disso, pode auxiliar no tratamento da doença intestinal inflamatória.

Rutherfurd-Markwick KJ, Hendriks WH, Morel PCH, Thomas DG: The potential for enhancement of immunity in cats by dietary supplementation, *Vet Immunol Immunopathol* 152:333-340, 2013.

### Agentes Alquilantes

Os agentes alquilantes fazem ligações cruzadas com as hélices de DNA, o que impede sua separação e, assim, bloqueia a divisão celular. O agente alquilante mais importante é a ciclofosfamida (Fig. 41.2). A ciclofosfamida é tóxica para células em repouso e em divisão, em especial para as células imunocompetentes em divisão. Esse agente impede as respostas de linfócitos T e B, principalmente a resposta imune primária. Ele bloqueia a divisão celular induzida por mitógenos e antígenos e a produção de IFN-γ. Além disso, impede a renovação dos receptores de antígenos dos linfócitos B. No início do tratamento, a ciclofosfamida tende a destruir mais linfócitos B do que linfócitos T. Em longo prazo, as duas populações celulares são afetadas. A ciclofosfamida também suprime a função dos macrófagos. A ciclofosfamida pode ser administrada por via oral ou parenteral e é inativa até ser biotransformada no fígado. Sua meia-vida é de aproximadamente 6 horas e sua excreção é feita sobretudo pelo rim. É interessante notar que os corticosteroides aumentam o metabolismo da ciclofosfamida e, assim, reduzem sua potência. O principal efeito tóxico da ciclofosfamida é a supressão da medula óssea, que causa leucopenia com predisposição a infecções. Outros efeitos adversos são trombocitopenia, anemia e lesão na bexiga. A ciclofosfamida pode auxiliar no tratamento de tumores linfoides e doenças cutâneas imunomediadas; no entanto, por causa de sua possível toxicidade, alternativas menos tóxicas devem ser consideradas antes.

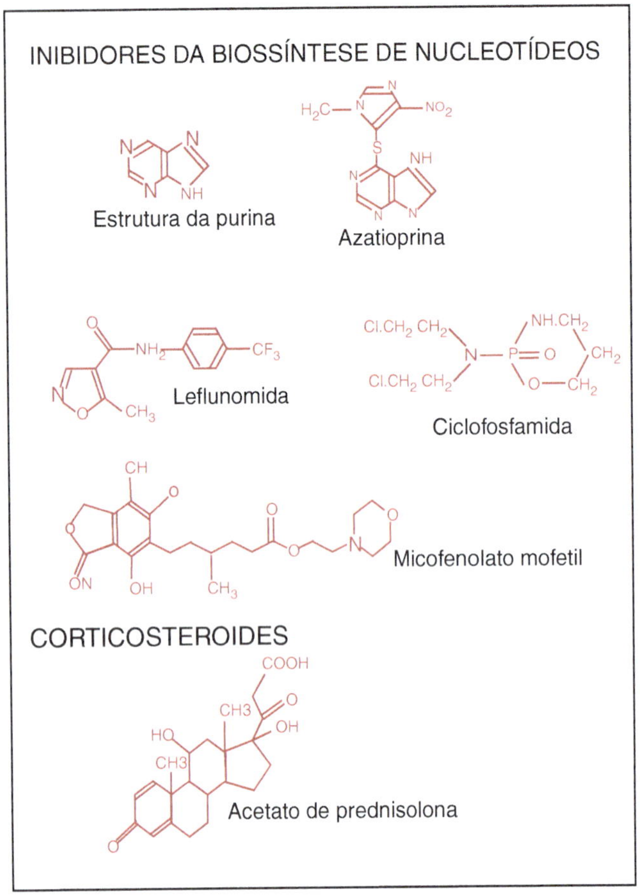


**FIG. 41.2** A estrutura de alguns dos fármacos imunossupressores mais utilizados e os compostos normais com os quais competem. A ação da ciclofosfamida é mediada pela formação de ligações cruzadas de cadeias de DNA.

## Antagonistas do Ácido Fólico

O metotrexato é um antagonista do ácido fólico que se liga à diidrofolato redutase e bloqueia a síntese de tetraidrofolato, o que inibe a síntese dos nucleotídeos timidina e purina. Assim, pode suprimir a formação de anticorpos. Seus efeitos colaterais são semelhantes àqueles causados pela ciclofosfamida. O metotrexato é utilizado no tratamento da artrite reumatoide em humanos.

## Inibidores da Síntese de DNA

A azatioprina é um análogo de nucleosídeo que suprime a ativação e a mitose de linfócitos. Sob influência da tiopurina metiltransferase, é convertida, no fígado, em 6-mercaptopurina, que inibe a síntese de DNA e RNA. Os linfócitos T e B são bastante suscetíveis a esse efeito. A azatioprina pode suprimir as respostas anticórpicas primárias e secundárias se administrada após a exposição ao antígeno. Sua atividade anti-inflamatória é significativa, já que ela inibe a produção de macrófagos. A azatioprina não influencia a produção de citocinas ou imunoglobulinas por linfócitos, mas tende a suprimir mais as respostas mediadas por linfócitos T do que as respostas de linfócitos B. Seus principais efeitos tóxicos são depressão da medula óssea (que afeta mais os linfócitos do que as plaquetas ou as hemácias), pancreatite aguda e gastroenterite. A azatioprina auxilia no controle da rejeição a aloenxertos. É preferida por muitos clínicos para o tratamento de doenças cutâneas imunomediadas devido à combinação de suas atividades anti-inflamatórias e imunossupressoras. É comumente associada a corticosteroides. Cães tratados com azatioprina devem ter sua função medular monitorada e, se necessário, a dose deve ser ajustada. Nessa espécie, o metabolismo da azatioprina varia conforme a raça, o que pode influenciar sua eficácia e toxicidade.

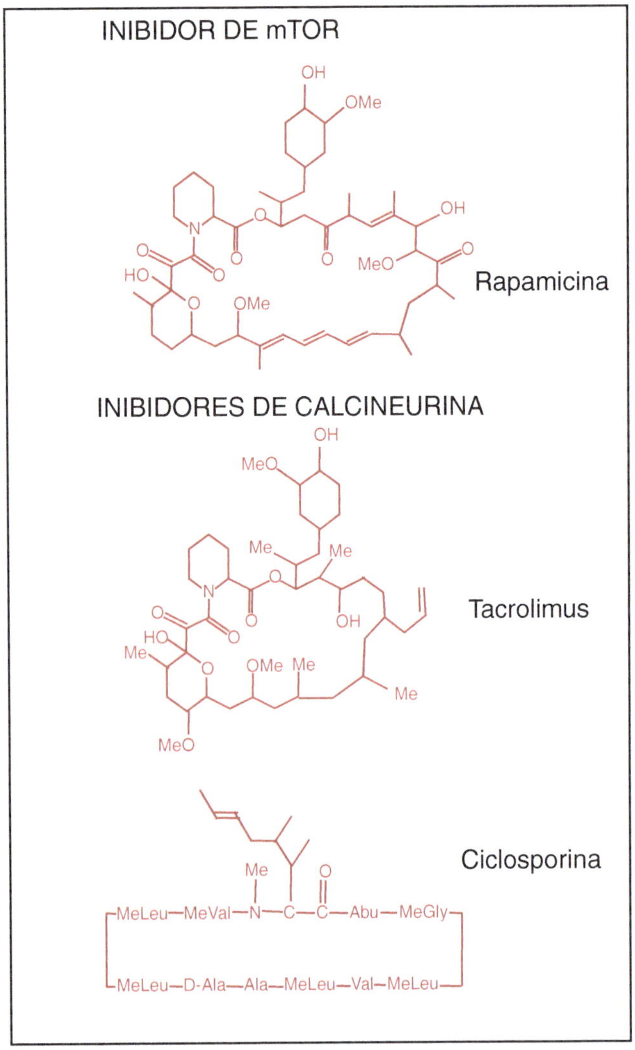


**FIG. 41.3** A estrutura dos imunossupressores rapamicina, tacrolimus e ciclosporina.

# IMUNOSSUPRESSÃO SELETIVA

## Inibidores de Calcineurina

Talvez o passo mais importante no desenvolvimento de uma rotina bem-sucedida de aloenxertos de órgãos tenha sido o desenvolvimento de agentes imunossupressores muito potentes, mas seletivos. Destes, a ciclosporina é, de longe, o agente de maior sucesso. A ciclosporina é um polipeptídeo imunossupressor derivado de um fungo terrestre, *Tolypocladium inflatum*. Esse fungo produz diversas formas naturais de ciclosporina, das quais a mais importante é a ciclosporina A, um peptídeo circular de 11 aminoácidos (Fig. 41.3). Por isso, a ciclosporina possui duas superfícies distintas que permitem sua ligação simultânea a duas proteínas. Ao entrar no citosol do linfócito

T, uma superfície se liga a um receptor intracelular chamado ciclofilina e a outra se liga ao transmissor intracelular calcineurina, uma fosfatase de serina/treonina, e o bloqueia (Fig. 41.4). A ciclosporina, portanto, inibe a transdução de sinal e bloqueia a produção de IL-2 e IFN-γ pelos linfócitos T. Assim, o efeito primário do tratamento com ciclosporina é o bloqueio das respostas Th1. A ciclosporina tem efeitos supressores indiretos em macrófagos, linfócitos B, células NK, neutrófilos, eosinófilos e mastócitos.

Uma vez que inibe a produção de IFN-γ por linfócitos T ativados, a ciclosporina bloqueia a indução de MHC de classe I nos aloenxertos. Como os corticosteroides têm efeito semelhante, a combinação de corticosteroides e ciclosporina é muito potente e pode aumentar a sobrevida de aloenxertos sem influenciar outras funções imunes. Essa é uma vantagem significativa em relação aos imunossupressores mais antigos. O uso da ciclosporina transformou o transplante de tecidos em um procedimento de rotina bem-sucedido e seguro. Em gatos que receberam aloenxertos renais de doadores não aparentados de grupo sanguíneo compatível e tratados com ciclosporina e prednisolona, a sobrevida média foi superior a 12 meses. A ciclosporina também inibe as reações de hipersensibilidade. É usada em diversas doenças dermatológicas imunomediadas e parece ter ampla margem de segurança em cães. O principal efeito adverso relatado é a gastroenterite.

O tacrolimus é um antibiótico macrolídeo que bloqueia a calcineurina de maneira semelhante à ciclosporina (Fig. 41.4). Ele inibe a produção de diversas citocinas cruciais, entre elas IL-2, IL-3, IL-4, IL-5, IFN-γ e TNF-α. O tacrolimus é muito mais potente do que a ciclosporina na inibição das respostas de linfócitos T e B. Também é superior à ciclosporina na prevenção ou reversão da rejeição a aloenxertos e xenoenxertos em humanos e pode prevenir a doença vascular do enxerto (Capítulo 34). Infelizmente, ele causa uma toxicidade intestinal grave em cães, com ulceração, vasculite, anorexia e vômitos. O tacrolimus tópico foi utilizado com sucesso no tratamento de dermatite atópica, lúpus eritematoso discoide e pênfigo eritematoso em cães.

## Inibidores do Alvo de Rapamicina

O antibiótico macrolídeo rapamicina (sirolimus) e uma molécula semelhante, o everolimus, inibem especificamente uma serina quinase multifuncional conhecida como alvo mecânico de rapamicina (mTOR, do inglês *mechanistic target of rapamycin*). O mTOR é essencial na regulação da ativação dos linfócitos T por meio da integração dos sinais recebidos de antígenos específicos, dos receptores coestimuladores e das citocinas e direciona a diferenciação do linfócito em efetor, regulador ou memória (Fig. 41.5). O mTOR também atua sobre macrófagos e células dendríticas que não estão em divisão ao se associar a MyD88, ativar fatores reguladores de IFN e inibir a caspase 1. A rapamicina atua sobre os macrófagos e as células dendríticas, aumentando a produção de IL-12 e óxido nítrico, mas inibindo IL-10. Isso, por sua vez, promove a inflamação mediada por Th1 ou Th17. A rapamicina inibe a proliferação de linfócitos B e T pelo bloqueio dos sinais estimuladores de IL-2, IL-4 e IL-6.

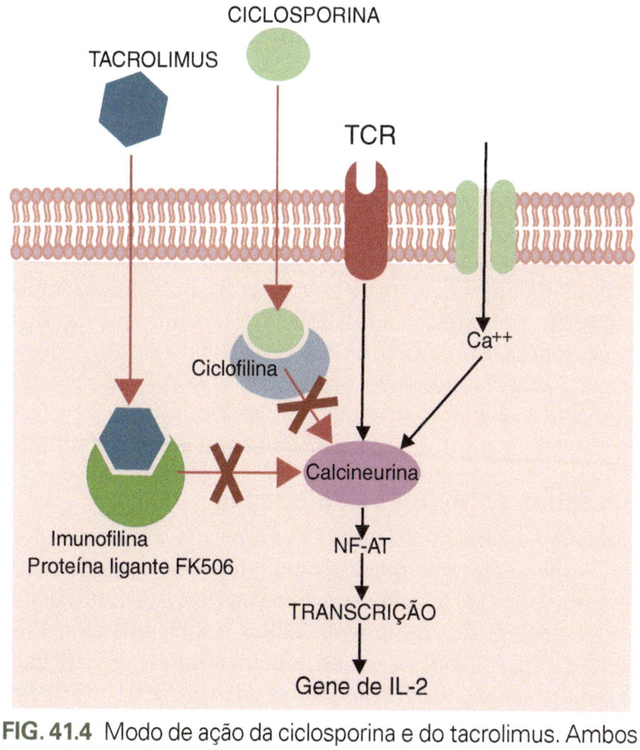


**FIG. 41.4** Modo de ação da ciclosporina e do tacrolimus. Ambos impedem a ativação da molécula de sinalização calcineurina. Assim, há inibição do fator de transcrição NF-AT e bloqueio da ativação de genes, como aqueles para produção de IL-2.

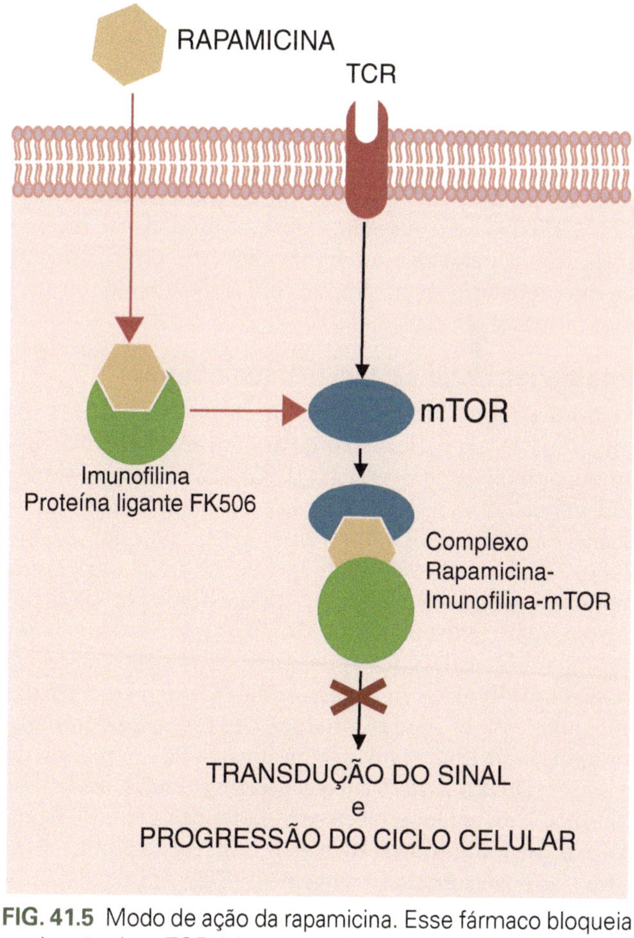


**FIG. 41.5** Modo de ação da rapamicina. Esse fármaco bloqueia a ativação de mTOR (alvo mecânico da rapamicina). Isso leva ao bloqueio de numerosas funções celulares, como vias de ativação gênica e progressão do ciclo celular.

Ela aumenta a produção de linfócitos T reguladores (Treg) e promove tolerância. Atua de maneira sinérgica aos inibidores da calcineurina e é muito superior à ciclosporina na prevenção ou reversão da rejeição de aloenxertos ou xenoenxertos em humanos. Por bloquear a proliferação de células endoteliais e fibroblastos, a rapamicina pode prevenir o desenvolvimento de doença vascular do enxerto (Capítulo 34), embora também iniba a cicatrização de feridas. A rapamicina aumenta significativamente a expectativa de vida de camundongos idosos. Acredita-se que atue como um mimético da restrição dietética. Infelizmente, ela também induz toxicidade intestinal grave em cães, com ulceração, vasculite, anorexia e vômitos.

### Inibidores da Inosina Monofosfato Desidrogenase

O micofenolato mofetil prolonga de forma significativa a sobrevida de aloenxertos em cães. Ele atua seletivamente em linfócitos ativados, já que inibe a enzima inositol monofosfato desidrogenase da via das purinas, encontrada nas células ativadas, mas não em repouso. Isso reduz a produção de monofosfato de guanosina e impede a síntese de DNA. Assim, ele bloqueia a proliferação de linfócitos B e T, a diferenciação dos linfócitos T, a formação de anticorpos e a maturação de células dendríticas. Associado à ciclosporina, o micofenolato mofetil previne a rejeição do aloenxerto renal entre cães sem raça definida não aparentados. O micofenolato mofetil foi eficaz no controle de doenças autoimunes em cães, como trombocitopenia e anemia hemolítica imunomediadas, meningoencefalite, polimiosite e pênfigo foliáceo, além de histiocitose sistêmica (Capítulo 10). É bem tolerado em cães.

### Leflunomida

A leflunomida é um agente anti-inflamatório que inibe a síntese de pirimidina. Ela pode induzir a produção de linfócitos Treg. Tem sido utilizada na prevenção da rejeição a aloenxertos em cães. Além disso, a leflunomida tem sido aplicada em diversas doenças inflamatórias e autoimunes em cães, principalmente em casos refratários ao tratamento com corticosteroide ou onde esses fármacos são contraindicados.

### Terapia Intravenosa com Imunoglobulinas

Embora a reposição de imunoglobulinas seja adequada em animais com deficiências de anticorpos, a terapia com imunoglobulinas intravenosas (IVIG) é imunossupressora e anti-inflamatória. A IVIG humana é usada no tratamento de doenças autoimunes e inflamatórias em animais domésticos. Essa IVIG é um preparado de IgG derivado de um grande número de doadores saudáveis. Administrada por via intravenosa, seus efeitos benéficos são provavelmente mediados por moléculas de IgG que apresentam ácido siálico na região Fc. Essa molécula se liga à integrina DC-SIGN das células mieloides. Isso estimula a produção de IL-33, que promove a produção de IL-4, regulando positivamente a expressão do receptor inibidor FcγR2b em macrófagos e células dendríticas efetoras. Isso, então, inibe as atividades de autoanticorpos. Além disso, a administração de IVIG aumenta a produção do fator transformador do crescimento β (TGF-β) e de IL-10 por linfócitos Treg e tem várias outras ações (Fig. 41.6). Em cães, pode atuar por meio da saturação dos receptores Fc, como CD16 e CD32, nos monócitos. A IVIG também pode interferir na apoptose mediada por CD95.

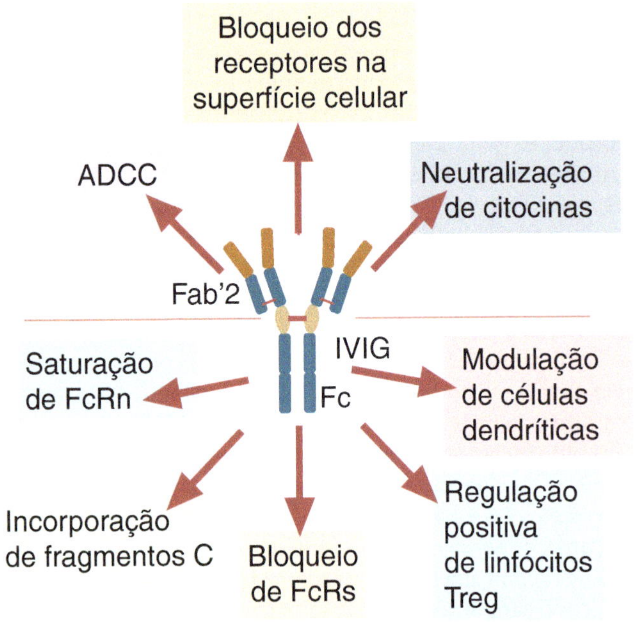


FIG. 41.6 Algumas das muitas atividades postuladas como mediadas por imunoglobulinas intravenosas (IVIG). Além disso, os grupos sialil se ligam a SIGN e desencadeiam vias imunomoduladoras.

Em cães, a IVIG causa trombocitopenia branda, leucopenia e aumento de proteína plasmática total, produtos de degradação da fibrina, complexos de antitrombina-trombina e proteína C reativa. Na realidade, ela aumenta a coagulação sanguínea e algumas respostas inflamatórias. Também se liga a monócitos e linfócitos caninos (T $CD4^+$, T $CD8^+$ e B) e inibe fagocitose mediada por anticorpos de monócitos. A IVIG é bem-sucedida no tratamento de anemia hemolítica e trombocitopenia imunomediadas, pênfigo e reações cutâneas graves, como eritema multiforme e síndrome de Stevens-Jonhson (Capítulo 33). A maioria dos autores relata respostas clínicas positivas e reações adversas mínimas

## ESTIMULAÇÃO DO SISTEMA IMUNE

Há muitas situações em medicina veterinária onde se deseja estimular a imunidade inata ou adaptativa para, por exemplo, aumentar a resistência a infecções e tratar doenças imunossupressoras. Os imunoestimulantes variam de acordo com sua origem, modo de ação e forma de utilização. Ao contrário dos adjuvantes, os imunoestimulantes não precisam ser administrados com um antígeno para estimularem a resposta imune.

### Bactérias e Produtos Bacterianos

Uma ampla gama de bactérias é empregada como imunoestimulantes. Esses micróbios geralmente atuam como fonte de padrões moleculares associados a patógenos e estimulam um ou mais receptores do tipo *toll* (TLRs). Assim, ativam macrófagos e células dendríticas e estimulam a síntese de citocinas. O mais potente desses estimuladores da síntese de citocinas é o bacilo de Calmette-Guérin (BCG), uma cepa da vacina viva atenuada de *Mycobacterium bovis*. O BCG tende a aumentar as respostas mediadas por linfócitos B e T, a fagocitose, a rejeição a aloenxertos e a resistência à infecção. Infelizmente, o

BCG total induz hipersensibilidade à tuberculina em animais tratados e, portanto, não é aceitável em animais de produção. Para prevenir a sensibilização, frações purificadas da parede celular do BCG foram desenvolvidas. Essas frações são usadas no tratamento dos sarcoides e da endometrite em equinos, da colibacilose bovina e do carcinoma espinocelular ocular. Também são utilizadas no tratamento de infecções do trato respiratório superior em equinos. Diversos constituintes ativos foram identificados. Um deles é o dimicolato de trealose, que promove imunidade não específica contra diversas infecções bacterianas e pode provocar regressão de alguns tumores experimentais. Outro é o dipeptídeo muramil (MDP), um glicopeptídeo micobacteriano simples que aumenta a produção de anticorpos, estimula a ativação policlonal de linfócitos e ativa macrófagos. Como o MDP é rapidamente excretado na urina, sua atividade biológica é aumentada pela incorporação em lipossomos. A polimerização e a conjugação com glicopeptídeos ou antígenos sintéticos também pode aumentar os efeitos imunoestimuladores do MDP. O MDP prolonga o tempo de sobrevida e diminui as metástases em cães com osteossarcomas.

As corinebactérias anaeróbicas mortas, como a *Propionibacterium acnes*, também promovem a formação de anticorpos. Essas bactérias são fagocitadas por macrófagos e acredita-se que estimulem a síntese de citocinas através de TLRs. A atividade de *P. acnes* é complexa, já que estimula os macrófagos e a resposta de anticorpos a antígenos timo-dependentes, mas possui efeito variável na resposta a antígenos timo-independente. A *P acnes* morta auxilia no tratamento da piodermite estafilocócica, do melanoma oral maligno em cães, da leucemia felina e da doença respiratória em equinos. Outros componentes bacterianos, como as paredes celulares estafilocóccicas (especialmente o lisado de fago estafilocóccico), alguns componentes de estreptococos e componentes de *Bordetella pertussis*, *Brucella abortus*, *Bacillus subtilis* e *Klebsiella pneumoniae*, têm atividade imunoestimuladora.

Os imunomoduladores nunca foram amplamente empregados em medicina veterinária, sobretudo devido à variabilidade biológica dos resultados obtidos com seu uso. *Parapoxvirus ovis* (orf), frações da parede celular de micobactérias e *Propionibacterium acnes* morta, porém, foram empregados na medicina equina. Esses agentes melhoram as defesas imunológicas de maneira não específica e auxiliam em outros tratamentos antimicrobianos. Embora não pareçam proteger contra infecções respiratórias, podem diminuir a gravidade da doença, reduzir a frequência de complicações e acelerar a recuperação.

## Carboidratos Complexos

Determinados carboidratos complexos derivados de leveduras, denominados zimosan, glicanas, poliglicose aminada e lentinanas, também podem ativar macrófagos. Esses carboidratos podem atuar como adjuvantes e aumentar a resistência a agentes infecciosos. Peixes como trutas, salmões e bagres parecem responder muito bem a esses imunoestimulantes incorporados à dieta. Assim, a imunoestimulação por carboidratos complexos, principalmente glicanas, é rotineira em aquicultura.

## Vitaminas

Algumas vitaminas, sobretudo A, D e E, são essenciais na regulação da imunidade.

Os metabólitos da vitamina A, em especial o ácido retinoico, aumentam a citotoxicidade e a proliferação de linfócitos T por meio da estimulação da produção de IL-2. Por outro lado, camundongos com deficiência de vitamina A apresentam menor atividade de linfócitos T auxiliares (*helper*). O ácido retinoico pode inibir a proliferação e a apoptose de linfócitos B. O ácido retinoico também aumenta a apresentação de antígenos e a maturação das células dendríticas. Os metabólitos da vitamina A podem modular o equilíbrio Th1/Th2 e a diferenciação de linfócitos Treg e Th17 (Capítulo 21). O ácido retinoico também regula a capacidade de *homing* dos linfócitos T e B para o intestino, e a deficiência de vitamina A é associada ao comprometimento das respostas imunes gastrointestinais e ao aumento da suscetibilidade às doenças respiratórias e gastrointestinais (Capítulo 40). Em camundongos, a deficiência de vitamina durante a prenhez faz com que os filhotes tenham linfonodos pequenos e problemas imunológicos na vida adulta.

A vitamina D, como já descrito (Capítulo 40), também é essencial na imunidade. A forma mais importante, a vitamina $D_3$, é sintetizada na pele ou no fígado, nos rins e nos tecidos linfoides. Os macrófagos e as células dendríticas precisam de vitamina D para a produção do peptídeo antimicrobiano catelicidina. O receptor de vitamina D é positivamente regulado pela IL-15 gerada pela ativação do receptor de antígeno de linfócitos T (TCR).

A vitamina E e o selênio influenciam as respostas imunes e a resistência a doenças em aves, suínos e animais de laboratório. A deficiência de vitamina E (acetato de [dl]-α-tocoferol) causa imunossupressão e redução da resistência a doenças. Por outro lado, a suplementação das dietas com vitamina E pode aumentar certas respostas imunes. As respostas de linfócitos ao mitógeno *pokeweed* (derivado de *Phytolacca americana*) são maiores em suínos com altos níveis de vitamina E. A suplementação de vitamina E a vacas por várias semanas antes do parto previne o declínio da função neutrofílica e da função macrofágica que normalmente ocorre logo após o parto. A vitamina E promove a proliferação dos linfócitos B; esse efeito é mais marcante na resposta imune primária. Além disso, pode atuar como adjuvante na vacina contra *Brucella ovis*, no toxoide clostrídio e na vacina contra *Escherichia coli* J5. Em alguns casos, essa maior produção de anticorpos pode aumentar a resistência a doenças. A vitamina E pode reduzir a diminuição da função imune associada à idade por meio da ação direta sobre os linfócitos T e supressão da produção de prostaglandina $E_2$ por macrófagos. A suplementação com vitamina E pode aumentar a imunidade em gatos adultos e humanos idosos.

## Citocinas e Anticorpos Monoclonais

A intensidade da rejeição a aloenxertos pode ser minimizada por meio da redução dos números de linfócitos T através da administração de um antissoro específico contra essas células, produzido em coelhos ou equinos. Assim, o soro antilinfocítico policlonal (ALS) suprime as respostas imunes mediadas por células e praticamente não afeta a imunidade humoral. Na prática, o ALS tem eficiência e especificidade variáveis e pode causar efeitos colaterais graves devido à imunossupressão global. Camundongos tratados com ALS aceitam xenoenxertos de ratos, mas a eficácia do uso clínico de ALS em humanos não foi universalmente aceita. Por causa desses problemas com anticorpos policlonais, anticorpos monoclonais murinos muito mais específicos foram produzidos. O primeiro a ser empregado foi o anti-CD3 monoclonal. O anti-CD3 é direcionado apenas contra linfócitos T e é eficaz na reversão da rejeição a aloenxertos em humanos. Um anticorpo monoclonal ainda mais específico é o anti-CD25. Esse anticorpo se liga à cadeia α do receptor de IL-2 e impede a ativação dos linfócitos. O anti-CD25 auxilia na prevenção da rejeição a aloenxerto renais e, uma vez que não causa depleção de linfócitos T, provoca menos efeitos colaterais e menos infecções oportunistas do que o ALS.

Os anticorpos monoclonais contra CD4 e CD8 caninos têm sido utilizados no controle da rejeição a aloenxertos renais em cães. Esses anticorpos são muito eficientes, mesmo em transplantes entre cães sem raça definida ou compatibilidade. O anti-CD4 e o anti-CD8 devem ser utilizados juntos e seu efeito imunossupressor dura cerca de 10 dias. (Os cães acabam desenvolvendo anticorpos neutralizantes contra esses anticorpos monoclonais murinos.) Eles são bastante eficazes em combinação com a ciclosporina.

Em algumas doenças, principalmente naquelas decorrentes da função imune excessiva, a atividade exagerada das citocinas pode ser neutralizada com anticorpos monoclonais contra a molécula em si ou seu receptor. Os anticorpos monoclonais contra esses alvos são muito empregados em humanos. Os primeiros anticorpos monoclonais eram de origem murina e, por isso, tinham meia-vida curta e eficácia relativamente baixa. Mais tarde, esses anticorpos foram "humanizados" e sua eficácia aumentou de maneira significativa. O anti-TNFR (Enbrel®) e o anti-TNF-α (Humira®) são usados no tratamento da artrite reumatoide. Anticorpos monoclonais contra as moléculas moduladoras (*checkpoint*) proteína associada a linfócitos T citotóxicos 4 (CTLA4) e morte programada 1 (PD-1) estão sendo utilizados no tratamento do câncer com bastante sucesso (Capítulo 35). Em cães, o anti-CD20 pode ser eficaz no tratamento de linfomas B, enquanto o anti-CD52 pode auxiliar no tratamento de linfomas T. O antifator de crescimento nervoso está sendo testado quanto à capacidade de redução da dor na osteoartrite canina. O anti-IgE (Xolair®) é empregado com sucesso no tratamento da dermatite atópica em cães. O anti-IL-31 (Lokivetmab®) é comercializado para alívio do prurido na dermatite atópica canina.

O uso bem-sucedido dos anticorpos monoclonais contra citocinas e tumores pode ser contrastado com os efeitos decepcionantes da administração das citocinas em animais. Devido à existência de citocinas purificadas produzidas com técnicas de DNA recombinante, muitos pesquisadores têm estudado sua utilidade no tratamento de doenças. Nesse tratamento, supõe-se que a quantidade dessas moléculas no animal normal é limitada e que a administração de mais citocinas em forma pura promoverá, de alguma forma, a resistência a doenças ou a cicatrização. Presume-se também que, ao administrar uma nova citocina, os mecanismos que regulam sua atividade ou mesmo neutralizam seus efeitos não serão desencadeados. Nenhuma dessas suposições pode ser válida. As principais citocinas (IL-1, IL-2, IL-12, fatores estimuladores de colônia e IFNs) foram testadas em animais *in vivo*. Infelizmente, a administração dessas citocinas tende a exercer efeitos mínimos sobre os processos patológicos e é acompanhada por efeitos adversos significativos.

A administração de interferons, por exemplo, deveria inibir a replicação viral e estimular algumas funções celulares, como a atividade neutrofílica, promovendo, assim, a resistência a doença. Isso é, comprovadamente, uma enorme simplificação. Altas doses de interferon são muito tóxicas e causam febre grave, mal-estar e perda de apetite. Essas moléculas inibem a hematopoiese e provocam trombocitopenia e granulocitopenia. Também podem causar toxicidade hepática, renal e neurológica. Além disso, os IFNs parecem ser agentes antivirais relativamente fracos.

O IFN-α recombinante humano (rHuIFN-α) foi usado no tratamento da rinopneumonia causada pelo herpes-vírus bovino 1 (BHV-1) e da diarreia induzida por rotavírus em bezerros. Os interferons recombinantes bovinos (rBoIFN-α ou rBoIFN-γ) também foram utilizados no tratamento de BHV-1, *Mannheimia hemolytica*, *Histophilus somni*, estomatite vesicular, mastite coliforme, brucelose e salmonelose em bezerros e gastroenterite transmissível em leitões. O IFN-γ recombinante suíno foi usado nas infecções por *Actinobacillus pleuropneumoniae* em porcos. O IFN-α suíno (PoIFN-α) é um adjuvante poderoso em vacinas da febre aftosa nessa espécie. Os IFN-α humanos e bovinos são utilizados no tratamento da leucemia felina. O IFN-ω recombinante felino também foi testado nas infecções pelo vírus da leucemia felina e pelo vírus da imunodeficiência felina. Em quase todos os casos, o tratamento de doenças infecciosas com altas doses de IFN produziu algumas respostas positivas. Essas respostas, porém, não foram marcantes e o tratamento pode ter efeitos colaterais tóxicos, como febre, inapetência e mal-estar.

Uma forma modificada de fator estimulador de colônias de granulócitos (G-CSF; pegbovigrastim) é usada para aumentar os números de neutrófilos em vacas de leite no período periparto. O pegbovigrastim é administrado por injeção imediatamente antes e depois do parto. O tratamento é eficaz na redução da prevalência de mastite nesses animais. (Essa molécula de G-CSF é "peguilada", ou seja, associada a um polímero hidrofílico de polietilenoglicol [PEG], o que aumenta significativamente sua meia-vida e estabilidade.)

A IL-2 recombinante foi administrada a suínos durante a vacinação contra *A. pleuropneumoniae* ou pseudorraiva e em bezerros vacinados contra BHV-1. Embora aumente a imunidade, a IL-2 é muito tóxica. Ela causa efeitos colaterais graves, como mal-estar, síndrome de extravasamento capilar, diarreia e febre. É interessante notar, entretanto, que doses relativamente baixas de rHuIL-2, quando injetadas diretamente em papilomas ou carcinomas da vulva em bovinos, induzem respostas positivas em mais de 80% dos casos, com algumas regressões completas. Apesar disso, em geral ensaios clínicos com citocinas purificadas têm resultados decepcionantes.

# 42

# Técnicas Imunodiagnósticas

## OBJETIVOS DIDÁTICOS

*Depois de ler este capítulo, você deve ser capaz de:*

- Explicar como a detecção de anticorpos no soro pode auxiliar no diagnóstico de doenças infecciosas.
- Definir antiglobulina, anticorpos monoclonais, fixação de complemento, ELISA, *Western blot*, imunoeletroforese, radioimunoensaio, imunocromatografia, ensaios de fluxo lateral, imunofluorescência, imunoistoquímica, imunodifusão radial, imunofiltração, hemaglutinação viral, sensibilidade e especificidade e curvas ROC.
- Entender os princípios dos ensaios sorológicos mais importantes e suas vantagens e desvantagens.
- Descrever por que os testes mais sensíveis e específicos são aqueles que detectam o antígeno ou anticorpo de interesse de maneira direta.
- Entender por que os testes de ligação secundária tendem a ser mais fáceis de realizar, mas menos sensíveis do que os testes de ligação primária.
- Entender que os testes terciários medem a proteção de maneira direta, mas geralmente são complexos, demorados e caros.
- Explicar como os testes sorológicos são avaliados pelo número de resultados falsos-positivos gerados (sua *especificidade*) e pelo número de resultados falsos-negativos gerados (sua *sensibilidade*).
- Entender por que, de modo geral, testes altamente sensíveis tendem a apresentar baixa especificidade e vice-versa. Assim, ao escolher um teste, o veterinário deve avaliar a relativa importância de resultados falsos-positivos e falsos-negativos.
- Descrever os princípios da reação em cadeia de polimerase.
- Descrever o funcionamento de um citômetro de fluxo.

## SUMÁRIO DO CAPÍTULO

A incrível especificidade das respostas imunes mediadas por anticorpos pode ser explorada de duas formas. Primeiro, os anticorpos específicos podem ser usados para detecção ou identificação de um antígeno de interesse. Esses antígenos podem estar associados a um agente infeccioso ou ser simplesmente moléculas que precisam ser localizadas ou quantificadas. Segundo, por meio da detecção de anticorpos específicos no soro, é possível determinar se um animal foi exposto a um agente infeccioso. Isso pode estabelecer um diagnóstico ou determinar o grau de imunidade do animal ao agente. A quantificação das interações antígeno-anticorpo para fins diagnósticos é denominada sorologia.

As técnicas sorológicas podem ser classificadas em três categorias amplas. Os testes de ligação primária medem diretamente a ligação do antígeno ao anticorpo (Tabela 42.1). Os testes de ligação secundária medem os resultados da interação antígeno-anticorpo *in vitro*. Em geral esses testes são menos sensíveis do que os testes de ligação primária, mas sua realização pode ser mais fácil ou exigir tecnologias menos complexa. A terceira categoria, formada pelos testes *in vivo*, mede o efeito protetor real dos anticorpos em um animal.

## REAGENTES USADOS EM TESTES SOROLÓGICOS

### Soro

A fonte mais comum de anticorpos é o soro obtido do sangue coagulado. O soro pode ser armazenado congelado e analisado quando for conveniente. Se necessário, o soro pode ser aquecido a 56° C por 30 minutos para destruir a atividade do sistema complemento.

### Antiglobulinas

As imunoglobulinas são antigênicas quando injetadas em um animal de espécie diferente. Imunoglobulinas purificadas de cão, por exemplo, podem ser injetadas em coelhos. Esses coelhos respondem com a síntese de anticorpos específicos, chamados antiglobulinas. Dependendo da pureza da imunoglobulina injetada, é possível produzir antiglobulinas não específicas que reconhecem imunoglobulinas de todas as classes ou antiglobulinas muito específicas, direcionadas a uma única classe. As antiglobulinas são reagentes essenciais em muitos testes imunológicos.

**TABELA 42.1 Menor Quantidade de Proteína Anticórpica Detectável em Alguns Testes Imunológicos**

| Testes | Proteína (μg/mL) |
|---|---|
| **Testes de Ligação Primária** | |
| ELISA | 0,0005 |
| Radioimunoensaio de competição | 0,00005 |
| **Testes de Ligação Secundária** | |
| Precipitação em gel | 30 |
| Precipitação em halo | 18 |
| Aglutinação bacteriana | 0,05 |
| Hemaglutinação passiva | 0,01 |
| Inibição da hemaglutinação | 0,005 |
| Fixação de complemento | 0,05 |
| Neutralização viral | 0,00005 |
| Atividade bactericida | 0,00005 |
| Neutralização de antitoxina | 0,06 |
| **Teste *In Vivo*** | |
| Anafilaxia cutânea passiva | 0,02 |

### Anticorpos Monoclonais

Anticorpos monoclonais derivados de hibridomas são puros e específicos, podem ser utilizados como padrões de reagentes químicos e podem ser obtidos em quantidades quase ilimitadas (Capítulo 15). Assim, os anticorpos monoclonais frequentemente substituem os antissoros convencionais como reagentes em testes imunodiagnósticos.

### Anticorpos Específicos

A detecção de antígenos em tecidos ou fluidos corpóreos começa com o uso de um anticorpo específico contra o antígeno de interesse. Embora esses anticorpos sejam geralmente obtidos por meio da imunização de caprinos ou coelhos, há um interesse crescente na utilização de anticorpos IgY de galinha. As aves podem reagir de modo intenso contra os antígenos mamíferos. As galinhas produzem grandes quantidades de anticorpos IgY, que se concentram na gema do ovo. É possível que seja muito mais conveniente coletar grandes quantidades de anticorpos em gemas de ovo do que fazer repetidas coletas de sangue de animais. As antiglobulinas podem, então, ser utilizadas para detecção da IgY ligada.

## TESTES DE LIGAÇÃO PRIMÁRIA

Nos testes de ligação primária, antígenos e anticorpos interagem e os complexos imunes formados são quantificados. Para medir essas reações, um dos reagentes deve apresentar uma marcação química. Radioisótopos, marcadores fluorescentes, partículas plásticas, metais coloidais e enzimas são usados como marcadores nesses testes.

### Radioimunoensaios

Os ensaios que utilizam radioisótopos como marcadores têm a vantagem de ser altamente sensíveis. Por outro lado, os sistemas de detecção de isótopos são caros. Esse custo, associado aos riscos da radioatividade e à necessidade de descarte seguro do material radioativo, faz com que os radioimunoensaios sejam realizados apenas em caso de necessidade de alta sensibilidade para detecção de pequenas quantidades de antígenos, como em casos de *doping*.

Os imunoensaios de competição são baseados no princípio de que o antígeno não marcado desloca o antígeno radiomarcado dos imunocomplexos (Fig. 42.1). Esses testes são comumente utilizados para detectar ínfimas quantidades de fármacos. O antígeno (ou fármaco) é marcado com um isótopo radioativo, como o trício (H3), o carbono 14 ou o iodo 125. O antígeno radiomarcado se liga a seu anticorpo específico, formando imunocomplexos que podem se precipitar em solução. Qualquer radioatividade remanescente no fluido sobrenadante se deve à presença de antígeno não ligado. O antígeno não marcado adicionado à mistura antes da colocação do anticorpo compete com o antígeno radioativo pelos sítios de ligação do anticorpo. Assim, parte do antígeno marcado não se liga e a quantidade de radioatividade no sobrenadante aumenta. Uma curva padrão

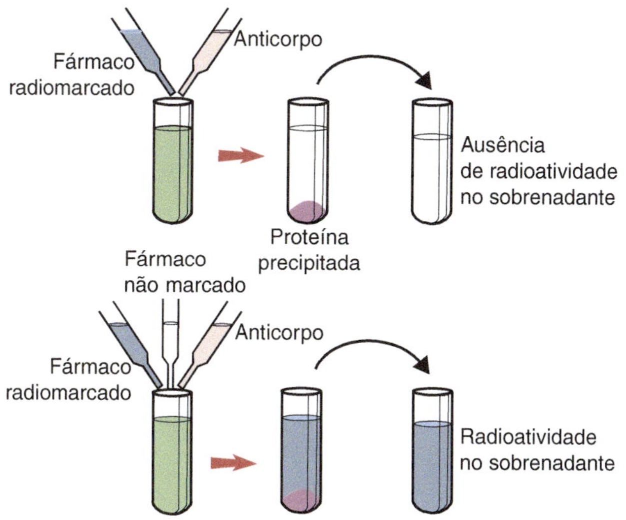


**FIG. 42.1** O princípio do radioimunoensaio competitivo. O antígeno não marcado na solução examinada desloca o antígeno marcado dos imunocomplexos. A quantidade de antígeno marcado liberado é proporcional à quantidade de antígeno não marcado adicionado.

construída com quantidades conhecidas do antígeno não marcado pode ser usada como referência e permitir a determinação da quantidade de antígeno na amostra a ser avaliada.

## Ensaios de Imunofluorescência

Os corantes fluorescentes são comumente empregados como marcadores em testes de ligação primária; o mais importante é o isotiocianato de fluoresceína (FITC). O FITC é um composto amarelo que pode ser quimicamente associado aos anticorpos sem afetar sua reatividade. Irradiado com luz ultravioleta invisível ou luz azul a 290 e 145 nm, o FITC reemite uma luz verde visível a 525 nm. Essa luz verde pode ser detectada em um microscópio de fluorescência. Os anticorpos marcados com FITC são usados em ensaios de fluorescência direta e indireta.

### Imunofluorescência Direta

A imunofluorescência direta é utilizada para identificar a presença do antígeno em uma amostra de tecido. Os anticorpos contra um antígeno específico, como o de uma bactéria ou vírus, são primeiramente associados ao FITC. Um corte de tecido ou esfregaço contendo o microrganismo é fixado em uma lâmina de vidro, incubado com o antissoro marcado e, então, lavado para remover qualquer anticorpo não ligado (Fig. 42.2). Ao exame sob iluminação de campo escuro, em um microscópio com fonte de luz ultravioleta, os microrganismos ligados aos anticorpos marcados exibem fluorescência intensa. Esse teste pode identificar a presença de pequenas quantidades de bactérias em uma amostra. Por exemplo, pode ser usado para detecção de *Mycobacterium avium* subespécie *paratuberculosis* em fezes ou de bactérias como *Dichelobacter nodosus, Listeria monocytogenes* ou *Clostridium* em tecidos doentes (Fig. 42.3). Esse teste também pode ser empregado para detectar vírus em culturas tissulares ou tecidos de animais infectados. Alguns exemplos são a detecção do vírus da raiva no cérebro de animais infectados ou do vírus da leucemia felina em leucócitos infectados (Fig. 40.3).

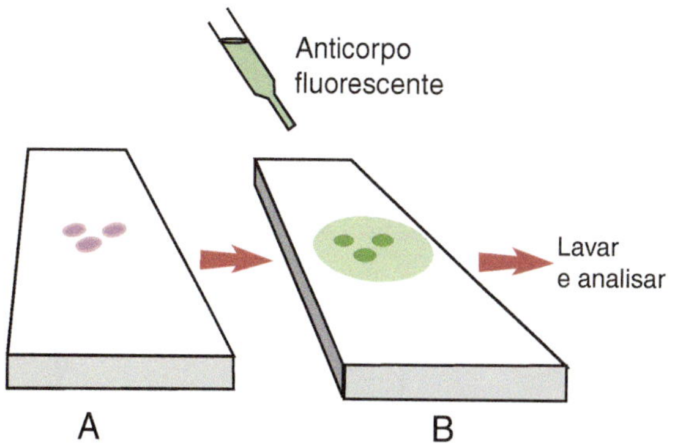


**FIG. 42.2** O ensaio de fluorescência direta com anticorpos. Essa técnica é usada para detectar antígenos com anticorpos ligados a FITC.

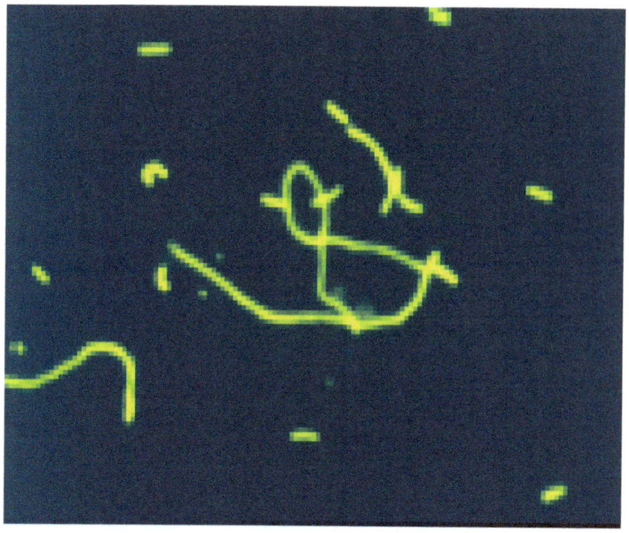

**FIG. 42.3** Imunofluorescência direta de um esfregaço de *Clostridium septicum* (veja também as Figs. 22.10 e 38.4). (Cortesia de Dr. J. Huff.)

### Imunofluorescência Indireta

A imunofluorescência indireta pode ser utilizada para mensurar anticorpos no soro ou identificar antígenos específicos em tecidos ou em células em cultura. Para quantificar os níveis de anticorpos, o antígeno é usado em esfregaço, corte de tecido ou cultura celular em uma lâmina ou lamínula. Esse material é incubado com o soro suspeito de conter anticorpos contra o antígeno. O soro é removido por lavagem, deixando apenas os anticorpos específicos ligados ao antígeno (Fig. 42.4). Esses anticorpos ligados podem ser visualizados por meio da incubação do esfregaço com antiglobulina marcada com FITC. A antiglobulina marcada que não se ligou é removida por lavagem e a lâmina é examinada; a fluorescência indica a presença do anticorpo no soro testado. A quantidade de anticorpos no soro testado pode ser estimada com diluições crescentes do soro em diferentes preparações de antígenos.

A imunofluorescência indireta tem duas vantagens sobre a técnica direta. Considerando que várias moléculas de antiglobulinas marcadas se ligam a cada molécula de anticorpo, a fluorescência é bem mais intensa do que na fluorescência direta. Da mesma maneira, o uso de antiglobulinas específicas para cada classe de imunoglobulina permite a determinação do isótipo do anticorpo específico.

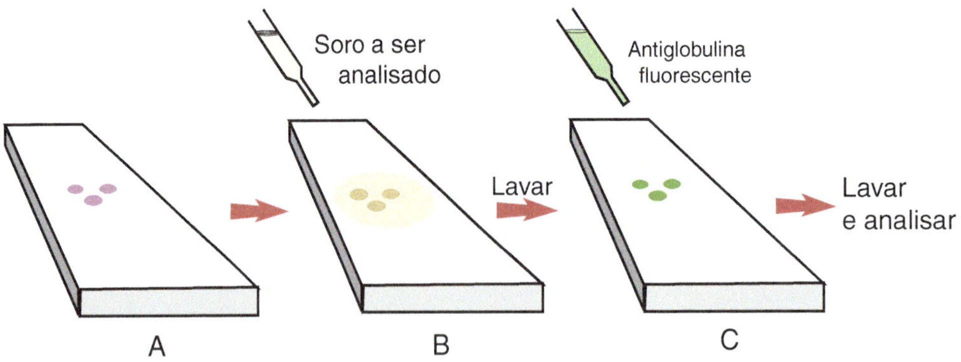


FIG. 42.4 O teste com anticorpos de fluorescência indireta pode ser usado para detectar antígenos ou anticorpos. O antígeno, em um esfregaço ou cultura, se liga aos anticorpos do soro. Após a lavagem, esse anticorpo pode ser detectado por uma antiglobulina marcada com FITC.

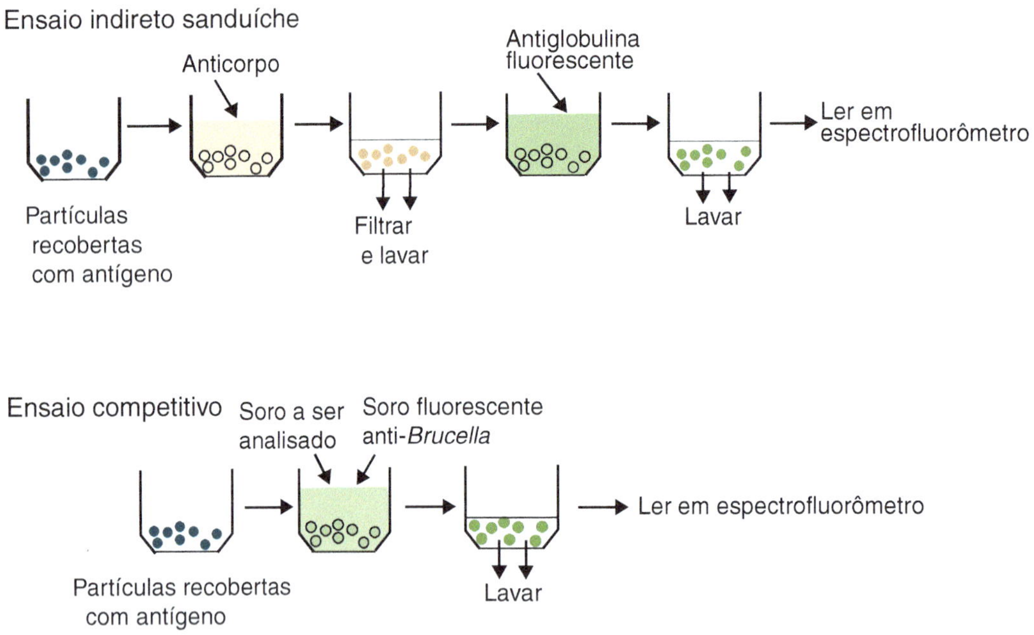


FIG. 42.5 O princípio do imunoensaio de concentração de partículas por fluorescência.

### Imunoensaios de Concentração de Partículas por Fluorescência

Os ensaios de imunofluorescência podem ser automatizados e quantificados por meio de imunoensaios de partículas (Fig. 42.5). Por exemplo, partículas (*beads*) de poliestireno submicrométricas e recobertas por antígenos podem ser misturadas com o soro a ser testado. Após a incubação, as partículas são recuperadas por filtração a vácuo, lavadas para a remoção dos anticorpos não ligados e expostas a uma antiglobulina fluorescente. Depois de uma nova filtração da suspensão e lavagem para remoção das antiglobulinas não ligadas, a suspensão de partículas pode ser colocada em um espectrofluorímetro para quantificar a intensidade da fluorescência das partículas. Isso permite a mensuração do nível de anticorpos no soro avaliado. Uma variação muito útil desse teste é o ensaio de competição utilizado para rápida detecção de anticorpos contra *Brucella abortus* em bovinos. Nesse caso, as partículas de poliestireno recobertas com antígenos de *Brucella* são misturadas a uma quantidade padrão de soro fluorescente anti-*Brucella* e ao soro a ser testado. Se o resultado for positivo, o soro testado não marcado impede a ligação dos anticorpos fluorescentes nas partículas. Quanto maior a quantidade de anticorpos no soro testado, maior a inibição da ligação ao anticorpo fluorescente.

## Ensaios Imunoenzimáticos

Um dos principais imunoensaios empregados na medicina veterinária é o ensaio imunossorvente ligado à enzima (ELISA). Assim como outros testes de ligação primária, o ELISA pode ser utilizado para detecção e quantificação de anticorpos ou antígenos. Sua sensibilidade e especificidade são boas e o ELISA pode ser feito em diferentes formatos, do exame individual à triagem automatizada de grandes números de amostras. Diferentemente da imunofluorescência, a leitura do ELISA não requer equipamentos especializados.

### Ensaios Imunossorventes Enzimáticos em Micropoços

A forma mais comum de ELISA é usada na detecção e quantificação de anticorpos específicos. Em geral esse ensaio é realizado em micropoços de placas de poliestireno (as placas costumam ter 96 micropoços, também chamados de *wells*). Primeiro, os poços são preenchidos com uma solução de antígeno (Fig. 42.6). As proteínas se ligam fortemente à superfície do poliestireno e, após a

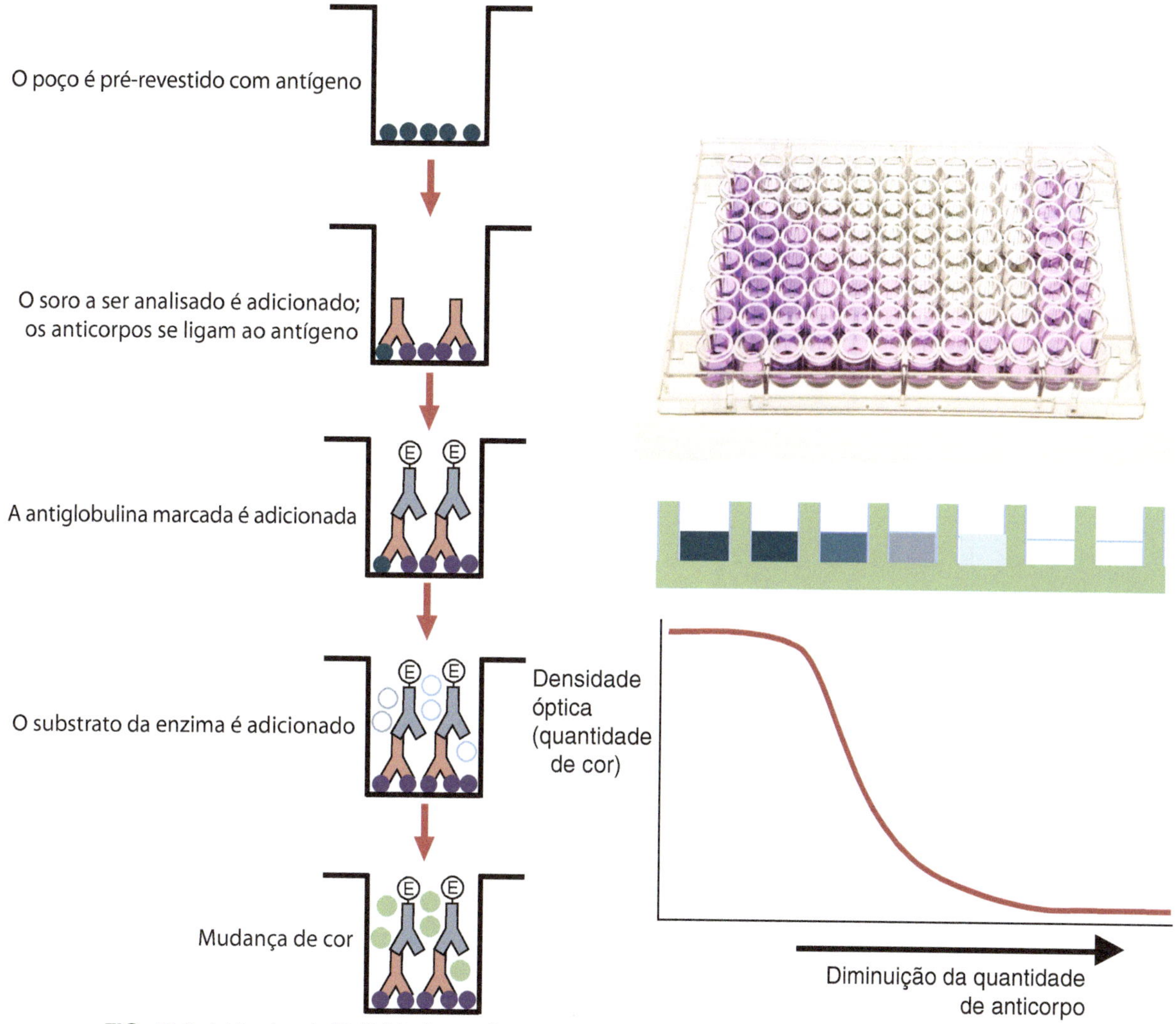


**FIG. 42.6** A técnica de ELISA indireto. O antígeno está ligado aos poços em uma placa de estireno. A presença do anticorpo ligado é detectada por meio de uma antiglobulina marcada com enzima. A adição do substrato da enzima provoca uma mudança de cor proporcional à quantidade de anticorpo ligado. Essa mudança de cor pode ser estimada visualmente ou quantificada em um leitor de ELISA (um espectrofotômetro especialmente adaptado).

remoção do antígeno não ligado por lavagens vigorosas, os poços ficam revestidos por uma camada de antígeno. Essas placas revestidas podem ser armazenadas até que sejam necessárias. O soro a ser testado é adicionado aos poços. Os anticorpos presentes no soro se ligam à camada de antígeno. Após a incubação e a lavagem da placa para a remoção dos anticorpos não ligados, a presença dos anticorpos ligados pode ser detectada por meio da adição de uma solução com antiglobulina quimicamente conjugada a uma enzima. Essa antiglobulina marcada se liga ao anticorpo e, após a incubação e a lavagem, pode ser detectada e quantificada pela adição de uma solução com o substrato da enzima. A enzima e seu substrato são escolhidos para assegurar o desenvolvimento de um produto colorido no tubo. A intensidade da cor que se desenvolve é, portanto, proporcional à quantidade de antiglobulina conjugada à enzima, que também é proporcional à quantidade de anticorpo presente no soro em análise. A intensidade da cor pode ser estimada visualmente ou por espectrofotometria. A sensibilidade do ensaio depende da afinidade dos anticorpos e do sistema de detecção utilizado. Ela também é influenciada pela ligação não específica de anticorpos à superfície plástica.

Uma modificação dessa técnica é o ELISA sanduíche, que pode ser utilizado para detecção e quantificação de um antígeno específico (Fig. 42.7). Os poços das placas de poliestireno são revestidos com anticorpos específicos (anticorpos de captura) antes do teste. No ensaio, a solução de antígeno a ser analisada é adicionada a cada poço. Os anticorpos de captura se ligam ao antígeno presente na solução testada. Após a lavagem, há adição de anticorpos específicos, que também se ligam ao antígeno (anticorpos de detecção). Depois da lavagem para remoção dos anticorpos não ligados, a antiglobulina marcada e o substrato (como descrito na técnica indireta) são adicionados. (É importante que o anticorpo de captura e o anticorpo de detecção sejam de espécies diferentes e que uma antiglobulina espécie-específica seja utilizada para a visualização do anticorpo de detecção. Isso evita resultados falsos-positivos causados pela ligação da antiglobulina ao anticorpo de captura na ausência do antígeno.) Nesse ensaio, a intensidade da reação colorida é diretamente relacionada à quantidade de antígeno ligado. Como esses testes envolvem a formação de camadas de anticorpo-antígeno-anticorpo, são chamados de ELISA sanduíche. Essa

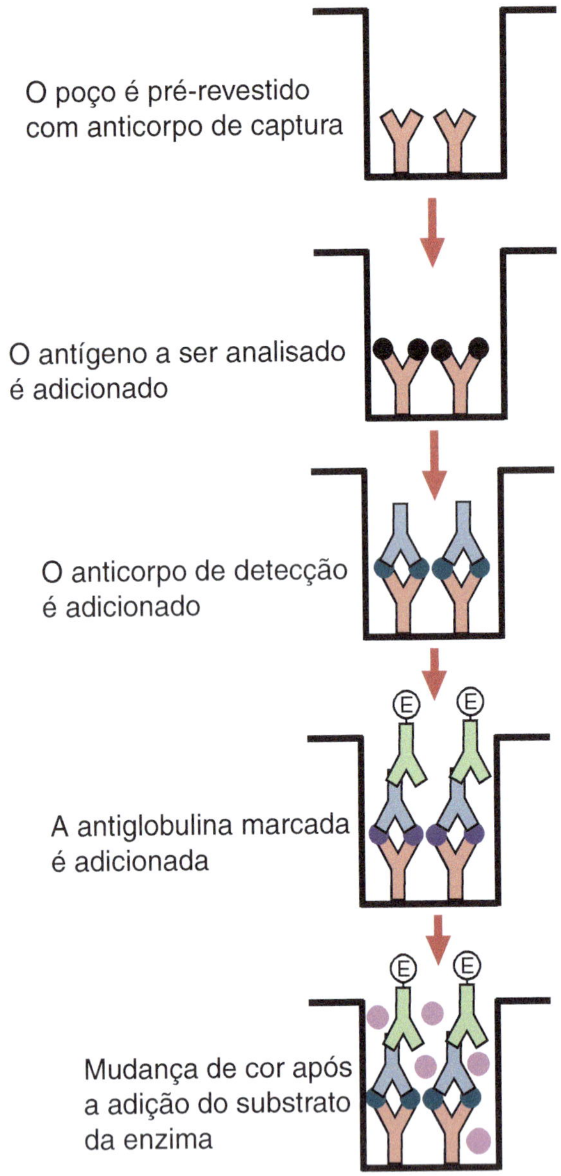

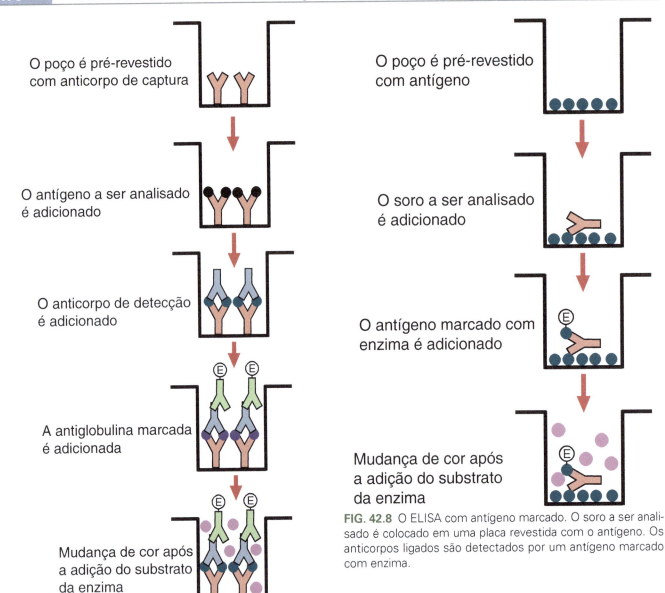

FIG. 42.7 O ELISA sanduíche. O antígeno é ligado à placa por um anticorpo. A presença do antígeno ligado é detectada pela adição sequencial de um segundo anticorpo e uma antiglobulina marcada com enzima. A adição do substrato da enzima provoca uma mudança de cor que é proporcional à quantidade de antígeno ligado.

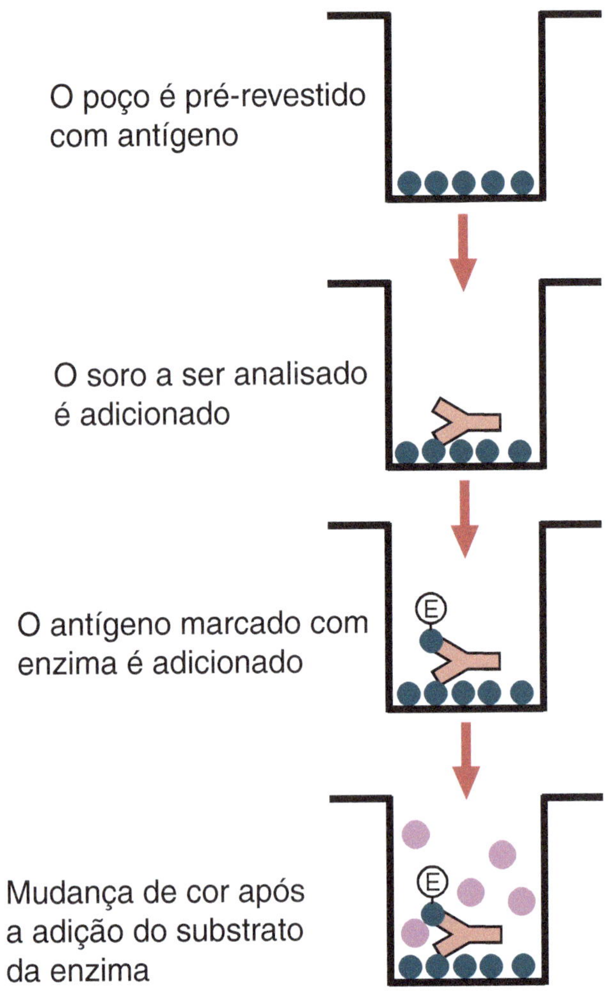


FIG. 42.8 O ELISA com antígeno marcado. O soro a ser analisado é colocado em uma placa revestida com o antígeno. Os anticorpos ligados são detectados por um antígeno marcado com enzima.

técnica é usada, por exemplo, na detecção de vírus circulantes no sangue de gatos com leucemia felina.

Outra modificação comum dessa técnica é o ELISA com antígeno marcado, usado na detecção de anticorpos. Esse tipo de técnica é o preferido nos *kits* diagnósticos comerciais. Os micropoços são previamente revestidos com o antígeno (Fig. 42.8). O soro a ser testado é adicionado aos poços e, após a lavagem, o antígeno marcado é colocado. Os anticorpos do soro se ligam aos antígenos marcados nos poços e podem ser quantificados.

Um ensaio ELISA de competição pode ser utilizado para quantificar moléculas de haptenos ou antígenos virais (Fig. 42.9). Nessa técnica, cada micropoço é revestido por um anticorpo específico antes do teste. Em uma única reação, a amostra a ser analisada e o antígeno marcado com enzima são colocados no poço, onde os antígenos competem pelos sítios de ligação dos anticorpos. A quantidade de antígenos marcados ligados ao poço é inversamente proporcional à concentração de antígeno na amostra analisada. Essa técnica é mais rápida do que os outros ELISA. Pode ser feita de modo bastante sensível se o antígeno da amostra puder reagir com o anticorpo antes da adição do antígeno marcado.

É possível fazer um ELISA em células vivas em cultura. Essa técnica, chamada de imunospot ligado à enzima (*enzyme-linked ImmunoSpot*, ELISpot) (ou FluoroSpot em caso de utilização de marcação fluorescente), usa exatamente o mesmo princípio do ELISA de detecção de antígeno; simplesmente detecta o antígeno em uma superfície celular em vez de plástico. O ELISpot costuma ser empregado na detecção e quantificação da produção de citocinas pelas células, já que seu limite pode ser muito baixo, de uma célula em 100.000. Sua sensibilidade é semelhante à análise da reação em cadeia de polimerase (PCR) com transcriptase reversa. Sua utilização é discutida no Capítulo 33.

## *Western Blot*

Uma solução para o problema de identificação de antígenos proteicos em uma mistura complexa é uma técnica chamada *Western blot*. Este é um ensaio de ligação primária composto em

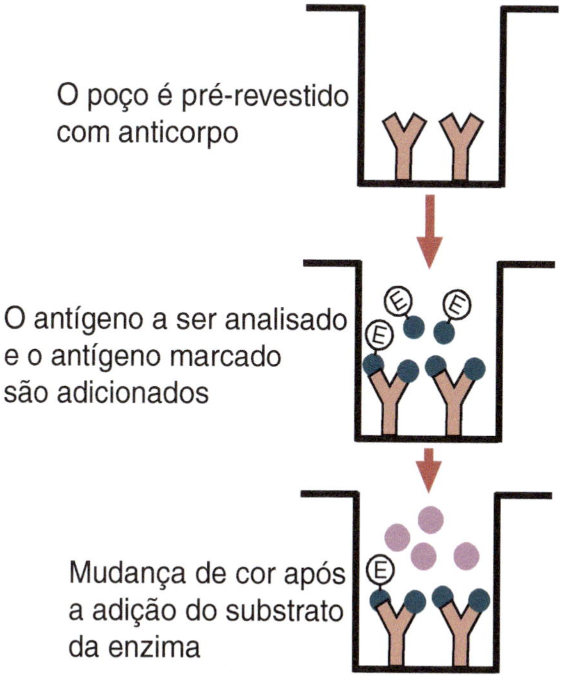


**FIG. 42.9** O ELISA competitivo. Antígenos marcados e não marcados competem pela ligação com o anticorpo. A adição do substrato da enzima provoca a alteração de cor inversamente proporcional à quantidade do antígeno não marcado ligado.

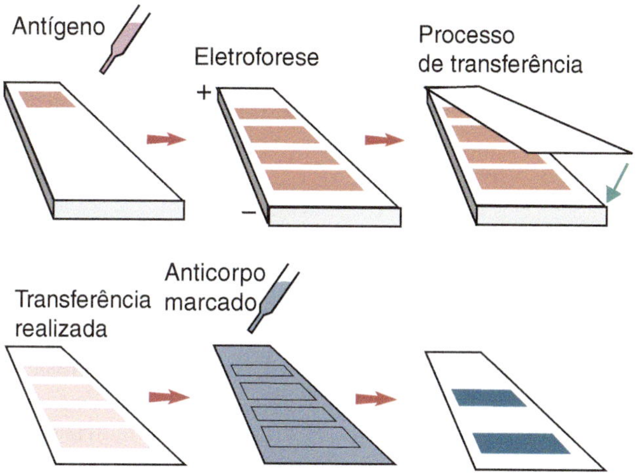


**FIG. 42.10** A técnica de *Western blot*. O soro é separado por eletroforese e transferido para uma membrana de nitrocelulose; as bandas de antígeno são reveladas por um anticorpo específico e uma antiglobulina marcada com isótopo ou enzima. O estágio de transferência pode ser passivo ou empregar um potencial elétrico para ser acelerar o processo.

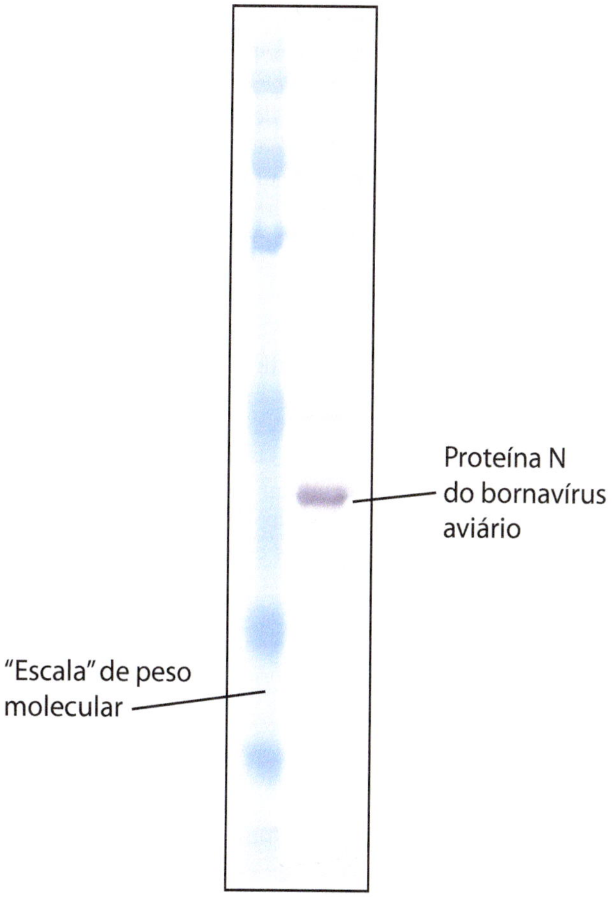


**FIG. 42.11** Um ensaio de *Western blot*. Neste exemplo, o soro de uma ave foi analisado para detecção de anticorpos contra a proteína N do bornavírus aviário. As proteínas de uma cultura de bornavírus aviário foram primeiramente separadas por eletroforese. Em seguida, o material foi transferido para uma membrana de nitrocelulose. O soro da ave a ser analisado foi incubado com as proteínas virais e os anticorpos não ligados foram removidos por lavagem. Por fim, a presença dos anticorpos ligados foi revelada pela adição de uma antiglobulina marcada com enzima e seu substrato. A proteína N é observada como uma banda colorida do tamanho correto. As bandas coradas à esquerda são marcadores de pesos moleculares conhecidos. (Cortesia do Dr. I. Villanueva.)

três estágios (Fig. 42.10). No estágio 1, a mistura de proteínas é submetida à eletroforese em gel, para que cada componente se localize em uma única banda. No estágio 2, essas bandas de proteínas são transferidas para uma membrana imobilizante de nitrocelulose. Para essa transferência, a membrana é colocada sobre o gel e o conjunto formado é posto entre duas esponjas saturadas com tampão, fazendo um sanduíche. Esse sanduíche de membrana e gel é amparado por pequenas placas plásticas rígidas e colocado em um reservatório com tampão; em seguida, uma corrente elétrica passa entre as esponjas. As bandas proteicas são transferidas do gel para a membrana sem perda de resolução.

No terceiro estágio, os antígenos transferidos são visualizados por meio de um ensaio imunoenzimático ou um radioimunoensaio. No ensaio imunoenzimático, a membrana é primeiramente incubada com um antissoro específico. Depois da lavagem da membrana, uma solução de antiglobulina marcada com enzima é adicionada. Após sua remoção por lavagem, o substrato é adicionado e há o desenvolvimento de cor nas bandas em que o anticorpo se ligou ao antígeno. Ao usar uma antiglobulina marcada com isótopo, uma autorradiografia deve ser feita para identificação da banda marcada pelo escurecimento de uma emulsão fotográfica. O *Western blot* é utilizado para identificação de antígenos importantes em microrganismos ou parasitas complexos (Fig. 42.11). Uma variação dessa técnica é denominada *dot blot*. A solução de antígeno é filtrada pela membrana de nitrocelulose e as proteínas se ligam à membrana. A presença do antígeno ligado pode ser determinada com uma sequência de antissoro específico e antiglobulina marcada com enzima. Após a exposição ao substrato da enzima, a presença de um ponto (*dot*) marcado representa uma resposta positiva (a utilização de lavados nasais como fonte de antígeno, assim como a tentativa de detectar viroses respiratórias, é denominada *snot-blot*).[1]

É possível fazer "pontos" de diferentes anticorpos monoclonais em uma única membrana de nitrocelulose. Os anticorpos são, então, expostos a uma mistura complexa de antígenos marcados, como um extrato celular proteico, e, após a lavagem e a revelação, as concentrações relativas dos diferentes antígenos podem ser visualizadas. Esse teste é conhecido como *microarray* (microarranjo) para a pesquisa de anticorpos.

Alternativamente, pontos de antígeno, como se vírus, podem ser impressos em membranas de nitrocelulose. A adição e a lavagem sequenciais do soro analisado, uma antiglobulina marcada com enzima, e substrato levam ao desenvolvimento de um ponto colorido na membrana. A intensidade do ponto é proporcional à quantidade de anticorpos antivirais na amostra. A impressão de múltiplos pontos de antígenos e pontos controles em uma lâmina de vidro permite a realização de vários ensaios simultâneos com pequenos volumes de amostras. Essa técnica é chamada de imunoensaio com impressão de múltiplos agentes (em inglês, *multiantigen print immunoassay*).

O ELISA pode ser utilizado para analisar outros fluidos além do sangue. Amostras de saliva ou lágrima, por exemplo, podem ser testadas para detecção do vírus da leucemia felina. Na maioria dos casos, essas versões são simples modificações do ELISA com soro. Entretanto, em um desses testes, esfrega-se na boca do gato uma haste plástica (*swab*) com anticorpos contra vírus da leucemia felina em sua extremidade. Os anticorpos da haste são protegidos por um revestimento de açúcar que é removido com água antes do teste. Esses anticorpos se ligam ao antígeno viral presente na saliva. A haste é, então, colocada em um tubo com anticorpos monoclonais marcados com enzima que reconhecem os antígenos do vírus da leucemia felina. Após a lavagem, coloca-se a haste em uma solução com o substrato da enzima e a mudança de cor é observada. Essa técnica é muito menos sensível do que a análise direta do sangue, mas é muito conveniente.

### Imunoistoquímica

Enzimas conjugadas a imunoglobulinas ou antiglobulinas podem ser utilizadas para localizar antígenos específicos em cortes de tecidos. A peroxidase de raiz-forte é o marcador mais utilizado. Os testes são realizados de uma maneira semelhante à imunofluorescência. No teste com imunoperoxidase direta, um corte de tecido é incubado com anticorpo marcado com enzima. Após a lavagem, o tecido é incubado em uma solução com o substrato adequado da enzima. O anticorpo ligado à enzima é detectado pelo desenvolvimento de uma cor marrom no local da ligação do anticorpo (Fig. 42.12). No teste indireto, o anticorpo ligado é detectado por uma antiglobulina marcada. Essa técnica tem uma vantagem significativa sobre a imunofluorescência, já que o tecido pode ser avaliado à microscopia óptica convencional e ser corado para facilitar a visualização das relações estruturais.

## Dispositivos Descartáveis para Imunoensaios

Nos últimos anos, imunoensaios simples foram desenvolvidos para uso em consultórios ou clínicas e obtenção de resultados diagnósticos em poucos minutos. Esses ensaios vêm com quantidades excessivas de todos os reagentes necessários, e a amostra a ser testada é o ponto limitante. A maioria dos dispositivos descartáveis utiliza essa forma de ensaio porque o excesso de reagentes faz com que a quantificação precisa da amostra seja desnecessária. Exemplos são o ELISA em fluxo e a imunocromatografia.

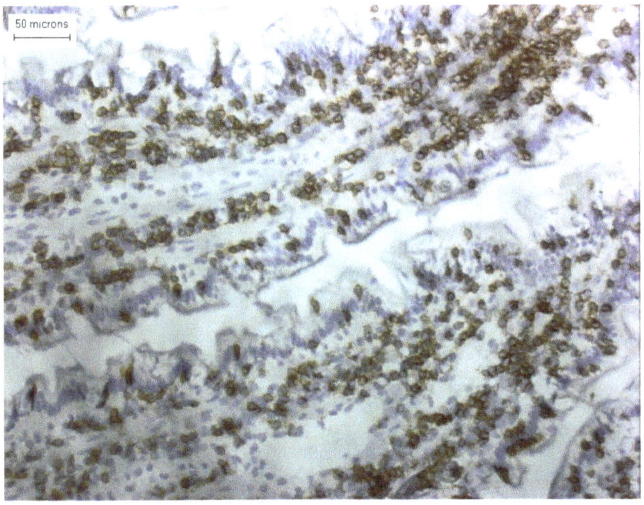


**FIG. 42.12** A técnica de imunoperoxidase mostrando a presença de células T $\alpha/\beta$ na lâmina própria e no epitélio do duodeno de cão. As células que se ligam ao anticorpo monoclonal são expostas à antiglobulina específica marcada com peroxidase. A presença da peroxidase é revelada como um depósito marrom. (De German AJ, Hall EJ, Moore PF, et al: The distribution of lymphocytes expressing alphabeta and gammadelta T cell receptors, and the expression of mucosal addressin cell adhesion molecule-1 in the canine intestine, *J Comp Pathol* 121:249-263, 1999.)

### Técnicas de ELISA de Fluxo Bidirecional

Os dispositivos de fluxo bidirecional usam um reagente de captura (anticorpo ou antígeno) imobilizado em uma membrana porosa para detecção de um analito (antígeno ou anticorpo) em uma amostra (Fig. 42.13). Um método simples usa uma matriz de fluxo de polietileno com reagentes de captura aplicados em pontos de amostra e controle. A matriz de fluxo é colocada em uma base conectada aos reservatórios de reagentes e um leito absorvente. Uma amostra, como sangue com antígeno, é misturada com um reagente de detecção, aplicada ao dispositivo, flui pela matriz e interage com os pontos depositados de teste e controle. O dispositivo é ativado, o que inicia a aplicação sequencial de volumes definidos de solução de lavagem e substrato. A mistura de amostra e reagente de detecção é aplicada em uma ponta da matriz de fluxo e segue para a frente, enquanto a solução de lavagem e o substrato são aplicados na ponta oposta e seguem em direção reversa. A etapa de lavagem e o fluxo bidirecional de amostra e reagentes são características essenciais do ensaio e produzem um fundo limpo e branco que permite a fácil visualização de resultados fracamente positivos. O resultado positivo, onde houve ligação de antígeno ou anticorpo, é observada como um ponto colorido. Formas únicas desse teste costumam ser empregadas para detecção de apenas um analito, e ensaios combinados podem detectar dois ou mais antígenos ou anticorpos. Um teste combinado é usado para a detecção do antígeno do vírus da

[1]Nota da Revisão Científica: *Snot*, em inglês, é a denominação popular do muco nasal.

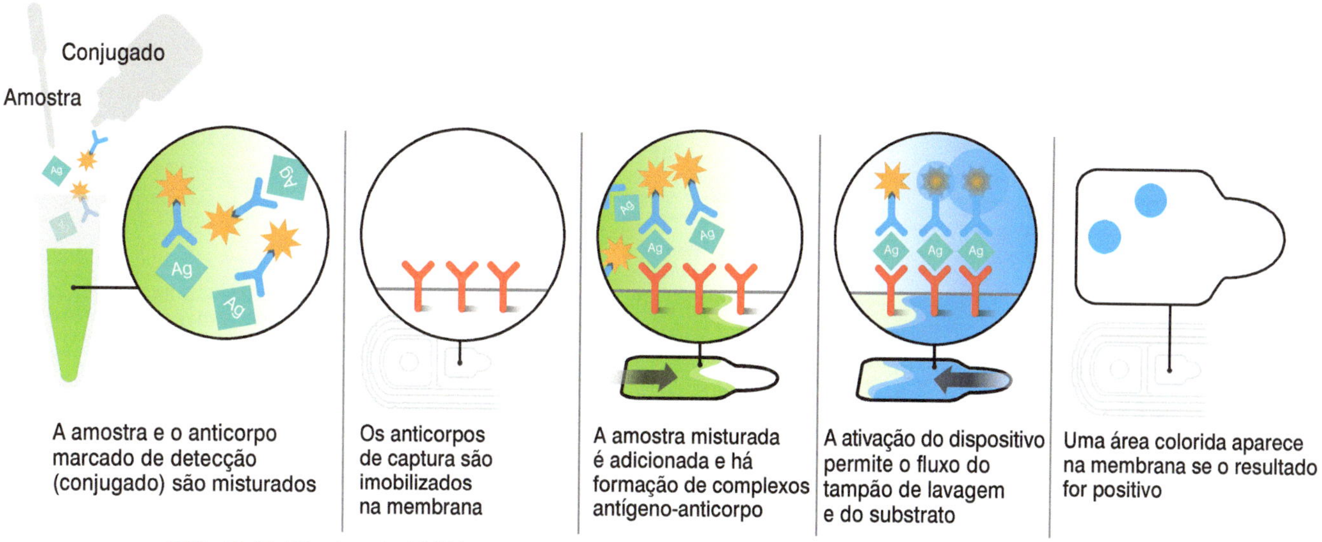


**FIG. 42.13** Técnica de ELISA para uso em clínica veterinária. O ensaio SNAP® é um dispositivo de uso clínico que realiza todas as etapas normalmente associadas a um ELISA de maneira sequencial com tempo mínimo de manipulação. A amostra e o anticorpo marcado de detecção (conjugado) são aplicados a uma matriz de fluxo e interagem com os anticorpos de captura. O dispositivo é ativado, o que inicia um fluxo sequencial de lavagem e substrato, que remove reagentes não ligados, amplifica o sinal e gera a distinta cor azul do teste SNAP®. Na prática, esse método é usado na forma de um dispositivo plástico de dimensões pequenas com reservatórios de reagentes. (Copyright IDEXX Laboratories, Inc.)

leucemia felina e do anticorpo contra a imunodeficiência felina; outro é empregado na detecção de antígenos de *Dirofilaria* e anticorpos contra cinco patógenos transmitidos por carrapatos. Bem padronizados, esses testes podem fornecer resultados semiquantitativos por meio da comparação da intensidade da cor do ponto da amostra com a intensidade de um ponto de referência. Existem ensaios semiquantitativos de uso clínico para lipase pancreática e NT-proBNP (porção N-terminal do pró-peptídeo natriurético cerebral).

### Imunocromatografia

A leitura dos ensaios de imunocromatografia é ainda mais rápida e fácil. Em sua forma mais simples, uma solução com o antígeno (como o sangue infectado) flui lateralmente por uma tira porosa. A solução percorre a tira e, primeiro, passa por uma zona onde encontra e solubiliza anticorpos marcados liofilizados e forma imunocomplexos. Esse anticorpo pode estar marcado com ouro coloidal (cor rosa) ou com selênio coloidal (cor azul). O fluido, então, passa por uma zona de detecção que contém anticorpos imobilizados específicos para o antígeno e captura os imunocomplexos. Assim, há o desenvolvimento de uma linha rosa ou azul na zona de detecção em um teste positivo (Fig. 42.14). Esse procedimento simples permite que várias amostras sejam analisadas em uma única etapa. Uma banda de controle positivo também pode ser obtida e um pré-filtro eficiente permite o uso de sangue total. Os ensaios de fluxo lateral são utilizados para a detecção de antígenos de *Dirofilaria* ou leucemia felina. Ensaios semelhantes podem ser detectar vírus, como rotavírus ou parvovírus, e bactérias, como *Salmonella* ou *Mycobacterium*. Os resultados ficam prontos em minutos.

Os sistemas de imunocromatografia são feitos em diversos formatos. A amostra contendo o antígeno de interesse, por exemplo, pode ser aplicada em uma das pontas da tira de membrana porosa. Dessa forma, por capilaridade, a solução chega à área do conjugado, uma zona de detecção da fase sólida, e à área de absorção. Um tampão pode ser adicionado para aumentar a velocidade de fluxo da solução de antígenos. Em outra forma desse ensaio, a solução de antígeno é colocada em um bloco com anticorpos. Em seguida, um tampão de lavagem arrasta os imunocomplexos pelo bloco até uma área com antiglobulina marcada. Os imunocomplexos são capturados nesse ponto. Então, o tampão pode ser aplicado na outra extremidade do bloco e arrasta os complexos marcados de volta à zona de detecção, onde formam uma banda ou ponto colorido. Esses testes também podem ser empregados para detecção de anticorpos com antígenos recombinantes ligados ao substrato.

## MARCADORES DE ANTICORPOS

Embora radioisótopos e enzimas sejam comumente utilizados como marcadores em testes de ligação primária, os dois têm desvantagens. Por exemplo, os isótopos radioativos podem apresentar meia-vida curta, podem ser perigosos e os dispositivos para sua detecção podem ser caros. As enzimas, apesar de estáveis e relativamente baratas, são moléculas grandes que podem inibir a atividade dos anticorpos ou perder sua atividade durante a conjugação com a antiglobulina. Uma alternativa é a utilização de uma pequena molécula, a biotina, e sua proteína ligante específica, a avidina. A biotina pode se ligar a proteínas sem afetar sua atividade biológica. A avidina se liga de maneira muito forte e específica à biotina e pode ser conjugada com enzimas.

As enzimas mais populares em ELISA são a fosfatase alcalina, a peroxidase de raiz-forte e a β-galactosidase. Os ensaios enzimáticos com geração de produtos luminescentes, como a

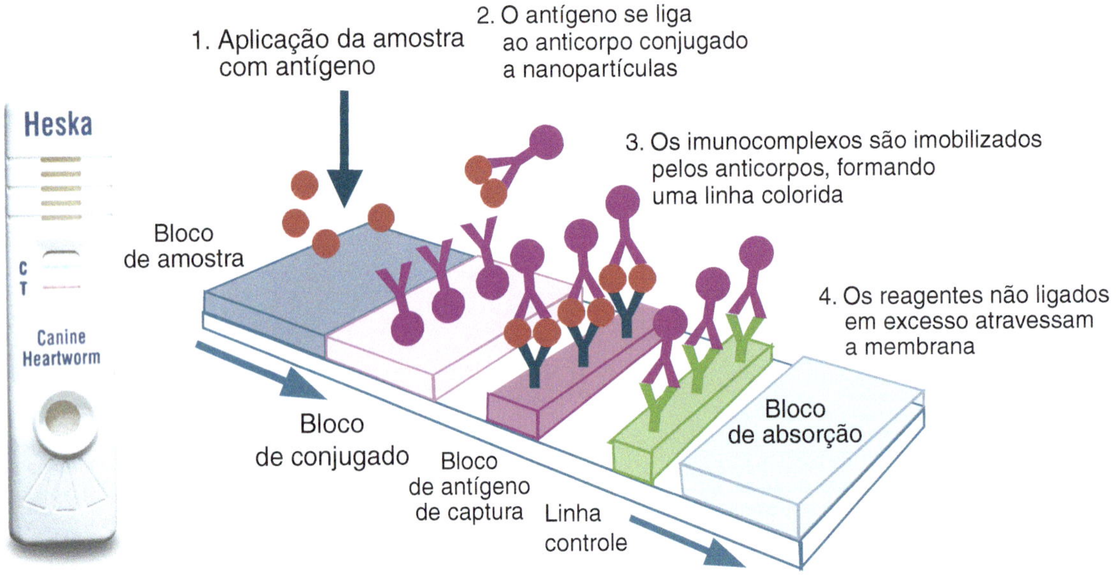


FIG. 42.14 Imunocromatografia. Uma amostra com antígenos flui por uma fita porosa. O antígeno, se presente, interage com os anticorpos marcados. Se a reação for positiva, os complexos antígenos-anticorpos marcados são capturados por antiglobulinas e há formação de uma banda colorida. (A fotografia de Solo Step® é cortesia da Heska Corporation.)

luciferase, podem ser muito mais sensíveis do que os ensaios enzimáticos convencionais, mas requerem instrumentos sofisticados para quantificação da luminescência produzida. Marcadores coloridos ligados a anticorpos são usados em ensaios com varetas reagentes (*dipstick*). Os reagentes ligados à ferritina ou ouro coloidal podem ser utilizados para identificar a localização de antígenos em células analisadas por microscopia eletrônica, pois são eletrodensos. Como já descrito, o ouro coloidal e o selênio coloidal são coloridos e podem ser utilizados como marcadores em testes simples de imunocromatografia.

## O CITÔMETRO DE FLUXO

Devido à importância de se identificar fenótipos celulares, esforços consideráveis foram direcionados para o desenvolvimento de métodos rápidos de determinação dos antígenos presentes na superfície das células. Hoje, os fenótipos podem ser automaticamente analisados com grande detalhe e alta eficiência em um citômetro de fluxo (Fig. 42.15). Nesse equipamento, uma suspensão celular é bombeada por um tubo bastante estreito para que as células passem em uma fila única. Um feixe de *laser* atravessa o fluxo celular e os efeitos do feixe de luz sobre cada célula são medidos. A dispersão do feixe de luz em sentido reto pode ser utilizada para medir o tamanho da célula. A luz dispersa de maneira perpendicular mede a rugosidade da superfície e da complexidade interna dessa célula. Uma combinação desses dois parâmetros pode identificar todos os leucócitos em uma amostra de sangue.

O citômetro de fluxo pode, entretanto, ser utilizado para medir muito mais do que isso. Em uma suspensão celular misturada com anticorpos monoclonais conjugados a um corante fluorescente, o anticorpo marcado se liga somente às células que apresentam o antígeno de interesse em sua superfície. Essa subpopulação pode ser caracterizada e contada (Figs. 42.16 e 42.17). Por meio da utilização de anticorpos marcados com diferentes corantes fluorescentes, a expressão de vários

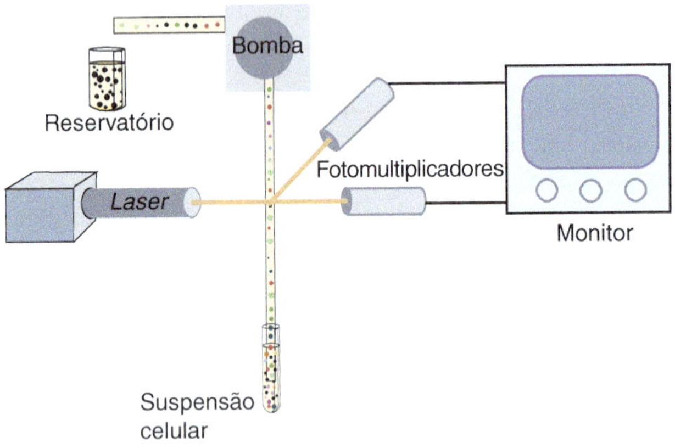


FIG. 42.15 Uma visão simplificada do mecanismo de ação do citômetro de fluxo.

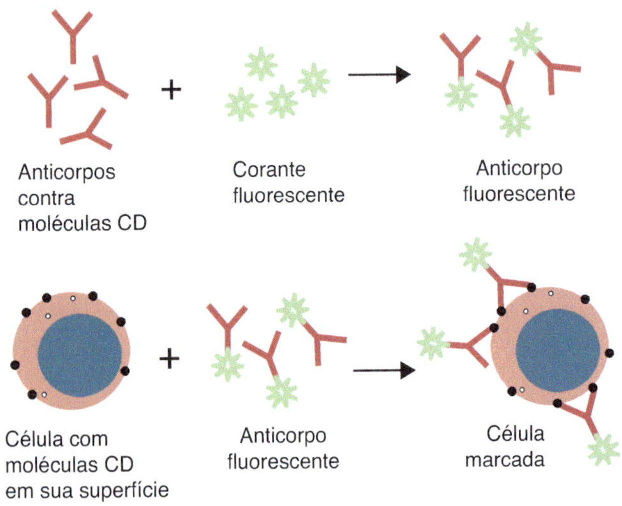


FIG. 42.16 Como uma imunoglobulina ligada a um corante fluorescente pode ser usada para identificação de moléculas CD de superfície celular em um citômetro de fluxo.

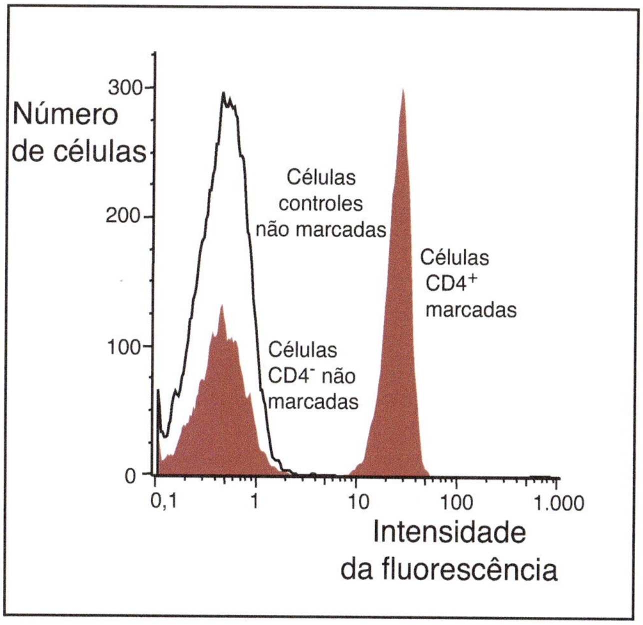


**FIG. 42.17** Leitura típica de um citômetro de fluxo com marcação de uma população celular com anti-CD4 equino. A intensidade da marcação fluorescente aumenta da esquerda para a direita. Assim, as células controles não marcadas formam o pico não sombreado à esquerda. A análise da mistura de células $CD4^+$ e $CD4^-$ forma dois picos distintos (*área sombreada*). O pico à esquerda é composto por células não marcadas ($CD4^-$). O pico à direita é formado por células marcadas ($CD4^+$). A área sob cada pico é uma medida do tamanho de cada subpopulação celular. (Cortesia do Dr. R.R. Smith III.)

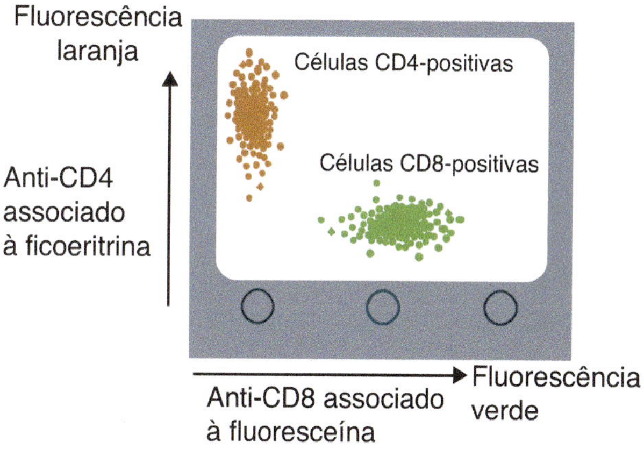


**FIG. 42.18** O padrão observado na tela de um citômetro de fluxo ao analisar populações de linfócitos marcadas com dois diferentes anticorpos conjugados a fluoróforos. De modo geral, uma população é marcada com um corante verde e a outra, com um corante vermelho ou laranja.

antígenos presentes na superfície celular pode ser analisada de maneira simultânea. É possível utilizar o citômetro de fluxo para acompanhar mudanças sequenciais no fenótipo de populações celulares mistas (Fig. 42.18).

## TESTES DE LIGAÇÃO SECUNDÁRIA

As interações entre antígenos e anticorpos são comumente seguidas por uma reação secundária. A conjugação de anticorpos com

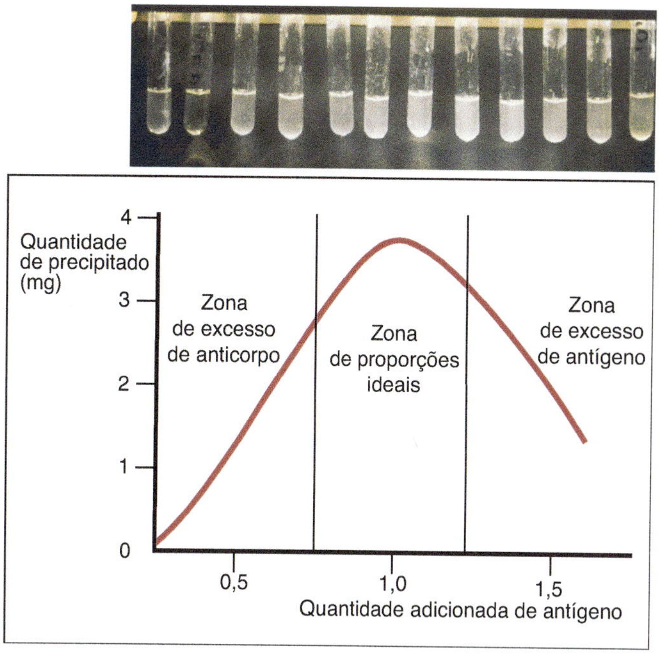


**FIG. 42.19** O efeito da mistura de quantidades crescentes de antígenos (soro bovino) com uma quantidade constante de anticorpos (antissoro de coelho). O tubo com a maior quantidade de precipitado é aquele com a razão ideal de antígeno e anticorpo. A curva quantitativa de precipitação deste teste mostra esse efeito graficamente.

antígenos suspensos em solução pode causar a precipitação dos complexos resultantes. Anticorpos que reconhecem antígenos particulados (por exemplo, bactérias ou hemácias) podem causar a agregação ou aglutinação dessas estruturas. Se o anticorpo puder ativar a via clássica do sistema complemento e o antígeno estiver na superfície celular, a célula pode sofrer lise. Essas reações podem ser empregadas em vários ensaios sorológicos.

### Testes de Precipitação

A mistura de uma solução de antígeno solúvel com um antissoro concentrado se torna turva em poucos minutos e, então, apresenta floculações; por fim, um precipitado se deposita no fundo do tubo em cerca de uma hora. O precipitado é composto por complexos antígeno-anticorpo. Se quantidades crescentes do antígeno solúvel forem misturadas com uma quantidade constante de anticorpo, a quantidade do precipitado depositado é determinada pelas proporções relativas dos reagentes. Não há formação de precipitado visível com baixas concentrações de antígeno. Com o aumento da quantidade de antígenos, quantidades maiores de precipitado se formam até o ponto máximo. No entanto, com a adição de mais antígeno, a quantidade de precipitado diminui gradualmente até não ser observada nos tubos com quantidades excessivas de antígeno (Fig. 42.19). Anticorpos IgG3 equinos se comportam de maneira diferente, produzindo uma floculação distinta em uma faixa muito limitada de concentrações de antígenos.

No primeiro estágio dessas reações, apenas uma pequena quantidade de antígeno se complexa ao anticorpo e, assim, há pouca deposição de precipitado. Nos tubos com maior precipitação, todos os antígenos e anticorpos formam complexos e nenhuma dessas moléculas pode ser detectada no sobrenadante. Essa é a zona de equivalência, onde a razão entre anticorpos e antígenos é ideal. Em caso de adição excessiva de antígenos, não há formação de precipitado, apesar da presença de imunocomplexos e da detecção de antígeno livre no sobrenadante.

Esse padrão ocorre porque os anticorpos são bivalentes e, portanto, podem se ligar de maneira cruzada a somente dois epítopos de cada vez, mas os antígenos complexos em geral são multivalentes e apresentam muitos epítopos (Fig. 42.20). Em caso de excesso de anticorpos, cada molécula de antígeno é recoberta por várias moléculas de anticorpo, o que impede a ligação cruzada e, portanto, a precipitação. Quando os reagentes estão em proporções ideais, a razão entre antígenos e anticorpos faz com que a quantidade de ligações cruzadas e a formação de malhas sejam elevadas. Essa malha cresce, se torna insolúvel e, por fim, precipita. Nas misturas com excesso de antígeno, cada molécula de anticorpo se liga a duas moléculas de antígeno. A ligação cruzada é impossível e, como esses complexos são pequenos e solúveis, não há precipitação. Os fagócitos mononucleares são os mais eficientes no reconhecimento e remoção dos complexos formados em concentrações ideais ou excesso de anticorpos. Os pequenos imunocomplexos formados em caso de excesso de antígeno não são eficientemente removidos pelas células fagocíticas, mas se depositam nas paredes dos vasos e nos glomérulos, onde causam hipersensibilidade do tipo III (Capítulo 32).

## Imunodifusão

Um método simples de demonstração da precipitação é a imunodifusão ou difusão em gel. Poços redondos, de cerca de 5 mm de diâmetro e separados por cerca de 1 cm, são cortados em uma camada de ágar transparente. Um poço é preenchido com antígeno solúvel e o outro com antissoro; os reagentes se difundem em sentido radial. No local em que os reagentes se encontram em proporções ideais, há formação de uma linha branca opaca de precipitado imune (Fig. 42.21).

Se as soluções utilizadas contiverem múltiplos anticorpos e antígenos, é improvável que os componentes atinjam as proporções ideais exatamente na mesma posição. Como consequência, uma linha separada de precipitado é produzida para cada grupo de interações entre antígeno e anticorpo. Esse teste pode ser utilizado para determinar a relação entre antígenos. O preparo de dois poços com antígenos e um poço com anticorpo, como mostrado nas Figuras 42.22 e 42.23, leva à formação de linhas entre cada poço de antígeno e o poço de anticorpo. Se essas duas linhas se unirem, é provável que os dois antígenos sejam idênticos. O cruzamento dessas linhas indica que os dois antígenos são completamente diferentes. A fusão das linhas e formação de um esporão mostram a existência de identidade parcial, indicando que um antígeno possui epítopos que não estão presentes no outro. O teste de Coggins é um método de difusão em gel utilizado para detectar anticorpos contra o vírus da anemia infecciosa equina (EIA) no soro. Nesse teste, um extrato de baço equino infectado ou um antígeno de cultura de células reage com o soro do cavalo a ser analisado em ágar-gel e o desenvolvimento de uma linha de precipitado constitui uma reação positiva. Um teste semelhante é utilizado na identificação de animais infectados com o vírus da leucemia bovina. Os ensaios de imunodifusão são, porém, muito insensíveis e, por isso, geram muitos resultados falsos-negativos. O ELISA é significativamente mais sensível. Assim, a combinação de ELISA e imunodifusão levou à detecção de 17% mais casos positivos de EIA. Esses resultados falsos-negativos impediriam a erradicação da EIA caso apenas o teste de Coggins fosse utilizado.

## Imunodifusão Radial

A difusão de uma solução de antígeno por um ágar incorporado a um antissoro específico forma um halo de precipitado ao redor do poço com antígeno. A área desse halo é proporcional à quantidade de antígeno no poço. Assim, uma curva-padrão pode ser construída com quantidades conhecidas de antígeno (Fig. 42.23). Soluções desconhecidas de antígeno podem ser avaliadas de forma precisa por meio da comparação do

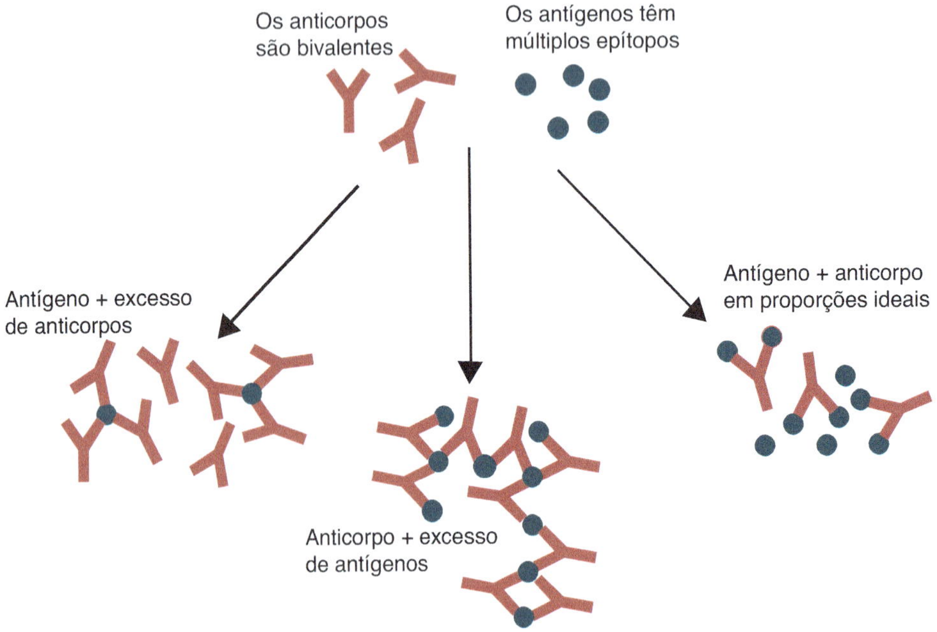


FIG. 42.20 O mecanismo de imunoprecipitação. O excesso de antígeno ou anticorpo provoca a formação de pequenos imunocomplexos solúveis. No entanto, em proporções ideais, há geração de grandes complexos insolúveis.

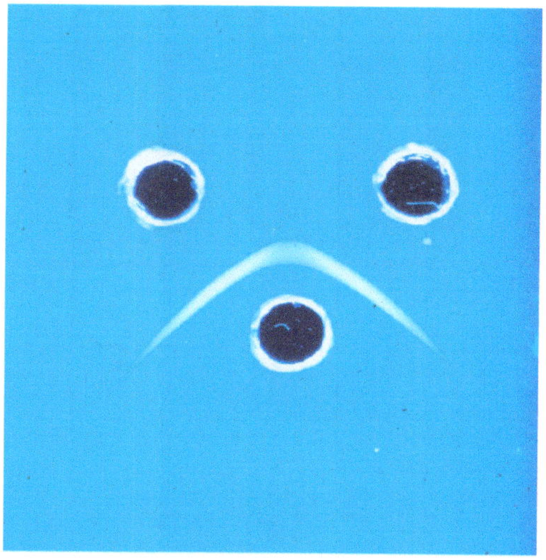

FIG. 42.21 Precipitação em ágar-gel. O antígeno e o anticorpo se difundem de seus respectivos poços e se precipitam em uma região onde as proporções são ideais. Neste exemplo, o antígeno é idêntico nos poços superiores. Assim, as linhas de precipitação se fundem para mostrar a identidade completa.

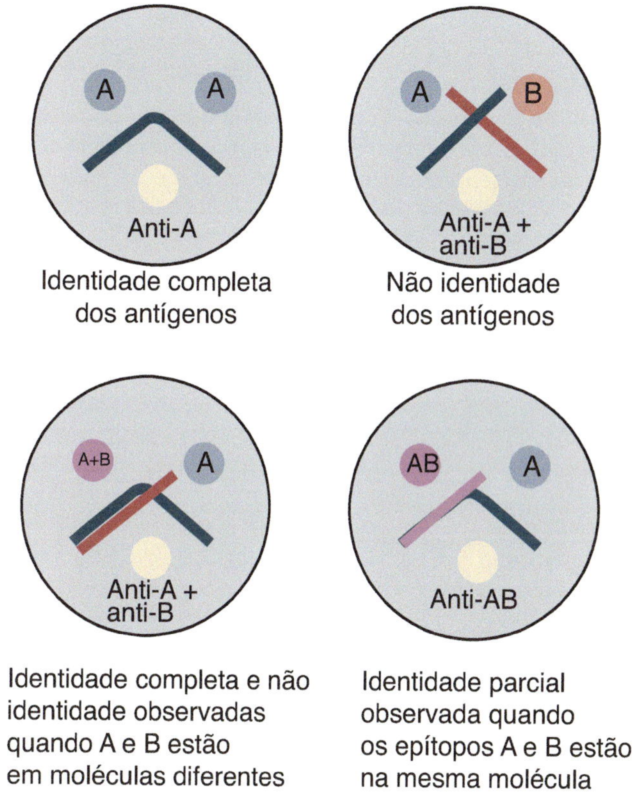


FIG. 42.22 A técnica de difusão em gel pode ser usada para determinar a relação entre dois antígenos.

diâmetro do halo da amostra com a curva-padrão. Esse teste é utilizado para medir os níveis de imunoglobulina sérica em potros recém-nascidos (Capítulo 23).

## Imunoeletroforese e Técnicas Similares

Embora as técnicas convencionais de difusão em gel apresentem uma linha distinta de precipitação para cada conjunto de antígeno-anticorpo de uma mistura, é geralmente difícil determinar

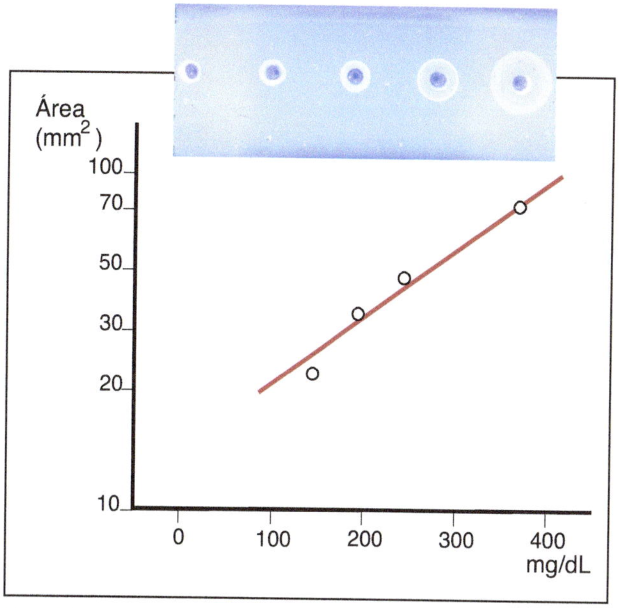


FIG. 42.23 Ensaio de imunodifusão radial. A área de precipitação é proporcional à concentração de antígeno. Neste caso, o antissoro para IgA bovina é incorporado em ágar e usado para mensurar os níveis séricos da imunoglobulina.

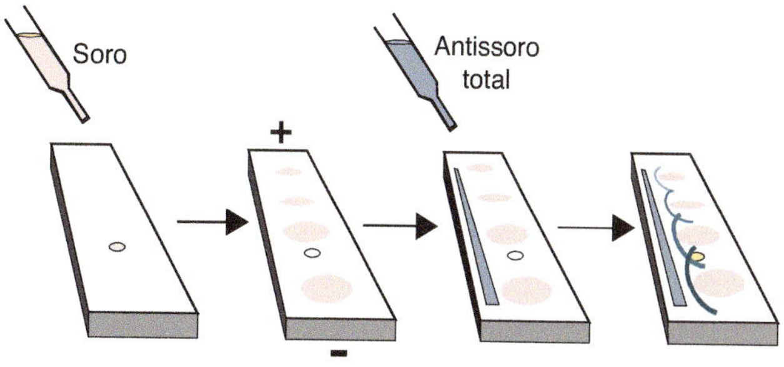


FIG. 42.24 Técnica de imunoeletroforese (veja detalhes no texto).

todos os componentes de uma mistura complexa. Uma forma de melhorar a resolução do sistema é a separação da mistura de antígenos por eletroforese antes de realizar a imunodifusão. Essa técnica é chamada de imunoeletroforese e é utilizada para identificar proteínas em fluidos corpóreos (Fig. 42.24).

A imunoeletroforese envolve a eletroforese de mistura de antígenos em ágar-gel em uma única direção. Uma calha é cortada no ágar paralelamente à linha de separação das proteínas. O antissoro contra o soro total é colocado nessa calha e difunde em sentido lateral. O encontro entre os anticorpos difundidos e os antígenos forma arcos de precipitado. Há um arco de precipitação para cada um dos constituintes da mistura de antígenos. Essa técnica pode discriminar as proteínas do soro normal em 25 a 40 linhas distintas de precipitação (Fig. 42.25). A imunoeletroforese é usada para a identificação da ausência de uma proteína sérica normal, como em animais com deficiência congênita de alguns componentes do sistema complemento. Também é utilizada para a detecção da presença de quantidades excessivas de um determinado componente, como em animais com mieloma (Fig. 15.23).

Se, em vez de se difundir passivamente no ágar com antissoro, como na técnica de imunodifusão radial, o antígeno for

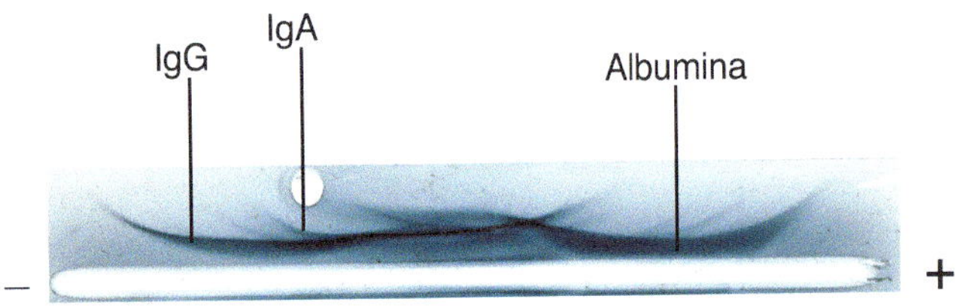


FIG. 42.25 A imunoeletroforese do soro suíno mostra as linhas de precipitação produzidas por algumas das principais proteínas séricas. (Veja também a Fig. 15.23.)

atraído para o ágar de antissoro pela eletroforese, o halo de precipitação ao redor de cada poço fica deformado, apresentando a forma de um foguete. O comprimento do foguete é proporcional à quantidade de antígeno em cada poço. Essa técnica é denominada *rocket electrophoresis* (eletroforese foguete).

## Titulação de Anticorpos

Embora a simples detecção de anticorpos ou antígenos seja suficiente na maioria dos casos, a quantificação da reação é geralmente necessária. Uma forma de medir os níveis de anticorpos específicos é a titulação. O soro a ser testado é diluído em uma série de concentrações decrescentes (Fig. 42.26). Cada diluição é analisada quanto à atividade. A recíproca da maior diluição a produzir uma reação positiva é chamada de título e estima a quantidade de anticorpo naquele soro.

## Aglutinação

Como os anticorpos são bivalentes, podem se ligar de forma cruzada a antígenos particulados, como bactérias ou hemácias estranhas, o que provoca sua agregação ou aglutinação. Os anticorpos se diferem em sua capacidade de causar aglutinação; os anticorpos IgM, por exemplo, são mais eficazes do que os anticorpos IgG (Tabela 42.2). Com a adição excessiva de anticorpos em uma suspensão de partículas antigênicas, como em uma reação de precipitação, cada partícula pode ser revestida por anticorpos, o que inibe a aglutinação. Essa ausência de reatividade em altas concentrações de anticorpos é denominada pró-zona. Outra causa de formação de pró-zona é a presença de anticorpos que não causam aglutinação. Esses anticorpos não aglutinantes também são chamados de anticorpos "incompletos". O motivo para essa falta de atividade aglutinante não foi completamente elucidado; uma possibilidade é que os epítopos que reagem com os anticorpos estejam em regiões não expostas na superfície da partícula, impedindo a ocorrência da ligação cruzada. Uma sugestão alternativa é que esses anticorpos possuem movimentos restritos na sua região da dobradiça, o que os torna funcionalmente monovalentes (Capítulo 16).

A aglutinação em matriz de gel é usada na tipagem sanguínea de cães e gatos. Essa técnica é baseada no teste de aglutinação no topo de uma camada de gel viscoso com anticorpos específicos. As hemácias negativas afundam no gel até o fundo do tubo, enquanto as células aglutinadas se agrupam como uma camada superior.

## Teste de Antiglobulinas

O teste direto com antiglobulinas pode detectar a presença de anticorpos não aglutinantes na superfície de partículas,

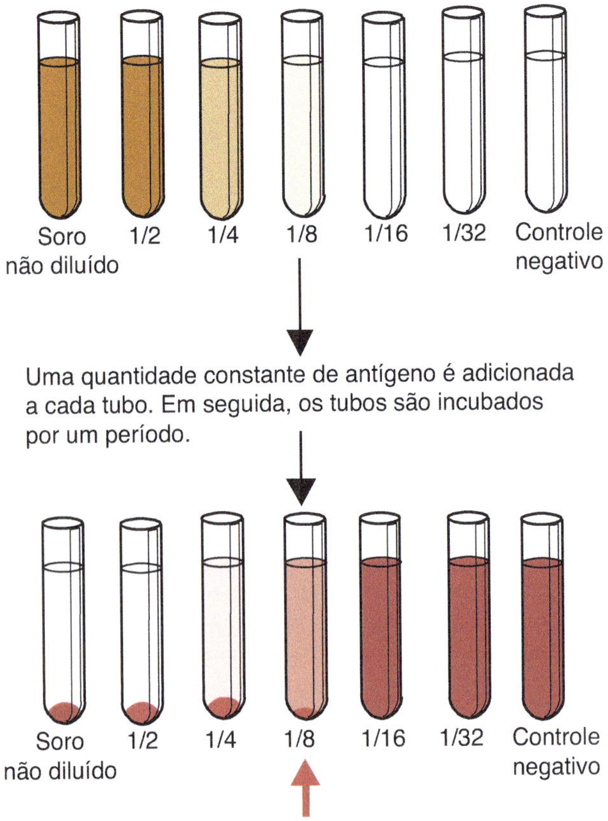


FIG. 42.26 O princípio da titulação de anticorpo. Primeiro, o soro é diluído em uma série de tubos. Uma quantidade constante de antígeno é adicionada a cada tubo e os tubos são incubados. Ao final do período de incubação, o último tubo em que houve reação é identificado. Neste exemplo, a aglutinação ocorreu em todos os tubos até aquele com soro na diluição de 1:8. Portanto, o título de aglutinação do soro é 8.

**TABELA 42.2 Papel das Classes Específicas de Imunoglobulinas em Ensaios Sorológicos**

| Propriedade | IgG | IgM | IgA | IgG3 Equina |
|---|---|---|---|---|
| Aglutinação | + | +++ | + | – |
| Ativação de complemento | + | +++ | – | – |
| Precipitação | +++ | + | ± | ± |
| Tempo de aparecimento (dias) | 3-7 | 2-5 | 3-7 | 3-7 |
| Tempo até título máximo (dias) | 7-21 | 5-14 | 7-21 | 7-21 |

como bactérias ou hemácias. As partículas lavadas podem ser misturadas com uma antiglobulina e, em caso de presença de anticorpos em sua superfície, há aglutinação (Fig. 42.27). Esse teste é ocasionalmente chamado de Coombs, o nome de seu inventor.

## Aglutinação Passiva

Como a aglutinação é uma técnica muito mais sensível do que a precipitação, às vezes vale a pena converter um sistema de precipitação em aglutinação (Fig. 42.28). Isso pode ser feito por meio da conjugação química de um antígeno solúvel a partículas inertes, como hemácias, bactérias ou esferas de látex. As

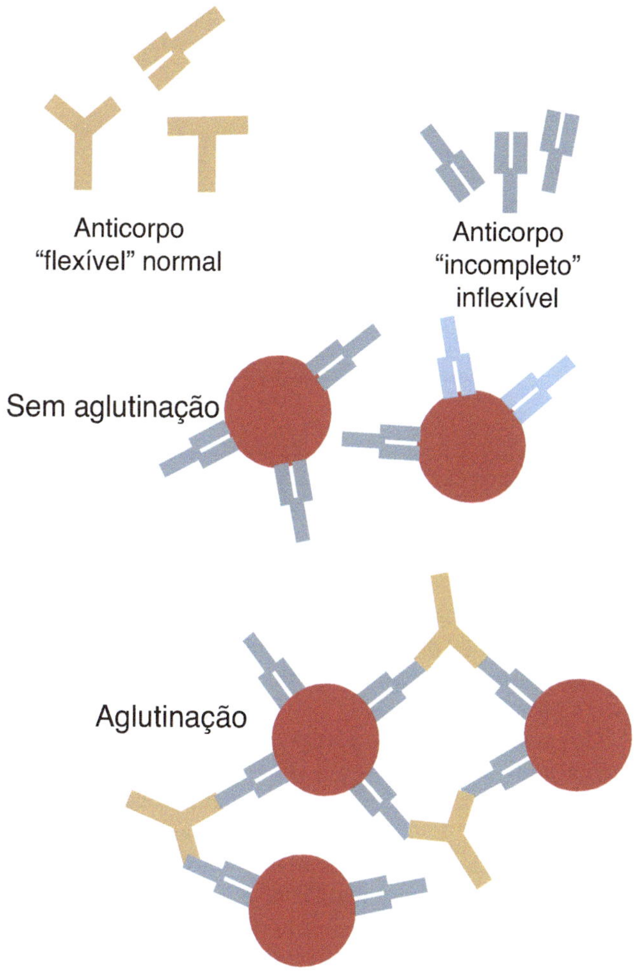


FIG. 42.27 O teste de antiglobulina direta. A presença da antiglobulina é necessária para aglutinar as partículas revestidas por anticorpo não aglutinante.

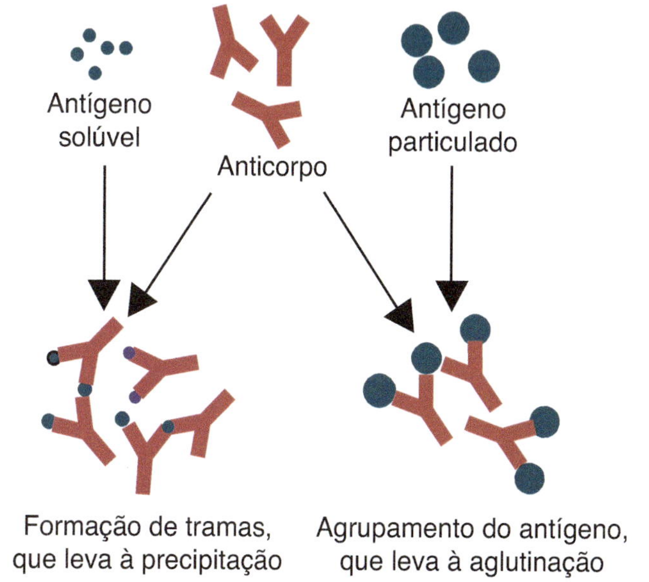


FIG. 42.28 A relação entre precipitação e aglutinação. Essa relação é, essencialmente, uma consequência do tamanho da partícula antigênica. As partículas grandes sofrem aglutinação. As partículas pequenas e as moléculas solúveis sofrem precipitação.

hemácias estão entre as melhores partículas para essa finalidade, e os testes que empregam hemácias revestidas são denominados testes de hemaglutinação passiva.

### Hemaglutinação Viral e sua Inibição

Alguns vírus podem se ligar e aglutinar hemácias. Essa hemaglutinação induzida por vírus pode auxiliar na caracterização de um vírus desconhecido. A inibição da hemaglutinação viral por anticorpos pode ser utilizada como método para identificar um vírus específico ou quantificar os níveis séricos de anticorpos. Entre os microrganismos hemaglutinantes, estão ortomixovírus e paramixovírus, alfavírus, flavivírus e buniavírus, assim como alguns adenovírus, reovírus, parvovírus e coronavírus. Além disso, algumas espécies de *Mycoplasma* também são hemaglutinantes, como *M. gallisepticum*.

## Fixação de Complemento

A ativação da via clássica do sistema complemento por anticorpos ligados a antígenos leva à geração de complexos terminais que podem romper as membranas celulares. A ligação dos anticorpos às hemácias provoca a ruptura das células e hemólise. Esse fenômeno pode ser usado para quantificar os níveis séricos de anticorpos em um teste chamado fixação do complemento.

O sistema complemento é um constituinte normal de todos os soros frescos, mas o complemento do soro fresco e não aquecido de cobaias é o mais eficiente em testes hemolíticos. O soro usado como fonte de complemento em aplicações sorológicas deve ser armazenado congelado em alíquotas de volume pequeno. Uma vez descongelado, o soro deve ser imediatamente utilizado. Essas alíquotas não podem ser repetidamente congeladas e descongeladas.

O teste de fixação do complemento é realizado em duas etapas. Primeiro, os antígenos e anticorpos (o soro a ser analisado deve ser submetido à inativação do complemento por meio do aquecimento a 56° C) são misturados e incubados na presença de soro normal de cobaia, a fonte de complemento. Após a reação da mistura antígeno-anticorpo-complemento, a quantidade de complemento livre que permanece na mistura é medida por meio da adição de um sistema indicador, composto por hemácias ovinas recobertas por anticorpos. A lise dessas células (observada com o surgimento de uma solução vermelha transparente) é um resultado negativo, porque indica a ausência de anticorpo no soro analisado e a ausência de consumo (ou fixação) de complemento (Fig. 42.29). A ausência de lise (observada como uma suspensão turva de hemácias) indica o consumo do complemento e, portanto, o resultado positivo. Normalmente, o soro a ser analisado é titulado para que, se houver anticorpos naquele soro, sua diluição em cada tubo passe de ausência de lise (positivo) para lise (negativo). O título é a maior diluição do soro em que não mais que 50% das hemácias são lisadas.

## Testes de Citotoxicidade

O complemento pode causar dano à membrana não somente de hemácias, mas também de células nucleadas e protozoários. Os anticorpos contra antígenos de superfície podem ser quantificados pela reação de células-alvo com anticorpos e complemento e estimativa da morte celular resultante. Essa forma de ensaio é usada para tipagem celular com base na identificação das moléculas do complexo principal de histocompatibilidade (MHC) de classe I expressa pelas células.

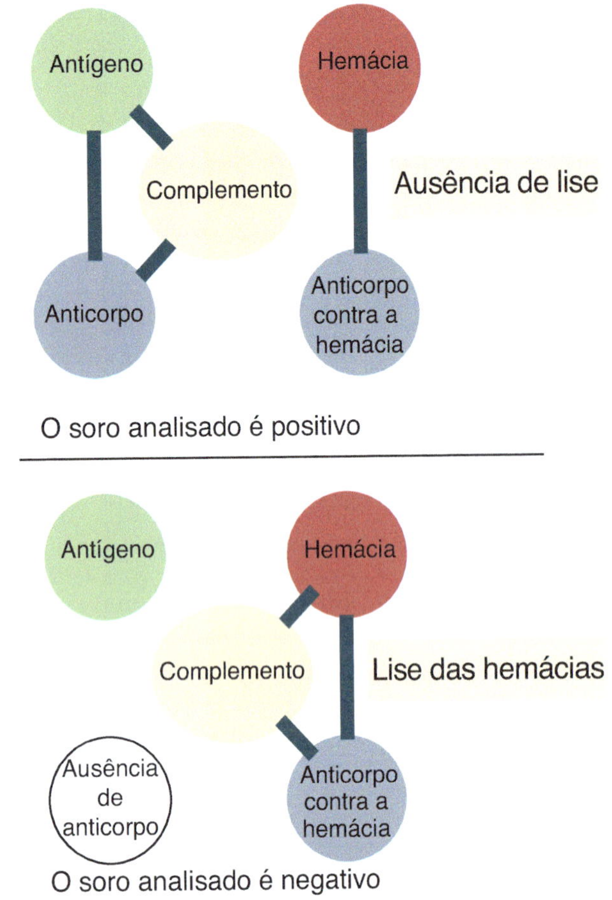


**FIG. 42.29** O princípio do teste de fixação do complemento. O complemento fixado por antígeno e anticorpo não pode lisar as células do sistema indicador. Na ausência de anticorpo, o complemento continua livre e provoca lise no sistema indicador. (Modificado de Roitt I: *Essential immunology*, Oxford, 1971, Blackwell Science.)

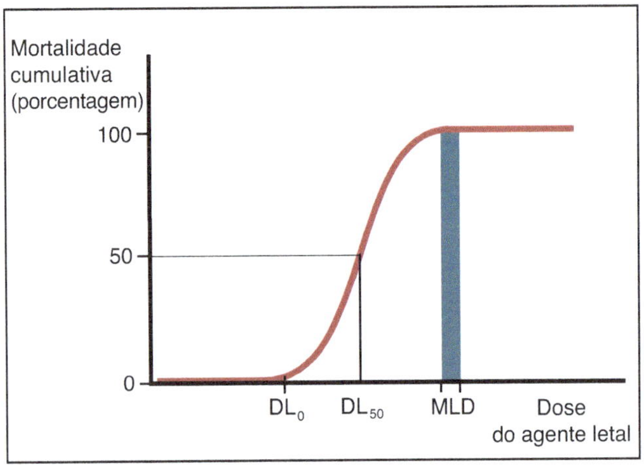


**FIG. 42.30** Uma curva de mortalidade acumulada mostra como a $DL_{50}$ dá uma estimativa mais precisa dos efeitos letais de uma toxina do que a $DL_0$ ou a MLD.

## ENSAIOS EM SISTEMAS VIVOS

A concentração de anticorpos pode ser determinada de acordo com sua capacidade de neutralização da atividade biológica de um microrganismo ou antígeno. Entre as atividades passíveis de neutralização, estão a hemólise de hemácias, a lise de células nucleadas e o desenvolvimento doença ou a morte de animais. Reações como essas estão sujeitas a um grau elevado de variabilidade, já que tendem a sofrer alterações graduais em um amplo espectro de doses de microrganismos ou antígenos. Por isso, os resultados obtidos em um único teste de neutralização, sejam positivos ou negativos, geralmente têm pouca utilidade. Por exemplo, 0,003 mg de toxina tetânica pode matar alguns camundongos em um grupo-teste, mas uma dose cerca de cinco vezes maior é necessária para matar todos os camundongos do mesmo grupo. Além disso, a tentativa de avaliar a menor dose de toxina tetânica que mate todos os animais de um grupo (a dose letal mínima) gera resultados muito variáveis. É igualmente difícil estimar com precisão a maior dose de toxina que não consegue matar todos os animais do teste. O método mais preciso para medir os efeitos letais de uma toxina é a estimativa da dose que mata 50% dos animais de um grupo (Fig. 42.30). Na prática, em geral não é possível chegar a esse valor de 50% por experimentação direta. Por isso, é necessário calcular esse valor por meio da plotagem dos resultados em relação à dose de toxina administrada, chegando, assim, a uma estimativa matemática de 50%.

No exemplo citado no parágrafo anterior, a letalidade da toxina pode ser estimada pela dose necessária para matar 50% de um grupo de animais experimentais. Essa dose letal é denominada DL50. Da mesma maneira, a dose de complemento que hemolisa exatamente 50% de uma suspensão de hemácias é denominada CH50. A dose de microrganismos que infecta 50% dos animais é a DI50; a dose que infecta apenas 50% das culturas de tecidos é a DICT50; e a dose de antissoro ou vacina que protege 50% dos animais desafiados é a DP50.

### Testes de Neutralização

Estes testes estimam a capacidade dos anticorpos de neutralizar a atividade biológica do antígeno misturado *in vitro*. Esses testes podem ser utilizados para identificar toxinas bacterianas, como a α-toxina de *Clostridium perfringens* ou a α-toxina estafilocóccica.

Os vírus podem ser impedidos de infectar as células por anticorpos específicos que reconhecem e bloqueiam seus principais sítios de. Essa reação é a base dos testes de neutralização, empregados para identificar vírus desconhecidos ou quantificar anticorpos antivirais específicos. Os testes de neutralização são altamente específicos e extremamente sensíveis. Assim, o antissoro para o colífago T4 neutraliza a lise de *Escherichia coli* induzida pelo fago porque os anticorpos podem bloquear o receptor na cauda do T4, o que impede sua ligação à bactéria. Uma única molécula de anticorpo é suficiente para causar esse bloqueio, e um teste de neutralização de fago pode, portanto, detectar quantidades mínimas de anticorpos, como 0,00005 mg.

### Testes de Proteção

Um teste de proteção é uma forma de teste de neutralização realizado inteiramente *in vivo*. As propriedades protetoras de um antissoro específico são medidas por meio de sua administração em diluições crescentes a um grupo de animais que podem, então, ser desafiados com uma dose padrão do microrganismo patogênico ou da toxina. Embora os testes de proteção proporcionem uma medida direta da eficácia terapêutica de um antissoro, também estão sujeitos a uma grande variação experimental devido às diferenças entre os animais. Os animais diferem em suas suscetibilidades à infecção e uma série de outros fatores, como a taxa de absorção do antissoro, o nível de atividade do sistema fagocítico mononuclear e a meia-vida da imunoglobulina administrada de forma passiva. Como nos testes de neutralização, resultados significativos só podem ser obtidos com a utilização de uma grande quantidade de animais e a cuidadosa padronização da dose de desafio. É comum usar uma dose de microrganismos ou toxinas com um valor conhecido de DL50 ou DI50. Da mesma forma, o efeito protetor de um antissoro pode ser expresso em DP50, a dose necessária para proteger 50% dos animais de um grupo.

## MÉTODOS MOLECULARES

Embora os ensaios imunológicos sejam historicamente as técnicas mais sensíveis com fins diagnósticos, as modernas técnicas moleculares são ainda mais sensíveis e específicas. A detecção do ácido nucleico de um agente infeccioso por meio da reação em cadeia da polimerase (PCR) em geral é superior aos métodos imunológicos (Fig. 42.31). Esse método é baseado na capacidade de amplificação de quantidades muito pequenas de ácido nucleico de maneira altamente específica para sua fácil detecção. Assim, por exemplo, quantidades pequenas de DNA viral podem estar presentes em uma amostra de tecido. O aquecimento da amostra separa a dupla fita do DNA em duas fitas simples. Se a sequência de nucleotídeos desse DNA for conhecida, *primers* específicos (oligonucleotídeos de DNA de fita simples) podem ser adicionados à amostra, onde se ligam ao DNA viral e atuam como molde para a síntese de novo DNA. Esses *primers* são escolhidos para que sejam complementares às extremidades 3' da sequência a ser amplificada. Assim, esses *primers* se ligam às pontas da amostra de DNA, um processo chamado anelamento. Com a adição de uma enzima chamada DNA polimerase, novas fitas de DNA complementares são montadas a partir dos *primers*. O ciclo, então, é repetido: aquecimento → anelamento do *primer* → montagem de novo DNA. Cada ciclo dobra a quantidade de DNA específico presente e, em teoria, 30 desses ciclos devem produzir 230 cópias do DNA original da amostra. Ao término dos ciclos, os produtos podem ser analisados por eletroforese em gel e as bandas características do DNA podem ser identificadas. Se necessário, as bandas podem ser sequenciadas para garantir a amplificação da sequência correta de DNA.

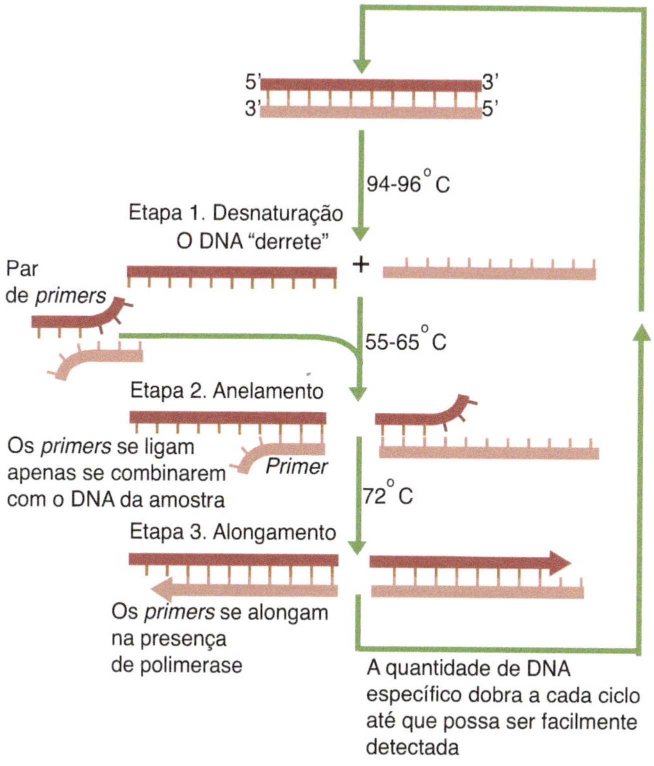


**FIG. 42.31** O princípio da reação em cadeia da polimerase (PCR). Essencialmente, por meio da realização de um ciclo de reações repetidas, é possível produzir uma grande quantidade do DNA codificador do gene de interesse. Uma vez produzido em quantidade suficiente, esse DNA pode ser detectado por eletroforese.

Como esperado, muitas variações do processo básico de PCR foram desenvolvidas. Por exemplo, se o ácido nucleico de interesse for um RNA em vez de um DNA (por exemplo, a detecção de um RNA viral), um ensaio de PCR de transcriptase reversa pode ser realizado. Esse processo envolve a simples conversão inicial do RNA viral em DNA usando a enzima transcriptase reversa, antes do início dos ciclos de PCR.

A PCR em tempo real simplesmente mede a amplificação do DNA de interesse durante sua ocorrência (em tempo real). Os métodos atuais medem a energia de transferência de ressonância fluorescente para quantificar a amplificação de um DNA específico de interesse. Durante a progressão dos ciclos, a quantidade de fluorescência aumenta de forma gradual e pode ser graficamente representada em uma curva. Esse ensaio permite medir o número inicial de cópias e é menos suscetível a erros de contaminação.

Os ensaios de PCR não são usados apenas para detectar a presença de vestígios de ácidos nucleicos virais em tecidos. Também podem ser utilizados para amplificar genes específicos do DNA de um animal. *Primers* bem escolhidos, por exemplo, podem ser utilizados para amplificar genes normais ou anormais. Assim, a PCR pode identificar potros com imunodeficiência combinada severa (SCID) ou bovinos com deficiência de adesão leucocitária (Capítulo 39).

## APLICAÇÕES DIAGNÓSTICAS DOS TESTES IMUNOLÓGICOS

Obviamente, a presença de anticorpos contra um microrganismo específico no soro de um animal indica que houve uma exposição prévia a um epítopo daquele microrganismo. Isso, porém, não comprova a existência de infecção ou que qualquer doença concomitante seja de fato causada pelo microrganismo em questão. O fato de que o soro da maioria dos equinos saudáveis contém anticorpos contra *Salmonella typhimurium*, por exemplo, não prova que esses animais têm salmonelose. A presença de anticorpos contra um microrganismo em uma única amostra de soro raramente tem relevância diagnóstica. O diagnóstico só pode ser feito se pelo menos duas amostras forem coletadas com intervalo de 1 a 3 semanas e apresentarem um aumento no título de anticorpo de pelo menos quatro vezes.

Isso deve ser feito somente em conjunto com uma cuidadosa avaliação clínica.

Uma segunda característica que deve ser considerada na interpretação dos exames sorológicos é a possibilidade de erros. De modo geral, os erros técnicos são evitados pela incorporação de controles apropriados no sistema de teste. Outros erros, porém, são quase inevitáveis. Se os resultados do teste forem obtidos em uma população sabidamente doente e uma população sabidamente sadia, por exemplo, é raro que se separem de maneira perfeita. É muito mais comum que os resultados se sobreponham e que o teste não consiga distinguir, com 100% de exatidão, a população normal da doente (Fig. 42.32). Por isso, a despeito do ponto de corte escolhido, alguns resultados serão corretos e outros, incorretos. Há quatro tipos de resultados: verdadeiro-positivo e verdadeiro-negativo e falso-positivo e falso-negativo. Um teste em que uma grande proporção dos resultados positivos é verdadeira pode ser considerado específico, enquanto um teste que identifica corretamente as respostas negativas verdadeiras é considerado sensível. Um teste perfeito é altamente sensível e altamente específico. Nos testes ideais, é desejável que os critérios utilizados na interpretação dos resultados sejam tão óbvios e absolutos que cada teste seja totalmente sensível e específico. Infelizmente, esses testes ideais são incomuns. De modo geral, o nível de erros pode ser ajustado pelo ponto de corte utilizado para diferenciar as reações positivas das negativas. O ajuste desse ponto para baixo faz com que os critérios para um teste positivo sejam menos rigorosos e aumenta o número de falsos-positivos, mas também reduz o número de resultados falsos-negativos. Na prática, portanto, testes altamente sensíveis tendem a ser relativamente não específicos e testes altamente específicos costumam ser insensíveis. O estabelecimento do ponto de corte na leitura de resultados do teste e, a partir disso, sua sensibilidade e especificidade são determinados pelos requerimentos do procedimento e pela relevância das reações falsas-positivas e falsas-negativas.

A sensibilidade e a especificidade de qualquer teste podem ser calculadas utilizando o número de resultados verdadeiros-positivos (a), falsos-positivos (c), verdadeiros-negativos (d) e falsos-negativos (b). A sensibilidade de um teste está relacionada à probabilidade de ser positivo na presença da doença (taxa de verdadeiros-positivos) e é calculada como $a/(a + b)$. A especificidade de um teste se refere à probabilidade de ser negativo na ausência da doença (a taxa de negativos) e é calculada como $d/(c + d)$. Por causa da natureza recíproca da sensibilidade e da especificidade (uma aumenta enquanto a outra diminui), é possível expressar graficamente essas informações utilizando uma curva de característica de operação do receptor (ROC) (Fig. 42.33). Nesse procedimento, a sensibilidade do teste é plotada como função de 100 menos a especificidade de diversos pontos de corte. Cada ponto na curva ROC representa a sensibilidade/especificidade de um ponto de corte. Em um teste com discriminação perfeita, o gráfico ROC passa pelo canto superior esquerdo (o que representa 100% de sensibilidade e 100% de especificidade). Em testes menos perfeitos, o pesquisador pode determinar o ponto de corte ideal ao selecionar o ponto da curva mais próximo ao canto superior esquerdo.

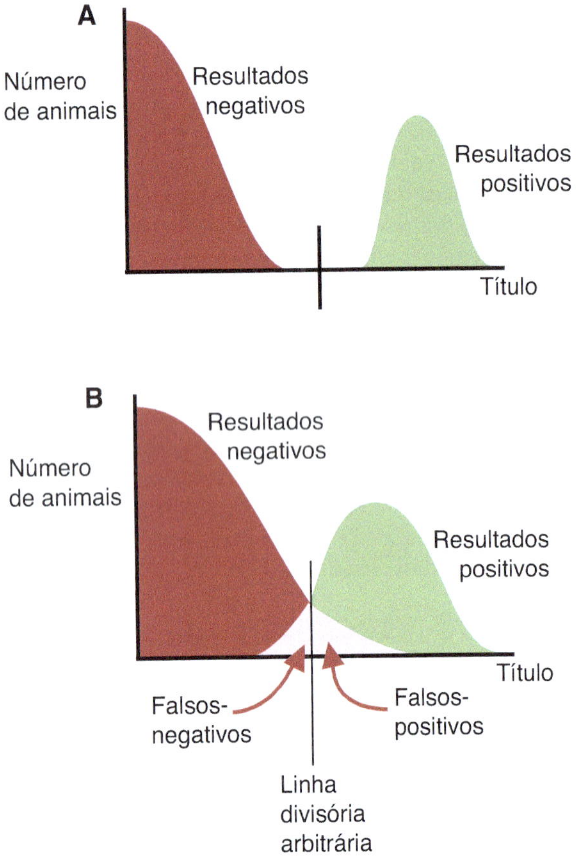


**FIG. 42.32** Diagramas esquemáticos que mostram os erros associados aos testes imunológicos. O diagrama superior **(A)** mostra um teste ideal, onde não há ambiguidade na interpretação dos resultados. O diagrama inferior **(B)** mostra um teste mais comum, em que uma linha arbitrária separa os resultados positivos dos negativos. Ao mover essa linha, as proporções relativas de resultados falsos-positivos e falsos-negativos podem ser alteradas.

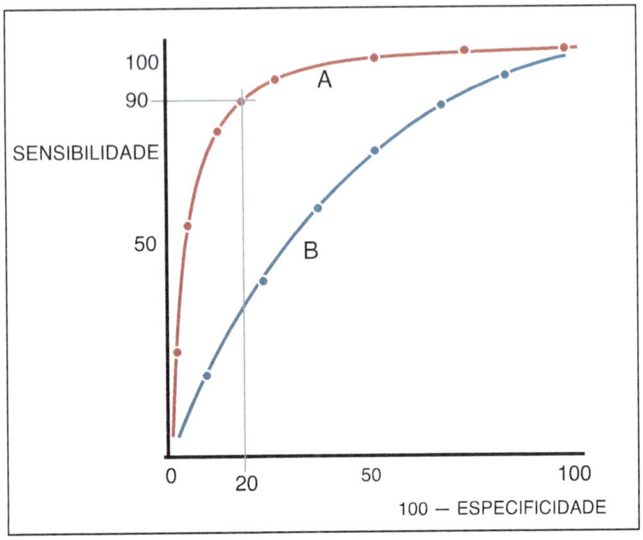


**FIG. 42.33** Uma curva ROC representa graficamente um teste de sensibilidade contra 100 — especificidade de um espectro inteiro de pontos de corte (por exemplo, diferentes valores de densidade óptica em um teste de ELISA). Em um bom teste, a especificidade e a sensibilidade são próximas a 100% e o valor apropriado de corte é óbvio. Desse modo, no teste *A* o valor apropriado de corte deve dar sensibilidade de 90% e especificidade de 80%. Infelizmente, isso nem sempre ocorre *(B)*.

A área sob a curva também mostra quão bem um teste separa as duas populações em análise. Uma área de 1 representa um teste perfeito, enquanto uma área de 0,5 representa um teste onde os resultados não diferem de uma análise aleatória e, portanto, é inútil. A análise da curva ROC é muito usada na determinação da melhor maneira de interpretação de um exame sorológico, sobretudo em ensaios como o ELISA, onde dados quantitativos são obtidos, mas sua importância não é imediatamente aparente. Os testes com alta sensibilidade são necessários quando é essencial que nenhum caso positivo seja perdido, como em programas de erradicação de doenças. Os testes com alta especificidade são exigidos caso os resultados falsos-positivos tenham consequências inadequadas, como eutanásias desnecessárias.

Como mostram as discussões anteriores deste capítulo, as vantagens e desvantagens de cada técnica imunodiagnóstica variam de acordo com as necessidades específicas do pesquisador, a natureza do antígeno utilizado e a complexidade, a sensibilidade e a especificidade de cada método. De modo geral, a escolha de um teste diagnóstico representa o meio-termo entre sua sensibilidade, especificidade e complexidade. Esta última inclui o número de etapas do teste, o tempo para sua realização, o grau necessário de experiência técnica, o custo e a natureza do equipamento para sua realização. Embora não seja possível determinar diretrizes precisas, é normalmente mais adequado utilizar o teste mais sensível e específico que possa ser realizado de modo satisfatório com os equipamentos e a assistência técnica à disposição, o menor custo e o menor tempo possível.

43

# Evolução do Sistema Imune

## OBJETIVOS DIDÁTICOS

*Depois de ler este capítulo, você deve ser capaz de:*

- Entender que os invertebrados dependem exclusivamente de mecanismos imunes inatos para se proteger de agentes infecciosos.
- Explicar como os ciclóstomos (peixes sem mandíbula) dependem sobretudo da imunidade inata, embora também apresentem um sistema adaptativo de receptores ligantes de antígenos incrivelmente complexo e diversificado.
- Entender que os peixes cartilaginosos foram os primeiros vertebrados a ter sistema imune adaptativo.
- Definir o "big bang" imunológico.
- Descrever como os peixes mandibulados e todos os vertebrados mais evoluídos apresentam sistemas imunes humorais e celulares.
- Entender que a principal imunoglobulina das aves se chama IgY.
- Descrever a estrutura do complexo de histocompatibilidade principal (MHC) das aves.
- Definir o sistema da profenoloxidase, interferência por RNA, receptor variável de linfócito, padrão translocon e febre comportamental.
- Descrever como a imunidade materna é transferida a aves recém-eclodidas.

## SUMÁRIO DO CAPÍTULO



Todos os animais multicelulares, a despeito de sua complexidade ou história evolutiva, devem conseguir se defender de microrganismos invasores. As defesas imunes inatas surgiram cedo na evolução animal e são encontradas em invertebrados e vertebrados. O sistema imune adaptativo, à base de linfócitos e muito mais complexo, porém, surgiu apenas com os vertebrados.

Os subsistemas do sistema imune inato evoluíram em resposta às ameaças impostas por diversos micróbios invasores. A contribuição relativa dos diferentes subsistemas em uma espécie reflete a mistura ideal evoluída para assegurar a sobrevida. Componentes específicos do sistema imune inato podem, portanto, ser bastante variáveis mesmo dentro de uma mesma classe de organismos. As células *natural killer* (NK), os interferons (IFNs) do tipo I e determinados leucócitos especializados, como eosinófilos e basófilos, existem apenas em vertebrados. Da mesma maneira, subsistemas que dependem de vasculatura intacta não funcionam em invertebrados, cujo sistema circulatório é aberto.

## IMUNIDADE EM INVERTEBRADOS

Os invertebrados são classificados de acordo com a presença de cavidade corpórea ou celoma (Fig. 43.1). Dentre os acelomados, estão as esponjas e os celenterados (águas-vivas e anêmonas do mar). Os celomados evoluíram em dois ramos principais. Em um ramo, estão os anelídeos, moluscos e artrópodes, coletivamente denominados protostômios. O outro ramo, composto pelos equinodermos, protocordados e cordados, é denominado deuterostômio. Os vertebrados evoluíram a partir de ancestrais semelhantes aos deuterostômios.

### Barreiras Físicas

As barreiras físicas são as mais óbvias nos artrópodes. Os fortes exoesqueletos de quitina protegem os artrópodes contra muito de seus inimigos. O caranguejo-ferradura (*Limulus polyphemus*) não somente apresenta exoesqueleto rígido, como também pode se proteger das bactérias na água poluída secretando uma glicoproteína especializada pelos poros de sua carapaça. Em contato com as endotoxinas, essa glicoproteína coagula, o que veda os poros e imobiliza as bactérias invasoras. Da mesma forma, caso a bactéria chegue à hemolinfa do caranguejo-ferradura, os lipopolissacarídeos (LPS) ativam fatores de coagulação, gerando coágulos que capturam os invasores. Outros invertebrados, como os celenterados, os anelídeos, os moluscos e os equinodermos, ao serem atacados, secretam massas de muco viscoso que contém peptídeos antimicrobianos; esse muco imobiliza e mata possíveis invasores.

### Imunidade Inata

Os invertebrados usam três principais subsistemas de defesa inata: a fagocitose por células do sangue ou da cavidade corpórea; as cascatas de proteases que levam à coagulação dos fluidos, à formação de melanina e à opsonização; e a produção de diferentes peptídeos antimicrobianos. Sua primeira resposta de defesa é a utilização de células fagocíticas. Essas células podem ser altamente eficientes e matar a maioria das bactérias invasoras. Alguns invasores persistentes induzem a produção de peptídeos antibacterianos.

#### Fagocitose

Em 1884, o biólogo russo Elie Mechnikov descobriu a fagocitose ao examinar larvas de estrelas-do-mar. Mechnikov demonstrou que células móveis, parecidas com macrófagos, atacavam espinhos de rosa introduzidos no celoma dessas larvas. Desde então, a fagocitose é considerada o mecanismo de defesa universal dentro do reino animal. Diversos tipos de células fagocíticas são conhecidas em invertebrados celomados. Essas células estão no sangue (hemócitos) e na cavidade corpórea (celomócitos). Os hemócitos e celomócitos realizam quimiotaxia, adesão, ingestão e digestão. Eles contêm proteases e oxidantes potentes. Alguns fagócitos podem se agregar e ocluir feridas, o que impede sangramentos. Invasores que não podem ser controlados por células fagocíticas podem ser isolados em nódulos celulares semelhantes aos granulomas dos vertebrados.

Os invertebrados também produzem moléculas semelhantes às citocinas. Uma delas, similar à interleucina 1 (IL-1), pode ativar as células fagocíticas. A estimulação de hemócitos de moluscos por LPS pode induzir a liberação de proteínas similares ao TNF, à IL-6 ou à IL-1.

#### Sistema da Profenoloxidase (proPO)

Esse sistema enzimático, encontrado na hemolinfa de artrópodes, gera uma cascata de proteases e outras enzimas que levam à produção de fenoloxidase (Fig. 43.2). O sistema é ativado pela interação entre lipopolissacarídeos, peptidoglicanos e glicanas provenientes de bactérias ou fungos, e os hemócitos. Isso ativa uma cascata de serina proteases que, por fim, gera fenoloxidase. A fenoloxidase age sobre a tirosina e produz uma série de intermediários que acabam formando a eumelanina, de cor preta. O polímero de melanina é depositado nos tecidos adjacentes aos invasores e forma uma barreira impermeável que bloqueia a incorporação de nutrientes. Agentes oxidantes e outras moléculas antimicrobianas também são geradas durante a síntese de melanina.

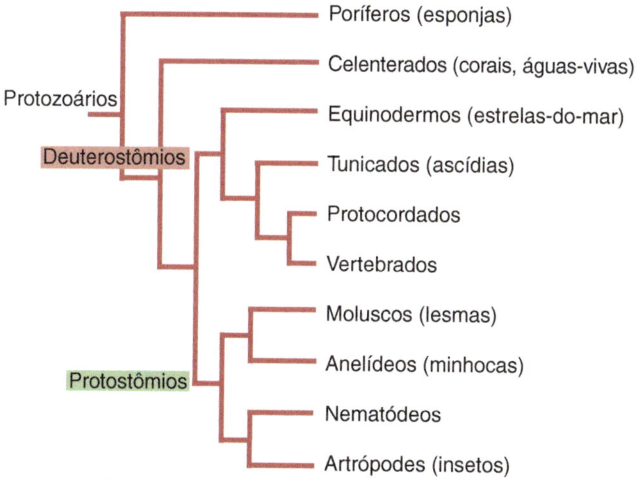


FIG. 43.1 Árvore filogenética que mostra as principais divisões dos invertebrados.

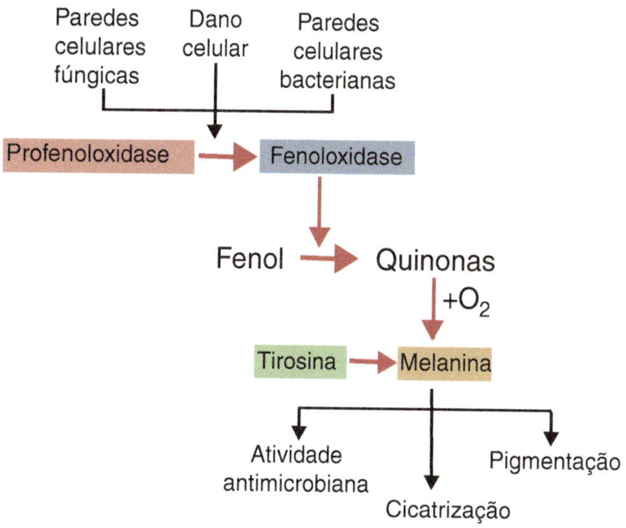


FIG. 43.2 A via da profenoloxidase é um sistema de cascata enzimática encontrado em muitos invertebrados, nos quais tem importante papel defensivo.

### Peptídeos Antimicrobianos

Quando bactérias infectam insetos, seus padrões moleculares associados a patógenos (PAMPs) são reconhecidos por receptores do tipo *toll* (TLRs) e outros receptores de reconhecimento de padrão (PRRs). Devido à sua dependência da imunidade inata, os invertebrados evoluíram diversos PRRs. Nos ouriços-do-mar (*Strongylocentrotus purpuratus*), por exemplo, há 222 diferentes genes *TLR*, mais de 200 genes do tipo *NOD* e cerca de 180 receptores *scavenger*. Os TLRs foram identificados até mesmo nos invertebrados menos desenvolvidos, como as esponjas. Ao contrário dos mamíferos, nos quais os TLRs reconhecem patógenos de forma direta, o *toll* de *Drosophila* é ativado por uma proteína ligante (denominada *spätzle*) gerada após o reconhecimento do micróbio.

A ativação dessas vias de PRR faz com que as células dos artrópodes produzam peptídeos antimicrobianos. Esses peptídeos são sintetizados principalmente na gordura corpórea (o equivalente funcional do fígado mamífero), embora alguns possam ser gerados nas superfícies corpóreas. Os peptídeos surgem 2 horas após a invasão bacteriana e alcançam níveis máximos em 24 horas. Cerca de 400 peptídeos antimicrobianos, inclusive defensinas, foram identificados em invertebrados. Os invertebrados também geram lectinas de tipo C e pentraxinas. Essas lectinas dos invertebrados atuam como opsoninas e estimulam a ativação do sistema da profenoloxidase.

O sistema complemento é antigo e duas proteínas semelhantes às do sistema complemento, C3 e fator B (FB), foram rastreadas até os celenterados. Proteínas homólogas à lectina ligante de manose (MBL), às ficolinas, às serina proteases ligantes de MBL (MASPs), C3, C2/FB e um receptor para C3 foram identificados em todos os deuterostômios analisados até agora. Dessa forma, os invertebrados possuem tanto a via alternativa quanto a via das lectinas do sistema complemento.

### Interferência por RNA

A via intracelular do RNA de interferência (RNAi) é um sistema de silenciamento de genes que impede a replicação viral. É muito importante nos invertebrados (Fig. 43.3). O RNA normalmente ocorre na forma de fita simples (ss). Longos segmentos de RNA de dupla fita (dsRNA) são observados apenas em células infectadas por RNA vírus. O dsRNA formado, portanto, é reconhecido e rapidamente degradado em muitos fragmentos curtos por endonucleases do hospedeiro chamadas *dicers*. Os pequenos fragmentos, com 21 a 23 nucleotídeos de comprimento, são chamados de pequenos RNAs de interferência (siRNAs, do inglês *small-interfering RNAs*). Os siRNAs são ligados e estabilizados por um complexo proteico denominado complexo de silenciamento induzido por RNA (RISC, do inglês *RNA-induced silencing complex*). Metade desses siRNAs são complementares aos RNAs mensageiros (mRNAs) virais originais e, assim, se ligam a eles e os "silenciam". Depois da ligação com o RISC, os mRNA virais são logo degradados e a replicação viral é efetivamente bloqueada.

## Imunidade Adaptativa

Proteínas pertencentes à superfamília das imunoglobulinas foram detectadas em artrópodes, equinodermos, moluscos e protocordados. Em insetos, por exemplo, um membro da superfamília das imunoglobulinas denominado Dscam pode ser diversificado pelo processamento (*splicing*) alternativo. As iso-

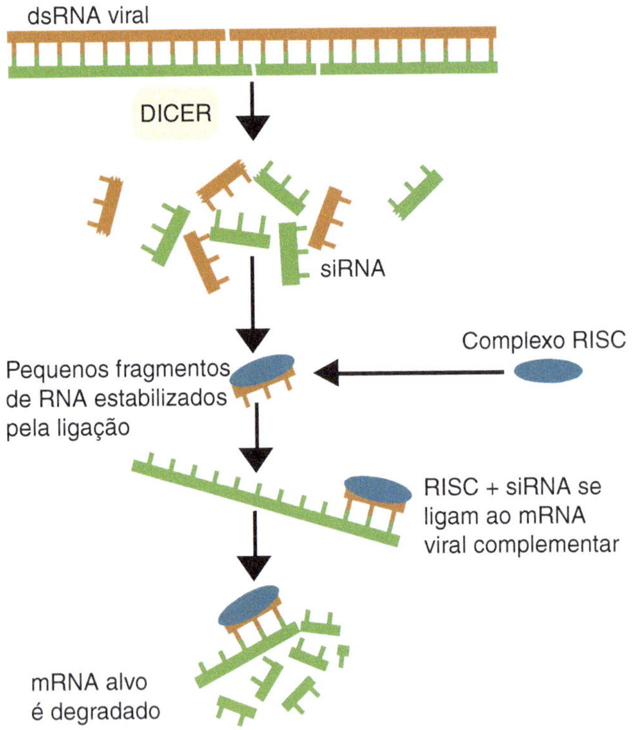


**FIG. 43.3** O mecanismo do RNA de interferência, um importante mecanismo de defesa dos invertebrados (e das plantas). O RNA de fita dupla (dsRNA) não deve estar no citoplasma de células normais e saudáveis. Sua presença indica a presença de RNA viral infectando a célula. Esse dsRNA é degradado por uma enzima denominada *dicer* em pequenos fragmentos (pequenos RNA de interferência, siRNA). Os pequenos fragmentos são, então, estabilizados por um conjunto de proteínas, o complexo RISC. Metade desses fragmentos de siRNA é complementar aos RNA mensageiros virais dentro da célula. Assim, se ligam especificamente ao mRNA. Em seguida, o mRNA é degradado.

formas de Dscam são expressas nos tecidos imunes e secretadas como proteínas solúveis na hemolinfa. As espécies de *Drosophila* podem expressar mais de 18.000 isoformas de Dscam. Cada hemócito pode expressar 14 a 50 formas de Dscam, que podem se ligar às bactérias e estimular sua fagocitose.

### Rejeição a Enxertos

Os invertebrados podem rejeitar aloenxertos e xenoenxertos. A rejeição a aloenxertos mediada por células ocorre em esponjas, celenterados, anelídeos e equinodermos. Quando duas colônias idênticas de esponjas são colocadas para crescer em contato uma com a outra, não há reação. Se, contudo, esponjas de duas colônias diferentes forem colocadas em contato, ocorre destruição local de tecido ao longo da área de contato, já que cada esponja tenta destruir a outra.

Os anelídeos, como as minhocas, podem rejeitar aloenxertos e xenoenxertos. A rejeição aos xenoenxertos (de outras espécies de minhocas) leva cerca de 20 dias. Células invadem o enxerto, que fica branco, inchado, edematoso e, por fim, morre. Se a minhoca receber um segundo enxerto de pele do mesmo doador, a rejeição é ainda mais rápida. Essa capacidade de rejeição rápida de um segundo enxerto pode ser transferida adotivamente por celomócitos dos animais sensibilizados. Assim, os invertebrados possuem alguma forma de memória imunológica.

## IMUNIDADE EM VERTEBRADOS

Há sete classes de vertebrados vivos: os peixes não mandibulados (ciclóstomos), os peixes cartilaginosos, os peixes ósseos, os anfíbios, os répteis, as aves e os mamíferos (Fig. 43.4).

## IMUNIDADE EM CICLÓSTOMOS

Os vertebrados vivos menos evoluídos são os ciclóstomos, os peixes sem mandíbula, como as lampreias e as feiticeiras. Os ciclóstomos têm defesas inatas e adaptativas. Por exemplo, esses peixes fabricam proteínas que podem se ligar às bactérias e estimular sua fagocitose por leucócitos. Os ciclóstomos apresentam a via alternativa e a via das lectinas do sistema complemento, mas não seus componentes líticos. Assim, o sistema complemento das lampreias promove fagocitose em vez de lise.

Os ciclóstomos possuem dois tipos de leucócitos no sangue. Um tipo é semelhante aos monócitos. O outro lembra linfócitos. Por não possuírem as recombinases adequadas, os ciclóstomos não podem sintetizar anticorpos ou receptores de linfócitos T (TCRs). Em vez disso, montam uma forma de resposta humoral adaptativa que emprega receptores variáveis de linfócitos (VLRs) não relacionados às imunoglobulinas. Há três tipos de VLR: o VLRA é encontrado apenas nas células semelhantes a linfócitos T$\alpha/\beta$, o VLRB é encontrado ou secretado por células parecidas com linfócitos B e o VLRC é observado em células semelhantes a linfócitos T $\gamma/\delta$.

Os ciclóstomos geram uma enorme diversidade de VLRs ao rearranjarem seu DNA por meio da conversão gênica. Isso envolve a inserção de diversos cassetes variáveis de repetições ricas em leucina (LRR, do inglês *leucine rich repeats*) em um gene VLR incompleto da linhagem germinativa. Esses cassetes são obtidos a partir de uma grande biblioteca localizada ao final de cada gene *VLR*. Assim, o sítio de ligação proteica das proteínas VLR é recoberto por aminoácidos hipervariáveis de seleção positiva. Calcula-se que os ciclóstomos sejam capazes de montar $10^{14}$ receptores únicos dessa maneira. Além disso, parece que cada linfócito da lampreia expressa um VLR específico, sugerindo a existência de seleção clonal nesse sistema. Todos os VLRs são ancorados à membrana do linfócito, mas as células VLRB$^+$ podem se ligar a antígenos nativos e se diferenciar em células que secretam VLRB solúvel.

Assim, VLRA e VLRB são expressos por células semelhantes a linfócitos T e B, respectivamente. O VLRC é expresso por um tipo celular que lembra os linfócitos T $\gamma/\delta$. As células positivas para VLRA e VLRC compartilham cassetes doadores de LRR. (Os receptores VLRB usam um conjunto completamente diferente de cassetes.) A produção de VLRs, portanto, usa um mecanismo muito diferente daquele envolvido na diversidade das imunoglobulinas e dos TLRs, que surgiu mais ou menos ao mesmo tempo (há cerca de 500 milhões de anos). A maioria dos vertebrados avançados desenvolveu linfócitos T $\alpha/\beta$, T $\gamma/\delta$ e B. Os peixes não mandibulados desenvolveram VLRA, VLRB e VLRC. Dessa maneira, o surgimento das três linhagens celulares ocorreu no último ancestral comum desses vertebrados.

Estruturas linfoepiteliais distintas, chamadas timoides, são encontradas nos filamentos das brânquias das larvas de lampreia. Esse é o local de desenvolvimento das células VLRA e VLRC. Essas células expressam o fator de transcrição FoxN1 que também é um marcador da função tímica nos vertebrados mandibulados.

### "Big Bang" Imunológico

O sistema imune adaptativo usa dois sistemas essenciais de receptores de antígenos, o TCR e o receptor de linfócitos B (BCR). Ambos dependem do rearranjo dos segmentos gênicos *V*, *D* e *J* para formar receptores de ligação ao antígeno. Em algum momento durante os 100 milhões de anos entre a divergência dos vertebrados não mandibulados e mandibulados e o aparecimento dos peixes cartilaginosos e ósseos, há cerca de 450 milhões de anos, surgiram as enzimas necessárias para a recombinação dos segmentos gênicos *V*. O mecanismo desse aparecimento repentino não é conhecido. Sugere-se, porém, que um transpóson com precursores dos genes ativadores de recombinases *RAG-1* e *RAG-2* (provavelmente uma integrase bacteriana) tenha se inserido em um gene semelhante ao *V* da superfamília das imunoglobulinas na linhagem germinativa dos primeiros vertebrados mandibulados (Fig. 43.5). Assim, o gene semelhante a *V* pode ser

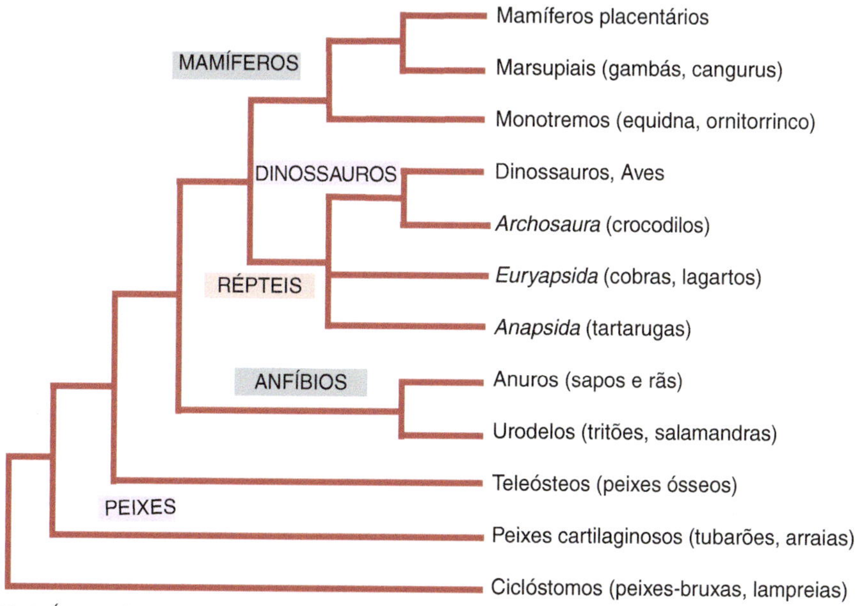


**FIG. 43.4** Árvore filogenética simplificada que mostra as principais relações entre os vertebrados.

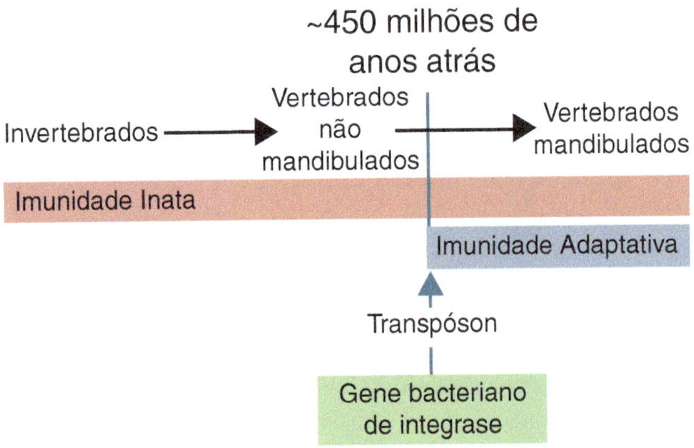


FIG. 43.5 A imunidade inata é uma característica de todos os animais, vertebrados ou invertebrados. A imunidade adaptativa, por outro lado, é observada apenas nos vertebrados mandibulados, ou seja, nos animais mais evoluídos do que os peixes não mandibulados. Foi sugerido que a habilidade de montar respostas imunes adquiridas depende da transferência de um gene bacteriano de integrase para a linhagem germinativa vertebrada por meio de um transpóson.

expresso somente após o processamento mediado pelas enzimas RAG. Dessa forma, surgiu a capacidade de geração de sítios de ligação ao antígeno e imunoglobulinas funcionais. As vantagens desse novo sistema "aperfeiçoado" foram tantas que, agora, ela é uma característica de todos os vertebrados mandibulados. Isso não levou, obviamente, ao descarte das defesas imunes inatas. As lectinas, o sistema complemento e as células NK ainda são componentes essenciais da imunidade dos vertebrados. Também é importante ressaltar que a imunidade adaptativa não confere invencibilidade aos agentes infecciosos. A imunidade adaptativa simplesmente dificultou a vida dos micróbios e aumentou a vantagem seletiva dos animais com tais defesas.

## IMUNIDADE EM PEIXES MANDIBULADOS

Os peixes surgiram há cerca de 500 a 420 milhões de anos, bem antes dos mamíferos. Os condríctios (classe Chondrichthyes), peixes com esqueletos cartilaginosos, como as arraias e os tubarões (os elasmobrânquios), surgiram primeiro. Os peixes mais complexos são os peixes ósseos da classe Osteichthyes (osteíctes), que incluem a maioria dos peixes modernos, os teleósteos.

### Imunidade Inata

Os peixes empregam PRRs semelhantes aos encontrados em mamíferos. Entre eles, estão os TLRs, os receptores do tipo gene induzível por ácido retinoico (RIG)-1 e os receptores do tipo domínio de oligomerização ligante de nucleotídeo (NOD). Os peixes apresentam 17 TLRs. (Os TLR14, 20, 21, 22 e 23 não são expressos por mamíferos.) Esses animais estão constantemente expostos a vírus aquáticos e precisam se defender da maneira adequada. Assim, apresentam um sistema de IFN de tipo I ativado por TLRs. Há múltiplos subgrupos de interferons de tipo I em peixes. A maioria dos peixes apresenta um ou dois subgrupos, mas os salmonídeos têm seis, IFN-a a IFN-f. Dependendo do estímulo, diferentes órgãos produzem diferentes interferons. Assim, poli-IC induz IFN-a, IFN-b e IFN-c no rim anterior ou pronéfron. O vírus da septicemia hemorrágica, por outro lado, induz IFN-d, IFN-e e IFN-f no rim e no baço.

Nas respostas inflamatórias dos peixes, os granulócitos são as primeiras células a chegar e seus números são máximos em 12 a 24 horas. Em seguida, há uma onda de macrófagos e, talvez, linfócitos. A resposta tende a ser prolongada e os números de macrófagos são máximos em 2 a 7 dias. Nos peixes, os granulócitos são originários do rim anterior e os macrófagos se desenvolvem a partir dos monócitos do sangue. Os macrófagos de peixes são encontrados em muitos sítios, sobretudo o mesentério, os elipsoides esplênicos, o rim e o átrio cardíaco.

Os neutrófilos dos teleósteos são semelhantes aos neutrófilos dos mamíferos quanto à morfologia e, provavelmente, quanto à função. Esses neutrófilos são fagocíticos e seus números aumentam em resposta a infecções. A liberação de oxidantes pelos neutrófilos nos sítios inflamatórios pode causar lesão tecidual grave já que a gordura dos peixes é altamente insaturada como adaptação a baixas temperaturas. As gorduras poli-insaturadas são propensas à oxidação e radicais livres de oxigênio (ROS) podem, portanto, oxidar os lipídios teciduais. Os peixes usam a melanina para regular essa resposta. A melanina pode capturar os radicais livres e as células que contêm melanina são comuns em suas lesões inflamatórias. É provável que a melanina proteja os tecidos contra os oxidantes.

Tanto os peixes ósseos quanto os cartilaginosos podem produzir lisozima, lectinas, defensinas, componentes do sistema complemento e proteínas de fase aguda. A lisozima está presente nas ovas dos peixes e pode proteger os embriões em desenvolvimento. As proteínas de fase aguda dos peixes são as pentraxinas, a proteína C reativa, o amiloide sérico A, o amiloide sérico P, C3, transferrina e catelicidinas. Entretanto, sua elevação é muito menos pronunciada do que em mamíferos. Células citotóxicas naturais semelhantes às células NK dos mamíferos foram descritas em peixes ósseos. Essas células são produzidas no rim anterior. Peptídeos antimicrobianos denominados piscidinas são encontrados em mastócitos e células fagocíticas de peixes ósseos. Esses peptídeos podem matar invasores extracelulares e intracelulares.

Os peixes cartilaginosos e ósseos possuem todas as três vias de ativação do sistema complemento. Sua via lítica gera um complexo terminal do sistema complemento semelhante àquele formado em mamíferos, embora funcione em temperatura menor (cerca de 25° C). Ao contrário de outros vertebrados, onde C3 é codificado por uma única cópia gênica, os peixes ósseos produzem múltiplas isoformas funcionais de C3. Por exemplo, a truta arco-íris tem quatro isoformas de C3, a carpa tem oito e o goraz tem cinco. Essas isoformas diferem em sua capacidade de ligação a superfícies ativadoras.

### Imunidade Adaptativa

Os peixes cartilaginosos e ósseos têm um conjunto completo de órgãos linfoides, à exceção da medula óssea, e podem montar respostas imunes adaptativas (Fig. 43.6). Seu timo está logo acima da faringe e é originário dos primeiros arcos branquiais. Nos peixes imaturos, pequenos poros seguem da faringe para o timo, expondo-o a antígenos da água circundante. A timectomia aumenta a sobrevida de aloenxertos e reduz as respostas anticórpicas (Quadro 43.1). Anticorpos ou células ligantes de antígenos podem ser detectados no timo, sugerindo a presença de células semelhantes aos linfócitos T e B. Embora o timo possa involuir em resposta a hormônios ou às estações do ano, a involução devido à idade é inconsistente e o órgão pode ser encontrado em peixes idosos.

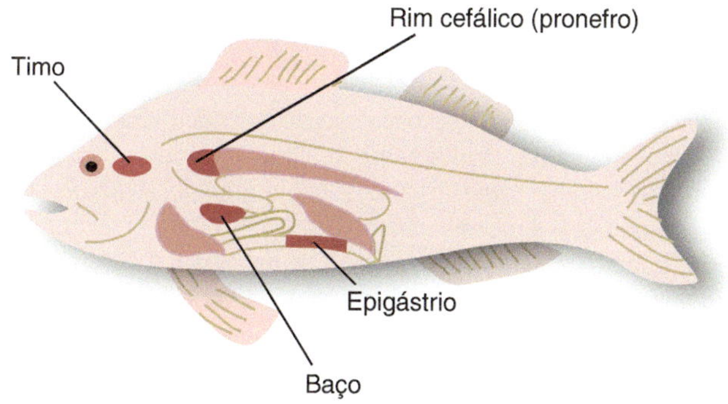

**FIG. 43.6** Os órgãos linfoides de um peixe ósseo.

**QUADRO 43.1 Autoimunidade Induzida por Vacina em Peixes**

As vacinas com adjuvantes oleosos são amplamente empregadas na aquacultura para a prevenção de infecções. Em algumas circunstâncias, a administração dessas vacinas a salmões do Atlântico criados em cativeiro pode causar a ativação policlonal de linfócitos B, a produção de múltiplos autoanticorpos e o desenvolvimento de glomerulopatia membranoproliferativa e espondilite. Os autoanticorpos são direcionados a antígenos nucleares e citoplasmáticos, imunoglobulinas (fatores reumatoides), ssDNA, cromatina, tiroglobulina, hemácias e ferritina. Essas reações não são inespecíficas; em vez disso, cada peixe desenvolve seu próprio padrão de autorreatividade, com diferentes níveis de resposta contra cada autoantígeno. As lesões renais observadas são condizentes com reações mediadas por imunocomplexos. Essas reações induzidas por vacina podem influenciar o uso contínuo de adjuvantes oleosos nas vacinas para salmões.

Koppang EO, Bjerkås I, Haugarvoll E, et al: Vaccination-induced systemic autoimmunity in farmed Atlantic salmon, *J Immunol* 181:4807-4814, 2008.

Os rins dos peixes se diferenciam em duas seções. O opistonéfron, ou rim posterior, é um órgão excretor semelhante ao rim dos mamíferos. Por outro lado, o pronéfron, ou rim anterior, é um órgão linfoide que contém células produtoras de anticorpos e fagócitos. Sua função é análoga à da medula óssea e dos linfonodos dos mamíferos. Os peixes possuem baço, com estrutura e localização semelhantes àquelas observadas nos mamíferos.

Agregados de linfócitos são proeminentes no trato intestinal dos peixes. Além disso, há estruturas linfomieloides que produzem granulócitos na submucosa do esôfago (órgão de Leydig) e nas gônadas (órgão epigonal) dos tubarões. Algumas espécies possuem os dois órgãos, mas outras podem ter apenas um. O órgão epigonal e o órgão de Leydig dos peixes cartilaginosos parecem ser órgãos linfoides primários. Além disso, o órgão epigonal parece ser a fonte de linfócitos B.

Os peixes possuem agregados de macrófagos com melanina e hemossiderina. Esses centros de melanomacrófagos são encontrados no baço, no fígado e nos rins. Os antígenos podem persistir nesses centros por longos períodos e parecem ser precursores dos centros germinativos dos vertebrados mais evoluídos. Os teleósteos também apresentam células semelhantes às dendríticas que podem apresentar antígenos para os linfócitos T.

Os linfócitos dos peixes se assemelham aos dos mamíferos. Os linfócitos B podem ser encontrados no timo, no rim anterior, no baço, no órgão de Leydig e no sangue e suas imunoglobulinas de superfície atuam como receptores de antígeno. Esses linfócitos B podem amadurecer e formar plasmócitos. No entanto, ao contrário dos linfócitos B dos mamíferos, os linfócitos B dos teleósteos podem fagocitar partículas, gerar fagolisossomos e destruir micróbios ingeridos. Isso indica que os linfócitos B podem ter evoluído de uma célula fagocítica ancestral e ser responsáveis pelas semelhanças entre os macrófagos e as células B1 dos mamíferos. Linfócitos T auxiliares e citotóxicos podem ser detectados em peixes.

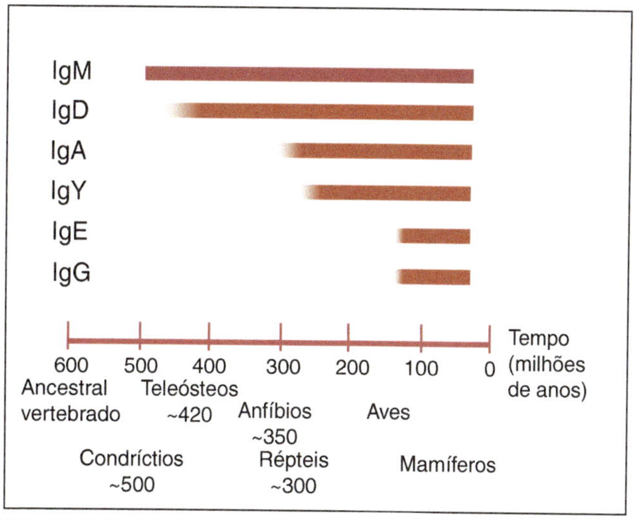

**FIG. 43.7** A evolução das principais classes de imunoglobulinas.

## Imunoglobulinas

Os peixes cartilaginosos, como os tubarões, são os vertebrados menos evoluídos a sintetizar anticorpos. Esses animais produzem diversos isotipos de imunoglobulinas, dos quais nem todos são diretamente relacionados (ortólogos) às imunoglobulinas mamíferas.

Os peixes diferem dos mamíferos quanto à organização dos segmentos gênicos da imunoglobulina dentro do genoma. Nos elasmobrânquios, por exemplo, os genes das imunoglobulinas são agrupados e os segmentos *V*, *D*, *J* e *C* formam conjuntos que se duplicam muitas vezes; logo:

*-VDJC - VDJC - VDJC - VDJC - VDJC –*

Existem 100 a 500 desses agrupamentos *VDJC* nos tubarões, cada um com cerca de 16 quilobases (kb). Cerca de metade desses agrupamentos parece ser funcional. Os peixes teleósteos, por outro lado, apresentam arranjo gênico da cadeia pesada da imunoglobulina semelhante ao dos mamíferos (o padrão translocon), com múltiplos genes *VH* dispostos dessa forma:

*-V - V - V - V - V - V - V - D - D - J - J - J - J - C –*

Nos bagres, as cadeias pesadas são dispostas no padrão translocon e os genes da cadeia leve seguem o padrão de agrupamentos. As imunoglobulinas dos tubarões apresentam evidências de hipermutação somática.

IgM: A IgM é encontrada em peixes ósseos e cartilaginosos (Fig. 43.7) (mas não em celacantos!). É produzida principalmente por células semelhantes a plasmócitos no rim anterior. Em geral os peixes cartilaginosos possuem IgM pentamérica e monomérica no soro. Os peixes ósseos apresentam IgM tetramérica e monomérica. As respostas anticórpicas de peixes são caracterizadas pela predominância de IgM. Na presença de complemento, os anticorpos de peixes podem lisar células-alvo e são eficientes na aglutinação, mas não há evidências de que possam atuar como opsoninas, e receptores Fc não foram detectados em suas células fagocíticas. As paredes dos vasos sanguíneos dos peixes são permeáveis à IgM. Dessa forma, os anticorpos são encontrados na maior parte dos fluidos teciduais (plasma, linfa, muco cutâneo).

IgD: A IgD foi identificada em bagres, halibutes (*Hippoglossus* spp.), salmões e bacalhaus e a IgD secretora foi descrita em bagres e trutas. Como em outros vertebrados, sua organização gênica é muito variável. Ela tem algumas semelhanças com a IgD mamífera, inclusive a coexpressão com IgM nas superfícies dos linfócitos B. Os peixes não produzem IgA, mas secretam uma IgM especial de mucosa junto com a IgD. Essa IgD secretada pode atuar como PRR por não apresentar região variável (em bagres, mas não em trutas). Essa imunoglobulina ocorre em duas formas: uma forma convencional e uma forma curta e truncada, semelhante à forma truncada da IgY de aves.

IgT: A IgT é a principal imunoglobulina da mucosa e da pele de teleósteos. No soro, é monomérica; no intestino e no muco cutâneo, é multimérica. A IgT e a IgM de mucosa se associam a um receptor polimérico de Ig para transporte até o lúmen do intestino. A pele dos teleósteos é composta por células epidérmicas vivas em contato com o meio aquoso. Os tecidos linfoides associados à pele (SALT) desses peixes lembram os tecidos linfoides associados ao intestino e, além disso, apresentam microbiota diversificada. Os linfócitos B da pele dos teleósteos são semelhantes aos do intestino. Assim, produzem IgT polimérico na camada de muco cutâneo.

Outras imunoglobulinas: Mais três isotipos de imunoglobulina foram identificados em elasmobrânquios. Esses isotipos são IgW no tubarão-corre-costa (*Carcharhinus plumbeus*), IgNAR (novo receptor de antígeno, do inglês *new antigen receptor*) no tubarão-lixa (*Ginglymostoma cirratum*) e IgR na arraia (Rajidae). O IgNAR é um anticorpo de cadeias pesadas homodiméricas sem cadeias leves associadas. Outros três isotipos de imunoglobulina foram identificados nos teleósteos. São eles IgZ no peixe-zebra (*Danio rerio*), IgH no baiacu (Tetraodontidae) e IgM-IgZ quimérica na carpa comum.

Nem todos os antígenos são imunógenos eficientes nos peixes. Os antígenos proteicos solúveis são pouco imunogênicos, diferentemente dos antígenos particulados, como bactérias ou eritrócitos estranhos, que são bastante imunogênicos. Muitos peixes cartilaginosos sofrem efeitos sazonais na produção de anticorpos; ou seja, sob condições constantes de luz e temperatura, as respostas imunes são mais fracas no inverno do que no verão. As interações sociais também podem influenciar as respostas imunes: peixes mantidos em altas densidades populacionais apresentam imunossupressão.

### Imunidade Mediada por Células

Os peixes produzem TCRs rearranjados e homólogos com estrutura geral semelhante à observada em mamíferos. Os genes *TCR* da linhagem germinativa não são rearranjados e estão organizados segundo o padrão de agrupamentos.

Os peixes possuem os genes do complexo de histocompatibilidade principal (MHC) de classe I e II, mas os agnatas, não. A estrutura básica de cada molécula de MHC é conservada, assim como a organização dos *loci* do MHC de classe I e classe II; nos teleósteos, porém, os *loci* de classe I e classe II estão em pelo menos três cromossomos diferentes (Quadro 43.2).

> **QUADRO 43.2 O Curioso Caso do Bacalhau!**
>
> O sistema imunológico do bacalhau do Atlântico (*Gadus morhua*) é muito estranho. Ele não apresenta moléculas de MHC de classe II nem a cadeia invariante chaperona (Ii)! Além disso, o gene de CD4, a proteína ligante de MHC II dos linfócitos T, é um pseudogene truncado. Assim, o bacalhau é incapaz de processar e apresentar antígenos bacterianos e parasitários a seus linfócitos T da maneira convencional. Apesar disso, o bacalhau não parece ser mais suscetível a doenças infecciosas em seu hábitat natural de águas frias. O bacalhau deve, portanto, compensar de alguma forma a ausência da via mediada pelo MHC de classe II. Isso foi conseguido por meio da grande expansão em número e complexidade de seus genes de MHC de classe I. Além disso, o bacalhau apresenta uma extensa população de famílias de TLR. O bacalhau depende muito dos TLRs, principalmente do TLR9, para detectar o DNA bacteriano. O bacalhau do Atlântico também apresenta altíssimos níveis séricos de IgM e muitos neutrófilos em sua corrente sanguínea.

Star B, et al. The genome sequence of Atlantic cod reveals a unique immune system, *Nature* 407:207-210, 2011.

Muitos homólogos de citocinas foram identificados em peixes, entre eles interleucinas pró-inflamatórias, como IL-1β, IL-18, IL-6 e IL-11, membros da subfamília da interleucina 2, como IL-2, IL-4, IL-7, IL-15 e IL-21, membros da subfamília da interleucina 10, como IL-10, IL-20-*like* e IL-22/26, cinco membros da família da interleucina 17 e as cadeias heterodiméricas de interleucinas p19, p35, p40 e EB13 (IL-27β). Os peixes também sintetizam TNF-α, TGF-β, IFN-β e IFN-γ.

Os peixes cartilaginosos rejeitam aloenxertos de escamas de forma lenta, enquanto peixes ósseos os rejeitam com maior rapidez. Os transplantes repetidos levam à rejeição acelerada. Os aloenxertos rejeitados são infiltrados por linfócitos e apresentam destruição dos vasos sanguíneos e das células pigmentadas. Como em todos os ectotérmicos, a rejeição a enxertos é mais lenta em temperaturas menores.

## IMUNIDADE EM ANFÍBIOS

Existem duas ordens principais de anfíbios: Urodela, menos evoluída, que inclui os anfíbios de corpo alongado e cauda, como as salamandras e os tritões; e Anura, uma ordem avançada de animais sem cauda e que inclui os sapos e as rãs.

Durante a evolução dos vertebrados, seus sistemas imunológicos mudaram (Fig. 43.8). Isso é bem observado nos anfíbios, onde há diferenças marcantes entre os urodelos e os anuros. Além disso, os anfíbios sofrem uma metamorfose complexa ao passarem de girinos à forma adulta. Isso influencia o desenvolvimento do sistema imune. Uma característica notável da imunidade inata anfíbia é a presença de peptídeos antimicrobianos muito potentes na pele. Os anfíbios também possuem um sistema complemento que, apesar de semelhante ao dos mamíferos, é mais eficiente a 16° C.

### Anfíbios Urodelos

Em geral os urodelos não apresentam medula óssea, embora algumas salamandras possam ter uma pequena quantidade de tecido linfoide no interior de seus ossos longos. Esses animais possuem

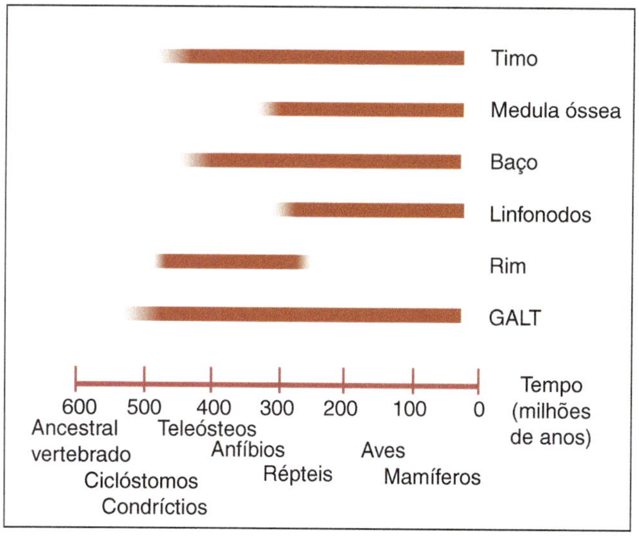


**FIG. 43.8** A evolução dos principais órgãos linfoides nos vertebrados.

timo que se desenvolve lentamente e aparece apenas na sétima semana de vida. A timectomia retarda ou bloqueia a rejeição de aloenxertos cutâneos. Os rins retêm sua função linfoide, como nos peixes. No baço, as polpas vermelha e branca não são separadas.

Os urodelos produzem uma IgM monomérica e podem montar respostas anticórpicas boas, porém lentas, contra antígenos bacterianos. Esses animais não respondem a antígenos proteicos solúveis, como albumina sérica ou ferritina. Outros isotipos de imunoglobulinas encontrados em urodelos são IgY e IgD.

Um aloenxerto cutâneo leva cerca de 28 a 42 dias para ser rejeitado pelos urodelos. O aloenxerto parece saudável por cerca de 3 semanas e, então, é lentamente rejeitado. A destruição das células pigmentadas facilita a visualização da rejeição do enxerto, que fica branco. Uma segunda rejeição leva cerca de 8 a 20 dias no tritão e a memória do evento dura pelo menos 90 dias.

## Anfíbios Anuros

Ao contrário dos urodelos, os anuros (sapos e rãs) possuem medula óssea completamente funcional. O timo é originário das segundas bolsas faríngeas e involui por volta de 1 ano de idade. Ele também involui durante a metamorfose do girino para o estágio adulto e, então, se regenera rapidamente. O timo está logo abaixo da pele, posterior à orelha média. Há uma separação distinta entre o córtex externo e a medula central. O córtex é repleto de linfócitos em proliferação. A medula contém menos linfócitos, mas apresenta corpúsculos tímicos. Cerca de 80% desses timócitos possuem imunoglobulinas. A timectomia larval nos sapos reduz a resposta a hemácias estranhas, mas a resposta a LPS bacterianos não é afetada, sugerindo que essa resposta é T-independente. A timectomia retarda a rejeição ao aloenxerto nos sapos, mas não a impede completamente. Em rãs e sapos, pela primeira vez, células da camada limítrofe separam a polpa vermelha e a polpa branca periarteriolar do baço. Estruturas que lembram os linfonodos são observadas em alguns anfíbios anuros. Esses protolinfonodos são compostos por uma massa de linfócitos ao redor dos sinusoides sanguíneos. Assim, filtram sangue, e não linfa. Aparentemente, não há agregados linfoides nodulares no intestino de urodelos, mas essas estruturas são observadas nos anuros.

> **QUADRO 43.3 Quitridiomicose**
>
> O enorme declínio recente dos números globais de anfíbios é, em grande parte, decorrente da quitridiomicose, a doença causada pelo fungo *Batrachochytrium dendrobatidis*. Mais de 250 espécies de anfíbios são suscetíveis a esse fungo quitrídio encontrado em todos os continentes temperados. A doença acomete anfíbios adultos e causa hiperplasia dos queratinócitos da pele. O aumento da espessura cutânea provavelmente afeta a osmorregulação e o equilíbrio iônico através da pele. A mortalidade das rãs pode chegar a 100% em alguns sistemas e tem pouco efeito em outros. Em girinos, provoca perda das peças bucais queratinizadas, o que reduz a ingestão de alimentos e a sobrevida. Aparentemente, os anfíbios têm dificuldade na eliminação dessa infecção. As células de *B. dendrobatidis* e seus sobrenadantes de cultura prejudicam a proliferação de linfócitos e induzem sua apoptose, embora o reconhecimento e a fagocitose dos fungos por macrófagos e neutrófilos não sejam influenciados. O(s) fator(es) de supressão está(ão) na parede celular do fungo. Essa imunossupressão pode explicar, em parte, o efeito devastador desse micróbio.

Fites JS, et al. The invasive Chytrid fungus of amphibians paralyzes lymphocyte responses, *Science* 342:366-369, 2013.

As larvas de anuros, como os girinos de rã-touro (*Lithobates catesbeianus*), apresentam órgãos linfomieloides na região branquial, denominados corpúsculos da cavidade ventral. Os sinusoides desses órgãos estão revestidos por macrófagos que são eficazes na remoção de antígenos particulados do sangue. A remoção desses órgãos impede que os girinos produzam anticorpos contra antígenos solúveis. Esses órgãos linfomieloides desaparecem durante a metamorfose. Durante a metamorfose do estágio larval ao adulto, há uma imunossupressão temporária, demonstrada pela lentidão da rejeição a aloenxertos. Alguns aloenxertos podem até mesmo ser tolerados nesse período. Conforme os girinos se transformam em rãs ou sapos, o timo encolhe e há uma queda nos números de linfócitos B e nos níveis de anticorpos (Quadro 43.3).

Adultos e larvas de anfíbios possuem linfócitos B e T circulantes que provavelmente são originários dos corpúsculos da cavidade ventral ou do fígado. Cerca de 80% dos linfócitos circulantes apresentam IgM de superfície. As rãs também possuem células semelhantes às NK e aos linfócitos T citotóxicos. Os anfíbios anuros têm até cinco isotipos de imunoglobulinas: IgM, IgD, IgX, IgY e IgF. Os dois mais importantes são IgM e IgY. Os anuros são os vertebrados menos evoluídos a apresentar troca de isotipos.

IgM e IgY: Rãs imunizadas com bactérias ou hemácias estranhas produzem somente IgM. Bacteriófagos e proteínas estranhas solúveis induzem IgM e IgY. A IgY leva até 1 mês para aparecer, e seus níveis são muito baixos. Os anfíbios não montam respostas secundárias a hemácias e bactérias, mas há desenvolvimento de memória aos antígenos que estimulam respostas mediadas pela IgY. Estudos de memória imunológica são complicados, já que é possível que os antígenos persistam na circulação por muitos meses após a injeção.

IgX: A IgX é ortóloga à IgA aviária. É produzida em resposta à imunização oral (Fig. 43.9). Os anuros apresentam imunoglobulinas secretoras na bile e no intestino (mas não no muco cutâneo). Esses anticorpos são IgM e IgX, mas não IgY.

IgD: O gene da cadeia pesada (δ) de IgD foi identificado no sapo *Xenopus tropicalis*. Ele é expresso por linfócitos B maduros.

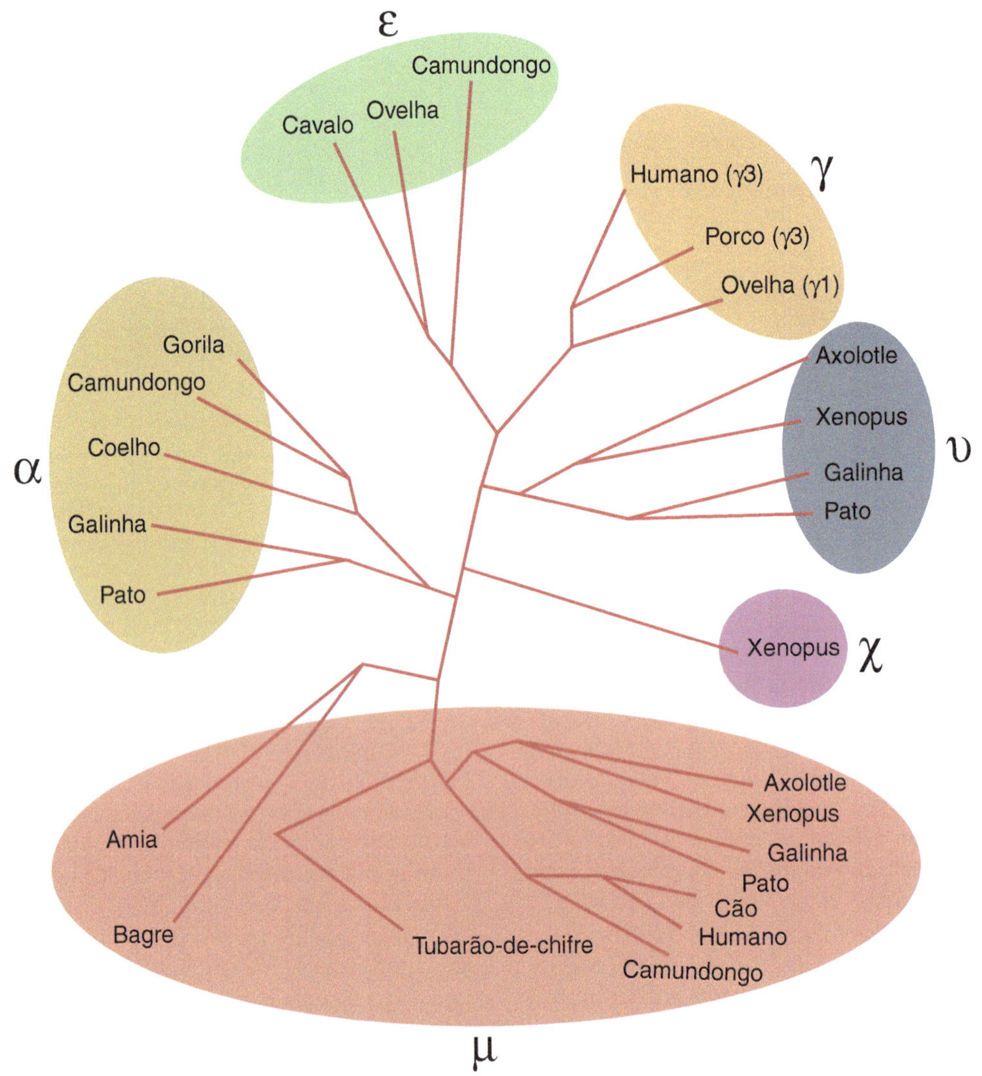


**FIG. 43.9** As relações evolutivas entre as principais cadeias pesadas de imunoglobulinas dos vertebrados. Esta é uma árvore de distância, construída por meio de alinhamento das sequências de aminoácidos de regiões constantes representativas da cadeia de IgH de vertebrados. (De Warr GW, Magor KE, Higgins DA: IgY: clues to the origins of modern antibodies, *Immunol Today* 16:392-398, 1995.)

Como em mamíferos, o gene *Cδ* da cadeia pesada está imediatamente 3' ao gene *IgM*. A IgD do *Xenopus* é ortóloga à IgW encontrada nos peixes cartilaginosos e peixes pulmonares. Isso sugere que a IgD/W esteve presente nesses ancestrais de todos os vertebrados mandibulados vivos. Essa IgD é estruturalmente variável. Seu gene apresenta muitas duplicações, deleções de domínios, presença de múltiplas formas de processamento (*splice*) ou mesmo a perda de um gene inteiro.

IgF: Outro isotipo, IgF, com cadeia pesada ϕ e apenas dois domínios constantes, foi identificado em *Xenopus*. Essa imunoglobulina é especial por apresentar uma região da dobradiça, o primeiro exemplo dessa estrutura. O *locus* da IgH de *X. tropicalis* tem a seguinte ordem: $5'\text{-}V_H\text{-}D_H\text{-}J_H\text{-}C\mu\text{-}C\delta\text{-}C\chi\text{-}C\upsilon\text{-}C\phi\text{-}3'$. A diversidade de anticorpos dos anfíbios é gerada de maneira semelhante à de mamíferos.

Os anfíbios possuem linfócitos T com TCRs funcionais, e os anuros, como as rãs-touro e os sapos, podem rejeitar aloenxertos. Uma reação primária leva cerca de 14 dias a 25° C. O segundo aloenxerto não se torna nem mesmo vascularizado e é destruído em poucos dias. Se esses anfíbios forem mantidos em ambiente frio, a rejeição do aloenxerto cutâneo pode levar mais de 200 dias. Reações de hipersensibilidade tardia foram descritas no axolotle (*Ambystoma*) e no *Xenopus* em resposta à sensibilização a micobactérias.

A rã-de-unhas-africana, *Xenopus*, apresenta MHC muito bem caracterizado, com regiões de classes I, II e III denominadas XLA. A região de classe II contém genes para as cadeias α e β que codificam glicoproteínas transmembrânicas de 30 a 35 kDa. Acredita-se que haja 20 alelos para a classe I e 30 para a classe II. A região de classe III contém um gene para C4. É interessante notar que, embora as moléculas de MHC de classe II sejam expressas no início do desenvolvimento larval em linfócitos B e nos epitélios dos girinos, as moléculas de MHC de classe I não são expressas antes da metamorfose.

## IMUNIDADE EM RÉPTEIS

Hoje, há três subclasses de répteis: Anapsida, que inclui as tartarugas; Lepidosaura, composta pelos lagartos e pelas serpentes; e Archosauria, formada pelos crocodilos e jacarés.

O timo dos répteis se desenvolve a partir das bolsas faríngeas e é estruturalmente semelhante ao observado em outras classes de vertebrados. A involução por idade e a sazonal já foram relatadas. Assim, o timo se retrai no inverno e aumenta no verão. O baço dos répteis normalmente apresenta uma separação clara entre as polpas vermelha e branca.

Os lagartos frequentemente perdem suas caudas na tentativa de escapar dos predadores. O coto é recoberto por um coágulo de sangue e cicatriza. As células fagocíticas destroem as bactérias invasoras, enquanto os queratinócitos ativados recobrem a superfície do coto. Estudos sobre as feridas criadas pela perda da causa mostram a liberação de β-defensinas dos granulócitos atraídos para o coto. Ao proteger os tecidos feridos da invasão microbiana, essa defensina (e, provavelmente, muitas outras) inicia a regeneração tissular.

Os répteis apresentam nódulos linfomieloides que se assemelham aos linfonodos. A estrutura desses nódulos é simples, composta por um parênquima linfoide com fagócitos e sinusoides intercalados. Nódulos linfoides primitivos cercam a aorta, a veia cava e as veias jugulares. Os nódulos da parede intestinal dos répteis mais evoluídos apresentam linfócitos e plasmócitos. Algumas tartarugas e serpentes possuem agregados linfoides que se projetam no lúmen cloacal, denominados complexo cloacal. Esses agregados são maiores nas tartarugas adultas do que nas jovens e não podem ser considerados uma bursa primitiva. Alguns linfócitos são encontrados nos rins dos répteis. Os basófilos são abundantes em répteis. Mais da metade dos leucócitos do sangue das tartarugas-mordedoras *(Chelydra serpentina)*, por exemplo, são basófilos. Essas células expressam FcR em sua superfície e liberam histamina em resposta ao tratamento com soro anti-imunoglobulina de tartaruga.

Os répteis que foram estudados possuem IgM, IgD e IgY. A IgM das tartarugas é comparável à IgM dos mamíferos em tamanho, estrutura da cadeia e teor de carboidratos. Esses animais produzem diversas isoformas semelhantes à IgD2, assim como a molécula mista IgM/IgD. A IgY é encontrada em isoformas de tamanho total e truncadas (embora algumas tartarugas possam ter apenas a isoforma truncada). Algumas tartarugas podem apresentar múltiplas isoformas de IgY. Alguns répteis, como a lagartixa-leopardo (*Eublepharis macularius*), produzem IgA, mas os anolis (*Anolis* sp.), as tartarugas e as serpentes, não. As análises sequenciais mostram que, embora os domínios $C_H1$ e $C_H2$ sejam homólogos à IgY do *Xenopus*, seus domínios $C_H3$ e $C_H4$ são homólogos à IgM do *Xenopus*! Assim, parece que a recombinação entre os genes *IgY* e *IgM* deu origem a essa IgA.

De modo geral, as tartarugas parecem ter um gene de IgM, um gene de IgD, diversos genes de IgY e diversos genes de IgD2. (A IgD2 é uma variante de IgD com seus quatro primeiros domínios $C_H$ semelhantes à IgD e os dois últimos domínios $C_H$ semelhantes aos domínios $C_H3$ e $C_H4$ da IgA.) As tartarugas-verdes (*Chelonia mydas*) apresentam novos anticorpos assimétricos. Os lagartos anolis verdes (*Anolis carolensis*) e as tartarugas-de-carapaça-mole-chinesas (*Pelodiscus sinensis*) também expressam três isotipos de cadeias pesadas de imunoglobulinas: IgM, IgD e IgY. Como em algumas aves, há duas formas de IgY: a forma completa e a forma truncada. Esses lagartos não apresentam gene *IgA* em seu *locus* de IgH. Por outro lado, os jacarés-norte-americanos (*Alligator mississippiensis*) e os crocodilos (*Crocodylus porosus*) possuem quatro genes *IgM*, um *IgD*, três *IgA*, três *IgY* e dois genes *IgD2*.

Os genes que codificam IgM, IgD e duas classes de IgY (IgYa e IgYb) foram identificados em serpentes. A estrutura de sua IgD é semelhante à observada em outros répteis. Em algumas espécies (uma serpente da família Colubridae [*Thamnophis elegans*] e a píton-indiana [*Python molurus*]), há um terceiro gene *IgY (IgYc)*. Sua região constante não apresenta domínio $C_H2$ e, assim, há apenas três domínios C.

Tartarugas e lagartos imunizados com albumina sérica bovina, soro suíno ou hemácias podem montar respostas anticórpicas primárias e secundárias. A IgM é produzida na resposta primária IgM; a IgY predomina na resposta secundária. Todas as respostas anticórpicas dos répteis parece ser dependente de linfócitos T. As respostas secundárias e a produção de IgY não ocorrem em resposta a antígenos bacterianos, como *Salmonella enterica Adelaide* ou *Typhimurium* ou *Brucella abortus*. Lembre-se de que uma situação semelhante acontece nos mamíferos, em que antígenos timo-independentes, como o LPS de *Escherichia coli*, induzem uma resposta prolongada de IgM muito diferente da resposta induzida por antígenos proteicos solúveis (Capítulo 15).

Como em outros ectotérmicos, a taxa de rejeição ao aloenxerto é dependente da temperatura. Tartarugas, serpentes e lagartos rejeitam transplantes cutâneos alogeneicos em cerca de 40 dias a 25° C. Outras evidências de respostas imunes mediadas por células, como as reações de hipersensibilidade tardia, foram demonstradas nos répteis.

## IMUNIDADE EM AVES

Os dinossauros foram diferentes dos répteis verdadeiros o suficiente para serem colocados em uma classe própria, Dinosaura. Embora a maioria dos dinossauros tenha desaparecido 65 milhões de anos atrás, no final do período cretáceo, seus descendentes modernos são as aves, membros da classe Aves. Ao contrário dos répteis, as aves são (e os dinossauros eram) endotérmicos, ou seja, tinham sangue quente. Por isso, as aves compartilham com os mamíferos todas as vantagens advindas do grande aumento da eficiência fisiológica e bioquímica.

A maioria dos estudos sobre o sistema imune aviário foi focada em galinhas. Dessa forma, as afirmações a seguir, embora verdadeiras para as galinhas, podem não necessariamente se aplicar às demais 10.000 espécies de aves. Os dinossauros divergiram da linhagem mamífera cerca de 300 milhões de anos atrás, o que deu ampla oportunidade para diferenciação dos sistemas imunes de mamíferos e aves.

A análise do genoma completo das galinhas gerou alguns achados interessantes sobre a evolução do sistema imune nessa espécie. Nas galinhas, foi possível identificar, por exemplo, ortólogos de diversos genes relacionados ao sistema imune que antes eram considerados confinados aos mamíferos. Dentre esses genes, estão catelicidina, fatores estimuladores de colônias e IL-3, IL-4, IL-7, IL-9, IL-13 e IL-26. As galinhas têm TLR1 a TLR5 e TLR7, mas não TLR6, TLR8, TLR9 ou TLR10. Por outro lado, TLR15 (também encontrado em répteis) é observado no baço, na bursa e na medula óssea de galinhas, mas não em mamíferos. Esse TLR não interage com ligantes específicos, mas é ativado por proteases fúngicas e bacterianas. O TLR 21 (também encontrado em peixe) é o ortólogo das galinhas do TLR9 mamífero e é ativado por oligodeoxinucleotídeos CpG. As galinhas não apresentam o gene induzido por ácido retinoico 1 (RIG-1).

As aves apresentam muitos peptídeos de defesa, como defensinas e catelicidinas. As galinhas possuem 14 genes de β-defensina (mas os mandarins [*Taeniopygia guttata*] têm 22). Algumas defensinas (ovodefensinas) foram identificadas na clara dos ovos. As galinhas possuem quatro genes de catelicidina, inclusive a faulicidina (*fowlicidin*) 1.

## Moléculas do Complexo de Histocompatibilidade Principal

Estudos sobre galinhas sugerem que seu MHC é pequeno e simples, sem os genes estruturais presentes em mamíferos. A porção central do MHC das galinhas ocupa somente 92 kb e tem apenas 19 genes; o MHC humano, por sua vez, ocupa 3,6 mb e contém 224 genes. O MHC das galinhas é dividido em duas regiões independentes, designadas MHC-B e MHC-Y. As duas estão localizadas no microcromossomo 16, mas são separadas por uma região organizadora nucleolar (Fig. 43.10). A região de classe III possui os genes *C4*, 21-hidroxilase esteroide (*CYP21*) e tenascina (*TNXB*). A região de classe I contém dois genes de cadeia α de classe I (*BF1* e *BF2*) e os genes de tapasina (*TAP1* e *TAP2*). A região de classe II apresenta dois genes de classe II, *DMA* e *DMB*, e dois genes da cadeia β de classe II (*BLB1* e *BLB2*).

A região Y é composta por dois agrupamentos gênicos com dois genes de classe I e dois genes de classe II, além de um gene de lectina do tipo C. Esses genes diferem dos genes da região B porque seus produtos não são expressos em hemácias. Os genes da região Y também regulam o reconhecimento das células NK. O *locus* B dos perus é muito semelhante ao das galinhas. É um *locus* pequeno e comprimido com 34 genes em sintenia quase perfeita com o *locus* B das galinhas. O *locus* B das codornas tem 191 kb de tamanho e estrutura semelhante. No entanto, as codornas apresentam sete genes de cadeia β de classe I e sete de classe II, enquanto as galinhas têm apenas dois de cada.

Nos haplótipos comuns das galinhas, apenas uma molécula de classe I e uma molécula de classe II são expressas de maneira dominante. Como os vírus possuem relativamente poucas proteínas, a suscetibilidade dependente de MHC a uma doença depende da ligação dos antígenos virais à molécula de MHC de classe I dominante. Assim, a posse de haplótipos específicos determina a suscetibilidade a doenças virais. O haplótipo $B^{21}$, por exemplo, é associado à resistência à doença de Marek, enquanto o haplótipo $B^{19}$ está relacionado à suscetibilidade. As galinhas homozigotas para $B^{1}$ geralmente apresentam alta mortalidade adulta, são muito suscetíveis à doença de Marek e respondem mal à *Salmonella pullorum* ou à albumina sérica humana. As aves homozigotas para $B^{5}$ montam respostas anticórpicas melhores e desenvolvem lesões menos graves em resposta à infecção por *Eimeria tenella* que as aves homozigotas para $B^{2}$. Certos genótipos de MHC ($B^{A4/A4}$ e $B^{A12/A12}$) são significativamente super-representados nas aves que sofrem de artrite bacteriana e osteomielite causadas por *Staphylococcus aureus*.

As galinhas e os perus não são aves típicas. Os pássaros, por exemplo, apresentam MHC de estrutura complexa, com múltiplas cópias duplicadas de cada classe de genes, pseudogenes e íntrons e regiões intergênicas mais longas. Até mesmo o kiwi, uma ave muito primitiva, possui pelo menos cinco genes de MHC de classe II.

O timo das aves e dos mamíferos primitivos é semelhante ao observado em mamíferos eutérios. Os centros germinativos dos órgãos linfoides das aves são grandes e bem definidos. Embora se diga que as aves não têm linfonodos, esses animais apresentam estruturas que podem ser consideradas seus equivalentes funcionais. Esses linfonodos aviários são compostos por um seio central que é o lúmen principal de um vaso linfático. O seio é circundado por uma bainha de tecido linfoide que contém centros germinativos (Fig. 43.11). Os linfonodos das aves não possuem cápsula externa.

A bursa de Fabricius foi descrita no Capítulo 12. A bursectomia leva à perda da produção de anticorpos, mas as aves bursectomizadas ainda podem rejeitar aloenxertos cutâneos. Esses resultados foram interpretados como sugestivos de que a bursa é um órgão linfoide primário, cuja função é servir como local de maturação e diferenciação das células do sistema formador de anticorpos. A bursa, porém, contém alguns linfócitos T; ela pode capturar antígenos e realizar certa síntese de anticorpos. As aves também têm grandes números de linfócitos nas tonsilas cecais e na pele.

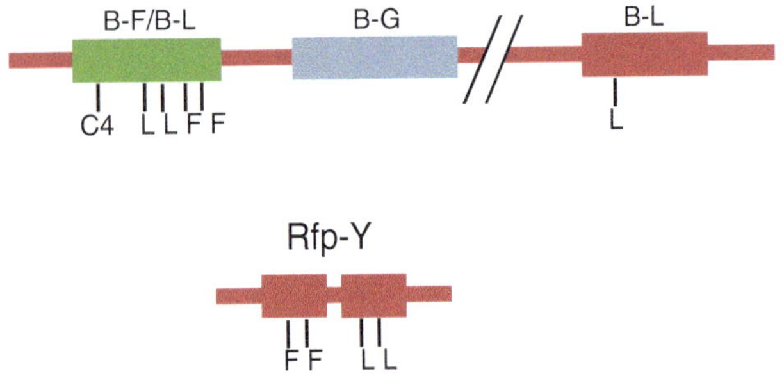


FIG. 43.10 Estrutura da região B (*acima*) e da região Rfp-Y (*abaixo*) da galinha. Os genes F são de classe II e os genes L, de classe I.

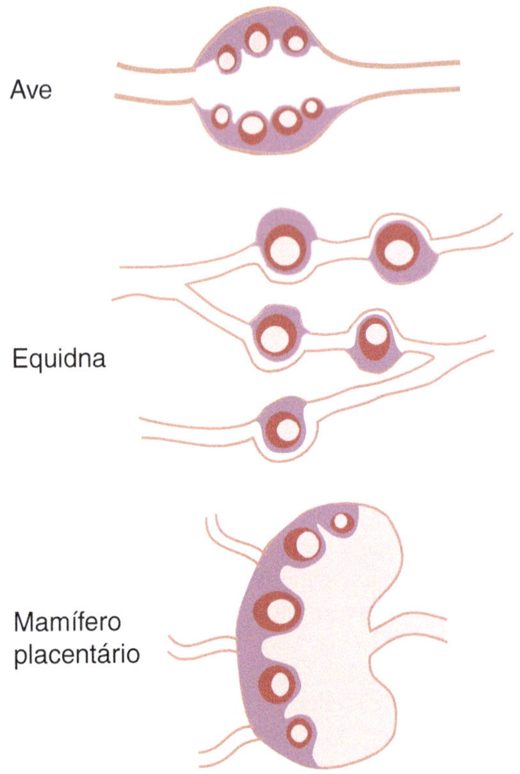


FIG. 43.11 A estrutura dos linfonodos em aves, equidnas e mamíferos placentários.

Os linfócitos das aves são originários do saco vitelínico e migram para a bursa ou para o timo. Os linfócitos imaturos que entram no timo amadurecem sob influência de moléculas produzidas por células epiteliais tímicas e células com marcadores reconhecíveis de linfócitos T saem do timo. Os linfócitos T constituem cerca de 60% a 70% dos linfócitos sanguíneos.

As células NK das galinhas são células linfoides $CD8^+$ que são positivas para sialo-$GM_1$ e compartilham antígenos de superfície com os linfócitos T. É provável que essas NK sejam grandes linfócitos granulares. Algumas células parecidas com as NK são $CD4^+$, $CD3^-$ e geram IFN-γ. A atividade de NK é observada no sangue, no timo, na bursa, no baço e no epitélio intestinal. Essas células usam receptores semelhantes à Ig (CHIR, do inglês *chicken Ig-like receptors*), uma família altamente diversificada de receptores com mais de 100 genes e composta por receptores ativadores, inibidores e bifuncionais. Essas moléculas apresentam homologia aos receptores mamíferos KIR e LILR (Capítulo 19). As células NK das galinhas podem atacar células tumorais humanas e células infectadas com os vírus da leucose linfoide, da leucemia e da doença de Marek. As galinhas possuem células dendríticas convencionais no baço que lembram as células observadas nos mamíferos.

## Classes de Imunoglobulinas

As quatro principais classes de imunoglobulina são encontradas em aves: IgY, IgM, IgD e IgA. A imunoglobulina D é amplamente distribuídas nesses animais. Assim, os genes δ são encontrados em espécies como águias, aves limícolas, flamingos, cegonhas, pelicanos, emus e avestruzes. Eles não são observados em galinhas, patos e pombas.

### Imunoglobulina Y

A principal imunoglobulina no soro das aves é a IgY. Como as imunoglobulinas dos mamíferos, a IgY é composta por duas cadeias pesadas e duas cadeias leves (Fig. 43.12). As cadeias pesadas, chamadas cadeias upsilon (υ), geralmente são constituídas por um domínio variável e quatro domínios constantes e a molécula completa tem cerca de 180 kDa. No entanto, algumas aves têm uma isoforma truncada com apenas dois domínios constantes (com ausência do terceiro e do quarto domínios constantes). Essa isoforma tem cerca de 120 kDa. Algumas aves, como os patos e os gansos, têm a forma de tamanho total e a forma truncada de IgY. Outras, como as galinhas, possuem apenas moléculas de tamanho total.

A isoforma truncada de IgY é produzida pelo processamento (*splicing*) alternativo do mRNA da cadeia pesada. Seu nome correto é, portanto, IgY(ΔFc). Como a molécula perde a região Fc, não pode ativar o sistema complemento ou se ligar aos receptores de Fc. Sua função não foi esclarecida. Há, porém, uma tendência durante a evolução para a síntese de imunoglobulinas de baixo peso molecular. Imunoglobulinas truncadas semelhantes também foram descritas em alguns peixes e tartarugas. Evidências obtidas nos patos-reais (*Anas platyrhynchos*) sugerem que a razão entre IgY(ΔFc) e IgY afeta a eficiência da fagocitose e determina se a fagocitose dos complexos imunes ocorre no baço ou no fígado.

As duas isoformas de IgY não apresentam região de dobradiça. Por isso, essas moléculas são um tanto inflexíveis e só causam precipitação ou aglutinação em altas concentrações de sal. As moléculas tendem a mostrar diversidade um pouco restrita e

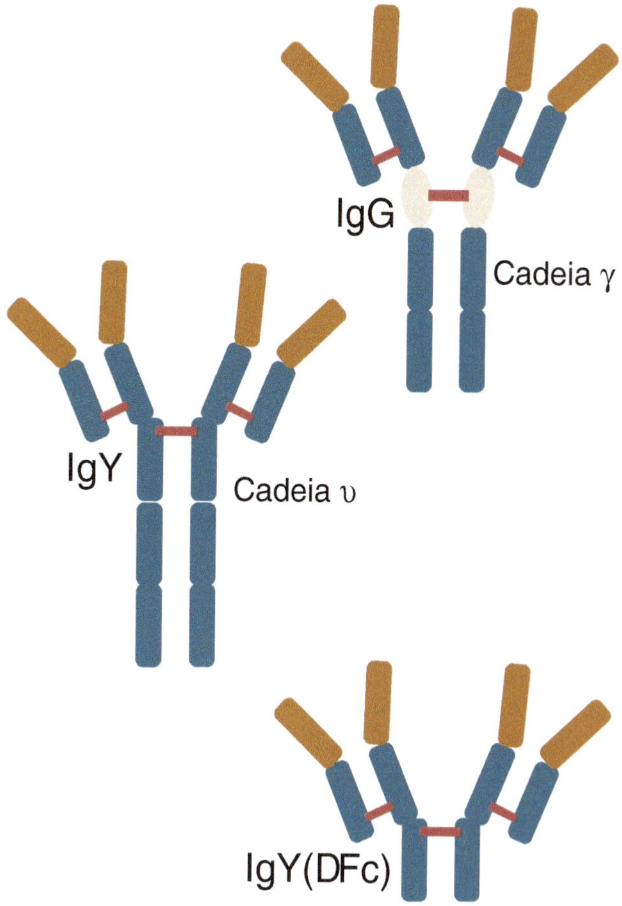


**FIG. 43.12** A estrutura da IgY e da IgY(ΔFc) em comparação à IgG dos mamíferos.

uma maturação por afinidade limitada. Estudos claramente mostram que a IgY é relacionada à IgG e à IgE dos mamíferos (Fig. 43.9). Na verdade, a IgY pode ser um precursor evolutivo dessas duas classes.

É interessante notar que as galinhas podem desenvolver anafilaxia. Os sinais da anafilaxia aguda nas galinhas e em outras aves são semelhantes aos observados em mamíferos, embora provavelmente mediados por IgY. As aves apresentam sialorreia, defecação, penas eriçadas, dispneia, convulsões, cianose, colapso e morte. É provável que o órgão-alvo principal seja o pulmão, e a morte se deve à hipotensão arterial pulmonar, dilatação cardíaca do lado direito e parada cardíaca. Os agentes farmacológicos envolvidos são a histamina, a serotonina, as quininas e os leucotrienos.

### Imunoglobulina M

Nas aves, a predominância da produção de IgM na resposta imune primária e de IgY na resposta secundária é menos acentuada que nos mamíferos. Uma IgM monomérica pode ser detectada nos ovos das galinhas e nos pintinhos de 1 dia. Acredita-se que seja derivada das secreções do oviduto da galinha.

### Imunoglobulina A

A IgA da galinha é semelhante à IgA dos mamíferos. A única diferença significativa é que a IgA da galinha tem quatro domínios C de cadeia pesada, ao passo que a IgA dos mamíferos tem apenas três. A IgA sérica das galinhas pode estar em forma dimérica (340 kDa) ou monomérica (170 kDa). A IgA intestinal está associada ao componente secretor.

### Geração da Diversidade de Anticorpos

As galinhas geram diversidade de anticorpos de uma maneira bastante diferente dos mamíferos. As galinhas têm apenas um gene *V* funcional e um gene *J* para as cadeias leves e pesadas, mas têm 16 genes *D*. Embora tenham somente um gene *V* funcional, as galinhas possuem um grande número de pseudogenes *V* que atuam como doadores de sequência. Assim, diversificam seus genes *V* por conversão gênica. Durante a recombinação dos genes *V* e *J*, bases isoladas também são adicionadas a cada gene (adição na região N) e as junções ocorrem ao acaso. As imunoglobulinas das galinhas são ainda diversificadas por hipermutação somática e junções *V-J* imprecisas.

Uma segunda diferença é o momento do processo. Nos mamíferos, o rearranjo dos genes das imunoglobulinas ocorre durante toda a vida. As galinhas, porém, rearranjam seus genes de imunoglobulinas em uma única onda entre 10 e 15 dias da embriogênese, quando há a expansão clonal dos linfócitos B na bursa de Fabricius. Nesse período de 5 dias, as aves geram todas as especificidades de anticorpos de que precisarão para o resto de suas vidas. Depois da degeneração da bursa na puberdade, as galinhas têm que produzir anticorpos a partir da diversidade de linfócitos B gerados no início da vida. No entanto, quando um linfócito B maduro de galinha é estimulado pela exposição a um antígeno, pode gerar maior diversidade da região V por meio de novas conversões gênicas. Em caso de bloqueio da conversão gênica, pode haver mutação somática. Na verdade, as espécies que fazem conversão gênica também apresentam mutação somática limitada, embora o contrário não aconteça. As galinhas podem gerar cerca de $10^6$ moléculas de imunoglobulinas diferentes. Isso é cerca de uma ordem de magnitude menor do que em camundongos.

Os linfócitos T das galinhas podem participar das reações de hipersensibilidade tardia, doença do enxerto *versus* hospedeiro e rejeição a aloenxertos. Homólogos aviários do TCR $\gamma/\underline{\delta}$ (TCR-1) e do TCR $\alpha/\beta$ (TCR-2 e TCR-3) dos mamíferos foram identificados. O TCR-2 e o TCR-3 são subgrupos dos TCRs $\alpha/\beta$ que utilizam os segmentos gênicos $V\beta$ distintos. As células TCR-2 sofrem junção *V-DJ* por deleção gênica, enquanto as células TCR-3 sofrem junção *V-DJ* por inversão cromossômica. As galinhas apresentam linfócitos Th1 e Th2. A IL-18 das galinhas, por exemplo, estimula a liberação de IFN-$\gamma$ dos linfócitos T $CD4^+$.

As galinhas também apresentam um segundo *locus* $\delta$ de TCR que difere do *locus* convencional de TCR $\alpha/\beta$ por ter genes *V* mais parecidos com os genes *V* de IgH do que com os genes *V* do TCR. Nisso, lembra o *locus* $\mu$ do TCR de marsupiais e monotremos.

As aves rejeitam os aloenxertos cutâneos em cerca de 7 a 14 dias. O exame histológico mostra infiltração maciça de linfócitos no tecido transplantado. Acredita-se que essas células sejam linfócitos T, já que a timectomia neonatal resulta em ausência de rejeição a transplantes. Os linfócitos T de galinhas colocados na membrana corioalantoica de embriões com 13 a 14 dias atacam os tecidos do pintinho. Isso provoca a formação de uma pústula na membrana e aumento de volume do baço. As células enxertadas atacam as células hematopoiéticas do receptor. Poucos dias depois da eclosão, os pintinhos se tornam resistentes a essa forma de ataque do enxerto *versus* hospedeiro.

## IMUNIDADE MATERNA

As aves recém-eclodidas emergem do ambiente estéril do ovo e, como os mamíferos, precisam de auxílio imunológico temporário. As imunoglobulinas séricas são ativamente transportadas do soro da galinha para a gema quando o ovo ainda está no ovário. (O saco vitelino possui um receptor de IgY chamado FcRY que é bem diferente dos receptores mamíferos de Fc.) Os níveis de IgY na fase fluida do saco vitelino são, portanto, iguais ou maiores do que os títulos séricos da galinha. Além disso, o ovo fertilizado adquire IgM e IgA, bem como albumina, das secreções do oviduto (Fig. 43.13). Durante seu desenvolvimento no ovo, o embrião absorve a IgY da gema, que, então, aparece em sua circulação. Ao mesmo tempo, a IgM e a IgA da albumina se difundem no fluido amniótico e são deglutidas pelo embrião. Assim, ao nascer, o pintinho apresenta IgY no soro e IgM e IgA no intestino. O pintinho recém-eclodido não absorve todos os anticorpos de seu saco vitelino até 24 horas após o nascimento. Esses anticorpos maternos impedem que a vacinação seja bem-sucedida até desaparecerem, 10 a 20 dias após a eclosão. O pintinho recém-eclodido começa a fazer sua própria IgA no 3º dia na bursa e no 7º dia no intestino e no pulmão. É interessante notar que a IgA materna persiste por pelo menos 7 dias, já que parece ser retida no muco intestinal.

## IMUNIDADE EM MONOTREMOS E MARSUPIAIS

Os mamíferos menos evoluídos, os monotremos, como o ornitorrinco (*Ornithorhynchus anatinus*) e as equidnas (*Tachyglossus aculeatus*), se separaram dos outros mamíferos há cerca de 166 milhões de anos. Esses animais possuem baço, timo e tecidos

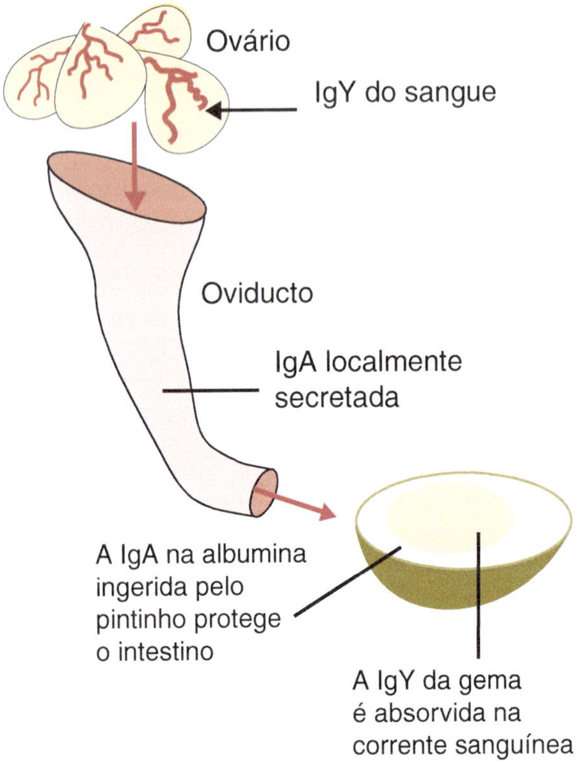


**FIG. 43.13** Transferência passiva de imunidade da galinha para o pintinho.

linfoides associados ao intestino que são tão bem desenvolvidos quanto os de marsupiais e mamíferos eutérios. Entretanto, em vez dos linfonodos típicos dos mamíferos, eles possuem estruturas compostas por diversos nódulos linfoides, cada um com um centro germinativo suspenso por seus vasos sanguíneos no lúmen de um plexo linfático. Dessa forma, cada nódulo é banhado em linfa. De modo geral, há apenas um centro germinativo por nódulo. Os monotremos expressam as típicas imunoglobulinas mamíferas. Esses animais apresentam oito isotipos de cadeias pesadas, inclusive dois isotipos de IgG, dois isotipos divergentes de IgA, um de IgD, IgE, IgM e um isotipo exclusivo denominado IgO disposto na ordem -μ–δ–o–γ2–γ1–α1–ε–α2-.

O gene *o* contém quatro domínios $C_H$ e uma dobradiça e parece ser estruturalmente intermediário entre IgY e IgG. O gene δ contém 10 domínios $C_H$ e, assim, lembra o gene δ de répteis, anfíbios e peixes. Todas as principais alterações estruturais que deram origem às classes de imunoglobulinas dos mamíferos modernos evoluíram antes da separação dos monotremos dos marsupiais e dos mamíferos placentários e, provavelmente, logo após a separação da linhagem dos répteis, há 300 milhões de anos. Os monotremos, como outros mamíferos, produzem predominantemente IgM na resposta imune primária e IgG nas respostas imunes secundárias.

Os marsupiais se separaram dos mamíferos placentários há cerca de 147 milhões de anos. O sequenciamento completo do genoma do marsupial cuíca (*Monodelphis domestica*) permitiu o exame detalhado dos genes de seu sistema imune (seu imunoma). O imunonoma da cuíca contém genes de todas as principais famílias de genes imunes. Há substancial duplicação ou conversão gênica de receptores de leucócitos, complexos de NK, imunoglobulinas, interferons do tipo I e defensinas. Os gambás (família Didelphidae), como o ornitorrinco e o wallaby (família Macropodidae), produz uma cadeia de TCR expressa no início do desenvolvimento, antes dos TCRs convencionais, e que pode conferir proteção durante os primeiros dias de vida, antes que o sistema imune esteja funcional. Essa cadeia de receptor é denominada TCRμ (μ ou M de marsupial). Suas regiões C são relacionadas ao TCRδ, enquanto suas regiões V são relacionadas às regiões V da imunoglobulina. As regiões V do TCRμ são construídas por genes *V*, *D* e *J*, alguns dos quais foram recombinados, como nos mamíferos eutérios, enquanto outros foram previamente unidos no DNA da linhagem germinativa.

Os marsupiais produzem imunoglobulinas de uma maneira semelhante aos mamíferos eutérios. Esses animais possuem quatro isotipos de imunoglobulinas: IgM, IgG, IgE e IgA, mas não IgD. O gambá (*Didelphis*) lembra os vertebrados mais primitivos, já que responde bem aos antígenos particulados, como bactérias, mas pouco aos antígenos solúveis.

Os receptores poli-Ig e do tipo FcR e a cadeia comum FcRγ apareceram pela primeira vez nos peixes ósseos. Os receptores de Fc da IgM surgiram nos monotremos, e os receptores de IgA existem apenas em mamíferos placentários. Da mesma maneira, os receptores de IgG e IgE são encontrados apenas em marsupiais e mamíferos placentários.

Coletivamente, os mamíferos possuem um número muito grande de genes *VH*. Ao analisar as sequências de suas regiões estruturais conservadas, é possível demonstrar que se agrupam em três "clãs" principais (I, II e III). Estudos comparativos mostraram que esses três clãs provavelmente existem há mais de 400 milhões de anos. Os genes *VH* dos peixes são mais parecidos com o clã III dos mamíferos, embora esses animais também possuam dois outros clãs não encontrados em mamíferos. Os genes *VH* de aves (galinhas), monotremos, marsupiais e alguns eutérios (coelhos e suínos) também pertencem ao clã III. Isso sugere que o clã III é o mais antigo dos clãs mamíferos. No entanto, bovinos e ovinos também expressam apenas uma única família de genes *VH*, que pertence ao clã II. Seres humanos e camundongos possuem genes *VH* pertencentes às três famílias.

Os marsupiais, como os eutérios, se desenvolvem no útero e têm placenta. Sua prenhez é curta e a placenta é bem menos invasiva. Durante a maior parte de seu desenvolvimento, os embriões são protegidos por uma camada proteica secretada pela mãe, chamada "*shell coat*". Por isso, a invasão placentária do endométrio materno não ocorre até o final da gestação. Como nos eutérios, a placenta marsupial expressa antígenos não clássicos de MHC de classe I. Os marsupiais têm filhotes relativamente imaturos que migram de imediato para a bolsa da mãe, onde completam seu processo de desenvolvimento. Os marsupiais neonatos não apresentam sistema imune funcional, mas são expostos a uma gama diversa de microrganismos durante seu desenvolvimento na bolsa. A proteção dos filhotes é feita pela imunidade passiva por meio do leite, da transferência pré-natal de imunoglobulinas, da presença de compostos antimicrobianos secretados na bolsa e da limpeza repetida pelas lambeduras maternas. Os marsupiais jovens também apresentam muitas defesas inatas, em especial peptídeos antimicrobianos.

## FILOGENIA DOS MAMÍFEROS

Há três subclasses de mamíferos: Prototheria, composta por monotremos ou mamíferos ovíparos, como os ornitorrincos e as equidnas; Metatheria, composta por marsupiais ou mamíferos com bolsa abdominal, como os gambás e os cangurus; e Eutheria, ou mamíferos placentários. Os marsupiais e os eutérios são parentes bem próximos.

Este livro discutiu a imunidade de um pequeno grupo de mamíferos domésticos da classe Eutheria. Esses animais foram escolhidos não como representantes da diversidade mamífera, mas pelas características comportamentais que levaram à domesticação ou pela facilidade de sua manutenção em cativeiro. Ao examinarmos seu local na filogenia mamífera, é possível perceber que, em sua maioria, as espécies domésticas são relativamente próximas (Fig. 43.14). Até mesmo os animais de companhia, como cães e gatos, são mais próximos das espécies de criação do que dos primatas. Da mesma forma, os animais de laboratório tendem a ser agrupados em um grupo separado. Assim, a existência de diferenças significativas entre os sistemas imunes das espécies de interesse veterinário não é surpreendente. Também está claro que, para entender o significado dessas diferenças e como evoluíram, devemos examinar os sistemas imunes de outros mamíferos. A filogenia demonstra por que há diferenças significativas até mesmo entre os sistemas imunes dos principais herbívoros domésticos (Fig. 43.15).

## FEBRE

As respostas imunes inatas e adaptativas são estimuladas pelo aumento das temperaturas corpóreas (Capítulo 7). Por outro lado, as baixas temperaturas dos ectotérmicos podem ser

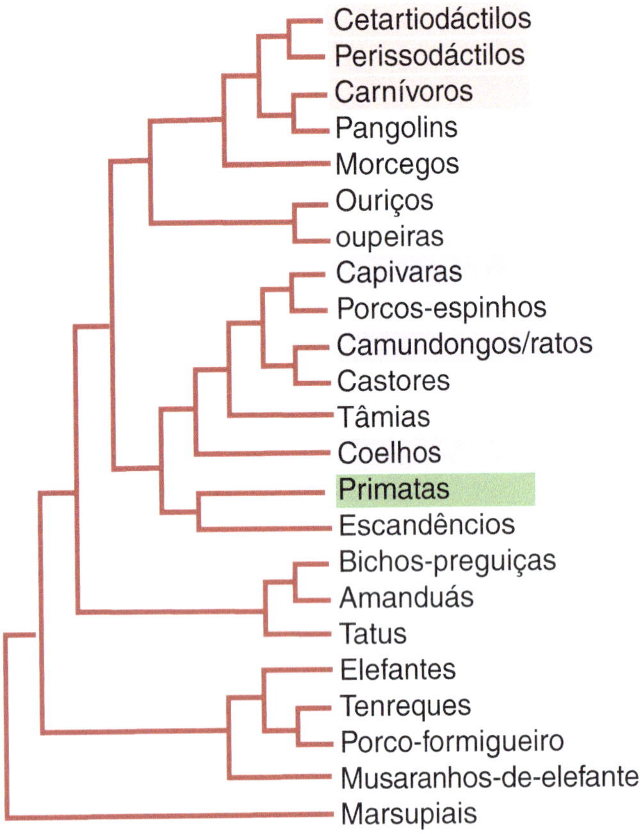


**FIG. 43.14** A filogenia mamífera atualmente aceita e baseada em análises de sequências gênicas. Observe que nenhuma das espécies animais domésticas pode ser considerada representativa dos mamíferos como um todo.

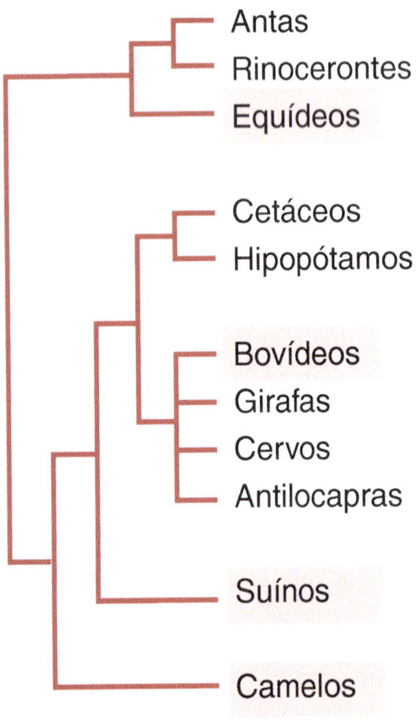


**FIG. 43.15** A filogenia molecular dos herbívoros domésticos. Ainda há muitos hiatos em nosso conhecimento da imunologia dessas espécies.

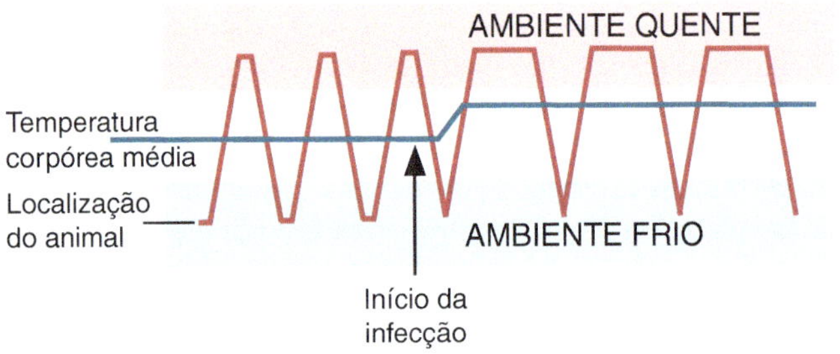


**FIG. 43.16** A febre pode ser induzida em ectotérmicos por meio de modificações comportamentais. O simples fato de passar mais tempo em um ambiente quente eleva a temperatura média do corpo. Essa resposta comportamental ocorre em resposta à infecção microbiana.

significativamente imunossupressoras. Nos peixes aclimatizados em baixas temperaturas, o período *lag* após a vacinação pode ser longo ou mesmo pode haver ausência completa de resposta anticórpica detectável. Apenas algumas fases da resposta anticórpica são dependentes de temperatura. As respostas imunes secundárias, por exemplo, podem ser desencadeadas em baixas temperaturas desde que a imunização primária tenha ocorrido em temperatura alta. Nos peixes, as células que são sensíveis às baixas temperaturas são os linfócitos T auxiliares, devido à perda da fluidez da membrana da célula e da reatividade às interleucinas. A aclimatização a baixas temperaturas também pode ocorrer. Os peixes-dourados (*Carassius auratus*) aclimatizados em temperaturas baixas, por exemplo, podem sintetizar números de células produtoras de anticorpos semelhantes aos indivíduos que permanecem em temperaturas maiores. A natureza do antígeno também é crucial, já que determinados mitógenos dependentes de linfócitos T são ineficazes em baixas temperaturas, o que novamente sugere que a célula-alvo é um linfócito T auxiliar.

Embora os endotérmicos, como os mamíferos, apresentem febre caso infectados, os ectotérmicos não conseguem alterar sua temperatura corpórea por mecanismos fisiológicos. Assim, não apresentam febre se mantidos em ambiente de temperatura constante. Entretanto, se forem mantidos em um ambiente com áreas frias e quentes, circulam entre essas áreas e mantêm sua temperatura corpórea dentro de limites bem definidos. Iguanas (*Dipsosaurus dorsalis*) normais, por exemplo, mantêm sua temperatura entre 37° C e 41° C. Iguanas infectadas pela bactéria *Aeromonas hydrophila*, porém, modificam seu comportamento e passam mais tempo no ambiente quente (Fig. 43.16). Dessa maneira, sua temperatura corpórea varia entre 40 C° e 43° C. Depois da cura da infecção bacteriana, as iguanas retomam seu comportamento normal. Assim, as iguanas induzem febre graças ao seu comportamento. Um comportamento semelhante de febre é observado em peixes-dourados e paulistinhas mantidos em dois tanques interconectados com temperaturas diferentes. Em resposta a uma infecção microbiana, o peixe escolhe permanecer mais tempo na água quente, aumentando sua temperatura corpórea. Os benefícios desse comportamento são óbvios, porque, como já discutido, o sistema imune é muito mais eficiente em temperaturas maiores. Muitos insetos também respondem a infecções bacterianas ou fúngicas com o desenvolvimento de febre comportamental. Isto é, esses animais elevam sua temperatura corpórea média ao passarem mais tempo em um ambiente mais quente. É interessante notar, porém, que nem todos os patógenos de insetos podem estimular tal resposta e que nem todos os insetos respondem da mesma maneira. Por exemplo, a bactéria *Serratia marcescens* pode induzir febre no gafanhoto do deserto, mas não no grilo doméstico. Até as plantas fazem isso! A temperatura das folhas do feijoeiro aumenta até 2° C em resposta à infecção fúngica.

Alguns mamíferos hibernam, sobretudo ursos, morcegos e alguns roedores. No verão anterior, sua microbiota intestinal é altamente eficiente e, assim, promove a adiposidade. Dessa maneira, os ursos estão obesos ao entrarem em hibernação. Durante a hibernação, os períodos de depressão metabólica, conhecidos como torpor, são intercalados com a atividade transiente, o despertar. No torpor, a temperatura corpórea pode cair a menos de 10° C. Isso afeta o sistema imune inato e o sistema imune adaptativo. O torpor reduz drasticamente o número de leucócitos no sangue, os níveis de componentes do sistema complemento, a fagocitose, a produção de TNF-$\alpha$ e IFN-$\gamma$, a proliferação de linfócitos T e a síntese de anticorpos. Morcegos resfriados a 8° C, por exemplo, não produzem anticorpos, mas o reaquecimento permite a recuperação da síntese dessas moléculas. Essa interrupção da resposta anticórpica nos morcegos em hibernação permite que esses animais sejam portadores persistentes de viroses como a raiva e aumenta o risco de infecção, como demonstrado pelo desenvolvimento da síndrome do focinho branco, uma infecção fúngica observada durante esse período (Quadro 7.2).

# Lista Anotada de Moléculas CD Selecionadas

*Nota*: Das 371 moléculas CD de superfície celular atualmente divulgadas, muitas não possuem função conhecida nem desempenham papel significativo na imunidade. A maioria delas são glicoproteínas. Esta lista resume as características cruciais das mais importantes.

**CD1** Família de moléculas semelhantes ao MHC de classe Id e que são moléculas apresentadoras de antígenos para moléculas lipídicas e glicolipídicas. Encontradas em timócitos, macrófagos, células dendríticas, células NKT e algumas células B.

**CD2** Também chamada LFA-2, é uma molécula de adesão celular cujos ligantes são CD58 (não roedores) e CD48 (somente em roedores). É encontrada em células T e algumas células B.

**CD3** Designação coletiva para as moléculas de transdução de sinal do TCR. São encontradas apenas em células T.

**CD4** Receptor para moléculas de MHC classe II que desempenha papel essencial no reconhecimento, pelas células T auxiliares, de antígenos processados. É expresso em células T auxiliares, timócitos e monócitos.

**CD5** Receptor para CD72. É encontrado em células T e em uma subpopulação de células B (células B-1a) na maioria das espécies, entre elas camundongos e humanos, mas não nas células B de ratos e cães.

**CD8** Esta glicoproteína dimérica é um receptor para moléculas de MHC classe I e desempenha papel crucial no reconhecimento de antígenos endógenos. É expressa em células T citotóxicas.

**CD9** Glicoproteína expressa em plaquetas, células B imaturas, eosinófilos, basófilos e células T ativadas.

**CD10** Endopeptidase expressa em precursores de células T e B.

**CD11** Também chamada de LFA-1, esta é a cadeia α de integrinas encontradas em leucócitos. Três formas são conhecidas: 11a, 11b e 11c. Elas ligam os leucócitos ao endotélio vascular.

**CD14** Este é o receptor para a proteína ligante de lipopolissacarídeo e, assim, regula as atividades biológicas dessa molécula. É encontrada em macrófagos e granulócitos.

**CD15** Carboidrato complexo chamado Lewis-X. A forma sialilada, sialil Lewis$^x$, é expressa por células NK. Seu ligante é a selectina CD62. É encontrada em muitas células, especialmente granulócitos.

**CD16** Também chamada de FcγRIII, esta é um receptor de baixa afinidade para IgG e para CD4. É encontrada em células NK, granulócitos e macrófagos.

**CD18** Esta é a cadeia β1 de integrina, encontrada em todos leucócitos. Ela se associa a várias formas de CD11. Uma mutação no gene *CD18* é responsável pela deficiência na aderência de leucócitos em bezerros.

**CD19** Proteína que se associa ao CD21 e desempenha um papel importante na regulação da resposta da célula B ao antígeno. É expressa em células B e seus precursores, mas não em plasmócitos. Também é expressa por células dendríticas.

**CD21** Receptor de complemento também chamado de CR2. Seus vários ligantes incluem CD23 e C3d. Regula as respostas da célula B em associação com o CD19. O CD21 é encontrado em células B, algumas células T e células dendríticas.

**CD22** Também chamado de siglec-2; é um receptor inibitório da célula B e receptor para IgM solúvel.

**CD23** Receptor para IgE, também chamado de FcεRII. Em sua forma solúvel regula a produção de IgE. Também regula as respostas da célula B após ligação do CD21. É encontrado principalmente em células B maduras.

**CD25** É a cadeia α do receptor de IL-2. O CD25 se associa com a cadeia IL-2Rβ (CD122). É expresso em células T ativadas, células B e monócitos. A expressão de CD25 é típica de células T regulatórias.

**CD27** Membro da família de receptores do fator de necrose tumoral e ligante do CD70. É homólogo ao SWC2.

**CD28** Ligante do CD80 e do CD86, desempenha papel crucial na coestimulação da célula T. É expresso por células B ativadas e outras células apresentadoras de antígeno. Transmite sinal estimulatório às células T, ao contrário do CD152, que transmite sinal supressor.

**CD29** Integrina β1 expressa em leucócitos e plaquetas. Em conjunto com a cadeia α (uma das formas de CD49), liga essas células às proteínas da matriz extracelular.

**CD31** Medeia a adesão entre células que expressam CD31 (por exemplo, leucócitos às células endoteliais) de maneira homofílica (o CD31 se liga ao CD31 na célula oposta). Regula a fagocitose de células que estão morrendo ou já mortas.

**CD32** Receptor de média afinidade para IgG também chamado de FcγRII. Diferentes formas são expressas em macrófagos, granulócitos e células B.

**CD33** Siglec-3, uma lectina expressa em células-tronco hematopoiéticas imaturas.

**CD34** Também chamada de sialomucina, esta glicoproteína é um ligante para algumas integrinas. É expressa por células endoteliais e algumas células dendríticas.

**CD35** Este é o receptor para os componentes de complemento C3b e C4b, então também é chamado de CR1. É expresso por granulócitos, monócitos, células B, células NK e eritrócitos de primatas.

**CD36** Receptor de reconhecimento de padrão que se liga a vários ligantes, especialmente lipídios. O CD36 das células T γ/δ intestinais liga ácidos lipoteicoicos e ajuda a iniciar as respostas inatas. É encontrado em muitos tipos diferentes de células.

**CD40** Membro da superfamília de receptores do tumor de necrose tumoral. Sua ligação ao ligante CD40L (CD154) em células T auxiliares ativadas é essencial para a produção de anticorpos e troca de classe (isotipo). É expresso por todas as células apresentadoras de antígeno.

**CD41** Cadeia α de integrina expressa em plaquetas e macrófagos. Associa-se com a cadeia β (CD61) e então ao fibrinogênio.

**CD43** Também chamada de sialoforina ou leucosialina, esta glicoproteína serve como molécula antiadesiva em leucócitos. É expressa em células T e também em granulócitos, macrófagos, células NK, plaquetas e células B ativadas.

**CD44** Receptor para ácido hialurônico que medeia a ligação das células às vênulas de endotélio alto. É expresso em grande quantidade por células T e B, monócitos, granulócitos e muitas outras células.

**CD45** Família de tirosinas fosfatases, algumas das quais requerem sinalização através do TCR. Diversas isoformas de CD45 são geradas por *splicing* alternativo de três exons. São encontradas em todas as células de origem hematopoiética com exceção das hemácias.

**CD46** Também chamado de proteína cofatora de membrana. O CD46 é receptor para C3b e C4b. Uma vez ligados, esses componentes de complemento são destruídos pelo fator I. É expresso em células T, células B, monócitos, granulócitos, células NK, plaquetas, fibroblastos, células endoteliais e células epiteliais, mas não em hemácias.

**CD48** Glicoproteína ancorada por GPI que é ligante para CD2 e CD247 em roedores. É expressa por todos os linfócitos do sangue.

**CD49** Família de cadeias α de integrina associadas com a cadeia β do CD29. São expressas em várias formas nos leucócitos, plaquetas e células epiteliais. Seus ligantes são proteínas de matriz extracelular.

**CD51** Cadeia α de integrina encontrada em plaquetas e células endoteliais. Sua cadeia β é o CD61 e seu ligante é a vitronectina.

**CD52** Homólogo da SWC1. Acredita-se ser uma proteína antiadesão.

**CD54** Também chamada de ICAM-1, esta glicoproteína é a ligante para integrinas CD11a/CD18 e CD11b/CD18. É expressa em uma ampla variedade de células, com grande ênfase nas células de endotélio vascular.

**CD55** Também chamada de fator de aceleração do decaimento, esta glicoproteína bloqueia a C3 convertase e acelera sua desmontagem. Portanto, ela protege células normais de ataques pelo complemento. É amplamente distribuída em vários tipos celulares.

**CD56** Molécula de adesão expressa em células NK e células do sistema nervoso.

**CD58** Também chamada de LFA-3, esta glicoproteína é encontrada na maioria das células e é o ligante para CD2.

**CD59** Glicoproteína também chamada de protectina, atua como inibidora da via terminal do complemento ao ligar-se ao C8 e C9 e bloquear a montagem do complexo terminal do complemento. É expressa em leucócitos, endotélio vascular e células epiteliais.

**CD61** Integrina β3 que se associa ao CD41 para ligar proteínas de matriz extracelular. É expressa em plaquetas e macrófagos.

**CD62** Selectina (S-lectina) que se liga a estruturas de carboidratos, tais como o CD15s (sialil Lewis[x]) em neutrófilos. CD62E é a E-selectina, CD62L é a L-selectina e CD62P é a P-selectina. São expressas em plaquetas, linfócitos e células endoteliais.

**CD64** Também chamado de FcγRI, este receptor de IgG de alta afinidade desempenha papel crucial na ADCC (citotoxicidade celular dependente de anticorpo). É expresso em monócitos e granulócitos estimulados por interferon-γ.

**CD66e** Também chamada de antígeno carcinoembrionário, esta glicoproteína é expressa em grandes quantidades em células intestinais malignas. Sua detecção é, portanto, diagnóstica de tumores malignos intestinais em humanos.

**CD71** Receptor de transferrina expresso em leucócitos ativados. É necessário em células em divisão para obtenção de ferro. Pode atuar como receptor seletivo de IgA.

**CD72** Encontrado em células B (mas não em plasmócitos), o CD72 é o ligante do CD5. Pode participar em via alternativa de ativação da célula B e célula T.

**CD74** Também chamada de cadeia γ ou invariante, esta proteína se associa com moléculas de MHC classe II intracelulares. Encontrada em todas as células positivas para MHC classe II. Acredita-se que previne a ligação prematura de peptídeos endógenos ao MHC de classe II.

**CD79** CD79a é um nome alternativo para o peptídeo transdutor de sinal do BCR, o Ig-α, e CD79b é o nome alternativo para Ig-β.

**CD80** Também chamado de B7-1, este é o receptor de alta afinidade para CD28 e CD152 (CTLA-4). A interação do CD80 com seus ligantes é crucial para a comunicação da célula T com as células apresentadoras de antígenos.

**CD81** Também chamada de TAPA-1, é uma proteína amplamente expressa que regula as respostas da célula B e da célula T. Nas células B, ela forma um complexo com CD19 e CD21, e está envolvida com a coestimulação de células T.

**CD83** Membro da superfamília das imunoglobulinas usado como marcador de células dendríticas maduras. Sua função é desconhecida.

**CD85** Família de receptores de leucócitos semelhantes a Ig (LIRs) que atuam como receptores de moléculas de MHC classe I. São expressos em macrófagos, células dendríticas e células B.

**CD86** Relacionado com o CD80 e também chamado de B7-2, este receptor coestimulatório é expresso em macrófagos apresentadores de antígenos, células B ativadas e células dendríticas. Seus ligantes são o CD28 e o CD152 (CTLA-4).

**CD88** O receptor de C5a encontrado em granulócitos, macrófagos e mastócitos.

**CD89** Este receptor de IgA (FcαRI) é expresso em granulócitos, monócitos e algumas subpopulações de células T e B.

**CD90** Também conhecida como Thy-1, esta glicoproteína é expressa em timócitos e células T de algumas espécies. Também é expressa em algumas células cerebrais.

**CD91** Receptor de proteínas de choque térmico (*heat-shock*). Esta proteína, expressa em macrófagos e células dendríticas, é importante no processamento intracelular dessas moléculas.

**CD93** Receptor de C1q. Encontrado em monócitos e neutrófilos, mas não em linfócitos. Modula a fagocitose de células apoptóticas.

**CD94** Receptor de célula NK que se associa ao NKG2D e liga moléculas de MHC classe I nas células-alvo.

**CD95** Também conhecido como Fas, este é o receptor do CD 95-ligante (FasL ou CD178) e componente de sinalização importante para a via de morte celular. É encontrado em células mieloides e células T e desempenha papel importante na seleção negativa de células T autorreativas.

**CD102** Também chamada de ICAM-2, esta glicoproteína é expressa em células de endotélio vascular, linfócitos em repouso e monócitos, mas não em neutrófilos. É o ligante da integrina CD11a/CD18.

**CD105** Receptor de TGF-β expresso em células endoteliais.

**CD106** Também chamada de VCAM-1, esta glicoproteína é expressa em células endoteliais. É o ligante para CD49d/CD29 (VLA-4).

**CD115** Receptor de M-CSF expresso em macrófagos e seus precursores.

**CD116** Cadeia α do receptor de GM-CSF. É encontrado em granulócitos, monócitos e eosinófilos. Compartilha a cadeia comum β com IL-3R e IL-5R.

**CD117** Também chamado de c-kit, este é o receptor para o fator de célula-tronco. É uma tirosina quinase da superfamília das imunoglobulinas encontrada em células-tronco hematopoiéticas.

**CD119** Receptor de IFN-γ encontrado em células B, macrófagos e monócitos, fibroblastos e células endoteliais.

**CD120** Existem dois receptores de TNF (TNFR-I [CD120a] e TNFR-II [CD120b]). O TNFR-I é encontrado em altos níveis nas células epiteliais, enquanto o TNFR-II é mais expresso em células mieloides.

**CD121** Existem dois receptores de IL-1: IL-1RI e IL-1RII, expressos em timócitos, fibroblastos, queratinócitos e células endoteliais (receptor tipo I), e macrófagos e células B (receptor tipo II).

**CD122** Cadeia β do receptor de IL-2, expresso em células T, células B ativadas, células NK e monócitos.

**CD123** Cadeia α do receptor de IL-3.

**CD124** Receptor de IL-4 expresso em células T e B, fibroblastos, células endoteliais e células-tronco.

**CD125** Cadeia α do receptor de IL-5.

**CD126** Cadeia α do receptor de IL-6 expresso em células B, plasmócitos, células epiteliais e hepatócitos.

**CD127** Receptor de IL-7 expresso em células-tronco, células T e monócitos.

**CD128** Receptor de IL-8 expresso em leucócitos e queratinócitos. Também chamado de CXCR1 e CXCR2.

**CD130** Cadeia β do receptor de IL-6 (junto com CD126) e IL-11. Encontrado principalmente em células B, mas expresso em baixos níveis na maioria dos leucócitos, células epiteliais, hepatócitos e fibroblastos.

**CD131** Cadeia comum β do receptor de IL-3 (junto com CD123), IL-5 (junto com CD125) e GM-CSF (junto com CD123).

**CD132** Cadeia comum γ do receptor de IL-2 (junto com CD25 e CD122), IL-4 (junto com CD124), IL-7 (junto com CD127), IL-9 (junto com CD129) e IL-15.

**CD134** Membro da família do receptor de TNF que serve como receptor para o vírus da imunodeficiência felina.

**CD140** Receptor do fator de crescimento derivado de plaquetas (PDGF).

**CD150** Também chamado de SLAM (molécula sinalizadora ativadora de linfócitos). É o receptor do vírus da cinomose canina.

**CD152** Também conhecido como CTLA-4, é o ligante do CD80 e CD86 e supressor da ativação de células T. É expresso em células apresentadoras de antígeno.

**CD154** Membro da família TNF. Como serve de ligante para o CD40, também é chamado de CD40L. Encontrado em células Th ativadas, desempenha papel crucial na ativação da célula T ao fazer ligação cruzada com o CD40 presente nas células apresentadoras de antígeno.

**CD158** Família KIR: receptores de MHC classe I expressos em células NK. Desempenham papel essencial na ativação da célula NK em primatas e ruminantes.

**CD159** Membro da família NKG2 que serve como receptores inibitórios em células NK.

**CD166** Molécula de adesão de leucócito que atua como receptor de IL-6.

**CD169** Siglec-1 ou sialoadesina, uma molécula de adesão de macrófagos semelhante à lectina.

**CD172a** Proteína reguladora de sinal, expressa em monócitos e em uma subpopulação de células dendríticas.

**CD178** Também chamada de CD95-L (Fas-ligante). Membro da superfamília do fator de necrose tumoral, é uma molécula crucial para a indução da morte celular por apoptose.

**CD181-CD185** Receptores das quimiocinas CXCR1-CXCR5. O CD184 é correceptor para o vírus da imunodeficiência felina.

**CD191-CD199** Receptores das quimiocinas CCR1-CCR9.

**CD206** Receptor ligante de manose encontrado em macrófagos maduros e células dendríticas imaturas.

**CD209** Também chamado de DC-SIGN, é encontrado em uma subpopulação de células dendríticas. Esta molécula permite a ligação transiente entre células T e células dendríticas. É uma lectina do tipo C cujo ligante é o ICAM-3 (CD50).

**CD210** Cadeia α do receptor da IL-10.

**CD212** Cadeia β do receptor de IL-12.

**CD213** Cadeia α do receptor da IL-13 (e membro do complexo receptor da IL-4).

**CD215** Cadeia α do receptor da IL-15.

**CD217** Receptor da IL-17.

**CD218a e b** Cadeias α e β do receptor da IL-18.

**CD230** É a proteína príon (PrP). Uma grande proteína de membrana encontrada em neurônios. A forma anormal desta proteína, PrPsc, é o agente transmissível causador das encefalopatias espongiformes.

**CD233** Proteína de membrana de eritrócitos que funciona como trocador de ânions (cloreto e bicarbonato). Também chamada de proteína banda 3. Desempenha papel importante na remoção de células envelhecidas.

**CD240** Moléculas de grupo sanguíneo Rhesus encontradas em humanos e alguns primatas.

**CD247** É a cadeia zeta (ζ) do receptor da célula T.

**CD256** Também chamada de APRIL, é uma citocina estimuladora de célula B produzida por macrófagos e células dendríticas.

**CD257** Também chamada de BAFF, é uma citocina estimuladora de célula B produzida por células B, macrófagos e células dendríticas. É ativa na forma ligada à célula ou como fragmento solúvel.

**CD281-CD290** São as designações CD dos receptores do tipo *toll*, do TLR1 até o TLR10.

**CD295** Receptor de leptina.

**CD314** Também chamado de NKG2D, é o receptor para proteínas de estresse celular MIC-A e MIC-B nas células NK.

**CD327-CD329** São o siglec-6, siglec-7 e siglec-9.

**CD335** Também chamado de NKp46. É um membro da família KIR e molécula importante expressa por células NK.

**CD360** Receptor da IL-21.

**CD369** É a Dectina-1, uma lectina tipo C importante para a imunidade antifúngica.

# Algumas Citocinas Selecionadas

**Adiponectina** Glicoproteína secretada exclusivamente por adipócitos. Possui atividades anti-inflamatórias, uma vez que inibe o desenvolvimento de macrófagos e a produção de TNF-α. A adiponectina regula o metabolismo de glicose e de lipídios (Capítulo 40).

**APRIL** (Ligante indutor de proliferação, do inglês *A proliferation-inducing ligand*) Membro da superfamília TNF produzido por monócitos, células dendríticas, células T e enterócitos. Estimula a proliferação da célula B e inibe sua apoptose (Capítulo 15).

**BAFF** (Fator ativador de célula B, do inglês *B cell activating factor*) Membro da superfamília TNF produzido por células T, macrófagos, células dendríticas e neutrófilos. É expresso na superfície da célula produtora, mas pode ser clivado para atuar como uma citocina solúvel. Assim como APRIL, é um fator de sobrevivência essencial às células B (Capítulo 15).

**Eotaxinas** Família de quimiocinas CC que atraem seletivamente eosinófilos e mobilizam essas células a partir da medula óssea (Capítulo 29).

**Fator estimulador de colônia de granulócito (G-CSF)** É um fator de crescimento produzido por macrófagos, células endoteliais e fibroblastos. Ele regula a maturação dos progenitores de granulócito em neutrófilos maduros. O termo "fator estimulador de colônia" se refere à sua habilidade de promover o crescimento de células-tronco da medula óssea como "colônias" em cultura (Capítulo 5).

**Fator estimulador de colônia de granulócito-macrófago** (GM-CSF) Produzido por células T, macrófagos, fibroblastos e células endoteliais. É o principal regulador de células-tronco que darão origem a granulócitos e macrófagos. Induz a diferenciação de M1, fagocitose, produção de superóxido e ADCC por neutrófilos (Capítulo 18).

**Proteína de alta mobilidade *box 1*** (HMGB1) Proteína ligante de cromatina que é ativamente secretada por células inflamatórias tais como macrófagos ou vaza de células necróticas. A HMGB-1 atua através dos TLRs para promover a liberação de citocinas pelos macrófagos, aumentando a inflamação. Possui atividade bactericida e é potente indutor de febre (Capítulo 7).

**Interferon-α** Família de proteínas com pelo menos 23 isoformas diferentes. São produzidas em grandes quantidades por células dendríticas plasmocíticas e em menor quantidade por linfócitos, monócitos e macrófagos. Ativam células NK e estimulam a diferenciação de monócitos em células dendríticas, assim como a maturação e atividade de células dendríticas. Os IFN-α também modulam certas respostas de células T γ/δ. Eles também desempenham potentes atividades antivirais (Capítulo 27).

**Interferon-β** Produzido pela maioria das células nucleadas. É codificado por um único gene na maioria dos mamíferos. É produzido em resposta a infecções virais e possui propriedades semelhantes ao IFN-α (Capítulo 27).

**Interferon-γ** Único interferon do tipo II, é uma glicoproteína produzida principalmente por células $CD4^+$ Th1, por algumas células T $CD8^+$ e por células NK. O IFN-γ age em células B, células T, células NK e macrófagos, e é o mediador principal das respostas imunes mediadas por células (Capítulo 14).

**Interferon-λ** Nome coletivo para IL-28A, IL-28B e IL-29. Todas são relacionadas distantes da IL-10. Elas usam um sistema receptor distinto para ativar defesas antivirais (Capítulo 27).

**Interleucina-1** Família de citocinas pró-inflamatórias produzidas por macrófagos, células, T células dendríticas, células B, células NK, endotélio vascular, fibroblastos e queratinócitos. As duas formas mais importantes de IL-1 (α e β) agem nas células Th2, células B, células NK, neutrófilos, eosinófilos, células dendríticas, fibroblastos, células endoteliais e hepatócitos (Capítulo 3).

**Interleucina-2** Glicoproteína imunorregulatória produzida por células Th1 e NK. Seus alvos são: células T, células B e células NK. A IL-2 ativa as células T auxiliares e citotóxicas e as células NK. A IL-2 estimula a proliferação e citotoxicidade da célula T (Capítulo 14).

**Interleucina-3** Produzida por células ativadas: células T, células NK, eosinófilos e mastócitos. Ela estimula o crescimento e maturação de células-tronco da medula óssea em eosinófilos, neutrófilos e monócitos (Capítulo 29).

**Interleucina-4** Produzida por células ativadas: células Th2, mastócitos e basófilos. Regula as atividades das células B, células T, macrófagos, células endoteliais, fibroblastos e mastócitos. A IL-4 estimula o crescimento e diferenciação de células B e promove respostas imunes do tipo 2 (Capítulo 14).

**Interleucina-5** Fator de crescimento produzido por células Th2, mastócitos e eosinófilos. Em humanos, promove a produção de eosinófilos (Capítulo 29).

**Interleucina-6** Produzida por células ativadas: macrófagos, células T e B, mastócitos, endotélio vascular, fibroblastos, queratinócitos e células mesangiais. Age em células T, células B, hepatócitos e células estromais de medula óssea e do cérebro, onde induz a febre (Capítulo 7).

**Interleucina-7** Fator de crescimento produzido por células estromais de medula óssea e de timo. Gera células-tronco linfoides. Seu papel mais importante, no entanto, é controlar a função do linfócito T e B ao regular a recombinação *V(D) J* nas duas células.

**Interleucina-8** É uma quimiocina pró-inflamatória (CXCL8). Como outras quimiocinas, é uma proteína relativamente pequena (8,4 kDa) produzida por macrófagos e células endoteliais. A IL-8 atrai e ativa neutrófilos (Capítulo 3).

**Interleucina-9** Fator de crescimento produzido por células Th2 ativadas por IL-2. Ela promove o crescimento de células T auxiliares e mastócitos. Também potencializa os efeitos da IL-4 sobre a produção de IgE.

**Interleucina-10** Citocina imunossupressora e anti-inflamatória. Inibe as atividades da célula T, célula NK e macrófago. A IL-10 é produzida principalmente por células T, sobretudo células Treg, mas também por macrófagos M2, células NK e algumas células dendríticas. Seus alvos são células Th1, células B, macrófagos, células NK e mastócitos (Capítulo 20).

**Interleucina-11** Fator de crescimento produzido por células estromais de medula óssea, células epiteliais e fibroblastos. Em associação com a IL-6, estimula o crescimento da célula B.

**Interleucina-12** Citocina imunorregulatória que consiste em duas subunidades ligadas por ponte disulfeto (p35 e p40). É produzida por monócitos, macrófagos, células dendríticas, células B e queratinócitos. A IL-12 age sobre células Th1 e células NK, estimulando a produção de IFN-γ, assim como promove as atividades da célula cDC2 (Capítulo 14).

**Interleucina-13** Citocina imunorregulatória produzida por células ativadas: células Th2, células T citotóxicas, células NK, mastócitos e células dendríticas. Possui atividades biológicas semelhantes às da IL-4 porque atua através de receptor (CD213) que compartilha a cadeia comum α com o IL-4R (Capítulo 14).

**Interleucina-14** Produzida por células T. É um fator de crescimento para a célula B que inibe a secreção de imunoglobulina e expande seletivamente algumas subpopulações de células B.

**Interleucina-15** Produzida por células ativadas: macrófagos, células dendríticas, células endoteliais e fibroblastos. Compartilha muitas atividades biológicas com IL-2. A IL-15 é um fator de crescimento para a célula T, célula B e célula NK. A IL-15 é essencial para a sobrevivência prolongada de células T de memória (Capítulo 14).

**Interleucina-16** Produzida por células T $CD8^+$, eosinófilos, células dendríticas e mastócitos. Seu receptor é o CD4, através do qual a IL-16 regula o recrutamento e ativação da célula T $CD4^+$.

**Interleucina-17** Família de ao menos seis proteínas (IL17A-F) produzidas por células auxiliares Th17 e células imunes inatas. A IL-17 estimula macrófagos e células endoteliais a secretar citocinas pró-inflamatórias e quimiocinas, resultando no recrutamento e ativação de neutrófilos. Membros da família IL-17 desempenham papel importante no desenvolvimento da inflamação aguda, das doenças autoimunes e do câncer (Capítulo 20).

**Interleucina-18** Membro da família da IL-1 produzido por macrófagos e monócitos. A IL-18 ativa células TH1, promovendo a produção de IFN-γ, TNF-α, IL-1, CD95L e várias quimiocinas. Isso causa um *feedback* positivo, onde a IL-18 e o IFN-γ retroalimentam as atividades um do outro (Capítulo 3).

**Interleucina-19** Membro da família da IL-10 produzido por células B e monócitos ativados. É uma citocina pró-inflamatória que age em monócitos, estimulando a produção de IL-1, IL-6 e TNF-α.

**Interleucina-20** Citocina regulatória, membro da família da IL-10. É produzida por monócitos e queratinócitos e atua como fator de crescimento hematopoiético.

**Interleucina-21** Produzida por células Th2 ativadas. É estruturalmente relacionada à IL-2 e IL-15. Promove a diferenciação células B em plasmócitos e células B de memória. Regula a função de células NK, B e T (Capítulo 15).

**Interleucina-22** Membro da família da IL-10 produzido por células ativadas: células Th17, células NK e mastócitos. Inibe a produção de IL-4 por células Th2 e induz a produção de proteínas de fase aguda no fígado. Atua sobre células B, promovendo o desenvolvimento de tecido linfoide (Capítulo 20).

**Interleucina-23** A IL-23 se constitui pela subunidade p40 pareada com a subunidade IL-12p19. É produzida por macrófagos, células dendríticas e células T γ/δ ativadas. Estimula células Th17 a produzir IL-17 e IL-22. Essas células Th17 promovem inflamação aguda mediada por neutrófilos (Capítulo 20).

**Interleucina-24** Membro da família da IL-10 produzida por monócitos e células Th2 ativados. Estimula a apoptose em várias linhagens de células tumorais e estimula respostas de fase aguda em hepatócitos.

**Interleucina-25** Membro da família da IL-17 produzida por células Th2 e mastócitos. Também chamada de IL-17E. Desempenha papel importante na imunidade intestinal, onde promove a produção de citocinas por células Th2 e Tuft, e promove a resistência a helmintos (Capítulo 28).

**Interleucina-26** Membro da família da IL-10 produzida por células ativadas: células T (especialmente células Th17), células de memória e células NK. Induz a proliferação de queratinócitos e células T. Apresenta atividade antimicrobiana contra várias bactérias Gram-negativas.

**Interleucina-27** É um heterodímero com uma cadeia (p28) também chamada de IL-30 e a outra relacionada à IL-12p40. A IL-27 é expressa por monócitos e células dendríticas ativadas. A IL-27 inibe a ativação das três subpopulações de células T auxiliares e previne a ativação do neutrófilo. Induz a produção de IL-10 pela célula T. Assim, ela desempenha um papel anti-inflamatório importante (Capítulo 20).

**Interleucina-28** São duas proteínas antivirais produzidas células infectadas por vírus. Também chamadas de IFN-λ2 (IL-28A) e IFN-λ3 (IL-28B). Elas compartilham a estrutura tridimensional com a IL-10, mas possuem similaridade de sequência limitada com esta (Capítulo 27).

**Interleucina-29** (IFN-λ1) Membro da família da IL-10 produzida por células infectadas por vírus. Possui relação próxima com IL-28A e IL-28B. Apresenta atividade antiviral.

**Interleucina-30** Produzida por células apresentadoras de antígeno. Forma a subunidade p28 da IL-27 heterodimérica. A IL-30 age sobre células T CD4 *naïve* e sinergiza fortemente com a IL-12 para promover a produção de IFN-γ por células Th1.

**Interleucina-31** Produzida por células Th2 ativadas e é relacionada com a IL-6. Seu receptor é expresso em queratinócitos e induzidos em monócitos pelo IFN-γ. Está envolvida na patogênese de doenças alérgicas de pele (Capítulo 30). Um anticorpo monoclonal contra IL-31 previne a coceira em cães com dermatite atópica.

**Interleucina-32** Produzida em humanos por linfócitos, células NK e células endoteliais ativadas. Induz monócitos a se desenvolverem como macrófagos e aumenta a produção de citocinas pró-inflamatórias pelo macrófago, tais como TNF-α, IL-1β, IL-6 e IL-8. Apresenta relevante atividade antiviral.

**Interleucina-33** Membro pró-inflamatório da família da IL-1 encontrado dentro do núcleo da célula. É secretada por células epiteliais e endoteliais, assim como é liberada por células lesionadas (funcionando como uma alarmina). Seus alvos incluem células Th2, células ILC2, basófilos e mastócitos. Induz a produção de IL-4, IL-5 e IL-13 por células Th2, células e mastócitos. A IL-33 desempenha papel fundamental na imunidade anti-helmintos (Capítulo 28).

**Interleucina-34** Expressa em diferentes tecidos: baço, fígado, cérebro, coração, pulmão etc. É um fator de crescimento que atua através do receptor do fator estimulador de colônia de macrófago de modo a promover a maturação do monócito e a formação de colônias de macrófagos na medula óssea.

**Interleucina-35** Produzida por células B. É um heterodímero formado pela IL-12p35 e um peptídeo relacionado a IL-12p40. Estimula o crescimento de células Treg enquanto inibe células Th17. Possui efeitos anti-inflamatórios e regula as respostas imunes em doenças infecciosas e autoimunes.

**Interleucina-36** Família de três citocinas semelhantes à IL-1 (IL-36α, -36β e -36γ) que sinalizam por um receptor em comum. São expressas em grande quantidade em tecidos epiteliais e macrófagos em resposta a bactérias e produtos bacterianos. Atuam em queratinócitos e células imunes, ativando a inflamação. Estão relacionadas a doenças pulmonares e de pele.

**Interleucina-37** Membro anti-inflamatório da família da IL-1 produzido por monócitos e células dendríticas. Atua suprimindo a produção de citocinas pró-inflamatórias, tal como a IL-17, através da inibição do NF-κB e de algumas proteínas quinases, como a mTOR.

**Interleucina-38** Também membro da família da IL-1. Liga-se ao receptor da IL-36 e atua como um antagonista.

**Interleucina-39** Membro da família da IL-12. É uma proteína heterodimérica que medeia a inflamação semelhante ao lúpus em camundongos.

**Leptina** Proteína produzida por adipócitos que inibe o apetite ao sinalizar por um receptor no hipotálamo. Exerce forte efeito pró-inflamatório e promove a ativação da célula dendrítica e respostas Th1 (Capítulo 40).

**Fator estimulador de colônia de macrófago (M-CSF)** É um fator de crescimento produzido por linfócitos, macrófagos, fibroblastos, células epiteliais e células endoteliais. Este fator atua em células-tronco comprometidas com a linhagem monocitária, induzindo proliferação e promovendo sua diferenciação e células M2.

**Fator inibidor da migração de macrófago (MIF)** Proteína produzida por macrófagos e células T. Age sobre macrófagos, inibindo sua migração, daí seu nome. Também ativa linfócitos. O MIF promove a produção dos mediadores pró-inflamatórios TNF-α e IFN-γ.

**Linfopoietina estromal tímica (TSLP)** Membro da família da IL-2 que ativa células apresentadoras de antígeno, resultando na liberação de quimioatrativos de monócitos. É produzida por fibroblastos, enterócitos, células epiteliais, mastócitos, queratinócitos e células Th2. Promove a produção de citocinas Th2 pelos mastócitos. Também é um potente pruritogênico, causando coceira severa (Capítulo 30), e atua como fator de crescimento para a célula B (Capítulo 21).

**Fator de crescimento transformante β (TGF-β)** Família de cinco proteínas sinalizadoras. São produzidas por plaquetas, macrófagos ativados, neutrófilos, células B e células T. Agem na maioria dos tipos celulares, inclusive células B e T, células dendríticas, macrófagos, neutrófilos e fibroblastos. Os TGF-βs inibem a proliferação das células B e T, a função do macrófago, e são imunossupressores (Capítulo 20).

**Fator de necrose tumoral α (TNF-α)** Citocina pró-inflamatória produzida por macrófagos, mastócitos, células T, células endoteliais, células B, adipócitos e fibroblastos. É tóxica a várias células tumorais. O TNF-α é um dos principais indutores da inflamação (Capítulo 3).

**Fator de necrose tumoral β (TNF-β)** Produzido por células T e B ativadas, possui propriedades semelhantes ao TNF-α. Pode ser secretado na forma solúvel ou formar um heterodímero com a linfotoxina-β na membrana da célula T. O TNF-β mata células tumorais e ativa neutrófilos, macrófagos, células endoteliais e células B (Capítulo 18).

# Algumas Abreviações Importantes

Imunologistas e biólogos celulares são usuários incorrigíveis de acrônimos. Apesar de serem abreviações convenientes, elas podem facilmente sobrecarregar estudantes e recém-chegados ao assunto. Aqui estão algumas abreviações amplamente utilizadas.

| | |
|---|---|
| ADCC | citotoxicidade celular dependente de anticorpo |
| AhR | receptor de aril hidrocarboneto |
| AIDS | síndrome da imunodeficiência adquirida |
| AITP | trombocitopenia autoimune |
| ANA | anticorpo antinúcleo |
| APC | célula apresentadora de antígeno |
| APRIL | ligante indutor de proliferação |
| BAFF | fator de ativação de célula B |
| BALT | tecido linfoide associado aos brônquios |
| BCG | bacilo de Calmette-Guérin (*Mycobacterium bovis*) |
| BCR | receptor (de antígeno) de célula B |
| BLAD | deficiência de adesão leucocitária bovina |
| BLV | vírus da leucemia bovina |
| BoLA | antígeno leucocitário bovino |
| C | (sistema) complemento |
| CAM | molécula de adesão celular |
| CBH | hipersensibilidade cutânea basofílica |
| CD | grupamento de diferenciação |
| cDC | célula dendrítica clássica |
| CDw | grupamento de diferenciação (nomenclatura provisória) |
| CDR | região determinante da complementariedade |
| CFT | teste de fixação do complemento |
| CID | imunodeficiência combinada |
| CLL | leucemia linfoide crônica |
| cM | centimorgans, unidade de distância genética |
| Con | A concanavalina A |
| CR | receptor de complemento |
| CRP | proteína C-reativa |
| CSF | fator estimulador de colônias (ou líquido cefalorraquidiano) |
| DAF | fator acelerador do decaimento |
| DAG | diacilglicerol |
| DAMP | padrão molecular associado à lesão |
| DC | célula dendrítica |
| dsRNA | RNA de fita dupla |
| DTH | hipersensibilidade do tipo tardio |
| EAE | encefalite alérgica experimental |
| EAN | neurite alérgica experimental |
| ELISA | ensaio imunossorvente enzimático |
| EPO | peroxidase eosinofílica |
| Fab | fragmento de ligação ao antígeno |
| Fc | fragmento cristalizável (da imunoglobulina) |
| FcR | receptor de Fc |
| FeLV | vírus da leucemia felina |
| FoxP3 | (fator de transcrição *forkhead box P3*) |
| FPT | falha na transferência passiva |
| FITC | isotiocianato de fluoresceína |
| FIV | vírus da imunodeficiência felina |
| GALT | tecido linfoide associado ao intestino |
| GM-CSF | fator estimulador de colônias de granulócitos e macrófagos |
| GPI | glicosil-fosfatidil-inositol |
| GVH | enxerto *versus* hospedeiro (doença) |
| HAT | hipoxantina-aminopterina-timidina (meio) |
| HDN | doença hemolítica do recém-nascido |
| HEV | vênula de endotélio alto |
| HI | inibição da hemaglutinação |
| HIV | vírus da imunodeficiência humana |
| HLA | antígeno leucocitário humano |
| HMGB1 | proteína de alta mobilidade *box 1* |
| HSP | proteína de choque térmico |
| ICAM | molécula de adesão intercelular |
| IDDM | diabetes mellitus dependente de insulina |
| IDO | indoleamina 2,3-dioxigenase |
| IEL | linfócitos intraepiteliais |
| IFA | ensaio de fluorescência indireta |
| IFN | interferon |
| Ig | imunoglobulina |
| IK | imunoconglutinina |
| IL | interleucina |
| ILC | célula linfoide inata |
| IMHA | anemia hemolítica imunomediada |
| ISCOM | complexo imunoestimulador |
| ISG | globulina sérica imune |
| ITAM | imunorreceptor ativador à base de tirosina |
| IU | unidade internacional |
| IVIG | imunoglobulina intravenosa |
| J | junção |
| JAK | tirosina quinase *Janus* |
| kb | kilobase, medida de tamanho de gene |

| | |
|---|---|
| kDa | kilodalton |
| KIR | receptor inibitório de citotoxicidade (*killer*) |
| LAD | deficiência de adesão leucocitária |
| LAK | célula citotóxica ativada por linfocina |
| LD50 | dose letal 50 |
| LE | lúpus eritematoso |
| LFA | antígeno associado à função leucocitária |
| LGL | linfócito granular grande |
| lpr | linfoproliferação |
| LPS | lipopolissacarídeo |
| LT | linfotoxina ou leucotrieno |
| β2M | β2-microglobulina |
| MAMP | padrão molecular associado a micróbio |
| MBL | lectina ligante de manose |
| M-CSF | fator estimulador de colônias de macrófagos |
| MHC | complexo de histocompatibilidade principal |
| MIP | proteína inflamatória de macrófagos |
| MLD | dose letal mínima |
| MLR | reação leucocitária mista |
| MLV | vírus vivo modificado |
| MPGN | glomerulonefrite mesangioproliferativa |
| mTOR | alvo do mecanismo da rapamicina |
| NF-κB | fator nuclear kappa B |
| NK | célula *natural killer* |
| NKT | célula T *natural killer* |
| NLR | receptor semelhante ao NOD (nucleotide-binding oligomerization domain, domínio de oligomerização ligante de nucleotídeo) |
| NOS | óxido nítrico sintase |
| NOX NADPH | oxidase |
| NS | supressora natural (célula) |
| PAF | fator ativador de plaquetas |
| PAMP | padrão molecular associado a patógeno |
| PCA | anafilaxia cutânea passiva |
| pDC | célula dendrítica plasmacitoide |
| PF | fração protetora |
| PFC | célula formadora de placa |
| PG | prostaglandina |
| PHA | fitoemaglutinina |
| pIgR | receptor para imunoglobulina polimérica |
| PKC | proteína quinase C |
| PPD | proteína purificada derivada da tuberculina |
| PWM | mitógeno derivado de erva-dos-cancros |
| R | receptor (p. ex., IL-2R) |
| RAST | teste radioalergosorvente |
| RF | fator reumatoide |
| RIA | radioimunoensaio |
| RLR | receptor semelhante ao RIG (retinoic acid-inducible gene, gene induzido por ácido retinoico) |
| ROS | espécies reativas de oxigênio |
| RNS | espécies reativas de nitrogênio |
| S19 | vacina preparada com a cepa 19 da *Brucella abortus* |
| SAA | amiloide sérico A (proteína) |
| SAP | amiloide sérico P |
| SCID | imunodeficiência combinada severa |
| SID | teste intradérmico único |
| SIRS | síndrome da resposta inflamatória sistêmica |
| SLA | antígeno leucocitário suíno |
| SLE | lúpus eritematoso sistêmico |
| SMAC | grupamento de ativação supramolecular |
| ssRNA | RNA de fita simples |
| STAT | transdutores de sinal e ativadores da transcrição |
| TAP | transportador para processamento antigênico |
| TCC | complexo terminal do complemento |
| $TCID_{50}$ | dose infectante 50 em cultura celular |
| TCR | receptor de antígeno de célula T |
| TdT | transferase terminal de deoxinucleotídeo |
| TGF | fator transformador do crescimento |
| Célula | Th linfócito T auxiliar (*helper*) |
| TIL | linfócitos infiltrantes do tumor |
| TLR | receptor do tipo *toll* |
| TK | timidina quinase |
| TNF | fator de necrose tumoral |
| TSLP | linfopoietina de estroma tímico |
| Treg | linfócito T regulador |
| WC | *workshop* de grupamento |
| ZAP | proteína associada a zeta |

# GLOSSÁRIO

## A

**Actinobacteria** Um filo importante de bactérias Gram-positivas com alto teor de guanina-citosina. Este filo possui patógenos importantes, como *Mycobacterium*, *Corynebacterium* e *Rhodococcus*.

**Adjuvante** Qualquer substância que, quando administrada com um antígeno, potencializa a resposta imune a este antígeno.

**Afinidade** Força de ligação entre duas moléculas, como um antígeno e um anticorpo. É geralmente expressa como uma constante de associação (Ka).

**Agamaglobulinemia** Ausência de $\gamma$-globulinas no sangue.

**Aglutinação** Agrupamento de antígenos particulados por anticorpos.

**Aglutinação passiva** A aglutinação de partículas inertes por anticorpos contra antígenos ligados à sua superfície.

**Agnatha** Classe de peixes sem mandíbula. Inclui os ciclóstomos, uma ordem composta por peixes-feiticeiras e lampreias.

**Agrupamento de diferenciação (*cluster of differentiation* [CD])** O conjunto de anticorpos monoclonais que reconhecem uma única proteína em uma superfície celular. Um antígeno CD é, portanto, uma proteína definida na superfície de uma célula.

**Alarminas** Moléculas liberadas por tecidos mortos ou lesionados que desencadeiam respostas imunes inatas, principalmente a inflamação. Veja também Padrões moleculares associados à lesão (DAMPs).

**Albumina** A proteína do sangue que é a maior responsável pela manutenção da pressão osmótica do plasma.

**Alelos** Diferentes formas de um gene que ocupam o mesmo *locus* polimórfico.

**Alergia** Uma reação de hipersensibilidade iniciada por mecanismos imunológicos específicos.

**Alérgenos** Antígenos que provocam reações alérgicas, geralmente hipersensibilidade do tipo I.

**Aloenxerto** Um enxerto de órgão transplantado entre dois animais geneticamente diferentes da mesma espécie.

**Alogênicos** Animais geneticamente diferentes da mesma espécie.

**Alótipo** Diferenças fenotípicas (antigênicas e estruturais) entre proteínas de indivíduos da mesma espécie em decorrência da transcrição de alelos diferentes.

**Amiloide** Uma proteína cérea, extracelular e amorfa depositada nos tecidos de indivíduos portadores de inflamação crônica ou mieloma. É composto por proteínas fibrilares insolúveis de dobramento errôneo.

**Anafilotoxinas** Fragmentos de complemento que estimulam a desgranulação de mastócitos e a contração da musculatura lisa.

**Anafilaxia** Reação grave, generalizada ou sistêmica, com risco de morte e decorrente de uma resposta aguda de hipersensibilidade de tipo I.

**Análogo** Um órgão ou tecido com a mesma função que outro, mas de origem evolutiva diferente.

**Anergia** Ausência de resposta a um antígeno por um animal sensibilizado — uma forma de tolerância imunológica.

**Antibiótico** Substância química, geralmente obtida de microrganismos, que impede o crescimento bacteriano ou destrói bactérias. Não confundir com anticorpo.

**Anticorpo** Uma molécula de imunoglobulina sintetizada após a exposição a um antígeno e que pode se combinar especificamente com esse antígeno.

**Anticorpo bloqueador** Anticorpo não citotóxico que não ativa o sistema complemento e que, ao revestir as células, pode protegê-las da destruição imunológica.

**Anticorpo fluorescente** Um anticorpo quimicamente conjugado a um corante fluorescente.

**Anticorpos heterófilos** Anticorpos que reagem com epítopos encontrados em uma ampla gama de moléculas não relacionadas.

**Anticorpo incompleto** Um anticorpo que pode se ligar a um antígeno particulado, mas é incapaz de provocar sua aglutinação.

**Anticorpos maternos** Anticorpos originários da mãe que entram na corrente sanguínea do filhote por meio do transporte placentário, como nos primatas, ou por adsorção do colostro ingerido, como em outros mamíferos.

**Anticorpo monoclonal** Anticorpo derivado de um único clone de células e, portanto, quimicamente homogêneo.

**Anticorpos naturais** Anticorpos séricos contra antígenos estranhos na ausência de estímulo antigênico conhecido, seja imunização ou infecção. Os anticorpos naturais provavelmente são decorrentes da exposição a antígenos bacterianos de reação cruzada.

**Anticorpo reagínico** Um anticorpo da classe IgE que medeia a hipersensibilidade de tipo I.

**Antígeno** Qualquer substância estranha que possa se ligar a receptores específicos nos linfócitos de modo a induzir uma resposta imune.

**Antígenos K** Antígenos capsulares de bactérias Gram-negativas.

**Antígenos somáticos** Antígenos associados a corpos bacterianos.

**Antígeno timo-dependente** Um antígeno que necessita de linfócitos T auxiliares para induzir uma resposta imune.

**Antígeno timo-independente** Um antígeno que pode ativar linfócitos B e desencadear respostas humorais sem o auxílio de linfócitos T.

**Antígeno endógeno** Antígeno estranho sintetizado nos corpos celulares, como, por exemplo, as proteínas virais recém-formadas.

**Antígeno exógeno** Um antígeno estranho originário de uma fonte externa ao corpo; por exemplo, os antígenos bacterianos.

**Antígenos O** Antígenos somáticos de bactérias Gram-negativas.

**Antígenos oncofetais** Antígenos encontrados em células fetais e tumorais.

**Antigenicidade** Capacidade de uma molécula de ser reconhecida por um anticorpo ou linfócito.

**Antiglobulina** Anticorpo produzido contra uma imunoglobulina, geralmente por meio da injeção da imunoglobulina em um animal de outra espécie.

**Antissoro** Soro que contém anticorpos específicos. Sinônimo de imunoglobulina.

**Antitoxina** Antissoro contra uma toxina, usado na imunização passiva.

**Anuros** Uma ordem de anfíbios avançados que inclui as rãs e os sapos.

**Apoptose** A autodestruição controlada de uma célula; uma forma de morte celular programada. (*Apoptosis* é uma palavra grega que descreve a queda das pétalas de flores ou das folhas de árvores.)

**Asma** Uma doença de hipersensibilidade caracterizada pela diminuição do diâmetro das vias aéreas, o que dificulta a respiração (dispneia).

**Atopia** Predisposição genética à sensibilização e produção de IgE em resposta a alérgenos de ocorrência comum no ambiente.

**Atenuação** A redução da virulência de um agente infeccioso.

**Autoanticorpos** Anticorpos contra epítopos de tecidos normais do corpo.

**Autoantígeno** Um componente normal do corpo que age como antígeno.

**Autoenxerto** Um enxerto de tecido ou órgão transplantado entre dois sítios do mesmo animal.

**Autoimunidade** Uma resposta imune a componentes corpóreos normais.

**Autofagia** Um processo de autodigestão celular no qual células são capazes de ingerir e destruir micróbios intracelulares ou organelas danificadas.

**Autocura** A eliminação de vermes intestinais por uma reação de hipersensibilidade de tipo I localizada no trato intestinal.

## B

**Bacterina** Um preparado de bactérias mortas utilizado para imunização.

**Basófilo** Uma célula polimorfonuclear que contém grânulos com alta avidez por corantes básicos, como a hematoxilina. Os basófilos participam das reações de hipersensibilidade de tipo I.

**BCG** Veja Vacina com bacilo de Calmette-Guérin (BCG).

**Blastogênese** A estimulação da divisão celular.

**Blastos** Células em divisão ativa com grandes quantidades de citoplasma.

**Bursectomia** Remoção cirúrgica da bursa de Fabricius.

## C

**C-terminal** A extremidade de uma cadeia peptídica com um grupo carboxila livre (COO–).

**C3 convertases** Enzimas que podem clivar o C3 nativo em fragmentos C3a e C3b.

**Cadeia J** Um peptídeo curto que liga as unidades das imunoglobulinas poliméricas IgM e IgA.

**Camundongo *nude*** Uma linhagem mutante de camundongos que não possui timo nem pelos.

**Capsídeo** A capa proteica ao redor de um vírus.

**Carcinoma** Um tumor originário de células de origem epitelial.

**Carreador** Uma macromolécula imunogênica que pode se ligar a um hapteno, tornando-o imunogênico.

**Caspases** Enzimas proteolíticas essenciais na inflamação e na apoptose.

**Celomócito** Célula fagocítica encontrada na cavidade celômica dos invertebrados.

**Células apresentadoras de antígeno** Células que podem fagocitar, processar e apresentar antígenos associados aos linfócitos T. Estas células expressam moléculas do MHC de classes I e II em sua superfície. A molécula de MHC forma um complexo com peptídeos antigênicos que pode se ligar aos receptores dos linfócitos T (TCRs).

**Células dendríticas** Células especializadas no processamento de antígenos. Possuem longos processos citoplasmáticos (dendritos) e sua função primária é a captura e a apresentação do antígeno.

**Células de Kupffer** Macrófagos que revestem os sinusoides hepáticos.

**Células de Langerhans** Uma população especializada de células dendríticas encontrada na pele. São células apresentadoras de antígeno eficazes.

**Células de memória** Uma subpopulação de linfócitos de vida longa formados em resposta a um antígeno. Em uma segunda resposta a este antígeno, essas células montam respostas imunes mais rápidas e potentes.

**Célula efetora** Uma célula capaz de produzir uma resposta imune. Entre essas células, estão os linfócitos T citotóxicos e as células *natural killer*.

**Células epitelioides** Macrófagos que se acumulam ao redor de um tubérculo e se assemelham a células epiteliais em cortes histológicos.

**Células *killer* ativadas por linfocina (LAK)** Linfócitos ativados pela exposição a citocinas, como a IL-2, *in vitro*.

**Célula *killer*** Veja Células *natural killer*.

**Células linfoides inatas (ILCs)** Uma família de linfócitos que não expressam receptores antígeno-específicos. No entanto, produzem diversas citocinas e têm funções auxiliares ou citotóxicas.

**Células mesangiais** Células musculares modificadas encontradas nos glomérulos.

**Células mononucleares** Leucócitos com um único núcleo redondo, como os linfócitos e os macrófagos.

**Células *natural killer*** Linfócitos inatos encontrados em indivíduos normais não sensibilizados e que podem reconhecer e destruir células anormais, como células tumorais ou infectadas por vírus.

**Células sensíveis a antígenos** Células que podem se ligar e responder a um antígeno específico.

**Células supressoras naturais** Uma população de células encontradas em indivíduos não imunizados e que têm a capacidade de suprimir algumas respostas imunes.

**Centro germinativo** Uma estrutura característica de vários órgãos linfoides, onde os linfócitos B em divisão rápida formam uma massa esférica clara circundada por uma zona de células de coloração escura. É o local em que ocorrem as mutações somáticas e a geração das células de memória.

**Cestódeos** Tênias parasitas.

**Célula-tronco** Uma célula que pode se manter de forma autônoma e dar origem a diversas linhagens celulares.

**Cininas** Peptídeos vasoativos produzidos em tecidos lesionados ou inflamados.

**Citocinas** Proteínas secretadas que medeiam as interações celulares e regulam o crescimento e as secreções celulares. Consequentemente, as citocinas regulam muitos aspectos do sistema imune.

**Citólise** Destruição de células por meio de processos imunes.

**Citotoxicidade celular dependente de anticorpo (ADCC)** A morte de células-alvo recobertas por anticorpos causada por células citotóxicas com receptores Fc de superfície.

**Citotoxicidade mediada por células** A morte de células-alvo induzida pelo contato com linfócitos T citotóxicos, células NK ou macrófagos.

**Classe** Os cinco principais tipos de moléculas de imunoglobulina comuns a todos os membros de uma espécie (ver Isotipo). Cada classe apresenta seu próprio conjunto de genes de cadeia pesada.

**Clone** A progênie de uma única célula.

**Clonótipo** Um clone de linfócitos B com capacidade de ligação a um único epítopo.

**Coagulação intravascular disseminada** Ativação da cascata de coagulação na corrente sanguínea.

**Coestimuladores** Moléculas necessárias para estimular uma célula sensível ao antígeno, simultaneamente com o antígeno, para o desenvolvimento de uma resposta imune eficaz.

***Chondrichthyes*** A classe dos peixes cartilaginosos, como os tubarões, as jamantas e as arraias.

**Choque séptico** Uma doença grave causada pela liberação maciça de citocinas, como o fator de necrose tumoral (TNF), em decorrência de uma infecção.

**Choque tóxico** Uma doença decorrente da exposição a grandes quantidades de superantígenos estafilocóccicos.

**Colectinas** Uma família de lectinas ligantes de carboidratos que dependem de cálcio para sua adesão.

**Colostro** A secreção que se acumula nas glândulas mamárias nas últimas semanas de gestação. É muito rico em imunoglobulinas.

**Comensal** Relação entre duas espécies que vivem juntas e compartilham recursos.

**Complexo gênico** Um agrupamento de genes similares que ocupa uma área restrita em um cromossomo.

**Complexo principal de histocompatibilidade (MHC)** A região gênica que possui os genes das moléculas do complexo principal de histocompatibilidade, de alguns componentes do sistema complemento e de proteínas similares.

**Complexo terminal do sistema complemento** Uma estrutura multimolecular formada pela ativação do sistema complemento que gera poros nas membranas de células-alvo, levando à sua lise osmótica e morte.

**Componente secretor** Uma proteína produzida pelas células epiteliais da mucosa; atua como receptor de IgA e, ao se ligar a ela, protege-a da ação de proteases no intestino.

**Concanavalina A (Con A)** Uma lectina extraída do feijão da espécie *Canavalia ensiformis* e que induz a divisão de linfócitos T.

**Conglutinina** Proteína ligante de manose dos bovinos que também se liga ao C3b.

**Conversão gênica** A troca de blocos de DNA entre diferentes genes.

**Convertase** Protease que atua em uma proteína para provocar sua ativação.

**Córtex** A região externa de um órgão, como o timo ou os linfonodos.

**Corticosteroides** Hormônios esteroides liberados pelo córtex adrenal e que provocam efeitos profundos no sistema imune. Alguns corticosteroides podem ser de origem sintética.

## D

**Defensinas** Peptídeos antibacterianos que são essenciais na imunidade inata.

**Deleção clonal** A eliminação de linfócitos T autorreativos no timo.

**Desequilíbrio de ligação** A associação não aleatória de dois genes de *loci* diferentes.

**Dessensibilização** A prevenção de reações alérgicas por meio do uso de injeções múltiplas do alérgeno.

**Dermatite alérgica de contato** Reação inflamatória cutânea mediada por linfócitos Th1 responsivos a substâncias químicas de baixo peso molecular ligadas às células epiteliais.

**Determinante antigênico** Veja Epítopo.

**Diapedese** A migração de células de vasos sanguíneos intactos durante a inflamação.

**Difusão em gel** Uma técnica de imunoprecipitação em que há o encontro do antígeno com o anticorpo e sua precipitação em um gel transparente, como o ágar.

**Disbiose** Um distúrbio ou desequilíbrio nos tipos e números de espécies na microbiota normal.

**Disgamaglobulinemia** A produção anormal de $\gamma$-globulinas no sangue.

**Doença autoimune** Doença causada pelo ataque imune contra os tecidos do próprio indivíduo.

**Doença do enxerto *versus* hospedeiro** Doença causada por um ataque de linfócitos transplantados (geralmente na forma de um aloenxerto de medula óssea) contra as células de um receptor histoincompatível e imunodeficiente.

**Doença do soro** Uma resposta de hipersensibilidade de tipo III à administração de soro estranho devido ao desenvolvimento de imunocomplexos na corrente sanguínea.

**Doença hemolítica** Doença decorrente da destruição de hemácias pelos anticorpos transferidos a um animal jovem por sua mãe.

**Domínio** Unidade estrutural distinta que forma as moléculas de proteína. O tamanho, a estrutura e a sequência dos domínios são muito variáveis.

**Domínios constantes** Domínios estruturais com pequena variabilidade sequencial encontrados em anticorpos e TCRs.

**Ducto torácico** O principal vaso linfático que coleta a linfa e drena a parte inferior do corpo.

## E

**Eicosanoides** Uma família de moléculas lipídicas sinalizadoras sintetizadas principalmente a partir do ácido araquidônico. Entre os eicosanoides, estão as prostaglandinas e os leucotrienos, envolvidos na inflamação e nas doenças alérgicas.

**Eletroforese** A separação das proteínas em uma mistura complexa por meio do emprego de um potencial elétrico. As proteínas, então, migram em um substrato, como gel ou papel, em velocidade determinada por sua carga.

**Eliminação imunológica** A remoção de um antígeno do corpo por anticorpos circulantes e células fagocíticas.

**ELISA** Ensaio imunossorvente enzimático. Teste sorológico que utiliza antiglobulinas ligadas a enzimas e substrato ligado a uma superfície inerte.

**Endocitose** A ingestão de substâncias extracelulares pelas células.

**Endossomos** Vesículas citoplasmáticas formadas pela invaginação da membrana celular externa (endocitose).

**Endotélio** As células que revestem os vasos sanguíneos e linfáticos.

**Endotoxinas** Componentes lipopolissacarídeos das paredes celulares de bactérias Gram-negativas.

**Enzimas lisossomais** A mistura complexa de enzimas, muitas das quais proteases, encontrada dentro dos lisossomos.

**Eosinofilia** Aumento dos números de eosinófilos no sangue.

**Eosinófilo** Um leucócito polimorfonuclear que apresenta grânulos característicos que se coram intensamente com eosina.

**Epítopo** Um sítio na superfície de um antígeno que é reconhecido por um receptor de antígeno. Consequentemente, as respostas imunes são direcionadas contra epítopos específicos. Sinônimo de determinante antigênico.

**Especificidade** Um termo que descreve a capacidade de um exame diagnóstico identificar corretamente os resultados positivos.

**Estrutura primária** A sequência de aminoácidos de uma proteína.

**Estrutura secundária** A forma como uma cadeia peptídica é organizada em componentes estruturais, como α-hélices e folhas β-pregueadas.

**Eritema** Vermelhidão decorrente de uma inflamação.

***Eutheria*** Os mamíferos placentários; a ordem à qual pertencem os humanos e os mamíferos domésticos.

**Exacerbação** Aumento da sobrevida de células transplantadas ou neoplásicas mediado por alguns anticorpos.

**Exocitose** A exportação de material de uma célula por meio da fusão de vesículas citoplasmáticas com a membrana celular externa.

**Exclusão alélica** Expressão de apenas uma proteína alélica por uma célula de indivíduo heterozigoto que possui os genes para expressar as duas proteínas alélicas.

**Exclusão imune** O processo que impede a ligação de antígenos às superfícies corpóreas pela imunoglobulina A.

**Éxon** Uma região expressa do gene.

**Exotoxinas** Toxinas proteicas solúveis, geralmente produzidas por bactérias Gram-positivas, que têm efeito tóxico específico.

**Explosão (*burst*) respiratória** O aumento rápido da atividade metabólica das células fagocíticas durante a ingestão de partículas. Gera oxidantes potentes que podem matar os microrganismos invasores.

## F

**Fagócitos** Células cuja função primordial é ingerir partículas estranhas, principalmente bactérias. Os fagócitos abrangem os macrófagos e células similares, neutrófilos e eosinófilos.

**Fagocitose** A capacidade apresentada por algumas células de ingerir partículas estranhas. Literalmente, "comido por células".

**Fagolisossomo** Uma estrutura produzida pela fusão de um fagossomo com um lisossomo após a fagocitose.

**Fagossomo** A vesícula citoplasmática que contém um microrganismo ingerido.

**Fragmento Fab** O fragmento de ligação ao antígeno de um anticorpo parcialmente digerido. É composto por cadeias leves e metades N-terminais das cadeias pesadas.

**Fator reumatoide** Um autoanticorpo contra epítopos na região Fc da imunoglobulina. É classicamente encontrado no sangue de pacientes com artrite reumatoide.

**Fatores de transcrição** Proteínas especializadas que regulam a atividade gênica ao se ligarem à região promotora dos genes. Assim, essas proteínas ligam ou desligam a transcrição gênica.

**Fatores de necrose tumoral** Citocinas derivadas de macrófagos e linfócitos que podem ter efeito tóxico direto sobre células neoplásicas.

**Fatores de crescimento** Moléculas que promovem o crescimento celular.

***Feedback* negativo** Um mecanismo de controle em que os produtos de uma reação suprimem sua própria produção.

**Fenogrupo** Um conjunto de alelos de grupo sanguíneo que são consistentemente herdados como grupo.

**Filogenia** A história evolutiva de uma espécie vegetal ou animal.

**Fitoemaglutinina (PHA)** Uma lectina derivada do feijão-vermelho. Age como mitógeno de linfócitos T.

***Firmicutes*** Um filo bacteriano composto principalmente por bactérias Gram-positivas e caracterizado pelo baixo teor de guanina-citosina. Este filo possui bactérias importantes, como *Clostridium*, *Listeria*, *Erysipelothrix* e *Bacillus*.

## G

**Gamaglobulinas (γ-globulinas)** Proteínas séricas que migram em direção a um catodo durante a eletroforese. Em sua maioria, as gamaglobulinas são imunoglobulinas.

**Gamopatias** Aumentos anormais das concentrações de γ-globulinas.

**Gamopatia monoclonal** O aparecimento de altas concentrações de uma imunoglobulina monoclonal no soro. Comumente, mas nem sempre, a gamopatia monoclonal é associada à presença de um mieloma.

**Gamopatia policlonal** O aparecimento no soro de altas concentrações de imunoglobulinas de especificidades diferentes, originárias de diversos clones.

**Genes** Unidades de DNA que codificam a sequência de aminoácidos de uma proteína.

**Globulinas** Proteínas séricas precipitadas na presença de uma solução de sulfato de amônio a 50%.

**Glomerulonefrite** Lesões patológicas nos glomérulos renais.

**Glicoformas** Formas moleculares distintas de uma proteína, resultantes de diferenças na glicosilação.

**Glicoproteína** Uma proteína que contém carboidratos.

**Granulócito** Uma célula mieloide com grânulos citoplasmáticos proeminentes. Os granulócitos são formados pelos neutrófilos, eosinófilos e basófilos.

**Granuloma** Uma lesão caracterizada por inflamação crônica, infiltrado mononuclear extenso e fibrose.

**Granzima** Uma família de proteases encontradas nos grânulos de linfócitos T citotóxicos.

**Granulócitos polimorfonucleares neutrófilos** Leucócitos sanguíneos com grânulos citoplasmáticos neutrofílicos e núcleo irregular lobulado.

**Grupos sanguíneos** Antígenos encontrados na superfície das hemácias, de expressão congênita.

## H

**Haplótipo** O conjunto completo de alelos associados em um complexo gênico. Esses alelos são herdados em grupo e determinam um fenótipo específico.

**Hapteno** Uma molécula pequena que não pode gerar uma resposta imune, a menos que antes se ligue a uma molécula carreadora imunogênica.

**Helmintos** Vermes, dos quais muitos são parasitas e estimulam respostas imunes.

**Hemaglutinação** A aglutinação das hemácias.

**Hemócitos** Células fagocíticas da hemolinfa de invertebrados.

**Hemolinfa** O fluido que preenche as cavidades corpóreas de invertebrados. Suas funções são análogas às do sangue.

**Hemolisina** Um anticorpo que pode lisar hemácias na presença de sistema complemento.

**Heterodímero** Uma molécula formada por duas subunidades diferentes.

**Hibridoma** Uma linhagem celular formada pela fusão de uma célula de mieloma com uma célula normal produtora de anticorpos.

**Hipersensibilidade** Sinais clínicos reprodutíveis iniciados pela exposição a um antígeno em uma dose tolerada por indivíduos normais.

**Hipersensibilidade cutânea basofílica** Uma forma de reação de hipersensibilidade tardia na pele associada a uma intensa infiltração basofílica.

**Hipersensibilidade imediata** A reação de hipersensibilidade mediada por IgE e mastócitos, também chamada de hipersensibilidade de tipo I.

**Hipersensibilidade tardia** Uma reação inflamatória cutânea mediada por células, assim chamada por atingir sua intensidade máxima em 24 a 48 horas.

**Hipogamaglobulinemia** Baixos níveis de $\gamma$-globulinas no sangue.

**Histiócitos** Macrófagos teciduais.

**Homodímero** Uma molécula formada por duas subunidades idênticas.

**Homologia** O grau de similaridade sequencial entre dois genes (sequências de nucleotídeos) ou duas proteínas (sequências de aminoácidos).

**Homólogo** Uma parte similar a outro órgão em termos de estrutura, posição ou origem.

## I

**Idiótipo** A coleção de idiótopos em uma molécula de imunoglobulina.

**Imunidade** O estado de resistência a uma infecção.

**Imunidade adaptativa** Imunidade que reconhece invasores estranhos e se adapta a eles. Consequentemente, melhora com a experiência.

**Imunidade adotiva** Imunidade decorrente da transferência de células de um animal imunizado para um receptor não imunizado.

**Imunidade ativa** Imunidade produzida pela administração de um antígeno, desencadeando, assim, uma resposta imune.

**Imunidade de rebanho** Imunidade conferida a uma população pela presença de indivíduos imunes.

**Imunidade inata** Imunidade presente em todos os animais que não necessita ser induzida pela exposição prévia a um agente infeccioso. É mediada por proteínas codificadas pela linhagem germinativa.

**Imunidade mediada por células (imunidade celular)** Uma forma de resposta imune mediada por linfócitos T e macrófagos; pode ser conferida a um animal por meio de transferência adotiva.

**Imunização** A administração de um antígeno a um indivíduo para conferir imunidade.

**Imunização passiva** Proteção conferida a um indivíduo pela administração de um anticorpo produzido em outro indivíduo.

**Imunocomplexo** Outro termo para complexo antígeno-anticorpo.

**Imunoconglutininas** Autoanticorpos contra componentes ativados do sistema complemento.

**Imunodeficiência** Doenças em que há deficiência parcial ou completa das funções imunes.

**Imunodeficiência combinada** Uma deficiência nos componentes mediados por linfócitos T e B do sistema imune.

**Imunodeficiências primárias** Doenças de imunodeficiência congênita.

**Imunodeficiências secundárias** Doenças por imunodeficiência de causa conhecida e não genética.

**Imunodifusão** Outro nome para a técnica de difusão em gel.

**Imunodominante** O epítopo em uma molécula que provoca a resposta imune mais intensa.

**Imunoeletroforese** Um procedimento composto por eletroforese em gel seguida por imunoprecipitação; é utilizada para identificar as proteínas em uma solução complexa, como o soro.

**Imunoestimulantes** Componentes, geralmente de origem bacteriana, que estimulam o sistema imune ao promover liberação de citocinas pelos macrófagos.

**Imunofluorescência** Teste imunológico que utiliza anticorpos conjugados a um corante fluorescente.

**Imunogenética** A parte da imunologia que trata dos efeitos diretos dos genes no sistema imune.

**Imunogenicidade** A capacidade de uma molécula de desencadear uma resposta imune.

**Imunoglobulina** Uma glicoproteína com atividade de anticorpo.

**Imunologia humoral** Uma resposta imune mediada por anticorpos.

**Imunoparalisia** Tolerância induzida por doses muito altas de antígenos.

**Imunoperoxidase** Teste imunológico que utiliza anticorpos quimicamente conjugados à enzima peroxidase.

**Imunossupressão** Inibição do sistema imune por medicamentos ou outros processos.

**Índice de estimulação** Uma medida da extensão em que uma população celular é estimulada a se dividir. É a relação entre a captação da timidina por uma população celular estimulada e a captação de timidina por uma população não estimulada.

**Indurado** Endurecido, firme.

**Infecções secundárias** Infecções por microrganismos que podem invadir somente hospedeiros com defesas enfraquecidas ou destruídas por outros agentes infecciosos ou toxinas.

**Inflamação** As respostas do tecido à lesão. Essas respostas aumentam as defesas do tecido e iniciam o reparo.

**Inflamação aguda** Inflamação de início recente e desenvolvimento rápido. É caracterizada pela infiltração tecidual por neutrófilos.

**Inflamação crônica** Inflamação persistente ou de desenvolvimento lento e caracterizada pela infiltração tecidual por macrófagos e fibroblastos.

**Inflamassomo** Um complexo multiproteico formado em resposta à ativação de certos receptores de reconhecimento de padrão e que desencadeia a síntese de citocinas inflamatórias.

**Inoculação** A administração de uma vacina por injeção ou escarificação.

**Integrinas** Uma família de proteínas de adesão encontradas nas membranas celulares que interagem com ligantes na superfície de outras células ou com proteínas do tecido conjuntivo, como a fibronectina ou o colágeno.

**Interferons** Citocinas que podem interferir na replicação viral. Alguns interferons são importantes na regulação da imunidade.

**Interleucinas** Citocinas que agem como fatores de crescimento e diferenciação para as células do sistema imune.

**Íntron** Uma região inserida em um gene que separa os éxons e não é expressa.

**Isoenxerto** Um enxerto entre dois animais geneticamente idênticos.

**Isoforma** Formas moleculares diferentes de uma proteína que são geradas por processamentos distintos de transcritos de RNA de um único gene.

**Isogênico (singênico)** Geneticamente idêntico.

**Isotipos** Proteínas bastante semelhantes decorrentes da duplicação de um gene. Os isotipos são encontrados em todos os animais de uma espécie. Assim, as subclasses de imunoglobulinas são, na verdade, isotipos.

## L

**Lectina** Uma proteína que pode se ligar especificamente a um carboidrato. Algumas lectinas de origem vegetal podem induzir a divisão celular de linfócitos.

**Leucemia** Um tipo de câncer caracterizado pela proliferação de leucócitos no sangue.

**Leucócitos** Células brancas do sangue. Este termo geral se refere a todas as células nucleadas do sangue.

**Leucopenia** A ausência de leucócitos.

**Leucotoxina** Uma toxina produzida por bactérias que mata leucócitos.

**Leucotrienos** Mediadores lipídicos derivados do ácido araquidônico e responsáveis por potentes respostas pró-inflamatórias. Os leucotrienos são liberados pela desgranulação de mastócitos.

**Ligações não covalentes** Ligações químicas, como pontes de hidrogênio ou hidrofóbicas, que unem cadeias peptídicas de forma reversível. Essas ligações são muito importantes na interação entre o antígeno e os anticorpos ou os receptores de antígeno dos linfócitos T.

**Ligante** Um termo genérico para as moléculas que se ligam especificamente a um receptor.

**Linfa** Fluido tecidual límpido que circula nos vasos linfáticos.

**Linfadenopatia** Literalmente, "doença dos linfonodos". Na prática, esse termo é utilizado para descrever linfonodos com aumento de volume.

**Linfoblasto** Um linfócito em divisão.

**Linfocinas** Citocinas secretadas pelos linfócitos.

**Linfócito** Uma pequena célula mononuclear com núcleo redondo e cromatina densa, encontrada no sangue e nos tecidos linfoides. A maioria dos linfócitos apresenta apenas uma margem fina de citoplasma. Essas células reconhecem antígenos estranhos por meio de receptores especializados.

**Linfócito B (células B)** Linfócitos submetidos a um período de maturação na bursa de Fabricius ou em seu equivalente mamífero. São os responsáveis pela produção de anticorpos.

**Linfócito citotóxico** Um linfócito que se liga às células-alvos por seu TCR e desencadeia a morte por apoptose.

**Linfócitos intraepiteliais** Linfócitos, principalmente T, localizados entre as células epiteliais da parede intestinal.

**Linfócito T** Um linfócito que passa por um período de processamento no timo e é responsável por mediar as respostas imunes celulares.

Os linfócitos T são caracterizados pela presença de um TCR e do complexo CD3 associado.

**Linfócito T auxiliar** A subpopulação de linfócitos T que promove as respostas imunes por meio da coestimulação por citocinas e receptores coestimuladores.

**Linfopenia** Números anormalmente baixos de linfócitos no sangue.

**Linfotoxinas** Citocinas citotóxicas secretadas pelos linfócitos.

**Lisossomos** Organelas citoplasmáticas encontradas nas células fagocíticas que contêm uma mistura complexa de proteases potentes.

**Lisozima** Uma enzima presente nas lágrimas, na saliva e em neutrófilos. Ataca carboidratos das paredes celulares de bactérias Gram-positivas.

***Locus*** A localização de um gene em um cromossomo.

***Looping out*** Um método de excisão de um segmento de DNA interveniente (íntron) para união de dois segmentos gênicos (éxons).

## M

**Macrófagos** Células fagocíticas grandes que contêm núcleo único e arredondado.

**Macrófago ativado** Um macrófago em estado de atividade metabólica e funcional polarizada.

**Marsupiais** A ordem composta pelos mamíferos com bolsa. Inclui não apenas as formas australianas, como cangurus e coalas, mas também os gambás.

**Maturação de afinidade** O aumento progressivo da afinidade de um anticorpo por um antígeno durante a resposta imune em decorrência de mutações somáticas nos genes *V*.

**Medula** A região central dos órgãos linfoides, como o timo ou os linfonodos.

**Microbioma** O termo coletivo para todos os genomas microbianos contidos na microbiota.

**Microbiota** O termo coletivo para as populações microbianas que colonizam as superfícies corpóreas.

**Micróglia** Macrófagos residentes no cérebro.

**Microrganismo eucariótico** Um microrganismo caracterizado por apresentar células com núcleo distinto composto por DNA e RNA.

**Microrganismo intracelular facultativo** Microrganismo que pode, se necessário, crescer no interior de células.

**Microrganismo patogênico (Patogênico)** Um microrganismo que causa doença.

**Microrganismo procariótico** Um microrganismo composto por células com material genético livre no citoplasma e que, portanto, não possuem núcleo reconhecível.

**Mieloma** Um tumor de plasmócitos.

**Mimetismo molecular** O desenvolvimento, por parasitas ou outros agentes infecciosos, de moléculas com estruturas muito semelhantes às daquelas encontradas no hospedeiro. Dessa forma, os invasores podem conseguir escapar da destruição pelo sistema imune ou, talvez, desencadear a autoimunidade.

**Mitógeno** Qualquer substância que induz a divisão celular.

**Modulação por substrato** Um método de controle da atividade enzimática no sistema complemento, em que uma proteína não pode ser clivada por uma protease até que se ligue a outra proteína.

**Moléculas do MHC** Proteínas codificadas pelos genes localizados no complexo principal de histocompatibilidade.

**Moléculas de histocompatibilidade** Proteínas de membrana celular necessárias para a apresentação de antígenos a uma célula sensível a antígeno.

**Moléculas vasoativas** Moléculas que provocam alterações no fluxo sanguíneo local, como aquelas observadas durante a inflamação.

**Monoclonal** Originário de um único clone celular.

**Monócitos** Macrófagos imaturos encontrados no sangue.

**Monômero** A unidade básica de uma molécula que pode ser montada com subunidades repetidas.

**Monotremos** A ordem composta por mamíferos ovopositores menos evoluídos, como os ornitorrincos e equidnas.

**Mudança de classe** A alteração da classe de uma imunoglobulina durante a resposta imune devido ao rearranjo gênico da cadeia pesada.

**Mudança de isotipo** A alteração da classe de uma imunoglobulina durante resposta imune causada pelo rearranjo gênico da cadeia pesada.

**Mutação pontual** Uma mutação causada pela alteração de uma única base em um gene.

**Mutação somática** As mutações que ocorrem em células somáticas, mas não em células germinativas. Em imunologia, o termo se refere às extensas mutações que ocorrem nos genes *V* dos linfócitos B durante uma resposta imune.

## N

**N-terminal** O final de uma cadeia peptídica com grupo amino ($NH_2$) livre.

**Necrose** Morte celular por causas patológicas.

**Nematódeo** Verme de corpo cilíndrico.

**NETose** A exocitose de uma rede de DNA por um leucócito para aprisionamento de microrganismos adjacentes.

**Neutralização** Bloqueio da atividade de um microrganismo ou toxina por anticorpos.

**Neutropenia** Baixos números de neutrófilos no sangue.

**Neutrofilia** Altos números de neutrófilos no sangue.

**Neutrófilos** Granulócitos polimorfonucleares neutrófilos.

**Nucleocapsídeo** O componente estrutural essencial de um vírus, composto por ácido nucleico viral e seu revestimento protetor capsídeo.

## O

**Oncogene** Um gene cujo produto proteico desempenha um importante papel na divisão celular. Assim, sua produção descontrolada leva ao crescimento celular excessivo e à formação de tumores. Os oncogenes podem ser encontrados em células normais e em vírus causadores de câncer.

**Ontogenia** O desenvolvimento embrionário de um órgão ou animal.

**Opsonina** Uma molécula que facilita a fagocitose ao revestir partículas estranhas.

**Ortólogo** Os genes claramente descendentes de um gene ancestral comum.

***Osteichthyes*** A classe dos peixes ósseos. É formada por várias ordens de peixes, dos quais os mais evoluídos são os teleósteos, como o peixe-dourado, o bagre e a truta.

**Órgão hematopoiético** Órgão de produção das células do sangue.

**Órgão linfoide primário** Um órgão que é fonte de linfócitos ou seu local de maturação.

**Órgão linfoide secundário** Um órgão linfoide cuja função é reter antígenos estranhos e responder a eles.

## P

**Padrões moleculares associados à lesão (DAMPs)** Estruturas moleculares conservadas derivadas de células e tecidos lesionados que desencadeiam a inflamação.

**Padrões moleculares associados a patógenos (PAMPs)** Estruturas moleculares conservadas amplamente distribuídas entre os microrganismos patogênicos e que desencadeiam a inflamação.

**Paracórtex** A região localizada entre o córtex e a medula dos linfonodos em que há predominância de linfócitos T.

**Paralisia imunológica** Uma forma de tolerância imunológica em que uma resposta imune em andamento é inibida pela presença de grandes quantidades de antígeno.

**Parálogos** Dois genes ou agrupamentos gênicos que, embora provavelmente descendentes de um único ancestral, estão localizados em cromossomos diferentes e divergem de forma significativa.

**Parasita** Um microrganismo que vive em um animal hospedeiro e consome seus recursos.

**Parasita intracelular obrigatório** Um microrganismo que precisa obrigatoriamente crescer no interior de células. Os vírus são um excelente exemplo.

**Patobionte** Um membro da microbiota normal que pode se tornar um patógeno.

**Patogênese** O mecanismo de uma doença.

**Patógeno oportunista** Um microrganismo que, embora incapaz de provocar doenças em um indivíduo saudável, pode invadir um indivíduo com defesas imunológicas enfraquecidas e causar doença.

**Patógeno primário** Um microrganismo que pode causar doenças sem antes suprimir as defesas imunes de um indivíduo.

**Período *lag*** O intervalo entre a administração do antígeno e a primeira detecção de anticorpos.

**Perforina** Uma família de proteínas produzidas por linfócitos T e células NK (e o componente C9 do sistema complemento) que, quando polimerizadas, podem se inserir nas membranas das células-alvo e provocar sua lise.

**Pinocitose** A endocitose de pequenas gotas de fluido. Literalmente, "bebido por células".

**Pirógeno** Uma substância que provoca febre.

**Plasma** O fluido límpido que forma a fase líquida do sangue.

**Plasmócito** Um linfócito B completamente diferenciado capaz de sintetizar e secretar grandes quantidades de anticorpos.

**Pneumonia por hipersensibilidade** Inflamação pulmonar causada por uma reação de hipersensibilidade de tipo III a um antígeno inalado nos alvéolos.

**Polimorfismo** Diferenças estruturais congênitas entre proteínas de indivíduos alogênicos devido à existência de vários alelos alternativos em um único *locus*.

**Pontes dissulfídicas** Pontes formadas entre dois resíduos de cisteína em uma proteína. Podem ser intercadeias (entre duas cadeias peptídicas) ou intracadeias (entre duas partes de uma cadeia).

**Ponte intercadeia** Uma ponte entre duas cadeias peptídicas diferentes. É geralmente formada por uma ligação dissulfídica entre dois resíduos de cisteína.

**Ponte intracadeia** Uma ponte entre dois resíduos de cisteína em uma única cadeia peptídica. Como as ligações dissulfídicas são curtas, produzem uma dobra na cadeia peptídica.

**Precipitação** O agrupamento de moléculas de antígeno solúvel por anticorpos, gerando um precipitado visível.

**Premunição** Uma forma de imunidade observada em algumas doenças parasitárias que depende da presença contínua do parasita no hospedeiro.

**Prevalência** O número de casos de uma doença.

**Processamento (*splice*)** A união de dois segmentos de DNA ou RNA (éxons).

**Processamento de antígenos** A série de eventos que degradam os antígenos proteicos em peptídeos curtos que se ligam às moléculas do MHC para serem reconhecidos pelos linfócitos T com os TCRs adequados.

**Proporções ideais** Taxas em que as combinações de antígenos e anticorpos geram os maiores imunocomplexos.

**Prostanoides** Uma classe de mediadores lipídicos derivados do ácido araquidônico e produzidos por ação da enzima cicloxigenase. Os prostanoides são as prostaglandinas, os tromboxanos e a prostaciclina.

**Proteassomo** Uma grande estrutura multienzimática complexa encontrada no citosol. Age nas proteínas celulares ubiquitinadas e as cliva em pequenos fragmentos.

**Proteína quinase** Uma enzima que fosforila proteínas.

**Pró-zona** A inibição da aglutinação pela presença de altas concentrações de anticorpos.

**Proteína de Bence-Jones** Cadeias leves de imunoglobulinas encontradas na urina de pacientes com mielomas. Essas cadeias são precipitadas pelo aquecimento da urina e voltam a se dissolver em temperaturas mais altas.

**Proteínas de choque térmico** Proteínas sintetizadas pelas células em resposta a diferentes estresses fisiológicos. Funcionam como chaperonas e transportam as proteínas para diferentes subcompartimentos celulares.

**Proteínas de fase aguda** Proteínas, sintetizadas pelo fígado e outros tecidos, cuja concentração sérica sobe rapidamente em resposta à inflamação aguda e à lesão tecidual.

**Proteína de mieloma** A imunoglobulina produzida e secretada pelas células de um mieloma.

**Proteínas G** Proteínas ligantes de guanosina trifosfato (GTP) que agem como transdutoras de sinal para vários receptores de superfície celular.

**Proteína integral de membrana** Proteína de superfície celular que é componente integral da membrana celular, ao contrário das proteínas passivamente adsorvidas pelas superfícies das células.

**Proteína transportadora** Proteína que liga fragmentos de antígenos endógenos e os leva para uma molécula recém-formada de MHC de classe I no retículo endoplasmático.

**Pseudogenes** Sequências de DNA semelhantes a genes funcionais, mas que não podem ser transcritas.

## Q

**Quimera** Um animal que possui células de dois ou mais indivíduos geneticamente diferentes.

**Quimiocinas** Uma família de citocinas pró-inflamatórias e quimiotáticas com uma sequência característica de quatro resíduos de cisteína. Essas moléculas regulam a migração dos leucócitos do sangue para os tecidos.

**Quimiotaxia** O movimento direcionado das células sob influência de um gradiente de concentração química.

## R

**Radioimunoensaio** Um teste imunológico que requer o uso de um reagente marcado com isótopo.

**Reação de Arthus** Inflamação local decorrente de uma reação de hipersensibilidade de tipo III; é induzida pela injeção de um antígeno na pele de um animal imunizado.

**Reação linfocítica mista** Proliferação linfocitária induzida pelo contato com linfócitos estranhos *in vitro*.

**Reações em cascata** Uma série de reações enzimáticas consecutivas em que os produtos de uma reação catalisam uma segunda reação e assim por diante.

**Região constante** A parte das cadeias peptídicas de imunoglobulinas e TCRs composta por uma sequência relativamente constante de aminoácidos.

**Reação cruzada** A reação de um anticorpo ou de um receptor de antígeno contra um antígeno específico, com um segundo antígeno. A reação cruzada ocorre porque os dois antígenos possuem um epítopo em comum.

**Receptores de reconhecimento de padrão (PRRs)** Receptores celulares que podem reconhecer patógenos ou seus componentes solúveis, como os receptores do tipo *toll*, entre outros.

**Receptor do linfócito T (TCR)** Os receptores de antígeno dos linfócitos T. São heterodímeros compostos pelas subunidades $\alpha$ e $\beta$ ou $\gamma$ e $\delta$ de ligação ao antígeno. O TCR é associado ao complexo CD3.

**Receptor Fc** Um receptor de superfície celular que se liga às moléculas de anticorpos por meio de suas regiões Fc.

**Reconhecimento conjugado** A necessidade de recebimento de dois sinais simultâneos para ativação de linfócitos.

**Região determinante de complementaridade** As áreas nas regiões variáveis de anticorpos e receptores de antígeno de linfócitos T que interagem com os antígenos e determinam a especificidade de uma molécula nessa ligação. Sinônimo de região hipervariável.

**Região da dobradiça** A região entre o primeiro e o segundo domínios constantes de algumas moléculas de imunoglobulina que permite sua livre movimentação.

**Região Fc** A parte de uma molécula de imunoglobulina composta pelas metades C-terminais das cadeias pesadas. É responsável pelas atividades biológicas da molécula.

**Região variável** A parte das cadeias peptídicas de imunoglobulinas ou TCRs em que a sequência de aminoácidos apresenta variações significativas entre as moléculas.

**Regiões estruturais** As partes de uma região variável de imunoglobulinas e TCRs com sequência de aminoácidos relativamente constante que forma uma estrutura para construção das regiões hipervariáveis determinantes de complementaridade.

**Regiões hipervariáveis** Áreas nas regiões variáveis de imunoglobulinas ou TCRs onde ocorrem as maiores variações na sequência de aminoácidos e, portanto, a ligação aos antígenos.

**Resposta anamnéstica** Uma resposta imune secundária.

**Resposta anafilactoide** Uma resposta inflamatória que lembra a anafilaxia, mas não é mediada por IgE.

**Resposta de memória** A resposta imune maior desencadeada pela exposição de um animal já sensibilizado pelo antígeno.

**Resposta imune secundária** Uma resposta imune maior observada a partir da segunda exposição a um antígeno.

**Resposta imune primária** A resposta imune decorrente do primeiro encontro de um indivíduo com o antígeno.

**Respostas imunes de tipo 2** As respostas imunes mediadas por linfócitos Th2, células ILC2, macrófagos M2 e citocinas do tipo 2. Estas respostas são associadas à produção de anticorpos e à proteção contra helmintos e toxinas.

**Restrição pelo MHC** A necessidade de reconhecimento, pelo linfócito T, de um antígeno associado a uma molécula do MHC. A restrição pelo MHC é necessária para o reconhecimento de antígenos por linfócitos T auxiliares e citotóxicos e para a cooperação entre linfócitos T auxiliares e linfócitos B.

**Retrovírus** Um vírus RNA que utiliza a enzima transcriptase reversa para converter seu RNA em DNA.

## S

**Sarcoma** Um tumor de células de origem mesodérmica.

**Seleção clonal** Um conceito importantíssimo em imunologia. A proliferação de clones de linfócitos específicos em resposta a um epítopo específico. A resposta é desencadeada por meio de receptores antígeno-específicos.

**Seleção negativa** A morte de linfócitos T com potencial para reagir contra antígenos próprios. É um mecanismo essencial na prevenção da autoimunidade.

**Seleção positiva** O aumento da proliferação das células do timo que respondem a um antígeno estranho da maneira ideal.

**Segmento gênico** Outro termo para éxon. Este termo tende a ser usado exclusivamente para indicar os éxons que codificam as regiões V, D e J de imunoglobulinas e TCRs.

**Segmento gênico J (*joining*)** Um segmento gênico curto localizado na porção 3' dos genes *V* de TCRs e imunoglobulinas e que codifica parte da região variável.

**Selectina** Uma família de proteínas de adesão de superfície celular que ligam células a glicoproteínas no endotélio vascular.

**Sensibilidade** Um termo que descreve a capacidade de um exame diagnóstico identificar corretamente os resultados negativos.

**Sensibilização** O desencadeamento de uma resposta imune pela exposição a um antígeno.

**Sepse** A resposta inflamatória sistêmica a um agente infeccioso.

**Simbiose** A relação entre espécies que vivem juntas.

**Sinapse** A área de contato entre as células. Na sinapse, as moléculas de superfície celular são organizadas em um padrão bem definido para otimizar a sinalização entre as células.

**Sinapse imunológica** Uma estrutura molecular organizada formada pelo agrupamento de receptores na área de contato entre um linfócito T e uma célula apresentadora de antígeno ou uma célula-alvo.

**Síndrome** Um grupo de sintomas e lesões que, juntos, caracterizam uma doença específica.

**Singênico (isogênico)** Geneticamente idêntico.

**Sistema complemento** Um grupo de proteínas séricas e de superfície celular ativadas por fatores como a combinação de antígeno e anticorpo e que leva à geração de cascatas enzimáticas com diversas consequências biológicas, inclusive lise celular e opsonização.

**Sistema fagocítico mononuclear** As células que pertencem à família dos macrófagos e seus precursores.

**Sistema mieloide** Todos os granulócitos e seus precursores. Essas células precursoras são encontradas na medula óssea.

**Sítios de privilégio imunológico** Locais do corpo onde enxertos estranhos não são rejeitados. Um bom exemplo é a córnea.

**Soroconversão** O surgimento de anticorpos no sangue, indicando o início de uma infecção.

**Sorologia** A ciência da detecção de anticorpos.

**Soro** O fluido límpido e amarelado visível após a coagulação do sangue e a retração do coágulo.

**Subclasse** Diferentes isotipos de imunoglobulinas bastante similares em uma classe específica.

**Subisotipo** Veja Subclasse.

**Superantígeno** Uma molécula que, por sua capacidade de ligação a determinadas regiões variáveis do TCR, pode induzir a divisão de certos linfócitos T.

**Superfamília** Um grupo de moléculas proteicas com estruturas semelhantes. Os membros da superfamília das imunoglobulinas, por exemplo, apresentam domínios característicos de imunoglobulina.

**Superfamília das imunoglobulinas** Uma família de proteínas que apresentam domínios característicos de imunoglobulina.

## T

**Tempestade de citocinas** Os efeitos patológicos induzidos pela ativação extensa de linfócitos T e, consequentemente, pela produção descontrolada de diversas citocinas.

**Terapia de ponto de controle** Um tratamento contra o câncer que usa anticorpos monoclonais para aumentar a citotoxicidade dos linfócitos T e destruir as células neoplásicas.

**Teste cutâneo** Um procedimento diagnóstico que induz uma resposta inflamatória local depois da inoculação intradérmica de um antígeno ou alérgeno.

**Teste de antiglobulina** Uma técnica para detecção da presença de anticorpos não aglutinantes na superfície de uma partícula.

**Testes de ligação primária** Ensaios sorológicos que detectam diretamente a ligação entre antígeno e anticorpo.

**Testes de ligação secundária** Testes sorológicos que detectam as consequências da ligação antígeno-anticorpo, como aglutinação e precipitação.

**Testes de ligação terciária** Testes sorológicos que medem a capacidade protetora de um anticorpo em animais vivos.

**Timectomia** Remoção cirúrgica do timo.

**Timócitos** Linfócitos em desenvolvimento no timo.

**Tirosina quinase** Uma enzima que fosforila resíduos de tirosina nas proteínas. Desempenha papel importante na transdução de sinal.

**Título** A recíproca da maior diluição de um soro que reage em um teste imunológico.

**Titulação** A medida da concentração de anticorpos específicos em um soro por meio do teste de diluições crescentes quanto à atividade anticórpica.

**Tolerância** Um estado de ausência de resposta específica a um antígeno que é induzido pela exposição prévia a essa molécula.

**Tolerógeno** Uma substância que induz tolerância.

**Toxoide** Derivado atóxico de toxinas utilizado como antígeno.

**Tradução** A conversão de uma sequência de nucleotídeos de RNA em uma sequência de aminoácidos em um ribossomo.

**Transcrição** A conversão de uma sequência de nucleotídeos de DNA em uma sequência de nucleotídeos de RNA por meio do pareamento de bases complementares.

**Transcriptase reversa** Uma enzima que transcreve o RNA em DNA de forma reversa. É encontrada em retrovírus, como o vírus da imunodeficiência felina (FIV).

**Translocação cromossômica** Uma forma de mutação em que partes de dois cromossomos trocam de posição.

**Transdução** A conversão de um sinal de uma forma para outra.

**Transdução de sinal** A transmissão de um sinal por um receptor a uma célula por meio de uma série de reações em cadeia.

**Trematódeo** Helmintos como a *Fasciola*. Os trematódeos são importantes parasitas de humanos e animais.

**Tubérculo** Uma resposta inflamatória persistente à presença de micobactérias nos tecidos.

**Tuberculina** Um extrato do bacilo da tuberculose utilizado em teste cutâneo para o diagnóstico da doença.

**Tumor benigno** Tumor que não se dissemina a partir do seu sítio de origem.

**Tumores malignos** Tumores cujas células tendem a invadir tecidos normais, se fragmentar e se disseminar pelos vasos sanguíneos ou linfáticos até atingir sítios distantes.

**Tunicados** Invertebrados marinhos complexos que possuem cutícula externa característica e cujos estágios embrionários apresentam aspectos semelhantes aos encontrados em alguns vertebrados.

## U

**Urodelos** A ordem mais primitiva dos anfíbios, composta pelos tritões e pelas salamandras.

**Urticária** Reações cutâneas inflamatórias e edematosas causadas por mecanismos alérgicos e associadas ao prurido intenso.

## V

**Vacina** Uma suspensão de microrganismos vivos ou inativados utilizados como antígenos para conferir imunidade.

**Vacina com bacilo de Calmette-Guérin (BCG)** Uma cepa atenuada de *Mycobacterium bovis*. Pode ser utilizada como vacina específica ou estimulante imunológico inespecífico.

**Vacina inativada** Uma vacina que contém um agente tratado de forma a não poder se replicar no hospedeiro.

**Vacina recombinante** Uma vacina que contém um antígeno preparado por técnicas de DNA recombinante.

**Vacinação** A administração de um antígeno (vacina) para estimular uma resposta imune protetora contra um agente infeccioso. É sinônimo de imunização.

**Variação antigênica** As alterações progressivas dos antígenos de superfície de vírus, parasitas e algumas bactérias para escapar da destruição imune.

**Vasculite** Inflamação das paredes dos vasos sanguíneos.

**Vênula de endotélio alto** Um vaso sanguíneo especializado e revestido por epitélio alto encontrado no paracórtex dos linfonodos e em outros órgãos linfoides.

**Via alternativa do sistema complemento** A via do sistema complemento desencadeada pela ativação do C3 pela presença de uma superfície ativadora.

**Via clássica do sistema complemento** A via do sistema complemento desencadeada pela ativação do C1 por complexos antígeno-anticorpo.

**Vigilância imunológica** O conceito de que os linfócitos inspecionam o corpo à procura de células tumorais ou anormais e, então, as eliminam.

**Vírion** Uma partícula viral.

**Virocina** Proteínas codificadas por vírus que mimetizam as atividades das citocinas.

**Virulência** A capacidade de um microrganismo de causar doença.

**Vírus oncogênico** Um vírus que causa câncer.

**Vírus vivo modificado** Um vírus cuja virulência foi reduzida para que possa se replicar no hospedeiro, mas não causar doença em animais normais.

## X

**Xenoenxerto** Um enxerto entre dois animais de espécies diferentes.

**Xenoibridoma** Um hibridoma formado pela fusão de plasmócitos e células de mieloma de duas espécies diferentes (por exemplo, murina e bovina).

# ÍNDICE

Os números de página seguidos por "*f*" indicam figuras, "*t*" indicam tabelas e "*q*" indicam quadros.

**B**

## Q



## R

T

10 1 2 3 4 5 6 7 8 9
2023